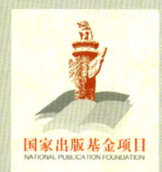

2013年度国家出版基金资助项目

中国灾害救援医学

THE CHINA DISASTER AND EMERGENCY MEDICINE

下卷

总主编 李宗浩

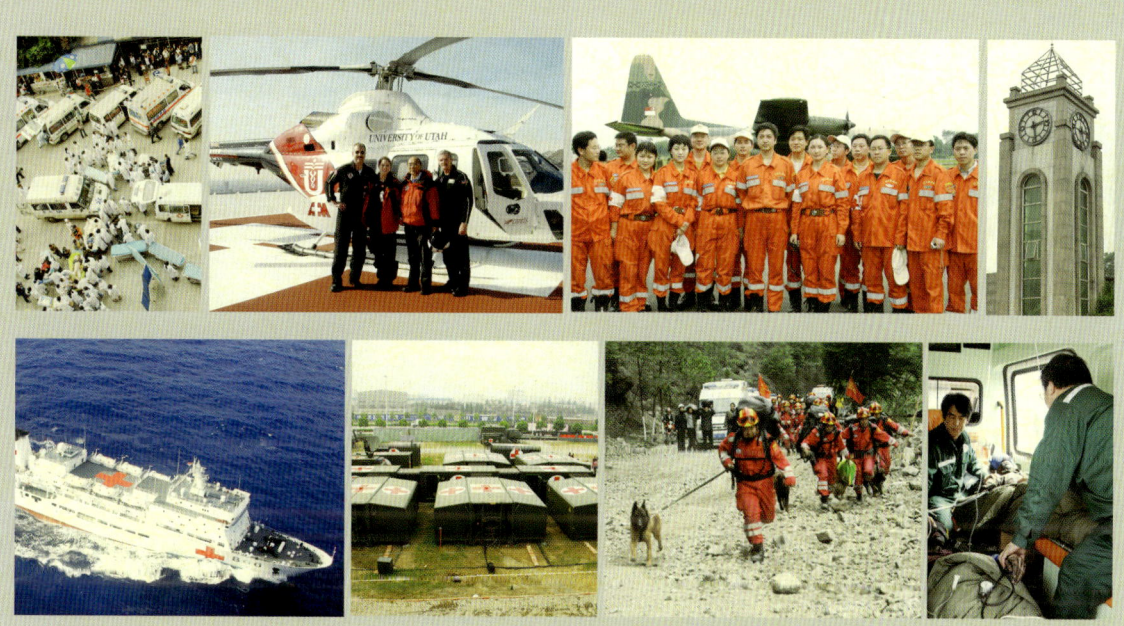

天津出版传媒集团

天津科学技术出版社

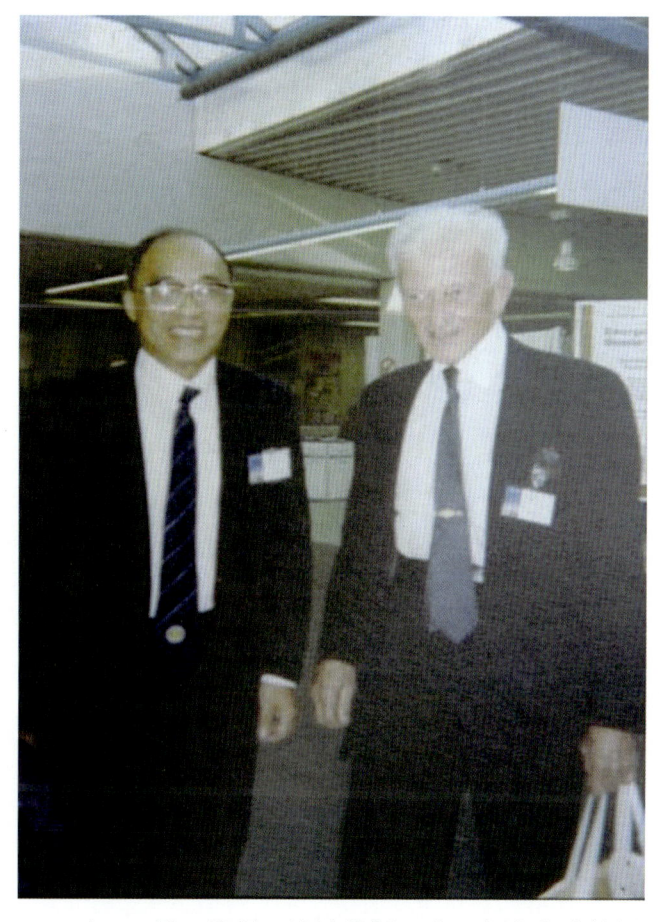

1997年10月,彼得·沙法教授(右)与李宗浩教授(左)在德国美因茨第十届世界急救灾害医学大会上

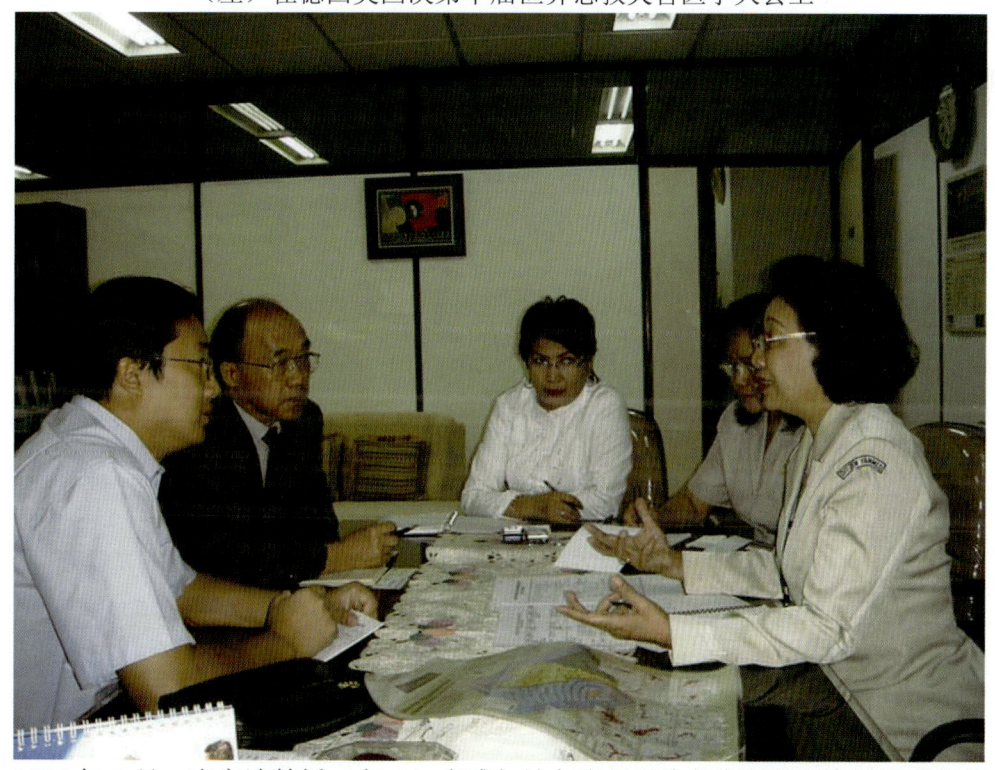

2005年1月,李宗浩教授(左二)在雅加达与印尼卫生部官员就印度洋海啸印尼救援进行讨论

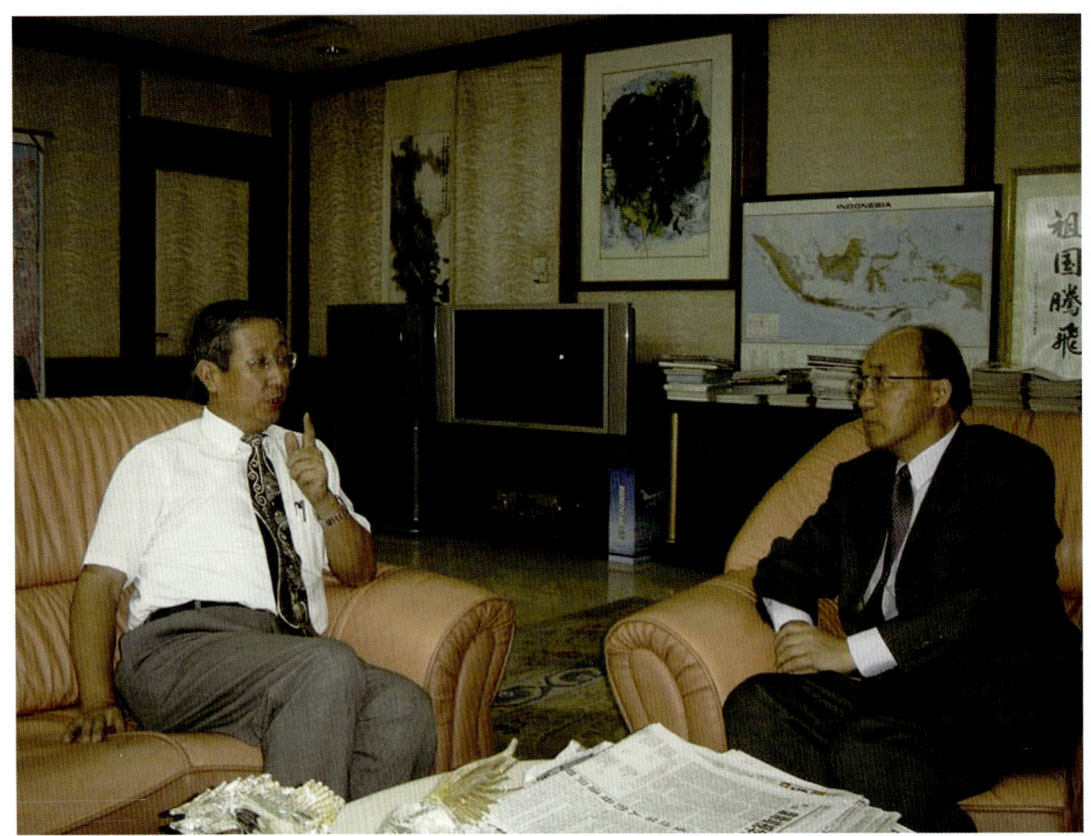

2005年1月在雅加达,中国驻印尼卢树民大使(左)与李宗浩教授(右)讨论中国国际救援队工作开展的情况

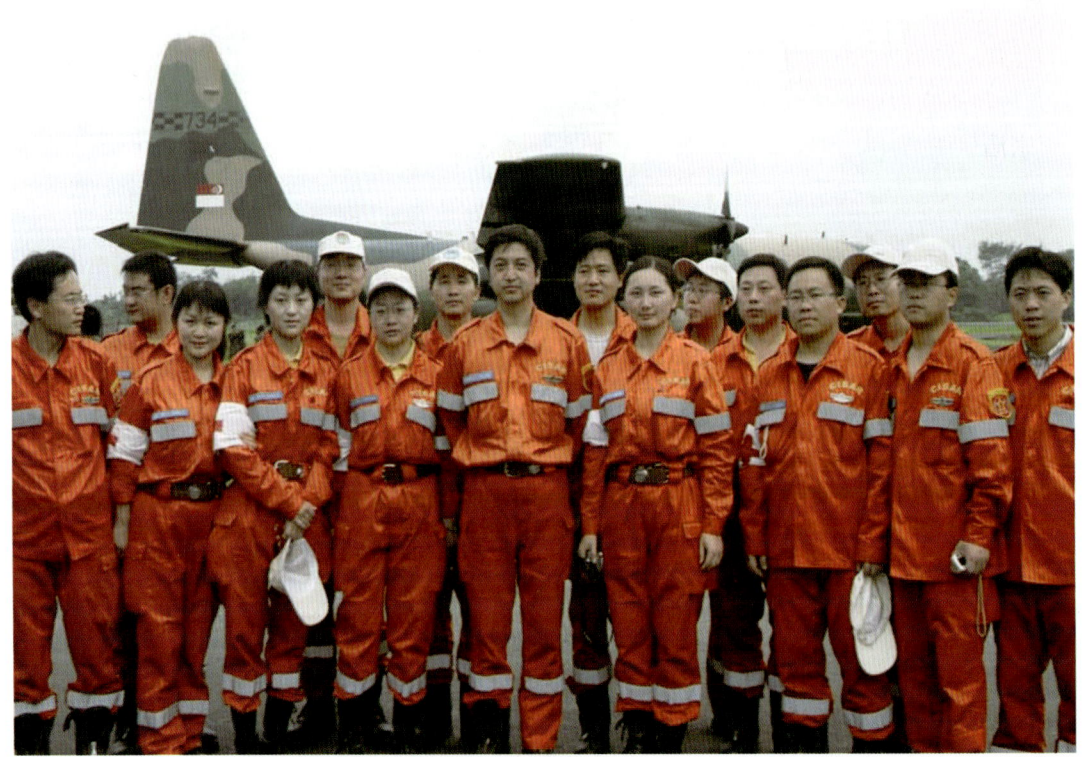

2004年12月底,由武警总医院组成的中国国际救援医疗队赴印尼参加海啸救援(中为郑静晨院长)

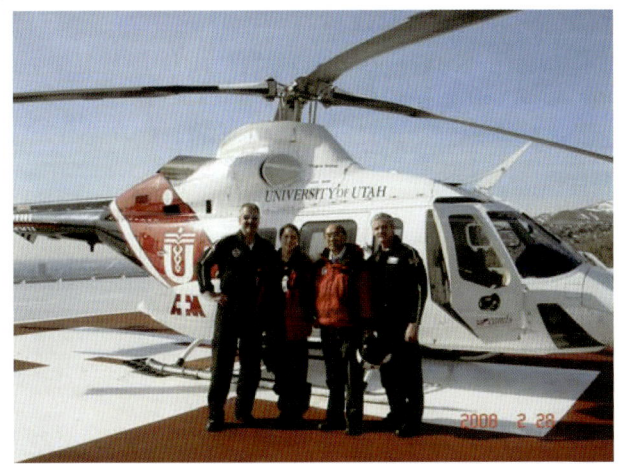

2008年，李宗浩教授（右二）在美国犹他大学直升机救护站，直升机起飞前

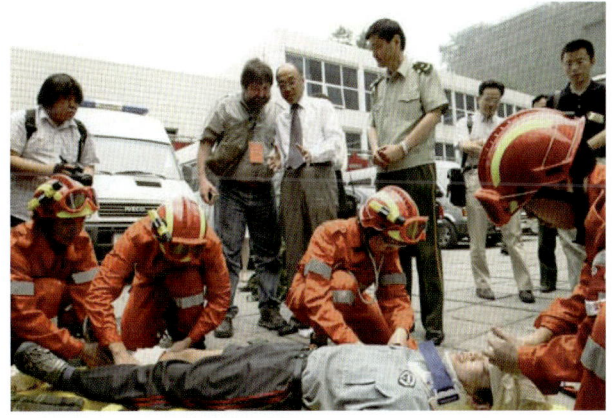

2006年8月，在武警总医院中国国际救援队与美国911队长模拟现场救援（左：可比队长，中：李宗浩教授，右：王发强院长）

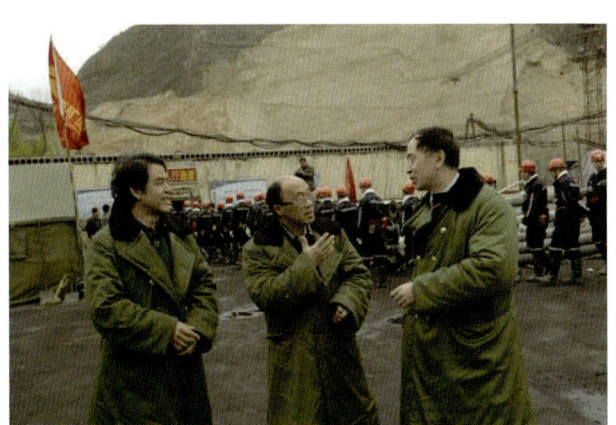

2010年3月，王家岭矿难现场，急救专家李树峰（左）、李宗浩（中）、张汉伟（右）在讨论

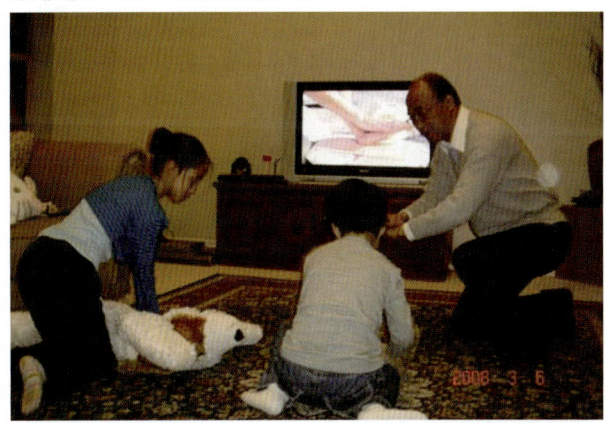

2008年，美国盐湖城孩子们在"迷你安妮"模型上学习心肺复苏

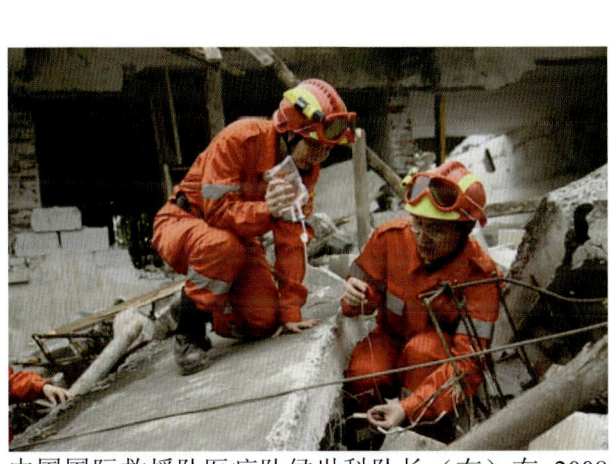

中国国际救援队医疗队侯世科队长（右）在2008年"5·12"汶川地震现场抢救伤员

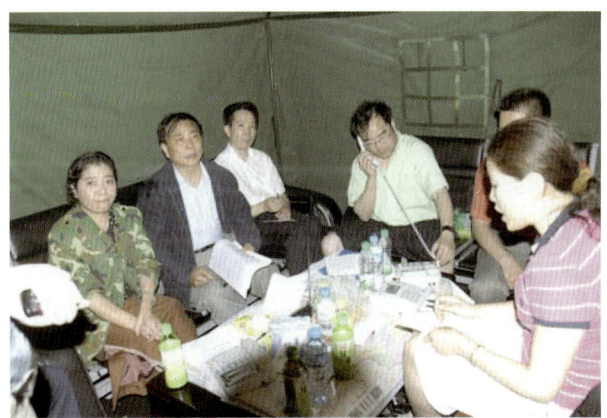

2008年5月12日汶川大地震当天深夜，在四川省卫生厅抗震救灾指挥部帐篷内紧急调度指挥（左起：副厅长赵万华、颜丙约，厅机关党委书记杜波，应急办主任苏林）

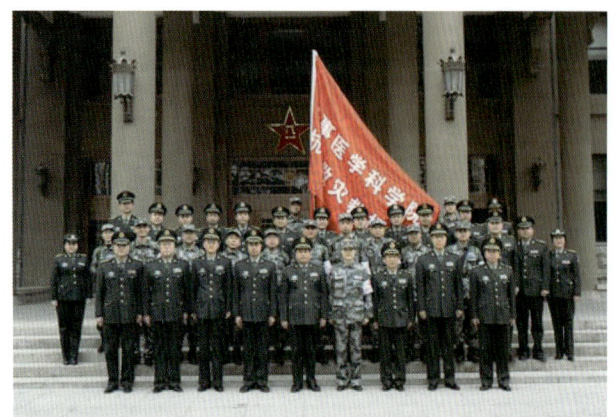
2010年海地医学救援

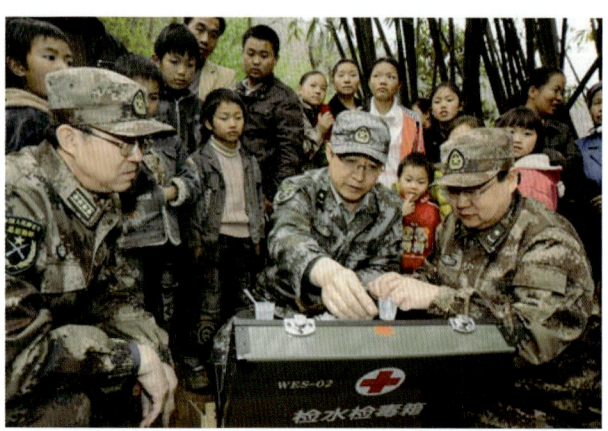
军事医学科学院防疫专家组在云南省禄劝县开展水源水质现场检测

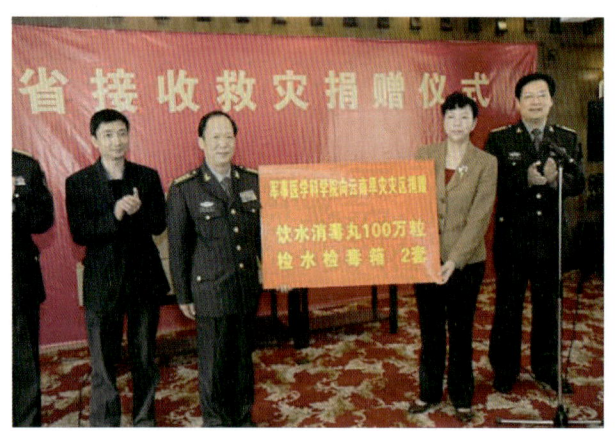
军事医学科学院徐卸古副院长代表军事医学科学院向云南省捐赠抗旱救灾卫生防疫药材物资

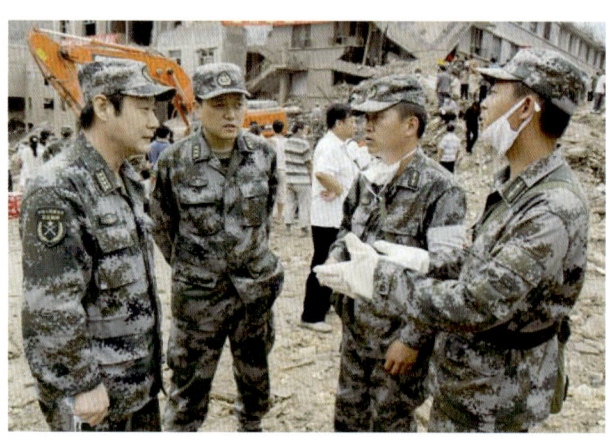
赴舟曲专家组在指导救灾部队开展卫生防疫工作

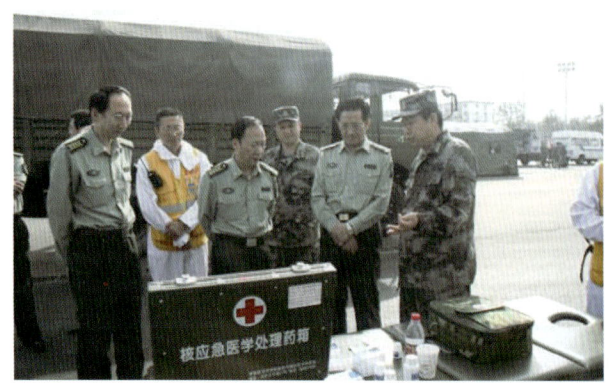
总后卫生部领导在检查防原医学分队备勤情况

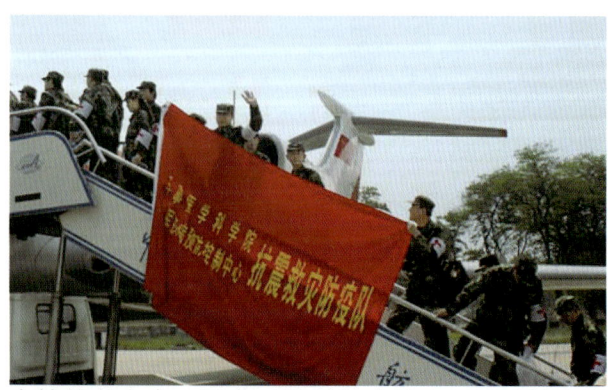
灾情就是命令,军事医学科学院赴汶川抗震救灾防疫队奔赴灾区

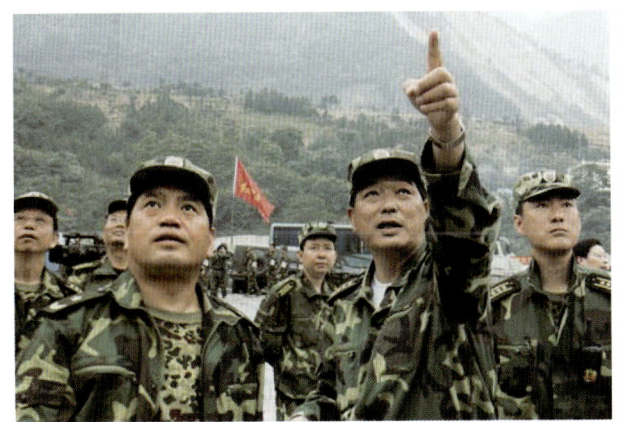
第三军医大学高福锁政委与王登高校长在汶川灾区指挥救援工作

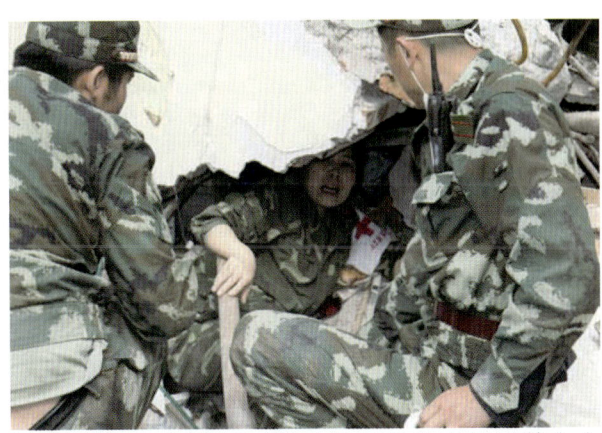
解放军第 42 医院医疗队在汶川县映秀镇冒着生命危险抢救废墟中的伤员

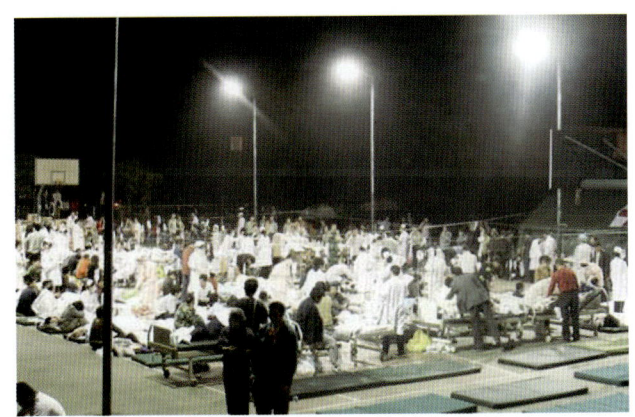
成都军区总医院医务人员全力救治地震伤员

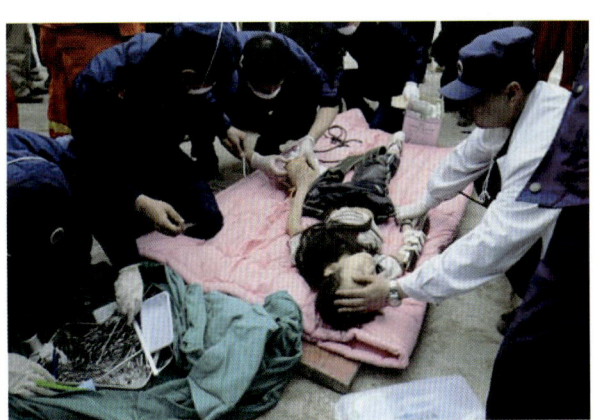
海军总医院医疗队在北川县曲山小学教学楼的废墟中,成功为一名四年级学生实施截肢救命手术

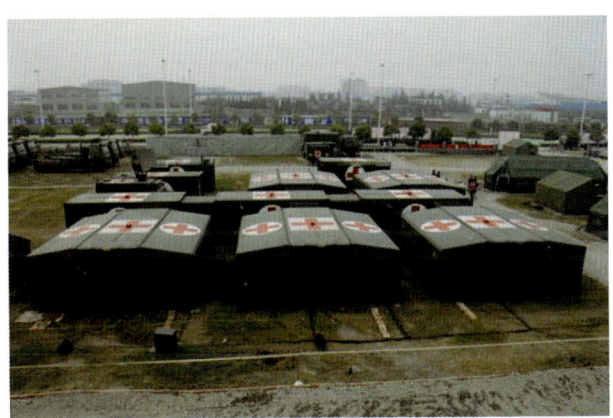
济南军区第 153 医院医疗队在绵阳市永兴镇展开野战方舱医院

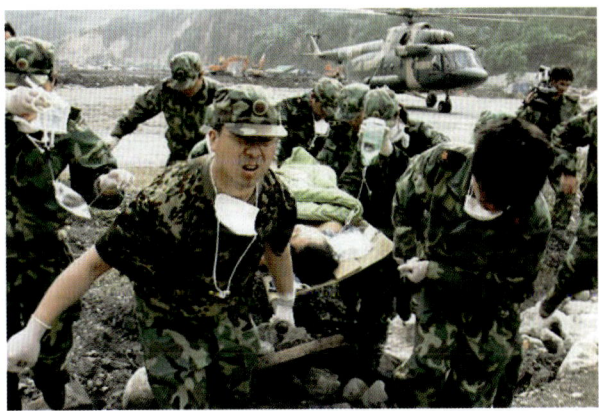
第三军医大学医疗队在汶川县映秀镇组织空运后送灾区危重伤员

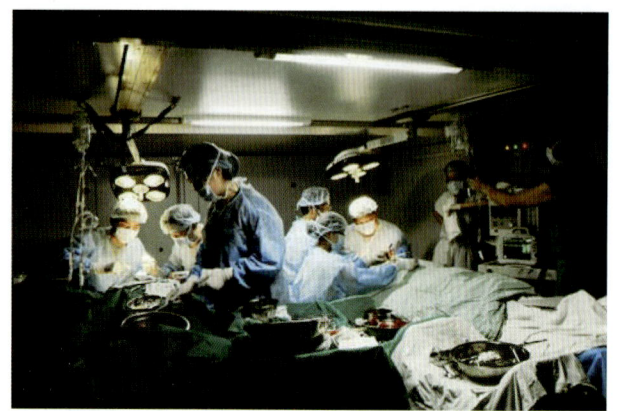
第三军医大学德阳医疗队在野战手术车上同时开展两台手术救治灾区伤员

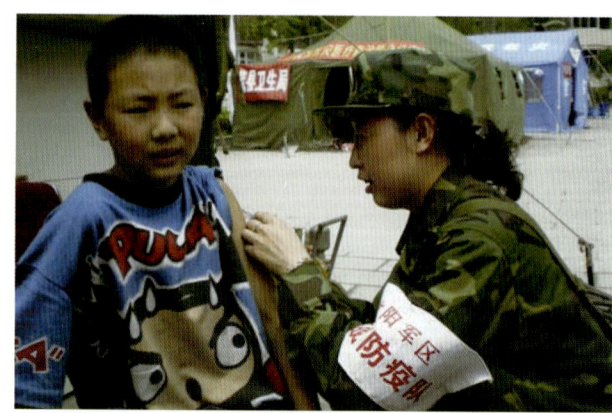
沈阳军区医务人员在茂县进行预防接种

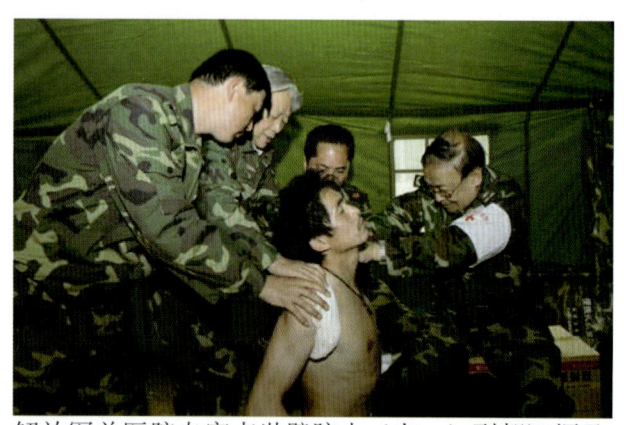
解放军总医院专家卢世璧院士（右一）到都江堰及青川等地进行巡诊，为灾区受伤群众检查伤情

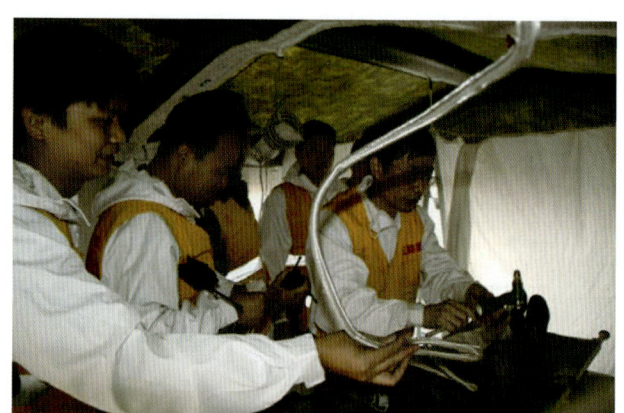
防原医学分队队员在演练伤员洗消

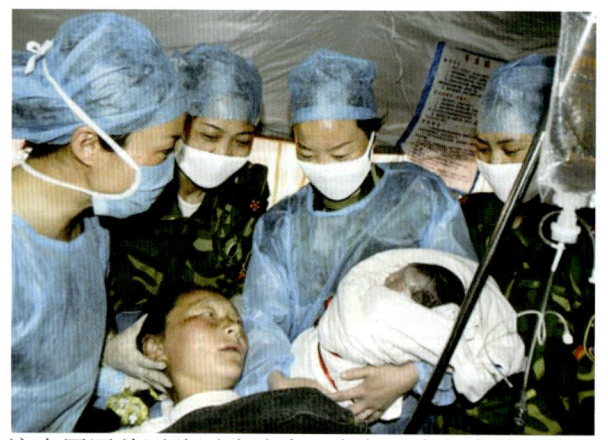
济南军区总医院医疗队为一名危重产妇实施手术，母子平安

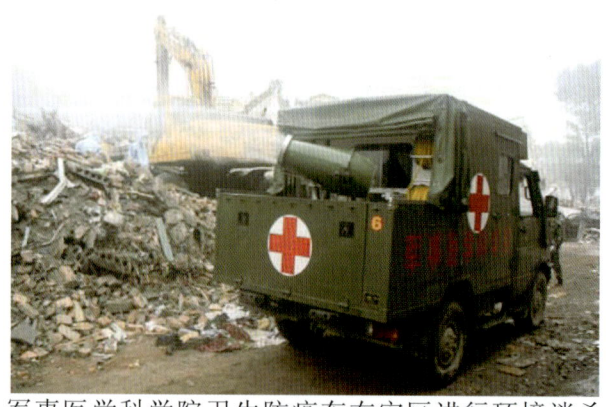
军事医学科学院卫生防疫车在灾区进行环境消杀灭工作

About the Author

Dr. Li Zonghao is known as an influential expert in domestic and international emergency medical communities, and is the foremost pioneer of emergency medicine in China. Born in Nanxun, Zhejiang Province, Dr. Li has been working in this field for half a century. Representing China, Dr. Li conducted a series of discussions with the government of Italy and subsequently established the first nationwide modern emergency medical services – Beijing Emergency Medical Center (in 1982). In 1986, he successfully launched the Emergency Medicine Branch of the Chinese Medical Association, and held the position of the Vice President and Secretary-General of the branch. In 1988, Dr. Li was honored by AirMed of Germany due to his contribution in the establishment of the Modern Metropolitan Emergency System and for promoting China-Germany cooperation in emergency medicine – most especially, air medicine. In 1989, following the lead of Dr. Peter Safar, Director of International Resuscitation Center at the University of Pittsburgh, Dr. Li became engaged in CPR and disaster medicine research. In 2001, he was elected as the Chairman of the Disaster Medicine Committee of China Association for Disaster Prevention. In the following year, he was elected as the Chairman of the Emergency & Resuscitation Committee of the Chinese Medical Doctor Association.

Currently, Dr. Li wears several hats: Executive Vice President of the Chinese Association for Disaster and Emergency Medicine, Member of the China Association for Science and Technology, President of the China Journal of Emergency Resuscitation and Disaster Medicine, Director of the Disaster Medicine Research Center of Xuzhou Medical College, Director of the Emergency Medicine Panel of the Ministry of Health Experts Committee, and Advisor to the American Heart Association.

Facing the challenges of the frequent natural disasters occurring over the past twenty years, Dr. Li regarded pre-hospital emergency medical services to be of utmost importance. Dr. Li considered this especially true due to the fact that traditional in-hospital emergency medical services lagged far behind the needs of on-site emergency care from the perspectives of rescue scenarios, knowledge, skills, equipment and operational necessities. Thus, he called for the reform of emergency systematic structures and operations.

Dr. Li's decades of emergency medical practice also include active participation in disaster rescue missions. Such experiences include the following: Tangshan earthquake (China, 1976), tsunami medical assessment (India Ocean, 2004), as well as other global earthquake and mine disasters.

Dr. Li's has been published frequently, including the following: *Monograph of Practical Emergency* (1975), *Modern Emergency Medicine* (1993), and *Modern Rescue Medicine* (1999). Recently, as a joint effort involving several of his colleagues, Dr. Li published *China Disaster and Emergency Medicine*. This monograph consists of over four million words spread over three volumes and is considered by the emergency and disaster medical field in China to be the most comprchensive publication on this vital topic.

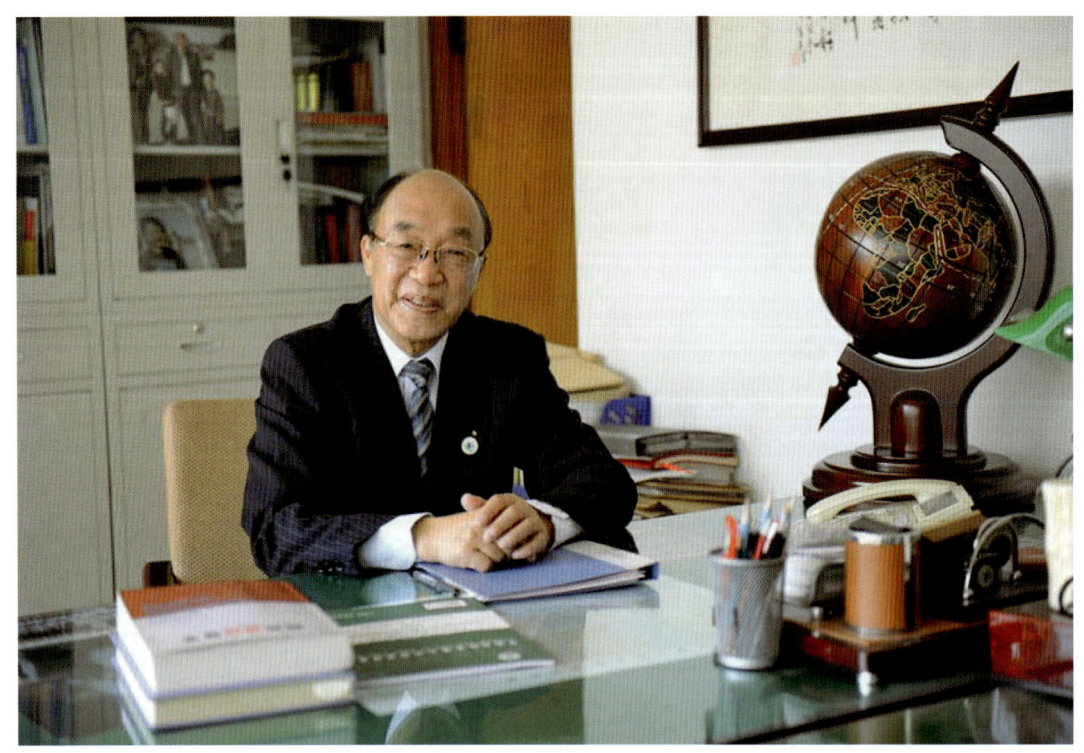

《中国灾害救援医学》总主编、上卷主编李宗浩

李宗浩,浙江湖州南浔人,教授、主任医师,是当今国内外有重要影响的急救医学专家,我国急救医学事业的开拓者,从事急救工作达半个世纪之久。1982年代表中方与意大利政府成功商谈建立了我国第一个现代化的北京急救中心,1986年发起成立中华医学会急诊分会并任首届副主任委员兼秘书长,1988年因对当代城市、地区、国家的急救体系建设的理论实践和为推动中德两国急救、空中急救做出的贡献,被德国授予"空中急救"荣誉称号。1989年师从美国匹兹堡大学国际彼得·沙法心肺复苏、灾害医学中心主任彼得·沙法教授,研修心肺复苏、灾害医学。2001年筹建中国灾害防御协会救援医学会后被选为会长。2002年筹建中国医师协会急救复苏专业委员会,后被选为主任委员至今。现任中国医学救援协会常务副会长、首席专家,中国灾害防御协会救援医学会会长,中国科协委员,《中国急救复苏与灾害医学杂志》社社长、总编辑,徐州医学院救援医学研究所所长,卫生部突发事件卫生应急专家咨询委员会委员兼紧急医学救援组组长,美国心脏协会(AHA)顾问。

自20世纪最后十年至21世纪第一个十年来,全球面临着严峻的灾害挑战,李宗浩进一步意识到在突发灾害事件和常态下城市社区的院外救治,"医学救援"是十分重要的不可或缺的组成部分,而传统的、以医院"围墙"内的急诊急救临床医学的理念、知识、技能、装备、运作等无法适应现场的处置,因此积极向政府和卫生部门提出建议,对急救体制、机制和运行进行改革。

李宗浩在长期的急救生涯中,不仅从事城市日常急救急诊,更参与国内外的重大灾害事件的救援,如1976年的唐山大地震,2004年底的印度洋海啸医学评估,和此后的地震、矿难等救援,并且以严谨的科学态度编著了《实用急救学》(1975)、《现代急救医学》(1993)、《现代救援医学》(1999)等医学专著。为系统总结、提升近20年来我国在医学救援领域里的学术成就和进步,与国内外知名的医学专家编著了《中国灾害救援医学》上、中、下三卷400万字的鸿篇巨著。

李宗浩作为一位医生,既献身于医学事业,又以巨大的热忱投身于科普工作和科普创作,为科学普及事业做出了贡献。

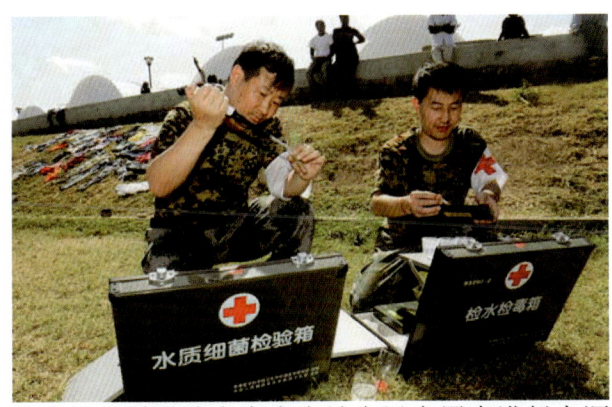
军事医学科学院专家在海地灾民安置点进行水源水质检测

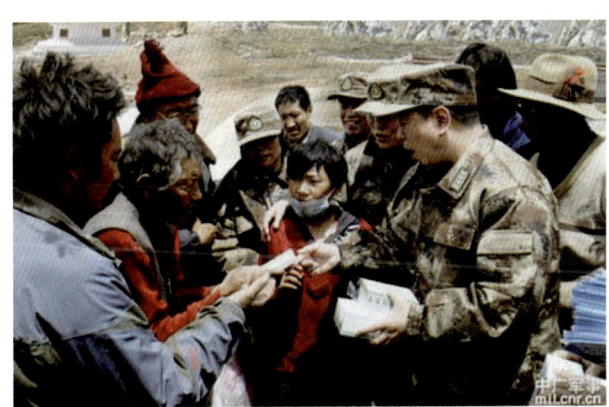
军事医学科学院科技部徐天昊部长向受灾群众发放药品

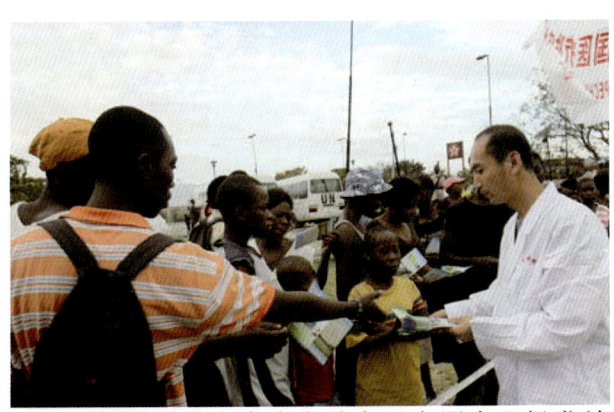
军事医学科学院专家在海地灾民安置点现场发放健康宣教材料

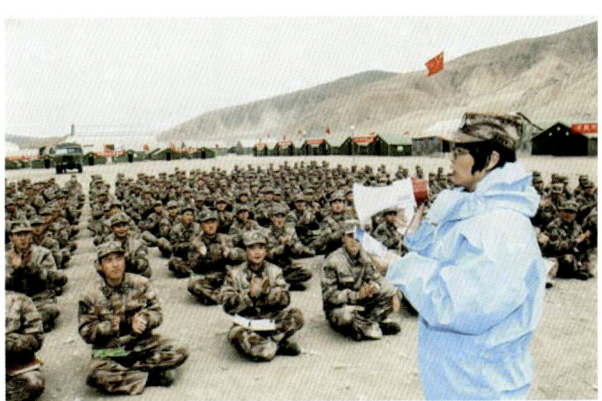
军事医学科学院专家深入到某救灾部队为官兵讲解灾后防疫知识和预防高原病常识

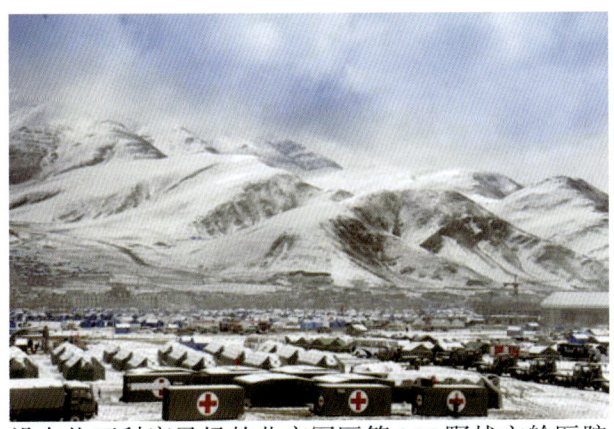
设在扎西科赛马场的北京军区第 255 野战方舱医院

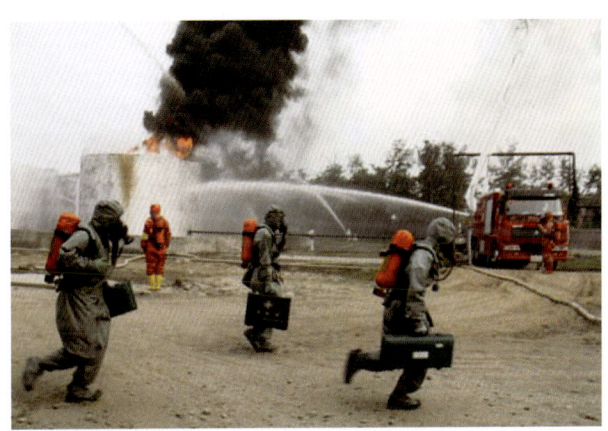
防化医学分队队员在爆炸现场开展化学中毒医学救援演练

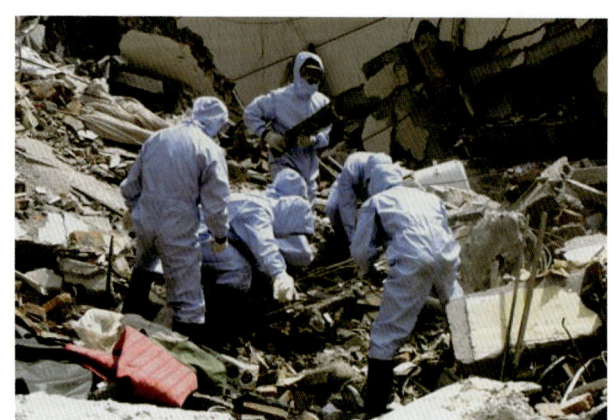
防疫队员在灾区废墟进行消杀灭作业

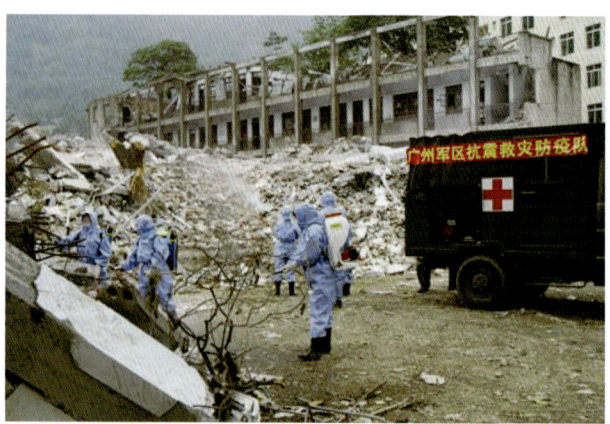
防疫队员在北川中学进行环境消杀灭工作

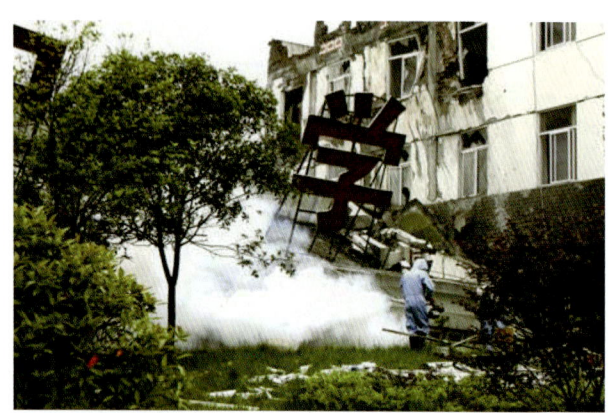
防疫队员在映秀镇灾区开展消杀灭工作

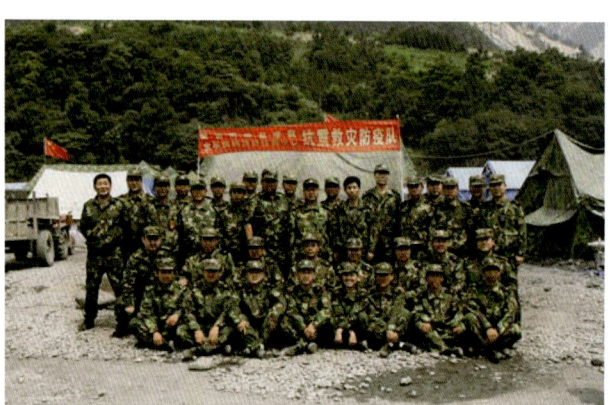
军事医学科学院赴汶川抗震救灾防疫队在映秀镇驻地

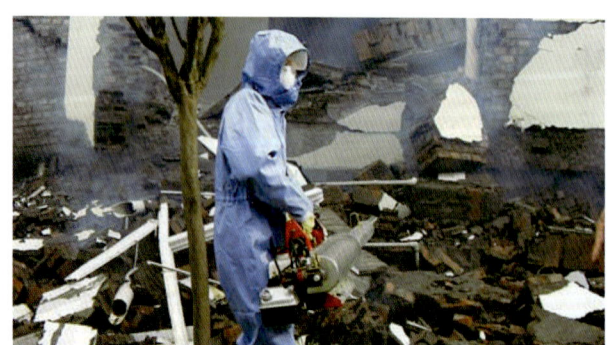
防疫队员在灾区进行环境消杀灭作业

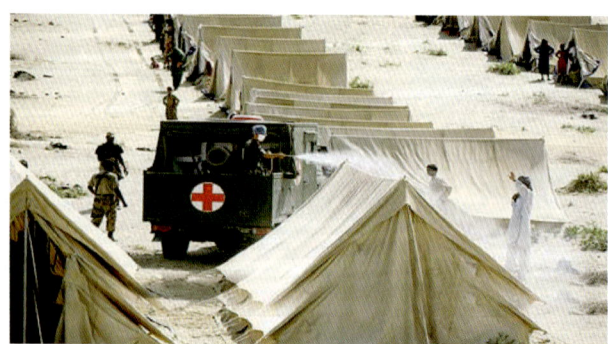
军事医学科学院卫生防疫车在灾民定居点进行消毒作业

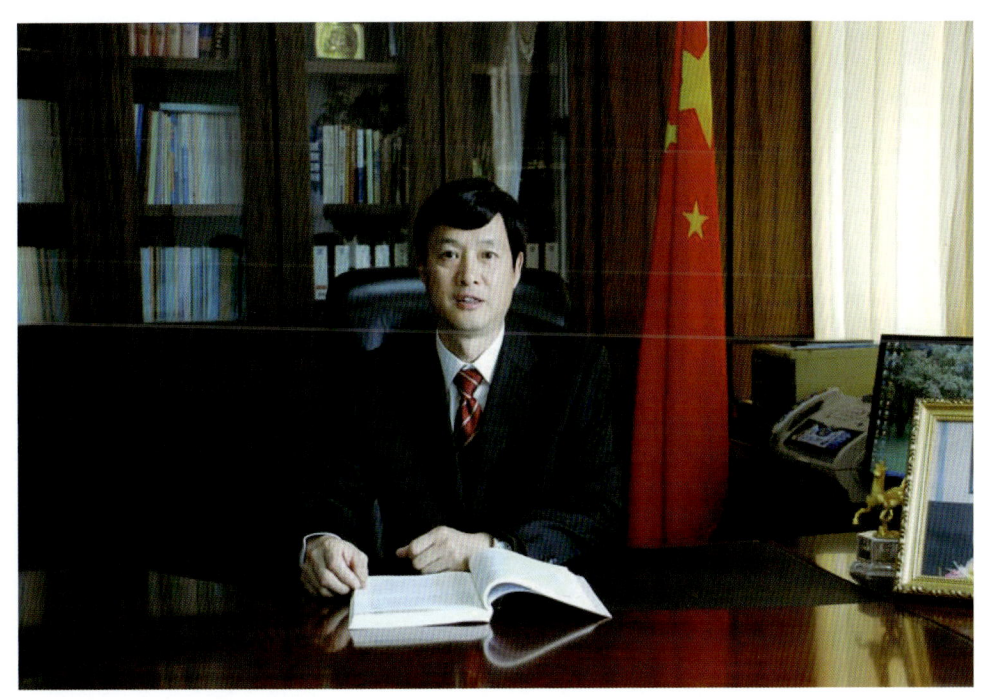

《中国灾害救援医学》中卷主编吴永平

吴永平，1957年10月出生，本科就读于徐州医学院，研究生毕业于原同济医科大学病理学专业。现任徐州医学院院长，江苏省人大代表，二级教授，硕士生导师。全省高等医学教育学会临床医学教育研究会副理事长；中国医学救援协会常务理事；江苏省有突出贡献的中青年专家；江苏省病理学专业委员会副主任委员；江苏省麻醉与镇痛应用技术重点实验室主任；国家级人才培养模式创新试验区负责人。

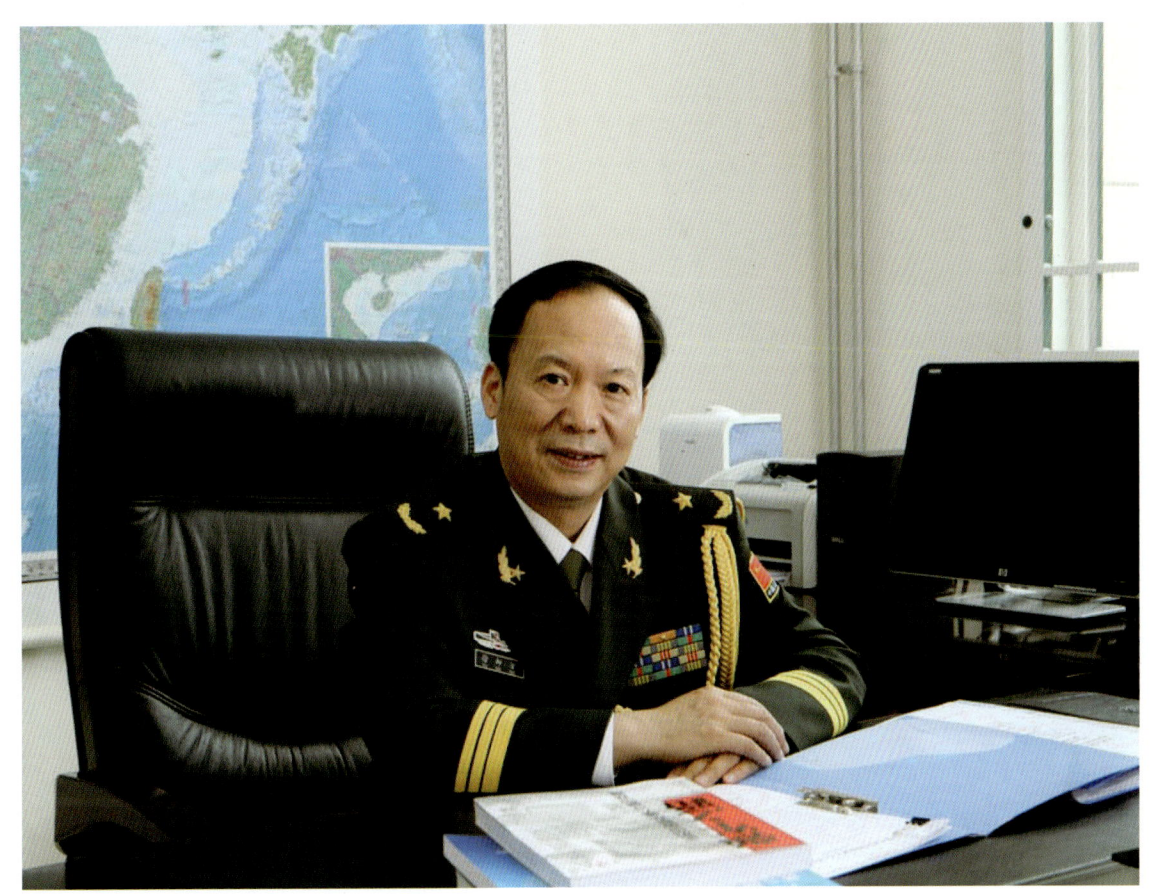

《中国灾害救援医学》下卷主编徐卸古

徐卸古，男，1958年10月生于浙江衢州。1976年12月入伍，大学本科学历。历任卫生员、军医、医务处副主任，军区空军卫生处、空军后勤部卫生部助理员，总后勤部卫生部助理员、总后勤部司令部秘书，总后勤部卫生部综合局副局长、局长，军事医学科学院科技部部长。现任军事医学科学院副院长、全军疾病预防控制中心副主任、全军"三防"医学救援大队大队长。研究员，博士生导师。兼任中国环境学学会国防环境分会理事会副理事长，中国医学救援协会常务理事兼副秘书长，中国卫生法学会、中国卫生经济学会常务理事，全军科研管理专业委员会副主任委员，全军卫生防疫防护专业委员会、全军生物管控与履约专业委员会顾问，第二、第四军医大学兼职教授等职。先后组织参加边境自卫反击作战空运伤员和重大活动安保"三防"医学救援以及重大灾害的医学救援工作。发表学术文章67篇，主编《核生化突发事件心理效应及其对策》，副主编《军事医学概论》《军队远程医学》《军队卫生经济管理学》《中国军事百科全书》卫生勤务学科分册等。

《中国灾害救援医学》总编者名单

总主编

李宗浩	中国医学救援协会常务副会长	教授

副总主编（按姓氏笔画排列）

王明晓	煤炭总医院院长	教授
田军章	广东省第二人民医院（广东省应急医院）院长	教授
许树强	中日友好医院院长	教授
李玉明	武警后勤学院院长	教授
吴 瑛	首都医科大学护理学院院长	教授
吴永平	徐州医学院院长	教授
沈 骥	四川省卫生厅厅长	教授
金 辉	北京市红十字会应急救护工作指导中心主任	副主任医师
赵劲民	广西医科大学校长	教授
侯世科	武警后勤学院附属医院院长	教授
钱阳明	中国人民解放军海军总医院院长	教授
徐卸古	中国人民解放军军事医学科学院副院长	研究员

学术总指导

闪淳昌	国务院应急管理专家组组长	教授
郑静晨	武警总医院院长	中国工程院院士
王陇德	卫生部突发事件卫生应急专家咨询委员会主任委员	中国工程院院士
盛志勇	中国人民解放军总医院	中国工程院院士
梁万年	国家卫生和计划生育委员会体制改革委员会办公室主任	教授
张雁灵	中国医师协会会长	教授
Frederick M.Burkle	美国夏威夷大学公共卫生系、儿科系	教授
Paul E.pepe	美国德克萨斯大学西南医学中心	教授
Pascal Rey Herme	国际SOS医务总监	.医学博士
Nicholas G. Bircher	美国匹兹堡大学国际彼得·沙法心肺复苏灾害医学中心	教授

突发事件应急管理、临床医学指导专家

王 羽	国家卫生和计划生育委员会医政医管局局长
赵明钢	国家卫生和计划生育委员会医政医管局副局长
张宗久	国家卫生和计划生育委员会应急办公室主任
郝 阳	国家卫生和计划生育委员会应急办公室专员
张国新	国家卫生和计划生育委员会应急办公室副主任
王文杰	国家卫生和计划生育委员会应急办公室副主任

乔仁毅	国家行政学院应急管理办公室主任	
贾 群	国家行政学院应急管理培训中心副巡视员	
徐延豪	中国科协书记处书记	
邹 铭	国家民政部局长	
梁立武	中国人民武装警察部队后勤部卫生部部长	
沈爱民	中国科协学会学术部部长	
杨维中	中国疾病预防控制中心副主任	
曾 光	中国疾病预防控制中心流行病学首席专家	
冯子健	中国疾病预防控制中心应急办主任	
方 圻	北京协和医院	资深教授
顾复生	北京友谊医院	资深教授
钱方毅	中国人民解放军 306 医院	资深教授

编委（按姓氏笔画排列）

John Williams	国际 SOS 中国及蒙古地区负责人	
马伟杭	浙江省卫生厅副厅长	教授
王伟刚	中国石油中心医院院长	主任医师
韦 波	广西医科大学	教授
叶泽兵	广东省第二人民医院急诊科主任	主任医师
史若飞	重庆急救中心主任	主任医师
朱勤忠	上海急救中心主任	副研究员
任家顺	中国人民解放军第三军医大学新桥医院院长	教授
吕建农	徐州医学院救援医学研究所副所长	教授
刘海峰	武警总医院医务部主任	教授
刘惠亮	武警总医院副院长	教授
刘 彤	美国犹他大学医学院	研究员
张 开	武警总医院	副主任医师
张 斌	国家安监总局矿山医疗救护中心副主任	副主任医师
张俊权	中国石油中心医院副院长	教授
李 明	武警总医院	副主任医师
李为民	四川大学华西医院院长	教授
李立兵	北京红十字会急诊抢救中心院长	
李树峰	山西晋城煤炭医院院长	教授
李清杰	中国人民解放军总后勤部卫生部副部长	
李超乾	广西医科大学科技处处长	教授
杨世谦	香港特别行政区政府消防处救护总长	
苏 林	四川省卫生厅科技处处长	教授
陈金宏	武警总医院	副主任医师
陆永良	浙江省湖州师范学院副院长	教授
周胜华	中南大学湘雅二医院院长	教授
姚咏明	中国人民解放军总医院野战外科研究所副所长	教授
钟 明	国家安监总局矿山医疗救护中心处长	主任医师
秦淮海	国家安监总局矿山医疗救护中心	主任医师

徐勤耕	中国人民解放军总后勤部卫生部综合局局长	
黄东胜	浙江省人民医院院长	教授
黄晓林	四川省卫生厅应急办主任	主任医师
彭明强	中日友好医院副院长	教授
蔡文伟	浙江省人民医院急诊科主任	教授
樊毫军	武警后勤学院附属医院医教部副主任	副主任医师
黎檀实	中国人民解放军总医院急诊科，全军急救专业委员会主任委员	教授

《中国灾害救援医学》上卷·基础综合卷编者名单

主　编

李宗浩　　中国医学救援协会常务副会长　　　　　　　　　　　　　　　教授

副主编

钱阳明　　中国人民解放军海军总医院院长　　　　　　　　　　　　　　教授
沈　骥　　四川省卫生厅厅长　　　　　　　　　　　　　　　　　　　　教授
金　辉　　北京市红十字会应急救护工作指导中心主任　　　　　　　　　副主任医师
赵劲民　　广西医科大学校长　　　　　　　　　　　　　　　　　　　　教授
田军章　　广东省第二人民医院（广东省应急医院）院长　　　　　　　　教授
侯世科　　武警后勤学院附属医院院长　　　　　　　　　　　　　　　　教授
王明晓　　煤炭总医院院长　　　　　　　　　　　　　　　　　　　　　教授
黎檀实　　中国人民解放军总医院急诊科，全军急救专业委员会主任委员　教授
杨世谦　　香港特别行政区政府消防处救护总长
樊毫军　　武警后勤学院附属医院医教部副主任　　　　　　　　　　　　副主任医师

编　委（按姓氏笔画排列）

丁　辉　　武警后勤学院附属医院救援医学研究所　　　　　　　　　　　副主任医师
于宝国　　武警后勤学院救援技术教研室　　　　　　　　　　　　　　　讲师
王　君　　中日友好医院　　　　　　　　　　　　　　　　　　　　　　副主任医师
王立秋　　中国人民解放军海军总医院急诊科主任　　　　　　　　　　　副主任医师
王伟刚　　中国石油中心医院院长　　　　　　　　　　　　　　　　　　主任医师
王克英　　北京急救中心党委副书记　　　　　　　　　　　　　　　　　主任医师
王启斌　　山东电力中心医院院长　　　　　　　　　　　　　　　　　　教授
石应康　　四川大学华西医院　　　　　　　　　　　　　　　　　　　　教授
叶泽兵　　广东省第二人民医院急诊科主任　　　　　　　　　　　　　　主任医师
田建广　　上海市院前急救质量控制中心秘书长　　　　　　　　　　　　副主任医师
田振彪　　北京市红十字会急诊抢救中心副院长
史若飞　　重庆急救中心主任　　　　　　　　　　　　　　　　　　　　主任医师
冯计富　　山东省巨野煤田中心医院院长　　　　　　　　　　　　　　　主任医师
毕　珣　　武警后勤学院附属医院　　　　　　　　　　　　　　　　　　主任医师
朱庆生　　北京市朝阳区紧急医疗救援中心主任　　　　　　　　　　　　副主任医师
朱勤忠　　上海急救中心主任　　　　　　　　　　　　　　　　　　　　副研究员
任明辉　　国家卫生和计划生育委员会国际合作司司长
任家顺　　中国人民解放军第三军医大新桥医院院长　　　　　　　　　　教授
刘　江　　北京市红十字血液中心主任　　　　　　　　　　　　　　　　研究员
刘　彤　　美国犹他大学医学院　　　　　　　　　　　　　　　　　　　研究员

刘兆祺	民航国际机场医院院长、急救中心主任	主任医师
刘庆春	武警总医院	副主任医师
刘轶博	武警总医院人力资源部主任	副主任医师
刘爱兵	武警总医院医学实验中心	教授
许建阳	武警总医院心理科主任	主任医师
苏　林	四川省卫生厅科技处处长	教授
李　明	武警总医院	副主任医师
李　巍	北京急救中心主任	
李为民	四川大学华西医院院长	教授
李立兵	北京市红十字会急诊抢救中心院长	
李成辉	中日友好医院	教授
李观明	广东省第二人民医院副院长	主任医师
李树峰	山西省晋城煤业集团总医院院长	教授
李清杰	中国人民解放军总后勤部卫生部副部长	
李超乾	广西医科大学科技处处长	教授
杨大明	山西省晋城煤业集团总医院副院长	教授
杨世谦	香港特别行政区政府消防处救护总长	
邱　艳	北京市红十字血液中心副主任	研究员
张　开	武警总医院	副主任医师
张　斌	国家安监总局矿山医疗救护中心副主任	副主任医师
张永忠	武警后勤学院救援技术教研室	讲师
张进军	北京急救中心	副主任医师
张国强	中日友好医院急诊科主任	主任医师
张俊权	中国石油中心医院副院长	教授
张美进	中国人民解放军装备学院	副教授
陆永良	湖州师范学院副院长	教授
陈　力	中国人民解放军总医院急诊科	主治医师
陈兴华	四川省德阳市东汽香港医院院长	副主任医师
陈金宏	武警总医院	副主任医师
武秀昆	河南省平顶山市急救中心主任	副主任医师
罗　军	中国人民解放军总参谋部警卫局保健处	主任医师
单学娴	武警后勤学院救援技术教研室主任	副教授
和静彬	国际SOS中国地区负责人	
赵鲁平	四川省德阳市人民医院院长	教授
钟　明	国家安监总局全国矿山救护中心处长	教授
钟宇华	广西北海市人民医院院长	教授
姚咏明	中国人民解放军总医院野战外科研究所副所长	教授
秦淮海	国家安监总局矿山医疗救护中心	主任医师
徐勤耕	中国人民解放军总后勤部卫生部综合局局长	
班　雨	中国人民解放军总医院海南分院急诊科主任	副主任医师
高　星	北京市卫生局医改办公室副主任	教授
高建国	中国地震局地质研究所	研究员
黄　毅	四川省德阳市人民医院	经济师

黄晓林	四川省卫生厅应急办主任	主任医师
曹　钰	四川大学华西医院急诊科主任	主任医师
潘海波	安徽省黄山风景区管委会机关门诊部	副主任医师

编者（按姓氏笔画排列）

丁新民	中国人民解放军海军总医院呼吸内科副主任	副主任医师
王　莉	安徽省黄山风景区管委会机关门诊部	主管护师
王立秋	中国人民解放军海军总医院急诊科主任	副主任医师
王伟刚	中国石油中心医院院长	主任医师
王克英	北京急救中心党委副书记	主任医师
王启斌	山东电力中心医院院长	教授
王明晓	煤炭总医院院长	教授
王学群	上海市浦东新区医疗急救中心主任	副主任医师
孔令杰	中国人民解放军总医院急诊科	主治医师
石应康	四川大学华西医院	教授
平建国	上海市宝山区医疗急救中心主任	副主任医师
叶泽兵	广东省第二人民医院急诊科主任	主任医师
田军章	广东省第二人民医院（广东省应急医院）院长	教授
田建广	上海市院前急救质量控制中心秘书长	副主任医师
田振彪	北京市红十字会急诊抢救中心副院长	
史若飞	重庆急救中心主任	主任医师
冯　聪	中国人民解放军总医院急诊科	主治医师
冯计富	山东省巨野煤田中心医院院长	主任医师
毕　珣	武警后勤学院附属医院营养科主任	主任医师
朱庆生	北京市朝阳区紧急医疗救援中心主任	副主任医师
朱勤忠	上海急救中心主任	主任医师
任明辉	国家卫生和计划生育委员会国际合作司司长	
任家顺	中国人民解放军第三军医大新桥医院院长	教授
刘　江	北京市红十字血液中心主任	研究员
刘　彤	美国犹他大学医学院	研究员
刘　智	煤炭总医院	副主任医师
刘　静	武警总医院心理科	主治医师
刘兆祺	民航国际机场医院院长	主任医师
刘庆春	武警总医院	副主任医师
刘轶博	武警总医院人力资源部主任	副主任医师
刘爱兵	武警总医院医学实验中心副主任	教授
刘凌宇	北京市红十字会应急救护工作指导中心	主治医师
安怀杰	中国人民解放军海军总医院海战伤救治研究中心	助理研究员
许建阳	武警总医院心理科主任	主任医师
寿勇明	上海市化学工业区医疗急救中心主任	副主任医师
苏　林	四川省卫生厅科技处处长	教授
李　斗	北京急救中心	主任医师

李　明	武警总医院	副主任医师
李　艳	北京市朝阳区紧急医疗救援中心	主治医师
李　蓓	中国人民解放军总医院急诊科	主治医师
李　巍	北京急救中心主任	
李为民	四川大学华西医院院长	教授
李立兵	北京红十字会急诊抢救中心院长	
李观明	广东省第二人民医院副院长	教授
李宗浩	中国医学救援协会常务副会长	教授
李树峰	山西省晋城煤业集团总医院院长	教授
李清杰	中国人民解放军总后勤部卫生部副部长	
李超乾	广西医科大学科技处处长	教授
杨　宇	武警总医院	工程师
杨　炯	武警总医院	主治医师
杨大明	山西省晋城煤业集团总医院副院长	教授
杨小燕	中国人民解放军海军总医院护理部	主管护师
杨世谦	香港特别行政区政府消防处救护总长	
邱　艳	北京市红十字血液中心副主任	研究员
邹　云	上海市青浦区医疗急救中心主任	副主任医师
沈　骥	四川省卫生厅厅长	教授
张　开	武警总医院	副主任医师
张　禹	中国人民解放军海军总医院高压氧科副主任	副主任医师
张　斌	国家安监总局矿山医疗救护中心副主任	副主任医师
张进军	北京急救中心	副主任医师
张国强	中日友好医院急诊科主任	主任医师
张牧城	安徽省黄山市人民医院	主任医师
张金红	武警总医院	技师
张俊权	中国石油中心医院副院长	教授
张美进	中国人民解放军装备学院	副教授
张嘉诚	中国人民解放军海军总医院	主治医师
陆火君	上海市松江区医疗急救中心主任	副主任医师
陆永良	湖州师范学院副院长	教授
陈　力	中国人民解放军总医院急诊科	主治医师
陈兴华	四川省德阳市东汽香港医院院长	副主任医师
陈金宏	武警总医院	副主任医师
武秀昆	河南省平顶山市急救中心	副主任医师
罗　军	中国人民解放军总参谋部警卫局保健处	主任医师
和静彬	国际 SOS 中国地区负责人	
金　辉	北京市红十字会应急救护工作指导中心主任	副主任医师
周　璇	中国人民解放军总医院急诊科	主治医师
郑山海	煤炭总医院	副主任医师
赵丽婷	武警后勤学院附属医院	副主任医师
赵劲民	广西医科大学校长	教授
赵晓航	中国人民解放军海军总医院海战伤救治研究中心主任	研究员

胡　海	四川大学华西医院急诊科	主治医师
钟　明	国家安监总局全国矿山救护中心处长	教授
钟宇华	北海市人民医院院长	教授
侯世科	武警后勤学院附属医院院长	教授
姚　玲	武警总医院	副主任医师
姚咏明	中国人民解放军总医院野战外科研究所副所长	教授
秦淮海	国家安监总局矿山医疗救护中心	主任医师
徐勤耕	中国人民解放军总后勤部卫生部综合局局长	
班　雨	中国人民解放军总医院海南分院急诊科主任	副主任医师
钱方毅	中国人民解放军 306 医院	教授
钱阳明	中国人民解放军海军总医院院长	教授
许建阳	武警总医院心理科主任	主任医师
高　星	北京市卫生局医改办副主任	教授
高建国	中国地震局地质研究所	研究员
郭长江	中国人民解放军军事医学科学院卫生学环境医学研究所营养中心主任	研究员
黄　毅	四川省德阳市人民医院	经济师
黄晓林	四川省卫生厅应急办主任	主任医师
曹　钰	四川省华西医院急诊科主任	主任医师
龚雷兵	上海市崇明县医疗急救中心主任	副主任医师
葛　军	中国石油中心医院	副主任医师
董定龙	中国石油中心医院	主任医师
董淑珍	武警后勤学院附属医院	主任医师
韩吉林	上海市奉贤区医疗救护站站长	副主任医师
蔡美香	上海市闵行区医疗急救中心主任	副主任医师
樊毫军	武警后勤学院附属医院医教部副主任	副主任医师
黎檀实	中国人民解放军总医院急诊科，全军急救专业委员会主任委员	教授
颜　巍	上海市金山区医疗救护站站长	副主任医师
潘海波	安徽省黄山风景区管委会机关门诊部	副主任医师
戴　臻	上海市嘉定区医疗急救中心主任	副主任医师

《中国灾害救援医学》中卷·临床医学卷编者名单

主编

吴永平　　徐州医学院院长　　　　　　　　　　　　　　　　　教授

副主编

吕建农　　徐州医学院救援医学研究所副所长　　　　　　　　　教授
徐开林　　徐州医学院附属医院院长　　　　　　　　　　　　　教授
邱海波　　东南大学附属中大医院副院长　　　　　　　　　　　教授
封志纯　　北京军区总医院附属八一儿童医院院长　　　　　　　教授
黄东胜　　浙江省人民医院院长　　　　　　　　　　　　　　　教授
刘惠亮　　武警总医院副院长　　　　　　　　　　　　　　　　教授
吴　瑛　　首都医科大学护理学院院长　　　　　　　　　　　　教授
蔡文伟　　浙江省人民医院急诊科主任　　　　　　　　　　　　教授
周胜华　　中南大学湘雅二医院院长　　　　　　　　　　　　　教授
彭明强　　中日友好医院副院长　　　　　　　　　　　　　　　教授

编委（按姓氏笔画排列）

马岳峰　　浙江大学附属第二医院　　　　　　　　　　　　　　主任医师
王　进　　广西医科大学神经内科主任　　　　　　　　　　　　教授
王　君　　中日友好医院教学办主任　　　　　　　　　　　　　副主任医师
王艳玲　　首都医科大学护理学院　　　　　　　　　　　　　　副教授
卢中秋　　温州医学院第一附属医院急诊医学中心　　　　　　　主任医师
叶智宾　　广东江门市第三人民医院　　　　　　　　　　　　　副主任医师
田力平　　苏州大学第一附属医院　　　　　　　　　　　　　　主任医师
史　红　　浙江医学科学院　　　　　　　　　　　　　　　　　研究员
印晓星　　徐州医学院副院长　　　　　　　　　　　　　　　　教授
吕文光　　天津市人民医院院长　　　　　　　　　　　　　　　教授
吕冬梅　　徐州医学院附属医院　　　　　　　　　　　　　　　主任药师
乔月华　　徐州医学院附属医院　　　　　　　　　　　　　　　教授
刘海峰　　武警总医院医务部主任　　　　　　　　　　　　　　教授
许　铁　　徐州医学院救援医学研究所副所长　　　　　　　　　教授
许　煊　　北京军区总医院附属八一儿童医院　　　　　　　　　主任医师
孙玉华　　徐州医学院附属医院　　　　　　　　　　　　　　　副主任医师
孙炳伟　　江苏大学附属医院副院长　　　　　　　　　　　　　教授
苏　伟　　广西医科大学一附院创伤骨科中心　　　　　　　　　教授

李小民	徐州医学院附属连云港医院院长	教授
李明新	徐州医学院附属医院	教授
李海林	浙江省立同德医院	主任医师
李淑兰	首都医科大学护理学院	讲师
肖 倩	首都医科大学护理学院	讲师
沈旭慧	浙江湖州师范学院护理学院副院长	教授
张劲松	南京医科大学第一附属医院	教授
张国强	中日友好医院急诊科主任	主任医师
陆永良	浙江湖州师范学院副院长	教授
陆晓媛	徐州医学院附属医院	主任医师
陈 明	徐州医学院附属医院	教授
陈 斌	浙江湖州南浔人民医院	副主任医师
陈俊强	广西医科大学第一附属医院副院长	教授
岳 鹏	首都医科大学护理学院	讲师
袁宝强	徐州医学院附属医院	教授
顾 勤	南京大学医学院附属鼓楼医院	主任医师
徐同珊	浙江省德清人民医院	主任医师
郭开今	徐州医学院附属医院	教授
涂建锋	浙江省人民医院急诊科	副主任医师
黄 玮	广西医科大学颅脑外科主任	教授
黄英姿	东南大学附属中大医院	主任医师
曹 权	南京医科大学第一附属医院	主任医师
谢 波	浙江湖州中心医院	主任医师
裘惠萱	浙江省德清人民医院	主任医师
魏世成	北京大学口腔医学院	教授
魏志平	徐州医学院附属医院	教授

编者（按姓氏笔画排列）

丁国娟	浙江省绍兴市人民医院急诊科	副主任医师
于如同	徐州医学院	教授
马岳峰	浙江大学附属第二医院	主任医师
王 军	首都医科大学附属宣武医院	副主任护师
王 军	徐州医学院	教授
王 进	广西医科大学神经内科主任	教授
王 君	中日友好医院教学办主任	副主任医师
王 斌	广东南方医科大学附属珠江医院儿科中心	主任医师
王丽茹	首都医科大学附属朝阳医院	副主任护师
王君霞	兰州军区总医院儿科主任	主任医师
王艳玲	首都医科大学护理学院	副教授
尹忠诚	徐州医学院第三附属医院	教授

编者名单

邓　颖	首都医科大学护理学院	讲师
石爱丽	浙江省人民医院急诊科	主管护师
卢中秋	温州医学院第一附属医院急诊医学中心	主任医师
卢洪流	北京军区总医院附属八一脑科医院小儿神经外科	副主任医师
叶　英	徐州医学院附属医院	主任医师
申　文	徐州医学院附属医院	主任医师
田力平	苏州大学第一附属医院	主任医师
史　红	浙江医学科学院	研究员
史　源	重庆第三军医大学大坪医院儿科主任	教授
印晓星	徐州医学院副院长	教授
邢更彦	武警总医院骨科中心主任	主任医师
成胜权	西安第四军医大学西京医院儿科	教授
吕文光	天津市人民医院院长	教授
吕冬梅	徐州医学院附属医院	主任药师
吕建农	徐州医学院救援医学研究所副所长	主任医师
朱　蔚	浙江省人民医院急诊科	副主任医师
朱述阳	徐州医学院附属医院	教授
乔月华	徐州医学院附属医院	教授
任泽强	徐州医学院附属医院	主任医师
任晓旭	首都儿科研究所儿科重症监护病房主任	主任医师
刘　凯	徐州医学院附属医院	副主任医师
刘　钢	北京军区总医院附属八一儿童医院外科	副主任医师
刘　斌	徐州医学院附属医院	教授
刘功俭	徐州医学院	教授
刘永海	徐州医学院附属医院	主任医师
刘春峰	中国医科大学附属盛京医院儿科重症监护病房主任	教授
刘惠亮	武警总医院副院长	教授
刘溢思	首都医科大学护理学院	讲师
安佰京	武警总医院骨科中心	主治医师
许　铁	徐州医学院救援医学研究所副所长	教授
许　煊	北京军区总医院附属八一儿童医院	主任医师
许亚红	首都医科大学护理学院	讲师
许会兰	首都医科大学宣武医院	副主任护师
许利明	浙江省人民医院急诊科	住院医师
孙玉华	徐州医学院附属医院	副主任医师
孙炳伟	江苏大学附属医院副院长	教授
孙晓青	徐州医学院附属医院	教授
孙继红	首都医科大学附属朝阳医院	副教授
苏　伟	广西医科大学一附院创伤骨科中心	教授
李　刚	浙江省人民医院急诊科	住院医师
李小民	徐州医学院附属连云港医院院长	教授

李向农	徐州医学院	教授
李明新	徐州医学院附属医院	教授
李振宇	徐州医学院	副教授
李海林	浙江省立同德医院急诊科	主任医师
李培华	徐州医学院附属医院	主任医师
李淑兰	首都医科大学护理学院	讲师
杨向红	浙江省人民医院急诊科副主任	主任医师
肖 倩	首都医科大学护理学院	讲师
吴 瑛	首都医科大学护理学院院长	教授
吴云明	徐州医学院	副教授
吴永平	徐州医学院院长	教授
邱小松	徐州医学院附属医院	主治医师
邱海波	东南大学附属中大医院副院长	教授
沈 晔	浙江省人民医院急诊科	主治医师
沈旭慧	浙江湖州师范学院护理学院副院长	教授
张 可	浙江省人民医院急诊科	主治医师
张 轶	徐州医学院附属医院	副主任医师
张 艳	首都医科大学护理学院	讲师
张 萍	首都医科大学宣武医院	主管护师
张中明	徐州医学院	教授
张劲松	南京医科大学第一附属医院	教授
张国强	中日友好医院急诊科主任	主任医师
张春艳	首都医科大学附属朝阳医院	主管护师
张美齐	浙江省人民医院急诊科	副主任医师
陆永良	浙江湖州师范学院副院长	教授
陆国平	上海复旦大学儿科医院儿童重症监护病房主任	教授
陆晓媛	徐州医学院附属医院	主任医师
陈 孜	江苏省常州市第二人民医院	副主任医师
陈 环	浙江省人民医院急诊科	主治医师
陈 明	徐州医学院附属医院	教授
陈 略	浙江省人民医院急诊科	主治医师
陈 斌	浙江湖州南浔人民医院	副主任医师
陈玉玲	徐州医学院附属医院	主任医师
陈旭明	浙江省人民医院急诊科	副主任医师
陈俊强	广西医科大学一附院副院长	教授
陈增力	北京军区总医院口腔科副主任	副主任医师
岳 鹏	首都医科大学护理学院	讲师
周胜华	中南大学湘雅二医院院长	教授
周晟昂	浙江省人民医院急诊科	主治医师
郑悦亮	浙江省人民医院急诊科	副主任医师
孟 雷	徐州医学院附属医院	副教授

封志纯	北京军区总医院附属八一儿童医院院长	教授
赵　光	徐州医学院附属医院	副主任医师
赵文静	徐州医学院附属医院	主任医师
俞士梅	浙江省绍兴市人民医院急诊科	主任医师
费　敏	浙江省人民医院急诊科	主治医师
费素娟	徐州医学院附属医院	主任医师
姚爱民	徐州医学院附属医院	副主任医师
袁永生	浙江省人民医院急诊科	副主任医师
袁宝强	徐州医学院附属医院	教授
耿德勤	徐州医学院附属医院	教授
贾梦醒	徐州医学院附属医院	副主任医师
顾　勤	南京大学医学院附属鼓楼医院	主任医师
徐　凯	徐州医学院	教授
徐开林	徐州医学院附属医院院长	教授
徐同珊	浙江省德清人民医院	主任医师
殷松楼	徐州医学院附属医院	主任医师
高改琴	徐州医学院第三附属医院	主任医师
郭开今	徐州医学院附属医院	教授
唐泓源	首都医科大学护理学院	副教授
涂建锋	浙江省人民医院急诊科	副主任医师
黄　玮	广西医科大学颅脑外科主任	教授
黄东胜	浙江省人民医院院长	教授
黄英姿	东南大学附属中大医院	主任医师
黄柳明	北京军区总医院附属八一儿童医院	副主任医师
康京花	北京协和医院	主管护师
曹　权	南京医科大学第一附属医院	主任医师
盛　斌	浙江省人民医院急诊科	主治医师
彭明强	中日友好医院副院长	教授
葛　赟	浙江大学附属第二医院	住院医师
韩　寒	徐州医学院附属医院	副主任医师
韩秋峪	徐州医学院附属医院	主任医师
韩楠楠	浙江省人民医院急诊科	住院医师
温学辉	北京军区总医院烧伤整形外科	副主任医师
谢　波	浙江湖州中心医院	主任医师
谢春雷	徐州医学院附属医院	副主任医师
裘惠萱	浙江省德清人民医院	主任医师
路　明	徐州医学院附属医院	主任医师
蔡文伟	浙江省人民医院急诊科主任	教授
颜学兵	徐州医学院	教授
潘修成	徐州医学院附属医院	教授
燕宪亮	徐州医学院附属医院	副主任医师

薛加强	徐州医学院	教授
魏　华	徐州医学院附属医院	副主任医师
魏世成	北京大学口腔医学院	教授
魏志平	徐州医学院附属医院	教授
魏群利	徐州医学院	副教授

《中国灾害救援医学》下卷·军队救援卷编者名单

主编

徐卸古	中国人民解放军军事医学科学院副院长	研究员

副主编

徐天昊	中国人民解放军军事医学科学院科技部部长	研究员
刘胡波	中国人民解放军军事医学科学院卫生勤务与医学情报研究所所长	研究员
徐　雷	中国人民解放军军事医学科学院卫生勤务与医学情报研究所	研究员
杨晓明	中国人民解放军军事医学科学院放射与辐射医学研究所所长	研究员
王德文	中国人民解放军军事医学科学院放射与辐射医学研究所	研究员
毛秉智	中国人民解放军军事医学科学院放射与辐射医学研究所	研究员
曹务春	中国人民解放军军事医学科学院微生物流行病研究所所长	研究员
宋亚军	中国人民解放军军事医学科学院微生物流行病研究所	研究员
李　松	中国人民解放军军事医学科学院毒物药物研究所所长	研究员
王永安	中国人民解放军军事医学科学院毒物药物研究所	研究员
黄留玉	中国人民解放军军事医学科学院疾病预防控制所所长	研究员
贾　红	中国人民解放军军事医学科学院疾病预防控制所	研究员

编　委　（按姓氏笔画排列）

丁日高	中国人民解放军军事医学科学院毒物药物研究所	研究员
王　宁	中国人民解放军军事医学科学院科技部	副研究员
王欣宇	中国人民解放军军事医学科学院卫生勤务与医学情报研究所	助理研究员
王景林	中国人民解放军军事医学科学院微生物流行病研究所	研究员
刘曙晨	中国人民解放军军事医学科学院放射与辐射医学研究所	研究员
孙岩松	中国人民解放军军事医学科学院科技部副部长	研究员
吴　东	中国人民解放军军事医学科学院卫生勤务与医学情报研究所科技处处长	研究员
张永祥	中国人民解放军军事医学科学院科技部副部长	研究员
李　悦	中国人民解放军军事医学科学院疾病预防控制所综合处处长	助理研究员
李　桦	中国人民解放军军事医学科学院毒物药物研究所	研究员
李劲松	中国人民解放军军事医学科学院微生物流行病研究所	研究员
杨银辉	中国人民解放军军事医学科学院微生物流行病研究所	研究员
陈肖华	中国人民解放军军事医学科学院放射与辐射医学研究所	研究员
范顺良	中国人民解放军军事医学科学院疾病预防控制所副所长	主治医师
董俊兴	中国人民解放军军事医学科学院放射与辐射医学研究所	研究员
谢剑炜	中国人民解放军军事医学科学院毒物药物研究所	研究员
蒯丽萍	中国人民解放军军事医学科学院卫生勤务与医学情报研究所	助理研究员

编　者（按姓氏笔画排列）

丁日高	中国人民解放军军事医学科学院毒物药物研究所	研究员
于　宁	中国人民解放军沈阳军区联勤部疾病预防控制中心	副研究员
马　静	中国人民解放军军事医学科学院微生物流行病研究所	研究员
户　义	中国人民解放军军事医学科学院微生物流行病研究所	助理研究员
王　宁	中国人民解放军军事医学科学院科技部	副研究员
王　鹏	中国人民解放军军事医学科学院科技部研究生处	助理研究员
王永安	中国人民解放军军事医学科学院毒物药物研究所	研究员
王庆阳	中国人民解放军军事医学科学院卫生勤务与医学情报研究所	研究实习员
王希良	中国人民解放军军事医学科学院微生物流行病研究所	研究员
王欣宇	中国人民解放军军事医学科学院卫生勤务与医学情报研究所	助理研究员
王俊虹	中国人民解放军军事医学科学院微生物流行病研究所	研究生
王善雨	中国人民解放军总参谋部卫生防疫队	副主任医师
王景林	中国人民解放军军事医学科学院微生物流行病研究所	研究员
王德文	中国人民解放军军事医学科学院放射与辐射医学研究所	研究员
冯　立	中国人民解放军沈阳军区联勤部疾病预防控制中心	副研究员
刘　超	中国人民解放军军事医学科学院放射与辐射医学研究所副所长	研究员
刘　玮	中国人民解放军军事医学科学院微生物流行病研究所	研究员
刘美德	中国人民解放军军事医学科学院微生物流行病研究所	副研究员
刘胡波	中国人民解放军军事医学科学院卫生勤务与医学情报研究所所长	研究员
刘雪林	中国人民解放军军事医学科学院疾病预防控制所	研究员
刘曙晨	中国人民解放军军事医学科学院放射与辐射医学研究所科技处	副研究员
孙　萍	中国人民解放军军事医学科学院放射与辐射医学研究所科技处	高级实验师
孙岩松	中国人民解放军军事医学科学院科技部副部长	研究员
孙振海	中国人民解放军军事医学科学院科技部	研究员
孙　毅	中国人民解放军军事医学科学院微生物流行病研究所	副研究员
曲德成	中国人民解放军军事医学科学院放射与辐射医学研究所	副研究员
朱茂祥	中国人民解放军军事医学科学院放射与辐射医学研究所	研究员
朱　虹	中国人民解放军军事医学科学院微生物流行病研究所	研究员
江佳富	中国人民解放军军事医学科学院微生物流行病研究所	副研究员
邢安辉	中国人民解放军沈阳军区联勤部疾病预防控制中心主任	副主任医师
吴　东	中国人民解放军军事医学科学院卫生勤务与医学情报研究所科技处处长	研究员
宋亚军	中国人民解放军军事医学科学院微生物流行病研究所	研究员
张　凡	中国人民解放军军事医学科学院卫生勤务与医学情报研究所	研究实习员
张永祥	中国人民解放军军事医学科学院科技部副部长	研究员
张　弢	中国人民解放军军事医学科学院微生物流行病研究所	研究生
张映梅	中国人民解放军军事医学科学院微生物流行病研究所	副研究员
李　松	中国人民解放军军事医学科学院毒物药物研究所所长	研究员
李　悦	中国人民解放军军事医学科学院疾病预防控制所综合处处长	助理研究员
李　桦	中国人民解放军军事医学科学院毒物药物研究所	研究员

李劲松	中国人民解放军军事医学科学院微生物流行病研究所	研究员
李春晓	中国人民解放军军事医学科学院微生物流行病研究所	副研究员
李 箐	中国人民解放军军事医学科学院微生物流行病研究所	研究生
杨志奎	中国人民解放军军事医学科学院毒物药物研究所	副研究员
杨国山	中国人民解放军军事医学科学院放射与辐射医学研究所	研究员
杨松涛	中国人民解放军军事医学科学院科技部研究生处	助理研究员
杨振洲	中国人民解放军军事医学科学院疾病预防控制所	研究员
杨晓明	中国人民解放军军事医学科学院放射与辐射医学研究所所长	研究员
杨银辉	中国人民解放军军事医学科学院微生物流行病研究所	研究员
杨鹏辉	中国人民解放军军事医学科学院微生物流行病研究所	副研究员
苏瑞斌	中国人民解放军军事医学科学院毒物药物研究所	研究员
辛文文	中国人民解放军军事医学科学院微生物流行病研究所	研究生
陈 英	中国人民解放军军事医学科学院放射与辐射医学研究所	研究员
陈肖华	中国人民解放军军事医学科学院放射与辐射医学研究所	研究员
房彤宇	中国人民解放军军事医学科学院毒物药物研究所	研究员
武小梅	中国人民解放军军事医学科学院疾病预防控制所	研究员
范顺良	中国人民解放军军事医学科学院疾病预防控制所副所长	主治医师
姜永强	中国人民解放军军事医学科学院微生物流行病研究所	研究员
姜 涛	中国人民解放军军事医学科学院微生物流行病研究所	副研究员
段跃强	中国人民解放军军事医学科学院微生物流行病研究所	助理研究员
胡晓丰	中国人民解放军军事医学科学院疾病预防控制所	研究实习员
赵 建	中国人民解放军军事医学科学院毒物药物研究所	副研究员
赵 瑾	中国人民解放军军事医学科学院毒物药物研究所	副研究员
赵彤言	中国人民解放军军事医学科学院微生物流行病研究所	研究员
赵忠鹏	中国人民解放军军事医学科学院微生物流行病研究所	助理研究员
钟玉绪	中国人民解放军军事医学科学院毒物药物研究所	副研究员
徐天昊	中国人民解放军军事医学科学院科技部部长	研究员
徐卸古	中国人民解放军军事医学科学院副院长	研究员
徐 雷	中国人民解放军军事医学科学院卫生勤务与医学情报研究所	研究员
秦成峰	中国人民解放军军事医学科学院微生物流行病研究所	副研究员
秦鄂德	中国人民解放军军事医学科学院微生物流行病研究所	研究员
聂志勇	中国人民解放军军事医学科学院毒物药物研究所	助理研究员
贾 红	中国人民解放军军事医学科学院疾病预防控制所	研究员
郭玉新	中国人民解放军沈阳军区联勤部疾病预防控制中心	副主任医师
郭晓霞	中国人民解放军军事医学科学院微生物流行病研究所	副研究员
郭景玉	中国人民解放军军事医学科学院微生物流行病研究所	研究生
高 波	中国人民解放军军事医学科学院微生物流行病研究所科技处处长	研究员
高春玉	中国人民解放军空军后勤部卫生防疫队	副主任医师
高 珊	中国人民解放军军事医学科学院微生物流行病研究所	实验师
寇志华	中国人民解放军军事医学科学院微生物流行病研究所	副研究员
康 琳	中国人民解放军军事医学科学院微生物流行病研究所	助理研究员
戚丽华	中国人民解放军军事医学科学院疾病预防控制所	研究实习员

曹务春	中国人民解放军军事医学科学院微生物流行病研究所所长	研究员
黄留玉	中国人民解放军军事医学科学院疾病预防控制所所长	研究员
傅建国	中国人民解放军广州军区联勤部疾病预防控制中心	主任医师
彭　博	中国人民解放军军事医学科学院卫生勤务与医学情报研究所	研究实习员
温博海	中国人民解放军军事医学科学院微生物流行病研究所	研究员
游哲荣	中国人民解放军军事医学科学院微生物流行病研究所	研究生
董言德	中国人民解放军军事医学科学院微生物流行病研究所	高级实验师
董俊兴	中国人民解放军军事医学科学院放射与辐射医学研究所	研究员
蒋　彤	中国人民解放军沈阳军区联勤部疾病预防控制中心	助理研究员
谢向东	中国人民解放军军事医学科学院放射与辐射医学研究所	副研究员
谢剑炜	中国人民解放军军事医学科学院毒物药物研究所	研究员
韩　宁	中国人民解放军军事医学科学院卫生勤务与医学情报研究所	研究生
鲁华玉	中国人民解放军军事医学科学院放射与辐射医学研究所	研究员
甄　蓓	中国人民解放军军事医学科学院放射与辐射医学研究所科技处处长	研究员
蒯丽萍	中国人民解放军军事医学科学院卫生勤务与医学情报研究所	助理研究员
端　青	中国人民解放军军事医学科学院微生物流行病研究所	研究员

序 言

《中国灾害救援医学》是一部反映我国改革开放以来和联合国开展国际减灾以来，关于应对各种灾害和突发事件时医学救援的重要科学著作。

全书共三卷，对灾害救援医学做了全面系统的介绍。该书依据《中华人民共和国突发事件应对法》《国家突发公共事件总体应急预案》和《国家突发公共事件医疗救援应急预案》等有关法规和文件，坚持救死扶伤和以人为本的理念，结合应对自然灾害、事故灾难、公共卫生事件和社会安全事件四大类突发事件的实际，总结了我国在医学救援领域的丰富实践经验，从应急组织到现场处理，从伤员转运到医院救治，从医学救援的原则到医学处置的细则，从实践到理论，从国内到国外都做了科学论述。同时，对城市社区常态下发生的各种危重病的急救、急诊也做了详尽的介绍。全书资料翔实，内容丰富，既具宏观，又见具体；既展现给读者一个高起点、多层面、广视角的大救援观，又有很强的可读性和可操作性。这类书籍在我国乃至国际，都是十分鲜见的。

该书总主编李宗浩教授从事急救事业长达半个世纪，是国内外有重要影响的急救医学专家。他筹建了我国第一个现代化的北京急救中心，参与过国内外重大的灾害救援，是国家卫生部突发事件灾害应急专家委员会医学救援组组长、美国心脏协会主编的《国际急救指南》的中国顾问。他组织的专家团队编写成员，都是在该学科领域中有丰富理论和实践经验的专家。他们不仅用心血和医术挽救了许多人的宝贵生命，他们还用辛勤的劳动编写了这本难得的著作。

《中国灾害救援医学》是 2013 年度国家出版基金资助项目图书，说明国家对这部救援医学专著的高度重视和肯定。该书的出版，一定会对我国医学救援事业的发展和学术提升发挥积极的推动作用。希望有越来越多的志士仁人都来关心和支持医学救援事业，为我国的应急管理和防灾、减灾事业做出贡献。

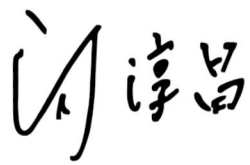

2013 年 4 月 2 日

注：闪淳昌教授，国务院参事、国务院应急管理专家组组长、国家减灾委员会专家委员会副主任

Preface

Significant for its theoretical and practical value, all three volumes of *China Disaster and Emergency Medicine* are considered highly-valuable sources of medical intervention information for successfully handling the inevitable occurrences of various types of disasters and emergency situations. These volumes encompass all the medical interventions performed in the past thirty years, especially since the United Nation's promotion of International Disaster Reduction.

The author systematically approaches disaster and emergency medicine based on both domestic and foreign disaster reduction practices, providing readers with a comprehensive and multi-dimensional view of disaster and emergency medicine. Furthermore, a national medical emergency response plan is introduced to encompass the four major categories of potential catastrophe: natural disasters, accidents, public health emergencies, and public security incidents. Extensive descriptions of practice and the formation of the theory are discussed in the book, including the seamless process of on-site rescue, transportation of victims, and continuing treatment upon hospital arrival. Additionally, emergency medical services for various routine critical illnesses are also introduced in detail. Featuring rich, informative content, this book is unprecedented in both domestic and international fields.

Professor Li Zonghao, the Chief Editor of *China Disaster and Emergency Medicine*, is a well-known emergency medical expert in both domestic and international emergency medical circles. Under his leadership, a team of experts established Beijing Emergency Medical Center, featuring the most advanced modern emergency medical services. Due to his highly-regarded expertise, he was heavily involved in medical relief missions for several major national disasters. In addition to being appointed as Adviser to the American Heart Association for Chinese-version CPR guidelines, Dr. Li serves as the Director of the Medical Relief Panel, Disaster and Emergency Committee of the Ministry of Health. Furthermore, he leads an entire editorial team composed of proven experts who have intensive experience in both practice and theory.

China Disaster and Emergency Medicine was granted funding in 2013 from the State Press and Publication Administration, indicating its academic competency and authoritative value in the promotion of disaster and emergency medical development. The monograph is also considered a significant contribution to the international field of disaster prevention and medical relief.

Professor Shan Chunchang, April 2, 2013
Director of the Emergency Management Expert Committee of the State Council, P.R.C.
Deputy Director of the Expert Panel of National Disaster Reduction Committee, P.R.C.
Counselor of the State Council, P.R.C.

前　言

中国是世界文明古国，历史悠久，文化灿烂，然而也是世界上遭受自然灾害最为严重的国家之一。人类及中华民族的文明史、发展史，从某种意义而言，也是一部与灾害的抗争史。

史前时代，人们就已经认识到防灾、救灾的重要并力所能及地进行了应对。考古发现，八千年前的我国河北武安磁山遗址，就有储存五十吨粟的地下粮仓用于防灾，至于史料中的记载更是浩如烟海。世界上其他一些国家，也不乏与灾害抗争的记载。《圣经》中"创世纪"所记载的滔天洪水的巨灾，公元79年维苏威火山毁灭了意大利庞贝城，1347年欧洲黑色瘟疫导致死亡人数高达7 500万……那些是千载难逢、百年不遇的大灾。

近六十年来，不仅自然灾害，其他各种灾害也此起彼伏，毫无休息之势，危害着人类的生命安全、身体健康，阻挡社会进步，制约经济发展。为此，1987年第42届联合国大会决定20世纪最后的十年（1990—2000年）为"国际减轻自然灾害十年"（International Decade for Natural Disaster Reduction，IDNDR），呼吁各国政府和科技社团积极行动，期望到20世纪末，使全球的突发灾害影响程度减少30%。联合国的决定得到不少国家、地区的积极响应，我国政府于1989年成立了以国务院副总理为首的"中国国际减灾十年委员会"，国家民政部负责组织实施，一项系统、全民、全面的防灾、减灾工程在我国拉开序幕。

与此同时，世界卫生组织（WHO）于1989年在瑞典斯德哥尔摩举行的首届"世界预防事故灾难和伤害会议"提出了"安全社区宣言"。"安全的生活是一个基本权利，使人人安全"，这是基于现代城市意外伤害、天灾人祸严重地威胁人类的安全生产、生活而提出的，因为它已经构成世界主要的公共卫生问题之一，并随着都市现代化持续恶化。世界卫生组织在1993年"世界卫生日"文告中进一步指出，长期以来，人们对在家中、路上、工作场所可能遇到的危险认识不足，未能形成公众舆论，但是一个新的流行病学模式正在出现。在这样的大背景下，作为在急救、复苏、灾害医学领域这块处女地上耕耘多年却少见成效的我，进一步认识到我国在建设现代化强国时防灾、救灾之重要；领悟到救灾中重要的、不可或缺的组成部分——"医学救援"行业、"救援医学"这门学科必将迅速崛起，崛起在医院外的城镇社区、突发灾害事故的现场。事实上，医学救援早已在常态下和灾害时担当着重要的角色，只是由于我们认识的局限，医院"围墙"文化的影响，传统观念的作用，现行体制的制约，以及学术上尚未形成很好的开放、交流、讨论、民主氛围，使得在这块处女地上的开垦，是如此的举步维艰。

1989年，在香港召开第六届"世界急救、灾害医学大会"。大会名誉主席、美国匹兹堡大学国际心肺复苏灾害医学研究中心主任彼得·沙法教授和一批欧美著名的急救专家随后来京。他建议我编著一部中国的急救医学专著，要把城镇常态下的伤害事故和灾害作为主要内容之一。他的建议十分中肯。时任卫生部部长陈敏章教授和中国医学科学院院长、中华医学会会长吴阶平教授也很赞成并鼓励我担此责任。不久，我赴美国做访问学者，又在加拿大参加各种学术活动，我的思想和视野得到进一步扩展，并且有更多的机会与当代国际急救医学领域的泰斗、精英们互相学习交流，并对编著中国急救医学专著进行深入的探讨。

我们取得了共识。急救与灾害医学的学术、内容、对象大体相同，学术组织的名称也基本一致，较大区别是前者多为常态下频繁发生的个例，后者则是突发、群体伤害事件，发生少但影响大，所以建议目前可用"急救医学"冠名专著。这样，在美国期间我开始编著，回国后仍在北京急救中心工作，在国内诸多专家的支持参与下完成了书稿。中国卫生部部长陈敏章教授和彼得·沙法教授为《现代急救医学》写了序言，吴阶平教授担任了名誉主编。该书出版后，他们都建议若干年后根据社会发展、科学进步做修订。不出所料，20世纪最后几年灾害形势十分严峻，所以我们决定编著一部以突发灾害为主体内容的书，于是1999年编著出版了《现代救援医学》。

期盼21世纪是个安全的世纪，但各种灾害却接踵而来。在所有救灾中"医学救援"的重任，自然落在医务人员尤其是从事急救医学同道们的身上。以往的急救、急诊医学的专著，其意识、理念、理论、知识、技能、装备及运行模式、实践操作等基本上都是以医院为环境，难以适应、指导发生在院外的灾害事故的抢救，难以提升抢救能力，更无法形成理论。

我长期在此领域工作，而且在2001年发起创立了中国灾害防御协会救援医学会，与有关部门组建了中国国家地震灾害救援队（即中国国际救援队），并且担任了医学救援的学术和教育指导。工作中，我和同事们深感需要一部立足现场、指导实践的救援医学的科学著作，而不是传统已有著作上的"翻来覆去"。当2000年为全球医学、急救学界认可的首版《2000年国际心肺复苏和心血管急救指南》最后一次定稿会和首发式在美国举行时，主办单位的美国心脏协会（AHA）领导人以及彼得·沙法教授、泼里切教授，美国EMS主席帕比教授，夏威夷大学急救系主任、儿科及公共卫生专家勃克拉教授等一批著名学者与我谈起，中国是世界上人口最多的国家，在急救领域里应该有一部以灾害为主的救援医学的专著，此后我开始计划此事。

2003年春中国的"非典型肺炎（SARS）"，2004年年底印度洋的海啸，我更加意识到"急救"早已不是传统意义上城镇社区、医院围墙内的医学，而是一个共同关注的大事。因此我向国务院温家宝总理、吴仪副总理（当时她还兼任卫生部长），以及北京市王岐山市长等领导提出了有关建议，他们十分重视。此时，国务院正在制定建立"一案三制"（即应急预案及体制、机制、法制），我参加了有关工作，提出了"所有突发灾害事件，不论如何分类，哪个部委负责，都涉及救人即'医学救援'，因此，医学救援是所有救灾中最重要的、不可或缺的组成部分"。这一论点，得到了国务院和卫生部领导人的首肯。而我此后在参与、评估包括印度洋海啸、汶川地震、山西王家岭矿难等重大救援活动中，给编著本书带来了鞭策、动力和丰富内容。如果说，此前心中涌动着编著中国灾害救援医学的思想，而又伴随自己的学识、水平等能否胜任这一重大题材的犹疑，那么，现在已使我义不容辞、责无旁贷地来担当。何况我周围还有那么多的年富力强、更是近二十年来在国内外重大灾害救援和常态下从事急救的专家学者们的支持、参与，他们愿意编写自己最熟悉的专业章节，或担任相关部分的审稿。而这正是编著学术专著最重要、最基本的条件。

学术著作最忌东抄西摘的"大拼盘"，翻来覆去地"炒冷饭"，没有新意，缺乏见解，更无真知灼见的观点知识给读者。我从事急救医学事业虽长达半个世纪，只是主编了《现代急救医学》（1993年）和《现代救援医学》（1999年）两本书。再久远一点的是人民卫生出版社1975年出版的《实用急救学》，一次印了20多万册，据说这三本书对读者有点参考价值。我在2006年主持中国国际救援医学论坛时，重点是纪念唐山抗震救灾30周年（我参加了那次的地震救援），我的大会主席致词是《为了明天的救援》。当时包括美国急救协会（EMS）主席等国内外同事都认为唐山地震虽已过去，今后地震救援更应科学、规范、现代、人道，希望中外专家共同编著一部医学救援的专著。大家推举我负责此事。这是个"大题"，容不得半点懈怠。

如今我们是处在"多事之秋"的年代，灾难噩耗不断：2008年春天，中国南部的低温雨雪冰雹竟是一种新的形式的灾害；"5·12"汶川大地震的发生令人惊愕，波及范围之广、灾情及次生灾害之重出乎意料；2010年新年伊始，1月12日，远在加勒比海北部的海地发生了7.3级地震；不久，3月28日我国山西王家岭矿难153人被困井下，长达八昼夜，115名矿工被救出；紧接着4月14日青海玉树4 000米高原严寒下发生了7.1级的地震；2011年3月11日邻国日本宫城县发生了9级地震，强烈的地震海啸还造成了核泄漏；2011年7月23日浙江温州高速铁路"动车组"事故震惊全国。

编著本书，刻不容缓。《中国灾害救援医学》的顶层设计，是在简要概述国内外医学救援历史沿革的基础上，面向21世纪全球灾害医学救援的现状与趋势，立足中国，总结提升国内外在此领域的进展。全书分上、中、下三卷，约400万字。每卷独立，自成体系，但又有内在联系。全书有理念与观点，宏观与微观，理论与实践，指导与应用，院外与院内救治无缝隙连接，学术通达，使用方便，易于查考。

编委会编写人员及学术指导、审稿专家，是由医学救援行业、救援医学学术中具有较高学术造诣及丰富理论和实践经验的专家组成，编著、评审他们最擅长的章节。

由于本书荣获了2013年度国家出版基金资助项目，因此，编著成一部代表中国医学事业尤其是救援医学的权威专著，既是国家对本书的严格要求，也是本书要切实承担的帮助读者提高理论水平、指导救援实践的科学责任。

使我感到十分欣慰的是，我所尊敬的在医学救援领域中不少具有真才实学的专家积极参加了本书编写，撰写相应的章节以及交叉审读。学术指导、审稿专家审读、评阅，保证了书稿的质量。

闪淳昌教授是我国公共安全、防灾救灾、"一案三制"总体设计团队的领导成员、国务院应急专家组组长，德高望重的解放军总医院创伤专家盛志勇院士，中国国际救援队首席医疗官、武警总医院院长郑静晨院士，卫生部突发事件应急专家咨询委员会主任委员王陇德院士，卫生部应急办公室主任梁万年教授，非战争军事行动的卫勤保障医学救援专家、原解放军总后卫生部张雁灵部长（现任中国医师协会会长），他们对全书的总体设计、科学思想、政策法规、专业内容、军地合作、理论实践给予了指导。

《中国灾害救援医学》以现代社会社区常态下的急救急诊和突发灾害时的各种伤害的救治为主要内容，立足于现场环境开展组织抢救，在医学监护下将伤病人员送往医院，随后在医院内接受全面的救治。所以，从"第一时间"、"第一现场"展开抢救，到迅速地连接至医院的程序，能最大限度地保护伤病人员的生命安全、身体健康，有效提高抢救成功率，是本书现场、途中、医院系列救治的特征，也是国际医学急救界20世纪90年代以来，为改善常态下社区救治能力提出的"生命链"（chain of survival）在我国的重大发展与提升。

全书分为三卷。上卷为基础综合卷，体现全书的科学思想、灾害医学救援的理论体系和时代特征，概述了灾害医学救援的历史和现状，围绕联合国"十年减灾"活动展开。该卷重点介绍我国近十几年来制定的相关法律、法规及应急预案和应急体制、机制、法制的建设。该卷依据我国将灾害分为自然灾害、事故灾难、突发公共卫生事件及社会安全事件四大类，结合近十几年来发生的地震、矿难、"非典"等灾害的医学救援，包括从接受抢救指令到开赴现场，从检伤分类到开展以"挽救生命、减轻伤残"的救治，从地面、水上、空中的医学转运到送至后方医院的理论与实践等内容。

编著本卷的专家均是参与了近年来国内外重大灾害救援的专家，包括参与了如印尼海啸，汶川、海地、玉树地震的中国国际救援队、武警总医院的队长及主力队员郑静晨、侯世科、樊毫军等；海上水系灾害救援专家并随和平方舟远航的海军总医院的钱阳明、钟宇华等；矿难救援专家全国矿山救护中心、煤炭总医院、晋城矿业集团医院、开滦矿业医院王明晓、李树峰、吴寿岭等。创伤部分由全军急救医学专业委员会主任委员、解放军总医院急救医学中心主任黎檀实教授等编写。心肺复苏部分由李宗浩、钱方毅、金辉等编写。至于"5·12"汶川地震这场大救援，从四川省卫生厅到灾区医院、医疗队均有专家参与撰写书稿，四川省卫生厅厅长沈骥、应急办主任苏林，成都华西医院院长石应康，德阳医院院长赵鲁平等，他们都用亲力亲为和翔实的科学内容做了真切的表述。

中卷主要以危重伤病人到达医院后开展全面的临床救治的内容为主，为临床医学卷。急救医学起源于麻醉医学，国际上第一本急救医学教科书是由美国匹兹堡大学麻醉系主持编著的，故该卷由我国以麻醉医学见长的徐州医学院及附属医院、徐州医学院救援医学研究所的专家们完成。该卷内容相对集中，但涉及临床学科众多。因此，由徐州医学院院长吴永平教授组织，并与麻醉学院副院长徐铁、附院重症医学主任吕建农教授联合临床各科专家执笔。该卷涉及诸多学科的编著、审稿，又得益于广西医科大学校长赵劲民教授、韦波教授和湖南大学湘雅医学院第二附院院长周胜华教授及浙江省人民医院蔡文伟主任医师等。

下卷主要内容是军队医学救援。众所周知，随着全球经济一体化、科学技术的迅猛发展以及近些年来恐怖活动日渐猖獗，传统称谓的"战伤"的定义和内容已发生了重大变化。军队（包括国民警卫队、武警）与地方，在面对灾害的挑战下的救援行动也变得愈加密集。我国已有不少成功经验可以借鉴，开展了相关的研究。中国人民解放军军事医学科学院徐卸古副院长及所属的研究所徐雷主任等专家们，为编著本卷做了大量的工作。解放军总后勤部卫生部的领导、专家们审读了书稿。

本书在编著过程中也得到了国际急救医学界同行们的关心与支持。美国匹兹堡大学国际心肺复苏、灾害医学研究中心，犹他大学急救医学系，洛杉矶大区急救EMS，美国心脏协会，国际SOS，德国斯泰戈尔基金会，德国灾害医学会的专家们都对本书的编著或审稿做了相应的工作，提出相关建议。

总之，参加上、中、下三卷编著和审稿的专家们，都在该领域中有理论、有实践、有知识、有技能，有较深的造诣和一定的影响力，具"真才实学"，尤其是有责任心，使我深感欣慰。

在前言即将完成之时，我又情不自禁地翻阅了全书的目录和若干内容，再一次地掩卷沉思。近三十年来，人类虽然经历了史无前例的各式各样的大灾害，但也毕竟远离了二次世界大战的腥风血雨，这还是值得庆幸的。但躲开"核"的威胁和"恐怖"活动的伤害却是必须的。这对政治家和善良的人们可谓任重道远。我作为一位终身从事医学、急救工作的职业医生和管理者，只能尽心、尽力、尽责、尽能把包括核生化、恐怖活动在内的各种天灾人祸对人生命、健康的危害及其对策，与我的同事们，用科学的、技术的、人道的文字叙述在这三卷书中。

中国本身自然灾害十分严重，当今又处在经济、城市化进程快速发展时期中，事故灾害频频发生，这为我们在灾害医学救援领域里，提供了比其他国家更多的实践能力提升和理论形成的机会。我们在医学科学领域里，既在分享和学习发达国家、同道的经验与理论，也为各国同道们提供着科学的参考与借鉴，为人类文明宝藏的丰富做出了贡献。所以，我们愿以此书为基础，与国内外同道们密切合作，每五年修订一次，延续下去。

李宗浩

2013 年 4 月 1 日

Foreword

I.

As one of the oldest civilized countries in the world, China has a long-established history and brilliant culture. Yet, from another perspective, it has also experienced some of the most severe natural disasters in the world. The history of Chinese civilization, in some sense, is considered a history of struggling and fighting against disaster. Prehistoric people also experienced many natural disasters and developed methods of disaster prevention and relief. Archaeologists discovered 50 tons of millet stored in an underground reserve, prepared for times of disaster. This discovery was made in Cishan archaeological site in Wu'an, Hebei Province.

Some of the major disasters in the world have been described as the monstrous flood of Noah's Ark found in the book of Genesis in the Bible, Pompeii which was destroyed in the volcanic eruption of Vesuvius in 79 AD, a mysterious disease known as the "Black Death" which erupted across Europe in 1347 killing over 7,500,000 people, and the two world wars of the 20th century which collectively took at least 76 million lives.

During the past six decades, the world was attacked repeatedly by different types of disasters, which threatened people's lives and impeded societies and economies from moving forward. In an anti-disaster effort, a resolution was passed at the 42nd session of the United Nations General Assembly in 1987, naming the last decade of the 20th century (1990 – 2000) as the "International Decade for Natural Disaster Reduction" (IDNDR). This effort called upon all registered governments and science/technology organizations to immediately work to reduce sudden disaster occurrence by at least 30% by the end of the century. Such a call-to-action received overwhelming responses from many countries. In response to the resolution, an International Decade for Natural Disaster Reduction Committee was established in China, led by one of the Vice Premiers of the State Council and organized by the Ministry of Civil Affairs. A nation-wide systemic and comprehensive project aimed at natural disaster reduction was launched.

Simultaneously, a "Community Safety Promotion" declared that safety is a human being's fundamental right and that everyone deserves to be safe. This declaration was brought out at the First World Conference for Prevention of Accidents, Disasters and Injuries held in Stockholm, Sweden in 1989. The purpose of the promotion was to strive against the increasing losses life and the financial impact on cities, which grew worse as cities modernized.

Following his attendance at the Sixth World Emergency and Disaster Medicine Conference in Hong Kong in 1989, Dr. Peter Safar, the Honorary Chairman of the conference and Director of the International Resuscitation Research Center (Safar Center for Resuscitation Research) of the University of Pittsburgh, visited Beijing with a number of well-known European and American emergency experts. After having obtained a well-rounded perspective of disaster situations, and after visiting Beijing Emergency Medical Center and some other medical institutes, Dr. Safar suggested I write a monograph about emergency medicine, with a focus on emergency medical services provided for injuries caused in accidents and natural disasters. Dr. Chen Minzhang, Minister of the Ministry of Health and Dr. Wu Jieping, Chairman of the Chinese Medical Association, joined Dr. Safar in encouraging me to commence. Soon afterwards, I went to the U.S. as a visiting professor, which provided me an opportunity to have direct communications with Dr. Safar and other emergency professionals. Not only did this allow me have deep discussions regarding the monograph, but it also enriched my vision on the entire subject of emergency medicine.

Several commonalities can be explored when comparing emergency medicine with disaster medicine, including academics, objectives, etc. Disaster medicine mainly focuses on massive injuries that occur suddenly; in contrast, emergency medicine has a more frequent individual occurrence. I commenced working on this project while in the U.S. and completed it when I returned to China and became involved and supportive of other emergency professionals. *Modern Emergency Medicine* was published in 1999 with the preface written by both Dr. Chen Minzhang and Dr. Safar. Dr. Wu Jieping served as honorary editor. They also predicted a possible revision in future years due to advancements in technology.

II.

In the first decade of the new century, different types of disasters unexpectedly arose one after another, contrary to all our best intentions and desires. Medical rescue suddenly became a major integral part of our efforts. The most published monographs for the practice of emergency medicine emphasized in hospital emergency rooms (ER) are not considered valuable references and theory for field medical practice.

To meet the increasing demand for establishing a system of field emergency medicine, I founded the Association of Medical Rescue. This association affiliated with the China Association for Disaster Prevention in 2001, and subsequently joined a great effort with other competent authorities in forming the National Earthquake and Disaster Rescue Team. It is now called "China International Search and Rescue Team", of which I have been responsible for medical rescue, as well as the academic training and education program. During the time I led the group in creating the training courses, we strongly believed a monograph was needed.

After the "SARS" experience in the spring of 2003, and the tsunami that occurred in the Indian Ocean near the end of 2004, I further realized that "first aid" was no longer the medical practice retained by hospitals, but more of a joint effort combined with social safety, civilization, science and technology.

In my address to Mr. Wen Jiabao, Premier of the State Council, Ms. Wu Yi, Vice Premier and Minister of the Health Ministry, Mr. Wang Qishan, Mayor of Beijing, I introduced my plan for disaster relief. I promptly received their response, in which they agreed with me to establish effective mechanisms to cope with different types of disasters. In the discussion about the emergency response plan, which took place in the State Council, I stressed that medical rescue was the primary and core aspect of any disaster relief mission, regardless of the exact nature. The medical assessments I performed in the recent disasters, such as the Indian Ocean tsunami, Wenchuan earthquake, and Wangjialing mine collapse in Shanxi Province allocated rich content for the monograph.

In recent years, different types of disasters befell us one after another. In 2008, sleet and hail caused devastating loss in Southern China during the spring. On May 12th of the same year, a severe earthquake occurred in Wenchuan, Sichuan Province. On January 13th, 2010, a magnitude 7.3 earthquake occurred in Haiti, a country in the Northern Caribbean. Then, on March 28th, a mine collapsed in Wangjialing, Shanxi Province, followed by a magnitude 7.1 earthquake 4,000 meters over sea level in Yushu, Qinghai. During 2011, a magnitude 9 earthquake occurred in Japan on March 11th, which also initiated a nuclear leak; later, an electronic multiple unit (EMU) fell off the high speed train track in Wenzhou, Zhejiang Province, shocking the entire nation. The need for such a monograph has become obvious and imperative to cope with not only normal emergency medical needs, but diversified disasters which threaten a large number of lives.

III.

The primary structure of *China Disaster and Emergency Medicine* is composed of a brief overview of the history of both domestic and international practices for disaster medicine, an analysis of the current status and trend for the 21th century, and a description of the implementation and development of disaster medicine based on intensive real-world experience mainly in China. There are a total of three volumes in this book with about 4,200,000 words and featuring three independent volumes that are interrelated with each other. Also offered are the following features: ideas and opinions, macro versus micro, theory versus practice, guidance versus application, the seamless pre-hospital and in-hospital connection, academic accessibility, easy of use, and reference/source material.

The editorial board was composed of editors, academic advisors and reviewers, who are the senior experts in the fields of emergency medicine and disaster medicine with extensive experience in both technique and practice. They completed specifically assigned sections within their respective specialties.

Represented as the authoritative monograph in the field of disaster medicine, this book has been granted funding from the 2013 National Key Publications, of which the authorities expressed their high expectations. Please keep in mind, the goal is to help the reader improve upon their theoretical knowledge level as well as their practical skills.

Content of the book includes normal daily emergency medical practices and treatments for injuries that commonly occur in disasters. Additionally, the book describes on-site medical rescue, transportation with medical surveillance and continuing in-hospital treatment. In accordance with the concept of "chain of survival" recognized by western emergency medicine, the book specifically describes the connection between the first critical minutes of medical rescue and the prompt transport to hospitalization, which maximizes the chance for preserving life.

The first volume features comprehensive scientific thinking, theoretical systems for disaster medicine, and offers a comprehensive historical overview, which follows disasters ranging from pre-historic times to our current times. The following topics are also introduced in the first volume: Ⅰ. laws and regulations concerning disaster medicine; Ⅱ. establishments of the emergency response plan, mechanism, and legislation; Ⅲ. standards and principles for implementation; Ⅳ. four major types of disasters – natural, accidental, public health, and public security. Also included is a full description of procedures to be followed in the event of earthquakes, mine collapses, "SARS", etc. These procedures include triage, classification, on-site treatment, as well as different types of medical transport, such as ground, water, and air. The International Cardiopulmonary Resuscitation Guide is introduced in this volume, along with other critical and cutting-edge concepts.

The experts, who were heavily involved in writing their respective sections, participated in the disaster medical relief missions during several recent major disasters. They are Dr. Zheng Jingchen, Chief Medical Officer of CISRT, General Hospital of CAPF, Dr. Hou Shike, the member of CISRT, General Hospital of CAPF, Dr. Fan Haojun, the member of CISRT, General Hospital of CAPF, who also participated in the medical relief missions during the recent tsunami in Indonesia and the earthquake in Wenchuan, Haiti, Yushu; Dr. Qian Yangming and Dr. Zhong Yuhua, experts in medical relief for sea disaster, Navy General Hospital; Dr. Wang Xiaoming, Dr. Li Shufeng, Dr. Wu Shouling, experts in mine collapse medical relief, National Mining Rescue Medical Center; Dr. Li Tanshi and Dr. Ban Yu, experts in trauma, General Hospital of PLA; Dr. Li Zonghao, Dr. Qian Fanyi and Dr. Jin Hu, Beijing Emergency Medical Center, Beijing Red Cross Society.

The second volume discusses the clinical treatment in hospital for those critically sick patients who are admitted. The information in this volume was compiled by Xuzhou Medical College and its affiliated hospitals.
The third volume focuses on the logistics of military medical support provided in disaster relief missions by non-war military operations. Dr. Xu Yugu, Vice President of Military Academy of Medical Science of PLA, and Dr. Shi Xulei, Director of the affiliated Research Institute made a great joint effort to compile the valuable content of this volume.

I am dedicated to providing this book as a vital daily reference tool for my colleagues who are engaged in both daily emergency medical practice and disaster medical relief missions. Furthermore, I humbly request your comments, opinions, and suggestions for the purpose of enhancing and gathering updated information for possible future editions.

Professor Li Zonghao, Beijing, April 1, 2013

P.S. As the Preface to this book was being completed and as I proof-read the content of several of the chapters, I can't help but consider that necessary revisions to the book might be needed every five years or so as new challenges periodically occur.

（上述英文均为 Chelsea Li, Hong Li 译）

目 录

上卷·基础综合卷

Volume I. Comprehensive Disaster Medicine

第一篇 总 论

- 第一章 灾害与医学救援 (3)
  - 第一节 灾害的时代特征 (3)
  - 第二节 常态下的医学救援 (5)
- 第二章 联合国的"十年减灾"行动 (9)
  - 第一节 "国际减轻自然灾害十年"的提出 (9)
  - 第二节 全球"十年减灾"的行动与成就 (10)
  - 第三节 中国在"十年减灾"活动中 (10)
  - 第四节 "十年减灾"形成的理论 (11)
  - 第五节 "十年减灾"后的第一个十年 (13)
- 第三章 中国自然灾害基本情况及其应对灾害的方式 (15)
  - 第一节 中国自然灾害基本情况 (15)
  - 第二节 中国减轻自然灾害的应对方式 (29)
- 第四章 中国救援医学的创建 (51)
  - 第一节 救援医学创立的社会基础 (51)
  - 第二节 我国救援医学的形成 (53)
  - 第三节 创立、发展救援医学 (55)
  - 第四节 中国灾害医学救援组织及教学研究机构 (57)
- 第五章 我国卫生减灾、医学救援的组织与法律法规 (59)
  - 第一节 我国卫生减灾规划介绍 (59)
  - 第二节 《灾害事故医疗救援工作管理办法》 (61)
  - 第三节 《破坏性地震应急条例》 (63)
  - 第四节 《中华人民共和国防震减灾法》 (65)
  - 第五节 我国灾害卫生救援组织体制的形成 (65)
  - 第六节 国家制订突发事件应急预案 (71)
  - 第七节 《国家突发公共事件总体应急预案》 (72)
  - 第八节 《国家突发公共事件医疗卫生应急救援预案》 (75)
  - 第九节 《中华人民共和国突发事件应对法》 (78)
  - 第十节 突发公共事件中医学救援的地位和作用 (84)
- 第六章 我国急救站、急救中心的建设与发展 (87)

第一节　概述 (87)
第二节　急救中心机构 (88)
第三节　北京急救中心概述 (90)
第四节　超大城市急救体系"分中心"的建设 (92)
第五节　上海医疗急救中心 (96)
第六节　城市依托形式的医疗急救 (101)
第七节　香港紧急救护服务 (106)
第八节　我国台湾院外急救组织 (110)

第七章　应急医院的建设与管理 (113)
第一节　移动医院的建设与管理 (113)
第二节　应急医院准备 (116)
第三节　应急医学救援队的建设 (122)
第四节　应急医院物资、装备的建设 (128)
第五节　应急医院药品储备与管理 (131)
第六节　应急通信与信息管理 (133)

第八章　急诊（救）医学的发展史 (139)
第一节　急诊医学的现状 (140)
第二节　综合医院急诊科的建设 (146)

第九章　欧洲及美日等国救援体系 (153)
第一节　美国国家突发事件管理系统 (153)
第二节　美国国家灾害医疗系统的发展 (155)
第三节　法国卫生危机处理和急诊急救体系 (159)
第四节　日本灾害医学救援体系 (162)
第五节　澳大利亚突发事件应急管理 (164)

第十章　国际救援组织 (167)
第一节　国际救援机构 (167)
第二节　国际救援的组织协调 (168)
第三节　国际SOS组织 (168)

参考文献 (176)

第二篇　现场救援

第一章　现场大救援观 (181)
第一节　搜索 (181)
第二节　营救 (181)
第三节　分级救治 (182)

第二章　医学救援的检伤分类 (185)
第一节　检伤分类的历史与发展 (185)
第二节　检伤分类的基本原理 (186)
第三节　检伤分类体系和组织 (186)
第四节　检伤分类 (188)
第五节　检伤分类的方法 (190)

第六节　创伤评分系统 (193)
　　第七节　创伤评分的新进展 (198)
第三章　监护运输 (211)
　　第一节　监护 (211)
　　第二节　后送转运 (214)
第四章　直升机应急医学救援 (221)
　　第一节　国内外现状与发展前景 (221)
　　第二节　直升机医学救援组织指挥 (237)
　　第三节　直升机医学救援装备建设 (241)
　　第四节　直升机医学救援技术培训 (245)
　　第五节　医院直升机医学救援解决方案 (251)
第五章　灾害中的药物管理 (255)
　　第一节　药物捐赠管理 (255)
　　第二节　明确灾区药品需求 (257)
第六章　灾难事件中的心理应激 (261)
　　第一节　灾难时期的心理健康 (261)
　　第二节　危机事件后的心理应激问题 (263)
　　第三节　灾难中的人员 (265)

参考文献 (267)

第三篇　心肺复苏

第一章　心肺复苏国际指南 (271)
　　第一节　概述 (271)
　　第二节　心肺复苏的基本内容 (272)
　　第三节　心肺复苏的操作流程 (275)
　　第四节　气道异物梗阻的识别和处理 (280)
　　第五节　与心肺复苏有关的其他问题 (283)
　　第六节　电除颤 (285)
　　第七节　高级心脏生命支持 (289)
　　第八节　特殊情况下的心肺复苏 (291)
第二章　我国心肺复苏的进展 (297)
　　第一节　国际心肺复苏指南 (297)
　　第二节　我国心肺复苏进展 (298)
　　第三节　中国心肺复苏指南（初稿） (299)
第三章　中国心肺复苏的普及 (321)
　　第一节　心肺复苏普及的社会意义 (321)
　　第二节　心肺复苏普及的基础 (323)
　　第三节　心肺复苏普及的机构 (326)
　　第四节　心肺复苏普及的模式 (327)
　　第五节　影响心肺复苏普及的若干关键因素 (328)
　　第六节　心肺复苏全民普及的倡议 (329)

参考文献 ………（334）

第四篇　输血学与急救医学

第一章　输血前检查和血液选择发放 ………………………………………………………………（339）
　　第一节　输血前检查目的、内容和要求 ……………………………………………………………（339）
　　第二节　输注血液选择原则和标示 …………………………………………………………………（341）
第二章　输血不良事件的预防与处理 …………………………………………………………………（343）
　　第一节　不良输血事件概述 …………………………………………………………………………（343）
　　第二节　溶血性输血反应 ……………………………………………………………………………（344）
　　第三节　非溶血性发热输血反应 ……………………………………………………………………（345）
　　第四节　过敏反应 ……………………………………………………………………………………（346）
　　第五节　输血相关急性肺损伤 ………………………………………………………………………（346）
　　第六节　输血相关循环超负荷 ………………………………………………………………………（347）
　　第七节　输血后紫癜症 ………………………………………………………………………………（347）
　　第八节　输血相关移植物抗宿主病 …………………………………………………………………（348）
　　第九节　输血相关传染病 ……………………………………………………………………………（349）
第三章　血液保护和血液管理的基本原则 ……………………………………………………………（351）
第四章　灾害救援中的输血 ……………………………………………………………………………（355）
　　第一节　灾害救援中的血液供应和输血特点 ………………………………………………………（355）
　　第二节　突发事件灾害救援中血液保障 ……………………………………………………………（356）
第五章　输血中的相关伦理问题 ………………………………………………………………………（357）
参考文献 ……………………………………………………………………………………………………（359）

第五篇　创伤急救原则

第一章　概述 ……………………………………………………………………………………………（363）
　　第一节　创伤现场救护 ………………………………………………………………………………（363）
　　第二节　创伤处理 ……………………………………………………………………………………（365）
第二章　躯干肢体的损伤 ………………………………………………………………………………（367）
　　第一节　骨折处理 ……………………………………………………………………………………（367）
　　第二节　颅脑损伤 ……………………………………………………………………………………（371）
　　第三节　脊髓损伤 ……………………………………………………………………………………（376）
　　第四节　胸部创伤 ……………………………………………………………………………………（378）
　　第五节　腹部创伤 ……………………………………………………………………………………（386）
第三章　创伤休克的液体复苏 …………………………………………………………………………（393）
　　第一节　创伤休克的早期诊断 ………………………………………………………………………（393）
　　第二节　创伤休克的病因治疗 ………………………………………………………………………（394）
　　第三节　液体复苏的原则和目标 ……………………………………………………………………（396）
　　第四节　液体复苏的方案 ……………………………………………………………………………（398）
参考文献 ……………………………………………………………………………………………………（401）

第六篇　常见危重症

第一章　器官衰竭 (405)
 第一节　多脏器功能衰竭 (405)
 第二节　急性呼吸窘迫综合征诊断与治疗 (411)
 第三节　呼吸衰竭的机械通气治疗 (418)

第二章　内环境及电解质紊乱 (429)
 第一节　低钠血症 (429)
 第二节　高钠血症 (431)
 第三节　钾代谢紊乱 (432)
 第四节　钙磷代谢紊乱 (437)
 第五节　镁代谢紊乱 (441)
 第六节　代谢性碱中毒 (443)
 第七节　呼吸性酸中毒 (446)
 第八节　呼吸性碱中毒 (447)
 第九节　混合性酸碱平衡紊乱 (447)

第三章　弥散性血管内凝血临床治疗 (451)

第四章　器官功能替代治疗 (455)
 第一节　床旁血液净化在危重病中的应用 (455)
 第二节　血液灌流技术与临床应用 (457)

第五章　心脏危重症急救 (463)
 第一节　心律失常急救 (463)
 第二节　心肺复苏后续治疗 (469)
 第三节　急性冠脉综合征 (473)
 第四节　急性卒中的再灌注治疗 (486)

参考文献 (492)

第七篇　检　验　技　术

第一章　灾害检验医学理论 (495)
 第一节　我国灾害检验医学救援的发展历程 (495)
 第二节　我国灾害检验医学实践 (495)
 第三节　灾难检验医学学科建设及意义 (496)
 第四节　灾难检验医学人力资源配置 (497)
 第五节　灾害检验医学设备保障 (498)
 第六节　灾害检验医学模块化资源配置 (498)
 第七节　流动医院检验单元的配置 (500)
 第八节　灾害现场检验、检疫及卫生防护 (500)
 第九节　灾害现场流行病学及疾病谱统计 (501)

第二章　灾害检验医学实践 (505)
 第一节　灾害现场检验单元的设置 (505)

第二节	血液学及输血检验	（505）
第三节	尿液检验	（514）
第四节	便检验	（516）
第五节	浆膜腔液、脑脊液检验	（517）
第六节	血液化学检验	（519）
第七节	免疫学检验	（523）
第八节	微生物检验	（525）
第九节	食品污染	（554）
第十节	毒物检验及核生化防护	（556）

参考文献 ……（560）

第八篇 水系灾害

第一章 洪涝灾害医学救援 ……（563）
- 第一节 概述 ……（563）
- 第二节 洪涝灾害医学救援的组织与实施 ……（568）
- 第三节 洪涝灾害后常见伤病的医学救护 ……（573）
- 第四节 洪涝灾害的减灾措施与防范对策 ……（583）

第二章 海难医学救援 ……（585）
- 第一节 概述 ……（585）
- 第二节 海难医学救援的组织与实施 ……（588）
- 第三节 海难后常见伤病的医学救护 ……（591）
- 第四节 特殊海难的医学救援 ……（602）
- 第五节 海难减灾措施与防范对策 ……（608）

第三章 海啸医学救援 ……（611）
- 第一节 概述 ……（611）
- 第二节 海啸医学救援的组织与实施 ……（613）
- 第三节 海啸后常见伤病的医学救护 ……（615）
- 第四节 海啸的减灾措施与防范对策 ……（619）

第四章 台风灾害医学救援 ……（621）
- 第一节 概述 ……（621）
- 第二节 台风灾害医学救援的组织与实施 ……（626）
- 第三节 台风灾害后常见伤病的医学救护 ……（633）
- 第四节 台风灾害减灾措施与防范对策 ……（637）

第五章 医院船在水系灾害医学救援中的应用 ……（641）
- 第一节 概述 ……（641）
- 第二节 "和平方舟"号医院船的救治能力 ……（651）
- 第三节 医院船医学救援的组织与实施 ……（653）

参考文献 ……（658）

第九篇 自然灾害

- **第一章 概述** (661)
  - 第一节 自然灾害及其危害 (661)
  - 第二节 自然灾害救援中的若干问题 (662)
- **第二章 地震灾害** (665)
  - 第一节 地震的严重危害 (665)
  - 第二节 减轻地震的危害 (666)
  - 第三节 地震现场救援 (670)
  - 第四节 现场救治对伤员预后的影响 (679)
  - 第五节 地震伤员后送体系 (681)
  - 第六节 地震伤员计算机摄影质量管理与控制 (683)
  - 第七节 地震后幸存者心理创伤及危机干预 (685)
- **第三章 汶川地震的医学救援** (687)
  - 第一节 "5·12"汶川抗震救灾紧急医学救援和组织指挥 (687)
  - 第二节 汶川地震德阳地区医学救援 (697)
  - 第三节 汶川地震搜救现场的医疗急救 (706)
  - 第四节 紧急医疗救援的组织管理 (708)
  - 第五节 伤员的远程转运 (710)
  - 第六节 汶川地震区域内中心医院救治 (712)
  - 第七节 颅脑损伤的救治 (719)
  - 第八节 胸外伤的救治 (721)
  - 第九节 四肢骨折与软组织开放损伤处置 (723)
  - 第十节 挤压综合征合并感染的救治 (724)
  - 第十一节 灾区犬咬伤处置 (725)
  - 第十二节 前方医院的后勤供应保障 (727)
  - 第十三节 前方医院垃圾的危害及处理 (729)
  - 第十四节 后方医院出院流程 (731)
  - 第十五节 首日医院急诊流程的应急调整 (733)
- **第四章 玉树地震医学救援** (735)
  - 第一节 玉树地震现场的医学救援 (735)
  - 第二节 急进玉树高原地区实施医疗救援 (737)
  - 第三节 地震伤员中便携式超声的应用 (739)
  - 第四节 我国第一支高原医疗救援队 (740)
- **第五章 中国国际救援队国外地震救援** (743)
  - 第一节 阿尔及利亚、伊朗、印度尼西亚地震海啸的医学救援 (743)
  - 第二节 海地地震的医学救援 (745)
  - 第三节 日本"3·11"地震的医学救援 (748)
- **第六章 其他气象灾害** (753)
  - 第一节 台风 (753)
  - 第二节 冰雹 (757)

第三节　雾灾 ··· (758)
第四节　干旱 ··· (759)
第五节　雷击 ··· (760)
第六节　森林火灾及草原火灾 ·· (765)

第七章　其他地质灾害 ·· (769)
第一节　泥石流 ··· (769)
第二节　甘肃舟曲泥石流之医学救援 ··· (774)
第三节　火山喷发 ··· (776)

参考文献 ·· (779)

第十篇　事故灾难医学救援

第一章　矿山事故的医学救援 ·· (785)
第一节　概述 ··· (785)
第二节　矿山事故 ··· (786)
第三节　煤矿事故井下被困矿工救援 ··· (788)
第四节　煤矿井下瓦斯爆炸救援 ··· (790)
第五节　煤矿井下透水事故救援 ··· (791)
第六节　煤矿事故现场救援与救护转运 ··· (794)
第七节　王家岭矿难救援 ··· (796)

第二章　石油石化企业灾害的医学救援 ·· (801)
第一节　概述 ··· (801)
第二节　石油石化企业火灾事故的医学救援 ··· (804)
第三节　井喷事故的医学救援 ··· (808)
第四节　突发急性化学物质泄漏事故的医学救援 ··· (810)

第三章　公路交通事故的医学救援 ·· (815)
第一节　概述 ··· (815)
第二节　公路交通事故的分类及其原因 ··· (815)
第三节　公路交通事故的特点 ··· (816)
第四节　事故救援 ··· (817)

第四章　铁路交通事故的医学救援 ·· (823)
第一节　铁路交通事故的特点 ··· (823)
第二节　伤情分类 ··· (825)
第三节　救援措施 ··· (826)
第四节　铁路突发事件医学救援现状及对策 ··· (829)
第五节　俄罗斯列车脱轨事件的医学救援及启示 ··· (831)
第六节　高铁"7·23"动车事故救治 ··· (833)
第七节　防灾与减灾 ··· (836)

第五章　地下铁道事故救援 ·· (839)
第一节　地铁事故的特点 ··· (839)
第二节　地铁事故的发生原因 ··· (841)
第三节　铁道事故的救援 ··· (842)

第四节	铁道事故的救援对策	（843）
第六章	**空难事故救援**	（845）
第一节	民航飞行事故特点	（845）
第二节	民航飞行事故致伤种类	（847）
第三节	民航飞行事故救援准备	（850）
第四节	民航飞行事故现场救援	（855）
第五节	机场区域内航空器紧急事件	（863）
第六节	机场区域内航空器紧急事件应急救护	（865）
第七节	机场紧急事件现场应急救护指挥权移交及指令传递	（867）
第八节	机场应急救护演练	（868）
第七章	**城市灾害及意外事故救援**	（871）
第一节	概述	（871）
第二节	城市火灾与爆炸	（872）
第三节	城市生命线系统事故救援	（881）
第八章	**旅游医学救援**	（887）
第一节	我国旅游安全状况	（887）
第二节	黄山山岳型景区旅游医学救援模式探究	（891）
第三节	非专业救护员的角色与地位	（895）
第四节	旅游医学救援的发展	（898）
参考文献		（902）

第十一篇　突发公共卫生事件

第一章	**人类跨入新世纪面临的重（特）大突发公共卫生事件**	（907）
第一节	传染性非典型肺炎（SARS）特大传染病疫情	（907）
第二节	我国实验室污染导致第二次SARS重大疫情	（908）
第三节	含三聚氰胺问题奶粉	（910）
第四节	2009年全球流感大流行国际突发公共卫生事件	（915）
第五节	吉林化工厂爆炸引发的国际饮用水污染事件	（918）
第六节	北京首次发生群体性广州管圆线虫病重大突发公共卫生事件	（919）
第二章	**突发公共卫生事件的概念、特点、分类、分级**	（921）
第一节	突发公共卫生事件的由来及概念	（921）
第二节	突发公共卫生事件分类及特征	（921）
第三节	突发公共卫生事件分级	（922）
第三章	**突发公共卫生事件应对法律**	（927）
第一节	应对突发公共卫生事件的法律种类和适用性	（927）
第二节	突发公共卫生事件法律问题	（930）
第四章	**突发公共卫生事件应对处置**	（933）
第一节	突发公共卫生事件相关应对指南、技术规范和制度文件	（933）
第二节	突发公共卫生事件应急处置网络	（934）
第三节	国家（中国）突发公共卫生事件应急处置网络	（936）
第四节	突发公共卫生事件卫生应急能力建设	（951）

第五节　信息报送与信息发布技术管理…………………………………………………………（953）
　　第六节　突发公共卫生事件信息报送与管理……………………………………………………（953）
第五章　突发公共卫生事件卫生应急伦理………………………………………………………………（957）
　　第一节　国际突发公共卫生事件防控伦理理念及核心价值……………………………………（957）
　　第二节　国家突发公共卫生事件防控伦理………………………………………………………（959）
　　第三节　我国内地首例甲型H1N1流感及四川的疫情防控……………………………………（963）
参考文献………………………………………………………………………………………………（967）

第十二篇　心理与康复

第一章　地震灾害医学救援的心理与康复治疗…………………………………………………………（971）
　　第一节　地震灾害的概述…………………………………………………………………………（971）
　　第二节　地震灾害的特点及医学救援要点………………………………………………………（972）
　　第三节　地震灾害的心理援助……………………………………………………………………（973）
　　第四节　地震灾害的康复援助……………………………………………………………………（976）
第二章　洪涝灾害医学救援的心理与康复治疗…………………………………………………………（979）
　　第一节　洪涝灾害的概述…………………………………………………………………………（979）
　　第二节　洪涝灾害的特点及医学救援要点………………………………………………………（980）
　　第三节　洪涝灾害的心理援助……………………………………………………………………（981）
　　第四节　洪涝灾害的康复援助……………………………………………………………………（981）
第三章　台风灾害医学救援的心理与康复治疗…………………………………………………………（985）
　　第一节　台风灾害的概述…………………………………………………………………………（985）
　　第二节　台风灾害的特点及医学救援要点………………………………………………………（986）
　　第三节　台风灾害的心理援助……………………………………………………………………（986）
　　第四节　台风灾害的康复援助……………………………………………………………………（988）
第四章　火灾事故医学救援的心理与康复治疗…………………………………………………………（991）
　　第一节　火灾事故的概述…………………………………………………………………………（991）
　　第二节　火灾事故的特点及医学救援要点………………………………………………………（991）
　　第三节　火灾事故的心理援助……………………………………………………………………（993）
　　第四节　火灾事故的康复援助……………………………………………………………………（994）
第五章　爆炸事件医学救援的心理与康复治疗…………………………………………………………（997）
　　第一节　爆炸事件的概述…………………………………………………………………………（997）
　　第二节　爆炸事件的特点及医学救援要点………………………………………………………（998）
　　第三节　爆炸事件的心理援助……………………………………………………………………（998）
　　第四节　爆炸事件的康复援助……………………………………………………………………（1001）
第六章　化学灾害医学救援的心理与康复治疗…………………………………………………………（1003）
　　第一节　化学灾害事故的概述……………………………………………………………………（1003）
　　第二节　医学救援措施……………………………………………………………………………（1004）
　　第三节　化学灾害事故的救援康复与心理治疗…………………………………………………（1005）
第七章　矿山灾害医学救援的心理与康复治疗…………………………………………………………（1009）
　　第一节　矿山灾害事故概述………………………………………………………………………（1009）
　　第二节　矿山灾害事故后康复与心理治疗………………………………………………………（1010）

第八章 交通灾害医学救援的心理与康复治疗 (1013)
第一节 交通灾害事故概述 (1013)
第二节 交通灾害事故的救援康复与心理治疗 (1014)

第九章 烈性传染病医学救援的心理与康复治疗 (1019)
第一节 烈性呼吸道传染病的概述 (1019)
第二节 肠道传染病的概述 (1020)
第三节 烈性传染病疫情中的心理援助 (1021)
第四节 传染病的康复 (1023)

第十章 急性化学品中毒紧急救援的心理与康复 (1027)
第一节 急性化学中毒事故的概述 (1027)
第二节 急性化学中毒事故的特点 (1028)
第三节 急性化学中毒事故的心理与康复 (1028)
第四节 急性化学中毒事故的康复 (1030)

第十一章 生物恐怖事件医学救援的心理与康复治疗 (1033)
第一节 生物恐怖事件的概述 (1033)
第二节 生物恐怖事件的特点 (1034)
第三节 生物恐怖事件的康复援助 (1034)

第十二章 核辐射恐怖事故医学救援的心理与康复治疗 (1037)
第一节 核辐射事故的概述 (1037)
第二节 核辐射事故的特点 (1038)
第三节 核辐射事故的心理援助 (1038)
第四节 核辐射事故的康复援助 (1041)

参考文献 (1044)

第十三篇 营 养

第一章 特殊救援环境的营养需要 (1047)
第一节 救援营养基本理论 (1047)
第二节 高温营养 (1048)
第三节 低温营养 (1050)
第四节 高原低氧营养 (1052)
第五节 辐射营养 (1054)
第六节 创伤营养 (1055)

第二章 救援食品 (1057)
第一节 救援食品概述 (1057)
第二节 特殊环境救援食品 (1059)
第三节 特殊功能救援食品 (1068)

参考文献 (1070)

中卷·临床医学卷

Volume II. Clinical Medicine

第十四篇 创 伤

第一章 创伤病人的监测与评估	（1073）
第一节 创伤分类	（1073）
第二节 创伤的检查与诊断	（1074）
第三节 创伤的监测与评分	（1076）
第四节 常用的创伤评分方法	（1078）
第二章 创伤的影像学诊断	（1085）
第一节 头面部创伤的影像学诊断	（1085）
第二节 胸部创伤的影像学诊断	（1102）
第三节 腹部创伤的影像学诊断	（1109）
第四节 骨与关节创伤的影像学诊断	（1113）
第三章 创伤病人的现场分检与处理	（1127）
第一节 创伤的现场分检	（1127）
第二节 灾害期间大批伤员的分检	（1131）
第三节 创伤病人的现场急救原则	（1132）
第四章 创伤现场急救常用技术	（1135）
第一节 止血	（1135）
第二节 包扎	（1139）
第三节 固定	（1142）
第四节 搬运	（1144）
第五章 创伤相关性心肺骤停与复苏	（1147）
第六章 创伤病人的镇静与镇痛	（1151）
第一节 创伤病人的疼痛与躁动	（1151）
第二节 镇静与镇痛对创伤病人的意义	（1152）
第三节 疼痛与躁动的临床评估	（1152）
第四节 创伤病人常用镇痛药物及镇痛方法的选择	（1156）
第五节 创伤病人常用镇静药物	（1159）
第六节 镇静镇痛治疗中器官功能的监测与保护	（1161）
第七章 创伤病人的麻醉	（1165）
第一节 创伤病人的术前病情评估和紧急处理	（1165）
第二节 麻醉处理	（1169）
第三节 术中监测及并发症	（1173）
第八章 多发伤	（1175）
第一节 概述	（1175）
第二节 多发伤的救治	（1177）

第三节　多发伤的处理 …………………………………………………………………………（1181）
　　第四节　多发伤治疗的进展 ……………………………………………………………………（1184）
　　第五节　灾害救治中多发伤的救治原则 ………………………………………………………（1185）
第九章　复合伤 ……………………………………………………………………………………（1187）
　　第一节　复合伤的概念 …………………………………………………………………………（1187）
　　第二节　灾害复合伤的特点 ……………………………………………………………………（1188）
　　第三节　放射性复合伤 …………………………………………………………………………（1189）
　　第四节　烧冲复合伤 ……………………………………………………………………………（1192）
第十章　烧伤 ………………………………………………………………………………………（1197）
　　第一节　概述 ……………………………………………………………………………………（1197）
　　第二节　体表烧伤 ………………………………………………………………………………（1204）
　　第三节　吸入性损伤 ……………………………………………………………………………（1208）
第十一章　电击伤 …………………………………………………………………………………（1217）
　　第一节　病理生理与临床表现 …………………………………………………………………（1217）
　　第二节　电击伤急救 ……………………………………………………………………………（1221）
第十二章　意外低温与冻伤 ………………………………………………………………………（1225）
　　第一节　意外低温 ………………………………………………………………………………（1225）
　　第二节　冻伤 ……………………………………………………………………………………（1231）
第十三章　颅脑损伤 ………………………………………………………………………………（1235）
　　第一节　概述 ……………………………………………………………………………………（1235）
　　第二节　头皮损伤 ………………………………………………………………………………（1242）
　　第三节　颅骨损伤 ………………………………………………………………………………（1243）
　　第四节　脑损伤 …………………………………………………………………………………（1244）
第十四章　胸部损伤 ………………………………………………………………………………（1251）
　　第一节　概述 ……………………………………………………………………………………（1251）
　　第二节　肋骨骨折 ………………………………………………………………………………（1253）
　　第三节　胸骨骨折 ………………………………………………………………………………（1255）
　　第四节　外伤性气胸 ……………………………………………………………………………（1256）
　　第五节　外伤性血胸 ……………………………………………………………………………（1257）
　　第六节　肺挫伤 …………………………………………………………………………………（1259）
　　第七节　创伤性窒息 ……………………………………………………………………………（1260）
　　第八节　气管、支气管损伤 ……………………………………………………………………（1261）
　　第九节　食管损伤 ………………………………………………………………………………（1263）
　　第十节　膈肌破裂 ………………………………………………………………………………（1266）
　　第十一节　肺爆震伤 ……………………………………………………………………………（1267）
　　第十二节　胸腹联合伤 …………………………………………………………………………（1268）
　　第十三节　心脏、大血管损伤 …………………………………………………………………（1269）
第十五章　腹部损伤 ………………………………………………………………………………（1273）
　　第一节　概述 ……………………………………………………………………………………（1273）
　　第二节　腹壁损伤 ………………………………………………………………………………（1280）
　　第三节　肝损伤 …………………………………………………………………………………（1281）
　　第四节　肝外胆管损伤 …………………………………………………………………………（1283）

第五节　胰腺损伤 (1284)
第六节　脾脏损伤 (1285)
第七节　胃损伤 (1289)
第八节　十二指肠损伤 (1289)
第九节　小肠损伤 (1291)
第十节　结肠损伤 (1292)
第十一节　直肠和肛管损伤 (1292)
第十二节　腹部血管损伤 (1293)

第十六章　急性脊柱脊髓损伤 (1297)
第一节　脊柱及脊髓的局部解剖与生理特点 (1297)
第二节　脊柱脊髓损伤的病因、病理分类及病理生理改变 (1301)
第三节　脊柱脊髓损伤的致伤机制和分类 (1304)
第四节　脊髓各节段完全损伤的临床特点及辅助检查 (1306)
第五节　脊柱脊髓损伤的诊断与评定标准及鉴别诊断 (1308)
第六节　脊柱脊髓损伤的救援与治疗 (1310)

第十七章　骨盆骨折 (1315)
第一节　骨盆骨折概述 (1315)
第二节　骨盆骨折的类型 (1315)
第三节　骨盆骨折的病理生理要点 (1316)
第四节　骨盆骨折的临床表现 (1316)
第五节　骨盆骨折的实验室与影像学检查 (1317)
第六节　骨盆骨折的诊断与鉴别诊断 (1318)
第七节　骨盆骨折病情严重程度评估 (1318)
第八节　骨盆骨折的急救原则 (1319)
第九节　骨盆骨折的处理 (1319)

第十八章　泌尿系统损伤 (1323)
第一节　肾脏损伤 (1323)
第二节　输尿管损伤 (1330)
第三节　膀胱损伤 (1332)
第四节　尿道损伤 (1335)

第十九章　四肢损伤 (1341)
第一节　四肢软组织损伤 (1341)
第二节　四肢骨折 (1345)
第三节　四肢神经损伤 (1367)

第二十章　挤压伤及挤压综合征 (1371)
第一节　概述 (1371)
第二节　挤压综合征的发病机制 (1372)
第三节　挤压综合征的临床表现及诊断 (1373)
第四节　挤压综合征的治疗 (1374)

第二十一章　创伤病人的感染 (1381)
第一节　概述 (1381)
第二节　急性蜂窝织炎 (1391)

第三节	气性坏疽	（1393）
第四节	破伤风	（1396）

参考文献 ……（1400）

第十五篇　重症医学

第一章　呼吸支持 （1411）
第一节　开放气道 （1411）
第二节　机械通气 （1414）
第三节　氧气吸入疗法 （1424）

第二章　循环支持 （1427）
第一节　液体复苏 （1427）
第二节　休克治疗中血液制剂及输注 （1429）
第三节　血管活性药物的临床应用 （1432）
第四节　机械辅助循环治疗 （1434）

第三章　血液净化治疗 （1435）
第一节　适应证和禁忌证 （1435）
第二节　治疗原理 （1436）
第三节　治疗模式的选择 （1437）
第四节　血液净化的实施 （1438）
第五节　血液净化过程中的监测与管理 （1441）
第六节　血液净化相关并发症 （1445）

第四章　严重感染与感染性休克 （1447）

第五章　多器官功能障碍综合征 （1459）

参考文献 （1472）

第十六篇　妇产科学急症

第一章　妊娠期创伤 （1477）
第一节　妊娠期创伤的流行病学 （1477）
第二节　妊娠期解剖结构生理性改变在创伤中的意义 （1478）
第三节　妊娠期创伤的病理生理 （1481）
第四节　妊娠期创伤的诊断 （1483）
第五节　妊娠期创伤的处理 （1485）

第二章　妊娠期心搏骤停 （1491）
第一节　妊娠期心搏骤停的原因 （1491）
第二节　围生期循环、呼吸变化及其对心肺复苏的影响 （1493）
第三节　妊娠期心搏骤停的临床表现 （1494）
第四节　妊娠期心搏骤停的诊断 （1495）
第五节　紧急心肺复苏 （1495）

第三章　急诊分娩 （1501）

第一节　决定分娩的因素 …………………………………………………………………………（1501）
　第二节　产程的评估 ……………………………………………………………………………………（1505）
　第三节　急诊分娩的处理 ………………………………………………………………………………（1507）

参考文献 ……………………………………………………………………………………………………（1511）

第十七篇　儿科学急症

第一章　儿童创伤 …………………………………………………………………………………………（1515）
　第一节　概论 ……………………………………………………………………………………………（1515）
　第二节　腹部创伤 ………………………………………………………………………………………（1517）
　第三节　闭合性腹部外伤 ………………………………………………………………………………（1518）
　第四节　腹部开放性损伤 ………………………………………………………………………………（1529）

第二章　儿童发热 …………………………………………………………………………………………（1531）
　第一节　病因 ……………………………………………………………………………………………（1531）
　第二节　诊断与鉴别诊断 ………………………………………………………………………………（1532）
　第三节　治疗 ……………………………………………………………………………………………（1536）

第三章　儿童腹泻 …………………………………………………………………………………………（1539）
　第一节　总论 ……………………………………………………………………………………………（1539）
　第二节　常见病毒性肠炎 ………………………………………………………………………………（1543）
　第三节　常见细菌性肠炎 ………………………………………………………………………………（1544）
　第四节　灾后小儿腹泻病的防治 ………………………………………………………………………（1548）

第四章　灾后儿童特殊心理卫生问题 ……………………………………………………………………（1551）
　第一节　流行病学 ………………………………………………………………………………………（1551）
　第二节　病因与类型 ……………………………………………………………………………………（1553）
　第三节　发病机制 ………………………………………………………………………………………（1554）
　第四节　临床表现 ………………………………………………………………………………………（1555）
　第五节　病情评估 ………………………………………………………………………………………（1557）
　第六节　心理干预 ………………………………………………………………………………………（1558）

参考文献 ……………………………………………………………………………………………………（1562）

第十八篇　儿童意外伤害

第一章　儿童意外伤害总论 ………………………………………………………………………………（1567）
第二章　儿童意外伤害抢救预案 …………………………………………………………………………（1571）
第三章　儿童心肺复苏 ……………………………………………………………………………………（1575）
第四章　儿童电击伤 ………………………………………………………………………………………（1579）
第五章　儿童车祸 …………………………………………………………………………………………（1583）
第六章　挤压伤与挤压综合征 ……………………………………………………………………………（1587）
第七章　儿童烧伤 …………………………………………………………………………………………（1591）
第八章　儿童头部创伤 ……………………………………………………………………………………（1601）
第九章　儿童口腔颌面部创伤的救治 ……………………………………………………………………（1607）

第十章　小儿急性中毒	（1613）
第十一章　儿童溺水	（1617）
第十二章　儿童危重病转运	（1623）
第十三章　缺氧缺血性脑病	（1627）
参考文献	（1633）

第十九篇　口腔颌面部创伤

第一章　概述	（1641）
第一节　流行病学及口腔颌面部创伤的特点	（1641）
第二节　口腔颌面部损伤伤员的急救	（1642）
第二章　口腔颌面部软组织损伤	（1653）
第三章　牙和牙槽突损伤	（1657）
第四章　颌面部骨折	（1659）
第一节　颌骨骨折	（1659）
第二节　颧骨及颧弓骨折	（1671）
第三节　鼻骨骨折	（1673）
第四节　眼眶骨折	（1675）
第五节　全面部骨折	（1678）
第五章　颌面部交通事故伤	（1681）
第六章　口腔颌面部战伤	（1683）
参考文献	（1690）

第二十篇　眼科急症

第一章　眼外伤	（1695）
第一节　眼外伤的分类	（1695）
第二节　角膜擦伤	（1697）
第三节　角膜、结膜异物	（1698）
第四节　眼球裂伤、钝挫伤与眼内异物	（1698）
第五节　眼化学性烧伤	（1704）
第六节　眼热灼伤	（1705）
第七节　紫外线辐射性角膜炎	（1706）
第八节　其他眼外伤	（1706）
第二章　急性结膜炎	（1709）
第一节　结膜炎概述	（1709）
第二节　急性细菌性结膜炎	（1711）
第三节　急性病毒性结膜炎	（1712）
参考文献	（1714）

第二十一篇 耳鼻咽喉科急症

第一章 耳鼻咽喉部的症状 (1717)
第一节 鼻部症状 (1717)
第二节 咽部症状 (1719)
第三节 喉部症状 (1722)
第四节 耳部症状 (1723)
第五节 气管与食管症状 (1726)
第二章 耳急症 (1729)
第一节 耳外伤 (1729)
第二节 突发性耳聋 (1732)
第三章 鼻急症 (1737)
第一节 鼻出血 (1737)
第二节 鼻外伤 (1739)
第三节 气压创伤性鼻窦炎 (1742)
第四章 咽喉部急症 (1745)
第一节 喉外伤 (1745)
第二节 咽、喉部异物 (1749)
第三节 喉梗阻及气管切开术 (1750)
参考文献 (1754)

第二十二篇 皮肤科急症

第一章 概述 (1757)
第二章 物理性皮肤病 (1759)
第一节 冻疮 (1759)
第二节 冻伤 (1760)
第三节 痱 (1761)
第四节 夏季皮炎 (1762)
第五节 日晒伤 (1763)
第六节 多形性日光疹 (1764)
第七节 浸渍性皮炎 (1765)
第三章 寄生虫性及其他皮肤病 (1767)
第一节 虫咬伤和虫蜇伤 (1767)
第二节 疥疮 (1768)
第三节 隐翅虫皮炎 (1770)
第四节 虱病 (1772)
第五节 丘疹性荨麻疹 (1774)
第六节 尾蚴皮炎 (1775)
参考文献 (1776)

第二十三篇 感染性疾病

第一章 肠道传染性疾病 (1779)
- 第一节 细菌性痢疾 (1779)
- 第二节 霍乱 (1785)
- 第三节 甲型与戊型病毒性肝炎 (1791)
- 第四节 伤寒与副伤寒 (1796)

第二章 虫媒传染病 (1805)
- 第一节 疟疾 (1805)
- 第二节 流行性乙型脑炎 (1815)
- 第三节 登革热 (1822)

第三章 鼠媒传染病 (1827)
- 第一节 鼠疫 (1827)
- 第二节 肾综合征出血热 (1832)
- 第三节 钩端螺旋体病 (1841)

参考文献 (1849)

第二十四篇 常用急救药物

第一章 容量复苏药物 (1855)
- 第一节 晶体溶液 (1855)
- 第二节 胶体溶液 (1861)
- 第三节 高渗溶液 (1864)

第二章 心血管用药 (1867)
- 第一节 抗高血压药的临床应用 (1867)
- 第二节 心绞痛的临床用药 (1873)
- 第三节 心律失常的临床用药 (1875)
- 第四节 心力衰竭的临床用药 (1877)

第三章 解毒药物 (1881)
- 第一节 急性中毒的一般救治 (1881)
- 第二节 救治工业毒物中毒的药物 (1884)
- 第三节 救治金属及类金属中毒的药物 (1886)
- 第四节 救治农药中毒的药物 (1888)
- 第五节 抢救化学药物急性中毒的治疗药物 (1889)
- 第六节 抗辐射损伤药物 (1893)

第四章 镇痛药物 (1895)

第五章 镇静药 (1913)
- 第一节 巴比妥类 (1913)
- 第二节 苯二氮䓬类药物及其拮抗药 (1915)
- 第三节 新型镇静催眠药 (1920)

第六章 抗感染药物 (1923)

第一节　急诊抗感染药物临床应用原则···（1923）
  第二节　急诊常用抗感染药物···（1928）
第七章　利尿药物··（1945）
第八章　催吐药物与导泻药物···（1951）
第九章　肾上腺皮质激素··（1955）
第十章　营养支持药物···（1963）
  第一节　肠内营养制剂··（1963）
  第二节　胃肠外营养制剂···（1966）
  第三节　维生素、电解质、微量元素及特殊营养要素制剂···（1971）
  第四节　促合成代谢药物···（1974）
第十一章　皮肤病用药···（1977）
  第一节　抗感染药··（1977）
  第二节　肾上腺皮质激素类药···（1980）
  第三节　抗角化药··（1981）
  第四节　其他皮肤科用药···（1982）
参考文献··（1984）

第二十五篇　中　毒　篇

第一章　中毒总论··（1987）
  第一节　中毒概论··（1987）
  第二节　中毒的诊断···（1988）
  第三节　中毒的救治···（1990）
第二章　急性中毒的护理··（1995）
  第一节　急救护理··（1995）
  第二节　危重患者的护理···（1997）
第三章　窒息类毒物中毒··（1999）
  第一节　一氧化碳中毒··（1999）
  第二节　刺激性气体中毒···（2000）
  第三节　氰化物中毒···（2000）
  第四节　硫化氢中毒···（2002）
  第五节　氧中毒···（2002）
第四章　金属中毒··（2005）
  第一节　铅中毒···（2005）
  第二节　汞中毒···（2007）
  第三节　砷中毒···（2008）
第五章　动物性毒物中毒··（2011）
  第一节　河豚毒素中毒··（2011）
  第二节　蛇咬伤···（2012）
  第三节　其他动物性毒物中毒···（2016）
第六章　强酸强碱损伤···（2019）
参考文献··（2021）

第二十六篇 护 理 篇

- **第一章 护理在灾害救援中的地位和作用** (2025)
  - 第一节 概述 (2025)
  - 第二节 救援护理工作的组织管理和任务 (2026)
  - 第三节 救援护理人员在灾害防御中的准备 (2027)
  - 第四节 护理在快速反应灾情中的作用 (2029)
- **第二章 救援护理的分级救护** (2031)
  - 第一节 院外急救护理 (2031)
  - 第二节 一线医院（帐篷医院、战地医院）的紧急救治 (2041)
  - 第三节 二线医院（城区中心医院）的救治 (2044)
  - 第四节 康复医院和其他医院的后续治疗与康复 (2047)
- **第三章 护理在处理特殊灾害受害者中的作用** (2049)
  - 第一节 灾害现场目击者的护理 (2049)
  - 第二节 家人失散者的护理 (2051)
  - 第三节 有原发疾患病人的护理 (2051)
  - 第四节 失能老人的护理 (2055)
  - 第五节 婴幼儿与儿童的护理 (2056)
  - 第六节 孕产妇的护理 (2058)
- **第四章 常用的灾害护理技术** (2061)
  - 第一节 病情观察技术 (2061)
  - 第二节 满足生理与治疗需求的护理技术 (2074)
  - 第三节 危重症病人的护理技术 (2111)
- **参考文献** (2134)

第二十七篇 医学救援设备

- **第一章 循环支持设备** (2139)
  - 第一节 心肺复苏机 (2139)
  - 第二节 主动脉内球囊反搏 (2140)
  - 第三节 体外反搏治疗仪 (2143)
  - 第四节 除颤器 (2148)
  - 第五节 心脏起搏器 (2150)
  - 第六节 抗休克裤 (2157)
- **第二章 移动式人体影像检查设备** (2159)
  - 第一节 医学影像设备的发展 (2159)
  - 第二节 移动式 X 线机 (2161)
  - 第三节 移动式 CT 机 (2166)
  - 第四节 移动式磁共振机 (2169)
  - 第五节 超声诊断设备 (2174)
- **参考文献** (2178)

下卷·军队救援卷

Volume III. Military Rescue Medicine

第二十八篇　军队灾害救援医学基本理论

第一章　军队灾害救援医学概述 (2181)
　　第一节　军队灾害救援医学及其特点 (2181)
　　第二节　军队灾害救援医学指导思想和原则 (2186)
　　第三节　军队灾害救援医学主要任务及基本内容 (2190)
　　第四节　军队灾害医学救援体制 (2192)

第二章　军队卫生力量灾害医学救援准备 (2199)
　　第一节　军队灾害医学救援准备任务与原则 (2199)
　　第二节　军队灾害医学救援力量建设 (2201)
　　第三节　军队灾害医学救援勤务与技术准备 (2203)
　　第四节　军队灾害医学救援装备准备 (2207)
　　第五节　军队灾害医学救援预案 (2212)
　　第六节　军队灾害医学救援训练 (2218)

第三章　军队灾害医学救援应急响应 (2225)
　　第一节　灾害分级标准 (2225)
　　第二节　军队灾害医学救援分级响应与响应条件 (2230)
　　第三节　军队灾害医学救援应急响应组织与实施 (2232)

第四章　灾害医学救援军队卫勤组织指挥 (2239)
　　第一节　概述 (2239)
　　第二节　决策 (2243)
　　第三节　卫勤力量的调集与使用 (2245)
　　第四节　组织与协调 (2248)
　　第五节　灾害医学救援信息与管理 (2255)

第五章　灾害医学救援药材装备保障 (2259)
　　第一节　概述 (2259)
　　第二节　需求预测 (2264)
　　第三节　供应管理 (2271)
　　第四节　药材装备技术保障 (2274)

参考文献 (2279)

第二十九篇　核灾害医学救援

第一章　总论 (2283)
　　第一节　基本概念 (2283)

第二节　核灾害医学的分类 (2285)
　　第三节　核灾害医学救援的现场组织 (2294)
　　第四节　展望 (2296)
第二章　核与辐射突发事件概述 (2299)
　　第一节　类型和特点 (2299)
　　第二节　核与辐射突发事件的发生方式及后果 (2302)
　　第三节　核与辐射重大事故实例 (2309)
　　第四节　战时使用核武器 (2314)
第三章　核辐射事故对人体的主要伤害 (2319)
　　第一节　各类核灾害条件下的主要伤类 (2319)
　　第二节　核爆炸早期核辐射损伤 (2319)
　　第三节　核爆炸放射性沾染损伤 (2346)
　　第四节　核爆炸光辐射烧伤 (2350)
　　第五节　核爆炸冲击伤 (2360)
　　第六节　核爆炸震动伤 (2366)
　　第七节　核爆炸电磁脉冲损伤 (2373)
　　第八节　核爆炸复合伤 (2376)
第四章　我国核事故应急系统 (2389)
　　第一节　我国核应急组织 (2389)
　　第二节　我国应急响应分级 (2390)
　　第三节　我国核应急指挥体系 (2390)
　　第四节　我国核应急响应启动程序 (2391)
　　第五节　我国应急响应力量构成 (2392)
　　第六节　我国核应急准备 (2392)
第五章　核武器袭击后现场应急救援 (2395)
　　第一节　核武器及其杀伤因素 (2395)
　　第二节　对核武器损伤的防护 (2397)
　　第三节　核爆炸现场的应急救治 (2399)
第六章　核辐射损伤伤员的三级医学救治 (2401)
　　第一节　一级医学救治（现场救护） (2401)
　　第二节　二级医学救治（地区救治） (2403)
　　第三节　三级医学救治（专科救治） (2404)
第七章　放射性核素污染的损伤及医学处理 (2407)
　　第一节　体表放射性污染的损伤 (2407)
　　第二节　体表放射性污染的洗消 (2408)
　　第三节　放射性内污染及其危害 (2409)
　　第四节　放射性内污染的医学处理 (2414)
第八章　辐射防护简述 (2427)
　　第一节　放射卫生防护 (2427)
　　第二节　放射工作人员外照射个人剂量监测 (2428)
　　第三节　参战人员的核辐射控制量 (2434)
　　第四节　战时对核辐射及放射性污染的防护 (2436)

第九章 急性放射损伤的诊断及救治 (2439)
- 第一节 急性放射损伤的物理剂量估算 (2439)
- 第二节 急性放射损伤的生物剂量估计 (2448)
- 第三节 外照射急性放射病的诊断和治疗 (2452)
- 第四节 急性放射病的治疗 (2456)
- 第五节 局部皮肤辐射损伤的诊断和治疗 (2460)

第十章 放射复合伤的诊断和治疗 (2467)
- 第一节 放射复合伤的类型和伤情 (2467)
- 第二节 放射复合伤的特点 (2467)
- 第三节 放射复合伤的诊断 (2470)
- 第四节 放射复合伤的救治原则 (2471)

第十一章 核辐射损伤心理效应与处理 (2473)
- 第一节 概述 (2473)
- 第二节 心理应急损伤的特点 (2473)
- 第三节 影响心理损伤效应的主要因素 (2474)
- 第四节 减缓或防止核恐惧心理的措施 (2475)

第十二章 核潜艇核事故应急医学救援 (2477)
- 第一节 核潜艇核事故医学应急准备 (2477)
- 第二节 核潜艇核事故医学应急救援处置 (2479)
- 第三节 核潜艇艇员自救互救 (2480)
- 第四节 核事故伤员检伤分类及医疗后送 (2485)
- 第五节 核潜艇核事故伤员现场医学处理 (2489)
- 第六节 潜艇核事故特殊伤的紧急处理原则 (2495)
- 第七节 核潜艇艇员放射性污染的处理 (2500)

第十三章 对食品和水的监测与评价 (2507)
- 第一节 对食品和水的监测的重要量 (2507)
- 第二节 监测的核素种类 (2508)
- 第三节 针对事故（件）的放射性监测 (2511)
- 第四节 监测结果的评价和水、食品干预 (2519)

附录一 核与辐射危害与防护相关术语 (2523)
附录二 核与辐射危害与防护相关标准 (2530)
附录三 核辐射事故现场医学救援装备清单 (2536)
附录四 辐射损伤防治药物 (2537)
参考文献 (2541)

第三十篇　生物恐怖袭击医学救援

第一章 绪论 (2545)
- 第一节 生物恐怖袭击的基本概念 (2545)
- 第二节 生物恐怖袭击的历史 (2546)
- 第三节 生物恐怖的现实威胁 (2548)
- 第四节 生物恐怖袭击使用的致病微生物及其毒素 (2550)

| 第五节 | 生物恐怖袭击的基本特点 | (2551) |
| 第六节 | 生物恐怖袭击的应对准备 | (2555) |

第二章 生物恐怖袭击相关病原体 (2561)
- 第一节 病毒病 (2561)
- 第二节 细菌病 (2583)
- 第三节 病原真菌 (2600)
- 第四节 生物毒素 (2604)
- 第五节 生物恐怖袭击的病原体检验与鉴定 (2619)

第三章 生物恐怖袭击医学救援中的媒介生物及其控制 (2663)
- 第一节 重要媒介生物及啮齿动物类群 (2663)
- 第二节 媒介生物采样与啮齿动物监测 (2667)
- 第三节 生物恐怖袭击医学救援中媒介生物的危害特点 (2671)
- 第四节 生物恐怖袭击医学救援中的媒介生物控制 (2672)

第四章 生物恐怖袭击的识别与预警 (2687)
- 第一节 生物恐怖袭击的识别 (2687)
- 第二节 监测与预警 (2693)
- 第三节 生物恐怖袭击的危害评估 (2697)

第五章 生物恐怖袭击的防护 (2703)
- 第一节 物理防护 (2703)
- 第二节 医学防护 (2706)

第六章 生物恐怖袭击的医学处置 (2715)
- 第一节 生物恐怖袭击类型及医学处置原则 (2715)
- 第二节 生物恐怖袭击的医学处置 (2718)
- 第三节 几种重要情况和场所遭受袭击时的处置 (2722)

附录一 中华人民共和国传染病防治法 (2725)
附录二 突发公共卫生事件应急条例 (2735)
附录三 病原微生物实验室生物安全管理条例 (2740)
附录四 实验室 生物安全通用要求 (2749)
附录五 微生物和生物医学实验室生物安全通用准则 (2776)

参考文献 (2793)

第三十一篇　化学突发事件应急医学救援

第一章 化学突发事件概述 (2797)
- 第一节 基本概念 (2797)
- 第二节 化学突发事件现状 (2797)
- 第三节 化学突发事件发展趋势 (2798)
- 第四节 化学突发事件分型 (2799)
- 第五节 化学突发事件分级 (2800)
- 第六节 化学突发事件基本特点 (2801)
- 第七节 化学突发事件染毒状态和危害方式 (2801)
- 第八节 化学突发事件危害源 (2802)

第二章 军队化学突发事件应急医学救援组织指挥及工作准备 (2805)
第一节 军队化学突发事件应急医学救援组织指挥 (2805)
第二节 化学突发事件应急医学救援工作准备 (2807)

第三章 化学突发事件人员防护 (2809)
第一节 公众的化学防护原则 (2809)
第二节 现场救援人员的化学防护 (2810)
第三节 防护器材 (2811)
第四节 化学毒剂的药物防护 (2813)

第四章 化学突发事件监测与预警 (2815)
第一节 化学恐怖袭击事件监测与预警 (2815)
第二节 化学泄漏事件监测与预警 (2817)
第三节 化学突发事件监测预警装备 (2818)

第五章 化学突发事件甄别与鉴定 (2821)
第一节 化学突发事件甄别与鉴定概述 (2821)
第二节 化学突发事件现场甄别与鉴定 (2821)
第三节 化学突发事件实验室检验与验证 (2824)

第六章 化学突发事件现场应急处置 (2829)
第一节 化学恐怖袭击的现场应急处置 (2829)
第二节 化学意外事故事件的现场医学救援 (2836)

第七章 化学毒剂洗消 (2837)
第一节 洗消的概念 (2837)
第二节 洗消的目的和任务 (2837)
第三节 洗消的基本方法 (2838)
第四节 洗消注意事项 (2838)
第五节 化学毒剂洗消剂 (2839)
第六节 常用洗消剂及装备 (2840)
第七节 染毒人员洗消 (2841)
第八节 染毒服装洗消 (2848)
第九节 染毒卫生防护器材的洗消 (2849)
第十节 染毒水洗消 (2850)
第十一节 染毒食物的洗消 (2851)
第十二节 染毒地面和道路洗消 (2852)
第十三节 宠物及动物洗消 (2853)

第八章 化学损伤伤员院内救治 (2857)
第一节 院内救治伤员的组织指挥 (2857)
第二节 救治流程和工作区域划分 (2858)
第三节 分类 (2859)
第四节 洗消和体内毒物清除 (2860)
第五节 诊断 (2860)

第九章 军用毒剂中毒的诊断与救治 (2863)
第一节 概述 (2863)
第二节 神经性毒剂 (2863)

第三节	全身中毒性毒剂	（2866）
第四节	糜烂性毒剂	（2868）
第五节	窒息性毒剂	（2873）
第六节	刺激性毒剂	（2875）
第七节	失能性毒剂	（2876）

第十章 常见高毒化学品中毒的诊断与救治 （2879）
- 第一节 剧毒鼠药 （2879）
- 第二节 剧毒农药 （2880）
- 第三节 有毒工业物质 （2882）

第十一章 重大化学突发事件典型事例回放及应急救援分析 （2887）
- 第一节 松本沙林事件和东京地铁沙林毒气事件 （2887）
- 第二节 "8·4"齐齐哈尔芥子气泄漏中毒事件 （2890）
- 第三节 博帕尔事件 （2890）
- 第四节 淮安液氯泄漏事故 （2891）
- 第五节 松花江污染事件 （2892）
- 第六节 新安江苯酚事件 （2893）
- 第七节 俄罗斯剧院人质解救事件 （2894）
- 第八节 江苏响水化工厂爆炸谣言 （2895）

附录 常见化学毒物的中毒与急救 （2896）

参考文献 （2903）

第三十二篇　重大自然灾害应急医学救援

第一章 概述 （2907）
- 第一节 自然灾害引发的卫生问题 （2907）
- 第二节 灾区快速卫生评估 （2909）
- 第三节 自然灾害应急救援中的卫生防病工作 （2912）
- 第四节 救灾部队的卫生保障 （2914）

第二章 灾民收容与安置 （2917）
- 第一节 重大自然灾害发生后面临的主要困难 （2917）
- 第二节 临时收容与安置的卫生问题 （2918）
- 第三节 安置点的选择与要求 （2923）
- 第四节 安置点的建设与管理 （2927）
- 第五节 安置点的卫生服务 （2928）
- 第六节 长期安置应注意的卫生问题 （2931）
- 第七节 救灾部队野营卫生 （2942）

第三章 灾区饮用水安全 （2945）
- 第一节 自然灾害对饮用水的影响 （2945）
- 第二节 水源选择、防护与供水保护 （2946）
- 第三节 饮用水评估 （2949）
- 第四节 灾害条件下的供水处理 （2952）
- 第五节 水质快速检测 （2957）

第六节　饮用水运输、储存中的卫生问题 (2958)
　　第七节　污水的收集与处理 (2960)
　　第八节　救灾部队饮用水卫生保障 (2961)
第四章　灾区食品安全 (2965)
　　第一节　灾区食品安全的意义 (2965)
　　第二节　食品安全控制措施 (2966)
　　第三节　灾害期间食品安全监测 (2969)
　　第四节　分散式食品加工关键点控制 (2971)
　　第五节　临时食品供应中心管理 (2975)
　　第六节　救援食品管理 (2976)
　　第七节　食品临时库房管理 (2979)
　　第八节　食品安全健康教育 (2979)
　　第九节　救灾部队食品安全保障与饮食卫生管理 (2980)
第五章　灾区环境卫生 (2985)
　　第一节　灾区排泄物处理策略 (2985)
　　第二节　环境卫生快速评估 (2986)
　　第三节　灾区粪便处理 (2987)
　　第四节　固体垃圾处理 (2988)
　　第五节　污水处理 (2989)
　　第六节　医疗废物处理 (2990)
　　第七节　尸体处理 (2992)
　　第八节　消毒剂的合理使用 (2994)
第六章　自然灾害后病媒生物的控制 (2999)
　　第一节　有害病媒生物控制策略 (2999)
　　第二节　病媒生物监测方法 (3001)
　　第三节　杀虫剂的合理使用 (3003)
　　第四节　鼠类控制方法 (3007)
　　第五节　病媒生物控制效果评价 (3010)
第七章　灾区传染病预防与控制 (3011)
　　第一节　灾区传染病防控的重要性 (3011)
　　第二节　灾区传染病的流行风险 (3012)
　　第三节　灾区传染病流行的快速评估 (3013)
　　第四节　灾区传染病监测 (3017)
　　第五节　灾区传染病的免疫预防与药物预防 (3021)
　　第六节　灾区传染病暴发的控制 (3023)
　　第七节　灾区常见传染病的预防措施与控制策略 (3029)
第八章　灾害风险沟通、健康教育和心理干预 (3049)
　　第一节　灾害风险沟通 (3049)
　　第二节　灾害期间的健康教育 (3051)
　　第三节　灾难应急救援健康教育预案的编制 (3052)
　　第四节　灾害救援中的心理干预 (3056)
　　第五节　灾害现场心理干预流程和方法 (3057)

参考文献	（3061）
附录一　法律法规及应急预案	（3063）
附录二　医学计量单位及正常数值	（3221）
索引	（3227）

第二十八篇

军队灾害救援医学基本理论

第一章

军队灾害救援医学概述

瞰览全球、纵观古今，在人类历史的进程中，各种灾害从来没有间断过，灾害无时无刻不在危害着人类的生存与发展。在原始社会，旱涝、虫患、瘟疫等，频繁的灾害始终威胁着人类的生存。现代社会，科技的发展极大地提高了人类战胜各种灾害的能力，但人类还没有完全掌握灾害发生的规律；同时，经济发展伴随着环境的破坏，引发各种灾害的发生；人类面临着各种灾害的威胁，地震、洪水、台风、泥石流等自然灾害仍不断发生；各种交通意外伤害、核化学事故、矿难以及恐怖袭击事件也层出不穷。未来世界，自然环境不容乐观，灾害侵袭将是人们生存的大敌。

当前和今后一段时期，我国还将面临诸多不稳定、不安全因素。国际恐怖势力、宗教极端势力、民族分裂势力和跨境犯罪组织活动猖獗；重大自然灾害和严重生产安全事故发生频繁；海外能源资源、信息和太空领域的争夺日趋激烈。传统的救护活动已经无法满足我国日益增加的救援需求，灾害救援医学作为处理各类灾害事故中伤员救治的一门学科亟待发展壮大。

中国人民解放军是人民子弟兵，我军的性质和宗旨决定了一旦国家和人民遭受灾害，这支军队就要挺身而出，成为国家灾害救援的主力军和突击队。我军根据国际、国内战略态势和世界军事发展大趋势，科学总结军队建设发展的特点和规律，针对我国面临的传统安全威胁与非传统安全威胁交织的新环境，着眼全面履行新世纪、新阶段军队历史使命，把灾害医学救援行动作为国家军事力量运用的重要方式，不断加强军队灾害医学救援能力建设。抗击南方雨雪冰冻灾害，汶川、玉树、彝良、芦山地震医学救援，舟曲特大泥石流抢险救灾……当人民群众身陷困境，军队卫勤力量总会迎难而上，圆满完成一系列急难险重的救援任务。

第一节 军队灾害救援医学及其特点

一、基本概念

（一）灾害的定义

灾害（disaster）是指任何能引起设施破坏、经济严重受损、人员伤亡、健康状况及卫生服务恶化的事件，如其规模超出事件发生社区的承受能力而不得不向社区外部寻求专门援助时，就可以称之为灾害事件。联合国"国际减灾十年"专家组将其定义为：灾害是一种超出受影响社区现有资源承受能力的人类生态环境的破坏。

（二）灾害的分类

广义的灾害包括突发公共事件和战争。突发公共事件是指突然发生，造成或者可能造成重大人员伤亡、财产损失、生态环境破坏和严重社会危害，危及公共安全的紧急事件。根据突发公共事件的发生过程、性质和机制，突发公共事件主要分为以下四类。

1. **自然灾害** 主要包括水旱灾害、气象灾害、地震灾害、地质灾害、海洋灾害、生物灾害和森林草原火灾等。

2. **事故灾难** 主要包括工矿商贸等企业的各类安全事故、交通运输事故、公共设施和设备事故、环境污染和生态破坏事件等。

3.公共卫生事件　主要包括传染病疫情、群体性不明原因疾病、食品安全和职业危害、动物疫情以及其他严重影响公众健康和生命安全的事件。

4.社会安全事件　主要包括恐怖袭击事件、经济安全事件和涉外突发事件等。

（三）救援的定义

救援（rescue）是指灾害发生后，政府、社会团体、个人组织等各级各界力量参与救灾，以减轻人员伤亡和财产损失为目标的行动。

（四）灾害救援医学的定义

灾害救援医学（disaster rescue medicine）是研究灾害条件下进行医学救援的科学规律、方式、方法、组织的一门学科。涉及灾害救援的各个方面、各个阶段，是灾害救援的重要组成部分。

（五）军队灾害救援医学的定义

军队灾害救援医学（military disaster rescue medicine）是指以军队作为灾害救援主要力量，对自然灾害和人为事故中造成的损伤实施紧急医学救治、疾病预防和卫勤保障的一门科学。

二、军队灾害救援医学主要特点

（一）军队灾害救援行动的主要特征

军队灾害救援行动与战争行动相比较，既有相同之处，又有其特殊的内在规律。主要表现如下。

1.发生灾害范围广泛，保障任务繁重　军队的历史使命决定了我军不仅要应对战争这样的传统安全威胁，还要应对自然灾害、恐怖主义等非传统安全威胁；不仅要维护国家生存利益，还要维护国家发展利益；不仅要维护领土、领海、领空安全，还要维护海洋、太空、电磁等其他领域的国家安全；不仅要维护国内安全稳定，还要积极参与维护世界和平、促进共同发展。这使得军队灾害救援行动领域非常广泛，救援样式复杂多变。无论是反恐、维稳、处置突发事件，还是维权、维和、抢险救灾，具体行动内容千变万化。单是抢险救灾，就可能包含应对地震、台风、洪涝、雪灾、泥石流等多种情况。今后，军队灾害救援任务可能会更多，领域也会更广。执行灾害救援行动中，灾情重，伤亡大，卫勤保障任务十分艰巨。一方面，重大自然灾害常常引发大规模伤亡事件，伤病员急救、复苏、紧急手术、后送等医疗救治任务极其困难。另一方面，灾区群众和救灾一线官兵面对巨大伤亡事件，心理冲击非常大，容易造成悲伤、恐惧、焦虑等心理应激反应，心理疏导的任务也相当繁重。

我国是一个自然灾害频发的国家，各种安全事故时有发生，军队参与各种抢险救灾、处突反恐等医学救援行动越来越多。汶川特大地震抗震救灾医学救援，是和平时期军队较大规模的一次非战争军事行动卫勤保障，地震灾区范围涉及四川、甘肃、陕西、重庆、云南和宁夏回族自治区6个省（自治区、直辖市）、237个县（市、区）、4 667个乡镇、48 810个村庄。灾区总面积约50万平方千米，其中极重灾区、重灾区51个县（市、区），面积约13万平方千米。地震造成四川、甘肃、陕西省人员死亡69 227人，失踪17 923人、受伤360 796人。其中10个极重灾区县（市）死亡67 848人、失踪17 645人。

2.多元力量联合行动，救援方式复杂　灾害救援任务既有由军队内部各军兵种参加的行动，如军事威慑、海空安保等，也有需要与武警、民兵预备役、公安等力量协作的联合行动，如抢险救灾等，甚至还可能与其他国家武装力量联合行动，如国际维和等。另外，参与救援的各个卫生部门既要分工又要合作；既要对灾民实施紧急救治，又要保障部队官兵的身心健康。而且，灾害救援任务的复杂多样和行动方式的快速转换，给救援行动卫勤保障的组织协同带来了很多困难。因此，各部门之间的统一指挥、联合部署和有效联络就显得尤为重要。由于灾害医学救援行动力量构成的多元化，其力量的联合方式也比较多，往往需要军警联合、军地联合、军民联合甚至国际联合行动。例如，在我国汶川抗震救灾行动中，参与其中的包括陆军、海军、空军、二炮、武警以及民兵和预备役等部队，有陆航、空降、防化、工程、通信、侦察、消防、海军陆战队、医疗防疫等二十多个专业兵种，还有地方、港台、国外救援力量。正是在三军联合、军警联合、军地联合、国际联合的强大合力下，救援工作得以有力有序、有效地推进。因此，要充分加强战略支援力量与战役保障力量、战区联勤力量与军兵种特勤力量、军队力量与地方力量、卫勤力量与其他专业力量的协同，充分发挥三军一体、军地一体联合保障整体效能。

3.卫勤指挥灵活多样，素质要求全面　灾害救援任务均有突发性、不明确性的特点，此时，生命救援成为第一任务，卫勤部队的定位由后方保障转为一线作战性质，靠前部署。卫勤行动的时限性与高技术特征，使得卫勤专业化指挥的重要性凸显。另外，灾害救援行动参与力量众多，联合性突出，有时跨区（跨国）行动、军地联合，行动部队往往接受非军方的领导或军地双重领导，协调行动异常复杂，确定权威、高效、联合、顺畅的组织指挥体制尤为重要。在复杂多变、多方联合协作的大环境中，组织指挥工作没有现成的经验可借鉴，也没有一成不变的组织模式和工作方法，必须根据客观环境条件和自身特点，创造性地采取因时、因地制宜，灵活有效的组织形式和指挥方式。有的任务，如大规模反恐行动、平暴行动等，主要由军队统一指挥，地方支援配合；有的任务，如抢险救灾、处置群体性事件等，一般由地方统一领导，军队参与行动；有的任务，如联合反恐、国际联合军演等，通常要与外军建立联合指挥关系。

灾害救援行动纷繁复杂的背景与情况，对各级指挥员的综合素质提出了很高的要求：既要掌握指挥灾害救援行动的主要本领，又要掌握地方政策法规和处理方方面面关系的相关知识，主动了解掌握世情、国情、军情和民情，掌握国家经济社会发展和军事战略指导方针，掌握灾害救援行动急需的政治、经济、社会、文化、法律等方面的知识；既善于把军事因素作为决策依据，又善于把地方因素作为决策参考，特别要重视民族等问题的把握，兼顾国际和国内社会的反应，充分考虑广大人民群众的感受和需要，积极借鉴国内外已有的成功经验，有效提高决策的水平；既善于处理军事事务，又善于处理经济社会等一般事务，善于从全局思考问题，深入研究军事与政治、经济、社会、文化等的互动规律，统筹军地事务，更好地为经济社会发展服务。

4.灾害发生难以预测，应急响应快速　灾害的发生通常非常突然，难以预测和把握，而且一旦发生，直接危及和破坏社会正常秩序，甚至导致整个国家或地区处于混乱状态。面对灾害事件，军队要在紧急情况下采取果断措施。突发事件不确定因素多，安全威胁的时间、方式、地域具有随机性和偶然性，且常常与人民生命财产安全息息相关。因此，医学救援任务万分紧急，几乎没有准备时间，必须视灾情为命令，军队不动则已，动则至急，必须第一时间紧急赶赴现场实施救援。救援行动必须充分尊重医疗、防疫、防护、药材保障的时效规律，强调快速反应、快速行动、快速处置。加强卫勤指挥的独立性与专业性；切实提高卫勤指挥的层级，确保第一时间能够迅即行动、快速展开；发挥卫勤决策支持技术的支撑作用，按照集中统管、分级负责、反应灵敏、运转高效的原则，保证决策及时果断，行动快速准确。例如，汶川地震后不到2小时，总后勤部卫生部迅速成立全军抗震救灾卫勤保障领导小组，立即召开会议进行全面部署，协调指导成都军区联勤部火速派出医疗队赶赴灾区，要求各大单位卫生部门和总后勤部直属卫生单位做好支援抗震救灾准备。全军卫生系统抽组了最强的救援队伍，在近二百支建制卫勤分队、近三千名卫生人员伴随救灾部队开进灾区的同时，先后从解放军总医院，第二、第三、第四军医大学，军事医学科学院和各大军区总医院，疾病预防控制中心等医疗卫生单位，抽组医疗队、防疫队、心理救援队、野战卫生装备维修队等二百余支机动卫勤分队，共计四千多名医疗卫生技术骨干，分批开赴救灾一线，专业之全、技术之强、水平之高，为新中国成立以来历次抢险救灾之最。军队医疗防疫队员在桥毁路断、余震不断的情况下，采取水、陆、空立体开进方式，向灾区挺进，深入灾情严重的乡镇村庄，机动灵活地开展救援工作，及时救治灾区伤员，有效实施卫生防疫，有力维护了灾区民众和救援部队官兵的健康。

5.信息公开化程度高，行动全程透明　如今，伴随着计算机网络的飞速发展，信息的传递已不再单纯依靠传统媒体，网络的公开透明和及时性等特征，使得各种社会活动都非常明朗化地展现在广大民众面前，军队的灾害救援行动也不例外。多数灾害救援行动开放程度很高，有大量媒体跟踪报道，从决策到行动都受到媒体和公众的高度关注与全程监督。综合历次灾害救援行动卫勤保障情况来看，重大突发事件对社会造成的影响非常大，往往涉及政治、经济、外交、民族、宗教等诸多方面。例如，在"和平天使-2009"中加人道主义医疗救援联合行动、2010年青海玉树抗震救灾以及2012年北方地区的暴雨灾害中，都有大量媒体全程跟踪报道，救灾过程及时准确地呈现在国内外民众面前，受到全国乃至世界各阶层的广泛关注。随着经济社会快速发展和科技不断进步，信息传递和获取越来越快捷，新闻舆论的影响越来越突出。近年来，非战争军事行动事件频繁发生，从 SARS、禽流感、汶川大地震，到拉萨"3·14"事件和新疆"7·5"事件等，军队卫勤力量一次次投身到非战争军事行动中。部队一旦投身到非战争军事行动中，就事事关联着国家政治、经济、军事、外交等方方面面，而其中的每一个细节和环节都牵一发而动全身。事实反复证明，只要有军队参与灾害救援或突发事件应急处置行动，必然会引起国内和国际舆论的密切关注。行动中一点小小的失误就可能被大肆渲染成负面信息，干扰救援进程，损害军队形象。

6.政策法律约束力强，社会影响力大　与一般作战行动相比，灾害救援行动的政治性、政策性都很强，目的重大而特殊，往往涉及政治、经济、外交、民族、宗教等诸多方面，牵一发而影响全局。如1998年抗击长江特大洪水、2003年抗击SARS、汶川大地震抗震救灾等重大抢险救灾行动都具有很强的政治目的和极大的社会影响力。因此，军队的灾害救援行动不单纯是一种军事行动，事关党和政府在人民群众中的威望，事关我国我军的国际声誉和形象，是责无旁贷的政治任务。因此，军队灾害救援行动应当以国家、军队各项相关法规、预案为依据，在党中央、中央军委有关政策、法规、预案的规范下进行，在处理军队与地方、部门与部门、卫勤保障与其他工作之间关系时，必须依法行动。这就对我军的灾害救援行动提出了更高的要求，我军必须不断强化自身的责任感和使命感，遵守各项法律法规和规章制度，注重公共形象和社会影响，培养过硬的专业技术和顽强的战斗作风。

（二）军队灾害救援医学的特点

1.军队灾害救援医学是一项系统工程，是一门以军队为主要救援力量的、实践性很强的新兴交叉学科　军队灾害救援医学以灾害学、临床医学、预防医学、护理学、心理学、卫生勤务学为基础，融合了社会学、应急管理学、工程力学、国际法学、通信、运输、建筑、消防等学科。

2.军队灾害救援医学内涵非常广泛　包括：灾害现场大规模伤员的搜索、分类、救治，危重伤员的后送，野战医院的建立和运作，当地医院的恢复重建，灾区的防疫等。

3.军队灾害医学救援需要强有力的组织体系和多部门协作　重大灾害具有突发性、群体性、复杂性等特点，常常在人们意想不到的情况下发生，瞬间造成大量人员伤亡。伤病员处在恶劣的环境下，施行卫生救援非常困难。军队灾害医学救援的实施不应只着眼于医疗救治，首先应在当地政府的领导下，在救援指挥中心的领导下开展工作，建立强有力的组织指挥系统和科学的应急救援网络，动员一切可以借助的卫生资源，重视医技通信、交通、能源、建筑、保险、气象、洪水等部门的力量，密切协同消防、警察等救援人员共同完成救援任务。

4.短时间内军队能够将大量医务人员和医疗物品快速机动调入灾区　灾区各项设施尤其是卫生设施遭到严重破坏，灾区卫生机构和卫生设施遭到破坏，损失严重,失去全部或部分的现场急救能力。在发生大的灾害事故后，灾区建筑物倒塌，破坏严重；道路桥梁扭曲变形，交通受阻；水电煤气供应中断，照明困难，生活用水和清洁用水无法保证，煤气中断等给灾区群众生活带来更大的困难。多项卫生设施被毁，车辆不能通行，外援力量和救灾物资无法进入灾区，往往依靠徒步行进和直升机的支援，延误救援人员进入灾区的时机以及医药物资的供应。

5.卫生防疫是军队灾害医学救援的重要组成部分　灾害发生后，水源易受到人、禽粪便的污染，食品供应短缺、食物受到污染，转瞬之间受灾人员便无家可归，突然失去赖以生存的基本物质条件，加上失去亲人和财产的精神创伤，机体抵抗力下降。另外，灾后人口迁移增多，当地卫生防疫力量损毁严重、通信中断、通报不畅等，这些都使得灾后可能发生传染病流行。因此，防疫工作对能否顺利完成救援任务有举足轻重的作用。

三、军队灾害救援医学基本类型

（一）抢险救灾医学救援

抢险救灾医学救援是指军队卫生系统运用医学科学技术，对抢险救灾行动中的军队人员和灾区民众进行伤病防治，维护人员健康、恢复伤病员战斗力的活动。

抢险救灾医学救援的基本任务包括两个方面：一是对救灾任务部队的医疗保障，二是对灾民的医学救援。对救灾任务部队的医疗保障任务主要由部队建制卫勤分队完成，专业医疗救援分队予以支援、指导和加强。对灾民的医学救援主要由专业医学救援分队完成，支持加强地方医疗体系，为灾民提供医疗救助和服务。抢险救灾中的医学救援主要包括现场急救、早期治疗、专科治疗三个基本环节。

2005年5月，黑龙江省大兴安岭发生森林火灾，执行救灾任务的武警官兵被意外烧伤，军队、地方实施联合紧急医疗救援，对全部烧伤伤员进行紧急现场救治，并派直升机就近后送，使用固定翼飞机实施远程航空医疗转运，在强有力的指挥、协调下，成功转送烧伤伤员到北京进行治疗。2008年1月，我国许多省市大面积遭受低温雨雪冰冻灾害，这次灾害持续时间长，受灾人口多，农作物受灾面积大，加之发生在春运期间，导致全国多条交通运输线严重受阻，还出现了大面积停电和通信中断现象，严重影响了工农业生产和群众生活。在党中央、国务院的统一领导下，各级职能部门和社会各界，包括解放军和武警指战员紧急行动，团结协作，克服困难，采取了一系列救援措施，在较短时间内迅速完成了国家"保交通、保供电、保民生"的目标，取得了抗击低温雨雪冰冻灾害的胜利。

（二）反恐维稳医学救援

反恐维稳医学救援是军队卫生系统综合运用医学科学技术对执行反恐、维稳任务部队人员和地方民众进行的伤病防治、维护健康的活动。

打击恐怖主义、维护社会稳定是人民军队的重要责任。恐怖分子通常以伤害无辜平民的手段制造社会影响，企图实现某种目的。人员伤害，成为恐怖袭击和社会骚乱的基本特征之一。反恐维稳时的医疗保障和医学救援成为此类非战争军事行动中不可或缺的保障行动之一。

部队反恐、维稳行动应对的事件主要包括三种基本类型：一是恐怖事件，包括各类核、化学、生物恐怖袭击事件，爆炸事件，劫持交通工具或人质等重大恐怖事件。二是严重暴力事件，包括暴乱、打砸抢烧、劫狱、劫法场事件，持枪杀人、抢劫事件等。三是聚众破坏社会秩序事件，包括骚乱事件，群众冲击要害目标事件，非法集会、游行、示威事件，大规模械斗事件，公共场所发生的严重闹事事件，冲击、破坏交通运输事件等。恐怖、暴力和破坏社会秩序事件具有事发突然、影响大、情况复杂、危害严重的特点。

例如，1990年10月2日，广州劫机撞机事件，造成128人遇难，三架飞机报废；2001年，震惊世界的美国"9·11"自杀式恐怖袭击事件，共有数千人死亡，多座高层建筑遭到破坏，美国经济受到严重打击。

反恐维稳行动医疗保障的基本任务是：开展部队疾病预防知识的宣传教育；救治部队伤病员；后送部队伤病员；保障部队完成反恐、维稳任务。在确保完成部队卫勤保障前提下，开展地方伤病员救治。

（三）国际灾害医学救援

国际灾害医学救援，军队卫生系统在受灾国综合运用医学技术与方法协同实施伤病员搜索、救治与后送，并协助开展疾病预防与控制工作，帮助受损国家的医疗机构恢复重建，最大限度降低伤病员死亡率和伤残率，提高治愈率，维护人员健康。

随着我国国际地位的提高和对国际事务参与力度的加大，参加国际救援行动逐步成为我军灾害医学救援行动的重要内容。我军多个医疗分队纳入了国家重点建设的国际维和与国际救援力量体系，未来的国际救援任务将会越来越多。国际医学救援不仅是我军卫勤参与灾害医学救援行动的一项重要任务，也是我军卫勤应急救援的崭新课题。

北京时间2004年12月26日8点58分，印度尼西亚苏门答腊岛西北近海发生里氏9.0级地震，地震引发的巨大海啸席卷了印度洋沿岸的印度尼西亚、斯里兰卡、印度、泰国等十多个国家的沿海地区。这次地震和海啸造成近三十万人失踪或死亡，造成重大人员伤亡和经济损失，是近代史上最具破坏性的自然灾害之一。由于灾情严重，印度尼西亚政府向中国政府发出援助请求。2004年12月30日，经党中央、国务院和中央军委批准，我国政府派出中国国际救援队赴印度尼西亚班达亚齐实施国际人道主义救援行动。中国国际救援医疗分队全部由武警总医院的医护人员组成，先后两批共75名队员为10 402例伤病员提供了医疗救助，开展手术284例，救治的各类病人总数居各国救援队前列。

（四）突发公共卫生事件医学应急处置

突发公共卫生事件医学应急处置是指军队卫生系统综合运用预防医学技术和方法对突发公共卫生事件进行处置，以维护军队成员和地方民众健康的一系列活动。

军队卫勤系统在突发公共卫生事件预防控制时的基本任务是：开展事件的监测、发现与跟踪；判明事件发生的原因与主要影响因素；救治伤病员；消除或消减健康危害因素，控制事态发展，最大限度地减少突发公共卫生事件对人员的健康伤害，有效维护社会公众的健康。主要工作内容包括：对突发公共卫生事件进行信息监测，发现事件征象；进行卫生流行病学调查和健康危险因素评估；提出健康危害预警预报和防治方案；实施疾病监控；开展环境、饮水和饮食卫生监督与监测；实施环境与饮水消毒；开展病媒生物防治；实施预防接种和药物预防；开展卫生防疫防护知识的宣传教育；进行心理应急措施干预；指导部队官兵的卫生防护；协助军政首长组织指挥；根据指令协助地方政府开展预防控制工作。

军队突发公共卫生事件预防控制工作，是在军队平时疾病预防控制组织体系的基础上，进一步明确分工，强化突发公共卫生事件监测预警机制和与地方协同机制，增强快速反应、应急机动和现场处置能力，形成能够更加快速应对紧急事态的预警预报和应急处置体系。突发公共卫生事件时，军队应急处置体系在各级突发事件领导小组或部队党委的统一领导和各级卫生应急办公室的指导协调下，按照职能分工实施应急处置工作。

（五）核与辐射突发事件医学救援

核与辐射突发事件医学救援是指军队在参与处置核与辐射突发事件行动中，军队卫生系统综合运用医学技术和方法对核原料和其他放射性物质泄漏造成的伤病员进行的救治、医疗后送、医学防治等一系列处置措施。主要是针对事故发生现场具有内、外照射放射损伤和放烧复合伤伤员的救治、后送，以及参救人员的辐射安全保障，而在事故现场之外则主要是预防和救治因放射性沾染而造成的公众和参救人员单纯的内、外照射放射损伤及由此衍生的精神和社会心理健康问题。

核与辐射突发事件的医学救援是军队卫勤的重要任务之一，也是军队灾害医学救援行动的重要组成部分。核与辐射事件一旦发生，往往危害人数多，波及面广，除了直接造成人员伤亡外，还会引起人们严重的心理恐慌和社会秩序混乱。为了有效应对并及时控制核与辐射事件，防止事态扩散，减轻事件后果，各级卫勤必须了解核与辐射事件的基本知识，熟悉核与辐射事件应急处置的程序和方法，做好核与辐射事件的医学救援工作。

其主要工作有：对可疑事件进行核查与甄别；判定事件性质和范围；组织指导现场人员进行医学防护；开展现场伤员的抢救；对伤员进行去污处理；采集生物样品；实施现场水和食品的监测；对暴露人员进行受沾染辐射剂量评估，并进行分类诊断；开展事件处置效果的评估等。

例如，1979年3月28日，美国宾夕法尼亚州三哩岛核电站严重放射性物质泄漏事故；1986年4月28日，苏联切尔诺贝利核泄漏事件；2011年3月11日，日本福岛第一核电站核泄漏事件等。

（六）化学突发事件医学救援

化学突发事件医学救援指军队卫生系统利用防化技术装备及医学科学方法对突发灾害性化学事件中的中毒人员进行救助和治疗，并协助地方有关部门为消除和控制化学突发事件产生的后果和影响实施的救援行动。

化学突发事件的医学救援是军队灾害医学救援行动的重要组成部分。其行动具有政治敏锐性、行动突然性、指挥复杂性及处置专业性等鲜明特点，同时会面临救援环境险恶、现场情况复杂等诸多问题。如何在各种紧急、险恶的环境中，在做好自身防护的前提下圆满完成救援任务，是对救援工作提出的严峻挑战。因此，各级卫勤领导及卫生人员必须了解化学突发事件的特点及其危害；熟悉人员防护知识与技能；掌握化学突发事件的监测、预警，把握医学救援的原则、措施及相关注意事项，不断提高化学突发事件医学救援的能力和水平。

例如，1995年3月20日，日本东京地铁沙林毒气事件，造成12人死亡，5 000余人中毒的严重后果；2012年，在广东、福建等海域相继发生了多起突发海洋污染事件，导致部分污染物质泄漏入海，局部海域环境受到不同程度影响。

第二节 军队灾害救援医学指导思想和原则

军队卫勤力量在灾害医学救援中以党中央、国务院和中央军委关于灾害救援的方针政策为指导，以国家、军队进行灾害医学救援的各项法规、预案为基本依据，贯彻以人为本、预防为主、时效管理、科学管理的思想，坚持以能力建设为核心，立足一个体系应对多种任务，密切结合救灾工作实际，充分准备、周密组织、加强协同、灵活处置，不断提高卫勤应对灾害救援任务的能力，最大限度地减少灾害事件对人员的伤害。

一、指导思想

（一）坚持预防为主的思想，强化危机意识

军队灾害医学救援必须坚持"预防为主"的思想，把灾害事件的预防和准备工作做在事发前，积极争取灾害事件医学处理的主动权，把健康危害降低到最低限度。平时应该加强有关突发灾害事件和各种健康危害形势教育，改变以往习惯于常态管理，不重视应急管理；重视战备管理，不重视平时突发灾害事件管理的状态。提高卫生人员对疾病预防准备工作的认识，增强公共卫生危机意识，做好应对紧急事态的各项准备。

（二）建立起权宜应变的思维方式，确立灵活机动的保障思想

灾害医学救援行动面对的卫勤环境和卫生服务需求是多种多样和不断变化的，要求卫勤保障的组织形式和保障方式也应当不断变化和发展，卫勤领导的思想方法也必须从固有的、模式化的、死板的思想方法中解脱出来，坚持解放思想、实事求是、与时俱进的指导思想，勇于和善于根据客观实际情况进行判断和决策，根据卫勤保障实践进行卫勤战术的创新。

（三）建立信息与信息交互意识，确立信息利用与管理思想

在灾害事件的卫勤保障中，卫勤组织的编成与部署、卫生资源的计划与调配、医学技术的选择与运用等，无不依靠信息和信息技术来支撑，信息将成为越来越重要的卫勤资源。当前，最重要的问题不是信息的稀缺，而在于信息的有效获取、信息共享与信息的有效利用。卫勤组织领导者和各类卫生人员都必须建立起鲜明的信息与信息交互意识，确立信息利用和管理的思想，掌握信息采集、处理、传递、控制和使用的技术与方法，才能真正提高卫勤保障的效率、效益和效能。

（四）依托军队卫勤现行指挥保障体制进行管理和保障

2003年我国发生SARS疫情后，国家卫生管理部门要求建立应对突发公共卫生事件的指挥管理体系，卫生部、各省市卫生厅纷纷成立应急办公室。军队卫勤组织本身就是一种应急性的战备组织，已经采取应对战争状态的组织形式，因此卫勤系统可以不再重新建立应对灾害事件的卫勤指挥和保障系统，而是依托军队卫勤现行指挥体制和保障体制进行灾害事件医学救援的指挥管理和保障，但须进一步完善平战结合的卫勤组织与保障体系，补充各种平时灾害事件预防和控制的预案，完善平时灾害应急指挥、保障机制，形成平战结合的卫勤指挥管理体制。

二、基本原则

（一）预先筹划，充分准备

灾害医学救援的突发性特点要求军队卫勤必须立足平时的预先准备。灾害医学救援应急管理是对灾害事故全过程的管理，但重点是事件的预防和应急准备工作。所谓"养兵千日，用兵一时"，灾害医学救援行动任务紧急、需求多样、环境复杂，必须预先准备多元卫勤力量，多种保障预案，抓好组织指挥、卫勤力量、卫生物资的应急准备，正确处理预防准备与应急处置、常态管理与应急管理的关系，把管理工作重点放到预防工作中，放到专业力量的应急准备工作中，放在事发前的监测、评估、预警工作上，放在第一时间的信息获取上。把灾害医学救援应急准备纳入战备工作规划与建设之中，按战备同等要求，修改完善保障预案，抓好组织、技术、物资和装备的应急准备。强化应急训练，预做多手准备，打牢灾害医学救援的能力基础，做好紧急出动、应急处置的一切准备，确保一声令下能够敏锐反应、迅速行动、高效处置。

如果没有超前的计划和准备，往往措手不及，造成指挥和保障的混乱局面。救灾初期，医学救援人员面临着食品供给限量、饮用水紧缺、食品采购难度大、居住环境差等诸多困难。灾区生活环境恶劣，物资匮乏，医疗救援行动的后勤保障暴露的问题，往往在一定程度上影响医学救援的开展。汶川大地震发生突然，波及广泛，破坏巨大，救灾力量多元，层级错综，牵涉军地，跨区执行救灾任务部队和机动力量多，急救药品、耗材和卫生装备需求量大、品种多，在部队高度分散、点多面广线长和交通十分不便的情况下，药材供应保障异常困难。在2003年SARS疫情来临之际，由于认识不足、

准备不足，临时研究和摸索，既失去了宝贵的早期预防和控制时机，又加大了重大疫情预防控制的难度。由此可见，灾害事件往往以偶然的形式突然发生，常常使管理处于被动的局面，难以防范和有序应对。灾害医学救援的关键在于超前的预测、超前的组织计划、超前的预防和准备。

（二）模块抽组，灵活机动

军队灾害医学救援应对的事态是突发的、多样的和多变的，各种突发事件的特点不同，救援管理工作的组织形式和处理方法也不同。在灾害医学救援中，不能采取寻常状态下固定的、规范的组织形式和保障方式，只能采取权宜应变的方法。军队卫勤部门必须树立一个体系应对多种突发灾害事件的思想，在现有军队卫勤组织体系和装备结构的基础上，根据不同的事件类型，针对不同的危害因素进行组织的模块化改造和药材装备的模块化改造。以保障机构的基本保障功能为基础，分解建立标准化的组织和药材装备模块，分别预编或储备在平时的卫勤保障机构之中，形成军队灾害医学救援组织与药材装备的预置模块库，使整个军队灾害医学救援保障体系具有较好的缓冲能力、适应能力和组织再造能力，一旦发生紧急事件，可以根据灾害事件的类型和应急保障需求，从全军预编设置的组织模块和药材装备模块中抽组搭配出多种形式、规模和功能的新型组织与配套药材装备，从而达到一个体系应对多种任务、环境和需求的目的。

（三）快速反应，有效决策

在军队灾害救援行动中，必须充分尊重医疗、防疫、防护、药材保障的时效规律，强调快速反应、快速行动、快速处置。加强灾害医学救援行动卫勤指挥的独立性与专业性；切实提高卫勤指挥的层级，确保第一时间能够迅即行动、快速开展；发挥卫勤决策支持技术的支撑作用。按照集中统管、分级负责、反应灵敏、运转高效的原则，保证在救援决策时，要及时果断；在救援行动时，尽量使用快速运输工具；在救援处置时，力求在第一时间采取有效措施；在救援准备中，不断提高卫勤组织的缓冲能力、应变能力和创新能力。在救援应急处置过程中，应当着眼保障任务需求，准确判断情况，合理使用人力物力，模块化编组，灵活机动地采取不同的组织形式和保障方法，权宜应变地组织技术力量，运用技术装备，因地因时因情制宜，灵活组织、灵活应对，创造性地开展灾害医学救援卫勤保障工作。

灾害特别是重大灾害往往事发突然、来势凶猛、猝不及防，任何决策的失误和处置的延误都有可能丧失最佳防控时机和伤病员救治的最佳时机，导致更大的危害和更加广泛的危机。2003年SARS在我国散发和低强度流行期间，由于认识和敏感性不足，丧失了最佳防控时机，从而造成了更大范围的扩散和暴发流行。应急灾害救援管理的时效性和紧迫性，要求决策者必须在最短的时间内对事件的性质、规模、影响范围和保障需求做出判断，对信息发布、部队管理、群众性宣传教育、群众性预防措施进行决策；对卫勤保障力量筹措、部署、控制措施做出决策，力求在最短时间内展开最为有效的救援。

（四）统一指挥，分级负责

灾害医学救援卫勤保障必须在领导小组或指挥部的统一指挥领导下，根据统一的部署和各级的职能分工，按照科学程序进行救援。要协调建立有地方和军队领导参与的各级卫勤联合指挥机构，明确各级职责分工。各级卫勤领导和管理部门必须按照本级职能范围实施全面管理，分清各自工作责任，明确相关工作关系，建立信息沟通机制，规范工作内容和程序，提出工作质量与评估标准，周密组织，全面管理，对上级负责，对官兵与公众健康负责。加强战斗支援力量与战役保障力量、战区联勤力量与军兵种特勤力量、军队力量与地方力量、卫勤力量与其他专业力量的联合协同，统一发挥三军一体、军地一体联合保障整体效能。依据国家有关法规，建立畅通高效的指挥协同机制，突出军队与地方医疗卫生机构协同指挥、协同救援、协同保障，密切协调、集中指挥各种卫勤保障力量，谋求效益最大化和工作的长效化。

（五）科学控制，合理施救

灾害医学救援防控的对象涉及范围广，技术含量高，各个实施阶段无不蕴涵着大量的医学科学技术与知识，都需要在专业技术人员的指导下实施操作，都要以减轻人员健康伤害、维护健康和生命安全为基本出发点和落脚点，突出伤病员救治和疾病预防控制，最大限度地降低伤死率和伤残率。同时，灾害医学救援应急保障要充分尊重和依靠科学，采用先进的监测、预警、预防和治疗技术手段，配备精良的卫生装备；充分尊重和依靠科学，发挥全军专家和战略、战役卫勤力量的骨干作用，提高预防与救治的科学性与有效性。在烈性病源微生物特别是生化毒剂的取样、检测、鉴定中，必须使用特定的工具和仪器设备，必须具备严格的工作环境和防护条件以及消除污染的条件，按照技术规范的操作规程开展工作。在传染病预防控制工作中，控制传染源、切断传播途径、保护易感人群等各项综合措施，都是依据传染病发生发展的必然规律采取的针对性措施，传染病人的隔离、医护人员的防护、消毒药剂的配制、杀虫药物的浓度、预防药物的使用等都需要以科学的态度，按照科学规范组织实施。对核沾染、化学染毒、生物毒剂污染的伤病员及工作人员的洗消处理中，必须按照顺序和规范穿脱工作服、洗消和擦拭。在传染性伤病员的隔离和治疗中，必须严格按照隔离期和治疗方案执行。

2010 年 4 月 14 日，玉树地震发生后，中央军委首长要求部队以救人为第一任务，迅速展开救援工作。4 月 15 日，中央军委又召开紧急会议，专题研究部署部队抗震救灾工作。总参谋部、总政治部第一时间联合下发通知，要求抗震救灾部队以坚强的领导、坚定的决心、坚决的行动，全力以赴打赢抗震救灾这场硬仗。总后勤部第一时间启动应急机制，火速调集帐篷、药品、食品等大量救灾物资，并组织 5 支医疗队、1 个医疗防疫专家组、2 个方舱医院开赴灾区。总装备部第一时间为部队补充专业救援装备器材和工具两万余套，并从各地紧急抽调装备保障专家奔赴灾区。玉树抗震救灾指挥的最大特点，一是快速，二是科学。快速背后是科学，讲科学才能实现快速。抗震救灾展开后，军地一体的联合指挥发挥了巨大作用。国务院成立抗震救灾总指挥部，下设 8 个工作组，兰州军区、武警部队、总参谋部参加抢险救灾组，总后勤部参加卫生防疫组。四总部成立抗震救灾指挥协调组，并向震区派出前方工作组，指导协调军队和武警部队的救灾行动。与此同时，军队有关部门与国务院应急办、中国地震局、民政部、卫生部、民航总局、交通运输部、安监总局等国家机关的 20 多个部门，保持 24 小时不间断联系，及时协调军地救灾有关事宜。军地双方在第一时间建立抗震救灾医学救援协调机制，统一组织医疗救助。

（六）信息甄别，全面掌控

信息是影响灾害救援管理成效的关键性因素。灾害事件之所以具有突发性，最主要的原因就是因为管理者预先不了解、不占有足够的信息。灾害救援组织工作不利，灾害救援力量使用不当，往往是由需求信息不清所造成的；应急措施不力，事态发展失控，往往是信息不准、错误判断所造成的。灾害事件从预防管理到控制管理都离不开信息的支撑，信息的不完全、不及时、不准确，会给灾害救援管理工作带来很大的困难。因此，要准确地识别危机，最为重要的就是要针对各种危险因素及其相关的各种信息进行系统的扫描，收集其中的警示性信息，分析它们对灾害救援管理的潜在影响，进而对可能引发的突发灾害事件加以防范，这样才能掌握灾害医学救援的主动权。

汶川地震医学救援初期，卫勤信息沟通和指挥协同一度不畅，导致救灾初期卫勤指挥出现短暂"真空"；军地协同不够顺畅，救灾前期地方卫生部门不清楚军队卫勤力量的部署和到位情况，造成军地卫生力量"各自为战"，有些地方、有些环节双方都无任务，同时有些地方、有些环节双方又"抢任务"。而之后的玉树抗震救灾，信息畅通，反应灵敏，得益于军地灾害信息共享机制。这样，部队还在机动途中，一道道指令便迅速发出。进入青海的部队先遣组一进入任务区域就与地方对接；空军雷达作业分队前伸作业，保障了空中运输的安全快捷。为防止西宁通往结古镇 820 km 生命通道出现拥堵的问题，沿途军分区、人武部以及民兵预备役部队划分责任区保畅通，兰州军区某旅一千六百余名官兵协助地方人员维持交通秩序。既按作战程序指挥，又借助地方力量指挥，为打赢这场抗震救灾攻坚战赢得了先机。

（七）依法管理，密切协同

灾害医学救援应当以国家、军队各项相关法规、预案为法律依据，在党中央、中央军委有关政策、法规、预案的规范下进行；处理国际性灾害事件时，也要依照相关国际法进行，切实做到各项任务依法行动。在处理军队与地方、部门与部门、卫勤保障与其他工作之间关系时，必须依法灵活处理。在参与处理涉外事件、民族宗教事件、群众纠纷时，必须依据相关政策执行。灾害医学救援卫勤保障的时效性和紧迫性，要求决策者必须在最短的时间里对事件的性质、规模影响范围及保障需求作出及时判断和有效决策，积极主动地与国家、地方和军队其他部门沟通，做到卫勤力量整体筹划、整体部署、整体协调、共同应对，力求达到各个方面协同一致的效果，发挥军民一体化保障的整体威力。

第三节 军队灾害救援医学主要任务及基本内容

军队灾害救援医学的任务目标是在灾害发生后，军队卫勤机构和人员运用组织管理与医学技术等综合措施，对军队成员实施保障，对地方民众实施救援，把灾害对广大人民群众的健康危害降到最低，全面维护军民健康、促进人民安居乐业和社会稳定。

一、主要任务

军队灾害医学救援的基本任务主要是两点：一是作为"战斗队"，直接参与一线行动。所谓战斗队，就是在反恐、处置突发事件、抢险救灾等灾害救援行动中进行应急医学救援，卫勤部队作为战斗队直接部署到行动第一线，与其他救援力量联合作业，全力救治群众生命。二是作为"保障队"，保障军队成员健康。所谓保障队，就是对所有执行救援任务的部队实施卫勤保障，维护军队成员身心健康，保障部队战斗力。主要工作如下。

（一）组织指挥

建立灵活高效的卫勤组织指挥是灾害医学救援行动的关键所在，它要求快速响应、灵活机动、主动靠前、多方协调。主要工作包括分析判断、卫勤力量筹措、卫勤力量部署与使用、卫勤协调、状态监控等。

汶川地震发生后，中国政府举全国之力，应急医学救援系统迅速组织了10 630名医学救援人员驰援灾区，其中，极重灾区的支援医学力量占80%以上。然而，有研究显示，虽然支援医学力量抽调快速，但在一线部署速度相对滞后，震后72小时内抽调的55%支援力量中，仅20%在灾区展开救治，导致了相当规模的低效率损失。

玉树平均海拔在4 000米以上，天气寒冷，氧气含量只有平原地区的60%左右。无论专业救援队员还是搜索犬都存在高原反应问题，很多地方的救援队员出现了不同程度的高原反应，搜索犬的搜索效率、效能也受到了不同程度的影响。玉树抗震救灾一线指挥部首选把驻青海及附近的部队，以及以前在这里执行过任务的部队调往灾区，这些部队官兵适应性好，有效控制了非战斗减员。调往玉树参加救援的部队，及时对官兵进行高原自我防护知识教育培训。在救灾实践中，官兵一方面发挥不怕疲劳、不怕牺牲、连续作战的精神，另一方面讲究科学，把握节奏，科学救灾。

玉树地震抗震救灾中，在救灾一线，兰州军区奉命组建玉树抗震救灾联合指挥部，对进入灾区的救灾部队实施统一指挥。各救灾部队均派出指挥员参加地方相应的抗震救灾指挥机构。北京军区某工兵团携带专业器材的救援分队及武警总医院医疗队，震后不到13个小时就乘坐飞机抵达灾区展开救援；不到30个小时，从军队后方仓库紧急调运的10万人（份）野战食品送达灾区；截至2010年4月19日零时，解放军和武警部队出动兵力1.2万人，在高寒缺氧的条件下，没有发生严重冻伤。玉树地震灾区地幅比较狭窄，部队容量受限，救灾尤其凸显专业力量的作用。"用强兵、用精兵"，军队依托国家力量，建立的专业救援队伍，在这次救灾中发挥了大作用。

（二）医疗与后送

医疗后送工作是灾害医学救援行动卫勤保障的主体。医疗工作的重点是伤病员的分级救治与伤员分类，后送工作的重点是伤病员后送的方式方法。主要工作是在灾害现场搜索、营救幸存者，进行检伤分类、分级救治，进行快速、安全的后送，并在后送过程中保持治疗的连续性和继承性，最大限度地降低伤病员的死亡率和残疾率；同时为灾区群众提供紧急的医疗救助。

汶川地震病员中，创伤占大多数，尤其是躯干伤。震后1周，其他疾病比例逐渐上升，以急性上呼吸道感染、肠炎、皮肤病最为常见。汶川震后第3天，卫生部公布了《汶川地震现场检伤方法和分类标准》。但在汶川地震现场救治中，大多数医生并不熟悉灾害后的伤员检伤分类，未接受过相关培训，仅凭自己的临床经验来判断，可能造成治疗延误、过度分类以及卫生资源浪费。汶川地震后第6天便启动了伤病员的跨省后送工作，采用三级后送体系，即"灾区一线医院—近灾区中心医院—全国范围内后方医院"。震后第6~21天，通过航空、铁路、公路运输相结合的途径，向全国367所后方医院共安全转运伤病员10 015名。其中，从重灾县汶川、茂县、理县后送的1358名危重伤员中，97.7%的伤病员采用了空运后送。

在我国2010年玉树地震医学救援中，采用了简化的二级后送，即从灾区直接到后方医院，保证了重伤员接受专科治疗的及时性，而采用多种方式后送伤病员、简化救治阶梯已成为国际救援趋势。

（三）卫生防疫防护

灾害医学救援行动卫生防疫防护要坚持军地联合、群专结合、医防结合、联防联控、全程防控的原则，按照区域和建制保障结合的方式组织实施。主要工作包括地域卫生流行病学侦查和调查、食品卫生监督、检水检毒、疫情监测、灾后传染病防范、病媒生物防治、预防接种和药物预防、任务区域卫生管理等。

2008年汶川地震中，军队医疗救援机构在震后及时进行公共卫生快速评估，持续监控与管理，适时转移防疫工作重点，累计消毒环境11.14亿平方米，发放防病宣传材料59.32万册，进行健康宣传教育135.36万人次，确保了军队牵头负责的汶川、理县、茂县和其他灾区大灾之后无大疫。

（四）心理救援

加强灾害医学救援行动的心理卫生保障，能有效控制任务部队官兵和受灾群众不良应激反应，减少迁延性和迟发性心理疾病的发生，预防各种心理疾患，维护广大官兵和受灾群众的心理健康。主要工作包括：在灾害救援任务中，对受灾群众及地方民众实施心理教育和心理援助，帮助其消除恐惧情绪，树立重建家园的信心；对军队成员进行心理监测和心理疏导，预防部队指战员出现过激失控行为，增强官兵的适应性和协调性。

2004年12月印度尼西亚海啸中，许多伤员都是在海啸灾难中幸存的，众多亲友的遇难以及惨烈的灾难场面都对伤员的心理造成极大的伤害，大量难民出现精神失常、恐惧、焦虑、失眠、精神恍惚等精神、心理失常症状。由武警总医院医护人员组成的中国国际救援医疗队的女队员以特有的温柔和爱心在治疗生理疾病的同时积极进行心理疏导，帮助当地难民抚平身心创伤，特别是在儿童中发挥了很好的作用。

（五）药材保障

在建立战术、战役、战略三级药材保障体系时，应坚持战役筹措与战略支援相结合、军队供应与地方动员相结合、基数保障与单品保障相结合、通用药材保障与特需药材保障相结合的原则。其主要工作包括药材供应量预计、药材筹措、药材储备、药材保管、药材分发补给、核算统计等。必须根据灾害救援行动样式，快速确定药材保障方式，依据应急保障任务、原则、保障体系和各阶段不同的特点，快速有效地实施保障。

（六）卫生统计

灾害救援行动的卫生统计与平战时卫生统计工作相似，主要是收集伤病员救治和药材消耗等信息，进行数据汇总和分析，提出调整改进意见并检查。现代社会是信息社会，信息管理是卫生管理的重要组成部分，应当注意规范卫生统计工作，由专职人员和部门负责，并加强现代统计技术和手段的运用。

（七）科学研究

灾害救援医学需要研究的新课题很多，尤其是突发公共卫生事件，往往需要进行应急科研，寻求有效的防治技术、药品和专用装备。2003年抗击SARS和2009年抗击甲型H1N1流感实践就充分说明了这一点。灾害救援医学研究是提高卫勤保障能力的基础。其主要工作是开展灾害医学救援保障特点规律的研究，卫勤指挥与保障机制的研究，卫勤力量的功能、任务和模块化编组研究，卫勤信息管理研究等。如玉树地震抗震救灾的高效有序，既来自对汶川抗震救灾经验的总结，又来自部队相应机构和法规制度的完善，减少了许多中间环节，凸显"快"字第一。

（八）专业训练

灾害医学救援训练是区域卫勤力量和部队建制卫勤分队经常性的工作，是提高卫勤保障能力的基本实践活动和根本途径。应按照总参谋部颁发的《军事训练与考核大纲》以及总部相关文件，结合灾害医学救援行动任务组织训练。其主要工作有：制订卫生专业训练规划、普及现场急救知识技能和军事后勤卫勤知识、定期组织卫勤培训班、组织卫勤分队进行卫勤演练和综合性演习、总结交流卫生专业训练成果和经验等。

二、基本内容

军队灾害医学救援包括灾害医学救援准备、灾害医学救援响应、灾害医学救援处置、灾害医学救援结束四个阶段。

（一）灾害医学救援准备

救援准备阶段是指事件发生或可能发生以前的常态时期。救援准备管理是针对卫勤灾害救援部队、分队在救援准备阶段的管理。灾害医学救援准备是灾害医学救援管理中最为重要的环节。主要内容有：编制应急预案，包括确立灾害医学救援预案的基本原则、结构内容和编制过程；开展应急能力建设，包括灾害医学救援力量、灾害医学救援技术、灾害医学救援装备和灾害医学救援信息化建设等；组织灾害医学救援训练，包括灾害医学救援训练内容的制订、训练实施以及训练效果评价等。

（二）灾害医学救援响应

救援响应阶段是指从得到事件发生或可能发生信息（含指令）后，至到达事发地域开始救援工作为止的阶段。灾害医学救援响应是指军队卫勤从常态转入紧急状态所采取的紧急筹划和应对行动。救援响应工作包括卫勤指挥部（所、组）和卫勤部队、分队的响应行动与工作。其管理工作的主要内容包括：救援响应工作的组织分工与工作程序；形势判定与卫勤决策；卫勤计划方案的制定；卫勤力量的部署与使用；卫勤任务下达的内容与程序；临战准备的原则与标准；输送、转移、展开的程序与方法规范等。

（三）灾害医学救援处置

救援处置阶段是指从展开事件处置至事态基本得到控制的时段。

1.紧急事态中的卫勤组织指挥 卫勤组织指挥，是指指挥员及其指挥部门在紧急事态中，组织运用卫生力量实施保障或医学救援的组织领导活动。主要内容包括：紧急事态中的救援卫勤决策、救援卫勤力量的调集与使用、应急救援的组织与协调、卫勤组织指挥与信息管理等。

2.灾害医疗救援 灾害医疗救援是指对突发灾害事故引发的批量伤病员按时效救治理论、原则，组织并实施医疗救治的活动。主要管理内容包括：救援程序与内容、医疗救援力量的组织、现场伤病员救治的组织；伤病员后送的组织与实施；抢险救灾、反恐维稳、国际医疗救援等事件的基本任务、政策与原则、组织与实施等。

3.灾害的预防与控制 灾害的预防与控制管理主要是对疾病预防控制分队的组织与管理。其管理的主要内容包括明确灾害的预防控制任务；疾病控制力量的组织与运用；灾害卫勤信息监测、预警与报告管理；迹象核查与事件确认；现场处置的组织与协调；疫区（污染区）管理；事件处置工作评价等。

4.灾害医学救援药材保障管理 灾害发生时，军队灾害救援卫勤部队、分队的药材保障，以军队为主，联合地方药材保障体系共同实施。军队灾害医学救援药材保障管理工作主要包括：建立军队灾害医学救援药材储备体系；明确军地灾害医学救援药材供应体系和保障关系；组织开展灾害医学救援药材筹措与供应；组织救援行动与药材经费的计划与核算；实施药材保障信息的管理。

（四）灾害医学救援结束期的管理

救援结束期是指救援处置基本结束，转入恢复常态，以及任务结束、部队归建的时段。

1.恢复期的卫勤管理 灾害医学救援恢复期通常是指救援处置结束或事态基本得到控制，开始转入常态恢复的阶段。此阶段的卫勤管理基本内容包括：组织开展事态评估和救援处置评估，分析判断卫勤需求态势；根据救援结束基本条件和标准提出救援结束的建议；组织开展灾害医学救援卫勤部队、分队的任务交接和伤病员交接；组织开展任务部队的卫生整顿和检疫工作；组织开展公众和伤残人员心理疏导及恢复期卫生教育。

2.归建后的卫勤管理 部队归建后的管理工作是指事发地紧急事态已经转入常态，卫勤救援部队、分队受命归建，回到建制单位后的管理工作。其主要内容包括：组织卫生工作总结及评价；对灾害发生的原因及发展趋势进行跟踪分析；开展对续发灾害的监视与预防；修订相关法规制度、预案和标准；调整灾害医学救援反应体系及机制等。

第四节 军队灾害医学救援体制

以职能和机制为基础的管理体制是现代管理活动的重要基础，现代社会的任何复杂管理都离不开体制问题。军队灾害医学救援行动的有效实施，也有赖于一系列的体制保障，否则就会陷入无序和低效的状态。

一、军队灾害救援管理体制

灾害医学救援是新时期赋予军队的一项重要任务，是军队非战争军事行动的主要内容。军队灾害医学救援体制是完成任务、减少人员伤亡及财产损失的关键。在党中央、国务院、中央军委的统一领导下，军队建立了集中指挥、分级负责、分类管理的应急管理体制，实行分类管理、分级负责、部门协调、专家指导、联合保障的基本制度。具体工作是在各级党委领导下，依托军队现行指挥体制和手段，对各类救援行动实施指挥。

（一）军队灾害救援管理体系

军队灾害救援管理体系分为决策层、指挥层和执行层。①决策层：党中央、国务院、中央军委对军队参与灾害救援的规模、方式进行决策，军队各单位、各部门党委是本单位、本部门的决策层，他们按照党中央、国务院和中央军委以及上级党委关于灾害救援的决定，对本单位、本部门参加灾害救援的支援方式与规模做出决策。②指挥层：由军队现行灾害救援指挥体系组成，分为军队灾害救援领导小组、军区（军兵种）灾害救援领导小组、军以下部队党委和军队现场指挥部三级。③执行层：由全军部队和军队特种打击、核生化救援、卫勤部（分）队、地震救援、海上搜救、抗洪抢险、工程支援（抢险）、防爆查爆排爆、反恐维稳、空中运输等专业技术骨干队伍组成。

（二）军队灾害救援领导小组

军队灾害救援领导小组是军队最高救援指挥机构。由军队相关领导根据灾害事件的性质和工作需要参加领导小组的工作。主要任务是贯彻落实上级有关灾害救援的命令、指示，组织有关单位做好救援准备以及部队的组织指挥协调工作。军队灾害救援领导小组下设军队灾害救援领导小组办公室、军队灾害救援应急协调机构和专家咨询组。

军队灾害救援领导小组办公室是军队进行灾害救援的办事机构，其主要任务是传达贯彻上级精神，协调组织相关工作。军队处置灾害事件应急协调机构，依据国家和军队的有关法律法规、条令条例及各自的职责，负责相关类别灾害救援事件的应急管理工作。突发灾害事件时，总后勤部卫生部启动军队灾害救援卫生应急办公室，在上级指挥领导下实施灾害救援工作。另外，在军队灾害救援领导小组办公室下设工程、核生化、防爆排爆、地震、防汛、公共卫生、法律法规等若干专家咨询组，成员从军内外相关专家中聘请。其基本职责：负责应急准备和处置行动的专业咨询和辅助决策，必要时参加灾害救援的应急处置工作。

（三）军区（军兵种）灾害救援领导小组

军区（军兵种）灾害救援领导小组是本系统灾害救援组织指挥机构，负责本系统（本保障区）各类灾害事件的应对工作。其基本职责是：负责本系统（本保障区）各类灾害事件的应对工作，与地方灾害救援管理机构建立联动机制，接收灾害事件有关信息，协调军地行动；按照职责分工与地方相关部门建立业务联系。

军区（军兵种）灾害救援领导小组下设军区（军兵种）灾害救援领导小组办公室，是军区（军兵种）灾害救援的办事机构，其基本职责参照全军灾害救援领导小组办公室职责制订。军区（军兵种）灾害救援领导小组办公室下设专家咨询组，其基本职责参照全军专家咨询组职责制订。

（四）军以下部队党委和军队现场指挥部

灾害事件发生时，事发地军事机关和有关单位按照部队战时指挥体系进行指挥。其主要职责是立即采取相应措施，组织开展应急救援和先期处置工作，控制事态发展，及时报告情况，搜集资料，为后续处置创造条件。

二、灾害医学救援中军队与国家和地方的灾害救援指挥关系

指挥关系是指不同指挥机构之间、指挥者与指挥对象之间依指挥职能规定和权限划分所形成的相互关系。指挥关系是应急指挥体制的重要组成部分，是应急处置过程中指挥员行使职权、运用指挥方式的基本依据，是各级各类指挥机构之间保持协调一致的重要保证。军队灾害救援指挥应按照能级指挥、上下衔接、密切配合、协同一致的要求，明确指挥关系。

（一）与国家的指挥关系

国家或地方发生灾害事件时，灾害救援组织指

挥的决策由国家或地方政府做出。作为分系统的军队参加国家灾害救援指挥部，接受国家的统一领导与指挥，依照《中华人民共和国突发事件应对法》和其他有关法律、行政法规、军事法规的规定，按照中央军事委员会或军区（军兵种）党委的命令，参加国家或地方突发事件的灾害救援和处置工作。

（二）与地方的指挥关系

军队与地方的指挥关系，按照"政府领导、军地协同、充分协商、共同决策"的组织指挥机制运作。但是，在军事行动的总体指挥领导关系上，军队参加地方的救援行动属于军队支援保障行动，地方政府对军队所属组织机构是指导关系；军队指挥机构对责任区域内的各类军队组织机构是指挥领导关系。在军队指挥体制没有完全建立和落实以前，军队先期到达事发地，参与救援行动的部（分）队，包括驻灾区的军队应急机动力量和当地驻军建制力量，以及总部派出的部分机动分队，都属于国家应急救援中的先期处置队伍或是第一支援梯队，直接接受灾害现场地方政府指挥机构指派的任务。当军队应急指挥体系建立起来以后，军队各类机动力量应当及时纳入军队指挥领导体制。

（三）与现场指挥机构的指挥关系

事发地军区（军兵种）或现场军队最高指挥官负责成立现场灾害救援指挥部，统一指挥现场救援工作。军队救援机动部（分）队到达事发现场后，接受军队派出的现场救援指挥部指挥。军队救援机动部（分）队支援地方紧急救援先期到达现场时，接受地方现场救援指挥机构或现场公安人员指挥。

三、军队灾害医学救援保障体系

军队编制的各类预防、医疗、保健、药材、医学教育和医学科研机构均为参与处置各类灾害事件卫勤保障力量，平时预编于军队上述机构之中的应急机动卫勤力量是军队参与各类灾害救援的骨干和突击力量，军以下部队建制卫勤保障分队是驻地突发灾害事件先期处置的基本力量。根据国务院和中央军委的统一安排，军队卫生系统参与建立国家级、省市自治区级两个级别的医疗、防疫、"三防"三种基本类型的应急救援力量。重点参与完成国际、国内抗洪抢险、抗震救灾、核化生事件等灾害救援任务。

（一）灾害医学救援体系

军队灾害医学救援体系在部队建制卫生机构和军队医院中抽组建立，并在平时医疗保障体系的基础上开展灾害医疗救援工作。军队灾害医疗救援体系部门纳入国家灾害医疗体系之中，成为国务院、地方政府与军队共同建设与使用的灾害医学救援应急力量。军队灾害医疗救援体系大体分为四种类型。

1. 国家级灾害医疗救援队　国家级灾害医疗救援队由国务院和中央军委指定，由两类医疗队伍组成：一类是专业医疗救援队，主要担负国际、国内特重大、突发灾害事件的应急医疗救援任务；另一类是专业医疗（分）队，与工程、运输等相关部队联合组成国际维和部队，主要担负联合国框架下执行国际维和行动部队的卫勤保障任务。

2. 省级医疗救援队　由各省、直辖市、自治区政府与各军区（军兵种）联合制订建设规划，报军委批准后抽组。主要担负省、直辖市、自治区范围内特重大灾害事件的应急医疗救援任务。

3. 部队建制医疗分队　由参加抗洪抢险、抗震救灾、核化生事件、公共卫生事件部队建制内的医疗力量组成。主要担负救援部队的卫勤保障，必要时，参与一线和事发现场应急医疗救援。

4. 后备支援力量　军队平时卫生战备体系中，在各医院组建的其他应急机动医疗分队，作为上述救援分队的补充和支援力量，完成上级指定的救援任务。灾害医疗分队包括：现场急救分队、专科手术队、野战医疗队、野战医疗所、保障旅卫生营、核化伤病员救治分队、传染病防治队、空运医疗队、海上医疗队和卫生列车医疗队以及野战血站等。

（二）灾害救援卫生防疫防护体系

军队灾害救援卫生防疫防护体系由各级疾病预防控制机构部队卫生机构以及军队医院组成。灾害救援卫生防疫防护工作以各级部队卫生防疫工作为基础，在疾病预防控制专业机构的指导参与和军队医院的协助下，依靠全体部队官兵和群众共同参与完成。

1. 国家级防疫防护救援队　由国务院和中央军委指定，担负全国范围内灾害救援卫生防疫任务和陆上核化生应急"三防"医学救援任务。

2. 省级防疫防护救援队　由各省、直辖市、自治区政府与各军区（军兵种）联合指定。主要担负省、直辖市、自治区范围内特重大突发公共卫生事件的卫生防疫与核化生事件应急"三防"医学救援任务。

3.部队卫生防疫分队　由国家、军队指定的参加灾害救援任务部队专项行动军以下部队的卫生防疫分队组成。

4.后备支援力量　军队平时卫生战备体系中，在各疾病预防控制中心组建的其他卫生防疫分队，作为上述分队的补充和支援力量，完成上级指定的防疫保障任务。

（三）灾害医学救援药材保障体系

军队灾害救援药材保障力量由总部、军区药材保障机构、各军队医院药局、师团级部队卫生机构和地方药品器材经营机构共同组成。

总部级药材保障力量由战略药材仓（分）库、药材供应站、药品仪器检验所及其抽组的野战卫生装备维修队组成。其基本职责：组织实施灾害救援应急药材和卫生装备的筹措、储备、分配与补给、核算与统计、保管与维修等工作；抽组应急保障分队，对灾区（疫区）实施支援保障。

军区级药材保障力量由战役药材仓（分）库、药材供应站、药品仪器检验所及其抽组的野战卫生装备维修队组成。其基本职责：筹措、储备灾害救援所需药材和卫生装备，组织对保障范围内的卫生机构实施药材供应、药品检验和装备维修等，必要时，开设临时野战药材仓库。

医院、部队药材保障力量由承担任务的医院药局和师（旅）医院、（旅）团卫生队药房组成。其基本职责是负责本单位或所属部队的药材供应和卫生装备小修。

四、灾害医学救援相关法规和预案

法律、法规、预案等是灾害救援管理的重要法律依据。加强灾害救援管理的法制建设，将灾害救援管理纳入法制化管理的轨道，有利于创建应对灾害事件措施的法律支持环境，保障其应对措施的正当性和有效性，从而做到既有效地防控灾害事件，又能将国家和社会危机的代价降到最低。

（一）法律法规体系

据初步统计，我国目前已制定涉及灾害事件应对的法律30多件、行政法规30多件、部门规章50多件，其中，重要的卫生法律5件、卫生行政法规7件、卫生部门规章10多件。此外，军队根据自身特点，颁布实施了军队灾害救援工作的规章、规定等，会同国家有关法律法规，共同构成了军队应对灾害事件的法律法规体系。

通过法律手段规范军队在处置灾害事件中的权利和义务，使灾害事件应急处置工作做到有法可依、依法救援，进而保证灾害救援行动反应更灵敏，行动更迅速，工作更有序，应对更有效。本部分就部分重要法律法规进行介绍。

1.《中华人民共和国突发事件应对法》　《中华人民共和国突发事件应对法》（以下简称《应对法》）是依据宪法，规范各类突发事件共同行为的法律。

（1）应急管理体制方面。《应对法》第四条规定："国家建立统一领导、综合协调、分类管理、分级负责、属地为主的应急管理体制"。既明确了突发事件应急管理体制建设的原则，又明确了突发事件应对的原则。建立和完善应对突发事件卫勤应急管理体制，也必须遵循这一原则。

（2）应急指挥关系方面。《应对法》规定："县级以上地方各级人民政府设立由本级人民政府主要负责人、相关部门负责人、驻当地中国人民解放军和中国人民武装警察部队有关负责人组成的突发事件应急指挥机构，统一领导、协调本级人民政府各有关部门和下级人民政府开展突发事件应对工作；根据实际需要，设立相关类别突发事件应急指挥机构，组织、协调、指挥突发事件应对工作。"这就要求参与处置突发事件的军队和武警部队指挥员应加入到应急指挥机构之中，并按需派员参加军地共同设立的相应机构，形成军民一体的应急指挥控制体系，共同完成组织、协调、指挥、保障突发事件应急等工作。

（3）在应急救援方面。《应对法》规定："中国人民解放军、中国人民武装警察部队和民兵组织依照本法和其他有关法律、行政法规、军事法规的规定以及国务院、中央军事委员会的命令，参加突发事件的应急救援和处置工作。"这一规定为军队、武警部队和民兵参加突发事件应急救援进一步提供了法律依据和法律保障。考虑到军队和民兵参加突发事件应急救援和处置工作比较复杂，《应对法》只是做了原则规定，参加的具体条件、情形等事项依照其他有关法律、行政法规、军事法规以及国务院、中央军委的命令确定。

（4）在应急准备方面。《应对法》规定："中国人民解放军、中国人民武装警察部队和民兵组织应有计划地组织开展应急救援的专门训练。"表明在新世纪新阶段，军队、武警部队和民兵的职能得到进一步拓展，已经成为国家突发事件应急救援的主力军和骨干突击力量。《应对法》要求军队、武警部队和民兵在抓好军事训练的同时，组织开展有关突发事件应急救援知识和技能的应急训练。

2.《军队参加抢险救灾条例》 2005年6月7日国务院、中央军委令（第436号）公布了《军队参加抢险救灾条例》（以下简称《条例》），自2005年7月1日起施行。《条例》属于国家军事行政法规，建立起了一种动用军队抢险救灾的有效机制，为确保军队更好地履行抢险救灾的职能，加强军地双方合力救灾，保证抢险救灾工作的顺利开展，夺取抢险救灾的胜利，提供了坚强有力的法律保障。

《条例》第2条明确了军队在抢险救灾中的地位："军队是抢险救灾的突击力量，执行国家赋予的抢险救灾任务是军队的重要使命。"这从根本上明确了抢险救灾是和平时期军队的重要任务。

《条例》第3条明确了军队参加抢险救灾担负的主要任务："解救、转移或者疏散受困人员；保护重要目标安全；抢救、运送重要物资；参加道路（桥梁、隧道）抢修、海上搜救、核生化救援、疫情控制、医疗救护等专业抢险；排除或者控制其他危重险情、灾情。"其中，参加核生化救援、疫情控制、医疗救护等属于专业抢险的范畴，技术要求高，需要由专业卫勤部（分）队来完成。

《条例》还明确了军队参加抢险救灾批准权限和办理程序："国务院组织的抢险救灾需要军队参加的，由国务院有关主管部门向中国人民解放军总参谋部提出，中国人民解放军总参谋部按照国务院、中央军事委员会的有关规定办理。县级以上地方人民政府组织的抢险救灾需要军队参加的，由县级以上地方人民政府向当地同级军事机关提出，当地同级军事机关按照国务院、中央军事委员会的有关规定办理。在险情、灾情紧急的情况下，地方人民政府可以直接向驻地部队提出救助请求，驻地部队应当按照规定立即实施救助，并向上级报告。"

《条例》明确指出军队应参加抢险救灾联合指挥机构："县级以上地方人民政府组建的抢险救灾指挥机构，应当有当地同级军事机关的负责人参加；当地有驻地部队的，还应当有驻地部队的负责人参加。"通常由政府有关部门、同级军事机关、驻地部队等有关单位的负责人组成联合指挥机构，负责指挥本地区抢险救灾工作。指挥机构接受本级人民政府和上级指挥机构的领导，由地方党、政主要领导任指挥长，省军区系统领导和地方有关主管部门的主要领导任副指挥长。当地有驻地部队的，还应有驻地部队的负责人参加指挥机构。

《条例》明确了军队参加抢险救灾组织指挥关系："军队参加抢险救灾应当在人民政府的统一领导下进行，具体任务由抢险救灾指挥机构赋予，部队的抢险救灾行动由军队负责指挥。"各级人民政府是当地最高行政领导机构，由人民政府领导抢险救灾工作是政府的职能和地位所决定的。因此，军队参加抢险救灾，应当在人民政府的统一领导下进行，所担负的救灾任务由人民政府领导下的抢险救灾指挥机构分配，这样有利于统一指挥，避免政出多门，确保抢险救灾工作有序进行。同时，军队是具有严密组织和严明纪律的武装集团，有其特殊性，《条例》明确军队参加抢险救灾行动，必须由军队指挥员负责指挥。

3.《突发公共卫生事件应急条例》 2003年5月9日国务院颁布了《突发公共卫生事件应急条例》（以下简称《应急条例》），体现了国家运用法律武器战胜突发公共卫生事件的决心。

（1）《应急条例》对突发公共卫生事件的概念进行了界定：突然发生，造成或者可能造成社会公众健康严重损害的重大传染病疫情、群体性不明原因的疾病、重大食物和职业中毒以及其他严重影响公众健康的事件。

（2）《应急条例》规范、强化了领导、启动、指挥、处理突发公共卫生事件的应急管理体制。突发事件发生后，根据事件的性质和严重程度，国务院和省、自治区、直辖市人民政府决定启动全国或省、自治区、直辖市的突发事件应急预案，成立突发事件应急处理指挥部，负责对全国或省、自治区、直辖市突发事件应急处理的统一领导、统一指挥。突发事件应急处理指挥部由政府有关部门和军队有关部门组成，分别由国务院主管领导人或省级政府主要领导人担任总指挥。全国突发事件应急处理指挥部对地方突发事件应急处理工作进行督察和指导，地方各级人民政府及其有关部门应当予以配合。省、自治区、直辖市突发事件应急处理指挥部对本行政区域内突发事件应急处理工作进行督察和指导。

4.《中国人民解放军传染病防治条例》 1992年10月，经中央军委批准，总参、总政、总后依据《传染病防治法》联合颁布了《中国人民解放军传染病防治条例》（以下简称《传染病条例》）。这是我军组织实施传染病防治工作的基本依据。

（1）《传染病条例》明确了军队传染病防治的组织体系：我军的传染病防治工作由总后勤部主管，由各级卫生主管部门实施统一的监督管理。各级卫生防疫、医疗保健机构负责其防治体系范围内各单位的传染病防治工作。

（2）《传染病条例》明确了疫情报告的责任主体：部队各级各类医疗保健、卫生防疫、兽医防治机构是传染病的疫情报告责任单位；执行职务的医疗保健、卫生防疫、兽医防治人员是疫情报告责任人。

（3）《传染病条例》明确了传染病防治工作的三大监督管理职权：对传染病的预防、治疗、监测、控制和疫情报告进行监督、检查；责令被检查单位或者个人限期改进传染病防治工作；依照《传染病条例》规定对违反传染病防治法规的行为给予处罚。师以上单位卫生主管部门和卫生防疫机构应当设兼职传染病管理监督员，部队各级各类医疗保健机构应设兼职传染病管理检查员。

5.《军队应急处理突发公共卫生事件规定》 2003年8月27日，解放军四总部根据国家《突发公共卫生事件应急条例》，结合军队实际，联合颁布了《军队应急处理突发公共卫生事件规定》（以下简称《规定》）。

（1）《规定》明确界定了突发公共卫生事件的概念："是指突然发生，造成或者可能造成军队人员和地方公众健康严重损害的重大传染病疫情、群体性不明原因疾病、重大食物和职业中毒以及其他严重影响公众健康的事件。"

（2）《规定》明确规定了突发公共卫生事件卫勤保障体系，以及军队突发公共卫生事件应急报告制度。

（二）预案体系

预案体系是灾害救援机制的重要组成部分，是加强灾害事件预警、预测能力的基石，也是提高灾害救援能力的重要保障。近年来，军队卫勤先后制定下发了《军队处置突发公共卫生事件应急预案》《军队处置突发动物疫情应急预案》《军队处置突发事件卫勤保障应急预案》《军队处置核与辐射、化学、生物突发事件卫勤保障应急预案》等卫勤预案，初步构建了具有我军特色的处置灾害事件应急卫勤保障预案体系框架。

第二章

军队卫生力量灾害医学救援准备

灾害医学救援行动面对的突发事件种类多、复杂多变，大多数突发事件发生的时间、地点、类型等都无法预测，一旦事件发生后进展迅速，短时间内会造成大量的人员伤亡和严重的财产损失。如果平时没有充分的医学救援应急准备，就不可能保证在灾害突然发生时进行有效应对和控制事件引发的人员伤亡。灾害医学救援准备得越充分，医学救援和处置行动就会越有成效。在新的历史时期，我军非战争军事行动日益增多，做好灾害医学救援准备，是党中央、中央军委赋予军队卫勤的一项重要任务，也是军队新时期、新使命、新要求的一项重要内容，必须紧密结合卫生战备和应急准备，扎实推进军队卫生力量灾害医学救援准备工作，保证军队多样化军事任务的完成。

本章提出军队灾害医学救援准备基本概念，分析其特点和要求，重点介绍灾害医学救援准备工作的力量建设、勤务与技术准备、装备准备、救援预案、救援训练等要素。

第一节 军队灾害医学救援准备任务与原则

为做好灾害医学救援相关工作，军队各级卫勤机关和救援力量应当明确各自的任务分工，按照科学务实的工作原则，扎实做好各项准备工作，着力在保障能力建设、力量体系建设、信息化建设、装备物资储备、法规体制、战备训练等工作上下工夫，按照科学发展观的要求，促进军队灾害医学救援工作全面、协调、可持续地健康发展。

一、军队灾害医学救援准备的概念与特点

（一）军队灾害医学救援准备的概念

军队灾害医学救援准备是指军队卫生系统为执行灾害医学救援卫勤保障任务预先进行的各项准备工作，是后勤准备的重要组成部分。做好灾害医学救援应急准备是军队卫勤完成军队遂行多样化军事任务卫勤保障和医学救援任务的基础，是军队卫勤应急管理工作的重要组成部分。其目的是使军队卫勤对任何灾害医学救援任务紧急情况都能做出有效、正确的反应，是提高军队卫勤有效应对不同类型、不同规模的灾害医学救援任务的保证。

（二）军队灾害医学救援准备的特点与要求

1.保障任务繁重量多，卫勤准备作用重要　重大的突发事件和危机，发生的时间、地点、规模等通常难以提前把握。因此，大多数自然灾害具有很强的突然性，不可能像战争军事行动那样，可以经过长时间的策划和精心准备，往往是在应急情况下突然受领任务，并开赴现场，几乎没有准备时间。各种灾害发生突然，瞬间可能出现大量伤员，拯救生命，分秒必争，卫勤保障越及时，开展越迅速，灾民获救的希望越大。行动部队接到预先号令后几小时内就要出发，准备时间短，加上短时间内难以获得灾情的全面信息，对灾情的严重情况常估计不足，携行的消耗性医疗药品很快用完，需要及时筹措补充，因此经常性卫勤准备尤为重要。

2.保障需求复杂多样，卫勤准备要求较高　灾害医学救援所面临的情况十分复杂，既可能面临抢险救灾行动中的各种自然灾害，又可能面对核生化泄漏等人为灾害。参加的专业救援力量多元，差异也较大。保障对象以军队成员为主，卫勤力量包括

部队建制卫勤力量和野战医疗所（队）等机动卫勤力量；抢险救灾，特别是抗震救灾等救援行动中，大批量伤员同时产生，在医疗卫生机构内部，成批伤病员不断到达，经过救治，再成批转送。整个伤病员的脱险、抢救、医疗、后送以及卫生防疫、心理救援等工作，需要各种专业救援力量参与。不同的行动样式，需求不一样，保障力量不一样，给卫勤准备工作带来不小难度。

3.保障环境条件恶劣，卫勤准备要素齐全　灾害医学救援行动卫勤保障环境复杂，条件十分艰苦。灾情和险情现场既对人身安全构成直接威胁，又给处置行动带来极大的阻碍和困难，如核生化事件会产生辐射沾染、有毒化学物质，火灾、洪涝灾害和地震次生灾害都将对参与处置行动人员构成直接的生命威胁。灾区地理环境条件差，气候恶劣，地广人稀，经济落后，后勤和装备保障社会依托条件差。医务人员应具有良好的身体和心理素质，能在恶劣的自然气候、艰苦复杂的工作环境中完成各项卫勤保障任务。

（三）与卫生战备的区别

军队灾害医学救援准备与卫生战备的概念既相近，又有所不同。两项工作的相同点在于准备要素上都是一致的，包括思想、组织、技术、装备等；不同点在于保障对象与保障状态，准备重点与准备范围也有所区别。两者又有密切的联系，从某种意义上说，军事斗争卫勤准备是军队灾害医学救援准备的基础，军队灾害医学救援准备则是军事斗争卫勤准备的延伸和拓展。

二、军队灾害医学救援准备的基本任务

军队灾害医学救援准备的基本任务是，开展思想政治教育，牢固树立预防为主的思想和危机意识；建立应对多样化军队行动的模块化应急组织；制订应对各种紧急事态的应急预案；组织对突发公共卫生事件的监测；开展针对性军队灾害医学救援训练；做好各类灾害医学救援任务的药材和物资准备。不断提高灾害医学救援卫勤组织指挥能力、快速反应能力、应急机动能力、联合保障（救援）能力和专业技术能力，随时准备执行卫勤保障及应急救援任务，最大限度地减少灾害事件的人员伤害，维护广大官兵和公众的生命和健康。

各类卫勤保障机构和承担应急保障任务的医学教育、科研机构，应当认真组织思想政治教育，组织落实卫勤应急保障能力建设规划的要求，开展针对性训练，做好相应药材装备物资准备。疾病预防控制机构重点落实好突发公共卫生事件的监测工作，医疗救治单位重点组织好突发事件人员伤害特别是现场伤病员的紧急救治以及核化生损伤伤病员的救治，药材保障机构重点做好各类灾害医学救援任务模块化药材储备。

三、军队灾害医学救援准备的原则

（一）根据应急准备需要，加强基本能力建设

军队灾害医学救援准备的基点应立足于能力建设，即不断提高完成灾害医学救援任务卫勤保障和医学救援的能力。卫勤保障和医学救援应对的紧急情况很多，在准备工作中，不可能一一完全应对，只有从基本的能力建设抓起，才有可能做到多种应对。应急保障（救援）能力主要包括：卫勤组织指挥能力、快速反应能力、应急机动能力、联合保障（救援）能力和专业保障能力。

（二）结合保障任务需求，进行多种应急准备

军队灾害医学救援准备在基本能力建设的基础上还必须进行多手准备。应当根据本系统、本单位在灾害医学救援任务中可能承担的应急保障（救援）任务，以及不同任务的卫勤保障需求进行准备。对执行任务部队的卫勤保障和对地方广大受害民众的医学救援工作的组织形式和保障（救援）方式差别很大，传染病治疗与核化损伤救治技术的差别很大。因此，在医疗救治、卫生防疫、卫生防护、药材装备保障以及血液保障等专业保障的准备上，必须认真分析可能承担的任务，把握任务需求，有针对性地做好军队灾害医学救援准备。

（三）完备卫勤保障要素，健全应急力量体系

军队灾害医学救援应急准备工作是一项全面的建设性工作，也是一项系统工程，必须统筹兼顾、周密协调地开展。在宏观管理上，应当考虑到卫勤应急力量体系的建设，如相关政策、法规、制度、标准体系的建立，预案体系的建立，训练体系的建立，药材物资装备体系的建设等。对卫勤保障机构

来说，涉及思想、组织、预案、技术、装备物资、训练等方方面面。在军队灾害医学救援准备中，不可偏废任何一种要素的准备，各项准备工作之间建设发展要均衡。

第二节 军队灾害医学救援力量建设

军队灾害医学救援准备是一个不断强化和深化的过程，也是一项长期建设的工作。在遂行灾害医学救援任务、抢险救灾等应急行动中，需要部队建制卫勤力量和应急机动卫勤力量的共同参与。重点是卫勤机构的专业完整和卫勤编组的适应性。灾害救援行动发生突然，任务紧急，因此各种卫勤力量必须加强全面建设，达到不经人员、装备补充，不经临战训练即可执行任务的要求。

一、基本指导

（一）建设思想与目标

卫勤应急力量建设必须以党中央、国务院、中央军委的决策意图为指导，深入贯彻落实科学发展观，着眼全面履行新世纪、新阶段军队的历史使命，坚持以增强打赢信息化条件下局部战争能力为核心，以卫生战备建设为基础，统筹兼顾、突出重点、分类指导、系统配套、军民共建的思想与原则、不断提高遂行灾害医学救援任务卫勤保障（救援）的能力。

（二）建设基本原则

1. 统筹兼顾　在应急卫勤力量体系建设中，必须正确处理战时核心保障能力建设与平时应急保障能力建设，卫生战备与应急准备，部队建制卫勤分队建设、固定卫勤部队建设与应急机动卫勤分队建设的关系。以军队卫勤的主体任务和提高战时卫勤保障能力建设为核心，逐步扩大灾害医学救援任务卫勤保障（救援）的能力范围，通过灾害医学救援任务卫勤保障（救援）实践，不断增强战时卫勤保障能力。

2. 突出重点　在应急卫勤力量体系建设中，必须根据卫勤任务特点和要求重点建设，以重点建设带动全面建设。根据应对紧急事态的特点，必须以应急机动卫勤分队建设为重点。根据军队卫勤在灾害医学救援体系中重点承担的突发公共卫生事件及重大动物疫情预防控制的任务特点，必须以疾病预防控制体系建设为重点。根据信息化在应急响应、应急处置中所发挥的倍增器作用，必须以应急系统信息化建设为重点。

3. 分类指导　应急卫勤力量需要建设的方面很多，既包括不同层次的机动卫勤力量建设，又包括不同功能任务卫勤力量的建设，各类卫勤部队、分队建设的目标、任务和要求都不尽相同，必须根据各级各类应急机动卫勤力量所承担的功能任务进行分类指导，在基础设施建设、技术力量建设、装备物资建设和信息化建设方面，进行不同的设计和切合实际的指导。

4. 系统配套　应急卫勤力量准备要达到不经临战训练、不经补充装备、不经临时计划就可以应急出动的响应能力和准备水平。因此，在应急准备的建设中，必须以应急处置需求为牵引，进行全面、系统的配套建设，不仅要在专业技术和机动卫生装备上配套建设，而且要在运输工具、通信能力、生活保障条件上进行配套建设。还需要在法规制度、预案体系、相关标准方面进行配套建设。

5. 军民共建　在发生大批人员损伤和传染病暴发流行时，军队和地方卫生人员有着共同的救死扶伤和传染病控制的责任和义务，在应急处置中必须共同应对，联合处置。在卫生应急准备工作中，军队应急卫勤力量纳入国家、地方应急体系，实施军民共建。我军部分应急机动卫勤分队已经纳入国家应急力量体系，并担负国家、地方处置重大突发事件的第一梯队任务，国家已经投入大量资金进行建设。

二、卫勤力量建设

灾害医学救援行动卫勤保障能力作为军队综合卫勤保障能力的重要方面和集中体现，必须切实加强能力建设，其核心是力量建设。

（一）部队卫勤力量建设

师以下部队的卫勤机构依托自身编制内组织

机构开展伤员医疗后送工作，部队各级卫生组织应当按照部队有关规定开设相应组织，根据任务要求开展工作。由于灾害发生突然，短时间内，受伤程度不同、受伤部位不同、包括不同年龄的伤员同时产生，灵活编组便于处置批量伤员时"流水作业"，加快伤员通过速度；当危重伤员数量多时，调整人员编组以加强重点组室，保证救治质量；上级加强卫勤力量，重新编组便于合理搭配技术力量。平时应制订卫勤编组预案，并针对非战争军事行动卫勤保障需要及时修订。

（二）机动卫勤力量建设

为适应灾害医学救援行动卫勤保障的需要，各级机动卫勤力量必须根据行动任务需要，重新进行编组，才能迅速拉动，顺利完成大批量伤病员救治任务。医疗救治力量可以在军队医院机动卫勤分队基础上进行编组；卫生防疫力量从军队疾病预防控制中心等抽组；卫生防护力量可以由军队"三防"医学救援队组成；心理救援力量由军医大学、专科医院等专业人员组成。从近年来我军遂行非战争军事行动卫勤保障的实践来看，主要包括野战医疗所、野战医院、专科手术队、卫生防疫队在内的机动卫勤力量，在抗洪抢险、抗击SARS、汶川抗震救灾等重大灾害医学救援行动中最大限度地抢救灾区群众生命，发挥了中流砥柱的突出作用。

近年来的实践表明，由卫勤指挥专家、各专业的临床医疗专家、流行病学专家、职业卫生学专家、卫生防疫专家、"三防"医学救援专家、实验室技术专家、心理学专家、卫生装备和药材保障专家等组成的专家队伍是组织实施卫勤保障的指导者，其专业知识、技能与经验，可以发挥关键性作用，而且情况越是复杂，其作用越能得到充分的体现。事实多次表明我军机动卫勤力量是灾害医学救援卫勤保障的中坚和骨干力量。但是在卫勤组织建设方面也存在一些"短板"。主要是经过专业化训练的骨干较少，医疗救治力量与多样化任务救治需求不相适应，卫生防疫、心理救援、药材供应和装备维修等力量明显不足。因此，今后我军机动卫勤力量建设必须以任务需求为牵引，在打造强大的非战争军事行动卫勤保障专业力量上下工夫。

根据党中央、国务院、中央军委的战略意图，着眼全面履行新世纪新阶段军队历史使命，提高军队应对多种安全威胁、完成多样化军事任务的能力，灾害医学救援行动应急专业力量的建设必须依托全军力量，构建以专业部队为骨干，与公安、武警部队紧密结合，与国家和地方专业队伍相互衔接的力量体系。

三、建设的重点内容

军队灾害医学救援准备和力量建设的核心是能力的建设。只有在准备阶段充分具备了卫勤应急机动和保障的能力，才有可能随时完成多样化的卫勤保障任务。卫勤应急保障和救援能力主要包括以下几个方面。

（一）组织指挥能力

卫勤组织指挥能力主要体现在卫勤指挥员素质和卫勤机关的筹划、组织、协调、控制工作中。各级卫勤指挥员和卫勤机关应当具备复杂情况的分析判断能力、应急指挥与调度能力、灵活协调能力和有效控制事态的能力。在能力建设中，应当通过学习和训练，使卫勤指挥员和卫勤机关人员熟悉紧急事态下的卫勤管理理论，了解各类灾害医学救援任务的救援特点，学会预案的编制，指挥卫勤分队行军与输送，组织卫勤演练和演习，造就系统筹划、果断决策、灵活应对、务实高效的组织指挥队伍。

（二）快速反应能力

快速反应能力主要体现在事件的监测与预警、从常态向应急状态的转换、应急响应行动上。军队各级突发公共卫生事件的监测系统应当具备各种事件迹象、征象和萌芽状态的发现能力，去伪存真的核查与排查能力，适时的预警提示能力。各级各类应急机动卫勤分队应当预备多种应对预案，建立应急响应机制，具备紧急启动应急指挥系统能力，快速调集与动员能力，组织调整与组合能力，物资调整与组合能力。在能力建设上，应当加强平时资料情报的积累和菌毒株库的建设，加强应急指挥室的建设，加强应急转换的训练。

（三）应急机动能力

应急机动能力主要体现在卫勤分队的行军与输送过程中，主要表现在卫勤分队指挥员的指挥协调工作中。卫勤分队指挥员应当具有军事指挥员的素质，具备组织卫勤分队行军与输送的能力。在能力建设中，应当通过学习和训练，使指挥员学会组织装车、安排车队序列、控制行军速度、保证行车安全、合理选择卫勤分队展开地域、快速布局与展开等组织指挥知识，提高标图、识图、独立辨别方向、正确选择行军路线、灵活处置情况的素质。卫勤分队人员应当具备长途行军的体能和空中、铁路、公路和水上多种运输环境的适应能力，以及独立展开帐篷和使用设施与装备的能力。

（四）联合保障与救援能力

联合保障与救援能力主要体现在三军联勤和军警民联合救援行动中各种关系的处理上。联合保障与救援能力主要表现在联合协作、沟通协调等能力上。卫勤指挥员和分队成员应当具备主动协同、广泛协调、相互尊重、相互支援的思想素质和工作能力。在能力建设上，尽可能地组织多部门、多系统的联合演练和演习，学习各军兵种编制体制特点，不同的保障方式和保障特点，了解武警、公安、地方卫生部门、救援机构的特点、工作方式和工作习惯，以及在登记统计、工作标准方面的不同，建立相互了解、能力互补、协调一致的工作关系。

（五）专业技术能力

专业技术能力主要体现在不同专业的情况分析判断（诊断），现场处置与救治方案，检验、检测手段以及处置（救治）效果上。各类应急分队的医疗、防疫、防护、药材保障专业人员应当具备野外条件下的处置能力和简易条件下的工作能力以及快速急救、紧急防护的能力。在能力建设中，应当普及伤病员的现场急救训练，包括通气、止血、包扎、固定、搬运、基础生命支持等的技术训练。学会使用相应的工具、器材和装备，学会规范性的伤票、登记簿、简易病历的书写与传输。并根据各类专业人员承担的技术工作深入开展针对性技术的训练。

第三节 军队灾害医学救援勤务与技术准备

加强军队应急卫勤力量的勤务和技术准备是提高灾害医学救援救治效率和处置能力的理论保证，先进的勤务理论和技术对军队应急卫勤力量的组织建设、计划制订、处置原则、科学训练、装备配置等工作有较强的指导意义，有利于各级卫勤力量准确把握救援工作的方向。

一、军队灾害医学救援勤务与技术建设的基本要求

（一）针对承担的任务需要，做好勤务和技术准备

应急勤务与技术建设主要针对卫勤分队在灾害医学救援任务中遇到和可能遇到的人员伤害和健康威胁问题进行准备和建设。因此，勤务与技术建设通常根据本单位可能承担的任务和预案设想中涉及的组织、技术、专业和任务需要，开展有针对性的勤务、技术准备和建设。为达到对一旦发生的灾害能及时、快速、准确、高效地响应，有效、合理、充分地利用各种资源，必须对应急体系中的组织体系进行层次划分，对突发事件分级、应急资源分类。只有这样，一旦有突发事件发生，才能迅速组织队伍，调度资源，进行处置。

在新的历史时期，我军卫勤面临的多样化医学救援任务越来越多，新中国成立后规模比较大的有唐山地震救援、1998年抗洪抢险，还有近期四川汶川地震救援、甘肃舟曲泥石流救援、四川芦山地震救援。地震发生后，全军卫生系统迅即行动。总后卫生部迅速成立全军抗震救灾卫勤保障指挥组，召开会议进行全面部署，从各军区、军医大学派出医疗队、防疫队；将医务人员及大量药材、装备投送灾区一线，为在"黄金时间"内尽快开展伤员救治、最大限度地抢救人民群众的生命赢得了宝贵时间；筹措卫生物资快速发往灾区，有力保障了灾区第一时间医疗救治卫生物资需求。我军卫勤应急反应能力得到了充分肯定，充分反映了做好勤务和技术准备工作的重要性。

（二）突出快速响应和时效救治，做好现场组织和现场处置技术准备

勤务与技术建设和准备应以现场组织与现场处置技术为主，以伤病员紧急救治技术为主。准备的重点应当放在现场组织和快速诊断、快速分类、快速处置上。

2010年4月14日，青海玉树发生强烈地震，我军医学救援组织有力、反应迅速，根据军委统一部署，由总后卫生部与兰州军区联指和国家、地方卫生部门成立应急指挥机构，建立医学救援一线军

地联合指挥机构，高效有序地组织医学救援工作。先后派出25支医疗救援队，急救诊疗伤病员达7.3万人次，充分发挥了突击队和主力军作用，两所野战方舱医院成为救护生命的"绿色方舟"，挤压伤、感染、休克、高原病等防治新技术大显身手，有效降低了高原病发生率，实现救灾任务部队官兵"零死亡"。2012年9月7日，云南省彝良县发生5.7级地震，造成70多万人受灾。总后卫生部迅速启动应急预案，从军事医学科学院、成都军区抽组防疫专家、疾控分队和心理救援队100多人，携带检测设备、防疫药品和器材，连夜赶赴救灾一线开展卫生防疫和心理救援；开通灾区和军队后方医院远程会诊通道，为50多名重伤员提供了及时有效的远程医学服务。

（三）突出平战一体，研发灾害医学救援中实用适用技术装备

在应急勤务与技术建设中，应重点普及军事和勤务知识，适应艰苦环境和现场应用的实用技术，大力推广简便、实用、有效的技术。强调掌握技术的熟练程度，应急处置器具、急救器材的简易、轻便、实用程度。汶川抗震救灾中动用的野战医疗方舱、远程会诊车和卫生技术车辆等二代野战卫生装备，为医学救援提供了先进技术平台和保障手段，大大提高了卫勤保障效率和质量。但救援行动中也暴露出一些问题，即缺小型、便携、模块化的医疗设备，缺乏救护直升机、卫生飞机、卫生列车等大型救护平台，地震中空运伤病员的飞机多来自民航和军队，机上加载的医疗设备不足，说明我军没有专业的空运后送医疗队。而与此相比，美国早在1996年就建成美军空运后送重症监护组，能在飞机上展开重症监护，转运绝大多数重症患者。相比之下，中国的专用卫生运力与途中专业救护能力有待提高。

二、军队灾害医学救援勤务与技术建设的重点内容

（一）医疗后送力量技术建设

灾害医学救援行动伤情、伤类与战争军事行动存在明显区别。以抗震救灾为例，创伤、挤压伤占到80%以上，对于外科的专科救治需求明显增加，必须建立专业的医疗救治力量，强调专科救治能力。军队医院作为灾害医学救援行动医疗救治力量的重要来源，必须在平时的训练、演练中，强化相关学科的基本技能，尤其是战伤救治技术的巩固与提升。围绕战伤严重并发症救治、火器伤救治技术等特色优势项目，展开相关基础与临床应用技术研究。对军队机动医疗分队的各类人员，应当普及伤病员的现场急救训练，包括通气、止血、包扎、固定、搬运、基础生命支持等技术。医疗救治力量在熟练掌握战伤救治技术的基础上，应重点掌握在不同灾害医学救援行动中易发而又不熟悉的伤病救治，如抗震救灾中挤压综合征的现场急救，海难救援中海水浸泡伤员的捞救与复温，火灾现场烟雾中毒与窒息伤员的抢救、烧伤伤员的现场处理，抗洪抢险中溺水人员的抢救，任务部队在高原执行任务时的高原缺氧综合征的处理，在高温条件作业时中暑人员的处理以及高寒时节作业值勤时冻伤的处理等。专科救治力量靠前部署，是目前国际卫勤力量使用的趋势。据2009年第三十八届世界军事医学大会有关文献提示，微创技术、便携式影像技术、机器人技术等先进救治技术与设备已开始运用于战场救治。依据"医疗与士兵同在"的理念，为一线士兵配备先进的单兵救治装置，一流专家靠前配置，先进技术深入战场不仅是军事医学发展的趋势，而且成为当前卫勤力量建设的发展方向。

我军现有的专科手术队编制较少，装备配备也比较简单，主要任务是加强到野战医疗所（队）等救治机构实施专科手术。遇有紧急情况时，也难以在一线发挥作用，当务之急是根据完成灾害医学救援行动卫勤保障的任务需求，确定其人员组成及编组形式，制订相应的手术范围、手术原则、手术类型、手术时机以及昼夜伤病员通过量、工作时间、术后观察时间等关键技战术指标。从全军机动卫勤力量的宏观布局出发，以野战医疗队为基础进行改建更为可行，也易于操作。

（二）防疫防护力量技术建设

1.强化专业技术建设　灾害医学救援行动中，卫生防疫工作从有害生物防治、水源检测、环境消毒，到健康教育与促进，专业门类多，技术含量高，对人员专业化程度等方面要求高。要完成多样化军事行动卫生防疫任务，解决专业技术问题的关键是加强灾害医学及核化生救援、卫生防疫防护等学科建设，提高防疫防护基础研究能力与技术水平，着力强化复合型专业技术和技能的培训，结合力量编

成不断完善和专业结构的优化编组,不断提升卫生防疫防护力量的技术保障水平。专业技术建设应结合疾病预防控制机构、科研机构的整体建设,切实规划,从理论与实际结合、基础与应用结合的角度,对制约卫生防疫防护技术发展的"瓶颈"问题和关键技术进行攻关,尤其是快速侦检(包括高通量快速诊断技术,便携、快速的饮水和食品卫生监测技术等)、快速接种、大规模免疫方面。加强灾害医学救援行动卫生防疫防护机理与规律的基础性研究,为提高防疫防护风险评估和检测预警提供科学依据。防护技术建设方面应按照战伤救治规则的要求,掌握核与辐射损伤伤员救治,了解核与辐射致伤因素与特点,掌握核与辐射沾染区抢救措施、早期治疗措施以及专科治疗措施。

2.深化专业队伍建设　对于卫生防疫防护技术建设来说,重点是人才和专业队伍。建设培养一批能执行多样化任务卫生防疫的复合型人才队伍,是完成灾害医学救援行动卫生防疫防护任务的强大资源基础。在建设类别上,主要是加强流调侦检、监督监测、防疫防护及心理干预等专业人才队伍建设,实现现场处置及时、卫生监测准确、侦检快速,切实提高专业救援能力。在建设手段上,可采取外送内训、岗位练兵、继续医学教育、交流学习等方式,进行基地化、模拟化、网络化培训,不断增强技术教育的针对性,加强各项专业技术能力的培养。依托全军和战区两级疾病预防控制中心,建立综合培训基地,承担卫生防疫防护培训任务,通过组织区域、跨区域综合演练增强实战技能。在建设内容上,要加强防疫车辆、消杀器械、快速侦检的人装结合训练,定期开展分级防疫骨干培训。按照一专多能、一人多技的要求,广泛开展形式多样的应急处置训练,做好复合人才的培养与储备。此外,必须强化具有全面分析判断、精通专业、具有一定军事基础与知识以及实际工作经验的专家队伍建设,创建一支梯次合理的高素质人才队伍,培养解决实际问题的核心能力。

3.推进专业装备建设　主要考虑以下几个方面:一是装备要机动性能强。卫生防疫必须在指挥车辆、防疫车辆和生活保障车辆等装备的配备方面,强调实用和快速,以提升快速机动能力。要加强车载防疫装备和大型野战防疫器材的革新和改造,提高装备集成化和一体化综合保障能力。二是装备要轻便智能。防疫装备配备要突出小型、轻便、实用和高效原则,既要配备一定数量的常规消杀灭器具,还要配备轻便智能的快速侦检设备与现场处置装备。三是实现人与装备的完美结合。运用模块化原理,确立合理的装备人员编组模块,形成由卫生监督、传染病防治、有害生物控制和心理(或健康教育)专业人员组成的人员队伍,注重人装结合训练,定期进行岗位轮换,积极开展复杂条件下的装备适应性训练,以提高专业兼职能力和装备使用水平。

4.提高自身保障能力　由于卫生防疫防护机构工作的开展大多须依托必要的卫生装备,且部分为大型装备,所以必须注重加强自身综合保障能力建设。比如卫生防疫队的每一个独立行动单元都应配备移动式卫星通信设备,用多种手段确保指挥渠道持续畅通。同时,要加强野战防疫防护信息化建设,建立卫生相关信息资料数据库,在无线通信保证的情况下为一线卫生防疫防护提供技术支撑。此外,必须针对灾害医学救援行动特殊需求,加强综合配套单元建设,切实提高卫生防疫队独立执行任务的能力。要配备基本的炊事净水装备,确保生活自我保障;要配备基本装备维修器材,确保装备出现小故障时能自我修复。

(三)"三防"医学救援力量技术建设

防原分队和防化分队技术的准备和建设,应侧重于核、化恐怖袭击现场的卫生防护、伤员洗消处理和伤员救治。其技术建设应按照战伤救治规则的要求,掌握核与辐射损伤伤员救治,了解核与辐射致伤因素与特点,掌握核与辐射沾染区抢救措施、早期治疗措施以及专科治疗措施。化学损伤救治应掌握除化学武器致伤以外的各类化学中毒伤员的救治。熟悉中毒伤员的鉴别诊断、急救措施和防护方法等。防生分队应与防疫(公共卫生处置)分队统筹规划、统一建设,防疫(公共卫生处置)分队开展以现场处置与传染病控制为重点的建设,"三防"医学救援队中的防生分队开展以恐怖袭击事件排查、实验室检测鉴定为重点的建设,并开展统一组织指挥下的联合防疫救援训练和演习。

(四)药材保障力量技术建设

灾害医学救援行动药材技术保障具有时效要求高、保障任务重和保障难度大的特点。2008年汶川抗震救灾中,13万大军赶赴灾区。总后卫生部靠前办公,为救灾部队超常规实施药材保障。从接到命令到清点、装车、运输,最后抵达灾区,首批梯队仅用了12个小时。此次抗震救灾，总后卫生部紧急从十余个军队后方仓库和6省2市15个地方代储企业调用价值1亿多元的战备药材，成为全国救援行动开展最早、反应最快、到位最快的药材保障系统之一。此后，在应对甲型H1N1流感疫情、青海玉树地震、海外救援等多样化任务中，总后卫生部均实施军民一体卫生物资联合保障。

（五）心理救援力量技术建设

心理救援力量建设的重点是心理救援队的技术建设。心理救援队在建设中，应从基础建设抓起，从救援体系和队伍建设、法规制度建设和相关装备器材建设抓起。从心理卫生相关基本概念的界定、社会心理和医学心理工作的任务区分、心理相关信息的标准化、心理测评量表的统一分类与规范及心理救援工作的组织实施与工作方法等方面进行研究、学习和准备。重点对心理评估方法、灾害心理损害、群体心理损害、救援人员心理损害的现场应激干预技术、方法进行建设。注重心理康复治疗和适应性训练的方法学研究和工作准备。此外，在心理救援力量建设过程中，制订心理卫生应急救援分队工作细则，并建立心理救援专业模块，确立模块的人员、装备标准与结构，建立各种灾害医学救援行动心理救援力量模块化抽组方案。

心理服务连接着战斗力。目前，军队着眼推进心理救援和心理卫生保障标准化、制度化、常态化建设，建立了全军心理卫生专家库，全军建立了10多个心理卫生专业技术中心，开展了78个心理卫生应用性科研课题，建立了70多个心理科、100多个心理门诊、1 000多个心理卫生咨询站室，培养了1 300名心理医生和五千余名心理专业骨干。由军事医学科学院研制的非战争军事行动心理保障模块和心理干预模块，对官兵心理卫生保障发挥了重要作用，心理卫生装备助推工作效益提升，有效降低了部队心理障碍问题的发生率。

三、勤务与技术建设的措施

军队应急卫勤力量应尽可能多地规划和设置在不同灾害环境条件下的卫勤训练科目，积极参加三军针对性的联合救援演习，主动组织不同灾害和突发公共卫生事件环境条件下的拉动训练，包括力量抽组、机动、展开、防控、救治、后送、撤收转移等科目，通过模拟伤病员和致伤动物进行动态演练，加强野战条件下的紧急救治训练，有针对性地收治各类突发事件易发的创伤外科和急诊伤病员，或参加重大活动的医疗保障活动，增加实践机会。

（一）学习应急管理理论和针对性技术理论

各级卫勤领导应加强应急管理理论的学习，熟悉应急管理的特点和规律，掌握必要的卫勤领导和应急决策的知识和方法。组织机动卫勤分队专业人员学习各类应急处置预案，学习处置各类突发事件应具备的军事理论、勤务理论和特有的伤病救治理论和方法，重点开展恶劣环境条件下行军与输送、展开与布局、急救和传染病防控理论和技术的学习，打牢应急行动的基础，使应急专业队伍在专业结构、知识结构、技术水平及年龄结构方面始终处于最佳状态，使个人的勤务知识、专业技术水平与承担的应急任务相适应，不断提高个人的应急能力和救援机构的整体救援能力。

2010年，玉树和舟曲先后发生特大地震和泥石流灾害，数万部队官兵八方驰援，提出了特殊环境下保障联合行动的新课题。救援部队依托抗震救灾联合指挥体系和现有联勤体制，建立了区域联勤与建制保障相结合、军警民各方保障相结合的保障体制机制，由兰州军区负责对所有进入灾区的军队救援力量实施联合投送、统一编组、集中调配、联勤保障，使得整个救灾过程指挥高效、行动迅速、责任清晰、运转顺畅。

（二）平时实践中锻炼技术队伍

应急卫勤分队的人员应当尽量多地参加平时应急处置和医疗救援的实践，尽量多地参加急诊科室的工作。目前，军队医院通过多年的对社会开放，积极参与地方的医疗市场竞争，医院的规模和医疗技术水平有了极大的提高，平时的医疗实践机会多，有利于医疗水平的不断提高，尤其是大型军队医院，能够满足应急任务卫勤保障和医学救援的需要。目前的弱点主要是特殊损伤的治疗方面平时实践机会少，仅进行过理论学习。相对而言，部队卫勤机构的技术水平由于受到任务和规模的限制，实践机会少，水平提高慢。所以应当在平时的医疗、防疫实践中，密切结合灾害医学救援任务和应急任务的需要，认真开展和总结每一次应急处置和救援行动，不断积累应急处置和救援的组织工作和技术工作经验。积极开展创伤救治技术、各类中毒人员救治技术、现场急救技术和自我防护技能的学习与锻炼。各单位应当在设备、技术力量允许的情况下，创造条件，适当扩大技术范围，增加应急救援、心理服务项目，提高救治水平，在实践中学习，在实践中提高。

（三）在完成各项任务中检验技术队伍

军队医疗卫生机构应积极参加灾害医疗卫生救援活动。灾害造成的人员伤亡有突然集中发生、伤势严重复杂、任务要求紧急、事前难以预测等特点，对卫勤机构应急准备的要求高。对救援队伍完成任务情况进行效果、过程、质量评价，不断检验和评价应急预案，检验和评价队伍的应急组织指挥、快速反应、应急机动和应急救援能力和水平，针对执行任务的实践中存在的问题，修订和完善应急预案，改进组织指挥方法、联合行动措施和针对性救援技术工作方法。在有条件的情况下，分队在执行任务以前就设定重点研究和技术改进方案，通过有准备的灾害救援行动，深入研究和检验勤务与技术、装备的改革和改进方案，推动应急保障（救援）能力不断提高。

第四节 军队灾害医学救援装备准备

储备充足的灾害医学救援装备物资，确保突发事件军队卫勤应急处置时的装备物资供应，是完成好灾害医学救援任务应急保障的一个重要条件。军队灾害医学救援装备准备工作包括专业物资装备，通用保障物资装备，药材、血液制品等物资准备。

一、军队灾害医学装备物资的管理

卫生装备必须专人管理、专人负责，平时鼓励在医疗工作中使用，使用和维修必须登记，遇有情况时必须由机动卫勤分队使用，大型骨干卫生装备不但要有专人管理，还必须有专用库房。

灾害医学装备物资的管理要落实"三分四定"。为了便于管理、发放和装载，各类战备应急物资必须落实"三分"（携行、运行、移交）"四定"（定人、定物、定车、定位）。每年组织1~2次卫勤应急物资全面检查。保管人员根据实际情况和季节变化要随时检查，发现问题及时处理，做到"六防"（防潮、防霉、防火、防盗、防虫蛀、防鼠咬），达到"四无"（无霉变、无丢失、无失效期、无锈蚀）。

在装备管理中应当强调，一是所有卫勤应急物资器材力求配套，凡配套的物资在装箱时不能拆散，以便随时展开使用。平时应研究几种固定的配套装箱方法，各种功能箱应品种齐全、配套，补充药材可按单品种分类装箱。二是卫勤应急物资装箱后，必须有装箱单，一式两份，一份放在箱中，另一份使用单位保存。三是所有的箱、囊、包必须进行统一的编号，不同品种的箱、囊、包要有显著的标识。四是所有的卫勤应急物资从消耗登记、请领、补充、定期检查到保养维修等，要有专人负责，实行岗位责任制。五是对剧毒、麻醉、易燃、易爆药品，要分别包装，专人单独保管，定期检查，以免发生事故。六是对易吸潮生霉、生锈的药材物资，应适时晾晒和擦拭，以防损坏。七是对效期药品，要定期轮换更新。对将到效期的或有变质损坏的应及时更换，以保证卫勤应急物资经常处于质优量足状态。

各类救援装备物资属专用物资，平时不得动用，遇有紧急抢救或执行特殊任务，确须动用时，应经领导批准，来不及批准的，可边动用边报告，用后及时补齐调整，并报上级卫生部门备案。

二、军队灾害医学救援装备建设的思路

1. 小型化　军队灾害医学救援装备必须小型化，较大型装备车载化，以适宜携带、机动和展开，适合在各种艰苦环境中使用，坚固耐用，同时必须技术先进，才能适应灾害医学救援任务多样化的需要。

2. 模块化　模块化是军队灾害医学救援装备的发展方向，立足现有装备标准，集成分类，突出功能配套，按照"组装原理"和"积木原理"，形成不同规模、不同类型、具有不同保障能力模块化的装备编组。

3. 信息化　新一代的军队灾害医学救援装备必须具有信息化功能，实现卫勤保障的信息化，具有

信息的处理和传输能力，能够适合信息化网络工作。目前我军大部分卫生装备尚不具备信息化工作能力，野战环境的网络尚未建立。

三、军队灾害医学救援装备物资保障特点

灾害医学救援行动卫生物资保障与战时相比，除具有供应时间紧、任务重，筹措、运输、保管都有许多意想不到的困难等共同特点外，还具有自身的特殊性。

（一）需求品量预测难度大

灾害医学救援行动涉及的各类事件，在发生时间和地点上往往难以预测，人员的伤害程度差异很大，卫生物资既要满足地方群众医学救援的需要，又要满足任务部队卫勤保障的需要，保障任务轻重不一，对药材保障影响尤为明显。灾害医学救援行动的突然性以及医学救援的阶段性引发的直接后果，就是药材需求的多样性和不确定性。某些灾害医学救援行动由于事先无法预见何时会发生，也可能是由于某种行动或灾难的衍生，产生次生灾情或灾难，具体应急药品种类和数量难以预计，除了按战救药材和战常药材准备外，一部分药品目录都是临时由医疗队的成员根据专科经验来确定，往往是想到什么准备什么，导致储备和供应目录不全，部分药材数量不充足，准备次数频繁，药品归类不清；还由于参与任务行动力量多元，指挥层级交错，分布地域不定，阶段任务不明，使得保障任务在空域、时域上难以准确把握，物资需求预测难以精确化。这就需要根据灾情或任务的变化，以更灵活的方式做好卫生物资准备，及时提供适宜的卫生物资，并要求储备量立足最大，以适应不同类型、不同危害程度、不同数量伤病员救治需要。

（二）筹措品类特异性强

灾害医学救援行动任务的类型不同，面对的伤害和损伤因素不同，对卫生物资品量需求也不相同。抗洪抢险时主要救治内科、皮肤科疾病，以及中暑和疲劳引发的各类病痛，抗震救灾时主要救治创伤，扑灭火灾时主要救治烧伤，还要考虑"三防"等特殊用药，在不同地域执行任务时还要考虑到高寒、高原和自然疫源等卫生物资需求，即使同一种行动类型在不同阶段也有治疗、防疫药材的需求差异。因此，卫生物资储备品类必须做到齐全配套、模块化组配，以适应救治不同病种的需要。根据灾害医学救援行动减员特点，所需药材品种既不同于战时，也不同于平时。防疫药材需求量大，包括用于消毒、杀虫、灭鼠的药品和饮水消毒勺、氯制剂等。防治感冒、腹泻、皮肤病、腰腿痛用药也增多，应对核生化恐怖袭击后果消除也需要一些特殊药品保障。目前，战备携行药材以战伤和常见病、多发病治疗药物为主，对于消杀灭药品、防暑避蚊药品、疫苗、试剂、防护器材等携行较少，药材储备品种、数量和布局等不够合理，都需要进行调整完善，加强针对性准备。

（三）储备预置要有针对性

灾害医学救援行动发生的时间、地点、强度、行动环境和背景的不同，给卫生物资保障带来的困难是不同的。纵观近年来我国发生雨雪冰冻、洪水、火灾、地震等自然灾害，都存在着事件的发生难以预测、短时间内破坏性大、灾区情况复杂等特点，给卫生物资储备的预置带来很多障碍，但也有一定的规律可循。我国历史上发生的各类突发事件，地震灾害主要集中在8条地震带，洪涝灾害主要集中在嫩江、松花江、长江中下游、黄河、淮河、珠江流域。在这些地域提前储备一定的相应卫生物资，就可以做到在第一时间内应急反应、迅即动用、快速补给。为此，应根据保障对象、任务性质、保障区域环境的需求，突出重点、兼顾其他，深入抓好卫生物资储备需求论证，着重加强预定地域、重点物资的储备，科学合理地预置应急保障药材基数或模块，特别是应加大特殊药品器材的储备，做好充分准备，预编方案、预建力量、预置资源、预定机制，确保各种条件下联勤保障、联合保障的有效实施。

（四）供应时效和阶段性明显

现代战伤救治时效理论的核心是强调救治的紧急性，多数灾害医学救援行动事件发生突然，对卫生物资保障要求时间紧迫。从最近几次灾害医学救援行动看，第3~10天的卫生物资需求约占全部需求的50%。部队执行救灾、平暴任务急，机动性大，要求在任何时候，卫生物资都必须准备充分，保障必须快速，即便是防疫物资，也要求在灾害刚发生时或有疾病流行苗头时就要到位使用，否则一旦疾病流行，波及面大，流行速度快，会带来严重后果。这些特点要求卫生物资除了有针对性的预置

外，还要在模块组合、包装方法、储运条件、组织装载以及供应保障机制等方面，适应快速保障的要求，具备较强的应急保障能力。抗震救灾卫勤保障一般可以分为三个阶段：第一阶段为早期或应急期，以外伤为主，大部分伤员伤势危重，这一时期卫勤保障的特点是"救命"，此期以急救药品保障为主，包括镇痛药、抗感染药、止血药、水和电解质类药物。第二阶段为中期或亚急期，由地震灾难直接造成的外伤明显减少，内科类疾病发病率明显上升，此期的物资保障以治疗上呼吸道感染、胃炎、胃痛、皮肤病的药物为主。第三阶段为后期或恢复期，疾病谱接近或略高于当地常见病、多发病，心理、精神疾患比较突出。此期防疫是重点，物资保障应以治疗精神障碍的药物、疫苗、防疫用各类消毒剂为主。因此，必须掌握卫生物资阶段性消耗规律，预先做好准备，实施主动、有重点的保障。

（五）消耗信息不易收集

从灾害医学救援行动卫生物资保障的指导和要求来说，既要全力保障受灾群众和救灾官兵的医疗救治与防疫防护需要，又要勤俭节约，避免卫生物资的浪费和流失，做到优质高效、精确保障。但实际运行中，由于一线卫生人员全部精力都放在医疗救治和卫生防疫工作上，也由于交通不便、信息不灵，后方掌握实际发生伤病种类及人次不清，往往会产生卫生物资供大于求的问题，造成不应有的浪费和积压，降低了卫生物资保障效能。汶川抗震救灾中，各单位统计上报药材消耗、供应和补给情况，存在上报不及时、数据质量不高的现象。药材供应管理信息化程度低，信息传递手段落后，仍依靠手工统计、电话报告；灾区各医疗队隶属关系不同，信息不能相互传递，导致"信息流"不畅通，使药材及卫生装备的消耗、损失、短缺和积压情况无法及时沟通，形成信息孤岛，卫生物资消耗难以准确统计，导致在中后期，不少单位出现了需要用的物资没有，不需要的物资大量积压的状况。

四、军队灾害医学救援物资准备的内容

军队灾害医学救援装备物资建设是做好灾害医学救援任务应急卫勤保障和医学救援工作的物质基础，是军队灾害医学救援准备的重要内容。应急条件下须展开救治的机构，可能要完成大批伤员的救治任务，平时要储备并管理好各类卫生应急装备物资，在紧急情况下可动用。卫勤应急药材装备和物资包括以下内容。

1.战备药材装备　各类药材的生产、储存、运输等各个环节差别明显，军队相关部门的准备显得尤为重要，战备物资储存单位应参照军队有关规定，并结合任务需要，配齐各类所需药品装备。

2.医疗文书（标志）类　包括伤票、野战病历、医疗后送文件袋、战时伤病员登记簿、战斗卫勤日志、伤标、分类牌等。其中伤票、野战病历、医疗后送文件袋、战时伤病员登记簿按全军统一格式，由军区、军兵种或总后卫生部制发，由救治机构储备，其余按全军有关规定，由各单位自行制作。由于非战争军事行动中军队卫勤保障机构通常面对大量的病员，而且分级救治不明显，战时伤病员医疗后送文书的作用逐渐弱化，汶川抗震救灾过程中，不少医疗队根本没有使用战时医疗后送文书，给卫勤保障数据的收集、整理、标准化以及卫勤保障总结带来相当大的困难。

3.生活、通信器材类　①卫生帐篷：各级救治机构需要有足够的生活器材，以保证伤病员救治、休养和工作人员的生活需要。②睡铺：应按展开的床位数为伤病员准备睡铺，同时也要准备一定数量的工作人员睡铺。③卫生被服：按展开床位数储备，并适当增加数量作为预备。④通信工具：如电话、对讲机及无线电通信设备。⑤其他物资：如发电设备、照明器材、取暖设备、炊事装备等。

4.卫生技术车辆、方舱类　目前，我军重点作战部队师医院、应急机动医院和部分应急保障旅卫生营，已配发了手术车、检验车、消毒车、运血车、X线车、伤员急救车等卫生技术车辆；方舱类包括野战医疗卫生系统和船用医疗模块系统，"战役快速支援卫勤保障系统"以及医院船等先进装备也已经用于实战。

5.运输工具类　①担架：主要用于救治机构内部各组室之间搬运伤员。②运输汽车：用于救治机构的机动。

6.其他物资类　①机降标志：有红旗指示、二字指示、圆圈指示和烟雾指示器材。②卫生标志旗：有卫生指挥旗、分类旗、染毒标志旗、组（室）标志牌与路标等。③宣传、摄像、照相器材、地图和绘图工具等。

五、药材准备的任务与原则

(一) 主要任务

包括药材供应量预计、筹措、储备、保管等。除军用特需药品外,战役和战略固定保障机构仍然依托平时供应体制实施药材供应。

1. **药材供应量预计** 通常依据药材供应标准、保障任务、伤病人员、当地流行病情况、医疗救治、卫生防疫与卫生防护措施、配备现状、地方药材资源动员潜力、救援中耗损及留有预备等情况,测算药材供应总需要量,核查药材现有库存量,计算两者差额后,得出药材供应量。

2. **药材筹措** 根据药材供应计划,实施药材筹措。筹措方式包括:实物申请、代储调拨、军用特需药生产、市场采购、加工订货、生产自制、国家和地方动员等。在"卫勤使命-2009"演习中,某军区药材供应机构与当地医药公司联合开设野战药材仓库,利用地方药材供应网络,实施药材筹措和供应,积累了先进经验,值得借鉴和推广。

在保障行动中,部队建制和机动卫勤分队应当根据药材消耗情况及时筹措药材,一般在储备定额消耗了1/3~1/2时应及时申请补充。在灾害医学救援行动时药材请领可以先按需领取、后补办手续,急事急办。急需药材由战役运力运抵一线,紧急情况组织空运空投。

3. **药材储备** 药材储备依据的是保障预案、生产供应的可能、经费的多少、药材的性质和轮换更新能力等。按照灾害医学救援行动类型,储备规模应按最大需求的类型储备,一般储备不同保障阶梯的各一个月量。储备形式可分为基本模块、补充模块和单品种三种。突发公共卫生事件一般不设补充模块,主要是突发公共卫生事件病原复杂,难以预测,一般不会集中产生大规模的伤病员,军地药材保障体系也不会遭破坏等。单品种主要指妇、老、幼特殊人群用药以及用药缺乏规律、难以列入基本模块和补充模块的药品。

在储备布局上,应重点考虑灾害事件多发地域。如长江、黄河、淮河、珠江和松花江流域,是防洪防汛重点地区,一旦发生水灾,动用兵力多,持续时间长,需要加大战常药材的储备数量,并重点预置抗洪抢险卫生物资。大兴安岭等林区历史上多次发生火灾,需要重点预置火灾救援的单品种卫生物资。

(二) 基本原则

灾害医学救援行动类型不同,其药材准备的内容、方法和要求有所不同,药材准备应当遵循下列原则。

1. **依托战时,统筹兼顾** 灾害医学救援行动药材准备,应当以保障需求为牵引,依托战时药材保障体制和储备,在此基础上,统筹兼顾灾害医学救援行动药材保障,做到适应需求,立足够用;分级储备,科学布局;功用完备,模块组合;平战结合,军民兼容;措施配套,管理先进。通过加强战备药材储存和维护,确保遂行通用型药材保障需要;通过研究特异型保障需求,结合战备储备品量,明确特异性品种的筹措途径、资金和方法。

2. **主辅有分,科学组织** 灾害医学救援行动药材准备是以救命和扑灭疫情为主的行动准备,这种保障属主体行动性质,药材需求量大,保障强度高,组织指挥复杂,需要与军事指挥紧密结合,应当参与到各军事指挥中去。一般来说,参与的程度越紧密,越易准确掌握保障需求,越易保证药材供应顺利、有效地实施。

3. **供需对接,军地联合** 为确保保障时效,应在最短时间内,动用网络、通信等各种指挥和信息手段,统合保障能力,集合保障需求,并充分利用军地各种资源和手段,将能力和需求有效对接,确保让保障资源尽快转化为保障能力。对于高强度保障,应实施军地联合指挥和保障,确保各种资源的统筹使用和有效转化。

六、卫生装备准备的任务与原则

(一) 主要任务

1. **确立体制,补充装备** 首先,由卫生装备主管部门确立装备体制,将适用于灾害医学救援行动卫勤保障的装备列入装备编制;其次,根据担负的任务,由装备配备主管部门和采购、研发单位将装备按编制配发到任务部队和机动卫勤力量。行动前,执行任务卫勤分队应对装备进行调整补充,对短缺装备提出补充申请。在一时得不到补充的紧急情况下,任务卫勤分队应主动作为,采取自行调剂、向友邻单位拆借、向地方租赁等方式,迅速补足卫生装备,保持齐装配套。

2.按装备标准配置部队 卫勤部（分）队的装备尽量采用模块化配置的方式，设置携行模块、运行模块和补充模块。以野战医疗所为例：①携行模块：根据急救单元人员编组情况集成，以背囊的形式配备。包括基本急救背囊、复苏背囊、清创背囊、药品器材背囊、担架背囊等。②运行模块：运行模块分为指挥、分类后送、手术、重症监护、留治、医疗检诊、防疫和后勤保障8个子模块，以箱组和车辆帐篷形式配备。其中，指挥和后勤保障模块现行配备较弱，应当重点加强。指挥模块应包括指挥车、对讲机、卫勤综合作业箱组、传真机、笔记本电脑等。规模较大、等级较高的机动卫勤力量，根据需要配备车载式海事卫星电话、远程会诊车。后勤保障模块应包括个人生活携行背囊、双人用便携野营帐篷、连一级野炊炊具、气动升降照明灯、运输车、网架式宿营帐篷、折叠式行军床、冷暖风机、电站挂车、净水挂车、储水囊、淋浴装置、炊事挂车等。③补充模块：补充模块分为抗洪抢险、抗震救灾、扑救火灾和重大伤亡事故救援4个补充模块，在执行不同任务时补充携带。包括个人救生装备、现场急救装备，血液、血制品储运装备、个人防护装备、烧伤处置装备等。

3.卫生装备维修准备 接到灾害医学救援行动任务指令后，维修力量应在最短的时间内完成应急准备，包括调整维修计划，调整抽组维修人员，落实携行维修装备和通专用零配件，向预定展开地域机动。力量不足时，应尽快报请上级加强维修力量。

（二）基本原则

以现行基本卫生装备为基础，结合非战争军事行动的特点和要求，坚持系统配套、以装定编、按编配装，重点补允配备特需和数量不足的卫生装备；卫生装备配备突出小型化、便携化、模块化和集成化；配备急救装备，增加必要通信装备。通用后勤装备立足独立保障；装备能够灵活组合，既能保证集中展开救治，也能保证小群多路现场急救。

（三）灾害医学救援装备建设

灾害医学救援行动卫勤保障既涵盖传统卫勤保障的共同规律，又具自身的特殊规律与特点，对卫勤保障的快速反应能力、系统保障能力、复杂环境适应能力要求更高。目前卫生装备存在的主要问题是训练平台、装备与实战保障平台、装备相距较远，尤其是远程兵力投送能力、通信保障能力、信息获取能力、救护直升机配备数量等是明显的短板，缺少各种专业救援力量与救援装备。综合我军近年来灾害医学救援行动卫勤保障实践，卫生装备建设应着重加强现场伤病员急救和紧急救治、伤病员后送和途中救治、机动医疗单元、环境生存等装备的建设。

1.现场急救系列装备 根据现有的经验，对于不需要立即（1小时内）后送或住院的伤员而言，现场救护比匆忙后送更加有利。所以，应在灾害医学救援行动卫勤保障中应用各种简易高效的急救装备，从功能上可以分为伤员寻找装备和急救复苏装备。急救复苏装备主要是指对受伤或发生心搏、呼吸骤停的伤员采取止血、包扎、固定、解除窒息或恢复呼吸和循环功能等现场急救使用的装备，主要包括急救包、绷带、止血带、夹板、人工呼吸器、供氧器、吸引器、心脏起搏器和输血输液器等。

2.治送结合的后送装备 伤病员伤情的快速变化以及后送途中的环境变化，要求救治工作必须有连续性，伤病员在后送途中要实施不间断的治疗，故各种后送工具在医疗装备的配备方面必须考虑到这一点，除一般包扎、止血、固定器材外，还应配以监护器材、呼吸和循环复苏器材等。

3.移动式野外医疗系统 多数灾害医学救援行动时，在短时间内产生大量伤病员，以及恶劣的工作环境和自然条件，都给固定的医疗机构造成了巨大的压力，需要配备一些移动式野外医疗单元作为固定医疗机构的重要补充，以弥补在收容能力、救治能力乃至人员等方面的不足。移动式野外医疗单元是指移动式的救治伤病员的成套专用装备，主要分为医院船、卫生飞机、卫生帐篷和医疗方舱等。移动式野外医疗单元由于具有展收时间短，使用空间大，受外界气候影响小，可自供水、电、气，可以视具体情况由陆、海、空运输，机动方便的特点，因此普遍受到各国的重视。2005年10月8日，巴基斯坦北部喜马拉雅山地区发生了7.6级地震，造成大量人员伤亡。地震发生后，美陆军第212流动外科医院接到命令，迅速从德国移防至巴基斯坦的地震灾区，在受灾最严重的巴基斯坦北部地区迅速展开救援。

4.环境适应装备 灾害医学救援行动大多环境恶劣，而且其发生地的自然条件也千变万化，卫勤保障人员乃至伤病员可能遭遇到各种生存问题，比如说海上、岛屿、丛林等地带可能是流行病、传染病的疫源地，南北冷热条件完全不同等，这些都给灾害医学救援行动卫勤保障造成了很大的干扰。灾害医学救援行动中的自身后勤保障也是一个十分繁杂而又不可忽视的重要方面，后方医院的水、电、气、食品、卫生被服、锅炉、车辆以及营区秩序、交通安全等保障要素必须保证及时、高效、安全，满足救治工作的需求。机动卫勤力量的后勤保障包括：饮食、饮水、必需的生活物资、个人防护用品、输送工具、通信装备等。汶川抗震救灾中，由于灾区道路、供电、通信设施遭到破坏甚至毁损，后勤保障往往成为救援队伍行动的障碍，直接影响救援行动的开展。因此，卫勤部（分）队必须做好充分的应急准备，探索多途径的保障方式和手段，提高自我保障能力。

七、血液准备的任务与原则

（一）任务

灾害医学救援行动血液准备的基本任务是筹措与储备血液，实施血液供应、技术保障和血液管理，协调国家或地方血液管理部门保证后续血液的供应。

灾害医学救援行动筹措血液的方式，通常采取动员地方采集、紧急情况军队一线人员就地采集等方法。各级血液保障机构应根据实际情况，灵活选择适宜的血液筹措方法。

1. **地方血液的筹措** 灾害医学救援行动中后期，军队的用血主要来源于国家或地方采供血机构。军队卫勤指挥部门提出血液动员需求计划，由国家和地方统一下达任务，组织血液筹集；军区联勤部卫生部协调地方血液主管部门，由各级地方采供血机构以实物形式，向野战血站提供血液。

2. **军队血液的筹措** 由军队献血委员会与军队采供血机构按计划组织实施。行动前，军队的储备血液主要从非行动部队采集，行动中，原则上不组织行动部队献血。临时采血应当符合国家应急采血规定，即"伤员救治必须用血且没有其他方法可以替代、当地没有供血机构、可以完成传染病检验"。符合这些规定条件时，可动员血型相符的人员临时采血。

（二）原则

1. **适应需要** 按照国家《献血法》以社会储血为主的精神，军队血液供应主要依托现有军内储血单位，满足行动初期批量伤员医疗救治用血需要，达到保障当前、衔接后续的要求，以后的血液保障可采取依靠社会、临时动员的方式。

2. **方便使用** 一是血液储备供应的品种要方便任务部队和机动医疗分队的使用，主要储备成分血，简化品种，以储备悬浮红细胞、血浆为主；二是血液储备还要考虑方便平时的周转，将血液储备在我军平时的采供血机构。

3. **确保质量** 输血是挽救伤员生命、提高救治效果的重要条件。血液供应在整个血液保障中持续时间长，是连接"采"和"用"、影响血液质量十分重要的环节。因此要在血液供应全过程，从组织上、技术上全面严格地控制血液质量。包括血型与标识的准确无误，血液储存期与使用时间的正确把握，血液保存条件的严格控制，对溶血的及时发现与剔除等，确保用血安全有效。

4. **注重效益** 血液是一种特殊的物资，生物产品的许多特殊要求决定了血液的储备必须和血液的有效周转统一起来，不是预计需求量大，就可以大量地储备。同时还必须考虑到储备血液的周转，不然就会造成物资的损失、经济的浪费乃至社会的不良影响。所以，在计划血液供应时必须同时满足两个条件：既要能够及时保障行动需要，又要利于血液的合理周转。

5. **军民结合** 血液供应按照以社会为主的原则，必须实行军队和地方统筹兼顾。军队储备主要保证初期需要，地方应解决好后续用血的衔接，保证血液不间断的供应。

第五节　军队灾害医学救援预案

军队灾害医学救援预案，是军队卫勤针对平时可能发生的灾害事件，预先制订的应对计划和方案。编制军队灾害医学救援预案的基本任务是：充分预想、设定紧急事态卫勤背景与需求，建立相应的组织体系和工作制度，明确基本工作流程和工作方法，提出各类物资准备清单。其目的是在紧急事态发生以前建立起一套基本的应对方式、方法和技术、物资准备方案，一旦发生紧急事态，能够有一个基本的遵循和参照，实现迅速、有序、高效地应急响应与处置。同时，也为应急训练提供基本依据。2003年年初，当广东等地发生SARS疫情后，上海市政府就立即开始分析形势，并针对疫情可能在上海出现的种种情况和发展趋势制订出十多套应急预案。2003年4月4日，上海出现了首例SARS病例，上海市政府立即启动了"上海市公共卫生突发事件应急处置预案"，由于整个危机管理工作全面、紧张而有序地进行，有效地遏制了SARS疫情在上海的蔓延，其成功的关键就是他们有很强的危机意识并制订了切实可行的危机应急预案。

一、编制军队灾害医学救援预案的意义

凡事"预则立，不预则废"。应急预案是应急管理工作的起始点，是建立在对各种灾害医学救援任务紧急事态预见基础上的应对方案。健全完善的各种应急预案，对有效减少各种突发事件可能带来的损失具有极其重要的意义。

（一）可以增强突发事件应急决策的科学性

灾害医学救援预案是根据对灾害医学救援任务自身特点的深入研究，对处理突发事件的组织形式与工作方法的规律性认识，在已有经验与科研成果的基础上编制的。一旦发生紧急事态，就能按照事态发生发展的客观规律性并借鉴以往经验教训，在最短的时间之内做出最优的选择与决策，进行科学的部署和采取相应的行动。按照应急预案组织指挥可以提高应急资源利用的充分度、技术运用的合理性和应急处置的有效性。反之，缺乏科学、充分的计划，应急行动会陷入盲目和无序状态。

有备才能无患。召之即来、战之能胜，这得益于各级部队建立了完善的应对突发事件应急预案，一套完备的多样化军事任务机制正成为部队行动的有力支撑。2009年8月中旬，由总后勤部组织的"卫勤使命-2009"实兵演习在西北某地举行，其背景设置就是我国西北某地突发特大地震及次生灾害。参加过演习的第四军医大学、兰州军区第一医院、第四医院、第五医院的卫勤分队在玉树地震、舟曲特大泥石流医学救援中发挥了巨大作用。

（二）可以提高突发事件应急处置的时效性

有了完善的应急预案体系，发生突发事件时就能立即启动事先制订好的相关预案，立即采取响应行动和措施，为挽救伤病员生命、维护公众健康争取宝贵的时间。各种应急预案的编制情况，关系到应急处置的响应速度和处置效果。例如2003年暴发的SARS事件，由于缺乏相应的预案准备，在一定程度上延缓了响应和处置时机。2008年四川汶川大地震，我军迅速启动应急预案，及时派出了医疗救治力量，迅速开展了有效的灾害医学救援工作。这在很大程度上得益于事先制订的应急预案。玉树地震震后2小时10分钟，兰州军区某独立步兵团全员出动，强行军16小时后抵达灾区；某摩步旅翻越4座海拔4 500 m以上的雪山，连续30小时开进1 500多千米到达灾区；新疆军区某陆航旅紧急从1 700 km外起飞，以最快速度飞抵玉树；到4月18日22时，解放军和武警部队共有1.2万人到达救援一线。从机制响应、预案启动，到人员就位、器材齐备，一支支队伍迅速转换"角色"——这在很大程度上得益于各单位事先制订的应急预案以及平时根据预案组织的各种训练。

（三）可以加强突发事件应急处置的规范性

国家和军队都已经编制下发了多项针对各类突发事件的应急处置预案。明确了处置突发事件的领导机构、各部门的责任分工、基本的工作关系（包括军民协调关系）。总后勤部颁发的《军队处置突发事件卫勤保障应急预案》，也明确了各级各类卫生主管部门和卫勤保障机构的基本任务与工作责任，以及响应程序和条件、应急处置内容等。有了这一基本规范，各级各类卫勤机构在紧急情况下就有了基本的遵循。应急工作开展起来就会更加顺畅。如玉树地震抗震救灾的高效有序，既有来自对汶川抗震救灾经验的总结，又有来自部队相应机构和法规制度的完善，减少了许多中间环节，凸显了"快"字第一。

二、预案编制的基本原则

（一）科学性原则

预案的编制首先必须坚持科学性的原则。在预案编制的指导思想、编制程序和规范组织形式、工

作方法及实施措施中,都必须遵循科学规律。编制工作必须在全面调查分析的基础上,在充分研究掌握灾害医学救援任务或紧急事件发生发展规律,充分把握本系统、本单位卫生资源及保障能力的基础上,结合实际情况进行。只有在相应理论指导下,密切结合实际,以科学态度进行编制的应急预案,才能在实际应用中发挥作用。

(二)系统性原则

军队灾害医学救援预案,涉及医学救援和卫勤保障的方方面面,必须全面考虑、系统设计。一方面,每个预案本身要有系统性,军队灾害医学救援预案的编制应当完整覆盖突发事件卫勤应急处置各项业务和各个环节的工作,同时兼顾事前、事发、事中、事后的各阶段工作。另一方面,各个预案之间要形成一个预案体系,既要有不同类型事件的应急预案,又要有不同层次的应急预案。

(三)动态性原则

在预案编制中,必须考虑到所保障的军事行动以及应对的突发事件的动态变化及发展进程,预测不同阶段的卫勤需求和工作重点,根据军事行动及突发事件的动态变化和发展规律采取不同的应对措施。设定在什么样的情况下,什么样的时机,应当采取什么样的组织措施、技术措施或防护措施等,把预案所能遇到的主要动态变化情况充分考虑进去,把预案写活,使其适应性更强。

(四)可操作性原则

预案是用来指导实际行动和行为的,必须具有适用性和实用性。预案应当尽量符合客观情况,具有很强的针对性,否则就失去了应有的价值。在预案的制订过程中,可操作性是必须考虑的基本原则,每一步行动都必须考虑环境因素、资源因素、人员素质因素和时间因素,充分考虑实际工作中的可行性,不可超越实际进行盲目预测和规范,造成无法运行和操作而陷入混乱。

(五)预见性原则

预案不可能准确预见突发事件的具体时间、地点、规模、伤亡人数等,但是预案必须对不同类型的灾害医学救援任务的性质及原因、对事件可能发展的方向、对不同级别突发事件可能动用的各种资源、应对事件采取的措施等方面做出相应的预见,才能增强应急处置的有效性。灾害医学救援任务的特点是应急处置准备时间短,因此更要求预案制订时具有预见性。

三、预案结构与内容

应急预案是针对紧急事态所制定的应对方案,是应急准备工作中最重要的一项内容,也是应急训练和应急处置工作的基本模板。由于应对的紧急事态规模、严重程度不同,涉及响应层级不同,由于客观存在着多种类型的事件,涉及的应对方式、方法不同,因此,应急预案是一套由不同层次、不同类型应对方案纵横交织、共同组成的预案体系。从应急预案编制的目的出发,应急预案一般包括应急处置的事件背景、接警程序、基本任务、主导思想、基本原则、应急组织、应急响应、事件处置、现场恢复、资源补充、应急准备以及预案管理等内容。

(一)预案体系及分类

国家和军队把机构的层级和事件的类型结合起来,规定了基本的应急预案体系框架。各个层级的卫生部门或保障机构,可以根据自身把握系统的大小,灵活编制以下几种类型的预案,形成本系统或本单位的预案体系。

1. 总体预案 总体预案通常是指一个系统应对紧急事态的基本方案,类似于母法,是下位预案制订的基本依据。

2. 专项预案 通常是指应对某一类型重大事件的专门预案。

3. 部门预案 通常是指管理部门应对突发事件所编制的专门预案。各级各类管理部门根据上级总体应急预案、专项应急预案和部门职责为应对突发事件制订的预案。

4. 机构预案 卫勤机构预案通常是指军队各级各类卫勤保障机构应对各类突发事件所制订的应急卫勤保障(医学救援)预案。各级各类卫勤保障机构在军区、军兵种的领导下,按照总体应急预案、专项应急预案的基本要求,针对可能承担的任务和可能处置的应急事件,结合自身功能特点和应急处置实际,编制相应的应急预案,并应当做到一类事件一种预案。

5. 重大活动预案 针对国家和军队重大活动所制订的卫勤保障及应急处置预案。包括军队参加国家举办的重大国际会议、国际赛事及重大活动安全保卫工作,参加国际维和行动、国际救援行动、双边及多边国际联合军事演习等活动所编制的应急预案。此类预案分别由承担重大活动卫勤保障任务的各级卫生部门和各类卫勤保障机构及单位制订。在2008年北京奥运安保准备工作中，军队参与的卫勤部门和机构编制了详细的重大活动总体预案、部门预案和机构预案。

（二）总体预案的基本结构与内容

总体预案一般偏重于宏观指导、总体谋划与组织工作的规范，类似于组织法。

1.编制目的、依据　预案编制目的、依据的表述，通常应明确为应对突发事件（或紧急事态）的需要，提高处置突发事件的能力，最大限度地减少人员伤害，维护军人及公众健康和生命安全所依据的相关法律、法规和预案等。

2.适用范围　预案的适用范围是指本预案规范和执行的范围，军队卫生系统的总体预案通常规范军队卫生系统参与处置突发事件紧急事态的卫勤保障和医学救援工作，规范的是军队卫生系统管理部门及保障机构在处置突发事件（紧急事态）时的行为，是相关行动的基本依据。

3.应对的紧急事态　预案制订中，应当指明预案针对的紧急事态规范，可能应对的事件的种类及危机状态的等级。"军队处置突发事件卫勤保障应急预案"针对的是自然灾害、事故灾难、社会安全事件和军事突发事件的卫勤保障（救援）工作。同时，应当明确主要针对的是哪一级事件应急处置的工作，或者是各级各类事件都要遵循的规定。如总部应急预案主要规范的是特别重大突发事件的应急组织指挥和处置工作，同时本预案也对其他等级事件的工作和训练工作具有指导意义。

4.基本任务与工作原则　预案应当规范卫勤保障（救援）的基本任务、工作原则与基本要求等。"军队处置突发事件卫勤保障应急预案"中，基本任务是指做好处置紧急事态的医疗、防疫和药材准备，开展伤病员救治和健康危险因素控制，协助进行现场常态恢复和伤病员处理，最大限度地减少对人员健康的伤害，维护军队和社会公众的健康和生命安全；确定以人为本、预防为主、协同管理、联合保障的工作原则；要求把处置突发事件卫勤保障工作作为应急管理的重要工作，不断总结经验教训，完善工作机制。规定军队各级医疗卫生机构在各类突发事件发生时，均负有疾病预防控制和救死扶伤的责任和义务，军队卫生人员应当做好思想、技术准备，积极开展疾病预防、控制，全力救治伤病员等。

5.组织指挥体系与指挥关系　预案应当明确相应的组织指挥体系和指挥工作关系。明确的内容包括卫勤组织指挥基本任务、指挥体制、组织协调分工、主管部门职责、专家咨询组的职能与组织指挥关系等。明确事件的预警、卫勤指挥响应、应急指挥启动、卫勤力量部署与使用、指挥与协调、事发现场组织指挥、伤病员后送指挥程序、卫勤支援和卫勤报告等内容。

6.保障体系及工作关系　预案应当明确医疗、防疫、防护、药材，包括装备、血液相应的保障（救援）体系，基本任务、各级各类机构的应急准备、应急响应、任务区分、保障范围、技术范围和相互工作关系以及善后与总结工作等内容。

7.基本标准　预案应当明确各类组织编制标准、各级药材、装备、物资的配备和储备标准等。

8.动态监控　预案应当明确在处置突发事件中，卫勤领导和管理机关重点应当监控的内容，如卫勤机构的转移、伤病员流动情况、疫情发展变化情况、药材消耗情况、血液供应及消耗情况等，并规定信息采集、信息传输、汇总分析、反馈评估方式方法等。

9.相关保障　预案应当明确在处置突发事件过程中的通信、运输、生活、经费保障等问题如何解决，谁来解决，如何补充供应和保障等。

（三）部队预案的基本结构与内容

部队预案是指卫勤部队及部队卫勤分队所制订的具体应对紧急事态的行动预案，部队预案一般偏重于工作程序、工作方法的规范，类似于程序法。从总体上对紧急事态应急处置的基本任务、思想原则、责任区分、指挥体系、保障体系、基本程序等做出规定，对具体编组形式、任务区分、保障方式进行明确。

1.编制目的、依据　预案编制目的的表述，可根据本单位可能承担的任务需求，一般需要制订应对反恐怖袭击，自然灾害如地震、洪水、火灾等应急保障（救援）预案，以及突发公共卫生事件等事件应急处置相关的预案，明确为应对某一类紧急事态的需要编制预案以及所依据的相关法律、法规、预案等。

2.适用范围　预案的适用范围，通常是指预案规范和执行的机构类型范围，包括医疗、防疫防护、药材装备血液保障部（分）队，同时也包括预案适用的时间与空间范围等。

3.事件背景与想定　通常是指预案对所应对

的事件类型、事件波及范围、严重程度、人员伤害可能类型进行的设计与想定，已有的处置情况等，是预案针对的环境背景介绍，为下面的各项内容提供背景和前提。事件类型的不同，对军队灾害医学救援准备、处置的要求也不同，环境背景的设定可以区分出是对参与行动部队进行卫勤保障，还是对受到伤害的公众进行医学救援，哪些是已给定的条件，哪些是未知的情况，这些对人员的伤害的预计十分重要，是预案编制的基本依据。

4.基本任务　预案在对人员伤害进行预计的基础上，进一步估测需要完成的保障（救援）任务和基本需求，可能的保障（救援）范围及其工作量、技术范围以及需要的卫生人员和物资的需求等。

5.指挥与保障关系　预案要明确内外指挥关系与保障（救援）关系。尤其是在实施医学救援时必须明确军内、军外的协同指挥关系，明确联合救援的协同实施。

6.力量编组与任务区分　预案应当明确机构力量的编组和任务划分。目前我军卫勤抽组的各类机动卫勤力量均有明确的编组，军队医院抽组的野战医疗所、野战医疗队，应根据不同的任务需求进一步进行模块化的编组。

7.应急准备　预案应当对应急行动的思想工作、防护工作、信息工作、药材装备等方面的准备工作做出具体安排。

8.应急处置的实施　预案这一部分是重点，应当对应急响应行动和医疗、防疫防护和药材保障等专业处置的工作流程、重点环节、工作方法、工作标准与评价标准做出规定。也可规定特殊伤病的基本救治方案，并对技术工作中存在的问题加以强调。

9.动态监控　预案中，应明确规定主要监控的内容，信息采集、信息传输、汇总分析、反馈评估等方法及内容等。

10.相关保障　预案对应急行动和工作中的通信、运输、军需、生活等相关工作做出安排。

四、预案的编制

（一）编制基本原则

1.依国家法律、法规、规范、标准及其他规定或要求　如《中华人民共和国传染病防治法》《中华人民共和国抗震减灾法》《国家突发公共卫生事件应急条例》《传染病防治实施办法》《传染性非典型性肺炎防治管理办法》《国家突发公共事件总体应急预案》《国家突发公共卫生事件应急预案》《国家突发公共事件医疗卫生救援应急预案》《国际突发重大动物疫情应急预案》《国家自然灾害救助应急预案》等。

2.军队相关法规制度及预案　如《中国人民解放军卫生条例》《军队参加抢险救灾条例》《中国人民解放军传染病防治条例》等。

3.灾害医学救援行动卫勤保障特点及原则　灾害医学救援行动的特点是信息公开，约束力强，社会影响大；发生突然难以预测，应急响应快速；行动样式构成多种，战斗保障双重；保障对象包含军队、民众，组织指挥靠前；多元力量联合行动，协调协同复杂。其原则是：预行准备，快速应急，联合组织，科学实施，依法行动。

4.其他　主要包括上级卫勤机关的指示和预案要求、本级后勤首长的保障意图、灾害医学救援行动卫勤保障任务、驻地情况及本单位的具体情况。

（二）预案编制的过程

1.成立组织，制订计划　在上级首长的领导下，成立预案编制小组。明确人员分工，提出预案编制的目的、指导思想，设定预案针对的灾害医学救援行动样式和事件类型，制订编写计划。

2.设定情况及明确任务　预案是在事件发生和应急行动以前制订的方案，因此，它与实际操作方案有所不同。首先要对卫勤所应对的事件或军事行动进行一个设定，是对任务部队的卫勤保障，还是地震灾害医学救援？还是传染病预防控制？还是各类事件和军事行动都包括？使预案的编制有一个基本的范围界定。同时，要明确卫勤在事件或行动中担负的基本任务是什么，是保障任务，还是救援任务？是全部负责，还是部分承担？保障（救援）的范围如何？以上内容是预案编制的基础，可以结合可能承担的任务、以往经验和自身特长进行设定。如果上级已经规定了应急准备的基本任务，按照上级下达的任务明确。

3.卫勤需求估计与测算　一是根据卫勤可能应对的事件或军事行动情况，对任务期间可能发生的人员伤害进行估计与测算，如任务部队的卫生减员、任务区的伤病员数量、主要类型、严重程度、时间分布、地区分布，以及污染范围等。二是根据任务需求对卫勤应急行动的力量需求进行估计与测算。包括保障（救援）所需要的基本业务功能，以及各类人员、药材、装备、物资、运输工具、通信器材等资源。原则上，功能配置、资源配置应当与任务需求相协调。功能、资源不足时，应当在预案中说明或向上级提出。

4.明确组织形式与工作关系　根据预案规范的系统或范围，建立不同能级或不同功能的队伍或编组，明确各级各类组织的负责人、基本任务、保障（救援）范围及业务功能范围，明确与外部的领导关系和协同协作关系，明确上下级指挥关系和相互工作关系，建立相关组织制度和工作制度。如请示报告制度、定期会议制度、伤病员后送工作制度、会诊（会商）制度等。

5.规范业务工作流程　依据相关法律法规和预案要求，遵循科学规律，结合任务实际，规范伤病员救治医疗、疾病预防控制、卫生防护、药材保障工作的基本流程和方式方法，特别是与其他部门协同合作开展的工作，如伤病员后送的申请与运输任务下达程序、传染病预防与现场控制工作程序、药材的请领与接受程序等，提出重点工作的操作程序和要求、注意事项、特殊情况的处置和要求等。对信息采集、信息传输、信息分析与利用提出要求。

6.规定应急准备的标准　制订相关标准，将军队灾害医学救援准备工作量化、标准化。如参加任务的人员条件及结构标准，人员在位率标准，药品、器材、物资储备标准，药材装箱标准，携行、运行、移交物资标准，物资车辆装载方案，必要的信息标准和标准信息报告表，检验检测方法及标准，应急处置效果评价标准等。

7.报上级卫勤机关审定　军队灾害医学救援准备预案应当上报本级后勤首长和上级卫勤机关审定，并根据上级的意见和要求不断完善。

8.组织演练、修改补充预案　预案批准后，应当组织任务分队人员认真学习预案内容，明确各自的分工、工作流程和相互关系的协调，并组织任务分队按照预案反复进行演练和演习，在反复的训练中进一步熟悉预案，熟悉程序与操作，落实预案要求的内容。不断提高应急响应能力、现场处置能力，以及实战场景的感觉和心理适应。同时，通过训练演习，可以发现预案中存在的问题和不足，对预案进行反复修改，使预案不断修订和完善。

（三）方法

1.文献调研法　收集和学习相关指导性法律、法规、制度、预案和经验性文章及资料。帮助理清思路，深入思考预案撰写提纲，并将文献中好的经验和做法应用到预案中来。

2.现况调查法　一是进行现况调查，收集吸收好的经验和做法。二是针对具体预案的调查，到现场进行有针对性的调查，特别是对卫生机构展开地域、水源、道路及驻地卫生资源及卫勤协同等调查。

3.德尔菲法　将征求意见稿提供给有关专家，请他们从完整性、科学性、实用性多个角度提出修改意见。在这个基础上，有条件的可以组织专家论证会，讨论预案初稿的可行性。

4.卫勤训练和演习方法　主要通过卫勤训练、卫勤想定作业和实验性演习来检验和完善预案。

（四）预案参考范例及注意事项

1.标题　标题通常有三种写法：一是"单位名称"加"事由"加"预案"组成；二是"单位名称"加"地点、事由"加"预案"组成；三是当采用地（要）图注记式时，则由"单位名称"加"事由（或地点、事由）"加"预案图"组成。

2.开头　按照法规体例撰写的预案，可不写引言，直接撰写条款。按照文件体例撰写，可以写引言，主要内容可以是编制预案的目的和依据等。

3.正文　按前述预案的基本结构和程序起草预案的正文。

4.文尾　文尾包括：①主题词。把公文主题的自然语言转换成检索语言，是对公文进行主题分析、概括并赋予某种标识的过程。②抄送。抄送时其各单位的排序通常为：上级、平级、下级。并注明印发的数量。③承办单位。在抄送的下面应注明承办或经办单位、联系人的姓名和电话号码。

5.标图要求　在宏观预案中，常常需要标图。标图时，将我方救援态势、后方兵站部署、行军路线、救治机构的配置地点及地方卫生机构等有关情况，标绘在军用地图或要图上，必要时加文字注记。

第六节 军队灾害医学救援训练

军队灾害医学救援训练是指卫勤部（分）队按照军队参加灾害医学救援行动有关任务要求，针对各类事件的不同特点，组织开展的针对性训练活动。其基本任务在于提高卫勤部（分）队应急处置的基础知识水平和专业技能，明确灾害医学救援行动中卫勤应急处置行动的组织指挥与保障方法，深入开展卫勤应急管理和专业技术研究，全面检验预案制度、人员编配和装备配备方案，培育战斗精神，提高官兵素质，培养和造就新型军队卫勤应急处置人才，进一步增强灾害医学救援行动应急处置卫勤保障能力。

一、军队灾害医学救援训练概述

（一）指导思想

军队灾害医学救援训练工作要坚持以科学发展观为指导，以新形势下军队应对多种安全威胁，完成多样化军事任务的使命要求为牵引，以全面提高复杂、困难环境下突发事件应急处置能力为目标，紧紧围绕全面建设现代后勤，严格落实军事训练新大纲有关要求，坚持从难、从严、从实际出发，坚持训战一致、教养一致，坚持按纲施训、依法治训，确保应急处置卫勤训练的质量与效益。

（二）训练目的

1.强化意识　定期组织开展军队灾害医学救援训练，特别是多部门参加的应急处置卫勤综合演练，可有效增强参训人员的责任意识、危机意识和协同意识，不断提高针对不同类型突发事件的现场应变能力、协同配合能力和整体救援能力，树立应对重大突发事件的信心。

2.检验预案　不断检验各类灾害医学救援任务卫勤应急处置预案方案的科学性、合理性，在实践中发现问题、总结经验，及时反馈军队卫勤应急救援系统的快速反应能力，进一步明确军地联合指挥组织机构和程序，并为装备物资的合理配备提供依据。

3.提高能力　通过理论培训和技能训练，可进一步夯实救援人员专业理论基础，提高操作技能，为应急处置的高效实施奠定坚实基础；通过定期组织综合演练，可充分锻炼应急状况下军地多部门、多兵种的联合指挥和协同配合，探索建立科学、合理的长效联动机制，全面检验各级指挥机构和救援力量在复杂条件下的指挥控制能力和快速反应能力，达到锻炼队伍、提高能力的目的。

（三）施训原则

1.加强领导，统筹安排　各级卫勤机关和各卫勤部（分）队应高度重视军队灾害医学救援训练工作，建立健全训练领导组织。要依照军事训练新大纲的要求，根据本单位担负的卫勤应急救援任务，对本级应急训练演练工作进行总体规划，统筹安排，将日常工作与训练演练有机结合，互相促进，同步发展，采取多种训练形式和有力措施，保证参训时间、内容、人员和效果的四落实，确保本级训练有计划、有组织地进行。

2.平战结合，立足应急　正确处理平时应急处置工作与战时卫勤保障之间的关系，将军队灾害医学救援训练与军事斗争卫勤战备训练相结合，以提高平时应急处置能力，促进战时卫勤核心保障能力，切实做到平战结合。同时，应充分重视不同规模、不同类型突发事件的应急处置实践，认真总结经验，查找问题，吸取教训，改进训练方法。结合履行多样化军事任务的使命要求，大力加强新技术、新方法的研究与训练。

3.突出重点，注重实效　军队灾害医学救援训练，要以强化指挥职能、加快反应速度、提高处置能力、确保完成任务为出发点，注重实效，运用科学的训练方法和现代化的训练手段，力求以最短的时间和最少的物资器材消耗取得最佳的训练效益。军队灾害医学救援训练类型和课目较多，不同类型的突发事件，其指挥程序和应急处置专业技术的训练内容不尽相同。由于训练时间有限，必须区分训练层次与对象，突出各自专业重点。其中，卫勤机关应当以分析判断情况、力量筹划与运用、协调与控制为训练重点；卫勤部（分）队应当以平战转换、应急响应行动、应急处置和效果评估为训练重点。

二、军队灾害医学救援训练的主要内容

按照训练实施手段，军队灾害医学救援训练主要包括知识教育、技能培训和综合演练三种方式。其中，知识教育和技能培训主要围绕各卫勤部（分）队的专业职能展开，具有一定的通用性；综合演练则主要围绕不同类型灾害医学救援任务的任务特点而展开，具有较强的针对性。知识教育和技能培训是综合演练的基础和前提，综合演练是对知识教育和技能培训的实践检验和升华。

我军新大纲规定军队医院机动卫勤分队相关卫勤保障训练内容包括自然灾害、事故灾难和突发公共卫生事件等的卫勤保障，并提出了训练的具体要求：情况判断准确，指挥程序清楚，能够及时、正确、果断地处置各种情况；人员编组合理，任务分工明确，物资、装备、器材携带齐全；分队行动迅速，能够按要求及时到达指定位置并快速展开工作。卫生员训练大队的训练内容与医院基本一致，要求卫生员了解非战争军事行动卫勤保障的特点、任务与要求，能够及时、正确、果断地处置各种情况，组织救援。疾病预防控制中心及卫生防疫队、"三防"医学救援队训练内容主要包括各种灾害医学救援行动卫生防疫防护的特点、内容、工作要点和组织方法，各类重大疫情处理程序、方法等。

（一）知识教育和技能训练的主要内容

军队灾害医学救援训练知识教育和技能训练的内容主要包括卫生勤务知识、创伤救治知识、卫生防疫知识、"三防"医学救援知识和心理健康知识等。其中，知识教育的重点在于理论学习，技能训练的重点在于实际操作能力的培养；知识教育是技能训练的基础，技能训练是知识教育的实践，二者相辅相成。在训练的组织实施中，知识教育和技能训练应紧密结合，实现理论与实践的有机统一。

1.卫生勤务知识　卫生勤务知识是以军事科学为依据，以医学科学为基础，运用现代管理科学的理论和技术而形成的理论体系。具体包括应急处置工作涉及的国家和军队相关条令条例和规章制度；后方勤务基础；应急条件下军队卫生工作的组织和运行管理；军队机动卫勤部（分）队的组织管理、机动展开、收容运行和撤收；医疗后送保障的组织体制、伤员分类、分级救治和伤病员后送；卫生勤务信息的生成、收集、整理、监控和统计分析等。主要在原有的军队卫生勤务知识基础上增加了对军队卫勤力量在灾害医学救援中的职能任务以及灾害医学救援工作方针、与灾害医学救援相关的军队以及国家的法律和条例条令等政策法规内容，不同灾害医学救援行动的军事行动的特点要求以及卫勤组织指挥体系，卫勤组织指挥的基本程序，针对不同灾害医学救援特点的保障预案、卫勤力量的部署、各种类型灾害医学救援的组织实施。

2.创伤救治知识与技能　灾害医学救援卫勤保障的创伤救治知识与军队战时保障的创伤救治知识基本一致，具体科目主要包括现代战伤外科学、现代野战内科学、战伤救治规则和战伤护理技术规范所包括的9项救治技术（通气、止血、包扎、固定、搬运、溺水救治、海水浸泡救治、心肺复苏、特种医学），休克的预防与治疗措施，野战输血，感染防治，清创术，战伤手术麻醉，挤压伤、冲击伤（爆震伤）、烧伤和冻伤救治技术，各部位及多发伤的救治，战伤内科问题的处置技术，特殊环境常见皮肤病防治，战伤基本护理技术和特殊伤的基础护理等内容。

在世界范围内，军队均被认为是应急灾难救援的最有效力量。据统计，汶川地震发生后，军队派出二百余支医疗队、防疫队、心理救援队与野战卫生装备维修队，共计七千余人的机动卫勤力量。同时，军队医学救援力量率先进入震中重灾区展开医学救援，在都江堰、绵竹、绵阳、北川等灾区建立了7所野战医院，在灾区一线医疗救援中发挥了重大作用。

汶川救援中支援力量抽调以外伤救治为主，骨科、普外科、颅脑外科、ICU、急诊等力量居多，而妇科、产科、儿科、皮肤科等医学力量则相对短缺。根据日本、巴基斯坦海底地震和美国卡特里娜飓风等灾害的救援经验，在特大灾害医学救援中，增加内科、妇产科、儿科及传染病防治方面的力量，能有效降低医学救援后期并发症发生率和伤者死亡率。

3.卫生防疫知识与技能　卫生防疫保障是指在灾害医学救援卫勤应急处置过程中，运用预防医学理论、技术，预防疾病，控制和消除传染病流行，确保人民群众健康和部队战斗力的卫勤保障活动。卫生防疫知识主要包括突发公共卫生事件防治知

识，野战条件下给水卫生监督、食品卫生监督和临时建筑卫生监督知识与技能，流行病学调查知识，防疫处置知识，传染病的防治与管理等。同时，还应包括《中华人民共和国传染病防治法》等国家、军队法律法规的学习。

4. "三防"医学救援知识与技能　"三防"医学救援是灾害医学救援的重中之重，其救援知识内容主要包括核与化学突发事件的医学防护与救治、生物突发事件的医学检验与诊断治疗等。其中，核与化学突发事件的医学救援知识主要包括辐射与毒物种类甄别鉴定、个人防护、现场抢救、伤员和环境洗消、特殊治疗和预防药物使用、伤员救治与后送、污染区域划分、危害评估等；生物突发事件医学救援知识主要包括可疑生物样本的采集检验和实验室确认、空气与媒介采样监测、环境消杀、污染区域划分、危害评估、病员救治、传染病预防与控制等。

5. 心理健康知识　应急状态下，部队指战员的身体和精神均处在高度紧张状态，容易出现过度疲劳，不仅影响健康，而且会引起心理应激反应，出现紧张、恐惧、亢奋、不安等症状，对部队战斗力造成严重影响。应急处置人员应掌握的心理健康知识主要包括心理学基本知识，心理应激综合征与应激精神病分类，应激综合征的诊断与治疗，心理创伤诱因分析，心理问题治疗与防护的原则，心理训练、心理监测、心理评估、心理健康教育和心理疏导措施等。

（二）综合演练的基本内容

综合演练是切实提高卫勤部（分）队灾害医学救援卫勤保障能力的主要施训手段，训练重点是反应速度、协同配合与综合技能，训练目的是提高能力、查找问题。一般来讲，综合演练的主要内容要涵盖应急处置工作的所有程序和环节，主要包括组织指挥、应急响应、人员收拢、机动开进、现地展开、现场处置、医疗后送与转运以及部队撤收等。各职能部门要认真研究分析突发事件的特点，结合应急处置卫勤保障需求设定针对性演练内容。

1. 组织指挥　主要训练对象是各级组织领导机构和应急处置力量的组织指挥人员。对组织领导机构的训练，主要包括上级机关下达任务的方式、渠道和手段，突出对多部门、多兵种联合指挥机制的检验，强调迅速、及时和准确；对应急处置力量的训练，主要包括情况判断、资料收集、兵力部署、物资调配等，要求在最短时间内形成作战决心和行动方案。同时，组织指挥训练还应包括各级组织机构在事件处置过程中对整体工作的控制、调配和指挥，并贯穿综合演练的全程。

2. 应急响应　主要训练和检验各级应急体系的运行维护情况，以及军地、军警和军队等多部门联合作战协同体系的畅通情况。同时，应急响应还要训练各级指挥部门准确判断事件危害，并对事件未来发展态势做出基本评估，及时启动相应的响应等级和处置预案，做到紧张有序、迅速准确。

3. 人员收拢　人员收拢主要训练突发事件发生后平战转换的速度，要求以事先制订好的人员编组方案为基础，迅速收拢相关救援人员，并对不在位人员进行调整补充，安排好留守工作。同时，收拢人员应根据事件性质和要求，做好物资和装备准备。人员收拢训练要严格落实战备等级有关规定，切实做到齐装满员。

4. 机动开进　机动开进训练要结合部队性质和任务要求设定机动方式，一般包括行军和输送两类，主要方式包括公路、铁路、水路和航空。机动开进训练要充分考虑突发事件的特点，如地震灾害救援要充分考虑到地震对交通道路造成的严重影响，做到预先有准备。

5. 现地展开与现场处置　根据各卫勤部（分）队担负的职责任务，现地展开与现场处置训练主要包括现地勘察、警戒防卫、物资卸载、装备展开、现场救援（处置）、伤员后送和后勤保障等内容。应急处置的现地展开与现场处置训练应特别突出快速、有效。以化学武器恐怖袭击为例，现地展开与现场处置训练包含毒剂种类侦检、现场紧急救援、伤员洗消、人员防护、医疗救治与后送、危害评估等内容。

6. 部队撤收　撤收训练应包括伤员转送、物资清点、损耗统计、物资装载和机动等内容。

（三）灾害医学救援行动的卫勤应急训练要点

灾害医学救援是军队支援地方进行抢险救灾和应对其他突发性灾害，保护人民群众生命财产安全，必要时参与灾区恢复重建的行动，具体可包括地震灾害、洪涝灾害、森林火灾和重大交通事故等。

地震救灾卫勤保障特点主要表现为发生突然，准备仓促，救援力量不足，医疗设施破坏，药品器材短缺，组织协同复杂，工作环境恶劣等。其训练要点在于强化组织指挥及协同训练，抓好保障预案制订和优化，着重加强颅脑伤、休克、骨折、多发伤和挤压伤综合征的救治技术训练，注重卫生防疫组织管理和军地协同、联合防疫的训练和演练，完善、充实卫勤保障机构和力量配备，加大药品器材的储备，提高快速反应能力。

洪涝灾害卫勤保障特点主要表现在灾区范围广大，条件极差，保障难度大，需内科处理的伤病相对较多，卫生防疫任务异常艰巨等。其训练要点在于加强野战内科理论与诊治技术的训练，加强卫生防疫理论与技术，包括军队卫生学理论与技术、军队流行病学理论与技术、传染病学理论与技术等的针对性训练和演练。

森林火灾的卫勤保障主要特点是现场烧伤病员急救及转送是首要工作，灭火部队的卫生防疫是卫勤保障的中心任务。训练和演练要点在于烧伤救治、有毒有害气体防治的理论与技能，注重与地方公安、消防、武警等协同单位的应急处置联合演练。

重大交通事故救援卫勤保障的特点是事故突发，伤病员多、伤势重、伤情复杂，事故现场混乱，现场控制和救治工作的组织协调至关重要。训练和演练要点在于加强颅脑损伤、颈椎损伤以及复合伤、多发伤的分类、救治和后送技术训练，加强与地方公安、消防、卫生机构的联合卫勤组织指挥和救治工作的综合演练。

三、军队灾害医学救援训练方法

灾害医学救援行动卫勤训练应针对不同对象，采取相应的训练方法。如卫勤管理干部和技术骨干，可到军队后勤、医学院校培训或进修学习；各大单位卫生部门定期组织卫勤培训班，分层次对人员进行轮训；组织所属人员进行在职学习、研讨；结合部队的训练任务，组织医院和卫勤分队进行卫勤演练等。

当前我军灾害医学救援行动卫勤训练才刚刚起步，无论是训练内容还是方法手段与卫生战备训练区别不大，今后的灾害医学救援行动卫勤训练必须在原有基础上借鉴外军"基地化分类训练"的理念，不断改革创新训练模式。一要坚持完成多样化军事任务保障理论创新，加快军事训练转变步伐，促进战斗力生成模式快速转变。必须抓住军事训练往信息化转变这个核心和重点，坚持把联合训练纳入正轨，积极开展复杂环境下的训练，突出新装备、新技术、全功能训练。注重全员通用急救技术和卫生勤务知识训练。二要制订符合我军实际的灾害医学救援行动卫勤保障训练计划与实施方案，切实做到组织、人员、技术与装备四落实。三要改革训练方式方法，坚持理论教学与实际操作，勤务训练与技术训练，陆上训练与海上、空中训练，基础训练与检验性演练、专项试验任务相结合的原则，通过分训、轮训、集成联训演练及参加专项试验任务等途径，不断总结经验，完善军队灾害医学救援规章制度，检验方（预）案和流程，增强各类卫勤保障机构实际保障能力。四要进一步加强卫勤训练的基础建设，完成基本教材的编写工作，编制各类卫勤分队训练与考核大纲，制订各类医疗队训练药品、器材装备品量表，修订各类卫勤分队分练、合练考核的内容、要求和程序，组织专家将国内外灾害医学救援行动卫勤保障的最新研究成果应用于教学训练。

四、军队灾害医学救援训练的组织实施

军队灾害医学救援训练有多种施训方法，本节主要介绍基于训练展开方式的分类方法，把卫勤应急演练划分为功能训练、指挥训练、综合演练三类。

（一）功能训练

功能训练是指各单位根据担负任务的要求，针对单个或几个应急功能而进行的训练活动。功能训练除了可以在室内展开外，也可以在室外同时展开小规模的现场演练，调用必需的资源，主要目的是针对特定的应急响应功能，训练、检验应急救援人员以及应急救援系统的响应能力。功能训练的特点是目的性强，训练活动主要围绕特定的职责功能展开，演练的规模得到了较好控制，既降低了成本，又达到了"实战"锻炼效果。

例如以"有毒化学物质泄漏"为想定情景的功能训练，其训练、检验的主要内容是现场毒物种类甄别鉴定，染毒人员的医学救治和洗消，结合现场地理环境和气象条件为有关指挥机关提供专家咨询和技术支持等。

（二）指挥训练

指挥训练的对象主要是各级卫勤领导和卫勤机关干部，训练的目的是通过学习、操作和研讨，进一步熟悉各类突发事件的特点和卫勤组织指挥的方法，提高应急决策、组织计划、控制协调的能力。应急组织指挥训练与平时管理训练和战备训练有所不同，其区别和训练重点在于制订应急预案、紧急情况的分析判断、应急力量的调集与使用以及各个方面的协调等。

卫勤应急组织指挥训练通常建立领导小组、导调组、专家组和演习组。演习组通常以卫生应急办公室的组织形式展开卫勤作业与组织指挥的各项工作。训练以研训、推演或室内推演带实兵演习的方式进行，通常以已有预案为基础进行设计。训练工作往往以一种或两种突发事件的萌芽阶段或暴发阶段为想定起始背景。训练工作可以分为理论学习、想定作业、情况处置和总结讲评四个阶段进行。下面以总部或军区（军兵种）卫勤组织指挥推演为例，简单介绍卫勤组织指挥应急训练实施过程。

1.理论学习　主要内容包括学习卫勤应急管理相关的法规、制度、预案和标准；学习卫勤应急管理的基本理论及方法；了解所应对事件的特征和规律；学习军事指挥和作业的基本程序和方法。

2.想定作业　主要内容包括研读突发事件的基本想定和相关条件设定（导调组提供）；制订军队灾害医学救援预案；绘图与标图；召开预案会审会议。

3.情况处置　主要内容包括：①根据可疑迹象、征象报告或突发事件通报（导调组发出），启动应急预案和卫生应急办公室工作；召集专家组会议分析判断情况；修订预案形成方案；向本级处置突发事件领导小组提出应急保障（救援）建议；经批准后（导调组回复），作战部门下达军事行动任务（由导调组替代），卫生应急办公室书面向所属卫勤部（分）队下达卫勤保障（救援）任务，提出要求。②协调卫勤部（分）队通信联络、交通运输工具、后勤保障事宜；组织卫勤部（分）队行军与输送，协调沿途卫勤保障工作；起草通知，向辖区部队、卫勤部（分）队通报情况，提出要求。③根据事态发展变化情况和保障（救援）紧急需求临时情况（导调组提供），提出紧急处理意见。④召开办公室会议，分析监控结果和评估应急处置情况。

4.总结讲评　主要内容包括演习人员自我总结、导调组讲评和考评组分析讲评等。

（三）综合演练

综合演练是指针对某类灾害医学救援卫勤保障工作的全过程，组织开展的多部门联合协同演练。与功能训练和指挥训练不同，综合演练要求预案所涉及的各级、各类部门都要参加，全过程、全环节组织实施，以检验各组织在应急状态下能否按照既定预案，充分调动人力、物力资源，相互协同配合，实施有效应急处置，确保公众的生命与财产安全。

1.开展训前动员　紧密结合当前形势下我军履行灾害医学救援的任务要求，结合各卫勤应急力量建设发展需要，教育全体参训人员牢固树立应急观念，明确训练的任务、意义、内容、目的以及措施方法，提高参训人员的思想认识，强化危机意识，激发训练演练热情。

2.组建指挥机构　根据演练内容和任务要求，按照既有预案方案，组建"综合演练领导小组"，全面负责综合演练的组织实施、后勤保障和效果评估等，领导小组一般由各级组织指挥机构和各救援力量主管领导组成，下设指挥控制、政治工作、后勤保障、信息支持和专家咨询等职能小组，负责综合演练具体工作的落实。

3.设置情景想定　根据各卫勤部（分）队担负的灾害医学救援任务类型，设定假想突发事件的情况说明，让指挥人员和参演人员了解事件的环境、背景，增强演练过程的真实感。情景想定一般由演练领导小组根据训练目的设定，要求做到科学合理、客观真实。

4.制订实施方案　实施方案是综合演练组织实施的根本依据，一般包括指导思想、训练对象、情景想定、训练内容、实施步骤、保障分工等内容。演练实施方案要经过组织策划机关和有关专家的反复讨论，确定后提前发放至参演人员手中，以方便其学习掌握。

5.落实后勤准备　后勤准备工作主要包括经费筹措、物资调用、车辆通信、生活保障等方面。从专业设备配备到通信工具配发，从机动车辆保障到人员生活供给，都要逐一加以落实。强有力的后勤支持，不仅关系到训练和演练的效果，也影响着参演人员的身心健康，在训练工作中至关重要、不容忽视。

6.演练的组织实施　综合演练要按照实施方

案的具体要求，在领导小组的统一指挥下组织实施。综合演练一般包括预前准备和联合演练两个实施阶段，其中预前准备主要包括对参训人员进行理论培训，开展针对性专项技能训练以及模拟分练与合练等，一般采取专题讲座、理论作业和功能训练等方式展开；联合演练是在预前训练的基础上，在指定时间和指定地域内，按照预先设定的情景想定，迅速启动相应预案，多部门联合进行的应急处置综合演练，着重训练联合指挥、应急响应、快速机动和展开、应急处置协同配合等环节。

7.进行演练总结　以查找不足、解决问题、提高能力为出发点，对演练各项工作进行深入总结，对照预先设定的方案，重点针对指挥流程、响应程序、兵力调用、资源调配和多部门协同配合等内容进行总结分析，查漏补缺，形成总结报告，进一步优化灾害医学救援卫勤保障的工作程序，切实提高应急处置能力。

五、军队灾害医学救援训练综合评估

军队灾害医学救援训练综合评估的主要内容是对各级、各类卫勤机构和职能部门所进行的应急处置训练演练工作的组织、处置和效果进行综合评定，其目的在于总结训练、演练中暴露出的不足与问题，进一步完善细化预案方案，提高多部门联合组织指挥效能，加强各救援力量的协同配合，切实促进应急处置能力的提升。卫勤应急演练综合评估一般根据任务要求和演练目的，设定与之相应的评估指标体系，作为综合评价的依据。

（一）评估指标体系的构建

军队灾害医学救援训练评估指标体系的设定要坚持以演练目标为牵引，以应急任务为核心，以提高能力为目标，坚持针对性、原则性和科学性。评估指标要依据对应急处置效果的影响程度，将评估指标分类制订，或是按照评分制度，授以不同的分制进行评估。评估指标既要突出重点，同时又要兼顾演练过程中的各项细节，各职能单位可根据实际任务进行细化完善，并根据工作重点赋予每项指标以相应的权重或分值。

（二）综合评估的实施

1.评估手段　应急处置演练评估的主要手段包括理论考试、技术操作考核和多指标综合评估等。其中，理论考试和技术操作考核多用于针对性较强的知识教育、技能训练或小范围功能演练，侧重于单兵专业素质的考核验收，一般用于岗位练兵、专业技能考核和上岗培训等工作；多指标综合评估则更适用于综合演练的整体评定，较前两种评估手段更注重系统的整体协同和综合处置效果评估，同时也是对各单位应急处置能力的一种整体反映和促进。

2.评估过程　训练演练的评估工作要做到预有准备、分步实施、科学评判和有效反馈，科学、客观、合理地对演练进行综合评价，进一步促进应急管理的预案制度、人员编配、物资筹措和现场处置的全面建设，一般按照建立考核组织、确定考核对象、选定评估方式、建立评估体系、组织实施评估、反馈评估意见等过程进行。

（三）评估结果认定

评估结果认定是评估工作的根本目的和关键环节。评估组要以训练演练的目的为立足点，根据演练目标体系和评估指标体系的要求，对训练演练进行科学合理、客观公正的综合评定。结果评定一般以会议的形式统一进行，具体包括评估人员分别报告、研究讨论、统一评估意见等步骤，会后由工作人员汇总评估意见，撰写评估报告，经评估组领导认可签字后上报有关主管部门，必要时，可将各评估指标的详细情况以附件的形式随评估报告一并上报。

第三章

军队灾害医学救援应急响应

应急响应是应对突发灾害的紧急筹划和紧急行动，是军队收到灾害救援命令后的第一反应和第一应对环节，直接关系灾害救援工作的效率和质量。不同灾害具有事件和形态的多样性、规模大小的差异性和危害程度的不确定性。有效分析和把握不同灾害发生特点，对各类灾害进行分类、分级管理，研究和确定相应的应急响应对策，能够有效提高军队灾害医学救援行动的针对性和有效性。

第一节 灾害分级标准

灾害的分级是根据灾害规模、危害程度和影响范围等，对灾害严重程度进行的等级划分。灾害的分级和分级标准是管理者对事件后果严重程度判定的基本依据，也是救援需求和救援力量运用的基本依据，为此，国家和军队都根据不同类型的灾害所产生后果的严重程度对灾害进行了分级，制订了相应的灾害分级标准。

一、分级的目的与意义

对灾害进行科学、合理的分级，是分级响应和有效降低各类灾害影响的前提，也是军队卫生力量灾害救援应急响应工作的基础。对各类灾害进行等级划分的目的，是为灾害事件的能级管理、分级响应提供基本依据，引导处置救灾工作科学、有序地开展，提高应急响应和处置工作的效率与效益。

对各类灾害进行等级划分，一是可以使管理者对各类灾害的严重程度有一个总体把握，根据不同的级别进行相应的计划管理，在事发前制订相应级别的应急预案，事发后启动相应的应急预案，采取不同级别的应对措施，规模适度地开展应急组织指挥和管理工作，并尽快使事件初期的无序状态转变为有序的应对状态。二是为分级响应提供组织与行动的基础，不同级别的事件由不同级别、不同规模的组织机构进行优先响应，体现了能级管理、分级响应的基本原则，并且可以尽量避免盲目行动，盲目扩大响应范围，避免产生过度响应或响应不足的问题。三是可以使社会公众对所发生的灾害有一个概略的了解，事关重大的灾害，可以引导公众共同参与，动员广大公众共同应对。同时，也使公众对各类灾害有一个比较准确和清晰的了解，防止妖言惑众和避免不必要的恐慌。

二、分级的基本依据

国家和军队对各类灾害的分级主要依据灾害的性质、危害的严重程度、可控性和影响范围四方面因素，经过综合权衡、相互比较进行事件等级的划分。

灾害的性质通常是指灾害发生的原因和属性，可以分为自然因素引发和人为因素引发。自然灾害和突发公共卫生事件中的传染病流行、污染性食物中毒大多以自然因素为主，而事故灾难和社会安全事件大多属于人为引发。突发事件也可以区分为对抗性事件和非对抗性事件。反恐及局部边境冲突处置等属于对抗性事件。

灾害的危害严重程度通常是指事件所造成的人员伤害、财产损失、生态破坏的程度，人员伤害包括死亡、创伤、疾病、精神心理损伤等。财产损失包括个人财产、集体财产、国家财产损失等。生态环境破坏包括地形、地貌特征的改变，气候、气象特征的变化等。事件危害的严重程度可以用统计数据加以说明，可以区分为特别严重、严重、较重、一般四个级别。

灾害的可控性通常是指事件发生、发展的人为可以控制的程度。有些灾害的发生难以事先预防和人为控制，如自然灾害；有些事件的发生可以通过人为手段在事发前加以发现和控制，如一些食物中毒、事故灾难、社会安全事件等。在发展过程中，有些灾害的发展，在导致事件发生的因素去除（或过去）以后，事件本身的危害即停止，往往不会发生连续性和继发性的危害，可控性相对较强。如水灾、火灾、食物中毒等。有些灾害的危害因素延续时间较长，并可能在一次事件后，连续发生多次次生危害或复燃，可控性较差，如一次大地震后的余震、一次传染病流行结束后的再发、不明原因的疾病暴发后的再发等。

灾害影响范围通常是指事件波及和影响的广度。影响范围从影响方式上可分为直接影响范围和间接影响范围，直接影响表现为对社会、财产和人员的直接危害，而间接影响表现为对社会、财产和人员的间接危害，有时间接影响造成的社会、财产和人员危害更为严重，如在SARS暴发初期，其直接影响的范围很局限，但其对社会秩序、公众心理和社会生产产生的危害要广泛得多。从影响对象上可分为地域影响范围和人群影响范围，人群影响范围也是军队卫生力量灾害救援应急管理最为关注的内容和直接依据。

三、对灾害分级的把握

灾害的等级划分既有一个明确的条件标准，同时，也必须把握各等级之间的相对性和连续关系，以及各类灾害与军队卫生力量灾害救援应急响应的关系等。

一是把握分级的核心标准。不同的灾害侧重点各不相同，相关标准千差万别，但总的趋势是将人员伤亡情况和经济损失情况作为分级的核心标准。同时，还必须注意到，自然灾害、事故灾难、公共卫生事件的分级标准，是以人员伤亡和经济损失情况为重点区分的。但是，对社会安全事件国家没有制订明确的分级标准，必须根据事件的性质、社会影响范围后果严重程度以及国家政策和后续处置效果判定。

二是整体把握各类灾害的分级。各类灾害的分级标准必须按照硬性条件加以判定和上报，不得随意调整和修改。但是在判定时，也必须从人员伤亡、经济损失、社会影响和环境破坏等各个方面整体评估、综合判定，不能人为地突出一个方面。国家规定：对特殊地区、特殊时间、特殊行业和救助能力特别薄弱地区的标准，有关职能部门可以采用单独分级或补充分级的办法来加以明确。

三是动态把握灾害的分级。各类灾害的发生是一个动态发展变化的过程，人们对灾害的认识也是一个不断深化的过程。因此，对灾害级别的判定不是一成不变的，可能会随时根据突发事件的发展态势、影响范围、破坏程度的变化及引发的次生灾害情况进行重新判定或在原来判定基础上加以调整，使人们对事件的认识更加贴近实际。

四是正确把握等级与响应处置的关系。分级是针对灾害本身而言的，实施分级响应和处置，是针对管理而言的，不可混淆和等同。有些情况下，事件级别低，但卫勤响应处置级别高，如发生一例禽流感病人，可能牵动高级领导的关注和高层应急力量的参与。有些情况下，事件本身十分严重，但卫勤响应级别低，如发生重大事故造成多名人员死亡，由于人员已经死亡，因此卫勤响应级别并不高。所以卫勤应急响应不能与事件等级完全对等，需要根据具体情况进行响应。

四、突发事件的分级

《中华人民共和国突发事件应对法》规定，自然灾害、事故灾难、公共卫生事件和社会安全事件分为特别重大、重大、较大和一般四级。在事件分级的表述和统计上，特别重大的突发事件，即为Ⅰ级事件；重大突发事件，即为Ⅱ级事件；较大突发事件，即为Ⅲ级事件；一般突发事件，即为Ⅳ级事件。突发事件的分级主要依据事件造成的后果严重程度进行分级。事件造成的后果通常包括人员伤害、财产损失、社会影响和生态环境破坏四个方面。

Ⅰ级突发事件。通常是指事件在全国范围内发生，造成特别重大人员伤、病、亡或健康危害，财产损失特别巨大，国家安全和社会、经济秩序受到严重威胁和影响，生态环境遭到特别严重的破坏，需要由国家统一调集多省市、军队、武警救援力量共同实施处置和应对，事态特别严重的事件。

II级突发事件。通常是指事件造成重大人员伤、病、亡或健康危害，财产损失巨大，社会、经济秩序受到严重威胁和影响，生态环境遭到严重破坏，需要由国家或省、直辖市一级统一调集本省市范围内地方力量，并有军队、武警支援力量参与共同实施处置和应对，事态严重的事件。

III级突发事件。通常是指事件限定在省、直辖市辖区一定范围内，造成较大人员伤、病、亡或健康危害，财产损失较大，社会、经济秩序受到较大威胁和影响，生态环境遭到一定破坏，需要由省、直辖市一级统一调集本省市范围内地方力量实施处置和应对，事态较为严重的事件。

IV级突发事件。通常是指局部较小范围内的突发事件，造成或可能造成人员伤、病、亡或健康危害，有一定的财产损失，对公共安全、社会稳定和经济秩序造成较小危害和影响，生态环境受到一般损害，由专业应急机构实施处置即可控制的，事态比较简单的事件。

五、自然灾害的分级

我国《自然灾害类突发事件分级标准（试行）》规定，灾害性天气预警信号有台风、暴雨、高温、寒潮、大雾、雷雨、大风、冰雹、沙尘暴、雪灾、道路结冰，共十一类。预警信号总体上分为四级，按照灾害的严重性和紧急程度，颜色依次为蓝色、黄色、橙色和红色，蓝色：一般；黄色：较重；橙色：严重；红色：特别严重。

（一）水旱灾害

特别重大水旱灾害。一个流域发生特大洪水，或多个流域同时发生大洪水；大江大河干流重要河段堤防发生决口，多个设区的市发生特大洪涝灾害；重点大型水库发生垮坝；洪水造成铁路繁忙干线、国家高速公路网和主要航道中断，48小时无法恢复通行；多个省（区、市）发生特大干旱；多个大城市发生极度干旱。

重大水旱灾害。一个流域或其部分区域发生大洪水；大江大河干流一般河段及主要支流堤防发生决口或出现重大险情；多个设区的市发生严重洪涝灾害；一般大中型水库发生垮坝或出现对下游安全造成直接影响的重大险情；洪水造成铁路干线、国家高速公路网和航道通行中断，24小时无法恢复通行；数省区市多个地区发生严重干旱，或一省发生特大干旱；多个省辖市发生严重干旱，或大中城市发生极度干旱。

较大水旱灾害。省内一个流域或其部分区域发生大洪水；省内主要河流及主要支流堤防发生决口或出现重大险情；多个县（市、区）发生严重洪涝灾害；中小型水库发生垮坝或出现对下流安全造成直接影响的重大险情；洪水造成铁路、高速公路网和航道通行中断，12小时无法恢复通行；一个市发生严重干旱，或多个县（市、区）发生特大干旱；省内主要大城市发生严重干旱，或其他城市发生极度干旱。未达到上述标准的水旱灾害为一般水旱灾害。

（二）气象灾害

特别重大气象灾害。特大暴雨、大雪、龙卷风、沙尘暴、台风等极端天气气候事件影响重要城市和50平方千米以上较大区域，造成30人以上死亡，或5 000万元以上经济损失的气象灾害；多个省（区、市）范围内出现极端天气气候事件或极强灾害性天气过程，并造成特大人员伤亡和巨大经济损失的气象灾害。

重大气象灾害。暴雨、冰雹、龙卷风、大雪、寒潮、沙尘暴、大风和台风等造成10人以上、30人以下死亡（以上包括本数，以下不包括本数，下同），或1 000万元以上、5 000万元以下经济损失的气象灾害；对社会、经济及群众生产生活等造成严重影响的高温、热浪、干热风、干旱、大雾、低温、霜冻、雷电、下击暴流、雪崩等气象灾害；因各种气象原因，造成机场、港口、国家高速公路网线路连续封闭12小时以上的。

较大气象灾害。暴雨、冰雹、龙卷风、大雪、寒潮、沙尘暴、大风和台风等造成3人以上、10人以下死亡，或1 000万元以下经济损失的气象灾害；对社会、经济及群众生产、生活等造成较大影响的高温、热浪、干热风、干旱、大雾、低温、霜冻、雷电等气象灾害；因各种气象原因，造成机场、港口、高速公路网线路连续封闭6小时以上的。未达到上述标准的气象灾害为一般气象灾害。

（三）地震灾害

特别重大地震灾害。发生M≥5.0级地震，出现以下情况之一：造成300人以上死亡；紧急转移安置10万人以上；倒塌和严重损坏房屋1万间以上。

重大地震灾害。发生M≥5.0级地震，出现以下情况之一：造成50人以上、300人以下死亡；紧急转移安置0.5万人以上、10万人以下；倒塌和严重损坏房屋0.3万间以上，1万间以下。

较大地震灾害。发生M≥5.0级地震，出现以下情况之一：造成50人以下死亡；紧急转移安置0.5万人以下；倒塌和严重损坏房屋0.3万间以下。

一般地震灾害。地震灾害各项指标均明显小于较大地震灾害标准，但部分建筑物有一定损坏，造成较大范围人员恐慌。

（四）地质灾害

特别重大地质灾害。因山体崩塌、滑坡、泥石流、地震、塌陷、地裂缝等灾害造成30人以上死亡，或直接经济损失1 000万元以上的地质灾害；受地质灾害威胁，需转移人数在1 000人以上，或潜在可能造成的经济损失在1亿元以上的灾害险情。

重大地质灾害。因山体崩塌、滑坡、泥石流、地面塌陷、地裂缝等灾害造成10人以上、30人以下死亡，或因灾害造成直接经济损失500万元以上、1 000万元以下的地质灾害；受地质灾害威胁，需转移人数在500人以上、1 000人以下，或潜在经济损失5 000万元以上、1亿元以下的灾害险情。

较大地质灾害。因山体崩塌、滑坡、泥石流、地面塌陷、地裂缝等灾害造成3人以上、10人以下死亡的地质灾害；受地质灾害威胁，需转移人数在100人以上、500人以下，或潜在经济损失1 000万元以上、5 000万元以下的灾害险情。未达到上述标准的地质灾害为一般地质灾害。

（五）海洋灾害

特别重大海洋灾害。风暴潮、巨浪、海啸、赤潮、海冰等造成30人以上死亡，或5 000万元以上经济损失的海洋灾害；对沿海重要城市或者50平方千米以上较大区域经济、社会和群众生产、生活等造成特别严重影响的海洋灾害。

重大海洋灾害。风暴潮、巨浪、海啸、赤潮、海冰等造成10人以上、30人以下死亡，或1 000万元以上、5 000万元以下经济损失的海洋灾害；对沿海经济、社会和群众生产、生活等造成严重影响的海洋灾害；对大型海上工程设施等造成重大损坏，或严重破坏海岸生态环境的海洋灾害。

较大海洋灾害。风暴潮、巨浪、海啸、赤潮、海冰等造成3人以上、10人以下死亡的海洋灾害；对沿海经济、社会和群众生产、生活等造成较大影响的海洋灾害。未达到上述标准的海洋灾害为一般海洋灾害。

（六）生物灾害

特别重大生物灾害。2个以上省（区、市）病虫鼠草等有害生物暴发流行，或新传入我国的有害生物在2个以上省（区、市）内发生，或在2个以上市发生对农业和林业造成巨大危害的生物灾害。

重大生物灾害。1个省（区、市）发生重大有害生物发生及境外有害生物侵入，如：因蝗虫、稻飞虱、水稻螟虫、小麦条锈病、草地螟、草原毛虫、美国白蛾、松材线虫病、日本松干蚧、松毛虫、杨树食叶害虫和蛀干类害虫等大面积成灾并造成严重经济损失的生物灾害；新传入我国的有害生物发生、流行，对1个省（区、市）农业和林业生产等造成严重威胁的生物灾害。

较大生物灾害。1个省（区、市）发生较大有害生物发生及境外有害生物侵入，如：因蝗虫、稻飞虱、水稻螟虫、小麦条锈病、草地螟、草原毛虫、美国白蛾、松材线虫病、日本松干蚧、松毛虫、杨树食叶害虫和蛀干类害虫等在一个市或多个县（市、区）成灾并造成较大经济损失的生物灾害。未达到上述标准的生物灾害为一般生物灾害。

（七）森林火灾

特别重大森林火灾。受害森林面积1 000公顷以上的森林火灾；造成30人以上死亡和重大财产损失的森林火灾；距重要军事目标和大型军工、危险化学品生产企业不足1千米的森林火灾；严重威胁城镇、居民和其他重要设施，需要国家支援扑救的森林火灾。

重大森林火灾。连续燃烧72小时仍未得到有效控制的森林火灾；受害森林面积300公顷以上、1 000公顷以下的森林火灾；造成10人以上、30人以下死亡的森林火灾；造成重大影响，或位于2个省交界处、危险性较大的森林火灾。

较大森林火灾。连续燃烧超过48小时仍未得到有效控制的森林火灾；受害森林面积100公顷以上、300公顷以下的森林火灾；造成3人以上、10人以下死亡的森林火灾。

一般森林火灾。受害森林面积1公顷以上、100公顷以下的森林火灾；造成3人以下死亡的森林火灾。

六、核与辐射、化学、生物突发事件的分级标准

核与辐射、化学、生物突发事件分为两种情况：一种是核化生恐怖袭击；另一种是核化生意外事故。核化生恐怖袭击属于社会安全事件类，核化生意外事故属于事故灾难事件类。由于核化生事件往往会造成大规模人员伤害，其造成人员伤害的损伤机理特殊，现场处理和伤病员救治技术性很强，与卫生系统有着密切关系，因此，将其单独列出。依据国际、国家和军队的相关条例及预案，核与辐射、化学、生物突发事件的分级标准共有四级。

（一）核与辐射突发事件分级标准

核与辐射突发事件的分级，依据《国家突发公共事件总体应急预案》《国家突发公共事件医疗卫生救援应急预案》《国家处置大规模恐怖袭击事件基本预案》《国家核应急预案》《卫生部处置核和辐射恐怖袭击事件医学应急预案》和军队相关预案法规规定，提出四级核与辐射事件判定标准。

特别重大核与辐射突发事件（Ⅰ级）。当发生Ⅰ类、Ⅱ类放射源丢失、被盗、失控，造成大范围严重辐射污染后果，或者放射性同位素和射线装置失控导致3人以上（含3人）急性死亡的事件。

重大核与辐射突发事件（Ⅱ级）。当发生Ⅰ类、Ⅱ类放射源丢失、被盗、失控，或者放射性同位素和射线装置失控导致2人以下（含2人）急性死亡的事件。

较大核与辐射突发事件（Ⅲ级）。当发生Ⅲ类放射源丢失、被盗、失控，或者放射性同位素和射线装置失控导致9人以下（含9人）急性重度放射病、局部器官残疾的事件。

一般核与辐射突发事件（Ⅳ级）。当发生Ⅳ类、Ⅴ类放射源丢失、被盗、失控，或者放射性同位素和射线装置失控导致人员受到超过剂量限值的照射的事件。

（二）化学突发事件分级标准

化学突发事件的分级，依据《国家突发公共事件总体应急预案》《国家突发公共事件医疗卫生救援应急预案》《国家处置大规模恐怖袭击事件基本预案》《危险化学品事故灾难应急预案》和军队相关预案法规，提出四级化学突发事件判定标准。

特别重大化学突发事件（Ⅰ级）。当出现下列情况之一时，为特别重大化学突发事件（Ⅰ级）：①发生化学恐怖袭击时；②重要地点、场所和敏感部门发现危险化学品释放装置、遗洒的物品，高度怀疑人为蓄意所为时；③设施发生意外事故，造成化学损伤伤病员10人（含）以上，或者死亡3人（含）以上时。

重大化学突发事件（Ⅱ级）。当出现下列情况之一时，为重大化学突发事件（Ⅱ级）：①重要地点、场所和敏感部门发现可疑危险化学品释放装置、遗洒物品，尚未肯定何种危险化学品时；②化学设施发生意外事故，导致化学损伤2人（含）以上不足10人，或者死亡不足3人时。

较大化学突发事件（Ⅲ级）。当出现下列情况之一时，为较大化学突发事件（Ⅲ级）：①化学设施发生意外事故，暴露者不足20人，或导致化学损伤不足2人，无死亡时；②事发地军级单位领导或市（地）级人民政府赋予较大防化医疗救援任务时。

一般化学突发事件（Ⅳ级）。当出现下列情况之一时，为较大化学突发事件（Ⅳ级）：①化学设施发生意外事故，未造成人员伤害后果，需要上级专业人员协助处理时；②重要危险化学物品丢失、被盗、失控时。

（三）生物突发事件分级标准

生物突发事件的分级，依据《传染病防治法》《突发公共卫生事件应急条例》《国家突发事件应急总体预案》《突发公共卫生事件应急预案》和《中国人民解放军传染病防治条例》和军队相关预案法规，提出四级生物事件判定标准。

特别重大生物突发事件（Ⅰ级）。当出现下列情况之一时，为特别重大生物突发事件（Ⅰ级）：①发生生物恐怖袭击时；②重要地点、场所和敏感部门发现生物剂释放装置、遗洒的物品，高度怀疑人为蓄意所为，或者监测发现并查到生物剂时；③在突发Ⅰ级、Ⅱ级公共卫生事件的调查时，根据疾病种类或流行特征高度怀疑为非自然疫情时；④设施发生意外事故，涉及第一类和第二类病原微生物等生物剂，或造成感染发病10人（含）以上，或者死亡3人（含）以上时。

重大生物突发事件（Ⅱ级）。当出现下列情况之一时，为重大生物突发事件（Ⅱ级）：①重要地点、场所和敏感部门发现可疑释放装置、遗洒物品，监测发现但尚未能肯定含有生物剂时；②发生符合

Ⅲ级公共卫生事件标准的疫情，根据疾病种类或流行特征高度怀疑为非自然疫情时；③设施发生意外事故，涉及第二类和第三类病原微生物等生物剂，或造成感染发病2人（含）以上不足10人，或者死亡不足3人时。

较大生物突发事件（Ⅲ级）。当出现下列情况之一时，为较大生物突发事件（Ⅲ级）：①发生符合Ⅳ级公共卫生事件的疫情，根据疾病种类或流行特征高度怀疑为非自然疫情时；②微生物设施发生意外事故，涉及第三类和第四类病原微生物等生物剂，暴露者不足20人，或导致发病不足2人，无死亡时。

一般生物突发事件（Ⅳ级）。当出现下列情况之一时，为较大生物突发事件（Ⅳ级）：①微生物设施发生意外事故，未造成人员伤害后果，需要上级专业人员协助处理时；②发生不够Ⅲ级响应的其他突发生物事件时。

第二节 军队灾害医学救援分级响应与响应条件

军队卫生力量在灾害救援的应急响应管理中，首先要明确灾害的类型。其次应当判定和区分灾害的等级，而后按照不同的灾害等级采取不同级别的响应行动。

一、军队灾害医学救援应急响应概念和特点

（一）军队灾害医学救援应急响应概念

军队灾害医学救援应急响应是指军队卫生力量在得到造成或可能造成群体人员伤害信息后所采取的紧急筹划和应对行动，也可称为卫勤应急响应。军队灾害医学救援应急响应的时间包括从得到发生或可能发生突发事件及人员伤害信息后或应急行动指令后到抵达事发地展开救援前的时段。应急响应的主要工作包括：建立组织，启动预案；分析形势，定下决心；紧急筹划，下达任务；响应准备，核查排险；行军输送，展开工作等。

军队灾害医学救援应急响应是军队针对各类突发灾害的反应性活动，是一个从常态向紧急状态转换过程中的活动。这种反应性活动既包括指挥层次的组织筹划，又包括事件应对初期的反应性行动；既包括针对已发事件的紧急筹划和紧急出动行动，又包括出现危险、威胁迹象的核查与排查，以及预置准备的应对行动。应急响应行动不是应急处置的全部行动，而是应急处置行动的第一环节和第一步的工作。把应急响应与事件处置分开进行研究和管理，有利于加强状态转换期间的工作管理并突出组织指挥的主要地位。

军队灾害医学救援应急响应的启动源是各种突发灾害。军队灾害医学救援应急响应与其他部门应急响应的启动源有所不同，医学救援响应的启动因素不仅仅是上级下达的命令、指示，还包括军队卫生力量主动监视、监测、监察的信息内容。一旦发现事件迹象、征象或萌芽状态，不管是真是假，不管事件发生的可能性有多大，都要做出反应性行动。

应急响应的紧迫性要求应急响应在指挥管理上必须做到高度警惕、迅速判断、紧急组织、快速部署。

（二）军队灾害医学救援应急响应的特点

面对突发灾害，军队灾害救援应急响应是突发事件卫勤处置的前提和基础，既不同于战前有计划的卫勤准备行动，也不同于军队平时规范的卫勤保障工作，它是针对灾害事故人员伤害采取的紧急应对行动，特别是在重大自然灾害和突发公共卫生事件中，军队灾害医学救援应急响应中的分析判断、超前处置和快速反应行动，直接影响着整个事件应急决策和处置的主动权及应急处置的效果。

1.应急转换行动速度快　医学救援应急响应是以救死扶伤为宗旨的救援行动，其救援的对象是伤病员，任何决策的迟缓、指挥的失当、行动的拖延，都会延误伤病员抢救的最佳时机，都会影响整个突发事件处置的效果。因此，时间与速度对医学救援应急响应的要求更加突出。在2008年汶川特大地震的抗震救灾行动中，驻灾区的军队医疗机构在事发十多分钟内就展开了救援行动；我军许多驻灾区以外的医疗单位，首长果断决策，立即组建救援分队，立即筹备运输工具，日夜兼程赶赴地震灾害现场救助伤病员，取得了很好的救援效果。

2.医学分析判断责任大　军队卫生系统在各类灾害的应急处置中，肩负着应急处置的辅助决策、组织协调、提出处置方案和组织实施预防控制的主导性责任。在面对各类灾害特别是突发公共卫生事件时，军事首长定下决心之前，需要听取卫勤

和医学专家关于事件性质、影响范围、发展趋势的医学分析和辅助决策意见。在以往处置SARS暴发流行的应急响应和处置中，在以预防控制核化生恐怖袭击为目的的军事应急备勤任务中，指挥员都会根据卫勤和医学专家的意见制订方案。因此，在处置此类灾害的应急响应中，医学分析判断和处置方案成为军事决策的基本依据。提出基本判断和应急处置意见，既是医学救援应急响应的第一环节，又是影响军事决策的关键。

3.迹象核查排险任务重　军队灾害医学救援应急响应不仅仅是部队卫生力量在灾害发生以后的应对行动，也包括各种灾害发生以前的事件迹象、征象的发现和事件孕育、萌芽阶段的处置。如在预防控制突发公共卫生事件中，早期发现和提前响应是卫勤应急响应的突出特点。

二、军队灾害医学救援分级响应

卫勤分级响应是指军队卫生力量不同能级的卫勤部门和机构，按照职能分工对不同等级灾害所采取的紧急筹划和反应行动。不同的灾害，其发生的规模、影响范围和人员伤害都有很大差别，对卫勤的需求也不同，必须充分利用不同能级的卫生资源，分级、分类加以应对，力求避免响应不足和过度响应。因此，必须明确各级的职能分工，制订相应的卫勤响应标准，以便准确、适度地开展卫勤分级响应。

为便于军队卫生力量采取分级响应，我军在各类灾害分级标准的基础上，按照可能导致人员伤亡和健康危害情况、事件影响范围和动用军队医疗卫生资源的规模，提出各类灾害和突发事件卫勤响应条件，以便更好地发挥军队卫勤力量和卫生资源在此类事件处置中的作用。此应急响应启动条件只是基本条件，尚在不断完善之中。

按照军队卫勤的编制体制，根据各类灾害的严重程度和各级应急管理范围，卫勤应急实行总部、军区、军以下卫生部门三级响应。

三、军队灾害医学救援应急响应程序

各类灾害应急响应的工作内容有所不同，各类部队卫生机构应急响应的程序也有所不同，应当根据上级指令和实际情况加以确定。

（一）卫生机关（应急办公室）应急响应的一般程序

1.受领任务，启动预案　卫勤领导参加本级处置突发事件领导小组会议，领受任务和指令，或在接到灾害医学救援任务后，直接启动应急指挥组织，卫生应急办公室成员和专家组成员就位。召开紧急工作会议，传达上级指示，启动本级处置各类突发灾害应急预案。启动应急值班，随时掌握卫勤动态。

2.分析形势，定下决心　安排相关部门紧急收集突发灾害相关情报、信息、资料，派出专业人员核实现场情况，组织专家组评估人员健康危害、伤害及灾害发展趋势，评估事发地区卫生力量需求及已有保障能力。听取专家组对紧急情况的分析判断、意见和建议，定下卫生力量使用决心，确定救援（保障）勤务任务、规模数量、组织结构、功能结构、部署安排和行动时机等，形成卫勤保障（救援）方案，报上级后勤领导及处置突发事件领导小组审批。向相关卫勤部（分）队下达预先准备通知。

3.调集力量，下达任务　卫勤保障（或医学救援）建议被批准后，立即协同作战或战勤部门调集卫勤部（分）队，下达应急行动任务和指令，直接向卫勤部（分）队下达卫勤指示，进一步明确各卫勤部（分）队的勤务功能任务，提出部队灾害医学救援指导原则和相关要求。向全军或本系统有关部队提出卫生防疫防护要求。

4.指导协调，实施支援　必要时，立即派出专家组到现场调查、核实或指导工作，或派出卫生部观察员、协调员指导、参与工作，或在事发现场建立卫勤指挥协调组。组织协调应急机动卫勤部（分）队的行军与输送，保持与机动卫勤部（分）队的联系，调控部署到位。协调解决机动卫勤部（分）队的生活物资、通信联络、运输工具等。紧急筹措、调配药品器材和物资，补充机动卫勤力量、应急救援任务部队和事发地部队的药材装备。

（二）机动卫勤保障机构应急响应的一般程序

1.受领任务，启动预案　卫勤保障机构接到应急行动指令后，立即启动应急指挥组织，指挥组成员和专家组成员就位。召开紧急工作会议，传达上级指示，启动本级处置突发事件应急预案。

2.分析形势，判断需求　安排相关部门紧急收集突发事件相关情报、信息、资料，组织专家组评估人员健康危害、伤害及事件发展趋势，评估事发地区卫勤需求。

3.制订计划，建立组织　卫勤领导组织制订卫勤保障（医学救援）计划，明确任务背景、保障（救援）需求和保障（救援）任务，落实力量编组和人员抽组预案，明确指挥领导关系和各组任务区分，明确应急行动准备时限和准备工作要求，报上级后勤领导审批后，召开任务部署与动员会议，成立应急组织。

4.行前准备，组织机动　应急机动部（分）队进行机动前准备，收集相关信息、资料，制订应急处置计划、方案，进一步明确任务及分工、工作流程、工作标准，进行携行药品、器材、装备、生活物资、通信器材、运输工具准备，组织装箱、装载，组织机动，并随时保持与本单位联系。

5.选择地域，展开工作　机动卫勤部（分）队到达指定地域以后，向事件处置指挥机构报到，并向原单位报告情况；根据现场指挥部指令，选择适当地域展开卫勤机构；与当地政府、卫生主管部门、友邻部队、地方卫生救援机构建立联系，明确具体救援任务和救援区域，明确伤病员后送关系、药材补充方式和信息报告要求及传输方式等。

（三）疾病预防控制机构先期响应程序

军队疾病预防控制机构在灾害事件，特别是公共卫生事件中，在监测与发现信息的基础上，采取先期响应行动。

1.分析信息，报告情况　疾病预防控制机构对主动监测发现的事件信息和部队上报的可疑迹象、征象的事件信息，向事发地部队卫生机构进一步了解、核实情况。组织相关专家对重要迹象信息进行初步分析研判。存在传染病流行、不明原因疾病流行、群体食物中毒、职业中毒、生物突发事件发生可能时，立即报告上级卫生主管部门，并提示事发地部队卫勤采取必要的现场保护、人员防护措施。

2.成立小组，紧急出动　疾病预防控制机构按照卫勤应急响应的基本条件，结合初步了解的实际情况，成立紧急核查小组，必要时，调集相当等级机动检测、检验设备配属核查小组，制订核查方案，准备核查检测试剂、药品、器材、防护装具和运输工具，建立与事发地所属卫生主管部门的联系，紧急出动，前往事发地。

3.现场调查，检测鉴定　紧急核查小组听取现场情况介绍，展开现场流行病学调查、机动实验室检验和临床检查。必要时，使用机动生物监测车检测，或采集样品送回中心实验室检验，尽快核实迹象报告或监测报告情况。能力不足时，申请上级疾病预防控制中心给予支援加强，或按照相关要求将样品送往上级实验室检验。针对已发生的现场和患者情况，提出现场应急处置意见和病员处理意见。

4.综合判定，提出预警　紧急核查小组或疾病预防控制中心组织综合评估与事态研判会商，结合现场流行病学调查、实验室检验、临床检查结果，综合判断事件性质、原因、发展趋势，评估先期处置情况，向上级卫生主管部门提出事态核查报告。确认发生重大自然灾害疾病流行、公共卫生事件、生物突发事件征兆或处于事件萌芽状态时，向上级卫生主管部门提出突发公共卫生事件或突发生物事件的预警建议。

5.全面部署，转入处置　卫生主管部门在接到疾病预防控制机构的预警建议以后，听取专项汇报。必要时，组织进一步核实行动。确认可能发生重大自然灾害疾病流行或突发公共卫生事件后，立即向后勤领导和抢险救灾或突发事件领导小组报告，提出预警依据和预警级别、范围及应急措施建议，由全军或军区（军兵种）抢险救灾或突发事件领导小组发布预警通报，全军或军区（军兵种）作战部应急办公室办理。随之进行全面部署和应急处置行动。

第三节　军队灾害医学救援应急响应组织与实施

军队灾害医学救援应急响应由部队各级卫勤机构组织实施。卫勤机构是指军队中组织与实施卫生工作的专业组织，包括卫勤管理机构、卫勤保障机构、医学科研机构等。卫勤机构在灾害医学救援应急响应中的主要工作包括：建立组织，启动预案；分析形势，定下决心；紧急筹划，下达任务；响应准备，核查排险；行军输送，展开工作等。这些工作都是在紧急事态条件下进行，必须结合实际情况，把握原则，灵活组织，注重效果。

一、卫勤保障机构的应急响应

卫勤保障机构是指军队中组织运用医学理论与技术实施伤病防治、维护军队成员健康、巩固部队战斗力的专业组织。在参与执行灾害医学救援时，各类部队卫勤保障机构必须针对不同类型灾害的实际情况，根据抢险救灾或处置突发事件领导小组下达的应急处置指令，做好应急响应的各项工作。

（一）建制卫勤分队的应急响应

建制卫勤分队的应急响应有两种情况：一种是本部队发生突发事件时的应急响应；另一种是伴随任务部队参加灾害救援时的应急响应。

本部队发生突发事件时，处于事发现场部队的卫勤分队按照应急预案，直接进入应急处置阶段。师、旅、团建制卫勤分队根据指挥员的命令，立即启动本级应急处置预案，根据事发现场需要，抽组卫勤力量，携带必要的药品器材和救护车或伤病员运输车，迅速开进到事发地域，支援加强下属部队事发现场的应急处置工作。

伴随部队参加灾害救援任务时，建制卫勤分队的应急响应工作主要包括：一是建制卫勤分队领导参加所在部队的党委扩大会，听取上级命令和有关情况通报，了解突发灾害造成的人员伤害情况，事发地医学地理、资源、地形和气候气象情况等。二是制订保障计划。根据保障任务和上级指示，对保障预案进行修订完善，明确当前主要工作，提出完成准备时限和具体要求。三是调整编组与人员。根据计划和任务，调整组织与调配人员，师医院建立伴随分队和留守组织，确定伴随人员和留守人员，并进一步明确分工。四是处理现有住院伤病员。控制继续收容，部分部队伤病员可以转送后方医院，收治的地方伤病员移交地方医院。五是申请和分配运输工具。根据部队输送的方式和要求，制订输送计划，分配车辆，安排装车顺序，加入部队行军车队序列。六是申请补充物资。根据保障需求和物资储备现状，请领补充、分发、包装物资，生活、通信保障物资向后勤部门申请补齐。七是组织检查落实。时间允许时，派出人员检查准备情况，及时发现和解决问题。八是开展卫生宣传教育。利用准备间隙或在部队开进途中，针对任务和人员伤害的特点开展宣传教育工作，使参加行动的部队官兵掌握基本的防病和防护知识。九是准备开进。根据上级要求，准时进入部队出发位置。

（二）机动卫勤分队应急机动准备

机动卫勤分队包括医疗后送分队、卫生防疫防护分队、药材保障分队（含卫生装备维修队）等。机动卫勤分队在接到行动命令后，应当根据其保障任务要求做好相应的应急响应行动准备。其主要工作包括以下五点：一是通过各种渠道进一步明确行军输送方式。明确机动卫勤分队是伴随部队一起机动，还是单独机动；是摩托化行军，还是铁路、水路、空中输送。机动卫勤分队在部队行军序列中的位置，行军的目的地和路线，到达时间和宿营地点，沿途疫情和途中各种保障措施等，如机动卫勤保障力量单独实施摩托化行军时，要派出先遣勘察组，以便了解沿途地形、道路、疫情、水源、宿营等有关情况。二是根据了解的情况和行军、输送的特点，拟制机动方案。主要是编好行军或输送的序列，规定途中各项保障措施，提出上下车（船、机）和途中的各种要求等。三是进行卫生宣传教育。主要对分队人员讲解摩托化行军或铁路、水路、空中输送的特点，预防晕车（船、机）的措施，防止发生外伤、感冒、肠道传染病等疾病的注意事项。同时组织救护组，负责行军途中的预防和救护工作。四是做好物资准备。按保障任务的需要和携运行量的规定，把机动卫勤力量战备物资和药材装备清查好，包装好；将途中需要的预防药（晕海宁、清凉油、净水片等）发到各科室（组）或个人手中。五是与有关部门建立联系。首先，建立与上级有关部门的联系，以便及时报告情况并得到上级的工作指示，建立物资申请渠道。其次，建立与运输部队的联系，建立协同、协作关系，取得工作支持，协同做好警戒防卫工作。最后，建立与地方有关部门联系，建立医疗卫生物资、主副食和日用品等生活物资采购渠道，与车站、码头、机场和交通部门联系，协商机动卫勤分队的行军与输送问题。

（三）基地卫勤力量的应急响应

基地卫勤力量应急响应的主要任务是接收前方转送的伤病员，提供远程医疗会诊，卫生防疫指导和支持，药材筹措与供应保障等。基地医院在承担大批伤病员接受任务时，其应急响应的主要工作包括以下四点：一是调整组织和调配人员。医院接到紧急收治任务后，迅速收拢外出人员；在应急预案的基础上制订紧急收治方案；进行组织调整和人员调配，增设外科床位，调整充实外科医护人员；麻醉科、手术室等科室做好扩大工作量的准备；重新划分临床各科的收治范围，内科系统的有关科室可按收治轻伤病员的要求进行组织调整和物资准备；院务部门根据收治大量伤病员的特点和需要，进行必要的组织调整和人员调配。二是处理现有伤病员。医院接到紧急收治任务后，立即妥善处理现有伤病员，腾空床位，以保证医院迅速转入应急工作状态，动员已治愈或基本治愈的伤病员出院；必要时，根据上级指示，将需要继续治疗的部队伤病员转送至军内其他医院治疗，地方伤病员转送至地方医院。通知有关部队停止向本院转送病人。与此同时，医院和各科室（组）要做好转移伤病员的思想动员和组织工作。三是请领、分发药材物资。根据应急任务需要，医院组织对仓库储备的药品、器材、物资进行一次清点；组织各科室申报药材紧急请领计划；药局紧急筹措短缺药品、器材和装备；根据请领计划制订供应计划，报院领导审批，按照批准后的计划进行药材分发和补充，并可以提前在各科室预置部分急救药品和器材待用。重点对院外急救和伤病员前接组、检伤分类组的药材进行紧急配送。四是进行应急训练。医院利用伤病员尚未到达的时机，医院组织制订针对即将接收的主要类型伤病员的救治方案，对全院医务人员进行针对性训练，使医务人员掌握基本的诊断标准和救治原则，了解伤病员医疗后送体制、分级救治原则和后送要求，熟悉伤病员检伤分类工作，熟悉简易后送病历的书写等。

二、卫勤部（分）队的输送展开与处置

当卫勤部（分）队接到上级机动转移命令后，应当制订行军输送计划，按照上级指定的行军输送方式按时到达灾害发生地域，尽快展开医学救援行动。

（一）行军与输送

机动卫勤部（分）队的行军与输送方式可分为铁路、公路、水路、空中输送。根据上级的指示和任务的要求，采取合适的方式进行机动。

1.行军与输送的基本要求　机动卫勤分队指挥员应指挥部（分）队按时到达装载地域，协同运输部门组织人员、装备、物资的装载。在装载过程中，应以功能编组为基础，简易急用器材、个人生活用具与人员混装。装载结束后，应检查装备、物资系固与封装、装载情况，清理现场，并向上级报告。在组织行军与输送时，指挥员应当携带指挥工具和通信器材，人员和装备同行，避免出现人装分离的现象。

2.行军与输送的实施　机动卫勤部（分）队在行军与输送时，一是建立行军组织。行军组织通常包括指挥组、运行组、保障组（生活和车辆技术保障）、收容组。必要时，设先遣组。明确人员组成及任务分工。二是车辆编队和行进序列。当实施铁路或水路输送时，机动卫勤部（分）队应填写"铁路（水路）输送计划表"，待人员、物资装载后，列车、轮船的编队和运行由铁路等有关部门组织实施；当机动卫勤分队摩托化行军时，应对车辆进行编组，包括前队、本队、后队，指定车长，明确行进序列，保持行军速度和车辆间隔距离。三是行进路线。当铁路、水路输送时，应了解火车、轮船的运行路线。途中（停靠码头）保障点，以便进行物资的补充和伤病员转送；当摩托化行军时，应明确行进的路线、宿营地点等；四是装卸地点。当实施铁路、水路输送时，应明确车站、码头装卸位置，医院向车站、码头的机动方式，装卸时的指挥工作等。

3.行军与输送的保障措施　机动卫勤部（分）队在行军与输送时，一是抓好卫生防病。有晕车（船、机）史的人员在行军前安排适当座位，服预防晕车药物；中途休息时乘车人员下车适当活动，减轻疲劳。在寒区冬季摩托化行军时，要防止感冒和冻伤发生；在热区夏季摩托化行军时，要预防中暑；在沙土公路上摩托化行军时，要预防灰尘造成的呼吸道和眼睛疾患。每辆车指定一名安全员，组织安全上下车，预防外伤发生。二是做好随队救护。在大部队行军输送中，每辆车（车厢）指定一名卫生员，负责卫生防病和小伤小病的救治；在行军队列的中间位置设一个机动救护组（救护车），以便实施紧急救护；在行军队列的尾部设一个中心救护组（救护车）负责收容救治伤病员。对行军途中发生的危重伤病员，应及时转送到沿途附近的医院救治。三是搞好生活保障。机动卫勤部（分）队派出的先遣勘察组，应事先安排好沿途生活和大休息场所。宿营地应避开危险地域，宿营时，注意饮食卫生和个人卫生，开展巡回医疗。四是建立良好的通

信联络。机动卫勤部（分）队摩托化行军时，车队距离较长，要通过各种通信联络手段，保持不间断的通信联络和组织指挥。

（二）展开

机动卫勤部（分）队在到达展开地域后，根据灾害救援任务和现场实际条件，选择合适的地点进行展开，开展救援工作。

1.**展开场地的选择** 一是有一定的展开面积。通常，野战医院的展开面积需要较大展开空间，否则无法进行相应作业，影响救援质量。二是有较好的安全条件。机动卫勤部（分）队的展开地点，要尽量避开危险环境，如易塌方的山体附近，水库的下游等地域不适合选择为展开地点，以保证机动卫勤部（分）队的安全。三是有公路或铁路相通。机动卫勤部（分）队配置地域交通条件比较重要，既要有较好的进出道路，还要有较为畅通的前接、后转公路或铁路，以保障伤病员的后送。四是有充足的水源。机动卫勤部（分）队展开地点，要有较为充足的水源，以保证医疗用水、洗消用水和生活用水。水质达到基本卫生要求，以保证用水安全。五是附近有可供直升机起降的场地。为能利用直升机空运伤病员，在机动卫勤部（分）队展开地点附近，应选好直升机起降场地。

2.**展开方式** 根据突发事件情况、救治任务和地形条件决定卫勤部（分）队展开的形式，可以集中展开或分散展开，也可以全部展开或部分展开。一是集中展开。集中展开是指将整个机动卫勤部（分）队的人力、物力集中在一个地点展开。这种展开形式的优点是人力物力集中，便于领导和相互协作，能充分发挥医疗技术和物资装备的作用，有利于提高救治质量和工作效率；但其缺点是展开面积大。二是分散展开。分散展开是指将整个卫勤部队的人力、物力分散在两个或三个地点展开。这种展开形式的优点是场地容易选择，缺点是人力物力分散，不便于指挥和协调。三是全部展开。将整个卫勤部（分）队的人力、物力同时全部展开。这种展开形式，可以充分利用全部机动卫勤部（分）队进行工作，有利于提高救治质量和工作效率。四是部分展开。部分展开是指机动卫勤部（分）队的人力、物力只展开其中的一部分进行工作。它主要是由于展开地形受限，或伤病员不多，在短时间内有可能转移，人力物力不足等情况，不可能或不需要全部展开时才采取的一种展开形式。在确定机动卫勤部（分）队展开形式时，除应考虑以上利弊之外，主要还应从当时的实际情况出发。一般情况下，应尽量争取集中展开和全部展开，当必须采取分散展开和部分展开时，应事先制订相应的措施，以保证救治任务的完成。

3.**展开的布局** 医疗（分）队展开布局的要求：一是按照收容分类、救治和后送的顺序，从前到后排列，便于连贯性地进行工作；二是照顾到各科室（组）之间的工作联系，联系紧密的单位尽量靠近；三是防止互相交叉传（沾、污）染，传（沾、污）染的工作间放在医院的下风向或开辟专门地区，尽量远离清洁区；四是考虑到实际地形房舍条件，适当安排总体布局。

医疗（分）队展开的布局形式应因地制宜，各科室（组）的布局：一般将收容分类组（室）设在入口处；将手术组（室）、抗休克组（室）和医技保障部门设在中间位置；将隔离室和洗消组设在与其他组（室）相距较远的下风方向单独展开；如果展开面积不足时，可将轻伤病员留治组（室）设在靠医疗（分）队较近的另外一个地区，生活保障部门尽量靠近水源；后送组（室）应设在医疗（分）队的出口处，尽量选择便于伤病员上车的地点。

根据救援任务的需要，卫勤部（分）队应建立纵向和横向相结合、有线与无线相结合、简易通信与特殊通信工具相结合的通信联络系统，以保证卫勤部（分）队与上级后勤、卫勤领导机关之间、上下级救治机构之间以及部（分）队各组室之间的联络通畅。除采用军内各种有线、无线通信器材外，还要充分利用地方各种通信线路和工具，并辅以必要的机动通信，多种手段并举，以保持不间断的通信联络。

卫勤部（分）队展开后应当组织检查药品器材、医疗设备和生活保障物资；组织调试医疗仪器，核准医学计量；维护车辆和器材；请领、采购药品物资；检查通信联络，建立保障协同关系，迅速完成各项保障准备，随时准备开展处置工作。展开完毕后，及时报告上级卫勤部门。

（三）现场处置

事发地发生突发灾害时，根据事发地所在区域、事发单位隶属关系和事件级别，领导小组或部队党委统一调集所属医疗、防疫、药材和部队卫勤保障力量参与事件的处置。力量不足时，申请上级支援。突发灾害事件本系统无力解决的，由事发地参与救援部队所在军区联勤部调集所属专业医疗、防疫和药材保障力量进行指导、处置和保障。在突发各类灾害时，各级灾害救援指挥部门成立专家组，担负事件危害的分析评估及性质研判，为指挥部提供决策咨询意见，指导事件应急处置工作。突发灾害的现场处置工作，必须依据国家、军队的相关法律、法规、行政规章（预案）执行，同时应当遵循以下要求和步骤。

1.预防为主，常备不懈　在各类突发灾害事件的现场处置工作中，应当坚持预防为主的原则，不断提高危机意识和防范意识，坚持监测、准备与控制相结合，常态工作与应急处置相结合。把预防工作的重点放在事件迹象、征兆的发现和事件的监测、预报上，力求把事件消除在萌芽状态。切实落实组织、人员、技术、物资的准备和系列应急预案的编制。做好突发事件相关信息资料的长期收集、分析和积累，定期开展应急机动与现场处置演练，始终保持高度警惕、常备不懈的状态。一旦需要，即刻行动。

2.统一指挥，分级负责　事件的预防与控制工作必须在领导小组或指挥部的统一指挥领导下，根据统一的部署和各级的职能分工，按照科学程序进行医学处置。在各类突发灾害事件的现场处置工作中，卫生部门发挥着全局牵头协调和领导小组主导参谋的作用。卫勤指挥员和参谋机关必须统揽全局、思路清楚、抓住关键、依靠专家，及时提出辅助决策意见和建议，协助军政首长指挥全面的预防控制工作。在辅助指挥的过程中，应当充分发挥各级医疗救治、疾病防控、药材保障、信息保障机构的作用，建立体系，明确机制，加强指导与评价，科学组织实施救援工作。

3.区域为主，先期处置　在各类突发灾害事件现场处置工作的力量使用上，应当按照区域防控的原则，根据属地管理原则，就近就便组织使用防控和救治力量，伤病员以就近救治为主；事发地军队力量不足时，组织后方专业力量支援加强，或依托地方医院救治。当发现传染病散发病例或有流行趋势时，事发部队卫勤分队和就近的疾病预防控制机构必须立即响应，争取先机，采取保护现场、隔离病人、紧急控制等先期处置措施，控制事态发展，传染病人一般不远距离长途后送。

4.科学决策，专群结合　在预防控制工作中存在许多需要做出认定、结论和决策的问题。领导者必须按照科学决策的思想与方法，对各类突发灾害事件现场信息、实验室信息和临床信息进行综合分析，慎重研判，适时发布。专业人员在应急处置中，应当始终保持科学的态度、严谨的作风和一丝不苟的精神，客观反映事态、事件危害状况，有效而实际地处理问题。同时，还应当充分发挥群众的智慧，充分调动群众的积极性，让相关群众参与到预防控制的工作中来，走专业技术指导与群众广泛参与相结合的路子，共同完成突发灾害事件的现场处置工作和危害控制、消除的任务。

三、迹象核查排除卫勤应急响应

迹象核查排除是指发现可能威胁人群健康的危害因素，或出现疾病异常，以及出现不明危险物可能危害人群健康的迹象时，需要进一步确认或排除危害因素或确定疾病性质而采取的应急响应，是军队灾害医学救援应急响应的一种重要方式。

（一）迹象核查排除卫勤应急响应的特点

根据近年部队在灾害医学救援中开展迹象核查排除的经验和规律的认识，迹象核查排除卫勤应急响应具有以下特点。

1.辅助决策责任大　在部队卫勤机构进行灾害医学救援应急响应过程中，迹象核查排除是为了确定或排除是否存在威胁人群健康的危害因素、危害因素的类型的一项工作。当遇到可疑迹象、危险信号和可疑伤病员时，指挥员的决心和决策需要专家或相关专业人员做出基本性质的判断和对救援行动提出辅助决策建议。特别是在重大自然灾害暴发后，一旦疫情分析、检测、判断失误，预测失灵，将会给整个灾害救援行动带来重大影响。医学专家或专家组在此类应急决策中责任重大，起着举足轻重的作用。

2.科学技术要求高　建立在医学科学技术装备基础之上的紧急核查排除工作，需要对可疑危险物的性质及危害进行确认或排除，对疾病发生的病因、来源进行科学认定，需要很高的医学科学技术作基础，特别是在以核化生恐怖袭击事件的紧急核查排除过程中，对检测手段、装备及伤病员科学诊断方面要求都很高，需要高素质的专业人员和专门的实验室来承担，并能在短时间内快速确认，以便为处置赢得宝贵的时间。

3.协调协同工作多　紧急核查排除工作需要各相关管理部门协调、协同合作才能完成。首先，卫勤部门要与其他相关部门协调配合，争取得到他们的支持与协作，核查人员能尽快到达现场；其次，卫勤指挥部门要与保障和支援部门专家组协调配合，使专家组能尽快到位；再次，现场专家要与后方实验室协调配合，使最终结果能得到尽快确认。

（二）迹象核查排除卫勤应急响应的类型

迹象核查排除任务很多，需要卫勤应急响应的主要有以下三种情况：一是发现可疑物并高度怀疑是核化生恐怖袭击；二是出现不明原因的疾病或群体异常症状；三是出现批量动物或植物异常死亡。

1.发现可疑危险物的卫勤应急响应　当发现可疑物并高度怀疑可能是核化生恐怖袭击时，是卫勤应急响应迹象核查排除的一种主要类型。在大型活动，如国家举办的国际奥林匹克运动会、亚太经济合作组织（APEC）会议、博鳌亚洲论坛、国际高峰会议等，以及可能发生群体性打、砸、抢、烧事件和其他可能发生恐怖袭击活动时要特别警惕。在这些活动中，可能会出现一些可疑物或可疑现象，特别是高度怀疑是以核与辐射材料、化学毒剂、生物制剂为致伤源和以爆炸方式进行恐怖袭击时，需要卫勤部门参与进行紧急核查和排除。

2.出现不明原因疾病或群体异常症状的卫勤应急响应　当部队出现不明原因的疾病而无法确诊，或出现群体异常症状，如出现大量不明原因的发热病人，但找不到病因，这时就需要卫勤部门派出专家组进行紧急核查、治疗并对疾病发生的原因进行核实、确认。这种情况是以卫勤部门为主导的卫勤应急响应，必要时需要其他部门的密切配合，如封控等。

3.出现批量动物或植物异常死亡的卫勤应急响应　当某地出现批量的动物或植物异常死亡，并怀疑可能是疾病特别是人畜共患疾病或人为故意时，需要进行紧急核查和排除。

（三）迹象核查排除卫勤应急响应的实施

迹象核查排除卫勤应急响应一般以派遣专家组的方式进行。实施的具体环节主要包括：现场侦查、实验室检测、综合分析判断并确认。

1.现场侦查　当需要紧急核查时，卫勤指挥部门根据实际情况派出相关专家或专家组奔赴现场，携带必要的快速检测装备，开展现场侦查。在开展现场侦查时，听从现场指挥员的指挥，明确现场分工和各自职责，深入了解事件发生的前因后果，掌握第一手情况，必要时可向现场指挥员进行核实，并做好自身防护。当现场不能确定事件性质时，在现场其他部门的配合下，可以采集样本和开展相关的调查，以便为下一步确认提供更有力的依据。

2.实验室检测　现场采集到的样本，使用专用的装具后送到后方专业实验室，进行精确的检测和测量，必要时，需要反复多次检测，检测时需要做好人员的自身防护。当对现场样本检测后仍无法确认危害因素的种类和性质时，可以提取病人的样本进行进一步检测，必要时根据病人的临床表现并咨询临床医师的意见进行确认。

3.综合分析判断并确认　完成样本的检测并得到结论后，召集现场流行病学调查组、实验室检查组、临床治疗组会商，结合其他部门的意见进行综合分析判断，分析事件的性质和危害程度，并向指挥部门提出明确的处置建议。

四、军地应急响应的区别与联系

我国是一个多种灾害频发的国家，为应对突发自然灾害和公共事件，国家提出"军民结合、寓军于民"的方针，要求建立军民一体的应急医学救援体系。理清军队与地方灾害救援应急响应的区别与联系，有利于构建健全的应急响应机制，实现军民联防联控，有效完成抢险救灾任务。

（一）军地应急响应组织指挥区别与联系

根据国家减灾委员会相关规定以及灾害和突发公共事件种类，国家相关部门制订了水旱灾害、泥石流灾害、重大动物疫情、雪灾、突发性环境污染事故和生态破坏事件等八类应急响应预案。

根据响应级别和相关要求，发生自然灾害或突发灾害时，事发地的县级、市（地）级、省级人民政府及其有关部门按照分级响应的原则做出应急响应。未发生灾害的地方，当地人民政府、相关行政管理部门接到通报后，要组织好人员、物资等应急准备工作，采取必要的预防控制措施，防止灾害或突发事件在本行政区域内发生，并服从上一级人民政府、相关行政管理部门的统一指挥，支援事发地的应急处置工作。

地方处置突发灾害的最高行政领导机构是国务院，在国务院总理领导下，由国务院常务会议和国家相关灾害应急指挥机构负责重、特大灾害的应急管理工作；必要时，派出国务院工作组指导相关工作。地方各级人民政府是本行政区域各级灾害应急管理工作的行政领导机构，负责本行政区灾害响应。同时，《中华人民共和国突发事件应对法》规定："县级以上地方各级人民政府设立由本级人民政府主要负责人、相关部门负责人、驻当地解放军和武警部队有关负责人组成的各类灾害事件应急指挥机构，统一领导、协调本级人民政府有关部门和下级人民政府开展突发事件应对工作。"

所以，军地应急响应组织指挥主要区别在于地方按照统一领导、综合协调、属地管理为主的应急响应与管理体制。而军队是在党中央、国务院、中央军委统一领导下，实施由上至下集中指挥、分类管理、分级负责，依托军队现行指挥体制和手段，对各类灾害实施应急响应的组织指挥。如有需要，按照"政府领导、军地协同、充分协商、共同决策"的原则，地方政府对军队所属机构实行间接领导，共同完成军地应急响应组织指挥工作。

（二）军地应急响应措施区别与联系

地方灾害应急响应措施主要包括分级响应程序、信息共享与处理、通信、指挥和协调、紧急处理、应急人员与群众安全防护、社会参与、事件调查分析、检测与后果评估、新闻报道、响应结束等，旨在通过快速反应及时控制突发事件并防止其蔓延。

应急响应是应急预案的核心内容。这部分内容包括应急救援中需要明确的核心功能和任务，包括通告与通信联络、应急抢险、人员疏散与安置、应急结束与现场恢复等。同时，还应包括完成这些功能的责任部门和相关部门的职责分配及其在应急响应过程的标准操作程序。通告与通信联络主要包括接警与通知、警报与紧急公告、应急通信和媒体信息沟通与公共关系。接警与通知是应急响应程序的第一步，要求准确了解灾害性质、时间、地点和伤亡情况等初始信息并及时通知相关人员。应急抢险在应急救援中对控制事态的发展起着决定性作用，主要针对灾害的性质采取合理的对策和方案，并控制事态发展、抢救受害人员和转移重要物资，当灾害现场周围地区人群的生命可能受到威胁时，将受威胁人群及时疏散。当灾害现场被控制、灾害被基本消除时，宣布应急响应结束。应急响应结束后，进入现场恢复阶段。

军队灾害医学救援应急响应实施的主要工作包括：建立组织，启动预案；分析形势，下定决心；紧急筹划，下达任务；响应准备，核查排险；行军输送，展开工作等。由此可见，地方应急灾害救援应急响应贯穿救援工作始终，而军队灾害医学救援应急响应主要包括从接到情况通报到部队开进为止，将应急抢险与应急响应分开进行。同时，部队根据使用卫生力量的不同将应急响应分为建制卫勤分队的应急响应、机动卫勤分队的应急响应、基地卫勤力量的应急响应；根据执行任务的性质和影响分为军队突发公共卫生事件应急响应，军队突发动物疫情应急响应，核与辐射、化学、生物突发事件的应急响应，军事突发事件的应急响应等。

由此可见，军队与地方卫生力量在灾害医学救援应急响应方面各有侧重、取长补短。军队卫生力量侧重于人为突发事件的快速反应，注意平战兼顾，在自然灾害的医学救援方面根据地方政府请求派出救援，服从灾害救援指挥部指挥，充当灾害救援主要支援力量。在危害国家安全和社会稳定的人为突发事件的防范和处置上，发挥部队反应速度快、战斗作风强、专业技术高的特点，主动作为，迅速响应，做突发事件处置的先锋力量和支撑力量。

第四章

灾害医学救援军队卫勤组织指挥

灾害医学救援军队卫勤组织指挥，是在灾害医学救援行动中，各级卫勤机关对相应卫勤力量或救援队进行的组织领导和专业指导活动。随着军队执行非战争军事行动任务范围的不断拓展，军队卫勤保障任务领域随之扩大、保障空间逐步延伸，保障环境日益复杂，军队卫勤的地位、作用也更加凸显，特别是在灾害发生后，医学救援已成为不可或缺的重要内容。而且，灾害越是突发，情况越是复杂，医学救援任务的组织难度越大，对卫勤组织指挥的要求也就越高。灾害救援的特点要求既要建立灵活高效的卫勤组织指挥体系，又要建立一系列与灾害救援行动相适应的法规制度，为卫勤保障提供强有力的组织保证和法制依据，包括卫勤组织指挥的基本程序，针对不同灾害救援行动特点的保障预案，部署卫勤力量，组织卫勤保障活动等。正如苏联野战外科专家皮罗可夫在第一次世界大战时就指出的那样："对大批伤病员救治起主要作用的不是医疗，而是组织。"加强灾害救援行动的卫勤组织指挥，在一定时间、空间内，充分发挥卫勤力量的整体效能，抢救伤病员生命，减少和控制对人员健康的伤害，强有力地抑制事态恶性化发展、及早恢复常态，已成为确保灾害救援任务完成的关键要素。

第一节 概 述

在既往理论和实践中，军队卫勤主要承担平战时的卫勤保障任务。随着我军非战争军事行动任务的日益拓展，相关认识和理论研究不断深化，军队卫勤执行任务的样式也出现了新的变化，其中最具挑战性的就是突发灾害的医学救援，其突出的特点和任务重点表现在应急方面，在某种程度上较战争状态下的卫勤保障更加急迫。就卫勤组织指挥而言，突发灾害中的卫勤组织指挥最为复杂、至关重要，迫切需要在理论和实践中加以探索，把握其内涵、重点、特点、原则和规律，以丰富卫勤理论，指导卫勤实践。

一、灾害医学救援组织指挥基本概念和职能

（一）基本概念

组织指挥是指为了完成一定任务或达成一定目的，按一定的编制形式进行的组织领导活动。由此可以引申得出：卫勤组织指挥就是卫勤部门为了完成卫勤保障任务对所属卫勤力量进行的组织领导活动，主要包括人员与物资筹备、力量部署、组织协同、行动指挥等方面。军队灾害医学救援组织指挥是指指挥员及其指挥机关在突发灾害中，组织运用卫生力量实施灾害医学救援的组织领导活动。该概念包含四层含义：①指挥主体是指挥人员和指挥机关，可以是军事、后勤、卫勤领导及领导机构和指挥机构。②指挥对象界定的是军队卫勤力量。③军队灾害医学救援组织指挥是在突发灾害发生后的指挥，是灾害救援行动中的领导活动，不是日常状态下的管理活动，也不是战争状态下的指挥。④军队灾害医学救援组织指挥属于组织领导活动，是卫勤组织领导活动的一种类型。

（二）主要职能

在军队卫勤履行突发灾害医学救援任务中，卫勤指挥已经成为各级卫勤指挥员和指挥机关的重要职能。

目前，军队卫勤已经建立了各类突发事件应急卫勤保障预案，规定了相应的领导和机构职能，一个体系适应多种任务的指挥体制正在不断完善。在

此基础上，随着灾害救援行动卫勤理论和实践的不断深入，各级卫勤机关的组织指挥相应职能包括以下几个方面：一是根据突发灾害性质、任务，确定应急卫勤指挥组的人员构成，启动相关预案。二是贯彻落实上级有关决定和指示。三是及时了解、掌握灾害救援行动相关情况，提出灾害医学救援决心和建议，参与灾害救援的指挥与决策。四是制订行动方案、计划，建立各业务保障体系，明确任务及保障范围。五是统一组织、协调、控制和实施灾害医学救援行动，协调调度军队卫生资源，协调卫勤保障相关工作，并进行指导、监督和评估。六是担负应急值班和汇总报告工作，做好相应的上请下达。七是建立专家咨询组，并组织开展工作。建立各类专家库，根据不同灾害救援任务的需要，成立相应专家咨询组，提供救援准备和救援行动中的专业咨询和辅助决策，必要时派专家组到现场指导工作。

二、灾害医学救援组织指挥基本特点与要求

军队卫勤执行灾害医学救援任务的不断深入和发展催生了军队灾害医学救援组织指挥，并使其与既往卫勤指挥和作战卫勤指挥呈现出不同的特点。

（一）灾害的突发性，要求卫勤组织指挥快速反应

在人员发生重大伤亡，人员健康已经、正在或潜在面临严重威胁，如不采取行动，事态将急剧恶化的紧急情况下，迫切需要组织卫生力量实施保障或医学救援。由于大部分灾害发生突然，准备时间仓促紧迫，甚至毫无准备，卫勤领导常是临危受命。卫勤领导能否做出快速反应，尽快采取保障或救援行动，成为能否有效控制紧急事态、力避被动的关键。根据人员伤亡或健康受威胁的严重和急迫程度，以及突发灾害事件渐露端倪的情况，卫勤指挥员和机关通常要主动或被动地使用相应卫生力量，力争在较短时间内控制事态。这就要求卫勤指挥系统必须具有快速反应能力，能实施快捷果断指挥，快速组织灾害医学救援。

汶川特大地震发生后，成都军区联勤部办公楼严重受损。成都军区联勤部启动应急响应机制，部领导一边派人查看机关大楼受损情况，一边迅速做出在营区搭建临时办公场所的指示，同时召开紧急会议传达地震强度、受灾范围的情况，部署任务。震后1.5小时，成都军区卫生部建立临时办公机构，设立专职应急值班人员，全力做好各项记录，按职责分工上传下达各类电话通知、报告，派专人到四川省卫生厅了解、查明灾情、伤情，受领任务；研究部署机动救援力量抽组和展开应急救援工作。军区卫生部决定派遣人员参加军区联合工作组赴灾区指导救灾工作；赴成都军区总医院传达前接地方伤员的通知；赴四川省卫生厅了解相关受灾范围，协调军地医疗救援等事宜；拟制医疗救援队抽组名单并向军区各级医院发出预先号令。

（二）灾害的复杂性，要求卫勤组织指挥灵活多变

在反恐、维稳、处突、维权、维和、抢险救灾等非战争军事行动中，卫勤保障情况复杂，保障对象既有部队成员，也有地方百姓，还可能有外军或外籍人员；保障区域可能在海上、高原、高寒甚至是海外；突发公共卫生事件、恐怖袭击事件、地震灾害等本身情况复杂，具有不确定性和巨大风险性，加之保障和救援既可能是单独行动，也可能是联合行动，受制约的因素多，特别是在事态紧急的情况下，可能指挥体系尚未建立，上级未做出明确指令，也可能上下级无法迅速建立联系。诸多复杂情况，均要求卫勤指挥员和机关必须根据实际情况，灵活实施指挥，既不能墨守成规、无所作为，也不能急功近利、不按规律办事。

汶川地震发生后，第三军医大学立即启动突发事件应急机制，召开紧急会议，向全校发出抗震救灾动员令，做出迅速抽组卫勤分队赶赴灾区的决策部署，并主动与总后、成都军区、重庆市联系，尽一切可能掌握灾情动态和救援需求，主动请战，尽快奔赴灾区救人。5月12日23时40分派出第一支医疗队连夜赶赴德阳灾区，于13日6时20分抵达德阳市。医疗队负责人立即与德阳第一人民医院协同解决大批地震伤员医疗救护工作，同时要求各附属医院提前预留部分床位准备接收灾区伤员。

（三）参与对象的多元性，要求卫勤组织统一指挥

面对突发灾害，军队参加救援行动的单位和人员复杂，在一定时间和空间内，都需要统一调度指挥，卫生力量的构成也同样复杂，既有不同专业的卫生队伍，也有来自不同军兵种及武警的其他力量；卫生力量在不同行动中，既可能做主角、当主

力，也可能做配角。在本来就复杂混乱的突发灾害中，如果没有统一的指挥，会使灾害救援难以控制，因此必须实施统一指挥，必须统筹谋划、统一组织、统一部署、统一调配，从而在统一领导下形成一盘棋，对突发灾害实施有效的整体控制。统一指挥下，还要使各级各类力量的主观能动性得到充分发挥，在一定职权范围内灵活机动地处置情况，以强化整体指挥的功能。同时，应提高重大灾害医学救援卫勤指挥的层级，在统一指挥前提下争取卫勤指挥更多的"自主权"，确保第一时间能够迅即行动、科学部署、快速开展。要加强卫勤内部"联"，进一步优化结构、强化力量、完善卫勤组织指挥体系，抓好保障方案战略战役协同对接，做到上下一致、左右协调，强化各级卫勤组织指挥训练演练，不断提升实战组织指挥能力。要加强军地双方"联"，依据国家有关动员法规，着眼卫生力量主体构成，协调建立以地方和军队领导参与的各级卫勤联合指挥机构，以及相应的机关职能体系，明确各级职责分工，密切协调、集中指挥各种卫勤保障力量，充分发挥三军一体、军地一体联合保障整体效能。如汶川特大地震医学救援时，由于到映秀的道路损毁，大批军队、地方救援队伍集聚在紫坪铺水库大坝，但由于现场只有10艘冲锋舟，人多船少，运力有限，为避免混乱，由指挥部统一部署，武警战士严格把守，按计划分批安排各救援队有序渡过紫坪铺水库，保证了紧急救治工作有序进行。

（四）救援行动的广泛性，要求卫勤组织指挥充分协同

军队执行作战任务，虽然也需要地方党政机关和人民群众的积极配合和大力支援，但军事行动往往具有相对独立性，不仅作战活动是单独进行，而且组织指挥也完全是按军队系统垂直实施的。平时或战争状态下的卫勤指挥关系相对固定，而突发灾害医学救援的样式较多，指挥关系是变化的。在抢险救灾、参加和支援国家重大防疫行动等任务中，往往都是党政军民整体行动的格局，军队或是作为中坚力量，或是作为配合力量，需要在统一领导的大格局中展开和实施行动，且一般要听从地方的指挥。如大兴安岭扑救火灾行动，就是由救灾部队、森林警察和地方民兵协同行动，由国务院扑火前线总指挥部和沈阳军区前指共同领导的。2003年抗击SARS的斗争，则是由党中央、国务院直接领导，全国各界人民共同参与的。这与军队执行作战任务有很大的区别。

突发灾害医学救援的这种协调行动性，使得卫勤组织指挥涉及的部门多、人员广，指挥复杂。除需要卫生部门内部卫生防疫与医疗救护等方面的密切配合外，灾害医学救援本身也离不开生活物资、交通运输、通信、装备等的保障以及安全防卫的保证；不同军兵种卫勤、军地卫生部门之间，不同业务力量之间和上下保障单位之间需要相互协作。卫勤指挥与保障关系的复杂性，要求卫勤指挥员和指挥机关必须提高协调能力，在多方协调和相互支持配合中，组织实施灾害医学救援。突发灾害医学救援是一个高度协调的活动，不但要明确组织指挥工作中各部门的任务分工，而且要规定特殊条件下的应急救援程序和行动规范，使之在高度协调一致的情况下，完成应急保障任务。要以法律、法规与制度为保证，形成稳定应对程序，从而提高应对重大、突发公共事件的效率。依据现有法规制度，一是明确指挥程序，理顺各种协调、保障关系。二是制订多种保障预案，有针对性地应对各种突发事件。三是制订各类应急反应机构建设标准和工作制度，保证救援工作的正常运行。四是建立军民结合的机制，明确相互支援的程序和办法。

三、灾害医学救援组织指挥体制的建立

军队灾害医学救援组织指挥体制是在灾害突发条件下关于卫勤指挥的组织体系、机构设置、职能划分、关系确立及相应法规制度的统称。它是确保灾害医学救援行动有序实施和优质高效完成救援任务的组织保证。军队灾害医学救援组织指挥体制的建立，既需要在平时体制的基础上实施，也需要在灾害发生后临时应变，快速将常态体制转变为权宜的应急体制。

（一）构建能级合理的卫勤指挥体系

为满足突发灾害医学救援的需要，必须建立能级合理的卫勤指挥体系，以有序、有效地控制各个层面的保障和救援。为此，应当采取以下几个方面的基本对策：一是参照平战时既有固定的指挥体系，建立卫勤指挥体系。二是按军队处置突发事件有关预案，确定卫勤指挥体系。三是临时调整或建立新型应急卫勤指挥体系。

在构建应急卫勤指挥体系时，应注意把握以下几个问题：①要"规模适度"。依据突发灾害的具体情况构建卫勤指挥机构，规模过大容易造成资源浪费，影响日常卫生管理；规模不足将影响卫勤指挥的正常运作。②要"横增纵减"，适当增加卫勤指挥幅度，尽量减少卫勤指挥层次。③要"权威合成"。卫勤指挥机构没有权威性、合成性就不可能实施集中统一指挥。④要确立明确顺畅的卫勤指挥关系。达到职责分明、渠道畅通、联系紧密、运作灵便，才能增强整体指挥功能，并真正实现卫勤指挥的快速高效。⑤要建立系统的卫勤指挥制度。在有关预案的基础上，结合实际，建立伤病员医疗后送、卫生防疫防护、药材申请供应、信息报告与通报制度等的卫勤制度。⑥要设立卫勤专家组，参加卫勤指挥机构，特别是选择有经验的卫勤指挥人员参加，在紧急事态下更能提高应急反应、正确果断决策的能力。

（二）建立灵活可靠的卫勤指挥机制

卫勤指挥机制是卫勤指挥系统诸要素功能、相互关系和信息流程的总称，是实现卫勤指挥准确、迅速、高效的基础。根据突发灾害医学救援要求，建立灵活可靠的卫勤指挥机制。一是要与既有指挥体制要求相一致。二是要视情况建立可以相对独立履行职能的卫勤指挥机制。三是要建立联合协同的卫勤指挥机制。四是要灵活运用指挥方式。任何灾害医学救援行动指挥机制的确定，都不是某一种因素单独决定的，而是影响和制约卫勤的各种因素综合作用的结果。因此，只有对不同情况进行综合分析、科学判定，才能产生与实际情况相吻合、与实际需要相适应的指挥机制，才能实现真正意义上的灵活高效指挥。

（三）利用先进配套的卫勤指挥手段

指挥手段是连接指挥者与指挥对象的桥梁和纽带，其先进程度不仅影响指挥系统自身功能，而且制约整个指挥系统效能的发挥。在抗洪抢险、抗震救灾等突发灾害救援行动的卫勤保障中，都曾出现如通信手段落后或不配套，无法保证卫勤指挥机构与所属保障机构联系的情况。汶川特大地震医学救援中，暴露的通信保障问题相对突出，尤其是救灾初期，通信手段落后、联络不畅，很大程度上影响了医学救援的有效开展。救灾中后期，灾区的医疗、防疫队主要依靠移动电话、卫星电话、固定电话、对讲机、电台、传真等通信方式在前后方、上下级以及各医疗队之间传递信息，确保了救援工作有效开展。

为确保灾害医学救援过程中指挥畅通、联系畅通，以及时掌握灾情、救治伤员，必须做好医学救援通信保障工作。一是应利用先进的卫勤指挥手段。以信息网络技术为龙头，重点利用自动化的卫勤指挥手段，实现各级卫勤部门之间的互联互通。二是应利用系统配套的数字化卫勤装备。如，电子伤票、电子病历、电子统计报表、辅助决策指挥硬件系统等，形成系统配套、融指挥与保障于一体的卫勤指挥与保障系统。三是应利用多种指挥手段。利用手机、电报机、CDMA、海事卫星电话、交通移动通信等有线通信、无线接力通信、移动通信相结合的多种手段，增强卫勤野战指挥能力。通过利用先进的卫勤指挥手段，确保不论处于怎样频繁和跨度的机动中，无论在何种恶劣的条件下都能随时"联系得上"，部队和保障机构在哪里，卫勤指挥的触角就延伸到哪里，实施不间断的卫勤指挥。

四、灾害医学救援组织指挥原则

军队灾害医学救援组织指挥原则是在灾害发生后有效组织、筹划和控制卫勤保障行动和医学救援的基本宗旨。在实施突发灾害医学救援行动卫勤指挥中，应坚持以下原则。

（一）快速反应，决策果断

在突发灾害医学救援行动中，灾害医学救援事关重大，过程公开透明度高，情况复杂棘手，影响面广，涉及国家安全和形象的维护，军民健康的维护，需要从全局高度，统筹实施卫勤决策。在决策过程中要分清主次缓急，准确把握指挥重心，优先解决全局性的关键问题。强化卫勤局部服从全局的意识，一切灾害医学救援都要围绕快速抢救生命、维护健康、稳定事态来筹划、组织和控制，既要积极提出合理化的决心建议，争取军政首长和地方政府部门的理解和支持，又要从战略高度、政治高度思考问题，顾全大局，在统一领导下实施决策。

（二）把握时机，计划周密

应对突发灾害时，被救援对象众多、任务繁重、情况复杂、力量多元，卫勤指挥时效性、准确性要求高，要争取和保持卫勤指挥的主动权，就必须周密筹划。它包括不同空间内伤病员急救、后送，卫生防疫防护、药材保障等横向的全方位筹划，以及事态发展控制的纵向全过程筹划。为此，应全面、及时地获取和掌握卫勤指挥信息，使卫勤筹划建立在可靠的基础之上；在认真分析灾害发生、环境背景、影响因素及其对灾害医学救援的要求基础上，对灾害控制的卫勤能力作出客观评估，形成正确的卫勤决心和组织计划，并随灾害的发展不断调整，始终保持科学正确的卫勤指挥。

（三）突出重点，控制全程

灾害发生初期，因主客观因素的制约，会不可避免地出现一些混乱局面，卫勤指挥的重点就是要减少和控制这种局面的范围，并根据灾害发展进程的一般规律，尽快遏制灾害的恶化发展，从应急响应、应急准备、快速机动输送和部署，到全面展开保障和救援行动，直至灾害发生后的响应结束，始终保持对灾害发生、发展和结束全过程保障和救援的控制。在控制过程中，不断收集信息，全面实施检查、调查和评估，动态掌握保障和救援变化情况，适时调整卫生力量结构、灾害医学救援主要对象、重点内容和关键区域，发现和及时解决行动中出现的各种问题，牢牢把握处置突发灾害的主动权。

（四）依法指挥，积极协调

突发条件下的灾害医学救援，指挥与保障关系复杂，制约因素多，需要协调的单位和事宜繁杂，有时受社会、政治、责任等因素影响，甚至受到过多行政干预，而且决策时间紧迫，因此主动协调尤为重要。主要是搞好军队有关部门的协调，与地方政府相关部门的协调，卫勤系统内部各专业力量之间、不同军兵种或所属卫生单位之间、指挥与保障机构之间、上下保障接口单位之间的协同。原则上，涉及不同军队和地方政府有关部门的协同，卫勤指挥员应主动提出，由上一级卫勤指挥机构或本级后勤领导负责协调，涉及职能范围内的卫勤内部协调，由本级卫勤指挥员和机构协调。在协同前和协同过程中，力求做到积极主动、关系清晰、事项明确、衔接紧密、应变措施周全，确保协调一致，形成灾害医学救援的有机整体。

（五）准备充分，灵敏高效

实施灵敏高效的卫勤指挥是由灾害的突发性、时效性所决定的。其基本目标是以指挥的灵敏高效赢得保障和救援的高效率和快速控制。为此，应快速准确分析判断情况，定下保障决心和方案；快速启动应急体制和预案，快速抽组卫生力量；组织利用快速机动和运输手段，快速投送应急机动卫勤保障（医学救援）力量（含人力、物力）；明确关键地域或地点及任务，组织快速展开和保障、救援行动。实现灵敏高效指挥，基础在平时，关键在预先准备。一方面应加强平时针对性的指挥训练，健全完善各类预案；另一方面应提高监测预警、预判能力，经常分析有关情况，为灵敏高效指挥奠定基础。

第二节　决　策

应急卫勤决策是灾害医学救援组织指挥的核心内容和关键步骤。战时卫勤指挥的基本程序一般包括：了解任务、判断情况、召开党委会、提出卫勤保障决心建议，拟制卫勤保障计划，组织卫勤协同和卫勤侦察，检查卫勤准备情况等。但在灾害发生后，往往显得环节过多，周期过长，必须因事就变，实施适应性改革创新。

一、灾害等级分析判断与应急决策

灾害医学救援应急卫勤决策的关键是根据实际情况，快速形成正确的保障决心。

（一）信息收集与现场调查

正确的决策以全面而准确的信息为基础。灾害越是突发，决策时对正确的信息掌握越是依赖。通常应急卫勤决策的信息来源主要有两个方面：一是直接广泛收集获取信息，二是实施现场调查或侦察。收集获取信息时应重点掌握的信息包括：①突发灾害的信息。如，灾害发生的时间、地点、类型、人员伤亡数量、事态进展、涉及范围和医学救援要求等。②相关军事医学环境信息。包括事发地地形、道路交通、水源、社会情况；当地季节、气象、水文、潮汐；事发地区卫生流行病学、医药卫生人力、物力、资源和可供使用程度。③涉及卫生力量和救援任务的信息，包括医学救援可能涉及的医学专业领域、力量需求类型、主要救援需要的措施、现有掌握的力量和需要加强的力量等。④灾害处置的相关部门与机构信息。灾害的级别、参与处置的指挥机构与力量，如交通、安保、核生化救援等力量。通过上述信息的掌握，形成组派哪种力量、如何部署和使用力量、怎样组织实施保障和救援、需要解决哪些协调难题等卫勤决心。

在信息情况不明或相关信息之间出现矛盾时，应派出专门力量组织实施调查、核查，或是优先派出先遣力量实施应急侦察和救援，同时下达预先号令，逐步分批进行相应准备和展开行动。如发现不明原因群体发热时，通常应派先遣专家力量，边调查核实、边处置，避免应急指挥决策的缺位和越位。

（二）分析判断情况

分析判断情况是对突发灾害诸因素进行全面分析研究，提出组织实施灾害医学救援措施，做出能否完成相应任务的思维过程。

第一，分析判断灾害性质、程度、原因和后果。突发灾害要判明灾害性质，是亟须救治伤病员，还是需要隔离控制传染源或是实施洗消等；要判断灾害处于前兆、初期、高峰的哪一个状态，如抗震救灾一开始就是伤病员救治的高峰期，而突发公共卫生事件常有一定的前兆或潜伏期；要判断事态发生的原因、不及时采取针对性措施的后果，以便为正确运用力量的决策奠定基础。

第二，分析判断灾害医学救援的任务、范围和重点。所有的灾害可能都存在医疗、防疫、防护和药材保障问题，但优先程度和重点次序不同，必须在分析判断情况时明确。

第三，分析判断影响医学救援的其他因素。如指挥、运输、通信、环境、行政干预等因素，确保医学救援行动能够与客观因素相适应，避免主观错误的出现，如在无法展开大型卫生装备的特殊地理环境下，实施地震灾害医学救援时，应依靠空运手段，展开轻便的满足急救需求的医疗救治机构。

（三）果断卫勤决策

决策是领导者在对事物发展认识和把握的基础上，对未来行动的目标、途径、对策的一种谋划。在一切失误中，决策的失误是最大的失误。灾害发生后果断的正确决策是救援行动成功的关键。在实施卫勤决策时，一般应按分析问题、确定目标、区分力量使用、明确保障方式和途径、优选保障对策方案的顺序实施。

二、灾害医学救援任务的下达

灾害医学救援卫勤保障任务来源有别于常态管理和战争状态的指挥：有时是奉上级指示执行任务，有时灾情就是命令，有时是下级或地方报告紧急事态征兆或人员伤亡，直接请求救援，还有因任务紧急或保密程度高，越级点对点下达任务等。无论哪种情况，都需要上级清晰布置任务，任务单位明确受领任务，作为卫勤指挥员和指挥机关，应有效行使指挥职能。

（一）下达卫勤指示

灾害发生后，在军事、后勤部门下达灾害医学救援命令后，卫勤部门应根据具体情况下达相应的卫勤保障指示。一般在部队接到突发公共卫生事件处置、抢险救灾或突发人员伤亡事故的医学救援任务时，应及时按卫勤指挥程序和功能要求，上请下达任务，卫勤指挥员和机关要及时明确具体的卫勤指挥任务要求。卫勤指示下达的方式可以列入军事或后勤指示、命令，由军事、后勤指挥员一并下达，也可由各级卫勤部门单独下达，可以以文件形式下达，也可以用电报、电话和手写字条的形式下达。卫勤指示的内容通常包括：①救援任务和保障关系。②明确不同单位、不同阶段灾害医学救援的重点和保障方式。③相关事宜与完成时限等。

（二）卫勤保障任务对接

承担灾害医学救援的卫勤机构，可能来自不同隶属单位，灾害涉及面越广，涉及的单位越多，即使每个单位的任务在卫勤保障指示中已经明确，仍然需要对不同任务单位之间的保障任务衔接、接洽关系和联系人等诸多细节实施协调对接。

首先，是卫勤保障任务单位与其他军事、后勤单位的任务对接。如卫勤保障机构需要实施远距离空运输送时，需要明确到达机场时由谁负责组织飞机的分配或接机，到达机场的公路输送运力安排由谁负责，联系人、联系方式等都应及时由上一级卫勤组织协调好，并告知相关人员，以确保不同部门之间的有效衔接。

其次，是不同隶属关系的灾害医学救援任务机构之间的对接。如跨区机动卫勤分队的支援保障，对地方实施医学救援，均可能是人生地不熟、彼此互不清楚的情况，也需要在执行任务前搞好相互的任务对接，明确接洽的关系和相互的职责，避免出现差错和误解，影响保障和救援的顺利实施。

再次，是不同类型卫勤力量之间的任务对接。如医疗后送单位、防疫防护单位与药材保障单位之间，均需要明确任务接口，特别是在突发公共卫生事件医学救援中，相互之间需要彼此配合，医疗后送单位有防控职能，卫生防疫防护单位需要医疗后送单位配合和支持，药材保障单位需要按伤病防治要求及时提供相应的药品、器材和卫生装备。

（三）补充卫勤指示

灾害发生后，态势变化快，卫勤保障任务随时可能需要转换，保障重点也需要有相应调整，加之卫勤保障中可能出现许多意想不到的新情况、新问题，因此需要针对实际及时补充下达卫勤指示。如抗震救灾初期，尽管明确了任务单位、到达地点和保障任务，但前后方信息不畅，后方对前方情况掌握有限，到达预定地点后可能需要调整任务，前指可根据实际情况和职能，及时对到达的任务单位下达补充卫勤指示，重新调整、分配任务，并及时反馈给上一级卫勤指挥机关，避免贻误救援时机。

（四）检查与督导

卫勤保障指示下达后，是否得到有效实施，需要及时进行检查与督导。通常各级卫勤指挥机关应在指示下达后，派出专家组或巡回检查、指导组，对任务地区的保障单位和指挥机构进行检查与督导，及早发现指示和实际落实中出现的问题，及时进行纠偏和完善。

三、灾害医学救援计划拟制与评估

（一）卫勤保障计划内容要点

灾害医学救援计划是灾害发生后组织实施应急卫勤指挥的基本依据，是对保障和救援工作内容、方法步骤的具体设计。其内容要点包括：灾害医学救援的任务，卫勤机构的部署（力量编组），卫勤力量的分配与使用，伤病员救治、后送，卫生防疫防护，药材保障，心理干预，卫勤协同，安全保证与通信等。计划应简明扼要，结合实际重点突出特殊的要求，防止照搬照套战时保障计划而流于形式。

（二）卫勤保障计划形式

应急卫勤保障计划可根据具体情况选用文字叙述式、要图式和表格式，也可以是提纲式。不能因为灾害突发而没有计划，也不能因为拟制计划而降低指挥决策的工作效率。紧急事态下的卫勤保障计划，初期可以以要图式和提纲式为主，边计划边实施边完善，尽早形成完整计划。

（三）卫勤保障计划拟制步骤

卫勤保障计划一般由团及其以上卫勤机关拟制。通常采取以下步骤：①把握充分的依据。应根据突发灾害的救援需求、上级首长的决心意图或事件单位的请求，结合本级卫勤的实际，在充分了解信息情报的基础上拟制。②实施卫勤侦察或现场勘察。越是事态紧急，越需要及时把握灾害现场的实际情况，因此需要及时指派相关人员到达现场，了解实际情况和问题关键，并及时反馈给卫勤指挥员。③进行标图。卫勤指挥员和指挥机关均应配备相应的指挥地图，无军用地图时，利用地方地图，在图上进行重点标注。④测算和筹划卫勤力量，明确卫勤人力、物力需要量和拟抽调的单位。⑤起草文字部分。⑥组织讨论并修改完善。⑦报送本级后勤首长及上级卫勤机关。

（四）卫勤保障计划的评估

应急卫勤保障计划得以实施，并不意味着计划过程的结束，计划、实施和评估是指挥过程的三个主要组成部分。没有计划谈不上指挥，没有评估形不成科学的计划。评估贯穿于计划制订、实施及结束的全过程，而计划的可行性及实施的质量保证是结果评价的重要前提。卫勤保障计划的评估通常采取定性评估、定量评估和定性与定量相结合的评估方法。评估的主要内容是：计划中明确的任务是否与实际需要相适应；卫勤力量的数量和筹划方式是否满足任务需要；计划中确定的措施是否可行。在评估中重点把握卫勤预测的准确性、力量部署的正确性、组织协同的周密性和计划实施的可行性。在评价时机安排上，可以按事前、事中、事后和跟踪评估来实施。评估可由专家、领导和计划拟制人员共同组成的评估组，在实际调研和论证中实施。

第三节　卫勤力量的调集与使用

应急卫勤力量是指完成突发灾害医学救援所动用的各种保障要素的统称，其中的关键要素是人员、装备和技术，是完成灾害医学救援任务的基础。应急卫勤力量主要包括专家队伍、机动卫勤力量、部队建制卫勤力量和基地卫勤力量。应急卫勤力量合理运用的程度是衡量应急卫勤指挥是否高效的标准之一。应急卫勤力量调集与使用的主要内容包括：卫勤力量的组合方式、力量规模、基本构成、使用时机、使用原则和方式等。

一、专家队伍的调集与使用

汶川特大地震医学救援中，总后卫生部组织卫勤专家对灾区多家军队医学救援单位进行专访，调研抗震救灾中出现的军事、后勤和卫勤组织指挥问题，提出对策建议，为进一步做好抗震救灾卫勤保障提供参考；成立军队抗震救灾医学专家指导团，以远程医学讲座、远程医学会诊和现场指导等方式开展地震伤员救治指导工作；派出现场指导组，赶赴收治地震伤员的有关后方医疗机构进行查房、会诊，调整改进治疗方案，亲自实施手术，努力确保每一名地震伤员都能得到优质的医疗救治服务。

（一）专家队伍的作用与类型

专家队伍是灾害医学救援决策辅助和现场技术指导的重要力量，其专业知识、技能与经验，对快速有效控制灾害发展可以发挥关键性作用。因此，应根据突发灾害的实际需要聘请有关专家组成专家组，为应急处置提供决策建议和卫勤保障指导，必要时派专家参加到保障和救援工作之中。而且情况越是复杂，其作用越能得到充分的体现，所以应该充分依靠专家，并将其作为一支重要的应急卫勤力量使用。军队战略、战役层次卫勤指挥机关均应建立各类专业人才库，一般应包括：卫勤指挥专家、各专业的临床医疗专家、流行病学专家、职业卫生学专家、卫生防疫专家、"三防"医学救援专家、实验室技术专家、心理学专家、卫生装备和药材保障专家等。

（二）专家队伍调集使用的时机与方式

灾害发生后，专家队伍的介入越早，应急救援决策和处置的效果也越好。一般根据事态复杂情况、灾害医学救援涉及的专业，在复杂事件判定、灾害应急响应决策计划前就应启用专家组。在救援行动的全过程均应发挥相关专家作用。

1. 作为机关的外脑，实施辅助决策和指导 卫勤专家可以直接加入卫勤指挥机关，提出决策咨询意见和建议；也可以参加机关检查督导组，实施巡回检查指导，及时发现和解决突发灾害救援行动中存在的问题。

2. 作为先遣力量，参与复杂情况的判定、处置和业务指导 突发灾害的应对处理，关键在于事件性质的判定和现场处置，这都需要有经验的专家在最短时间内亲临现场。将专家优先派往现场指导和解决救援行动中的各种难题，对于早期判定事件性质，及早控制局面有着非常关键的作用。在不明原因的群体性发病时，因情况复杂、实验条件受限，不同的专家处理意见可能存在分歧，作为指挥员和指挥机关应妥善处理，避免不必要的行政干预。按照有利于事态控制、有利于减少周边群众负面心理和社会影响等原则边处置，边观察，边达成意见的统一。

3. 作为机动卫勤力量的组成成员，在卫勤保障中发挥中坚作用 如，抗震救灾中对大量的挤压伤病员处理时，为降低伤病员的残疾率、死亡率，相应的肾病专家、创伤专家作为机动卫勤力量的成员，到伤病员集中的医院，采取相应的技术措施。少量专家还可以直接随机动卫勤力量到达现场参与保障，并给予技术指导。特别是灾害波及范围较广的情况下，应将专家合理分配到具体救援队伍之中重点使用，专家实施技术指导，由其他人员配合，完成具体的保障任务。

二、机动卫勤力量的调集与使用

机动卫勤力量是灾害发生后优先使用、实施快速医学救援的中坚力量。

（一）主要类型

国家在军队建立的核化生应急救援队、医疗防疫救援队、国际维和医疗专业分队等国家级应急专业力量，是执行国家级灾害医学救援优先使用的力量。

各军区会同地方政府建立的省级应急卫生专业力量，是省级灾害医学救援应优先使用的力量。军队在平时预编建设的野战医疗所等是军队执行灾害医学救援使用的重要力量。

（二）调集使用程序

灾害发生后，军队机动卫勤力量对军队成员实施卫勤保障时，应按调集使用权限和规定程序实施，同时在一定原则范围内把握适当的灵活性。在对国家和地方实施医学救援时，受首长命令指示后使用。

（三）调集使用方式

军队机动卫勤力量参与突发灾害医学救援行动，应根据任务需求和相关条件灵活使用。既可以整建制使用，也可以模块化组合，随机编成使用。一般情况下为便于指挥，同一隶属单位的机动卫勤力量不拆散使用。在使用过程中，应充分发挥其专长。如，在组织空运后送、卫生列车后送时，应使用相应的医疗后送队。由于平时建立的机动卫勤力量不一定完全符合突发灾害医学救援的需求，因此需要进一步明确任务和规模，防止力量使用时的浪费或不配套。在力量使用对象上，应就近使用、靠前使用、综合使用。就近使用机动卫勤力量才可能达到快速控制的目的，而突发灾害的复杂性往往需要防疫防护和医疗等多种力量共同使用，只有这样，才可能使灾害得到全面控制。有些突发灾害的救援，特别是传染病防治和核化生的医学救援，现场处置需要专门的力量，应派相应的专业救援分队到达现场。在使用机动卫勤力量的同时，还应明确具体任务、规模、时限、地点和归建要求，有关的协同事宜、指挥与保障关系，以及战储动用、经费保障、后勤保障、装备保障、通信保障和安全防卫措施等。

三、建制和基地卫勤力量的调集与使用

灾害发生后，建制卫勤力量是部队执行灾害医学救援任务的伴随保障力量；基地卫勤力量是对部队卫勤保障实施支援和进行灾害医学救援的重要依托。充分发挥建制卫勤力量的伴随保障作用和基地卫勤力量的支援保障作用，对于形成有机的灾害医学救援体系，提高灾害医学救援水平和能力具有重要作用。

（一）建制部队卫勤力量的调集与使用

灾害发生后进行救援时，部队官兵生命和健康面临着严重威胁，此时，部队建制卫勤力量是官兵生命和健康的第一维护者，是最直接的卫勤保障力量。因此，部队在执行各种灾害救援任务或危险性程度高的任务时，均应派遣建制卫勤力量实施伴随保障。

（二）基地卫勤力量的使用

基地卫勤力量是指军队军医大学、后方医院、疾病预防控制中心、药材仓库、药品仪器检验所等有固定设施的卫勤保障机构。基地卫勤力量既是抽组机动卫勤力量和专家队伍的派出单位，又是建制卫勤力量的强有力后盾；就近发生突发灾害并造成人员伤亡时，还是单独实施灾害医学救援的先头力量。在灾害发生后，必须有效发挥基地卫勤力量的作用。

1. **基地医疗后送力量的使用**　灾害发生后，卫勤基地除派遣机动卫勤力量和专家外，主要承担专科治疗和康复治疗任务，以及就近伤病员的急救任务。卫勤指挥机关应根据对突发灾害的评估，着眼伤病员类型、数量和救治需求，结合医院的专科特色和救治能力，测算、筹划和使用基地医疗后送力量。原则上基地医疗后送力量应满足伤病员收容、手术、急救、专科和康复治疗的需要，传染病员、中毒和放射损伤伤病员、精神病员等指定专门医院负责收容。担负任务的医院应做好接收批量伤病员的各项准备，包括分类场地、工作流程、人员分工，以及急救、手术、收容床位和相应的血液、药材供应等。

2. **基地卫生防疫防护力量的使用**　军队各级疾病预防控制中心、防疫（防护）队和军医大学所属部分实验室、教研室，是基地卫生防疫防护力量。灾害发生后，当师级或师以上规模部队参加救援行动时，应从上级疾病预防控制机构派出力量给予保障；必要时，全军疾病预防控制中心给予支援；北京地区部队联合应急救援行动，或两个战区以上部队联合行动时，应动用全军疾病预防控制中心机动力量给予加强；国家、军队及涉外重大活动可能发生核化生事件时，由全军疾病预防控制中心和军区疾病预防控制中心协同保障。此外，基地卫生防疫防护力量应依托固定实验室和设施条件，开展现场信息收集、报告与分析工作，并向有关单位通报情况。督导、检查应急处置各项措施落实情况。

3. **基地药材保障力量的使用**　各级战略药材仓库、药材供应站和药品仪器检验所是基地药材保障力量，其主要任务是抽组应急药材保障分队，紧急筹措所需药材；实施药材紧急配送和设备紧急维修；进行药材消耗费用的预算和决算等。灾害发生后，应按照药材储备动用程序和相关规定，优先使用军区的基地药材保障力量，组织实施划区保障，

必要时，由战略基地药材保障力量给予支援。

四、应急卫勤力量的部署

灾害发生后，卫勤力量的合理部署是确保各种力量发挥最大保障和救援效能的关键。

（一）部署原则

灾害发生后，卫勤力量部署应遵照以下原则：卫生力量统一组织；就近卫勤力量、机动卫勤力量、现场卫勤力量相结合，建制卫勤力量与专业卫勤力量相结合；线性部署和区域部署相结合；防、治、送力量有机配合。在力量部署时，必须根据突发灾害医学救援任务需求，灾害救援指挥部的决心和保障意图，结合地形道路条件、流行病学特点等军事医学地理环境，分析灾害可能的发展态势，从客观实际出发，合理进行配置。一是应符合突发灾害救援行动要求，有利于伤病员的急救与后送，有利于灾害后果的快速消除与有效控制。二是应形成高效的灾害医学救援体系。通常应按照划分保障区域，点、线、面相结合，不同力量配套的分群、分梯次的形式进行部署。防止医疗后送、卫生防疫防护和药材保障的上下、左右脱节，同时还要避免力量的相互重叠。三是应与交通道路等客观条件相适应。要靠近主要交通道路，有一定的展开地幅和相应的水源，紧靠其他救援力量，便于对其他救援力量提供卫勤保障。同时，应力求避开可能的自然灾害或事故蔓延的地段，如洪水、塌方、核化学事故下风方向等。

（二）不同专业力量的部署

灾害救援医疗后送力量的部署，应按照现场急救、早期治疗、专科治疗三级部署和安排。根据属地化管理、分区域保障要求，统一划分保障区域，明确救治技术范围和伤病员转送关系。在突发灾害产生大量伤病员事件中，现场紧急救治力量通常只担负简单救命手术和维持生命体征的急救复苏、简单清创等急救和紧急救治技术，伤病情稳定后迅速组织将伤病员就近后送。当人员伤亡较多时，卫勤指挥机关应部署铁路、水路、公路和空运专业性医疗后送力量，并优先使用空运手段实施远距离后送。

卫生防疫防护力量按照部队基层卫生力量与专业防疫防护力量相结合，机动保障与区域保障相结合，基本保障与专业指导相结合的原则进行部署和使用。军队的卫生防疫防护力量主要由军队各级疾病预防控制机构、机动卫生防疫力量和部分军队医院组成。地方卫生防疫防护力量由地方医疗机构、疾病预防控制机构、卫生监督机构、出入境检验检疫机构及其建设的专业应急队伍组成。军地卫生行政部门要根据情况组织疾病预防控制和卫生监督等有关防疫防护力量，部署力量到事发地区开展卫生学调查和评价、卫生执法监督，派出现场处置力量，采取有效的预防控制措施，防止各类突发事故次生或衍生灾害的发生。总部组织相关战略支援技术力量实施技术指导和支援，下级卫生部门组织区域内相关技术力量实施保障或提供相应的支援保障。事发地的部队防疫力量就地实施相应的现场处置。

药材保障力量由军队各级药材保障机构和地方药材供应机构共同组成。灾害发生后，各级药材保障机构按照军队药材保障关系和相关规定实施保障。特殊情况下，各医院、疗养院、疾病预防控制中心可直接从地方药材供应机构采购药材。必要时，由药材保障机构开设药材供应站和临时药材仓库，派出巡回卫生装备检修安装力量，执行卫生装备维修和安装任务。各医疗、防疫和部队卫生机构在执行应急保障任务时，应携带必备的医用耗材和卫生装备。

第四节　组织与协调

灾害医学救援中，卫勤组织指挥的重心是灾害医学救援的组织与协调。不同类型的灾害，其医学救援的侧重点不同，其组织协调的重点也有所不同。灾害发生后，我们必须着眼于需求，把握灾害特点，结合实际情况，有针对性地组织与协调各类行动。

一、抗洪抢险行动卫勤组织指挥与协调

抗洪抢险行动卫勤组织指挥是指卫勤指挥员组织卫勤力量实施抗洪抢险行动卫勤保障的领导

活动，包括获取信息、分析情况、评估检验、组织实施、科学决策等。其主要任务是在军队首长和当地政府的领导下，做好抗洪抢险卫勤组织指挥和协调工作；完善通信联络、交通运输、后勤保障系统；制订卫勤保障预案，组织落实各种保障措施；积极部署卫勤力量，同时健全医疗预防保健网，充分发挥其中坚作用；努力做好药品器械、物资供给和经费筹集使用；帮助恢复和重建当地医疗卫生机构，恢复其医疗功能；积极争取国内外的人道主义援助，按受灾情况调拨援助物资和资金，提高抗灾能力。重点是机动卫勤力量的组织指挥。

（一）准备阶段的组织指挥

1.立即集中人员，传达任务，说明灾情和上级要求，明确编组和各组任务　检查补充药材装备及各种物资，并按规定分发到组，落实到人，定车辆，定位置。

2.检查落实集体、个人赴灾区后工作生活的物资准备情况　包括炊具、生熟食品、衣服被褥、照明设备、帐篷；野外露宿防寒、防暑、防雨、防虫害和净水、消毒药品等。

3.搭乘快速交通工具，迅速向指定地点开进　中途若遇道路中断，交通堵塞时，要立即携带必需急救药品器材徒步前往。

4.到达灾区后，向救灾指挥部报到，了解灾情，接受任务　如指挥部尚未成立，应向当地民众了解灾情，掌握伤病员分布情况。为此，在抢救实施前最好找到街区乡村道路与建筑物分布图，或由熟悉情况的民众担任向导进行勘察与搜索，以确定抢救区域。

5.加强与友邻联系，搞好协同　在大面积受灾的情况下，由于参加抢救的医疗单位多，容易出现力量分布不合理的情况，在救灾指挥部尚未统一部署之前，医疗队领导应主动与友邻医疗队或地方卫勤行政部门取得联系，协商划分抢救区域，明确分工。伤员多处于残垣危房、急风暴雨、洪水急流等非常危险的境地，必须首先由救灾人员把伤员从险境中抢运出来，才能实施医疗救护。伤病员转送必须要有运输部门参与。因此要同各类抢险救灾人员，如救灾部队、民兵、公安、消防、交通、运输部门等取得联系，搞好协作，以便及时得到各方配合。

6.选择展开地点　医疗队展开地点的条件是：尽量靠近伤员多处；有较大的展开面积，靠近主要交通道路，便于车辆进出；选择地势高的地方，避开可能出现水灾威胁的地域。

（二）救治阶段的组织指挥

医疗队到达后，在大量伤病员期盼急救的情况下，搞好组织指挥，是保证救治质量、提高救治效率的关键。救治机构除了按灾难类型考虑配备相应专业力量外，在救治过程中还要经常进行技术力量的调整。面对大量伤病员，必须注意激发医技人员的潜在能力。这是出于从提高整体效能出发调动诸要素功能的考虑。如某医院在一次灾难伤员救治中，内科医师做了气管切开、骨折复位和术后处理等外科工作，外科医师学会了治疗传染病，护士、卫生员在医师带领下，也做了换药、更换敷料等工作；其他人员如炊事员、司机等也为伤员进行包扎、导尿，协助分类等。

1.做好伤病员分类　由有一定经验的医师负责组成分类组，在较宽敞的场所采取询问伤情和观察体征的简单方法，将需要紧急救治的伤病员，如窒息、颅脑伤等伤病员，迅速送往手术室；休克伤员送往抗休克室；传染病员送到隔离室；其他伤病员送往伤病员室。对濒死伤员要进行现场抢救。分类的同时要进行登记。

2.组织伤病员后送　为了达到迅速、安全转送的目的，一是要做好伤病员后送准备，掌握好后送指征。二是严密组织伤病员上车、船或登机。大批伤病员转送，要有人指挥车辆进出。用卡车运载伤病员时，应将车辆编号、伤病员编组，每个伤病员编号，按先重后轻，轻重搭配上车。三是做好等待上车、船和登机前伤病情观察，如发现伤病情变化，及时进行急救处理。

另外，建立直升机起降场。在地面交通道路严重破坏后，直升机成为伤病员转送的主要工具。直升机具有机动灵活、适应性强的特点，在历次救灾中发挥了巨大作用。

3.掌握工作重点，随时调整救治力量　根据过去救灾经验，救灾医疗队工作内容随着时间变化而有所不同。在灾难早期，应把主要力量放在现场急救上。当现场急救的伤病员陆续转送到早期治疗机构时，应把卫勤力量逐渐收拢到早期治疗机构。在早期治疗机构中，开始一段时间，伤病员大批涌入，伤病员分类工作紧张，应及时抽调人员参加分类组。当伤病员进到各组室进行医疗处置时，又需把大部分人员从分类场调回，立即投入组室内救治。随着救治高峰期的回落，医疗站伤病员大量转出，门诊、巡回医疗的任务便逐渐凸显出来。随着医疗任务的逐渐减少，卫生救援工作的重点又要及时转移到卫生防疫工作和帮助灾区重建卫生机构方面。所以，医疗队领导要随时掌握工作重点，不失时机地调整力量，完成卫生救援的各项任务。

二、抗震救灾行动卫勤组织指挥与协调

抗震救灾行动卫勤组织指挥是指卫勤指挥员组织卫勤力量实施抗震救灾卫勤保障的领导活动，其主要任务是在军队和当地政府的领导下，做好抗震救灾卫勤组织指挥和协调工作；完善通信联络、交通运输、后勤保障系统；制订卫勤保障预案，组织落实各种保障措施；积极部署卫勤力量，同时健全医疗预防保健网，充分发挥其中坚作用；努力做好药品器械、物资供给和经费筹集使用；帮助恢复和重建当地医疗卫生机构，恢复其医疗功能；积极争取国内外的人道主义援助，按受灾情况调拨援助物质和资金，提高抗灾能力。

（一）组织指挥体系

抗震救灾应急卫勤组织指挥系统应在抗震救灾联合后勤指挥部的领导下，设立应急卫勤指挥部，下设卫勤信息管理组、伤病员救治领导组、伤病员后送领导组、卫生防疫领导组、药材供应领导组和生活保障领导组六个业务领导组。

（二）部门职责

1.应急卫勤指挥部　在应急联合后勤指挥部的领导下全面负责抗震救灾卫勤保障的组织领导任务。主要工作：根据上级命令、指示，向各业务领导组下达指示、任务并提出要求；及时获取灾情信息、进行分析判断，依据灾情、伤病员发生情况、卫生防疫情况和交通情况等，进行伤病员救治、伤病员后送、卫生防疫、药材供应、生活保障等方面的决策；不间断地了解伤病员救治、后送、卫生防疫和药材供应等整体情况，实施不间断的指挥；及时向上级领导机构报告卫勤情况。

2.卫勤信息管理组　主要提供灾情、伤病员发生数量、救治与后送现状、环境道路、天气灾情、卫生状况、灾区民众和抢险部队发病情况、药品器材供应情况等信息。

3.伤病员救治领导组　制订伤病员救治计划；根据灾区环境、交通状况等情况，以及伤病员数量和救治需要，建立灾区到后方的医疗后送体系，明确各级救治任务，制订伤病员救治规范和标准；及时提出伤病员后送数量和要求；统计上报伤病员救治情况。

4.伤病员后送领导组　制订伤病员后送计划；与各医疗救护分队联系，了解伤病员后送数量、时间；确定伤病员后送地点；协调落实后送工具；向各后送分队下达后送任务。

5.卫生防疫领导组　指导各级卫生防疫队协助地方重建市、县、乡三级卫生防疫网络体系；重点抓好水源保护和饮水消毒、灾区食品卫生监督管理工作，防止发生食物中毒；大力开展爱国卫生运动，消灭蚊蝇鼠害，做好群众的卫生防病宣传教育和动员工作，加强疾病监测和疫情报告，及时掌握疫情动态；做好应急处置突发事件的准备。

6.药材供应领导组　组织领导药材的采购、药材供应、医疗设备的维修保养工作。

7.生活保障领导组　主要负责各级医疗救护、卫生防疫机构人员及伤病员的生活保障。

（三）组织指挥实施

1.掌握地震灾害信息，科学分析灾情　掌握信息的主要内容：地震灾害的地点、性质、危害范围以及危害的发展趋势；对人员的伤害程度、数量；灾害现场周边道路、建筑、河流、人口等社会情况；灾害现场气象情况等。

各级卫勤组织指挥人员应及时掌握各种情况、上级指示和有关方面的建议，依据灾害的应急处置原则、指导思想等，通过自己的分析判断，运用决策支持系统的帮助，确定灾害的主要处置方法和所需要的卫勤力量，提出最佳的处置方案。

2.确定医学救援的总体决策和行动方案　总体决策和行动方案是卫勤领导在应急救援开始和应急救援行动中对灾害情况判断的结论和处置的最后意见。救援开始前通常提出行动总体方案，救援行动过程中要根据灾害情况变化，特别是有突发情况导致总体决策和行动方案不适应时，应适时给予调整。

3.下达救援指令，组织应急救援　地震灾害医学应急救援总体决策和行动方案一旦做出，卫勤领导应迅速向各救灾队伍和相关单位下达行动指令。下达指令时要做到坚决、果断，内容简要、明确。指令下达可以面对面，也可以利用现代通信工具

（电话、手机、对讲机）和书面等形式，无论采用哪一种方式，必须使执行者明确任务和要求。

4.督促检查执行情况　卫勤领导要督促检查下属执行指令的情况。通过督促检查，掌握下属对指令理解的程度和执行的情况以及遇到的困难等，以便及时给予纠正、调整和帮助。

三、抗击雨雪冰冻灾害行动卫勤组织指挥与协调

抗击雨雪冰冻灾害行动卫勤组织指挥是指卫勤指挥员组织卫勤力量实施抗击雨雪冰冻灾害救援行动的领导活动，其主要任务是：在军队首长和当地政府的领导下，做好抗击雨雪冰冻灾害行动卫勤组织指挥和协调工作；完善通信联络、交通运输、后勤保障系统；制订卫勤保障预案，组织落实各种保障措施；积极部署卫勤力量，同时健全医疗预防保健网，充分发挥其中坚作用；努力做好药品器械、物资供给和经费筹集使用；积极争取国内外的人道主义援助，按受灾情况调拨援助物质和资金，提高抗灾能力。

（一）案例

2008年初，我国南方地区遭遇罕见雨雪冰冻灾害，造成大量电力设施受损，京珠高速、京广铁路的部分路段瘫痪导致交通严重受阻。时值春运时期，大批返乡旅客滞留广州火车站。2月2日，某部奉命到广州琶洲会展中心执行协助地方维护秩序任务。

当时琶洲会展中心共有四支卫生力量：海军某医院医疗点、广州市海珠区中医院医疗点（地方）、某部卫生队和某团卫生队。前两者主要负责滞留旅客的医疗保障，两个卫生队则主要负责对任务部队的卫勤保障。2月2日至3日晚上，先后发生了三种情况：一是某部一名执勤战士因高热不退需后送，但是由于医疗体系原因，将其后送至距离约8.6 km的空军某医院，而没有送往距离仅约3.2 km的海军某医院。二是十余名患上呼吸道感染的地方旅客，因急于返乡和求医心切，先后在四个医疗点就诊取药，而各医疗点的处置相差不大，导致医疗资源浪费。三是一名旅客因紧张、疲劳等因素突发晕倒，现场群众和值勤官兵迅速呼救，四个医疗分队都派人前来抢救，说明卫勤力量之间缺乏指挥协同。

之后，四支卫生力量协商，分工合作，取长补短，最大限度发挥整体效能。如建立了四个医疗点轮流值班制度，海军某医院医疗点为广大旅客和官兵印发《寒冷损伤防治手册》，海珠区中医院医疗点利用自身优势，为滞留旅客及执行任务官兵发放已加温即开型防治感冒用的中草药汤等。

（二）应注意把握的问题

1.完善军地卫生力量联合使用的相关法规、政策　在战时，我军以丰富的卫勤经验为依托，形成了行之有效的卫勤保障体制，而军地协同方面，亦有如《广东省地方医疗卫生力量动员》等作为指导，为战时军地卫生力量的联合使用提供依据。但在灾害医学救援行动中，尚缺乏相关的依据。建议国家建立和完善相关法规和政策等，为今后的非战争军事行动卫勤保障提供法理基础和行动指导。

2.建立统一的卫勤指挥机构　在此次灾害救援行动中，多支卫生力量并存（特别是军地卫生力量并存），因缺乏有效的卫勤指挥以及相应机构，出现"各自为政"的现象。此案例中，无上级卫勤机关或负责人组织协同，后期四支卫生力量间的协同建立在各单位自行联络协调基础上。建议在执行非战争军事行动联合任务时，制订健全有效的卫勤协同机制，以发挥多支卫生力量的整体效能。

3.建立更为科学有效的卫勤协调机制　琶洲会展中心距海军某医院和广东省第二人民医院均约3.2 km，车程5~10分钟，而距保障单位的体系医院则为8.6 km，车程12~20分钟。如遇急诊危重病人，按一般程序送至保障单位的体系医院则有可能延误最佳治疗时机。执行紧急任务时应打破常规，加强卫勤协调，按就近保障或军地联合保障的方式执行。

四、扑救森林火灾行动卫勤组织指挥与协调

扑救森林火灾行动卫勤组织指挥是指卫勤指挥员组织卫勤力量实施扑救森林火灾行动卫勤保障的领导活动，其主要任务是在军队和当地政府的领导下，做好扑救森林火灾行动卫勤组织指挥和协调工作；完善通信联络、交通运输、后勤保障系统；制订卫勤保障预案，组织落实各种保障措施；积极部署卫勤力量，同时健全医疗预防保健网，充分发

挥其中坚作用；努力做好药品器械、物资供给和经费筹集使用；积极争取国内外的人道主义援助，按受灾情况调拨援助物质和资金，提高抗灾能力。

（一）需求分析

1.分析预防需求　预防需求主要包括预防负伤、减轻伤情和防病等需求。预防负伤包括平时训练、心理卫生保障和增强体能等方面，目的是减少负伤的概率，减轻伤情的需求，包括单兵（战位）配发急救包（盒）和防护器材等；"三防"预防需求是在生化设施发生火灾时，防止扑火部队遭受化生因素伤害时的防护药材需求；参加森林扑火人员最少每人配发一套防护服，另外按总人数15%的数量进行加大储备。

2.分析救治需求　救治需求由卫生减员确定，森林扑火行动的卫生减员主要是烧伤、骨折等因伤减员及疾病减员。

（1）意外伤减员：意外伤减员主要是由于缺氧性窒息、有害气体中毒、挤压伤、摔（扭）伤、钝器外伤和烧伤等因素引起，而其中尤以烧伤减员为主，由于诸多方面的原因，缺乏森林扑火行动意外损伤减员的详细统计资料。在实际操作过程中，可根据森林扑火任务、森林扑火环境和参加森林扑火行动军队的实力等情况进行预计。

（2）预计疾病减员：森林扑火行动的疾病减员预计主要依据是森林扑火行动的持续时间，如果森林扑火行动持续时间较短，其疾病减员可忽略不计；如果森林扑火行动持续时间较长，可按昼夜疾病减员率为0.3‰进行预计。

（二）卫勤力量预计

1.预计卫生人员需要量　卫生人员需要量一般按照通过伤员数量的10%预计。伤员数量可参照类似火灾及参加扑火部队的人数进行预计，并根据上级命令抽组卫生人员。在卫生人员的组成结构上，要按照火灾致伤致病的特点，突出重点伤病的救治，配强烧伤、骨科等医疗技术力量。同时，要按照非战争军事行动卫勤保障的共性规律，适当配置妇科、儿科等医务人员，满足灾区群众的应急医疗需求。

2.预计药材装备需要量　森林扑火行动导致伤员的数量和伤情，与常规武器条件下作战有所不同，所需的药材品种量也不同。预计森林扑火行动药材需要量，以战救药材和常备药材为基础，增加以救治烧伤为主的药材单品种量。战救药材按战备储备量预计，常备药材根据森林扑火行动可能持续的时间预计。三角巾急救包除按标准配齐外，森林扑火人员每人应增加储备烧伤包、血液、氧气，并按发生火灾性质和森林扑火人员的数量预计特需药材。

3.预计卫生运力需要量　森林扑火行动要求综合使用多种卫生运力进行伤病员后送。卫生运力既不能储存，也不能预置，必须与伤病员流动同步才有价值。因此，要考虑各种情况和不同森林扑火行动后送运力的需求，分别进行预计。一般伤病员可用陆上运输工具后送，山林地区必要时可采用水路运送的方式，危重伤病员可用直升机进行立体后送，使伤员得到及时、有效的治疗。

（三）卫勤力量部署

一是集中力量，突出重点。不能平均使用力量，要充分考虑森林扑火任务的区分和森林扑火行动的各个时节，集中有限的卫勤力量，强化重要组（室）的编成；二是在加强卫勤力量时，应加强建制，以便管理；三是模块化编组，能分能合；四是掌握预备力量，灵活机动。师（团）救护所通常都要建立"寓于型"的卫勤机动力量，以便森林扑火过程中随时执行临时或机动任务。

营（连）卫勤力量可编成数个急救组，在森林扑火的一线实施卫勤保障；师（团）救护所通常分散展开若干个救护站，可编成指挥组、后送组、重伤救治组、分类处置组（机动组）、卫生防疫防护组、保障组等，各组（室）也可根据任务的需要进行功能合并或拓展。

（四）组织指挥实施

1.统一指挥，保障重点　参加森林扑火行动卫勤保障一般有三种力量，即部队建制卫勤力量、部队上级支援卫勤力量及属地军、警、民医疗卫生力量，只有把这三种力量协调起来，统一指挥，才能更好地完成卫勤保障任务。

卫勤指挥组的领导应每天召开联席会，研究工作部署，对重大问题做出决策；确定分工，避免工作冲突和技术力量浪费，指挥组人员应一同到森林扑火前线了解情况。三种卫勤保障力量要有分有合，重点保障。在收治任务不重时，应及时调整力量，加强一线抢救力量；除保留一定的收治和机动力量外，要把主要力量派到一线进行巡回防病，深入到营、连保障一线。

2.发挥建制保障作用，加强一线力量

（1）明确保障任务，各尽其职：要求营、连卫生人员在伴随保障中，连卫生员要送药到口，送水到手；营军医要掌握全营情况，实施就地抢救和后送；团救护所分成两个机动抢救组，加强重点方向；师救护所分成四个组，逐级加强救治。

（2）调整力量，加强一线保障：要保证卫生人员满编在位，力量不足的连队由团救护所派人加强。师（团）救护所的巡回防治组要深入到连队，确保一线有足够的卫勤救护力量。

（3）提高应变能力，积极主动保障：在森林扑火行动中，森林扑火部队的部署随着火场火势发展而改变，要求各级卫勤力量要有快速应变能力。当火势发生变化，部队被迫转移或被火场分割时，师（团）救护所应携带急需药品、器材尽快贴近部队保障。师（团）救护所实施独立保障时，要通过主动到地方筹集急需药品、器材和越级请领的办法，解决卫勤保障应急问题。

（4）增强全局观念，做好友邻保障：在火场上由于部队任务转化快，有的部队可能与伴随保障力量分离。这时卫勤力量应不分建制，必须积极救治友邻部队和地方扑火队伍的伤病员。

3.实施快速保障，提高卫勤保障机动能力　森林扑火行动卫勤保障紧急程度高，卫勤保障必须具有快速反应能力，实施机动保障必须做到"三快"。

（1）快速部署：当接到森林扑火命令后，根据部队的任务和预案迅速组织卫勤力量，充分做好保障准备。

（2）快速开进：卫勤力量要能够随同森林扑火部队快速向火灾地区机动。

（3）快速展开：各级卫勤力量到达火灾地区后，要边设营、边展开、边救治。

4.多方筹措，保证供应　一方面各级药材保障组负责计划、筹措、请领、分发等工作，另一方面要多渠道、多途径就地筹措药材，形成药材保障网络。

就近就地采购、请领或向属地地方政府部门请求支援，保证药材供应。

积极主动地与上级卫勤部门联系，随时报告部队药材消耗情况，以便及时请领补充和解决特需药材的供应。

简化手续，取消逐级审批制度，实行电报、电话请领分发，做到快速供应。

（五）保障方法确立

1.梯次跟进，伴随保障　在部队向火场开进时，卫生防疫组应同先遣分队预先到达火场，开展防病教育，做好饮水消毒，指导部队露营的卫生防疫保障，医疗救护组在部队后面跟进，及时展开救治，药材保障组随队转移。师（团）救护所除了组成救护所随部队保障外，还可组成小、轻、全的医疗组（人员少、装备轻、药品全），由1~2名军医和2名卫生员组成，携带卫生包、急救箱和检疫检毒箱，随部队机动，营、连卫生人员伴随部队延伸保障，及时为受伤官兵包扎处置。如有需后送伤病员，快速送回救护所。

2.分片固定，巡回保障　森林扑火时部队一般比较分散，基本以营、连为单位在各个火场独立扑火。师（团）救护所可组成几个医疗组，配置在几个主要森林扑火方向上，加强救护所或单独展开医疗救治工作，还可以派机动组带救护车到各森林扑火点上巡回医疗、防病和接回伤病员。

3.重点加强，持续保障　在森林扑火的会战阶段，人员密集，昼夜连续作战，人员过度疲劳，伤病员较多。这时师（团）救护所应组成综合救治组，加强会战一线的卫勤力量，确保伤病员得到及时救治。

五、突发公共卫生事件应急处置的组织与协调

突发公共卫生事件事发紧急突然，危害性大，往往同时波及多个地区，影响社会的多个方面，是军队卫生力量实施应急医学救援的重点和难点。由于卫勤应急准备时间短、专业性强、涉及部门多、协调关系复杂，应急处置任务十分艰巨，因此，必须有针对性地加强处置的组织协调，形成整体合力，以最大限度地减少人员健康伤害，有效维护军人及社会公众的健康和生命安全。

（一）处置突发公共卫生事件的筹划

为预防和处置突发公共卫生事件，国家和军队制订了相关的法规制度和预案，建立了疾病预防控制体系、突发公共卫生事件处置组织体系，明确了职责分工和处置的主要措施。突发公共卫生事件发生后，应根据国家和军队处置突发公共卫生事件的相关法规和预案进行筹划，并组织实施处置。筹划的重点是迅速启动和落实突发公共卫生事件卫勤保障预案，建立高效顺畅的指挥机制，迅速筹集、合理使用应急处置卫勤力量，采取有效的处置措施。

1.迅速启动有关预案　突发公共卫生事件发生后，事发单位应根据事件分级标准实施分级响应，按照应急卫勤指挥体系，在国家和地方政府突发事件应急处理指挥部统一领导和军队有关领导小组的统一指挥下，灵活开展应急卫勤指挥工作，涉及哪些单位，哪些单位的卫生部门就启动预案。军队卫生部门应迅速调集突发公共卫生事件专家咨询组，组织展开处置工作。对没有发生突发公共卫生事件的单位，均应通报相关信息，并加强卫生监测预警，给予技术指导，充分做好预防工作。

2.建立高效指挥机制　突发事件发生后，军队各级卫生部门应迅速抽调专家组，对突发公共卫生事件进行现场调查，判明事件性质，并及时组织和指导现场处置，确保早发现、早报告、早决策、早处置、早控制。为避免不正常的行政干预，军队各级医疗机构、疾病预防控制机构、部队卫生机构，均应按相关规定采取逐级上报和直报相结合的方式报告，由军队各级卫生部门实施应急协调，形成高效的指挥机制。

3.合理筹集和使用应急处置力量　军队各级医疗机构、疾病预防控制机构、部队卫生机构和军医大学是军队处置突发公共卫生事件的应急处置技术力量。当发生一般突发公共卫生事件时，主要由部队卫生部门组织本级卫勤力量实施处置，由上级卫生部门派出专家给予技术指导，必要时组织疾病预防控制和医疗力量实施支援；发生较大和重大突发公共卫生事件时，主要由相应卫生部门组织疾病预防控制机构和医疗机构实施处置，必要时由总部派出专家给予技术指导。当发生特别重大突发公共卫生事件时，由总部卫勤部门组织全军的应急处置力量实施处置，并报告军队首长机关，调集其他所需力量实施应急处置。对于复杂难以判定和处置的突发公共卫生事件，总部卫勤部门应抽调全军疾病预防控制中心和专业医疗力量，开展现场技术指导、核查和提供处置支援。

4.采取简要处置方式，把握重点环节　处置突发公共卫生事件的筹划，应采取简要方式，并把握重点环节。首先应按分级响应要求，采取边调查、边处理、边抢救、边核实的方式，以有效措施控制事态发展。其次应把握监测预警与报告、先期处置、应急响应、应急处置、善后处理、应急结束等工作环节的筹划。再次应做好经费、物资、通信等应急处置的各项相关保障的筹划。在组织筹划时，应以有效应急处理为中心，组织好重点措施的落实。根据突发事件应急处理的需要，由军队首长机关统一协调各部门，团结协作，群防群治，重点组织好对人员的疏散或者隔离，依法对传染病疫区实行封锁，对食物和水源以及各类交通工具上的有关人员采取控制和管理措施；宣传突发事件防治知识，及时对易受感染的人群和其他易受损害的人群采取应急接种、预防性服药和群体防护等措施。组织医疗卫生机构开展病人接诊、收治和转运工作的同时，还应当明确采取的卫生防护措施，防止交叉感染和污染，并协助疾病预防控制机构做好流行病学调查、传染病排查等工作。组织疾病预防控制机构重点做好突发事件的技术调查、确证、处置、控制和评价工作，开展现场流行病学调查，查明传播关系，查找致病原因，提出并实施有针对性的防控措施，督导、检查应急处置各项措施落实情况，并通报有关情况。组织药材保障机构做好应急处置药材、卫生装备的供应；组织医疗、疾病预防控制和医学研究机构集中力量开展相关的科学研究工作。

（二）突发公共卫生事件卫勤协调要点

1.加强与国家和地方卫生部门的协调　应按照国家和地方卫生应急办公室的属地化管理原则和要求，组织军队系统进行突发公共卫生事件处置，并按军队首长命令执行对地方的医学救援。

2.加强与总部机关有关部门的协调　按照军队处置突发公共卫生事件有关文件中明确规定的各有关部门职责，主动协调有关部门，解决突发公共卫生事件中遇到的相关难点问题。

3.加强卫勤指挥与保障机构之间的内部协调　在完善全军突发公共卫生事件监测报告和预警系统、应急决策指挥系统的基础上，实现各级指挥机构、应急协调机构以及应急处置力量之间信息的互联互通和共享，统一协调组织医疗机构、疾病预防控制机构，开展调查处置与应急救援、信息发布、宣传教育、科研攻关、物资调集以及督导检查等工作。

（三）突发公共卫生事件应急卫勤指挥应注意把握的几个问题

1.依法组织实施医学救援　应根据法规和预案，组织实施突发公共卫生事件处置。针对具体事件，按照预案明确的组织体制基础和法规规定的职责，建立精干灵活的指挥机构；在平时制订预案的基础上，修改完善预案；遵循法规，做好突发公共卫生事件处置的协调工作，妥善解决各相关部门之间和处置过程中的各项难题。

2.做好非事发单位突发公共卫生事件的防控 对未发生突发公共卫生事件的地区和单位，应根据其他地区和单位发生事件的性质、特点、发生区域和发展趋势，分析其受波及的可能性和程度，重点做好相关信息共享、应急准备及重点人群、重点场所和重点环节的监测和预防控制工作，开展防治知识宣传和健康教育，提高公众自我保护意识和能力等。

3.突出预防和科学处置 提高全军突发公共卫生事件的防范意识，落实各项防范措施，对各类可能引发突发公共卫生事件的情况应及时进行分析、预警，做到早发现、早报告、早处理。在事件发生后，应充分尊重和依靠科学，用科学的观念和认识教育全体官兵，防止引起部队的恐慌，发挥专家的领衔指导作用、机关的协调控制作用、各类技术力量的骨干作用和全体官兵的群众性作用，用科学的方法和手段妥善处理不同事件，有效控制事态。

第五节　灾害医学救援信息与管理

灾害医学救援信息是组织实施灾害医学救援卫勤决策、控制，实施保障评估和总结经验教训等指挥与管理的重要前提。相关信息的收集、核对、汇总、分析、报告、传输和利用，贯穿于灾害医学救援卫勤指挥的全过程，加强指挥信息的管理和有效利用，对于把握指挥与保障规律，进行快速正确决策，高效实施监测、预警、应急响应等具有非常重要的作用。

一、灾害医学救援信息系统构架

建立灾害医学救援信息系统构架，是运用信息资源规划的基本理论和工程化方法，立足灾害医学救援数据的充分挖掘与利用，利用军地联合、优势互补、数据整合、信息共享、安全保障等手段，优化利用灾害医学救援信息资源，充分发挥军地信息资源效益，提高灾害医学救援能力。

（一）灾害医学救援信息系统构架基本依据

依据"理论模型—数学模型—决策支持系统"的技术路线，基于应急医学救援信息化理论，利用建模工具建立"实体—关系"（E-R）模型，对灾害医学救援信息资源进行模型分析，在信息管理科学理论指导下构建灾害医学救援信息系统构架，对灾害医学救援信息资源结构进行优化配置和卫勤资源空间分布优化，制订标准化工作流程、配套制度，最终形成我国特有的灾害医学救援信息资源开发利用模式。

（二）灾害医学救援信息数据整合

灾害医学救援信息资源的整合并不是现有资源的简单叠加，而是运用现代网络信息技术，构建一种开放、共享、协作的灾害医学救援信息资源共享和服务平台，在更大范围、更广领域和更深层次上整合和集成创新信息资源、激活创新资源、服务创新活动。

灾害医学救援信息资源整合就是通过各种有效的手段和工具将已有信息集合在一起，生成满足不同用户需求的新信息集合体，实现灾害医学救援信息的增值。灾害医学救援信息资源开发利用模式基于现有软硬件环境，采用数据仓库和数据整合技术，通过改造和集成现有信息系统，构建灾害医学救援管理数据平台，完成对医学救援管理数据信息的集成和整合。数据整合后具有信息资源标准化、数据多元化和智能化等特点，使信息资源效益最大化。

（三）灾害医学救援信息交互平台

灾害医学救援信息平台总体设计是在继承前期建设的基础上，基于现有军地医学救援保障模式和信息资源配置分布，运用信息资源规划的基本理论和工程化方法，紧贴我国灾害医学救援发展需求，从整体构架、数据平台、应用机制着手，在统一的适合灾害医学救援信息资源开发利用模式的指导下组织实施的。

建设灾害医学救援信息交互平台首先必须要对现有的网络和各业务子系统进行规范和改造，建成基于军地联合的应急医学救援专网。其次是构建军地联合灾害医学救援信息数据中心，数据中心可以对各业务体系的子系统起到规范和统一的作用。再次是要建设标准数据接口与采集系统，实现数据的采集和共享，进一步完成数据的交换和管理。最后是实现数据的利用与发布,即进行数据分析、数据挖掘、决策支持和信息发布。

二、灾害医学救援信息的分类采集与报告

无论是实施灾害医学救援卫勤指挥,还是构建卫勤指挥与保障信息系统,均有赖于各类信息数据的收集。主要包括:应急资源信息、医学地理信息、应急健康教育信息、灾害应急预案信息、监测预警信息、接警处警信息、现场处置信息、保障信息和指挥调度信息等,还有事前应急准备及事后需要完善的历史资料信息、专家知识信息、相关法律法规信息和灾情统计分析信息等。其中,最主要的信息是人员伤亡信息、医疗后送信息、卫生防疫防护信息和药材保障信息。

(一)灾害医学救援信息的采集途径和方法

灾害医学救援信息的采集是指根据特定的目的和要求对分散在不同时空的有关信息进行采掘聚集的过程。要着眼灾害医学救援指挥需求、目标和决策的形成,就必须多维、全面、深入、有针对性地采集相关信息。灾害医学救援信息采集主要有内外两种途径。内部途径是指各级卫勤指挥机构、疾病预防控制中心、医疗保障机构、药材保障机构等卫勤机构内部形成的各种信息,在各单位平时登记、统计和建立的数据库基础上,通过相应的信息机构和网络信息系统,实现相关信息数据的汇总。外部途径是指卫勤系统之外的各种信息来源渠道。通过国家、地方、军队指挥、后勤等相关部门,甚至是新闻、网络等传播媒介获得相关信息内容。采集的种类包括原始数据信息采集和文献信息采集。其中原始数据信息采集又包括常规采集和非常规采集。通常灾害医学救援信息应在常规采集方法的基础上,多进行非常规采集。即,针对某一类特殊信息数据,通过派出现场调查组实施现场卫勤侦察、流行病学侦察等获取。常规数据的采集是军队各级卫勤机构在平时日常工作中按规定采集的数据信息,如卫生医疗服务、卫生资源使用、疾病监测、传染病报告等。灾害发生后,各级卫勤机构均应重视对相关信息的原始登记和统计,不能因事态紧急而不进行伤票、野战病历、伤病员登记簿、工作日志等的填写,日常管理状态下的登记统计要求在紧急事态下都应坚持,但可根据实际情况,相应调整登记统计的项目和频度。

(二)灾害医学救援信息报告

灾害医学救援信息报告,应参照突发公共卫生事件报告制度执行,实行逐级上报和直报相结合的应急报告制度。明确责任报告单位和责任报告人。通常各级医疗卫生机构、卫生主管部门以及团以上单位是突发公共卫生事件的责任报告单位。各级医疗卫生机构执行职务的医疗卫生人员是责任报告人。各类单位和人员有义务及时、如实报告突发灾害。报告时限和程序为:军以下部队发生或可能发生突发公共卫生事件,按相关规定必须在2小时内上报,其他紧急事态的报告应按各级指挥机关要求时限报告,没有明确规定的事态,参照突发公共卫生事件规定报告。灾害医学救援指挥报告分为首次报告、进程报告和总结报告。首次报告应当包括灾害发生的时间、地点、单位、原因、类别、人员伤害、信息来源、危害范围、事件性质、发展趋势的初步判定和拟采取的措施。对于事态的处置,应按应急准备完成情况、应急响应到达的时间、地点、位置、工作展开情况等进行报告。进程报告应当包括事件的新情况、对首次报告内容的补充和修正,并根据情况变化随时报告。总结报告应当包括事件性质、影响范围、危害程度、流行病学分析结果、控制措施及效果、事态评估和经验教训等内容。在报告方式上,已具备利用综合信息网上报信息条件的,应通过网上专用系统报告突发公共卫生事件,增强信息报告的时效性。尚不具备网上直报条件的单位,以电话拨号网、电话、传真或书面方式上报。

三、灾害医学救援信息的统计分析与利用

目前灾害医学救援信息统计分析还没有具体的规定,但应围绕灾害医学救援指挥需求,参照既往平战时卫勤指挥信息统计经验,确定统计分析的内容、利用信息实施指挥的程序和方法。

(一)常用灾害医学救援指挥信息统计分析指标

1.伤病员信息统计分析 总体目标是确定灾区伤病发生率及其变化动态和演变趋势,准确描述人员健康状况,及时发现受灾人群健康伤害威胁因

素，掌握伤病防治需求及动态。伤病员信息统计分析基本内容应包括：伤病减员数和发生率；伤病减员空间分布（或单位分布）；伤病员时间分布（分别以日、周、月、年为单位）；伤病员的医疗机构分布；伤病员的疾病谱、死亡谱、住院日和医疗费用。主要指标包括：减员指标，如因伤减员率、发病率、因病住院率、创伤住院率、死亡率等；伤病员情况指标，如伤部构成比、伤类构成比、伤势构成比、伤死因构成比、休克发生率等；伤病员救治工作指标，如，现场救护种类构成、伤病员后送方式构成比、治愈率、手术率、输液输血率等；伤病员去向指标，如出院率、后送率、留治率、残疾率、病死率、伤死率等。

2.卫生防疫防护信息统计分析　卫生防疫防护信息统计分析主要是用于评价食品卫生、饮水卫生、环境卫生、劳动卫生质量，反映灾区疫情动态和防治、防护情况等。主要包括疾病监控指标、健康教育指标、营养食品卫生指标、饮水卫生指标、环境卫生指标等几类指标。如，传染病发病率、预防接种率、卫生知识普及率、食品卫生合格率、水质合格率等指标。

3.药材保障信息统计分析　药材保障信息统计分析主要是用于反映和分析药材需求、筹措和供给、储备情况，通过药品器材的统计分析，结合实际发现药品器材消耗量、消耗结构等规律。主要指标包括：工作量指标、工作质量指标、供应工作指标、管理工作指标等。如，药材采购量、药材预算准确率、药品消耗量、库存药材周转次数等。

4.卫生工作统计分析　卫生工作统计分析主要是用于反映和分析灾区人员发病、就诊、健康状况和工作效率、质量等情况，通过分析反映灾区人员健康状况和工作实际。主要指标包括防疫工作指标、健康体检统计指标、医疗护理指标和卫生资源统计指标等。如，健康体检率、平均住院天数、卫生技术人员在位率、设备管理完好率等。

（二）灾害医学救援指挥信息的甄别与利用

灾害发生后，应针对灾害的发生、危险因素、疾病或症状监测、医疗救治和疾病防控等信息，及时进行报告、调查和分析，并对可疑信息进行甄别。

1.对突发灾害信息进行确认　无论是上级通报还是下级上报的突发灾害，卫勤指挥机关和相关的保障机构均应对相关信息进一步核实、确认，为正确决策奠定基础。特别是对传染病、突发公共卫生事件和"三防"医学事件，应指派专家到现场进行核实，并按相应的技术确认等级，由有资质的机构发布确认信息。如疑似生物恐怖袭击事件或不明原因的传染病，应由军事医学科学院派出专家确认。

2.对原始信息进行核对　原始信息采集录入和上报前均应明确相应责任人和责任单位，并进行相应的核查和对照，以确保信息的真实性，防止错项、漏项出现。部队疾病预防控制机构疫情管理人员每日上网对辖区内报告的传染病信息进行审核，对有疑问的报告信息及时反馈给报告单位或向报告人核实。各级疾病预防控制机构每日进行报告信息审核，对甲类传染病和乙类传染病中传染性非典型性肺炎或疑似病人以及其他传染病和不明原因疾病暴发的报告信息，应立即调查核实，于2小时内通过网络对报告信息进行确认。

3.及时进行订正、补报和代报　当医疗卫生机构上报信息需要修正时，应由该医疗卫生机构及时进行订正报告，并注明原报告有关情况。检查过程中，发现信息上报有漏报时应及时补报，备注栏要注明"补报"。不具备网络直报条件的责任报告单位，其相关信息的网络报告由上一级卫勤机构代报，并做好代报记录；发现重复报告信息时应进行删除。

4.编制统计分析报告　各级卫勤指挥机关在执行灾害医学救援任务期间，每日应编制相应的事态信息统计报告，将登记、统计的数据转化为卫生信息，以辅助卫勤决策。相关的报告内容应包括人员伤亡和危险因素控制情况、相应的工作数量及质量情况、卫勤措施进展情况，出现的问题、可能原因与结论，以及对事态发展的评估和下一步工作重点的建议等。

第五章

灾害医学救援药材装备保障

医学救援的效率和质量取决于卫生人力和物力的有效组织和投入，药材装备的使用在整个医学救援过程中占有重要地位。在各种灾害事件中，可能迅即出现大批伤病员，其伤势复杂、伤情严重，可能危及生命，如及时供应各类药材装备，争分夺秒进行救治，就可以挽救许多生命。2001年美国发生炭疽杆菌邮包袭击事件后，多名吸入炭疽孢子的患者及时服用了大量的多西环素、环丙沙星等抗菌药物，降低了吸入性炭疽的发生率及患者的死亡率。SARS流行期间，军队组建的小汤山医院共收治680例SARS患者，治疗用药按药理作用分类涉及23大类，共320个品种，消耗金额3 175 213元，占总治疗费用的56.6%。军队医疗机构有严密的组织系统，掌握现代化通信和交通工具，有高度快速的反应能力，可在大范围内实施机动，平时有适量的药材装备储备，一旦需要，即可开展灾害医学救援工作。新中国成立以来，中国人民解放军参与了多次重大灾害的医学救援行动，在灾害医学救援药材装备保障方面积累了众多经验，形成了一套理论体系，为未来灾害医学救援药材保障奠定了扎实的基础。

第一节 概 述

与战场医疗救治一样，在灾害医学救援中，药材装备保障也起着非常重要的作用，但在相关概念的界定及保障特点方面，两者还是有显著的不同。

一、基本概念

（一）灾害医学救援药材

灾害医学救援药材是指用于应对各类灾害，开展相关医学救援时所需使用的药材。包括药品、生物制品、卫生材料等。灾害医学救援药材的特点在于具有急救作用，能够挽救生命，如抗休克过程中使用的肾上腺素激动剂、止血药、血管舒张药等；此外，针对某些特殊的灾害，如核化生事件，灾害医学救援药材还具有预防疾病的作用，如预防各种病毒、细菌感染的疫苗，阻止放射性元素被人体吸收的促排药或阻吸收药等。

（二）灾害医学救援装备

灾害医学救援装备是指用于应对各类灾害，开展相关医学救援时所需使用的医疗仪器、设备以及部队配备的制式卫生装备等。其也具有急救、防疫及防护等特殊功能。

（三）灾害医学救援药材装备保障

灾害医学救援药材装备保障是指在灾害医学救援中，对药材装备的筹措、调度、供应、控制、协调，以及构建并保持药材装备供应网络体系畅通的一系列工作，以确保实施灾害医学救援工作的人员能够准确、及时、便捷地获取所需的药材装备。灾害医学药材装备保障包括灾害医学救援管理组织机构、体制、管理制度、管理方法等。

二、灾害医学救援药材装备保障工作的重要性

灾害救援期间需要有一系列的掌握专门知识的专业人员相互配合，从事件监测到预防和减缓，再到救助和恢复，每个环节都需要不同的技能。药学作为生物学、化学和医学的交叉学科，和卫生学一样，是医疗后勤服务的基础。药材装备保障工作组织实施药品储备与供应，及时掌握并向医务人员传达药品信息，做好药品补给的组织和管理，发挥

联系病人和临床的桥梁作用。2002年11月起,SARS在我国部分地区发生并蔓延。各级政府和机构对传染源的控制和对SARS病人的救治均采取了行之有效的措施,相关的药材装备保障工作除了对SARS防治药品进行准备、提供和发放外,还进行了参与拟定用药方案、药品储备、用药观察和药物防治方案调整等工作。2006年美国一项公共卫生应急管理统计结果显示,在过去一年里,84%的医院应用了药房参与的公共卫生紧急救援过程。2005年Katrina飓风灾难后,一个包括8名药剂师在内共70名军官组成的救援队奔赴Meridian进行医疗救援,药剂师开展的药材装备保障工作包括:确认建立药房的安全地点;决定如何管理效期较短的药品;设计药品调剂体系,尤其是控制药品的体系;处理患者的自带药品;维持足够的药学人员提供医院需求。此外,他们还参与了两个外遣救援任务,提供了药学监护服务。

三、灾害医学救援药材装备的分类

灾害医学救援药材装备是一个相对的、特定的概念,是与特殊灾害医学救援相关的药材装备,是从普通药材装备中经过遴选的能够在紧急情况下满足不同种类灾害医学救援需求的药材装备,灾害医学救援药材装备可分为以下四类。

(一)通用急救药材装备

通用急救药材装备是指灾害医学救援现场组织伤病员急救所必须使用的药材装备,主要有:止血药、镇痛药、抗休克相关药品、包扎固定材料等。根据以往灾害医学救援经验,从药理及治疗学角度,大致可分为:抗感染、镇痛与镇静、麻醉及麻醉辅助、呼吸兴奋、止血、调节水及电解质平衡、激素、包扎及固定材料八类。

(二)通用防治药材装备

地震、洪涝等一些自然灾害,通常都会诱发一些普通常见的疾病,由于灾害发生造成人员基本生活困难,集中居住,饮食及饮水卫生存在问题,消化系统、呼吸系统等常见疾病的发病率会有所上升。灾害会对当地的医疗卫生系统造成一定程度的破坏,这些普通疾病的防治工作在一定时期内也需要医学救援人员承担。汶川地震医学救援的有关数据显示,地震灾难过后,急性上呼吸道感染的发病构成在灾难医学救援亚急期(灾后第7天至1个月或3个月)有明显上升,这可能是受灾人员一度处于过度应激状态造成的。而皮肤病,急、慢性胃肠炎等其他疾病发病率有所上升,则可能与灾难发生地区的气候、地理等自然条件有关。因此,在亚急期开展医学救援时,应对灾区的地理环境、自然条件以及卫生防疫情况进行准确判断,配置相应的普通疾病防治药材,主要包括:呼吸道感染防治药材、胃肠道疾病防治药材以及少量的妇科、儿科、心血管等专科药材。

(三)各类灾害专用急救药材装备

1.地震专用急救药材装备 地震伤员的伤类主要是骨折与软组织伤。汶川地震救灾期间军地多个医疗队所报告的伤类数据汇总分析显示:骨折比例平均值为54.16%,软组织伤比例平均值为26.25%。唐山地震后北京某军队医院统计资料显示,该院收治地震伤员中骨折比例为56.2%,软组织伤比例为37.25%。两次大地震骨折及软组织伤发生的比例相似。夹板、止血等一些针对骨折与软组织伤的治疗药品是地震专用的急救药品。由于部分伤员受压埋时间较长,容易产生挤压综合征,因此,用于治疗挤压综合征的透析设备也是地震医学救援的专用急救装备。

2.洪涝专用急救药材装备 洪涝造成的伤员伤病种类主要包括:淹溺、外伤、皮肤病等专科疾病,医学救援人员还易发生中暑。洪涝医学救援专用药材主要包括:各种液体、外伤敷料及固定材料、皮肤科软膏等。

3.火灾专用急救药材装备 火灾导致的伤类以烧伤为主,同时烧伤不仅仅局限于皮肤烧伤,还会导致五官及呼吸道灼伤,严重且大面积烧伤还可能引起休克以及肺部感染、心功能不全、脑水肿等危及生命的并发症。因此,在火灾医学救援中,除了需要使用皮肤科常用的磺胺嘧啶锌/银软膏、烧伤敷料外,还需要使用大量的急救药材,包括抗休克、抗感染、血管及气管解痉药品等。

4.核事故专用急救药材装备 核事故发生后,人员会产生放射损伤或其他各种非放射损伤(如烧伤、创伤、冲击伤等)。非放射损伤可使用创伤急救药材进行治疗,而放射损伤则需要一些特殊的治疗药材,主要包括:促排药、阻吸收药、促造血功能药等。

5.化学事故专用急救药材装备 化学事故往往

造成人员气体中毒、有机溶剂中毒或其他有毒高分子化合物中毒。除了一般维持生命体征的急救药材装备以外，化学事故专用急救药材装备主要包括生化检验设备，用于在紧急情况下检测毒剂种类，以及用于特定化合物的特异性解毒药品，如氯解磷定用于治疗有机磷中毒，亚硝酸钠用于治疗氰化物和氢氰酸中毒等。

6.突发公共卫生事件急救药材装备　部分突发公共卫生事件是由高致病性、流行性传染病引起的，如SARS、禽流感等。除了常规治疗药品外，常见突发公共卫生事件急救药材装备主要是用于杀灭细菌、病毒等病原体的药品、生物制品，例如抗菌药、抗病毒药以及一些有治疗作用的疫苗血清等。

（四）各类灾害专用防护药材装备

各类灾害发生后，医学救援力量在进入灾区实施救援时，在不同的灾区环境下，也需要使用一些防治药材装备，以确保医学救援的实施不受影响。特别是在核化生事故现场，无论是救援人员还是未受到伤害的居民或工作人员，都需要一些特殊的药材装备开展卫生防护。核事故专用防护药材装备包括：放射性物质洗消设备、防护服以及预防性的阻止放射元素吸收药品；化学事故专用防护药材装备包括：能够中和化学毒剂的洗消药剂及设备、防护服及防毒面具等；突发公共卫生事件专用防护药材装备包括：针对特定病原体的疫苗、抗毒血清及防护服等。

四、灾害医学救援药材装备保障的特点

（一）灾害医学救援药材装备总体品量需求特点

1.紧迫性　突发灾害往往造成人员大量伤亡，灾害医学救援需要尽可能地快速实施，而医疗救治的物质基础是充足的药材与装备。因此，灾害医学救援药材与装备必须预有准备，灾害发生后快速开展供应保障行动。例如，在发生放射源辐照装置事故后，人员会受到不同种类射线、不同剂量的照射，造成中度以上骨髓型急性放射病等特殊疾病，只有相关急救药材与装备得到紧急供应，包括及时提供大量新鲜血液、细胞因子、生长因子等生物制品和抗感染药物，才能使患者得到有效的救治。

2.规律性　灾害医学救援中药材与装备的品量需求具有一定的规律性，主要原因在于各种灾害集中发生的伤病谱是有规律可循的。例如，四川汶川大地震造成数万人死亡，约40万人受伤，受伤者大多为建筑物坍塌造成的挤压伤、骨折、外伤等，需要大量氯化钠注射液、甘露醇注射液、卫生敷料、抗生素等药品。为防止灾区疫病流行，开展了持续一个多月的大范围的消毒、杀虫等卫生防疫工作，短时间内需要补充大量的消毒液、杀虫剂等防疫药材。

3.阶段性　历次灾害医学救援的经验表明，灾害医学救援具有明显的阶段性，特别是地震一类的重大自然灾难。一般可以把灾难医学救援分为三个阶段：①应急期：抢救生命是应急期最显著和突出的任务，外伤/伤口类急救药材保障是其重点。②亚急期：灾难造成的破坏改变了自然和人工环境，环境状况开始恶化。与此同时，当地的疾病谱也开始恢复，与灾难无直接关系的疾病开始增长，防疫药材保障是此期的重点。③恢复期：疾病谱基本恢复到灾前水平，因灾难而造成的伤残者进入康复期。不同时期药材装备的需求品量也有所不同。

（二）灾害医学救援药材装备分阶段需求特点

灾害医学救援药材与装备保障随着灾害医学救援的不同阶段而具有"前紧后松、前难后易、前忙后闲"的特点。因此，必须根据救援实施不同阶段的需求特点，开展药材与装备供应保障，才能满足不同阶段的药材装备需求。

1.应急期（早期）的药材装备需求特点　应急期药材装备需求一般以现场急救药材为主，主要集中为保持呼吸道畅通、止血、四肢固定、吸氧、镇痛、输液等急救药材。如止血带、夹板、纱布、绷带、烧伤敷料、肾上腺素注射液、多巴胺注射液、阿托品注射液、西地兰注射液、尼可刹米注射液、安定注射液、碳酸氢钠注射液、甘露醇注射液、利多卡因注射液、乳酸林格液、生理盐水、葡萄糖注射液等。应急期的药材需求很大，供应很大部分依赖于灾前的储备和现有存货。如中国国际救援医疗队赴巴基斯坦参加医疗救援，预计救援3周，出发前携带了1000人（份）的药品，但不到7天便出现全线药品不足的情况。

2.亚急期（中期）的药材装备需求特点　医学救援度过了应急期，进入确定性治疗阶段，药材需求品种增加、药材需求量逐步稳定。另一方面，一般常见病药材需求开始增多。例如，2005年10月8日南亚发生7.8级地震，地震灾害早期，创伤占

伤病员总数的 80% 以上，到了中期创伤只占 25%。药材供应也主要由外伤救治药材转为抗感染用药、呼吸道用药和消化道用药。同时，为防止灾区出现疾病流行，防疫药材需求显著增加。此时的药材筹措和供应主要依赖市场或当地政府的救灾部门。

3.恢复期（后期）的药材装备需求特点 灾害所造成的破坏和危害逐步被消除，灾区的灾民及伤病员被疏散到其他地区进行安置和救治，灾区的工作和生活基本恢复正常，医疗救援工作接近尾声。此时药材装备需求与灾前相近，药材装备供应保障也恢复到灾前状况。

（三）灾害医学救援药材装备供应保障特点

1.保障工作必须迅速切换 灾害发生后，政府有关部门会依据事件的危害和严重程度，决定是否宣布进入紧急状态。军队卫生管理部门必须及时掌握情况，适时在进入紧急状态和恢复平时状态之间切换。例如，2004 年 8 月 4 日，东北齐齐哈尔地区发生芥子气中毒事件，沈阳军区某医院随即做好医学救援准备，药材装备供应保障机构按照临床需求，开始紧急采购芥子气专用救治药材，安装设备，伤病员一送到医院，全院立即进入紧急状态，保证了抢救工作的顺利进行。

2.事后应急必须与事前防范相结合 事前防范是指全面地调查分析部队驻地存在的灾害医学救援隐患，如化学品工厂或仓库、油库、加油站、地方传染病散发、食物中毒、职业中毒，以及易遭洪灾或地震等情况，根据潜在的风险建立必需的药材储备。事后应急是指一旦灾害发生，具有快速响应机制，预有准备，有措施，能有效地进行应对，及时提供最急需的药材装备。

3.行政手段必须与市场机制并用 紧急事态下，药材需求与供给的矛盾非常突出。例如，2003 年的 SARS 疫情暴发，各级救援及防疫机构需要大量的消毒药品、防护器材，相关品种药材及器材需求急速增长，造成价格急剧上涨，供货紧张，当时军队组建小汤山医院时也遇到了重重困难。半年后，SARS 疫情得到有效控制，药材需求也急剧下降，相关药材装备开始滞销。表明完全依靠市场机制难以应对灾害医学救援造成的供求矛盾，必须把市场机制与行政机制结合起来，发生特殊灾害后，在组织医学救援相关的药材装备资源时必须动员政府的行政资源，适当组织社会生产，合理地调度和平衡药材供求关系。

五、灾害医学救援药材装备保障的基本内容

灾害医学救援药材装备保障应充分利用现有人力资源、物力资源和信息资源，运用现代物流管理的理论和方法，统筹协调、合理组织、巧妙安排，达到适时、适地、适量的配送应急药材，满足医学救援所需药材装备的需求。其主要任务包括以下五点。

（一）组织落实灾害医学救援药材装备保障预案，包括人员组成和物资储备

目前总后勤部卫生部、各军区及军兵种联勤或后勤部门都编制了针对不同灾害的医学救援实施预案，包括各种救援力量的抽组、调配及使用等，其中就有相应的药材装备保障预案；而军队的大部分医疗机构都预编有灾害医学救援力量，在队伍建设与管理中明确要求各支灾害医学救援力量必须针对可能发生的重大灾害或可能参与的医学救援行动，制订相应的医学救援预案，也有相应的药材装备预案。一旦发生重大灾害，各级机关及医疗机构将根据灾情实际对所拟定的预案进行调整、落实，以确保医学救援力量能够快速派出，实施高效的医学救援。

（二）建立灾害医学救援药材装备供应保障体系

发生重大灾害后，可能有较多的医学救援力量投入灾害救援中，除了救援力量自身携行一部分物资外，药材装备供应保障机构必须能够保障药材装备的不间断供应，才能保证医学救援不间断的组织与实施，因此，必须建立高效、精确的药材装备保障体系，明确各个医学救援机构的供应保障接口，确保药材装备的连续供应。如 2008 年 5 月 12 日发生汶川地震后，成都军区卫生部立即启动灾害救援药材保障预案，迅速向药材仓（分）库下达任务，明确分工，责任到人，构建了供应保障体系。根据实际工作需要，采取以支援保障与自我保障相结合，军队保障与地方保障相结合的应急保障模式。抽调十余名业务熟练的药师充实到成都药材仓库和野战兵站，加强应急药材保障突击力量，做到了抗震救灾药材保障机制启动快，力量强。针对外区部队入川救灾情况不熟的实际，指定联络员深入一线，主动与救灾部队协调联络，建立直接保障接口

201 个,并且每天互通信息,主动了解部队动态,掌握需求,确保了新入川部队药材保障关系即到即建立。

(三) 预计不同救援情况药材装备实际需求,提出供应补给方案

在明确了供应保障关系后,各类医学救援实施机构及相应的组织指挥机构必须逐级编制药材装备请领及补给方案,请领及补给方案必须紧密结合灾害医学救援药材装备消耗或损耗规律,适时、适量地开展请领与补给。汶川地震期间,针对急救与防疫药材装备需求量大、筹措时间紧、灾区药材供应瘫痪的实际,军队卫生管理部门按照急救、防疫时间节点,紧急从全军各个仓库调拨了 150 个品种、两千余台(件)急救药材;紧急筹措空投 980 件、730.2 万元急救、止血、抗菌消炎、敷料耗材等药材,有效缓解了灾区需求。军队卫生管理部门紧急预置、快速动用,在将近一个月的时间里,从全国四面八方运至成都药材五百余种、14.6 万件,消杀灭药剂八十余吨,卫生技术车辆 20 台,有力保障了大批医学救援力量进入灾区开展救援的药材装备需求。

(四) 开展灾害医学药材装备筹措与供应

确立保障体系与实际需求后,药材装备主管部门必须组织实施药材装备的筹措与供应工作。军队药材装备筹措渠道主要有市场采购、储备调用及组织应急生产等方式,同时也接受地方捐赠。在供应方式上可自身组织运力开展供应,也可委托地方医药企业组织运力开展配送。汶川地震期间,军队组织的灾害医学救援药材与装备,主要是从战备药材地方代储企业调用。救灾开始后,按照代储工作机制,国家经济动员办公室专门下发了《关于全力配合做好抗震救灾工作的通知》,各省、市迅速启动了药品应急预案,全力协助军队调动战备药材。山东两家代储企业接到调运任务后,时任省长姜大明批示"以最快速度完成调运任务",时任副省长王军民亲自指挥,省"经动办"一边派人深入企业组织装运药材,一边协调运输工具。山东航空公司和济南机场全力配合,派出专机运送药品。从接到通知,到清点、装车、运输、抵达灾区仅用了 12 个小时,是抵达灾区的第一批代储药品。吉林大连市代储企业接到调运命令后,市"经动办"立即协调南方航空公司,制订运输方案,开辟机场绿色通道,确保救灾物资按要求时间运抵灾区。

(五) 评估灾害医学救援药材装备保障绩效,调整相应的保障方案

在灾害医学救援期间,实时监测并评估药材装备保障效果,了解实际需求,对下一步的筹措供应方案进行调整,是实施灾害医学救援药材装备保障的有力手段。在舟曲泥石流医学救援期间,组织开展医学救援的某军区药材供应管理部门在每个药材装备供应保障节点设立了人员,专门开展药材装备保障效果动态监控,确保实际药材装备的需求能够得到真实的反映,为下一步调整总体的供应保障方案提供依据。

六、灾害医学救援药材装备保障的基本原则与要求

为实现灾害医学救援药材装备保障目标,药材保障机构和药材保障人员应遵循以下几个方面的要求。

(一) 准确把握药材装备需求

在实施灾害医学救援期间,对药材装备需求进行科学预测,实时把握需求变化情况,是实施精确化保障的前提。必须充分运用保障体系和网络,通过各种通信和其他信息传递手段,把握灾害的类型和医学救援的主要任务,伤病员伤病发生规律,预测提出药材装备需求计划。在医学救援期间,还要十分重视药材装备消耗信息的初始记录和采集工作,充分利用信息系统实时统计、汇总、分析,及时把握和动态监控药材装备实际需求和消耗情况,为药材装备的合理调配提供依据。

(二) 实时保持供应渠道畅通

灾害医学救援往往造成道路设施破坏,交通不畅,供应迟缓。要使药材保障通畅,首先要提高信息沟通能力,了解需求情况,了解道路设施情况,准确选择运送路线;其次要加强储运能力建设,提高装、运载能力,扩展装运方式,合理使用空运方式;同时简化需求提报程序和供应保障手续,尽量减少中间流通环节,实时监控药材储备与供应保障实施情况。被保障单位转移或变化后,要及时建立新的信息沟通渠道和联络方式,始终保持与基层单位和各级药材仓库的通信通畅。

(三) 科学实施配套供应

将卫生物资特别是药材和血液装箱配套供应

可以基本满足灾害医学救援工作的需要，简化临时组配和补给工作，有效提高补给速度。应当根据以往灾害医学救援经验和人均消耗统计，科学总结卫生物资消耗规律，把完成一定救治功能的医疗设备和消耗器材、药品、敷料等按照模块化的原理组合成套，根据不同灾害种类、救援阶段、不同环境条件下的药材装备的需求和消耗，进行针对性的组配，形成不同类型的各种手术器械包、各种医疗箱、补给箱等，实施综合配套供应，提高药材装备保障的针对性和保障效能。

（四）保证物资存取有序

重大灾害医学救援对药材需求很大，救援物资也大量地涌入灾区，药材需求和供给在时间、地点、品量方面的不对称，会对药材保障构成极大挑战。灾区药材集散地或药材保障中心必须预有准备，避免出现药材进出混乱、物资定位不准的情况，造成物资积压、丢失和浪费。例如，1988年亚美尼亚地震，国际救援机构发送灾区的五千多吨药材，由于鉴别和分类困难，只有30%被利用，完全没有使用的占11%，失效和低劣的药材占8%。

（五）科学控制物资成本

灾害医学救援药材保障本身具有弱经济性，即救灾过程中首先强调的是满足应急需要，其次才是经济成本。但是，满足需求和降低成本是物资管理不可偏废的目标。因此，在整个应急药材保障过程中，始终要有一个节约的思想，并且力求做到成本可控。

第二节 需求预测

一、灾害医学救援药材需求预测的一般步骤

（一）评估灾害严重程度及波及范围

主要评估灾害的地理范围、面积和受影响人口、灾区建筑物、道路、公共设施的破坏程度、道路交通、治安等情况。评估可以借助于新闻报道和通信，或进行现场实地调研，还可以借助现代高科技手段，如空中视觉评估、卫星遥测、全球定位技术、地理信息系统等。

（二）确定灾害医学救援的救治范围及相关参数

包括灾害造成的死亡数和死亡率、发病数和发病率、灾害伤员伤情与伤类分布情况、灾害病员的疾病谱等。

1. 死亡数与死亡率，以地震灾害为例　对1996年至2003年全球灾害地震中死亡人数、受伤人数与震级之间的关系进行统计分析，震级相等的不同地震，造成死亡人数可以有很大的差异。就是说不存在确切的地震震级与地震死亡人数普遍的对应关系。如在某地点发生的8级左右的地震，可能仅死亡几人，在另外某地点却可能造成数万人死亡。受伤人数与震级同样也不存在确切的对应关系。但不同震级的地震造成人员死亡似乎有一个上限的概念。震级为4~8级的地震，造成人员死亡的上限分别为几人、几十人、几百人、几千人和几万人。就是说死亡人数的上限随震级增大而增多，这仍是一个有意义的结果。对上述地震中死亡人数与受伤人数的数据进行统计分析，运用直线回归进行拟合，得到线性方程：$Y=2.933X+685.1$（$R=0.722$）。对该直线相关进行统计学检验，得$t=108.49$，$P<0.001$，说明死亡人数与受伤人数取对数后有直线相关关系。该线性拟合结果与文献报道相似，即死亡人数在1 000人以上，死伤比约为1：3。

2. 伤情分布，以地震为例

（1）伤部。伤部是按照解剖、生理关系划分的负伤部位。区分伤部，有利于创伤的诊断和组织救治。伤部分为：颅脑、颌面、颈、胸（背）、腹（腰）、骨盆（会阴）、脊柱、上肢、下肢和多部位。对汶川地震中多个医疗救治机构报道的地震伤员伤部进行汇总分析（见表28-5-1）：颅脑部位伤比例的平均值为14.51%，颌面伤比例的平均值为3.23%，胸部伤比例的平均值为10.38%，腹部伤比例的平均值为3.23%，脊柱伤比例的平均值为12.43%，四肢伤比例的平均值为54.02%，骨盆伤比例的平均值为6.17%。由于各医疗救治机构统计口径及规范不同，因此部分伤部数据有所缺失，但目前汶川地震所有伤员的伤部情况尚未有官方数据进行报道，因此本研究考虑使用各救治机构报道数

据平均值代表汶川地震伤部的分布情况。

解放军261医院对唐山地震14 073名伤员进行统计分析，其中腰臀部伤较多（25.5%），其次为四肢（35.7%），颅脑及头颈部（11.2%），背、腹部（7.1%）份。唐山地震与汶川地震发生的时间不同，唐山地震中人们多处于卧位，而汶川地震发生在下午，人员多处于立位、坐位和清醒状态，直立暴露的头部受伤多，所以汶川地震颅脑伤的比例较高，而唐山地震中腰、臀及腹部伤较多。可见，伤部的构成比与地震发生的时间及当时人员所处的状态密切相关。

（2）伤类。在战伤中，伤类是指按致伤武器、致伤因素及其作用于人体后的解剖病理特点区分的战伤种类。划分伤类的主要目的是服务于救治。地震的致伤因素主要是机械力损伤，还可有烧伤、烫伤、冻伤、化学中毒等伤类。根据不同的致伤因素和所致伤的解剖、生理、病理特点，以不同伤的救治特点和要求为出发点，结合以往地震伤的种类，可分为十类：一般软组织伤、骨折、内脏伤、挤压伤、冻伤、烧伤、电击伤、脑或神经伤（包括脑组织和脊髓等中枢神经）、精神伤和中毒等。对汶川地震救灾期间军地多个医疗队所报道的伤类数据进行汇总分析（见表28-5-1）：骨折比例平均值为54.16%，脑、神经伤比例平均值为10.62%，软组织伤比例平均值为26.25%。

唐山地震后北京某军队医院统计资料显示，该院收治地震伤员中骨折比例为56.2%，软组织伤比例为37.25%，脑、神经伤比例为2.86%。汶川地震与唐山地震相比，脑、神经伤比例较高的原因可能与地震发生时人员多处于立位、坐位有关。而两次地震骨折及软组织伤发生的比例相似。可见地震发生的时间对骨折、软组织伤的比例几乎没有影响。

对丽江地震、张北地震的伤类数据进行汇总分析后发现，两次地震软组织伤的比例高于汶川、唐山地震，而骨折比例则低于汶川、唐山地震，可能是由于丽江、张北两次地震震级较低，造成人员伤害较轻，因此伤类多为软组织伤。可见地震的震级与伤类的构成比有一定的相关性。

（3）伤势。即伤的轻重程度。目前战伤是根据所需治疗时间和预后作为区分伤势的依据，一般按轻、中、重分类。以往主要靠经验进行主观判断，目前文献报道主要使用院前评分法中的创伤指数评分法（Trauma Index，TI），救治时可根据TI值划分伤势，轻、中、重伤的分值分别为≤9、10～16、17～20，30分以上者为濒死或已死亡者，21～29分定位极重度伤。我国丽江和张北地震的住院伤员轻、中、重比分别为32：18：1和10：6：1。张北地震比丽江地震轻伤少、重伤多，虽然其震级低、伤员少，原因主要与两地的房屋建筑情况有关。丽江是城镇，新城建筑和古城木架结构房屋的抗震性能比张北农村的土坯毛石建筑好，张北农村房屋沉重的泥顶和厚土墙致伤严重。根据国家卫生部统计，汶川地震发生72小时后，医疗机构共收治地震伤员六万八千七百多人，其中重伤员比例为20.96%，截至2008年10月13日，全国累计收治地震伤员91 177人，其中重伤员比例为18.17%。汶川地震中重伤员比例较高，可能是震级较高，且震后交通道路阻塞，地震伤员受压埋时间长等因素造成。

3. *疾病谱分析*　有学者对不同类型灾害的疾病分布进行了统计和汇总。

汶川地震后5～30天，对都江堰市32 300人进行发病统计，其中发病人数为1 025，平均昼夜发病率为0.126%，两周患病率约为1.59%。

已有研究人员对2005年10月8日巴基斯坦地震和2006年5月27日印度尼西亚地震后的救援进行研究，根据疾病谱的变化对灾难医学救援进行了粗略的时段划分：早期（应急期），即灾难发生到灾后第6天，疾病谱以外伤/伤口类疾病为主；中期（亚急期），灾后第7天至1个月或3个月，外伤类疾病发病率明显降低，其他各类疾病发病率均有所上升；晚期（恢复期），灾后1～3个月后，疾病谱接近于当地以往的常见病、多发病。汶川地震的有关数据，也证实了上述划分具有一定的科学性。进一步分析发现，灾难过后，急性上呼吸道感染的发病构成在亚急期都有明显上升，这可能是由于受灾人员一度处于过度应激状态造成的。而皮肤病，急、慢性胃肠炎等其他疾病发病率有所上升，则可能与灾难发生的气候、地理等自然条件有关。因此，在亚急期开展医学救援时，应对灾区当地的地理环境、自然条件以及卫生防疫情况进行准确判断，再进行救援人员与物资的合理配置。

（二）根据实施医学救援的救治范围遴选药材品种

1.药材品种必须与灾害医学救治范围相适应

各类灾害的伤病员发生特点各不相同，总体而言，可分为创伤、流行性疾病、常见疾病和特殊伤病（如放射性疾病）等。根据创伤救治的基本程序与步骤，创伤急救药品可大致分为七大类，包括抗感染药、镇痛与镇静药、麻醉及其辅助药、心血管药与兴奋药、止血药、调节水电解质及酸碱平衡药、外科消毒防腐药；通常情况下，敷料和包扎固定材料、一次性耗材与易耗器材也纳入药品储备目录。对于事件波及群众范围大，原有医疗卫生服务体系破坏严重的情况，要考虑到常见疾病用药需求大，因此在创伤急救药品基础上，还要补充解热镇痛药、抗过敏药、呼吸系统用药、消化系统用药、维生素类、皮肤眼科和五官科用药、疫苗、消杀灭药品以及化验药品和成套试剂盒。在流行病高发季节或自然疫源地，应当建立流行病防治药品储备，如疟疾防治药品、血吸虫防治药品、流行性出血热防治药品、流行性乙脑防治药品、钩端螺旋体防治药品等。特殊伤病药品的选择依据不同特点的核化生事故。

表 28-5-1　不同文献报道的灾害疾病分布表 [1]

案例	上呼吸道感染	皮肤病	中暑	精神疾病	消化系统疾病	高血压	结膜炎	外伤	耳炎
1	535	85	0	27	49	75	0	146	0
2	4 404	4 765	114	0	1 237	0	235	302	40
3	45	83	0	32	33	0	0	26	1
4	2 318	2 559	418	0	462	0	22	328	0
5	5 636	0	0	1 670	1 258	1 481	0	575	891
6	1 543	0	0	157	315	551	0	154	0
7	32	1	0	0	25	0	0	21	0
8	1 472	1 615	0	0	690	0	0	3 087	0
9	669	1 163	0	0	214	0	0	2 351	0

2.从基本药物和常用药物中遴选药材品种

每一类药物的具体品种应根据国家基本药物目录和各医疗机构基本药物供应目录来确定。遴选过程中应同时兼顾需要与可行性，突发公共事件对药品的需求量是很大的，不能按照最为先进的救治方法或手段为标准选择药物，而是要充分考虑国民经济条件以及特殊情况下相关品种的筹措和供应能力。遴选的品种必须简化，优选高效、速效或长效，并可用于多种伤病治疗用途的药物，药品应易于储存、效期长，给药方法应简单，品种简化还有利于在艰苦条件下救治机构的携运、补给和管理。遴选的药材品种和规格应尽量选用临床广泛使用的品种，这样有利于承储企业储备和轮换药品，且易于筹措。

（三）根据既定的医学救援参数测算药材的数量

1.主要测算依据　主要包括灾害医学救援伤病员总人数与伤病发生率、疾病谱，救援使用药材的限定日剂量。限定日剂量是北欧药品委员会（Nordic Council on Medicines）首先提出并采用的单位。世界卫生组织（WHO）推荐它作为药品消耗统计的计量单位。它是指药物应用于成人主要适应证的日平均剂量，是人为设定的尽量接近实际情况的某药品日平均剂量。以及一般药品使用疗程，即药品使用天数，一般的治疗药物按 3 天一个疗程计算，消化道溃疡及炎症治疗药物以 14 天为一个疗程计算，高血压治疗药物可以以 30 天为一个疗程计算。

2.测算公式　单一药品的品种数量=预期救治或患病人数（或预期单个药品使用人数）×限定日剂量×用药疗程（天数）/规格，按上述公式得到的即为某单个药品在一定时期内或救治一定伤员所需要的数量。具体测算时还要考虑同一药理作用药品分配使用、不同药理作用药品联合使用的问题，在最终测算获得的数量还需要根据最小包装进行调整。

灾害医学救援药材品量需求测算的步骤可按图 28-5-1 进行操作。

二、灾害医学救援装备需求预测的一般步骤

（一）急救及治疗装备

急救与治疗装备需求测算大致与药材需求相似，通过对灾害灾情的分析，预计伤员人数及所需救援人数，枚举伤情后，确定相应的救治范围及救

---

[1] 刘明恒，陈盛新，冯惠坚，等.灾害救援药材的模块化设计研究 [J].第二军医大学学报.2003, 24（2）：179-183.

治措施，再根据救治措施遴选不同的急救与治疗装备。由于装备的使用具有一定的稳定性，一般不考虑损耗及备用数量，灾害医学救援期间如果发生装备故障，由专门的装备维修力量进行维修，并更换零配件及补充所需试剂耗材。

（二）防疫防护装备

防疫防护装备的需求测算主要依据是灾害医学救援中防疫工作量及所需防护的人数。不同的灾害需要准备不同的防疫防护装备。如地震灾区所需防疫装备主要用来对灾区进行消毒、杀虫，防止疫情发生与蔓延；核化生事故医学救援中，主要是对沾染地区及人员开展洗消，并给救援人员及部分灾区人员配发个人防护装备。

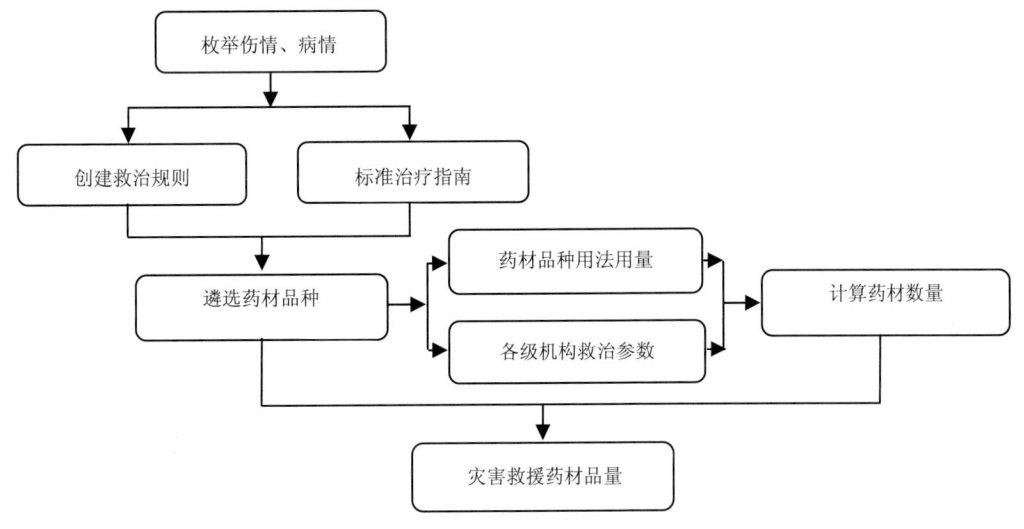

图 28-5-1　灾害医学药材品量测算步骤

三、灾害医学救援药材需求清单及模块化配置

不同种类灾害医学救援中所使用的药材有共性也有特性，可根据模块化的原则进行划分与组合，形成针对不同灾害救援的药材模块化配置方案。

（一）模块化原理

模块化是指产品研制过程中将一系列功能相同或相关的硬件、软件，按功能自上而下逐级分解成不同等级的许多单元，再自下而上逐级将具有共性的单元适当归并，设计成各种模块。从而可以根据要求，选用适用的模块与一些专用模块，逐级扩大组合或集合后组成特定的系统。采用模块化设计能使系统性能显著提高，主要表现在灵活性增大，使系统具有升级潜力，可以根据实际需要不断更新和完善系统；适应性增强，能够通过不同的编排形式以满足不同的需要；连续性强，实行模块化能够很好地保证供应畅通。另外能使系统效益得到提高，表现在节省时间、使用较少人力和降低成本上。

药材模块是根据救治目的和救治规模确定的药材品种和数量的集合。药材模块化供应是根据卫勤保障任务的需要，将基本模块和补充设计的辅助模块灵活编组，形成不同规模、具有不同保障能力的制式装备和消耗补充装备，实现药材供应保障的简便、快捷、灵活、准确。

（二）通用急救模块（100 名伤员 1 次用量）品量表（表 28-5-2）

（三）专用药品补充模块

1.地震救援药品补充模块（如表 28-5-3）　地震灾害中伤员的挤压伤（发生率约 10%）和骨折的伤类比例要高于其他突发公共事件，因此对防治挤压综合征的药物以及夹板、一次性尿袋、导尿管需求量高。挤压综合征的救治原则为：迅速给予循环支持，积极抗休克，转运的途中不间断治疗，迅速转送到专业的创伤中心，应尽早输入大量液体并碱化尿液。因此对林格氏液、碳酸氢钠注射液、甘露醇（20%）、乙酰唑胺的需求量大大增加，伤员每天输入的液体可多达 12 L。在创伤急救药材的基础上，可补充地震专用药品模块。

表 28-5-2 通用急救模块品量表

分类	品名	规格	单位	数量
抗感染药	头孢氨苄片	250 mg	粒	420
	注射用头孢唑啉钠	0.5 g	支	150
	注射用青霉素钠	0.48 g（80万U）	支	40
	青霉素稀释剂	2 ml	支	20
	庆大霉素注射液	80 mg（8万U）	支	45
	0.5%甲硝唑注射液	100 ml	袋	20
	注射用乳糖酸红霉素	250 mg	支	40
	复方新诺明片		片	100
	精制破伤风抗毒素	1 500 U	支	30
镇痛与镇静药	异丙嗪注射液	50 mg	支	20
	氯丙嗪注射液	50 mg	支	15
	地西泮注射液	10 mg	支	30
	吗啡片	10 mg	片	100
	哌替啶注射液	100 mg	支	30
麻醉及麻醉辅助药	普鲁卡因注射液	2% 2 ml	支	100
	利多卡因注射液	2% 5 ml	支	20
	氯胺酮注射液	0.1 g	支	20
	注射用硫喷妥钠	0.5 g	支	10
	琥珀胆碱注射液	50 mg	支	10
	阿托品注射液	0.5 mg	支	30
	芬太尼注射剂	0.1 mg	支	20
	苯巴比妥钠注射剂	100 mg	支	10
	布比卡因注射液	25 mg	支	10
心脑血管药和兴奋药	多巴胺注射液	20 mg	支	30
	肾上腺素注射液	1 mg	支	20
	尼可刹米注射液	0.375 g	支	20
	洛贝林注射液	3 mg	支	15
	间羟胺注射液	10 mg	支	20
止血药	吸收性明胶海绵	6 cm×2 cm×0.5 cm	包	10
	酚磺乙胺（止血敏）注射液	250 mg	支	30
	氨甲苯酸（止血芳酸）注射液	100 mg	支	30
调节水电解质及酸碱平衡药	10%葡萄糖输液	500 ml	袋	10
	5%葡萄糖氯化钠输液	500 ml	袋	30
	0.9%氯化钠输液	500 ml	袋	30
	20%甘露醇注射液	250 ml	袋	10
	低分子右旋糖酐注射液	500 ml	袋	20
	706代血浆	500 ml	袋	10
	5%葡萄糖输液	500 ml	袋	10
	林格液	500 ml	袋	30
	50%葡萄糖注射液	20 ml	支	20
	口服补液盐	13.75 g	袋	20
	药用氯化钠		g	500
	注射用水	5 ml	支	140
敷料和包扎固定材料	原棉（压缩）	250 g	包	4
	脱脂棉（压缩）	250 g	包	15
	脱脂纱布（压缩）	0.75 m×10 m	包	40

续表

分类	品名	规格	单位	数量
	绷带卷（压缩）	7 cm×500 cm	个	200
	绷带卷（压缩）	10 cm×500 cm	个	150
	烧伤敷料	灭菌	个	100
	胶布	26 cm×500 cm	筒	2
	夹板	卷式	个	10
	止血带	卡式	条	6
	白平布		米	15
消毒防腐	洗必泰片	0.1 g	片	1 000
	湿润烧伤膏	40 g	支	10
一次性耗材与易耗器材	一次性口罩（含帽）		副	30
	一次性穿刺针		个	5
	一次性手术单	大、中、小	个	30
	一次性输液器		具	100
	一次性注射器	5 ml	具	140
	一次性注射器	20 ml	具	20
	一次性尿袋		个	5
	一次性胃肠减压器		个	5
	导尿管	成人用	个	10
	气管套管	8、9号	个	4
	引流管		支	10
	胃管		条	10
	口咽通气管		个	10
	医用手套	各号	副	100

表 28-5-3　地震救援药品补充模块（100名伤员1次用量）

序号 品名	规格	单位	配备量	备注
一、抗感染药物				
1.替硝唑注射液	0.4 g : 100 ml	瓶	20	防治气性坏疽
二、心血管药与兴奋药				
2.肾上腺素注射液	1 mg	支	10	
3.多巴胺注射液	20 mg	支	20	
4.心律平针	10 ml : 35 mg		15	
5.山莨菪碱注射液			20	感染、中毒性休克、有机磷中毒解救
三、调节水电解质及酸碱平衡药				
6.0.9%氯化钠注射液	250 ml	袋	40	
7.5%葡萄糖注射液	500 ml	袋	10	
8.10%葡萄糖注射液	500 ml	袋	20	
9.葡萄糖氯化钠注射液	500 ml	瓶	10	
10.20%甘露醇注射液	50 g，250 ml	袋	40	
11.葡萄糖酸钙注射液	1 g : 10 ml		15	
12.碳酸氢钠注射液	0.5 g : 10 ml		20	
13.羟乙基淀粉注射液	30 g : 4.5 g*500 ml		10	
四、抗血小板药物				
14.注射用枸橼酸钠	250 mg : 10 ml		24	输血抗凝
15.低分子肝素钠	5 000 IU		10	血液透析抗凝
五、外科消毒防腐药				
16.聚维酮碘溶液（碘伏）	100 ml，5 g	瓶	30	
17.过氧化氢溶液（双氧水）	3%，100 ml	瓶	30	
18.湿润烧伤膏	40 g	盒	15	
六、敷料和包扎固定材料				
19.三角巾急救包	压缩；灭菌	个	50	
20.止血带	卡式	条	25	
21.夹板		个	24	
22.一次性尿袋		个	40	
23.一次性导尿管	成人用	个	10	
24.一次性导尿管	儿童用	个	5	

2.洪灾救援药品补充模块 洪灾救援药品补充模块主要用于保障抗洪力量,在历次抗洪抢险中,常见的疾病是中暑、皮肤病、结膜炎等。1998年中国特大洪灾抗洪抢险人员中暑约占20%,结膜炎约占10%,皮肤病占70%。2002年的一项调查分析表明,抗洪抢险人员发病情况依次为皮肤病、上呼吸道感染、结膜炎、非感染性腹泻、外伤和中暑,发病率分别为54.85%、39.21%、17.34%、12.44%、7.16%和5.94%。药品储备品种可考虑藿香正气口服液、人丹、口服补液盐、清凉油、盐酸小檗碱、酮康唑乳膏、氯霉素滴眼液、利福平滴眼液、蛇药片、强效驱蚊霜、5%顺式氯氰菊酯可湿性粉剂型、饮水消毒丸、漂白粉精、皮肤清洁剂。

此外,自然疫源地的医疗机构在汛期来临之前还应补充自然疫源性疾病防治药品储备。包括疟疾防治药(磺胺多辛、复方双氢青蒿素、乙胺嘧啶),血吸虫防治药(吡喹酮),流行性出血热防治药(肾病综合征出血热灭活疫苗),流行性乙型脑炎防治药(乙型脑炎减毒活疫苗),钩端螺旋体病防治药(钩端螺旋体疫苗)等。疫苗大多效期短,需要冷藏,宜临汛前储备。但钩端螺旋体疫苗接种一个月后方能产生抗体,应当按照抗洪预案给予相关人员提前接种。

3.传染病 目前临床常见的传染病病种包括病毒性肝炎、痢疾等肠道传染病、肠道寄生虫病、结核病等,对应的药物包括抗病毒药(利巴韦林片、阿昔洛韦胶囊)、抗疟药(青蒿素片、伯氨喹片、乙胺嘧啶片、磷酸萘酚喹片)、驱虫药(左旋咪唑片、阿苯达唑片)和抗结核药(异烟肼片、利福平片、链霉素注射液、乙胺丁醇片)。测算传染防治药品储备数量时,应当依据目标地域传染病历史统计数据确定发病率和患病率,同时应当保证病人能够得到一个疗程或至少一个月的充足治疗。

4.三防药品储备 三防药品指核辐射损伤、化学武器损伤及中毒、生物武器损伤防治药品。三防药品是国家医药储备的重点内容。对于医疗机构来说,应当明确哪些在用药品可用于核化生恐怖袭击或核事故伤病员救治,并且知晓药物治疗方案。在突发核化生事件中,医院至少应该可以为本院工作人员以及前来就诊的群众提供救治药物。生物武器损伤主要的防治药物有青霉素、盐酸多西环素、增效联磺片,可替代的药品有四环素、氯霉素、庆大霉素、红霉素等。

(四)常见疾病防治模块

遴选程序和方法可参照创伤急救药品。测算具体品种用量时,主要考虑的参数包括:救治范围、床位数、门诊人次、疾病发病率、患者留治天数。疾病发病率会因灾害医学救援类型不同差距很大,即便是在同一次灾害医学救援中,各个救援点面临的病患病种分布也会不同(见表28-5-4)。

表28-5-4 不同文献报道的灾害疾病分布表[1]

案例	上呼吸道感染	皮肤病	中暑	精神疾病	消化系统疾病	高血压	结膜炎	外伤	耳炎
1	535	85	0	27	49	75	0	146	0
2	4 404	4 765	114	0	1 237	0	235	302	40
3	45	83	0	32	33	0	0	26	1
4	2 318	2 559	418	0	462	0	22	328	0
5	5 636	0	0	1 670	1 258	1 481	0	575	891
6	1 543	0	0	157	315	551	0	154	0
7	32	1	0	0	25	0	0	21	0
8	1 472	1 615	0	0	690	0	0	3 087	0
9	669	1 163	0	0	214	0	0	2 351	0

以消化系统疾病为例,可以采取两种方式制订药品储备标准:一种是以医疗保障对象人群为基数,按照消化系统疾病的发病率确定每100名群众中有多少消化系统疾病患者,然后测算这些患者需要的药品用量;另一种是以100名消化系统疾病患者为分析对象,直接测算这100名患者对各种消化系统药物的需求(见表28-5-5)。

1.刘明恒,陈盛新,冯惠坚,等.灾害救援药材的模块化设计研究[J].第二军医大学学报.2003,24(2):179-183.

四、灾害医学救援装备需求清单

按照救援队的组织与职责划分，一般可分为组织指挥装备、现场急救分类装备、内科救治装备、外科救治装备、医技检查组装备、卫生防疫组装备。

（一）组织指挥装备

主要包括通信设施、计算机、打印机、图像采集记录装备以及电子图书等。

（二）现场急救分类装备

主要包括急救背囊、综合急救箱组、各式担架、氧气瓶等。

表 28-5-5　100名消化系统疾病患者用药品量标准（3天用量）[1]

序号	药品名称	规格	单位	数量	备注
1	复方氢氧化铝片		片	540	或胃得乐片
2	小檗碱（黄连素）片	100 mg	片	600	
3	诺氟沙星胶囊	100 mg	粒	360	
4	东莨菪碱片	10 mg	片	180	
5	果导片	50 mg	片	120	
6	多潘立酮（吗丁啉）片	10 mg	片	180	或胃复安片
7	法莫替丁胶囊	20 mg	粒	120	或雷尼替丁胶囊
8	干酵母片		片	360	
9	甲硝唑片	200 mg	片	360	
10	阿托品注射液	0.5 mg	支	20	
11	一次性注射器	5 ml	支	20	

（三）内科救治装备

主要包括负压吸引器、氧气瓶、心电监护-除颤仪、输液泵、便携式呼吸机、听诊器、叩诊锤、手电、血压计、急救背囊、综合急救箱、担架等。

（四）外科救治装备

主要包括手术床、手术无影灯、麻醉机、呼吸机、负压吸引器、手术冲吸机、野外洗手装置、心电监护—除颤仪、环甲膜穿刺器、环甲膜切开器、胸腔穿刺包、腹腔穿刺包、闭式引流包、气管切开包、静脉切开包、骨科器械包、胸科器械包、颅脑外科器械包、腹部探查包、心血管手术器械包、妇产科手术器械包、血管吻合器、肠吻合器、高频电刀、线剪、止血钳、平镊、冲创器、低压电钻、手摇钻、克氏针、老虎钳、石膏剪、大力剪、胃肠减压器、手术器械箱、麻醉器械箱、五官科检查器械箱、综合急救箱、担架等。

各类专科手术所使用的器械包，可根据灾害医学救援期间所设定的救治范围进行选配。

（五）医技检查组装备

主要包括离心机、干片生化仪、尿常规仪、显微镜、检验背囊、血球仪、便携式B超机、便携式X线机、心电图机、血气分析仪、冰箱、折叠椅等。

（六）卫生防疫组装备

主要包括检水检毒箱、手动喷雾器、电动喷雾器、卫生防疫背囊。

第三节　供　应　管　理

一、供应管理原则

（一）建立与维护灾害医学救援药材装备储备

要做好储备必须把储备制度化，即建立起日常药材装备储备和灾害救援药材装备储备。日常药材装备储备主要是通用急救药材和通用防护药材的储备。灾害医学救援药材储备是依据军队卫生部门及医疗机构所担负的任务、所处地理位置、可能遭遇的灾害医学救援进行储备。由于灾害医学救援的不确定性，在选择储备品种方面会有很大难度。但是，运用概率论方法，可以对不同概率事件给予不同的储备策略和方法。例如，对于小概率事件，比如农药中毒，可以在医疗机构储备3~5人（份）的特效解毒药品，即使在药品的有效期内无农药中毒事件，其药品损失也微乎其微，然而，它起着重要的保险作用，特别是保障了相当大地区范围应对农药中毒不测事件的救治。

（二）与供应商建立稳定的合作关系

灾害医学救援药材装备连续保障必然要依靠市场和社会的稳定供应，因此，与供应商建立稳定

---

[1] 纪晖，陈盛新，任国荃，等.战备药材需求分析及模块化保障研究 [J].第二军医大学学报.2005，26（7）：815-819.

的合作关系是十分必要的。现代物流理论强调供应链管理，因为每一种物品都存在一个供应链。例如，乳酸钠林格氏液是急救医学中常用的一种输液，制剂生产商、经营商、医疗机构等构成了供应链链条。供应链中的任何一分子发生堵塞，物流就会出现问题。要使乳酸钠林格氏液的供应保持可靠，就必须与这些相关环节的企业建立稳定的合作关系。

（三）掌握灾害医学救援药材装备需求和供应信息

药材装备供求失衡的原因虽然多种多样，但是，其中一个根本原因是药材装备需求和供应的信息不同步，或者信息失真，或者信息传送障碍，或者信息的收集处理不及时。因此，及时掌握相关的药材装备需求和供应信息是至关重要的。四川汶川大地震的药材供应保障存在严重的滞后现象，就是因为通信不灵，信息传送缓慢，加上道路交通不畅，供应总比需求慢几拍，造成结构性药材短缺和积压现象。

（四）建立多级筹供体制，实施网络化供应

灾害造成的破坏和危害巨大，会给救援工作的药材保障带来严重障碍。特别是当通信、交通受到重大破坏时，单一的药材装备保障模式很难奏效，需要建立多级筹供体制，实施网络化供应。因为，多级筹供体制有更多的积极性，依靠的是整个供应体制中所有机构的积极性和力量。

二、供应管理的主要内容

（一）应急筹措

应急筹措是因为灾害医学救援现场没有形成当地的医药物资供应保障系统，军队救援部门或医疗机构只能依靠自己的力量进行筹措。大致包括以下几种做法：①联系上级机关，请求紧急筹措某些急需药材。②联系灾难发生地的驻军后勤部门，请求支援。③自行在当地市场、医药部门、地方医疗机构请购、借用或征用。如当地有采集中草药的条件，且能满足现场救治需要时，可以组织当地群众就地取材。紧急筹措与平时的药材筹措有一定的不同。应急筹措往往有很高的时效性，要求在很短的时间里，采购到所需要的物资。同时，采购药材装备的质量要求高，费用不得超过预算。应急采购的目的性十分明确，即以最低的代价筹措到必需的药材。但紧急采购时间非常紧迫，这在某种程度上限制了采购质量的提高。因此，处理好采购的目的性与紧迫性是十分重要的。一般情况下的药材采购主要是采用集中招标的方法，紧急筹措由于种种客观原因，往往无法采用集中招标的方法，而采用常见的市场交易方式，如竞争性谈判、询价、单一来源采购、协议采购和定点采购等。这些方式未必符合医疗机构药材采购的常规规定，但对于解决紧急情况下的药材需求是重要的途径。

（二）运输与配送

药材配送是药材供应或药材流通的一种形式。药材配送是药材供应保障部门根据应急卫勤保障需要的药材品种、规格、数量，以及需用时间和地点，通过对产品的验收、保管、加工、配货、包装等活动，以最少的时间、合理的成本将药材运送到医疗救治机构。药材配送是"配"与"送"共同构成的组合体，具有配与送两种基本职能。应急药材配送的基本要求如下。

1.实施高效配送　通过制订科学、合理的配送计划，在掌握应急卫勤力量需求的基础上，周密地策划配送路线，尽可能做到定时、定线配送和联合配送，发挥配送人员对某地区熟悉的优点，提高配送服务的速度。充分利用药材保障机构的整合能力和信息处理能力，适当利用地方医药经营企业的力量，采用联营或代理的方式提高配送效率。

2.降低配送差错　采用现代物资管理制度和计算机化的物资存取方法，防止配货和装货错误，发货前点验，交货时核验。

3.压缩配送费用　通过缩短配送距离，增大配送规模，削减配送工作负荷，提高装载率，降低配送费用。

各级药材部门需要对自身的配送能力有一个清醒的估计，应当了解自身的供应服务范围，包括保障半径，可以动用的运输工具、性能和状况，以及对供应保障时间的估计或估测。并根据估计与地方有关企业、事业单位签订配送协议，必要时临时聘用地方药学专业人员和职工，租借搬运机械、设备和车辆，以确保有足够的药材配送能力。

（三）储备与管理

药材装备储备是指为保证卫生服务过程不断进行而储存在各领域尚未投入消费的药品。灾害医学救援药材装备的供应和需求往往不同步。这种不同步性体现在药材装备的供应和需求之间存在着时差性、不连续性、不确定性等矛盾。储备的主要作用就是用以解决这些矛盾。

储备的意义和作用体现在以下两个方面。

1.储备能消除药品供求时差性带来的不利影响，保证卫生服务的顺利进行　药品供求时间差异是客观存在的：生产企业不可能按客户的即时订单组织生产；药品流通中需方与供方的计划、申请、分配、发送和运输等一系列活动都需要时间。然而，医疗机构的药品消耗却在持续进行，所以医疗卫生部门必须储备一定数量的药品，才能及时保证医疗卫生服务的需要。

2.储备有助于处置灾害医学救援带来的不确定性需求　在社会生活中，会出现各种意外情况，诸如，药品需求量预测不准、药品配送的延误或生产故障、疾病流行和自然灾害的发生，等等。在这种情况下，药品储备可以及时防范、应对自如，解决灾害医学救援引起的需求增加问题。

然而，由于储备的药品没有投入消费，不能发挥效能，而且药品在保管过程中，不可避免地会发生损耗，此外，储备的药品要占用一定资金，要支付各种保管费用。所以，储备的药品并非越多越好，各级医疗卫生部门应当合理地储备适量的药品，保证储备作用的实现。

（四）药品储备分类

药品储备是各级医疗卫生部门为达到一定目的而采取的手段，目的不同，储备的类型和作用也不同。按构成形态分类，可分为经常储备、保险储备、季节储备和战备储备。

1.经常储备　是为保证日常供应而建立的储备，又称周转储备或流通储备。经常储备主要是为保证两次进货的间隔期内药品正常需要。一般来说，它就是计划期药品的预计需要量。

2.保险储备　是为预防药品供应过程中的意外情况而建立的储备。具体地说，它是确保下列情况下药品供应的连续性，包括：药品采购入库或供应因故延期；季节性疾病或传染病突发；某些药品由于特殊原因而超常规消耗；就诊人员增加、医疗机构的增设或扩大；其他各种特殊情况的临时需要等。

3.季节储备　是为适应供应的季节性或消耗的季节性要求，在一定时期内所建立的储备。如高寒地区，在每年的11月到次年的2月至3月，药品供应受寒冷季节影响难以运输，需要事先建立季节储备；易发生洪涝灾害的地区，在汛期来临之前应当建立季节储备。某些季节性消耗的药品，应当建立季节储备。建立季节储备的药品，一般不再建立经常储备和保险储备。

4.战备储备　是为解决战争、严重自然灾害或其他重大供求失调而引起的药品供应矛盾而建立的一种储备。国家医药储备就属于战备储备，如美国的国家战略储备（strategic national stockpile，SNS）中的药品储备（national pharmaceuticals stockpile，NPS），我国的国家医药储备等。

（五）药品合理储备的要求

根据药品储备的性质和作用，不难看出，药品储备过少会造成缺货而影响卫生服务的正常进行；储备过多，则会增加不必要的存储成本。所以，药品储备应力求合理。所谓合理储备是指药品储备的数量、结构、时间、空间都符合实际，科学合理。

1.储备数量合理　药品储备数量合理，是指药品储备要依合理的标准确定合理的数量。在一定条件下，为保证卫生服务正常进行所规定的合理储存药品的数量标准也称为储备定额。储备定额通常是根据医疗预防机构的任务、药品性质、仓储和运输等条件，合理确定的。

2.储备结构合理　药品储备结构是指在药品储备总量中不同类别、品种、规格的药品数量的比例关系。储备结构是一个复杂问题，这是因为卫生服务所涉及的药品品种繁多，规格各异，要求得一个适当的比例关系是困难的。但是作为储备总量，无论是实物量还是金额量，必须有一个规定，因为储备数量是有限的。一般而言，储备结构的确定必须根据药品的消耗规律正确确定药品储备结构中的各种比例关系，做到类别搭配合理，品种齐全，规格适当，综合配套。储备结构是否合理将影响同量卫生资源所具有的保障能力，如一次性输液器的储备量应当与注射液储备量相适应，麻醉药品储备应当与医疗机构能够开展的手术量相适应。

3.储备期合理　储备期的确定通常要考虑以下几方面的因素：及时满足医疗预防工作的需要；药品供应周期的影响；药品储备条件和药品效期等。习惯上，经常储备和保险储备的时间按天计，经常储备一般为30天，部分药品可更长；保险储备时间为10～15天。突发公共事件应急药品储备的时间按一次救援任务的执行时间计算。借助完善的医院信息管理系统，特别是流畅的药品消耗与库存管理信息系统，依托发达的医药物流网络，医院可缩短储备期，但同时应对灾害医学救援药品保障的能力将会受损。

4.储备空间合理　药品储备空间是指储备地域的选择和分布。平时药品的储备，要注意选择交通方便，便于中转、调运，便于采购和供应的地方。根据突发公共事件医学救援任务需要、地区特点和可能条件进行合理分工，形成从战略到战术纵深梯次的配备，提供可靠的应急药品保障。

（六）储备的形式

灾害医学救援药材装备的储备可分为实物储备、目录储备和能力储备三类。实物储备包括在各级仓库及医疗机构临床用药范围内的药品。目录储备是指包括药品名称、规格、供应商及其联系方式信息在内的文件。该文件作为应对灾害时药材装备采购的依据。能力储备是指部分特殊灾害救援药材装备的生产能力，这些特殊的药材装备平时用量极少，生产、储备成本较大，因此在特定灾害发生后，即可启动生产线，开展应急生产以供应灾害救援所需。

（七）储备的管理

1.管理原则　应急药品储备的管理，应当遵循分类存放、分级负责、专人保管、责任到人的原则。突发公共事件应急保障储备药品要分类存放，科学管理。创伤急救药品应单独贮存，妥善保管；常见疾病救治药品应与经常储备药品一起存放，以利于发旧贮新。应急药品储备管理要分级负责、专人保管、责任到人。各单位均应有一名领导主管应急药品保障工作；药学人员要切实负起应急储备药品管理的检查和指导责任；保管人员要熟悉药品数量、质量情况和管理办法。保管人员工作调动时，应严格办理交接手续。

2.动用规定　医疗机构贮存的应急保障药品，应维持在一定基数，平时不得动用。遇有紧急抢救或执行特殊任务必须动用时，应经本级主管领导批准，用后自行及时补齐。

3.制度建设　应当建立应急保障药品登记统计制度、检查制度和轮换制度。应急保障药品应单独建账，做到账物相符。建有装箱单，展开两个以上药房时应建有分账，医疗机构药剂科有总账。医疗机构对应急保障药品每年应组织一次认真的检查。药房根据应急保障药品管理情况，要定期抽查。保管人员根据实际情况和季节变化，要随时检查保养，检查中发现问题要及时处理。为使应急保障药品经常处于品齐、量足、质优状态，在管理中要及时更新。轮换更新时原则上不改变品种规格，必须改变时，要按含量或限定日剂量进行折算。

4.做好"三分""四定"工作　"三分""四定"是中国人民解放军后勤物质战备储备管理的重要经验，同样适用于应急保障药品储备。"三分"是指将医疗卫生机构的全部药品分为三类：携行药品（随人员携行的药品，主要是部分创伤急救药品和必需的基本医疗器材，包括卫生包、敷料包等）；运行药品（常见疾病治疗药品和部分其他必需药品）；留守或移交药品。"四定"是指定人、定量、定车、定位。定人即定人管理（定人装卸、定人押运等）；定量即定量存储（规定储备药品的品种、规格、数量）；定车即定运输工具，如规定每一种运输工具装载什么药品，装载的件数、体积和重量；定位即定位存放和装运，如规定药品在库内分垛存放的位置，药品在箱囊中的位置，箱囊在车上的位置等。

第四节　药材装备技术保障

一、药材装备使用监管与质量监督

灾害医学救援医疗救治药材和消杀灭药剂使用数量大、品种繁杂、来源渠道多，为确保部队用药安全有效，做到人员无伤害、环境无污染，应对药材装备的使用开展指导与监管。

1.加强对部队安全用药的服务和指导　坚持药材主渠道供应为主，地方政府支援为辅，注重药品质量检查，防止出现过期失效药品和假劣药材；指导灾害救援力量合理用药，既要保障供应，又要避免浪费；及时对故障卫生装备进行检修，确保医疗卫生机构卫生装备始终处于良好状态。

2.对捐赠药材的管理　捐赠药材必须是灾区急需、经国家批准、符合质量标准，有效期距失效期在六个月以上的药材，对捐赠药材应当进行质量验收，必要时进行检验和检测，合格后方可分发使用。

3.合理使用防疫药材　要按照国家有关部门的要求，合理使用消杀灭药剂，禁止在救援地区使用敌敌畏，以及国家明令禁用的滴滴涕、六六六等农药进行杀虫，禁止使用未取得国家卫生许可批件的消杀灭药剂，防止对人员、环境和水源造成损害和污染。

4.加强军地协调配合　树立全局观念，主动与地方政府主管部门沟通协调，互通情况，密切配合，按照统一部署和要求，共同做好药材保障和安全质量监管。

二、药材核算与统计

灾害医学救援的应急药材保障除了要考虑社会价值和社会效益外，还要考虑成本效益。实际上，成本问题也是药材保障实施结果的量度或评价工具。

（一）灾害医学救援药材保障成本测算

1.成本测算的内容　应急药材保障成本包括：购买药材的费用、订购费用、储存保管费用、搬运和运输费用等。通常，根据成本的习性，将药材保障成本分为两类：直接成本、间接成本。直接成本是指专为提供某项应急药材保障活动而发生的费用。这项费用可以根据凭证直接计入应急药材保障项目中，如药品费、器材费、搬运费、运输费、保管费、储存费、订购费等。间接成本是指有些费用与某项应急药材保障活动间接相关，或者其支出并非针对应急药材保障活动。例如，药材供应保障部门的仓库建筑、拥有的固定设备和设施，不仅用于应急药材保障，而且也用于平战时的经常性药材保障工作，因此，这部分费用应当在这些活动中分摊。另外，药材保障部门的管理费、办公费等一些经常性开支也属于间接成本，也应当分摊到各项活动上。

为了成本测算准确、可靠，应当明确规定测算内容。实际上，可以借用财务报账的方法，按支付形态记账，即对以下内容进行测算：①劳务费。为应急药材保障提供工作或劳务所支取的报酬，包括工资收入、奖金及各项补助等。②公务费。与应急药材保障有关的办公费、差旅费、通信费、邮资和公杂费等。③业务运行费。维持应急药材保障活动所消耗的费用，包括运输车辆、仪器设备、搬运设备消耗的油、水、电以及零部件更新和维修费等。④药品器材费。购买药品、敷料、化学试剂、医用耗材、医疗器材等的费用。⑤固定资产折旧及大修理基金提成。包括房屋建筑、仪器设备、家具、设施等各种固定资产的损耗。⑥采购、储存、保管、搬运和运输过程中的损耗、损坏等。

2.成本测算的方法　测算药材保障成本时，首先要确定哪些活动、哪些花费可以归为应急药材保障活动。凡与应急药材保障活动有关的事项都列入测算范围。其次，按照直接成本和间接成本，分别测算劳务费、公务费、业务运行费、药品器材费、固定资产折旧及大修理基金提成、供应保障各环节中的损耗和损坏费。再次，对间接成本进行分摊，根据"受益原则"，即"谁受益谁分摊，谁受益多谁分摊多，不受益不分摊"的原则，确定分摊比例。最后，将直接成本加上分摊的间接成本即为总成本。常见的成本测算方法有以下几种。

（1）按功能计算药材供应保障成本。即分别按采购、保管、配送、搬运、包装、信息、管理等功能计算保障成本。目的是发现成本高的原因，以便寻找降低成本的突破口，也有助于设定成本合理化的目标。

（2）按适用对象计算保障成本。即按供应保障的服务对象、地区、产品等来计算保障成本。例如，按照供应保障的服务对象计算保障成本，就是要算出师以下部队、中心医院、总医院、教学医院、疗养院等医疗机构的药材供应额与供应成本，了解不同服务对象之间存在的差别和原因，以便改进工作，提高保障效益。同样，按照地区也可计算出北方地区、南方地区、沿海地区、西部地区等药材供应保障的成本；按照产品计算出药品、卫生材料、医疗器械、仪器设备、防疫药材等的供应保障成本。

（3）按作业活动计算保障成本。与按功能计算保障成本类似，但界定范围有所不同。例如，作业活动可以分为设计作业、生产作业、仓储作业、运输作业等。有些功能如包装、信息、管理等就包括在相对应的作业中。

成本测算的最终目的是弄清成本的大小，明确成本的合理与否，找到降低成本的方法和途径。

（二）经费预算与计划

1.预算控制　预算是经法定程序批准的政府、机关、团体和事业单位在一定期间的收支预计。灾害医学救援发生时，卫生救援的药材需求尚不十分明确，因此，那时的需求是一个比较粗略的估计，根据这一估计编制的预算，称为预算方案。通常，依据灾害医学救援的性质、严重程度和危害情况，参照国内外同类事件的伤亡情况，对药材需求做出一个总预计，并对总经费做出估算。应急药材保障经费预算大多是在一个粗略的框架下进行，随着卫生救援工作的展开和深入，经费预算可以适当调整。目前，我国经济发展良好，国家经济实力日益增强，用于灾害医学救援的经费筹集将更容易落实。但是，无论何时何地，预算控制总是平衡经费收入和支出的重要手段，也是确保经费合理使用、杜绝浪费和贪污的有效方法。

预算控制是提供药材保障经费使用状况和数量的说明，目的是更好地控制药材保障部门的财务活动。内容包括：预计用于购买药品、卫生材料、易耗器材、医疗仪器、设备等的费用，用于组织储存、保管、搬运、运输的费用，用于开设药材供应保障中心或兵站所需设施、设备、材料等的费用。

预算控制一般分为以下几步：①根据药材预计需求和经费筹集情况，编制合适的预算。包括：劳务费、公务费、业务运行费、药品器材费、固定资产折旧及大修理基金提成、供应保障各环节中的损耗和损坏费等。②每隔一定时期，把应急药材保障活动的实际执行情况与预算进行比较。这就要求建立起严格的药材管理制度，应急药材的收入、支出、库存等都有及时的登记、核算，确保数据真实、可靠。③分析实际执行情况与预算之间的差异。由于灾情的复杂性，实际执行情况可能与预算有较大出入，应当客观地分析药材保障执行情况中哪些是因为需求发生变化，哪些是因为药材保障执行出现偏差，正确地揭示和解释这些差异产生的原因。④积极采取办法，消除差异。预算控制是手段，不是目的。由于应急药材保障同样不可能超出现有的物资保障能力，因此，需要采取一定的措施，消除预算与实际执行间的差异。一是调整药材保障的品量结构；二是增加药材预算额，增拨药材供应品种和数量；三是减少或控制药材消耗水平，适度减少需求。

2.预算优化　从某种程度上看，一方面预算是一个管理过程，因为不同部门对预算的开支范围和数额会有不同的看法和要求。例如，药材供应保障的主管部门希望制订一个切实可行的预算，既能按时完成任务，达到预定目标，又能控制在比较低的费用支出范围内。而药材供应站、药材仓库、兵站等一线部门，则试图取得尽可能宽松的预算。因此，上下级之间存在着潜在的分歧。另一方面，预算毕竟是一种推测和估计，因此，存在着若干种不同的或有差别的预算，即不同的预算方案。而从不同的利益出发，可能倾向于不同的预算方案。为了克服"预算游戏"中存在的缺陷，应当运用成本效益分析方法对预算进行优化。

成本效益分析是比较多个应急药材保障方案所耗费的全部成本和由此产生的效益的一种方法，目的是选择成本效益最优的保障方案。具体方法是测算每一种方案所需投入的总成本和可能获得的总效益，计算效益与成本的比值，即比较单位成本的效益大小，或者每万元成本的效益是多少等。然后，比较各个方案的效益成本比，效益成本比越大，该方案越好。

3.经费计划　经费计划是根据应急药材保障预算所作的财务支持计划。重点是明确经费开支范围，核定经费支出的具体项目，落实支付方法。例如，经费计划在陈述应急药材保障的任务和目标后，首先，要对重点保障的药材品种、数量及其所需经费予以核定；其次，要对保障药材的申请、采购、租借、调运等活动所需经费予以核定；再次，要对应急药材保障机构运作及其劳动力使用所需经费予以核定；最后，要留有足够的机动经费，以应付临时性或未预计到的药材需求的紧急筹措和供应所需。

（三）经费核算方法

1.核算程序与方法　药材经费核算的一般程序包括：编制凭证、登记账簿、对账结账、编制报表四个步骤。其中，编制凭证是核算的起点，即在收集原始凭证的基础上，通过资料整理形成完整的经费来龙去脉的账簿，经过对账结账来确保核算数据准确、资料可靠，最后，将有关资料进行综合，形成各种药材供应保障的报表。

（1）编制凭证。根据应急药材保障活动的目的，编制药材收入或支出凭证。由于应急药材保障的药材来源复杂，可能是上级下拨，也可能是自行采购、租赁、借用、捐赠等。因此，如供货者未提供有效证明文件的，都应按规定的格式编制入库凭证。通常，可以事先印制，凭证上应包括药材的品名、规格、数量、单价和总额以及来源。填写凭证应有供货方和收货方的双方签字，以此作为药材入库记账的依据。药材出库凭证也由药材供应部门填写，也应有收方和付方双方签字，以作为药材出库记账的依据。

(2) 登记账簿。由于凭证比较分散，而且，每张凭证只能反映一个药材业务的内容，因此，必须把凭证上反映的内容分别登记到有关的账簿上，从而能够系统地反映应急药材流动的整个情况。

账簿通常要为每一种出入药材供应保障机构的药材建立账户。即在一张空白的账页上写上××药材××规格。当该药材出入于该供应机构时，就需在账簿上找到记录该药材的账页，然后将凭证上的数字转抄于账簿的栏目内，如凭证为收入凭证，则在收入栏里填写准确的数字；如为支出凭证，则在支出栏里填写数字，最后将收入数加上次结存数或从上次结存数中减去支出数，算出药材的结存数，填写在结存栏里，并注明上账日期、凭证的号码、药材的来源或去向。

(3) 对账结账。药材对账就是将药材账簿上的结存数与凭证核对，与实物核对。为了保证账簿记录和药材报表数字真实可靠，必须将各种账簿记录核对清楚，做到账证相符、账物相符。药材结账就是对应急卫勤救援工作期间药材供应保障活动情况进行的总结。为反映这一时期内药材业务情况，需在凭证编制、传递、登记入账的基础上，将各种账簿记录结算清楚，并计算出有关的核算指标，期内收入数，包括上级下拨数、市场采购数、租赁数、捐赠数等。期内支出数，包括各级医疗救治机构的期内支出数、现场抢救的药材消耗数等。计算出期初期末结存数，以便于编制药材报表。

(4) 编制报表。为了全面地检查和总结应急药材保障的情况，概括地向领导和上级机关汇报药材供应保障中的成绩和存在的问题，还需要在日常核算的基础上编制各种药材报表。

2.核算原则　核算原则是核算过程中应当遵循的准则。主要包括以下几方面。

(1) 历史成本原则。在核算资产时，根据资产的原始成本即购入成本计价，而不考虑资产的变现价值。其优点是客观性、可靠性和连续性较好。

(2) 收入确认原则。在成本核算时，根据交易是否发生确定收入是否实现，而不是等待现金收讫才认为收入实现。因为交易发生时，药材供应机构已经为交易支付了所有费用。

(3) 客观性原则。核算必须以客观事实为依据，即以客观确定的证据为基础，重视原始凭证的作用，因为这是有据可查的。

(4) 一致性原则。在一定的核算期间内，采用的核算程序和方法应是相同的，这样，核算结果才有说服力，核算信息才具有可比性。

(5) 可比性原则。不同的药材供应保障机构应当采用相类似的核算程序和方法，以便相互之间可以进行比较。

(6) 保守性原则。在核算资产时，对于收益的计价，应选用较低的价格入账；对于负债，则相反。同样，假使有可能发生某项损失，应当在本期予以确认；但如果有可能获得收益时，则宁可少计或不计。

三、装备维修

卫生装备和其他任何装备一样，由于设计、制造、部件磨损、老化等方面的原因，不可避免地会出现这样那样的故障。出现故障后就要靠维修来恢复装备原有的性能。灾害医学救援现场环境较为恶劣，大量伤病员的救治可能造成卫生装备超负荷运转，装备发生故障的概率大幅提升。为前沿卫生装备提供技术保障，及时进行维修保养，确保救援中受损伤的卫生装备在短期内迅速恢复卫勤保障功能，保持其生存性和持续作战保障力，对于高效完成灾害医学救援有十分重要的意义。汶川地震中，军队派出参与灾害医学救援的医疗队、防疫队共二百余支，携行了八大类七十余种近万台（套）卫生装备，投入队伍多、携行装备数量大，在恶劣的作业环境和持续高强度使用下，故障发生率较高，保障难度大。队伍部署在纵向约300 km、横向约80 km的地域内，高度分散，难以实现集中保障。装备投入种类多，技术要求高；部分装备维修性差、可靠性低，增加了抢修难度；灾区道路坍塌损毁严重，机动保障实施困难。

灾害医学救援时由野战卫生装备维修队按照两级实施卫生装备维修保障。野战卫生装备维修队由药品仪器检验所和承担区域性联勤检修任务的三级维修站预编抽组而成。维修队设队长和放射类、电子类、检验类、常规类卫生装备维修技术人员。一级前伸至各救治机构驻地，主要负责卫生装备的快速修复；二级则依托野战药材仓库开设维修站，主要负责后送卫生装备的维修。

四、装备零配件供应保障

零配件是实施医疗设备维修工作的必要物质基础，零配件的供应保障是一项非常重要的工作，为克服其对维修效率的影响和缩短维修周期，零配件的供应保障必须是超前的，是在没有明确准确需求的情况下以预测估算为依据的一种前期行为。因而，筹购工作存在误差也是必然的，造成一定的零配件积压甚至浪费是难以避免的。同时，为减少浪费积压，零配件品种不能面面俱到，还会有相当一部分实际维修中需要的零配件缺件，需要临时采购。这是以牺牲经费为代价提高维修效率、以达到综合效益最优的一种必然选择。

目前我军部队平时卫生装备零配件保障采用的是"基数保障模式"，以一个师医院为保障对象，以卫生装备平均质量、老化程度、使用故障率为估算依据，按照每年巡修一次为一个周期，建立数学模型，计算出完成一次巡修所消耗零配件的最小品种和数量，以此为"基数化"标准。实现零配件的"基数化"储备和"基数化"供应，并规范了野战卫生装备维修队携行零配件和平时三级维修网络机构维修零配件的筹购、配发和补充的标准。

参 考 文 献

1. 佚名.中国人民解放军军语[M].北京：军事科学出版社，2011.
2. 王德文，刘耀.反恐应急救援（2版）[M].北京：人民军医出版社，2011.
3. 郑静晨，侯世科，樊毫军.国内外重大灾害救援案例剖析[M]. 北京：科学出版社，2011.
4. 国家减灾委员会办公室.地震灾害紧急救援手册[M].北京：中国社会出版社，2010.
5. 国家减灾委员会办公室.水旱灾害紧急救援手册[M].北京：中国社会出版社，2010.
6. 国家减灾委员会办公室.冰雪灾紧急救援手册[M]. 北京：中国社会出版社，2010.
7. 国家减灾委员会办公室.泥石流灾害紧急救援手册[M]. 北京：中国社会出版社，2010.
8. 国家减灾委员会办公室.森林火灾紧急救援手册[M]. 北京：中国社会出版社，2010.
9. 国家减灾委员会办公室.食品安全事件紧急救援手册[M]. 北京：中国社会出版社，2010.
10. 国家减灾委员会办公室.突发传染病事件紧急救援手册[M]. 北京：中国社会出版社，2010.
11. 国家减灾委员会办公室.生物灾害紧急援手册[M]. 北京：中国社会出版社，2010.
12. 国家减灾委员会办公室.国家突发重大动物疫情紧急救援手册[M]. 北京：中国社会出版社，2010.
13. 王谦，陈文亮.非战争军事行动卫勤应急管理[M]. 北京：人民军医出版社，2009.
14. 张雁灵. 非战争军事行动卫生勤务学[M]. 北京：人民军医出版社，2009.
15. 黄伟灿. 非战争军事行动卫勤保障案例[M]. 北京：人民军医出版社，2009.
16. 张鹭鹭. 非战争军事行动卫勤保障预案[M]. 北京：人民军医出版社，2009.
17. 宋国才，石利民，杨树. 非战争军事行动实例研究[M]. 北京：军事科学出版社，2009.
18. 王乃昌. 抢险救灾行动研究[M]. 北京：军事科学出版社，2009.
19. 吴群红.突发公共卫生事件应对——现代启示录[M].北京：人民卫生出版社，2009.
20. 中华人民共和国卫生部和中国人民解放军总后勤部卫生部.核生化损伤诊断治疗手册[M].北京：解放军出版社，2008.
21. 郭炎，杨军.美军非战争军事行动研究[M]. 北京：海潮出版社，2007.
22. 中国法制出版社.应急管理工作手册（自然灾害类）[M]. 北京：中国法制出版社，2006.
23. 中国法制出版社.应急管理工作手册（事故灾难类）[M].北京：中国法制出版社，2006.
24. 中国法制出版社.应急管理工作手册（公共卫生事件类）[M]. 北京：中国法制出版社，2006.
25. 戴昌世.抗辐射药物研究[M]. 北京：军事医学科学出版社，2006.
26. 王陇德.卫生应急工作手册[M].北京：人民卫生出版社，2005.
27. 陈家佩，毛秉智.辐射血液学基础与临床[M]. 北京：军事医学科学出版社，2001.
28. 吴德昌. 放射医学[M]. 北京：军事医学科学院出版社，2001.
29. 中国人民解放军总后勤部卫生部.军队平时卫生勤务学[M].北京：解放军出版社，2000.
30. 丁立信，张铎. 物流企业管理[M]. 北京：清华大学出版社，2000.
31. 陆增祺. 军事医学辞典[M]. 上海：上海辞书出版社，1997.
32. 马洪，孙尚清. 现代管理百科全书[M]. 北京：中国发展出版社，1991.
33. 林毓铭，陈玉梅. 应急管理操作务实[M]. 北京：知识产权出版社，2012.
34. 王宏伟. 应急管理概论[M].北京：中国人民大学出版社，2012.
35. 干建新，张茂. 公共突发事件医疗应对——高级灾难医学救援手册[M]. 杭州：浙江大学出版社，2007.
36. B.Wisner，J.Adams.突发事件与灾害中的卫生对策[M]. 王作元，黄相刚，王昕，译.北京：人民卫生出版社，2005.

37. 滕五晓, 加藤孝明, 小出治. 日本灾害对策体制[M] 北京: 中国建筑工业出版社, 2003.

38. 巴伦金BM.军事冲突学[M]. 北京: 军事译文出版社, 2002.

39. 罗伯特·希斯.危机管理[M]. 北京: 中信出版社, 2001.

40. 自齐, 赵金垣. 化学事故与应急救援[M]. 北京: 化学工业出版社, 1997.

41. 中国企业管理百科全书编辑委员会. 中国企业管理百科全书[M]. 北京: 企业管理出版社, 1990.

42. Mitroff. Crisis management and environmentalism: A Natural Conflict [J]. California Management Review. 1999, 436 (2): 101-113.

43. Hiroshi Tanaka. 1995 . A survey of emergency medical requirements following the Hanshin-Awaji Earthquake: An overview of morbidity and mortality of hospitalized patients. http: //pdm.medicine.wise. Edu.

44. 张锡刚, 安海英, 何跃忠.日遗化学武器处置现场突发化学事故的医学急救[J] 中国急救复苏与灾害医学杂志, 2008, 3 (5): 151-170.

45. 刘爱兵, 王海燕, 郝钦芳, 等. 从疾病谱变化规律划分灾难医学救援阶段及其意义[J]. 中华急诊医学, 2006, 15 (12): 1063-1066.

46. 杨造成, 彭碧波, 白晓东, 等. 赴巴基斯坦地震医疗救援药品保障的探讨[J]. 武警医学, 2006, 17 (2): 148-149.

47. 颜明治, 程彬, 赵兴吉, 等. 城市突发大型灾害事件的院前急救[J]. 中华急诊医学, 2005, 14 (2): 171-172.

48. 郝凤桐. 医疗机构应对大型突发化学品中毒事件预案探讨[J]. 职业卫生与应急救援, 2006, 24 (4): 169-171.

49. 黄毅, 孙景海, 王海峰, 等. 8·4中毒事件中药材保障的做法[J]. 解放军医院管理, 2004, 11 (6): 549.

50. 梁竹, 张传霞, 罗琼, 等. 突发灾害事件医院药品的应急保障[J]. 解放军药学学报, 2004, 20 (3): 238-240.

51. 鄂启顺. 突发性公共卫生事件应对的常规化措施[J]. 中国公共卫生管理, 2003, 19 (1): 5-6.

第二十九篇

核灾害医学救援

第一章

总 论

第一节 基本概念

一、定义

1. 灾害（disaster） 灾害通常是指自然条件与社会环境发生突然和重大变化而造成大量人员伤亡，严重健康危害、财产损失和生态破坏的现象。世界卫生组织（WHO）对灾害所下的定义是："任何给灾区造成重大破坏，严重经济损失，给人类生命造成大量伤亡，在一定程度上损害健康和破坏卫生服务的事件。"联合国"国际减灾十年"专家组的定义则为："灾害是一种超出受影响社区现有资源承受能力的人类生态环境的破坏。"

依据发生的原因，灾害基本可分为自然性灾害与人为性灾害两大类，前者包括气象天文灾害（如飓风、寒流、热浪、洪涝、旱灾、雷电等）、地质地貌水文灾害（如地震、火山、泥石流、雪崩、海啸、土地沙化等）、生物灾害（传染病流行、昆虫媒介传播、虫灾等，特别是如大灾后的大疫）、环境灾害（如带有危害健康的环境中的各类化学、物理污染物）等。据统计，于20世纪七八十年代全球发生的各类自然灾害导致八亿多人受到影响，约280万人丧生；后者包括爆炸、火灾、交通事故、建筑物倒塌、矿山灾害、工伤事故、卫生灾害、科技事故以及恐怖主义暴力活动和战争等，如据美国国家反恐中心报告，2004年，全球各地一共发生了3 192起恐怖活动，造成6 060人死亡，16 091人受伤，6 282人遭绑架，我国仅各类交通事故即每年死伤约数十万人。

核灾害则是指核突发事件、放射性突发事件（事故）及核恐怖袭击事件三种类型核与辐射灾害的总称，是一种意外发生、涉及核与辐射对社会和公众的健康及安全伤害、对环境造成严重和持久污染与危害、对国家和个人生命财产造成重大损失的具有重大影响的事件。如1986年4月26日的苏联切尔诺贝利核电站事故后近区和下风方向包括俄罗斯、白俄罗斯、芬兰、挪威等多个国家广大地域发生严重的放射性污染，并于核电站近区三百余人发生急性放射病，其中28例死亡。2011年3月11日日本福岛遭受9级地震后核电站所发生的核泄漏危机影响之大、之重、之广泛、之深远，更使人类对核灾害有了进一步的切肤感受。

灾害，始终伴随着人类的繁衍与进步，时刻威胁着人们的生命与健康。随着我国经济的持续快速发展，人口和资源流动性显著增加；地震、洪水、重大自然灾害频发；突发公共事件和恐怖极端势力的威胁，都使我国的灾害医学与救援工作面临着极其复杂的形势和严峻的挑战。因此，严重灾害需要引起全民的重视。

2. 灾害医学（disaster medicine） 灾害医学是研究对受灾人群提供医疗救助和灾害预防的科学，它是介于灾害学和医学之间的交叉性学科，涉及灾害救援的各个方面和各个阶段。换言之，灾害医学是以灾害学、临床医学、基础医学、预防医学、护理学、心理学为基础，并涉及社会学、人文学、管理学、工程力学、国际法学、通信、运输、建筑、消防等学科，包括灾害现场大规模伤员搜索、分类、救治以及危重伤员的运输、移动医院的建立和运作、当地医院的恢复重建、灾区的防疫等。因此，准确地说，灾害医学不是单纯的医学，而是一项社会系统工程，需要政府主导、全社会投入的一门实践性很强的新兴交叉综合性学科。[1]

---

1. 郑静晨，侯世科，樊毫军.灾害医学救援[M].北京：科学出版社，2008.

二、核灾害医学救援的特点

核灾害不仅会造成严重的人员伤亡、大量基础建设的破坏、危害极大的生态环境破坏污染以及长期的社会心理学效应，更具有不同于普通创伤的如下特点。

1.多学科性　它吸收和运用许多相关学科的理论、技术和方法构建或充实自身的组分。例如，在救灾的组织指挥上，需要应用卫生勤务理论、组织原则和信息科学的技术；在早期救灾中需要采用急症医学和创伤外科的医疗技术；在伤员救治的全过程中还运用战伤外科阶段治疗的工作方法；在重大灾害时，还会涉及人道救援医学。上述特点在2008年5月12日汶川特大地震、2009年8月8日我国台湾屏东县等地受强台风（莫拉克）袭击后、2011年3月11日日本福岛大地震导致核电站破坏后的灾害医学救援中，均突显无遗。

2.阶段性　核灾害发生前医学救援任务主要是实施预测（prediction）、预防（prevention）和预先准备（preparedness，包括人员、物资等准备），即灾害发生前做到"3P"；灾害发生后，在上级统一指挥下，救援人员尽快赶赴一线，对受难人员依次进行搜寻和掩埋人员的生命探测、现场医疗急救（止血、包扎、固定、呼吸道通畅、抗休克、挖掘等）、搬运后送、后续治疗等；同时，重大灾害要切实做好卫生防疫工作，包括饮水卫生、营养和适时的心理干预等。

3.针对性　基于核灾害事件中具有核辐射、放射性沾染的特殊致伤致病因素及其危害存在的长期性、治疗措施的特异性，故需要对核灾害医学救援中的放射性检测和监测给予特别的关注，不仅关注普通常见的创伤，同时需要特别关注放射线损伤（包括外照射和内照射损伤）；不仅需要关注其近期损伤，同时需要关注远期效应；不仅需要关注现场伤病员的救援，更需要关注救援人员的健康与安全保障。

三、灾害医学的主要任务

灾害医学是研究为受灾伤病员提供医疗卫生服务的科学，主要研究各种灾害对人体损伤的规律和特点，制订合理的卫生保障方案，动员必要的卫生力量并将其组成严密的救援网络，充分发挥医学科学技术能力，控制灾后疾病的发生和流行，保护灾区居民健康。

1.组织指挥医疗救治　灾害发生后第一时间内迅速成立组织指挥中心和救灾网络，统一领导、科学分工、合理配置医疗力量和救灾物资，使其效能最大化。

2.现场和后期救治　现场救护时间可分为三个时期：第一期，灾害发生后数分钟至数小时。此时灾区常与外界"隔绝"，主要依靠自救互救，对躯体和肢体出血者可作暂时性压迫止血，尽可能使部分伤员脱离险境。第二期，灾后数小时至3天。部分救援人员可进入灾区，会同当地或附近的医务人员共同对灾民实施紧急救治，包括通气、止血、包扎、固定、胸部按压等，有生命危险者在有条件的地方（如帐篷或未被破坏的较安全房屋内）进行损害控制手术。第三期，灾后三四天后。主要对伤员进行高级生命支持（ATLS），包括由专业人员进行气管内插管、胸腔引流、止痛、除颤、心脑复苏等，待伤势稳定后向后继医院转运。

3.灾区防疫　救灾工作常常是重视急救和外科治疗而忽视卫生防疫。发生严重灾害后，水电设施常遭到破坏，粪便污物得不到及时处理，大量人畜死亡，尸体清理困难，蚊蝇滋生，因而可能发生痢疾、肠炎、腹泻、肝炎等肠道传染病和其他虫媒疾病暴发流行。为此，从救灾一开始就应做好卫生防疫工作。特别是抢救伤员工作告一段落后，防疫队就应组织和动员群众，分片包干，防止水源污染，饮用水要消毒，对人畜尸体要及时清除（深埋或转移他处焚烧），积极管理好粪便垃圾，大力消除蚊蝇，加强消毒杀虫措施等，确保灾后不发生传染病流行。

4.实施心理辅导　大灾后灾民中有约三分之一的人患有创伤后应激障碍（PTSD）或其他心理问题，表现为恐慌、颤抖、幻觉、呆滞或过敏等，对此要有专业人员进行心理疏导，必要时更换环境。

第二节 核灾害医学的分类

根据核灾害事件不同应用领域的发生情况，可将其分为核武器（主要是小型核武器）突发事件、放射性装置突发事件及核恐怖袭击突发事件三种类型。

一、小型核武器突发事件

此类突发事件主要发生在战争中，也可能偶发于平时。典型事例为美国于 1945 年 8 月 6 日和 9 日，将其仅有的两枚原子弹分别投向广岛（当量为 12.5 kt）和长崎（当量为 22 kt），共造成约 20 万人伤亡。

（一）核武器杀伤破坏因素

核武器的杀伤破坏因素主要有冲击波、光辐射、早期核辐射和放射性沾染。前三种因素在核爆炸后几秒至几十秒内起作用，称为瞬时杀伤破坏因素。瞬时杀伤破坏因素的作用迅速，对人员和物体的毁伤能力强。因此，必须了解并防护它。放射性沾染的伤害作用时间较长，一般不会使人员立即丧失战斗能力，但地爆时，对人员的伤害作用较大，必须重视防护。

此外，地下核爆炸（钻地爆炸）时引起剧烈的地冲击震动，对近距离地面和地下工程内的人员及仪器设备有一定的致伤破坏作用。核爆炸还产生电磁脉冲，对电子设备有一定的干扰破坏作用，高强度电磁脉冲对人员也能造成伤害。

（二）光辐射及其杀伤作用

1.光辐射的发生　光辐射是核爆炸时高温火球辐射出来的强光，包括紫外线、可见光和红外线。在发光时间内火球表面温度可达几千万摄氏度以上。当火球表面温度降到 2 000 ℃以下时，便停止发光，形成烟云，光辐射就此结束。

光辐射和普通光一样，以光速直线传播。它可以被物质吸收、反射和遮挡，也能透过透明的物体。在传播过程中，受大气、水蒸气、尘埃等介质的散射和吸收，光辐射的强度随距离的增加而减弱。光辐射的释放呈两个阶段，第一阶段是闪光阶段，持续时间很短（0.1 秒内），一般不致皮肤烧伤，但可能造成视力障碍。第二阶段是火球阶段，持续时间相对较长，热效应强，破坏力大，人员烧伤主要发生在此阶段。

光辐射的作用时间虽短，但也有一个过程，当发现闪光时，应迅速采取防护措施，如进入工事、利用地形地物隐蔽等，可减少伤害。

2.光辐射的致伤作用——光辐射烧伤　光辐射对人员可造成直接烧伤，还可引起服装或其他物体燃烧，造成间接烧伤。万吨以上核弹空爆时，地面暴露的人员约半数发生单纯烧伤；地面爆炸时，当量越小，烧伤地域比例越小，反之则大。人员皮肤烧伤时，轻者皮肤发红、灼痛，较重者起疱、破溃，严重时皮肤烧焦。人员直视火球时可造成眼底烧伤（即视网膜烧伤），其致伤半径要比皮肤烧伤大得多。光辐射烧伤的特点：一是有朝向性，烧伤多发生在朝向爆心暴露部位；二是持续时间短，烧伤深度一般较浅；三是眼睛和呼吸道烧伤比常规战争条件下多见。

此外，核爆炸的闪光对人员的眼睛还会产生闪光盲（夜间比白天更易发生，且更严重），可引起视力下降、眼前发黑、发花和视物模糊等。闪光盲一般在几秒到几小时后可自行恢复。

（三）冲击波及其杀伤破坏作用

1.冲击波的发生　核武器在大气层爆炸时，瞬间释放出巨大的能量，形成高温高压的火球。由于火球不断猛烈地膨胀，急剧地压缩周围的空气，并以很高速度向四周传播，形成冲击波。所以，冲击波是核爆炸产生的高速高压气浪。它可直接或间接地造成人员损伤和物体的毁坏。

冲击波从爆心以超音速（音速为 340 m/s）向四周传播，当量愈大，传播速度愈快，但随着距离的增大，传播速度逐渐减慢，直至消失。冲击波运行过程中，超过正常大气压的那部分压强叫超压，向前高速运动气流的冲击压强叫动压。冲击波压强高，摧毁力大，人员受到冲击波作用可发生冲击伤。负压也可致伤，但作用较小。

2.冲击波的致伤作用——冲击伤　冲击波可直接造成人员脑震荡、骨折、肝脾破裂以及肺、心、胃、肠和耳鼓膜等损伤；同时由于工事、建筑物倒塌、破坏以及刮起的沙石，可造成人员的间接损伤。在野战条件下，直接杀伤是主要的；在城镇居民区、山地、丛林等地域，间接损伤是主要的，而且范围比较大。冲击伤的特点：一是伤情复杂，不仅有体表外伤，而且更有内脏损伤；二是外轻内重，容易忽视伤情；三是发展迅速，需及时救治。

（四）早期核辐射及其致伤作用

1.早期核辐射的发生　早期核辐射是核爆炸后最初十几秒内从火球和烟云中释放出的γ射线和中子流。它是核武器特有的杀伤破坏因素。γ射线以光速传播。中子的传播速度可达每秒2万千米。早期核辐射看不见、摸不着，但有较强的贯穿能力。在穿透物质的过程中，不断被物质吸收而削弱。物质层越厚，密度越高，削弱作用越大。

中子能使本来没有放射性的某些金属物质，如钠、钾、铝、锰、铁等产生放射性，这种放射性称为感生放射性。感生放射性是放射性沾染的主要来源之一。核爆炸时，在爆区的土壤浅层中也会产生感生放射性。

早期核辐射的吸收剂量单位是戈瑞（gray，Gy），它的百分之一是希戈瑞（cGy，相当于原使用的拉德，1 cGy=1 Rad，拉德）。

2.早期核辐射的致伤作用——急性放射病　人员受到大剂量核辐射照射后，可引起急性放射病。急性放射病的轻重，主要取决于受照射剂量的大小（表29-1-1）。早期核辐射损伤的特点：一是严重损伤比例高，占60%～70%；二是骨髓型急性放射病有明显的病程阶段性和"假愈期"，通常不会立即丧失战斗力；三是造成全身性损伤，症状复杂，救治难度较大。

表29-1-1　人员急性放射病的伤情及其与剂量的关系

损伤程度		剂量（Gy）	损伤情况
小剂量反应		<1	轻度血象改变，一过性症状很轻，适当休息可自行恢复
骨髓型	轻度	1～2	造血组织轻度损伤，血象改变较轻，症状较少而轻，不需住院，适当休息和治疗后可自行恢复
	中度	2～4	造血组织中等损伤，血象改变明显，有轻度出血和感染并发症，胃肠功能轻度紊乱，可有脱发现象，治疗可全部痊愈
	重度	4～6	造血组织严重损伤，再生修复较迟，严重出血、感染，胃肠功能紊乱，严重脱发。经住院治疗，大部分可治愈（未经治疗实验犬80%～90%于3～4周死亡）
	极重度	6～10	极度造血组织损伤，再生修复少而迟，白细胞总数极度下降甚至消失，出血、感染，胃肠紊乱极为严重，迅速出现神经系统症状，治疗后仅少数活存（未经治疗实验犬全部于1～2周死亡）
肠　型		10～50	造血组织损伤更严重，失去再生修复能力，以肠道损伤为主，呕吐、腹泻血水便，严重脱水，神经症状增多，全部在1～2周内死亡（未经治疗实验犬全部于3～5天死亡）
脑　型		>50	全脑性神经细胞坏死变性和以点灶状出血为主的血液循环障碍，共济失调，抽搐，定向力障碍，肌肉和眼球震颤，昏迷2～3天内死亡（未经治疗实验犬全部于1～2天死亡）
射线下死亡		>1 500	各脏器出血和充血，于照射中或照射后1～2小时死亡

中子射线对人体的损伤作用比γ射线严重得多，消化系统和造血系统损伤更为明显。

（五）放射性沾染及其致伤作用

1.放射性沾染的发生　核爆炸时，核裂变碎片和未裂变的核装料被高温熔化，并与爆区尘柱物质和弹体物质混熔在一起，冷却过程中这些物质逐渐凝结成放射性微粒，在本身重力和风力的作用下，逐渐沉降到地面和物体表面，这些放射性微粒称为放射性落下灰，简称落下灰。落下灰沉降到爆区和下风向烟云走向的云迹区，造成空气、地面、露天水源、人员体表和各种物体表面的污染，称为放射性沾染。此外，落下灰还能通过呼吸或食入等途径进入人体，造成放射性内污染。

放射性沾染包括地面沾染、空气沾染、水沾染、食物沾染、装备沾染和人员沾染。不同的沾染具有各自不同的特性。

2.放射性沾染的危害和致伤作用　放射性沾染主要以三种方式作用于人体，即：γ射线全身外照射；皮肤沾染后受到的β粒子照射；食入污染的食物、饮水以及吸入沾染的空气引起的体内照射。其中，γ射线全身外照射的危害是主要的。此外，在沾染区活动的人员，如不采取防护措施，可能同时受到三种方式的复合照射。

（1）γ射线全身外照射损伤：位于沾染区的人员可受到通过的放射性烟云或已沉降到地面的落下灰所释出的γ射线的外照射。照射剂量大小取决于照射剂量率的高低、照射时间的长短和人员的防护状况。在落下灰沾染区预报中，一般将沾染区分为危险、中度、轻度三个伤情区：①危险伤情区：处于危险区内的暴露人员，从沉降开始起，停留至爆后6小时可受到3 Gy以上的照射，大部分人员可能失去战斗力；②中度伤情区：处于中度区内的暴露人员，从沉降开始起，停留至爆后6小时可受到1~3 Gy的照射，有半数人员可能失去战斗力；③轻度伤情区：处于轻度区内的暴露人员，从沉降开始起，停留至爆后6小时可受到0.25~1 Gy的照射，人员一般不会失去战斗力。在上述区域以外的暴露人员，从沉降开始起，停留至爆后6小时照射量通常不超过0.25 Gy，在军事上可以认为是安全区。

（2）落下灰β射线对皮肤的损伤：人体暴露部位在放射性落下灰沉降过程中受到沾染，或在直接接触表面受沾染的物体后，未及时进行洗消，均可能发生皮肤β射线损伤。皮肤β射线损伤程度与人员在落下灰沉降时所处位置及体表沾染时间长短有关，其他如落下灰的理化性质、不同防护措施、人员活动情况和体表状态等也起一定作用。

在落下灰沉降过程中，位于云迹区的人员，若停留于室外，则可受到较重的体表沾染。若体表状态和活动情况基本相似，沾染程度主要受地面照射量率和落下灰颗粒大小的影响。颗粒小的落下灰比颗粒大的容易在体表滞留。沉降完毕后进入沾染区作业，人员体表也会受到沾染，但程度要轻得多，主要是落下灰再度扬起所致。

皮肤β射线损伤多发于暴露的体表（如头、面部），易积垢的颈、肩、腰部，以及易直接接触沾染物体的手足部。

（3）放射性落下灰内照射的危害：放射性落下灰进入体内的途径包括吸入、食入、伤口污染和皮肤吸收。早期落下灰中对人体危害较大的有碘、锶、碲、钼等，其中放射性碘为主要放射性核素，占总放射性强度的5%~15%。进入体内的放射性物质分布是不均匀的，早期落下灰主要蓄积在甲状腺、骨骼、肝脏等器官，其中存留在骨组织的核素主要是 ^{89}Sr 和 ^{140}Ba，甲状腺内主要是 ^{131}I、^{132}I 和 ^{133}I，肝脏中主要核素是 ^{99}Mo，但几乎所有组织均能检出放射性。由于甲状腺对碘有特异的吸附能力，落下灰进入体内后约有30%的碘浓集在甲状腺内，使该组织受到较大吸收剂量的照射，因此甲状腺是放射性落下灰内照射的主要靶器官。甲状腺受照后，功能发生紊乱，重量减轻，并可能在远后期诱发甲状腺肿瘤。

3.早期落下灰所致内照射损伤的特点　①内外复合作用常同时存在。早期以外照射损伤症状为主，如胃肠道功能紊乱、外周血象变化等；晚期出现放射性碘所致甲状腺损伤症状。②以靶器官为主，主要是甲状腺的机能和结构变化，其他各系统的改变轻微。③病理过程缓慢，分期不明显，潜伏期长。④受照射儿童内照射损伤发病率高。在同样落下灰沾染量的条件下，甲状腺对放射性碘的吸收量，儿童约为成年人的8倍，辐射敏感性为成年人的2~3倍。

（六）冲击震动及其致伤作用

1.冲击震动的发生　核武器在地下、触地或近地表爆炸时，能在地下产生很强烈的固体冲击波，尤其是地下核爆炸（如钻地核爆炸）时，爆炸火球压迫周围地质结构，使大地产生突然的、急剧的运动和应力，致使地下工程和地壳发生冲击加速度运动，此即冲击震动。如一枚十万吨级核弹于地下数百米爆炸时，地表的震动加速度可达100 g以上。如此高的加速度值可致使人员发生震动伤和工程结构的破坏。

冲击震动具有方向性，通常包括垂直向加速度、水平向加速度和切向加速度。其中垂直向加速度对人员的损伤作用最强，而水平向加速度对工程建筑的破坏作用最明显。其杀伤破坏作用主要取决于冲击加速度值的大小，也与作用时间（脉宽）、频谱特性（如频率）等有关。

2.冲击震动对人员的致伤作用　当人员受到冲击震动作用时，可能遭到其直接损伤或间接损伤，或二者兼而有之。如核爆炸时位于地下工事内的人员，对于约束体位者（如用绳带系于固定座椅上），受到冲击震动的直接作用而致伤，主要是通过脏器惯性位移和血液、淋巴液动力学障碍所致；对于立姿无约束、无戒备者，在垂直向和水平向震动作用下，可分别被向上抛起跌落或横向摔倒，从而与周围坚硬物体或地板发生撞击而引起间接损伤。在许多情况下，上述间接损伤往往比具有约束体位、仅受到直接冲击震动的损伤要严重得多。通常而言，间接震动伤的伤类、伤情与一般碰撞伤相类似。

震动所致损伤重者主要引起下肢骨骼和脊柱骨折、肝和脾等实质器官破裂，轻者仅为充血、出血、血肿等血液循环障碍及淋巴管和乳糜池的胀满或破裂。

震动伤的病变规律是累及的脏器较为广泛，全身各脏器几乎均受到累及，但是，体表的损伤却很轻微或不发生；病变发生很迅速，于致伤后数分钟内甚至"即刻"就可发生。临床可分为脑部震动伤、腹部震动伤、胸部震动伤、四肢和脊柱震动伤、听器震动伤。

（七）电磁脉冲及其致伤作用

1. 核爆炸电磁脉冲的发生　核武器电磁脉冲是通过核爆炸时产生的γ射线（即瞬发γ射线及中子与弹体残骸或周围介质相互作用所产生的次生γ射线）和X线以康普顿效应方式与空气分子或原子相互作用，电子被击出后，形成高速飞行的电子流，即产生电磁脉冲。电磁脉冲可传播数百至数千千米，但近源区（如数千米或数十千米）场强可达 $10^4 \sim 10^6$ V/m。据称其场强比普通无线电波高出几百万倍。

核爆炸电磁脉冲的特点在于：前沿极短，即在纳秒级内场强可达峰值；脉宽较小，即其持续时间短暂，几十微秒后就变得很小了；频谱波谱较宽，即几乎包括了电磁波频谱的所有频段和波段；作用范围广泛，据美国资料报道，如果一枚氢弹在美国本土中心上空321 km高空爆炸时，则美国的几乎全部本土及加拿大、墨西哥部分地区均会受到电磁脉冲的影响。

2. 电磁脉冲的致伤作用　电磁脉冲对生物体具有"热效应"和"非热效应"，但核爆炸电磁脉冲的损伤作用主要是"非热效应"。高场强（10^4 V/m以上）的电磁脉冲照射后即刻可出现行为障碍和应激反应，学习和记忆能力下降，早期则发生心脏功能异常，中期发生内脏出血、造血和免疫及生殖功能障碍，后期出现晶体混浊（白内障）、脑萎缩、肿瘤生长及造血、免疫与性功能低下。

此外，若人员与导线、天线、管道或其他大型金属物体等含电磁脉冲能量的"收集器"接触时，有可能发生严重的"电击"损伤。

（八）核爆炸伤类分布和综合杀伤范围

1. 核武器的伤类分布　在开阔地面无防护的人员通常易遭受复合伤，因为几种杀伤因素几乎是同时起伤害作用。一般来说，常见的复合伤可分为三类：一是以放射损伤为主的复合伤，如放烧冲复合伤或放冲烧复合伤；二是以烧伤为主的复合伤，如烧放冲复合伤或烧冲放复合伤；三是以冲击伤为主的复合伤，如冲烧放复合伤或冲放烧复合伤。复合伤的特点：一是伤类复杂，相互加重，伤情严重；二是复合伤中的主要伤类（即放或冲或烧）决定着复合伤的伤情发展和结局。

光辐射、冲击波和早期核辐射的杀伤半径，都随核武器当量的增加而增大，但三者之间的增大程度有很大差别。在不同当量核爆条件下，各类伤员比例有很大不同：2万吨以下主要发生单纯放射病和以放射损伤为主的复合伤，而且当量越小，单纯放射病的比例越高；2万～10万吨时多数为放烧冲和烧冲复合伤，少数为烧放冲复合伤；10万～50万吨时，烧冲复合伤比例显著增加，但仍有部分放烧冲、烧放冲复合伤，尤其接近50万吨时放射复合伤更少；50万吨以上时则主要为烧冲复合伤。

2. 核武器的综合杀伤范围　三种瞬时杀伤因素对人员杀伤的地域，称为核武器杀伤区，简称杀伤区或爆区。杀伤区的范围以杀伤半径和杀伤面积来表示。根据人员的损伤程度，爆区一般可分为极重度、重度、中度和轻度四个杀伤区。

各度杀伤区的半径列于表29-1-2，以供参考。

根据表29-1-2的数值，可推算出核武器使暴露人员丧失战斗力的面积：千吨级的为几平方千米，万吨级的为几至几十平方千米，十万吨级的为几十至数百平方千米。但位于工事内人员的杀伤半径将缩短，工事的种类不同，其杀伤范围也有所不同。

表29-1-2　不同当量核武器爆炸时开阔地面暴露人员的综合杀伤半径（km）

伤情	地爆（万吨）					空爆（万吨）				
	0.1	1	5	50	500	0.1	1	5	50	500
极重度	0.72	1.02	1.35	2.82	7.92	0.71	1.00	1.33	4.07	11.6
重度	0.78	1.10	1.43	3.69	9.75	0.78	1.08	1.81	5.27	14.4
中度	0.87	1.19	1.58	4.65	12.1	0.87	1.18	2.33	6.55	17.7
轻度	0.98	1.32	3.00	6.96	15.9	0.98	1.32	4.20	10.2	23.4

二、放射性装置突发事件

放射性装置突发事件指的是核设施或者核活动中发生的严重偏离运行的状态。在这种状态下，若有关的专设安全设施不能按设计要求发挥作用，则放射性物质的释放可能会达到不可接受的水平。核事故后烟云飘浮的距离，取决于风速和其他气象条件。

（一）核反应堆事故

1. 事故原因　核反应堆事故的原因主要有：设备故障、人员操作失误、反应堆安全设计有缺陷等，使堆芯失水，核燃料元件烧结，管道和容器破裂，甚至发生高温爆炸，造成人员受照和放射性核素外泄到周围环境。近年来，随着核反应堆安全设计的日趋完善以及操作和安全管理的规范化，核反应堆事故的发生率明显降低。

2. 核反应堆事故的致伤效应及特点　核反应堆事故的致伤效应与事故的严重程度有关。在 1957 年 10 月 8 日英国温茨凯尔石墨气冷反应堆事故和 1979 年 3 月 28 日美国三哩岛压水堆事故中，因有坚固的安全壳，虽堆芯严重损毁，但放射性物质外泄受到明显控制,人员受照的水平没有超过 50 mSv 的剂量当量限值。而 1986 年 4 月 26 日发生的切尔诺贝利核事故是核电史上最严重的核反应堆事故（七级），造成反应堆完全毁坏；近 500 人受照住院治病，134 人诊为急性放射病，在头 4 个月内 28 人因之死亡；大量放射性物质外泄，造成大面积污染，特别是其下风向多个国家受污染严重，数十万人搬迁。此次事故的特点是发生突然，伤亡人数多，放射性污染区域大，致使救援和清理工作十分困难，造成巨大的经济损失和深远的社会心理效应。切尔诺贝利核事故提示人们，要认真做好核事故应急救援的各种准备。

（二）临界事故

1. 临界事故的原因　临界事故是指意外发生的自持或发散的中子链式反应所造成的能量和放射性释放事件。在核反应堆、临界装置、核燃料运输、核燃料回收装置运行中，因违章操作时易裂变物质的质量或体积达到或超过临界状态时，而引发的瞬发临界反应造成能量和放射性的释放，可使人员受到照射损伤，如 1999 年日本东海村临界事故。1965 年美国一次临界事故中人员受到超大剂量照射后即刻出现定向力障碍、精神激惹状态等脑型放射病征象，并于 36 小时死亡。

2. 临界事故的致伤效应及特点　临界事故造成的人员致伤主要涉及操作者，一般仅为数人，但当事人受照射剂量多较大且中子剂量高，辐射伤情比较严重，虽也可造成冲击伤或闪光烧伤，但多不十分明显。临界反应造成的周围环境放射性污染多不严重且污染区域局限。

（三）放射源事故

1. 放射源丢失后被拾或被盗　由于管理不善，放射源丢失后被拾或被盗，是造成人员受照致伤的常见原因。如 1963 年国内的首起三里庵辐射事故、1977 年南非和 1978 年阿尔及利亚的 ^{192}Ir 源被拾事故、1962 年墨西哥的钴源被拾事故、1987 年巴西 ^{137}Cs 源被拾事故等都属此类事故。

2. 放射源丢失事故的致伤效应及特点　放射源丢失事故的发生与公众对放射源的性质缺乏认识有关，因放射源在暗处会出现"荧光"样光环，常被有些人认为是"宝物""奇物"而争相传看，致使众多人员受到不同剂量的照射，其中误拾放射源的家庭成员接触得较多，往往造成急性或亚急性放射损伤。此类事故多为 γ 射线损伤，照射多为不规则的间断照射，照射时间可持续维持数十天，直至发病或找到放射源才终止照射。

3. 放射源安全装置失灵或操作失误　放射源或照射装置安全联锁系统故障、违章操作、计算失误等，是事故性受照射的另一重要原因。如 1972 年 12 月 9 日武汉市某医院 ^{60}Co 治疗机故障事故（放射源没有回到安全位置，仍停留在滤板上），致使二十多名肿瘤病人受到意外照射。其中 2 人发生重度（偏轻）骨髓型急性放射病，7 人为中度骨髓型急性放射病，6 人为轻度骨髓型急性放射病。1996 年 8 月，哥斯达黎加的圣何塞市某医院放疗科工作人员将钴源监控仪表计时单位搞错，造成 110 多名肿瘤放疗病人受到过量照射，27% 的病人局部受照剂量 >50 Gy，15% 的病人局部受照剂量 >60 Gy，发生多部位的严重局部放射损伤，几年内有 61 人因之死亡。2004 年 10 月山东某地 2 名工作人员意外受到 ^{60}Co 辐射源 8～15 Gy 单次照射，发生了极重度骨髓型和肠型放射病，虽经全力救治，仍分别于 32 天、60 天死亡。

此类放射事故多发生在医院的放疗科或放射源应用（辐射灭菌等）单位，前者多造成较多的病人受到意外照射，发生以局部为主的严重放射损伤，甚至可致死亡；后者多造成操作人员受照，一般仅为数人，伤情多为骨髓型急性放射病。

4.放射性同位素应用失误事故　放射性同位素已广泛用于疾病的诊断和治疗。在临床应用时，由于放射性同位素剂量计算失误，造成大剂量同位素注射到体内，往往发生内照射急性放射病。如1968年美国一例红细胞增多症病人静脉注射 ^{198}Au 时，本应注射 200 μCi，但误给了 200 mCi，应用剂量增加了 1 000 倍，致使病人发生了内照射急性放射病，并于照后 69 天死于脑出血。

这类事故虽较少发生，但后果严重，应予以充分重视。

三、核恐怖袭击突发事件

核恐怖袭击通常包括四种方式：第一种为使用"制式"小型核武器（如原子弹、氢弹、加强型核武器，已如前述）或粗糙型核武器（如具有相当威力的"简易"核弹）；第二种为使用放射性武器（如由高密度、高强度、高硬度的贫铀或贫铀合金作为炮弹，用于攻击坚固目标的贫铀武器）；第三种为放射性核素装置（即俗称的"脏弹"），是利用常规炸药或特殊简易装置经非核爆炸方式，将放射性物质以液态或固态微粒形式撒到空气、水源、土壤等环境中，造成严重的近期和远期放射性污染；第四种为袭击核设施（如核电站、核原料厂等）。

（一）"脏弹"恐怖袭击及其损伤特点

1.概念　"脏弹"，是利用常规炸药爆炸或通过特殊装置将放射性物质（核素）经液态或固态微粒形式散布到环境中，造成广泛、严重的放射性沾染，进而杀伤人员，换言之，它是采用非核爆炸方式来散布放射性物质，并以这种物质衰变产生的放射线作为杀伤因素，对人体造成损伤，形成恐惧心理。是粗糙的放射性武器之一，多为恐怖分子所利用。

也有学者定义，"脏弹"是指常规的爆炸物（如黄色炸药）里面装填有致命的放射性材料颗粒，爆炸物爆炸后颗粒被散布出去。"脏弹"被称作放射性武器，其常规爆炸可以杀伤敌人，然后散布放射性粒子，因此被冠以"脏弹"的名称。"脏弹"可以是小型装置，也可以制造成大如一辆卡车。

目前认为，"脏弹"不会触发核反应，但会造成放射性烟云。

2.结构组成　常用的放射性材料（核素）主要有三种：^{137}Cs（主要辐射 β 射线）、^{60}Co 或 ^{235}U（主要辐射 γ 射线）、^{241}Am（主要辐射 α 射线）。需要说明，上述三种放射性材料（核素）均为 α、β、γ 射线混合照射，仅主次不同而已。

"脏弹"可以使用军用、工业用或医用等多种放射性材料。武器级的钚或铀以及所消耗的核燃料，是危险性最强以及最难获取和处理的"脏弹"。肿瘤放射和 X 线机使用的医用放射性材料，如 Ra 或 Cs 的同位素，也可以用作"脏弹"填充材料，但一般它们的危险性较小。少量的（如一量杯体积）放射性材料也能用作"脏弹"材料，但专家认为那不会造成严重的损伤。

"脏弹"的污染范围受多种因素影响，主要是爆炸物当量和风向及其风速，随着当量增大，污染范围增加；其污染范围和方向随风向、风速而异。通常而言，其致伤半径从数十、数百平方米至数十或数百平方千米，甚至更大。同时，其照射量率随时间而减弱，衰减规律呈"6 倍"经验规律，即时间增加 6 倍，沾染程度（照射量率）缩小到原来的 1/10。通常将沾染区分为轻微（0.02～0.01 Gy/h）、中等（0.01～0.05 Gy/h）、严重（0.05～1 Gy/h）和极严重（>1.0 Gy/h）四个等级。"脏弹"的污染范围、影响因素及其衰减规律类似于核爆炸的放射性沾染规律。

3.脏弹的杀伤破坏效应　脏弹对人员的杀伤，一是爆炸物破片，爆震波（冲击波）的致伤，二是（主要是）放射性核素（即材料）沾染造成人员沾染、地面沾染、空气沾染、水沾染、食物沾染和装备沾染。不同的沾染具有各自不同的特性。其中对人员的损伤主要有三种方式：即 γ 射线全身外照射；皮肤沾染后受到的 β 粒子照射；食入污染的食物、饮水以及吸入沾染的空气引起体内照射。其中 γ 射线引起的全身外照射的危害是主要的。

美国在 2003 年 5 月 12 日至 5 月 16 日举行的代号为"高级官员 2 号"的反恐怖演习中，使用了"脏弹"爆炸的模拟场景。

美国防务情报中心所作的一个评估显示：如果在午餐时间，一个"脏弹"装置在曼哈顿上空爆炸，最严重的后果是造成超过 2 000 人的死亡，成千上万人遭受放射性损伤。

2002年3月，战略与国际研究中心在华盛顿举行了一项演习，寻求一个城市在市中心遭受恐怖袭击时的反应对策。该中心设定的演习情节是：一个重450 kg的装填有TNT炸药和680 g放射性铯的"脏弹"，被放置在史密斯索尼航天航空博物馆的前面"爆炸"，当炸弹爆炸时，估计有1万人在该区域内。爆炸会引起大量的人员伤亡。博物馆的大部分以及附近的办公室被严重破坏。在20分钟之内，快速反应的危险材料小组检测到放射性污染。每小时16～24 km的东南风将污染物吹到北面。最终结果是"脏弹"污染了广大的地区。战略与国际研究中心得出的结论是：在污染严重的地区，一个人只要待10个小时，就会达到0.5 rem的最大年放射暴露量。在其他污染较轻的区域，达到最大放射暴露量则需要500小时。对污染严重的地区，因为进行排污工作的人员需要及时轮换，所以污染清除的难度很大。

不同照射量率沾染区允许停留时间参见表29-1-3。需要通过污染区时，选择污染区较窄、污染较轻的地段，如能乘车辆快速通过，既有屏蔽作用，又可缩短受照射时间。

表29-1-3　不同照射量率（Gy/h）沾染区允许停留时间（小时）

进入时间（爆后小时）	0.05	0.25	0.5	1.0
1	不限	20	2.3	0.7
2	不限	4.6	1.4	0.6
4	400	2.9	1.2	0.5
8	30	2.4	1.1	0.5
12	19	2.2	1.1	0.5
24	14	2.1	1.1	0.5
72	11	1.0	1.0	0.5

（二）贫铀武器恐怖袭击及其损伤特点

1. 概述

（1）贫铀的来源和性质。天然铀经 ^{235}U 富集后剩余的铀就是贫化铀，又称贫铀（DU）。贫铀与天然铀一样，也是由 ^{238}U、^{235}U 和 ^{234}U 三种铀同位素混合组成，其主要成分是 ^{238}U，含量大于99.7%。

贫铀的特点之一是密度高达18.98 g/cm^3，是钢的2.4倍，铅的1.7倍，特别是加入钛的贫铀合金，其强度更比纯的贫铀提高了3倍，硬度达钢的2.5倍，具有良好的机械加工性能，是理想的军事材料。

贫铀的另一特点是极易燃烧，粉末在常温下就能自燃，燃烧后可产生足够的能量并发生爆炸。同时由于其熔点为1 132℃，当贫铀合金以高速撞击坚硬目标时（如坦克等），产生的高温能将其熔化，使弹头顶部变得愈加尖锐，能穿入很深的部位，进而穿透装甲或很深的地下坚固工事。因此贫铀穿甲弹、钻地弹具有更强的攻击性能，故备受军方青睐。

（2）贫铀的用途。贫铀（尤其贫铀合金），因其具有高密度、高强度、高硬度的特点，且成本低廉，故其商业和军事用途十分广泛。

在商业方面，可用于制作飞机和飞船的平衡和升降控制材料、石油井钻、船体平衡的压舱物和限速装置等。

在军事方面，主要用于制造穿甲弹，其破甲深度可达900～1 000 mm，远大于常规破甲弹，且因其穿甲后的燃烧特性，大大增加了穿甲和破甲的后效，并可制成穿甲燃烧弹，此外还可用于坦克和装甲运输车的防护装甲、狙击步枪弹等的制作。

（3）贫铀武器。美国从20世纪50年代开始研制用贫铀作为穿甲材料，证实其穿甲效果明显优于传统的钨弹，且价格低廉，初期为导弹弹头，两种型号（105 mm和120 mm）四种合金；60年代改为0.75%钛的贫铀合金；70年代扩展到空军和海军，并发展了小型贫铀弹（20 mm、25 mm、30 mm等）。

目前，美国陆军、空军、海军和海军陆战队均已装备了大量的贫铀武器，并曾在海湾战争和科索沃战争中使用，海湾战争中仅空军即发射了783 514枚贫铀穿甲弹，超过320 t的贫铀撒落在海湾地区。此外，公开拥有贫铀武器的国家已有二十多个。

2. 贫铀武器的损伤因素与危害　贫铀武器对人

体除了造成类似常规穿甲武器所致损伤外，其重要的特点是贫铀弹爆炸后所产生的气溶胶（即贫铀粒子）经气管或食管进入人体后，可通过放射性和化学毒性对其造成损伤。

贫铀弹击中装甲后，其高速、高温会使贫铀燃烧，在空气中被氧化，形成细小的粒子，这些粒子就是贫铀气溶胶。其产生率为18%～69%，其中较轻的气溶胶悬浮在空气中数小时，较重的则沉降到地面。

气溶胶分为可吸入的（即直径小于10 μm）和不可吸入的，前者占50%～96%，其中17%～48%可在生物体内溶解和吸收，且大部分在肺内溶解。半数溶解时间在100天以上的气溶胶占57%～76%。需指出的是，击中的目标越坚硬，产生的气溶胶粒子越细小，可吸入部分的比例则越高。

贫铀气溶胶主要是指难溶的八氧化二铀和二氧化铀，并有少量的可溶性三氧化铀。贫铀武器击中装甲、工事或爆炸所产生的损伤和危害效应，主要通过如下因素造成。

（1）特殊致伤因素。

1）辐射致伤：贫铀的主要成分是 ^{238}U（占99.7%），其半衰期为 4.51×10^{9} 年，并含少量 ^{235}U（占0.2%～0.3%）及 ^{234}U。主要释放 α 射线及少量 β 粒子，因其放射性强度很低，射程很短，故其外照射很弱，对人体危害极小。

贫铀的主要损伤是内照射，即由气溶胶进入体内造成，如一枚120 mm贫铀穿甲弹可产生900～3 400 g氧化铀气溶胶，有50%～96%通过呼吸进入人体，其中52%～83%在肺内难溶，且难以排出，此放射性物质长期滞留肺内，可造成肺进行性损伤，最终导致肺纤维化甚至肺癌，同时造成肝、肾、骨骼、肌肉、造血、免疫等组织器官的内照射损伤。经测定，严重内污染者血液、尿液内放射性均明显高于对照组。

2）化学毒性致伤：铀与铅、镉等重金属相似，长期体内存留时均能被溶解。一旦溶解，铀即可与生物分子发生反应，形成铀酰离子，发挥毒性作用。主要毒性是造成肾小球细胞坏死和肾小管损伤，并有部分沉积在脑、骨、肝、肺、肌肉、淋巴组织和生殖腺中，晚期发生生殖障碍、遗传毒性和肿瘤等。

3）伤口污染致伤：贫铀弹片污染创面后，有可能经伤口吸收入血，一方面延迟伤口愈合，另一方面最终沉积在人体多个组织器官中，其中肾和骨骼蓄积较多，进而导致远后期损伤效应。

（2）常规致伤因素。

1）冲击波致伤：贫铀武器击穿坦克、工事或爆炸后，冲击波超压可造成人员不同程度的冲击伤，以肺（出血、水肿等）、心（出血、心肌纤维断裂等）和听器（鼓室出血、鼓膜破裂、听骨骨折等）冲击伤多见。

2）破片致伤：贫铀武器击穿装甲车辆、地下工程后，其弹体碎片和甲板破片以高速击中人体而致伤，这与常规穿甲弹爆炸具有相似性，多为致命性损伤。

3）易燃物燃烧致伤：贫铀武器击穿装甲车辆、地下工程后，引起车辆、工事内易燃物着火，造成皮肤和呼吸道火焰烧伤。一旦发生，其后果是灾难性的。

4）震动致伤：贫铀武器以高速击中坦克车辆后，由于车体冲击震动，乘员常发生震动伤，主要损伤部位是肝、脾、脑等实质器官（出血，甚至破裂）。

概言之，贫铀武器的危害除发生常规穿甲弹所致损伤（冲击伤、破片伤、震动伤、烧伤等）外，重要或特有的危害是其爆炸或燃烧形成气溶胶，造成环境（水源、土壤、农作物等）与人员污染，可经吸入、食入或伤口吸收等途径进入体内。贫铀作为放射性重金属，难溶部分主要造成放射性损伤，主要靶器官为肺；可溶部分主要产生化学毒性，可造成多种损伤，肾是主要靶器官。

3.贫铀武器损伤的防护原则

（1）战场贫铀武器损伤防护原则。海湾战争和科索沃战争提示，贫铀武器主要是通过飞机攻击对方坦克、车辆或工事。对放射性气溶胶的防护原则如下。

1）车辆、工事内原有或进入的人员：穿戴防护装具；迅速撤离或缩短停留时间；撤离位置应在上风方向50 m以外；及时洗消去污染（洗消方法与前述核武器放射性沾染洗消类同）。

2）周围活动人员（士兵或平民）：及时向上风方向转移到50 m以外；进食、饮水前进行剂量监测，确保食物或水无污染。

3）当地居民：在彻底去污处理（如移走毁坏车辆、贫铀残片及污染的土壤表层）前，勿进入沾染区（约1 000 m²）；若必须进入时，应掌握现场剂量，并采取适当防护措施（戴面具、手套，穿防护衣等）。

（2）铀内污染的战区医学防护原则。贫铀的内污染能否造成损伤与危害，主要取决于内污染量。战区医学处理目的在于尽量减少内污染量，避免或减轻其损伤，预防可能发生的远后期效应。

基于贫铀武器内污染的过程，通常经历三个阶段：经吸入至肺或在伤口沉积和吸收，继之经血液和淋巴系统吸收或转移，最终在器官和组织滞留（尤其是肺、肾、骨骼）。因此，铀内污染的战区医学处理总原则是：尽早、尽快抓住有利时机，采取适宜措施。

1）抢救伤员生命放在首位：贫铀弹所致冲击伤、弹片伤、烧伤、休克及化学毒物等损伤大多危及生命，其危害比内污染更严重，救治更迫切，应优先考虑急救。

2）尽早和尽快给予减少吸收和加速排出的治疗措施：目前研制的有效促排药物多是早期应用时效果最佳，而晚期应用则效果降低。

3）处理措施更应有针对性：即依据铀化合物种类、进入途径和摄入量等制订处理措施；对整个医学处理方案要综合考虑，通盘安排，及时调整；选用具体措施时应权衡利弊。

总之，对贫铀内污染的医学防护原则可参照后述核武器放射性内污染的处理办法实施。

4.减少吸收和加速排出贫铀内污染的药物与措施　贫铀气溶胶经吸入、食入和伤口吸收等途径进入体内后可长期滞留，为防治其损伤，基本措施是尽可能减少吸收和加速排出。

（1）减少吸收的药物和措施。

1）减少吸入的措施：戴防护面具或特制口罩，加厚普通口罩也有较好的防护效果。

2）减少呼吸道内吸收的措施：冲洗鼻腔，剪去鼻毛，以减少鼻腔内气溶胶的含量；向鼻腔喷（滴）血管收缩剂（0.1%肾上腺素或0.1%麻黄素液）以减少其吸收；必要时服用氯化铵（0.3 g）以加速铀的清除。如果吸入大量贫铀气溶胶，可酌情由医生实施洗肺。

3）减少胃肠道吸收的措施：在吸入气溶胶后4小时内，刺激咽部或服用1%硫酸铜25 ml催吐；用生理盐水或小苏打水洗胃；超过4小时者，可服用10 g硫酸镁或15 g硫酸钠促泻，以缩短放射性铀在胃肠道内的停留时间或减少其肠道的吸收；也可采用大量输液或服利尿剂等措施，降低血内铀浓度。

4）减少皮肤和伤口吸收的措施：无创皮肤沾染者尽早用肥皂水擦洗或用大量温水冲洗，严防皮肤擦伤，忌用促进铀吸收的酸性制剂；严重污染且去污效果不佳时，选用表面活性剂或络合剂（柠檬酸钠、DTPA等）。

眼、鼻、口腔污染者，尽快使用大量生理盐水或普通洁净水进行冲洗。

皮肤伤口污染者，一般用生理盐水反复冲洗；污染严重者可酌情实施外科清创术；外伤严重者应先行急救，待病情稳定后酌情处理。

（2）加速排出的药物和措施。其原理是药物能与放射性铀形成易溶解、易扩散、可透过生物膜且排出迅速的稳定性络合物，这是防治放射性内污染、内照射损伤的根本措施。目前有效促排药物主要有以下几种。

1）碳酸氢钠：可明显提高尿铀的排出量，减少肾的蓄积量，静脉注射效果优于口服，以尽早使用为宜，于2～3天即可明显缓解中毒症状。

乙酰唑胺也有明显的促排效果，当与重碳酸钠配伍使用时尿排铀量可提高2倍，并降低肾铀含量。

2）喹胺酸和Tiron（钛铁制剂）：对六价铀有较好的促排效果，优于DTPA（尿铀排出量效果提高2.5倍）；Tiron中毒后立即给药（500 mg/kg，静脉输注5～8分钟）效果最好；若与碳酸氢钠配伍使用，促排效果优于任何单药。

3）胺烷基次膦酸型络合剂：以二胺二异丙基次膦酸（EDDIP）和二乙三胺五甲基次膦酸（DTPP）的钙钠盐促排效果较好，毒性小，对急、慢性铀过量摄入均有效，疗效优于DTPA。EDDIP钠盐的用量为2克/次，用10%葡萄糖溶液静脉滴注，2次/日；DTPP的钙钠盐用量为首日2克/次，此后每2～3天各1 g。

4）其他：氨羧型络合剂（促排灵）、柠檬酸钠、DTPA、EDTA、EGTA、没食子酸、蓝绿海藻胶囊等均具有一定的促排效果。

急性铀中毒后，需迅速转移至后方专科医院实施后续治疗。

（三）核恐怖袭击发生的现实性

虽然迄今为止尚未发生核恐怖袭击事件，但1995年11月车臣叛乱分子将一颗用炸药和^{137}Cs制造的放射性"脏弹"放置在莫斯科公园内，试图引爆造成放射性沾染；2002年初格鲁吉亚首都第比利斯两个装有放射性^{90}Sr的罐装容器，造成3名民众严重放射性灼伤，均属于核恐怖袭击的形式之一。此外，应用约 7 kg 浓缩钚或约 14 kg 浓缩铀即可制造一枚具有相当威力的"简易"核弹，而目前全球已有上千磅钚、数千磅铀失窃或在黑市出售，恐怖分子极易获得；同时，利用常规炸药或特殊简易装置经非核爆炸方式，将放射性物质以液态或固态微粒形式撒布空气、水源、土壤等环境中，造成严重的近期和远期放射性污染的放射性核素装置（即俗称的"脏弹"）更易于制成和投放或散布，以实施辐射恐怖袭击。核恐怖袭击发生的现实性和可能性不断增大。

鉴于核恐怖袭击的可能性，应注意防范和落实各项对抗措施。

第三节 核灾害医学救援的现场组织

一、建立高效的医疗救援指挥机构

核灾害医学救援作为非战争的军事行动，主要包括防范核恐怖袭击的发生、积极消除恐怖活动的不良后果以及应急医疗救援。核恐怖袭击大多选择在人口密集的区域实施，以追求尽可能大的人员杀伤，造成巨大破坏，扩大影响，有可能在短时间内出现大量的人员伤亡，因此应急医疗救援是反恐行动中的重要组成部分，除了救治伤员，还要担负核灾害的卫生防疫和心理灾难的预防工作，任务异常艰巨，需动员大量卫生资源，涉及装备、通信、运输、防疫、医疗、民防、消防、环保等许多部门，必须建立高效和强有力的指挥机构，统一指挥，协调各单位和部门。指挥机构平时即应预编于卫生行政部门中，依托现有的城市医疗急救系统、核事故救援组织和军队的"三防"救援组织，组成联席会议，减少指挥环节，理顺关系，提高应急反应速度。平时应反复举行演练，发现问题及时解决，增强协同作战能力。如在 2004 年 9 月 1 日的俄南部北奥塞梯共和国别斯兰市第一中学 1 000 多名学生、教师和家长被劫持为人质事件中，俄罗斯政府立即成立了总统负责下的反恐救援指挥机构。在类似这样的恐怖劫持事件中，医疗救援任务非常艰巨，往往需要动员全社会的力量，采取举国体制，共同应对。强力的指挥、协调显得格外重要。

二、完善各种医疗救援应急预案

由于核灾害的发生具有突然性，事先几乎没有任何先兆，事件发生后，更无充分时间进行准备，因此平时即应针对可能出现的各种核灾害建立国家、省（市）相应的反恐救援预案和体制，制订各级医学应急防御计划，建立监测和预警系统，并建立反应迅速、技术精良的专业救援队伍，进行经常性的专业培训和模拟演练；贮备与人口密度相适应的反灾害防护器材、急救和洗消药品，对公众开展核灾害医学防护技能培训，提高全民的反恐意识、应急自救互救的能力；并建立信息情报中心。特别应加强对核恐怖袭击的医疗救援预案；在救援人员的组成上要包含核灾害的救援人员，要建立针对不同核灾害方式、规模的不同出队方式，根据实际需要完善救援分队装备和药品配置。根据核灾害救援中目标的不确定性和行动的动态性，建立集中和分散相结合的救援保障机制，做到救援工作既全面覆盖，又能重点突出；同时制订不同情况下医疗救援的行动指南，保证现场急救、伤员转运救治、卫生防疫等能得到快速、规范、有序的实施。

三、建立核灾害的救援体系和救援基地

针对核灾害伤类伤情特点，应及早建立包括现场放射性监测体系，掩埋伤员的搜寻、挖掘和急救，爆炸现场伤员的紧急医学救助（检伤分类、止血、包扎、固定、抗休克、呼吸道通畅等救命措施）以及现场伤员的搬运和医疗后送系统，同时建立相应的后续治疗体系。建立核灾害的救援体系和救援基地，加强有针对性的医学救援研究，通过举办各类学习班，推广新技术、新方法，加强核灾害救援的训练，以提高我国核灾害应急救援技能，特别是大规模伤员现场处置的能力和水平。

四、充分发挥军队在核灾害救援中的独特作用

核灾害医学救援是我军担负的重要的非战争军事行动任务之一。基于核灾害事件种类多（即核突发事件、5种放射性突发事件、2种核恐怖袭击事件），尤其是发生特有的致伤类型——放射损伤（即内、外照射放射损伤及放烧复合伤），导致其救援任务的性质、对象、地域、时机、组织、指挥等一系列的特殊性，对其救援内容也提出了新的特殊要求。处置核与辐射突发事件卫勤保障一般主要针对核事故现场伤员发生的内、外照射放射损伤及放烧复合伤员的侦、检、消、防、诊、救、治、后送，以及参救人员的辐射安全健康保障，同时，在事故现场之外则尚需预防和救治因放射性沾染而造成的公众和参救人员的内、外照射放射损伤以及由此衍生的精神和社会心理健康问题。上述核灾害救援内容既不同于其他类型恐怖袭击和抢险救灾等自然灾害，也不同于大规模正规作战。

我军在处置核与辐射突发事件医学救援领域已积累了丰富的成功经验，其特点是综合运用相关核医学技术与方法，对核与辐射原料及其他放射性物质泄漏造成的伤病员进行现场救治、医疗后送、远后效应处理等一系列的处置措施均具有较为独特的特点。故在开展核灾害的应急医学救援工作中，需要实行军地相结合，充分发挥军队训练有素，装备精良，反应快速，掌握多方面特种救援技术，并曾参与国内大多数核辐射事件救援任务、富有经验的优势。综观世界各核大国在处置大型和特殊环境下核与辐射灾害以及事故的善后处理等方面，均主要是依靠国家军队的人员和技术力量来完成。

五、提高核灾害意识，重视心理灾害的预防

（一）提高反恐意识，减少心理灾害的发生

恐怖活动的残忍性、毁灭性以及核生化恐怖袭击易对公众健康产生长期影响，都将给群众心理造成严重伤害。因此心理灾害的预防是医疗救援的重要组成部分。平时进行反恐演练，使大家面对恐怖袭击时，忙而不乱，从容应对，增强民众应对恐怖袭击事件的意识和技能。建立大众反恐医疗卫生咨询系统，平时加强对公众反恐知识的普及教育，在全民中普及恐怖袭击及应急医学救援知识，各级健康机构应利用电视、报纸、网络等大众媒介，广泛宣传经历恐怖事件后的正常应激心理反应，恐怖事件发生后如何进行自我保健和自我帮助，哪些地方可提供心理卫生帮助等，对有效缓解恐怖袭击对公众的心理打击，预防创伤后精神障碍的发生都有重要的意义。针对恐怖事件使公众产生的恐惧、焦虑、抑郁和创伤后精神障碍，应积极组织心理卫生专业人员，及时进行心理干预和提供各种心理服务，减少心理灾害的发生和促进恢复。

（二）加强核灾害心理影响对策的研究

各类恐怖袭击作为重大突发性事件，带来一系列连锁反应，不仅反映在应急医学救援和恐怖工具的管理、检查、排爆等科研方面，也反映在人们的心理变化和生活习惯等各个方面。在面临突发的爆炸恐怖袭击前和当时，人们普遍出现心理异常现象，如焦虑、恐慌、狂躁、麻痹等，直接影响并危害个人以及家人生活，也造成社会不安定，由此引发社会心理问题。如果处理得当，能提高对重大突发事件的应对能力，能够顺利解决困难，保持社会稳定。

心理危机在生理上可影响自主神经系统、内分泌系统、免疫系统、心血管系统等方面，不仅造成人们的心理反应、认知行为异常、免疫和心血管功能紊乱，也会造成自救、互救和急救的困难，为此，需要进行突发事件如爆炸恐怖袭击的医学心理防护和干预措施研究，主要包括以下几点。

1.开展核灾害心理学研究　这是反恐斗争中的一项基础研究，也是各国亟待开展的薄弱环节。通常需要通过大样本的广泛流行病学调研、量化统计和分析，明确不同类型、年龄、性别、文化水平、职业的人群对恐怖袭击的心理反应和影响，以便有针对性地开展防护与干预措施等对策研究。

2.建立和完善核灾害心理影响的对策

（1）建立信息收集和网络发布系统，并保持通畅：以正确引导公众的心理，竖立起信心，使公众相信科学、相信政府能够应对此类突发事件。

（2）科学地认识核灾害，改变错误观念：公众应通过正确的渠道和对有关知识的掌握，在消除恐慌心理的基础上，学会自救互救，做好个人防护

工作，理性分析各种传言，分析其客观性和真实性，避免增加自己的心理负担。

（3）采取积极行动，注意保护自己：使公众掌握各类核灾害的有关知识和自救、互救、急救等医疗知识，采取积极的防护措施，既是对个人生命的珍惜，也是对其他伤员的负责。

（4）建立灾难事件社会心理预警系统：使重大核灾害等突发事件的社会心理预警研究不断深入，为领导决策和提高公众在灾难时期的应对能力及心理健康生活水平提供依据。

（5）以健康的心态面对核灾害：面对日益增多的各类核灾害，公众必然出现一定程度的心理恐惧和紧张，应通过多种方式宣传有关知识，让公众保持健康的心态，自信乐观，坦然面对灾害并以积极的方式排解压力。

（6）用知识武装公众，施教于民：编写各类核灾害等突发事件的防范知识和袭击发生后的自救、互救、急救知识普及教材。

六、以人为本，搜救善后

当前，"以人为本"的观念已深入人心。无论何种恐怖袭击，无论何种灾害事故，在抢险救援时，及时、快速、高效地抢救受伤人员（尤其是遭受放射损伤的人员和掩埋人员）的生命都是最重要的核心任务，是决定伤员生死存亡的最关键措施，也是直接体现以人为本、和谐社会的最关键环节。这也是所有核灾害医学救援抢险的重大意义所在。

第四节 展 望

一、我国核灾害医学救援面临新的挑战

核能技术已广泛应用于我国工农业生产、军事、科研和医学事业，并且近年来发展迅猛，尤其是核能和放射诊疗领域更是日新月异。然而，我国核辐射突发事件卫生应急体系建设、能力建设和队伍建设还远不能适应核能技术快速发展的需要，应急体系能力面临严峻挑战。

自1991年秦山一期核电机组并网发电以来，我国的核能发展十分迅速，到目前已有浙江秦山、广东大亚湾/岭澳和江苏田湾等15个核电机组并网发电，总装机容量已达到1 210万千瓦。根据国家核电发展规划，到2020年，我国核电总量将建成4 000万千瓦，在建1 800万千瓦。预计到2035年，核电装机容量将达到15 000万千瓦。除核电站外，我国还有大量军用和研究用核设施。除核能外，放射性同位素和射线装置也已广泛应用于国民经济各个行业。工业上的航空航天技术、探伤技术、化工材料的改性、石油勘探，农业上的辐照育种、辐照保鲜技术，医学上的放射诊断、放射治疗，以及海关缉私都离不开核技术和射线技术的应用。截至2009年10月31日，我国生产、销售、使用放射源和射线装置单位有20 246家，其中，在用放射源12 073家，拥有放射源90 958枚；使用射线装置的单位有38 021家，使用射线装置81 574台；生产、销售废弃放射源25 880枚；国家收储放射源50 630枚。

近年来，随着国际局势的不断发展，世界核军备竞赛愈演愈烈，核战争和核辐射恐怖主义的威胁难以预测，国际形势日趋严峻。在我国周边的国家中，印度、巴基斯坦和朝鲜进行的核试验，加剧了南亚和东北亚地区的紧张局势，对我国的国家安全造成严重威胁，国外涉核恐怖事件也偶有发生。同时，我国周边国家和地区现有约一百个核电机组在运行，一旦发生严重事故，对我国境内可能造成影响。

核电虽然是安全清洁的能源，但也不能排除发生严重事故的可能。1986年发生的苏联切尔诺贝利事故，给苏联带来了重大的社会和经济损失，引发社会动荡，成为苏联解体的重要因素之一。2011年3月11日，日本发生里氏9级特大地震，地震引发巨大海啸，造成人员和财产重大损失，而此次地震和海啸也引发了日本福岛第一核电站发生7级核事故，对本国和周边国家都造成了严重影响。据统计，近20年，我国平均每年发生各类辐射事故近30起。

2005年以来，分别在山东、黑龙江、山西发生了3起严重辐射事故，共造成14人超剂量照射，其中4人救治无效死亡，大量人员寻求咨询与医学帮助。

二、核恐怖袭击的危险性增大

随着科学技术的发展和信息获取途径的增多，制作高威力的简易核武器的技术已无秘密可言，从而为恐怖分子实施高智能化的核装置提供了便利条件和可乘之机。据悉，目前全球有44个国家具有核武器或潜在的核材料生产能力，制造简易核弹更不困难，这些对世界各国构成了新的现实威胁；一些国家正在研发或已经生产了大规模杀伤性武器，并可能将其转送给恐怖组织，因此，核恐怖袭击的危险性具有增大的趋势，必将造成核灾难的形式手段更加多样、时间地点更加隐蔽、伤害规模更加巨大、处置救援难度更加复杂、社会影响更加深远。

三、核灾害面临的新任务

10位科学家近年提出，在未来70年内，人类面临着包括恐怖主义在内的十大危险（恐怖主义、气候变化、染色体端粒损耗、病毒、核战争、陨石撞击、机器人反客为主、宇宙射线、超级火山及黑洞），其中的核灾难尤为现实和迫切，因此，防范和处置核灾难将是今后长时期的重要斗争形式。上述特点进一步表明，包括我国在内的国际恐怖袭击应对面临着新的挑战。为适应其变化，各国均面临着新的繁重的反恐任务。总体而言，一方面要继续采取国际合作，强化反扩散措施、加强不扩散力度、采取后果处理措施，以防止大规模杀伤性武器的进一步扩散和恐怖袭击的发生；同时，为减少核灾难所造成的伤亡和破坏，亟须对原已制订的应急救援对策进行相应的调整和完善。

四、进一步加强核与辐射突发事件的公众沟通、媒体交流与信息发布

核辐射突发事件一旦发生，不仅可能引起人员的辐射损伤，还可能导致社会心理恐慌，甚至影响社会稳定和国家安全。苏联切尔诺贝利核事故、英国 ^{210}Po 事件、我国河南"杞人忧钴"事件和日本福岛第一核电站事故等一系列核辐射突发事件，都充分证明核辐射突发事件引起的公众恐慌对政治、经济和社会的影响和后果往往远大于核辐射直接对人员的健康影响与伤亡。因此，核辐射突发事件心理干预、公众沟通、媒体交流和信息发布在核辐射突发事件应急处置中占有重要地位，及时、公开、透明、科学的信息发布、媒体交流、公众沟通与心理干预对排解公众心理恐慌、维护社会稳定、保障国家安全具有重要的现实意义。然而，要在核辐射突发事件发生情况下科学地开展公众沟通、媒体交流与信息发布，就必须了解核辐射突发事件的特点和规律、公众出现恐慌心理的原因等。我国核辐射突发事件应急体系及能力面临严峻挑战。

第二章

核与辐射突发事件概述

20世纪中叶,人类进入了核能开发应用时代。此后,核能技术应用突飞猛进,为人类做出了巨大贡献。但事物都具有两面性,在核能开发应用的同时,曾发生过多次核能方面的重大灾难,给人类带来了不少的麻烦。这些灾难包括美国用核武器袭击日本和苏联切尔诺利核事故等重大核与辐射突发事件。

至今,军用核武器和工业用核材料存量巨大,全世界除了库存数万枚核武器外,军民用 ^{39}Pu 有 450 t、高富集铀 1 700 t,重大工业辐照源 300 个,放疗用 ^{60}Co 放射源超过 1 000 个;每年遗弃、失窃的工业或医用放射源达数百个,尤其是用于热电发生器的 ^{90}Sr 失控源,其活度相当于苏联切尔诺贝利核电厂事故释放的 ^{90}Sr 总量。这些都可能成为核与辐射突发事件的物质基础和危险源。

在世界范围内,截至 2011 年底,在运行的核动力堆有 437 座,全球核发电总量为 370 GW,核电占全球电力生产的份额为 16%,在建反应堆 55 座,并且核电反应堆平均每年有一定速度的增长。核电虽然是一种干净、安全的能源,但它也是一种低概率、高风险的行业,如果发生事故,危害极大。有分析报告显示,全球正在运行的核反应堆中有 48 个位于已知至少会发生中等地震活动的区域,占运行中反应堆总数的 11%,其中包括日本福岛第一核电厂反应堆。有 14 个反应堆位于地震活动水平较高的区域,占 3%,其中有 10 个位于距海岸线不到 1.6 km 的位置,面临地震和海啸双重风险。

1986—2011 年的 26 年间,国外发生了 18 起重大核与辐射突发事件,其中两起为核电厂事故。据 IAEA 2000 年的资料,1944—2001 年登记的辐射事故 420 起,伤员 3 000 名,登记死亡人数 133 人。特别是 1986 年苏联切尔诺贝利核电站事故和 2011 年日本福岛核电厂事故,引起国际上极大的关注。

中国也存在核与辐射安全及威胁的问题。2002 年的调查表明,全国有用源单位数千家,放射性同位素与辐射技术应用的各类放射源有数万枚,其中有的未在监管部门办理许可登记。民用核设施在防止核与辐射突发事件的设计上尚考虑不周。放射源生产、储存、运输、使用、保管和退役过程的安全管理存在薄弱环节。2007 年 10 月,新疆"东突"恐怖分子企图携带放射性物质进京制造辐射恐怖事件,幸被我公安部门提前发现,控制了事态的发生。

据统计,我国在 1988—1998 年间共发生各类辐射事故 332 起,平均每年 30 起,受照射人数共 966 人。放射源丢失事故在所有事故中约占 80%,共发生 258 起,绝大部分为责任事故;丢失放射源 584 枚,其中 256 枚未能找回。

第一节 类型和特点

核与辐射突发事件是由于人为失误、技术局限、设备故障或自然灾害等原因,致使核设施、核装置、核武器、核材料、放射性物质或其他放射源发生意外,造成或可能造成重大人员伤亡、财产损失、生态环境破坏和严重社会危害,危及公共安全的紧急事件。

一、核与辐射突发事件的主要类型

按照核与辐射突发事件发生情况的不同,大致可分为事故性质的突发事件(核事故和辐射事故)

以及恐怖性质的突发事件。

（一）核事故

核事故是指核电厂或其他核设施中出现严重偏离运行工况的状态。在这种状态下，放射性物质的释放可能或已经失去应有的控制，达到不可接受的水平。在国际核事件分级表中属于较高级别的4～7级事件。国际原子能机构和经济合作与发展组织核能机构为便于核工业界、媒体和公众相互之间对核事件的信息沟通而联合制订了国际核事件分级管理办法。国际核事件分级表将核事件分为7级，其中，不具有安全意义的事件（0级）为"偏离"，较低的级别（1～3级）为"事件"，较高的级别（4～7级）为"事故"。分级表的基本结构如表29-2-1所列。

表 29-2-1　分级表的基本结构

级别	事件名称	判据或安全特征		
		场外影响	场内影响	纵深防御降级
7	特大事故	大量释放：广泛的健康和环境影响		
6	重大事故	明显释放：可能要求全面实施事先安排好的对策		
5	具有场外危险的事故	有限释放：可能要求部分实施事先安排好的对策	核反应堆堆芯/辐射屏障严重损坏	
4	无明显场外危险的事故	少量释放：公众受到规定限值量级的照射	核反应堆堆芯/辐射屏障明显损坏/工作人员受到致死照射	
3	严重事件	极少量释放：公众受到小部分规定限值量级的照射	污染严重弥散/对工作人员有急性健康效应	接近事故
2	事件	—	污染明显弥散/工作人员受到过量照射	安全设施有明显故障的事件
1	异常	—	—	超出许可运行范围的异常事件
0	低于本表级别，偏离	安全上无重要意义		

（二）辐射事故

辐射事故也称放射事故，是核装置或其他辐射源失去控制时，导致或可能导致异常照射条件的事件的统称。有时，也用来指操作失误所致的异常照射事件。

中华人民共和国国家标准《辐射防护规定》(GB 8703—1988）规定，核辐射事故为辐射源失控引起的异常事件，它能够直接或间接地产生对生命、健康的危害或财产的损失。按其性质分为五类：超剂量照射事故，表面污染事故，丢失放射性物质事故，超临界事故和放射性物质泄漏事故。

按国务院449号令第四十条规定，根据辐射事故的性质、严重程度、可控性和影响范围等因素，从重到轻将辐射事故分为特别重大辐射事故、重大辐射事故、较大辐射事故和一般辐射事故四个等级。

1.特别重大辐射事故　指Ⅰ类、Ⅱ类放射源丢失、被盗、失控造成大范围严重辐射污染后果，或者放射性同位素和射线装置失控导致3人以上（含3人）急性死亡。

2.重大辐射事故　指Ⅰ类、Ⅱ类放射源丢失、被盗、失控，或者放射性同位素和射线装置失控导致2人以下（含2人）急性死亡或者10人以上（含10人）急性重度放射病、局部器官残疾。

3.较大辐射事故　指Ⅲ类放射源丢失、被盗、失控，或者放射性同位素和射线装置失控导致9人以下（含9人）急性重度放射病、局部器官残疾。

4.一般辐射事故　指Ⅳ类、Ⅴ类放射源丢失、被盗、失控，或者放射性同位素和射线装置失控导致人员受到超过年剂量限值的照射。

（三）核与辐射恐怖事件

核与辐射恐怖袭击，指通过威慑使用或实际使用能释放放射性物质的装置，或通过威慑袭击或实际袭击核设施引起放射性物质的释放，导致巨大数量人群的心理影响、社会影响或一定数量人员伤亡，从而造成破坏国家公物、民众生活、社会安定与经济发展等的恐怖事件。

联合国于2005年4月制订了《制止核恐怖行为的国际公约》（以下简称《公约》），对核恐怖犯罪行为的定义做出了界定。《公约》规定，核恐怖行为主要有三种：一是以危害人、财产和环境为目的，拥有放射性物质或核装置；二是出于同样目的，使用放射性物质、核装置或破坏核设施；三是为达到这些目的，威胁使用或企图拥有放射性物质和核装置。虽然核恐怖行为的可能性仍然比使用常规暴力的恐怖行为可能性小很多，但"9·11"恐怖事件发生后，核与辐射恐怖主义的现实威胁已进一步得到国际社会的公认。

核与辐射恐怖事件主要包括放射性物质散布事件、攻击或蓄意破坏核设施、使用核武器或制作粗糙核装置进行袭击三类。

1. 放射性物质散布事件　恐怖分子直接将放射性物质撒向袭击目标，或利用"放射性武器"进行恐怖袭击。"放射性武器"（或放射发散装置，RDD）也称放射性炸弹，它是指那些用来向周围环境传播放射性物质的装置。当高性能的炸药被用作分散放射性物质的时候，放射性武器被称作"脏弹"。"放射性武器"不是核武器。即使它有时会释放出铀或钚，但它的爆炸效果是由高能烈性炸药引起的，而不会发生核裂变。"放射性武器"制作容易，技术含量低，使用过程非常简单。用爆炸物将颗粒状或粉末状放射性物质（如 ^{60}Co、^{137}Cs、^{90}Sr 等）包裹起来，就制成了所谓的"脏弹"。相对而言，恐怖分子获取工业、农业或医用放射性物质更容易，直接投放放射性物质或制成"脏弹"是其最有可能使用的袭击手段之一。

2. 攻击或蓄意破坏核设施　恐怖分子以核电厂反应堆、乏燃料贮存池、核燃料后处理设施、核废料运输车辆和高放废物场所等核设施为袭击目标，制造爆炸、纵火等事件，人为导致大量放射性物质外泄，使核设施周围及下风向远距离的公众健康受到严重的危害，进而扰乱社会秩序，造成严重的经济损失。但是，这些核设施的安全保护措施较为严密，要成功偷袭一座核动力反应堆并非易事，需要大量的人力、物力。

3. 使用核武器或制作粗糙核装置进行袭击　恐怖分子若要获得核武器，其主要的途径是通过盗窃得到现成的核武器。若要制造粗糙核装置，主要途径是通过盗窃、购买武器级核材料后自行制造。但这两种途径的可能性极小。

目前，世界上 9 个拥有核武器的国家中，俄罗斯的战术核武器安全隐患较明显。这些核武器分布在 50 个仓库内，有 10 000～15 000 件以上，其中约 4 000 件为作战部队所有。据报道，仓库甚至缺少用来防止未经批准擅自使用这些武器的电子字组编码，甚至时有被盗情况发生。

国际核走私目前大有愈演愈烈之势，按照黑市上比较高的价格，1 kg 武器级铀价值 50 万美元，1 kg 钚至少价值 100 万美元。如此高昂的利润，使走私者铤而走险。20 世纪 90 年代中期，欧洲市场上的核材料已达 200 kg 以上。据估计，20 世纪 90 年代末，俄罗斯大约有 1 000 t 武器级浓缩铀，大约可制造 65 000 件核武器。此外，苏联还拥有 160～200 t 武器级钚，可供制造 16 000～32 000 件核武器。理论上，恐怖组织只要掌握了核武器构造的设计原理，并有足够的高纯度浓缩铀或钚，就可以造出一个粗糙的核装置。

如果恐怖分子选择并能够实施核武器或粗糙核装置、核爆炸装置进行恐怖袭击，二者情形相似，后果会造成大量的人员伤亡，人类生存环境及整个社会结构均遭到极其严重的破坏。应当说，这也许只有强大的恐怖组织或"国家级"的恐怖势力才能做得到。

二、核与辐射突发事件的特点

核与辐射突发事件是一种出人意料地发生，给社会造成严重危害、损失或影响且需要立即处理的负面事件。此类事件的特点有以下几个。

（一）难以预料，事发突然

从以往的案例可以看出，核与辐射突发事件能否发生、何时发生、发生程度如何，多是始料未及，难以准确把握，甚至有的连事发地点都难以预料。有些事件是由难以控制的客观因素引发的，有些则是误操作造成的，还有由于人为作恶、故意破坏或不可抗拒的自然灾害等。

（二）波及面广，后果严重

不同的核与辐射突发事件所造成的危害、影响的范围以及导致的后果差别很大。严重的核与辐射突发事件不但后果严重，而且危及范围宽广。事故后，可在短时间内造成大量人员伤亡，可引起人员体内照射损伤、外放射损伤或放射复合伤等；还可造成严重的放射性沾染，污染周围地面、空气、水源等自然环境。环境污染阻碍了人们的行动，增加了现场救援和伤员的救治难度。放射性物质可长时间残留在人体内或环境中，可造成人类生态环境破坏而直接或间接引起潜在的致癌、致畸、致突作用。这些作用过程需经较长时间才能显现。事发后如不迅速控制污染源，放射性物质可随空气、水体和人员流动而扩散，受污染的面积和受放射性物质伤害的人员数量会大幅增加，形成跨地域、大范围的放射性污染区，危害极大。

（三）恐核心理，社会效应

重大的核与辐射突发事件除造成人员躯体损伤外，还可造成严重的社会心理效应，尤其在人口密集地区发生此类事件更为明显。事发当地公众害怕受到核辐射伤害，"谈核色变"，社会似乎笼罩在浮躁、恐惧的气氛中。此种现象甚至可波及事发地以外更远的地方，扰乱社会和人们日常秩序，甚至破坏社会结构，造成严重社会心理效应。例如，1986年苏联切尔诺贝利核电厂事故和2011年日本福岛核电厂事故。

（四）应急困难，投入巨大

从上可知，重大的核与辐射突发事件后果可能非常复杂和严重，波及范围十分之广。况且，事发当时往往情况不明，时间紧迫，造成即时应对能力的不及，应对难度也很大。应对严重的核与辐射突发事件，可能要动员各行各业、各方面的人力和物力，甚至需要全国范围或国家间的合作。

第二节 核与辐射突发事件的发生方式及后果

一、发生核与辐射突发事件的主要方式

（一）事故性质的核与辐射突发事件

事故性质的核与辐射突发事件主要有以下五种方式。

1.反应堆损毁致核泄漏 这类突发事件可能是由于人为因素、技术因素、设备因素或是自然因素造成反应堆毁损，使核燃料元件烧结，冷却剂缺失，管道和容器破裂，甚者发生高温爆炸等，导致放射性物质向环境泄漏等。如果泄漏足够严重或控制失灵，场内工作人员或反应堆附近的公众，可能会受到高剂量照射，可能会出现大范围环境污染，使烟云区公众受到来自烟云或地面暴露产生的外照射，或因吸入/食入排放的放射性核素产生内照射。反应堆事件还可能产生包括持续心理影响在内的大范围的非放射学后果。例如，1957年英国温茨凯尔军用堆事故、1979年美国三哩岛核电厂事故、1986年苏联切尔诺贝利核电厂事故以及2011年日本福岛核电厂事故。

2.核临界状态致放射性物质释放 核临界事故是指核反应释放出的中子使核裂变反应达到持续进行连锁反应状态的一类突发事件。如果因不慎或意外使铀或钚等易裂变物质聚集而达到临界质量时会造成临界状态，发生核裂变反应；如果这种反应失控，会造成能量和放射性物质的释放伴随着高水平辐射，使近距离工作人员接受极高剂量照射，稍远处的公众也可能受到照射。最近的一个案例是1999年日本东海村核临界事故。

3.放射源丢失被拾或被盗 放射源丢失被拾或被盗事故时有发生。这主要是由于管理不善，造成放射源失窃、失控，引起接触或接近放射源者受到照射致伤。此类事件对公众危险程度主要取决于放射源的放射性强度及与受照射人员的距离和受照时间的长短。这类事故可导致人体全身或局部受到高剂量照射和体内或体表放射性污染，可导致严重损伤或死亡。例如，1963年我国安徽合肥 ^{60}Co 辐射源丢失事故和1987年巴西戈亚尼亚市 ^{137}Cs 源被窃事故等。

4.放射源安全装置故障及操作失误 放射源或辐照装置安全联锁系统出现故障、工作人员思想麻痹或疏忽、操作失误、违章使用等，是造成此类放射源事故发生的原因。例如，1982年挪威能源技术研究所重大辐射事故，是由于辐照装置安全系统不健全，工作人员疏忽大意造成受照射；1990年上海"6·25"事故，主要是违章操作所致。

5.核与辐射物质运输或储存事故致放射性物质扩散 核废料储存的条件和管理要求很高，如果处理不好，会发生突发事件。例如，苏联克什特姆附近一座20世纪40年代后期建造的钚堆核废物储存场，于1957年发生了一场严重的爆炸事件，大量放射性物质外流，严重污染环境，对附近公众危害极大。

随着核电事业的发展，不同运输方式运送乏燃料的频率越来越高，数量越来越大。虽然以此类方式发生突发事件的概率很小，但万一发生，后果严重。据报道，加拿大从1947年到1978年的30年中至少发生过135起放射性物质运输事故。在这些事故中大约有150人受到高剂量辐照。核武器运输意外也有报道，例如，1966年美军两架飞机在空中

加油时相撞,飞机撞毁,4枚核弹坠落,其中两枚发生化学爆炸,环境受污染,去污耗费了大量的人力、物力。

(二)核与辐射恐怖袭击

是指肇事者通过蓄意使用核与放射性物质进行威胁或恐怖袭击等方式进行违法及破坏活动,主要有以下五种。

1. 投放或散布放射性物质　将粉末状或水溶性放射性物质投放或喷洒在食品厂或水源地、公共场所、重要街区等处,包括将放射性物质置于信件内邮寄给他人,形成放射性物质在人群中的扩散。该恐怖手段实施隐蔽,不易被发现。

2. 利用"脏弹"进行袭击　利用传统爆炸手段将放射性物质扩散到环境中使人们受到照射,这就是放射性散布装置,亦称"脏弹"。

3. 蓄意使用放射源或放射性物质　2006年11月初,投靠了英国的前俄罗斯间谍李维南科遭人下毒,当月23日即不治身亡,英国官方花了很多力气,查出他体内及尿液中有高剂量的^{210}Pu。

从使用方式来看,有些刑事性质的案例也可归入其中,虽然它不是恐怖事件。例如,仅因与合作对象有私人恩怨,2002年5月,广州一名医学硕士用仿造的准购证和介绍信花5.5万元买了一台^{192}Ir射线工业探伤机,安装在办公室的天花板上,用遥控驱动放射源对合作对象进行照射,同时伤害了其他78名同事。恐怖分子如果在某些人群密集处蓄意使用该装置,也会对公众造成伤害。又如,我国东北一对青年恋爱不成,男方蓄意报复,找来项链状放射性物质,假意送给女方留念,企图在不知不觉中对女方造成伤害。两人争吵中警察赶来处理,在不知情的情况下,没收了该项链状放射性物质,并随手扔在值班室床下,致使后来数名卧床休息的值班警察不知情而受到照射,出现了头痛乏力等症状。

至2000年,俄罗斯发生核材料、放射源等失窃、走私、非法交易以及失控源等事件247起。这些失控的放射源将是公众受到照射的隐患。

4. 袭击核设施　恐怖分子手中并无核材料,但可利用导弹或其他爆炸装置袭击核武器仓库、核电站反应堆、核动力舰船、核原料提炼厂、核燃料回收厂等造成放射性物质的扩散。

例如,2003年《俄罗斯报》报道,离巴格达东南部17 km处有一所放射性废料仓库,其中储存有500 t使用过的浓缩铀,109 t各种铀氧化物,1.8 t粉末状低浓缩铀,6 t贫铀及其他各种低放射性工业废料。如果该仓库遭到袭击,大风和火苗将在短时间内将50%的放射性废料带入大气层,重度污染面积将达126 km^2。同时,放射性灰尘和粉末将给南欧、高加索和中亚等地数百万人带来灾难性后果。

5. 核装置或小型核武器袭击　利用窃取、走私或粗制小型核武器或核爆炸装置,可以对机场、车站、银行、超市等重要建筑物和政府机关、居民区等进行核恐怖袭击。

侥幸的是,国际统计的核与辐射恐怖事件性质并不严重。1999—2002年间查实的40起事件中,尚未发生造成环境放射性污染和公众放射损伤的核与辐射恐怖事件。其中"企图获得或拥有(包括核武器、核材料及放射源)"15起;"恐吓和(或)恶作剧,包括实施核爆、袭击核设施、存放核武器、使用放射性武器"14起;"使用(包括邮寄信件内含放射性Th、施放^{125}I及对核研究所的常规炸药爆炸)"11起(其中同一作案人邮寄信件中含放射性Th 9起)。

二、致伤范围

核与辐射突发事件的类型和方式多种多样。下面仅列出脏弹突发事件、粗糙核装置低威力地面核爆炸突发事件和核设施遭突发事件所致放射性沾染可能出现的典型情况。

(一)脏弹突发事件的典型情景

一般认为,脏弹突发事件的情景与爆炸装置和装填的放射性材料密切相关。用文献给出的计算机模型模拟估算了食品保存用的^{60}Co辐照源(估计活度为3.7×10^4 GBq)作为放射性装填材料的脏弹,在纽约市曼哈顿区爆炸散布后的放射性沾染分布。其放射性污染跨3个州,面积约1 000 km^2,其致癌概率为:内区$Pc\approx10^{-2}$(有效剂量约100 mSv),中区$Pc\approx10^{-3}$(有效剂量约10 mSv),外区$Pc\approx10^{-4}$(有效剂量约1 mSv)。此例造成放射性沾染分布的模拟如图29-2-1所示。

(二)粗糙核装置低威力地面核爆炸典型情景

美国国家辐射防护安全与测量委员会(NCRP)估计,粗糙核装置爆炸当量为0.01~10 kt。在城市实施地面核爆炸的毁伤效应包括早期核辐射、光辐射和冲击波复合伤效应以及剩余核辐射即放射性沾染效应。早期核辐射与剩余核辐射的照射将引起确定性健康效应（如骨髓型放射病）和随机性健康效应（如致癌效应）。对人员重要杀伤效应综合结果的预计值见表29-2-2、表29-2-3和图29-2-2。

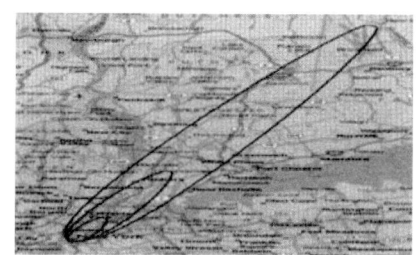

图 29-2-1 计算机模拟的脏弹袭击放射性沾染分布

表 29-2-2 粗糙核装置核爆炸后重要杀伤效应影响范围

当量/kt	冲击波 50%致死范围（m）	光辐射 50%致死范围（m）	早期核辐射 LD_{50}（体表组织～4 Gy）范围（m）	放射性地面沾染 LD_{50}（体表组织～4 Gy）范围（下风向）（m）
0.01	60	60	250	1 270
0.1	130	200	460	2 750
1	275	610	790	5 500
10	590	1 800	1 200	9 600

表 29-2-3 粗糙核装置核爆炸后下风向不同距离处第一小时接受的剩余 γ 辐射体表组织吸收剂量（Gy）

当量/kt	距爆心距离/km		
	1	2	10
0.01	6.7	1.5	0.02
0.1	78	8.3	0.1
1	210	47	0.6
10	1200	260	3.5

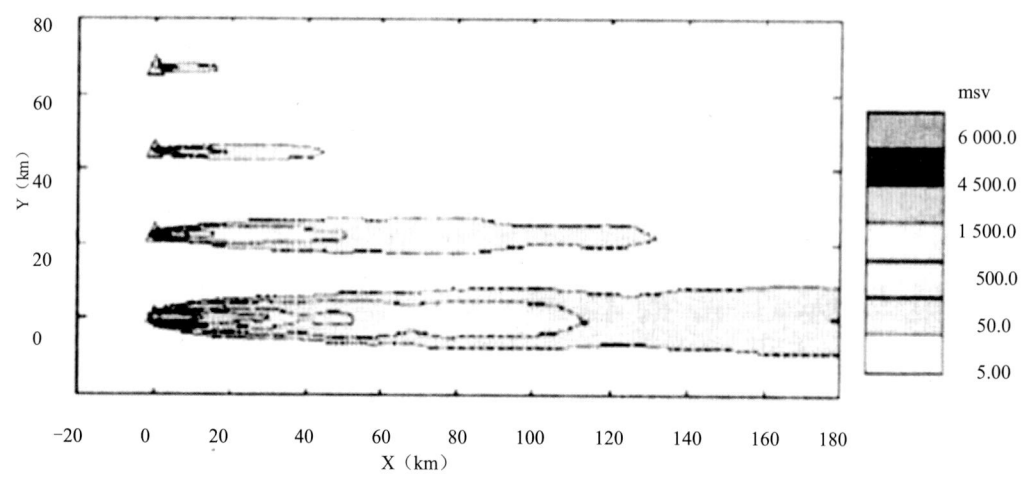

图 29-2-2 0.01～10 kt，粗糙核装置地面核爆后 24 小时内下风向地域 γ 外照射累积等剂量线，风速 3m·s^{-1}（采用 HPACV3.1 后果评估软件获得的结果）

（三）核设施遭受袭击后放射性沾染的典型情景

对核设施遭受袭击的危害评估，应在建立各种可能袭击方式的设计基准威胁基础上，分析可能造成的核事故序列；通过计算机仿真，预计不同气象等环境条件下放射性烟羽弥散、沉降对环境和公众造成的放射性污染与内外照射剂量。

假设核电厂压水堆引起严重核突发事件，24小时内场外公众总的有效剂量当量线下风向地域分布见图 29-2-3。其源项条件是：压水堆运行处于 3 071 MW（t），堆芯失水>30 分钟导致堆芯熔化，大的安全壳失效，无喷淋与过滤，源项释放期 12 小时，每小时释放 1%，释放份额为：惰性气体 1.2×10^{-1}；碱金属 3.1×10^{-2}；碱土 1.93×10^{-3}；卤素 3.6×10^{-2}；氧族元素 4.5×10^{-3}；铂系元素 2.2×10^{-4}；早期转移元素 2.2×10^{-4}；4 价 0.5×10^{-5}；3 价 1.9×10^{-5}；铀 1.8×10^{-5}；易挥发元素 4.5×10^{-3}；不易挥发元素 4.5×10^{-3}。

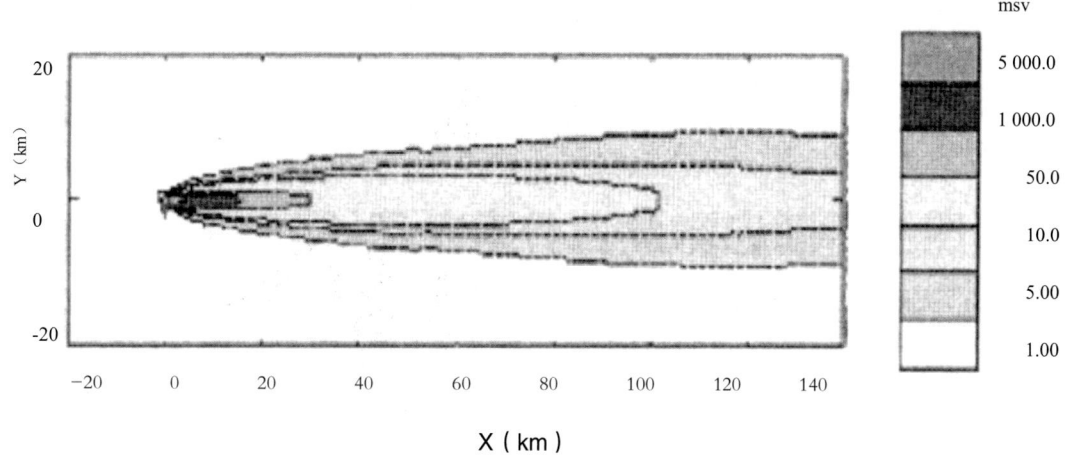

图 29-2-3　核电厂压水堆遭袭击引起严重核事故，24 小时内场外公众总的有效剂量当量线下风向地域分布

如恐怖分子袭击 TRIGA 研究堆发生严重事故，24 小时内场外公众总的有效剂量当量线下风向地域分布的估算结果见图 29-2-4。

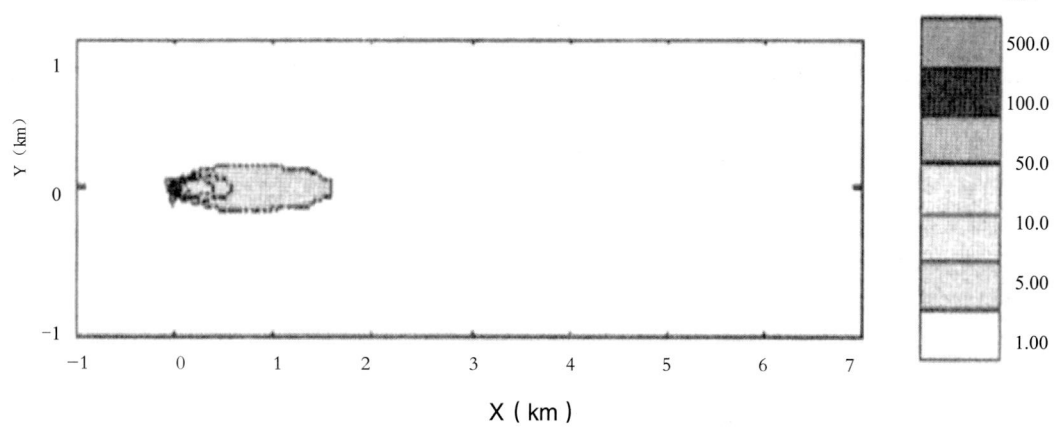

图 29-2-4　TRIGA 研究堆遭袭，24 小时内场外公众总的等有效剂量当量线下风向地域分布

三、危害后果

（一）"脏弹"的伤害与破坏效应

利用含有放射性物质的脏弹实施恐怖活动，一方面会产生普通爆炸事件所产生的破坏效应，另一方面公众对有关核材料和其他放射性物质的恐惧心理可能会引起社会的恐慌，"脏弹"所造成的社会恐慌与环境受长期放射性污染的后果远大于直接的人员伤害。据报道，纽约医学院曾进行过一项关于"9·11"事件的调查，其结果表明该事件使 15 万纽约居民患上了由心理创伤引起的精神紊乱（噩梦、焦虑、狂躁等）或抑郁症（厌食、睡眠无规律、难以集中精力等）。但是，美国"9·11"事件发生后，除了害怕再次遭受恐怖袭击外，人们不必担心此次事件所造成的其他影响。而"脏弹"突发事件则不同，弥散到环境中的放射性物质会在一定时期内存在，环境和人员身心将受到长期的影响。

1.直接威胁人类生命和污染环境　"脏弹"的爆炸，一方面会因爆炸伤人，另一方面人员受到脏弹核辐射后可能会引起一些急性效应（表 29-2-4）。在核辐射产生的确定性效应中，轻者可造成皮肤、眼睛等部位的局部损伤，导致较短时间内丧失行动能力，重者还会导致白内障、生育能力下降、生长发育障碍等，如果是大剂量辐射则在很短的时间内就可能丧失生命。

"脏弹"爆炸使得放射性物质分散在周围环境中,并随大气和水体在环境介质中进一步扩散迁移。

表 29-2-4　"脏弹"袭击后受照人员健康效应

受照剂量（mSv）	健康危害
约 10 或更小	十分低的剂量,无急性效应,患癌症的危险很小
约 100	低剂量,无急性效应,以后患癌症的危险约为 0.5%
约 1 000	中等剂量,恶心,可能有呕吐,骨髓功能轻度低下,以后患癌症的危险约为 10%
>1 000	高剂量范围,肯定有恶心,可能出现骨髓症候群,需要做医学评估和治疗,以后患癌症的危险约为 10%/1 000 mSv

2.造成不同程度的经济损失　据分析报道,"9·11"事件后的重建耗资巨大。"脏弹"袭击后的经济损失有其特点,主要表现在:其一,事件后需要清除放射性污染,包括移去受到放射性污染的表层土壤（如 1987 年巴西 ^{137}Cs 源事故）并运到他处处置;其二,建筑物需要进行去污处理,而拆除建筑物将产生更多的放射性废物;其三,清污工作需要很长时间;其四,即使清除工作已完成,公众仍然可能对事发地区心存恐惧,来自污染区的商品可能难以销售,旅游交通也不可能恢复到原来状态。用 5 kg 左右的 TNT 炸药在华盛顿国家艺术博物馆将粉末状放射源引爆分散,估计将使得国会、最高法院以及国会图书馆在几十年内无法使用。

3.引起极大的社会恐慌　大部分人对放射性及其辐射危害了解甚少,总是将涉及放射性物质的情况同人们想象中的"意外的"和"不熟悉的"危险联系在一起,从而引发比其他种类危险更多的焦虑;其次,因放射性通常是看不见的,不借助专用的探测仪器就无法感知,因而,它们看起来更令人恐惧;最后,容易同诸如广岛、长崎、切尔诺贝利之类的核事件联系在一起进行联想,也会进一步加深这种恐惧感。所有这些特征和想象叠加在一起,使辐射成为一个心理紧张的刺激因素,有些人可能会出现严重的、持久的精神健康问题。

恐怖行动把不可见的放射性、蓄意破坏和惨剧交织在一起时,可以产生联合效应而使放射突发事件成为能够引起严重社会心理伤害的惨重事件。

（二）核设施破坏的危害及破坏效应

一般情况下,如果核设施发生核事故或事件,除了核设施结构本身被破坏外,人们普遍最关心的是结构破坏所造成的放射性物质泄漏,它可能对周围环境造成大面积的放射性沾染,以及核辐射对公众安全的威胁与伤害。

根据分析,不同大小及不同类型核设施遭到破坏后造成的危害与破坏差别很大。小型核设施被破坏后可能仅影响局部很小的范围,不影响公众及周围环境。而大型核设施（主要是核动力堆）则不同,若遭到严重破坏,则释放大量放射性物质,对周围公众及环境危害严重。

1.可释放出多种放射性核素　核反应堆内产生的放射性核素,有核裂变产生的核素及在核燃料内固有的和受中子活化产生的放射性核素。它们理化性质不同,挥发性也不同。放射性核素向大气的释放与其物理特性密切相关,而容易向大气释放的一般顺序是:气态物质、挥发性固体、不挥发性固体。但一般情况下,惰性气体几乎全部释出;其次为具有挥发性的碘、碲、铯,其释放量也较高。例如苏联切尔诺贝利核电站事故时,4 号机组反应堆芯内的放射性物质总活度约 40 EBq。其核素组分、数量及释放率见表 29-2-5。

2.不同核素及照射方式和受照组织器官　核反应堆遭破坏后向大气释放对人体有危害的放射性核素,早期主要是惰性气体和碘,晚期主要是 ^{90}Sr、^{137}Cs 等长寿命裂变核素。照射方式和受照组织器官有:γ 射线全身的外照射,吸入或食入放射性核素对甲状腺、肺或其他组织器官的内照射,以及沉积于体表、衣服上的放射性核素对皮肤的照射。表 29-2-6 列出了作用于不同受照器官的主要放射性核素。

3.可有多种照射来源和途径　核设施遭破坏所产生的辐射照射,可有多种来源和途径。外照射的主要照射途径是源或设施本身、烟羽、地表和物体表面的放射性污染;内照射的主要照射途径是吸入烟羽中或再悬浮的放射性核素、食入污染的食物和水、自皮肤及伤口吸收的放射性核素。核设施遭破坏后的不同阶段,公众受照射的主要途径也有差别。在早期,主要是烟羽外照射及吸入烟羽中放射性核素的内照射；中期，地面沉积的放射性核素的外照射和来自食品和水的内照射，可能是主要的照射途径；后期的主要照射途径，可能是受污染的食品及水引起的内照射。

表 29-2-5　切尔诺贝利核电站事故堆芯内放射性活度总量及累积释放量

核素	半衰期（天）	总量*（PBq）	释放量（%）
^{85}Kr	3.97×10^3	33	~100
^{133}Xe	5.27	1.7×10^3	~100
^{131}I	8.05	1.3×10^3	20
^{132}Te	3.25	0.32×10^3	15
^{134}Cs	7.5×10^2	0.19×10^3	10
^{137}Cs	1.1×10^4	0.29×10^3	13
^{99}Mo	2.8	4.8×10^3	2.3
^{95}Zr	6.55×10	4.4×10^3	3.2
^{103}Ru	3.95×10	4.1×10^3	2.9
^{106}Ru	3.68×10^2	2.0×10^3	2.9
^{140}Ba	1.28×10	2.9×10^3	5.6
^{141}Ce	3.25×10	4.4×10^3	2.3
^{144}Ce	2.84×10^2	3.2×10^3	2.8
^{89}Sr	5.3×10	2.0×10^3	4.0
^{90}Sr	1.02×10^4	0.2×10^3	4.0
^{239}Np	2.35	0.14×10^3	3
^{238}Pu	3.15×10^4	1.0	3
^{239}Po	8.9×10^6	0.85	3
^{240}Pu	2.4×10^6	1.2	3
^{241}Pu	4.8×10^3	0.17×10^3	3
^{242}Cm	1.64×10^2	26	3

注：衰变校正到 1986 年 5 月 6 日；估计误差为±50%。

表 29-2-6　作用于不同受照器官的主要放射性核素

对甲状腺		对全身		对肺*	
核素	半衰期（天）	核素	半衰期（天）	核素	半衰期（天）
^{131}I	8.05	^{131}I	8.05	^{131}I	8.05
^{132}I	0.095 8	^{132}Te	3.25	^{132}I	0.095 8
^{133}I	0.875	^{133}Xe	5.28	^{133}I	0.875
^{134}I	0.036 6	^{133}I	0.875	^{133}I	0.036 6
^{135}I	0.28	^{135}Xe	0.384	^{135}I	0.28
^{132}Te	3.25	^{135}I	0.28	^{134}Cs	7.5×10^2
^{88}Kr	0.317	^{134}Cs	7.5×10^2	^{88}Kr	0.117
		^{88}Kr	0.117	^{137}Cs	1.1×10^4
		^{137}Cs	1.1×10^4	^{106}Pu	3.65×10^2
				^{132}Te	3.25
				^{144}Ce	2.84×10^2

* 当放射性碘的释放期延迟或吸收受阻时，肺成为主要受照器官。

4.影响范围广，作用时间长　核设施遭破坏后，特别是在大量放射性物质释放的情况下，由于烟羽漂移，辐射影响的范围往往较广泛，受照的人数也较多，因而需采取防护措施的地区也大。例如切尔诺贝利核事故后，因大面积受到放射性物质的污染，故将距核电站 30 km 半径区域划分为三个监测区：5 km 内为特别区，5~10 km 区及 10~30 km 区。在上述地区采取严格的辐射监测、清除放射性污染及防止污染扩散等措施。对尔后在这些地区内的活动，也分别提出了相应的规定和限制。又如，美国的有关规定要求，制订核事故应急计划时，烟羽照射途径的应急计划区为 16 km，食入照射途径的应急计划区为 80 km。美国三哩岛核电站事故时，在 80 km 范围内的居民达 216 万。放射性物质释放量较大时，除核电站周围的居民外，在更远距离的他国公众有可能受到落下灰的异常照射。

影响时间较长，是因为某些放射性核素（如 ^{90}Sr、^{137}Cs、^{239}Pu 等）的寿命长；同时，辐射的远期效应，特别是致癌和遗传效应，要进行数十年甚至终生观察才能做出科学评价。

5.可造成重大的社会和心理影响　任何重大灾害，均可引起公众不同程度的社会心理反应，轻者很快消失,重者可影响身心健康,其后果可波及整个社会,导致重大损失。国外几次重大核事故的经验表明,核事故可造成很大的社会心理影响,引起人群心理混乱、焦虑、恐慌和长期慢性心理应激。这种不良的社会心理效应,其危害可能比辐射本身导致的后果更严重。

6.需要的救援力量较大 核设施遭到破坏时,影响范围广、涉及人数多、社会和心理影响大,加上辐射对人体的照射必须借助于特殊仪器才能检测到,对辐射损伤的防诊治及远期危害评价,以及遭破坏的核反应堆的处理和消除放射性污染等工作较复杂,均需一定的专门技术和设备,因此救援及善后处理往往要投入较大力量,有时要动员各方面的人力、物力,甚至全国范围或国际的合作才能做得更好。例如,苏联切尔诺贝利核电站事故后,为限制和消除事故后果,成立了一个以部长会议主席为首的工作组,来协调各部及其他国家机构消除事故后果及救助居民的工作;并成立政府委员会,着手调查事故原因和执行必不可少的应急措施与恢复工作。为了在苏联境内进行辐射监测,共动员了7 000多个辐射实验室、防疫站及众多辐射安全专家。此外,共动用了1 964个医疗队,22 000余名各类医务人员,1 200多名大学生和1 600余名科技和工程技术人员。这次事故的应急救援中,苏军动用兵力近38万人,不仅动用了大批野战部队及防化、医疗分队,还动用了相当数量的工程兵、通信兵、军用气象部门及运输汽车、飞机等。除撤走30 km范围内10余万人员外,还动用了几千辆卡车将该地区几万头牛运往污染较轻的地区。据统计,1986—1990年期间,在核电站及其周围地区参加去污、建造反应堆屏蔽物(石棺)及其他恢复行动的人员达80万。为消除此次事故后果,苏联政府的有关部门还接受了一些国家政府和许多机构、社会团体、民间组织及个人提供的援助。

(三)核装置或核武器爆炸及杀伤破坏效应

无论是核装置还是核武器,在发生核反应瞬间释放出大量能量的过程,均属于核爆炸。核爆炸所造成的杀伤、破坏效应要比核设施遭袭击破坏及脏弹爆炸的后果严重得多。

核爆炸对人员和物体造成的杀伤破坏作用及效果,又称毁伤效应。造成杀伤破坏作用的主要因素有:冲击波、光辐射、早期核辐射、放射性沾染和核电磁脉冲。冲击波、光辐射和早期核辐射对目标的破坏作用,主要发生在核爆炸后几十秒以内,属瞬时的杀伤破坏。放射性沾染也称剩余核辐射,其杀伤破坏作用持续时间较长,可持续数天、数十天甚至更长的时间。前四种杀伤破坏因素中,冲击波可以摧毁地面构筑物和伤害人畜;光辐射主要是可见光和红外线,能烧伤人的眼睛和皮肤,并使物体燃烧,引起火灾;早期核辐射发射出穿透能力很强的中子流和γ射线,可以贯穿并破坏人体和建筑物;含有裂变产物、未裂变的核燃料和被中子活化的元素,都会由气化状态冷凝为尘粒,沉降到地面,造成地面和空气的放射性沾染,也会对人体造成伤害。这些杀伤破坏因素不仅能杀伤有生力量,同时还能破坏武器装备、技术兵器和作战物质,摧毁工事、建筑物及其他目标,核电磁脉冲会对电子系统或电器设备造成损坏或干扰。

除上述五种效应外,空中爆炸形成电离层的附加电离区,可在大范围内对战略武器系统的控制和运行以及全球无线电通信构成干扰和威胁,对短波通信和雷达工作也会产生严重影响。

有关核爆炸杀伤破坏效应的规律,目前已基本掌握。一般说来,核爆炸的杀伤和破坏程度同爆炸当量和爆炸高度有关。百万吨以上大当量的空中爆炸,起杀伤和破坏作用的主要是光辐射和冲击波,光辐射的杀伤和破坏范围尤其大,对城市还会造成大面积的火灾。万吨以下的小当量空中爆炸,则以早期核辐射的杀伤范围为最大,冲击波次之,光辐射最小。空中爆炸一般只能摧毁较脆弱的目标,地面爆炸才能摧毁坚固的目标,如地下工事、导弹发射井等。触地爆炸形成弹坑,可破坏约两倍于弹坑范围内的地下工事,摧毁爆点附近的地面硬目标,但对脆弱目标的破坏范围则小得多。地面爆炸会造成下风方向大范围的放射性沾染,无防护的居民会受到严重危害。

核武器的杀伤破坏半径(或面积)取决于核武器的威力、性能、爆炸方式、爆区的环境及防护(或加固)情况。各种核武器的杀伤破坏半径都随威力的增大而增大。核武器的爆炸方式不同,杀伤破坏效应差别很大。气象条件对大气层核爆炸的杀伤破坏效应也有较大的影响。

核爆炸对武器装备、人员的杀伤破坏程度按修复和治愈的难易及对性能的影响,分为极重度、重度、中度和轻度杀伤破坏等级。例如,中度杀伤通常指受伤人员会丧失战斗力,但有可能治愈;中等破坏是指受损物体基本上不能使用,需大修方能复原。人员受一种因素作用造成的损伤为单一伤,受综合作用造成的损伤为复合伤。

第三节 核与辐射重大事故实例

核辐射事故的类型包括核反应堆事故、辐射装置事故、核材料临界事故、核武器事故、放射性废物储存事故、放射源丢失事故,以及医疗照射事故等。核辐射事故类型有多种,发生的原因、特点及后果等也各不相同。

一、核电站事故

国外曾发生过多起核电站事故。其中,重大核电站事故有英国温茨凯尔核电站事故、美国三哩岛核电站事故、苏联切尔诺贝利核电站事故和日本福岛核电站事故。

(一)英国温茨凯尔核电站事故

1957年10月10日,英国的温茨凯尔核电站1号反应堆发生事故。这是一座军用的石墨气冷堆,原因是反应堆停堆检修,停堆后由于停止冷却,反应堆功率上升,人员误操作使堆芯的150根天然铀棒工艺管熔化,反应堆石墨起火,大火燃烧3天。这3天里,向大气释放的放射性物质从事故点向周围地区扩散,影响到欧洲大陆。据估计,事故现场附近居民最大受辐射剂量为10 mGy。反应堆周围10~50 km范围内短时间的γ辐射水平达50 μGy/h,部分地区牧草受到污染。事故过程中,人员受照的总剂量,约50%来自放射性碘对甲状腺的照射,40%左右来自沉积于地面的放射性核素的外照射,约10%来自除碘以外的其他放射性核素的内照射。此次事故造成较大的经济损失,但是公众的受照剂量很小,因而对事故现场周围居民的健康危害不太大。

(二)美国三哩岛核电站事故

三哩岛位于宾夕法尼亚州首府哈里斯堡。哈里斯堡地区有人口23万,发生核事故时,距核电站8 km地区内有25 000人,16 km地区内另有133 000人,32 km范围内总人数为636 000人。

三哩岛核电站有两座压水型核反应堆。1979年3月28日凌晨,2号堆以98%的功率运行,4时左右,二回路除盐装置阀门发生故障,主给水泵和汽轮机停运,辅助给水泵自动开启,但因出水阀门在检修时忘记打开,辅助泵并未将水注入蒸气发生器的二回路内,致使二次侧水很快烧干,堆芯失去冷却,一回路的温度及压力升高,超过额定值后,反应堆安全控制棒自动落入堆芯,反应堆停止运行。但由于堆芯内放射性核素衰变继续产生热量,温度和压力继续上升,与此同时稳压器内卸压阀自动开启向卸压箱喷洒冷水,一回路压力下降。因电磁卸压阀失灵,卸压后不能返座,一回路水继续进入卸压箱,导致堆芯失水。事故发生后2分钟左右,反应堆堆芯制冷系统自动向堆内注入高硼水,此时指示系统给出"满水"信号,操作人员误认为堆内有水,错误地关闭了紧急制冷系统的高压注入泵。在一回路水外泄又得不到补充的情况下,堆内水量逐渐减少,堆芯外露,部分锆包壳破损,一部分元件发生锆水反应。大量放射性物质进入一回路冷却水,随之流入卸压箱。事故后15分钟,卸压箱安全隔膜破裂,大量高温一回路水流到安全壳地面上,其中部分污水通过污水泵流入辅助厂房,造成放射性气体和气溶胶向环境释放。事故后7小时,安全注入箱紧急注水。10小时后安全壳喷淋系统开始工作,4月27日安全停堆。

这次事故释放出的放射性核素,主要是放射性惰性气体。尽管释放出的放射性总量比温茨凯尔事故大得多,但周围人群受照剂量却较小。核电站周围80 km范围内的216万居民,其集体剂量负担约为16~35人/Gy,个人平均剂量约15 μGy,外照射个人最大剂量约0.85 mGy,上述剂量均小于天然本底辐射的1%。放射性污染的情况调查表明,在152个空气样品中,仅8个样品有微量放射性碘;在牛奶样品中测出的^{131}I最高浓度为0.6~1.5 Bq/L;在147个土壤样品和在3 km范围内采集的171个植物样品中,均未测出放射性碘;在核电站附近的哈斯奎哈纳河下游不同地点采集的河水样品,也未测出异常的放射性物质。事故处理过程中,有261名电站工作人员受到大于1 mSv的全身照射,其中3人受照剂量分别为31 mSv、34 mSv及38 mSv;在255名外来支援人员中,也只有23人受照剂量大于 1 mSv，其中 7 人为 5～10 mSv。但此次核事故造成较大的经济损失，据估计，仅清理现场的费用就达 10 亿美元。同时，调查表明，事故最重要的健康影响是心理应急，最苦恼的是居住在离核电站较近的有学龄前儿童的母亲。

（三）苏联切尔诺贝利核电站事故

切尔诺贝利核电站位于乌克兰境内。距基辅市 130 km，在普里皮亚特河畔，靠近白俄罗斯和俄罗斯。核电站 30 km 范围内有十万人，人口密度约 70 人/km^2。此核电站已建成 4 座反应堆机组，还有 2 座待建。事故发生于 4 号机组，该机组的核反应堆于 1983 年 12 月投入运行，采用的是苏联研制的 RBkM-1000 型石墨沸水堆，用石墨作慢化剂，以沸腾轻水作为冷却剂。堆芯由直径 12 m、高 7 m、重约 1 700 t 的石墨砌体，金属铀燃料及压力管等构成。堆内共装 1 659 根燃料棒，其中 75% 是首次装料时装入的，其输出热功率为 3 200 MW。反应堆运行时石墨砌体温度达 700℃，易燃烧，遇水也可产生易燃气体，系安全隐患。另外，反应堆还存在其他缺点，如冷却剂存在相的转化，有可能形成空泡正反应性效应；在反应堆的金属构件和石墨砌体中积累大量能量，紧急停堆时热功率降低较慢；没有安全壳等。按计划，该反应堆于 1986 年 4 月 26 日停堆检修。停堆前，准备在 8 号汽轮发电机上进行惯性条件下提供电力的试验，目的在于检验在失去场外供电的情况下，延长强制冷却堆芯的时间，但试验未严格按安全规定进行。4 月 25 日凌晨 1 时，操作人员开始降低功率，14 时关闭了堆芯紧急冷却系统，23 时 10 分又降功率，原定降至 700～1 000 MW，因误操作降到了 30 MW 以下。为尽早结束试验，工作人员抽出大部分安全控制棒，留下不到 10 根，而按规定，不得少于 15 根。4 月 26 日 1 时许，反应堆功率才稳定在 200 MW 水平，尔后各有一台备用主循环泵接入，增加了反应堆内冷却能力，蒸气量减少，压力下降。1 时 23 分，过反应性已到要求立即停堆的水平，但运行人员未停堆，反而关闭了事故紧急调节阀等安全保护系统。当反应堆功率开始迅速上升时，试图将所有控制棒插入堆芯紧急停堆，但因控制棒受阻而未能及时插入堆芯底部，使堆芯失水熔毁，核燃料因热量聚集过多而炸成碎块。当紧急注入水后，产生的过热蒸气与烧熔的元件、包壳及石墨发生反应，产生大量氢气、甲烷和一氧化碳，这些易燃易爆的气体与氧气结合，发生猛烈的化学爆炸，1 000 t 重的堆顶盖板被掀起，堆中所有管道破裂，反应堆厂房倒塌，使堆芯进一步被破坏，熊熊烈火达十层楼高，热气团将堆芯中的大量放射性物质抛向 1 200 m 空中，而后才水平传输。这次核事故是由于核电站设计上的缺陷和人为因素造成的。为了灭火、覆盖反应堆以及吸收放射性气溶胶颗粒，从 4 月 27 日到 5 月 10 日，当地政府共调动三百多架次军用直升机空投了 5 000 t 碳化硼、白云石、沙土和铅等混合物，为防止堆底部结构破坏，修筑了人工排热通道，最后将整个反应堆用混凝土封闭，形成所谓的"石棺"。

据估计，此次事故释放出的放射性物质总量约 $12×10^{18}$ Bq，相当于反应堆内已烧过的核燃料总量的 3%～4%。释放出的放射性核素成分复杂，但对环境造成污染和对人员产生有害影响的主要是 I 和 Cs。由于释放出的放射性物质随大气扩散，造成大范围的污染。据估算，事故释放量的地区分配比例大体为：事故现场 12%，20 km 范围内 51%，20 km 以外 37%。由于持续十多天的释放及气象变化等因素，在欧洲造成复杂的烟羽弥散径迹，放射性物质沉降在苏联西部广大地区和欧洲国家，并有全球性沉降。事故后在整个北半球均可测出放射性沉降物，但沉降最多的地区是在核电站周围。在白俄罗斯 16 500 km^2、乌克兰 4 600 km^2 和俄罗斯 8 100 km^2 的土地上，^{137}Cs 的污染水平超过 185 kBq/m^2。

事故中，较多的人受到电离辐射的异常照射，据估算，在苏联因核事故撤离的人员中，约 10% 的人员受照剂量超过 50 mSv，约 5% 的人受照剂量超过 100 mSv。一直生活在污染区的公众，估算其总的待积剂量（从 1986 至 2056 年的 70 年间）平均为 80～160 mSv。除苏联外，位于北半球的国家，事故后第一年的最高平均剂量为 0.8 mSv。事故后（1986—1987 年）参加应急处理的人员，平均受照剂量约 100 mSv，其中 10% 约为 250 mSv。严重的急性辐射确定性健康效应，发生在核电站工作人员或参加灭火及事故后立即投入去污行动的人员中。据统计，事故中被认为患急性放射病而送入医院者共 237 人，确诊为不同程度急性放射病者 134 人，有 28 人死于急性放射病，其中 26 人在事故后前 3 个月死亡，这些病人中有一半人的皮肤受到辐射损伤。另外，在事故现场有 2 人死于非辐射原因，还有 1 人死于冠状动脉栓塞。住院病人中，10 年内又死亡 14 人，但死因不能直接归于辐射照射。对事故所致远期辐射相应的研究和观察表明，主要是甲状腺癌发生率增加，尤其在儿童中更明显；未见白血病的发生率有异常增加。对远期效应的研究还在继续。值得重视的是，切尔诺贝利核事故造成了很大的不良社会心理影响，事故后果对公众的精神压力大，心理损伤重，社会心理相应强烈，持续时间长。

切尔诺贝利核事故是历史上最严重的一次核事故，对政治、经济、社会、环境及人体健康，均造成了很大影响和不良后果，但整个事故的处理过程，也提供了丰富、可贵的经验和教训。这些实践经验值得重视，应在我国核辐射事故的应急准备中认真研究和解决。

（四）日本福岛核电站事故

福岛第一核电站于 2011 年 3 月 11 日受日本以东海域 9 级地震及海啸的影响，造成该电站极度损毁，大量放射性物质外泄并造成严重危害。2011 年 4 月 12 日，日本原子能安全保安院根据国际核事件分级表将福岛核事故定为最高级（7 级）。

福岛核电站是世界上规模最大的核电站之一。它由福岛第一、第二核电站组成（其中第一核电站有六台机组，第二核电站有四台机组），均属于沸水堆。这次事故造成第一核电站严重受损，发生了核泄漏。

3 月 11 日，日本东北部近海发生里氏 9.0 级地震，福岛第一核电站 1、2、3 号机组自动暂停运作，4、5、6 号机组处在关闭状态。第二核电站 4 个机组全部"停堆"。但在一个小时后，海啸洪水淹没了柴油发电机，导致电力供应缺乏，第一核电站 1、2 号机组和第二核电站 1、2、4 号机组丧失冷却功能。时任日本首相菅直人宣布发生核紧急情况，指示居住在核电站周边半径 3 km 区域内的居民疏散。

3 月 12 日凌晨起，福岛第一核电站 1 号机组发生微量核泄漏。从早晨开始，居民疏散范围从第一核电站半径 3 km 以内扩大至 10 km。上午，测得的福岛第一核电站正门核辐射浓度增高 73 倍。13 时许，1 号机组附近探测到放射性元素 ^{137}Cs，这表明核燃料棒的锆合金外壳已开始熔毁，"堆芯熔化"险情首次出现。16 时许，1 号机组厂房发生氢气爆炸。爆炸发生后，核电站厂区内辐射剂量一度升至 1.015 mSv/h。

3 月 13 日晨，第一核电站 3 号机组冷却功能丧失，出现了核燃料棒干烧、锆合金外壳破损情况。下午，第一核电站厂区的辐射剂量为 1.557 5mSv/h。

3 月 14 日 11 时许，第一核电站 3 号机组也发生氢气爆炸，爆炸导致 11 人受伤。但反应堆压力容器、混凝土安全壳未受损。16 时许，第一核电站 2 号机组发生"紧急事态"，反应堆压力容器内水位急速下降；核燃料棒全部露出水面，处于严重干烧状态，锆合金外壳发生烧熔破损。

3 月 15 日晨，第一核电站 2 号机组发生爆炸，安全壳内部放射性气体大量泄漏。8 时 31 分，第一核电站正门处辐射剂量为 8.217 mSv/h。9 时 40 分，第一核电站 4 号机组发生了氢气爆炸并起火。10 时 22 分，3 号机组附近测得辐射剂量为 400 mSv/h。下午，日本政府将第一核电站疏散隐蔽半径扩大至 30 km。

3 月 16 日 7 时许，第一核电站 4 号机组厂房再次发生火灾，火焰从 15 日爆炸形成的洞口喷出。上午，4 号机组厂房内存放的乏燃料棒可能再次达到临界；第一核电站附近升起白烟。下午，日本自卫队直升机曾试图向 3 号机组厂房喷洒冷却水，但因辐射量过高而放弃。在距第一核电站 21 km 处测得的辐射剂量为 0.33 mSv/h，是正常值的 6 600 倍。

3 月 17 日，核电站厂区的辐射剂量为 3.7mSv/h。次日，日本将 1 号至 3 号机组事故初步定为 5 级。19 日，检测到福岛县牛奶和茨城县菠菜受核辐射污染。3 月 26 日，1 号机组排水处附近的海水已被放射性的 I、Cs、Ru、Te 所污染。随后的几天，受污染海水中的 ^{131}I 超标 750 万倍；在 1 至 3 号机组汽轮机建筑物附近隧道内发现有高放射性水，核电站内探测到了放射性核素钚。

3 月 22 日，福岛产牛奶，茨城、福岛、栃木、群马产菠菜中检测出超过《食品卫生法》暂时规定的辐射剂量。因此日本政府发出命令，限制部分地区部分产品的输出和输入。3 月 21 日至 27 日，包括东京在内的部分县市的自来水已被具有放射性的碘所污染。4 月 4 日于茨城县外海所捕获的小型鱼中检测出超标的放射性铯元素。

4 月 12 日，日本决定福岛第一核电站核泄漏事故等级提高至 7 级，这与苏联切尔诺贝利核电站核泄漏事故等级相同。福岛第一核电站 30 km 范围以外的福岛县土壤和植物中检出微量放射性核素锶。此后的一段时间内，日本所有地区的辐射量数值都已下降或持平，但福岛县的辐射水平则保持不变。

至此为止，福岛核电站核泄漏尚未得到完全的控制，其危险等级曾逐渐升级，世界各国一直不敢放松对本国核辐射的检测，并保持高度警惕，以防止本国受到福岛核事故核辐射的影响和危害。

二、辐照装置事故

1982年9月2日，挪威能源技术研究所发生了一起重大辐射事故，造成1人死亡。该研究所的辐照工厂，装有一座2.4 PBq的钴放射源。该辐照装置由控制室到辐照室的回路入口处装有铁栅门。放射源可提升到地面以上的不同高度，其具体高度值可在控制台上用数码显示。当放射源在地下坑内储存位置时，数码显示"0"，同时绿色信号灯亮。9月2日3点38分，装置的传送机构发生故障并报警，按照控制系统功能，在此种情况下辐射源应能自动下降，但实际上没有下降，值班人员也未发现此种异常现象。7点维修技师进入照射室进行检修，数分钟后通知有关人员故障已排除。7点30分维修技师感到心脏不适，被送往医院，初步印象诊断为"心脏病？"。8点有关人员到达工厂，发现辐照源停在工作位置，铁栅门已被打开。通过调查分析，确认发生了辐射事故，维修技师受到了照射。利用受照者衣袋内的心脏急救药进行电子自旋共振（ESR）测量，并根据相关分析估算了剂量，结果表明，其全身红骨髓平均剂量为21±2 Gy，头部剂量为14±1.5 Gy，腹部（肠道）剂量为15~35 Gy。受照者被诊断为肠型急性放射病，于照后13天死亡。

分析此次事故的原因，一是安全系统不健全，因该辐照装置虽设有两个独立的门联锁系统，但在与辐射源联锁的系统中，行程开关失灵，控制台上显示出放射源在储存位置的错误信号，并在传送机构发生故障情况下未能自动降源；同时，室内辐射水平联锁系统相关的辐射监测仪表已于5月25日因功能异常而被取走，因而发生事故时，辐射水平联锁系统已不存在。二是受照者疏忽大意，未注意有关辐射监督仪给出的源在工作位置的信号，进入照射室时也未携带辐射监督仪（或仪器失灵）。

三、丢失放射源事故

放射源丢失的事故常有发生，例如：阿尔及利亚^{192}Ir源丢失事故，巴西^{137}Cs源丢失事故。

（一）阿尔及利亚^{192}Ir源丢失事故

1978年5月5日，阿尔及利亚一个工业探伤用的^{192}Ir源在运输途中由汽车上掉落，此源共930 kBq。1~2天后被2名3岁和7岁的儿童拾回家中，他们的祖母将源放在厨房内5~6周。除祖母外，还有4名女青年每天在房间内做家务。有关当局在丢失源后积极寻找，于6月12日（丢源后第38天）找到。祖母因受照剂量过大死亡；其余4名女青年骨髓平均剂量估算为10~14 Gy，皮肤剂量23~28 Gy，经治疗后均活存。

（二）巴西^{137}Cs源丢失事故

1987年，巴西戈亚尼亚某放疗机构将一台装有57 TBq的^{137}Cs放疗机废弃，但未将放射源取出，后被人偷走，并卖给了废品收购店。废金属商将容器打开，使粉末状的放射性物质散落出来。由于其颜色鲜艳好看，许多人将其装入衣袋、放在床下或涂在身上。发现此次事故的是一位医学物理专家。他因参加会诊，发现了由事故照射引起的皮肤放射损伤，他追踪病人线索找到了放射源。在距放射源1 m处的剂量率达4.6 Gy/h，附近地面污染区为1.1 Gy/h。向政府报告后，指定奥林匹克运动场作为受污染人员集中点，送往集中点的第一批可疑人员是接触过辐射源者的亲友和邻居。在运动场内未进行洗消是因为怕场地被污染。进行人员疏散的标准为2.5 PGy/h，从41间房屋内撤走200人。这次事故造成较大的社会和政治影响，共造成7个主要污染区和85间房屋污染。先后共监测了约11.2万人，查出249人受照射，121人体内受^{137}Cs污染，62人用普鲁士蓝治疗，54人住院治疗。用细胞遗传学方法估算，有12人受照剂量超过2.7 Gy，剂量范围在2.7~7.0 Gy，其中有4人死亡。

（三）中国安徽三里庵事故

1963年1月11日，中国安徽三里庵一儿童发现塘内有一铅罐。铅罐螺丝松脱，他从中取出放射源。源强为290 GBq。玩耍后放入鱼篓中，后又取出放入上衣口袋。回家后即出现呕吐、身体不适等症状。

放射源在家中共放置 212 小时，全家 6 口人受照。剂量为 2～80 Gy。2 人因受照剂量过大，分别于照后 11 天、12 天死亡。其余病人经救治活存，其中 1 人多次进行截肢手术才保全性命，最后一次是于照后 5 年行左股骨中下 1/3 处截肢术。10 年后对活存病人多次随访，其中 2 人已能正常生育。

（四）中国山西源丢失事故

山西省忻州市民工，于 1992 年 11 月 19 日上午，在挖掘钴源井工地时，捡到废弃 ^{60}Co 源一只，并放入衣袋中，随后出现头晕、恶心、呕吐症状，下午身带钴源到当地医院急诊留观。受照后第 5 日，在床旁陪护的妻子、胞兄及同室病人，相继出现恶心、呕吐症状。8 日后转至省城医院，钴源从衣袋掉出，其父捡起扔入纸筐中，又由清洁工把纸筐倒入垃圾箱，当晚由民工用手扶拖拉机运出，倒在公路边。1992 年 12 月 3 日至 10 日，该民工、其父和其兄 3 人相继死亡；其妻于 1992 年 12 月 17 日急诊就医，1993 年 1 月 2 日确诊为骨髓型中度急性放射病。1993 年 2 月 2 日（放射源丢失后 2 个半月）找到了丢失的放射源，估计受照者达百余人。

四、临界事故

（一）美国阿拉莫斯实验室事故

1946 年 5 月，美国阿拉莫斯的一个实验装置在组装铍反射层时，不慎将铍块落入装置内，使系统达到临界状态，8 人受到事故照射。有 1 人的中子剂量为 12 Gy，γ线剂量为 1.2 Gy。照后出现腹泻、肠麻痹及虚脱等症状，照后第 7～8 天粒细胞降到 $0.3×10^9$/L，血小板接近零，于照后 9 天死亡。另外 7 人的中子剂量为 0.25～2.2 Gy，γ线剂量为 0.02～0.2 Gy。照后出现不同程度的初期反应症状及白细胞减少，并逐渐恢复，持续观察 3 年情况良好。

（二）前南斯拉夫文卡城临界装置事故

1958 年 10 月，前南斯拉夫的一座天然铀重水慢化临界装置在接近临界状态时引入中子源，但因操作失误，使重水水位增高，导致功率失控和瞬时临界，使 6 人受到事故照射。有 1 人受到中子和γ线混合照射约 4.4 Gy，出现了典型的初期反应症状，有皮肤红斑及结膜炎，照后 14～15 天体温升高，第 14 天开始脱发，尔后出现了肠梗阻、黄疸及尿闭，在采用人工肾时因肺出血死亡。其余 5 人受到中子和γ线混合照射 2.1～4.2 Gy，出现了典型的初期反应症状及皮肤红斑、出血、食欲减退等症状，经治疗后均活存。

（三）美国阿拉莫斯钚回收工厂事故

1958 年 12 月，美国阿拉莫斯的一座钚回收工厂把过量的钚冲洗到大容器时，发生临界偏移，当操作者搅拌时发生了功率骤增，使 3 人受到事故照射。有 1 人受到中子和γ线混合照射达 45 秒，照后 10 分钟即昏迷，出现红斑，6 小时淋巴细胞已消失，照后 35 小时因心力衰竭死亡。另 2 人中，1 人受照剂量为 1.3 Gy，照后其白细胞最低值为 $3.6×10^9$/L；1 人受照剂量是 0.35 Gy，未见明显异常。

（四）日本茨本县核燃料工厂核泄漏事故

1999 年 9 月 30 日，3 名职工使重量高于限量 6.6 倍的 16 kg 的铀流入沉淀缸，发生临界反应，一道蓝光闪出，中子辐射外泄使这名工人立即倒下，外面两名工人冒死把他拉出来，3 人都受严重辐射受伤。上午 10 时 35 分发生意外，1 小时后东海村市长才知道出事。5 小时后，当局决定疏散最接近工厂的 160 人时，居民才惊觉大祸临头。工厂内没有人知道如何制止连锁反应，使反应持续 20 多个小时。翌日凌晨，才决定 16 名工人以敢死队的姿态冒着辐射的危险每 3 分钟一班进去向缸内注入硼酸。该地区居住和工作的 439 人因此受到直接辐射，该事故当时被确定为自 1986 年切尔诺贝利核灾难以来世界上最严重的核事故，造成 2 人死亡。

按原规定程序绝不会发生临界反应，应当说事故起祸于 10 年前，厂里为了加快工作进度，擅自修改了当局制订的安全工作程序。另外，在以严谨著称的日本，3 名 10 年以上工龄的工人，居然都不知道高浓缩铀的危险性和临界反应。

五、放射性废物储存事故

在苏联乌拉尔南部的克什特姆附近，有一座 20 世纪 40 年代后期建造的钚堆核废物储存场，其中包括一个 300 m^3 密封混凝土结构的放射性废物库和 80 t 的液体乏燃料储存池。1957 年 8 月 29 日，因废物储存罐的冷却系统失灵，液体废物逐渐干化，最后只剩下易爆的混合物留存于罐底部。失控的物理化学反应引发了一场严重的爆炸事故，1 m 厚的混凝土废物罐顶盖被炸开，大量放射性物质外流，严重污染了周围环境，释放出的放射性物质约 54 PBq。放射性微尘污染波及面积达 23 000 km²。污染区的露天水源、成熟的和已收割待运的庄稼受到不同程度的污染。由于当地基本是自给经济，被污染的食物若不准食用，就需及时补充清洁的食物和饲料，否则就无食品和饲料可供消费，因而除了搬迁者外，尚在污染区的居民，除面包由政府统一供应外，只能继续食用已受污染的食品。据估计事故发生后 20 天，居民区已收割的粮食、牧草及饮用水中放射性物质污染水平范围如下：谷物 29.6 kBq/kg～4.44 MBq/kg，青草 59～740 kBq/kg，牛奶 0.37～96.2 kBq/kg，水为 3.7～533.3 kBq/kg。事故后最初 8 个月内，每天随口粮摄入体内的放射性裂变产物总量的范围是：成年人 74 kBq～2.3 MBq，7 岁以下儿童及幼儿为 2.2 kBq～1.1 MBq。放射性污染水平超过 37 TBq/km² 的居民点，在事故后 10～15 天将居民撤离；污染水平 370～3 700 kBq/km² 的地区，居民在事故后 1～1.5 年才撤走。据估算，在污染区内未撤离的居民，在事故后 12 年内，其胃肠道积累受照剂量 0.021～21 Gy；已撤离居民，事故后 30 年的平均有效剂量为：胃肠道 7～1 500 mSv，红骨髓 5～38 mSv，肺 1～27 mSv。1989 年 2 月，苏联政府已向国际原子能机构（IAEA）上交了有关此次事故的报告。

六、医疗照射事故

1968 年 8 月，美国某医疗单位进行诊断时，为一名病人静脉注射 ^{198}Au。按要求应注入 7.4 MBq，但却错误地注入了 7 400 MBq。估算结果表明，患者不同组织器官受到了大剂量辐射的照射，肝脏和脾脏达 73 Gy、肠为 6 Gy、红骨髓为 4.4 Gy。临床表现为肝、脾缩小，持续性血小板减少，间歇性血尿及结膜下出血等。入院后 68 天突然出现头晕、剧烈头疼、感觉迟钝等症状。后来症状不断加重，意识未能恢复，导致死亡。

1996 年 8 月 24 日，哥斯达黎加圣何塞（San José）的 San Juan De Dios 医院放疗室更换 ^{60}Co 放射源时，发生了时间单位设定错误，误将秒设定为分钟的 1/100，将照射剂量低估了 1.66 倍。在接下来的 8 月 24 日到 9 月 27 日，114 名病人受到实际的超剂量照射。他们在尚未完成治疗方案时，即发生了超剂量照射放疗的临床表现。院方发现该问题后立即停止照射但为时已晚。至 1997 年，国际原子能机构派遣专家组会诊，4 例灾难性病人中，2 例死亡，1998 年会诊时又有 13 名病人因过量照射死亡。其他 4 例死亡病例可能与过量照射有关，另 9 例死亡病例不能做出是否与过量照射有关的结论。事故发生后，该放疗单位关闭一年多，使哥斯达黎加有一千多人得不到及时的放射治疗。

1985 年 6 月 4 日—1987 年 1 月 12 日，美国有 4 家医院同一型号的机器 THERAC25 共发生了 5 起超剂量事故。前 4 次事故发生后，尽管对所有使用该型号机器的医院提出了警告，并建立了相关安全程序，第五起事故还是发生了，严重的放射损伤和并发症导致病人死亡。

第四节　战时使用核武器

自核武器诞生以来至 2013 年 2 月，包括美国、苏联（今俄罗斯）、英国、法国、中国 5 个核大国以及印度、巴基斯坦等有核武器国家在内，共进行了 2 080 次核试验，美、苏两国的核试验次数占全世界核试验总数的 85%。全世界现有核弹头约 5 万枚，其中 95% 掌握在美、俄两国手中。

一、战争中使用核武器

战争中使用核武器只发生在 1945 年。在这一年的 8 月 6 日和 9 日，美国利用手中仅有的两枚核武器对日本发动了骇人听闻的核袭击，分别向广岛和长崎各投下一枚原子弹。这两枚原子弹的当量分别为 12.5 kt 和 22 kt。爆炸后，两座城市瞬间被夷为平地，造成二十多万人伤亡。利用核武器进行袭击并造成极其严重的灾难，这在人类历史上还是仅有的一次。

根据调查统计数据推算，在核武器袭击当时，位于杀伤区的人口，广岛约有 255 000 人，长崎约有 176 000 人。两地人口中均不包括不知数量的军事人员。爆炸后调查发现，广岛在 255 000 人口中，伤亡人数达 136 000 人，伤亡人数约占总人口的 53.3%。4 个月内死亡人数为 64 000 人，占伤亡人数的 41.7%。长崎在 176 000 人口中，伤亡人数约 64 000 人，伤亡平均为 26.8%，死亡率约为 60.9%。在杀伤区内，无伤者，广岛约为 119 000 人，长崎约为 11 000 人。

广岛和长崎遭受核武器袭击后，距爆心 2 km 范围内变成废墟，2 km 以外地区也受到了很大的灾害，数千米的房屋被烧毁和破坏，核辐射对人员的危害持续终生。在此范围内，没有遭受原子弹灾害的家庭寥若晨星。核武器爆炸不仅破坏了市民的社会生活，还改变了社会结构。受灾地区社会结构遭到彻底破坏，被爆炸死亡和家庭崩溃，以及时至今日仍留在人们身体上和精神上的痛苦，犹如一出完整的悲剧。

二、核战争

美国当年袭击广岛和长崎使用的核武器只是第一批简陋的核武器，目前不过被列为战术武器。但它所造成的破坏却是十分惊人的，也许还可使人略微了解使用世界现有核武器库中的武器发动一场核战争的毁灭性后果。然而广岛和长崎取得的经验并不能为从数量上预测核战争的后果提供足够的根据。近年有研究表明，核战争爆发时，由于处于紧张状态，人们在比以前认为低得多的辐射剂量下就会引起死亡。

一场核战争中的伤亡，取决于核武器的数量、类型以及人口密度等因素，但根据假设的某些特殊原始条件做出估算仍然是有必要的。

假设仅以攻击军事设施为限，对方施行的核反击就会酿成一场令人恐惧的大屠杀。

有人曾研究估计美国和俄罗斯核武库中 1% 的核武器袭击城市后的伤亡人数。设想在美国和俄罗斯人口最稠密的地区中，每个地区遭到一枚百万吨级核弹的袭击，假设美国的死亡人数达 6 600 万人，总伤亡人数达 7 700 万人，俄罗斯的死亡人数为 7 700 万人，总伤亡人数达 9 300 万人。有人认为，将 10% 的武器同样用于攻击世界其他城市中心，会迅速毁灭世界。

（一）核战争的威胁

调查工业化国家人民如何设想核战争的威胁，最普遍的看法是，核战争似乎不会在最近的将来发生，但一旦发生，物质摧毁殆尽，人们无一幸免。多数人认为，核战争不会在近十年内发生，但有三分之一的可能在人的平均生命时间内发生。

虽然认为有可能发生核战争，但多数人对此并不关心，而其他问题，如失业、事故、环境或疾病更能引起他们的重视。当他们确实考虑核战争时，他们又惶惶不安，妇女、儿童比男人更为不安。但总的说来，担心核战争并不与普遍的焦虑感有关。多数人也不为维护自己对核战争的观点而采取行动。因此，最普遍的反应似乎是对核威胁麻木不仁，听天由命或感到无能为力。

针对工业化国家的年轻人如何看待核战争威胁的调查表明，10 岁以上的儿童紧迫地认识到核战争的可能性，这种认识来自电视和其他传播媒介。在被调查国家的儿童中，大约有三分之一至一半的人担心核战争的威胁。这种担心与社会经济状况和种族无关。年幼的儿童似乎比年长的儿童更担心，而女孩又甚于男孩。相当一部分年轻人相信，核战争会在他们的生存年代发生，他们及其家庭会被杀害，国家会受到破坏。多数儿童不同父母讨论，也不知道父母如何看待核战争。但一些调查认为，父母对核战争的不安可传给子女。许多儿童经常想象核战争，但并不担心，虽然一般说来，想象和不安是同时存在的。与父母讨论核战争的儿童似乎多于对防止核战争缺乏信心的儿童。担心核战争的程度似乎与神经或身心症状无关，与滥用酒精、药品或特殊心理病理状况无关。

由于现实对年轻人还有其他许多影响，尚无证据表明目前核战争的威胁正影响年轻人对未来计划的行为、性格或态度。最担心核战争威胁的年轻人，多数在校学习成绩出色，个人适应力强，因而更有信心通过本身或其他人的努力防止核战争发生，对核战争的现实不安确实是一种积极的反应，可看成是增强社会责任感的一种表现。

（二）核战争中的伤亡

任何核战争，即使是有限的核战争，总是死伤累累。伤亡人数取决于许多因素，如袭击时间、袭击当时和以后人们的行为，以及掩避所的类型。许多人多处受伤，存活的希望渺茫。

一旦需求超过现有资源时，医疗工作的目的是尽量挽救生命，因此必须利用一切拥有的资源，尽可能开展条件允许的有效治疗。根据战事和对付天灾人祸的经验，建立抢救的基本原则。这就是：伤员分类、疏散和正当的紧急救护。

伤员分类就是将人分为三类：存活希望甚微的人；如给予治疗很有可能存活的人；及时治疗可推迟死亡的人。一般需要做出迅速的评价，因为贻误时机就意味着更多的受害者从"有可能存活"转为"不可能存活"。

对冲击波受害的分类主要限于间接受伤者，因直接被冲击波击中的人多数立即死亡。光辐射受害者人数更多，这是由于火灾洗劫大片地区。死亡区以外的幸存者多数兼有冲击伤和烧伤。例如，在广岛大部分伤亡者为冲击伤，一半以上为烧伤，两者兼有的占三分之一。在最好的条件下，三度烧伤面积50%以下的人有可能被救活，在核战争条件下，则降至20%，特别是如果烧伤伴有冲击伤或放射损伤或两者兼有。由于接触致死量和亚致死量的人早期症状相似，对放射受害者的分类较难。

广岛和长崎的事例足以说明伤员分类的难度，但当时原子弹的爆炸力只是许多现代战略弹头的一小部分。在广岛爆炸中心1 km以内的所有医院全部被炸毁，在这距离内几乎人人死亡或受伤；93%的护士和91%的医疗人员被害或受伤。在长崎，拥有全市四分之三病床和医疗设施的大学医院被炸毁，90%的住院者死亡或受伤。

由于医学资源基本上是集中于城市，如城市遭到袭击，其后发生的医学问题将会是巨大的。如果仅仅是一个城市受到破坏，可从外界取得援助，但显然，即使是一个城市内需要医疗的人员，也会使全国的医疗设施和资源难以应付。

研究证明，幸存的医疗设施数量不足，难以满足伤员的医疗需要。据估计，重大核打击以后，平均七家医院只剩下一家，因此，有可能仅剩下很少病床应付伤员的需要。

如伤员能找到医生或护士（这在核袭击以后几乎是不可能的事），医生或护士就会被要求治疗的人包围，他们只能仓促应付。为处理严重创伤所需的整个基础设施等将陷于一片混乱，或破坏殆尽。

在伤亡处理中，关键问题是行动迅速、处理得当。正确治疗的前提是有效的抢救和将伤员安全送达医院和治疗中心。另一个前提是医院和治疗中心拥有足够的人员、设备和供应，以保证正确的治疗。此外，进入放射性落下灰区域，就要冒巨大危险。对抢救小组应进行监测，如有可能采取消除污染的措施，人员应轮换，以防止接触过多的辐射。在核弹爆炸后的混乱状态下采取这些措施是让人难以置信的。况且，卫生人员的伤亡比例可能大于一般居民，因为他们在城区工作，在核弹爆炸后会接触更多的辐射、传染病和其他危害。

在放射性落下灰的区域内，大部分病人可能患有放射病。在正常条件下治疗这类病人需要高度复杂的设备。即使在使用现有核武器库1%核武器的有限核战争中，受重伤的人数也会达数百万。显然，世界上任何卫生服务部门均无法应付这种局面。总而言之，治疗伤员本应根据先来先治的原则，但在核战争条件下，根本无法见到最需要治疗的伤员，造成极大部分伤员得不到任何医疗的局面。

（三）核战争对健康的影响

1.短期影响　核袭击发生不久，许多卫生问题就会接踵而至。这不仅指受伤的幸存者，他们的处境悲惨，也指未受伤的幸存者。这是由于整个行政体制瘫痪、能源破坏、运输中断、社会紊乱造成的。由于供水中断，缺水成为严重问题，而且多数情况下水受到放射活性和有害微生物的污染。下雨使局部放射性落下灰集中于一些地方，形成较高的放射性。淡水饮用不安全。新鲜的食品亦受到污染，唯一安全的食品是罐头食品或未受污染的储存食品。摄入放射性同位素后造成的内放射会增加外辐射的危害。

在一般情况下，居住于贫苦和拥挤条件下的人群难以达到最低的卫生水平。对于藏身于掩避所的核战争幸存者来说，卫生问题就更加严重。他们必须在掩避所逗留相当一段时间才能安全地冒险出外。掩避所内拥挤不堪，有的受伤，有的奄奄一息。过度拥挤、环境卫生、伤员护理、排泄物和尸体的处理和心理紧张等问题无法避免，许多人只得不顾放射危害而过早离开掩避所，尽管掩避所内食品和水供应充分。

感染是一个重大问题。它是烧伤和放射损伤病人的主要死因。核战争后的疾病流行病学类型将大为改变，这是由于身体免疫反应受到损害，环境卫生不良，以及流行病学监测和疾病控制系统瓦解。在幸存的人口中会暴发腹泻病和呼吸道疾病，加上人们避难的掩避所内过于拥挤和不卫生，疾病流行将会加剧。

幸存者的心理状态，在某种程度上可以以广岛和长崎的幸存者为准。在一次核大战中得不到或几乎得不到任何援助，由于人们普遍知道核武器的作用，特别是放射的作用，幸存者的行为大受影响，使抢救和康复工作无法得到有条不紊的开展。

冲击波、光辐射和大火后一氧化碳中毒以及其他因素，会让幸存者产生神经和行为方面的紊乱。多数幸存者患有急性紧张反应，在灾害原因消除前一直处于忧郁、惊慌和高度敏感的状态。人们急于逃命，使抢救工作增添困难。

2.中期和长期影响　在预测大规模核战争对健康的中期和长期影响时，肯定会存在许多未知因素。这些影响有：放射性落下灰造成的放射损伤、免疫反应受抑制、传染病、供水系统受污染、社会经济紊乱、食品短缺、紫外线辐射增加、气候和生态破坏、癌症和遗传疾患增加。

氢弹爆炸后的幸存者仍会受落下灰之害，半衰期较长的放射性同位素依然是大片区域的公害。

核战争后人们免疫反应受抑制，易患感染和癌症。电离辐射、外伤、心理因素和营养不良都能损害免疫系统，许多人在核战争后经不起本来是微不足道的外伤或感染。由于免疫系统受损，癌症的发生率以后也会增加。

由于公共卫生和环境卫生设施遭受破坏，污水和废物处理设施也可能破坏殆尽。从掩避所出来的幸存者并不感到外面的条件比里面好多少。人和动物尸体以及未经处理的废物堆积成山，昆虫不受限制地繁殖，疾病媒介也随之增加。受污染的水和食品传播肠道疾病。在一次全面核战争以后，恢复公共卫生系统不是轻而易举的事情，因为这取决于稳定的社会组织和复杂的生产和分配系统。

核战争对社会的影响亦很难预测。由于通信和运输遭到破坏，幸存者恐怕会被割裂成各种人群。由于资源缺乏、破坏严重，各个人群必须为觅取能找到的食物或其他资源而斗争。不能预测他们相互之间的关系，但很可能是互存戒心，互相竞争。在世界范围内这将成为抢夺未污染的匮乏资源的一场争斗；由于国际关系破裂，代替合作的是竞争和暴力。

研究表明，处于生存最低水平的人们将陷入饥荒，成百万人将饿死。得出上述预测的主要因素是运输受到破坏，以致无法将食品从收获或贮存地点运送给挨饿的人群。在工业化国家，食品不是当地供应，而是由广大的企业网供应，这其中不仅包括农产品企业，还包括其他相关部门。庞大的社会体系的瓦解是一场核大战的必然结果，非交战国也可能同样深受其害。

核战争后，在接触放射性落下灰的居民中癌症的发生率将增加。根据最近对广岛和长崎剂量学系统的修改，必须重新审查以前估计，因实际癌症发生率更高，落下灰地区的遗传损害可能增加。癌症和遗传缺陷的心理影响深远，使幸存者难以摆脱，特别是由于他们设法适应核战争后的敌对状态必然产生的紧张、焦虑、忧郁和慌乱，更加难以摆脱。

第三章

核辐射事故对人体的主要伤害

第一节 各类核灾害条件下的主要伤类

根据应用领域的不同,核灾害事故可分为核武器(主要是小型核武器)突发事件、放射性装置突发事件以及核恐怖袭击突发事件三种类型。尽管各类核灾害事故的发生原因、所造成的损伤类型、伤情程度以及累及的伤病员数量、地域范围等明显不同,但其共同的突出特点是都发生了特有的伤类——放射损伤,即放射线所致外照射损伤和(或)核素进入体内所致内照射损伤,特别是在核武器、贫铀武器、脏弹等爆炸以及核反应堆(核电站)、临界事故条件下尤为多见和严重(见表29-3-1)。

表 29-3-1 不同核灾害条件下的主要伤类

常见核灾害类型	放射致伤	放射性沾染伤	冲击波致伤	光辐射烧伤	震动致伤	电磁脉冲致伤	化学毒性致伤	易燃物烧伤	复合伤
核武器爆炸	+	+	+	+	+	+		+	+
贫铀弹爆炸	+	+	+		+		+	+	+
脏弹爆炸	+	+	+					+	+
核反应堆事故	+		+	+				+	
临界事故	+								
放射源失盗	+								
同位素事故	+	+							
放射废物事故	+	+							
医疗照射事故	+								
辐照装置事故									

基于在各类核与辐射突发事件中,核武器爆炸所需的各种杀伤破坏因素及其损伤规律与特点最具有代表性,本章将对其所致各种伤害的临床、病理变化及其相关机理加以简要介绍,旨在为其后讲述核与辐射突发事件卫勤保障中,对现场伤员发生的内、外照射所致放射损伤及放烧复合伤伤员的侦、检、消、防、诊、救、治、后送等处置以及对参救人员的辐射安全健康保障,提供理论依据。

第二节 核爆炸早期核辐射损伤

早期核辐射(特指核爆炸后,即通常所言的核辐射)是核武器特有的杀伤破坏因素。在核爆炸时,当人员受到早期核辐射的直接作用(即外照射),或受到放射性沾染物的外照射和放射性落下灰经吸入、食入或皮肤伤口进入体内引起的内照射作用后,均造成核辐射损伤(也称为放射损伤)。其他各种类型核事故所引起的外照射和内照射伤害与此类似。

在核爆炸条件下,早期核辐射损伤大多同时合并烧伤和(或)冲击伤而发生放射性复合伤,仅少数情况下(如被适当屏蔽,小当量远距离)可发生单纯的或基本上单纯的放射损伤(通常称之为放射病)。核辐射损伤是核爆炸条件下特殊的伤类,见于核武器几乎所有当量、所有方式、所有比高的爆炸条件下。由于早期核辐射是小当量战术性核武器和中子弹爆炸时的主要杀伤因素，同时，也是核武器诸损伤因素中迄今机理仍远未阐明、防治仍远未解决、国内外仍给予极大关注的研究领域，仍亟待加强。

一、核爆炸早期核辐射损伤的发生情况

1.早期核辐射损伤的发生区域　早期核辐射损伤的发生区域取决于核武器的当量和爆炸方式与比高。不论屏蔽与否，其杀伤半径一般均不超过 4 km。概言之，在一千至一千万吨当量范围内，开阔地面早期核辐射杀伤半径为 1～3.5 km。其中，千吨级核爆炸时杀伤半径为 1～1.3 km；万吨级为 1.3～2.0 km；十万吨级为 2.0～2.5 km；百万吨级为 2.5～3.5 km；千万吨级为 3.0～5.5 km。

核武器的当量直接影响早期核辐射损伤的发生区域和发生率。在核武器光、冲、放三种杀伤因素中，于一千吨和一万吨核爆炸时早期核辐射的杀伤半径最大（即放＞冲＞光），而十万吨以上则最小（即光＞冲＞放）。同时，当量越小，爆高越低，比高越小，则早期核辐射的损伤半径越大，发生率越高。特别是小当量核爆炸时，早期核辐射损伤不仅发生率很高，其伤情也比其他伤类严重，是救治中最突出的问题。

2.早期核辐射损伤的发生率　核爆炸方式与高度（比高）影响早期核辐射损伤的发生率和区域大小，地爆时核辐射损伤发生率及损伤区一般多于、大于空爆。如万吨级以上核爆炸，特别是 2 万吨以上核爆炸时，地爆与空爆时早期核辐射损伤的发生率具有明显差异，地爆时的发生率比空爆时高一倍左右。至于同是空爆，比高 60 和 120 之间差异较小，仅比高 200 时发生率有所降低。但千吨级以下核爆炸时，在比高 0～200 的情况下，其发生率均可达 100%，不同爆炸方式对发生率无大影响。

日本遭受过真正的核袭击，但究竟有多少人员发生单纯急性放射病和放射性复合伤（即复合性放射损伤），迄今为止缺乏完整的统计资料。有学者对两地爆后 20 天生存的 9 292 名伤员（其中广岛 5 185 名，长崎 4 107 名，均包括当时有屏蔽和无屏蔽的人员）的实际伤情分析，广岛、长崎两地单一伤分别占伤员数的 60.5% 和 57.7%，单一伤中，单纯急性放射病又分别占 13.0% 和 22.2%。也有报道称，约 30% 的伤员为单纯放射损伤。

二、核辐射的损伤效应及其分类

（一）核辐射的损伤效应与剂量关系

核爆炸时，当人员受到一定剂量的早期核辐射作用后，将会发生单纯性或复合性急性放射损伤。就单纯性急性放射病群体而言，1 Gy 以下只发生急性放射反应，不属于急性放射病；在 1 500 Gy 以上引起射线下死亡，也不属于急性放射病。如果照射剂量是 1～1 500 Gy 之间则可发生典型的急性放射病。通常 1～10 Gy 可发生骨髓型（也称为造血型）放射病，10～80 Gy 可发生肠型（或胃肠型）放射病，80～1 500 Gy 可发生脑型（也称为神经型）放射病。需要指出的是，引起不同类型、不同程度放射病的阈剂量有所不同，同时，在复合其他伤类（包括烧伤、冲击伤、震动伤、电磁脉冲伤、内照射，以前两种为多见）时，则引起各型放射病的阈剂量不同程度地下降。

（二）核辐射损伤的分型

1.放射反应　0.1 Gy 以下一般不出现临床和血象变化，0.1～1 Gy（犬为 0.1～0.5 Gy）可出现不同程度的一过性头晕、乏力、食欲下降、睡眠障碍，重者出现恶心、白细胞总数先上升后下降，尤以淋巴细胞下降较明显，一般低于照前的 50%。以后则症状逐渐消失，血象恢复到正常水平。

2.骨髓型放射病　受照剂量一般在 1 Gy（犬为 0.5 Gy）以上，是以骨髓等造血组织的损伤为基本病变（骨髓破坏通常经历造血细胞凋亡和坏死清除、残留、"空虚"、早期再生、基本修复过程），以全血细胞减少（尤其以白细胞减少为严重）、多脏器广泛出血、播散性感染以及发热、脱发（毛）、水盐代谢紊乱为主要临床表现；伤情可分为轻度（实验犬剂量为 0.5～1.5 Gy，不发生死亡）、中度（实验犬剂量为 1.5～2.5 Gy，未经治疗死亡率为 10%～20%，平均活存时间 23.5 天）、重度（实验犬剂量为 2.5～5.0 Gy，未经治疗死亡率为 5%～80%，平均活存时间 13.5 天）和极重度（实验犬剂量为 5～9 Gy，未经治疗死亡率 100%，平均活存时间 7.6 天）

四种；临床病程经历初期（1～3 天）、假愈期（3～7 天）、极期（7～30 天）和恢复期（照后 30～45 天以后）四个阶段（以中、重度放射病为典型）。造成人员照后 60 天内半数死亡的剂量（即 $LD_{50}/60$ 天）和 99% 死亡的剂量（$LD_{99}/60$ 天）分别约为 3.5 Gy 和 5.5 Gy。实验犬分别为 2.8 Gy 和 3.5 Gy。

3.肠型放射病　受照剂量一般在 10 Gy（人犬相同）以上，除骨髓造血组织发生更严重的损伤外，以肠道（尤其小肠）损伤为基本病变（肠黏膜发生广泛性坏死剥脱，绒毛萎缩裸露，大量畸形细胞形成，伴大量渗血），以频繁的呕吐、顽固的腹泻和严重的脱水为主要临床表现；仅具有初期、假愈期和极期三个阶段，恒定地于照后 1～2 周（人员）或 3～5 天（133 只犬平均 3.6±0.2 天，故称之为"三天半效应"）全部死亡。迄今为止尚无治疗活存先例。

4.脑型放射病　受照剂量一般在 80 Gy（犬为 100 Gy）以上，以脑的损伤为基本病变（全脑神经细胞坏死变性和广泛的点灶状出血、水肿、充血、血栓等循环障碍），以照后几乎即刻出现共济失调、多种形式的抽搐、定向力障碍、肢体震颤、肌张力增强、眼球震颤和昏迷等神经症状为主要临床表现，仅具有初期和极期两个阶段，病程极短，2～3 天内全部死亡。国外 5 例事故病例均于 39 小时内死亡（实验犬小脑型、大脑型和脑干型平均活存时间分别为 1.5 小时、15.8 小时和 40.2 小时）。

5.射线下死亡　受照剂量一般在 1 500 Gy 以上始见射线下死亡，照射 1 800 Gy 时死亡 50%，2 100 Gy 时全部死亡。射线下死亡均系实验室 ^{60}Co 源 γ 射线照射 75～105 分钟所致（剂量率为 20 Gy/min）。在核试验中均仅发生在近爆心范围的地面或屏蔽条件下，未见单纯性射线下死亡，均复合了严重烧伤和（或）冲击伤。以全身性内脏器官组织的高度充血、中枢神经系统散在性点灶状出血及主要敏感组织细胞变性、少数凋亡等为基本病变。

（三）核辐射损伤的基本病变和特点

1.组织细胞的辐射敏感性　众所周知，机体受到射线作用后，各类组织器官的损伤程度有很大不同，系因其辐射敏感性差异甚大。一般而言，辐射敏感性取决于细胞分化程度、细胞增殖能力、代谢状态及细胞周围环境等。细胞分化程度低、分裂活跃、代谢旺盛（即 DNA 合成旺盛）的组织辐射敏感性较高，反之则较低（表 29-3-2）。但是，同一组织器官中的各类细胞成分的辐射敏感性也有较大差异，如小肠黏膜组织中，腺窝上皮细胞对射线高度敏感，而其绒毛上皮敏感性则较之为低；睾丸生精上皮细胞高度敏感，而其间质细胞和支持细胞则属低度敏感。概言之，淋巴细胞、造血细胞、肠腺窝上皮细胞（尤其小肠）、生殖细胞（尤其生精细胞、卵泡细胞）和胚胎细胞对射线最为敏感，其辐射损伤最为迅速和严重。

表 29-3-2　人体各种组织对射线的敏感性

高 度	中 度	低 度	不敏感
淋巴组织	感觉器官上皮（晶体、角膜）	中枢神经系统	肌肉组织
胸腺	内皮细胞（血管、血窦等）	内分泌腺	软骨组织
骨髓造血组织	皮肤（含毛囊）	心脏	骨组织
肠上皮	唾液腺		结缔组织
性腺	肾肝肺的上皮		
胚胎组织			

尚需指出，即使同属高度敏感的组织细胞，其病变的发生时间也有较大差异，就照射后敏感细胞发生凋亡坏死和清除至"空虚"出现的高峰时间比较，小肠上皮细胞发生在照后 3～5 天，造血细胞发生在照后 7～14 天，而睾丸生精上皮则发生在照后 2～4 周。显然，这与其细胞分裂周期的不同有关。

2.核辐射损伤的基本病变　早期核辐射主要由 γ 射线和中子流组成，虽然剂量率极高，但其损伤效应和基本病变与实验室 ^{60}Co 源 γ 射线、反应堆中子以及 X 射线照射结果基本一致，仅损伤程度具有某些差异。关于放射损伤病理变化，早在伦琴射线发现的第二年（1896 年），就有辐射致脑、皮肤及其他脏器组织损伤的研究报道。120 年来，国内外开展了大量研究，其基本病变业已阐明，仅其分子病理机理和新的防治措施仍有待深入。三型放射病的基本病变，于早期表现为组织细胞的广泛变性坏死和凋亡、严重的血管反应和出血、致死性继发性感染，晚后期则表现为多种远期损伤效应病变。

（1）组织细胞的广泛变性凋亡和坏死。在照射后，迅速发生变性、凋亡和坏死的细胞有淋巴细胞、造血细胞、生精细胞（于三型放射病中均可见到）、肠上皮细胞（见于肠型和脑型）、神经元细胞（见于脑型）。在形态上细胞肿大，胞核浓缩或肿胀，空泡化，终至核固缩、碎裂、溶解消失，电镜下可见线粒体、内质网一系列损伤，核糖体减少。近年研究发现，上述细胞均同时出现凋亡（图 29-3-1A～图 29-3-1B），并具有良好的剂量-效应和时间-效应关系。辐射损伤后组织坏死的显著特点是受累及的组织细胞具有广泛性，多种器官组织病变同时发生；坏死部位的细胞反应极弱或阙如；同时，其再生能力也较强，但完全性恢复却较缓慢，从而引起机体的造血、免疫和生育能力长期低下。

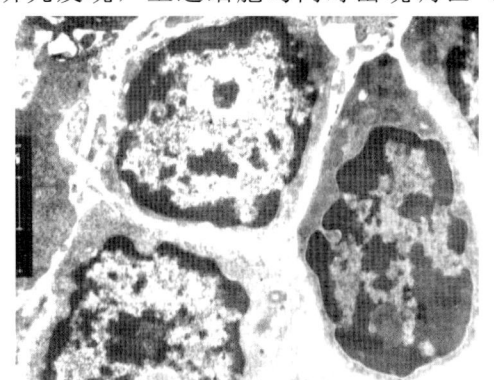

图 29-3-1A　对照组淋巴细胞正常结构
透射电镜×12 000

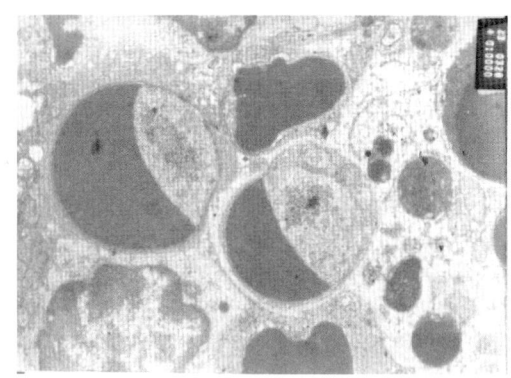

图 29-3-1B　5 Gy 照后 2 天淋巴细胞典型凋亡
透射电镜×10 000

（2）严重的血管反应和出血。小血管（特别是毛细血管、细动脉、细静脉）也属对射线敏感的组织之一。照射后数小时即可出现小血管的扩张充血、瘀滞、微血栓、水肿和出血，管壁破裂或细胞连接增宽，通透性明显升高，同时内皮细胞变性以至坏死和凋亡（图 29-3-2A～图 29-3-2C）。如在脑型放射病中，脑的上述病变发生率明显高于肠型和骨髓型，其特点是出血灶小、数量多、分布广，遍及大脑、小脑、脑干、脊髓和脑室、中央管，并导致或加重脑神经细胞的缺血性病变。在肠型放射病中小肠出现相似的上述病变，从而导致小肠黏膜广泛渗血，其出血量可达全血的 1/3～1/2。而在骨髓型放射病中，其骨髓腔血窦严重破坏，大量出血，骨髓腔似呈"血湖"状，并出现全身各脏器的广泛和严重出血，常成为直接的死亡原因之一。需要指出的是，全身性出血是急性放射病常见和严重并发病变之一，但早期（如照射后 1～3 天）出血可能是由于严重血管壁形态和机能异常（血管壁变性和通透性、脆性增高）所致，而极期的全身性出血则主要是血小板质和量的变化（数量锐减、结构损伤、黏着性减退、携带 5-羟色胺的功能减退、对血管壁保护作用减弱）、凝血过程障碍（主要与凝血质严重缺少有关）及小血管上述损伤等综合作用所致。死亡动物中，脏器出血的发生率以骨髓型最多见，肠型和脑型因其活存时间较短，出血较之为少（表 29-3-3）。

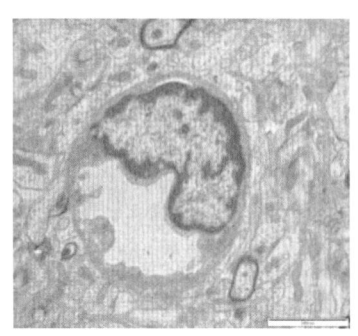

图 29-3-2A　对照组毛细血管正常结构内皮细胞
透射电镜×10 000

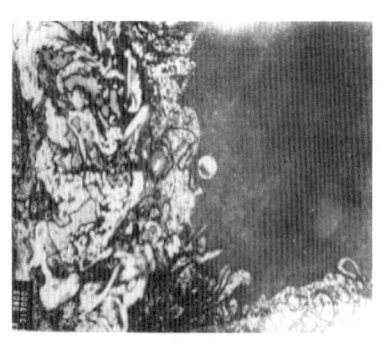

图 29-3-2B　毛细血管扩张充盈，内皮细胞联结增宽，血浆外溢
透射电镜×13 000

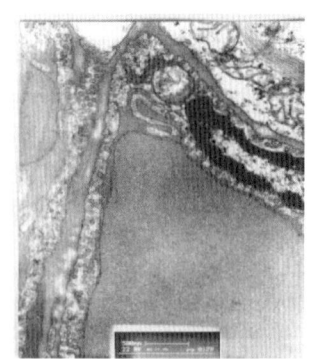

图 29-3-2C　肺血管扩张，内皮细胞凋亡，血管左侧蛋白液积聚
透射电镜　×13 000

表 29-3-3　三型放射病死亡犬几个脏器的出血发生率（%）

放射病类型	观察例数	骨髓	淋巴结	小肠	肺	肾上腺	心	肝	肾	膀胱
脑　型	21	100	90	29	90	62	62	20	10	16
肠　型	25	100	100	92	60	88	42	52	36	48
骨髓型	44	100	100	97	96	90	94	60	47	70

出血部位以血管丰富、代谢和功能活跃的脏器多见。出血多呈斑点状，疏松组织脏器（肺、皮下、黏膜下层等）易发生广泛或弥漫性出血，胃肠道和膀胱每见大量血性液积聚或血凝块形成，而心、肠、膀胱等空腔脏器易发生全层性出血。出血的危害较大，除大量失血造成机体全身或局部脏器贫血外，重要脏器的出血可成为直接死亡的原因，如心内膜下广泛出血压迫传导束、肺卒中使呼吸面积减少致呼吸困难、肾上腺皮质弥漫性出血常伴坏死导致皮质功能衰竭、肠道大量失血、脑出血所致颅压增高及膀胱巨大血凝块所致尿闭等。在放射病治疗中有效地控制感染后，严重的出血往往成为主要死亡原因。

（3）致死性继发性感染。感染是急性放射病（尤其骨髓型）最多见和严重的并发病变之一，白细胞数量和功能的下降、网状内皮系统功能的减退和免疫功能的抑制、皮肤和黏膜等正常屏障功能的削弱等，致使机体抗感染的能力显著下降，从而导致细菌的入侵而发生感染。感染的发生以骨髓型放射病最多见，肠型和脑型因其活存时间较短而感染依次减少（表 29-3-4）。①感染的部位：基于感染主要来源于上呼吸道和消化道，故感染以口腔、肠道和肺为多见，其中肠型以肠道多见，骨髓型以口腔（扁桃体、齿龈、咽颊部）多见；②感染发生时间：最早见于照后 2 天，以照后 1～2 周最为多见；③感染的菌种：病程早期以革兰氏阳性球菌为主，而较晚期则主要是革兰氏阴性杆菌。细菌感染后以全身感染多见（菌血症、败血症、毒血症、脓毒血症等），局部感染则以口咽部（尤其扁桃体）和皮肤为多见。

表 29-3-4　三型放射病死亡犬感染发生的情况

放射病类型	观察例数	感染发生率		感染累及脏器数				感染好发部位		
		例数	%	1处	2处	3处	4处	口腔	肠道	肺
脑　型	21	1	4.8	1				1		
肠　型	25	14	56.0	12	2			1	13	2
骨髓型	44	43	97.7	4	13	15	11	42	30	16

关于真菌感染：于急性放射病极期或后期，病人大量使用抗生素，菌群失调，且机体明显衰弱时易遭受真菌感染，尤以重症骨髓型和肠型多见。前者发生率为 61.4%；后者发生率为 56.7%；发生时间在肠型中多见于照后 1～2 周，最早为 5.6 天，平均 10.2±1.7 天；骨髓型均发生在第 3～4 周，平均 21.0±3.9 天；真菌种类于肠型中以念珠菌感染最多见［约 81%，（图 29-3-3）］，而骨髓型中则以曲霉菌多见（占 96%），此外偶有酵母菌、毛霉菌感染（图 29-3-4）；累及的脏器以肺和消化道多见，也发生在鼻腔、扁桃体、脑、肝、肾、睾丸及胸腹壁，然而于肠型中以消化道多见（85%），其中食管占 82%，小肠占 53%，而骨髓型中则以肺脏多见（约 60%）。真菌感染常并发组织坏死，并可直接向周围传播，或血行传播到许多脏器，常危及生命，成为重要死因。因此对重症放射病治疗时要特别注意防范真菌感染的发生。

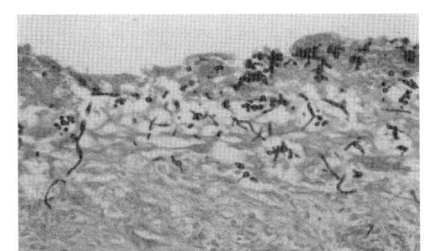

图 29-3-3　食管黏膜坏死脱落，念珠菌和酵母菌感染，向深层漫延，Gomory 染色 ×200

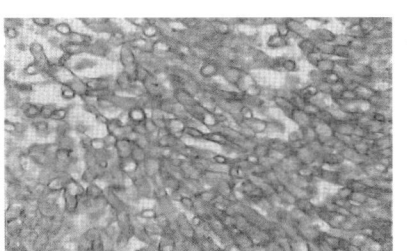

图 29-3-4　急性放射病肺曲霉菌感染 Gomory 染色 ×400

（4）多种远后期损伤效应病变。辐射损伤的远期效应是指受照射后数月、数年甚至数十年所发生的慢性损伤效应。可发生在大剂量照射所致急性损伤后已恢复者，也可发生在长期受小剂量照射者，外照射和内照射均可引起。辐射损伤远期效应的突出特点在于具有累及脏器组织的广泛性和病理变化的多样性，主要包括造血功能障碍（如血象异常、贫血、白血病等）、免疫功能低下和重建不良、恶性肿瘤、晶体混浊（白内障）、生育力下降、胚胎畸形、青少年发育障碍、老化加速、寿命缩短、遗传效应、顽固性皮肤溃疡（图29-3-5）及多种器官纤维化等。

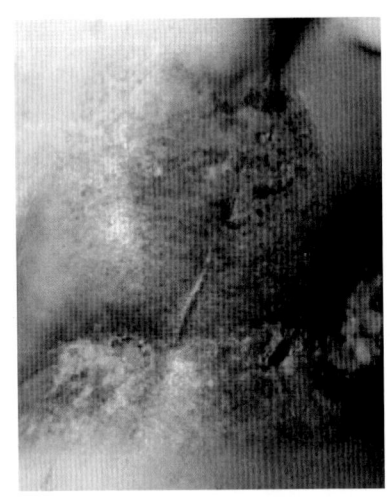

图29-3-5　照射后晚期（3年）放射性皮肤溃疡，持续数十年未愈合

3.核辐射损伤的病变特点

（1）恒定密切的剂量-效应关系。核辐射的突出特点之一在于其损伤病变程度极其恒定地与辐射强度（剂量）密切相关，即当达到一定的核辐射剂量时势必累及相应的靶器官，并产生恒定的损伤效应及其病理变化。引起三型放射病的阈剂量同样恒定。如10 Gy辐照后，一切哺乳动物无一例外地发生肠型放射病。

（2）极度贫弱的炎细胞反应。由于骨髓和淋巴组织为放射损伤的主要敏感器官，辐照后结构遭到极度破坏，造血和免疫功能极度下降，外周血白细胞极度减少，甚至降为"零"，无论骨髓型，还是肠型放射病，所有坏死和感染病灶内及其周围均极少存在或缺乏炎细胞浸润。

（3）独特的损伤病变和病理发生发展过程。核辐射作为核灾害特有的杀伤因素，因其具有特殊的电离辐射致伤机制（详见后文），故引起与其他杀伤因素显著不同的前述四种基本病变，同时，具有独特的、恒定的发生发展过程，如肠型放射病时小肠必经历隐窝上皮坏死、隐窝枯萎、早期再生三个阶段，骨髓型放射病时骨髓必经历造血细胞凋亡坏死清除、残留、"空虚"、早期再生、基本修复过程五个阶段，其个体差异性相对较小。

（四）各器官系统的病理变化

早期核辐射损伤后各型放射病中全身几乎所有器官系统均发生一系列的病理变化，不同类型放射病的死亡原因具有明显的差异。

1.造血系统（骨髓）的病理变化

（1）骨髓造血组织放射损伤的病理过程及其形态学变化。正常骨髓充满各系统、各阶段造血细胞和间质组织，全身骨髓重量约相当于肝脏重量，占体重的4%~5%。骨髓属射线高度敏感组织，在射线直接作用后，迅速发生严重破坏。以2.5~12 Gy剂量全身照射不同动物，各剂量组骨髓造血组织均出现凋亡和坏死等明显损伤及损伤后重建现象，且随剂量增大而损伤加重、出现时间提早、恢复延缓，并伴有以出血为主的严重微循环结构破坏和功能障碍。其病理过程大致经历造血细胞凋亡坏死和清除期、残留期、早期再生修复期和基本恢复期五个阶段，其中以中度至重度放射损伤病变最为典型。以3.5 Gy为例分述如下。

1）造血细胞凋亡坏死和清除期：照射后3~5分钟已见造血细胞核膨胀，15~30分钟发生核固缩碎裂，1~1.5小时细胞坏死显著增多，于2.5~4小时已累及绝大部分造血细胞，4.5小时始见吞噬象，于10~15小时坏死和清除达到高峰，36~48小时坏死细胞大多已被清除。红系细胞（尤其原幼和早幼）对射线更敏感，损伤早且严重，以下依次为粒系细胞和巨核细胞。同时见血窦和小血管扩张、充血、血流瘀滞，出现少数蛋白性血栓，出血最早见于照后2.5小时。血窦渐趋崩塌，弹力和网状纤维断裂，于照后4小时加重，约10小时达到高峰。此期持续2~3天，即相对应于急性放射病的临床初期反应期。

近年研究证实，照射剂量12 Gy以下，细胞凋亡较多见，尤其在致死和亚致死剂量照射后，骨髓造血细胞的死亡方式以凋亡为主。凋亡常见于照后1天内，最多见于照后6小时。在1天以后渐呈减少趋势，并出现凋亡的典型改变，凋亡的细胞形态具有多样性，依据其形态特征，将凋亡的过程分为早期、中期及晚期3个阶段。早期见核染色质浓缩，分布不均，呈半月形、环状、戒指形或不规则形。电镜下见核染色质浓缩、聚集，在核内形成不规则的染色质团块，并聚集在核膜下，呈环状、半月形、条索状，多数呈不规则状；中期见核染色质进一步浓缩、聚集，核完整性被破坏，形成数个大小不等、形状不一的核碎片。电镜下见进一步浓缩聚集的染色质团块，大小不一，多呈圆形或椭圆形，周围有核膜包绕；晚期见核碎片被细胞膜性结构包绕，连同局部细胞器一起形成凋亡小体。凋亡小体呈圆形或椭圆形，大小不一，可游离于细胞之间，亦可被邻近细胞吞噬。凋亡的细胞常见线粒体、内质网等细胞器结构完好，亦可见核固缩、胞浆发泡、细胞皱缩或细胞质浓缩。

2）造血细胞残留期：髓腔内造血细胞坏死崩解明显减少，仅残存少量发生变性的巨核细胞及更少量的晚幼、中幼红、粒系细胞。充血和出血加重，出现水肿，血窦结构模糊不清，持续3~7天，即相对应于急性放射病的临床"假愈期"。

3）造血细胞"空虚"期：也称枯竭期，即骨髓腔内造血细胞几乎消失殆尽，全部为脂肪细胞充塞，可散在少量的浆细胞及网状细胞，血窦结构几乎完全崩毁，呈现"荒芜"的景象，显示造血功能极度低下（图29-3-6A、图29-3-6B）。在骨髓型放射病中，此期一般于照后7天，而在肠型放射病中，此期最早见于照后48小时，均持续1~2周。髓腔内广泛甚至弥漫性出血，有学者称之为"血湖"状。此期相对应于急性放射病的临床"极期"。

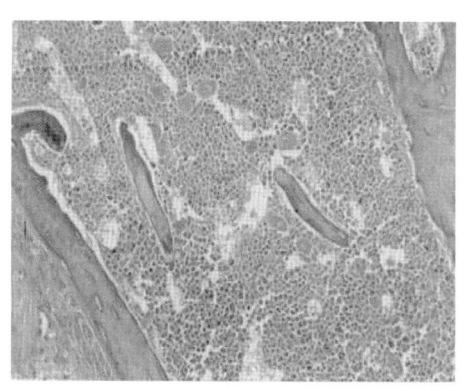

图29-3-6A 对照组骨髓，造血细胞充满骨髓腔 HE染色 ×200

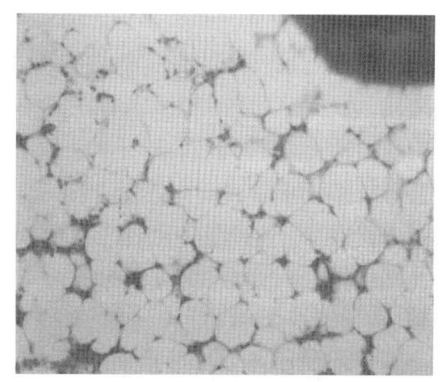

图29-3-6B 急性放射病骨髓腔造血细胞几近消失，为脂肪细胞代替 HE染色 ×200

4）造血细胞再生修复期：即于骨髓腔"空虚"基础上出现新生的造血细胞灶，其形态呈灶状分布，以幼稚造血细胞为主，分布致密，形态完整，着色良好，结构清晰，每见核分裂象，细胞核内Ag-NOR及DNA含量均逐渐增加。再生灶多位于小梁旁、骨内膜下或小血管周，以红系细胞再生较早，粒系和巨核细胞居后，可分为红系细胞再生灶、粒系细胞再生灶、巨核细胞再生灶、网状细胞再生灶和混合细胞再生灶。在6 Gy照射再经治疗后，微弱再生最早见于17天，中等再生最早见于19天，明显再生最早见于36天，骨髓再生来源于残留的干细胞或血管外膜细胞、窦岸细胞。家犬未经治疗的骨髓自发性再生的上限阈剂量为4~5 Gy，经输血治疗则为6~7 Gy，同种骨髓移植者，外源性骨髓再生的上限剂量约10 Gy，当局部骨髓被屏蔽时，其内源性再生上限剂量约20 Gy。此期相对应于急性放射病的临床"极期后期"或早期恢复期。

5）造血细胞基本恢复期：即中、重度放射病2~3个月后，骨髓腔内造血细胞明显增多，形态良好，增生活跃，各系统、各阶段造血细胞比例及形态基本恢复至正常状态。辐射事故病人和大量动物实验证实，骨髓造血组织受大剂量辐射损伤后的恢复重建是一个漫长的过程，如实验动物经5 Gy照射，于照后150天虽基本恢复，但直到照后2年仍见各系统造血细胞的比例和巨核细胞的形态异常。间质细胞（尤其网状支架）的恢复更为缓慢，并可出现过度和低度增生交错波动现象。中子照射后常出现髓腔纤维组织增生甚至胶原化现象。此期相对应于急性放射病的临床恢复期。

不同部位骨髓再生潜力并不相同，以胸骨再生最好，以下依次为股骨头、椎骨、肋骨。

射线下死亡者骨髓造血细胞仅发生早期变性坏死，脑型和肠型放射病时分别呈残留型和"空虚"型图像，骨髓型放射病时骨髓造血细胞病变一般经历典型的上述五个阶段。

骨髓造血细胞功能与微量元素铁、铜、锰、钴、钼含量密切相关。在骨髓放射损伤的重建过程中，髓腔造血组织内微量元素（如铜、铁）和宏量元素（硫、磷、钙等）比例也发生异常。有资料指出，Tμ淋巴细胞促进造血，而Tγ淋巴细胞则抑制造血。在骨髓辐射损伤的坏死清除—残留—空虚阶段，外周血Tγ淋巴细胞数量增高，而Tμ淋巴细胞数下降；在再生—恢复阶段则呈相反现象。但直到照后2年，仍未达正常比例，提示造血组织的辐射损伤和重建过程受到免疫功能的影响和调控。在骨髓造血组织辐射损伤阶段，髓腔内神经末梢发生萎缩和脱髓鞘，至照射后2年仍未恢复正常。

总之，照射后骨髓损伤迅速而严重，然其恢复甚为缓慢。其重建过程除受全身因素（如受照剂量大小、治疗措施、营养条件等）的影响外，也受到造血组织局部微环境（如骨髓基质）、微循环、微量元素、神经调节、免疫调节及其他因素的综合影响。

（2）骨髓造血细胞定量变化规律。

1）辐射对骨髓有核细胞的影响：全身照射后骨髓中有核细胞减少，并呈剂量相关性，即剂量越大，减少程度越明显，发生减少的时间越提前，且恢复越慢。如照射后6小时，5.5 Gy及7.0 Gy组有核细胞的减少（$P<0.01$）较2.5 Gy、4.0 Gy组明显（$P<0.05$）；照后1～3天，均明显低于正常；照后6天，除7.0 Gy继续减少外，其余各组均呈恢复趋势；2.5 Gy及4.0 Gy组于照后21天、5.5 Gy于照后4周均恢复至正常，而7.0 Gy组动物恢复更为缓慢。

2）骨髓造血细胞凋亡的定量变化规律：上述剂量照射后6小时骨髓凋亡细胞的面数密度（凋亡细胞数/视野细胞面积）及面积比（凋亡细胞总面积/视野细胞面积）均增加，提示凋亡数目明显增多，面积明显增大（$P<0.01$）；且凋亡的造血细胞数和面积与照射剂量呈正相关。同时，此期骨髓细胞中DNA含量及核仁组成区嗜银蛋白（Ag-NOR）均于凋亡期和残留期进行性明显减少，而于再生和恢复期则明显增加（$P<0.01$）。

（3）某些生长因子及受体的变化。

1）IL-3基因表达的变化及作用：经免疫组化发现，正常骨髓中仅少部分造血细胞浆内IL-3呈弱阳性，5.5 Gy照后6小时～6天，随造血细胞进行性减少，其IL-3进行性减弱，尤当造血细胞损伤最严重时，IL-3表达几乎为阴性；照后10天，骨髓造血细胞处于恢复期，其表达亦开始增多；照后15～21天，IL-3增多达高峰，阳性强度增强。

2）内源性IL-3 mRNA变化及作用：采用原位杂交及原位反转录PCR发现，在骨髓辐射损伤后内源性IL-3 mRNA发生规律性变化：正常造血细胞内有一定量的IL-3 mRNA，在骨髓急性损伤期，造血细胞凋亡时IL-3 mRNA进行性减少；而当造血细胞处于修复期，IL-3 mRNA明显增加，表明在造血细胞增殖修复时，IL-3基因表达增多，提示内源性IL-3基因表达在辐射诱导骨髓细胞凋亡后修复过程中可能起促进作用。

3）干细胞因子受体（SCFR）的变化规律及作用：干细胞因子受体又称C-kit蛋白，表达于多种干细胞、集落形成细胞和肥大细胞等胞浆内。其信号传导途径在造血细胞增殖和分化中（尤其原始干细胞C-kit蛋白分子在造血早期）起重要作用。5.5 Gy照后6小时，造血细胞浆内其表达明显增强，而照后1～6天均明显减少。这可能是因为在骨髓损伤较早期（1天内），C-kit蛋白在造血细胞浆内反应性增多，而当造血细胞损伤严重时，其表达则明显减少。照后10天，较多的幼稚细胞膜C-kit蛋白呈阳性，C-kit蛋白阳性的造血细胞即可与SCF结合，加速造血重建。照射15天后，C-kit蛋白细胞膜阳性的造血细胞逐渐减少，胞浆阳性的细胞逐渐增多。至照后4周，C-kit蛋白表达基本恢复至正常水平。

（4）某些癌基因和抑癌基因的变化及作用。

1）bcl-2：正常骨髓中少数造血细胞浆内表达阳性。于5.5 Gy照后6小时～3天阳性细胞进行性减少，强度减弱，尤以照后3～6天几乎为阴性；10天后造血细胞处于增殖恢复期时，其mRNA和蛋白于较多造血细胞浆及胞膜呈强阳性，且分别于照后10天及15天达高峰，即bcl-2 mRNA的增加先于其蛋白的增加。同时，bcl-2蛋白积分光密度及数密度于造血细胞凋亡期及残留期明显减少（照后1天，$P<0.01$），而于恢复期明显增加（照后15天，$P<0.01$），提示bcl-2基因可有效促进骨髓造血细胞的增殖。

2）bax：正常骨髓中仅极少数造血细胞浆内表达阳性。5.5 Gy照后6小时表达的造血细胞数目增多，阳性增强，可几乎将细胞核掩盖，同时，bax蛋白积分光密度及数密度于早期也均明显增加；照后1天，表达较6小时为少，但仍较正常为多；照后3~6天，表达基本为阴性；照射10天后，造血细胞数开始增加，bax蛋白仅呈弱阳性。bax基因在造血细胞早期凋亡时的过量表达，提示其可能参与诱导造血细胞凋亡。

上述结果表明，照射后骨髓造血细胞凋亡时bax基因过量表达是促进造血细胞凋亡的原因之一；而bcl-2于骨髓再生期的过量表达则是促进造血细胞凋亡后再修复的原因之一。它们可能通过下述机理参与细胞凋亡：①通过调节抗氧化系统阻止细胞凋亡发生；②通过调节Ca^{2+}在细胞器间流动和蛋白质穿越核膜来抑制细胞发生凋亡；③通过阻止细胞凋亡的最后基因通道而对其进行抑制。

3）p53：通常认为，p53参与辐射或DNA损伤诱发的凋亡，并可被bcl-2抑制。p53发生突变（mtp53）则失去诱导细胞凋亡的作用，其作用与野生型p53（wtp53）作用相反，抑制细胞凋亡发生。照射后wtp53表达于造血细胞凋亡期明显增多，而mtp53基因则于凋亡后的修复中表达明显增多。提示wtp53可诱导造血细胞凋亡，而mtp53则抑制之，且促进凋亡后的修复。究其机理，可能源于：①照射使细胞内p53蛋白增加，而与此同时，并未见其mRNA的增加，提示DNA损伤后p53蛋白的增加是通过转录后产生，延长了p53蛋白的半衰期；②wtp53蛋白的过量表达可阻止细胞周期的进程，使细胞停留在G_1/S期；③p53通过bax诱导凋亡；④射线照射使细胞产生稳定的p53蛋白和过表达的c-myc。已发现c-myc基因的激活使p53蛋白在细胞内堆积，而p53蛋白可介导c-myc激活导致的细胞凋亡。

4）c-myc：c-myc蛋白在造血细胞凋亡及修复时均明显增加，既可能导致辐射诱导的造血细胞凋亡，亦可能促进其凋亡后的修复。关于其参与细胞凋亡的机理，一般认为，c-myc可激活介导凋亡的基因，可能直接参与启动细胞凋亡，发生G_1或S期阻断。

2.淋巴免疫系统的病理变化

（1）淋巴组织的基本病变。全身各部位淋巴组织均对射线具有高度敏感性，且均以淋巴滤泡和脾小体（尤其生发中心）病变最早、最明显，均发生基本相似的病理变化，其病变过程均与骨髓造血组织相似，也经历淋巴细胞凋亡坏死和清除、残留、枯萎（枯竭）、再生修复和基本恢复期五个阶段（图29-3-7A、图29-3-7B）。与骨髓比较，淋巴组织照射后的病变特点在于：①坏死清除更迅速和剧烈，残留期极短，甚至在照后24~30小时即可出现枯竭图像。②再生能力较骨髓为强，再生开始时间较骨髓为早，尤以淋巴结更为明显，如44只犬受到3 Gy照射后，颈淋巴结、脾脏和骨髓的再生例数分别为35例（79.7%）、27例（61.4%）和22例（50%），上述三个部位再生抑制的下限剂量阈值分别为9.5 Gy、7.6 Gy、6.5 Gy。淋巴结和脾脏再生最早开始时间分别约为8天和9.2天。③所有淋巴组织（尤其淋巴结和扁桃体）内于枯竭期均出现大量的浆细胞，远较骨髓内为多见，其性质和意义虽尚待阐明，但至少表明其免疫功能发生改变，有学者认为是自身免疫的直接证据之一。

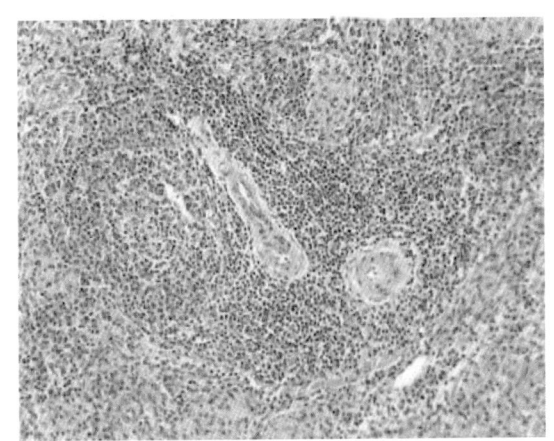

图29-3-7A 对照组正常脾小体范围大，淋巴细胞丰富细胞减少，红髓弥漫出血 HE染色 ×200

图29-3-7B 急性放射病脾小体明显萎缩，淋巴 HE染色 ×200

关于淋巴细胞的辐射敏感性，一般认为B细胞较T细胞敏感，这也是脾小体和淋巴滤泡生发中心和胸腺（尤其是幼稚T细胞依赖的皮质区）病变早且剧烈的重要原因。

近年研究证实，在淋巴组织受照后发生严重破坏的过程中，凋亡是淋巴细胞死亡的重要方式之一，并显示良好的剂量-效应和时间-效应关系，同时各部位淋巴组织照射后均具有各自特点。

（2）各部位淋巴组织照射后的病理变化。

1）胸腺：胸腺系中枢淋巴组织，照射后的破坏较前述周围淋巴组织早且剧烈。照射后淋巴细胞很快出现分裂抑制、核固缩、核崩解，其染色质的变化最早可出现在照后2小时。于枯竭期多为脂肪和纤维细胞代替，胸腺小体也消失，胸腺极度缩小。胸腺内不同的淋巴细胞群辐射敏感性也不同，如皮质的淋巴细胞（排列密集，染色较深而均匀，胞体较大，属幼稚型T淋巴细胞），在照后迅速出现崩解、消失，而髓质的淋巴细胞（较小而成熟）仍可保留较长时间。最近有实验资料表明，经6 Gy γ 线全身一次照射后2小时，小鼠胸腺T淋巴细胞凋亡率即明显增加，约为对照值的5倍，照后4小时凋亡细胞达到峰值，约为对照值的12倍，至24小时，恢复到正常水平。照后1天，大量的核碎片与受损伤的淋巴细胞基本上被巨噬细胞清除，组织内存留的主要是网状细胞、浆细胞和其他间质细胞。胸腺体积明显萎缩，外周血淋巴细胞急剧减少，并保持在很低水平。胸腺组织开始再生的时间视所照射剂量和受损伤的程度而异。经中等致死量照射后其再生的时间一般在1周左右，但再生比较缓慢，照后3~4周时尚未完全恢复，大剂量照射后再生明显受到抑制，恢复更为缓慢。

2）脾脏：经致死剂量照射后1~2天，即可观察到脾脏体积明显缩小，被膜出现皱褶，质地明显变软。从切面观察，脾小体缩小或完全消失。在照后1~3小时内，光镜和电镜下可见白髓（淋巴小结）中各类淋巴细胞出现凋亡与坏死崩解。照后24小时，核碎片被周围细胞吞噬清除，2~3天后仅残留极少数的淋巴细胞，主要为网状细胞、纤维细胞以及较多的浆细胞。在实验小动物，如小鼠、大鼠，因为脾脏红髓有类似骨髓的结构与功能，可产生红系、粒系和巨核系细胞，因而照射后不仅脾脏白髓的变化很明显，多数红髓细胞也发生明显变性和坏死，且脾窦扩张、充血、出血。特别是大剂量（LD_{50}~LD_{100}）照射后明显。小鼠经6 Gy γ 线全身一次照射后2小时，脾脏淋巴细胞凋亡数约为对照值的4倍；4~8小时凋亡率出现峰值，为对照值的9倍，至照后24小时凋亡淋巴细胞数仍约3倍于对照组。上述变化表明，大量的淋巴细胞凋亡可能是导致脾脏淋巴细胞数减少的重要原因，继而引起后期免疫功能的受损。脾脏的恢复也与照射剂量有关。犬经过中等剂量照射后，于第二周末开始恢复，首先是淋巴小结中细胞分裂开始活跃，接着幼稚的淋巴细胞增生，淋巴细胞明显增多，然而正常结构的恢复需要较长时间。红髓再生的时间也始于1~2周，可同时见到红系、粒系、巨核系和混合造血灶。与其他淋巴组织不同的是，脾脏在再生修复期常常于红髓发生髓外造血，主要是幼稚红系细胞灶和巨核细胞灶，尤其在低氧条件下更为明显。脾窦和中央动脉的扩张更为明显，小血管壁常见血浆浸渍，表明其通透性增高。

3）淋巴结：致死剂量照射后，淋巴结体积明显缩小，宏观呈灰褐色，出血明显。在光镜下，照后30分钟即可见到各类淋巴细胞的核固缩、核碎裂和细胞崩解，尤以淋巴滤泡生发中心部位变化最为明显。首先在滤泡中心，继而在淋巴结的皮质和髓质各区出现大量核碎片，经吞噬清除后，淋巴细胞的核碎片于照后24小时明显减少。同样，小鼠经6 Gy γ 线全身一次照射后2小时，淋巴结淋巴细胞开始出现凋亡，于4小时达到峰值，此时淋巴细胞凋亡率约为对照组的7倍。照后2~3天，由于淋巴细胞被大量破坏，其数量明显减少，而网状细胞显得特别突出，浆细胞也出现增多，另外一个突出的特点是，由于淋巴结出血严重，在皮质、髓质的淋巴窦和髓索中有大量红细胞，这些红细胞被逐渐吞噬，故而常出现较多的含铁血黄素。淋巴结的再生也是从淋巴滤泡开始，首先是有丝分裂活跃，而后幼稚淋巴细胞增生，值得注意的是淋巴结的再生恢复早于脾脏。

4）黏膜淋巴组织：黏膜淋巴组织指位于消化道、呼吸道、泌尿生殖道黏膜中的淋巴滤泡（集合淋巴结）和散在的淋巴细胞。这些部位的各种淋巴细胞组成免疫屏障，是机体抵御微生物和抗原入侵的第一道防线。受到照射后，黏膜淋巴组织中的淋巴滤泡发生严重破坏，其损伤和再生重建过程与前述淋巴组织相似，特点为更易于再生修复；小肠集合淋巴结受照后或肠外受照后还可以出现灶状分布的幼稚红系、粒系及其混合细胞再生灶，其机理尚不清楚。黏膜中散在的淋巴细胞多散在分布于黏膜上皮内和固有层内，在黏膜免疫中具有独特作用。如小肠上皮内淋巴细胞动态研究证实，经 3 Gy、8 Gy、12 Gy 全身照射后，这些淋巴细胞迅速发生凋亡和坏死，结构破坏（如淋巴细胞与肠上皮相互紧贴、"犬牙交错"的状态破坏，胞膜溶解使胞浆融接），数量减少（照后 8 小时即见，48～72 小时达最低值，7～15 天回升），功能受抑（细胞增殖活力下降，抗 CD3 介导的细胞毒力下降），同时见这些淋巴细胞内 TNF-α 和 TGF-$β_2$ 和 TGF mRNA 基因表达显著增强，其培养上清液中 TNF-α 和 TGF-β 含量上升。上述结果均提示，黏膜内淋巴细胞损伤是肠道屏障功能减弱的重要原因之一，并可能影响肠道上皮的再生修复过程。

5）扁桃体：扁桃体位于消化道和呼吸道入口的交会处，分为腭扁桃体、咽扁桃体和舌扁桃体，同时，整个咽部黏膜含有许多分散的淋巴组织，共同组成咽淋巴环，是机体第一道防线的重要组成部分。其中腭扁桃体最大，具有发育很大的淋巴滤泡和明显的生发中心。照射后，扁桃体淋巴细胞的损伤和再生修复过程与前述淋巴组织相似。但扁桃体由于它的特殊位置，在滤泡坏死清除后往往易于发生细菌感染，并常伴出血和水肿，极易发生坏死性化脓性扁桃体炎，并易于扩散到咽后壁，引起坏死性咽峡炎，这是机体受到照射后全身感染最严重的部位之一。

（3）辐射后淋巴细胞凋亡规律及其机理。

1）淋巴细胞凋亡规律：小鼠经 2～20 Gy 剂量 γ 线全身照射后淋巴组织发生严重损伤，淋巴细胞大量死亡。经对比性检测照后 6 小时淋巴细胞凋亡与坏死的频度、二者间比例及其与照射剂量的关系发现：①当剂量为 6～12 Gy 时，凋亡细胞数量较对照组显著升高（7～10 倍），而坏死的细胞数量增加轻微（1～2 倍）；当剂量为 15～20 Gy 时，凋亡率增加轻微（2 倍），而坏死细胞比例增高却极为明显（7～60 倍）。提示在 12 Gy 以下时淋巴细胞的死亡方式以凋亡为主，在 15 Gy 以上则以坏死为主要途径。②在照后 24 小时内（尤其 6～12 小时）凋亡率迅速显著升高，并达到峰值，5 天后凋亡减少，提示照后早期细胞死亡方式主要为凋亡，从而更新了传统认为"坏死是辐射后细胞死亡的唯一途径"以及"只有适当剂量照射才能诱发细胞凋亡"的概念。③上述细胞凋亡以早期为主，后期凋亡率则降低，显然有利于淋巴组织的再生和修复。表明细胞凋亡在淋巴组织辐射损伤与重建过程中具有重要作用。上述结果既为探索重度以上急性放射病可治疗的剂量范围提供重要依据。也为从淋巴细胞凋亡的角度，探索减轻辐射引起免疫功能障碍提供了新的启示。

2）发生机理：细胞凋亡是由基因介导的一种细胞主动"自杀"的死亡方式。辐射后免疫组织淋巴细胞凋亡过程中，某些癌基因、抑癌基因和蛋白参与其发生发展过程。如于 6～12 Gy 照射后淋巴细胞凋亡率呈剂量依赖性增加时，相关基因 bax、wtp53（p53+/+）及 p16 呈剂量依赖性增加，而 bcl-2、bcl-XL 和 Fas/Apo-1（即 CD95）则呈剂量依赖性持续下降，甚至几无阳性表达。其中 bcl-XL 的剂量效应关系较 bcl-2 更明显；在 15～20 Gy 照射后坏死明显增加时，bax 的表达出现下降，其他基因和蛋白表达变化则不明显，证实 bax 在辐射诱导淋巴细胞凋亡调控中起到重要的促进作用，而与坏死的关系并不明显。

3.消化道的病理变化 消化道的典型放射损伤病变发生在肠型放射病中。众所周知，肠型放射病照射剂量一般为 10～100 Gy，以小肠损伤为基本病变，以频繁的呕吐（每天十几次或几十次）、顽固的腹泻（也是每天十几次或几十次，以血性便为主）和严重脱水为主要临床表现，具有初期、假缓期和极期三个阶段，人员在 1～2 周内（各种实验动物在 3～5 天）全部死亡，迄今为止尚无治疗活存的报道。

肠道为高度辐射敏感性组织，照射后急速发生破坏，其中以小肠最为严重，大肠次之，以下依次为食管、胃，同时消化腺（肝、胰腺、唾液腺等）也发生不同程度的损伤。

（1）小肠。

1）小肠黏膜病变：小肠辐射损伤主要累及黏膜层，尤以腺窝为著。黏膜病变一般经历四个阶段。

腺窝上皮细胞坏死期：宏观仅见小肠黏膜充血，镜下腺窝上皮坏死崩解，或胞核肿胀淡染，核分裂象消失，或偶见异常核分裂，早期尚见较多细胞凋亡，腺窝腔中充塞脱落的上皮细胞，然绒毛高度及其被覆上皮无明显异常。细胞周期中以 G_1 期较为敏感，G_2 期次之，S 期则抗性较高。于照后数分钟即见腺窝上皮变性，30～60 分钟坏死增多，于

4小时已较广泛，5小时始见吞噬清除像，约于24小时坏死清除达到高峰。持续1～2天。

黏膜上皮细胞剥脱期：于照射后3～5天（实验犬和啮齿类动物）或2周（人），出现肠壁变薄，黏膜皱襞消失，表面平坦，弥漫渗出性出血，镜下小肠黏膜上皮广泛的坏死剥脱，绒毛萎缩变短秃，大量畸形细胞形成，短秃裸露的绒毛浅层小血管扩张充血，常伴血流瘀滞、微血栓形成（约占36%）及出血（图29-3-8A、图29-3-8B）。小肠黏膜广泛剥脱是肠型放射病特征性病变。

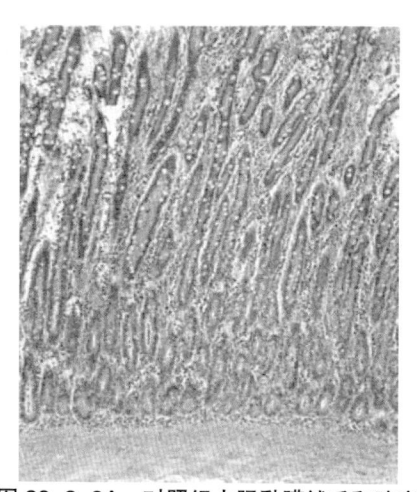

图29-3-8A 对照组小肠黏膜绒毛和腺窝结构正常 HE染色 ×200

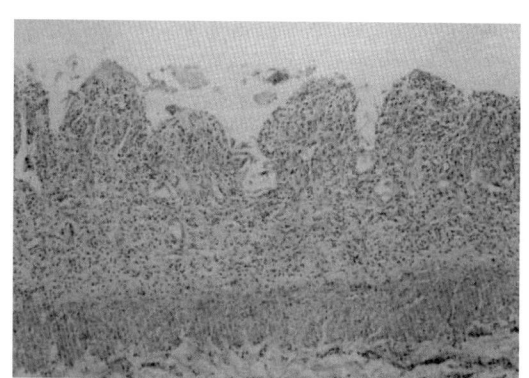

图29-3-8B 肠型放射病小肠黏膜上皮坏死脱落，绒毛变短秃，畸形细胞形成 HE染色 ×200

腺窝上皮细胞再生期：宏观肠壁渐增厚，黏膜表面"绒状"感渐恢复，出血渐减轻，镜下见在上述黏膜严重破坏剥脱的背景上于黏膜深层出现新生的腺窝。新生腺窝的形态特征是细胞排列紧密，每呈实心状或小腺腔样，胞浆嗜碱性，多见核分裂象。腺窝再生较迅速，实验动物资料表明微弱再生最早见于照射后3天（1.1 Gy），中等再生最早见于4天（1.1 Gy），明显再生始于5.3天（1.3 Gy）。人的微弱再生和中等再生分别始于照射后9～11天和12～14天。

基本恢复期：宏观与正常黏膜甚难区分，镜下绒毛高度和结构接近正常，唯核分裂象尚较少。在肠型放射病实验动物中此期始见于经治疗后活存至7天的死亡例。国内1例肠型放射病患者经救治活存90天，其小肠绒毛也已基本恢复。显然其消化和吸收功能的完全恢复较缓慢，需要更长时间。

骨髓型放射病时小肠上皮由坏死期迅速再生恢复，并不发生黏膜上皮剥脱，肠型放射病时小肠全部发生坏死和剥脱，约54%仅可出现早期微弱或中等再生。脑型放射病无活存3天以上者，仅见腺窝上皮坏死病变。射线下死亡例仅见腺窝上皮变性和少数核固缩。

上述小肠黏膜坏死和剥脱病变以空肠和回肠为严重，十二指肠较轻，而再生和恢复则以十二指肠较迅速，空肠和回肠依次较差。小肠上皮再生潜力较大，10 Gy以下全部可自发性再生，保持再生能力的上限阈剂量因动物种系而异：人约为40 Gy，犬为29.3 Gy，啮齿类为16～25 Gy；小肠上皮再生和修复的能力较造血组织为强，再生开始时间较早，修复速度较快。

在10 Gy以上照射后于小肠黏膜出现一种形状异常的畸形细胞，始见于照后2天（17.3%），以照后3天（100%）和4天（92.2%）最多见，经治疗后活存时间延长到7天以上者则未出现。该细胞的形态特征：形态多种多样，体积较大，胞核肿胀增大，核膜清晰，染色质稀疏，沿核膜分布，核仁巨大，致密深染，形如鸟眼，每见双核仁，偶见异常核分裂，部分呈合体细胞状；结构有退变，如微绒毛稀疏紊乱，变短变细，线粒体肿胀空泡化，内质网扩张，核糖体减少；DNA反应减弱，核仁RNA反应增强，胞浆RNA反应减弱，PAS反应减弱，AKP、SDH及LDH活力下降，蛋白质合成减少。据此认为畸形细胞是大剂量照射后一段时间内小肠上皮干细胞不能正常分裂，而出现的暂时性畸形发育，即为致伤而未致死的小肠干细胞在照后短暂时间内继续其生命活动的一种病理性代偿反应。

肠型放射病时小肠黏膜病变特点：病变范围广

泛，累及全小肠，并形成巨大创面；病变发生的时间恒定，尤其黏膜坏死剥脱于 10 Gy 以上照射时无例外地发生在照后 3～5 天（实验动物）或 1～2 周（人）；缺乏炎细胞反应，于裸露的黏膜表面，几乎不见中性粒细胞浸润。

小肠肌层病变：于脑型、肠型和骨髓型放射病中，小肠壁平滑肌和肌间神经丛神经节细胞常发生变性坏死，前者的发生率分别为 39%、98% 和 11%，后者为 48%、97% 和 11%，其中以肠型为多见和严重，这可能是此型中易发生肠套叠的病理学基础。

小肠壁血液循环障碍病变：小肠壁常发生一系列血液循环障碍病变。早期以充血水肿为主，在极期则以出血为多见，脑型、肠型、骨髓型时的出血发生率分别为 78%、95%、96%，射线下死亡时则未发生。小肠出血十分迅速，在三型放射病中，其最早出现时间分别见于 2 小时、17 小时、75 小时死亡例，远较临床见到皮肤和黏膜出血为早。肠腔积血见于 44%～66%。积血量约数百毫升，甚至 1 000ml，可加重全身失血甚至导致死亡，并成为内源性细菌感染的重要途径之一。

小肠感染病变：是肠道辐射损伤多见和严重的并发症，于脑型、肠型和骨髓型放射病中分别占 6%、45% 和 83%。其最早出现的时间，分别见于照后 34 小时、69 小时和 108 小时死亡例。脑型和肠胃型中以局灶状感染多见，而骨髓型中则还常见斑片状甚至全小肠性感染坏死。感染菌主要是革兰氏阳性球菌，肠型和极重度骨髓型放射病中常见严重的霉菌感染，更有其特征性。

肠套叠：是肠道辐射损伤的常见并发症之一，大剂量照射后肠蠕动功能紊乱，增强和减弱交替出现，易促进和导致肠套叠的发生。骨髓型中肠套叠的发生率约为 7.1%，肠型可达 16.7%，以照后第 2～3 周多见（平均 12.6+5.5 天），以照射剂量 3～15 Gy 为多见。大多为单套叠（87.0%），少数为双套叠、三套叠，尚未见四套叠者。小肠套叠（尤其空肠-空肠套叠）占 61%，回肠-结肠套叠略少见（17%），大多数发生肠梗阻并伴瘀血坏死，少数为水肿型，多数为嵌顿型。与其他原因引起的肠套叠比较，放射病肠套叠的特点是感染坏死及血液循环障碍更多见和严重，缺乏炎细胞反应，手术治疗困难，一旦发生常成为重要或主要死因。

（2）大肠。其辐射敏感性低于小肠。大肠辐射损伤病变与小肠基本相同，经历上述四个阶段，但病变程度较小肠为轻，其上皮坏死不及小肠广泛，可残留部分变性的上皮细胞，于剥脱枯萎期残留的肠腺较多、较高，畸形细胞数量较少，出现的时间较小肠约延迟 24 小时，且多发生在 20 Gy 以上照射时。大肠壁的血液循环障碍和细菌感染概率较小肠为低，在脑型、肠型和骨髓性放射病中出血发生率分别为 3%、30% 和 21%，感染概率则分别为 3.2%、33.3% 和 17.6%，微血栓也仅发生 1.7%（肠型放射病时）。

（3）食管。10 Gy 以下照射后食管黏膜多无严重形态学改变，然 10 Gy 以上约半数发生黏膜上皮变性和坏死。在肠型放射病中多为局灶状，脑型中多为斑片状或弥漫性。混合腺呈萎缩状，分泌功能显著下降，并多见小灶状出血。但经治疗后活存时间延长例中常见真菌感染，尤其以白色念珠菌多见，少数合并酵母菌和毛霉菌，导致黏膜层坏死，并多累及固有层深层，侵犯血管，形成菌栓，并向全身播散。

（4）胃。文献中多述及胃的辐射敏感性高于食管，但我们在事故病人尸检、实验犬和大鼠剖检中，无论实验室 ^{60}Co 源 γ 射线照射，抑或反应堆中子或 γ 射线混合照射，以及核试验辐射损伤效应研究中均发现，胃的辐射损伤明显较食管为轻。表现在：即使在脑型和肠型放射病例中也未发现胃黏膜上皮坏死脱落者，仅出现壁细胞（分泌盐酸）和主细胞（分泌胃蛋白酶）及黏液分泌细胞的变性、胞体变小、胞浆深染、胞核凝聚、固缩，少数出现碎裂。上述胃腺细胞变化于照射后 2～3 小时见到，6 小时后增多，主要累及胃腺浅层，尤以颈部较著，其中胃体、底部较明显，幽门部甚轻微。于 2～5 天时可累及胃腺中、下段，其胃小凹结构均存在。我们在 23 例骨髓型死亡犬尸检中仅见 1 例胃体部黏膜局限性浅层糜烂者。但胃壁黏膜出血于脑型、肠型和骨髓型中分别为 3%、8% 和 95%。胃的感染较肠道为少见。偶见十二指肠段逆行套叠入幽门者。

（5）口腔。口腔黏膜属射线中度敏感组织。在骨髓型放射病中，所有死亡病人和实验动物的齿龈、舌、颊、咽部黏膜（特别是齿龈和咽颊部更易受累及）均可发生出血性坏死性炎症，尤其口咽部和喉咽部的病变更为严重和广泛，出血和坏死几乎累及全咽部，明显水肿、肿胀，坏死性假膜覆盖，致使食管入口狭窄，吞咽和呼吸困难，并多累及扁桃体和悬雍垂。口腔黏膜常见菌团生长，感染的菌丛常为球菌和杆菌混合感染，并每见念珠菌、酵母菌，少见曲霉菌、毛霉菌感染，均伴组织坏死，其特点是坏死灶内及其周围缺乏中性粒细胞浸润、水肿和出血严重。舌部出血、感染也十分多见和严重，其中以舌尖和舌根部尤为明显，溃疡多见于舌缘。口腔黏膜固有层内的小唾液腺病变与食管黏膜混合腺类同。

上述口腔病变一般发生较早，于极期前即见发生，极期时（尤其病人在 3～4 周时，实验犬于 2～3 周时）最为严重，并大多累及全口腔（即全口腔性出血和坏死），是全身感染的重要来源。上述口腔病变在造成致死性后果中具有重要作用。

在肠型和脑型放射病中，口腔各部位的病变主要是迅速出现充血、出血、水肿，每见血流停滞，偶有纤维素性血栓形成，黏膜上皮细胞常发生变性，少见局灶性上皮细胞坏死、脱落，形成浅表溃疡。

4.消化腺的病理变化

（1）肝脏。肝脏是中度辐射敏感器官，肝脏辐射损伤（hepatic radiation injury）或放射性肝炎（radiation hepatitis）见于骨髓移植辐射预处理、恶性肿瘤放疗、平时核事故及战时核辐射。1924 年，Case 等首次描述了肝细胞的辐射损伤；直到 20 世纪 50 年代，人们才发现当照射剂量达到 40～50 Gy 时才会引起肝细胞坏死；60 年代以来，尤其是临床放疗普及后，肝辐射损伤越来越引起人们的重视。Ingold 在 1965 年首次提出"放射性肝炎"，并进行了较详尽研究。此后，更多学者进行了临床资料及实验研究。近年来，由于分子生物学技术的应用，使得肝脏辐射损伤的研究更加深入，并取得进展。

1）病理变化及其发生发展过程：大量动物实验及事故死亡患者资料表明，放射性肝损伤大致经历急性放射性肝炎期、肝纤维化前期、肝纤维化期及肝硬化期四个阶段，不同阶段的病理变化有着明显不同。

急性放射性肝炎期：多发生在照射后 1 个月内。宏观肝脏肿胀及充血，体积略增加。光镜下见肝内小血管尤以小静脉及肝窦扩张，充血及出血；肝细胞点状嗜酸性变，部分肝细胞浆内 PAS 阳性物减少。电镜见内皮细胞退变，渐进性坏死；肝窦扩张及血浆蛋白渗出，Disse 隙水肿，其中胶原纤维略增多，贮脂细胞（fat storing cell，FSC）呈类成纤维细胞样，胞浆脂滴略减少；肝细胞浆内线粒体肿胀，肝破裂，呈均质状。

肝纤维化前期：多发生在照后 1～3 个月。汇管区、肝窦及中央静脉周围成纤维细胞增多，并呈条索状排列，核仁组成区嗜银蛋白含量增多，肝细胞点灶状坏死，部分肝细胞浆内 PAS 阳性物明显减少；胶原纤维于汇管区增多并向肝小叶内肝索间及肝小叶间延伸，窦壁网状纤维增多、变密及变粗；间质中及肝细胞内纤维连接蛋白（FN）增多，窦壁层粘连蛋白（LN）增多，枯否细胞增加，汇管区肥大细胞（MC）即见增多，胞体略增大。电镜见肝窦壁增厚，基膜样物质出现，FSC 及 Disse 隙内类成纤维细胞功能活跃，核膜间隙增宽，粗面内质网轻度扩张，胞浆内及其周围有多量的胶原纤维出现。

肝纤维化期：常见于照射后半年。宏观肝脏色灰白，体积缩小，表面有点状坏死灶。光镜见肝内纤维组织大量增生，相互连接，中央静脉间及其与汇管区间形成纤维性"桥"，且间距缩短，其中胶原纤维、FN 增多；MC 明显增多并见脱颗粒；窦壁及小血管壁增厚，LN 含量增加，网状纤维增多、变粗及断裂，每见"肝窦毛细血管化"；贮脂细胞增多并见有Ⅳ型胶原合成，肝细胞片状变性及坏死，大面积 PAS 阳性物质减少或消失。电镜下见肝细胞内及其间，Disse 隙内和肝窦大量成片和成束的胶原纤维存在，分隔挤压肝细胞；肝细胞线粒体结构模糊，呈均质状，胞浆内脂滴沉积，髓鞘样小体出现，次级溶酶体增多，糖原颗粒明显减少。

肝硬化期：多发生在照射后 9～12 个月。肝脏明显变小，灰白色，表面细颗粒状结节隆起不平，散在针尖至米粒大小白色坏死灶，质韧。光镜见肝内纤维结缔组织明显增多，分隔肝细胞形成完整的假小叶，少数肝细胞结节状再生，发生肝硬化。胶原纤维于血管周围、肝小叶内及肝细胞间大片状增多，并有胶原化现象。网状纤维、LN、Ⅲ及Ⅳ型胶原于小血管壁和窦壁明显增加；小叶内 FN 呈大片状增多，而胶原化区 FN 则减少。FSC 数量增加，其荧光强度增强，功能活跃，胞浆内 PAS 阳性物增加，Ⅳ型胶原呈强阳性；间质中肥大细胞仍较多见，胞体更大，脱颗粒更明显，而胶原化区 MC 则减少；肝细胞大面积坏死，胞浆内 PAS 阳性物极度减少，几乎消失，浆内每见有Ⅲ、Ⅳ型胶原及 FN；用地高辛标记的Ⅲ型胶原 cDNA 探针，采用原位杂交，发现Ⅲ型胶原的 mRNA 于肝细胞及窦周细胞胞浆内呈阳性，其含量明显增加。电镜下见内皮细胞退变、脱落及肝窦出血，红细胞进入 Disse 隙内，其内可见纤维样及成纤维样细胞；窦壁厚，胶原纤维明显增加；MC 有脱颗粒现象；肝细胞受压，周围有大量的胶原纤维包绕，并呈旋涡状排列；肝细胞核固缩，形态异常，线粒体空化、消失，每见肝细胞内的胶原纤维束。

2）定量分析结果。

①肝细胞浆内糖原颗粒含量变化：单次照射 30 Gy 后 12 个月，大鼠肝细胞糖原颗粒含量进行性减少，其减少和对照组比有显著差异（$P<0.001$）。

②胶原纤维含量的动态变化：单次照射 30 Gy 后 12 个月，在动物肝纤维化的发生过程中，胶原纤维含量进行性增加，尤其是照后 3～12 个月与对照组比差异显著（$P<0.05\sim0.01$）。

③网状纤维含量的变化：单次 30 Gy 照射后 1 个月，肝组织中网状纤维含量即见明显增加，到晚期（照射 6 个月后）因肝细胞坏死，肝索塌陷，网状纤维则呈减少趋势，但与对照组比较，其含量的增高均有统计学差异（$P<0.01$）。

④肥大细胞的胞体及数目的变化：对单次照射 30 Gy 组动物 MC 的面密度及数密度进行长期动态的定量观察。发现肝脏中肥大细胞胞体变大，数目增多，照射后 9 个月时，其增多与变大达峰值，与对照组比差别非常显著（$P<0.01$）；照射后 12 个月，MC 的面密度（反映其胞体大小）及数密度（反映其数目的多少）因纤维结缔组织胶原化而呈减少趋势。

3）关于肝辐射损伤的发生机理：目前认为可能与小血管及结缔组织损伤、自身免疫反应激活、$TGF-\beta_1$ 含量增多、自由基产生过多有关。笔者认为肝辐射损伤后肝纤维化的发生，不可能是由于单一因素引起，往往是多种因素共同存在、相互影响、综合作用，共同决定损伤的发生发展。有文献报道，放射性肝纤维化的发生具有多元性。其中成纤维细胞、贮脂细胞及肝实质细胞为其主要效应细胞；另外，肥大细胞、枯否氏细胞及某些基质成分改变等也参与了其形成过程。

（2）胰腺。胰腺属于对射线低度敏感的组织。于大剂量（如 10 Gy 以上）照射后外分泌腺腺泡（末房）萎缩变小，细胞变性，分泌颗粒减少，然闰管和排泄管上皮无显著变化，仅腔内充塞凝聚浓染的"胰液团块"，伴间质充血（占 15%），微血栓（12%）及出血，出血于骨髓型放射病极期较多见。脑型中偶有末房细胞灶状坏死。胰岛细胞一般无明显变化。据报道，于重症脑型时，胰岛 α 细胞和 β 细胞有 1/3～1/2 可发生渐进性坏死。

（3）唾液腺。唾液腺为中等辐射敏感组织，尤其腮腺较敏感，腺泡较腺管敏感。于致死剂量以上照射后腺泡（黏液和浆液腺腺泡）上皮变性，分泌减弱，出现口干症状并持续较长时间。

（4）胆管。于肠型和脑型放射病中偶见肝外胆管和肝内各级小胆管上皮细胞变性（主要为空泡变性），甚至坏死，脱落于管腔中，而未见于骨髓型中。

5.中枢神经系统的病理变化　中枢神经系统（脑、脊髓）的典型放射损伤病理变化均发生在脑型放射病（和脑部肿瘤放射治疗）。众所周知，脑型放射病时剂量一般在 100～1 500 Gy，以脑的损伤为基本病变，以共济失调、抽搐、定向力障碍、肌张力增强、肢体震颤和眼球震颤为主要临床表现，具有初期和极期两个阶段，病程极短，经历虚脱—惊厥—昏迷，人约一周内，实验动物约 2 天内全部死亡。

脑和脊髓均属于对射线低度敏感的组织，但受特大剂量照射引起脑型放射病时，则以全脑性和全脊髓性神经细胞坏死（主要表现为急性缺血性改变）和严重的血液循环障碍（以多发性小灶状出血为主）为基本病变，并累及传导束、神经胶质和下丘脑-垂体系统。

（1）脑。

1）神经细胞变化：小脑辐射敏感性较脑的其他部位高，尤其皮质颗粒细胞最敏感，损伤最重（图 29-3-9A、图 29-3-9B）。脑型时 25%～100%的颗粒细胞发生固缩或碎裂，蒲肯野氏细胞和分子层细胞依次减轻。其他部位脑神经细胞损伤轻者变性（即中心性或全细胞性尼氏体溶解和空泡性变），重者坏死。坏死表现为两种形式：①固缩型-胞体变小，尼氏体消失，胞浆呈均匀粉红色（H-E 染色）或淡蓝色（Nissl 染色），电镜见粗面内质网明显扩张及膜破裂，线粒体肿胀空化，嵴减少甚至消失，或见微管、包含物、核糖体减少，溶酶体增多，可见髓样小体，高尔基氏器扩张或破裂，与"缺血性改变"相似；②溶解型-胞核溶解消失，胞浆嗜酸性均质状或溶解。上述坏死病变以小脑最多见，其他部位略少；于脑型放射病时最多见（100%），肠型中仅为 16%，且仅限于小脑的少量（10%～13%）颗粒细胞，骨髓型中则未见神经细胞坏死（表 29-3-5）。

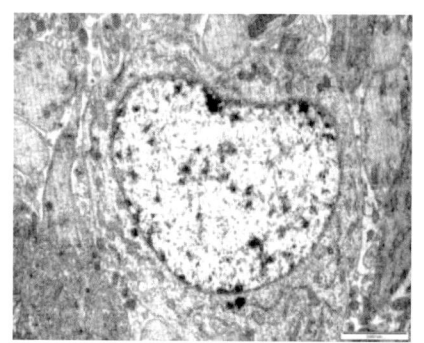

图 29-3-9A　正常小脑颗粒细胞
固缩坏死透射电镜×8 000

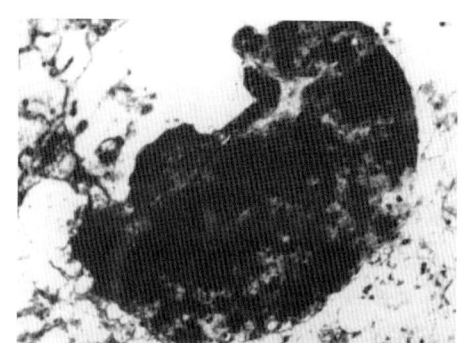

图 29-3-9B　急性脑型放射病小脑颗粒细胞
固缩坏死透射电镜×8 000

表 29-3-5　各型放射病脑脊髓神经细胞坏死变性的发生率（%）

	放射病类型	观察例数	坏死											变性			
			小脑	前回	后回	顶叶	颞叶	基底节	海马	丘脑	中脑	脑桥	延髓	脊髓	小脑	前回	延髓	脊髓
核爆炸	骨髓型	14	—	—	—	—	—	—	—	—	—	—	—	—	36	36	36	36
	肠型	12	16	75	—	—	—	—	—	—	—	—	—	—	25	25	16	8
	脑型	16	100	100	75	75	81	75	75	81	75	75	75	75	100	100	100	100
实验室	脑型	7	100		100	100	100	100	100	100	100	100	100	100	100	100	100	100

2）传导束变化：脑型放射病中全部发生神经纤维变性或崩解（迁曲、增粗、断裂、走向不一、髓鞘局部脱失等），电镜见轴膜解离，微丝稀疏，髓鞘局部溶解，突触小泡较少，前后突触膜结构破坏，尤以轴树突明显。于肠型和骨髓型放射病中未见上述病变。

3）神经胶质细胞变化：星形细胞病变较明显，尤以纤维性星形细胞为著，轻者变性，重者坏死，少突胶质细胞病变较轻，以核皱缩多见，小胶质细胞病变更轻，活存时间长者尚见卫星和噬节像，溶酶体增多，局部照射（如肿瘤放疗）远后期常见胶质结节形成。

4）脑脊髓血液循环障碍病变：充血、水肿、血流瘀滞、微血栓、出血等病变于各型放射病中均见发生，然以脑型放射病最为多见（表 29-3-6）。脑型的出血特点是出血灶小，多为镜下出血；数量多，有时一个切片内见十数个或数十个；分布广，累及脑脊髓各个部位；发生早，于照后1～2小时，甚至在射线下死亡者即可见发生；危害大，尤其延髓生命中枢的出血可危及生命。活存时间长者尚见血管壁玻璃样变性。硝酸镧示踪技术证实血脑屏障通透性增高。

表 29-3-6　各型放射病犬脑、脊髓、血液循环障碍病变发生率（%）

	放射病类型	观察例数	充血	瘀滞	血栓	水肿	出血	各部位出血发生率											
								小脑	前回	后回	顶叶	颞叶	基底节	海马	丘脑	中脑	桥脑	延髓	脊髓	中央管
核爆炸	骨髓型	14	36	7	7	—	36	—	21	21	14	14	21	14	14	21	29	29	21	—
	肠型	12	25	8	16	—	8	8	8	8	—	—	—	—	—	—	—	—	—	—
	脑型	16	100	38	38	44	75	63	50	50	44	44	50	44	64	64	75	75	75	20
实验室	脑型	7	100	71	71	71	100	100	71	100	71	71	71	71	86	100	85	30

5）病变程度划分：根据脑型放射病时病理变化程度及主要累及部位，结合临床征象，由轻到重可划分为小脑型（轻度）、大脑型（中度）和脑干型（重度），见表 29-3-7。

表 29-3-7 脑型放射病的病理分型

分型指标	小脑型（轻度）	大脑型（中型）	脑干型（重度）
主要损伤部位	小脑	大脑	脑干
主要病变	小脑神经细胞坏死和出血	大脑神经细胞坏死和出血	更广泛严重的全脑神经细胞坏死和出血
主要神经症状	共济失调	平衡失调、抽搐震颤、定向力障碍、肌张力增强、眼球震颤	昏迷到死亡，偶有抽搐等症状
阈剂量（Gy，犬）	100	130	1 000
平均活存时间（h）	38.3～43.0	23.7～27.5	1.3～1.5

关于脑辐射损伤机制尚有争议，一般认为，大剂量照射后（如脑型放射病）脑脊髓损伤主要是射线直接作用所致，而较小剂量照射后的脑脊髓病变可能是感染、出血、缺氧等继发作用的结果。

（2）脊髓。脊髓放射性损伤见于全身大剂量照射（如见于脑型放射病中）或颈、胸、腹部肿瘤放射治疗之后。依据其受照射剂量大小、方式、病变发生时间和性质，脊髓病变一般可分为急性和慢性放射性脊髓损伤两种。

1）急性放射性脊髓损伤病变：实验研究表明，在特大剂量（如脑型放射病）照射后，脊髓的神经细胞、传导束、神经胶质细胞均发生严重变性、坏死、崩解，同时伴有严重的血液循环障碍病变（充血、血流瘀滞、出血、血栓等），其病理形态学变化与前述脑部所见非常相似，特点在于：神经细胞坏死虽累及灰质的所有部位，分布具有广泛性，但后角和侧角病变较前角更为明显；神经细胞坏死和传导束病变（尤其脱髓鞘）较脑部略有减轻和减少；灰质、白质和中央管的出血程度和发生率略轻于和少于脑部。

2）慢性放射性脊髓损伤病变：在受到大剂量照射或颈、胸、腹部肿瘤放疗后长期活存的严重病例中，常发生慢性放射性脊髓损伤，宏观即可见受照射的脊髓节段性萎缩变细，镜下可见病变主要发生在白质，主要表现为脱髓鞘，继之变成液化性或凝固性坏死，并常见泡沫样组织细胞，周围多为增生的胶质细胞所包绕，从而造成脊髓相应节段的功能（包括运动功能和感觉功能）障碍。需要指出的是上述病变的累及部位，往往不仅限于照射野内，还常累及照射野之外，其特点在于：白质病变虽较严重，但灰质的病变较轻甚至不受损伤；脊髓的血管（尤其小血管）晚期病变常较显著，表现为内皮细胞和平滑肌细胞肿胀、内膜增生、外膜纤维化、管腔狭窄甚至闭塞，并可发生管壁玻璃样变性和纤维素样坏死，并每见血栓形成，从而造成脊髓供血不足，加重传导束和神经细胞病变。

6.呼吸系统的病理变化

（1）肺。早在 1896 年，人们便开始了放射性肺损伤的研究。1922 年，Hines 最先描述辐射诱发肺泡及毛细血管纤维化病变；1926 年，Desjardins 提出了放射性肺胸膜炎；1955 年，Chu 对放射性肺炎做了定义。之后，许多学者开始对此有更多的兴趣，积累了大量放射性间质性肺炎（radiation interstitial pneumonitis，RIP）的临床和实验资料。骨髓移植开展以来，预处理照射后间质性肺炎的发病率已达 50%，其中约一半病人将因此死去。可见，放射性间质性肺炎已成为核辐射事故、骨髓移植辐射预处理及胸部肿瘤放疗中一个越来越棘手的问题，严重者已危及病人生命，并成为当代放射医学的研究热点之一。

1）肺辐射损伤的基本病变：肺属于中度辐射敏感组织。其实质细胞的辐射直接损伤较轻，仅超致死剂量照射（如局部照射）后远期出现损伤，如肺纤维化和萎陷等。但是肺部血液循环障碍、感染和炎症却多见并且严重，对全身有重要影响。照射后早期，甚至射线下死亡者即可见到肺小血管扩张充血，血管周围出血（"套袖"状出血），照后 4 小时可见血管周围和肺泡内水肿，血管床内粒细胞聚集，并随时间延长出现富含蛋白的透明膜，于照后 12 小时血流瘀滞和透明血栓形成，甚至出现肺泡壁弹力纤维和嗜银纤维的肿胀断裂。肺的出血和水肿发生于各型放射病的各个时期，但以骨髓型极期（2～3 周）时尤为严重；出血可累及肺小叶、大叶甚至全肺（肺卒中），并构成死亡的直接原因。水肿往往与出血合并发生，导致心肺功能障碍。在严重出血的基础上常合并细菌（主要是球菌）感染，导致坏死性肺炎，其特点为缺乏炎细胞反应。感染最早见于照后 49 小时。照射后数月以至数年，肺的基本病变则为进行性发展的纤维化甚至胶原化。

2）放射性间质性肺炎（RIP）及其纤维化的病

理变化：有学者指出，肺病变主要有肺间质水肿、纤维蛋白性渗出物渗出、炎性细胞浸润，慢性病例可见不同程度的肺纤维化。关于 RIP 的病理过程，以往学者多分为三个阶段，即渗出期、增生期、纤维化期。近年来，经应用新技术，通过动物实验与临床病例相结合，从整体、组织、细胞及分子水平进行长期动态观察，发现 RIP 的病理变化呈进行性发展过程，即早期：以变质渗出为主（照后 0.5~1 个月）；中期以成纤维细胞增生为主（照后 2~3 个月）；后期以纤维增生为主（照后 3~6 个月）；晚期以胶原化病变为主（照射 6 个月以后）。将 RIP 病变分为四期更能较准确客观地反映病变的发生发展过程，而且有助于进一步指导临床治疗。在纤维增生期，特别是当局灶纤维化形成时，如果及时施以一定阻断或治疗措施，将可能延缓或减轻病变，防止向形成大片纤维化方向发展。而肺脏病变一旦进展到胶原化期将难以逆转，故对放射性间质性肺炎的防治应尽可能在早期和中期加以实施。

放射性间质性肺炎病变发生发展过程中可表现出三个特点：其一是全肺各部位病变呈非同步性，即在同一肺组织切片中同时存在不同时期的病变；其二是纤维增生期病变分布具有不均匀性，即纤维化早期病变往往呈局灶性分布，以后扩大融合，并逐渐累及肺叶及全肺，这在实验动物和骨髓移植病人中均可见到；其三是 RIP 病变具有种属差异和个体差异，即人体纤维化较实验动物明显。这可能与临床病人除照射条件外常伴有病毒感染、原有疾病、吸高浓度氧、某些化疗药物应用等有关。

3）放射性间质性肺炎及其纤维化的发病机理：RIP 是一复杂过程，尽管 19 世纪便开始了研究，但其发生机理却至今尚未有定论，包括：①肺血管损伤学说；②肺泡上皮损伤学说；③肺泡巨噬细胞生长因子学说；④免疫反应学说；⑤淋巴管受累学说等。Ⅱ型肺泡上皮细胞在 RIP 发生发展中具有重要作用。肥大细胞参与了肺纤维化过程。肺基质成分的变化亦是其发病过程的重要因素之一。自由基、一氧化氮体系和血管紧张素Ⅱ在 RIP 及其纤维化发生中所起的作用不容忽视。肺基质成分（FN、LN、MMP 等）多种细胞生长因子（TNF-α，bFGF，TGF-β，PDGF 等）占据举足轻重的地位。细胞内信号转导通路异常是 RIP 发生发展的关键途径。

（2）气管支气管。主要病变为黏膜充血、水肿，并发生小的出血点，一般较轻，肺内小支气管上皮细胞可出现杯状细胞增多，黏膜分泌活跃现象。于骨髓型放射病极期时可并发细菌感染，发生坏死性气管炎、支气管炎及喉炎。

7.心血管系统的病理变化

（1）心脏。20 世纪 60 年代初期以前，人们长期认为心脏对电离辐射基本不敏感。直至 60 年代后期，Fajardo 和 Stewart 等在一系列的实验与临床观察后，明确指出辐射可引起心脏损伤。并有学者据此提出"心血管型放射病"的分型建议，但至今未被公认。近十余年来，随着临床胸部肿瘤放疗的广泛应用，心脏因超量照射而发生损伤的报道日渐增多，对心脏辐射损伤渐引起重视。

1）剂量、发病率和发生时间：因心脏的放射敏感性较其他脏器低，只有极高的剂量才能引起心脏损伤。Mycaoaeba 用 1 MV X 射线治疗食管癌 99 例，总剂量为 45~58.8 Gy/（30~42 天），未发现心肌和心包的放射损伤。而 Stewart 曾用 6 MV X 射线照射家兔全部心脏，照射方式为 12~20 Gy 单次大剂量照射或 54 Gy/28 天的分次照射，发现全部家兔出现心包放射损伤。临床上当对何杰金氏病做"斗篷式"照射时，如果有 50% 的心脏区被照射，则心脏的耐受量为 40~50 Gy/（4~5 周），而乳腺癌术后照射时，如果有 20%~30% 心脏区被照射，则其耐受量为 55 Gy/5 周。目前多数学者认为当单次剂量大于 20 Gy 或由于重复照射心脏总剂量大于 60 Gy 时，50% 病人将发生心脏损伤。

不同的胸部肿瘤、放疗方式、照射面积，心脏损伤的发病率也不尽相同。总趋势是单次大剂量照射时心脏损伤发病率高于分次照射，大面积照射高于小面积照射。临床统计乳腺癌、肺癌、食管癌放疗后心脏损伤发病率分别为 3.4%、4%、7.6%。而何杰金病放疗后心脏损伤发病率为 1.2%~9.5%。关于其发生时间，多数认为在放疗结束后 4 个月至 2 年，大多发生于 1 年内。而动物实验于照射后几小时即见发生。当放疗和化疗（如阿霉素、环磷酰胺、自力霉素等）同时应用时将增加其发病率及其严重程度。

2）病理形态学变化及其病程经过：放射性心脏损伤病理改变无特异性。多见心肌细胞一系列退行性改变及心包积液、心包增厚。于 10 Gy 以上照射后心肌纤维肿胀，灶状变性坏死，Z 带溶解，T 管扩张，线粒体肿胀空化，多累及传导束纤维，有时出现心肌纤维断裂，心室扩张也较多见。10 Gy

以下照射时心脏主要发生出血、充血、水肿情况，少数发生微血栓。菌团也很常见，是全身感染的一部分。其中各部位均发生出血，尤以心外膜为重，特别是右心房的全层性出血可引起严重后果。多数出血呈点灶状或斑状。家兔心脏区单次照射 20 Gy 后 6~48 小时，心脏各层发生明显的渗出性改变，10~70 天后心肌进行性纤维化。直线加速器于术中照射左心室 35 Gy 3 天后，心肌灶性细胞空泡变性，14 天间质水肿、出血更加明显，心肌细胞浊肿、嗜酸性变及坏死。有些病人还见心肌与心内膜纤维化，特别是晚期时弥漫性纤维化斑出现。其特征为胶原纤维包绕单个或成群的肌细胞。心肌内可观察到组织细胞和巨核细胞浸润。Rubin 还发现一种大且不规则、形状奇异的"放射性纤维细胞"，其意义尚不清楚。

笔者曾采用单次与分次胸部照射相结合，着重从形态方面动态探讨了放射性心脏病变规律。发现单次全胸照射 30 Gy 剂量组及分次全胸照射 30 Gy、60 Gy 组，心脏呈三种类型改变。

①变性渗出型：见于照射后 0.5 和 1 个月，心肌间充血、出血，纤维蛋白渗出。部分心肌细胞变性，局灶性肌浆凝聚，并常同时累及传导纤维。电镜下肌丝束分离，局灶性溶解，Z 线结构不清，糖原颗粒减少，毛细血管内皮细胞变性，吞饮小泡增多，间隙增大。

②凋亡坏死型：最早见于照射后 2 个月。多位于心内膜下，心肌细胞点片状坏死灶，线粒体、内质网严重破坏，染色质凝聚边移，闰盘间隙增宽。尚见一些心肌细胞呈空泡状，形似"脂肪细胞"。

③纤维化型：最早见于照射后 3 个月，初为小的成纤维细胞团。照后 6 个月肌间胶原纤维增生，范围增大，纤维细胞增多，心肌萎缩。照后 9 个粗大胶原纤维显著增多，心肌细胞和毛细血管数明显减少。

3）发病机理：一些学者提出，人和动物放射性心脏损伤的发病机理相同。Michael 认为损伤初期的心肌毛细血管内皮细胞进行性损伤甚至坏死，管壁破裂，血栓形成，继之出现高峰和晚期的毛细血管数目明显减少等是辐射直接损伤内皮细胞和局部纤溶活性，纤维蛋白降解受限，进而引起毛细血管破坏、梗阻，微循环不足造成缺血所致，并最终形成纤维化。还有学者认为与射线直接损伤淋巴管内皮细胞，管腔阻塞致淋巴液外溢刺激有关。最近有学者应用焦锑酸钾分子探针对心肌细胞内钙分布研究发现，放射性心肌损伤的早期改变是膜通透性增大，导致细胞内环境改变，进而诱导细胞水肿、线粒体肿胀，认为膜损伤是膜离子泵异常，使细胞内钙超载，导致心肌损伤。此外，照后 $TGF-\beta_1$、$TGF-\beta_3$ 及 PDGF 等生长因子蛋白和 mRNA 在心肌表达均增高，尤以心内膜内皮细胞 $TGF-\beta_1$ mRNA 转录增加明显，提示生长因子可能起了重要的介导作用。

（2）血管。通常认为血管对射线的敏感性与管径大小、种类（动脉、静脉、毛细血管）及所在脏器组织有很大差别。一般而言，微血管和小血管较大、中血管敏感，尤其以毛细血管最为敏感。大剂量照射后数小时，尤其脑型和肠型放射病时皮肤即见红斑，24 小时加重，镜下皮肤真皮层及所有内脏器官的小血管和毛细血管扩张充血，血管周围蛋白液及红细胞漏出，并见内皮细胞肿胀，微软泡增多，细胞连接开放，间隙增宽，内皮细胞及外周细胞核浓缩边移，呈凋亡图像。伤后 2~5 天上述病变加重，部分血管内皮细胞坏死。上述病变于脑型和肠型中尤为显著，并均伴严重出血、血流瘀滞和血栓形成。而于骨髓型中仅见于极重度和重度伤情者，以照后 2~3 周（犬）或 3~4 周（人）极期时最为明显。同时常见菌栓形成，并穿过血管壁，直接向周围播散，这在真菌感染时尤为多见。在内脏器官（如肝、肾、心、脑、脾等）小动脉和毛细胞管中的曲霉菌菌丝每呈放射状向周围组织侵蚀。

于放射损伤晚期（3~6 个月，甚至数年），小血管（尤其小动脉）常发生内膜细胞增生、管壁增厚、玻璃样变、纤维增生和基底膜增厚、管腔狭窄甚至关闭状，导致局部供血不足。上述病变于皮肤、脑和内脏器官中均可见到。

8.泌尿系统病理变化

（1）肾脏。关于肾脏的放射损伤病理变化，Gassman 早在 1899 年即已报道，但因其早期损伤效应较轻，加之技术条件所限，直到 20 世纪 50 年代后才较系统地开展研究。80 年代后随着急性放射病治疗水平提高，患者生存期得以延长，同时，临床放疗迅速发展，肾脏的远后期病变，尤其纤维化乃至硬化的发生，常引起严重肾功能障碍和衰竭，对肾脏的辐射损伤研究日益引起重视。虽然在急性放射病病情发生发展过程中，肾脏病变尚不足以起决定性作用，但因其病变程度往往影响患者病情转归和预后，尤其以晚后期多见的肾脏纤维化和硬化为甚，现已成为现代放射医学研究的热点之一。

1）基本病变：肾脏属中度辐射敏感组织，其中肾小管较肾小球敏感，近曲小管较其他部位敏感（也有学者认为肾小球更为敏感）。肾实质细胞的损伤仅见于大剂量照射后，如于脑型和肠型放射病中，肾小球血管丛细胞变性，甚至核碎裂，致密斑细胞变性；近曲小管上皮依次多见浊肿、嗜酸性变、空泡变，严重者部分核固缩碎裂、蛋白管型出现、远曲小管管腔扩张、上皮细胞变性，并累及集合管。上述病变于照后 2.5 小时即见发生。间质和肾小球充血十分多见，微血栓（18%）见于肠型和脑型放射病。于骨髓型放射病中，早期（1 周内）仅见间质血管和肾小球充血，然于极期时主要病变则为皮、髓质和肾盂黏膜出血，多呈点灶状。存活时间较长，时常出现小血管壁玻璃样变性或纤维组织增生。于极期全身脓毒血症时，肾脏内常见菌团，并发局灶性坏死，也缺乏炎细胞反应。其形态特征常为出血晕包绕中心的黄白色坏死灶。于极期发生全身性播散性真菌感染时，肾脏也是霉菌感染的好发部位之一，尤其肾小球真菌病灶更多见。主要的真菌种类为曲霉菌（多见于骨髓型 2~3 周时）、念珠菌或酵母菌（多见于肠型治疗后 1~2 周内）。

2）放射性肾纤维化的病理过程及其特点：经 ^{60}Co 源 γ 射线 5~50 Gy 照射单侧肾后 1 年的动态、系统实验和急、慢性放射病事故患者剖检、腹部放疗患者病理观察证实，肾脏放射损伤经历四个阶段。

①变质渗出期（早期）：见于照后 1 个月内。肾小球血管丛扩张充血，内皮细胞不同程度变性，足细胞线粒体肿胀或空化，内质网扩张，足突折断或短秃，包曼氏囊腔内蛋白性液积聚；近曲小管上皮细胞浊肿，少数嗜酸性变，远曲小管扩张，每见蛋白性管型形成，间质血管扩张充血，少量红细胞漏出。

②纤维增生期（即中期）：见于照后 1~3 个月。肾小球血管丛内皮细胞和包曼氏囊壁细胞增生、肿胀、增厚，血管丛和间质内轻度局灶性纤维增生，系膜增宽，Ag-NOR、FN 和 LN 增多，$TGF\beta_1$ 和 FGF 表达较强。间质和肾小球内成纤维细胞活跃，近、远曲小管细胞变性，核固缩或呈渐进性坏死，蛋白管型增多。

③纤维化期（即后期）：见于 3~6 个月。肾脏体积轻度缩小，重量略减轻，多数肾小球呈纤维化状，血管丛管腔狭小，系膜明显增厚，伴玻璃样变性，间质明显，局灶性纤维增生，尤其皮质浅层明显。胶原纤维、FN 及 LN 明显增多，$TGF-\beta_1$、FGF 表达明显增强，近、远曲小管萎缩和纤维化，小血管壁增厚、管腔狭窄。

④硬化期（又称胶原化期，晚期）：多见于 6 个月后。肾脏体积明显缩小，重量明显减轻（为正常值的 1/2~2/3），表面颗粒状，质地较硬，切面皮质薄，纹理模糊，皮髓质境界不清晰。镜下见肾皮质广泛的硬化性病灶和纤维增生，其中肾小球大多为纤维化、胶原化及玻璃样变性，甚至无结构的纤维化团块状。有的肾小球结构难以辨认，少数肾小球代偿性肥大，肾间质也见分布广泛、纵横交错、排列致密的纤维增生，并每呈胶原化，部分肾小管萎缩，上皮变薄，而另一部分肾小管则见明显增大，并常见各类管型。间质小血管多呈狭窄甚至闭塞状，管壁增厚，间质内少量淋巴细胞、浆细胞浸润。笔者曾见 1 例肾癌患者手术后误照唯一的健侧肾 30 Gy 后 6 个月死亡，其肾脏呈现典型的晚期放射性弥漫性肾硬化病变。

生化检测表明，于急性放射病数周后，尤于后期和晚期肾脏病变时，发生相应的肾功能障碍甚至衰竭（血清 BUN 和 Cr 升高）。

（2）泌尿道。输尿管、膀胱和尿道均对射线低度敏感。照射后泌尿道上皮（均为移行上皮）的原发性损伤通常均较轻微，并呈类似规律，但继发性出血却十分多见，尤其急性放射病极期时，出血广泛、严重，其中膀胱出血更为突出。在泌尿道放射损伤的研究中，对膀胱的研究最为多见。

1）膀胱：在脑型和肠型放射病中，膀胱最常见的病变是上皮细胞变性，尤其基底细胞较明显，常伴部分表层细胞脱落，同时见平滑肌肿胀，嗜酸性增强，胞核浓缩深染，黏膜下层和肌间小血管扩张充血，每见血流瘀滞、血栓形成，并常见少量红细胞漏出，少数病例可见黏膜层散在点灶状出血。在骨髓型放射病中，极期前的主要病变是膀胱壁各层小血管扩张充盈，偶见血流瘀滞和少量红细胞漏出，黏膜上皮细胞轻度变性。于极期时病变加重，每见局灶性浅层上皮细胞脱落，形成糜烂，偶有溃疡形成，其下甚多淋巴细胞、浆细胞及少量中性粒细胞浸润，肌层细胞每见肿胀，嗜酸性增强，这个时期突出的病变是膀胱壁出血。膀胱是急性放射病出血最多见的部位之一，多见于三角区（尤其尿道口部）和体部，顶部较少见；好发于黏膜层，也可累及其他各层；多为点灶状，严重时可呈斑片状，甚至累及全膀胱，呈全膀胱性出血，常合并水肿发生。膀胱腔内出血可形成巨大血凝块以至影响排尿。三角区的黏膜出血和血肿常导致尿道口部狭窄。临床出现严重血尿、尿频甚至排尿困难。

此外，于局部照射后长期活存者（通常6个月以后），膀胱黏膜下层和肌层可见纤维组织增生，成纤维细胞活跃，然未见硬化发生者。

2）输尿管：其基本病理过程和病理形态变化与膀胱相似，然偶有输尿管梗阻或狭窄发生，并导致肾盂扩张、积水。

3）尿道：前列腺段尿道壁的病理变化主要是黏膜上皮变性和点灶状出血，然通常较膀胱和输尿管轻微。

9.内分泌系统的病理变化　肾上腺、垂体、甲状腺、甲状旁腺等内分泌腺均属低度辐射敏感组织，在中、小剂量（如 $LD_{50}/30$ 天的剂量以下）照射后，内分泌器官的形态改变不明显，而于大剂量照射后（如重度以上骨髓型和肠型、脑型放射病）则可发生一定程度的变化，并可危及生命。

（1）肾上腺。大剂量照射后肾上腺皮质形态和功能发生时相性改变，并与照射剂量密切相关。照后初期（2~3天内）皮、髓质小血管扩张充血，以髓质小血管扩张流血为甚，同时皮质细胞类脂含量增多，皮质激素（如肾上腺素、去甲肾上腺素及ACTH）也见升高，进入极期后则见皮质细胞（尤其束状带细胞）类脂含量减少，细胞变性，甚至小灶状坏死，胞浆内可见"嗜酸性小体"，尤以球状带和束状带为显著，网状带细胞常出现空泡化改变，皮质功能呈低下状，直至死亡。肾上腺髓质细胞（嗜铬细胞）此时也见变性坏死。出血多见且严重，尤其以极期为显著。在重度和极重度骨髓型极期及肠型放射病时常见皮、髓质（尤其皮质）多发性点灶状甚至弥漫性出血，伴肾上腺皮质功能衰竭，直接导致或促进患者死亡。

（2）垂体。急性放射病时垂体病变主要累及前叶细胞，尤以嗜酸性细胞为明显。主要表现为营养不良性改变。垂体变化与肾上腺呈类似规律，即照射后初期出现短时间功能增高，其前叶嗜酸细胞、嗜碱细胞增大，数量增多，而嫌色细胞颗粒减少或消失。数天以后，前叶细胞始见变性，数量减少，并见细胞崩解，偶有微小灶状坏死，尤其在极期明显。经治疗后活存者，上述病变渐消失，但在肠型和脑型放射病时更为显著、广泛，直至死亡。垂体的另一突出变化是均伴明显的血液循环障碍，于照后初期至极期均见血窦扩张充血，血流瘀滞较明显，每见发生水肿渗出，点灶状出血更为多见，大多为散在性分布，偶有纤维素性血栓形成。上述血液循环障碍病变于重度以上骨髓型放射病即见发生，在肠型和脑型时依次增多、加重、广泛。

在垂体的神经叶和间叶组织内主要病变仅见充血、水肿、出血，并与照射剂量密切相关。

（3）甲状腺和甲状旁腺。外照射所致急性放射病时甲状腺的病变远较内照射时为轻。在重度以上骨髓型放射病时，于照后早期甲状腺一般为功能亢进状，滤泡上皮呈立方形或柱状，胶质致密深染，吸收空泡较多，并伴间质血管扩张充血，而于极期时，则渐呈功能低下状，滤泡上皮变性低平或坏死，脱落于滤泡腔内，胶质稀薄淡染或减少，甚至阙如，少数滤泡缩小或塌陷。上述病变随照射剂量加大而加重，尤其于肠型和脑型时为明显。在骨髓型极期时常发生间质出血、水肿和血流停滞，并与剂量呈正相关，出血多为点灶状，偶呈弥漫性。

三型放射病时甲状旁腺腺细胞在形态上多无明显变化，镜下所能见到的病理变化仅为间质轻度充血，偶有渗出和少量红细胞漏出。

（4）其他内分泌器官。近年研究证实，胃肠道是体内最大的内分泌器官，能分泌5-羟色胺及其他多种激素，其中嗜银细胞是其内分泌细胞之一。经不同剂量、动态、系统研究发现，其数量变化与照射剂量相关：1~7 Gy照射后3天，嗜银细胞数量增加，并与剂量呈正相关，于7 Gy达峰值，相当于对照值的180%；自8 Gy开始减少，以后则随剂量的增加呈指数性下降；至160 Gy仅为对照值的11.5%，其中减少最显著的区域在10~30 Gy，如30 Gy照后持续性减少直至动物死亡。与照后时间相关：于照后1天下降，2~3天开始回升，4~7天超常，2周时恢复正常。照射后形态学变化、颗粒密度、分布及着色反应的程度均发生一定的变化：在小剂量照后3天，于数量增加的同时，染色变深，颗粒较前密集，全细胞分布者似有增多，尤以5~7 Gy组较明显。其中肠腺的嗜银细胞较绒毛处的变化更为显著，甚至出现嗜银细胞聚积成堆现象；但在大剂量照射后，除少数嗜银细胞固缩退变而致浓染外，大部分细胞着色浅淡，颗粒稀疏，其形态变化的程度与照射剂量的增加成正比。上述结果提示，小肠嗜银细胞对电离辐射的作用是敏感的，而另一方面，其对辐射损伤又有一定的修复能力。

关于性腺（如睾丸和卵巢间质细胞）和胰腺（胰岛细胞）的内分泌细胞的变化已分别在相应章节内介绍。

10.生殖系统的病理变化

（1）睾丸。为高度辐射敏感组织。据报道，经 0.15 Gy 照射可使人精子数量减少，2～5 Gy 致暂时不育，5 Gy 以上致永久性不育。生精上皮较间质细胞敏感。中等剂量照射后生精小管上皮的辐射损伤一般经历三个阶段。

①生精细胞变性坏死期：照射后首先是各类生精细胞分裂停止，继之变性坏死，精原细胞最敏感。于照后 2.5 小时即见核分裂象减少，精原细胞核浓缩以至固缩和碎裂；照后 4.5 小时累及精母细胞，照后 36 小时加剧，出现"影子核"，并渐出现多核巨细胞（十几或几十个核，最多约七十个胞核），持续 1～3 周。

②生精细胞"空虚"期：睾丸体积变小，重量减轻，各级生精细胞和精子极度减少或几近消失。管腔内仅残留支持细胞，生精小管萎缩变细，而间质细胞仅见轻度变性。此期发生在照后 3～4 周。

③再生恢复期：始见于第 5 周以后。即空虚的曲细精管内有新生的生精细胞出现。精原细胞再生恢复最早，继之为精母细胞和精细胞，精子的恢复更较缓慢。间质细胞仍无显著改变。曾有 1 例受 6 Gy 全身照射的青年患者于活存后 5～10 年精液内仍不见精子。

睾丸与骨髓和小肠相比，虽均属高度辐射敏感组织，但其损伤和恢复却慢得多。这是因为精子成熟周期（人约 64 天，小鼠 3～4 周）远较小肠腺窝细胞和骨髓造血细胞长得多。

于照后极期时（尤其骨髓型放射病）睾丸间质出血较多见。

（2）卵巢。其辐射敏感性低于睾丸。约 3 Gy 以上照射可出现暂时不孕。主要变化是各级卵泡细胞变性坏死，其中成熟卵泡最为敏感，以下依次为生长卵泡和原始卵泡。其变化也经历变性坏死、枯萎（空虚）和恢复阶段。照后数小时即发生卵细胞核固缩、碎裂，于极期时卵泡数量减少，甚至消失。其恢复较晚、较慢，需数月或更长。间质细胞仅于极期时发生变性，如果照射剂量过大则不能再生，导致暂时或永久性停经、不育。

11.眼的病理变化　结膜、角膜和晶体对射线中等敏感。中度剂量照射后，于数月或数年后发生晶体不全混浊以至全部混浊，角膜发生脓性溃疡和前房积脓等病变。视网膜属于对射线低度敏感组织，大剂量照射后充血、水肿，甚至出血，尤以视乳头为著，并累及脉络膜，出血流入玻璃体导致其混浊，极期时视网膜中央动脉舒张压急剧降低，持续 2～3 周。眼辐射损伤效应中，晶体损伤最明显，角膜次之，视网膜和结膜依次更轻。

（1）结膜。10 Gy 以下照射后结膜多无明显变化，10 Gy 以上出现睑、球结膜炎症状，血管扩张充血，有少量分泌物，于 3～4 周恢复。30 Gy 以上照射时于 7～14 天结膜高度水肿、有脓性分泌物，4 周后渐恢复，通常不留后遗症。

（2）角膜。放射性角膜炎一般发生在 10 Gy 以上照射后。照后 3 天临床见点灶状荧光染色阳性反应，7～14 天荧光染色反应呈片状，表明溃疡形成。3 个月后遗留角膜斑翳甚至白斑。

病理变化：20 Gy 以上照后 3 天，宏观角膜表面粗糙，镜下角膜上皮细胞排列不规整，有明显变性，甚至固缩坏死，呈不规则齿状；固有层解离、水肿，核迂曲状，其内纤维细胞变性，核固缩，上皮细胞内 EGF mRNA 减少。照后 14 天，病变进行性加重，散在多发角膜溃疡，个别出现有上皮岛结构，血管内皮细胞坏死。照后 30 天，溃疡逐渐修复，大部分角膜上皮层变薄，甚至仅单层上皮（正常为多层上皮细胞），核浓缩或固缩，局部可见上皮层呈乳头状增生并伸向固有层。固有层胶原纤维增多、增粗，融合成致密的斑块样结构及局部纤维化。10 Gy 组病变进程与上述类似，但明显减轻，也可见小的局灶性糜烂、溃疡，在照后 30 天，病变基本修复，上皮层增生形成大量乳头状结构。2 Gy 组无明显变化。离体培养的角膜上皮细胞受 10～50 Gy 照射后，其 Ag-NOR 和 DNA 含量减少，而酸性磷酸酶（ACP）阳性产物则相应增加。

（3）晶状体。

1）临床表现和发生情况：晶体辐射损伤的临床表现为相继出现混浊和白内障。混浊发生时间和发生率与照射剂量大小密切相关。家兔实验表明，在 10 Gy、20 Gy 和 30 Gy 组，照后 30 天时分别有 7.7%、8.3% 和 22.2% 的晶体后囊出现点状混浊，而 2 Gy 组则未见发生。30 Gy、20 Gy、10 Gy 和 2 Gy

组分别于照后 4、6、9 和 12 个月均出现典型的放射性白内障改变，并呈进行性加重。

人在受 0.5~1 Gy 照射后约有 1/4 发生晶体混浊，3.5~6 Gy 约半数以上也可发生，潜伏期 2~4 年。日本原子弹袭击后受中等剂量（2 km 以内）照射者白内障发生率为 54.7%，受小剂量（2~3 km）照射者为 8.7%~26.6%。在临床放疗中，当 3~4 周内接受 ^{60}Co 源 γ 射线 4.5 Gy 照射时，白内障发生率约为 40%，11.5 Gy 时全部发生。放射线工作者中晶体混浊为 25%~73.5%，对照组仅为 2.6%~52.5%。一般认为，γ 线或 X 线一次照射引起白内障的阈剂量为 2 Gy，3~12 周分次照射时总剂量为 4 Gy，12 周以上则需 5.5 Gy。发生白内障的潜伏期，短者 6 个月，长者 35 年，一般 2~3 年。中子照射时发生白内障较 X 线及 γ 线为迅速，胚胎和小儿较成人迅速。

2）病理形态所见：各种射线所致的白内障的形态均相似。主要是晶体前部上皮和后极纤维发生变性及蛋白液积聚，呈池状或孤囊状。早期出现上皮细胞肿胀、空泡变性、核分裂停滞和异常核分裂，继之出现断片、染色质凝聚、线粒体肿胀、内质网扩张、层状小体增多、钙盐沉积，EGF 及其 mRNA 表达明显减弱，Ag-NOR 和 DNA 含量减少，ACP 增加，病变逐渐加重和扩大，最终导致后极被膜下混浊。宏观早期于后极后囊平面出现细小点灶状混浊，呈白色、灰色或彩虹样，混浊进一步发展，直径达 3~4 cm，前囊下区域出现粒状混浊和空泡，最后形成成熟的典型白内障。以粒状混浊最多见（55%），以下依次为圆盘状、空泡团、血状混浊、星芒状和前极混浊。

3）致伤机理：迄今为止看法不一。多数认为是射线直接作用的结果，因为前囊上皮细胞对射线敏感性较高。受照后核分裂受到抑制，从而中断和妨碍晶体纤维的分化和沉积的有序过程。也有人认为是虹膜和睫状血管因辐射损伤所致循环和营养障碍起作用，或射线对晶体细胞内蛋白质大分子直接作用，或细胞电离后所产生的自由基的间接作用结果。

（4）视网膜。视网膜的辐射损伤病变明显较晶体和角膜为轻。眼底镜下主要病变为视乳头周围血管色泽变浅，网膜静脉迂曲、充盈，于照后 3 天即可见到，仅发生在 20 Gy 以上组，并分别持续 2~4 周。视网膜电流图（ERG）证实，于照后 2、15、30 天，b 波明显下降（$P<0.05$），表明视功能障碍。上述损伤于 4 周后渐趋恢复，而 2 Gy 和 10 Gy 组 b 波无明显改变。其特点为发生较早，持续时间较短，程度较轻。

20 Gy 以上照后 2~4 周，基本病变为视网膜内外颗粒层排列不规整，局部增厚，少量核碎片，节细胞层增宽，轻度水肿，脉络膜血管扩张、充血和血流瘀滞，少量红细胞渗出。电镜见感光细胞外节、内节、外核层及内核层均不同程度变性，表现为内外节分离，外节肿胀，排列松散不一，方向弯曲。内节结构模糊，线粒体空泡变，外核层细胞核染色质深染，并见有核固缩。在 10 Gy 以下组上述变化不明显。

12. 皮肤的病理变化　1895 年，Rontgen 发现 X 线；次年 Leppin 观察到射线引起皮肤干燥、发红和脱发，随之产生了放射性皮炎的概念；1902 年 Frieben 发表了射线引起癌症的首例报道；1910 年 Codman 报道了放射性物质引起的 107 例放射性皮肤损伤。此后陆续报道了成批的临床病例及病理研究。放射性皮肤损伤因其具有潜在性、迁延性、渐进性特点，严重者皮肤溃疡经久不愈、反复发作甚至可能癌变，从而受到人们的重视。

（1）分类。局部皮肤放射性损伤按其临床经过和病理变化，一般分为急性和慢性两种。

1）急性皮肤放射性损伤：是指 1 次或多次大剂量照射局部皮肤所致，其病程经历脱毛反应（Ⅰ度）、红斑反应（Ⅱ度）、水疱反应（Ⅲ度）和坏死溃疡反应（Ⅳ度）。持续 10 周左右或更长。

2）慢性皮肤放射性损伤：是指小剂量长时间照射局部所致，也见于急性损伤以后的延续。其病变为慢性放射性皮炎、硬结性水肿、晚期放射性溃疡及皮肤癌，持续数月或数年。

影响皮肤损伤程度的因素除辐射剂量、辐射性质、给予照射剂量的时间、照射区域大小、个体差异、营养状况、饮食和接受医疗处理情况不同外，也与解剖学部位有关。Kalz 皮肤放射敏感性递减的解剖部位顺序如下：前颈部、四肢屈侧、胸和腹、面部、四肢背侧和伸侧、颈项、头皮、手掌及足底。相同部位皮肤的放射敏感性的个体差异较大。其中毛囊、皮脂腺最敏感，而汗腺有较强的抵抗力。

（2）病理变化及特点：X 线及 ^{60}Co 源 γ 射线所致皮肤损伤的病理变化基本类同，主要为变性坏死、炎症反应及形成肿瘤等。主要伤及表皮及真皮层，有时累及皮下甚至肌肉和骨骼。

1) 急性皮肤放射性损伤的病理变化：照射后数十分钟或数小时即发生局部浅层血管扩张充血，1～2 天后表皮和真皮层逐渐发生变性、坏死、形成水疱，最终出现溃疡。病变由轻到重、由浅及深，是逐渐发展的过程。

① Ⅰ度（脱毛反应）：受照后数小时毛囊上皮细胞肿胀、空泡变性，继之毛发再生停滞，毛根与毛乳头分离，毛发脱落。小剂量时毛囊细胞再生，毛发渐恢复，大剂量时毛囊萎缩，致永久性脱毛。红斑量的 70%～80% 即可引起。

② Ⅱ度（红斑反应）：真皮乳头层血管扩张充血，少量中性粒细胞和淋巴细胞浸润，真皮水肿，血管壁和神经纤维变性，表皮变薄，细胞变性，尤以空泡多见，角化过度、脱落。

③ Ⅲ度（水疱反应）：表皮层细胞变性加重，大量空泡形成，基底细胞坏死，并见多核细胞，表皮下大量水肿液积聚，表皮和真皮层分离而形成水疱。真皮层变性（胶原纤维、神经纤维、血管壁等）更加明显，水肿、充血及少量炎细胞浸润更为显著。

④ Ⅳ度（坏死溃疡反应）：表皮和真皮逐渐发生坏死、脱落，溃疡形成，创面覆盖污秽的纤维素样痂皮，溃疡周围水肿，纤维素样变性，小动脉壁纤维素样坏死，但缺少炎细胞反应和肉芽组织，持续时间长者周围结缔组织和血管壁玻璃样变性，管腔狭窄。严重者累及肌层甚至骨膜。病变特点是坏死组织与活存组织之间无明显界限。

Ⅰ、Ⅱ、Ⅲ度可出现再生修复，Ⅳ度者常经久不愈，并逐渐发展为慢性溃疡，再生修复能力低下。

2) 慢性皮肤放射性损伤的病理变化。

①一般病变：表皮病变极不规则，萎缩性和增生性病变交错，角化过度和角化不全交错，真皮附属器（汗腺、毛囊、皮脂腺）及弹力纤维、胶原纤维明显萎缩变性，小血管腔狭窄，管壁增厚，可见小血栓。有时淋巴管不规则扩张，形成淋巴水肿，导致硬结性水肿。重者发生慢性溃疡或恶变。

②慢性放射性皮肤溃疡病变：大小不一（直径为 1.2～13 cm），形状极不规则，边缘呈齿状或地图状，浅者累及表层，重者达肌层或骨膜，底部平坦，为污秽坏死组织或假膜覆盖，分泌物较少。周围纹理加重，色素沉着和脱失相间，呈大理石状。依据镜下可分为弱肉芽组织性溃疡和瘢痕性溃疡。前者肉芽组织极少，成纤维细胞数量少、变性、粗面内质网减少、扩张破裂、脱颗粒，线粒体肿胀空化，微丝微管稀少，毛细血管内皮细胞增生，管腔狭窄，浸润的浆细胞也见变性；后者溃疡底及周围为大量致密并发生玻璃样变性的胶原纤维，毛细血管极少，管腔几近关闭，成纤维细胞完全畸形，各细胞器显著减少，显示成纤维细胞显著生机低下（即"放射性成纤维细胞"）。毛细血管超微结构损伤更显著。

慢性放射性溃疡因其持久、反复和难愈而不同于普通溃疡。其病变特点主要是肉芽组织的发生不良和贫乏，尤其成纤维细胞的明显退变和蛋白合成低下。

③放射性皮肤癌病变：射线诱发皮肤癌最低累积剂量约 10 Gy，平均潜伏期约 21 年。多在慢性放射性皮炎（尤其溃疡性皮炎）的基础上发生，大致经历坏死退变期、良性增生期、不典型增生期和恶变期四个阶段。以鳞状细胞癌多见，少数为纤维肉瘤、恶性纤维组织细胞瘤等。有人主张，皮肤慢性放射损伤时，经久不愈的溃疡形成、角化过度可视为癌前变。其恶性病变绝少或绝不会在溃疡周围的健康皮肤上发生。

（3）关于其发病机理的几种观点。为研究放射性皮肤溃疡难愈和恶变的机理，尤其是相关癌基因和抑癌基因的病理改变，笔者对近 20 年 74 例临床人体标本，通过 HE 染色、多种特染、免疫组化、原位杂交、电镜及图像分析仪等，观察了溃疡病理形态及相关基因产物的改变。结果表明：c-fos、c-myc、c-erbB-2 和 bcl-2 癌基因激活，其产物的高表达阳性率分别为 90.2%、85.3%，96% 和 26.3%；抑癌基因 p53、p16 和 Rb 突变产物高表达或缺失，其高表达阳性率分别为 83.3%、95.87% 和 100%，主要分布于表皮细胞、成纤维细胞、血管壁细胞和肉芽组织细胞内，其中 1 例纤维肉瘤 p16 蛋白表达缺失，TGF-β_3、EGF-R 亦高表达，阳性率分别为 91.3% 和 90.9%。与正常对照组比较，70% 的超氧化物歧化酶（SOD）在皮肤全层阳性反应下降。溃疡区弹力纤维含量呈全部消失、明显增加、正常或稍有增加变化，且排列紊乱，分布不均，失去正常结构。总纤维含量随病程的延长而进行性减少。于溃疡周边区纤维含量进行性增加，而纤维的病变程度日趋严重。肥大细胞在溃疡区减少或消失，溃疡周边区增多变大，其增多与变大的高峰期与纤维结缔组织增生明显期相平行。表皮细胞 Ag-NOR 含量和数量明显增加，恶变细胞 Ag-NOR 含量较各增生组织增加显著。据此认为，多种癌基因激活和抑癌基因失活可能是表皮细胞、成纤维细胞、血管壁细胞增生肥大和恶变的重要原因。

皮肤辐射损伤、放射性皮肤溃疡以及恶变的发生机理概括起来有以下几种观点。

1）皮肤辐射损伤或溃疡形成机理：Robinson、Rudolph 等提出三种机理：微血管闭塞、广泛纤维化和直接细胞损伤伴染色体畸变、细胞复制障碍。近来有学者从基因水平研究发现相关癌基因的激活和抑癌基因的失活是导致微血管管壁增厚、管腔闭塞、广泛纤维化的重要机理。自由基产生和清除系统失去平衡可能是放射性皮肤损伤的始动和促进因素。

2）癌变机理：射线直接致癌效应启动学说认为，绝大多数癌症存在单克隆突变起点，最后发展到完全恶化。由此得出辐射致癌没有剂量阈值的观点。有学者认为，中等剂量（30～60 Gy）产生亚致死细胞多，易发生恶变。相反，有学者提出肿瘤发生率与接受剂量成正相关。

3）辐射直接效应和慢性刺激学说：慢性放射性溃疡在恶变中具有重要意义，即皮肤长期受炎症刺激，既是致癌因素又是促癌因素。表皮反复退变和再生，既可诱发突变，也可促使原有突变基础上的表皮细胞癌变。近年从基因水平研究发现，相关癌基因激活和抑癌基因失活是导致表皮细胞异常增殖癌变、成纤维细胞和血管壁细胞等异常增殖肉瘤变的重要机理，并发现 SOD 含量和活性下降、微血管数量减少和管壁增厚、管腔闭塞引起的供血不足和炎症反应可导致自由基产生和清除系统失去平衡，是放射性皮肤损伤尤其溃疡的持续因素。此外，辐射诱导细胞端粒酶的激活，可能是皮肤溃疡恶变的始动或促进因素之一。统计数据显示，在正常皮肤、放射性皮肤溃疡和放射性皮肤癌中，端粒酶活性表达率分别为 0、30%和 100%。

（五）急性放射病的死亡原因

放射反应一般不会引起死亡。射线下死亡一般是死于"射线下休克"。三型放射病因所受照射剂量、主要累及的脏器组织（靶器官）、病变性质和程度及其并发症的不同，其各自的死亡原因有着明显差异。同时，各型死亡原因也与是否进行治疗、治疗措施优劣、存活时间长短有很大关系。

1.骨髓型放射病的死亡原因　未经治疗的骨髓型放射病，除轻度伤情者外，全部（见于极重度伤情者）或部分死亡（重度伤情者占 50%～80%，中度伤情约 20%以下）。其主要死亡原因几乎全部为全身播散性感染（全部细菌性感染，其中肺和口腔最严重）和严重的出血并发症（肺、心、肾上腺、肠道尤为严重），少数极重度伤情者水盐代谢紊乱可直接导致或促进死亡。

经多种措施治疗后，活存时间大多得以延长，短者延长数周或数月，长者数年。延长数周者的主要死因大多为重要脏器的致命性出血（如心内膜弥漫性出血、右心房"全房全层性"出血、肾上腺弥漫性出血、两肺卒中、胃肠道广泛出血等）、细菌性感染、播散性全身性真菌感染，其中真菌感染多数为曲霉菌，少数为念珠菌或合并酵母菌；延长数月者的主要死因多为肺、肝纤维化、恶液质或并发真菌感染；延长数年者的主要死因则多为恶液质、多脏器纤维化、肿瘤、造血和免疫功能低下等。

2.肠型放射病的死亡原因　未经治疗的肠型放射病中，所有实验动物无例外地均于照后 3～5 天死亡，平均存活 3.6±0.2 天，而人员则于照后 7～13 天死亡。虽然实验动物和病人的死亡时间不同，但其主要死因却几乎一致，均主要死亡于极为严重的水盐代谢紊乱、脱水衰竭，并伴严重的肾上腺皮质功能衰竭。其共同的突出病变特点为全小肠和大肠黏膜坏死剥脱及肾上腺皮质细胞坏死伴皮髓质弥漫性出血。当然，也有学者认为部分病人死于菌血症。

经多种措施治疗后，活存时间得以延长，但迄今为止国内外无一例实验动物或病人能延长 3～4 周以上者。其主要死因大多为播散性霉菌感染，其中约 80%为念珠菌，少数为酵母菌或曲霉菌；10%～15%为嵌顿性肠套叠（其中空肠-空肠套叠和回肠-结肠套叠占 78%）；5%～10%为全身广泛出血、肾上腺皮质功能衰竭或水盐代谢紊乱等。

3.脑型放射病的死亡原因　迄今为止，国外文献仅报道 5 例发生事故性脑型放射病患者，且均于 2～4 天内死亡，而实验犬死亡于 2 天内。其主要死亡原因均是脑性昏迷衰竭，也有学者认为与呼吸抑制、"特殊类型"的休克、脑出血水肿所致脑疝、心血管功能衰竭或肾上腺皮质出血坏死所致肾功能衰竭等有关。

（六）中子辐射损伤病理变化及其特点

1.中子对机体组织作用的某些特点　小当量核武器爆炸时释放出的早期核辐射中，中子比例较大，如千吨级核爆炸时中子比例可达 50% 或更高，中子弹爆炸时中子比例可达 90% 以上。平时反应堆等事故中，也可发生中子辐射或以中子为主的 γ 线-中子混合照射。

中子流是一种粒子辐射，与 X 线或 γ 线一样能对机体造成损伤，损伤机理是它能在组织中引起电离。当中子照射组织时主要与组织中的氢、碳、氧、氮碰撞，产生反冲核，其中最主要的是与氢作用。所以人体内含氢多的组织（如胃肠道）比含氢量少的组织（如骨）的中子辐射损伤要严重。

中子对机体组织的损伤作用与 X 线和 γ 线相比，在性质上大体相同，但某些方面和程度有其自身特点。

（1）致死效应：中子和 γ 线都能引起电离而破坏组织，但因中子进入体内后很容易与组织内的氢作用而被吸收或减弱，故中子在组织内的穿透力很低。所以中子对人和大动物的致死效应与 γ 线相近，而对小动物的致死效应却比 γ 线大得多（相对生物效应为 2~3）。

（2）细胞损伤效应：中子可引起细胞 DNA 大量的不可逆转性损伤，且细胞 DNA 重组明显低于 γ 线照射。中子照射时所致细胞活存曲线与 γ 线明显不同，前者曲线下降坡度大，肩小，说明中子照射引起的细胞致死效应要严重（相对生物效应可达 2~5），也无潜在的致死性损伤的修复。中子照射引起的晚期效应（如致癌、白血病、寿命缩短等）也比 γ 线更为多见、提早和严重。

2.中子损伤的病理变化及其特点　中子引起的急性放射病的病理变化与 γ 线或 X 射线照射基本类似，但也有自身的特点。主要表现如下。

（1）对造血系统损伤重。表现在引起同样造血损伤所需中子剂量远比 γ 线或 X 线小，如中子照射后 6 小时摄取 ^3H 胸腺嘧啶减少一半所需要的剂量为 0.58~0.76 Gy，而 γ 线则需要 2.66 Gy。中子能使外周血白细胞、淋巴细胞及红细胞数下降更迅速，对红系细胞形态损伤更严重，贫血更明显。造血干细胞也对中子更为敏感。

（2）对胃肠系损伤重。表现在中子引起肠型放射病的下限剂量值（5.5 Gy）远较 γ 线低，中子照射所致小肠隐窝细胞分裂指数及 DNA 合成细胞数的下降远比 γ 线明显，在中子照射后早期，隐窝上皮的坏死崩解也较 γ 射线早而重。于枯萎期肠腔内积血量较 γ 线多，食管、胃和大肠的损伤（如黏膜上皮坏死、脱落等）也以中子为严重。由于中子照射后胃肠运动功能紊乱早且严重，肠套叠的发生率也较早、多见和严重。68 只犬尸检表明，当中子比例由 15% 增至 90% 时消化道损伤的加重效应表现在全消化道可受累及，肠壁肌层和神经节细胞坏死变性、血栓、出血、肠腔积血、感染、肠套叠等均增多和加重。

（3）对性腺的损伤重。以雄性动物更为明显。中子照射造成睾丸曲细精管生精上皮的坏死崩解迅速而明显，睾丸萎缩早而严重，引起睾丸重量减轻 50% 的剂量，于中子约为 0.5 Gy，而于 X 线约为 2 Gy。

（4）感染病变提早和加重。由于中子照射后机体免疫功能和抗感染能力降低更明显，感染灶出现和开始的时间可比 γ 线照射提早 3~6 天，感染病灶增多，多发感染的发生率增高，且持续时间延长，不易控制。

（5）远后效应重。眼晶体对中子的敏感性较 γ 线和 X 线更高，0.1~0.26 Gy 中子照射即可引起白内障，而且出现早，恢复慢。日本原子弹受害者中约 26.6% 罹患白内障。

中子照射引起染色体畸变、断裂的数量约为 γ 线的 2 倍，且维持时间较长，容易遗留更多的染色体畸变，且使受照者致癌率增加、寿命缩短。

（七）辐射远期效应的病理变化

辐射除产生急性放射效应外，还可引起远期效应（含遗传学效应），这早已引起医学界的重视。远期效应是指受照后数月、数年甚至终身所发生的慢性损伤效应。包括血液和造血系统变化、白内障、恶性肿瘤、生育力下降、胚胎畸形和青少年发育障碍、寿命缩短和遗传效应等。远期效应发生在急性损伤后已恢复者，也可发生在长期受小剂量照射者。外照射和内照射均可引起。

1.血液和造血器官的变化

（1）常见变化。最多见和明显的变化是外周血血小板、红细胞、血红蛋白减少，尤以白细胞减少为著。在形态上尚见白细胞出现胞浆空泡形成、中毒颗粒、核肿胀，重者核固缩、碎裂或溶解，核分叶过多等，中性粒细胞碱性磷酸酶活力降低，淋巴细胞糖原增多。骨髓中白细胞有时呈成熟障碍甚至呈再生低下状。骨髓和外周血细胞染色体畸变率高达 3.0%，远较正常组（0.3%）高得多。

（2）白血病：这是造血系统最严重的远期效

应之一。核武器爆炸后白血病发生率在 1～9 Gy 时为线性关系增长，发病高峰期为照射后 3～8 年，至照射后近 30 年仍未降至对照组水平。放射科工作者白血病发生率为对照组的 3～8 倍，甚至 10 倍以上。在接受放射治疗的儿童和子宫内照射过的患者中，白血病也较多见。以急性、慢性（尤其是急性）粒性白血病为多见，其次为急性淋巴性白血病。

（3）贫血：其发生率与受照剂量有一定关系，辐射所致贫血的骨髓所见与其他原因贫血是类似的。

（4）其他：日本原子弹爆炸幸存者中，骨髓纤维化和真性红细胞增多症发病率增高，尤以近爆心者为多见。还报道在 1Gy 以上受照者中恶性淋巴瘤及多发性骨髓瘤的发病率也增加。

2.辐射致癌效应

（1）发生情况：这是最重要的远期效应。自 1902 年报道辐射所致手部皮肤癌以来，已累积大量资料。业已证实，各类型的射线及不同方式照射（局部或全身、外照射或内照射）均可致癌，然中子致癌效应比 X 线及 γ 线强 2～5 倍。大鼠吸入 PuO_2 后两年肺癌发生率随肺吸入剂量（＜1.2～36.36 Gy）增加而由 24%增至 100%。

（2）肿瘤类型：人体各组织对辐射致癌的敏感性并不相同（表 29-3-8），最多见且与剂量呈线性关系的为肺癌、乳腺癌、甲状腺癌和白血病，经大剂量照射后容易致癌、但其量效关系尚待阐明的为皮肤癌、胃癌、骨肉瘤及唾液腺癌。肾、膀胱、尿道和脑等组织的癌变至今未发现与辐射有关。

表 29-3-8　人体各组织对辐射致癌的相对敏感性

高度敏感	中度敏感	低度敏感	尚未发现辐射能致癌的组织
骨髓组织	乳腺	皮肤	肾
白细胞	肺	胃	膀胱
甲状腺	唾液腺	骨骼	输精管
		其他	脑

（3）辐射致癌机制：迄今为止学说较多，尚无定论。如体细胞突变学说（即辐射引起染色体畸变或基因突变，导致癌细胞形成）、病毒激活学说（即病毒 RNA 进入宿主细胞的复制密码中或通过反转录过程使宿主细胞的 DNA 发生变异）等。随着分子生物学、分子遗传学和分子免疫学的进展，辐射致癌机理有望进一步阐明。

3.对胎儿的损伤效应　由于幼稚和增殖活跃的组织细胞对射线非常敏感，故胎儿辐射损伤远较出生后，尤较成人严重得多。胎儿受照射后的损伤效应主要为如下几个方面。

（1）胎儿死亡率增加：胚胎发育的不同阶段辐射效应不同。着床的受照射的受精卵不再分化，器官形成期受照射则多致死胎或畸形发育。原子弹幸存者中，曾患急性放射病的妇女中，胎儿死亡率为 23.3%（7/30 例），远较对照组的 2.7%（3/113 例）高，照后十年仍见同样趋势，故死胎流产多见。

（2）新生儿死亡率增加：上述两组中新生儿的死亡率分别为 26.1%和 3.6%。

（3）影响"胎内受照儿"的生长、发育：主要是出现小头症（广岛胎儿受照 0.1～0.2 Gy 者小头症发生率为 11%，1.5 Gy 以上者达 38%，对照组为 4%）、智力发育不全（即低能儿，广岛受 2～3 Gy 照射组为 37.5%，对照组为 0.3%）、生长发育迟缓和畸形儿概率增大。

4.加速老化　衰老是指机体性成熟后逐渐失去机能的现象。照射后机体胶原纤维萎缩、收缩力丧失，出现与老年人相似的变化：晶体混浊，虹膜萎缩，毛发脱色、变灰或变白，皮肤弹性减弱。这在原子弹幸存者中和实验动物中均可见到。5 Gy γ 线照射犬活存 2～5 年者无一例外出现上述现象。

5.缩短寿命　寿命的缩短与剂量呈线性关系，这已为动物实验所证实。据估计每增加 1 Gy 可缩短寿命的 5%。但也有人报告，啮齿类动物受小剂量（＜0.01 Gy/周）照射可使寿命延长。

第三节 核爆炸放射性沾染损伤

核爆炸以及贫铀弹、脏弹爆炸时带有放射性的核裂变碎片沉降于地面或微粒灰尘随风飘落到地面，形成放射性沾染。放射性沾染区主要是在爆心（或爆心投影点）附近和下风向的不规则狭长或扇形地带。放射性沾染为核爆炸的杀伤破坏因素之一已早有定论，然因其形成过程长（特别是沿下风向飘落到地面时间更长）、作用时间长（特别是某些放射性核素半衰期可达数月、数年乃至数十年），故也称剩余辐射。又因其通过特殊方式、多种途径损伤人体（落下灰γ射线全身外照射，γ射线对皮肤作用，放射性物质经吸入、食入或皮肤创面渗入等途径进入人体造成放射性内照射）而成为关注热点。1954年2月28日美国在太平洋的比基尼珊瑚礁进行了TNT当量为15 kt的热核武器试验，落下灰污染面积达约18 130 km^2，在距爆炸点190 km处作业的日本"福龙丸"号渔船于爆后3.5小时见到白色灰粉落到船板上，持续数小时。暴露部位的皮肤受到放射性落下灰的污染。23名船员受到上述3种方式作用（落下灰比活度为 4×10^{10} Bq/g，外照射剂量2~7 Gy。根据体内放射性测量估计，吸入或食入放射性碘致甲状腺的内剂量为 0.8~4.5 Gy），回国后迅速出现急性放射病的早期症状，有的出现皮肤损伤，1名船员在数月后死亡，其余22名精子数量明显减少。放射性沾染损伤也是核爆炸以及贫铀弹、脏弹爆炸对人员较特殊的损伤之一。

一、放射性沾染的形成与放射性污染

核爆炸时，核裂变碎片和未裂变的核装料被高温熔化，并与爆区尘柱物质和弹体物质混熔在一起，冷却过程中这些物质逐渐凝结成放射性微粒，在本身重力和风力的作用下，逐渐沉降到地面和物体表面，即形成放射性沾染，这些放射性微粒称为放射性落下灰，简称落下灰。落下灰沉降到爆区和下风向烟云走向的云迹区，造成空气、地面、露天水源、人员体表和各种物体表面的污染，统称为放射性沾染。

1.地面沾染　核爆炸时的地面放射性沾染包括爆炸地域沾染区（即爆区）和烟云径迹地带沾染区（即云迹区）。一般来说，地爆时地面沾染程度和范围分别重于和大于空爆。爆炸当量越大，离爆心越近，地面沾染越严重。其中，云迹区的地面沾染以近爆心处严重，随距离增加而逐渐减弱；中心轴线严重（又叫热线），两侧逐渐减弱。由于气象、地形等因素的影响。在云迹区内，局部地区可能沉降或滞留较多的落下灰，出现一些照射量率高于四周的地区，称为热区。爆炸当量越大，云迹区范围越大。当风向、风速变化小时，沾染区形状成带状或椭圆形；变化大时，地面沾染分布的图形则较复杂。在烟云飘移过程中，如果遇到下雨或下雪，落下灰会被雨、雪黏附而降落下来，加速沉降，致使该地区地面沾染加重，但沾染区面积要相应地减少。

地面沾染程度用照射量率表示。根据沾染区照射量率大小，将沾染区分为轻微（2~10 cGy/h）、中等（10~50 cGy/h）、严重（50~100 cGy/h）和极严重（>100 cGy/h）四个等级。照射量率随爆后时间推移而逐渐降低，沾染区面积也逐渐缩小。在地爆条件下，于爆后半小时到半年内，照射量率随时间变化粗略地按"6倍"（旧按"7倍"）经验规律衰减，即爆后时间每增加6倍，照射量率约衰减至原来的1/10。在空爆条件下，爆区的沾染照射量率衰减规律与地爆不同，其原因是空爆爆区的沾染主要来源于土壤中铝、锰、钠、铁等感生放射性核素造成。但随空爆比高降低，其衰减规律也逐渐趋近于地爆时的规律。空爆云迹区的沾染因主要来自落下灰，故地面照射量率衰减规律与地爆相同。

2.空气沾染　空气沾染主要发生在落下灰的沉降过程中，持续时间很短。但当人员、车辆及大型兵器在干燥的沾染地面上"行动"或地面风较大时，将因扬尘而使空气沾染程度增高几倍甚至百倍。

3.水沾染　露天水源（河、湖、井、泉、池等）的沾染程度主要与落下灰沉降量和水的表露面积及深浅、流速以及落下灰的颗粒大小和溶解度等因素有关。在落下灰沉降过程中或沉降后不久下雨，则雨水的沾染程度加重。

4.食物沾染　多数情况下，包装完好的食物（如罐头、严密封装的食物和饮料等）仅容器或包装物表面被污染。无包装堆放的粮食，在未捣翻前，仅表层 5～7 cm 部分可受到落下灰污染。食物在中子作用下产生的感生放射性污染，其深度可达 0.5～1.0 m。爆后带进沾染区的食品，只要无严重扬尘，通常沾染很轻。暴露散装食物的沾染程度与落下灰沉降量直接相关。

5.装备沾染　暴露在沾染区内的武器、装备、车辆等，于落下灰沉降过程中会受到较重的沾染。在沾染区运动的车辆和大型兵器会受到扬起的放射性尘土的沾染。沾染程度与该地区照射量率高低、道路干燥松散或泥泞程度、运动速度快慢、时间长短、风向风速和车辆种类等有关。此外，武器装备受中子作用后也可产生感生放射性。

6.人员沾染　放射性沾染除使人员发生外照射损伤外，当暴露人员恰处于落下灰沉降范围时，体表暴露部位和服装均可受到不同程度的沾染，严重者若不及时洗消，皮肤可发生 γ 射线损伤。人员体表暴露部位和服装的沾染程度与地面照射量率、人员活动方式、停留时间和体表表面状态等因素有关。在无防护条件下，处于沾染区内人员可还吸入落下灰沾染的空气或误食沾染的食品，造成体内污染。

二、放射性沾染对人员的损伤特性及其病理变化

放射性沾染的各种微粒成分均具有放射性，并在衰变过程中释放 α、β 粒子或 γ 射线辐射，或其混合照射。其中大多数的 α 粒子不会造成皮肤损伤，也不会带来外照射危害，但 α 粒子经吸入或食入途径进入体内后，如果达到一定剂量将造成严重的健康危害。β 粒子的穿透能力强于 α 粒子，可穿透皮肤，深度为数毫米，可同时引起内、外照射损伤。γ 射线无质量也不带电荷，其穿透能力最强，同样带来内、外照射。

放射性沾染主要以三种方式作用于人体，即：①γ 射线全身外照射。②皮肤沾染后受到的 α、β 粒子照射。③食入污染的食物、饮水及吸入沾染的空气引起体内照射。其中，γ 射线全身外照射的危害是主要的。此外，在沾染区如不采取防护措施，可能同时受到三种方式的复合照射。

1.放射性落下灰　射线全身外照射损伤：位于沾染区的人员可受到通过的放射性烟云或已沉降到地面的落下灰所释出的 γ 射线的外照射。照射量大小取决于照射量率的高低、照射时间长短和人员防护状况。在落下灰沾染区预报中，一般将沾染区分为三种伤情区：①危险伤情区：即处于危险区内的暴露人员，从沉降开始起，停留至爆后 6 小时可受到 300 cGy 以上的照射，大部分可能失去战斗力。②中度伤情区：即从沉降开始停留至爆后 6 小时可受到 100～300 cGy 的照射，约半数人员可能失去战斗力。③轻度伤情区：即从沉降开始停留至爆后 6 小时可受到 25～100 cGy 的照射，一般不会失去战斗力。在上述区域以外的暴露人员，从沉降开始起停留至爆后 6 小时的照射量通常不超过 25 cGy，在军事上可以认为是安全区。

落下灰 γ 射线全身外照射损伤的临床征象、血象生化、病理变化等与早期核辐射单次性照射所致急性放射病相似。不同剂量照射后对作战能力影响如下：50～100 cGy 时无影响；100～150 cGy 时影响不明显；150～200 cGy 时为部分人员受影响；200～400 cGy 时大部分人员失去作战能力；400～600 cGy 时全部人员迅速失去作战能力。

放射性落下灰不仅沾染体表，还常同时沾染眼结膜和角膜。日本某渔船 23 名渔民受到美国比基尼核试验的严重放射性落下灰沾染，大部分罹患了角膜炎，但通过角膜、结膜进入体内形成污染的概率较小。

2.落下灰 γ 射线对皮肤的损伤　关于落下灰 γ 射线对皮肤的损伤将在第七章详述。需要补充的是在落下灰的沉降过程中，位于云迹区的人员，若停留于室外，则可受到较重的体表沾染，其沾染程度主要受地面照射量率和落下灰颗粒大小的影响。颗粒小的落下灰较颗粒大者容易在体表滞留。当沉降结束后进入沾染区作业时，体表也会受到扬起的落下灰沾染，但程度轻得多。

皮肤损伤依据其临床经过和病理变化，一般分为急性和慢性两种：①急性皮肤放射性损伤：1 次或多次大剂量照射局部皮肤所致，其病程经历脱毛反应（Ⅰ度）、红斑反应（Ⅱ度）、水疱反应（Ⅲ度）和坏死溃疡反应（Ⅳ度）。约持续十周或更长。②慢性皮肤放射性损伤：小剂量长时间照射局部所致，也可见于急性皮肤放射性损伤以后的延续。其病变为慢性放射性皮炎、硬结性水肿、晚期放射性溃疡及皮肤癌，持续数月或数年乃至数十年。

3.放射性落下灰内照射的危害 放射性落下灰系多种核素组成的混合性微粒。在核爆炸后，当人员进入、穿过或停留在有空气沾染的爆区或云迹区时，落下灰均有可能通过吸入、食入、伤口污染和皮肤吸收等途径进入体内，造成体内污染，进而引起内照射放射病。其中吸入方式最为多见和重要。

当放射性微粒被吸入呼吸道后，较大的粒子暂时积存于咽部，并随吞咽动作进入胃肠道，最终排出，而直径小于 5 μm 的粒子沉积在肺泡，其中可溶性微粒可直接或通过淋巴系统被血液吸收，分布到全身，引起造血-免疫系统损伤，甚至全身性损伤。难溶性微粒则存留于呼吸道，造成局部炎症反应，在肺部则可能引发慢性肺炎和肺纤维化，甚至恶性肿瘤。食入方式较少发生，主要发生在人员在落下灰沉降过程中进食，或摄入受沾染的食品或水，或手部沾染后未经洗消取食物进食，从而造成放射性物质的体内污染。食入的放射性物质的吸收和代谢取决于其化学组成和溶解性，其中不溶的放射性核素易随粪便排出，可溶性放射性核素被吸收后，部分蓄积在组织器官中，其余经尿排出。关于伤口污染和皮肤吸收方式，虽然大多数放射性核素不能穿透皮肤，但创伤和烧伤创面为其进入体内提供了可能，因此所有放射性条件下的外伤都必须仔细清洗以去除沾染。通常放射性落下灰经沾染伤口的吸收入血比例较低，仅约为沾染量的 1%，但落下灰水溶液在伤口的吸收率较高，应引起注意。

早期落下灰中对人体危害较大的有碘、锶、钚、铀、碲、钼等，其中碘为主要放射性核素，占总放射性强度的 5%～15%。进入体内的放射性物质虽在几乎所有器官组织均能检出，但分布不均，即各自靶器官不同，其中碘（^{131}I、^{132}I、^{133}I 和 ^{134}I）的主要靶器官为甲状腺，^{89}Sr 和 ^{140}Ba 主要存留于骨组织，^{239}Pu 主要在肺脏，^{235}U 主要损伤肾，而 ^{99}Mo 则主要在肝脏。

（1）放射性碘（^{131}I）与甲状腺损伤：由于甲状腺对碘具有特异的吸附能力，落下灰进入体内后约 30%的碘浓集在甲状腺内，使其受到较大吸收剂量的内照射损伤，因此甲状腺是放射性落下灰内照射的主要靶器官。甲状腺受照后，功能发生紊乱，重量减轻，并可能诱发甲状腺肿瘤。组织学早期见滤泡上皮细胞肿胀、空泡形成、胞核崩解；继之出现不规则生长，间质纤维增生，滤泡内胶体减少，甲状腺体积萎缩（包括轻度限局性萎缩、中度广泛性萎缩、重度广泛性萎缩），严重者滤泡上皮细胞坏死，钙盐沉积，结构消失，为纤维组织所代替，中心玻璃样变性。其功能表现为吸碘率降低，^{131}I 的有效半减期缩短。放射性碘损伤甲状腺的同时，可波及甲状旁腺，使之肿大。尚需提及，其他放射性核素内照射时，也可因出现垂体-甲状腺系统的功能障碍，导致其他内分泌腺的变化。垂体可出现萎缩及营养不良性改变，腺体结构不规则，嗜酸性细胞增多等，而亲骨性放射性核素在慢性损伤时，可因磷、钙代谢异常伴有甲状旁腺肿大。

（2）放射性钚（^{239}Pu）与肺损伤：放射性钚的内污染主要是以气溶胶形式（直径小于 7 μm）通过呼吸道进入体内，吸入不溶性的 $^{239}PuO_2$ 粒子诱发肺癌是钚所致的最重要的随机性效应，同时，还引起其他器官组织的损伤。业已证实，大鼠终生肺癌的危险度为 2 162/10^6 大鼠/cGy。332 例肺癌的组织学类型发现腺癌、鳞癌、乳头癌、混合癌、表皮样癌、未分化癌、透明细胞癌、肉瘤，且同一大鼠可发生不同类型的肺癌，其中以腺癌（52.6%）、鳞癌（24.8%）、乳头状癌（18.3%）为多见，并观察到罕见的胸淋巴结原发性血管肉瘤（1 例）。肺癌的发生率与肺部平均吸收剂量呈正相关，即 $Y=10^5\exp\{-3.54/(D+1.24)\}$，$r=0.988$，同时，其发生时间在 9～20 个月期间。通过微剂量学、体视学的研究，证实 AT-Ⅱ细胞可能是 α 粒子诱发肺癌的靶细胞之一，在初始肺负荷量为 280～733 Bq 时，即可观察到细胞分化程度的下降。PAM 核受到 1.0 Gy 照射后，细胞增殖功能受抑，非特异吞噬功能降低约需 2.2 Gy 以上。在初始肺负荷量 4.0～12.9 kBq 时，NK 细胞对 YAC-Ⅰ肿瘤细胞的杀伤活力有下降趋势。目前认为，内照射诱发人肺癌的危险度系数为 200～800 肺癌例数/（10^6 人·cGy），而外照射则为 400 肺癌例数/（10^6 人·cGy）。

早年曾对 18 名受试者注射 ^{239}Pu 研究其代谢，医学随访的 6 例中 5 例注射的活度为 11.1～14.8 kBq，其中有 2 例于注射后 1.3～1.4 年死亡，其余 3 例分别活存 29.7 年、37.2 年和 38.3 年，他们的骨骼内剂量分别是 81 cGy、110 cGy 和 140 cGy，第 6 例注射 ^{238}Pu 3.5 kBq，活存 47 年，骨骼内剂量为 11 cGy。有 2 例受试者骨骼 X 射线检查显示出臀部和脊柱骨折引起的非特异性退行性变化和骨质疏松、区域性骨密度增高和一些骨骼异位钙化，有 1

例出现骨表面广泛的病理性骨钙化，可能是与钚照射有关的钙过敏。此外，还观察到非骨骼的病变，如迷路炎伴有感染性乳头病变、传导性耳聋以及靠近骨骼处的良性神经纤维瘤。在镭的病例中也观察到类似的病理变化，但是缺乏人体受照射的定量数据。

（3）铀（^{234}U、^{235}U、^{238}U）与肾损伤：铀是一种多种难溶性和可溶性铀化合物，其体内污染既见于核武器、贫铀武器爆炸时，也见于平时核工业铀作业中（提炼、富集、加工和核燃料装配等）。由于铀气溶胶在空气内可悬留数小时，在此期间，还可随空气流动或风力作用飘移到下风方向数千米至数十千米远。降落后，还会因风、人员活动和车辆行驶等再度扬起悬浮，造成空气污染。而沉降的铀又将造成水、土壤、农作物和其他物体的污染。由于其半衰期极长（约 4.51×10^9 年），这些污染经过动植物的生物代谢进入食物链。人们在污染的环境中通过吸入、食入和皮肤伤口污染途径进入体内，造成长期危害。

吸入铀气溶胶 90%以上都可经肾随尿在 24～48 小时内排出体外，其余 10%主要沉积在肺和淋巴结内。下呼吸道的粒子可能被巨噬细胞吞噬，溶解性差的粒子保留在肺或淋巴结中长达数月到数年，可溶性铀化合物进入血液，并沉积于骨、肝、肾、脂肪和肌肉中。研究表明，最易受高剂量铀辐射和化学损伤的器官是肾，其中铀酰-碳酸盐复合物被肾中的尿酸分解，形成的产物是造成肾损伤的主要因素，主要引起肾小管上皮萎缩、肾小球细胞坏死，肾过滤功能下降，导致排出更多的 2-微球蛋白、5 种氨基酸和血清 2-微球蛋白、多尿症、肾小球性肾炎和肾功能衰竭，还能导致呼吸系统疾病（肺炎、纤维化）、免疫功能下降（外周血 T 淋巴细胞百分率显著降低、淋巴细胞微核率增高）、染色体损伤（姊妹染色单体交换频率明显增高）、皮肤（伤口愈合延迟）、神经功能紊乱等多种健康危害，严重者甚至发生远后效应，如致癌（主要是肺癌、骨癌、白血病等）、遗传毒性和生殖发育障碍等。

（4）锶（^{89}Sr、^{90}Sr）与骨损伤：锶为 β 放射源，其中 ^{89}Sr 的半衰期为 55 天，^{90}Sr 的半衰期为 19.9 年。进入体内后在很短时间内，选择性地集聚在骨骼系统，大部分（约 70%）进入骨组织，并主要沉积在长管状骨生长区的软骨区等新生骨组织中，年轻者沉积更多于老年者。依据其在体内的行径，应属于所谓的骨骼组织放射性核素（其余 30% 迅速由体内排出，在其排泄过程中，肠道和肝可能起重要作用）。当大量锶进入机体后，可发生典型的急性放射病征象（尤其外周血象变化），只有在亚急性和慢性病程中才能显示出其对骨组织的典型特殊变化。主要引起"放射性骨炎"及"骨组织坏死"，如果合并感染，则以骨髓炎的形式表现出来。镜下主要表现为骨膜、骨内膜、哈式系统的血管以及生长带中的成骨细胞损伤，同时，血管扩张，通透性升高日益加重，内皮肿胀并脱落，血浆渗出。在很晚时期（数月或数年），破坏性过程可达到血管壁坏死及管腔闭塞的程度，也可能发生特殊的血管硬化性变化；当骨膜和骨内膜损伤严重时，死骨几乎不被吸收，在其周围可出现含有大量血管、成纤维细胞及破骨细胞所形成的特种肉芽组织，胶原基质肿胀及纤维断裂，骨膜增厚；在较晚期，骨膜中的细胞数目逐渐减少。上述损伤病变不仅见于放射性锶（Sr），也见于镭（Ra）、钍（Th）、锆（Zr）和钇（Y）等。此外，锶剂量较大时还可见到关节软骨有退行性变化，极大剂量时可使软骨发生坏死性变化。锶在骨组织中的变化一般呈进行性发展，通常恢复现象不明显。在慢性损伤过程中，非典型性变化是骨组织增生，可使骨骼发生畸形。

综上所述，早期落下灰所致内照射损伤具有不同于早期核辐射外照射的特点。

（1）选择性蓄积，以靶器官损伤为主：如碘主要蓄积于甲状腺，钚主要蓄积于肺，稀土元素因其溶解度低、难吸收，主要蓄积于胃肠道，尤以大肠下段为多，其他系统改变轻微。

（2）潜伏期长，病程缓慢，分期不明显：临床征象及病理变化一般在内污染后数周、数月，甚至数年后出现。

（3）年龄因素影响较大：儿童内照射损伤发病率高于成年人。如同样落下灰沾染量，儿童放射性碘所造成的甲状腺吸收量约为成年人的 8 倍，其辐射敏感性为成年人的 2～3 倍。锶也以年轻者沉积更多。

（4）内外照射复合作用常同时存在：早期以外照射损伤症状为主，如外周血象变化、胃肠道功能紊乱等，晚期出现放射性碘内照射所致甲状腺损伤症状。

（5）晚期效应多见，易发肿瘤：度过极期的患者，大多转为慢性损伤或诱发肿瘤，如摄入 ^{137}Cs 的患者出现自主神经功能紊乱；吸入 ^3H 和内污染

^{226}Ra 者在晚期出现骨髓增生低下，事故后 4.5 年 X 线检查发现胸骨、髂骨肿瘤，并相继发现胸骨、盆骨、颌骨骨质破坏，5 年后病人死亡。

三、放射性沾染的防护

1.放射性沾染的可防性　核爆时，落下灰到达地面经历初期随烟云上升，继之因重力作用沉降和高空风作用水平飘移的过程，此过程需经历一段时间。一旦觉察有落下灰沉降，尚有时间采取防护措施。同时，人员所受外照射量与沾染区地面的照射量率和在沾染区内停留时间长短有关。尽可能快速通过污染区，缩短在污染区停留时间，就可减少外照射损伤。落下灰沾染区地面照射量率随时间推移而不断衰减，沾染区范围逐渐缩小，距爆后时间越近，地面照射量率衰减愈快，只要情况允许，推迟进入污染区，可在一定程度减少照射量。

2.射线外照射的防护　推迟进入沾染区和缩短在沾染区停留的时间，可有效减少人员受照量。需要通过污染区时，选择污染区较窄、污染较轻的地段，乘车辆快速通过，既有屏蔽作用，又可缩短受照射时间。

人员在开阔地面沾染区所受的外照射量主要是由地面浅表土层释出的 γ 射线造成。若将停留处附近几十平方米范围内的表层土铲去数厘米并移至远处，可明显降低照射量率，从而减少外照射剂量。野战工事和建筑物内对污染区 γ 辐射的防护效果取决于其构筑形式，堑壕、交通壕的削弱系数为 1.5～5.0，崖孔为 20～40，地下掩蔽部可达 600～1 200，单层砖土房削弱系数为 5～16，地窖为 12 左右。在城镇居民点，街道越窄，庭院和广场越小，削弱系数越大。因任务需要进入污染区人员所受照射量可能超过控制剂量（0.5 Gy）时，应事先服用急性放射病预防药，以减少外照射损伤。

3.皮肤 γ 照射的防护　在放射性落下灰沉降过程中或在放射性污染区行动时，应穿防护服。如没有防护服，应采取简易的防护措施，以尽可能减少体表污染，如披雨衣、戴手套、扎三口（袖口、领口、裤口）、穿高腰鞋、不随便坐卧、不接触污染物体等，车队通过污染区时应保持合适的车距。

服装可防止放射性灰尘侵入服装内和减弱服装外污染物释放出的 γ 射线对体表的照射。其中专用防护服几乎可完全避免落下灰所致皮肤 γ 损伤。单军服可使落下灰所致皮肤 γ 剂量减弱 30%～80%。棉服罩衣对棉服本身的防护效果也比较好，54 次检测中有 34 次未测到污染，检测出的污染平均值仅为罩衣的 7%。当脱去棉衣和绒衣后，棉毛衫、棉毛裤均未测出污染。披雨衣者其棉服上污染程度仅相当于雨衣外层的 15%。

工事、房屋、车辆或舱室具有不同程度的密闭性能，可使这些设施内物体表面污染大大减轻。与同距离开阔地面污染程度比较，在爆区 10～15 cGy/h 地段工事、坦克和舱室内物体表面的污染程度仅为其 20%～60%，100 cGy/h 以上地段工事内物体污染程度较其减低 1～2 个数量级，民房内物体污染程度相当于其 1/28～1/320，地下坑道内物体表面均无污染。

4.放射性落下灰内照射的防护　人员在空气严重污染的环境中活动时，为减少或避免因吸入放射性灰尘而引起内照射危害，应采取防护措施。首先应避免扬尘所致的空气再次污染。其次，可进入车辆或工事内，利用其密闭性能和除尘设备，减少放射性微尘的吸入。个人防护器材，如防毒面具、口罩等也有很好的防护效果。

任何途径摄入放射性碘时，及时口服碘化钾，可阻止其沉积于甲状腺。效果主要取决于用药时间：在污染前 12 小时至污染后 4 小时用药均有效，越靠近受污染的时间用药，其效果越好。污染 4 小时后用药基本无效。在单次摄入时，服用碘化钾 100 mg，多次摄入时，每天服用 100 mg，可连续服用，一般不超过 10 天。

第四节　核爆炸光辐射烧伤

核武器爆炸时，约 1/3 的能量以光辐射形式释放出来，并造成人员烧伤。由光辐射高热直接作用于人体引起的烧伤，称为光辐射烧伤，又叫直接烧伤（曾称为闪光烧伤、闪热烧伤）；由于衣物、民房、建筑、工事或其他易燃物着火引起的烧伤，称为间接烧伤（或火焰烧伤）。

核战争中所发生的烧伤远比常规战争中多见。日本广岛和长崎遭原子弹袭击后，烧伤伤员（包括复合烧伤）占80%~85%，在第一周需要治疗的伤员中，有90%发生烧伤，其中单纯烧伤占15%~30%。于第一周死亡例中，有20%~30%，甚至有报告约50%主要因烧伤致死。1 881例烧伤伤员统计表明，直接烧伤占46.1%（867例），间接烧伤占1.7%（32例），同时发生直接和间接烧伤者占52.2%（982例）。核武器空中爆炸试验动物资料表明，于开阔地面上光辐射烧伤发生率为90%~100%（平均为97%），其中单纯烧伤占50%~53%（地爆时为21%~49%）。一般来说，在万吨级以上核爆炸时，光辐射烧伤是最多见的一种伤类。随着当量增大，烧伤所占比例相应增多。故光辐射所致烧伤是防原医学的重要内容。

基于光辐射烧伤的临床表现、病理经过、病理变化及其救治措施等与一般烧伤基本类同，故本节仅对光辐射皮肤烧伤的病变特点和远较常规武器及平时火灾事故中多见的眼、呼吸道等特殊部位烧伤特点加以介绍。

一、核爆炸光辐射皮肤烧伤的特点

光辐射所致皮肤烧伤与普通火焰、钢水等烧伤同是高热作用于体表的结果，因此，具有基本的相同点。但是由于光辐射是以辐射热的形式释放热能，其温度很高，但作用时间极短（仅数秒或十数秒），即在作用方式上有所区别，故光辐射皮肤烧伤病理变化又具有不同于一般烧伤的某些特殊点。

1.多发生于朝向爆心的暴露部位　光辐射和其他光线一样，呈直线传播，故光辐射皮肤烧伤一般多发生在朝向爆心一侧的暴露部位，因此光辐射烧伤有"侧面烧伤"之称，同时烧伤部位与正常皮肤的界线很清楚。例如，日本遭原子弹袭击时，有人正坐在对向爆心的窗前写字，因双手处于光辐射直接作用下而发生了严重烧伤，有的户外人员戴了帽子，其额部因有帽檐遮盖，故未烧伤，而眉以下因暴露于光辐射作用下发生了烧伤，而且烧伤轮廓比较清楚，甚至身体的自然突起部位，如鼻和下颌等处，因为可造成一定的阴影区，其阴影部位也可不发生烧伤或烧伤较轻。但是上述"侧向"性（或"朝向"性）的特点并非绝对。当距爆心较近时，常发生大面积以至全身（100%）体表烧伤。例如百万吨级核爆炸时，布放于光冲量301 J/cm² 以上地域内开阔地面的所有犬，烧伤面积几乎均为100%。

2.辐射烧伤深度多较表浅　在大多数情况下，光辐射烧伤的深度比一般火焰烧伤浅。这是因为光辐射温度虽然很高，但作用时间却很短（当量一千吨时为1秒，一万吨时为2.2秒），同时，以辐射热的形式所造成的伤害要比传导热或接触热轻。因此杀伤区暴露的人员或动物（核试验条件下）大多数发生二度为主的烧伤。即使当量较大，光辐射作用时间较长，除距爆心较近者发生大面积深度烧伤外，整个杀伤区内仍以二度烧伤最多见，即使是三度烧伤，也很少烧到皮下深层组织。如百万吨级核爆炸时，除在光冲量34 J/cm² 以下仅为一度烧伤，301 J/cm² 以上为三度烧伤外，于42~206 J/cm² 作用下，大多数发生以二度（尤其浅二度）烧伤为主（表29-3-9）。这种规律在日本遭原子弹袭击后的烧伤伤员中，也同样见到。

表29-3-9　一次百万吨级氢弹空爆时开阔地面不同光冲量地域内犬的烧伤面积和深度

光冲量 (J/cm²)	烧伤总面积平均数（体表面积的%）	各度烧伤面积（%）			
		一度	浅二度	深二度	三度
21~34	8.4±2.5	8.4			
42~71	9.0±2.6	3.4	5.8		
80~92	10.3±0.2	2.5	7.8		
105~142	16.4±4.5	1.7	13.1	1.7	
168~260	45.0±21.5	2.6	28.0	8.1	6.2
>301	≈100				≈100

（3）特殊部位烧伤较多见。核爆炸时，光辐射不仅造成肢体、躯干的皮肤烧伤，而且常同时造成呼吸道、眼、口腔、颜面、耳、手等特殊部位烧伤，尤其是呼吸道、眼部烧伤远较常规战争及和平年代火灾事故中多见和严重，这是核武器损伤的重要特点之一。这些部位因大多经常暴露，或与外界直接接触，且火球的几千万摄氏度高温在极短时间内释放，故发生烧伤的机会较多，临床症状较明显，

对功能影响较大，具有不同于皮肤烧伤的一些临床和病理特点。本文着重叙述呼吸道和眼烧伤。

（4）光辐射烧伤晚期容易出现瘢痕疙瘩。日本广岛和长崎大量调查资料表明，在较严重的烧伤晚期，特别是二度（尤其深二度）和三度烧伤，在伤后3~4个月，创面虽已愈合，但瘢痕组织开始肥厚，并形成瘢痕疙瘩。尤于半年到一年期间最严重，大多约两年后进入减退期。瘢痕疙瘩的发生率为33%~80%，这取决于烧伤的部位，日本49例瘢痕疙瘩中，45%位于头面颈部，21%在上臂，10%为背部，6%在前胸，6%在腿部，5%在肩部，5%在手，2%在足部。而在非原子弹烧伤病人瘢痕切除术中仅2%（4/210例）发生类似改变。

瘢痕疙瘩表现为明显隆起（高3 mm以上，最高可达1.5 cm），界限明显，边缘每见色素，偶有爪样延伸，隆起高度一致，表面光滑发亮，最初局部发红，感觉过敏或感觉异常，之后，红色消退，稍呈扁平而变薄，感觉过敏渐消失。组织学表现由大量交织的胶原纤维组成，伴玻璃样变性，并呈异染性，极少或不见弹力纤维，偶见汗腺和毛囊。瘢痕疙瘩与瘢痕肥厚甚难区分，主要的不同点在于前者系皮肤真皮层组织本身的病理性增生，后者为火焰烧伤或创面感染后的并发症，多较深在，纤维结缔组织更多、更密集，易发生瘢痕挛缩，晚期可引起唇外翻、睑外翻，张口困难等。

瘢痕疙瘩发生机制至今未明。可与多种因素有关：①体质因素：日本人比白种人有较大的瘢痕疙瘩形成趋势，但较黑种人少见。如在普通皮肤烧伤病例中，日本人形成瘢痕疙瘩的发生率为3.9%（299/82 950例），也有报道达40%，而白人仅为0.036%（3/8 382例），黑人则为6.6%（76/11 486例）。②内分泌影响：瘢痕疙瘩最多见于10~20岁，老年人却极少发生；患者促性腺激素和动情激素增加，也有认为"甲状腺功能亢进"，甲状旁腺和肾上腺功能减退对瘢痕疙瘩的形成有促进作用。③治疗不当：多见于愈合延迟和感染严重者，其发生率和大小与感染程度成正比。④高热的直接刺激作用，即在短时间光辐射高热作用下，表皮和真皮浅层发生坏死，但真皮深层受到刺激，故在修复愈合过程中，真皮组织易发生病理性增生，从而形成瘢痕疙瘩。有学者认为，可能主要是由真皮网状层深层小动脉外膜细胞增生所致。⑤与射线损伤有关，有学者报告"剂量与瘢痕的肥厚度呈平行关系"，且日本伤员中多同时复合放射损伤。⑥营养不良、家族性趋势及生物物理、生物化学的改变等。

二、光辐射烧伤的内脏病理变化

光辐射烧伤与普通烧伤相似，不仅体表局部损伤，同时，严重烧伤往往并发内脏器官的广泛病理变化和一系列全身性症状（MODS）。这些病变影响，甚至决定着伤情的发展和转归，有时成为致死原因。

1.呼吸系统的病理变化　严重烧伤时，呼吸系统病变多见且严重。其中咽、喉、气管和支气管的主要病变是充血、水肿、出血、浅层坏死、糜烂，或溃疡形成、纤维素渗出、假膜形成等。咽部病变发生率为5%~11%，喉部13%~30%，气管和支气管约1/3，甚至更多见。

肺脏病变更为多见，高达90%~100%，早期主要为肺水肿（日本原子弹烧伤伤员中约见75%）、出血（发生率11%~45%）、血栓（镜下血栓可达10%~16%）、肺血管内粒细胞积聚（即血管腔内有数量不等的中性粒细胞积聚，发生率为63%，于重度烧伤时达100%）、巨核细胞增多（见于12%）以及肺不张（日本原子弹烧伤伤员约50%）、肺气肿（普通烧伤发生率为16%~28%，原子弹伤员约50%，极重度时可达60%~70%），稍后则主要为感染性病变，其中以支气管肺炎和肺脓肿多见，单核样细胞浸润，严重的肺水肿和肺部感染是烧伤病人最多见的死亡原因之一。

2.心血管系统的病理变化　日本原子弹及平时烧伤伤员中，心脏各种病变的发生率为95%~100%，实验动物为50%~100%。通常而言，中度以上烧伤例几乎全部出现心脏病变。主要发生心肌细胞变性坏死（2~7天多见，但伤后0.5天已见发生，分布广泛）、心肌纤维断裂、感染（发生率约25%）及出血（核试验中发生率为27.8%，实验室为47.7%），还可发生霉菌性感染（毛霉菌、念珠菌）、单核样细胞浸润。严重烧伤伤员中血管的主要病变是静脉感染及血栓形成。

3.消化系统的病理变化

（1）消化道：发生率30%以上，最普遍的变化是黏膜充血、水肿，有时散在点灶状出血和微血栓形成等。上述病变于咽、食管、胃、肠均见发生，然以胃和小肠明显。另一引人注目的病变是急性消化道溃疡，即所谓的 Curling 溃疡，轻者仅为浅表糜烂，重者引起深在溃疡。这种溃疡或糜烂于咽、食管、胃和小肠均可发生，以胃和十二指肠最为多见。早期偶有发生肠套叠者（为空肠-空肠套叠和十二指肠-胃逆性套叠）。

（2）消化腺：严重烧伤例肝脏主要病变见肝细胞变性（中度以上烧伤例见 91%～100%，表现为脂肪变性、浊肿、萎缩）及坏死（伤员为 12%～18%，实验动物为 22%～37%），肝窦扩张充血（50%以上）、血流停滞、血栓形成、幼稚造血细胞积聚（25%）、并见胆色素淤积（约 80%）、糖原减少，枯否细胞增生（50%以上）和单核样细胞浸润（约 25%），少数烧伤例见菌团及脓肿。约 1/3 病例胰腺出现间质充血、腺泡导管扩张、细胞变性、灶状出血等。

4.尿系统的病理变化　严重烧伤时，肾脏病变较为突出，是临床发生肾功能障碍以至衰竭的主要病理基础，而输尿管、膀胱、尿道等病变较轻。肾脏病变并不限于肾小管，而肾小球的变化更为重要。

（1）肾小球病变：主要表现为肾小球充血（伤后 1～2 天多见且严重）和缺血（多发生在 3 天以后），肾小球缺血的发生情况与全身烧伤面积有关：深二度烧伤面积超过 4.5%者即发生缺血，超过 10%时可发生严重缺血，超过 30%以上时，缺血更趋严重。并见细胞的变性坏死和增生肿胀。数起病例包曼氏囊壁层上皮细胞增生，甚至形成"上皮新月"。毛细血管间隙有单核样细胞浸润，加之毛细血管间隙水肿液和嗜酸性物质积聚，致使血管球体积肿大，充满囊腔，并导致肾小球缺血。还见少数病例部分肾小球呈枯萎现象。

（2）肾小管病变：各段肾小管均可发生病变，尤以远曲小管多见，主要表现为上皮细胞变性、坏死和脱落，造成管腔堵塞。发生率可达 65.5%，同时，襻部小管和集合管也发生上述病变，均发生在中度以上伤情者，重度以上者更多见。

（3）肾间质病变：主要发生充血、点灶状出血，少数发生水肿、血栓形成，个别发生肾脏间质感染、脓肿及肾梗死等。

5.骨髓造血系统的病理变化　烧伤时骨髓的突出变化在于巨核细胞退行性变增多（胞核固缩，胞浆嗜酸性均质化），中性粒细胞包绕并侵入其内，少者 1～2 个，多则十数个，将胞浆和胞核逐渐噬食，粒细胞周围常见空晕，有时仅见"一堆"粒细胞，但其中仍隐约可见巨核细胞残迹，形成"巨核细胞被噬现象"。其发生率为 27.2%，远低于冲击伤（73.2%）和烧冲复合伤（62.1%），且其退变和"被噬"现象多较烧冲复合伤时轻。

6.淋巴系统的病理变化　严重烧伤例脾脏常见充血、出血、脾小体淋巴细胞凋亡和坏死、嗜酸性物质积聚（多见于生发中心）、脾小体小淋巴细胞减少、网状细胞增生、浆细胞浸润、淀粉样变、中央动脉玻璃样变等，个别出现贫血性梗死。奇异的是在一些活存 3 天以上的烧伤例中，脾小体外围部分出现许多单核样细胞，其形态与心、肺、皮肤等所见相同。这种细胞会向脾小体内浸润，也见于脾窦和小血管内，甚至积聚成团。出现单核样细胞浸润处，往往见网状细胞增生，并见其向单核样细胞移行过渡现象，提示单核样细胞可能由网状细胞演变而来。感染期半数以上的烧伤死亡例中出现急性脾肿大，为正常组的 2～3 倍甚至更大。

淋巴结变化与脾脏基本类似。

7.内分泌系统的病理变化

（1）肾上腺：严重烧伤时，肾上腺形态发生一系列变化，并成为急性肾上腺皮质功能障碍的病理基础。主要为肾上腺皮质出血和细胞坏死、皮质细胞类脂含量减少和"脂肪细胞化生"及其他血液循环障碍病变。其中皮质细胞坏死发生率为 35.7%，于当日即见发生，以 2～3 天更多见，以束带状多见和严重，网状带和球状带依次减少，常同时伴出血。

（2）垂体病变：严重烧伤时垂体前叶全部见血窦扩张充血，前叶细胞（主要是嗜酸性细胞）不同程度变性坏死，少数见血栓形成、水肿、血管内皮细胞肿胀。嗜酸细胞比值于多数病例轻度升高，嗜碱细胞比值减少，嫌色细胞比值略低于正常。

8.中枢神经系统　脑水肿最多见，在伤员中的发生率为 3.4%～53.8%，重度以上伤情例几乎全部发生，多数较轻，个别严重，甚至出现"脑疝"。脑膜和实质充血同样多见，一般也较轻。脑出血发生率为 12%～23%，多呈点灶状，较轻微，于血管周围常呈"套袖"状，以大脑多见。神经细胞缺血性改变见于 1/3 以上伤例，并有神经纤维脱鞘现象，以视丘部多见和严重，小脑蒲肯野细胞变性较颗粒细胞多见，程度明显。严重者发生神经细胞坏死，个别出现软化灶。坏死灶内及血管周围可见单核样细胞。少数伴胶质细胞增生，3～4 天后可见噬节、

"卫星"及胶质结节。临床出现精神萎靡或过度兴奋、幻视、幻听、谵妄，甚至惊厥。

9.睾丸和卵巢的病理变化

（1）睾丸：中度以上烧伤例中睾丸生精细胞常见变性和坏死，显示不同程度生精抑制。其病变呈三种类型：①变性型：精原细胞和精母细胞核固缩或浓缩，胞浆空泡变性或嗜酸性增强，每见多核巨细胞。②坏死型：生精细胞坏死崩解，生精小管内更多的多核巨细胞形成。健存的生精细胞极少。③空虚型：多见于1周以后，生精小管明显萎缩，各级精细胞极少或不见，仅见疏松网状支架及残留支持细胞，呈现荒芜现象。上述病变于伤后 1～2 天即见发生，3～5 天后较著。睾丸间质细胞常见胞核皱缩，核形不整，胞浆嗜酸性增强，电镜见内质网扩张，线粒体肿胀，嵴减少或断裂，脂滴密度增强或不均。

（2）卵巢：重度烧伤例卵巢初级和次级卵泡减少，颗粒层细胞发生核固缩或崩解，严重者卵泡内卵细胞坏死或消失。临床女烧伤患者常见闭经、月经紊乱，通常伤后近期较明显，2～3 年后方可恢复。部分女性伤例尚见头、颈、面部毛发生长较著，可能与内分泌紊乱有关。

三、特殊部位烧伤的病理变化

（一）呼吸道烧伤

1.致伤原理　核爆炸时，位于室外暴露的人员，发生呼吸道烧伤的因素：①主要是由于吸入光辐射高温热气流所致。核爆炸时近距离地面空气温度可高达数千摄氏度以上。这样高温的气流被吸入，可立即引起呼吸道黏膜烧伤。动物实验表明，当口腔黏膜温度达 500～550℃时，上部气管可达 80℃，主支气管分支部则达 85℃（猫），而通常组织温度在 41～43℃时即可引起不可逆性损伤，当组织温度超过 68℃时可导致凝固性坏死，较深的组织还发生分解自溶，气管和支气管杯状细胞和黏液腺数量均增多，分泌增加。②强大冲击波的影响和吸入炽热尘沙也是致伤因素。前者将热空气压入呼吸道，甚至达到下部气道，更易致伤，后者系因冲击波使地面尘沙飞扬，光辐射又使之"加热"，温度很高的尘沙进入呼吸道后，直接"烫"伤黏膜。这种泥沙附着或阻塞呼吸道后，致使黏膜充血、水肿、上皮脱落。上述病变于鼻、咽、气管、支气管甚至肺内细支气管均见发生，此即直接呼吸道烧伤。

核爆炸后，当各种建筑物或工事燃烧时，位于室内的人员由于吸入火焰、热空气、烟雾或有害气体，或衣服着火后惊慌奔跑、大声呼喊时将火焰吸入，均可引起间接性呼吸道烧伤。这种间接性呼吸道烧伤与平时火灾中所见相同。

2.呼吸道烧伤的发生情况

（1）开阔地面的发生情况：开阔地面发生呼吸道烧伤的动物全部同时伴有较严重的皮肤烧伤。一般来说，鼻前庭烧伤全部发生在皮肤深二度烧伤的边界内，气管烧伤均发生在皮肤三度烧伤的边界以内，肺烧伤则发生在皮肤三度烧伤半径 2/3 地域以内。引起鼻前庭、气管、肺烧伤的光冲量阈值分别为 88～151 J/cm^2、142～201 J/cm^2、218～494 J/cm^2。

（2）屏蔽条件下的发生情况：简易露天工事（堑壕、崖孔等）内呼吸道烧伤范围仅相当于开阔地面的 0.2～0.6。由木料等易燃材料构筑的各类工事燃烧情况下，由于引起木料燃烧的光冲量阈值较低（9～34 J/cm^2），故间接呼吸道烧伤的致伤边界更远。坦克等大型兵器内由于光辐射热气流进入坦克内或甲板炽热，舱内温度急剧升高，易发生呼吸道烧伤。

3.呼吸道烧伤的主要病理变化　呼吸道烧伤的病理变化与损伤程度有关：轻度烧伤时黏膜潮红、充血、表面粗糙；中度烧伤时发生限局性坏死、溃疡或糜烂，表面附少量脓性渗出物或黏液，常伴出血；重度烧伤时黏膜广泛坏死脱落，表面粗糙、苍白，累及细小支气管时每见肺充血、水肿，或局限性萎陷、不张等。在早期死亡例中，气道内常有泥沙阻塞。呼吸道各段烧伤的主要病变有所不同。

（1）鼻黏膜烧伤：鼻黏膜烧伤可累及鼻前庭、鼻甲、鼻中隔、鼻道，尤以鼻前庭多见而且严重。其病变由重至轻呈三种类型：凝固性坏死、水疱形成、上皮变性。

（2）会厌烧伤：会厌黏膜被覆上皮与鼻前庭类似，烧伤后表现症状与组织学变化也与鼻黏膜烧伤基本一致，但因其固有膜和黏膜下层较薄，会厌腺接近表面，更易为热气流所伤及。喉面、舌面及游离缘均可受累。其特点为深度一般较鼻前庭烧伤浅；创面感染概率较鼻前庭小。

（3）喉烧伤：喉烧伤的病理改变与鼻、会厌部烧伤类似，但烧伤深度较之更为表浅：浅二度者为52.3%，一度者为47.7%。喉烧伤以声皱襞多见，室皱襞次之，黏膜坏死组织更易剥脱，形成溃疡，由于黏膜下水肿和充血多较严重，并多伴腺泡炎，易致呼吸困难，甚至窒息。

（4）气管烧伤：视热力作用强弱，气管黏膜病变分别表现为杯状细胞分泌旺盛、上皮萎缩变性、限局性坏死溃疡和广泛坏死剥脱四种类型。气管烧伤一般均浅表，多仅伤及上皮层，基底膜尚较完整，仅个别严重病例深达固有膜层，故对气管烧伤深度，一般不做进一步判定。参照病变范围及性质，通常区分为轻、中、重三种。气管烧伤后再生修复迅速，包括直接再生（即由健存的基底细胞再生，或由邻近上皮长出，或由气管腺腺管上皮再生）、化生（即新生上皮细胞为复层鳞状上皮，失去其原有的假复层柱状纤毛上皮结构）和增生（即黏膜上皮细胞仍为柱状，但呈局限性或广泛增厚）。

（5）主支气管烧伤：左、右侧主支气管常同时受累及，但交叉处多见且严重。其烧伤的病理变化和再生均与气管烧伤相似，但充血、水肿、出血、杯状细胞增多和分泌活跃等病变更显著。

（6）肺烧伤：肺内支气管、细支气管黏膜烧伤的病理组织学变化与气管、主支气管烧伤基本一致，严重的肺烧伤伤例，各级细支气管黏膜上皮广泛性坏死剥脱，管腔被脱落的上皮碎片、黏液、水肿液和红细胞堵塞，致使肺组织发生萎陷。肺泡严重充血、水肿甚至灶性出血，偶有透明膜形成。发生肺烧伤者大多迅速死亡，核试验肺烧伤犬的资料表明，73.3%于4小时内死亡，6%活存5～18小时，8%活存1～2天，2.7%活存3～4天。

4.非放射性呼吸道烧伤的病变特点

（1）损伤范围多较广泛：核爆炸（尤其氢弹爆炸）条件下，上部和下部呼吸道甚至肺脏均可发生烧伤，其损伤范围较广泛。这是由于核爆炸时光辐射热气流温度可达一千摄氏度以上，同时伴有冲击波的影响，吸入炽热尘沙更加重了损伤，致使下部呼吸道和肺脏烧伤尤易发生。

（2）烧伤深度多较表浅：呼吸道黏膜烧伤一般没有皮肤烧得深，即使在极重度烧伤区内，全身皮肤烧伤几乎均为三度，而鼻黏膜烧伤大多在二度以下。这是由于光辐射高温的持续作用时间较短暂，且光辐射热流属于干热空气，而一般干热空气所含热能要低于水蒸气所致。

（3）再生修复较迅速：与皮肤烧伤相比，呼吸道烧伤的再生开始较早，愈合较快。上呼吸道浅二度烧伤于伤后2～3天再生已经明显，但皮肤浅二度烧伤一般尚未见再生。这是由于呼吸道黏膜血管丰富，混合腺有较强的再生能力，且烧伤多较浅表所致。通常，轻微再生于伤后1～2天即可见到；明显再生见于3～5天以上者；基本愈合多见于伤后1周以上者。

5.放射复合呼吸道烧伤的病变特点　在原子弹爆炸时所发生的呼吸道烧伤中，易同时复合放射损伤，如万吨级地爆时，90.9%的鼻前庭烧伤例同时受到2.4～5.5 Gy照射，98.2%的气管烧伤同时受到2～100 Gy照射。其病变特点如下。

（1）创面炎细胞反应不明显。在无复合放射损伤条件下，66.7%的呼吸道烧伤创面于伤后4小时已见中性粒细胞浸润；伤后12～48小时上述反应显著。当复合放射损伤时，其呼吸道烧伤创面12小时粒细胞浸润仅见23.5%，且反应轻微，这主要是由于造血组织受到射线损伤破坏、全血细胞减少所致。

（2）烧伤创面感染概率增大。复合放射损伤者鼻前庭和气管烧伤创面细菌感染（指组织切片镜检所见）发生率分别为40.0%和6.7%，而在无复合放射损伤的鼻前庭烧伤中细菌感染率仅20.3%，气管烧伤中未见细菌感染，这主要是由于复合放射损伤时机体抵抗力显著降低，细菌易于侵入所致。

（3）烧伤创面再生愈合延缓。无复合放射损伤时呼吸道烧伤的再生修复较迅速，通常二度烧伤于伤后2～3天鼻黏膜再生已较明显，1周左右接近愈合。但在复合放射损伤时，其再生延迟，概率降低，程度减弱，并出现第二次破坏。伤后9.5天内复合放射损伤的鼻黏膜烧伤无一例再生，伤后一周气管烧伤40.0%见再生，但伤后2～3周（即放射损伤极期）时却减少到23.8%，而且新生的上皮又出现再破坏现象。可能是机体抵抗力降低，组织的再生修复功能发生障碍所致。

6.呼吸道烧伤的临床表现及其防治

（1）临床症状和体征：主要取决于损伤部位、程度及受伤时间。

①轻度：仅累及鼻和咽部黏膜。鼻毛烧焦、水疱、潮红、鼻咽发干、吞咽困难、咳嗽，但无声音嘶哑和呼吸困难等征，重者鼻咽黏膜坏死脱落，出现糜烂。一般不直接引起死亡，但有约11%的伤例

可因合并全身感染而死亡。

②中度：累及喉和气管以上。除上述征象外，临床突出的症状是声音嘶哑和呼吸困难。声嘶常作为判定喉头黏膜烧伤的指标，并有刺激性咳嗽、痰多（含黑色炭粒或血性痰），有时咯出坏死脱落的黏膜组织。听诊可闻哮鸣音、干性啰音，或呼吸音粗糙或减弱。约75%死于窒息或感染。

③重度：累及主支气管和肺，同时伴气管黏膜广泛坏死剥脱。迅速出现进行性加重的呼吸困难以至窒息，系因气道堵塞（喉头水肿或痉挛、大量黏稠分泌物和坏死黏膜堵塞、喉气管周围组织水肿压迫及支气管痉挛所致）或肺水肿、膨胀不全等引起，多伴大量黏痰或血性痰、坏死黏膜、烟尘颗粒。两肺弥漫性啰音，X线呈现相应改变。几乎全部因窒息、肺水肿或感染而于1~2天内死亡。

（2）临床经过：轻度呼吸道烧伤者，临床常无明显分期，而严重烧伤者（尤其是气管和肺烧伤）临床大致经历肺功能不足（发生于伤后8小时内）、肺水肿（伤后8~36小时）和肺感染（肺炎，大多始于伤后2~6天）三个阶段。各阶段的病理、临床征象及治疗原则等与普通呼吸道烧伤基本类同。

（3）X线检查：除轻度外，中、重度者约80%见相应的X线病变，如两肺云雾状密度（肺水肿），或斑块状或条索状阴影（肺膨胀不全、支气管内分泌物存留），气球样透明度增强（代偿性肺气肿）等。

（4）血气分析：严重呼吸道烧伤时，由于通过肺的血液氧合作用不足，产生进行性缺氧，可见动脉血氧饱和度降低、氧分压降低、二氧化碳分压降低或升高。

（5）临床诊断：平时火灾呼吸道烧伤诊断的主要依据：发生在闭合环境中，头面部发生烧伤、鼻毛烧焦。核爆炸条件下呼吸道烧伤应综合判定：①位于开阔地面皮肤烧伤的中度（原子弹）或重度（氢弹）致伤区内；②头面部（尤其是口、鼻周）发生深二度以上或较大范围的浅二度烧伤者；③临床出现声嘶、咳嗽、呼吸困难、啰音等；④当鼻前庭、会厌、口咽部发生烧伤时，应怀疑喉以下烧伤存在；⑤于近爆心的崖孔等简易工事内停留较久，虽不见①、②，但具有③、④指征者。

（6）预后：中度以上呼吸道烧伤预后大多不良。739例普通呼吸道烧伤伤员中死亡391例（死亡率53.17%）。在核爆炸条件下，因常同时受到其他杀伤因素的伤害而发生复合伤，伤类复杂，伤情更重，死亡率更高。如氢弹空爆中219只犬发生呼吸道烧伤，均为中度~极重度烧冲复合伤，全部在伤后20天内死亡（鼻咽部烧伤者大多死于3~7天，气管烧伤大多死于2天内，肺烧伤多数死于当日）；原子弹爆炸条件下发生呼吸道烧伤的67只犬，其中65例为重度以上放烧冲复合伤，2例为烧冲复合伤，也全部死亡（8.5 Gy以上者平均存活3.4±1.2天，8.5 Gy以下者平均存活10.3±3.8天）。

（7）治疗与防护：核爆炸呼吸道烧伤的治疗原则及方案与平时的呼吸道烧伤类同。呼吸道烧伤（尤其肺烧伤）临床经过险恶，预后差，故其防护十分重要，但呼吸道烧伤的防护并不困难。在核爆炸时，如感受到热气流应暂时闭口憋气或用白色或浅色衣物遮盖头面部，尤其是口鼻部。若衣服着火，切勿惊慌奔跑大声呼叫，应就地卧倒或灭火。这些简单方法，对避免呼吸道烧伤均有显著效果。

（二）眼烧伤

光辐射造成眼部烧伤的概率更大，致伤边界更远，既能引起眼睑、角膜等外眼烧伤，也可造成晶状体和视网膜等内眼烧伤。

1.眼睑烧伤　实际上是颜面部烧伤的一部分。眼睑烧伤的光冲量阈值为 $4.8\sim20\,J/cm^2$，均发生在皮肤浅二度烧伤的致伤边界以内，发生率相当高（约82%）。在核爆炸时，由于眼睑的反射性闭合作用，因此眼睑部烧伤要比角膜和内眼损伤更多见。其特点是由于眼睑皮肤较薄，组织疏松，血管丰富，故烧伤后炎症反应明显，尤其水肿严重，迅速出现，伤后36~48小时内最显著。由于水液大量渗出，致使眼睑闭合，眼难以张开，或眼睑肿胀外翻影响视物；睫毛根部较深在，多未伤及，成为再生细胞来源之一；细菌感染较多见，则肿胀更显著，分泌物更多；当瘢痕形成导致挛缩时，可发生倒睑、睑内翻或外翻、角膜外露，易引起暴露性角膜炎。二度烧伤若无感染时，2周左右可愈合。三度烧伤时，因累及真皮全层或睑板，极难愈合。其治疗原则同颜面部皮肤烧伤。

2.角膜烧伤　角膜主要由透明的表皮、内皮和结缔组织构成，光辐射的红外线和可见光大多可直接通过，对光辐射热能的吸收较少，故造成角膜烧伤的光冲量阈值较高（$80\sim92\,J/cm^2$），致伤半径较小，与皮肤的深二度烧伤接近。动物实验中角膜烧伤发生率较高（47.5%）。由犬推论及人，可低于此数。但特殊作业（炮队镜或潜望镜观测）人员由于镜头的聚焦作用，较小的光冲量就可能发生角膜烧伤。一般 45℃ 以上可造成角膜烧伤，60℃ 发生角膜水肿，80℃ 可伤及内皮层。

角膜烧伤早期主要表现为角膜混浊（变性、坏死、水肿、炎细胞浸润等病变所致，伤后数分钟即可发生）、浅层糜烂、深层溃疡（经滴入 2% 荧光素溶液，溃疡处染绿色即可察见）、穿孔和继发前房出血、积脓、虹膜睫状体炎及前房混浊等严重并发症，后期由轻到重分别引起角膜云翳、斑翳、血管翳和白斑。角膜烧伤约 70% 为双侧性。

角膜烧伤病变的主要特点：①病变多较表浅，即大多仅伤及角膜上皮及基质浅层，偶有累及全层者。可能是由于光辐射作用时间较短和迅速的保护性闭眼动作（人约 0.15 秒，犬和家兔约 0.3 秒）所致。②角膜混浊累及范围多较广泛，即角膜烧伤坏死溃疡虽多局限在瞳孔区，但其他病变如水肿、炎细胞浸润和变性等大多（占 66%）累及全角膜。这与角膜结构有关，即炎细胞浸润系自角膜缘向中央移行。③再生修复多较迅速，即轻、中度烧伤者于伤后 4 天部分混浊即可见消失，一般在 10 天内全部恢复；溃疡型角膜烧伤者于伤后 2.8 天和 5 天病灶周围已见新生上皮，伤后 20～30 天已有纤维细胞长入。④核爆炸距爆心较近时还可发生主要因冲击波作用所引起的眼球破裂、角膜穿透伤、角膜飞石伤等，还常有泥沙附着。

角膜烧伤主要临床症状是羞明、流泪、刺痛、异物感等刺激症状及不同程度的视力障碍。当发生角膜溃疡时，上述症状更加剧烈，并出现精神差、食欲减退等全身症状。轻度角膜烧伤者伤后 3 天左右角膜混浊已有减轻，范围缩小，少数于伤后 4～5 天，多数于伤后 6～10 天，混浊消失，恢复透明，多不留后遗症；中度者多数于第 2～3 周仍有混浊，但有所减轻。重度者大多同时发生溃疡。

角膜烧伤易于防护，发现闪光后及时闭眼或遮盖面部，能够降低发生率和减轻其伤情，人的闭眼动作（0.15 秒）比火球发光时间（如氢弹空爆可达二十几秒）要快得多，可起到部分防护作用。其治疗原则和措施与平时临床角膜炎基本类同。

3.晶状体烧伤 以往对核爆炸所致晶体损伤的研究仅限于早期核辐射，而对光辐射造成晶体烧伤注意较少。人体事故和多种实验动物的临床及病理观察均证实，光辐射也可造成晶状体的损伤。如某次核弹空爆中，于光冲量 28～87 kPa/cm² 范围内 50.0%（48/96 眼）的犬眼球切片发现晶体前皮质上皮细胞变性坏死和前、后皮质空疱形成等早期混浊性病变（辐射剂量＜1 Gy，超压 27～90 kPa/cm²）。病变于伤后 1～3 天已见发生，1 周左右加重，1 个月后减轻，部分动物前皮质细胞增生。

晶状体烧伤的原理：晶状体位于瞳孔后方，是一透明半固体。在高温作用下，可发生热性凝固，造成理化性质改变、折光性能异常、透明度减低或丧失，轻者引起晶状体混浊，重者造成白内障。在核武器爆炸时，光辐射高温主要为红外线、可见光两部分。晶状体对红外线尤为敏感。在较强的红外线照射后，于数分钟或数日即可发生晶状体混浊。当红外线更强，尤其短波红外线作用后，晶状体的前、后皮质可立即全部发生混浊。通常晶状体在 50℃ 以上可立即发生混浊。提示核爆炸光辐射所致晶状体烧伤可能主要是高温作用的结果。

4.视网膜烧伤 也称眼底烧伤、永久性失明，是核爆炸时发生的一种较为特殊的眼部损伤。自 1946 年 A.Oyama 和 I.Sasaki 报告第一例日本长崎原子弹袭击时光辐射造成的视网膜烧伤病例以来，日益引起重视，尤其是 20 世纪 50 年代以后进行了较系统研究。迄今为止国外已报告了 10 例核爆炸视网膜烧伤病人和大量的动物实验结果。而平时视网膜烧伤很少见到。

致伤原理：核爆炸时，人员如果在无防护镜条件下注视火球，在视网膜黄斑部将形成火球的影像（倒影），光辐射热能经聚焦后集中在黄斑部，被色素层吸收（视杆和视锥细胞层，脉络膜层也吸收部分热能，但以色素层吸收最多，因为黑色物体吸收红外线的能力最强），可能通过如下机制造成损伤：①热凝固作用：几乎所有热能都集中在很薄的一层色素上皮组织中（厚仅约 5 μm），故热能极强，致使局部组织温度急速上升，发生蛋白凝固，造成烧伤。②热传导作用：色素上皮层吸收热能，温度急速升高后，不能完全通过脉络膜的血液循环来消散这些热能，则热能迅速向四周传导，向外传导到脉络膜以至巩膜，向内传导到视网膜内侧各层，造成烧伤。③局部"爆炸"效应：位于近距离时，视网膜局部组织的热能极高，超过沸点，则视网膜内液体急速变为气体，局部组织发生"爆炸"。因此，视网膜烧伤病灶的范围往往超过原影像的大小。局部"爆炸"效应通常发生在热度更高、温度突然升高的情况下。

核爆炸光辐射视网膜烧伤与太阳日蚀性视网膜烧伤有许多类似之处：均主要由红外线和可见光引起；病灶非常相似。也有某些不同：日蚀性烧伤往往需要一个充分的时间才能致伤，在这段时间内，眼血管系统可消散部分热能，但核爆炸时大量热能瞬间释放，难以通过血管系统消散，故更易造成较严重的烧伤。据称，暴露着的眼睛只要反射性地看一眼火球，便可能致伤。这与以下因素有关：①眼部的特殊生理结构：角膜是透明组织，光辐射容易透过角膜到达眼内，其中红外线尤易透过；眼球屈光间质有聚焦作用，光辐射热能经聚焦后可使视网膜单位面积上辐射热能显著增大，有的学者报告可增大千万倍；视网膜色素上皮层和脉络膜的色素吸收热能最强。②核爆炸特点：光辐射主要由紫外线、可见光和红外线组成，其中紫外线仅于爆后极短时间释放，并有约50%的紫外线被爆炸当时形成的臭氧所吸收，到达眼部的紫外线又大部分被角膜所阻挡，一般不易进入眼内。而能进入眼内并造成视网膜烧伤的主要是波长400～1 250 nm的可见光和红外线（特别是短波红外线）（图29-3-10）。人眼对可见光和红外线（特别是短波红外线）的透射率最高。

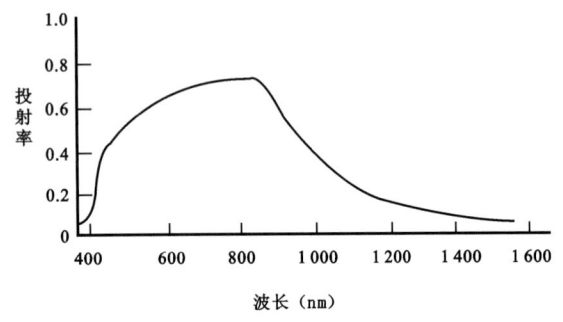

图29-3-10 人眼的光谱通透率

在核爆炸后不同时间，能够达到眼内的光能和皮肤接受的光能并不相同。如2万吨核爆炸后，于0.001秒时火球中心部位能量的35%可达眼内，而同一时间在皮肤仅接受3%；于0.25秒时分别为45%和28%；于3秒时二者接近，均为100%。故核爆炸后早期，视网膜烧伤更易发生。

（1）发生情况和影响因素：眼球屈光系统有聚焦作用，眼球外的不足以造成皮肤烧伤的较小光冲量，经吸收聚焦后即可引起视网膜烧伤。这同太阳光通过凸透镜的聚焦使木屑、纸张燃烧的道理一样。因此，造成视网膜烧伤的光冲量阈值（0.1～0.4 kPa/cm^2）仅约为皮肤轻度烧伤阈值（4.5 kPa/cm^2）的1/40，致伤半径为其2～6倍，甚至10倍，夜间可达20倍以上。美国的研究资料显示，在百万吨超高空爆炸（爆高76 300 m）时，于夜间在552 km仍发生了视网膜烧伤（家兔）。开阔地面人员视网膜烧伤半径的概略值如下：1千吨为15 km，2万吨为20 km，10万吨为22 km，100万吨为60 km以上。视网膜烧伤均发生在双侧，家兔实验伤眼均为对向爆心侧者，这是因为兔眼分别长在头的两侧，视轴（两眼相距角度）为150°～170°，不能同视一个方向之故（人的视轴为14°）。

核爆炸条件下，光辐射能否造成视网膜烧伤，受许多因素的影响：①眼睛是否对向爆心、注视火球，最为重要。②瞳孔大小同样重要，瞳孔大小直接影响透入眼内的光辐射热能，视网膜上光辐射能量与瞳孔直径的平方成正比。③视网膜色素多少：如视网膜色素丰富的灰兔全部发生重度烧伤时，视网膜和脉络膜缺少色素的白兔则因其光能吸收较少，仅20.4%发生中度烧伤。④大气能见度：天气晴朗时能见度大，则致伤边界远。⑤其他：如观察火球的时间长短，观察时间长则致伤半径大，伤情重。⑥爆炸当量和方式：致伤概率随爆高增加而增大。⑦随当量增大，火球时间延长而增多。但近年报道，小型和超小型核爆炸的危害更大，因为全部光辐射能量在极短时间（350微秒）内释放，就可达到引起视网膜烧伤的光冲量阈值。⑧动物种系：家兔比人敏感，因家兔瞳孔直径约为人眼的2倍（夜间家兔为18 mm，人为8 mm），焦距比人短（人眼1 mm，兔眼12 mm），故其致伤边界更远。猕猴较兔更为敏感，更易致伤，如同次核试验发生率分别为41.7%和16.2%。⑨距离：某次空爆试验16 km时家兔视网膜烧伤发生率为85.2%，28 km时为63.6%，34 km时为5.6%。⑩季节：在夏季烧伤半径比冬季远，概率高。⑪特殊职业：如观测、摄影、指挥、驾驶员、飞行员等，因两眼多处暴露状态，尤其应用望远镜、炮队镜时，由于聚焦作用，致伤概率更大、致伤边界更远、光冲量阈值更低。

（2）视网膜烧伤的眼底现象：眼底现象：经眼底镜检查（放大16倍），典型病变是在视网膜黄斑部位（人、猴）或视乳头下方的"视觉敏感区"（如家兔）有一界限清晰、边缘较整齐的圆形或椭圆形坏死病灶。中度以上可分为中央坏死区和周围水肿环，轻度者一般无水肿环。重度常伴有出血和裂洞。病灶绝大多数为一个，偶有两个者（1.7%）。此两个病灶相距0.7～0.9 mm，大小不一（直径0.2～0.4 mm）、程度不等、形状不同。两个病灶或可完全分开，可能是致伤过程中眼球转动或偏移，或两次注视火球所致。病灶直径最小者125 μm，最大者1.6 mm，即分别相当于视神经乳头直径的0.1～1倍，合并出血时，可达2.4～4.8 mm，即为视乳头的1.5～3倍。视网膜烧伤病灶的大小取决于火球直径和离火球的距离，烧伤病灶的直径与眼球焦距之比，应等于或近似于火球直径与距离之比，即：

$$\frac{Rrb}{D} = \frac{Rrb}{F}$$

Rrb：视网膜烧伤病灶直径

D：距火球的距离（计算时可用距爆心投影点距离代替）

F：眼球焦距（人为15 mm，兔为12 mm）

临床症状及其经过：视网膜烧伤后迅速出现视力急剧减退、视物模糊、灰暗、变形、大视及变视、中心暗点，并产生头晕、眼花、恶心等症状。但一般情况下无疼痛感，因为视网膜缺乏痛觉神经末梢。

轻度视网膜烧伤：仅伤及视网膜外层细胞，发生变性水肿。伤后1～2天水肿和充血较明显，3～7天内水肿渐吸收。不经治疗，病灶大多于伤后2周左右消失，可伴少量色素沉着。

中度视网膜烧伤：伤及视网膜内外层及部分脉络膜，发生变性坏死，急性炎症现象典型。伤后1～3天水肿环和充血十分显著（伴中性白细胞浸润），3～5天水肿始见吸收，1周左右水肿消失，病灶缩小1/3～1/2，伤后3～4周病变趋于稳定，色素沉着较多，新生血管长入，有瘢痕形成。

重度视网膜烧伤：视网膜、脉络膜全层及巩膜全层结构坏死崩解，急性炎症和水肿较中度烧伤更显著，有时见2个水肿环。伤后5天已见吸收，6～8天水肿消失，出血渐被吸收，2～3周新生血管长入，并有大量色素沉着，通常6周左右，病变趋于稳定，并形成瘢痕组织，甚易辨认。

（3）视网膜的病理变化：视网膜烧伤的典型病变是在黄斑部（人）或眼球后极视乳头下方（家兔）有一个圆形或椭圆形的界限清晰的由中央坏死和周围水肿环组成的病灶。中央坏死灶常常是形同早期火球的倒影。病灶呈灰白色点灶状，多为针头大，少数约小米粒大小，并多呈乳头状隆起，中央常有裂洞（穿孔）而微凹，犹如火山口。裂洞周围又常见一个污浊的灰色晕轮，直径约2倍于裂洞，坏死灶周围的水肿和充血等组织反应常很明显，其直径可达到原病灶的6倍。再向外侧为正常网膜组织。组织学观察证实，核爆炸光辐射所致视网膜烧伤的病变与太阳、日蚀、电弧光等引起的视网膜烧伤基本类似，但病变发展迅速得多。

视网膜烧伤的主要病理变化是由光辐射热引起的视网膜变性坏死，并发症主要包括出血、水肿、炎症性病变、裂洞、视网膜动脉变细（贫血）、视网膜剥离、玻璃体混浊以及色素沉着、新生血管长入和瘢痕组织形成等修复性病变。其病变特点如下。

1）病变范围较局限：即光辐射所致视网膜烧伤并非累及整个视网膜，而是局限于对光最敏感的黄斑部（人、猴）或"视觉敏感区"（兔），所有事故病人或实验动物的视网膜烧伤均为限局性病灶。

2）视网膜深层首先受伤：即光辐射对视网膜致伤时病变最严重的部位不是首先接触光能的位于网膜浅层的内界膜和神经节细胞层，而是距光束较远、位于深层的色素上皮层和视锥层。换言之，烧伤者首先从网膜深层开始，然后，热效应向内作用到网膜其他诸层，向外伤及脉络膜和巩膜。究其原因，首先与网膜结构特点有关，即位于深层的视杆、视锥层、外核层及色素层对光最敏感，最易吸收光能，同时红外线本身具有首先烧伤深部组织，而浅层却无损伤，甚至可无灼热的特点。

3）少数病变属原发性，多数病变属继发性：即视网膜烧伤的上述多种病变中，仅变性坏死为光能直接作用引起的原发性损伤，其余均属继发性病变。这些继发性病变不仅累及网膜本身，还可引起玻璃体等损害。故所造成的视功能障碍，不仅限于病灶局部，而且常超出病灶的范围。这在治疗中应予注意。

4）病变过程具有阶段性：视网膜烧伤是物理性因素（光辐射热）引起的组织损害并继发炎症性反应，通常经历变性坏死期（即光辐射热能聚焦于视网膜并造成凝固性坏死或变性，持续时间较短）、急性炎症反应期（伤后1～3天显著，病灶内及其周围有明显的炎症性充血、水肿及粒细胞浸润）和修复期（轻度伤于伤后3～5天水肿吸收，1～2周病灶趋于稳定，2～3周多已消失；中度伤于伤后7～

9天出现肉芽，3~4周病变趋于稳定；重度烧伤的修复过程与中度类似，唯病程更长，愈合更迟，甚至在伤后46天仍见急性炎症现象，50~165天病变稳定）。

（4）视网膜烧伤对视力的影响：不论损伤轻重，必定会引起视力障碍，降低视力锐度，出现中心暗点，对看近物或精细目标影响较大，但一般不会全盲。视网膜电图幅度明显降低，尤以弱持续光和次强闪光刺激时更显著，轻度伤迅速恢复，中度以上伤如果形成瘢痕，会引起长期甚至永久视力障碍。其特点是视力障碍发生较快，往往产生即刻的影响，且持续时间较长。

（5）视网膜烧伤的预防诊治：临床诊断并不困难。主要依据：①注视火球的病史；②注视火球后迅速出现视物模糊、变视、大视、视力下降等障碍；③眼底镜检查，于黄斑区发现典型病灶。治疗原则是促进水肿吸收，控制炎症，减少瘢痕形成。对视网膜烧伤的防护较为困难，这是因为核爆炸时光辐射能量的35%是在爆后0.001秒内释放，这一光冲量足以造成视网膜烧伤，而且在350微秒内就可致伤。因此，靠眨眼反射（人是0.1~0.5秒，家兔平均是0.284秒）不能起到防护作用。为避免视网膜烧伤的发生，最简便、有效的办法是勿看火球。太阳防护镜的暗度只有1/50，专用防护镜则需1万~2万倍以上。

第五节　核爆炸冲击伤

在核武器致伤中，冲击伤的发生率很高。1945年日本广岛和长崎遭原子弹袭击后，早期死亡人员中，主要因冲击伤致死者约占60%，在生存伤员中，发生冲击伤者约占70%。核试验动物资料表明，爆后立即死亡者全部由严重的冲击伤造成，于爆后数小时内死亡的动物，约90%死于冲击伤。活存例中，冲击伤也往往加重全身伤情，加速或导致死亡。

一、冲击伤的分类及其致伤原理

按照冲击对机体的作用方式，冲击伤通常分为直接冲击伤和间接冲击伤两大类。其致伤原理及其伤部、伤情明显不同。

1. **直接冲击伤的致伤原理**　核爆炸直接冲击伤主要是动压和超压致伤，负压也有一定的致伤作用，但其致伤威力较小。

（1）动压的冲击和抛掷作用。核爆炸时，冲击波的动压是以强大的高速暴风形式直接冲击机体，或将机体抛掷吹倒，在其撞击其他物体或跌落到地面时，造成机体的骨折、关节脱臼、肝脾破裂、颅脑损伤、内脏出血、体表和软组织撕裂，甚至体腔破裂、肢体躯干离断，这类损伤称为动压伤。同时，动压也可通过高速飞石和泥沙间接作用于机体，引起体壁或体腔的飞石穿入伤和呼吸道泥沙阻塞，称为间接损伤。需要指出的是，核爆炸时冲击伤波动压的杀伤威力比十二级飓风强大得多，如十二级飓风可使房屋倒塌和人畜致伤，但其风速一般仅为40~50 m/s。但在核爆炸时，冲击波动压所引起的气流速度可达100 m/s（动压峰值为0.01 MPa），甚至高达300 m/s（当动压峰值为0.1 MPa时），而通常气流速度为3.048 m/s，对人体就可致伤。冲击波动压的杀伤威力可想而知。

动压能否致伤及其伤情程度如何，受较多因素的影响，如动压峰值、正压作用时间（即压缩区内冲击波的持续时间）、机体的重量和迎风断面大小等，尤其与机体被抛掷的距离有关。致伤率和损伤程度与动压峰值、抛掷距离、正压作用时间均呈正相关。如肝脾型冲击伤平均被抛掷71.0±6.7 m，骨骼体腔破裂型冲击伤平均被抛掷168.0±107 m，而颅脑损伤时的抛掷距离介于二者之间。正压作用时间越长，伤情越重，造成同一损伤所需的动压阈值越低，正压作用时间越短，则其损伤的动压阈值越高，伤情越轻。理论计算表明，当动压峰值为0.01 Pa时，正压作用时间若由0.8秒延长到4.0秒，则抛掷距离可由7.3 m增至41.5 m。此外，成人体重大，抛掷距离近，损伤则轻；儿童则与之相反。站立时迎风面较大，则抛掷远，损伤重，卧位时则与之相反。

（2）超压的直接急骤挤压作用。核爆炸时，冲击波超压是以其超过正常大气压的那一部分高压，从四面八方直接急骤挤压机体而致伤。这虽与潜入深水受到四面八方的挤压相类似，但发生突然，压力峰值几乎立刻达到最大，且压力峰值更高。

由于听器、心、肺以及胃肠道、膀胱等含气或含液体的脏器对大气压差的骤然变化十分敏感，故超压主要造成这些脏器的损伤，其中听器和肺（往往同时还有心）最容易发生损伤。

超压的致伤原理还不十分清楚。由于组织器官结构功能的差异，超压可能是通过多种方式致伤，甚至某个脏器可能同时受到几种致伤作用而出现多种损伤。主要致伤效应有以下五种。

1）直接效应：即超压进入外耳道时，直接压迫鼓膜，使鼓膜内（鼓室）、外（外耳道）产生压差而发生鼓膜破裂、出血及听骨骨折。

2）血液动力学效应：冲击波超压作用于腹壁和胸壁时，前者使腹压增大，横膈上移，使腹腔静脉血突然过量涌入心肺，使心肺血容量急剧增加，而后者使胸腔容积突然缩小，则使胸腔内压更急剧上升。在超压作用之后，紧接着又是负压作用，使胸腔扩大。如此急骤的压缩和扩张，使得胸腔内发生一系列的血液动力学变化，从而使心肺血管致伤或心肺循环发生障碍。

3）内爆效应：冲击波超压直接作用于机体时，体内的气体成分受压缩较多，而液体成分受压缩往往较少，在超压作用过后又立刻受到负压的作用，此时，先前受压缩的气体成分急剧膨胀，并呈放射状向四周组织传递能量，类似"爆炸"引起损伤，称为内爆效应。如肺泡腔内的气体成分即刻被压缩，然后膨胀，类似许多细小的"爆炸源"，使肺泡壁发生撕裂或出血。

4）碎裂效应：当冲击波的压力波由较致密的介质（如器官的实质部分）传入到较疏松的介质（如液体、气体）时，在二者相接触的界面上就会产生反射，使得致密介质的表面压力骤然增高而致伤，如心内膜下出血，肺泡壁的出血、水肿，充盈的膀胱和胃肠道的出血等即属此类。

5）惯性效应：冲击波在不同组织中的传播速度因其惯性的不同而有差异，在密度小的组织中传播快，在密度大的组织中传播较慢，从而在两个密度不同的组织相连接处容易造成撕裂和出血。如肠系膜和肠连接处的出血，即属此类效应。

（3）负压的致伤作用较小。冲击波负压即指稀疏区内低于正常大气压的那一部分压力，负压使空气向相反的方向流动。目前一般认为，负压对机体所造成的伤害与超压类似，也可造成类似的冲击伤，但其峰值和致伤作用要比超压小得多，只能造成一些轻微的血管损伤。

概言之，直接冲击伤主要由冲击波的动压和超压造成，负压也有一定的致伤作用。

2.间接冲击伤的致伤原理　冲击波还可通过以下两方面间接致伤：一是在冲击波的强大动压作用下使某些物体（如沙石、玻片等）的飞射，使机体致伤，引起飞石伤、玻片伤等；二是通过建筑物（如民房等）、工事及兵器等冲击波破坏或倒塌，使机体受压砸或打击而致伤，引起挤压伤、颅脑伤、骨折、内脏破裂及出血等。这种间接冲击伤的性质及其病理变化与平时创伤外科所见基本相同。

此外，在冲击波作用下扬起的高热高速的尘土沙石还可进入口腔和呼吸道，发生气管阻塞，炽热的尘沙还可引起呼吸道和口腔黏膜烧伤，从而引起严重后果。城镇如遭核武器袭击，间接冲击伤的发生区域要比直接冲击伤大得多，其伤员数量更多，建筑物密集地区尤为显著。日本被原子弹袭击后产生的所有冲击伤伤员中，室内损伤者占80%以上，其中绝大多数属于此类间接冲击伤。

（二）直接冲击伤的分型及其病理变化

根据冲击伤主要累及的脏器和损伤程度，就病理解剖所见，可将直接冲击伤分为听器型、肺心型、肝脾型、颅脑型和骨骼体腔开放型。

1.听器型冲击伤　在核爆炸冲击伤中，听器损伤的边界最远，发生率最高，也是各类冲击伤中最轻的一种。单纯听器损伤不会造成死亡。常见的听器损伤包括鼓膜破裂（小破裂、大破裂、全破裂，见于67.7%）、听骨骨折（槌骨最多见，镫骨和砧骨极少发生，见于14.7%）和鼓室出血（见于85.3%）等中耳挫伤，同时也可以引起内耳损伤，表现为内耳出血、螺旋器结构紊乱、毛细胞退变、血管通透性增强等。听器损伤可分为轻度（鼓室出血或一侧鼓膜破裂，超压阈值为0.020～0.021 MPa）、中度（一侧或双侧鼓膜破裂，合并一侧听骨骨折，超压阈值为0.032～0.038 MPa）和重度（双侧鼓膜破裂，双侧听骨骨折，超压阈值为0.069～0.079 MPa）。统计表明，听器损伤与内脏冲击伤的程度间存在一定关系：在轻度听器损伤中26.5%合并轻度内脏冲击伤，中度听器损伤者中82.9%合并中度以上内脏冲击伤，重度听器损伤者全部并发重度内脏冲击伤。

2.肺心型冲击伤　在冲击波作用下肺心往往同时发生损伤，而肺脏损伤的发生概率更高，损伤更重，故称之为肺心型冲击伤。发生肺心损伤时往往同时伴有听器的损伤。

（1）肺脏损伤：肺是核爆炸冲击波超压最易致伤的靶器官之一。其病理改变主要是充血（90.5%）、出血（76.5%，以两肺下叶多见，包括点灶状、斑块状、片状、弥漫性，甚至整个肺叶，血肿多见）、水肿（34.7%，也以下叶多见和严重，其特点是：水肿部位与出血一致；水肿液中常混有血性液和气泡；"套袖状"肺水肿多见；发生迅速）、肺气肿和大疱（17.7%，多数含有血性液和气体，即"血大疱"，以上中叶，尤其上叶多见和严重）、与肋骨走向平行的血性压痕（5.9%）以及肺破裂（均发生在合成波地域内，一般被抛掷百米以上，甚至五百余米，往往并发血胸和气胸）。核爆炸后肺出血和充血较多见，其他病变发生率较低。其中，肋骨血性压痕实质是肺膜下带状浅层出血，主要或仅发生在下叶，偶尔同时累及中叶，大多发生在双侧肺。肋骨血性压痕的形成可能由于冲击波超压急速作用下，胸腔受压，同时腹部受压，横膈上移，肺脏急速膨胀，与胸壁（尤其是肋骨，也有学者认为主要与肋间肌）直接撞击所致。肋骨血性压痕一般发生在重度以上的冲击伤病例中。通常将肺冲击伤程度分为轻、中、重和极重度四种。其超压阈值分别为0.016、0.044、0.066和0.100 MPa。

（2）心脏损伤。心脏对冲击波的耐受性比肺脏大，损伤概率比肺脏低。如氢弹空爆条件下，前者发生率为47.1%，而后者为79.4%。心脏冲击伤主要病变为心壁出血（以左心室内膜下多见，并常累及心瓣膜）、心肌细胞变性坏死（右心室多见，呈点灶状、斑块状、弥漫性分布，缺少炎细胞反应，3~4天后可见成纤维细胞增生，毛细血管长入，逐渐形成瘢痕或钙盐沉积，蒲肯野纤维多受累及）、心肌纤维断裂（多数呈完全性横断，心室较心房多见，左心室较右心室多见，内层纵行和外层斜行纤维多见且严重，3~5天后可见成纤维细胞增生和新生毛细血管向断端长入。继发性心肌断裂见于心肌坏死区域内）、小血管气体栓塞（约9.5%，于毛细血管内常呈串珠状）、右心室扩大（较多见），少见间质充血（28.6%）、水肿（19.1%）、纤维蛋白性血栓、心包膜出血及心脏破裂（偶见，仅发生在合成波地域，均被冲击波抛掷百米以上）等。其中心肌纤维断裂大多数发生在4小时内死亡者中，而心肌纤维坏死却大多数发生在24小时以后死亡者（表29-3-10）。

引起心脏冲击伤轻、中、重和极重度的超压阈值分别约为0.048、0.063、0.084、0.110 MPa。

表29-3-10　冲击伤不同时间死亡动物心肌病变发生率

心肌病变	不同心肌病变发生率		
	4小时内	5~24小时	24小时以后
心肌断裂	59.8	23.0	17.2
心肌坏死	10.2	10.2	79.7

3.肝脾型冲击伤　腹部脏器冲击伤中，以肝脏和脾脏的损伤最多见，而且往往同时发生，故称之为肝脾型冲击伤。其他脏器如肠管、膀胱、肾脏等发生损伤的概率很低（唯水下爆炸时肠管等空腔脏器损伤的概率增大）。核爆炸时，在动压峰值较高的地域（30 Pa以上），肝、脾常常同时受损，而动压峰值稍低处，肝、脾则多为单一脏器致伤。肝脏损伤概率比脾脏高，二者发生率之比约为2∶1。发生肝脾型冲击伤的动物大多数同时伴有肺、心和听器的损伤。

肝脾损伤可由冲击波超压引起，但主要由动压造成，而冲击波的继发作用（如玻片和飞石穿入，建筑物倒塌的压砸等）也可间接引起肝脾损伤，这种间接伤常常仅限于肝脾局部，并不一定伴有肺、心和听器的损伤。

（1）肝脏损伤：肝脏冲击伤的病理改变主要为肝破裂、出血、包膜下血肿及其他病变。其中以肝破裂最为严重。轻者包膜撕裂，重者裂纹多且深在，少数为单发性破裂（1~2处破裂，约25.8%）和少发性破裂（裂纹3~10处，占12.9%），多数为多发性破裂（裂纹超过10处，占45.2%）和粉碎性肝破裂（占16.1%）。肝破裂于各肝叶均可发生，膈面及脏面均可见到，但脏面破裂更多见、深在、密集。肝破裂的主要危险是迅速大量出血并致失血性休克而死亡。所有肝碎裂均见于4小时内死亡例，主要发生在极重度和重度冲击伤者中（分别占

20.7%和 5.2%），中度以下伤情者无肝破裂者。引起肝破裂的压力阈值为 0.1 MPa。单纯性肝脏出血多见于 4 小时内死亡例（86.4%）。肝血肿虽然是肝脏冲击伤中较轻微的一种，但包膜一旦破裂（如剧烈运动、途中颠簸等），则有大出血的危险。此外，在发生冲击伤时，每见肝窦扩张瘀血、水肿和血栓形成，肝窦内还常见成熟粒细胞或幼稚粒细胞积聚现象，也偶见巨核细胞，可能是冲击伤后骨髓加速释放、重新分配所致。肝冲击伤程度通常分为轻度、中度、重度、极重度四种。

（2）脾脏损伤：脾脏冲击伤的主要病理变化包括脾破裂、出血、包膜下血肿及其他，与肝脏基本类似。脾破裂轻者裂纹少且浅表，可有单发性（1~2 处裂纹）、少发性（3~10 处）和多发性破裂（10 处以上），最严重的为脾碎裂，形如烂泥。由于犬的脾脏形如扁平的长筒靴状，体部较细窄，易完全性或不完全性横断。脾脏破裂于背侧面较密集，脾破裂后引起腹腔大量出血。动压 0.04 MPa 以上时脾脏全部发生破裂，其中多发破裂和碎裂占 88.9%。单纯性脾出血主要发生在包膜下，呈点灶状或斑块状，以脾头、尾多见，背侧面较腹侧面多见。脾包膜下血肿好发部位与出血一致，破裂时极易并发失血。冲击伤时也见脾血窦扩张瘀血、微血栓形成及粒细胞积聚，尤以早期较显著。亦可见脾小体生发中心淋巴细胞坏死崩解，数量减少（23.1%）、网状细胞和浆细胞增生（30.8%），脾脏冲击伤的程度也可分为轻度、中度、重度、极重度四种。

肝和脾损伤的发生情况均与位移距离相关。随距离增加，肝脾破裂发生率相应增高（表 29-3-11）。概言之，位移百米以下多引起肝、脾血肿，100~150 m 多引起肝、脾破裂，150 m 以上多引起肝脾碎裂。

表 29-3-11 开阔地面犬移位距离和肝脾破裂发生率的关系

位移距离（m）	观察例数	肝破裂		脾破裂	
		例	%	例	%
<50	360	15	4.2	2	0.6
50~100	45	20	44.4	16	35.5
>100	62	49	79.0	31	50.0

4.颅脑型冲击伤　颅脑型冲击伤是严重的冲击伤之一。关于其在核爆炸时的发生率，日本原子弹袭击后生存伤员中缺少精确资料。平时炸药及战时炸弹爆炸时颅脑损伤十分多见。如某次炸药爆炸 98 例冲击伤伤员中，发生直接和间接脑震荡者达 52 例，占 53%。据此推测，核爆炸时人员颅脑冲击伤的发生率也不会很低。颅脑冲击伤主要病变是头皮撕裂、皮下血肿、硬膜外或硬膜下血肿、颅骨骨折及脑挫伤。脑挫伤主要表现为软脑膜下和脑实质充血、出血、水肿、空气栓塞、脑神经细胞缺血性改变、脑室内含有血性液。脑出血多呈点灶状，严重时呈斑片状，甚至弥漫性出血。出血多见于大脑半球、间脑、基底动脉环周及小脑延髓池等处。颅脑损伤主要发生在骨骼体腔开放型冲击伤者，少数见于肝、脾型伤例中。颅脑损伤可能通过如下途径发生：①冲击波动压的直接冲击或抛掷一定距离后，落至地面致伤。位移造成人体颅骨骨折的阈速度为 4.12 m/s，犬发生颅脑出血的抛掷距离一般在百米以上；②被动压所吹起的投射物（石块、铁片、木棒等）间接致伤；③超压所致，即在冲击波超压作用下，体内血液经颈静脉和椎间静脉涌入脑血管，因颅骨坚硬，发生了颅内液体对脑实质的冲击作用而致伤，也有学者认为与脑血管空气栓塞有关。几乎全部病例同时伴有肝、脾、肺、心和听觉器官的损伤。

5.骨骼体腔开放型冲击伤　这是冲击伤中最严重的一种，所有的伤员和实验动物几乎全部现场死亡。只发生在爆心附近（地爆或低空爆时）或合成波地域（中空爆时）。主要表现为体腔破裂、内脏外露、肢体或躯体离断，多发性骨折、脱臼、软组织撕裂甚至颅脑破裂。严重者，躯体肢体离断散碎在 500 m 地段内。其中，体腔破裂以腹腔破裂最多见（56.5%），胸腔和腹腔同时破裂次之（30.4%），单纯胸腔破裂少见（13.1%）。

骨折以肋骨和四肢多见（67.4%），脊柱（18.5%）和头骨骨折（15.2%）较少，骨盆骨折仅偶尔见到

（2.2%）。均以多发性骨折比单一性骨折多见。开放性肋骨骨折和闭合性肋骨骨折的发生概率相似。脊柱骨折以胸椎较多（45.0%），颈椎（25%）和腰椎（30%）次之，骶椎骨折未见发生。头骨骨折以鼻骨（42.9%）和上颌骨（35.7%）骨折较多见，亦可见颅底骨折（21.4%）。骨折主要是动压抛掷作用所致。引起人体和犬下肢骨折的阈速度分别为 3.66～3.96 m/s 和 3.35～4.88 m/s，造成脊柱骨折的阈速度为 2.44 m/s。

6.其他脏器的病理变化

（1）骨髓：骨髓的突出病变是血液循环障碍和巨核细胞退变及其被噬现象。前者包括充血（93.3%）、出血（26.7%）和水肿（26.7%）。后者为巨核细胞退变增多，并为中性粒细胞所吞噬，形成"巨核细胞被噬现象"（详见烧伤）。上述现象于4小时内死亡的极重度冲击伤犬即见发生，提示巨核细胞对冲击波损伤极为敏感。冲击伤时骨髓的另一变化是骨髓内成熟粒细胞减少，尤其重度和极重度冲击伤时更明显，4小时内死亡动物即可见到。同时多数动物于不同时间可有核红细胞明显增多，而巨核细胞减少的现象。这些变化可能是遭受极严重冲击伤后迅速发生的一种反应，或是伤后血细胞重新分配之故。

（2）肾上腺：冲击伤时皮质细胞往往出现变性坏死，表现为空泡变性，核固缩、碎裂及核溶解等。以束状带（尤其束状带中层）显著、多见，而网状带和球状带较少见、轻微。上述病变发生率与伤情呈正相关，均见于中度以上伤情者，同时，还可发生皮质出血、网状带充血及微灶状出血等。

腹腔其他脏器的损伤：主要发生在胃肠道（特别是肠道），水下爆炸时尤为多见。常见病变为浆膜下出血，其次为黏膜层出血、浆膜撕裂以至胃破裂、肠破裂等。通常大肠损伤较小肠为多，前者以横结肠和乙状结肠损伤为多。出血常发生在充气扩张的肠段。含液体的脏器（如膀胱、胆囊、肾盂）远不如含气脏器那样易于损伤。充盈状态时较易发生破裂，致使尿液、胆汁流入腹腔。

（3）睾丸：更较少见，偶见点灶状或弥漫性白膜及实质内出血，多发生在合成波地域内的极重度冲击伤动物中。严重冲击伤例睾丸生精上皮（尤其是精原和精母细胞）可发生变性，精子减少。

（4）其他：主要是通过动压的冲击、抛掷或飞射的玻片、砖石等异物造成体表和角膜、结膜撕裂伤甚至穿透伤，严重者见到眼球破裂，与平时或常规战争中的眼外伤类似。动压和超压可造成眼内压增高，发生顿挫伤、挤压伤等。

（三）间接冲击伤的病理变化

1.飞石伤　开阔地面沙石被冲击波以极高速度带动，打击人体引起飞石伤，皮肤肌肉呈筛孔或蜂窝状。轻者打入皮肤和肌肉内，称为体壁穿入伤，重者飞石穿透胸腹壁而打入体腔，甚至打入心、肺、肝、脾或穿透肠胃、膀胱等脏器，称为体腔穿入伤。后者虽较前者少见（为前者的1/2～1/4），但其后果更严重。多见于胸部（37.2%）和腹部（34.8%），少见于四肢和头部（4.7%），臀部发生例数介于二者之间（18.6%）。飞石伤多发生在动压峰值较高的开阔地面（特别是合成波地域）。其发生率在骨骼体腔开放型冲击伤中最高（45%），肝脾型冲击伤次之（20%），在肺心型冲击伤中飞石伤发生率较低（8%），听器型冲击伤中无飞石伤发生者。造成犬飞石伤的动压峰值和正压作用时间如下：体壁穿入伤为 12 kPa 和 2.62 秒，体腔穿入伤则为 45 kPa 和 3.32 秒。

2.玻片伤　核爆炸时，建筑物门窗等处玻璃被冲击波打碎，并以极高速度飞散，从而使人员受伤。多数造成皮肤或肌肉的割裂伤，严重者穿透体壁，穿入体腔，甚至造成肠、胃穿孔，或穿入肝、脾、肾等实质器官，甚至有的割断大血管（如颈部动、静脉）。其伤情特点是：伤口小而多；暴露部位多；伤情多数较轻。在城镇地区，玻片伤更多见，致伤半径可大于直接冲击伤。

3.呼吸道尘沙阻塞　核爆炸时，冲击波将地面尘土卷起或吹起，使空气中带有大量尘土沙粒，如进入呼吸道或口腔，就会造成泥沙阻塞。轻者阻塞口腔或上呼吸道，重者阻塞喉头、气管、支气管，甚至阻塞到细支气管和肺泡内。少者仅少量泥沙黏附于口腔、鼻腔黏膜壁或气管壁，多者于口、鼻腔甚至喉头、气管内完全为泥沙充塞，并引起窒息，不仅产生机械的阻塞作用，加重肺冲击伤伤情，而且近距离内尘沙温度很高，还可引起呼吸道烧伤（烫伤）。

4.软组织撕裂伤　是由于被飞散的投射物打击或位移时撞击到坚硬或锐利的物体上发生的。多数发生在身体表面隆起和骨骼支持的部位，如头颈（30.9%）、胸背（30.9%）和四肢（29.4%）。较少发生在柔软而富有弹性的部位，如腰腹部（8.8%）。

撕裂伤在骨骼体腔开放型冲击伤中发生率最高（60%），在肝脾型冲击伤中次之（20%），在心肺型冲击伤中发生率最低（10%），而于听器型冲击伤中无撕裂伤发生。

5.压砸伤　各种建筑物、工事、兵器等倒塌或破坏导致人员被压砸受伤。核爆炸时压砸伤的病理变化与平时所见压砸伤基本相同，主要的不同点是核爆炸时，压砸伤往往同时复合烧伤或放射性损伤。

（四）冲击伤的病变特点

1.多脏器同时受损　由于核爆炸时冲击伤的致伤因素和方式多种多样（动压、超压甚至是负压和余压作用，直接损伤和间接损伤），除听器型冲击伤主要或仅累及听器外，其他肺心型、肝脾型及骨骼体腔开放型冲击伤几乎均同时累及2个以上脏器，甚至全身脏器同时受累。据核试验资料，平均每只动物发生2.5个脏器或部位的损伤，其中度以上伤情者全部为多脏器伤，极重度伤情者可达到5.43个脏器。炸药爆炸事故冲击伤伤员中，多脏器或多部位受损者为78.6%，而单一脏器或部位受损者仅24.1%。

2.多种病变同时发生　核爆炸冲击伤时，各个脏器冲击伤的病理改变既有血液循环障碍（出血、水肿、充血及血栓等），也有如肝脾破裂、心肌断裂、肺气肿和肺大疱、听骨骨折等"机械性"损伤，同时也发生实质细胞的变性坏死、神经细胞变性、骨髓巨核细胞变性及其被吞噬现象等。因此冲击伤时多种病变往往同时发生。尤其在近爆心地域内，重叠出现，在一只犬就可能发生几种甚至十几种损伤。

3.闭合伤为主　核爆炸时发生的冲击伤主要累及内脏器官和组织，甚至往往只有内脏损伤，而体表损伤较轻，甚至可"完好无损"，即"内轻外重"现象。万吨级地爆中，开阔地面发生的冲击伤几乎全部为闭合性内脏损伤。百万吨级空爆中，仅15.4%发生开放性飞石伤或软组织撕裂伤，其余84.6%均为闭合性伤。因此诊断时要经常想到"内伤"的可能性。

4.以复合伤的形式出现较多　核爆炸时，由于冲击波的致伤半径大多居于第二位，因此，开阔地面凡发生直接冲击者，绝大多数复合烧伤或放射损伤，甚至3种损伤同时复合，从而使冲击伤的内脏病变与烧伤、放射损伤内脏并发病合并发生，给冲击伤的诊断和治疗带来了新的困难，这与平时事故冲击伤明显不同，但于各种防护条件下则有可能发生单一冲击伤。

5.发展迅速　重度以上冲击伤的伤情发展迅速，尤以早期（通常1～3天）为著，特别是肝脾型、心肺型和颅脑型为甚。这主要是由于腹腔脏器破裂、血肿破裂、肺水肿或出血及脑压增高等均可于伤后极短时间内急剧发展，常引起严重后果甚至死亡。

五、冲击伤的伤情判定

根据实验动物各脏器冲击伤的病理变化，并考虑到临床上表现出来的伤情程度及今后平、战中应用便利，试将冲击伤分为四种程度（表29-3-12）。

表29-3-12　冲击伤伤情分度的病理诊断

项目	极重度	重度	中度	轻度
伤情	体腔破裂，肢体离散，肝脾粉碎或多发破裂，极严重颅脑损伤,心脏破裂或极严重心肌挫伤,极重度肺水肿或出血,肺破裂,其他如极重度膀胱或胃肠破裂者	多发骨折脱臼，肝脾少发或单发破裂，或弥漫性大片状出血，重度肺脏挫伤，重度心脏挫伤，其他如少发或单发胃肠或膀胱破裂，颅骨骨折，脑水肿等	单纯性单发骨折脱臼，肝脾血肿或斑点状出血，中等肺脏挫伤，中等心脏挫伤，中等听器损伤，双侧鼓膜破裂骨折	轻度肝脾出血，轻度肺脏挫伤，轻度心脏挫伤，轻度头皮下出血或血肿，轻度胃肠膀胱出血等，轻度听器损伤
预后	100%死亡于4小时内	25%死于现场,5%死于1～2天	一般不死亡	不致死
超压值*	>100	60～100	30～60	20～30
动压值*	>40	20～40	10～20	0～10

*指十万吨级空爆，单位为kPa

（六）冲击伤的主要死亡原因

1.不同程度冲击伤的死亡原因　核爆炸时，除了在各类工事、大型兵器或其他一些防护条件下可能发生单一冲击伤外，发生在开阔地面的冲击伤均以与其他损伤（烧伤或放射损伤）复合的形式出现，而且，常互相影响和加重，因此，分析冲击伤的死亡原因往往比较困难。但是各类损伤主次仍有不同，在造成机体死亡中，作用也不尽一致。进一步分析冲击伤的主要致死原因，对把握主要矛盾、抢救伤员将是有益的。

核爆炸时，开阔地面不同程度的冲击伤死亡动物的主要死亡原因列于表29-3-13。

表29-3-13　具有不同程度冲击伤的开阔地面犬主要死亡原因（%）

冲击伤程度	肢体离断体腔破裂	严重肝脾破裂	严重心肺损伤	烧冲复合伤	放冲复合伤	烧伤并发症	放射病出血感染	综合因素
极重度	60.5	34.2	5.3					
重度		21.3	6.4	38.4	23.4	2.1	4.2	4.2
中度						53.3	26.7	20.0
轻度						14.3	58.9	26.8
合计	10.6	15.1	3.7	16.5	10.1	11.9	20.6	11.5

2.不同时间死亡原因　全部极重度和部分重度（约1/4）冲击伤可以造成当即和速发死亡；大部分重度（约1/2以上）冲击伤能够导致或促进死亡；而中度和轻度冲击伤一般不足以引起死亡。

发生冲击伤时，伤后不同时间的死亡原因有很大不同，4小时内死亡者（包括瞬即死亡和速发死亡）主要是冲击伤（特别主要是动压所致冲击伤）所致，而在4小时以后的死亡，则主要是冲击伤复合烧伤所引起的休克（0.2~4天）、急性脏器功能衰竭（如心、肾、肾上腺皮质）和感染并发症（见于5~15天）三个主要原因（表29-3-14）。

表29-3-14　发生冲击伤的158例犬于不同时间的死亡原因

死亡时间	死亡犬数	体腔破裂	肝脾破裂	呼吸道泥沙阻塞	肝破裂合并肺水肿	肺水肿	肺出血	休克	膀胱破裂合并腹膜炎	呼吸道烧伤	多脏器功能衰竭*	感染	急性肾炎
当即	16	5	8	3									
~4小时	40				7	26	1	6					
~4天	59							39	1	5	9	5	
~10天	35										6	25	4
~15天	8										1	7	
合计	158	5	8	3	7	26	1	45	1	5	16	37	4

*指急性心、肾、肾上腺皮质功能衰竭

第六节　核爆炸震动伤

震动（shock）是核武器爆炸（尤其触地爆和地下爆炸）的杀伤和破坏因素之一，也是贫铀弹、常规炮弹和炸药爆炸对人员和武器装备的杀伤破坏因素，核爆炸强震动不仅可造成防护工程的破坏和工程内人员失稳而引起外伤，还可因瞬间冲击加速度造成内脏器官损伤甚至死亡，从而对地下工程内人员构成了威胁，特别是随着军事科学技术的发展，核爆炸方式已由空爆、地爆及触地爆发展到钻地爆炸，据称钻地弹可钻入地下数米，甚至数十米进行爆炸。这对工作于由钢筋混凝土构筑、防护效果最好的地下国防工程内人员的安全构成了新的极大威胁。此外，在易于产生冲击加速度的航天航空医学、弹射救生（弹射离机、气动减速、开伞冲击、着陆冲击）、爆炸事故、交通事故、运动医学、灾害医学等方面也可因严重震动并造成人员损伤。因此，揭示震动伤的规律、特点及其防治研究，对战时和平时核灾害医学救援均具有现实意义。

核爆炸震动是一种特殊形式的冲击加速度，其振幅大，加速度峰值高，峰值上升快，持续作用时间短（<0.2秒），具有单次、突发性特点，也被称为"冲击震动""冲击加速度""地震动""地冲击"等，主要引起急性全身性损伤，严重者发生骨折、脏器破裂、休克以至死亡，即冲击震动伤，简称震动伤。震动不同于振动（vibration），震动伤不同于振动病（vibration disease）。

一、冲击震动伤的发生条件

震动伤常见于战时，如核武器爆炸、常规武器炮弹和（或）炸药爆炸时等，也见于平时，如航天医学、弹射救生、舰船触水雷爆炸、重大交通事故、灾害事故以及运动医学中。

核武器于地下、触地或近地爆炸时，能在地下产生强烈的冲击波（固体冲击波），使大地产生运动和应力即地冲击和加速度。冲击震动具有方向性，通常包括垂直向加速度、水平向加速度和切向加速度。其中垂直向加速度对人员的损伤作用最强，而水平向加速度对工程建筑的破坏作用较明显。冲击震动的杀伤破坏作用主要取决于冲击加速度的大小，也与上升和作用时间（脉宽）、频谱特性（如频率）等有关。位于地下或地表的工程内人员，可能受到强大冲击震动的直接损伤（即使工程的结构不发生破坏），震动也可能使立、坐位的人员跌倒碰到坚硬物体而间接致伤，还可能由于工程设施的破坏坍塌，人员被掩埋致死。文献报道，位于距爆心下约 50 m 永备工事内地板的震动加速度达 65 g 时，垂直位移 100~200 mm，该工事坍塌，布放的实验动物全部被掩埋致死；位于距爆心 149 m 的坑道工事内俯卧于地板上的实验狗受到严重垂直加速度的作用而死于震动伤。可以预料，钻地核爆炸时震伤更为多见和严重。当垂直加速度达 5 g 以上时，就可引起肝、脾出血等轻度震动伤，于 32 g 以上时可发生肝、脾破裂等重度冲击震动伤，更高的加速度值可致肝、脾广泛破坏而迅速死亡。

二、冲击震动伤的发生机理

当人员受到各种不同原因的冲击震动作用时，可能遭到其直接损伤或间接损伤或二者兼而有之。如核爆炸时位于地下工事内人员对于约束体位者（如用带子系于固定座椅上），仅仅受到冲击震动的直接作用，而对于立姿无约束、无戒备者，在垂直和水平震动作用下，可分别被向上抛起或横向摔倒，从而与周围坚硬物体或地板发生撞击，引起间接损伤，二者的发生机理是不同的。

1.直接震动伤的发生机理　目前较为一致的看法，认为直接震动伤主要是通过脏器惯性位移作用和血液及淋巴液动力学障碍所产生，应激反应也参与其致伤过程。

（1）脏器惯性位移作用：在突然、高加速度短促冲击震动作用下，人体发生明显位移，胸腹腔脏器及颅脑也会发生相应惯性位移（高速 X 线摄影证明，向左加速度 6 g 作用下，心、肺向右移位 45 mm，而向右加速度时心肺则向左移位，向前加速度时则心肺移向后侧），引起各内脏器官相互间和（或）内脏与体壁间、脑与颅壁间急速发生碰撞、挤压和牵拉等作用，胃肠道也相互摩擦致使器官的韧带和外膜撕裂，血管破裂出血。震动伤的脏器撕裂和出血好发于密度不同的组织连接部位。

（2）血液动力学障碍作用：如由足至头正向垂直加速度作用时，可使横膈急剧下移，胸腔扩大、腹腔缩小，血液突然下涌，随之产生的负加速度又使横膈反向运动上移，胸腔缩小、腹腔扩大，血液又突然涌至颅脑，如此急骤、突然、强烈的扩大和压缩，使胸腔、腹腔、颅腔发生一系列的血液动力学变化，尤其以脑、肝、脾、心、肺为著。

（3）淋巴液动力学变化作用：其变化过程类似于前述血液动力学变化，致使乳糜池、胸导管及淋巴窦内淋巴液动力学障碍、乳糜池充盈饱满，甚至破裂、外溢。当头部受到震动时内耳的淋巴液也发生类似的变化。

（4）应激反应作用：地下核爆炸时的地震动对生物是一种强烈刺激，机体会产生不同程度的应激反应，出现神经内分泌功能的异常改变。由于脑、心血管、肺、肾、胃肠道活动受神经内分泌调节，当这一调节发生异常改变后，必然导致脏器组织的形态、机能、代谢发生病理改变。

2.间接震动伤的发生机理　核武器、炮弹、炸药于地下或地面爆炸时，在垂直和水平震动（尤其后者）作用下，立姿无约束，且无戒备的人员可分别被向上抛起（高速自动摄影证实，可抛起数米甚至十数米）或横向摔倒，从而与周围坚硬物体或地板发生撞击引起间接损伤，也可因震动造成地下或地面各种建筑物倒塌、破坏引起人员的压砸和掩埋等间接致伤，此类损伤类似于间接性冲击伤。

三、震动伤的病理变化

1.基本病理变化　冲击震动伤（即震动伤）的基本病理变化是血液和淋巴循环障碍病变（如出血、血肿、充血）、实质器官的破裂和肢体、躯干的骨折。

（1）血液循环障碍病变：以充血（瘀血）最多见，并几乎累及所有脏器。脑最多见（100%），其次为骨关节（60.8%）、肝（60%）、肺（58%）。出血发生率约88%，偶见微血栓（以肺、肝、肾多见）和水肿（以肺多见）。出血的部位呈多脏器性，但以脑（57.9%）、心（36%）、鼓室（34%）和膀胱（28%）多见，肾和肾上腺的出血发生率较低（10%以下）。出血以点灶状多见（100%），少数发生斑状（24%）和片状（6%）。部分脏器（肝、脾）可出现血肿形成（10%）。于立位时内脏出血较轻，而坐卧位时有增多和加重趋势。累及的脏器多数为3～5个（占81.1%），少数伤例中累及1～2个脏器（占6.8%）或6～7个脏器（11.4%）。引起脏器出血的加速度下限峰值约6.8 g，脉宽5.2 毫秒。

（2）淋巴循环障碍病变：主要表现为乳糜池扩张、充盈，胸导管也呈类似病变，并见血性淋巴液出现。淋巴结的边缘窦和髓窦内出血较多见（52.3%）。

（3）实质器官的破裂：多发生在肝脏和脾脏。震动伤肝脏破裂多见于膈面、隆起部、肝叶根部、浅层，肝胆连接处尤易破裂。肝破裂的多发部位与体位有关，站立者以中叶（尤其肝叶根部）多见，侧卧位者则以左、右叶多见。轻者仅个别部位实质裂开，重者肝实质和被膜均破裂，其加速度阈值分别为32 g（35 毫秒）和58 g（32 毫秒）。脾破裂以头、尾部多见，背侧面和脾蒂系膜根部多见，引起脾脏破裂的加速度阈值为58 g（32 毫秒）。

（4）骨折：冲击震动时骨折的发生较为多见。其发生率主要取决于加速度峰值，也与体位、着力点有关。通常立位时以下肢（尤以小腿）骨折多见，坐位时则以脊柱骨折多见，卧位时各部位骨折虽均可发生，然发生率较坐、立位少见。当弹射座椅的最大加速度为18～21 g 时，即使在弹射成功的飞行员中，脊柱骨折仍为19%～25%，甚至高达43%。

2.各脏器的病理变化

（1）心脏：主要病变为心肌变性、断裂、充血、气泡栓塞。心肌变性较多见（81.4%），尤其重度和极重度伤情者全部发生，蒲肯野传导纤维常见类似改变。心肌纤维断裂，尤以乳头肌根部的肌纤维较易发生。充血几乎全部发生。心脏出血约36%，并见压迫传导纤维者。空气栓塞少见（6.8%）。上述病变的发生和程度均随震动伤情的加重而增多和加重，以卧位组（尤其左侧卧）较立、坐位为多见。

（2）肺：主要病变见充血（86.6%）、出血（60%）、水肿（72.2%）、粒细胞积聚（8.5%），少数出现血流瘀滞（25%）和透明血栓（13.9%）、灶性肺气肿（19.4%）和萎陷（27.8%）。上述病变发生率和程度一般随震动伤加重而增多和加重。

（3）肝：除破裂外，多见的变化是肝窦和中央静脉扩张瘀血（93.3%）和出血（64%），少数发生血流瘀滞（27%）、透明血栓（5.4%）及肝细胞浊肿（8.1%），上述病变的发生率和程度也随震动伤情加重而增多和加重。

（4）中枢神经系统病变。

1）脑：主要病变见充血（64.1%）和出血（74%），少数发生血流瘀滞（10.3%）和神经细胞变性（急性缺血性改变）。上述病变也随伤情加重增多和加重。脑出血以大脑半球（尤其前回、后回及枕叶）多见，其次为脑干，而小脑出血少见；以大脑背侧多见，腹侧面出血较少见。软脑膜下出血多见，硬脑膜外出血少见。

2）脊髓：胸段脊髓病变与前述大脑、延髓基本类同，也随伤情加重而增多和加重，其神经细胞变性则主要累及灰质的后角，且发生率略较大脑多见。中央管上皮细胞变性（20%）和出血（17%）可见发生。

（5）内分泌腺病变。

1）垂体：宏观每见充血，主要累及远部。镜下以前叶充血多见（60.5%），神经叶（39.5%）和中间叶充血（15.8%）依次减少。前叶嗜色细胞变性常见发生，其中嗜碱细胞较多见明显（76.3%），嗜酸细胞少见（68.4%），而嫌色细胞变性较少累及（仅10.5%）。

2）肾上腺：主要病变为充血（57.5%），少数发生小灶状皮质或被膜下出血（7.5%）及血流瘀滞（7.5%），充血则主要累及皮质网状带和髓质。皮质网状带和束状带内侧细胞类脂含量减少见于45%，病变较轻，提示皮质分泌功能有改变。

（6）性腺病变。

1）睾丸：生精上皮细胞分裂较活跃，故对震动反应较敏感。震动伤早期，精原细胞和精母细胞核染色质凝聚，异常核分裂出现，于重伤组部分生精小管内出现多核巨细胞，精子明显减少（69.2%），并随伤情加重而加速减少。间质细胞发生轻度变性（46.2%）。

2）卵巢：充血较多见（占85.2%），个别发生出血，呈小灶状。充血的发生率于轻、中、重伤情组分别为63.2%、85%和100%。生长卵泡的卵细胞发生变性。上述病变于伤后早期即见发生。

（7）泌尿系病变。

1）肾：早期主要病变为充血（78%）、近曲小管上皮浊肿（48.8%）和远曲小管上皮变性和管腔扩张（9.8%）。少数伤例肾小球包曼氏囊腔内红细胞积聚；上述病变均随伤情加重而增多和加重。

2）膀胱：主要为膀胱壁出血，立位组多见（约80%），卧位组和坐位组依次减少，内膜出血多见（100%），外膜出血少见（7.1%），出血多呈轻度点灶状（85.7%），少数出血密集（14.3%），少数合并内膜血肿和水肿。

（8）肠胃道病变。

1）小肠：少数伤例发生充血，于轻、中、重伤组发生率分别为12%、23.1%和55%，极少数发生出血。少数伤例于早期出现肌间神经丛神经细胞变性（10%），于重伤组有时可见小肠隐窝上皮细胞核肿胀。

2）胃：基本病变与小肠类似，即少数发生黏膜充血（21.1%），于轻、中、重伤组分别见于15%、24%和60%，偶伴血流瘀滞（9.1%），于中、重伤组见肌间神经丛神经节细胞变性（6.1%）、泌酸细胞变性（6.1%）。

（9）淋巴系统病变。

1）脾：除破裂外，伤后早期充血较多见（51.2%），出血和血肿次之（32.6%），脾窦内常见粒细胞积聚现象（34.9%），少数伤例脾小体淋巴细胞核固缩或碎裂（11.6%），并见凋亡图像。上述病变随伤情加重而有增多和加重趋势。

2）淋巴结：淋巴结扩张出血甚为多见（67.5%），于轻、中、重度伤情组分别为31.6%、100%和100%。活存时间较长者红细胞每被吞噬，淋巴滤泡内生发中心有时见淋巴细胞凋亡坏死、崩解现象。

（10）骨关节：主要为出血（57.9%），髋关节、膝关节和踝关节均见累及，尤立位时多见，部分伤例关节腔内积血（38.9%），单侧出血多见，于坐、立位时发生在双侧，侧卧位则以远侧关节为严重和多见，充血发生率较高。

（11）鼓室：基本病变为鼓室出血（38.5%），以卧位时较多见，鼓室后壁多见，出血多呈点灶状，个别伤例（2.2%）伴鼓室内积血和鼓膜破裂，内耳病变资料较少，有报道耳石膜、柯蒂氏器毛细胞发生营养不良性改变，以内毛细胞病变较显著，于伤后24小时即较明显，3天后渐恢复，伤后7天病变基本消失。提示震动耳损伤属可逆性病变。

（12）眼部病变：主要变化是结膜充血、水肿、分泌物增多、眼球震颤、眼位偏斜、角膜损伤和视网膜血液循环障碍（动脉痉挛变细、静脉迂曲扩张、视乳头色淡、偶发出血）及视网膜颗粒层排列紊乱等，可致视功能障碍。

1）外眼变化：重度和极重度伤情者于伤后即刻可见眼球震颤及眼位偏斜，并迅速发生眼球结膜充血、渗血、小血管迂曲增多，尤以卧位组发生率高、程度重、出现早，并逐渐出现分泌物增多、上下睑粘连、畏光、流泪、虹膜纹理不清、角膜水肿、部分上皮脱失、角膜反射轻度迟缓等症状，并见眼压降低，瞳孔中等散大。上述变化与加速度值呈正相关。于伤后6～12小时较明显，48小时后趋于吸收恢复，伤后7天基本消失。引起结膜充血、渗血、眼球震颤的加速度阈值分别为6.5 g（脉宽10毫秒）、12.5 g（脉宽12.5毫秒）、46 g（脉宽为35毫秒）。

2）内眼损伤：重度以上震动伤动物中可见眼底后极部视网膜色泽变淡，视网膜动脉痉挛变细，静脉迂曲扩张，视乳头色淡和边界不清，或见乳头水肿，偶有视乳头出血，呈点灶状或斑片状，颗粒层细胞变性紊乱。上述变化于伤后6小时即见发生，当日较明显，3天后趋于恢复、吸收，个别伤例于伤后7天，出血仍未消失。引起视网膜出血的加速度阈值为46 g（脉宽35毫秒）。ERG-b波振幅于伤后4～6小时已见升高（约升高20.5%），持续至48小时，72小时后趋于下降、恢复。

3.震动伤病变特点

（1）伤类以血液-淋巴循环障碍和实质器的破裂为主要病变，并易发生骨折。

（2）累及的脏器较广泛，全身各脏器组织均可受累。

（3）病变发生迅速，于致伤后数分钟甚至"即刻"发生，并已为伤后3～5分钟死亡伤例尸检证实。

4.震动伤病变程度的划分及其加速度阈值　文献中迄今为止尚未见震动伤伤情程度分类及其划分标准的报道。根据脏器出血和破裂病理所见，结合临床征象，笔者建议将震动伤病变程度划分为轻度、中度、重度和极重度。实验犬（卧位、约束）不同程度震动伤的加速度阈值分别为 6.7 g（脉宽5.2 毫秒）、32.5 g（脉宽 8.3 毫秒）、100 g（脉宽 5.0 毫秒）、1 000 g（脉宽 10 毫秒）。

5.震动伤与冲击伤病变比较　核爆炸震动伤与冲击伤的病理变化既有相似处，也有不同处。其类似处在于：①伤类相近，即基本病变均主要为血液循环障碍病变（充血、出血、血肿等）和实质器官的破裂；②伤部相近，即均可累及心、肺、肝、脾、颅脑和听器等；③病变性状特征相近，如出血均呈点灶状、斑状、片状及血肿形成和积血，破裂均表现为裂纹。

震动伤与冲击伤的不同处在于：①主要致伤靶器官不同，即冲击伤时以含气（肺、听器）或含液体（心、肠）等空腔脏器最易致伤，而震动伤时则以实质器官（脑、肝、脾）最易致伤；②引起不同程度伤情的下限阈值范围域不同，即冲击伤时，轻度、中度和重度的超压峰值分别约为 20 kPa、40 kPa 和 60 kPa，即中度、重度伤情的超压阈值仅为轻度伤情的 2～3 倍，而引起中度、重度震动伤的加速度阈值（分别为 32.5 g 和 100 g）却分别约为轻伤阈值（6.7 g）的 4.8 倍和 14.7 倍；③致伤机理不同，冲击伤主要通过冲击波的动压和超压致伤，而震动伤则主要是由于脏器惯性位移，致使内脏相互碰撞、挤压和牵拉等作用造成。

四、震动伤的临床特点

1.闭合伤多、开放伤少　尤其在约束体位时，所发生的震动伤均以闭合伤多见，开放伤十分少见，如某次震动台生物试验中发生轻度至重度单纯震动伤的 54 只实验犬全部为闭合伤，甚至人体在发生脑震荡、脊柱骨折或肝脾破裂，并于伤后迅速死亡例也极少发生体表损伤。当然，在非约束体位时将会合并体表的开放性损伤。

2.多发伤多，单发伤少　由于震动伤的发生主要系内脏和血液的突然惯性位移，致使内脏相互碰撞、牵拉和挤压等作用造成，故震动伤累及的脏器较广泛，不仅中等以上伤情发生多个脏器和（或）多个部位损伤，即使在轻度伤情时其内脏充血、出血等血液循环障碍也波及数个脏器（平均3.4个）。

3.实质器官伤多而重，空腔脏器伤少而轻　震动伤虽系全身性损伤，但肝、脾、脑等实质性器官的主要病变（出血、血肿、破裂）的发生率和病变程度明显多于和重于肺、心、听器、胃肠和膀胱等空腔性脏器。如二者的出血平均发生率分别为64.3%和23.5%；血肿为18.3%和1.6%；破裂为17.5%和0。

4.伤情与体位密切相关　于卧位时震动伤伤情较站立位时严重，于平卧位（指俯卧和仰卧位）时较侧卧位时为严重，于侧卧位时以卧侧的内脏损伤较对侧为严重（如左侧卧时，位于腹腔内左侧的脾脏损伤较右侧的肝脏严重，胸腔脏器也见类似情况）。

5.约束和无约束状态时的伤类不同　前者仅发生直接震动伤，后者由于跌倒而碰撞在地板或坚硬物体上时则同时出现直接或间接震动伤的症状，故在核武器爆炸时，位于密闭工事、兵器等设施内的人员若未出现开放性损伤，并排除冲击波作用之后，应当考虑到直接震动伤存在的可能性。

6.伤情的发生和发展迅速　脑、心、肺震动伤症状（震颤、痴呆、反应迟钝、心跳加快、呼吸频数等）及生理、生化、病理异常等于致伤后即刻出现并进行性加重。若发生肝脾破裂时，可因急性大量失血于数分钟内死亡。

（五）震动伤的生理生化改变

1.电生理显示异常　震动伤时血流图、脑电图、心电图、肌电图异常均与伤情程度呈正相关，也与受伤时间有关：伤后当日发生，24～48 小时严重和多见，72 小时后渐趋恢复，并与血液、生化、血栓弹力及病理所见一致。

（1）血流图：重度和极重度伤情：脑血流图出现全身性血管痉挛性损伤，脑部供血不足，严重者出现休克或死亡；胸部血流图显示每搏心输出量、每分心输出量及心脏指数减少，心肌收缩功能减弱；肢体脉搏血流图显示心率减慢，脉搏血液充盈度下降，肢体血流供应减少。中度伤情：主要造成全身性血管舒张性损伤，即脑血管和肢体血管的血容量在短时间内增加，从而引起脑和肢体在核爆后 24 小时的缺血性改变。轻度伤情：脑、胸、肢体血流图仅部分指标稍有改变，无统计学意义。

（2）脑电图：重度和极重度伤情犬几乎全部于伤后 1.5 小时出现连续异常脑电波，脑电波幅峰值比正常高出 3~5 倍，之后渐呈恢复趋势，但直至伤后 7 天仍未恢复到正常状态，而轻度、中度伤情者上述变化不明显。

（3）心电图：重度以上伤情犬于伤后 1.5 小时即见 T 波倒置（发生率 66.7%），ST 段下移，R 波降低，心律失常，并每见房早、频发性室性早搏、二联律和房性传导阻滞等，以 6~24 小时为明显，之后呈恢复趋势，但至伤后 7 天仍有部分动物未恢复正常，提示震动伤时心肌缺血变化是可恢复的。中度、轻度伤情者上述变化较轻。

（4）肌电图：中度以上震动伤肌肉呈兴奋性增强，甚至痉挛状，尤以伤后 24 小时为著，之后趋于恢复。轻伤组明显减轻。

2.生化指标呈现规律性变化

（1）血清谷丙转氨酶（S-ALT）：变化最显著，持续时间最长，表明震动对肝脏的影响最大。于轻度~极重度伤情（6~82 g）组 GPT 值均见升高，尤其重度以上伤情者在伤后 6~24 小时升高 11~26 倍，伤后 7 天仍高于伤前 6~8 倍；其升高程度与加速度值呈正相关，也与体位有关，多数动物卧位组的升高程度较站立位时明显。

（2）血清谷草转氨酶（S-AST）：变化较明显，恢复较快，表明震动伤时心功能改变呈一过性。GOT 值的升高仅见于中度以上伤情者，其升高的程度随伤情加重而明显，尤其重度以上伤情者可升高 15~21 倍，也与受伤时间密切相关，于伤后 6 小时已见升高，且均达到最高值，于伤后 24 小时已见下降，持续到 5 天，而于伤后 7 天均恢复到伤前值。

（3）血清尿素氮（S-BUN）：升高 1~2 倍，仅见于重度和极重度伤情组，于伤后 6 小时最为明显，至伤后 7 天仍高于伤前值，表明震动伤时肾脏也发生了损伤，但较肝、心为轻。

（4）血清肌酐（S-Cre）：仅见于重度和极重度伤情组部分动物，在致伤后 5~7 天，为伤前值的 1~2 倍，而伤后早期无明显变化，提示肾小管的病变较轻，且发生时间较迟。

（5）血清碱性磷酸酶（S-ALP）和酸性磷酸酶（S-ACP）：ALP 值较伤前明显升高，随加速度值增大而伤情加重，其升高程度更明显，尤其重度以上伤情组可升高 2~4 倍，并随受伤时间而呈上升趋势，于伤后 7 天达高峰；ACP 值于伤后 6~24 小时高于伤前（1~2 倍），重度以下伤情组于伤后 72~120 小时接近恢复，而极重度伤情组持续高于伤前。

3.震动伤凝血功能发生障碍　震动伤后 4 天内，血浆白陶土部分凝血活酶时间（KPTT）、凝血酶原时间（PT）和凝血酶时间（TT）三项指标出现不同程度的缩短或延长，尤其在伤后 2 天内明显，其中极重度伤情者于伤后 6 小时至 3 天 KPTT、PT 和 TT 均缩短，重度和中度伤情者 PT 和 TT 值则于伤后 1~2 天也见同样变化，并均有显著性差别，表明机体处于高凝状态。

4.外周血血小板和白细胞升高及淋巴细胞降低

（1）血小板：中度以上伤情动物的血小板于伤后 6~24 小时较伤前增加 1~1.5 倍，尤以重度以上伤情为明显，伤后 48 小时渐趋恢复，伤后 72 小时全部动物仍高于正常值，伤后 7 天接近伤前水平，表明震动伤早期血液呈高凝状态。

（2）血色素：重度以上伤情者血色素于伤后 6 小时降低（降低 30%~40%），持续 48 小时，于 72 小时后渐趋于正常。

（3）白细胞：于伤后 7 天内有不同程度升高，重度和极重度伤情者可升高 222%~280%，轻度伤情组升高 148%，其中伤后 6 小时始见上升，伤后 24 小时达峰值；卧位组白细胞数上升幅度较站立位组为明显，如重度伤情组伤后 24 小时白细胞数，前者上升 280%，后者上升 210%。

（4）淋巴细胞：所有震动伤动物淋巴细胞数均有不同程度下降，尤其重度以上伤情组下降明显，仅为伤前值的 50%~60%（$P<0.05$），于伤后 6 小时已见下降，24 小时最为明显，于 5~7 天逐渐回升，于伤后 7 天仍未恢复到伤前水平。

5.免疫功能下降

（1）酸性磷酸酯酶（ACP）：酸性磷酸酯酶（ACP）的"0"分型显著下降，其下降程度分别与伤情程度、伤后时间呈正相关，尤以卧位组的下降更为明显，提示淋巴细胞受损，免疫功能降低。

（2）淋巴细胞凋亡：中度以上伤情犬不同时间均可引起淋巴细胞凋亡，其凋亡率随伤情加重而增多；伤后当日已见增多，伤后 3 天达到高峰（为伤前值的 5~8 倍，$P<0.01$）；T 淋巴细胞则于伤后显著降低（$P<0.05$~0.01），并与凋亡呈相反趋势；

同时发现与凋亡相关的 p53 和 bax 蛋白阳性率显著增加（$P<0.01$），提示二者在诱发震动伤淋巴细胞凋亡、免疫功能下降中可能起重要作用。

（六）震动伤的临床征象诊断和治疗原则

1.脑部震动伤　较多见，主要发生在位于密闭工事、建筑物及兵器内的人员。包括冲击震动所致直接性和间接性震动伤。脑部震动伤的常见征象是轻者反应迟钝，呈呆滞状或头晕头痛等，重者意识丧失或抽搐震颤、共济失调，若合并脑水肿或脑实质损伤时，则将出现颅压增高等现象。脑部震动伤的诊断并不困难，根据受伤史和前述体征，必要时进行神经系统和脑脊液的检查即可确诊。治疗原则是伤情轻者给予镇静、止痛；疑有血肿者，必要时手术清除；发生脑水肿者须采用脱水疗法。卧床休息须贯穿治疗的全过程。

2.腹部震动伤　腹部震动伤也较常见。于各种原因引起的冲击震动伤时，腹部脏器（尤其肝、脾）是易伤部位之一，其发生率于立、坐、卧位时依次增多。直接震动伤时较间接震动伤时多见。腹部震动伤的临床征象因其致伤部位和伤类、伤情不同而有很大差别。常见的症状是腹痛、恶心、呕吐，重者出现压痛、反跳痛，甚至腹肌强直等腹膜刺激征象，若合并脏器破裂，腹腔内大量失血时则发生休克、血尿[肾和（或）膀胱损伤时]、血便（胃肠道损伤时）等常见症状。上述症状和体征（除血尿、血便外）一般在震后突然发生。轻伤者数日可恢复，重伤者持续加重或反复发生。腹部震动伤的诊断一般根据受伤史和临床征象可以做出，超声检查、腹腔穿刺，腹腔镜检查对腹部震动伤的诊断有重要意义。必要的肝功能检查对震动伤后期的诊断有参考价值。对无腹壁体表损伤者尤应注意避免对腹部内脏伤的漏诊。其治疗原则与一般创伤、冲击伤相似；疑有腹部震动伤的伤员须尽可能休息，并注意观察，避免剧烈活动而造成加重内脏出血和血肿破裂。对怀疑腹腔脏器破裂或进行性内出血者则须及时行外科手术。

3.胸部震动伤　胸部震动伤的发生率一般略低于腹部，肺损伤较心脏损伤为多见。胸部震动伤主要发生在受到各种原因引起的震动直接作用时，而间接震动伤时心肺损伤较少见和轻微。胸部震动伤的临床征象与一般胸部挫伤、创伤或冲击伤类似。肺损伤轻者仅有较短暂的胸闷、胸痛、呼吸率加快，重者震动当时呼吸减慢，甚至呼吸困难，并持续较长时间，逐渐出现咳嗽、咯血，甚至出现血性泡沫痰、紫绀等，听诊检查呼吸音减弱，叩诊局部发实。而心脏震动伤时可于伤后即刻心慌、心率加快，于数分钟后心率变慢，重者心律失常，甚至心绞痛。胸部震动伤的临床诊断也可以根据受伤史和临床征象而做出，必要时辅以胸部 X 线检查、超声波检查和血气分析等，心电图检查对判定心肌损伤、供血不足等有重要参考价值。其治疗原则，轻者主要是对症治疗和卧床休息，重者应注意保持呼吸道通畅、吸氧甚至加压给氧，特别要注意防治肺水肿、出血和感染，保护心脏功能，镇静止痛，必要时输血输液，需要指出的是在有肺水肿时，输液要慎重，宜少输、慢输。

4.四肢和脊柱震动伤　下肢和脊柱（尤其第十二胸椎和第一腰椎）震动伤也较多见，尤其在核爆炸所致坦克乘员、地下工程和建筑物内人员，其损伤尤为多见和严重。其发生主要是由于突然的冲击过荷引起机体着力点生物力学的急骤变化，沿下肢、脊柱传导所造成，当然，震动时的跌倒、撞击等间接致伤也易发生骨折和神经血管损伤。四肢和脊柱震动伤的临床征象和治疗原则与一般的创伤类似。其诊断依据受伤史及临床征象，并辅以 X 线摄片等即可做出。

5.听器震动伤　在震动伤时听器较少受累及，这明显不同于冲击伤。在卧位状态时听器易发生损伤，其主要病变为中耳出血、充血，偶有积血、鼓膜破裂或听骨骨折。内耳可出现耳石膜变性。主要的临床征象是听力下降以至耳聋，还可出现耳鸣、耳痛、眩晕、头痛，外耳道偶有血性液流出。前庭损伤可出现相应症状。听器震动伤的诊断也是依据受伤史、临床表现及耳镜检查。其治疗原则是清除血块，防治感染，注意禁忌填塞，必要时施行鼓膜修补术。

（七）震动伤的防护原则和标准

1.个人防护　利用一些特殊的防护器材可收到一定的防护效果，如防震头盔、防震服、救生背心、体型护甲、加垫衣物、抗震鞋、坦克兵筒靴以及各种耳塞、耳罩等，吊床的抗震效果最明显。

在特殊兵种（如空战或特技飞行）中，应用抗荷服及抗荷调压器组成抗荷装备，前者包括囊式抗荷服（由腹囊、大腿囊、小腿囊等五个互相连通的囊组成）和侧管式抗荷服（由腹囊和位于抗荷裤两侧的拉力管组成），后者安装在座舱的一侧。

于座椅下安放泡沫塑料板等防护器材是地下工事内人员的有效防护措施，可减少垂直加速度所致损伤。将 4 层 8 cm 厚的普通海绵置于实验犬与震动台面之间，在加速度峰值 50～100 g、宽脉 6.6～8.3 毫秒作用下，可避免肝破裂和多内脏出血，伤情减轻 1～2 个等级，而未防震组则可见上述损伤。

在核爆炸时，位于地下防护工事内的人员减少自由站立或坐位，而用带子系固于座椅上，采取"约束"位，可减少震动所致间接伤害。

改变体位也可减少损伤。动物实验表明，立位时内脏损伤较坐、卧位为轻。也可使用座椅后倾，使惯性力作用及位移方向与人体纵轴呈一定角度，减少正加速度的损伤作用。

2. 集体防护　为减少或避免直接震动伤，于地下重要首脑工程等设施底部敷设防震动材料，如弹簧、液压减震、防震板等。

为避免间接震动伤，可于各类防护工事、舱室、兵器等的内壁及坚硬设备的棱角处加防护材料或软质垫层。

3. 人员的震动容许标准　震动对人的影响取决于加速度的大小、脉宽（持续时间）、频率、震动方向及人员受震时的姿势。目前我国没有自己的人员容许震动标准，表 29-3-15 列出了美国空军提供的人体在各种姿势和约束情况下的震动容许量，可供参考。

表 29-3-15　人员震动容许量的建议设计值（g）

人员姿势		震动方向		
		向上	向下	水平
无约束立位	A	10	>1 g	13 cm
	B	0.75	0.5	0.5
无约束坐位	A	15	>1 g	48 cm
	B	0.75	1.0	1.0
无约束俯位	A	40		
	B	0.75	1.0	0.75
受约束坐位	A	15	15	15
受约束俯卧	A	40	40	15

A 为防止内伤的加速度限值
B 为避免可能撞击的加速度限值

第七节　核爆炸电磁脉冲损伤

国内外文献及实践均已证实，电磁脉冲是核爆炸破坏因素之一，尤其在地爆和低空爆炸时，于源区和近源区，地面场强可达 10^4～10^5 V/m，甚至更高。并已证实，如此高场强电磁脉冲会对空中、地面和地下工程内的电子仪器、通信、测试系统造成十分严重的破坏。但是，核电磁脉冲对生物体能否致伤，其生物效应、伤类伤情特点及其病理变化如何，自人类第一次核试验以来尚未完全阐明。究其原因，可能是由于核爆炸后受到电磁脉冲致伤的人员（如日本原子弹袭击后）和实验动物同时受到光辐射、冲击波和早期核辐射等瞬时杀伤因素的作用而被掩盖，故长期以来，未得到充分认识和注意，导致对其的深入研究远远滞后于对其他杀伤因素的研究。1962 年 7 月 8 日美国在太平洋约翰斯顿岛上空 400 km 处进行了一颗当量为 140 万吨的氢弹爆炸试验，远在 1 400 km 以外的夏威夷群岛檀香山市三百多条大街路灯全部熄灭，报警器鸣叫。美国学者 S.Glaston 1986 年曾尖锐指出："如果一枚氢弹在美国本土中心 321 km 高空爆炸，则美国的几乎全部本土及加拿大、墨西哥部分地区均会受到电磁脉冲影响"。在 1962 年美军才认识到电磁脉冲的危害作用。但是，1962 年美国已宣布停止大气层核试验，而核电磁脉冲主要发生在大气层核爆炸。

近年国内外利用高场强电磁脉冲单次和重复照射不同动物进行研究，业已基本证实，家犬和猕猴迅速（几分钟至十几分钟）出现急性行为障碍，初期呈"抑制"呆滞状态，数小时后转为"过兴奋"状态，记忆和学习能力急速下降，脑电图和心电图显著异常，激素分泌增高，1 天后多种生化、免疫、生理、血象、血凝等指标均出现障碍或紊乱，其中猴、家犬尤为明显，猴照射后 1 月内的死亡率为 20%，家犬照射后 3 个月内的死亡率为 64.0%，同时，经全面病理学宏观和组织学、超微结构、免疫组化、分子病理学及形态计量学观察，发现所有死亡和活杀动物均发生了严重的多脏器损伤，从而表明，核爆炸电磁脉冲不仅是一种能对电子、通信、测试等系统造成严重干扰、毁损的破坏因素，而且也可对生物体造成损伤，甚至在超高场强的作用下，还可造成致死效应，表明电磁脉冲是核爆炸的致伤因素之一。本节结合国内外有关资料和笔者对不同动物长期观察所见，着重介绍高场强电磁脉冲损伤的病理变化。

一、核电磁脉冲损伤的基本病变和特点

长期动物实验观察表明，于早、中期（3个月内）的基本病变主要是严重的血液循环障碍、实质细胞的变质性改变、感染并发症及极度消瘦-恶液质；而远后期（9～12个月）活存例的基本病变为脑萎缩、肿瘤生长、晶状体混浊、睾丸萎缩、造血-免疫重建不良。

（一）早、中期的基本病变和特点

1.基本病变

（1）血液循环障碍性病变：所有死亡犬均发生严重的多脏器血液循环障碍病变，主要是充血和（或）瘀血（100%）、血流瘀滞（87.5%）、出血（100%）、水肿（81.3%）和血栓（50%）。其中，充血、血流瘀滞和出血于照射中死亡例即见发生，并持续到照射后3个月死亡例；水肿和血栓始见于照射后2天死亡犬，其中水肿于6天以后几乎全部发生，而血栓（均系纤维素性血栓）则以照射后6～30天死亡者为多见。血液循环障碍病变发生于所有脏器组织，但其中以脑、脊髓、肺、骨髓、胸腺和淋巴结的发生率最高。

（2）实质细胞变质性改变：所有死亡犬的重要脏器组织均发生了严重的实质细胞的变性、凋亡和坏死，主要累及神经系统（脑和脊髓灰质神经元、传导束及周围神经的神经节或神经丛神经元）、心脏传导系统（蒲肯野纤维）、骨髓造血系统（造血细胞）、淋巴免疫系统（胸腺、淋巴结、脾、扁桃体及黏膜淋巴组织中淋巴细胞）和性腺（睾丸生精细胞和卵巢卵泡细胞）。其中，脑和心脏传导系统变性坏死于照射中死亡犬即已显著，并持续到照射后7天内死亡例，于照射后21～83天死亡例则呈逐渐恢复趋势；造血和淋巴系统病变则于6天后死亡例始趋加重，持到21～30天死亡例，其中部分出现再生修复，于42～83天死亡例方见较明显恢复；生殖系统病变则于照射后21～83天死亡犬方呈进行性加重趋势。

（3）感染并发症：就宏观和镜下观察证实，细菌感染并发组织坏死是电磁脉冲照射后死亡犬中常见、严重的并发症之一。感染并发症仅发生在照射后6～30天死亡动物中，其中照射后6～7天死亡犬全部发生，21～30天死亡犬见于55.6%例，而照射后2天内和42～83天死亡犬无一例发生。感染坏死灶多见于肺和扁桃体，少见于肝和食管，其他脏器则未见到。镜下证实，感染菌团均为球菌，其特点是：①全部并发严重和广泛的组织坏死和出血、水肿；②均缺乏中性粒细胞浸润，主要为单核样细胞浸润；③累及的部位仅见于肺脏、扁桃体、食管和肝脏，前者提示感染可能来源于口腔和呼吸道，后者提示已发生血行播散，但于广泛播散前动物已然死亡。

（4）严重的消瘦-恶液质：部分犬于照射后次日开始出现纳食减少或拒食，体重逐渐减轻，并呈进行发展，出现不同程度消瘦，尤其自6天以后死亡犬，其体重明显减轻，皮毛蓬乱，无光泽，皮下脂肪菲薄几近消失，脏器重量减轻，大网膜和肠系膜极少，呈现极度消瘦-恶液质衰竭状，其中42天死亡犬体重由照射前15 kg急剧减轻为5 kg，减轻了66.7%。

2.病变特点

（1）病变呈全身性分布：血液循环障碍性病变在所有死亡犬均见发生，且全部累及所有脏器组织；实质细胞的变质性病变也同样累及脑和脊髓等中枢神经系统、内分泌系统、心血管系统、造血和淋巴免疫系统、消化系统、呼吸系统、泌尿生殖系统等。

（2）病变发生迅速，具有时相性特征：于重复照射的死亡犬即已发生高度或极度充血、血流瘀滞、出血及血栓等血液循环障碍性病变，并持续到照射后83天死亡例仍较明显；脑脊髓-内分泌系统和心脏传导束系统病变于照射后2天内已较严重，造血和免疫淋巴系统病变于照射后6～7天达到严重破坏，而性腺的严重病变则发生在照射后3周以后，并进行性发展至照射后83天最为明显，感染并发症发生在6～7天以后，而动物的极度消瘦-恶液质病变则大多发生在照射后3周以后，具有鲜明的时相性特征。

（3）某些病变具有可恢复性：神经-内分泌-心脏传导系统病变于1周后、造血-免疫淋巴系统病变于4周后均可见再生与修复现象。

（二）晚后期的基本病变和特点

1.基本病变

与前述早、中期病变比较，照射后9～12个月长期活存动物的系统病理学观察表明，于早期死亡动物中发生的某些基本病变已经消失（如严重的血液循环障碍和实质细胞的坏死性病变、感染并发症和极度消瘦-恶液质）或大大减轻（如实质细胞的变性改变），同时，上述某些靶器官的损伤和病变也全部消失（如肾上腺皮质细胞改变）或基本消失（如心脏传导纤维病变），而骨髓、淋巴组织和性腺的病变远未恢复，有的病变（如晶体混浊）则呈进行性发展，甚至某些原非靶部位（如乳腺、子宫等）出现新的病变（如增生性病变、脑萎缩）。概言之，远期损伤效应的基本病变依据其性质可大致分为三类。

（1）"恢复中"病变：主要包括骨髓造血组织和免疫淋巴组织的重建不良和生机低下、睾丸生精抑制和卵巢卵泡发育障碍等病变。与早、中期死亡犬比较，长期活存者中，骨髓、淋巴组织（尤其脾、胸腺、淋巴结）和性腺的病变虽然均不同程度减轻，但均未恢复至正常，特别是骨髓内造血细胞数量少，形态不良，脂肪组织所占比例过大，淋巴组织内淋巴滤泡范围较小，数量较少，生发中心不明显，睾丸生精小管内精子仍极少或不见，并伴间质细胞变性、卵巢各级卵泡破坏（尤其缺乏成熟卵泡）等，均远未恢复至正常结构。仅就其病理所见分析和推测，上述器官组织的"完全性"恢复可能需较长时间。

（2）进行性发展中病变：主要为眼球晶状体混浊，其发生率呈进行性增加，在"早期"死亡动物中仅见 6.3%（发生于照后 42 天，仅为轻度、单侧），而于照后 9 个月时见 33.3%，于 12 个月时则见 100%，并发展成为典型白内障。其晶体混浊的范围和程度也呈进行性增大和加重。

（3）新型病变：系指在照后早期、中期死亡动物中未曾发现而仅见于长期活存动物中的病变，主要包括恶性肿瘤（甲状腺癌、肝癌、肺癌）、乳腺纤维腺病、卵巢脂肪瘤、子宫内膜增生、肾上腺腺瘤样增生、胃黏膜浅层糜烂、肾盂黏膜浅层糜烂、膀胱黏膜浅层糜烂、胃腺上皮细胞变性和脑萎缩等，其中前五种属于增生性病变，第 6~8 种属于慢性炎症性改变，第 9、10 种属于萎缩性病变。

需要说明的是脑萎缩于照射后 9 个月时见于 20%病例，12 个月时见于 75%病例（宏观表现为脑重量减轻、脑沟加深、脑回变窄，有时脑膜增厚），镜下表现为延髓、丘脑、小脑多处神经核内的部分神经元及海马、大脑皮质锥体细胞、脊髓侧角部分神经元出现"缺血性"典型变化。

2. 病变特点

（1）病变性质以慢性损伤为主：照射后早期出现的实质细胞坏死崩解、严重出血等血液循环障碍和感染等"急性"损伤性病变均已消失，代之以损伤后的恢复性病变（如骨髓、淋巴细胞和性腺）和进行性以变性为主的营养不良性改变（如晶体混浊、脑萎缩），偶有增生性病变出现（如肝癌、肺癌、甲状腺癌、卵巢肿瘤、乳腺纤维腺病、子宫内膜增生症和肾上腺腺瘤样增生）。

（2）病变累及部位呈多脏器性：如前所述，远期损伤累及部位除如同急性期的神经-内分泌系统、心脏传导系统、骨髓造血系统、淋巴免疫系统和性腺系统等六个靶部位外，尚同时见于眼球晶状体。

（3）病变的持续时间具有长期性：即骨髓造血组织和淋巴免疫组织的重建不良、睾丸生精抑制和卵巢卵泡发育障碍等病变至照射后 1 年仍未恢复，脑萎缩、晶状体混浊及某些部位增生性病变（如肿瘤）均将持续较长时间。

二、核电磁脉冲损伤的"靶器官"

核电磁脉冲损伤的主要"靶器官"包括神经系统（脑）、内分泌系统（肾上腺）、心脏传导系统、淋巴免疫系统、骨髓造血系统、性腺和晶状体。其中脑、肾上腺和心脏病变发生最为迅速，于连续重复照射中即见发生，照射后 2 天内严重，3 周后渐趋恢复；骨髓造血和免疫淋巴组织的严重破坏始于照射后 1 周，持续到 4 周，于 6 周后渐趋恢复；而性腺的严重破坏则始自照后 3 周，持续到照后 12 周仍较明显；晶状体损伤始见于照后 4 周，进行性发展，属于晚期病变。

上述靶器官的损伤病变影响甚至决定着机体的临床经过、转归和预后。

三、核电磁脉冲致伤犬死亡原因分析

高场强核电磁脉冲单次和重复照射后 12 个月内的动态观察死亡率为 64%，其死亡时间分布具有鲜明的时相性特征：①死亡例全部发生在照射后 3

个月内，而于 4～12 个月无一死亡；②其死亡时间可分为四个时间段：即照射中（于连续重复照射第 13 次时死亡）至照射后 2 天死亡（暂定名为"速发死亡"）、照射后 6～7 天死亡（暂定名为"早期死亡"）、照射后 21～30 天死亡（暂定名为"中期死亡"）和照射后 42～83 天死亡（暂定名为"后期死亡"）。16 例于不同时间死亡的家犬的死因有着明显不同。

（1）"速发死亡"：重复脉冲照射 13 次死亡者系因全身脏器组织严重的血液循环障碍（尤以中枢神经系统为显著）导致休克而死亡，而照射后 2 天内的其他死亡者则在严重休克基础上并发肾上腺皮质功能衰竭而致死，占 12.5%。

（2）"早期死亡"：主要死于严重的肺部细菌感染、出血、水肿和组织坏死（即细菌坏死性出血性肺炎），其中有的伤例并发嵌顿性坏死性回肠-结肠套叠，同时均见造血和淋巴组织的严重破坏以至"空虚"型变化，占 12.5%。

（3）"中期死亡"：多数（56.2%）均系上述造血和淋巴组织严重破坏的基础上并发肺炎而致死，其中 56% 是肺部严重的细菌感染伴广泛出血、水肿、组织坏死，44% 则系严重的融合性小叶性单核样细胞性肺炎所致。

（4）"后期死亡"：18.8%，均极度消瘦-恶液质、衰竭（死时体重由照射前的 15 kg 分别减轻 33%～67%），是合并融合性小叶性单核样细胞性肺炎而致死。

第八节 核爆炸复合伤

核爆炸时产生光辐射、冲击波、早期核辐射、放射性沾染、冲击震动和电磁脉冲。当人员同时受到两种或两种以上杀伤因素的作用而发生损伤时，即称为复合伤。

基于 20 世纪 80 年代之前国内外对核爆炸震动和电磁脉冲两种杀伤因素的生物效应研究尚未涉足，主要是对核爆炸光、冲、核辐射及沾染四种杀伤因素进行了系统研究，并在基本阐明其规律的基础上提出了核爆炸复合伤的定义和分类法，即根据有无放射性损伤，将其分为放射性复合伤和非放射性复合伤两大类，并确定早期核辐射与放射性沾染两因素共同作用时导致的放射损伤，通常不列入复合伤，均已沿用至今，故本书仍暂用此分类法。

一、复合伤的分类及其伤情划分原则

（一）复合伤的分类

1.放射性复合伤 在复合伤中，凡合并有放射性损伤者，均属于放射性复合伤。放射性复合伤基本上是一种新型的战伤，它是核战争条件下所特有的伤类，自 1945 年美国在广岛、长崎使用原子武器后才引起人们的注意。放射性复合伤中，又可根据放射性损伤、烧伤和冲击伤在复合伤中所起的作用和严重程度，进一步分为三类。

（1）以放射损伤为主的放射性复合伤：包括放烧冲复合伤（即放射性损伤为主，以下依次为烧伤和冲击伤，下同）、放冲烧复合伤、放烧复合伤及放冲复合伤等。

（2）以烧伤为主的放射性复合伤：包括烧放冲复合伤、烧冲放复合伤及烧放复合伤等。

（3）以冲击伤为主的放射性复合伤：包括冲放复合伤、冲放烧复合伤及冲烧放复合伤等。

另外，可能还有以放射损伤为主的放震/放电（电磁脉冲）复合伤或以震/电为主的震/电放复合伤。

2.非放射性复合伤 即仅为烧伤与冲击伤相复合，而未合并放射损伤。这类复合伤并不是核战争条件下所特有的伤类，在常规战争和平时爆炸事故中也可见发生，但在核武器爆炸时是一种多见的伤类。根据主要的组成伤类，又可将非放射性复合伤进一步分为两类。

（1）以烧伤为主的复合伤，即烧冲复合伤。

（2）以冲击伤为主的复合伤，即冲烧复合伤。

此外，可能还发生以震/电为主的震/电冲复合伤或以冲为主的冲震/电复合伤。

（二）复合伤伤情程度划分原则

一般而言，复合伤伤情的划分是以单一伤的伤情为基础，考虑到两种以上伤类复合后会产生互相加重的作用，甚至在轻度损伤之间也会产生一定的加重作用，因此，将复合伤按下列标准，划分为四种程度。

（1）极重度复合伤：一种损伤达到极重度；两种损伤均为重度；重度放射性损伤复合中度烧伤时。

（2）重度复合伤：一种损伤达到重度；中度放射性损伤复合中度烧伤；三种损伤均为中度。

（3）中度复合伤：一种损伤达到中度；烧伤和冲击伤均为中度。

（4）轻度复合伤：两种或三种损伤均为轻度时。

二、复合伤的发生情况

（一）复合伤的发生地域及其发生率

在不同当量核武器于不同方式爆炸条件下，复合伤的发生率有很大的差异，主要与当量和爆炸方式有关。八种当量核武器在空爆和地爆时于开阔地面发生复合伤的地域面积和占总杀伤面积的百分比列于表29-3-16。

表29-3-16 复合伤的发生地域和占总杀伤面积的百分比

当量（万吨）	地 爆（比高0）			空 爆（比高120）			地爆：空爆
	杀伤区总面积（km²）	复合伤地域面积（km²）	%	杀伤区总面积（km²）	复合伤地域面积（km²）	%	
0.1	3.0	0.7	24	3.0	0.7	24	1:1
0.5	4.5	2.5	56	4.4	2.5	57	1:1.02
1	5.5	4.3	79	5.5	5.4	98	1:1.24
5	28.3	16.6	59	55.4	19.2	35	1:0.59
10	47.8	28.3	59	98.5	32.6	33	1:0.56
50	152	106	69	327	125	38	1:0.55
100	254	191	75	539	211	39	1:0.52
500	794	726	91	1 720	804	47	1:0.52

为便于记忆，作为概数，暴露人员的复合伤发生率，于万吨级以上，空爆时为30%~50%，地爆时为50%~90%。日本遭原子弹袭击（广岛当量为1.25万吨，长崎为2.2万吨，均为空爆）后20天生存的伤员中，复合伤分别占伤员总数的39.5%和42.3%，其中以两种损伤复合者多见（分别为34.5%和37.1%），三种伤复合者少见（分别为5.0%和5.2%）。

（二）不同条件下各类复合伤的发生情况

1.开阔地区暴露人员复合伤的发生情况 暴露人员（或核试验中布放的实验动物）的复合伤，主要发生烧冲、放烧冲、烧放冲三类复合伤，尤以前两种最多见。八种当量核武器空爆和地爆时可能发生的人员复合伤类型如下：①万吨级以下的核爆炸时，各杀伤区主要发生放射性复合伤——包括放烧冲、放冲和放烧复合伤；②万吨级核爆炸主要发生放烧冲、烧放冲和烧冲复合伤；③十万吨级核爆炸时，主要发生烧冲复合伤和放烧冲复合伤，还可发生一部分烧放冲复合伤；④百万吨级核爆炸时，复合伤基本上都是发生烧冲复合伤。

2.屏蔽条件下复合伤的类型 位于各类工事，大型兵器（如坦克、舰艇等）或建筑物内的人员，发生复合伤的情况，与开阔地面暴露条件下有较大的不同。

工事内复合伤的发生率及其类型主要取决于工事结构（如有无顶盖、土层厚度、密闭程度等）和核武器当量与爆炸方式等。露天堑壕内发生损伤时，无论百万吨级空爆还是万吨级地爆，均以复合伤多见，其中前者以烧冲复合伤为多见，后者则全为放冲复合伤；崖孔、人防工事和永备工事内在各种当量、不同方式爆炸条件下均以单一伤为主或仅单一伤，复合伤少见或不见。其中百万吨级空爆时工事内复合伤是以冲击伤为主的冲烧或冲放复合伤，而万吨级地爆时则是以放射损伤为主的放冲复合伤。

坦克和舰艇等大型兵器内人员单一伤和复合伤均可发生，其发生率各约一半。单一伤中以放射损伤（见于万吨级以下）和冲击伤（见于十万吨和百万吨级）较多见；在复合伤中，主要是放冲（尤万吨级以下多见）复合伤，或放烧冲复合伤（仅见于十万吨级以上时）。因此，在大型兵器内，放射损伤（包括单一伤和放射性复合伤）是一个突出的问题。此外，在十万吨级以上核爆炸时，坦克内也可发生以冲击伤为主的冲放复合伤，但较少见。

三、非放射性复合伤的病理变化

（一）以烧伤为主的烧冲复合伤及其病变

1.概述 烧冲复合伤是十万吨级以上，特别是百万吨级核武器爆炸时所发生的主要伤类，是这种爆炸情况下造成减员的主要原因，也是进行救治的主要对象。烧冲复合伤虽于平时较少见（仅见于矿井、炸药爆炸事故等），但核爆炸条件下却大量发生。

烧冲复合伤是一全身性伤病，不仅包括体表烧伤和创伤，而且很多内脏器官也发生一系列病理变化（包括烧伤的内脏并发症和冲击波所致内脏损伤）。因此，临床也出现一系列征候。伤情可分为轻度（烧冲相互加重作用不明显，无死亡）、中度（相互加重作用一般不明显，未经治疗的死亡率为3.3%，平均活存27天）、重度（相互加重作用较明显，死亡率73.8%，平均活存6.7±3.1天）和极重度烧冲复合伤（相互加重作用非常明显，死亡率100%，平均活存1.6±1.2天）。在重度和极重度时，各种症状发生率更高，出现更早。

烧冲复合伤的临床经过和转归，主要取决于烧伤的严重程度。其烧伤面积与烧冲复合伤动物的活存时间关系密切（$r=-0.5313$，$P<0.01$）。光辐射烧伤的严重程度取决于光冲量的大小，多次氢弹空爆试验中烧冲复合伤效应犬死亡率与光冲量的关系表明，造成犬1%和99%致死所需的光冲量分别为62.3 J/cm^2和170.7 J/cm^2，其半数致死率所需光冲量为103.3 J/cm^2。此外，烧冲复合伤犬的活存时间也与光冲量值关系很密切（$r=-0.769$，$P<0.01$），并得出经验公式$Y=13.964-0.2667X$，其中，Y为活存时间（天），X为光冲量（J/cm^2）。

2.烧冲复合伤各脏器的病理变化　如前所述，烧冲复合伤是一全身性伤病，不仅包括体表烧伤和创伤，而且很多内脏器官也发生一系列的病理变化，对病程发展起着重要影响，而体表损伤和内脏病变又密切相关。

（1）心脏病变：单纯的烧伤和冲击伤均能使心脏发生损伤，在烧冲复合伤时心脏病变更为严重和多见。主要病变为：心肌纤维断裂、心肌变性坏死、感染和炎性病变、血液循环障碍——出血、水肿、血栓和血管内空气栓塞。其他可见心壁神经节细胞变性、心包膜出血等。

临床和病理联系：发生上述心脏损伤时，临床出现一系列的心脏功能障碍，其中血清谷草转氨酶值（AST）于伤后升高，其升高程度与烧冲复合伤伤情密切相关（$r=0.6793$，$P<0.01$），并得出经验公式$Y=0.1016X+7.33$。同时，重度和极重度烧冲复合伤时，96.7%心电图显示心率加快（96.7%），其次T波倒置、增深以及P波增高（各66.7%），其他如ST段下降或升高、低电压等也常见到，偶有R波升高。心电图异常与AST的改变及心肌病变具有一致性。

（2）肺脏病变：肺脏是烧伤并发病好发部位之一，又是冲击波作用的靶器官，在单纯烧伤和冲击伤时，肺脏病变比较多见，当烧冲复合伤时肺脏病变更为显著。其病变包括：血液循环障碍、肺脏感染病变、肺血管内粒细胞积聚、肺气肿、肺不张和萎陷，偶有肺破裂。

临床和病理联系：重度以上烧冲复合伤伤员及核试验相应伤情的动物中常出现不同程度的肺功能障碍，而且常同时伴有不同程度的心脏功能障碍，如呼吸窘迫、缺氧、紫绀，当迅速发生肺水肿时，口鼻腔也常见泡沫状血性液流出。血气分析可查见动脉血氧分压降低、气道阻力增加等，上述各种临床征象一般是由肺水肿所致，其次是肺出血、感染、透明膜形成等原因产生的。

（3）肾脏病变：在烧冲复合伤时，肾脏各部位的病理变化与烧伤时所见基本相同，其主要不同点在于各种病变发生率更高，发生更迅速。表现为肾小球病变增多、肾小管病变同样多见、肾间质充血发生率增高，少数发生间质水肿，有血栓形成，个别发生肾梗死、脓肿和菌团寄生等。

临床和病理联系：严重烧冲复合伤或烧伤时，常发生明显的肾功能障碍（少尿、血尿、无尿，血中尿素氮升高、二氧化碳结合力下降等），以至发生急性衰竭，均与肾脏病变（包括肾小球和肾小管，主要是肾小球）密切相关，其中血尿素氮（BUN）升高者，绝大多数（80.1%）以肾小球病变（特别是其严重缺血）为主，并成为肾功能障碍的病理形态基础。究其原因，可能是严重烧冲伤早期多有休克，血压下降，肾脏血流量减少，加之全身性内脏瘀血十分严重，使肾脏滤过率下降，同时肾小管变性坏死既影响重吸收等功能，阻塞下肾单位，还可能使原尿通过坏死的肾小管直接经间质吸收入血，致使血内BUN升高。

（4）肝脏病变：烧冲复合伤时，肝脏病变种类更多，发生率更高，对病情发生发展和预后均有重要作用。宏观病变主要见破裂、出血、血肿，其充血发生率（70%）远高于单烧（15.7%）和单冲组（46.3%）。组织学病变则主要见：①肝细胞变性和坏死；②枯否细胞增生；③肝窦内成熟中性粒细胞和幼稚血细胞积聚；④其他，尚见肝窦狄氏腔水肿和微血栓形成。

临床和病理联系：核爆炸时重度以上烧冲复合伤例中，于伤后常出现不同程度的肝功能障碍，包括谷草转氨酶和丙酮酸活性增高，二氧化碳结合力降低，白蛋白减少，γ球蛋白增高，并与肝脏病变及其程度平行，但血清钠、钾等改变不明显。

（5）消化道病变：宏观主要表现为胃肠黏膜充血、出血、糜烂、溃疡和套叠发生。

临床和病理联系：烧冲复合伤出现一系列的消化道症状，轻者食欲下降（41.7%），重者拒食（54.8%）和发生血便（27.0%）。随着全身伤情加重，上述症状发生率相应升高。血便的发生率与烧伤面积呈正相关（轻度、中度、重度和极重度伤情时分别为9.1%、19.3%、40.2%和60.9%）。重度以上伤情者出现血便属危重征象。胃肠道上述病变是发生消化道症状的重要原因。

（6）骨髓病变：烧冲复合伤条件下，骨髓同样发生明显损伤。主要病变为血液循环障碍、骨髓造血细胞变性坏死、骨髓内造血细胞总量变化、骨髓内造血细胞成分变化。

临床和病理联系：烧冲复合伤时外周血象出现明显异常，主要是白细胞数的变化，表现为轻度和中度伤情时白细胞数增加，而重度和极重度伤情时白细胞数急剧、迅速降低，如极重度者伤后3天降至25%左右，个别降至伤前的2.5%（即降型，重度者还见升降型、升降升型和升型），其预后差，尤其极重度伤情全部死亡，表明机体防御机能显著下降。骨髓的病变与外周血象变化基本吻合，证实严重伤情者外周血白细胞数之所以下降，可能系下述因素所致：①烧伤创面和创伤部位的大量消耗；②在许多脏器（尤其是肺、肝、脾脏小血管）内的大量积聚；③伤后早期骨髓内粒细胞大量加速释放；④骨髓内粒系细胞的成熟抑制和延续。

（7）脾脏病变：烧冲复合伤时，除了重度和极重度伤情者发生脾破裂（极重度伤情例5.1%）和出血外，脾小体和红髓细胞也发生一系列变化。主要为脾小体坏死和嗜伊红性物质沉积明显多于和重于单伤组、脾小体结构；脾小体细胞成分发生明显变化；红髓细胞成分也发生变化，此外，部分红髓内有退变坏死的细胞，尤其重度以上伤情者多见，其机制尚有待阐明。

（8）淋巴结病变：中度和轻度伤情者淋巴滤泡大多呈增生反应，而重度和极重度伤情者约半数淋巴滤泡减少，生发中心淋巴细胞坏死崩解，于伤后1～2天即见发生，约1周后消失或空虚，表明其淋巴组织受到抑制，其持续时间较脾脏小体抑制略长。

临床和病理联系：中度以上烧冲复合伤时外周血淋巴细胞数不同程度减少，与伤情正相关，且比白细胞总数的减少更明显。淋巴细胞的减少于伤后当天已较明显，且常常持续到3周左右。病理观察表明，脾小体和淋巴结滤泡均发生严重破坏，主要是淋巴组织抑制和淋巴细胞的坏死崩解，伤后迅速发生，持续时间较长，从而导致了周围血淋巴细胞数的减少。临床和病理所见一致。

（9）肾上腺病变：肾上腺是对各类创伤较"敏感"的器官之一。在烧冲复合伤时，机体处于应激状态，肾上腺（特别是皮质）在形态和功能方面发生一系列变化。主要病变包括：①皮质细胞坏死（35.5%）和皮质出血（32.3%），均发生在中度以上伤情者，且随伤情加重而增多和加重。②皮质细胞类脂含量于少数显示增多，多数显示减少，有的几近消失。以束状带和球状带较明显，标志着肾上腺皮质功能的减退或衰竭。③皮质细胞"脂肪细胞化生"。④其他还见皮质充血、髓质充血、髓质出血及皮髓质透明血栓形成。同时，尚见髓质细胞不同程度退变（65.0%），均随伤情加重而增多加重。部分伤者皮质球状带细胞增生，于包膜内、外形成腺瘤样结构。这种病变也见于烧伤和冲击伤例。其机能意义尚不明确。

（10）垂体病变：垂体发生明显形态学变化。重度和极重度伤情者（活存2.3～6天）垂体组织学病变主要为前叶细胞的营养不良性变化和血液循环障碍。前者表现为嗜酸性和嗜碱性细胞变性以至坏死，其中嗜酸性细胞变性为75.0%，坏死为12.5%；嗜碱性细胞变性为75.0%，坏死为12.5%，而嫌色细胞病变极少见到。轻度伤情者中仅见嗜碱性细胞变性。后者见充血（100%）、水肿（77.7%）、透明血栓形成（55.6%）及血管内皮细胞肿胀（66.7%）。早期死亡动物血窦内尚可见数量不等的中性粒细胞积聚，垂体后叶病变主要表现为点灶状出血及充血。

（11）脑脊髓病变：脑的宏观病变表现为脑膜充血、出血、硬脑膜血肿、脑水肿。组织学主要见大脑中央前回、后回、海马、丘脑、脑桥和小脑等血液循环障碍和神经细胞营养不良性改变。前者为脑膜和实质充血、实质血管周围水肿及红细胞溢出、实质内小灶状出血及透明血栓形成。上述变化于现场死亡例已见发生，1～5天多见，5天以上较少。少数病例脑实质血管腔内有数量不等的单核样细胞，后者常见神经细胞缺血性变及散在性点灶状坏死以及"卫星""噬节"，以伤后4～6天者多见，活存更久者还可见胶质细胞增生结节。上述病变海马和丘脑较为显著，并随伤情加重而出血增多、坏死加重。

脊髓灰质神经细胞也发生变性，灰质和白质有散在性小灶状出血，见于重度以上伤情者。

（12）睾丸和卵巢病变。

1）睾丸病变：被不同程度破坏而造成生精抑制，并与全身伤情轻重相关。表现为生精小管细胞变性（45.5%）、坏死（36.4%）、空虚（18.2%）3种类型，实质上是病变发展的不同阶段。

睾丸的另一病变是间质细胞出现脂质小泡减少，显示其分泌功能下降。血管扩张充血，少数点灶状出血，偶见双侧睾丸白膜及实质内弥漫性出血，也偶见微小透明血栓形成。

2）卵巢病变：重度以上的烧冲复合伤和烧伤动物中，均可见卵巢初级和次级卵泡减少，次级卵泡的颗粒层细胞发生核固缩、核崩解，严重者卵泡内卵细胞也发生坏死崩解或消失。

临床和病理联系：文献中曾记载遭受严重烧伤、冲击伤及烧冲复合伤等创伤的女性伤员出现闭经或月经紊乱以及头、面、颈部毛发增多等症，男性伤员出现生精抑制。上述征象持续时间不一，短者1周左右，长者几十个月。推测睾丸和卵巢的上述病变可能是机体对创伤的一种应激性反应。

3.烧冲复合伤病理变化的几个特点　烧冲复合伤病理变化，与单一烧伤或冲击伤相比较，既有相同点，又有若干不同点。一般来说，开始时主要是光辐射和冲击波对机体造成的原发性损伤，如皮肤和特殊部位烧伤、内脏器官的冲击伤等。随后，一方面这些原发性损伤病变进一步发展，另一方面，许多内脏器官也可发生一系列的继发性病变，其中有些主要由烧伤引起，有些主要由冲击波损伤引起，有些则二者均可造成，并由于烧伤和冲击伤的复合，在病理变化方面也会表现出一些新的特点。基于重度以上伤情者病理变化较严重而且复杂，也是战时和平时救治的重点，故本书着重分析重度以上烧冲复合伤的病变特点。

（1）严重的全身性血液循环障碍：烧冲复合伤时体表和内脏器官的血液循环障碍十分严重，主要表现为充血、水肿、出血和血栓形成等。其中，充血可发生于全身各脏器，尤以肝（70%）、肺（68%）、骨髓（55%）为多见，而脾（49%）、心（47%）、肾（32%）、肠（15%）、胃（8%）依次减少。内脏出血发生率列于表29-3-17。与急性骨髓型放射病的出血情况相比较，烧冲复合伤时出血累及的器官较多，其中以肺、心、听器和造血组织最多见；而在急性放射损伤时，出血累及的器官较之为少，其中以造血和淋巴组织、胃肠道、肾上腺最多见。各脏器的出血程度也不尽相同，特别是骨髓、淋巴结出血，烧冲复合伤时要比放射损伤时轻得多。

表29-3-17　烧冲复合伤犬主要内脏出血发生率与放射损伤相比较

伤类	主要内脏出血发生率（%）															
	肺	心	淋巴结	听器	骨髓	脾	肾上腺	肠	肝	皮下软组织	气管	胃	大网膜	肾	咽喉部	膀胱	脑
烧冲复合伤	92	67	64	56	44	36	35	22	19	19	16	14	12	11	11	8	5
放射损伤	81	70	95	0	96	70	81	96	0	0	0	88	0	57	0	64	0

烧冲复合伤时，之所以发生严重的全身性血液循环障碍，病因较复杂，就病理所见，可能有以下原因：①冲击波的直接作用。②心肺功能障碍。烧冲复合伤时心肺病变最突出而且最严重，心肺功能障碍必将影响全身血液循环。③弥漫性血管内凝血。在严重的休克、感染影响下，易发生弥漫性血管内凝血（DIC），凝血物质被大量消耗，加以骨髓巨核细胞大量退变和被"噬食"，可影响血小板的正常生成，从而促进或加重出血。④其他因素。如较广泛的组织变性坏死、细菌毒素、神经体液调

节的障碍等均可导致严重的血液循环障碍。

（2）广泛的内脏组织变性坏死性病变：在烧冲复合伤时，除了烧伤和冲击伤局部组织发生坏死外，许多其他脏器组织也可发生变性坏死性病变，其中尤以各种变性较坏死更为多见。如就坏死而言，各主要脏器组织的发生率列于表29-3-18。此外，脑神经细胞、垂体前叶嗜酸和嗜碱细胞、睾丸曲细精管生精上皮、卵巢卵泡颗粒细胞等同样也可发生坏死。胃和十二指肠溃疡或糜烂实质上也属于此类病变。

表29-3-18 烧冲复合伤犬主要脏器组织坏死发生率（%）

伤情	脾 脾小体	淋巴结 淋巴滤泡	骨髓 造血细胞	肾上腺 皮质细胞	心 心肌纤维	肝 肝细胞	肾 远曲小管上皮细胞	肾 近曲小管上皮细胞
重度以上	52.0	37.5	32.5	34.5	28.0	19.5	19.5	16.5
中度以下	21.0	14.3	5.2	1.5	4.5	—	—	4.0
合 计	73.0	51.8	37.7	36.0	32.5	19.5	19.5	20.5

烧冲复合伤时所发生的各脏器变性坏死病变与急性放射损伤有显著不同。

1）病因不同：放射损伤的组织细胞变性坏死除继发于感染和出血等并发症外，主要是射线对组织细胞的直接作用所致；而烧冲复合伤时，除光辐射热直接造成局部组织（如皮肤和特殊部位）坏死和冲击波可能直接造成某些组织（如心肌）的变性坏死外，许多脏器组织的变性坏死性病变主要是继发性的，大多继发于休克、感染和循环障碍。

2）病变的范围不同：放射损伤时，对射线敏感的组织呈广泛的、弥漫性的变性坏死，原有的组织细胞显著减少，甚至几近消失（如骨髓、脾、淋巴结、睾丸等）；而烧冲复合伤时的组织细胞坏死，一般是呈散在性灶状分布，对原有组织细胞大多没有明显影响。

3）淋巴组织的破坏深度不同：烧冲复合伤和放射损伤时淋巴组织细胞的坏死虽均好发于淋巴滤泡或脾小体，但在烧冲复合伤时，除极严重伤情时细胞分裂受抑制外，大多仅见一部分细胞发生坏死，同时，另一部分细胞却仍在分裂，甚至显著增生，这种现象未见于放射损伤。

这些重要脏器发生变性坏死性病变，必将引起相应的功能障碍，并成为烧冲复合伤病情发展的重要病理基础。

（3）造血组织的抑制和粒细胞在内脏的积累：在轻、中度和一部分重度烧冲复合伤时，造血组织（骨髓、脾、淋巴结）主要呈现以增生为主的反应，外周血白细胞总数相应地升高。但在极重度和部分重度伤情时，造血组织则主要呈成熟抑制或延缓现象，同时，外周血白细胞总数相应地下降（如极重度伤情时，于伤后第2天白细胞总数降至50%左右，第3天降至25%左右，第7天降至20%），淋巴细胞数也相应减少。

在正常情况下，由骨髓释放的成熟粒细胞虽有部分进入内脏血管，但数量很少，在组织切片中，于内脏血管不见有积聚现象，幼稚血细胞更属少见。而在烧冲复合伤时，常在肺、肝、脾等血管床内有成熟粒细胞和幼稚血细胞（以粒系细胞为主）积累，重者甚至"堵塞"大血管（表29-3-19）。此外，于肾上腺、垂体和脑内也有这种现象，但数量较少。

表29-3-19 烧冲复合伤犬粒细胞、幼稚血细胞在内脏血管床积聚发生率（%）

伤 情	肺* 成熟粒细胞	肝 成熟粒细胞	肝 幼稚血细胞	脾 成熟粒细胞	脾 幼稚血细胞
现场死亡	42.1	87.0	12.5		
极重度	65.0	60.0	11.4	57.0	70.0
重 度	53.5	53.5	61.1	33.3	63.0
中 度	52.0	57.0	50.0	50.0	84.0
轻 度	33.5	20.0	—	86.0	

*肺血管床内也见有幼稚血细胞积聚，为数少，未予统计。

粒细胞在内脏血管床内积聚的原因和性质还不很清楚，似可从两方面考虑：一是这些脏器组织和血管内皮细胞发生损伤后粒细胞对伤害的反应；二是全身受到烧伤和冲击伤后，粒细胞在循环系统中的分配发生变化，较多地隐藏在内脏血管中。粒细胞在内脏血管床的积聚可产生不利影响，若积聚量大，将增加血液循环的阻力（文献报告注射细菌内毒素使肺内积聚较多的白细胞，可同时见肺动脉压升高，两者变化平行）；影响外周血白细胞的数值，成为外周血白细胞总数下降的因素之一。

脾脏和淋巴结中发生的淋巴细胞坏死和分裂抑制等，将会减少淋巴细胞的生成和分化。

（4）抗感染机能的下降和致特殊的炎细胞反应：机体遭受烧冲复合伤后，抗感染能力极度下降，感染概率显著上升，除皮肤烧伤创面外，内脏感染也十分多见，并经常发生血源性感染。如极重度烧冲复合伤时，于伤后第1天血培养阳性率为33.3%，伤后第3天则达100%，重度烧冲复合伤也可达到91.7%，中度可达58.3%。病理观察表明，感染灶周围组织常常坏死较明显，而炎细胞（粒细胞）反应却较弱，甚至看不到粒细胞浸润。机体抗感染能力之所以下降，可能与下述因素有关：①皮肤、呼吸道等处烧伤或外伤，破坏了局部的屏障作用，极大地增加了外源性感染的机会；肺脏、肠道等处病变，又为内源性感染提供了条件。②骨髓粒细胞成熟抑制或延缓，周围血白细胞数量减少，此外，鉴于感染灶中有时很少或几乎没有中性粒细胞浸润，说明粒细胞在炎症性反应中的作用也可能已被削弱。③脾和淋巴结中的淋巴细胞发生坏死崩解，数量减少，将降低机体的免疫功能。同时，脾和淋巴结、肝脏等网状内皮系统中虽有网状细胞增生，但大多已吞噬大量红细胞或其他细胞碎片，将影响其对细菌发挥吞噬功能。④某些内脏器官的病变将可影响机体的抗感染能力，如严重的肾上腺病变使抗感染的应激能力下降，肝脏病变使解毒功能削弱等。

烧冲复合伤时不仅感染突出，而且具有特殊的炎细胞反应。在感染灶中，除有数量不等的中性粒细胞浸润外，还常见有大量特殊的单核样细胞浸润。这种细胞在烧伤创面，肺炎或脓肿灶，心肌炎、心肌脓肿或心外膜炎，肝脏坏死灶以及肾、肾上腺等脏器中可见，并可见于病灶邻近的血管内，有时大量单核样细胞充塞管腔，穿过血管壁。此外，某些脏器（如脑）虽未发生感染病变，但血管内也见此类细胞。这类细胞在造血组织中也十分多见。

单核样细胞无论见于何处，其形态基本相同。主要特征是核大而明亮，呈圆形、椭圆形、肾形、哑铃形或有双核、三核以至四核，染色质少，不见或少见细小核仁，胞浆极少，甚至形如裸核。

关于单核样细胞的来源，就病理所见，可能来自脾、淋巴结和骨髓的网状细胞、肝脏的枯否细胞以及一些血管的内皮细胞和外膜细胞，即主要来源于网状内皮系统。有时可见此类细胞于病灶或脾小体（或淋巴滤泡）周围较密集而且弥漫地浸润着，显示活跃的增生状态，但却不见丝状分裂象，但又有双核、三核以及四核等形态，表明这种细胞很可能直接分裂而增生。

关于单核样细胞的功能意义还有待阐明。就病理切片所见，单核样细胞虽在感染灶处浸润或将细菌包围，但未见有噬菌作用，是否有阻止细菌播散或其他作用，还不清楚。有时在一些感染灶中，单核样细胞与中性粒细胞相混杂，在另一些病灶中，则以单核样细胞为主，包围菌团，而中性粒细胞却少见甚至不见，这意味着在中性粒细胞减少或功能减弱情况下，单核样细胞增生并参与炎性反应，可能属于机体的病理性代偿作用。

应当指出，这种单核样细胞反应，并非烧冲复合伤所特有，也常见于严重烧伤病人和遭受放射损伤、放射复合伤的实验动物中，亦可见于机体的多处脏器，与该处有无细菌及其菌种无明显关系。因此，这种细胞的出现很可能是机体遭受严重创伤时的一种较特殊的共同性反应，关于此类细胞反应的原理和意义，有待深入探讨。

（5）烧伤和冲击伤复合后对伤情有所加重："互相加重"是复合伤的重要特点之一。在烧冲伤复合时各内脏的病理变化也呈同样现象，往往使内脏的各种病理变化发生率增高，病情加重。仅就烧伤伤情相近（均重度烧伤），对分别复合轻度和中度冲击伤时几个主要脏器病理变化的发生情况进行比较，发现在复合中度冲击伤时：①肺部血液循环障碍有所加重，粒细胞在血管床内的积聚有所增多，出现小叶肺炎概率增大；②心脏血液循环障碍、心肌细胞变性坏死病变和感染的发生例数增加，程度加重，血清谷草转氨酶（GOT）升高也较显著；③肾小球缺血更严重，肾小管变性更多见且严重，血清尿素氮（BUN）升高也更显著；④肝脏血液循环障碍和肝细胞变性坏死性病变发生率增高，程度加重，尤以肝细胞脂肪变性和坏死为突出；⑤骨髓血液循环障碍有所加重，"巨核细胞被噬现象"明显增多，而且严重，多数动物的有核细胞总数减少。

综上所述，当重度烧伤复合中度冲击伤后，其整个伤情要比复合轻度冲击伤时有所加重。前已提及，一些脏器的血液循环障碍主要由冲击伤所引起，一些组织细胞的变性坏死性病变则主要由烧伤所引起，在烧冲复合伤时这两方面病变发生率均增大，程度加重，这就表明在重度烧伤复合中度冲击伤时，不仅可以加重由冲击伤所致的病变，也可加重由烧伤所致的病变，至于二者均可引起的病变则会更加严重。其在病变性质、临床过程等方面的新特点，尚有待深入研究。

4.烧冲复合伤的死亡原因分析　烧冲复合伤的死亡原因远较单一烧伤和冲击伤为复杂，往往是多种因素综合作用的结果。综观全身病变，结合现有临床资料，分析其主要致死原因，不仅可能，也十分必要，这样可为把握诊断关键、提高救治水平提供依据。烧冲复合伤（中度～极重度伤情）犬死亡原因分析发现，未经治疗者在伤后不同阶段的主要死亡原因有很大不同。

（1）现场死亡的主要原因：一般以核爆炸后4～5小时内，即相当于在爆炸后进入爆炸区进行抢救以至到达分级救治的早期救治机构的位置以前的时间内所发生的死亡，均属于现场死亡。

根据核爆炸后现场观察动物所遭受的实际损伤情况及其病理变化等分析，看来有些动物属于爆炸后当即死亡，可称之为"瞬即死亡"，而有些则是经过一段时间，但仍然很快死亡，可称之为"速发死亡"，后者一般只活存几个小时。"瞬即死亡"主要由体腔破裂、肢体离散和内脏碎裂等引起，这种瞬即死亡一般不属于救治范围；速发死亡则主要由急性肺水肿和极严重的休克引起，其中急性肺水肿最为多见（主要是由于冲击波直接作用和严重的呼吸道烧伤所致），其次为原发性休克（主要是由于全身大面积深度烧伤和严重失血所致），极少数为严重肺出血。因此，核爆炸后如能减轻或防止这些损伤，就有可能减少由此而产生的速发死亡，至少，可为进一步救治争取时间。

（2）伤后不同阶段的主要死亡原因：烧冲复合伤是以烧伤为主的复合伤，其临床经过基本上是烧伤的发展过程，也经历休克期、感染期和恢复期三个阶段。烧冲复合伤于伤后不同阶段的主要死亡原因有所不同。

于伤后四天以内，即相当于休克期，最主要的死亡原因是休克，直接因休克而致死者占67%，急性肾功能衰竭（8.5%）往往也主要是休克的结果，两者合计达75.5%。因此，早期大力防治休克成为主要环节。此时期呼吸道烧伤合并肺水肿（8.5%）、急性肾上腺皮质功能衰竭（5.1%）所致死亡也较为常见。此期感染较少，仅占8.5%，但极重度伤情例可发生早期感染，常于休克后接踵而来，甚至重叠发生，应及时防治。此外，个别病例死亡于急性心衰或膀胱破裂并发腹膜炎。

于伤后4～10天，即相当于感染期，感染在死因中的比例大大增加。此期35例死亡犬中，直接死于各种感染者（包括肺炎、败血症、脓毒血症、心包炎）占71%，肾、肝、肾上腺等重要脏器的严重功能障碍以至衰竭也常成为主要死亡原因。

伤后10天，即相当于恢复期，仍以感染为主要死因，占87%，少数病例死于多器官衰竭。

综上所述，烧冲复合伤的主要死亡原因是休克（伤后早期）和感染（感染期之后）。因此，在防治休克的基础上大力防治感染，是救治烧冲复合伤的关键。与此同时，尚应重视具有保护内脏功能的网状内皮系统的作用，促进骨髓造血组织的恢复，充分调动机体抗损伤能力，以达到治愈的目的。

（二）以冲击伤为主的冲烧复合伤

冲烧复合是以冲击伤为主，复合的烧伤程度通常较冲击伤轻1～2个等级，偶有轻3个等级者。冲烧复合伤于开阔地面极少发生，主要发生在密闭性能较差的工事、兵器或其他简易防护条件下，这时，由于大部分的光辐射致伤作用得以屏蔽，机体主要受到冲击波（特别是超压和余压）的作用。冲烧复合伤在不同当量核武器爆炸时均可发生，尤以十万吨级以上氢弹爆炸条件下多见。核试验动物效应和日本核袭击资料表明，在核爆炸条件下，冲烧复合伤的发生率远较烧冲复合伤少见。

冲烧复合伤依据其致伤方式，可分为两种：①直接冲烧复合伤，即由冲击波和光辐射直接作用所致，多见于十万吨级以上核爆炸时的有掩盖（或顶盖）的堑壕、崖孔、避弹所、有孔口的机枪工事以及坦克内，其冲击伤主要由冲击波的超压和余压引起。②间接冲烧复合伤，即主要由于工事、民房倒塌压砸或玻璃碎片等零散物所引起的间接冲击伤和各类工事、建筑、兵器内易燃物着火所引起的间接（火焰）烧伤。此类复合伤多见于万吨级核爆炸，尤其多见于城镇中，其发生范围往往较直接冲击伤为大，发生概率更高。

冲烧复合伤的病理变化及其临床征象与单纯

冲击伤相似，主要取决于冲击伤。一般的说，直接冲烧复合伤中，其冲击伤多数为肺心型，少数为肝脾型或颅脑型，复合的烧伤则以二度为主。

冲烧复合伤的发展结局和死亡原因均主要取决于冲击伤的程度。对烧伤是否对机体损伤具有加重作用尚有争议。有文献认为二者无明显加重作用。笔者认为烧伤的加重作用主要表现在早期之后，尤其重度冲击伤复合中等（或二度）烧伤时，细菌感染及其毒素将会加重冲击伤病变（如肺水肿、心肌损伤、免疫组织损伤等），可加重伤情，增加死亡率，缩短活存时间，这在冲烧复合伤治疗过程中需予以重视。

四、放射性复合伤的病理变化

前已述及，在复合伤中，凡合并有放射损伤者，均属于放射性复合伤。放射性复合伤是核战争条件下所特有的伤类之一，基本上是一种新型战伤，也见于平时核辐射事故。在核爆炸时，放射性复合伤较为多见，核试验动物效应和日本核袭击资料已表明，十万吨以下核武器爆炸时，开阔地面暴露人员的致伤类型主要是放射性复合伤。当前，俄、美现行装备的战术核武器当量均在十万吨以下（即中小型核武器），因此，放射性复合伤是此类核战争条件下战伤救治的主要伤类之一。甚至十万吨以上核武器爆炸时，在屏蔽条件下的人员也会发生大量放射性复合伤。

放射性复合伤，一般可根据复合伤中主要伤类的不同，进一步分为以放射损伤为主、以烧伤为主和以冲击伤为主的三类放射性复合伤。

鉴于三类放射性复合伤中的主要伤类各不相同，故其临床征象、病程经过、病理变化、诊治原则措施、预后转归等均与各自的主要伤类相似甚至基本相同，其中，各自的基本病理变化均与其主要的伤类基本相同，仅在病变程度及其发生发展方面出现某些特点和不同。为避免重复，本节仅着重介绍三类放射性复合伤的病理变化特点。

（一）以放射损伤为主的放射性复合伤（放烧冲复合伤）及其病变特点

核爆炸时，如果人员在主要遭受放射损伤的同时，还遭受烧伤和冲击伤，即称之为放烧冲复合伤（极少数情况下，复合的冲击伤较烧伤为重，则称之为放冲烧复合伤），也可仅复合烧伤或仅复合冲击伤，分别发生放烧复合伤或放冲复合伤。国内外大量资料表明，核爆炸条件下，以放烧冲复合伤最为多见，以下依次为放烧复合伤、放冲复合伤和放冲烧复合伤，尤其在万吨级核武器爆炸时，放烧冲复合伤是最多见的伤类。

1.放烧冲复合伤的临床征象及其加重效应

（1）放烧冲复合伤的临床经过与单纯放射损伤基本相似：放烧冲复合伤的病例均以放射损伤为主，烧伤和冲击伤依次减轻。如万吨核爆炸时多见的放烧冲复合伤中，烧伤和冲击伤的程度分别较放射损伤轻1～3个和1～2个等级。放烧冲复合伤也发生脑型、肠型和骨髓型，后者又可进一步分为极重度、重度、中度和轻度，即"三种类型、四种程度"的分类法。

放烧冲复合伤的死亡率和活存时间主要取决于放射病程度，即主要取决于核辐射剂量。犬脑型放射病平均活存 1.0 ± 0.6 天，肠型为 3.4 ± 0.7 天，骨髓型的极重度、重度和中度分别为 4.0 ± 0.9、9.9 ± 5.6 和 11.2 ± 2.6 天。其活存时间明显短于单纯放射病（1.8 ± 0.3、3.9 ± 0.4、7.4 ± 2.8、14.2 ± 3.2、19.3 ± 3.5 天）。其中，临床经过同样经历初期、假愈期、极期和恢复期四个阶段。各种临床症状（衰竭、拒食、柏油样便、血象等）的发生率及其出现时间均同样主要与核辐射剂量关系密切；白细胞和淋巴细胞的变化基本上是放射损伤的规律，血红蛋白的变化也基本符合各度放射损伤的规律。各型放烧冲复合伤的病理变化也与单纯放射病基本相似。所不同的主要是所需阈剂量更低，进展更迅猛，程度更严重。上述结果说明，放烧冲复合伤虽然致伤因素较多，伤类复杂，但主要矛盾仍然是放射损伤。因此，在放烧冲复合伤的防治中，应首先考虑放射性损伤的问题。

（2）烧伤和冲击伤对放射损伤临床征象具有加重作用。

1）能加重放射病病情，使各度临床症状提早出现：放烧冲复合伤与同剂量单纯放射病相比较，前者假愈期缩短，极期提前。如单纯放射病时，骨髓型极期的开始时间一般为12～18天（犬为8～12天），而复合伤则可提早到6～12天（犬为5～10天）。放烧冲复合伤时不仅感染、发烧出现早且严重，其他各项症状和体征的开始时间（如衰竭、拒食、腹泻、便血、体表出血、发烧、感染、白细胞最低值）全部比单纯放射病出现早而且严重。

2）能加重放射病的致死效应，使发生肠型和脑型放射病的剂量阈值降低：早期核辐射在复合烧伤和冲击伤时，对机体所引起的致死效应显著加大。单纯放射病与放烧冲复合伤的剂量-死亡效应曲线虽均呈"S"形，但放烧冲复合伤的曲线明显前移（图29-3-11），就 LD_{25}、LD_{50}、LD_{75} 的剂量比较，单放组分别为 1.9 Gy、2.3 Gy、3.0 Gy，而放复组分别为 1.2 Gy、1.6 Gy、2.5 Gy，即分别降低了 37%、38% 和 25%。

放烧冲复合伤时，引起肠型和脑型放射病犬的剂量阈值有所降低。犬单纯肠型放射病的剂量阈值是 8.5 Gy，而在放烧冲复合伤时 6.8 Gy 复合轻度烧伤、轻度冲击伤即可发生肠型放射病，剂量阈值降低了 1.75 Gy，约降低 28%。犬的单纯脑型放射病剂量阈值一般为 100 Gy，而在放烧冲复合伤条件下降到 65.8 Gy，即约下降 34.2 Gy。上述加重作用，即使在复合轻度烧伤和冲击伤条件下，也会表现出来，例如剂量 3.2~3.4 Gy 照射后，单纯放射病组犬死亡率为 75%，活存时间 14~28 天，而在复合轻度烧伤和冲击伤后，全部死亡，活存时间仅 6~9 天。

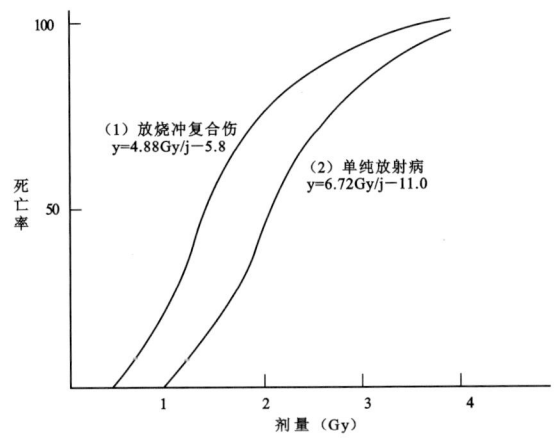

图 29-3-11 犬放烧冲复合伤与单纯放射病的致死剂量曲线

3）放烧冲复合伤的相互加重作用在早期已较明显，并导致早期死亡：放烧冲复合伤的加重作用虽然表现在整个病程中，但是在早期就已较明显，尤以伤后第一周为突出，并成为导致早期死亡的主要病理基础。例如，原发性休克、急性肺水肿导致肺功能障碍、心肌坏死导致急性心力衰竭、肾上腺皮质细胞坏死和出血导致急性肾上腺皮质功能衰竭、肾小球缺血和肾小管坏死导致急性肾功能衰竭等均于伤后第一周，甚至在当天即可发生，这些脏器病变远较单纯肠型放射病特有和典型的造血组织"空虚"、小肠黏膜坏死脱落、绒毛枯萎等病变发生早，并常常直接导致或促进早期死亡。

2. 放烧冲复合伤病变的基本特点 由于放烧冲复合伤是由三种伤类组成，因此，具有三种伤类各自的病理变化，又因放烧冲复合伤以放射损伤为主，故其基本病变仍是放射性损伤所致病变，但因三种致伤因素具有相互加重作用，所以还同时出现一些新的病变特点。基于各单一伤的病理变化在前面各有关章节中已经详述，本章着重就放烧冲复合伤的若干病变特点进行介绍。

（1）加重造血淋巴组织的损伤：骨髓、脾脏和淋巴结等造血组织是对射线高度敏感组织，在烧伤和冲击伤时，也会被破坏，在放烧冲复合伤时，这些造血组织的破坏更加显著，但其基本变化也经历凋亡坏死、残留、枯竭、早期再生、基本恢复五个阶段，与单一放射损伤类似，其主要不同点如下。

1）对造血组织加速破坏、提早空虚：放烧冲复合伤时，骨髓造血细胞的坏死崩解更加快速和严重，并迅速被清除，其残留阶段较短暂或不明显，并迅速被脂肪组织所填充，致使空虚阶段提早发生。剂量越大，损伤越重，骨髓空虚的发生时间越早。与受照剂量相同的单纯放射病比较，放烧冲复合伤时骨髓发生空虚的时间有所提前，这在各个剂量组呈同样趋势。如极重度骨髓型放烧冲复合伤死亡犬中，其周围血白细胞总数的下降十分显著，白细胞数最低值和出现时间比较，放烧冲复合伤比单纯放射病更低（为后者的 1/2~1/3）和更迅速（分别为 3.4±0.9 和 8.5±3.3 天）。

2）延缓再生，减少再生率，降低再生阈剂量：在放烧冲复合伤时，造血组织虽被破坏，但具有再生能力。通常照射剂量越低，再生概率越高，再生程度越好。在相同的照射剂量范围和时间内，放烧冲复合伤的再生率较放射病时明显降低，骨髓、脾和淋巴结均呈同样规律（表 29-3-20）。

造血组织的再生，只是在一定的剂量范围内方可出现。当超过一定剂量时，这种再生便不会发生，就造血组织再生的上限阈剂量比较，放烧冲复合伤时比单纯放射病时明显降低（降低 14%~20%），单放组骨髓、脾和淋巴结的再生上限阈剂量分别为 6.47 Gy、6.97 Gy、9.29 Gy，而放复组仅分别为 5.12 Gy、5.12 Gy 和 6.90 Gy。

表 29-3-20　犬放射病和放烧冲复合伤时造血组织再生率（%）比较

剂量	放射病			放烧冲		
Gy	骨髓	脾	淋巴结	骨髓	脾	淋巴结
4.0～5.0	62	82	84	13	15	60
5.1～7.5	48	20	64	8	17	20
8.2～9.8	0	0	50	0	0	0

3）早期可发生巨核细胞被噬现象：巨核细胞对放射损伤、烧伤和冲击伤均较敏感。在放射损伤时，主要表现为变性坏死，并被清除直至消失；在烧伤、冲击伤以及烧冲复合伤时，则不仅发生变性，还会被中性粒细胞所噬食，形成所谓"巨核细胞被噬现象"。在放烧冲复合伤时，同样也可发生巨核细胞被噬现象，均发生在早期死亡或活杀的脑型和肠型放烧冲复合伤中，未见于骨髓型者。于现场死亡例已见发生，24 小时较多见，全部发生在伤后 36 小时以前，而于 1.5 天以后的 85 例动物中无一见到。

（2）加重感染并发症：在单纯放射损伤、烧伤及冲击伤中，感染均为常见并发症，而放烧冲复合伤时，感染尤为突出，其发生率更高（口腔为 3.4%：32.2%；扁桃体 17.2%：33.1%；肺部 6.9%：14.9%），出现的时间更早（中度伤情时为 11.6：6.2 天；重度时 12.2：4.44 天；极重度时 6.0：2.3 天），累及的脏器更广泛，程度更严重，且易发生厌氧菌感染，并更多地成为主要致死因素（75%：93%），治疗也更为困难。

（3）加重出血并发症：在放射病、烧伤、冲击伤时出血均较多见，其中冲击伤时出血大多为原发性，放射病和烧伤时则为继发性。在放烧冲复合伤条件下，出血更突出，不仅多见、严重，而且发生时间提早。如肠型放烧冲复合伤 14 例死亡犬全部发生了脏器出血，其中伤后 1～2 天的出血以鼓室、肺、心最多见，可能主要由冲击波直接作用引起；伤后 3～4 天的出血则以脾、淋巴结、小肠、骨髓、肾上腺为多见，可能为烧伤、放射损伤的并发症。

（4）延缓烧伤和创伤的愈合：正常情况下，皮肤烧伤创面和创伤伤口的愈合修复过程通常经历炎症反应（1～2 天）、肉芽组织形成（3～7 天）、瘢痕愈合（0～3 周）、组织改建（4 周以上）等病理过程。在轻度放射病时，对烧伤和创伤局部的影响比较小，但随着剂量增大，于中度以上特别是重度以上放射病时，则可使烧伤和创伤局部炎症反应减弱，出血和感染加重，再生修复抑制，局部和伤口的愈合延缓。上述影响虽于放烧冲复合的整个病程中均可表现出来，但以极期最为显著。

1）使皮肤烧伤创面和创伤伤口的愈合延缓：在放烧冲复合伤时，创面的修复愈合过程比单纯烧伤时延长 2～3 周。通常，软组织挫伤后，其修复愈合时间平均为 15.1 天，当复合中度放射损伤后，其伤口愈合时间延长到 30.9 天。一定剂量照射对皮肤组织细胞的再生修复有明显抑制作用，主要是通过抑制皮肤上皮细胞的再生、成纤维细胞和血管内皮细胞的分裂及胶原的生成，并降低其张力强度所实现。近年研究表明，伤口金属离子代谢紊乱、含量降低与细胞生长因子、金属基质蛋白酶（MMP）及其组织抑制因子（TIMP）和细胞内信号传导障碍等有关。

2）使骨折愈合延缓：在正常情况下，骨折后 1～2 天于断端处有血块、纤维素渗出物等充填，伤后 3～5 天已有成纤维细胞、成骨细胞及毛细血管内皮细胞长入，于 2～3 周骨痂形成，伤后 4～5 周骨基质形成骨样组织，最后钙化，形成骨性骨痂，则断端完全愈合。5 Gy 中等剂量照射后，可使骨折愈合延缓，表现为骨痂出现晚，骨折改建迟，当合并大剂量照射后，则骨折愈合明显延迟，甚至骨痂不长，致使骨折经久不愈，形成假关节，上述影响于伤后早期即可出现，于极期时最显著。家兔单纯骨折后 15 天开始出现破骨细胞，纤维素渗出的机化于 25 天基本完成，于 30 天骨小梁开始改建，于 35 天骨髓腔再通。而 5 Gy 照射组则分别为 23、30、35、42 天。

3. 放烧冲复合伤的死亡原因分析　放烧冲复合伤由于是同时受到三种致伤因素的作用，且三种致伤因素所致病变互相加重，故伤情伤类十分复杂，病情危重，死亡提早发生，往往在放射损伤尚未完全表现之前，即因烧伤、冲击伤的直接损伤或其并发症而死亡，因此，其死亡原因也多种多样，受许多因素的影响，常常较难用一种病变解释。一般的说，脑型、肠型和骨髓型放烧冲复合伤的死亡原因有所不同；伤后早期和后期的死亡原因也有较大差异。77 例放烧冲复合伤犬的死亡原因如下。

（1）脑型放烧冲复合伤的死亡原因：脑型放烧冲复合伤犬 9 例。这些动物受到 98～150 Gy 照射，复合的烧伤均为极重度，冲击伤为重度以上，全部在 2～22 小时内死亡。主要死于原发性休克（4 例）、急性肺水肿（2 例）和急性肾上腺皮质功能衰竭（3 例）等烧伤和（或）冲击伤的并发症，明显不同于相应剂量所致 13 例单纯脑型放射病，此类病例活存时间略长（23～53 小时），主要死于神经细胞变性坏死和广泛点灶出血所致昏迷（9 例）和急性肾上腺皮质功能衰竭（4 例）。

（2）肠型放烧冲复合伤死亡原因：肠型放烧冲复合伤死亡犬 39 例，照射剂量 10.34～77.24 Gy，复合的烧伤多数（24 例）为重度以上，少数（15 例）为中度以下，复合的冲击伤为轻度（22 例）和中度（16 例），个别（1 例）为重度。其中未经治疗的效应组 14 例全部在 0.5～3 天内死亡，其主要死亡原因是休克（6 例）、心肌坏死所致心衰（3 例）、急性肾上腺皮质功能衰竭（3 例）和 DIC（3 例）等烧伤、冲击伤的并发症，而在治疗组 25 例中，约半数（12/25 例）动物治疗无效，也在 3 天以内死亡，其死亡原因与效应组类似；另有半数（13/25 例）动物于 4～7 天死亡，其主要死亡原因是严重的小肠黏膜坏死脱落所致脱水和水盐代谢紊乱（12 例），1 例死于肺炎；与 20 例单纯肠型放射病相似，后者全部于 3～5 天死亡，死因为脱水衰竭（19 例）和急性肾上腺皮质功能衰竭（1 例）。

（3）骨髓型放烧冲复合伤死亡原因：骨髓型放烧冲复合伤死亡犬 35 例，照射剂量 1.9～7.5 Gy（即中度～极重度骨髓型），复合的烧伤大多（28 例）为中度以下，仅少数（7 例）为重度，冲击伤全部为轻度。其中效应组 13 例，全部在 2～9 天内死亡，主要死亡原因是感染（5 例，均肺部）、心肌坏死（2 例）以及休克、肺水肿和肾上腺皮质细胞坏死和出血所致功能衰竭（各 1 例）；治疗组动物 22 例，活存时间得以延长至 13 天，其中第一周死亡 9 例，主要死于心肌坏死（5 例）、肾上腺皮质功能衰竭（2 例）、肺水肿和肾功能衰竭（各 1 例）；第 2 周死亡 13 例，由于感染所致死亡病例明显增多（7 例，包括肺 5 例，消化道和全身性各 1 例），并见心肌坏死（3 例）及肺水肿、广泛出血、甲状腺坏死（各 1 例）；而相应剂量照射所致单纯放射病 14 例全部在 6～19 天死亡，主要死亡原因是以肺部为主的感染（11 例）和出血（3 例）。

（二）以烧伤为主的放射复合伤（烧放冲复合伤）

以烧伤为主的放射复合伤，包括烧放复合伤、烧放冲复合伤和烧冲放复合伤。核试验资料表明，在开阔地区，一般均以烧放冲复合伤多见，其他两种较少。烧放冲复合伤主要发生在万吨级和十万吨级核爆炸时的重度和中度杀伤区之间，即放烧冲（位于近区）和烧冲复合伤（远区）地域之间，在百万吨级核武器地爆时也见发生。本章着重介绍烧放冲复合伤的临床病理特征。

烧放冲复合伤时，烧伤为主要伤类。35 例烧放冲复合伤犬的伤类伤情组成情况表明，烧伤程度为中度至极重度不等，而放射损伤和冲击伤一般仅为轻度，仅少数为中度。一般来说，辐射剂量均在 2.5 Gy 以下，冲击伤几乎全部是听器型或肺心型。

1. 放射损伤对烧伤和冲击具有加重作用　在烧放冲复合伤中，所复合的放射损伤能加重烧伤和冲击伤的程度，甚至在轻度放射损伤就可显示一定的加重效应。与伤情相近的烧冲复合伤（如重度）比较，放射伤可使各种临床症状的发生率增大（如衰竭为 100%：50%），程度加重（如白细胞最低值仅 1/2），发生提早（如衰竭为 6.2：8.5 天），死亡率增高（8/8：4/6 例），存活时间缩短（6.2：10.8 天）。

2. 烧放冲复合伤的临床症状主要取决于烧伤　烧放冲复合伤是以烧伤为主，故烧放冲复合伤的临床经过主要与烧伤类似。同样经历休克期、感染期和恢复期，烧放冲复合伤犬的死亡率及其活存时间主要与烧伤程度一致。轻度烧放冲复合伤系轻度烧伤复合轻度放射损伤和冲击伤，临床一般仅有食欲、活动差，并无衰竭、拒食，发烧较轻，持续时间较短（仅持续 2～5 天）；中度和重度伤情时，拒食、衰竭、发烧、体表出血等症状发生率随烧伤加重而增多，开始的时间也随之提前。

3. 烧放冲复合伤的内脏病理变化与烧伤所致病变基本类似，主要取决于烧伤程度　烧放冲复合伤时各内脏器官和组织发生一系列的病理变化，主要病变与前述烧伤时的病理变化基本相似。同时具有放射损伤和冲击伤各自的病理变化及特点，前者同样引起造血组织破坏、白细胞减少以及感染和出血等并发症；后者同样出现听觉器官、肺心或肝脾的相应损伤。主要不同在于骨髓造血组织、淋巴免疫组织、卵巢、睾丸、肠道黏膜组织等敏感器官的损伤及出血、感染等并发症病变更为增多和加重。

（三）以冲击伤为主的放射复合伤

在核爆炸所致各类放射复合伤中，以冲击伤为主的放射复合伤远较以放射为主和以烧伤为主的放射复合伤少见，尤其在开阔地面上极少见到，一般仅发生在坦克或较简易的防护工事（如崖孔、堑壕、炮掩体）内，或其他简易防护条件下（如民房建筑等）。上述工事、兵器内冲击伤系因冲击波直接作用所致，故可称为直接型冲击伤为主的冲放复合伤，此外，还可发生以间接性冲击伤为主的放射复合伤。

核试验动物资料表明，在以冲击伤为主的放射复合伤中，冲击伤大多在重度以上，尤以极重度冲击伤者为多见，复合的放射损伤一般在中度以下，烧伤一般较轻，但当复合间接（火焰）烧伤时，也可能较为严重。以冲击伤为主的放射复合伤的病理变化、临床征象及预后主要取决于冲击伤的严重程度，一般来说，此类放射复合伤的病理变化与前述冲击伤类同，主要表现为肝脾破裂、心肺出血等，当极重度冲击伤复合中度以下放射损伤和烧伤时，伤例往往在短期内迅速死亡，甚至当场死亡。距万吨级核武器空中爆炸点 1.4 km 处简易工事内的犬，会发生极重度冲（＋＋＋＋）、烧（＋＋）、放（2.4 Gy，＋＋）复合伤，其伤情危重，于次日死亡。

第四章

我国核事故应急系统

我国核应急体系在《国家核应急预案》的指导下运作，当我国的核设施及有关核活动可能发生核突发事件时，在国务院的统一领导和国家核事故应急协调委员会（以下简称国家核应急协调委）的指挥协调下，各级核应急组织按照各自职责和权限做好核应急准备与响应工作。统筹国家，省、自治区、直辖市（以下统称省），核设施或核活动营运单位（以下简称营运单位）核应急能力建设，形成军地配合、多种专业力量配合的协同应对机制。

第一节 我国核应急组织

我国核应急组织体系由国家、省和营运单位三级核应急组织构成。

一、国家核应急组织

国家核应急协调委，由国务院和军队的有关单位组成，国防科工局为牵头单位。国家核应急协调委员由各成员单位的领导同志担任。其主要职责如下。

（1）贯彻执行国家公共突发事件应对工作方针，拟定国家核应急工作方针政策，制订发布国家核应急工作五年规划和中长期规划。

（2）组织制订和实施国家核应急预案，审查批准省核应急预案。指导协调国务院和军队的有关部门、省人民政府、营运单位的核应急工作。

（3）应急状态下，统一指挥决策，协调国家核应急救援行动。审查进入和终止场外（总体）应急状态的报告，发布国家核应急通告和国际通报。

（4）负责履行核应急相关国际公约、双边或多边合作协议，审查核应急国际援助的方案并组织实施。

（5）承办党中央、国务院、中央军委交办的其他有关事项。

（6）组织对国家核应急协调委成员单位、省人民政府和营运单位的应急准备情况进行检查和评估。

国家核应急协调委成员单位核应急工作进行职责分工。

国家核事故应急办公室是全国核应急工作的行政管理机构，也是国家核应急协调委的日常办事机构，设在国防科工局。国防科工局设立专门司局承担国家核应急办的日常工作。应急状态下，国家核应急办的办公地点转至国家核应急响应中心，国家核应急协调委有关成员单位派专人参加国家核应急办的工作。

国家核应急协调委联络员组由各成员单位指派的司（局）、处两级人员组成，联络员应有替代人员，确保任何时候联络渠道畅通。

国家核应急专家委员会由国家核应急协调委成员单位推荐的国内核工程与核技术、核安全、辐射监测、辐射防护、环境保护、放射医学、气象学、海洋学、危机管理、公共宣传等方面资深专家组成，为国家核应急工作提供理论指导和决策咨询。

按照专业领域不同，国家级核应急技术支持中心分为决策支持、辐射监测、辐射防护、医疗救治、气象监测、情报信息等专业技术支持中心，为国家核应急工作提供相应的技术支持。

国家级核应急救援分队是国家依托军队和地方的有关科研院所和单位设立的若干国家核应急

救援分队。按照模块化组合的方式，组成国家核应急救援队，事故情况下遂行应急救援行动。

二、省核应急组织

省核应急组织具体包括以下部门。

省核应急委，由省人民政府的领导和有关职能部门及军队有关单位的领导组成。其主要职责有以下几点。

（1）贯彻执行国家公共突发事件应对和核应急工作方针。

（2）组织制订本省核应急预案，做好应急准备工作。

（3）统一组织本省行政辖区内的场外核应急响应行动。

（4）组织支援核设施场内的核应急响应行动。

省核应急办公室是省核应急工作的行政管理机构，设在省人民政府指定的部门，配备足够、合适的专职管理人员，承担省核应急委的日常工作。

省核应急委下设专家咨询组（委）和若干应急专业队。

三、营运单位核应急组织

营运单位核应急组织包括核应急指挥部和下设的应急办公室（或处、科）及若干应急专业队。其主要职责有以下几点。

（1）贯彻执行国家公共突发事件应对和核应急工作方针。

（2）组织制订场内核应急预案，做好核应急准备工作。

（3）配合场外核应急组织做好核应急准备与响应工作。

（4）确定三级以下核应急状态等级，统一组织本单位的核应急响应行动，及时向国家和省核应急管理机构报告情况，提出进入场外应急状态和采取场外应急防护措施的建议。

（5）组织支援场外核应急响应行动。

第二节　我国应急响应分级

根据核事故辐射后果的严重程度和影响范围，将核设施应急响应级别由高到低分为四级。

一级响应：当核设施出现或可能出现向环境释放大量放射性物质，严重危害公众健康和环境安全，核设施进入场外应急状态时，启动一级响应。这是核设施最高级别的应急响应。

二级响应：当核设施出现或可能出现放射性物质释放，影响到整个场址区域（场内），有可能威胁场址区域外（场外）公众健康，但还不会对场址区域外公众和环境造成严重影响，核设施进入场区应急状态时，启动二级响应。

三级响应：当核设施出现或可能出现放射性物质释放，影响范围仅限于设施内局部区域，预计不会对场址区域外公众和环境造成影响，核设施进入厂房应急状态时，启动三级响应。

四级响应：当核设施仅出现可能危及核设施安全的工况或事件，并无实际的放射性释放，核设施进入应急待命状态时，启动四级响应。

对于其他核活动的突发事件，如乏燃料运输事故、核动力船舶事故等移动辐射源事故，涉核恐怖袭击事件后果处置等，不采用上述响应分级。应根据事故可能的后果与影响范围，启动或部分启动省或国家的应急响应行动。

第三节　我国核应急指挥体系

核应急指挥体系由国家核应急指挥部、省核应急指挥部和营运单位核应急指挥部三级组成。发生核突发事件时，视事态严重程度及影响范围大小，启动相应级别的核应急指挥部。

（1）国家核应急指挥部：一级响应时启动国家核应急指挥部，国务院主管领导担任总指挥，国家核应急协调委主任委员担任副总指挥，主要成员单位的委员担任指挥部成员。国家核应急指挥部研究决定核应急处置的重大措施，负责协调、调动国家核应急资源实施救援行动，审查信息发布工作等。指挥场所设在国家核应急响应中心。

（2）省核应急指挥部：三级以上响应时启动省核应急指挥部，省委或省政府主要领导担任总指挥。省核应急委主任委员担任副总指挥，主要成员单位的委员担任指挥部成员。省核应急指挥部负责协调、调动本省行政辖区核应急资源、开展场外核应急处置工作，支援场内核应急响应行动，及时向国家核应急指挥部报告处置情况，根据授权协调本行政辖区有关信息发布工作等。

（3）营运单位核应急指挥部：营运单位核应急指挥部为常设机构，营运单位主要领导担任总指挥。营运单位核应急指挥部负责调动本单位核应急资源，开展场内核应急处置工作，支援场外救援行动，及时向国家核应急指挥部和省核应急指挥部报告处置情况，提出相关工作建议。

国家核应急指挥部、省核应急指挥部可视情况派员赴现场，协调有关救援行动事宜。

救援力量进入到实施救援的场所后，应接受当地核应急指挥部的编组和统一指挥。

第四节 我国核应急响应启动程序

一级响应：当达到场外应急启动条件时，营运单位向省核应急委提出进入场外应急状态的建议。省核应急委核准后，报告国家核应急协调委。国家核应急协调委在报请国务院主管领导批准后，启动一级响应。

在事故情景十分危急时，省核应急组织可决定先期采取响应行动，并立即报请国家核应急协调委批准启动一级响应。国家核应急协调委根据核事故的严重程度可直接决定启动一级响应。

启动一级响应后，国务院主管领导进入国家核应急响应中心，统一指挥全国的核应急响应。省核应急指挥部统一组织实施现场的核应急处置工作，包括采取保护公众的防护行动和对场内应急响应的支援。营运单位核应急指挥部采取缓解、控制事故的措施及保护场内工作人员的防护措施。必要时，省核应急指挥部可靠前开设现场指挥部，组织场外核应急处置行动。根据需要，国家核应急指挥部通过国家核应急协调委，协调国家核应急救援队伍、国家技术支持力量以及救援物资等应急资源对现场提供紧急支援和技术支持。

当事故辐射后果影响或可能影响邻近省时，核设施所在省的核应急组织负责向有关省政府通报事故情况，并提出相应建议；国家核应急指挥部负责协调指导有关省采取适当应对措施。

二级响应：当达到场区应急启动条件时，营运单位核应急指挥部决定进入场区应急状态，同时报告省核应急办和国家核应急办；国家核应急办报请国家核应急协调委主要领导同意后，启动二级响应，并立即报告国务院主管领导。

启动二级响应后，营运单位核应急指挥部采取缓解、控制事故的措施及撤离非应急工作人员等应急响应行动。省核应急委主要领导进入省核应急指挥中心，担任省核应急指挥部代理总指挥；省应急专业队进入待命状态，部分专业队根据需要开始响应行动。国家核应急办向国家核应急协调委报告情况，加强值班，并组织国家核应急力量做好应急救援准备；国家核应急协调委相关委员进入国家核应急响应中心，协调指挥相关工作并及时向国务院报告情况。

三级响应：当达到厂房应急启动条件时，营运单位核应急指挥部决定进入厂房应急状态，并报告省核应急办和国家核应急办；国家核应急办视情况决定启动三级响应。

启动三级响应后，营运单位核应急指挥部组织采取缓解、控制事故的措施。省核应急组织启动省核应急指挥中心，有关核应急专业队进入待命状态。国家核应急办启动国家核应急响应中心，向国家核应急协调委有关成员单位及专家委员会通报情况，加强值班，加强与营运单位联系，做好实施应急救援准备。三级响应时，国家和省核应急办应加强值班，通知首批专家进入核应急响应（指挥）中心，要求有关专业救援力量进入待命状态。

四级响应：当达到应急待命启动条件时，营运单位核应急指挥部决定进入应急待命状态,并报告省核应急办和国家核应急办;省核应急办、国家核应急办视情况决定启动四级响应。

启动四级响应后,营运单位应急组织进入有准备状态,采取预防或缓解措施,使核设施保持安全状态。省核应急办和国家核应急办加强值班。

第五节 我国应急响应力量构成

应急响应力量由营运单位级核应急力量、省级核应急力量、国家级(含军队)核应急力量构成(图29-4-1)。

核事故应急响应行动通常是联合行动。为使核应急行动有力有序展开保证应急行动的有效性,各专业队之间、场内和场外应急力量之间、地方和军队力量之间应该在当地核应急指挥部的现场统一指挥下,按照各自的任务分工和行动要求。加强相互间的配合与协同。军队核应急队伍作为国家核应急的重要突击力量,配合国家和地方核应急组织,担负辐射监测、去污洗消、医学救治、警戒封控等技术支援和勤务保障任务。

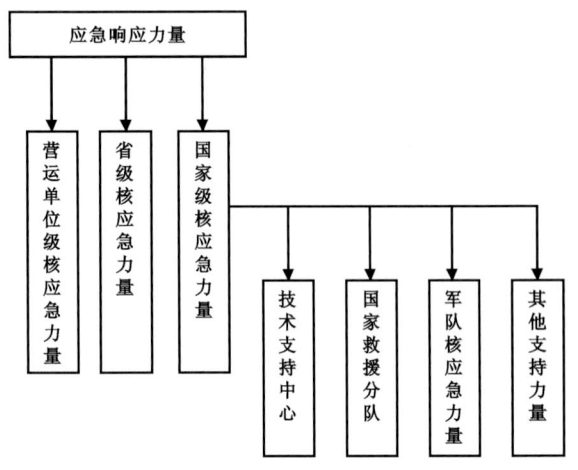

图 29-4-1 应急响应力量图

第六节 我国核应急准备

一、国家核应急组织的应急准备

1.国家核应急响应中心 建立国家核应急资源数据库,配备后果评价与决策支持系统和信息管理系统,实时获取有关核设施工况、厂区及周边环境辐射监测、气象和海洋监测数据以及核应急响应过程中的其他相关信息,为国际联络提供保障。

2.核应急技术支持中心 为核事故应急响应中心提供辐射防护、辐射监测、去污洗消、医学救援等方面的技术支持。

3.国家核应急救援分队、事故抢险中心 配备辐射环境监测、事故抢险、人员监测与防护装备、现场医学救援、去污和废物管理等装备和设备。

4.核应急物资准备 建立包括辐射防护、辐射监测、医疗救治、应急交通、气象监测、事故抢险、去污洗消,以及动力、通信、安全防护、生活、交通运输等所需的物资和器材在内的核应急储备机制和生产商登记机制。

5.核应急通信保障 建设核应急信息与网络系统,形成可靠的通信保障能力,满足应急响应期间通信联络的需要。国家应急通信保障力量及其他救灾通信保障系统是核应急通信保障的重要补充。

二、省核应急组织的应急准备

1.公众防护行动的安排 根据营运单位提出的建议,确定应急计划区的范围,在核设施运行前做好实施公众防护行动所需的准备,包括对应急计划区内的公众采取撤离、隐蔽、服用碘片措施,对交通运输工具、撤离路线、撤离人群的安置做出安排等。

2.省级场外核应急设施、设备的设置 场外核应急设施设备应主要包括省核应急指挥中心,前沿指挥所,通信系统,辐射监测与评价系统,应急医疗设施,公众信息中心,去污洗消设施、设备等。

3.核应急物资准备 储备必要的应急物资,供本省或其他省应急状态时调用。配备必要的事故抢险支援力量,具备提供应急供电、供水和通信保障的能力。

4.现场工作条件保障　为国务院领导、国家核应急组织派驻现场人员和国家核应急救援队伍提供现场工作条件保障。

5.应对境外核事故的准备　做好在境外发生严重核事故时进行辐射监测、出入境口岸放射性监测、情报管理和其他响应行动的准备。

6.其他　有关市、县应按照省核应急预案的要求,具备相应的核应急保障能力。

三、营运单位的应急准备

1.厂址区域核应急方案　核电厂和大型核设施应建在人口密度相对低的区域,应按规定考虑极端外部事件(如地震、洪水等)的影响。核设施选址阶段,应编制厂址区域核应急方案,保证实施应急响应的可行性。厂址区域核应急方案应报国家核应急协调委审查。

2.场内应急设施、设备的设置　场内应急设施、设备主要包括主控室,辅助控制室,应急控制中心,技术支持中心,运行支持中心,公众信息中心,通信系统,事故后工艺监测系统,监测与评价系统等。应确保工作人员撤离路线的安全和畅通。应急指挥中心应满足抗震、抗洪、可居留性等要求。

3.做好应对严重自然灾害的准备　除做好应对设计基准事故的准备外,还要重视严重自然灾害情况下多种外部事件叠加引发严重核事故的可能。应具备在复杂情况下应对严重事故的抢险能力,配备能够有效缓解事故的设施、设备,包括外部供电、冷却水保障等设施、设备,保障应急动力、监测系统的可靠性。

第五章

核武器袭击后现场应急救援

核武器是一种大规模杀伤武器。目前世界上20多个国家具备制造核武器的能力。核武器与核技术的扩散及威胁使用已成为恐怖分子制造核恐怖袭击最危险的潜在因素。

第一节 核武器及其杀伤因素

一、核武器

核武器是利用重原子核装料（铀或钚）发生裂变反应或轻原子核装料（氘化锂、氚化锂）发生聚变反应时放出的巨大能量起杀伤破坏作用的武器。它包括原子弹、氢弹和中子弹。

（一）核武器的爆炸方式

通常，将核武器的爆炸方式分为地面爆炸、空中爆炸、地下爆炸、水面爆炸和水下爆炸。

1.空中核爆炸 空爆可分为低空、中空、高空和超高空爆炸，根据不同的目标可选用不同高度的核爆炸。超高空核爆炸时，其打击目标是卫星、导弹、电子和通信系统等，对地面人员影响较小。

2.地面、水面核爆炸 地面和水面核爆炸时，爆区和下风向可产生严重的放射性沾染。

3.地下、水下核爆炸 地下和水下核爆炸随深度不同而造成的后果不同。浅层地下爆炸时火球能冲出地面，甚至把大量土石块和爆炸残渣抛向空中，浅层水下爆炸则可见巨大的水柱和浪花形成，它们都可造成严重放射性沾染。而深层地下或水下核爆炸时放射性沾染较轻。

二、核武器的杀伤因素

核武器的杀伤破坏因素主要有冲击波、光辐射、早期核辐射和放射性沾染。前三种称为瞬时杀伤破坏因素。瞬时杀伤破坏因素的作用迅速，对人员和物体的毁伤能力强。放射性沾染的伤害作用时间较长，也叫剩余核辐射。剩余核辐射对人员的伤害作用也较大。

（一）光辐射

核爆炸瞬间产生几千万度高温火球，由火球向四周辐射出强烈的光和热，由紫外线、可见光和红外线组成，此即光辐射。光辐射能量的释放可分为两个阶段（即两个脉冲）。其中，第二阶段持续时间较长，所释放的能量约占光辐射总能量的99%，主要是可见光和红外线。光辐射所致人员烧伤和物体燃烧主要是第二阶段作用的结果。

光辐射高热可直接作用于皮肤引起烧伤，称直接烧伤，也可由于建筑物、工事、衣服等可燃物燃烧引起间接烧伤。在核爆炸条件下，光辐射所致烧伤远较常规战争和普通火灾时为多见。光辐射烧伤的伤情通常分轻、中、重和极重度四个伤情等级。造成轻度烧伤的光冲量为 $20\sim60$ J/cm^2；中度为 $60\sim120$ J/cm^2；重度为 $120\sim200$ J/cm^2；极重度为 200 J/cm^2 以上。

核爆炸光辐射不仅可以造成皮肤烧伤，还可以引起呼吸道、眼角膜、晶状体、视网膜和口腔黏膜等特殊部位的烧伤，这是核爆炸光辐射烧伤的重要特点之一。

（二）冲击波

冲击波是由于核爆炸火球的高温和高压急剧挤压周围空气，并向四周迅速传播而形成的高速气浪。

冲击波在一定距离内，能破坏地面上的房屋建筑、工事设施，也能直接伤害暴露的人员。冲击波主要通过动压和超压造成机体损伤。动压可直接撞击机体或将机体抛掷、吹倒而造成损伤。超压是从四面八方急剧挤压机体而致伤。

冲击波直接作用于机体所产生的损伤称为直接冲击伤。通过建筑物或其他物体的倒塌引起挤压伤，或飞散的玻片、碎石等引起体表和内脏的损伤称为间接损伤。

冲击伤的伤情通常分为轻、中、重和极重度四种程度。引起轻度冲击伤所需的超压为 20 kPa；中度为 30 kPa；重度为 60 kPa；极重度则>100 kPa。

冲击波对皮肤和眼球的损伤，主要是通过动压的冲击、抛掷或飞射的玻片、砖石等异物造成体表和角膜、结膜的撕裂伤甚至穿透伤，严重者见到眼球破裂，与平时或常规战争中的眼外伤类似。动压和超压可造成眼内压增高，发生顿挫伤、挤压伤等。

（三）早期核辐射

早期核辐射是核武器特有的一种杀伤因素，是核爆炸后释放出的 γ 线和中子流。

早期核辐射的传播速度极快，以直线传播。它的穿透能力很强，穿入人体组织可造成伤害。人员在受到一定剂量的早期核辐射作用后，将会发生急性放射病。在一定的受照剂量范围内，受照剂量越大，引起急性放射病的程度越严重。通常，受 1 Gy 以下的剂量照射后可能发生急性放射反应，受 1~2 Gy 照射可发生轻度骨髓型急性放射病，受 2~4 Gy 照射可发生中度骨髓型急性放射病，受 4~6 Gy 照射将发生重度骨髓型急性放射病，受 6~10 Gy 照射可发生极重度骨髓型急性放射病，受 10~50 Gy 照射可造成肠型急性放射病，受 50 Gy 以上照射可造成脑型急性放射病，受 1 500 Gy 以上照射可导致立即死亡。

（四）放射性沾染

核爆炸时带有放射性的灰尘飘落到地面，形成放射性沾染区，放射性沾染区主要是在爆心附近和下风向地带。

放射性沾染的特点与爆炸方式有关。在地爆时，大量尘土被卷入尘柱和烟云，形成的放射性沾染程度严重。而在空爆时，由于火球不接触地面，卷入烟云的放射性尘土沙粒少，因而降落下来的放射性的物质也少，地面沾染较轻。

放射性沾染对人员造成伤害主要是通过三种方式：一是外照射；二是直接沾染体表，造成 β 线损伤，还可以通过伤口进入体内；三是通过呼吸道或消化道进入体内，引起内照射。

放射性沾染对眼的损伤，其外照射与早期核辐射相类似；体表沾染常常可同时沾染眼结膜和角膜，如日本某渔船 23 名渔民受到美国比基尼核试验的严重放射性落下灰沾染，大部分发生了角膜炎。通过角膜、结膜进入体内形成沾染的概率较小。

三、核武器的杀伤范围

（一）不同当量核武器瞬时杀伤因素的最大杀伤范围

核武器的杀伤范围用杀伤半径或地域面积来表示。当量愈大，杀伤范围愈大。

（二）核爆炸杀伤区的范围

在核爆炸杀伤范围内，三种瞬时杀伤因素对人员杀伤的地域，称为核武器杀伤区。一般可将爆区分为极重度、重度、中度和轻度四个杀伤区。

1.极重度杀伤区　发生当场死亡和极重度损伤的区域，在这个区内可有少数伤员发生重度损伤。

2.重度杀伤区　绝大多数伤员为重度损伤的区域，在此区内可有少数伤员为中度或极重度损伤。极重度损伤一般多在近带，中度损伤多分布在该区的远带。

3.中度杀伤区　绝大多数伤员为中度损伤的区域，在此区内可有少数伤员为重度或轻度损伤，重度损伤多分布在该区近带；轻度损伤一般多在该区的远带。

4.轻度杀伤区　绝大多数伤员为轻度损伤的区域，在此区内可有少数人为中度损伤或无伤。轻度杀伤区的边界，即是整个核爆炸杀伤区的边界。

由于伤类和损伤部位不同，对作战行动的影响有一定差别。如放射损伤伤员，在战斗紧急时，有部分人还可在短时间内坚持战斗；而严重烧或冲击伤则很快失去战斗力。有的伤情虽不很重，但发生在特殊部位，对作战行动也会有很大的影响。不同当量核爆炸三种瞬时杀伤因素的杀伤半径如表 29-5-1 所列，供参考。

（三）放射性沾染区的范围

放射性沾染的程度和沾染范围，与核爆炸当量、距爆心距离及爆炸时风向、风速有关。当量越大，距爆心越近，辐射水平越高。地面爆炸造成的放射性沾染比空中爆炸时严重。在爆后1小时，爆区上风向不同距离处的辐射水平与当量的关系列于表29-5-2。下风向地区较上风向的沾染范围大。

表29-5-3给出了在合成风速50 km/h、风向切变角（指尘柱2/3处到烟云顶部之间的不同风向的最大夹角）0°条件下，热线上的地面辐射水平。

表29-5-1 空中核爆炸对人员的综合杀伤半径（km）

伤情	当量（kt）			
	1	10	100	1 000
极重度	0.71	1.00	1.98	3.31
重度	0.78	1.08	2.50	4.35
中度	0.87	1.48	3.02	6.04
轻度	0.98	2.19	5.22	11.21

表29-5-2 地面核爆炸后1小时爆区上风向不同距离的地面辐射水平（cGy/h）

距爆心距离（km）	当量（kt）					
	1	5	10	50	500	5 000
0.1	9.8×10^2	6.8×10^3	1.1×10^4	2.9×10^4	8.3×10^5	7.6×10^5
0.2	33	1.2×10^3	4.4×10^3	2.0×10^4	4.3×10^4	2.7×10^5
0.3	11	72	5.3×10^2	1.3×10^4	3.1×10^4	1.4×10^5
0.4	4.1	24	56	5.4×10^3	2.6×10^4	9.3×10^4
0.5	1.7	9.8	21	1.4×10^3	2.0×10^4	7.1×10^4
1.0	0.03	0.2	0.4	2.5	1.0×10^3	1.2×10^4
1.2	0.01	0.05	0.1	0.61	91	3.2×10^3
1.6	—	—	—	0.05	0.32	43
2.0	—	—	—	—	0.03	0.36

表29-5-3 地面核爆炸后云迹区热线上不同距离的地面辐射水平（cGy/h）*

距爆心距离（km）	当量（kt）					
	1	5	10	50	500	5 000
3	2.7×10^2	1.4×10^3	2.7×10^3	1.4×10^4	6.8×10^4	6.8×10^5
5	1.0×10^2	5.2×10^2	1.1×10^3	5.2×10^3	2.6×10^4	2.6×10^5
7	55	2.8×10^2	5.5×10^2	2.8×10^3	1.4×10^3	1.4×10^5
10	28	1.4×10^2	2.8×10^2	1.4×10^3	7.1×10^3	7.1×10^4
20	7.7	38	77	3.9×10^2	1.9×10^3	1.9×10^4
30	3.6	18	36	1.8×10^2	9.0×10^2	9.0×10^3
50	1.4	6.9	14	69	3.4×10^2	3.4×10^3
100	0.4	1.9	3.8	19	94	940

* 合成风速50km/h，风向切变角0°

第二节 对核武器损伤的防护

核武器虽然具有较大的杀伤破坏作用，但有其局限性和可防性。只要掌握其致伤规律，采取合适的防护措施，就可减轻或避免遭受伤害。

一、对瞬时杀伤因素的防护

（一）光辐射的可防性

光辐射是直线传播的，具有方向性。因此，凡能阻挡光线的物体，都有防护作用。地形地物，如山丘、土坎、凹地、桥洞等，对光辐射的防护作用，主要取决于人员是否处于隐蔽区。地形地物越高，反斜面越陡，距爆心越远，形成的隐蔽区越完全，防护效果越好。由此可见，人员处于完全隐蔽区内，可避免烧伤；位于部分隐蔽区可减轻烧伤。不透明物体可阻挡或削弱光辐射，从而可减轻或避免了光辐射。

（二）冲击波的可防性

冲击波是由爆心四周向外传播的，传播过程

中，若遇到阻挡其传播的物体时，在物体前面可使冲击压力增强，在物体后面可使压力减弱。增强和减弱的系数分别与物体正、反斜面的坡度有关。当遇到独立地物时，冲击波可跨越顶部和绕过侧面，在距地物后面一定距离处汇合。汇合处的压力比同距离上地面的压力增高约 0.5 倍。因此，利用地物防护时，应避开冲击波汇合处。

冲击波动压通常以超音速沿地面平行传播，人员位于低于地面凹地里可减轻损伤。冲击波的传播速度比光速慢，闪光之后，经过一段短暂时间才到达某一地点。人员看到闪光后迅速进入就近工事或掩蔽部，可减轻或避免损伤。

对冲击加速度致伤防护的可能性：根据冲击加速度作用过程及震动伤的致伤机理，冲击加速度作用于机体，导致以脏器惯性位移使脏器相互挤压牵拉和撕裂为主，血液、淋巴动力学障碍及应激等共同参与的综合作用的结果。因此，对震动伤的防护，采用具有一定弹性的材料进行隔震防护，可明显减轻或避免震动伤的发生。

（三）早期核辐射的可防性

早期核辐射穿透力虽然很强，但可被一定厚度的物体所减弱。加厚屏蔽层是预防早期核辐射最简便有效的措施。例如，100 cm 厚的土层可削弱 99%。

γ 射线的照射剂量有一个累积过程，持续时间为 10~20 秒，尽管其能量释放的速度随爆炸当量和距离而有些差异。然而，看到闪光后在 1~2 秒内如能利用地形地物屏蔽，可免受 50% 以上的剂量照射。

至于中子，因核爆炸中子绝大部分为瞬发裂变中子，在几十分之一秒内释放，闪光后的隐蔽动作难以避免其照射。

（四）防护措施

1.**简易防护** 听到警报时，人员应立即进入工事，或利用地形地物迅速疏散隐蔽。遇到核袭击时，发现闪光后，应立即采取防护措施。

（1）利用地形地物进行防护。例如，土丘、沟渠、树桩、桥洞等，都有一定的防护效果。如无地形地物，应立即背向爆心就地卧倒，也可减轻损伤。

（2）利用就便器材和防护器材进行防护。织物如衣服、雨衣都能减轻烧伤，色浅、宽敞、致密、厚的衣服比深色、紧身、疏松、薄的要好。烟幕和水幕对光辐射均有较好的防护效果。戴防护用的耳塞可减轻或避免听器冲击伤。利用能隔绝冲击波的物体，可对冲击伤有一定防护作用。佩戴防毒面具和穿防护服、防护靴是防护放射性沾染的常用方法。

2.**工事防护** 人员位于野战工事内的隐蔽区内可避免烧伤，减轻冲击伤和早期核辐射损伤。人防工事对核爆炸损伤也有很好的防护效果。永备工事结构坚固，整体性及密闭性强，位于永备工事内的人员，只要工事完好一般不会发生损伤。

3.**大型兵器防护** 大型兵器主要包括装甲车辆、舰艇和飞机。装甲车辆能有效地屏蔽光辐射引起的直接烧伤，但通过潜望镜可引起外眼及眼底烧伤。距爆心较近的车辆，车内及装甲温度过高，车内容易着火，可引起间接烧伤。装甲车辆密闭性能较好，对超压有一定的防护作用，但动压很大时，可使其翻倒、破坏引起人员的损伤。装甲车辆对早期核辐射有一定防护效果。但装甲厚度不同，对早期核辐射削弱程度有差别。

舰艇和飞机舱室对光辐射的防护效果较好，但舱室内燃烧时，可发生间接烧伤。舱室对冲击波有一定的防护作用，但对早期核辐射的防护能力较差。

二、对放射性沾染防护的一般措施

（一）对外照射的防护

1.**推迟进入沾染区** 核爆炸后，地面 γ 射线照射量率随时间的推移而减低。因此，若要进入沾染区作业，在条件许可时，人员应尽可能推迟进入沾染区的时间。

2.**缩短在沾染区内的停留时间** 在保证完成任务的前提下，应尽量缩短在沾染区内的停留时间。必要时采取轮流作业法，控制个人受照剂量。当需要通过沾染区时，选择地面照射量率较低的地段迅速通过，缩短通过的时间。

3.**利用屏蔽防护** 可利用建筑物、工事、车辆、兵器等物体的屏蔽作用，以减少辐射剂量。

4.**清除地表沾染物** 在需要停留的地方及其周围，铲除表层土壤，或用水冲、扫除等方法除去表层尘土，以降低照射量率。清除地面沾染物也可减少在停留位置及一定范围内的照射剂量。

5.**应用抗放药** 因任务需要必须进入沾染区的人员，估计有可能受到超过战时控制量，应事先服用放射损伤防治药。从沾染区撤出的人员，如已受到较大剂量照射者，也应尽早应用放射损伤防治药,以减轻辐射损伤。

(二) 体表和体内沾染的防护

对体表和体内沾染的防护,要严格控制受沾染量,并采用适当的防护措施。

1.使用防护器材 在落下灰沉降过程中或在沾染区内作业时,应穿戴防护用具,或利用就便器材,如戴口罩、穿高腰鞋等。进入严重沾染区内活动时,必须要有专用防护器材与防护面具。

2.利用建筑物及大型兵器等防护 各类建筑物、工事、车辆、大型兵器等,对放射性沾染均有较好的防护效果。

3.遵守沾染区防护规定 位于沾染区的人员,遵守沾染区防护规定。不得随意脱下防护服,不得随地坐卧和接触有沾染的物品,作业时应尽量减少扬尘,不得吸烟、进食,饮水应用自带洁净水等;如必须在沾染区内进食时,应选在地面照射量率低的地域内,或在未沾染的建筑物、工事或帐篷内进行,并使用自带洁净食品。

4.洗消和除沾染 人员撤离沾染区后或对疑有沾染的物品,必须进行沾染检查,沾染量大于允许值的应洗消和除沾染。

第三节 核爆炸现场的应急救治

核袭击后对核爆炸现场的应急救治,应在现场指挥部门的统一领导下组织实施。

一、伤员自救互救

核爆炸后由于杀伤范围大、伤员多,开展自救互救更显得重要。自救互救的内容如下。

(1) 挖掘出被掩埋伤员。
(2) 灭火和使伤员脱离火灾区。
(3) 简易止血、包扎或遮盖创面。
(4) 用就便器材固定骨折。
(5) 清除伤员口鼻泥沙,对昏迷伤员将舌牵出以防窒息。
(6) 给服个人急救盒内放射损伤防治药、止吐药和抗感染药。
(7) 简易除沾染。

二、抢救队现场抢救

抢救队通常以卫生人员为技术骨干,由预定组织的抢救力量或临时抽调组成的抢救队承担救护任务。

通常由指挥部负责人或卫勤领导根据杀伤范围,将杀伤区划分为若干个抢救区。各抢救队分段分片进行抢救。并应根据当时当地实际情况,灵活积极地进行急救,特别要优先抢救危重伤员。放射病和放射复合伤伤员尚未用抗放治疗药者,给予补用。杀伤区抢救队的急救范围如表29-5-4所列。

伤员经杀伤区抢救后要及时后送。根据各抢救区伤员后送情况,适当调配运输力量。后送时,要注意首先后送需要紧急救治的伤员。

表 29-5-4 杀伤区抢救队的急救范围

伤情	急救范围
出血	临时止血:加压包扎,止血剂、止血带
骨折	临时固定:躯干、健肢固定;就地取材固定
气胸	开放性:填塞封闭包扎;张力性:胸腔穿刺排气
窒息	保持呼吸道通畅;紧急气管切开
休克	止痛、保温、强心、口服液体
开放伤口	包扎
大面积烧伤	用衣服、雨衣等遮盖,必要时创面喷涂药物
外伤污染	口服复方新诺明
沾染伤员	为伤员戴口罩、围毛巾、遮盖伤部、用水或干擦暴露部位,拍、抖服装,口服碘化钾
放射损伤	补用抗放治疗药,止吐药和抗感染药

三、早期治疗

（一）早期分类

早期分类包括检伤分类、治疗分类和后送分类。

检伤分类首先是把需要紧急救治的伤员分出来，送到手术室或有关科室进行手术或急救治疗，检查放射性沾染超过战时容许标准者，送洗消组洗消。烧伤、创伤和放射损伤分别送往各有关科室。

治疗分类是根据负伤史、临床征象及个人剂量计测试数据判定伤情等级。观察和准确记录伤情，疑有放射性物质进入体内者，必须注明。冲击伤有时被烧伤所掩盖，须仔细检查。

后送分类是由后送人员根据当时的运输工具统一安排后送。

（二）早期治疗

早期治疗是对烧伤、创伤、放射病和复合伤早期采取的治疗措施。对疑有放射性物质进入体内者，应尽早用阻止放射性核素在体内吸收或速进放射性核素从体内排出的措施。放射损伤和放射复合伤，应尽早给予放射损伤治疗药。中度以上烧伤和以烧伤为主的复合伤，给予抗感染和清创处理，重度以上者，给予抗休克，适当补液。

根据伤员伤情及当时的局势，视伤员紧急情况而定，可将伤员及时后送到一线医院救治。为了提高外科处理的效率，各级科室按统一的治疗原则进行，避免重复治疗。做有放射性沾染的手术时，应采取防护措施并防止污染扩散。

四、伤员留治

短期内能治愈的轻伤员，一般在指定医疗机构留治，留治的数量可按当时实际情况而定。并不能后送的极重度伤员，应留治观察。

第六章

核辐射损伤伤员的三级医学救治

核辐射损伤伤员的医学救治是整个核医学应急工作的重要组成部分，其主要任务是对受照射人员进行及时、正确的医学处理，最大限度地减少人员伤亡和远期危害，有效地保护公众的安全与健康。

在发生核或放射事故后，及时地对广大居民采取适当的医学防护措施，对受照射人员进行妥善的医学救治处理，可以限制或减轻事故造成的后果。核或放射事故的后果和出现的医学问题，决定于事故的性质和严重程度。严重的核事故，既可发生放射损伤（包括全身外照射损伤和体内放射性污染损伤），也可发生各种非放射损伤（如烧伤、创伤、冲击伤）和放射性复合伤。

我国对核辐射或放射事故时辐射损伤伤员实行三级医疗救治体系。各级医学应急组织在诊断和治疗放射损伤时，可依照国家标准进行。除对已发现的伤员作妥善处理外，还应查明事故时放射源对其他人员的影响，以便及时发现伤员并做出相应的医学处理。对核事故中发生的非放射损伤和普通疾病，可按一般临床常规进行诊断和治疗。具体落实核辐射损伤医疗救治任务，需建立、健全相应的组织机构。

本章简要介绍核事故和放射事故后三级医学救治的组织机构、基本原则和任务。

第一节 一级医学救治（现场救护）

一、现场救护的组织机构与装备

一级医疗救治又称现场救护。一级医疗救治单位主要由发生事故单位的基层医疗卫生机构组织实施，必要时请求场外支援。可在组织自救和互救的基础上，由经过专门训练的卫生人员、放射防护人员、剂量人员及医护人员实施。

（1）一级医疗救治机构应该在核设施机构内设有自己的医疗和防护设施，有隔离和快速清除放射性污染的设备条件，以及相应的实验室和仪器。

（2）进行快速采样和生物学检测的设备。

（3）处理多个伤员而不致引起放射性交叉污染或扩散的条件（如：具有空气过滤隔离的房间，用于处理和存储污染衣物的场所，沐浴室和单向卫生通道等）。

（4）配备适用于辐射监测的仪器，包括便携式检测仪和全身计数器。

（5）配备用于事故抢救的药物。中小型医疗机构应配备抗放药箱，这是一种供医生使用的急救箱。此类急救箱装有可供3个病人用10天的药物或10人用3天的药物。该急救箱的作用是集中所有必需的药物，一旦受到辐射照射或放射性沾染的人到达，即可立即进行紧急处理。

（6）采用高灵敏度检测器和个人剂量计进行连续性监测，尽可能减少或防止对救护人员的照射或沾染。

现场医疗机构必须建立一个能够提供专业帮助的专家名单，包括专家的姓名、电话号码和地址。医疗设施的人员配置，至少应有2名接受过放射损伤救治培训的医生和3名参加过放射损伤病人护理的护士，1名检验人员和2名计量监测人员以及司机和其他医学技术人员。

二、现场救护的基本原则

一级医疗救治遵循的原则是：快速有效、保护救援者和被救援者，对危及生命的创伤优先救护。

三、现场救护的基本任务

（1）首先将伤员撤离事故现场并进行相应的医学处理，对危重伤员应优先进行急救处处理。

（2）根据早期症状和血液常规检查结果，初步估计人员受照剂量，设立临时分类站，进行初步分类诊断，必要时尽早使用稳定性碘或其他抗放药物。

（3）对人员进行放射性污染检查和初步去污处理，并注意防止污染扩散；对开放性污染伤口去污后可酌情进行包扎。

（4）初步判断伤员有无放射性核素内污染，必要时及早采取阻吸收和促排措施。

（5）收集、留取可供估计受照剂量的物品和生物样品。

（6）填好伤员登记表，根据初步分类诊断，将各种急性放射病、放射复合伤和内污染者以及一级医疗单位不能处理的非放射损伤人员送至二级医疗救治单位；必要时将中度以上急性放射病、放射复合伤和严重内污染者直接送至三级医疗救治单位。伤情危重不宜后送者可继续就地抢救，待伤情稳定后及时后送。对怀疑受到照射或内污染者也应及时后送。

参加现场救护的各类人员应穿戴防护衣具，视现场剂量率大小，必要时应采取轮换作业和使用抗放药物。

四、现场救护的一般实施程序

（一）医学应急救援人员的准备

医学应急救援人员在核设施出现严重故障或核设施附近发生自然灾害，危及核设施安全，可能发生事故时，应做好应急待命。一旦事故发生，抢救人员应迅速做好个人防护，如穿戴防护衣具、配备辐射剂量仪、酌情使用稳定碘和抗辐射药物等。根据地面照射量率和规定的应急照射水平，确定在污染区内的安全停留时间。

（二）现场抢救

为保护被抢救者与抢救者，若现场辐射水平较高，应首先将伤员撤离事故现场，然后再进行相应的医学处理。实施抢救时，先根据伤员的伤情做出初步（紧急）分类诊断。对危重伤员应立即组织抢救，优先进行紧急处理；急救中，应着重注意以下几点。

1.灭火　应帮助重伤员灭火，如脱去着火衣服，用雨衣覆灭等。告诉伤员不要张口喊叫，防止呼吸道烧伤。

2.抗休克　大出血、胸腹冲击伤、严重骨折以及大面积中、重程度的烧伤、冲击伤易发生休克，可给予镇静、止痛药物，或用其他简易的防暑或保温方法进行防治，尽可能给予口服液体。

3.防治窒息　严重呼吸道烧伤、肺水肿、泥沙阻塞上呼吸道的伤员，昏迷伤员出现舌后坠情况时，均可能发生窒息。应清除伤员口腔内泥沙，采取半卧位姿势，牵舌引出，加以预防；已发生窒息者，要立即做气管切开，或用大号针头在环甲筋膜处刺入，以保持呼吸道畅通。

对无危及生命急症可延迟处理的伤员，经自救、互救和初步除污染后，应尽快使其离开现场，并到紧急分类站接受医学检查和处理。需紧急处理的伤员苏醒、血压和血容量恢复和稳定后，及时作去污处理。有手术指征的伤员应尽快做早期外科处理，无手术指征的按可延迟处理伤员的处理原则和一般程序继续治疗。

（三）可延迟处理伤员的处理原则与一般程序

（1）进入紧急分类站前，应对全部伤员进行体表和创面放射性污染测量，若污染程度超过规定的控制水平，应及时去污直至达到或低于控制水平。

（2）根据具体情况，酌情给予稳定性碘或抗放药。

（3）询问病史时，要特别注意了解事故时伤员所处的位置和条件（如有无屏蔽物，与辐射源的距离，在现场的停留时间，事故后的活动情况等）。注意有无听力减退，声音嘶哑，皮肤红斑、水肿，头痛，腹痛，腹泻，呕吐及其开始发生的时间和次数等。怀疑有冲击伤的伤员，应进一步做 X 线检查及血红蛋白、血清谷丙转氨酶和谷草转氨酶活性测定。有皮肤红斑、水肿的，除逐一记录出现的部位、开始时间和范围以外，应尽量拍摄彩色照片。受照人员尽可能每隔 12～24 小时查一次外周血白细胞数及分类，网织红细胞和淋巴细胞绝对数。

（4）条件许可时，可抽取静脉血做淋巴细胞染色体培养，留尿样、鼻拭物和血液标本等做放射性测量；收集能用作估计伤员受照剂量的物品（如个人剂量仪）和资料（包括伤前健康检查资料）等，以备日后作进一步诊断的参考依据。

（5）伤员人数较多时，那些临床症状轻微、白细胞无明显升高和白细胞分类无明显左移、淋巴细胞绝对值减少不明显的伤员不一定收入医院观察，但须在伤后 12 小时、24 小时和 48 小时到门诊复查。临床症状，特别是自发性呕吐和皮肤红斑水肿较重，白细胞数明显升高和白细胞分类明显左移、淋巴细胞绝对值减少较明显的伤员须住院治疗和观察，并应尽快后送到二级医疗救治单位。

（6）伤情严重、暂时无法后送的伤员继续留置抢救，待伤情稳定后再根据情况处理。条件许可时，那些伤情较重或伤情难以判断的伤员可送往三级医疗救治单位。

后送时，应将全部临床资料（包括检查结果、留采的物品和采集的样品等）随伤员同时后送；重度和重度以上伤员后送时，需有专人护送并注意防止休克。运送病人的方式必须适合每个病人的具体情况。疏散被照射的病人，一般不需要特别防护，但应避免有的病人可能造成污染扩散，特别是在核设施现场没有进行全面辐射监测和消除污染的情况下。带有隔离单可隔绝空气的多用途担架、内衬可处理塑料内壁的救护车等，是运送污染人员最理想的设备。

临床症状明显的伤员可给予对症处理，但应尽量避免使用对淋巴细胞计数有影响的药物（如肾上腺皮质激素等），防止对诊断指标的干扰。体内放射性污染超过规定限值时，应及时采取促排措施。

第二节　二级医学救治（地区救治）

一、地区医学救治组织机构

二级医疗救治单位同样必须掌握一个多学科、可随时召集提供咨询和专业协助的专家名单，包括外科学、血液学、放射医学和辐射剂量学等方面的专家。

二级医疗救治单位要做到能够处理危重病人（如实施外科手术），可在现有条件基础上，为受放射性污染的病人设置随时可被启用的专门通道，直接通向放射性污染处理室；设置典型的无菌手术室，可开展常规手术，有处理体外放射性污染并防止放射性污染扩散的条件等。

二、地区医学救治基本任务

（1）收治中度和中度以下急性放射病、放射复合伤、有放射性核素内污染者以及严重的非放射性损伤伤员。

（2）详细记录病史，全面系统检查，进一步确定伤员的受照剂量和损伤程度。对中度以上急性放射病和放射性复合伤伤员进行二级分类诊断。

（3）将中度、重度和重度以上急性放射病和放射复合伤伤员以及难以确诊的伤员，尽快后送到三级医疗救治单位进行救治。暂时不宜后送的，可就地观察和治疗；伤情难以判定的，可请有关专家会诊或及时后送。

（4）对有体表残留放射性核素污染的人员进行进一步去污处理，对污染伤口采取相应的处理措施。对确定有放射性核素体内污染的人员，应根据核素的种类、污染水平以及全身或主要受照器官的受照剂量及时采取治疗措施，污染严重或难以处理的伤员可及时转送到三级医疗救治单位。

（5）必要时对一级医疗救治单位给予支援和指导。

为适应二级医疗救治的需要，二级医疗救治单位的医务人员和管理人员应接受专业教育与培训。

三、地区医学救治中应注意的问题

1.烧伤伤员　应当尽早用清水、肥皂水或生理盐水冲洗创面，然后用 1%新洁尔灭液洗拭；要保护创面，避免后送途中感染。

2.沾染创面处理　通常与清创处理同时进行。在伤口冲洗后清创，清创后再冲洗几次即可达到除沾染的目的。术后手术器械也有轻微沾染，可用清水洗刷，擦拭 3 次后可基本清除干净。但敷料往往沾染较重，应将其深埋。处理沾染伤的工作人员，按一般手术着装（戴口罩、穿手术衣和戴手套），就可以防止体表沾染，不需专门的服装。

3.冲击伤的救治　特别要注意早期发现闭合性冲击伤，它往往表现"外轻内重"，发展迅速，应早期诊断，早期施行外科救治。

急性放射病或以放射病为主的复合伤：要早期诊断，积极采取抗感染、抗出血等防治措施。中、重度放射病或中、重度放射复合伤，要在发病的初期前后送，轻的可留治观察。

第三节　三级医学救治（专科救治）

一、专科医学救治组织机构

三级医疗救治又称专科医治，由三级医疗救治单位实施。三级医疗救治单位为国家指定的设有放射损伤治疗专科的综合医院。

三级医疗救治单位应具有处理外照射辐射事故和放射性物质污染事故的能力。要做好这两类事故的救治工作，需要与相关研究单位或专业实验室密切合作。

三级医疗机构的医务人员应当全面掌握有关核事故医学应急放射损伤防治方面的理论与技术，还要熟悉有关隔离和无菌处理技术。涉及的专业人员是多方面的，其中包括辐射剂量学家。辐射剂量学家除需及时判断受照射剂量外，还应提供关于事故受照剂量的空间和时间分布情况，这对于预后的判断十分重要。

三级医疗救治单位应有同时收治中度、中度以下急性放射损伤和重度、重度以上放射性疾病病人及放射复合伤伤员的能力。有估算核事故受照病人内外剂量的能力。

二、专科医学救治基本任务

收治不同类型、不同程度的放射损伤及放射复合伤的病人，特别是下级医疗单位难以救治的伤员，例如中度以上急性放射病、放射复合伤和严重放射性核素内污染人员。采取综合治疗措施，使其得到良好的专科医治。

治疗并发症和后遗症，并对伤员的劳动能力做出评价。

必要时派出救治分队指导或支援一、二级医疗单位的救护工作。

三、专科医学救治的具体内容

（1）进行比较全面的放射性污染检查。根据本级救治任务和条件，对伤员进一步做体表放射性污染监测。为了解体内污染情况，除测量生物样品（鼻拭物，血、尿、便等）放射性或核素组成外，还可根据需要进行甲状腺或整体放射性测量，以确定体内污染水平及放射性核素组分。

（2）进行血液学检查。对血细胞（白细胞及分类，淋巴细胞和网织红细胞）进行连续动态观察。尽可能每天一次。必要时，应对淋巴细胞染色体畸变再次检查，以及做骨髓细胞等检查，以便对外照射损伤程度做出判断。

（3）进行其他检查。必要时应对伤员进行全面的血液学、血液生化学、细菌学、脑血流图、骨骼X线摄片，眼晶体和眼底，以及精液检查，作为临床救治、预后判断和远期效应对比分析的基础数据。

（4）进行确定性诊断和治疗。各类伤员的确定诊断和治疗原则按有关标准和建议执行。

所谓确定性诊断，是指对各类放射伤、放射复合伤和非放射伤的类型和程度做出明确诊断，并指出事故前原患疾病对各类损伤的影响。受照剂量较大时，应大致判明照射的均匀度。不均匀照射时，应大致判明不同部位的受照剂量。淋巴细胞染色体畸变率的分布，临床反应（如皮肤红斑及脱毛反应）及局部骨髓细胞学检查结果，对不均匀照射的判断有一定帮助。全身辐射损伤程度的判断，主要依据临床效应、物理剂量和生物剂量综合做出。无物理剂量和生物剂量可供参考，单靠临床效应判断时，由于个体辐射敏感性的差异，以及不同指标及其在不同病程阶段所反映出的损伤程度的可靠性不一，临床判断也应尽可能利用多种指标进行综合分析。

各级医疗救治机构在诊断和治疗放射性损伤时应依照《外照射急性放射病诊断标准及处理原则》《放射性皮肤疾病诊断标准及处理原则》和《内照射急性放射病诊断标准及处理原则》等国家标准进行。对发生的非放射性损伤和普通疾病可按一般临床常规进行诊断和治疗。

第七章

放射性核素污染的损伤及医学处理

各种核与辐射事故都将造成人体不同程度的放射性污染，包括体表污染和体内污染。放射性污染的医学处理是核与辐射现场救援的重要任务环节，目的是减轻放射性物质对人体的进一步伤害，防止放射性污染的扩散。体表放射性污染的处理措施主要是洗消，体内放射性污染的医学处理措施主要是阻吸收和促排。

第一节 体表放射性污染的损伤

由于 α 粒子的穿透性很小，不能透过完整皮肤，因此体表的 α 放射性物质不会造成机体的明显损伤。但体表污染的 γ 和 β 放射性物质可造成人体不同程度的伤害。

一、体表 γ 放射污染的损伤

体表污染的 γ 放射性污染可造成全身外照射损伤，其特点和规律与早期核辐射所致急性放射病相似，一次受不同剂量照射后出现的症状、对作战能力影响，以及医疗处理要求和预后见表 29-7-1。

二、体表 β 放射污染的损伤

人体暴露部位在放射性落下灰沉降过程中受到污染，或在直接接触表面受污染的物体后，未及时进行洗消，均可能发生皮肤 β 射线损伤。皮肤 β 射线损伤的程度和伤情与人员在落下灰沉降时所处的位置，体表污染时间的长短有关，其他如落下灰理化性质、不同的防护措施、人员活动情况和体表状态等也起一定作用。表 29-7-2 列出 β 射线引起人体皮肤不同程度损伤的剂量。

表 29-7-1 一次受到不同剂量 射线照射后出现的症状、对作战能力影响以及医疗处理要求和预后

剂量（cGy）	症状	对作战能力影响	医疗处理要求和预后
50~100	极少数人员轻度短暂恶心、乏力、呕吐	不受影响	不需处理，可自行恢复
100~150	少数人员恶心、乏力、呕吐、食欲减退、头昏	影响不明显	症状明显者应对症治疗
150~200	部分人员恶心、乏力、呕吐、食欲减退、头昏，少数人症状严重	部分人员受影响	大部分人员需对症治疗，少数人员需住院治疗
200~400	中度放射病	大部分人员失去作战能力	全部人员需住院治疗，经治疗后可痊愈
400~600	重度放射病	全部人员迅速失去作战能力	全部人员需住院治疗，经治疗后部分人员可痊愈

皮肤损伤多发于暴露的体表（如头、面部），易积垢的颈、肩、腰部，以及易直接接触污染物体的手足部。皮肤损伤的深度划分类似于一般热烧伤。Ⅰ度为脱毛、轻度红肿、脱屑，仅伤及表皮。浅Ⅱ度表现为明显红肿和水疱形成，毛囊部分破坏，尚能再生，损伤主要在网状层上 1/2。深Ⅱ度为水疱破溃、坏死，并伴有溃疡形成，毛囊几乎完全破坏，不易再生，损伤累及网状层下 1/2。Ⅲ度伤及皮肤全层及皮下，以至深层组织。

但皮肤损伤与一般热烧伤有本质差别。①病

因：它是由落下灰辐射作用引起的损伤，实际并非烧伤。②发病过程：与普通烧伤后立即出现病变不同，皮肤损伤有潜伏期，潜伏期长短与皮肤受照剂量大小有关。③皮肤 β 损伤一般是浅表的，但因毛囊对射线较为敏感，故在表皮和真皮浅层组织已遭破坏、深层组织尚正常时，毛囊可全遭破坏，而热烧伤要达到Ⅲ度时毛囊才全部被毁。不过，由于血管损伤引起营养障碍，若再合并继发感染，皮肤损伤可反复发生溃疡，经久不愈，并累及皮下组织、肌肉甚至骨膜。

表 29-7-2　射线引起人体皮肤不同程度损伤的剂量

剂量（Gy）	皮肤变化	病理变化	分度
<5	无明显症状		
5～7	脱毛	毛囊变化	Ⅰ
7～10	红斑、色素沉着	毛细血管变化	Ⅱ
10～15	水疱形成	表皮变化	Ⅲ
>15	溃疡、坏死	全层坏死	Ⅳ

第二节　体表放射性污染的洗消

一、基本原则

污染指放射性水平高出当地本底辐射。洗消指除去物品或人员体表的放射性污染。

个人洗消是自我洗消；伤员洗消是对伤员进行洗消；工作人员洗消通常是非伤员的洗消。

放射性洗消与化学洗消的基本原则相同，主要的区别是时间要求不同，化学洗消十分紧迫，而放射性洗消则没有那么急切。

负责洗消的工作人员都应穿上防护服并在腰和颈部之间佩戴个人剂量仪。

洗消时脱下的衣服、擦洗用后的纱布、清除伤口时所用的盖布以及其他接触污染的用具应集中在一个特制的容器中，并及时将这些容器送至安全地带以减少洗消地点的辐射剂量率。

在炎热季节，洗消伤员有可能明显脱水，这时应开始补液。

每一个洗消点需要为工作人员安排一个可以脱下面具喝水的地方（距洗消工作地点 75 m）。通常应有足够数量的战地防护服供工作人员每次喝水时更换。如果没有可更换的防护服，工作人员必须在休息时也穿着防护服，通过面具的饮水孔喝水，此时应安排一个为水壶加水的地点，在这里对空水壶清洗、消毒和加水，以保证工作人员水的供应。

脱去外衣，迅速清洗暴露的皮肤和毛发可以去除95%的污染。用于化学洗消的0.5%次氯酸盐溶液也有很好的除去放射性污染的效果。洗消时注意不要刺激皮肤，如果皮肤出现红斑，某些放射性核素可以经皮肤直接吸收。用外科清洗液清洗伤口、腹部和胸部时，溶液用泵抽吸，不要用海绵擦拭。眼部只能用清水、生理盐水或洗眼液冲洗。放射性微粒可能发生迁移，可以通过二次洗消解决。医疗设备的洗消可以防止污染扩散到先前未沾染的身体其他部位及其他医疗设备等。

二、通用程序

（1）除去污染者所有的衣物（自己或医护人员帮助，次序是从头到脚），并收集污染者所有个人物品（每人单独用一个可封口的塑料袋，密封好），同时做好记录（包括姓名、收集时间、收集地点）和标记（辐射警告标志和条形码等）。

（2）进行全身辐射测量，并在污染部位用防水记号笔做好标记（或在体模图上标注）。测量时，仪器探头与皮肤的距离尽可能小，并保持固定，以减少测量误差；在人体图表上记录每次测量（初始和洗消过程中）结果，并在每次洗消后更新结果（或用新的人体图表）。

（3）进行去污染处理，包括全身洗消，弹片伤或开放性污染伤口洗消，眼、鼻、口、耳、头等重点部位污染的洗消；其他局部污染的洗消（从高污染到低污染的顺序依次进行）。

（4）基本原则和注意事项：目标是放射性污染低于当地本底辐射水平的2倍。进行至少2次循环洗消，且每次洗消后都要进行污染检查。使用温水进行洗消，因为水太冷可能使皮肤毛孔闭合，导致污染物不能彻底去除，且使体温下降，而水太热会加快血液循环，促进放射性物质通过皮肤吸收，且存在热烧伤危险。加入中性洗涤剂（如肥皂）可提高去污洗消效果（乳化和溶解污染物）。防止污染废水经过身体其他部位，避免造成二次污染。下列情况之一应停止洗消，并转送专业院所或医院进行处理：①多次洗消后，污染水平仍高于本底辐射水平的2倍；②与前一次洗消后污染检查结果比较，再一次洗消后，去污效果低于10%；③某些放射性物质可能滞留在皮肤浅表（如角质层），需要12~15天才能脱落；④过度洗消可能导致完整皮肤受损，反而增加内污染危险。

三、不同部位污染的洗消

1. 弹片伤或放射性污染伤口　用防水敷料或布料封闭伤口周围皮肤，以防止受到伤口洗消时放射性污水污染扩散。除去所有可见的异物（如金属碎片、血凝块等）。用生理盐水或伤口专用洗消液冲洗伤口（通常需要多次冲洗），进行辐射测量，并记录结果（用消毒棉签轻轻擦洗伤口，测量棉签的放射性水平；用污染仪直接测量时，应先除去污染的防水敷料或布料）。如果冲洗效果不佳，或多次冲洗后，污染水平仍然很高，应考虑实施伤口清创手术（手术前应征求专家咨询意见）。用防水敷料封闭伤口，防止污染扩散。伤口缝合或其他处理（如封闭）前，应尽可能彻底去除伤口周围皮肤的污染。

2. 眼睛污染的洗消　用X射线检查眼球中是否存在放射性弹片。如果角膜有污染，而晶体完好（晶体破裂时不能冲洗），用清水或生理盐水小心冲洗眼部，保持冲洗液沿眼角流出，避免污染泪管，测量冲洗液的放射性活度，直至符合要求。去污后进行结膜炎检查。

3. 耳部去污　去污前应检查鼓膜是否受损（鼓膜破裂时不能冲洗）。用洗耳器冲洗耳道，测量冲洗液的放射性活度，直至符合要求。

4. 口腔去污　用牙膏刷牙，并反复用清水漱口；咽部有污染时，用3%过氧化氢溶液反复漱口；测量漱口液的放射性活度，评价去污效果。

5. 头部和头发去污　包裹或头向下安置病人，避免洗消时污水造成污染扩散，或在专业洗头装置上进行（防止污水流淌污染身体其他部位，特别注意防止污水进入眼、耳、鼻、口等部位）。用温水和中性肥皂或不含护发素的香波洗头（肥皂或香波可乳化并溶解污染物，护发素会使放射性物质与毛发蛋白结合，去污更难）。用干净毛巾擦干头发。如果去污效果不佳，可将头发剪短，但不剃光，避免损伤、摩擦头皮。

第三节　放射性内污染及其危害

放射性核素通过多种途径进入人体，造成放射性核素的内污染（internal contamination）。内污染的放射性核素作为辐射源对人体产生的照射，称为内照射（internal exposure）。内照射有可能伴有某些生物指标的变化（如染色体畸变），称为内照射生物效应。但是内照射不一定都引起内照射损伤。放射性核素内照射损伤，是指放射性核素通过内照射所致具有临床意义的病理学损伤的总称，它包括内照射引起的器官或组织损伤，内照射放射病和内照射诱发的恶性肿瘤。

一、损伤特点

（一）病程分期不明显

与一次大剂量外照射相比，内照射损伤的病程分期不明显，常发展缓慢，病程迁延或呈慢性过程。原因是沉积在体内的放射性核素，是按其衰变规律持续地释放带电粒子，引起一系列原发和继发损伤的交叉。

（二）损伤部位的选择性

放射毒理学在探讨放射性核素内照射损伤特点时，鉴于放射性核素在体内分布的选择性，将受辐照量较大、对机体健康影响较重要的组织或器官称为靶组织或靶器官。对有大量放射性核素滞留的组织或器官则称为源组织或源器官。因此，放射性核素内照射损伤具有一定的部位特异性。

（三）进入和排出途径的局部损伤

难溶性放射性核素常因其在进入和排出途径的滞留而引起明显的局部损伤。例如，较大量的放射性核素由呼吸道进入和排出，可引起鼻炎、咽喉炎、支气管炎和肺炎，晚期可出现肺癌；经口摄入或肠道排出时，常引起胃肠道功能失调，黏膜出血、炎症、溃疡及坏死性病变；污染伤口可延缓创伤愈合，易并发感染和出血，严重者可形成长期不愈的溃疡和皮下组织肿瘤。

二、损伤效应的分类

放射性核素内照射损伤效应按发生时间的早晚，可分为近期效应和远期效应。近期效应在摄入后数周内发生；远期效应在摄入后数月、数年或数十年后出现。

按受照后效应发生的个体差异，可分为躯体效应和遗传效应。躯体效应是显现在受照射者自身的辐射效应；遗传效应发生在受照射者后裔身上。怀孕期间来自母体的放射性核素而引起胚胎和胎儿的损伤，是躯体损伤的特殊情况。躯体效应又可分为急性、亚急性和慢性效应。

从辐射防护角度，可分为随机性效应（stochastic effects）和非随机性效应（non-stochastic effects）。随机性效应是指发生概率（而非严重程度）与剂量大小有关的效应，并假定不存在剂量阈值。非随机性效应也称确定性效应（deterministic effects），是指严重程度随剂量而变化的效应，并且可能存在剂量阈值。遗传效应和某些躯体效应如恶性肿瘤为随机性效应，与个别细胞损伤有关，小于剂量限值的照射也不能排除发生的可能性。非随机性效应是受照组织中大量细胞被杀死或严重损伤所致，它的发生需要接受超阈剂量的照射。

三、确定性效应

确定性效应的生物学本质是较大剂量射线对细胞群体的损伤作用，即以细胞生存和增殖能力丧失程度表达辐射损伤效应的严重性。当细胞群体中被损伤的细胞达一定份额时，即表现为结构与功能的改变，出现具有临床意义的病理学损伤。出于各种组织、器官特性的不同，其生物学响应亦不同。如造血器官表现为再生障碍性贫血，性腺则为生育能力障碍。血管损伤引起的继发性损伤、某些功能细胞被纤维组织代替从而降低器官的功能、某些分泌腺功能降低等，均属于确定性效应。引起损伤的阈剂量，亦随各种组织或器官的辐射敏感性不同而有差异，也会因所规定的生物终点而异。

（一）主要器官或组织的损伤

内照射急性损伤，是以放射性核素滞留部位（靶器官）损伤为主的全身性疾病，可同时或先后出现许多不同的临床表现，通常称为内照射放射病（radiation sickness from internal exposure）。

1. 骨髓　放射性核素内照射引起骨髓损伤的特点和严重程度与放射性核素的辐射特征和分布密切相关。机体受亲骨性放射性核素损伤的早期，骨髓充血，出现灶性出血和浆细胞浸润，分叶粒细胞减少，以中幼粒细胞、晚幼粒细胞和杆状核细胞为主，部分造血细胞坏死，出现核浓缩与核溶解。以后由于造血功能受抑制及部分细胞坏死，骨髓内有形成分进行性减少，脂肪组织增多。严重的发展为再生障碍性贫血（aplastic anemia），骨髓衰竭（boon marrow failure），这与造血干细胞增殖分化受到严重抑制或破坏有关。非亲骨性放射性核素如碘；铯、铷等亦对骨髓有损伤作用。

骨髓损伤的同时，可伴有相应的外周血的变化。损伤初期出现以嗜中性粒细胞为主的白细胞增多或波动，随即出现淋巴细胞减少（lymphocytopenia），嗜中性粒细胞减少，血小板减少。以后可见到粒细胞分叶过多，细胞溶解，核碎裂，空泡形成等。红细胞亦可出现一定改变，如红细胞减少及大小不等。

2. 骨骼　放射性核素滞留于骨骼内可引起骨组织的破坏。初期骨质更新过程增强，出现含大量破骨细胞的成骨组织，骨髓腔内小静脉及毛细血管扩张。继而成骨组织减少，成骨细胞及破骨细胞几乎消失，骨髓及成骨组织被黏液样组织代替，小血管高度扩张，并有出血。后期，可出现骨质疏松，病理性骨折，特别是管状骨多见。骨折愈合缓慢，有时可出现异常骨痂，又不被吸收，含有不成熟的骨组织。

3. 肺脏　难溶性放射性气溶胶被吸入后，可滞留于肺泡壁上、肺淋巴结内，当累积剂量达 10 Gy 以上时可引起放射性肺炎、肺水肿，晚期出现肺纤维化。严重者可因呼吸功能不全，循环衰竭和窒息而死亡。由肺泡内转移到气管-支气管淋巴结的放射性核素，可引起淋巴结炎，淋巴结纤维化和萎缩。

4. 胃肠道　放射性核素经胃肠道吸收、排除或在该部位滞留时，可引起胃肠道损伤。急性损伤时，出现胃功能紊乱、溃疡性胃炎、放射性肠炎及溃疡、便血与黏液，里急后重。严重时出现水电解质平衡紊乱。

5. 肝脏　亲网状内皮系统分布的放射性核素（如 ^{232}Th）可引起肝损伤，其特点是灶性营养不良和坏死。出现肝索解离，肝细胞退行性变，空泡形成和内皮细胞肿胀，随后发展为肝脂肪变性和急性坏死，晚期出现间质纤维增生和肝硬化。放射自显影证明，上述病变处的吞噬细胞吞噬有活性胶体颗粒，径迹聚集成放射灶。

6. 肾脏　一些亲肾性放射性核素可引起肾组织的损伤。部分肾曲管上皮细胞坏死、脱落，伴有肾小球的变化。早期间质水肿，晚期时肾曲管上皮萎缩，间质纤维增生。上述变化通常由皮质向髓质扩展，最终引起肾硬化。肾功能变化，轻者表现为蛋白尿、上皮脱落、管型尿，重者出现尿闭和尿毒症。

7. 甲状腺和其他内分泌腺　放射性碘可损伤甲状腺，组织学上见到滤泡的上皮细胞空泡形成，细胞肿胀和胞核崩解，继而出现滤泡上皮不规则生长，间质纤维增生；滤泡内胶体减少，甲状腺体积萎缩。甲状腺功能表现为吸碘率降低，^{131}I 在甲状腺内的有效半减期缩短。放射性碘损伤甲状腺的同时，可波及甲状旁腺，使之肿大。亲骨性放射性核素的慢性损伤，可因磷、钙代谢异常伴有甲状旁腺肿大。放射性核素内照射时，也可因出现垂体-甲状腺系统的功能障碍，导致其他内分泌腺的变化。垂体可出现萎缩及营养不良性改变，腺体结构不规则，嗜酸性细胞增多等。

（二）物质代谢异常

放射性核素内照射损伤，可引起与外照射相似的物质代谢的一系列紊乱。

实验研究可见，放射性核素 ^{32}P 或 ^{90}Sr 能迅速抑制骨髓和淋巴细胞的氧化磷酸化过程、细胞核的 ATP 生物合成抑制。在放射性核素内照射作用下，核酸与核蛋白分解代谢增强。如机体受 ^{239}Pu、^{90}Sr 和 ^{210}Po 及 ^{222}Rn 内污染时，都可见到组织内 DNA 和 RNA 因解聚而含量降低。这种解聚效应可随放射性核素摄入量的增加而加强。较大剂量的内照射可引起蛋白质代谢的分解加强，合成抑制，体内氮代谢负平衡。许多组织内的磷酸酶、胆碱酯酶和透明质酸酶等的合成功能遭到破坏。血清蛋白中白蛋白含量明显减少，A/G 比值发生倒置。血和尿的蛋白分解产物如尿素、肌酐的量显著增高。放射性核素内照射损伤，使糖代谢发生障碍。在早期由于组织蛋白质大量分解，提供了大量的生糖氨基酸，此时肝脏仍保持合成糖原的作用，故出现肝糖原增高和高血糖症。随着病程发展，肝脏合成糖原的功能被破坏，糖原合成量减少，糖的分解过程和氧化过程发生障碍。通过 ^{14}C-葡萄糖示踪试验发现，呼出的 ^{14}CO$_2$ 量比正常机体大为降低，同时肝内 ^{14}C 标记的脂肪含量迅速增多，说明 ^{14}C-葡萄糖已转变为脂肪。内照射损伤亦可引起脂肪代谢失常。如机体受 ^{144}Ce 内污染后，随着损伤的发展，肝糖原降低严重，就动用脂库以补充能量来源之不足，于是血液内类脂物质增多，甚至形成脂血症。与此同时，肝、肾器官出现脂肪浸润。由于脂肪代谢程序的失常，导致血液内酮体含量增高，严重时可引起碱储减少和酸中毒，出现酮血症和酮尿症。内照射损伤时还可发生水、盐代谢障碍。水代谢的变化，表现为先尿量增多，后尿量减少。由于毛细血管通透性增强，部分白蛋白渗至组织间，引起水肿。无机盐的变化，主要是血中 Cl、K、Ca、Na 离子含量的变化，及骨组织中 Ca、P 代谢失常。如 ^{32}P 内照射使血内 Cl、Ca 离子含量降低；^{239}Pu、^{32}P 等使 P、Ca 离子参与骨质代谢过程受阻。

（三）免疫功能障碍

机体免疫系统最主要的效应细胞是具有各种不同功能的淋巴细胞。淋巴细胞是机体对电离辐射最敏感的细胞，在免疫效应和免疫调控中具有重要作用。一些放射性核素长期滞留于免疫器官如淋巴结及脾脏内，会使其中的淋巴细胞长期受到照射，引起免疫功能的变化。

实验研究表明，内照射损伤引起的免疫反应具有时相性，抑制相与刺激相或正常相交替出现。但通常最常见的是淋巴细胞减少，免疫功能受抑制。如犬吸入 ^{239}PuO$_2$、^{238}PuO$_2$ 气溶胶，滞留于肺和淋巴结内，可引起淋巴细胞减少，免疫功能抑制。滞留在淋巴器官内的其他放射性核素，如 ^{226}Ra、^{210}Po、^{137}Cs、^{90}Sr、^{131}I、^{32}P 和 ^{3}H 等，也都能引起免疫功能的变化，包括非特异性抗感染保护功能、细胞免疫及体液免疫功能的降低或异常。

调查发现，镭作业的职工细胞免疫功能降低，外周血淋巴细胞转化率下降，并且与工作场所空气中放射性核素的浓度及工龄有直接关系。

免疫功能障碍是产生并发症、影响损伤转归和远期病变发展的一个重要因素。机体内照射损伤达高峰时，对内源性和外源性感染的易感性增高，动物往往死于合并感染。与外照射一样，内照射也能发生自身免疫现象，如用放射性碘治疗甲状腺疾病时人体可产生抗甲状腺的自身抗体，引起自身免疫性甲状腺炎。

（四）体细胞染色体畸变

体细胞染色体在生物的进化、遗传信息传递中起着重要作用。目前在细胞遗传学研究中常利用外周血淋巴细胞或骨髓细胞染色体畸变作为观察机体损伤的指标。很多放射性核素如 ^{226}Ra、^{232}Th、^{239}Pu、^{222}Rn 等都能引起体细胞的染色体畸变。

钚工作者体内 ^{239}Pu 滞留量与外周血淋巴细胞染色体畸变密切相关，^{239}Pu 滞留量达 390 Bq 以上，染色体的畸变率即趋增加，并随 ^{239}Pu 体内滞留量的增多而增加。随访观察 19～27 年前曾静脉注射 ^{232}Th 造影剂的 20 名受检者中，19 例染色体有改变，畸变细胞率达 1%～20%，断裂率 3%～70%，多倍体细胞占 1%～6%。从事镭夜光表盘描绘工作连续 5～7 年的 62 名女工，停止接触 17～19 年后，镭滞留量小于 3.7 kBq 组，外周血细胞畸变率无显著变化，而超过 3.7 kBq 者畸变率明显高于对照组，说明畸变细胞的发生率与体内 ^{226}Ra 含量有关。对铀矿工、医疗照射病人的观察证实，Rn 及其子体、^{131}I、^{125}I、^{198}Au、^{90}Y 等均能使淋巴细胞染色体畸变率和畸变细胞数显著增加。研究中发现，极低水平的氚或氚标记化合物（如 ^{3}H-TdR、^{3}H-UdR、^{3}H-Lysin 等）能诱发人淋巴细胞染色体畸变，并以染色单体型畸变为主。

值得指出的是，机体受到高 LET 放射性核素损伤时，外周血淋巴细胞染色体畸变在细胞中的分布不均一。如 1 例伤口受草酸钚污染者，初始污染量为 525 kBq，扩创后剩余 3.7～55.5 kBq，事后 360 天检查时发现，畸变细胞率为 4.2%，畸变类型有 14 个双着丝点，4 个环，22 个断片；21 个畸变细胞中除 10 个含 1 个畸变外，其余细胞含有 2 个或多个畸变，其中 1 个细胞竟有 4 个畸变发生，这与放射性核素在体内的分布高度不均匀有关。这种不均匀照射不仅影响畸变的分布，同时使细胞被 2 次击中畸变的概率增高。

染色体畸变的生物学意义，主要取决于辐射作用的靶细胞种类。如果辐射作用于体细胞，引起细胞突变，它只能影响受照射的个体，不影响后裔，与辐射致癌、致畸（胚胎接受照射）有密切关系。如果辐射作用于生殖细胞，引起生殖细胞突变，可影响后代的正常发育及健康。

（五）致畸效应

放射性核素内照射致畸效应，是妊娠母体摄入放射性核素，使胚胎受到内照射作用，干扰了胚胎的正常发育所致。由于胎儿的组织器官处于高分化的阶段，故其辐射敏感性较成人为高。

辐射致畸效应的表达，可因辐射作用于胚胎发育的不同阶段而异。在受精卵（配子）植入前或植入后最初阶段受到放射性核素的内照射作用，可使胚胎死亡或不能植入。在器官形成期受照射，则可能使主要器官发育异常，易发生畸形。胎儿期受照射，易发生出生后生长发育障碍和畸形，严重者可使成长后随机性效应发生概率的增加。如用 HTO 饲养怀孕大鼠，发现体水氚为 370 MBq/L 组的胎鼠发育停滞，性腺和脑的重量显著减轻。子宫内的人胚胎受镭作用后，出现脑小畸形，伴有智力发育的缺陷。

四、随机性效应

放射性核素内照射损伤可引起细胞遗传物质的变化。如果 DNA 分子受到损伤，并能通过各种机制进行修复，则细胞仍能继续生存并保存正常分裂增殖能力；但如果修复功能缺陷或错误修复，则可能导致细胞死亡或发生基因突变。体细胞突变能导致细胞恶性转化，使细胞不受正常调节机制的调控而异常增殖，出现辐射致癌效应。生殖细胞突变，则可能使后代发生遗传性疾病，即遗传效应。辐射究竟能击中哪些细胞，细胞的遗传物质产生何种损伤都是随机过程，它取决于统计学概率，通常可以根据照射剂量估计出受照人群中随机性效应的发生率，但不能预知哪个受照者将发生这种效应。辐射致癌和遗传效应都属于随机性效应。目前对放射性核素内照射损伤效应的研究，以远期效应为重点，尤其注重小剂量、低剂量率辐照的致癌效应和遗传效应。因为它们是估计和评价放射性核素职业性工作者及人群危险度的生物学依据。

（一）致癌效应

电离辐射已被公认是一种重要的环境致癌因素。辐射致癌效应是人和动物受辐照后远期效应的最严重的后果。

放射性核素内照射的致癌效应已由人群的辐射流行病学调查及大量动物实验资料所证实。目前已有的人群调查和病例观察资料为：临床诊断和治疗用 ^{131}I 后、事故性摄入裂片核素放射碘后所致的甲状腺癌；铀矿工吸入 ^{222}Rn 及其子体发生的肺癌；早期接受含钍造影剂检查后发生的肝癌；接受 ^{224}Ra 治疗强直性脊椎炎及关节炎者发生的骨肉瘤；从事发光涂料作业及接受 ^{226}Ra 治疗后诱发的骨恶性肿瘤等。

实验研究积累的丰富资料也证明，放射性核素对各种实验动物都具有显著的致癌作用，许多器官组织均可诱发癌瘤。例如，钚及超钚核素（^{238}Pu、^{239}Pu、^{241}Am、^{244}Cm 等）、^{228}Th 和 ^{210}Po 等释放粒子的核素能诱发骨肉瘤、肺癌；碱土族核素（^{89}Sr、^{90}Sr、^{140}Ba、^{45}Ca）引起骨肉瘤、白血病、垂体肿瘤；稀土族核素（^{144}Ce、^{147}Pm、^{140}La 等）可使骨、肝、肾、胃肠和内分泌腺等发生各种肿瘤；^{137}Cs、^{95}Nb、^{106}Ru 可使许多器官组织（肺、乳腺、胃肠、性腺、皮肤）发生癌症和白血病；放射性碘（^{131}I、^{125}I、^{132}I）可引起甲状腺癌；^{222}Rn 子体能诱发肺癌等。由以上资料可以看出，放射性核素内照射主要诱发恶性肿瘤，并且主要是来自上皮组织的各种癌、间叶组织的肉瘤和造血组织的白血病。

内照射诱发肿瘤与放射性核素在体内的滞留部位具有一致性，即肿瘤的易发部位多是放射性核素主要的滞留部位。骨骼和肺是一些放射性核素的重要滞留部位，也是它们诱发肿瘤的常见部位。实验研究可见，放射性核素内照射诱发肿瘤与化学致癌相比具有多发性和广谱性，即同一机体内可有几种器官或组织同时发生某些类型或不同类型的肿瘤。个别实验动物可同时发生 4～6 种以上的肿瘤。

机体受照射至发生肿瘤的时间间隔称为潜伏期。其长短受许多因素影响，例如肿瘤类型、动物种属和受照年龄等。一般认为白血病潜伏期较短（2～4 年），而实体癌潜伏期较长，约相当于动物寿命的 1/3 时间。成年人诱发肿瘤的潜伏期平均为 25 年左右。受内照射人群或动物所发生的肿瘤类型与对照人群或动物并无不同，只是其潜伏期缩短，发生率增高。

关于辐射诱发肿瘤的机理比较复杂。一般认为，肿瘤的发生经历起动、促进和发展等多阶段的过程。启动为快速不可逆的过程，而促进是长时间发生作用并可逆转的过程。放射性核素内照射兼有启动和促进的性质，是完全致癌因子。当前受到广泛重视和承认的是体细胞突变学说，认为各种致癌因子（辐射、化学物和病毒）对靶细胞的重要作用，是造成细胞核 DNA 链（单链或双链）断裂或重组，形成新的具有异常序列或结构的 DNA，使体细胞发生基因突变和染色体畸变，这些细胞遗传方面的变化可最终导致细胞的恶性转化。辐射诱发的癌症发生概率至少取决于最早产生的被修饰细胞克隆数，因为后者将影响单一克隆成活的概率。因此恶性转化概率与辐照剂量有关，而严重程度则受癌症类型及部位的影响。

近年来的实验研究证明，正常细胞核内在 DNA 遗传信息结构上存有无活性原癌基因，它可在致癌因子作用下转变为具有活性的癌基因，从而使正常细胞转化为癌细胞。此外，病毒激活（辐射直接激活内源性潜在的病毒诱发肿瘤）、免疫功能低下和免疫监视失常（辐射使免疫抑制失去监视作用，导致肿瘤发生）、内分泌失调（辐射引起内分泌紊乱而影响肿瘤的发生）等学说，与体细胞突变学说并不完全矛盾，实际上任何癌症都是各种因素综合作用的结果。

影响放射性核素致癌效应的因素很多，包括放射性核素的辐射类型；摄入的放射性活度，摄入途径与方式，吸收、分布和滞留的特点，动物种属、性别和年龄以及环境的综合因素等。其中最重要的是受照射的组织及其受照剂量和剂量率。

（二）遗传效应

1.基因突变　在生殖细胞内与遗传有密切关系的重要物质是染色体和基因。基因是在染色体上呈线性排列、储有遗传信息的遗传单位。基因突变是 DNA 碱基顺序中基因位点的改变，又称为点突变。各种因素引起的基因突变，都有可能改变遗传的特性。基因突变有显性和隐性之分，前者在子一代即可察觉，后者则在子二代后方有可能得到表达。

当哺乳动物生殖细胞发生突变后，往往不能与异性细胞结合，即失去结成合子的能力，不能使卵受精，或使受精卵在着床前死亡，或使着床后的受精卵不能成活而导致胚胎早期死亡。如小鼠连续饮用 111 kBq/ml 的 HTO，性腺剂量率为 0.3～0.4 cGy/d，累积剂量约 30 cGy 时，可检出其胚胎生存率显著降低，即显性致死突变率明显增高。又如给雌性小鼠注入 1.85~18.5 kBq/kg ^{239}Pu 后，与雄性小鼠交配，可见到妊娠鼠子宫内显性致死突变增加，表现为胚胎早期死亡。当给雌性小鼠注入 185~925 kBq ^{32}P 时，也可见仔鼠的显性致死突变明显增加。

基因突变除引起显性致死外，还引起遗传性疾病，即突变可传递给后代，使之发生先天性疾病如先天性畸形、严重智力障碍等。

2.生殖细胞染色体畸变　生殖细胞染色体对电离辐射具有高度的敏感性。放射性核素对遗传危害的研究中，观察睾丸精原细胞染色体的损伤效应是一项很有意义的指标。值得重视的是，放射性核素诱发的生殖细胞染色体畸变，可在体内保留相当长的时间。最有遗传意义的是生殖细胞的稳定性染色体畸变，主要表现为初级精母细胞染色体相互易位（简称易位）。这种易位是以链状多价体和环状多价体的形式出现。

有关放射性核素诱发人体遗传效应的资料很少。目前只发现接受 Ra 治疗的 92 名男性及 34 名女性的后裔中，出现 2 名缺指畸形。但例数尚少，无统计意义。

第四节　放射性内污染的医学处理

放射性核素内污染的医学处理，应包括各种急救和治疗措施。这里仅针对放射性核素内污染危害的特点，着重阐述减少或阻止吸收与加速排除的医疗措施。

一、内污染的医学处理原则

放射性核素内污染能否造成生物体的危害，主要取决于内污染量。内污染医学处理的目的是，尽量减少放射性核素的内污染量，以防止或减轻对机体的内照射损伤，预防可能导致的远期效应。从辐射防护出发，对疑有内污染量大于年摄入量限值的人员，应立即对摄入量做出最可能的估计，并进行相应的医学处理。

放射性核素形成内污染的过程，可概括为三个阶段：在进入部位沉积或吸收，事故性情况下肺和伤口是最易受污染的部位；经血液或淋巴系统吸收或转移；在器官和组织内滞留。因此，医学处理要针对这些情况进行。总的原则是抓住有利时机，采取适宜措施。具体的原则和要求如下。

（一）将抢救病人生命放在首位

初期，任何严重的机体损伤（如外伤、烧伤和休克）往往比可能的辐射损伤更为重要，或者外照射损伤较为严重，在急救、治疗上需优先考虑。对整个医学处理方案，要综合考虑，通盘安排，根据病情做必要的调整。选用的具体措施应权衡利弊。

（二）尽早给予减少吸收和促排的治疗措施

当放射性核素滞留于进入部位时，适时进行急救或减少吸收措施可获良好效果。如果抓住"快"和"早"的时机，可有效地减少吸收，甚至减少到对机体不足以为害的程度。放射性核素吸收入血或分布到器官组织后，如及早施行促排治疗，可收到良好效果；拖延时间越久则促排效果越差。目前有效的促排药物多是早期应用效果佳，晚期应用效果差。减少或阻止吸收与促排治疗，都具有其独特的作用，但阻止吸收对免除或减轻放射性核素对人体的危害，有更积极的意义。因为放射性核素一旦吸收入血，尽管它在血液或软组织内多呈离子或不牢固的结合状态，使用促排药物也有一定疗效，但往往受时间限制；当放射性核素滞留于器官或组织时，即使采用促排措施也得不到理想的效果。

（三）处理措施应有针对性

在实践中面对内污染人员究竟采用何种措施，须依据放射性核素的类型、化合物的物理化学性质，进入途径等确定。

二、医学干预水平

体内污染的医学干预分成治疗性和预防性措施两类。在发生严重损伤时，对受害者一定要给予治疗。在病人健康状况容许时，方能采用体表去污和促排措施；在伴有严重的贯穿辐射照射后的1~2天内，细心地除去体表污染和大多数促排措施是容许的。此类措施属于治疗性医学处理。在大多数情况下，放射性核素内污染剂量低到只需考虑远期辐射危险时，应用某些医学措施可能引起暂时性的不适，而能降低可能引起的严重随机效应，它属于预防性医学处理。

从医学干预的时间与其效果的依赖性考虑，医学干预分为三期。初期是指事故后 0～2 小时期间，如果摄入量可能超过 1 个 ALI 时应考虑治疗；对吸入锕系核素，特别是钚的摄入量可能超过 1 个 ALI 时，尽可能及时应用 DTPA 治疗；如果可转移性核素摄入量可能超过 10 个 ALI 时，必须进行治疗。第 2 期是指内污染后第 1 天或最初几天期间，当残留的放射性可能超过 5 个 ALI 时，要继续进行治疗。除了对放射性碘的内污染无须用碘片以外，其他的放射性核素内污染均可用阻吸收或促排药物进行治疗，如对锕系核素可用 DTPA-ZnNa$_3$ 治疗。第 3 期为晚期治疗，是指事故后 3～5 天以后的时间。在这期间可以进行深部污染伤口的特殊外科手术；锕系核素的摄入量超过 5～10 个 ALI 时，仍需继续治疗；吸入难转移性核素后 3～5 天是进行洗肺治疗的最适时间，吸入量不超过 100 个 ALI 时，将不采用洗肺疗法，甚至超过 100 个 ALI 时也不采用这种疗法。

不同核素和不同途径摄入时的干预水平如下。

1.吸入可转移性核素　当摄入量可能在 1～5 个 ALI 之间（50～250 mSv），则应考虑治疗，超过 5 个 ALI 必须给予治疗。这是依据相当于外照射剂量 250 mSv 时进行长期医学随访而制订的。治疗持续时间取决于体内污染严重程度，估计的摄入量小于 10 个 ALI 时，短期内采用治疗是适当的。假如用药后有大量放射性核素由体内排出，应考虑进一步治疗。当估计的进入量超过 10 个 ALI 时，一定要继续进行治疗。

2.吸入难转移性核素　对吸入难转移性核素，如 $^{239}PuO_2$，最有效的方法是双侧支气管-肺灌洗疗法。这种治疗方法在进入量大大超过 100 个 ALI 时才考虑应用。即使如此，要权衡内污染者生存期间发生肺纤维化或癌的可能和洗肺疗法引起并发症的危险性（如全身麻醉引起死亡的危险大约为 $5×10^{-4}$）之利弊后，再做出是否选用洗肺治疗的决策。另外，反复洗肺大约仅可能排出肺内沉积物的 50%～60%，假如吸入的气溶胶中有相当的可移性核素，需采用静脉点滴络合剂，以降低经血行转移并沉积于其他组织内的放射性核素所致剂量。

3.伤口污染　对可转移性核素污染的伤口，医学干预程度的确定应与吸入者相同。大多数非转移性核素的沉积，可用外科切除的方法去污。在这种情况下，推荐干预水平是不适当的，许多医生都希望切除手术不造成功能障碍，又能除去放射性到可测水平以下。遇到有可能造成功能障碍部位，医生应根据主导性因素做出全面判断后决策。

4.摄入放射性核素　对摄入放射性核素的医学干预水平的考虑与吸入者相同。应该指出的是，大肠下段是摄入难溶性核素主要照射的部位，应尽快排出。摄入放射性碘所致甲状腺的剂量不受进入途径的影响，ISS-115 报告特别强调了体内污染放射性碘的剂量限值，在可能受到放射性碘内污染并估计甲状腺的剂量有可能大于 100 mGy 时，应给予预防性的医学干预。

三、减少吸收

（一）减少胃肠道内吸收

1.非特异性措施

（1）催吐。可用洁净的钝器刺激咽部引吐，或服用催吐剂如 1%硫酸铜 25 ml，或皮下注射阿扑吗啡 5～10 mg。如果应用及时可获得良好效果。

（2）洗胃。可用温水、生理盐水或弱碱性液体（如苏打水）洗胃，或用混有活性炭的温水，禁用能促进放射性核素溶解和吸收的酸性药液。以上措施在放射性核素摄入后 4 小时内应用有效。

（3）缓泻。当放射性核素摄入已达 4 小时，应适当服用缓泻剂，如硫酸镁 10 g 或硫酸钠 15 g。不宜应用对胃肠道有过度刺激的药物。在胃肠道 pH 值条件下易形成氢氧化物的放射性核素，如稀土族核素及其他放射性核素的难溶性化合物，尽管由胃肠道吸收甚微，也应适当服用缓泻剂，除减少吸收外还可缩短放射性核素在肠内滞留的时间。

2.特异性阻吸收措施　凡能阻止放射性核素由进入部位吸收入血的措施，均可称为阻吸收（preventive absorption）措施。

（1）褐藻酸钠对 ^{90}Sr 的阻吸收：褐藻酸钠（sodium alginate）是由褐藻中提取的、分子量较大的 L-古罗糖醛酸和 D-甘露糖醛酸聚合物的钠盐，无毒，在胃肠道内不被吸收，对 Sr、Ra 有特殊亲和力，能与胃肠道内的 ^{90}Sr 相遇而起络合反应，进而起到阻吸收的作用。该制剂黏度较大，一般制成 2%褐藻酸钠糖水，与 3%的饼干和 6%的面包共同服用。

褐藻酸钠对人体胃肠道内 ^{90}Sr 的阻吸收效果，是预防给药明显大于治疗给药。临床观察证明，6例（男4，女2）食用6%褐藻酸钠饼干250 g（男）、200 g（女）后20分钟服锶，血清锶浓度减低近100%，尿锶量减少93%±4.6%；另10例（男7，女3）口服锶后立即服用2%褐藻酸钠糖浆750 ml（男）、600 ml（女）的治疗效果为，血清锶浓度减低78%±8.9%，尿锶量减少78%±11%。

应着重指出的是，褐藻酸钠的用药时间不得迟于放射性锶在胃内的排空时间，否则效果不明显。

（2）亚铁氰化物对 ^{137}Cs 的阻吸收：亚铁氰化物（ferrocyanide）的镍、铜、铁、钴等金属盐，与放射性铯能选择性地结合。它们与碱金属元素的结合能力依次为：Cs>Rb>K>Na。在各种亚铁氰化物中，研究得最多的是三价铁盐，即普鲁士蓝，其次为镍盐，即亚铁氰化镍。

亚铁氰化物基本上不被胃肠道吸收，属低毒性物质，与一价阳离子起一种离子交换作用。当它在肠道内遇铯时即形成难溶性 $Cs_2Fe_2[Fe(CN)_6]_3$，从而阻止 Cs 吸收。例如成年男性口服 1.85 kBq 的无载体 ^{137}Cs 后10分钟，口服亚铁氰化镍1g，4.8小时后再备服0.5 g，在摄入 Cs 后第一天，粪便中排 ^{137}Cs 量比不给药时高出60倍。延缓用药时还能阻断 ^{137}Cs 的再吸收。治疗过程中，不影响体内的钾含量。

（3）稳定性碘制剂对放射性碘的阻吸收：甲状腺对碘的滞留具有高度的亲和性，对碘的摄取又有饱和性。因此，预防或治疗性服用稳定性碘制剂（KI、NaI），使甲状腺被稳定性碘饱和并封闭甲状腺，阻断放射性碘参与代谢环节，从而有利的阻止甲状腺对放射性碘的摄取与滞留，使进入体内的放射性碘大部分以无机碘化物的形式经肾排除。在事故应急中，如果服用稳定性碘制剂的时机、剂量得当，则可收到良好的效果。临床实践证实，人服用100 mg KI，3天内有98%的放射性碘被排除，此时对照人员只排除摄入量的55%左右，同时甲状腺受照剂量只相当于对照组的2%，KI用量再增大，其效果的提高并不明显。故建议 KI 用量以 100 mg 为宜。一般认为，放射性碘摄入前12小时或同时服用稳定性 KI，防护效果最佳，在摄入放射性碘后4小时服用 KI 则效果减低。

此外，最近报道将组合剂（褐藻酸钠或其钙盐、普鲁士蓝、碘化钾）和 Zn-DTPA 同时混合在饲料中喂养实验动物，对 Sr、Cs、I 放射性核素的阻吸收比单独交替应用效果好，且无不良相互作用。

（二）减少呼吸道内吸收

1.减少放射性核素在上呼吸道内的沉积　当吸入放射性核素时，首要的任务是尽快除去上呼吸道内沉积的核素。具体措施有：①用棉签拭去鼻腔内的污染物，剪去鼻毛；②向鼻咽部喷血管收缩剂，如0.1%肾上腺素或1%麻黄素溶液，然后用生理盐水反复冲洗鼻腔和咽喉部；③服祛痰剂如氯化铵0.3 g或碘化钾0.25 g，每日1次，以加速放射性核素的清除。

吸入难溶性放射性核素时，可酌情及时服缓泻剂，以加速排除由呼吸道转移到肠内的核素。

2.洗肺疗法　洗肺疗法（lavage-lung treatment）是用洗液将滞留在肺内的难溶性放射性核素（或其他有害物质），随同肺泡内容物一并洗出，以减少放射性核素肺内滞留量的方法。

洗肺方法：使内污染者或动物处于麻醉状态下，用叉头胶皮管通过气管插入一侧肺叶，用洗液进行灌洗，另一侧维持正常呼吸功能，也可用泵将氧气输入。随后再交替灌洗另一侧肺叶。灌洗时先缓慢注入体积与该肺有效余气量相等的洗液，经反复抽吸与注入，估计达预期效果时将所有液体吸出，恢复该侧的呼吸功能。

洗液及灌洗次数：一般常用37℃生理盐水或含DTPA 的生理盐水（pH值为7.2）。灌洗次数可1～20次不等。一般两肺交替进行、间隔2～3天或更长时间。有的在同日内进行左右两肺叶灌洗。通常是最初一次洗肺的疗效高，随时间延长而疗效差。

灌洗的最佳时间：掌握适宜的灌洗时间是取得满意疗效的关键。因为难溶性放射性核素进入肺泡内数小时，即大部分被肺内的巨噬细胞所吞噬，吸入后2天，几乎所有的放射性粒子都可被吞入到巨噬细胞内。所以洗肺的最佳时间，一般在吸入后的1～2天。洗肺时间过早，可将放射性核素颗粒冲至肺底部，影响肺对放射性核素的早期清除和巨噬细胞的吞噬效果，故疗效不佳；而洗肺过迟可因巨噬细胞已转移至淋巴结内，使洗肺效果降低。尽管如此，迟至吸入后6个月时，洗肺仍有一定效果。

洗肺的疗效：一例吸入难溶性 $^{239}PuO_2$ 的人员，在事故后第3天、第11天时分别洗右肺、左肺两次，17天时又洗右肺1次，3次共洗出 $^{239}PuO_2$ 粒子活度 2.2 kBq，占肺滞留量的 13%。猎犬吸入 ^{144}Ce、^{239}Pu、^{241}Pm 后做洗肺疗法也获得良好的效果，可清除肺滞留量的 36%~70%。实验研究表明，洗肺疗法除减少放射性核素的肺滞留量外，还降低放射性肺炎的发生率。

洗肺疗法的副作用：多属一些轻微的一过性反应，如轻微机械损伤，小支气管和肺泡管水肿，细胞浸润和局限性渗出，数日后即可恢复。严重的副作用甚为少见。一般认为主要的潜在危险是来源于麻醉。因此采用此法时应权衡利弊。

洗肺疗法的适应证：主要为严重的事故性吸入钚及超钚元素或其他难溶性放射性颗粒的内污染者。应用时除考虑放射性核素本身的若干性质和特点外，还应考虑内污染者年龄、体质状况、肺、肝、肾和心脏功能可否接受麻醉等因素。

3.减少皮肤和伤口吸收　皮肤污染放射性核素时，应尽早用肥皂水擦洗，或用大量温水冲洗；除污时应尽量避免污染面积扩大，严防皮肤擦伤，忌用促进放射性核素吸收的酸性制剂等。当去污效果不佳时，可针对放射性核素的性质，选用表面活性剂、络合剂如柠檬酸钠和 DTPA 等。

眼、鼻、口腔受到污染时，应尽快用大量生理盐水或普通洁净水进行冲洗。

伤口受到污染时，应根据伤情和部位采用适宜的去污措施。一般用生理盐水反复冲洗。如果受稀土或钢系放射性核素污染，可考虑立即用 DTPA 制剂对伤口局部进行处理。如伤口污染较重，洗消效果又差，应尽早行外科扩创术，扩创范围与深部视受伤部位而定，以不影响功能为原则；一次扩创效果欠佳时，可分次进行，但应争取时间。若外伤严重，应先行急救，待病情稳定后再酌情处理。对于辐射危害大的放射性核素如钚，手术前可注射 DTPA，以防钚在体内滞留。

四、加速排除

体内放射性核素的加速排除（accelerating removal of radionuclide，简称促排），能最大限度地减少放射性核素的体内滞留量或缩短滞留时间，是防治放射性核素内照射损伤效应的根本措施。

（一）络合剂促排

1.作用机制　络合剂（complexing agent）是有提供电子对的配位基化合物，能与金属离子配位络合成络合物。若配位基中有两个或两个以上提供电子对的键合原子（常为 N、O、S），而且在其间相隔 2 个或 3 个其他原子时，在结构上常成环状或螯环，故又称螯合剂（chelating agent），与金属离子络合后称螯合物。被络合的金属离子不再显示其原有的化学性质。

用于促排体内金属放射性核素的络合剂，多是有机化合物，因为它能与血液、组织内的多种放射性核素配位结合成溶解度大、解离度小、扩散能力强的络合物，故易于经肾随尿排除，或经肝胆系统随粪排除。理想的络合剂应具备以下条件。

（1）毒性低，安全用药范围宽。

（2）能与放射性核素形成稳定性络合物。通常络合剂促排放射性核素的效能，与其形成络合物的稳定常数成正比，即稳定常数越大，该络合剂的促排效果越好。

（3）在体内生理 pH 值条件下，能够与放射性核素形成易溶、易扩散和可透过生物膜的络合物，且排出迅速。

（4）在体内的廓清速率慢，维持有效的血浓度的时间长。

（5）经胃肠道吸收，便于经口给药。

2.氨基羧基型络合剂（amino-carboxyl complexing agents）　此类络合剂中，目前应用颇广的有乙烯二胺四乙酸钙钠盐（Ethylenediaminetetraacetic acid，EDTA-CaNa$_2$），又称依地酸钙；二乙烯三胺五乙酸钙钠盐（diethylenetriaminepentaacetic acid，DTPA-CaNa$_3$），商品名称促排灵，其锌盐（DTPA-ZnNa$_3$）称新促排灵。国内研制成功的喹胺酸也属此类络合剂。

氨羧型络合剂对于钍及超铀核素（^{232}Th、^{234}Th、^{239}Pu、^{241}Am、^{242}Cm、^{252}Cf 等）和稀土族核素（^{90}Y、^{140}La、^{144}Ce、^{147}Pm 等）有显著促排效果；对 ^{60}Co、^{65}Zn 和 ^{137}Cs 等亦有一定疗效。临床应用证明，DTPA 的促排作用显著地优于 EDTA，前者不仅使体内放射性核素排出量高于后者（表 29-7-3），而且其毒副作用也比后者小，故 DTPA 已逐渐取代了 EDTA。DTPA 和喹胺酸对人体内 ^{239}Pu 都具有显著的促排效果，如表 29-7-4 所示。

用药时机和用药方法：一般是应用时间越早效果越好，反之就越差。例如人静注 ^{143}Pm 后 30 分钟和 24 小时应用 DTPA，^{143}Pm 的排除率分别为 90%

和25%，80天后用药则仅排除5%。络合剂用量的原则是，在早期处理严重的内污染时，用量应较大，并连续用药。因早期的促排效果与用药量成正比。当然应注意防止发生毒副作用。晚期宜减少用药量，间隔或连续用药均可。关于络合剂的用量和给药途径，国内临床上早期处理较严重的 ^{239}Pu 内污染时，曾用 DTPA 1 g/d，静脉点滴，连续 6 天，但出现明显的副作用。当改为隔天静脉点滴 1 g，总量为 5 g 时，未出现副作用。对晚期促排 ^{239}Pu，多采用 0.1 g/d，连续 10 天或 0.25 g/d 连续 5 天为一疗程。临床上的一般用法是，5% DTPA-CaNa$_3$ 20 ml，加 500 ml 15%葡萄糖盐水静点，隔日 1 次，10 天为一疗程，总量不超过 5g。口服用药效果较差。近年来，常用 DTPA-CaNa$_3$ 气溶胶吸入方式进行预防或治疗。它具有用药量少、使用方便和副作用小的优点，且吸入后肺内局部浓度高，维持药效浓度时间较久，对吸入性内污染的预防和治疗应首选这种给药途径。同时，由于络合剂可透过肺泡膜进入血流，故也可用于非吸入性内污染的促排，并有较好的疗效。

表 29-7-3　EDTA 和 DTPA 对 ^{140}La 和 ^{90}Y 的促排效果

放射性核素	络合剂	病例数	24h 尿中排除率（%）
^{140}La	EDTA	3	2.8
^{140}La	DTPA	4	64.6
^{90}Y	EDTA	11	55.9
^{90}Y	DTPA	13	87.9

表 29-7-4　DTPA 和喹胺酸对人体内 ^{239}Pu 的促排效果

络合剂	例数	用量（g）	用药3天尿钚增加倍数 范围	用药3天尿钚增加倍数 均值	停药3天尿钚增加倍数 范围	停药3天尿钚增加倍数 均值
DTPA	5	2.0	16~49	35.7	19~54	31.6
喹胺酸	7	1.5	6~118	55.7	1.8~133	35.9

经口摄入放射性核素时，在其未从肠道完全排空之前，切忌口服氨羟型络合剂，避免增加放射性核素的吸收。同时也应考虑口服此类络合剂，避开经肝胆系统排至肠道内的放射性核素重吸收的弊端。

DTPA 的不足之处，是难以透过生物膜，因此对靶细胞内的放射性核素的促排难以奏效。于是，人们试图改造 DTPA 的结构，以增强其脂溶性。英国研制的钚螯合剂 puchel 就是在 DTPA 上耦合了亲脂基团，即 DTPA 的亲脂性衍生物，它的脂溶性高，可透过生物膜，以利于细胞内放射性核素的移出，其促排效果比 DTPA 高 10 倍左右。但是它对细胞的毒副作用有待解决。

降低毒副作用：氨羧络合剂进入人体后，在体液 pH 值条件下，不但能络合放射性核素，而且也能与钙及机体必需的微量元素如 Zn、Mn、Co 等络合，因而引起血钙降低及某些微量元素缺失，导致一些代谢环节障碍，进而引起一系列毒副作用，如毛囊炎、咽喉炎、口腔炎、扁桃体炎、阴囊炎等，甚至引起肾脏病理性改变。研究证明，络合剂引起的人体内源性 Zn 减少，导致与 Zn 有关的许多酶活性受到严重影响，是此类络合剂毒副作用的主要原因。如应用 DTPA-Ca 时，用 ^{3}H-TdR 作细胞动力学观察，发现肾和消化道黏膜细胞中 DNA 合成能力降低；如改用 DTPA-Zn 盐时，上述现象即消失。更引人注目的是 DTPA 对胎儿致畸的影响。因此，目前多主张用 DTPA 的锌盐代替钙盐，以降低它的毒副作用。由于 DTPA-ZnNa$_3$ 的毒性只有钙盐的 1/10。患有肝、肾和消化道疾病者及妊娠的内污染者应禁用 DTPA-CaNa$_3$ 促排。

DTPA 钙盐口服时其吸收率低于 5%，故口服的促排效果不佳，而 DTPA 锌盐毒性低，加大口服剂量可收到良好的促排效果。如注入 ^{239}Pu 后 4 天时口服 DTPA-ZnNa$_3$ 的剂量 30 倍于 DTPA-CaNa$_3$ 注射剂量，前者促排 ^{239}Pu 的效果等于后者，连续 3 天注射 DTPA-CaNa$_3$ 的疗效，相当于 10 倍剂量的 DTPA-ZnNa$_3$ 口服的疗效。目前，人体应用 DTPA 锌盐的观察，未见明显的毒副作用。尽管如此，在放射性核素内污染早期用药促排时，DTPA 锌盐的效果低于 DTPA 钙盐，尚难以完全代替钙盐，故多数学者主张，早期用药首选 DTPA 钙盐，以后再用其锌盐。

喹胺酸（又称螯核羧酚），是具有酚性羟基的多胺多羧络合剂，可阻碍易水解的放射性核素与水中羟基结合，抑制水解，从而增加了络合剂的稳定性。因此，喹胺酸对 ^{232}Th、^{239}Pu 和稀土族放射性核素均有显著的促排效果。动物实验（表 29-7-5）和人体观察（表 29-7-6）表明，喹胺酸对钍的促排效果优于 DTPA。它对体内污染钍和钚人员的晚期促排，也有一定效果。如体内有 ^{232}Th 污染的 12 例工龄为 10～20 年的纱罩工人，用喹胺酸 2～6 g 后，尿钍量（g/L）由用药前 0.48 g 增至 1.03 g。此药毒副作用小，临床上肌内注射每天 0.5 g，连续 3 天，无不良反应。

双（二氨基乙基）醚四乙酸钙（BAETA-Ca）与 Ca、Sr 络合的稳定常数非常接近，对 ^{85}Sr 有较好的促排效果。当每天静注 4 g，连续 3 天，用药后第 1 天尿中 ^{85}Sr 排除量可增加 2～5 倍。2 周后用药则效果不明显。

表 29-7-5　喹胺酸和 DTPA 对大鼠体内 ^{232}Th 促排效果的比较

促排剂	剂量（mmol）	2 天内尿排除量，注入量（%）
喹胺酸	0.1	67.2±8.4
DTPA	0.2	32.5±7.1
对照	—	5.6±2.5

表 29-7-6　喹胺酸和 DTPA 对 26 例人体内 ^{232}Th 的促排效果

促排剂	尿钍值（mg/L）	
	范围	均值
喹胺酸	0.48～16.74	3.1
DTPA	0.79～7.29	2.6
用药前	0.24～7.25	1.5

3. 羟基羧基型络合剂（hydroxyl-carboxyl complexing agents）　此类络合剂有柠檬酸、乳酸、酒石酸等，它们是机体内正常的代谢产物，是体液中存在的自然络合剂。实验证明，当受 ^{239}Pu 内污染时，应用柠檬酸钠，可增加尿 ^{239}Pu 排除量达 3.5～4 倍。^{90}Sr 内污染时注入柠檬酸钠使血浆内 Sr 水平增高，降低游离的 Sr 浓度，从而抑制 ^{90}Sr 在骨内的滞留，加速 Sr 由尿的排除。狗体内滞留的 ^{238}U，用柠檬酸盐也可使排除量增加，由对照组的 18.5% 升至 64.4%。但是，由于柠檬酸盐是正常代谢产物，可很快由体内消失，不易维持有效浓度。为了能更好地利用体内自然络合剂，可考虑设法阻断其代谢环节，使其在体液与组织内适当的蓄积，从而有利于体内放射性核素的促排。目前临床应用和实验治疗是口服 5% 柠檬酸钠 10 ml，每日 3 次，1～2 周为 1 疗程；或用 2.5% 溶液 20 ml，静脉注入，每周 3 次，2 周为 1 疗程。尽管此类络合剂不是理想的促排剂，但在必要时仍有一定的促排作用。必须指出的是，此类络合剂对稀土放射性核素无明显的促排效果。

4. 巯基型络合剂（mercapto-complexing agents）　含巯基（—SH）的络合剂有：二巯基丙醇（british antilewisit, BAL, 2,3-dimercaptop ropanol），二巯基丙烷磺酸钠（unithiol），二巯基丁二酸钠（DMS-Na）。这类络合剂中的两个巯基能与 ^{210}Po 络合，形成稳定的金属络合物，从而减少 ^{210}Po 与体内蛋白质中巯基的结合，促使钋随尿、粪排出。它不仅显示出良好的促排效果，且显著地延长动物的寿命。这种作用，二巯基丙烷磺酸钠比二巯基丙醇更好。这两种制剂，都是砷、汞、锑等金属中毒的解毒剂。但二巯基丙醇的毒性较大，可引起头痛、恶心、腹痛、心动过速等反应，与其相比二巯基丙烷磺酸钠的毒性较小。我国研制的二巯基丁二酸钠，其化学结构和解毒作用机理都类似上述的两种络合剂，对 ^{210}Po 钋有很好的促排效果。但是它们对其他放射性核素无明显的促排效果。这三种巯基型络合剂的用法见表 29-7-7。

5. 氨烷基次膦酸型络合剂（aminoalkyl phosphonic acid complexing agents）　这是一类聚氨的膦酸衍生物，可用作促排的新型络合剂。它是将氨基羧酸型络合剂中的羧基被次膦酸基（—HPOOH）取代而成。实验证明，它能和 U、Pb、Be、稀土等金属离子络合成可溶性络合物，尤其对 U 的促排有特效，可作为 U 的特殊解毒剂。这类络合剂中效果最好的是乙二胺二异丙基次膦酸（ethylenediamine diisopylphospkinic acid, EDDIP）和二乙三胺五甲基次膦酸（diethylene triaminep entamet hylphosphlnic acid；DTPP）的钙钠盐。这类络合剂不论在增加尿铀排出量，还是降低肾和骨内钠含量方面，均显著地优于氨羧基型络合剂。这两类络合剂对大鼠体内铀的促排效果如表 29-7-8 所示。这种差异可能与其形成的络合物稳定性有关。如氨烷基次膦酸络合剂EDDIP和DTPP与钠络合的稳定常数分别为15.07和16.40，而EDTA和DTPA与铀络合时则分别为10.3和12.5。此外，次膦酸基的O原子，不仅能提高络合物的稳定性，且能增强与铀的亲和性。但是这类络合剂口服时吸收率较低，为摄入量的6.5%～12.5%，因而口服用药效果较差。

表 29-7-7 巯基络合剂的应用

络合剂	应用方法	副作用及注意事项
二巯基丙醇（BAL）	10%针剂，im，2mg/kg，头2天2～4次/天，以后1次/天，持续3～4天	毒性较大，有头痛、恶心、心动过速等，应注意肝肾功能
二巯基丙烷磺酸钠（unithiol）	5%溶液，im或iv，2mg/kg，第1天4次，以后2次/天	毒性较小，偶有灼热感、恶心、心动过速反应
二巯基丁二酸钠（DMS-Na）	5%溶液，im或iv，用量同上，持续3～5天	毒性较小，有头痛、乏力。溶液不稳定，临用时配制

表 29-7-8 氨烷基次膦酸和氨羧基型络合剂对大鼠体内铀的促排效果

络合剂	5天内排铀量，占摄入量（%）	器官组织铀量，占对照值%	
		骨	肾
DTPP（氨膦酸型）	67.7±5.16	15.5	14.1
DTPA（氨羧型）	49.1±2.50	74.1	40.1
BASTP（氨膦酸型）	75.0±8.94	21.4	12.8
BASTA（氨羧型）	42.8±4.22	73.3	55.5
BAETP（氨膦酸型）	69.7±6.61	31.9	18.5
BAETA（氨羧型）	32.7±2.60	70.2	76.2

BASTP为双（三氨基乙基）硫四甲基次膦酸，BASTA为双（二氨基乙基）硫四乙酸，BAETP为双（二氨基乙基）醚四甲基次膦酸，BAETA为双（二氨基乙基）醚四乙酸。

6.酰胺型络合剂（acylamine complexing agents） 这类络合剂中具有较强络合作用的药物是去铁敏（又称去铁草酰胺，desferrioxamine，DFOA），是由放线菌株中分离出来的铁胺组的多肽物质，临床上用于治疗急性铁中毒；第1天肌注1.0～1.2 g（分2次），以后每天0.5 g，连续数天，未见有副作用。它不仅对 ^{59}Fe 促排有效，而且对 ^{239}Pu 也有促排作用，使骨、肝、脾内钚含量明显减少，但效果不及DTPA，它与DTPA伍用时，对减少骨内钚的滞留量却有明显的协同作用，所以临床上可与DTPA伍用。我国研制的新络合剂S186（乙酰胺基丙烯二膦酸）对放射性锶有较好的促排效果。例如肌内注射6 mg/g（体重）可使大鼠体内的 ^{85}Sr 由尿排除50%以上（对照组为5.5%），肌内注射0.8 mg/g（体重），尿 ^{85}Sr 排除量可高达70%，而全身和骨骼内 ^{85}Sr 的滞留虽明显减少，但延缓给药时效果降低，与BADE或BADS比较，S186的效果优于前二者。

7.二羟基甲酰胺型络合剂（dihydroxyl methylacylamine complexing agents） 这是近几年来研制的新型络合剂。它包括线状排列的LICAM（linear cathecoxylanlide）和环状排列的CYCAM（cyclic cathecoxylamide），是儿茶酚胺类螯合剂。动物试验表明，它们促排 Pu 的效果和 DTPA 相近，且具有以下优点：在机体生理 pH 值下不和 Ca^{2+}、Mg^{2+}、Mn^{2+}、Co^{2+} 离子络合，与 Cu^{2+}、Zn^{2+} 作用也弱；毒性较 DTPA 小，极小剂量仍有较高的疗效，而同样剂量的 DTPA 则无效；减少骨内沉积钚的效果优于DTPA。实验治疗其他超钚核素也有类似 DTPA 的促排效果。另一种 LICAM 类似的化合物，是在酚羟基位以羧基取代，名为 LICAMC（即四聚儿茶酰胺配位体），对钚也有良好的促排效果。因此，有人主张在钚和超钚核素内污染时，可立即应用 LICAM 类络合剂，继之重复应用 DTPA 锌盐。

（二）影响代谢疗法

本疗法是利用机体维持其内环境乃至靶器官组织的物质代谢的平衡功能，影响代谢平衡的某种环节或条件，达到排除放射性核素的目的。

1.脱钙疗法 脱钙疗法（decalcifcation therapy）是采用促进骨质分解代谢的药物、激素或控制膳食等，使已沉积在骨骼无机质部分的放射性核素，如

^{90}Sr、^{226}Ra 和 ^{140}Ba 等向血液转移，从而达到加速其排除的目的。临床上应用的脱钙疗法，是应用甲状旁腺素、甲状腺素和低钙膳食。其作用是：甲状旁腺素能使骨质溶解，血中 Ca^{2+} 增高，并使肾小管对磷酸根的重吸收减少或分泌增加导致低血磷；甲状腺素使基础代谢增强的同时，使骨钙释放，并随之使沉积在骨内的 ^{90}Sr 或 ^{226}Ra 等释放至血液中，达到促排目的。低钙饮食使血钙浓度降低，促使骨钙释放的同时，将 Sr、Ra 等移出。^{226}Ra 内污染时，用脱钙疗法可使尿镭增加 4～8 倍。

2.致酸剂促排 所谓致酸剂（acidfier）系指氯化铵。它是一种强酸弱碱盐，进入体内后被分解，铵离子被肝合成尿素，氯离子使体内碱储备降低，导致体液及尿液酸化，甚至引起代谢性酸中毒。这种状况，可使骨质分解代谢增强，有利于 Sr、Ra 等由骨中释出，进而随尿排除。临床上对放射性锶内污染病例用氯化铵通常是 9 g/d，连续 5 天为一疗程，在 10～12 天内可见尿中放射性锶排除量增加 1 倍左右。

口服氯化铵，同时静脉注入葡萄糖酸钙，治疗较晚期的放射性锶内污染者，也具有一定的效果。表 29-7-9 所列 4 个病例，是间隔 1 年时间分别两次接受 ^{85}Sr，治疗前所测量的尿锶量为对照，接受 ^{85}Sr 后 2 周，口服氯化铵 9 g/d，共 5 天，其中 3 天同时静注葡萄糖酸钙 500 mg，尿中 ^{85}Sr 排除量为对照的 2～4 倍。

表 29-7-9 口服氯化铵和静注葡萄糖酸钙对人体内 ^{85}Sr 的促排效果

病例	摄入 ^{85}Sr 后第 14 天体内含量占注入量（%）	第 15～20 天尿 Sr 排除量占滞留量%		增加倍数
		对照	治疗	
1	31.7	9.3	21.1	1.3
2	44.6	5.8	15.0	1.6
3	92.3	0.6～1.0	4.0	3.0
4	54.3	5.7	16.5	1.9

3.利尿促排 这是应用利尿剂或其他药物加速水代谢的方法，使放射性核素均匀分布于体液，加速其排除。例如，人体受氚水内污染时，先令其每天饮水 1～2 L，以后 5～10 L/d，连续 7～14 天，可使氚排除量增加 10～20 倍。有的受内污染者，每天饮水量 12.8L，^{3}H 的有效半减期由 11.5 天缩短为 2.4 天。实验治疗证明，给 ^{3}H 内污染的大鼠服用利尿剂双氢克脲噻（dihydrochloro thiazidum）和 2% 茶水，可使尿 ^{3}H 排除量增加 9 倍。

近些年来，国内外均将上述药物组装成药箱，以备应急处理之用。现将其概括成表 29-7-10。

最后强调指出，上述各种阻吸收和促排措施，在放射性核素内污染的急救治疗中，起着重要作用。但是，所有措施都是早期应用效果佳，而晚期效果较差或无效。

表 29-7-10 放射性核素内污染的医学处理

放射性核素	阻吸收和促排措施
Pu、超 Pu 核素及稀土族核素	DTPA 盐雾化吸入 40 mg；10%溶液 iv 5 ml, qd；或先用 DTPA 钙盐，后用锌盐；或喹胺酸 0.5g, im, 3.5 天；3～5 g 褐藻酸钠糖水，tid, 3～5 天
^{90}Sr	op NH$_4$Cl 6～9 g/d，连续 5 天为一疗程
^{137}Cs	op 普鲁士蓝 1 g, tid. 连续 10 天为一疗程
^{131}I	op KI 50～100 mg，必要时连续用药 7～10 天
^{210}Po	2%二巯基丁二酸钠 5 ml, im, bid, 4～7 天
^{3}H	大量饮水, op 双氢克脲噻 25 mg bid
混合裂变产物	DTPA 钙盐雾化吸入或 im, iv; op 0.2%褐藻酸钠糖水 500 ml, qd; op KI 50～100mg; op 普鲁士蓝 1g, tid

五、附表

附表 29-7-11　具有毒理学意义的放射性核素的 ALI 及相应促排药物 [1]

放射性核素	ALI（Bq/a）吸入	食入	药物和指征 减少肠道吸收 药物	效果	增加排除 药物	效果
^{3}H	1×10^{9}	1×10^{9}	强迫给水	±	强迫给水 Diuretics	±
^{14}C	$4\times10^{7}C$, $3\times10^{10}M$, $3\times10^{9}D$	4×10^{7}			DTPA，（EDTA）	（+）
^{18}F	$9\times10^{8}DY$, $1\times10^{9}W$	4×10^{8}	吸附剂	±		（±）
^{24}Na	6×10^{7}	5×10^{7}	钠盐	±	Na，Diuretics	±
^{32}P	$1\times10^{7}D$, $5\times10^{6}W$	8×10^{6}	磷酸铝	+	Sodium Phosphate	++
^{35}S	$2\times10^{8}D$, $3\times10^{7}W$	$1\times10^{8}D$, $7\times10^{7}W$	硫酸盐	+	Thiosulphate	+
^{42}K	5×10^{7}	5×10^{7}	吸附剂	±	K，Diuretics	+
^{45}Ca	1×10^{7}	2×10^{7}	磷酸钙	+	Ca-EDTA	+
^{46}Sc	3×10^{6}	1×10^{7}	吸附剂	+	DTPA（EDTA）	++
^{51}Cr	$7\times10^{8}D$, $3\times10^{8}W$, $2\times10^{8}Y$, $5\times10^{8}D$	$4\times10^{8}W$	吸附剂	+	DTPA（DFOA）	±
^{54}Mn	$2\times10^{7}D$, $1\times10^{7}W$	3×10^{7}	吸附剂	±	DTPA（DFOA）	±
^{59}Fe	$5\times10^{6}D$, $6\times10^{6}W$	1×10^{7}	吸附剂	++	DFOA，DTPA	++
^{60}Co	$2\times10^{6}W$, $4\times10^{5}Y$	$7\times10^{6}W$, $3\times10^{6}Y$	钴盐	++	DTPA，Co-EDTA，Co	++
^{63}Ni	$2\times10^{7}D$, $3\times10^{7}W$	1×10^{8}	吸附剂	+	BAL，DMPS，PA	+
^{64}Cu	$4\times10^{8}D$, $3\times10^{8}WY$	2×10^{8}	吸附剂	±	PA（BAL，DMPS）	±
^{65}Zn	$4\times10^{6}Y$	5×10^{6}	吸附剂	++	Zn-DTPA（EDTA）	++
^{72}As	2×10^{7}	1×10^{7}	吸附剂	±	BAL，DMPS，PA	±
^{86}Rb	1×10^{7}	8×10^{6}	普鲁士蓝	+	K，Diuretics	+
^{88}Yi	$4\times10^{6}W$, $3\times10^{6}Y$	1×10^{7}	吸附剂	±	DTPA（EDTA）	++
^{90}Sr	$4\times10^{5}D$, $6\times10^{4}Y$	$6\times10^{5}D$, $5\times10^{6}W$	硫酸盐；磷酸盐，海藻酸钠	++	Ca，Sr，NH_4Cl	（+++）
^{95}Zr	$5\times10^{6}DW$, $3\times10^{6}DW$, $3\times10^{6}Y$	2×10^{7}	吸附剂	+	DTPA（EDTA）	++
^{99m}Tc	2×10^{9}	1×10^{9}	吸附剂	±	Perchlorate	±
^{106}Ru	$1\times10^{6}D$, $6\times10^{5}W$, $2\times10^{5}Y$	2×10^{6}	吸附剂	++	DTPA（EDTA）	（++）
^{109}Cd	$1\times10^{6}DY$, $2\times10^{6}W$	9×10^{6}	吸附剂	++	DTPA，BAL	++
^{110m}Ag	$2\times10^{6}D$, $3\times10^{6}W$, $1\times10^{6}Y$	7×10^{6}	吸附剂	++		
^{115m}In	$6\times10^{8}DW$	2×10^{8}	普鲁士蓝	±	DTPA（EDTA）	±
^{124}Sb	$1\times10^{7}D$, $3\times10^{6}W$	6×10^{6}	吸附剂	±	BAL，DMPS，PA	+
^{131}I	1×10^{6}	8×10^{5}	碘化物	++	KI	++
^{133}Ba	1×10^{7}	2×10^{7}	硫酸盐	+	NH_4Cl	（+）
^{137}Cs	$2\times10^{6}D$	1×10^{6}	普鲁士蓝	++	普鲁士蓝	++
^{140}La	$1\times10^{7}DW$	8×10^{6}	抗酸剂	±	DTPA（EDTA）	+

1.①化合物廓清分类：D=天；W=周；Y=年；②C=有机化合物；V=有机汞；③±代表无效或效果很小；＋代表效果较小；＋＋代表用药是有意义的；＋＋＋代表有必要用药（根据 Gerber et al.；1992，Radiation Protection Dosimetry 41（1）3-48 表 6-1 修改）

续表

放射性核素	ALI（Bq/a）		药物和指征			
	吸入	食入	减少肠道吸收		增加排除	
^{144}Ce			抗酸剂	±	DTPA（EDTA）	++
^{147}Pm	4×10^6W, 2×10^6Y	5×10^7	抗酸剂	±	DTPA（EDTA）	++
^{152}Eu	4×10^5W	1×10^7	吸附剂	±	DTPA（EDTA）	++
^{198}Au	5×10^7D, 2×10^7WY	1×10^7	吸附剂；缓泻剂	+	BAL，PA	±
^{203}Hg	1×10^7D, 2×10^7WY	1×10^7D, 2×10^7WY	吸附剂	+	DMPS（BAL）	+
^{204}Tl	4×10^7	3×10^7	普鲁士蓝	++	普鲁士蓝	++
^{210}Bi	9×10^6D, 4×10^5W	1×10^7	吸附剂	±	BAL，DMPS，PA	++
^{210}Po	2×10^4D, 1×10^4W	9×10^4	抗酸剂	±	BAL（DMPS）	+++
^{210}Pb	1×10^4	1×10^7	硫酸盐	+	DTPA，PA，EDTA	+
^{226}Ra	9×10^3	9×10^4	硫酸盐	+++	Ca，NH$_4$CL	(+++)
^{228}Th	4×10^4	3×10^5	吸附剂	++	DTPA，EDTA	+++
^{233}U	8×10^4D, 1×10^4W, 500Y	7×10^5D, 3×10^6W	吸附剂	++	Bicarbonate 喹胺酸	(+++)
^{235}U	8×10^4, 1×10^4W, 600Y	7×10^5D, 3×10^6W	吸附剂	++	Bicarbonate 喹胺酸	(+++)
^{237}Np	300W	3×10^4	抗酸剂	±	DTPA（EDTA）	(+++)
^{239}Pu	300WY	4×10^4W, 3×10^5Y	抗酸剂	±	DTPA（+DFOA），（EDTA）	+++
^{241}Am	300W	3×10^4	抗酸剂	±	DTPA（EDTA）	+++
^{244}Cm	1×10^3W	1×10^3	抗酸剂	+	DTPA（EDTA）	+++
^{252}Cf	900W，500Y	1×10^5	抗酸剂	±	DTPA（EDTA）	+++

附表 29-7-12 适用于减少吸收和增加体内元素排除的物质 [1]

有效的物质	影响的元素	作用方式	排除效果		用于成人的方案
			减少吸收	增加排除	
海藻酸钠 吸附性抗酸剂	Ba，Sr，Ra	吸附	+		口服：2×5 g，以后4×1 g/d
氢氧化铝	F，Hg，K，P，Po	吸附			口服：100 ml（6g）
磷酸铝	Ba，P，Ra，Sr	中和	+		口服：100 ml（13g）
Dimercaptopropanol（二硫基丙二酸钠）	As，Au，Bi，Ni，Pb，Po，Sb	络合		+	注射：最初2天 6×2 mg/kg 或少，以后半量
碳酸氢钠	U	Complexation		+	点滴：250 ml（1.4%）
葡萄糖酸钙	Ca，Sr	稀释		+	点滴：2 安瓿（20%）稀释成 500 ml
Chlorthalidone	Cl，H，K，Na，Ru	利尿		+	口服：1×100 mg（3/w）
葡萄糖酸钴	Co	稀释	+	+	注射：或舌下：2 安瓿(450 μg/安瓿)
Co-EDTA	Co	络合		+	注射：1～2 安瓿（300mg/安瓿）
Desferrioxamine	Fe，Np，Pu	络合		+	注射：1×1g，以后每4～12 小时注射 0.5 g
Dimercaptopropanwsulphonate	Hg，Pb，Po	络合		+	口服：每3～5 小时 3×100 mg；从次日起，每8～12 小时一次
Ca-DTPA，Zn，DTPA	Ac，Am，Bk，Cd，Cf，Ce，Co，Cr，Cm，Es，Eu，Fe，In，La，Mn，Ni，(Np)，Pb，Pu，Pm，Sc，(Th)，(U)，Zn，Zr/Nb	络合		+	注射：1 安瓿（1g）/d；点滴：1 安瓿(1g)溶于 25 ml

---

1.推荐的剂量与用于其他的临床目的的差别不大，用于金属的解毒时，剂量低些也适用，因为进入的放射性核素的质量低 （引自 Gerber et al.；1992， Radiation protection Dosimetry 41(1)3-48 表 6-2）

续表

有效的物质	影响的元素	作用方式	排除效果 减少吸收	增加排除	用于成人的方案
Ca-EDTA 依地酸钙	同上	络合		+	注射：1~2 安瓿（0.4~0.8 g）；点滴：1~2 安瓿（溶于 250 ml 5%葡萄糖溶液中）
Na-EDTA 依地酸钠	Ca	络合		+	缓慢点滴：2.5 g/500 ml
Furosemide	Ca, Cl, K, Na	利尿		+	口服：(1~2)×40 mg, 6 小时后 1×40 mg
KI, NaI 碘化钾，碘化钠	I, At	稀释	+	+	口服：(1~2)×130 mg，以后 130 mg/d
Penicillamine 青霉胺	Au, Cu, Co, Ga, Pb, Po	络合		+	每 8 小时口服：(1~3)×300 mg
碳酸钾	K（Rb, Cs）	稀释	+	+	口服：1~3 片（每片含 1.6 g K）/天
Perchlorate	I, At	抗甲状腺	+	+	口服：1×200 mg, 以后每 5 小时 100 g
磷酸钠	P	稀释	+	+	口服：2×0.5 g P, 以后每天半量
磷酸钙	Ba, P, Ra, Sr	吸附	+		口服：1×10 g
普鲁士蓝（亚铁氰化钾）	Cs, Rb, Tl	吸附	+	+	口服：6×0.5 g/d
乳酸锶	Sr	稀释	+	+	点滴（口服）：0.5g 溶于 500 ml
硫酸钡	Ba, Sr, Ra	吸附	+		口服：1×100 mg（100 g）
硫酸镁	Ba, Pb, Po, Ra, Sr	缓泻	+	±	口服：1×10 g/d
硫酸钠	同上	缓泻	+		注射：1×1 g（10%溶液）口服（1×1 g）
Thiosulphate	S	稀释	+	+	注射：1×30 mg；口服：(3~5)×50 mg
Zinc aspartate	Zn	利尿	+	+	

附表 29-7-13 主要重要放射性核素内污染的医学处理方案

核素	呼吸道吸收、沉积	消化道吸收、沉积	皮肤伤口吸收	主要毒性	医学处理措施
^{241}Am	75%吸收 10%残留	极少 通常不溶	最初几天快	骨骼沉积，骨髓抑制，肝内沉积	吸入后 24~48 小时给予促排药 DTPA 或 EDTA
^{137}Cs ^{134}Cs	随钾完全吸收	随钾完全吸收	随钾完全吸收	经肾排出，产生 β 和 γ 射线	离子交换树脂和普鲁士蓝促排。摄入早期可灌洗胃肠和服泻药
^{60}Co	吸收率高 沉积少	吸收率小于 5%	未知	产生 γ 射线	洗胃，泻药，重者用苯妥拉明促排。
^{131}I	吸收率高 沉积少	吸收率高 沉积少	吸收高 沉积少	甲状腺损伤	摄入前，口服 KI 100 mg/d。摄入后，口服 KI 100~200 mg/d, 持续 3~5 天；或口服丙基硫尿嘧啶 100 mg/8h, 持续 5~8 天，或口服甲巯咪唑 10 mg/8h，2 天后再 5 mg/8h, 持续 5 天
^{32}P	吸收率高 沉积少	吸收率高 沉积少	吸收率高 沉积少	骨，快速复制细胞	灌洗，氢氧化铝，磷酸盐
^{238}Pu ^{239}Pu	吸收率高 沉积少	极少 通常可溶	吸收较少 形成小结	肺，骨，肝	接触 Pu 24 小时内注射促排灵 1 支，24 小时后每天注射促排灵 1 支，观察尿 Pu 水平。严重时需肺灌洗
氧化物	吸收较少 沉积率高	极少 通常可溶	吸收较少 形成小结	肺沉积局部效应	
^{210}Po	吸收率中 沉积率中	极少	吸收率中	脾，肾	灌洗，二巯基丙醇
^{226}Ra	未知	30%吸收 95%随大便排出	未知	骨骼沉积，骨髓抑制，肉瘤	摄入后立即用 10%硫酸镁洗胃并给盐水和镁盐泻剂。氯化铵可增加镭随粪便的排出

续表

核素	呼吸道吸收、沉积	消化道吸收、沉积	皮肤伤口吸收	主要毒性	医学处理措施
^{90}Sr	沉积较少	吸收率中	未知	骨释放钙	摄入后立即口服海藻酸钠或磷酸铝能够减少锶的吸收。服用稳定性锶可阻断 ^{90}Sr 在体内代谢。大剂量钙和氯化铵可增加 ^{90}Sr 的排出
氚 氚水	氚极少 氚水完全	氚极少 氚水完全	氚水完全	骨髓细胞减少	定量喝水稀释，利尿。注意防止饮水过多引起医源性水中毒
^{238}U ^{235}U 可溶盐	吸收率高 沉积率高	吸收率高	吸收率高 皮肤刺激	肾，随尿排出	NaHCO$_3$ 可降低铀对肾的毒性。肾小管利尿可能对病人有益。实验室检查应包括：尿分析，24 小时尿铀鉴定，血清尿素氮（BUN），肌酐，β_2 微球蛋白，肌酐清除率，肝功能检查。DTPA 或 EDTA 有较好地促排效果
氧化物，微溶盐	吸收率中 沉积率高	吸收率中等	未知	肾毒，经尿排出	
极难溶化合物	吸收极少，沉积率与颗粒大小有关	吸收极少，排出率高	未知	肾毒，经尿排出	
^{238}U 贫铀	沉积率与颗粒大小有关	吸收极少 排出率高	随尿排出 吸收较少	肾毒，沉积于骨、肾、脑	尽可能清除伤口中的贫铀碎片，不提倡专门行清除贫铀碎片的延期手术。其他医学处理与上述铀化合物相同

第八章

辐射防护简述

第一节 放射卫生防护

自古以来，人类就受到环境中不同程度电离辐射的影响，宇宙射线和各种天然放射性核素的天然辐射源照射的人均年当量剂量约 2.4 mSv。随着核能开发，核反应堆、核电站的兴建以及放射性核素和各种射线装置等人工辐射源在各领域日益广泛的应用，人类在得益的时间，也可能受到直接或潜在的辐射危害，如医疗照射、事故照射和环境污染等。因此，在发展和应用核能、放射性核素和各种射线装置为人类造福的同时，应研究如何免受或少受电离辐射的危害，保障放射工作人员、公众及其后代的健康和安全，制订有效的防护措施，切实做好放射卫生防护工作。

一、放射防护的任务

放射防护的任务是：既要积极进行有益于人类的伴有电离辐射的实践活动，促进核能利用及其新技术的迅速发展；又要最大限度地预防和减少电离辐射对人类的危害。放射防护的研究范围非常广泛，而研究和制订放射防护标准是极其重要的内容。

二、放射防护的目的

放射防护的目的是：防止确定性效应的发生；降低随机性效应的发生率，使之达到被认为可以接受水平。确保放射工作人员、公众及其后代的健康和安全。

（一）防止确定性效应的发生

确定性效应是一种具有剂量阈值的效应，从理论上讲，只要将受照射剂量控制在阈值以下，就不会发生确定性效应。因此，必须确保所有人员在其一生中或全部工龄期间，任何一个组织或器官所受到的电离辐射的累积当量剂量，均应低于发生确定性效应的剂量阈值。

各类确定性效应的剂量阈值，可以根据所积累的放射生物学资料来确定。对于肺、肝、肾、小肠、骨、皮肤等大器官的慢性长期照射，其阈值剂量均在 20～30 Gy 以上。而对电离辐射敏感的性腺、骨髓和眼晶状体的阈值剂量很低，ICRP（国际放射防护委员会）给出了它们的剂量阈值。

1.什么是可以接受的水平　众所周知，人类在生活、工作和改造环境的一切活动中，都伴有一定概率的危险性，例如工伤事故、交通事故、自然灾害、各种疾病等。辐射随机性效应带来的危险，只要不超过其他被公认为安全职业可能产生的危险，或者不超过日常生活中正常可能承担的危险，这样就被认为是可以接受的。

2.危险度在放射防护标准中的应用　要进行危险程度的比较，ICRP 在考虑随机性效应的防护标准时，采用危险度（risk）的概念。

对于辐射危害来说，危险度是指单位当量剂量引起某种随机性效应的发生概率。如要估计某器官致死性癌症的危险度，就要统计受照群体的人数的剂量，发现受照群体中患致死性癌症的人数，超过相似情况下对照群体患致死性癌症的预期数，则可视为是由辐射诱发的，由此估计出单位当量剂量致癌的危险度。例如，一个 100 万人的群体，每个人的红骨髓受到 1 Sv 的照射，若受照人群中红骨髓诱发致死性白血病的人数比对照人群多 2 000 人，则危险度为 $2\,000/1\,000\,000 \times 1$，即记作 $20 \times 10^{-4} \cdot Sv$。

职业放射工作者实际受到的照射是很不一致的，在进行危险度评估时，需要将各种类型照射的危害相加一起，进行总的评估。为此，ICRP 出版物给出了人体各组织器官及其效应、权重因子（WT）和危险度。

三、放射防护的基本原则

为了达到放射防护的目的，ICRP 提出了放射防护基本原则。

（一）放射实践的正当化（justification of radiological practice）

任何伴有电离辐射的实践，所获得的利益，包括经济的以及各有形、无形的社会，军事及其他效益，必须与所付出的代价，包括基本生产代价、辐射防护代价以及辐射所致损害的代价等至少相匹配，这种实践才是正当的，被认为是可以进行的。如果不能获得超过所付出代价的纯利益，则不应进行这种实践。

（二）放射防护的最优化（optimization of radiological protection）

任何电离辐射的实践，应当避免不必要的照射。任何必要的照射，在考虑了经济、技术和社会等因素的基础上，应保持在可以合理达到的最低水平（As low As Reasonably Achievable，ALARA），所以最优化原则也称为 ALARA 原则。在谋求最优化时，应以最小的防护代价，获取最佳的防护效果，不能片面追求无限地降低剂量。

（三）个体剂量和危险度限制（individual dose and risks limits）

所有实践带来的个体受照剂量必须低于当量剂量限值。在潜在照射情况下，应低于危险度控制值。

上述三项基本原则是不可分割的放射防护体系。其中最优化原则又是最基本的原则，目的在于确保个体所受的当量剂量不超过标准所规定的相应限值。

第二节 放射工作人员外照射个人剂量监测

一、监测的目的和作用

外照射个人监测是指利用放射工作人员佩戴剂量计进行的监测以及对其结果的解释。外照射个人监测的目的是取得放射工作人员的有效剂量和主要受照器官的当量剂量，以便证明是否符合审管要求；提供职业照射变化趋势以及有关防护条件的资料，为实现辐射防护最优化服务；提供数据以评估异常照射和事故照射剂量情况；也为辐射流行病学研究提供有用资料。

二、监测的实施

（1）从事放射工作单位的放射防护部门负责本单位个人监测的实施，并须按规定定期向放射防护主管部门报告监测结果和评价报告，发现异常情况应随时按规定报告。

（2）放射工作单位必须从经过卫生主管部门认可的部门得到个人监测服务，使用经批准的个人剂量计进行监测，并以此作为法定（记录）剂量计。

三、监测的类型

（一）常规监测

是指为确定工作条件是否适合于继续操作，在预定场所按预先规定的时间间隔所进行的监测。常规监测用于连续性操作，其作用在于指明包括个人剂量水平和场所驻留满意程度在内的工作条件，同时也是为了满足审管要求。

（二）任务监测

又称为操作监测，用于某项特定操作，其作用是为与之相关的管理和决策提供支持数据。

（三）特殊监测

特殊监测是在异常情况已发生或怀疑发生时进行的监测，旨在为阐明问题以及界定未来程序提供详细资料。

四、个人监测中使用的量

个人监测中使用个人剂量当量 Hp（d），d 表示距人体表面的深度，单位为 mm。d 的选择与辐射类型和性质有关，其中：

（1）Hp（10）适用于强贯穿辐射。Hp（10）值可作为躯干所受有效剂量的近似值，通常用于躯体监测。

（2）Hp（0.07）适用于弱贯穿辐射。Hp（0.07）值可作为剂量计附近皮肤所受当量剂量的近似值。通常用于四肢和肢端监测。

（3）个别情况下也取 d=3，Hp（3）用于眼晶体的监测。

五、监测范围和监测周期

原则上，对所有受到职业照射的工作人员都应进行外照射个人监测。常规监测周期一般为一个月，也可视具体情况延长或缩短，但最长不应超过三个月。

六、个人剂量计的佩戴及使用

（1）常规监测可只佩戴监测 Hp（10）的个人躯体剂量计，在明显的存在弱贯穿辐射（如低能 X 射线、β 射线）情况下，要同时佩戴能监测 Hp（0.07）的组合剂量计。对于辐射主要来自前方或旋转对称的辐射场，个人剂量计一般应佩戴在左前胸，辐射主要来自人体背部时，剂量计应佩戴在背部中间位置，以用于监测全身照射，评估有效剂量。

（2）在进行任务监测和特殊监测时，除了佩戴上述剂量计外还应根据辐射场性质佩戴肢环或指端剂量计，以及具有报警功能的直读式剂量计。必要时还需佩戴多个剂量计，以给出相应点下组织或器官的当量剂量，并以组织加权法评估有效剂量。

（3）放射工作人员有义务佩戴防护管理部门发放的个人剂量计，不得擅自打开个人剂量计，不从事放射工作时，应把剂量计放在不会受到人工辐射源照射的地方。

（4）在放射场所临时工作的人员和访问人员一般也应佩戴个人剂量计进行监测，并按规定将监测结果通知本人同时记录、保存。

七、个人剂量计性能要求

（1）个人剂量计应适应监测对象（辐射类型和辐射场性质）、监测任务和监测环境的要求。

（2）个人剂量计的有效量程，对常规监测一般应在 0.1 mSv～1 Sv，对于任务监测或特殊监测有效量程范围的上限应达到 10 Sv。

（3）个人剂量计的能量范围，对于 Hp（10）一般应在 20 keV～1.5 MeV。核反应堆、加速器等能产生高能 γ 射线或高能 X 射线的工作区域使用的个人剂量计，能量上限应达到 9 MeV。对于 Hp（0.07），能量范围应在 10 keV～1.5 MeV 内。

（4）在上述规定的剂量和能量范围内，个人剂量总不确定度 U 应不超过 1.5 倍因子，即在 +50% 和 -33% 误差带内（95% 置信水平）。监测的剂量约为记录水平时，可放宽到 2 倍因子。

（5）由能量响应和角响应引入的不确定度应不超过 30%。

（6）个人剂量计/剂量系统应进行每年一次的常规检验。

（7）在中子、光子混合情况下，如果中子剂量可能超过光子剂量 10%，还应佩戴中子剂量计或通过合适的中子场所监测仪器推算中子剂量。

八、皮肤剂量监测

（1）X、γ 射线监测量为 Hp（10）。但对于低于 15keV 的 X、γ 射线，主要监测量是 Hp（0.07），特别是有些表皮污染伴有同质异能发射，它们发出的 X、γ 射线也会遇到 Hp（0.07）的监测。

（2）皮肤的监测量是 Hp（0.07），眼晶体的监测量是 Hp（3），它们的年当量剂量限值分别为 500 mSv 和 150 mSv。

（3）在任务监测或特殊监测中应佩戴监测 Hp（0.07）或 Hp（3）的剂量计。

（4）肢端剂量计可佩戴在四肢或肢端最易接受最大剂量的部位，眼晶体的监测可用相邻部位的监测代替。

（5）X、γ 射线剂量是无法与 β 剂量区分的，可合并记入，但 β 剂量的刻度需用 β 参考辐射进行。

以粗估的分支比求和。

九、剂量评估

（一）剂量限值

应对任何放射工作人员正常情况下的职业照射水平进行控制，使之不超过下述限值。

（1）连续五年内年均有效剂量，20 mSv。

（2）任何一年中的有效剂量，50 mSv。

（3）眼晶体的年当量剂量，150 mSv。

（4）四肢（手和脚）或皮肤的年当量剂量 500 mSv。

在应急照射情况下，应对应急人员进行如下剂量控制。

（1）一般情况下，从事应急的工作人员不得接受超过 0.05 Sv（50 mSv）的有效剂量。

（2）在控制严重事故以及立即而紧迫的补救工作中，工作人员不得接受超过有 0.1 Sv 的效剂量，四肢或皮肤的当量剂量不得超过 1 Sv。

（3）为抢救生命而采取行动时，应尽一切努力使工作人员有效剂量不超过 0.5 Sv，四肢或皮肤的当量剂量不得超过 5 Sv。

（4）在特殊情况下，为执行事故救援或在次生核灾害条件下执行任务，必要时应依据上级领导部门的决定，可按下节《参战人员的核辐射控制量》进行控制。

（二）剂量评价一般原则

（1）Hp（0.07）和 Hp（10）可以被认为是佩戴部位相应点下皮肤当量剂量和组织当量剂量的合理表示。

（2）当放射工作人员的个人剂量监测值低于年剂量限值时，在预先估计为均匀照射、旋转对称照射或单方向照射条件下，佩戴在躯干部的剂量计测读的 Hp（10）可认为是有效剂量 E 的近似值。

（3）在某些条件下可利用场所监测数据，根据辐射场性质及工作人员活动情况估算有效剂量。这些条件有以下几个。

1）没有有效的个人监测方法，且场所监测方法证明是可接受的；

2）剂量值相对变化不大并可用其他方法测估；

3）定期雇用人员或只是偶尔进入控制区的人员。

（4）重复超过调查水平，或几个监测周期结果相加超过当量剂量或有效剂量限值时，必须进一步估算器官当量剂量和有效剂量。这时，可采用佩戴多个局部剂量计分区给出组织或器官当量剂量 HT，再利用表 29-8-1 给出的组织权重因子 WT 按 29-8-1 式计算有效剂量。

$$HE = \Sigma WT \cdot HT \quad (29\text{-}8\text{-}1)$$

表 29-8-1 组织权重因子 [1]

组织或器官	组织权重因子
睾丸	0.20
红骨髓	0.12
结肠	0.12
肺	0.12
胃	0.12
膀胱	0.05
乳腺	0.05
肝	0.05
食管	0.05
甲状腺	0.05
皮肤	0.01
骨表面	0.01
其余组织或器官	0.05 [2,3]

注：1.数值系按男女人数相等、年龄范围很宽的参考人群导出。按有效剂量定义，它们对工作人员、全体人口和男女两性都适用。

2.为计算用，其余（组织，器官）包括以下组织与器官：肾上腺、脑、胸外气道（即以前所指的上呼吸道）、小肠、肾、肌肉、胰、脾、胸腺及子宫。此表包括很可能受到有选择性照射的器官，表中有些器官已知易诱发癌症。如果以后还确知有其他组织或器官有相当大的诱发癌症的危险，则将规定一个 WT，或列入组成其余组织或器官这份附加的清单，后者也可包括别的受到选择性照射的组织或器官。

3.在其余器官或组织中有某单个器官或组织受到的当量剂量超过此表列出的 12 个器官的最大当量剂量的例外情况下，若该组织或器官取组织权重因子 0.025，则 2 中列出的上列其余器官或组织的平均当量剂量亦取组织权重因子 0.025。

(5) 在评估是否超剂量限值时,如果只有外照射,满足下式时,认为不超过剂量限值:

$$\frac{Ee}{DL} \leq 1 \quad (29\text{-}8\text{-}2)$$

式中 DL:年有效剂量限值,mSV;
　　　Ee:年总外照射有效剂量,mSV。

如果同时还有内照射,则还应考虑内照射个人剂量。

十、记录和保存

(一) 监测单位负责放射工作人员外照射个人监测记录。

(二) 监测单位应长期保存剂量测量结果,保存期限与个人剂量档案相同。

(三) 按表 29-8-2 的格式记录监测结果,其中职业照射的分类参考表 29-8-3。低于剂量计探测限(DDL)的剂量,记为<DDL。

(四) 当工作人员外照射个人监测结果可疑时,应对其受照情况进行复查,并将复查结果附在其相应的个人监测记录中。调查项目至少应包括以下几点。

(1) 监测日期。
(2) 异常情况概述。
(3) 辐射场复查结果。
(4) 复查结论。
(5) 复查人员签名。

(五) 当剂量计丢失或因故得不到读数时,应按下述方法推测个人剂量,这个剂量称之为名义剂量,并将名义剂量及其推测方法记入个人剂量监测记录中。

(1) 用同一监测周期内同事们接受的平均剂量。
(2) 本人前十二个月中受到的平均剂量。
(3) 用年管理限值的一个适当分数。

(六) 当工作人员因应急干预或事故受到过量照射时,应按表 29-8-4 的项目进行记录。

(七) 负责外照射个人监测的单位在完成一个监测周期的监测任务后,应将记录有监测结果及剂量评价的监测结果通知单及时送交被监测单位,通知单的格式可参见表 29-8-5。

(八) 放射工作单位必须为本单位工作人员建立个人剂量档案,其格式可参见表 29-8-6。在工作人员年满 75 岁之前,放射工作人员的个人剂量档案应妥善保存;在工作人员停止放射工作后,其个人剂量档案至少还应保存 20 年。在工作人员调换工作单位时,应向新用人单位提供工作人员外照射个人剂量档案的复制件。

表 29-8-2　放射工作人员外照射个人监测记录表

编号
姓名:　　　　　性别:　　　　出生日期:　　　年　　月　　日
工作单位:
工作种类:
外照射个人监测结果　　　　　监测年份:

监测周期(月)	个人剂量[1] 当量 Hp(10)(mSv)				最大受照器官[2] 当量剂量(mSv)		总有效剂量(mSv)[3]	测量仪器	测量人员
	X、γ射线	快中子	热中子	其他	器官名称	当量剂量			

合计

注:1.本表仅列出 Hp(10)的结果,它们足以满足常规监测的一般要求。如需要 Hp(0.07)和 Hp(3)的结果,则亦可参照本表格式分别制表列出。
　2.仅当人员受照剂量大于 20 mSv 且是不均匀受照时填写,应填写受照最严重的器官,其他受照器官的当量剂量可在表末或添页加注给出。正常情况下可不做这种监测。
　3.在人员受照剂量小于 20 mSv 的常规监测中,若受照辐射是单一成分,则本项一般可用 Hp(10)代替;若辐射成分复杂以及受照不均匀,则可按公式计算本项。

表 29-8-3 职业照射的职业分类

职业分类		代号
1.核燃料循环	铀矿开采	1A
	铀矿水冶	1B
	铀的浓缩和转化	1C
	燃料制造	1D
	反应堆运行	1E
	燃料后处理	1F
	核燃料循环研究	1G
2.医学应用	放射诊断学	2A
	牙科放射学	2B
	核医学	2C
	放射治疗学	2D
	其他	2E
3.工业应用	工业辐照	3A
	工业探伤	3B
	发光涂料行业	3C
	放射性同位素生产	3D
	测井	3E
	加速器运行	3F
	其他	3G
4.天然源	民用航空	4A
	煤矿开采	4B
	其他矿藏开采	4C
	石油和天然气工业	4D
	矿物和矿石处理	4E
	其他	4F
5.国防活动	核舰艇及支持设备	5A
	其他防卫活动	5B
6.其他	教育	6A
	兽医学	6B
	其他	6C

表 29-8-4 放射工作人员异常情况下过量照射剂量记录表

编号

工作单位：

从事工作种类：

过量照射事件发生日期：

辐射源种类或辐射装置名称：

过量照射发生原因：

涉及人员及其过量受照情况：

调查方法概述：

测量结果：

有效剂量或器官当量剂量（nSv）：

处理意见：

调查人员：（签名）　　　负责人：（签名）　　　填表日期：　　年　　月　　日

表 29-8-5　放射工作人员外照射个人监测结果通知单

（被监测单位名称）放射工作人员外照射个人监测结果

年第　　周期

人员编号	姓　名	性别	从事工种	剂量计起始佩戴日期（月日）	剂量计佩戴时间（月）	周期累积有效剂量（mSv）	剂量评价

监测结果总评价：

监测单位：
监测单位负责人：　（签名）
　　　　　　　　　　　年　月　日
（监测单位公章加盖处）

表 29-8-6　放射工作人员个人剂量档案

编号
姓名：　　　性别：　　　出生日期：　　年　月　日
工作单位：
从事放射工作起始时间：
工作种类：
放射工作人员个人剂量档案

监测年份	个人剂量当量（mSv）		内照射待积有效剂量 Ei（mSv）	总有效剂量* E（mSv）	累积有效剂量* ΣE（mSv）
	Hp（0.07）	Hp（10）			

* 近似计算公式：$E = H_p(10) + E_i$

十一、质量保证

监测单位应建立完整的质量保证体系，对个人监测的各个组成部分制订质量保证计划，严格实施质量控制，保证监测质量。

（一）个人剂量计

监测单位使用的个人剂量计必须是经过"性能试验"并获批准的剂量计，按规定的程序进行测读。被批准的个人剂量计应按规定定期送监测单位或指定的校准实验室检定，在检定周期内应定期应用自己的设备检查它的稳定性，这种检查可以在简化条件下进行。

（二）管理程序

监测单位应建立完善的内部质量管理体系，包括以下几点。

（1）编制质量手册，包括质量方针、组织机构、岗位和责任理等，并提供给所有工作人员。

（2）编制个人剂量计处理、测读程序文件和作业指导书。

（3）定期进行质量审查和管理评审，做到对质量手册动态管理文件编制和资源管理。

（4）保证不出差错和丢失数据，一旦发生，有纠错能力和补救措施，并有明确规定。

应有专人负责质量保证（QA）工作，包括监督质量控制（QC）程序，内部审查 QA 计划以及人员培训。

（三）人员

监测单位从事个人剂量计操作人员和管理人员，及辐射工作单位辐射防护部门负责个人剂量的管理人员应具有一定的知识能力和经验，为此应对他们进行以下培训，培训经理论和操作考核合格后，持证上岗。

（1）核物理、辐射探测、辐射剂量学和辐射防护标准化方面的基础知识。

（2）所用个人剂量计原理、结构、性能和限制、剂量估算原理和方法，存在的问题及有关监测规定和实施细则等专业知识培训。

（3）自己的岗位和工作职责、与其他岗位的关系，发现和处理本岗位问题的能力。

（4）质量方针和目标及本人在质量体系中的具体责任。

（四）实验室设备

（1）实验室设备应稳定可靠，与任务相适应，保证不受放射性污染，并有相应的维护计划，保证关键时刻（如应急监测）不出问题。无关的设备应分开存放。

（2）实验室除了照射间、处理室和其他房间外，还应有必要的技术设备，如 γ、β 和 X 射线照射设备，温度计、气压计、湿度计、剂量（率）测量仪和体模等。

（3）实验室辐射本底应足够低，保证剂量计在分发和测读前不会受过多的照射，并应对本底进行定期监测。

（4）环境条件如温度、气压、相对湿度、光线照射、含尘量、化学蒸气等，应控制到能保证不影响剂量计性能。

（5）供电稳定，杂散电场和磁场应尽量低，不影响剂量计和设备正常工作。

应制订质量控制程序，如采用"盲样"检查，参加不同范围的比对等；有些设备如 TLD 读出仪，每天启动时或测量样品中间都应使用光源检查仪器的稳定性。

第三节 参战人员的核辐射控制量

一、一般要求

（1）在不影响完成军事任务的前提下，应避免接受不必要的核辐射照射，并使受照剂量控制在可合理达到的最低水平。

（2）一般情况下，个人的受照剂量不得超过本标准规定的控制量。

（3）特殊情况下，由于军事任务的需要，个别或部分指战员必须接受超过本标准规定的控制量时，指挥员可根据任务需要和可能接受的剂量权衡利益与代价，确定适当的人员受照剂量进行控制，并采取相应的防护措施。

二、全身外照射剂量控制

（一）早期核辐射全身外照射控制量

（1）一次或数日内受照剂量不得超过 0.5 Gy。

（2）一次或数日内受 0.5 Gy 照射后的一个月内，不得再次接受照射。

（3）一次或数日内受 0.5~1.0 Gy 照射后的两个月内，不得再次接受照射。

（4）分次或迁延受到照射的年累积剂量不得超过 1.5 Gy。

（5）终生累积剂量不得超过 2.5 Gy。

（二）放射性沾染全身外照射控制量

放射性沾染 γ 射线外照射控制与早期核辐射全身外照射控制量相同。

三、放射性落下灰摄入量控制

（一）放射性落下灰食入控制量

（1）通过饮水、食物和药品等经口摄入体内的早期放射性落下灰放射性总活度不得超过 1×10^4 kBq。

（2）连续饮用（或食用）7 天的水（或食物），其放射性落下灰沾染活度不得超过 2×10^2 kBq/L（或 2×10^2 kBq/kg）；连续饮用（或食用）90 天的水（或食物），其放射性落下灰沾染活度不得超过 20 kBq/L（或 20 kBq/kg）。

（二）空气中早期放射性落下灰控制浓度

（1）人员在放射性沾染区内较长时间（数天）停留时，开始吸入时空气中的早期放射性落下灰浓度不得超过 0.4 kBq/L。

（2）人员在放射性沾染区内短时间（数小时）通过或停留时，空气中的放射性落下灰控制浓度按公式 29-8-3 计算。

四、放射性落下灰在各种表面污染的控制水平

人员及不同物体表面上早期放射性落下灰沾染控制水平列于表 29-8-7。

五、复合照射的剂量控制

早期核辐射或放射性沾染 γ 射线全身外照射、食入或吸入放射性落下灰引起的内照射以及 β 粒子对体表照射三种途径复合照射时，若各种途径的照射剂量均不超过本标准规定的控制量，则此种复合照射是可以接受的。

$$\text{空气放射性落下灰控制浓度（kBq/L）} = \frac{8\ \text{kBq}\cdot\text{h/L}}{\text{持续吸入小时（h）}} \quad (29\text{-}8\text{-}3)$$

表 29 8-7　放射性落下灰在体表及物体表面上的沾染控制水平

表　面	β 沾染（kBq/cm^2）	核爆炸后 γ 剂量率（μGy/h）	
		<10 天	10~30 天
手及全身其他部位皮肤	10	40	80
创伤表面	3	—	—
炊具、餐具	0.3	—	—
服装、防护用品、轻武器	20	80	160
建筑物、工事及车船内部	20	150	300
大型兵器、装备、露天工事	40	250	500

第四节 战时对核辐射及放射性污染的防护

一、全身外照射防护

（一）对早期核辐射的防护

早期核辐射穿透力虽然很强，但可被一定厚度的物体所减弱。加厚土层是防护早期核辐射最简便有效的措施。如 50 cm 土层，可将早期核辐射削弱到只剩下 1/10，100 cm 可削弱到剩下 1/100，150 cm 可削弱到剩下 1/1 000。

γ 射线的照射剂量有一个累积过程，持续时间为 10～20 秒，因此，看到闪光后在 1～2 秒内如能利用地形地物隐蔽，可免受约 50% 以上的剂量照射。至于中子，因核爆炸中子绝大部分为瞬发裂变中子，在几十分之一秒内释放，闪光后的隐蔽动作很难避免其照射。

（二）对放射性沾染的防护

对放射性沾染的防护要严格遵守本章第一节的战时核辐射控制量规定，并采取以下防护措施。

1.推迟进入沾染区　放射性衰变较快，在条件许可时，尽可能推迟进入沾染区的时间。在爆后半小时到半年时间内，地面 γ 射线剂量率随时间的推移而减低，可简单地用"6倍规律"来估计，即爆后时间每增加 6 倍，地面剂量率下降至原来的 1/10。例如，爆后 1 小时地面剂量率为 1 Gy/h，爆后 6 小时即降低为 0.1 Gy/h，爆后 36 小时，降低为 0.01 Gy/h。

2.缩短在沾染区内的停留时间　在保证完成任务的前提下，应尽量缩短在沾染区内的停留时间。必要时采取轮流作业法，控制个人受照剂量。当需要通过沾染区时，选择地面剂量率较低的地段迅速通过，缩短通过时间。在爆后一天以后进入地面剂量率大于 0.05 Gy/h 的沾染区，其容许停留时间按公式 29-8-4 或表 29-8-8 进行粗略估算。

3.利用屏蔽物防护　利用建筑物、工事、车辆、兵器等的屏蔽作用以减少辐射剂量。例如，乘坐坦克等进入放射性沾染区，可有效地减少放射性沾染，其屏蔽量可达 90% 以上。沾染区的 γ 射线通过 10 cm 厚度的混凝土时，就可使其剂量率减低一半。

$$容许停留时间（h）= \frac{0.5 \text{ Gy}}{地面剂量率（\text{Gy/h}）} \quad (29\text{-}8\text{-}4)$$

表 29-8-8　不同地面剂量率的容许停留时间

进入时间	进入时刻地面剂量率（Gy/h）			
（爆后 h）	0.05	0.25	0.5	1
1	不限	20	2.3	0.7
2	不限	4.6	1.4	0.6
4	400	2.9	1.2	0.5
8	30	2.4	1.1	0.5
12	19	2.2	1.1	0.5
24	14	2.1	1.1	0.5
72	11	2.0	1.0	0.5

注：表中数值是根据公式 $(P_1 t_1 - P_2 t_2) = 0.5$ Gy 计算的，其中 P_1、P_2 及 t_1、t_2 分别为进入与撤离时刻的剂量率和时间

4.清除地表沾染物　在需要停留处及其周围，铲除 5～10 cm 厚的表层土壤，或用水冲、扫除等方法除去表层尘土，以降低剂量率。清除地面沾染物可减少在停留位置及其数米范围内的照射剂量。例如，削去厚度 3 cm、面积为 6 m×6 m 范围的表层土壤时，可使其中心位置的剂量率降至 50%。

5.应用抗放药　因任务需要必须进入沾染区的人员，估计有可能受到超过战时控制量，尤其大于 1 Gy 照射时，应事先服用抗放药。从沾染区撤出的人员，如已受到较大剂量照射者，也应尽早应用抗放药，以减轻辐射对机体的损伤。

二、对体表及体内沾染的防护

对体表和体内沾染的防护，参照表 29-8-7 严格控制受沾染量，并采用适当的防护措施。

（一）一般防护措施

1.使用防护器材　在落下灰沉降过程中或在沾染区内作业时，应穿戴制式防护服装，或利用就便器材，如戴口罩、帽子、手套，穿长筒靴或高腰鞋等。如缺乏上述器材时，应将衣领拉起围上毛巾，将袖口、裤口扎紧，或披上雨衣、斗篷等，也有良好的防护效果。但进入严重沾染区活动时，必须要有专用防护器材与防护面具。

2.利用建筑物、工事、车辆、大型兵器等进行防护

3.遵守沾染区防护规定　位于沾染区的人员，必须遵守沾染区防护规定。例如，不得随意脱下防护服，不得随地坐卧和接触有沾染的物品，作业时应尽量减少扬尘，不得吸烟、进食，饮水应用自带洁净水等。必须在沾染区内进食时，应选在地面剂量率低于 0.01～0.02 Gy/h 以下的地域内，或在未沾染的建筑物、工事或帐篷内进行，并使用自带洁净食品。当必须食用受沾染或可能受沾染的食物及水时，应先进行沾染检测，对超过沾染控制值者，应进行良好的除沾染处理，防止食用超过战时沾染控制水平的食物和水。

4.洗消和除沾染　人员撤离沾染区后或对疑有沾染的物品，必须进行沾染检查，沾染量大于控制水平的应洗消和除沾染。

（二）医学防护

医学防护主要是服用碘化钾。在进入沾染区前，每人口服 100 mg 碘化钾片一次。如事先未服用，应在进入沾染区后尽早服用或在撤离沾染区后立即补服。若进入严重沾染区，除预先服碘化钾外，还要服用 30 mg 抗辐射预防药"523" 片一次。

第九章

急性放射损伤的诊断及救治

第一节 急性放射损伤的物理剂量估算

一、目的意义

（一）查明事故受照人员的剂量水平，作为医学处理参考依据

外照射剂量大于有关年剂量当量限值，而不超过年剂量当量限值的 2 倍，主要应采取管理措施。

外照射剂量超过有关年剂量当量限值的 2 倍，而低于年剂量当量限值的 5 倍，应进行详尽的管理方面调查，并做出可能的生物学后果的估价，对受照者提出必要的建议。

外照射剂量超过有关年剂量当量限值的 5 倍，除进行管理方面的调查外，应对受照者进行医学检查。

外照射剂量大于 1 Gy，应预计可能出现的效应和损伤程度，为确定治疗方案提供信息，并对受照者是否还能继续从事辐射工作做出评价。

（二）为制订辐射防护标准积累资料

积累剂量与人辐射损伤效应关系的科学资料，为制订辐射防护标准与放射病诊治提供参考。

（三）总结事故经验教训，提高处理事故的能力

特别是物理剂量估算水平，为核设施或核设备的改进提供参考，以防止重复发生同类事故。

二、常用的量与单位

（一）描述辐射源项的量

1.活度 A　活度用来表示放射源的强弱或某种材料中放射性含量，其单位为贝可（Bq），旧单位为居里（Ci），$1\ Ci=3.7\times10^{10}\ Bq$。对表面污染、液体或空气污染和固体污染，可分别用单位面积活度（$Bq\cdot cm^{-2}$）、单位体积活度（放射性浓度，$Bq\cdot l^{-1}$）和单位质量活度（比活度，$Bq\cdot g^{-1}$）表示。

某种物质的放射性活度随时间的变化服从指数衰减规律，时间每经历一个半衰期活度下降一半。

2.粒子注量 ϕ　粒子注量是用来表示空间中粒子的密集程度，其单位为 m^{-2}。中子通常用注量来描述其辐射场。

3.空气比释动能 K_a　表示工作场所某一点处辐射场的强弱的量，专用单位为戈瑞（Gy），旧单位为拉德（rad），$1\ Gy=100\ rad$。另外还使用过 cGy，$1\ Gy=100\ cGy$。

4.照射量 X　它是从电离程度上表示工作场所某一点处光子辐射场强弱的量，许多较早的仪器都使用照射量进行标示，现在逐渐被空气比释动能代替。照射量用 X 表示，单位为库仑·千克$^{-1}$（$C\cdot kg^{-1}$），旧单位为伦琴（R），$1\ R=2.58\times10^{-4}\ C\ kg^{-1}$。

5.空气比释动能率常数 Γ_δ　描述单位活度核素在单位距离处比释动能率大小，用符号 Γ_δ 表示，常用单位为 $\mu Gy\cdot m^2\cdot MBq^{-1}\cdot h^{-1}$。

6.照射量率常数 Γ_δ　描述单位活度核素在单位距离处照射量率大小，用符号 Γ_δ 表示，常用单位为 $R\cdot m^2\cdot Ci\cdot h^{-1}$。

表 29-9-1 给出了通常遇到并且在意外照射情况下可能造成急性放射损伤的核素的一些物理参数。

（二）描述生物效应的量

1.描述随机性效应的量　从放射防护的角度考虑，ICRP 和 UNSCEAR 推荐使用当量剂量和有效剂量来估计人体放射损伤的随机性效应，它们都是吸收剂量的加权量。这种方式在放射防护界得到认同和应用，尽管按照 ICRP 的危险度估计低传能线密度（LET）的辐射危险时，在小剂量照射情况下可能会过高估计。

2.描述确定性效应的量　吸收剂量表示某一物体所接受或"吸收"的辐射能量的大小，用 D 表示，专用单位为戈瑞（Gy）。

表 29-9-1　某些核素的物理参数

核素	半衰期	γ射线能量 (keV)	半值层 (mmPb)	照射量率常数 $R \cdot m^2 \cdot Ci^{-1} \cdot h^{-1}$	空气比释动能率常数 $\mu Gy \cdot m^2 \cdot MBq^{-1} \cdot h^{-1}$
^{60}Co	5.26a	662	12	1.308	0.310
^{137}Cs	30a	1 250	6	0.332	0.078 1
^{192}Ir	74.2 天	380	3	0.469	0.111

通常应以皮肤、器官（或组织）的吸收剂量和躯干内剂量分布来量度确定性效应，并应给出受照时间、受照方式、剂量率和射线质等资料。例如，当受照剂量在引起肠型或脑型急性放射病的范围时，主要关心的靶组织（或器官）是体积相对较小的肠和脑，这些组织的平均吸收剂量可较准确地量度人体放射损伤程度。

但是，当受照剂量在引起骨髓型急性放射病的范围时，靶组织是分布于全身的红骨髓，而且放射事故常为非均匀全身照射，产生比均匀照射对造血组织较轻的症状。此时，用造血干细胞活存计权等效剂量量度不均匀照射的效应更合适些，它比其他剂量表示方法更符合临床诊断。通过以下两步确定造血干细胞活存计权等效剂量。

1）采用计权方法计算非均匀照射的干细胞活存率 Sn：

$$Sn = \sum m(D) S(D) / \sum m(D) \quad (29-9-1)$$

式中：$m(D)$——剂量为 D 的红骨髓质量，g；

$S(D)$ 剂量为 D 的干细胞活存率，$S(D) = e^{\frac{-D}{1.37}}$，%。

表 29-9-2 给出了成年人红骨髓质量分布数据，在事故剂量计算中应根据需要和实际可能选用。

2）由干细胞活存率 S 计算干细胞活存计权等效剂量 Dsw（Gy）：

$$D_{sw} = -1.37 \cdot \ln S_n \quad (29-9-2)$$

三、适用条件

（一）照射方式

照射方式如全身或局部、相对均匀或不均匀、一次，分次或延时、大剂量率或低剂量率不同照射等方式对效应有很大影响，因此不仅要给出剂量，还需要有关照射方式的资料。

（二）照后时间

事故发生后，视实际需要和可能，照后即刻或照后任何时间均可进行物理学剂量估算。为能迅速、较可靠地给出事故剂量，剂量估算人员必须训练有素，并应具有事故剂量测量技术和计算方法以及相应的数据库。

（三）剂量范围

物理学剂量估算适用于剂量范围很宽的事故照射，小可到辐射工作人员以至公众成员剂量当量限值以下，大可到致死剂量以上。

四、估算方法

（一）资料获取

能造成急性放射损伤的情况大致可分为三类：辐射源照射、大型核事故和核爆炸。由于大型核事故和核爆炸的有关事项已有专门的机构进行管理，这里只对其剂量估算方法作简单描述，主要叙述针对辐射源照射所致的急性放射损伤的物理剂量估算问题。

1.大型核事故的资料获取

（1）向核设施营运部门和核事故应急中心索取剂量预测数据。

1）核设施营运部门在建造大型核设施的同时，根据最大假设事故或设计的基准事故制订事故应急计划和干预措施，并建立事故应急剂量预报计算机程序，一旦发生事故，输进放射性物质泄漏的当前参数，如源项、下风向气象条件等，以及预测的环境辐射水平，应及时预报事故场区内外的环境剂量和人群剂量及其变化趋势。

表 29-9-2 成年人红骨髓质量分布数据

单元编号	颅骨、头顶←向头部					横 截 面							向腿部→坐骨、股骨远端					单元内量总量
	C 头中心（前额）	D 眶中心	E 口腔中心（第1颈椎）	F 下颌中心（第1颈椎）	G 第7颈椎	H 锁骨下	I 第2肋（肩胛中部）	J 第4肋（胸胛中心）	K 第5肋（肩胛角）	L 剑突下	M 第7胸椎(第9肋)	N 第2胸椎	O 腹中心（第3腰椎）	P 骨盆中心（第1骶骨）	Q 胳骨上端（第5腰椎）	R 耻骨联合上缘	S 股骨粗隆	
1																		
2																		4.00
3		2.49	1.24			0.76	1.10	0.99	1.18	0.59	0.14			14.41	7.63			34.20
4		4.97	6.22				1.86	2.95	1.96	0.90	1.31	0.95	0.95	9.78	36.19			70.55
5		2.49	1.24			0.76	0.83	2.48	4.32	2.56				14.41	7.63			34.20
6							1.86	2.95	1.96	0.90	0.44							4.00
7							1.10	0.99	1.18	0.59	0.14							4.13
8						2.53										1.60		
9		8.70	4.97	2.49		3.83	6.71	2.93	2.11	2.48	0.34	0.71		9.32	8.56	10.00	4.00	50.28
10	2.49	2.49		3.01	2.00	3.32	0.43	2.48	2.11	46.52	0.44	20.23	0.48	26.16	24.77	13.05	5.83	93.82
11	4.97	8.70		13.78		12.17	31.37	26.60	32.19	46.52	18.57	20.23	22.17	58.32	9.05	13.05		289.90
12	2.49		4.97	2.49		3.32	0.43	2.95	1.96	0.90	0.44	0.71	0.48	26.16	24.77	13.05	5.83	93.82
13		8.70	4.97			3.83	6.71	2.93	2.11	2.48	0.34			9.32	8.56	10.00	4.00	50.28
14						2.53										1.60		4.13
15						8.60	7.26											15.86
16						9.20	3.38	2.27	2.67	1.48	0.23		8.16					33.62
17	2.49	4.97	2.49	3.50		5.15	0.13	0.51	0.85	0.10					6.23	10.72	2.33	38.11
18	2.49		2.49	13.78	19.17	18.52	0.91	0.42	0.24		0.87	1.19			6.23	7.00	4.66	73.56
19	2.49	4.97	2.49	3.50		5.15	0.13	5.85	3.51	0.10					6.23	10.72	2.33	38.11
20						9.20	3.38	0.42	0，24	1.48	0.23		8.16		62.3			33.62
21						8.60	7.26	0.51	0.85									15.86
22																		
23							0.06											1.42
24	1.24	4.97	1.24	3.32	0.74	0.04	0.62			0.15								12.98
25	2.49	4.97	2.49	1.23	1.23	7.70	6.32											35.79
26	1.24	4.97	1.24	3.32	0.74	0.04	0.62			0.15								12.98
27							0.06											1.42
截面内量总	24.87	54.69	31.08	36.64	23.88	105.25	82.53	55.07	58.04	60.48	23.23	23.79	24.08	184.20	152.08	77.74	28.98	1 046.64
占总量(%)	2.38	5.23	2.97	3.50	2.28	10.1	7.89	5.26	5.55	5.78	2.22	2.27	2.30	17.6	14.5	7.43	2.77	100.0

2）辐射监测，按照事故应急计划，对放射性烟羽照射途径、食入照射途径以及返回和恢复期实施辐射监测，并及时上报应急中心。

（2）应急工作人员监测。

1）要求进入事故现场的人员佩戴个人剂量计，并由剂量监测人员进行巡测。

2）逐一询问离开事故现场人员的受照情况，并进行污染监测。

3）尽量收集可供剂量测量的环境样品和人体佩戴物，送有关部门测量。

2.核爆炸的资料获取

（1）向防化部门索取剂量预测数据。

1）防化部门根据核爆炸实验及理论计算数据，制订了核爆炸条件下的应急计划和干预措施，并建立核爆炸剂量预报计算机程序。一旦发生核爆炸，输进爆炸当量、方式、爆炸中心或爆心投影点的位置、爆炸时间、合成风速等资料，来预测放射性沾染区的范围及沾染的开始时间，确定人群剂量及其变化趋势。

2）在获得侦察资料之后，对辐射情况进行估计：根据辐射监测的结果确定沾染区，估算人员在沾染区的停留时间内接受的照射剂量，估算人员通过沾染区接受的照射剂量，根据已知的辐射水平确定人员在沾染区容许停留时间。

（2）应急工作人员监测。

1）要求进入沾染区的工作人员佩戴直读式个人剂量计。

2）对离开沾染区的人员的并进行污染监测，由放射性污染时进行去污。

3.辐射源照射资料获取　通过调查，了解事故发生的原因、过程和照射条件。情况允许和需要时，应详尽听取事故受照者和在场者的叙述，模拟事故时的动作过程，必要时应录音和拍照，并尽量保护好事故现场。

查寻有关档案资料，操作记录，检查并登记事故现场所有固定式监测仪表的异常数据，收集并测量事故受照者和在场者的全部个人剂量计，详细记录事故现场周围环境条件。

（1）辐射场性质。辐射源是事故照射的来源，应查明与人员受照密切相关的参数。

需要了解 X 辐射源和 γ 放射源照射量率（或自由空气中空气比释动能率），对于 γ 放射源还需要知道的核素、放射性活度；了解中子放射源的注量率或者自由空气中空气比释动能率；掌握辐射场的能谱和角分布、射线束的宽窄，对于中子照射，尤其应了解可靠的中子能谱。

对于未知情况的 γ 放射源，可以使用 γ 谱仪证实其核素性质。但考虑在实际中可造成急性放射损伤照射的放射源几乎全是来自表 29-9-1 中提到的三种，可以通过测量其半值层的厚度来推测核素的性质，通过测量一定距离处的空气比释动能率反推其放射性活度。

（2）人员受照条件。受照条件是决定人体剂量的主要因素，应尽可能获取可靠的资料。

1）受照几何条件，其中包括人体至辐射源的距离和源与人体的几何条件，辐射场内周围物体的屏蔽和散射，人的体位姿态和活动情况。

2）受照时间及其变化情况。

3）受照方式：当受照不均匀时，务必注意一个或几个器官（或组织）或皮肤是否受到大剂量的照射。

（二）物理测量

1.工作场所监测　在可能发生事故的有代表性的地方，应设置监测装置，一旦发生事故可预报辐射水平。

（1）固定式监测装置：它能可靠地探测出可能发生事故的辐射水平，并对处于事故危险区的人发出警报。在拟定临界事故监测计划时，一般可考虑以 10^{18} 次裂变预计事故规模。

（2）事故剂量监测站：该站应配备剂量计或探测器，并要求这些剂量计或探测器在事故发生后方便地取出，而不额外增加工作人员的受照剂量。

（3）高量程便携式监测仪：这些仪器必须性能可靠、操作方便、坚固耐用、贮藏寿命长，并应配备可靠的电源，保持在随时可用的状态。如便携式 β、γ 辐射巡测仪（量程范围 $4\times10^{-7}\sim 2$ Gy/h）、车载 γ 辐射仪（量程范围 $1\times10^{-4}\sim 10$ Gy/h）。

2.个人剂量监测

（1）常规个人剂量计：常规个人剂量计一般都可用于事故剂量测量。为估计事故剂量，要求剂量计量程范围足够宽，在 0.01～10 Gy 剂量范围内，剂量不确定度为 ±25%，剂量率依赖性好，使用方便，操作简易。直读式剂量计（如个人计量笔）用于 γ 剂量测量是适宜的。

（2）专用事故剂量计：工作在可能发生临界

事故区域内的人员，须配发专用剂量计，这些剂量计应能测定至少高达 10 Gy 的 γ 剂量，并提供受照方位的资料，还应配发由活化箔、裂变箔等组成的专用中子剂量计，以给出中子注量和能谱。

（3）报警剂量计：事故应急救援人员必须佩戴报警剂量计，这种剂量计的可靠性要比其准确性更为重要。

3.事故后剂量测量　在放射事故发生后，应通过各种手段，包括个人监测和场所监测，获得客观的剂量信息。但以前发生的放射事故中，大多数受照者未佩戴个人剂量计，或虽已佩戴但剂量值超出了剂量计的量程，也无法得到场所监测的数据。事故后从受照者人体或其佩戴物以及事故现场的材料样品中获取剂量信息的测量就显得格外重要。事故后剂量测量可供选择的主要技术途径有热释光（TL），电子自旋共振（ESR）波谱和活化方法。

（一）热释光（TL）方法

用 TL 方法测量事故剂量可供选择的样品有手表红宝石、陶瓷和砖瓦等。从实用和可靠性来看，手表红宝石作为"事故个人剂量计"较为成熟。手表红宝石的 TL 光谱波长范围是 630～760 nm，峰值对应波长为 699 nm，需要在专用的 TL 读出器上测量。测读时预热处理温度 150 ℃，读出温度 360 ℃，加热速率 20～30 ℃/s，退火温度 400 ℃，恒温 10 分钟。

为了提高测量的精度和探测效率、优化测量参数，对 10 种不同种类和型号的手表红宝石的 TL 剂量特性进行的实验研究结果表明：在 0.1～10 Gy 剂量范围内，TL 值与剂量呈良好线性关系，最低可测下限为 1 mGy；红宝石元件重复照射 10 Gy，测量和退火 10 次，其 TL 值变异系数在 ±8% 范围内；在暗室 40 W 白炽灯下 50 cm 处光照影响可忽略。手表红宝石因其大小、形状等不同对辐射的灵敏度相差很大，但其照后 TL 衰退规律基本一致，照后 24 小时之内 TL 值衰退快，以后趋于缓慢，照后应尽快测量，其衰退修正系数可从事先做好的衰退曲线上查得，或在剂量刻度时，照后等待时间与事故照后到测读时间一致求得事故剂量值。采用"自身"定度方法确定剂量。必须注意剂量定度与实测事故剂量的测读条件要保持一致，其等待测量的时间和保存条件要与事故受照到实测的时间和保存条件相同。

近年来陶瓷、砖瓦用于事故剂量测量在样品制备、剂量定度和测量方法上都比过去有显著的改进和提高。其中"前剂量法"可从照后 TL 信号已衰退的材料中重新测得剂量信息。它的基本原理是石英的 110℃ TL 峰在室温下的半衰期为 2 小时，但在 β 或 γ 射线照射后并立即在 400～700 ℃条件下加热，可使该峰的灵敏度大大增加（称为前剂量效应），从而"回顾"得出受照剂量。目前前剂量法测量砖瓦材料可达 10 mGy 的剂量水平。

光激转移法（PTTL）是 TL 方法中的另一个重要测量方法。它是基于第一次读数后，用适当波长的紫外线照射 TL 样品，致使高能陷阱中贮存的载荷转入低能陷阱中，并于再次加热测量时重新发射 TL。目前 PTTL 给出 TL 探测器再测剂量低达 2 mSv，它也可用于事故后一些材料的 TL 剂量测量。

（二）顺磁共振（ESR）方法

在 ESR 方法中，受照剂量是通过测定样品中由辐射引起的足够的长寿命自由基浓度的变化确定的，可选择的样品有骨组织、牙齿、玻璃、含糖食品和药品等。采用固定内标等 g 值区间二重积分信号强度计算方法，利用较大体积圆片状样品的定量方法，在相对较高的介电质损耗的情况下，上述样品在 0～50 Gy 的剂量范围内，可获得良好的线性剂量响应关系；可测剂量下限：骨组织和手表玻璃均小于 2 Gy，牙釉小于 0.5 Gy，蔗糖小于 1 Gy；信号稳定性都较好，如手表玻璃，在室温下照后 24 小时由辐射引起的信号（g≈2）衰退 20%，若降低储存温度，则信号衰退速率减小；如果将样品加热到 200 ℃超过 1 小时，照射样品的信号恢复到原始的本底水平。由此可见手表玻璃是一种合适的 ESR 剂量学材料。

（三）活化法

利用中子活化产生感生放射性的原理，测量人体中血液、头发和尿中 ^{24}Na、^{32}P，全身测量 ^{24}Na；测量人体佩戴物（金、铜、铝和铁等）的感性放射性活度。这些测量可提供中子注量、中子能谱的信息。

无论是活化样品测量还是全身测量，都应尽早进行，并尽可能可靠。须详尽记录测量条件，刻度方法，保存好原始资料，为以后重复测量和修正提供真实可靠的依据。

（四）事故后剂量测量面临的问题

除 TL 和 ESR 方法外，还有其他方法，如晶溶发光、光激发光等也有一定的应用前景，但研究得很不深入，成功者不多。手表红宝石事故个人剂量 TL 测量方法虽然较为成熟和可靠，但近年来佩戴机械表者日趋减少；照后拖延时间过长，信号有可能丢失，对测量设备和方法也有些特殊要求。ESR 方法因仪器设备昂贵，一般的辐射防护部门难以为此专门购置；在样品制备和检测方法上还存在较大困难，最突出的是有些样品本底信号较强，致使可测剂量下限较高，某些样品在事故后早期取样（如骨组织、牙齿等）困难。

（三）剂量估算

1.不均匀照射　多数事故常为不均匀照射，即躯干内吸收剂量相差大于 3～4 倍的照射。在骨髓型放射病剂量范围内，常用造血干细胞活存计数等效剂量量度不均匀照射的效应。

由于目前尚无标准的中国人计算模型，计算中采用德国 GSF 女性参考人模型（EVA）的数据，只考虑含有红骨髓的躯干、肢体上端及头颈部。躯干（包括手臂）及头颈部为椭圆柱体，左右肺均为半个椭圆球。为满足事故剂量学的实际应用，将体模按人体解剖位置沿轴线等分为 17 层，再将各层划分为 5 cm×5 cm×5 cm 小立方体，整个体模共有 396 个立方体（其中 188 个含有红骨髓）。

采用广泛应用于放射治疗领域的 TAR 方法做剂量分布计算。利用分割求和方法可计算出受到形状不规则的辐射场照射的模型中任一点处的剂量；肺组织的相对密度约为 0.3，与软组织的差别较大，对剂量分布的影响明显，故应用组织-空气比（TAR）对其作非均匀修正。另外，射线 AP 照射的身体背面或 PA 照射的身体前面可能没有物体作为散射体，散射剂量将有部分减少，这也须进行修正。

由于手工计算剂量在人体内的分而比较烦琐费时，科技人员编制了名为 EXRADOSE 的计算程序，输入相关参数即可自动算出其剂量分布，并给出造血干细胞活存计数等效剂量。其计算结果与用非均匀组织等效仿真人体模型的实验结果符合得很好。

2.均匀照射　当体内（指躯干）吸收剂量相差不大于 3～4 倍时认为是相对均匀照射。对相对均匀照射还可用平均吸收剂量表示人的受照水平。在事故剂量计算中，采用的计算模型通常只考虑含有红骨髓的头颈部，躯干和肢体上端，且简化为由均匀介质组成。为计算方便，可以沿体轴方向将模型分为 17 层，其中头颈部 5 层，躯干部 12 层（参见表 29-9-2 中的 C，D，…，S），根据实际要求把每层划分为若干小立体单元。首先计算出各小单元的剂量，进而再计算所考虑的剂量。表 29-9-1 中给出了三种核素，估算人体内某一深度处的吸收剂量方法如下：

（1）求自由空气中空气吸收剂量 D_a：若测量得到自由空气中的照射量 R（R），乘以照射时间和转换系数 8.76×10^{-3}，即可得到以 Gy 为单位的自由空气中空气吸收剂量 D_a，即：

$$D_a = 8.76\times10^{-3}\cdot R \quad (29\text{-}9\text{-}3)$$

若已知放射源的活度 A，那么可根据空气比释动能率常数 Γ_δ、照射时间 t、人体表面离放射源的距离 s 以及所关心的人体深度 d，由下式求得：

$$Da=\frac{A\cdot\Gamma\delta\cdot t}{(s+d)^2} \quad (29\text{-}9\text{-}4)$$

（2）求自由空气中小块组织的吸收剂量 D_t：

$$Dt=1.1\cdot Da \quad (29\text{-}9\text{-}5)$$

（3）求组织-空气比 T：先根据体表射野面积 W_0，求得深度 d 处的射野面积 W_d 为：

$$W_d=\left(\frac{s+d}{s}\right)^2\cdot W_0 \quad (29\text{-}9\text{-}6)$$

查表求得射野面积为 W_d、深度 d 处、特定核素的组织-空气比 T。

（4）求人体内组织的吸收剂量 D：

$$D=T\cdot D_t \quad (29\text{-}9\text{-}7)$$

3.近距离照射　在放射源靠近人体照射的情况下，有时需要估计离放射源较近器官的剂量。首先根据"均匀照射"的计算公式（29-9-3 和 29-9-4）求得自由空气中小块组织的吸收剂量 D_t；再利用 Meisberger 多项式求得水中照射量与空中照射量之比 $S(d)$：

$$S(d)=A+Bd+Cd^2+Dd^3 \quad (29\text{-}9\text{-}8)$$

其中，A、B、C、D 是与核素有关的常数，见表 29-9-3，适用范围为 $1\text{ cm}\leq d\leq 10\text{ cm}$。

最后求得人体组织的深度 d 处的软组织的吸收剂量 D：

表 29-9-3　不同核素在 Weisberger 多项式中对应的常数系数

核素	A	B	C	D
^{192}Ir	1.012 8	5.019 E^{-3}	-1.178 E^{-3}	-2.008 E^{-5}
^{137}Cs	1.009 1	-9.015 E^{-3}	-3.459 E^{-4}	-2.817 E^{-5}
^{60}Co	0.994 23	-5.318 E^{-3}	-2.610 E^{-3}	1.327 E^{-4}

$$D=D_t \cdot S(d) \quad (29\text{-}9\text{-}9)$$

4. 分次照射　可用 Ellis 经验公式近似地修正。

$$DN = ND^{-0.24}T^{-0.11} \quad (29\text{-}9\text{-}10)$$

式中：DN 为"标称剂量"或等效于一次照射的剂量，Gy；D 为累积剂量，Gy；N 为等间隔分次照射的次数，$4 \leq N \leq 35$；T 为总照射时间，d，$3 \leq T \leq 100$。

5. 中子照射　根据测得或计算的中子注量、中子能谱和照射条件，并按照有关资料给出的单能中子剂量转换系数计算中子剂量。

1）辐射防护剂量：计算中假定仿人体模受到单向宽射线束（或平面平行射线束）照射，照射几何条件分前向（AP）、背向（PA），左侧向（LAT）、右侧向（RAT）、旋转（ROT）和各向同性（ISO）六种照射方式。表 29-9-4 给出了单位中子注量的有效剂量转换系数。

2）大剂量：在计算中采用正圆柱体组织等效均匀体模，并假定为单向平行射线束照射。表 29-9-5 给出了单位中子注量的吸收剂量转换系数。

五、物理剂量的评价

（一）误差要求

事故照射所涉及的剂量范围很宽，小可到辐射工作人员以至公众成员剂量限值以下，大可到致死剂量以上。对不同剂量范围的剂量估计值误差要求也应不同。

（1）小于年剂量当量限值 1/3 的事故照射：剂量估计有成倍或更大误差也是可以接受的。个人剂量计读数（照射量或自由空气中的空气比释动能）可直接视为器官剂量当量或有效剂量当量。

（2）接近年剂量当量限值的事故照射：剂量估计应尽可能准确，原则上不应有成倍的误差。如有需要和可能，应估计出器官剂量当量和有效剂量当量。对局面受照剂量较大者，还应给出器官或组织的吸收剂量。

（3）年剂量当量限值以上到 1 Gy 左右的事故照射：从管理角度不要求有很高的准确度，从评价受照者是否还能继续从事放射工作以及积累人的剂量效应资料上考虑，应给出较为可靠的剂量，其中包括器官（或组织）剂量和有效剂量当量，还应给出躯干内的剂量分布，从大型核事故考虑，要求剂量估计相当可靠（主要是群体剂量）。

（4）1 Gy 以上大剂量的事故照射：当发生急性放射病时，对于重度骨髓型急性放射病以下的病人，没有特殊的治疗措施，预后也良好，因此对剂量估算准确度的要求不是很高，一般能区分出轻、中、重度基本上能满足临床的要求；对于极重度骨髓型急性放射病以上的病人，目前还没有有效的治疗方案，因此也不必强求准确的剂量估算值。但在重度和极重度骨髓型急性放射病的剂量范围内，应要求剂量尽可能准确可靠，剂量估算值误差应小于 ±10%，最好提供人体剂量分布的资料。因为在此剂量范围内，骨髓移植是目前救治的重大手段之一，但这种治疗可能会带来严重的副作用，而用这类治疗措施一般要求在受照后数日内做出决策和实施。

对于很不均匀照射或局部受照剂量可能很大的急性放射病的病人，除了估算全身剂量外，还应给出皮肤（包括眼睛晶体）和局部器官或组织的剂量。从医疗和管理上考虑，对其剂量准确度要求都不高，误差大一些通常是可接受的。因为这种剂量诊断有时是决定手术治疗的依据之一，而临床医师还会根据病情综合考虑方案。

（二）影响因素

表达急性放射病的物理剂量的量应能反映生物效应的程度和大小，但实际上剂量—效应关系是很复杂的，几乎不可能用一个或几个物理量就能真实地描述人体的放射损伤，甚至有些效应是无法用物理量表达的。影响剂量-效应关系的因素很多，其中主要的有以下几种。

1. **剂量率效应** 辐射效应与吸收剂量密切相关，并受剂量率的影响。低 LET 射线在辐射防护剂量范围内，单位剂量引起的效应，高剂量率为低剂量率的 2～10 倍；高 LET 射线在相对较高剂量（如发生确定性效应的剂量）时，高剂量率效应大于低剂量率效应，但在低剂量范围出现"反相剂量率效应"，即低剂量率、低剂量的效应大于高剂量率、高剂量的效应。

2. **射线质的影响** 当射线作用于生物体时，高 LET 射线的效应大于低 LET 射线的效应，特别是对低剂量随机性效应，高 LET 要比低 LET 的射线高出几十倍之多，但对确定性效应（如急性放射病），表现不过高几倍或高得不明显。

表 29-9-4 单位中子注量-有效剂量转换系数（pSv cm²）

能量（MeV）	AP	PA	RLAT	LLAT	ROT	ISO
1.0×10^{-9}	5.24	3.52	1.36	1.68	2.99	2.40
1.0×10^{-8}	6.55	4.39	1.70	2.04	3.72	2.89
2.5×10^{-8}	7.60	5.16	1.99	2.31	4.40	3.30
1.0×10^{-7}	9.95	6.77	2.58	2.86	5.75	4.13
2.0×10^{-7}	11.2	7.63	2.92	3.21	6.43	4.59
5.0×10^{-7}	12.8	8.76	3.35	3.72	7.27	5.20
1.0×10^{-6}	13.8	9.55	3.67	4.12	7.84	5.63
2.0×10^{-6}	14.5	10.2	3.89	4.39	8.31	5.96
5.0×10^{-5}	15.0	10.7	4.08	4.66	8.72	6.28
1.0×10^{-5}	15.1	11.0	4.16	4.80	8.90	6.44
2.0×10^{-5}	15.1	11.1	4.20	4.89	8.92	6.51
5.0×10^{-5}	14.8	11.1	4.19	4.95	8.82	6.51
1.0×10^{-4}	14.6	11.0	4.15	4.95	8.69	6.45
2.0×10^{-4}	14.4	10.9	4.10	4.92	8.56	6.32
5.0×10^{-4}	14.2	10.7	4.03	4.86	8.40	6.14
1.0×10^{-3}	14.2	10.7	4.00	4.84	8.34	6.04
2.0×10^{-3}	14.4	10.8	4.00	4.87	8.39	6.05
5.0×10^{-3}	15.7	11.6	4.29	5.25	9.06	6.52
1.0×10^{-2}	18.3	13.5	5.02	6.14	10.6	7.70
2.0×10^{-2}	23.8	17.3	6.48	7.95	13.8	10.2
3.0×10^{-2}	29.0	21.0	7.93	9.74	16.9	12.7
5.0×10^{-2}	38.5	27.6	10.6	13.1	22.7	17.3
7.0×10^{-2}	47.2	33.5	13.1	16.1	27.8	21.5
1.0×10^{-1}	59.8	41.3	16.4	20.1	34.8	27.2
1.5×10^{-1}	80.2	52.2	21.2	25.5	45.4	35.2
2.0×10^{-1}	99.0	61.5	25.6	30.3	54.8	42.4
3.0×10^{-1}	133	77.1	33.4	38.6	71.6	54.7
5.0×10^{-1}	188	103	46.8	53.2	99.4	75.0
7.0×10^{-1}	231	124	58.3	66.6	123	92.8
9.0×10^{-1}	267	144	69.1	79.6	144	108
1.0×10^{0}	282	154	74.5	86.0	154	116
1.2×10^{0}	310	175	85.8	99.8	173	130
2.0×10^{0}	383	247	129	153	234	178
3.0×10^{0}	432	308	171	195	283	220
4.0×10^{0}	458	345	198	224	315	250
5.0×10^{0}	474	366	217	244	335	272
6.0×10^{0}	483	380	232	261	348	282
7.0×10^{0}	490	391	244	274	358	290
8.0×10^{0}	494	399	253	285	366	297
9.0×10^{0}	497	406	261	294	373	303
1.0×10^{1}	499	412	268	302	378	309
1.2×10^{1}	499	422	278	315	385	322
1.4×10^{1}	496	429	286	324	390	333
1.5×10^{1}	494	431	290	328	391	338
1.6×10^{1}	491	433	293	331	393	342
1.8×10^{1}	486	435	299	335	394	345
2.0×10^{1}	480	436	305	338	395	343
3.0×10^{1}	458	437	324	—	395	—
5.0×10^{1}	437	444	358	—	404	—
7.5×10^{1}	429	459	397	—	422	—
1.0×10^{2}	429	477	433	—	443	—
1.3×10^{2}	432	495	467	—	465	—
1.5×10^{2}	438	514	501	—	489	—
1.8×10^{2}	445	535	542	—	517	—

表 29-9-5　单位中子注量-吸收剂量转换系数（pGy cm²）

中子能量	软组织深度（cm）														
（MeV）	1	3	5	7	9	11	13	15	17	19	21	23	25	27	29
$2.5E^{-8}$	4.5	4.2	4.3	2.4	1.6	1	0.7	0.5	0.34	0.25	0.16	0.14	0.08	0.05	0.014
$1.0E^{-7}$	5	5.6	4.5	3.2	2.3	1.7	1.3	0.8	0.55	0.36	0.24	0.17	0.14	0.1	0.09
$1.0E^{-6}$	4	6	5.2	4	2.8	2	1.5	0.95	0.65	0.45	0.3	0.22	0.16	0.12	0.08
$1.0E^{-5}$	4	5.7	5.4	4.2	3	2.2	1.6	1.2	0.75	5	0.34	0.26	0.18	0.16	0.12
$1.0E^{-4}$	4	5.7	5.5	4.5	3.4	2.5	1.8	1.3	0.75	0.5	0.36	0.26	0.18	0.14	0.1
$1.0E^{-3}$	3	5	5.2	4.5	3.5	2.5	1.8	1.3	0.8	0.5	0.35	0.22	0.15	0.1	0.07
$1.0E^{-2}$	3.4	4.7	5	4.3	3.4	2.5	1.8	1.3	0.85	0.55	0.4	0.27	0.18	0.14	0.9
$1.0E^{-1}$	7.5	6	5.5	4.6	4	3	2.2	1.6	1	0.7	0.5	0.35	0.2	0.18	0.25
$5.0E^{-1}$	18	16	12	8	5.6	4	3.2	2.3	1.7	1.3	0.8	0.55	0.38	0.25	0.18
$1.0E^{0}$	31	24	17	12	7.5	5.4	3.8	2.7	1.8	1.3	0.9	0.6	0.4	0.26	0.18
$2.5E^{0}$	38	36	34	27	25.1	18	16	12	9	6.5	5	3.6	2.5	1.8	1.3
$5.0E^{0}$	51	55	50	46	38	34	26	23	18	15	12	8.5	6.5	5	4
$7.0E^{0}$	58	60	57	52	46	42	35	30	26	22	18	16	13	10	8
$1.0E^{1}$	59	60	59	56	54	47	45	40	35	30	26	24	20	17	15
$1.4E^{1}$	72	75	72	70	66	60	55	47	42	37	32	27	24	20	16

3.分次与一次照射效应　当剂量相同时，对确定性效应（如急性放射病），分次照射比一次照射效应低；对随机性效应，主要依赖于累积的总剂量和剂量率。

4.受照均匀性影响　局部照射或非均匀照射所致全身效应（如急性放射病）要比全身均匀照射的效应低。

此外，迁延照射的效应低（其中包含有剂量率效应），生物体对辐射敏感性的人体差异亦直接影响剂量—效应关系。应特别指出：不同的观察终点（如细胞损伤、放射病、致癌和遗传效应），剂量—效应关系是不同的，要根据需要确定。

（三）结果评价

核辐射事故，特别是大剂量急性照射，无论是立即发现的，还是经过一段时间后发现的，都应尽快进行调查，确定事故经过，并估计人员受照剂量。物理剂量估算，由于受很多复杂因素的影响，一般很难做得准确。除了上面所述的影响因素外，就物理剂量估算方法而言，许多参数来源于人为估计和假设以及事故重建等引进的误差。应务求这些假设条件和人为估计有一定的客观依据，如关键参数受照几何条件和受照时间，应反复调查核实，并根据事故现场环境条件和有关制约因素加以确认，必要时进行事故过程模拟和测量。应强调的是：在进行事故调查时，应尽量利用正式记录的资料，询问时不应有暗示和启发式提醒，由此才能得出真实的事故受照条件、受照时间和有效的数据。即使获得了可靠的客观判据，但因目前所采用的各种归一或等效剂量模型都还缺少理论依据和实验依据，多数有关的假设尚未得到充分证明，只是在多起事故剂量估算中感到满意。因此，最终的物理剂量估算结果还难以给出准确度，只能是近似的估算值。

急性放射病的诊断依据是多方面的，物理剂量估算仅为其中之一，仅由单一物理剂量估算是无把握准确反映生物效应的。因此，应对物理剂量估算、生物剂量估计和临床指征判断等进行综合分析，最终由有经验的医师确定较为可靠的剂量诊断。

此外，还应尽可能详细地收集和保存那些未加修正的原始参数和有关信息，为综合分析和以后核实提供依据。物理剂量估算报告应给出详细的剂量学参数，包括全身剂量分布、干细胞剂量，受照剂量大的器官或组织剂量等，并及时向主管部门和同行进行信息反馈。

第二节 急性放射损伤的生物剂量估计

一、概述

在核事故情况下，除用物理剂量测量方法估算受照者的剂量外，同样重要的还有生物学方法，即通过对受照者的生物样品进行测定来估算其受照剂量，通常称之为"生物剂量计"。目前能够用于估算剂量的生物学指标有多种，如外周血淋巴细胞染色体畸变、淋巴细胞微核、早熟凝集染色体、荧光原位杂交、体细胞基因突变和电子自旋共振等。其中最经典且被国际公认的是染色体畸变分析，还有作为辅助手段的淋巴细胞微核检测。

作为辐射生物剂量计，首先要在离体条件下，用不同剂量照射健康人血，根据染色体畸变量和剂量之间的关系拟和剂量效应曲线。在事故情况下，取受照者外周血，在标准条件下进行培养、制片和畸变分析，并根据畸变率从相应的刻度曲线来估算受照者的剂量。

对一次全身急性外照射，剂量范围在 0.5～5 Gy 时，染色体畸变分析可以快速、准确地给出全身均匀受照剂量。在事故后越早取血检测，估算剂量越准确，最迟不宜超过照后 6～8 周。对局部或分次外照射估算的剂量有一定的不确切性。该方法也不适用于估算小剂量长期外照射的累积剂量和放射性核素内污染的内照射剂量。

二、染色体畸变分析测定方法

（一）淋巴细胞的培养及染色体标本的制备

1.材料 任何一种能自行分裂或在加入有丝分裂刺激剂后引起分裂的细胞都可被用来制备染色体标本。目前绝大多数是采用外周血淋巴细胞。其他一些组织如骨髓和皮肤等也有用于研究染色体畸变的，但在取材、方法等方面不如淋巴细胞方便。

2.外周血培养方法

（1）血样的采集：在无菌操作下从静脉采血，用肝素钠抗凝。已加抗凝剂的血样在温度不低于 4℃或高于 38℃情况下可以放置数小时不会影响分析的畸变产额。最好是在采血后 24 小时内进行培养，也可以用事先组合好的培养液，随时取血加入后立即进行培养，要特别注意防止污染。

（2）培养液的组合。

① 培养液：常用的有 RPMI 1640，Eagle MEM，Tc199，McCoy 和 F10 等，其中 RPMI 1640、McCoy 或 F10 对细胞的增殖速率较快，Tc199 增殖较慢，Eagle MEM 居中。每一批新配置的培养液在投入使用前都要作预实验，与前一批培养液做比较，以了解它们支持细胞生长的能力。培养液的 pH 值最终调到 7.0～7.2 之间。

以 RPMI 1640 为例，其配置方法如下：

RPMI 1640 粉	1 袋（10.4 g）
L-谷氨酰胺	0.3 g
$NaHCO_3$	0.9 g
三蒸水	1 000 ml

用磁力搅拌器依次溶解后，抽滤除菌，分装，冷冻保存。

② 血清：可用各种血清，如自体血清、AB 型人血清、新生牛血清或胎牛血清。除自体血清外，其他血清在使用前应在 56℃水浴中灭活 30 分钟，并且必须了解其支持细胞生长的能力。

③ 有丝分裂刺激剂：最常用的是植物血球凝集素（PHA），可用市售的制品，也可从四季豆中自行提取。无论是市售的制品或是自行提取的 PHA，使用前都必须试验其"最佳生长"（即分裂产额最高）的用量。

④ 抗生素：常用的是青霉素和链霉素，用量为 100 IU / ml 培养液，若能严格无菌操作，不加抗生素也能得到良好的培养效果。

（3）培养方法：常用培养方法有全血微量法和常量培养法，目前多数实验室采用全血微量法。

全血微量法：在 1 个 10～15 ml 的培养瓶内，一般加入 0.3～0.5 ml 肝素抗凝血，5 ml 组合培养液，内含 4 ml 培养液，1 ml 血清及适量的 PHA。每份血样应同时培养数瓶，37℃±0.5℃恒温培养 48～52 小时收获。如培养液内加有 Brdu 时，最终浓度不宜超过 15 μg / ml，需避光培养。

常量培养法：将血液中的红细胞在室温或37℃下沉降，也可用低速离心法使红细胞沉降，然后吸取上层含有白细胞的血浆悬液接种到培养液内。

3.**染色体标本的制备**　分裂中期的阻断：常用的纺锤体抑制剂有秋水仙碱和乙酰甲基秋水仙碱。由于这种纺锤体抑制剂对细胞有毒，所以在培养物中的最终浓度前者不宜超过 0.2 μg/ml，后者不应超过 0.25～0.5 μg/ml。加秋水仙碱的时间与浓度有关，一般是浓度愈大，作用时间愈长，染色体愈缩短；反之愈细长。近年来多数实验室使用提前在培养开始时加秋水仙碱的方法，终浓度为 0.01～0.015 μg/ml，可以获得大量的第一次分裂的细胞（M1）。

培养物的收集和低渗处理：将培养瓶中上清液吸弃，留 1 ml 左右培养物混匀，移入 10 ml 离心管，加37℃预温的 0.075 mol/L KCl 低渗液 6～7 ml，轻轻混匀，37℃条件下低渗 20～25 分钟，在低渗完毕准备离心前加固定液数滴以固定。

固定：用新鲜配置的甲醇-冰醋酸 3：1 的固定液固定两次。第一次固定时间宜在 20～30 分，第二次可适当缩短时间，一般不少于 15 分钟。无论是低渗还是固定，离心时转速都不要超过 1 000 rpm。

制片：吸弃固定液，根据沉淀物多少加适量新鲜固定液，混匀，将细胞悬液滴在洁净无油渍的冰水浸泡的玻片上，轻轻吹开，每瓶培养物可制 2 片或数片，文火烘烤或气干法干燥。

染色：用 10% Giemsa 染色 10～20 分钟，自来水冲去染液，蒸馏水冲洗，自然干燥。

（二）染色体畸变的分析

1.**舍弃细胞的标准**　凡属于以下情况之一时，该细胞应舍弃不做分析。

（1）染色体数目（着丝粒数）不够45条。

（2）染色体过长或过短。

（3）染色体重叠过多，无法清楚地识别各条染色体及其畸变。

（4）染色体呈扭曲状或紧缩成团。

2.**畸变类型**　辐射诱发的染色体畸变包括数目畸变和结构畸变。由于染色体数目的变化和照射剂量的大小无关，不作为评价辐射损伤的指标。根据细胞受照射当时所处的时期以及染色体断裂后重接的方式，染色体结构的改变分为两类：染色单体型畸变及染色体型畸变。化学诱变剂或某些病毒作用于 S 期或在 G_2 期的细胞，引起的是染色单体型畸变，这种类型畸变一般不作为评价辐射损伤的指标。用于测定辐射损伤的是染色体型畸变。辐射诱发的染色体型畸变可分为非稳定性畸变（Cu）和稳定性畸变（Cs）两类。前者包括双着丝粒体（dic）、着丝粒环（r）和无着丝粒断片（ace）；后者包括相互易位（t）、倒位（inv）及缺失（del）。用于辐射生物剂量估计的是前三种畸变，其中又以双着丝粒体和着丝粒环畸变率估计受照剂量较为准确。后三种稳定性畸变主要用于辐射远后效应的观察。以下主要介绍非稳定性畸变（ace，dic，r）的镜检形态特征。

（1）无着丝粒体（ace）：是一对无着丝粒的姊妹染色单体，形状有条状、点状和环状，系染色体的末端或中间部位被击断而形成。包括断片、微小体和无着丝粒环（图 29-9-1）。断片常常易与单体畸变中的双间隙相混淆，其鉴别要点是，双间隙指两个单体的末端似断非断，常有细丝相连，断距较近，一般小于染色单体直径。断片则断端远离，间距大于染色单体直径，断下的片段可在原处，也可移位到邻近。

（2）双着丝粒体（dic） 或三着丝粒体（tri）：双着丝粒体指有两个着丝粒的染色体，是两个染色体两端各被击中后近端相连形成的，而两个远端则相连成一对无着丝粒断片。三着丝粒体是三个染色体被击断后相连形成，常伴有两对断片（图 29-9-2）。

（3）着丝粒环（r）：是具有着丝粒的环状染色体，由同一染色体的两端各被击中后相连形成，常伴有一对无着丝粒断片（图 29-9-3）。

3.**分析细胞数的要求**　用于个体生物剂量的估计，通常观察 200～500 个中期分裂细胞的染色体畸变。分析细胞数越多，估计剂量的95%可信限越窄，结果越可信。当大剂量急性照射时，染色体畸变率较高，通常分析 100～200 个中期分裂细胞就可满足统计学要求。生物学实验一般允许误差采用15%，用染色体畸变率估计生物剂量，多采用20%的允许误差，一般是先分析 100 个细胞，当有畸变时按以下公式计算所需分析的细胞数目。

$$N = \frac{96(1-P)}{P}$$

式中，P 为畸变细胞率，畸变细胞出现的份额，N 为所需要分析细胞数（个）。例如，分析 100 个中期分裂细胞，见有 20 个畸变细胞，应分析细胞数是

$$N=\frac{96(1-0.20)}{0.20}=384 \text{个}$$

(三)剂量-效应刻度曲线的建立

当用染色体畸变作为生物剂量计时，首先要在离体条件下，用不同剂量 X 线或 γ 射线照射健康人血，根据畸变率和照射剂量的关系，建立刻度曲线。在事故情况下，取受照者的血，在与制作刻度曲线相似条件下，进行培养，然后制片和分析畸变。根据畸变产额，从相同的射线所建立的刻度曲线，求得人员所受的辐射剂量。

1.健康人血的要求　年龄在 18～45 岁，男女均可；不患有慢性疾病；非放射工作人员，近三个月未接受医疗诊断照射；近一个月来未感染病毒，也未接触有害化学物质或服药史；不吸烟，不嗜酒。

2.照射方法和标本的制备　常用的射线类型有：180～250 kVp X 线，^{60}Co γ 射线，14 MeV 快中子，照射量率一般用 0.5～1.0 Gy/min。

（1）在无菌条件下，将人抗凝血等量分装于玻璃制的照射管内，在 37℃ 恒温下分不同剂量点进行照射。另一管血样除不照射外，其他条件相同。

（2）照射完毕后，在 37℃ 静置 2 小时。

（3）在标准条件下对血样（包括照射的和对照的）进行培养、制片和染色。

3.影响畸变率的体外因素

（1）37℃ 下照射血样较室温下照射所产生的畸变率要高。

（2）不同的培养液或培养时间可影响畸变率。培养时间超过 2 天，会使 dic，r，ace 等类型的畸变丢失而使畸变率减低。

（3）孵育温度可以影响畸变率，为此细胞所处的温度应保持在 37±5℃。

4.回归方程的拟合　按畸变的识别标准及应分析的细胞数，将各剂量点的各类畸变分别计数，求出畸变细胞率和每 100 细胞或每细胞的畸变率以及它们的误差。

畸变细胞率是指见到的畸变细胞占分析细胞数的份额。畸变细胞中不论含有 1 个或多个畸变，均按 1 个畸变细胞计。畸变细胞率的标准误（S_1）计算公式如下：

$$S_1=\sqrt{\frac{P(1-P)}{n}}$$

式中，P 为畸变细胞率，以百分数表示，n 为分析细胞数。

畸变率（dic，r，ace）以每 100 细胞或每细胞有多少个畸变表示，其标准误计算如下

$$S_1=\frac{\sqrt{X}}{n}$$

式中，n 为分析细胞数，X 为畸变数。

在算术坐标纸上，标出各剂量点所观察到的各类畸变值，如为直线趋势拟合成直线方程：$Y=a+bD$，如为抛物线趋势拟合成二次多项式：$Y=a+bD+cD^2$，式中，a 为自发畸变细胞率或畸变率，b、c 各为一次和二次击中引起的畸变的系数。目前各实验室多用微机自动挑选数学模式拟合回归方程。

5.吸收剂量的估算　当剂量-效应关系呈线性方程时，估算的吸收剂量是：

$$D=\frac{Y-a}{b}$$

当剂量—效应关系呈二次多项式方程时，估算剂量是：

$$D_1=\frac{-b+\sqrt{b^2+4cY}}{2c}$$

6.剂量估算实例　某次 ^{60}Co 源事故，一位 25 岁男性受超剂量一次全身照射，于照射后 18 小时取血，用标准方法培养 48 小时制片，分析 200 个细胞，结果如下：

分析细胞数　　　200
畸变细胞数　　　98　（49.0%）
dic+r　　　　　109　（54.5%）
ace　　　　　　39　（19.5%）

用本实验室标准方法建立的 dic+r 畸变率剂量效应回归方程为

Ydic+r=0.034 98D+0.069 49D^2

本例 dic+r 畸变率为 0.545，标准误 S1=109/200=0.052 2

95% 可信限上限值为 0.545+1.96×0.052 2=0.647，下限值为 0.545-1.96×0.052 2=0.443。应用公式求出对应的生物剂量

　　上限值：$Y=0.647$，$D=2.81$ Gy
　　均值：　$Y=0.545$，$D=2.56$ Gy
　　下限值：$Y=0.443$，$D=2.29$ Gy

三、淋巴细胞微核作为辐射损伤的辅助诊断指标

（一）淋巴细胞微核

在辐射损伤早期诊断中，染色体畸变分析方法因其灵敏可靠，已受到普遍重视。但染色体标本的制备及畸变的分析较费时，在大群体普查时应用上受到一定限制。因此有用测定淋巴细胞微核的方法。淋巴细胞微核是指在淋巴细胞中存在的游离小核，它的结构及染色与主核相似，大小为主核的 1/3 以下。目前认为，微核是由细胞分裂后期滞后的染色体断片、1 条或多条染色体组成的小体。在一定吸收剂量范围内（0.25～5 Gy），离体照射人血淋巴细胞诱发的微核细胞率或微核率与受照剂量之间呈线性关系，可以作为事故剂量估算的辅助方法。

（二）微核测定方法

1. 直接法　最初采用外周血直接涂片法，由于淋巴细胞数较少，计数工作量大，而改用淋巴细胞浓集法，用明胶或甲基纤维素促进红细胞沉降，取上清物离心，用沉淀物涂片，可得到大量的淋巴细胞。其中甲基纤维素法所得标本较为理想。

2. 常规培养法　将肝素抗凝血或白细胞悬液加入培养液内，加入适量 PHA，37℃培养 72 小时，终止培养，弃去上清液，按制备染色体方法低渗、固定、制片及染色。

3. 胞质分裂阻断微核法（CB 微核法）　在淋巴细胞培养过程中加入适量松胞素 B（Cyt-B）以阻止胞浆的分裂，只观察双核淋巴细胞中的微核出现率，使微核的检测方法得到改进。全血按培养淋巴细胞染色体相似方法培养 40 小时左右，加 Cyt-B。事先将 Cyt-B 溶于二甲基亚砜（DMSO）中，配成 2 mg/ml 的储藏液，-20℃冻存，用前融化，生理盐水稀释，最终浓度为 6 μg/ml。继续培养至 72 小时收获。制片方法和制备染色体方法相似，只是低渗时间要短，加低渗液后立即打匀，并加固定液数滴立即离心，以下步骤与染色体制备方法相同。

4. 计数方法　采用常规培养法时，在高倍镜下计数 1 000 个转化的淋巴细胞。当采用加松胞素 B 方法时，在高倍镜下计数 1 000 个双核淋巴细胞。分别求出微核率及微核细胞率，并按剂量效应刻度曲线求出吸收剂量。

$$微核率 = \frac{微核数}{观察细胞数} \times 1\,000‰$$

$$微核细胞率 = \frac{含微核的细胞数}{观察细胞数} \times 1\,000‰$$

（三）注意事项

微核着色与主核相似，主核细胞的胞浆要求完整。

重叠在主核上的微核不计数，贴近主核，调焦距后能看清边缘的计数。

凡含有微核的细胞均计数为微核细胞，同一个细胞内含有 1 个或多个微核都算作 1 个微核细胞。微核率指 1 000 个细胞中所见各细胞中微核的总和，微核细胞率则为 1 000 个细胞中所含微核的细胞数。

淋巴细胞微核的自发率根据方法不同所得结果也不同。直接法在 0.1‰～0.3‰ 之间，常规培养法范围是在 0～8‰，CB 法在 10‰～20‰ 之间。微核的自发率可能受到年龄、性别和个体敏感性等因素影响，其中年龄影响最大，不同年龄段 CB 法微核的自发率是不同的。

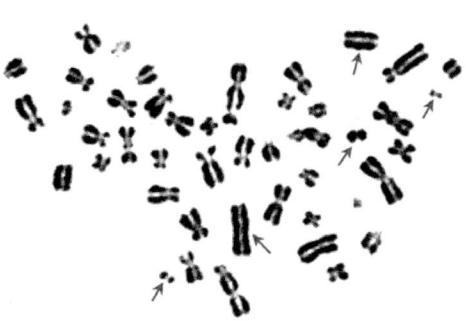

图 29-9-1　无着丝粒断片（ace）

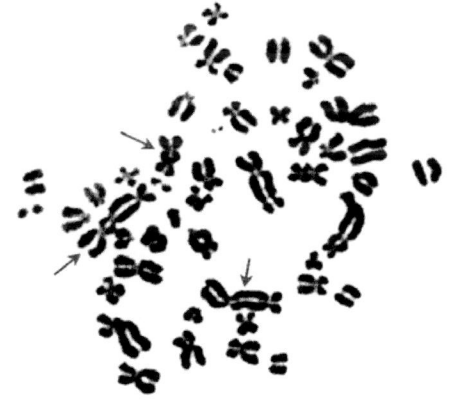

图 29-9-2　双着丝粒体（dic）或三着丝粒体（tri）

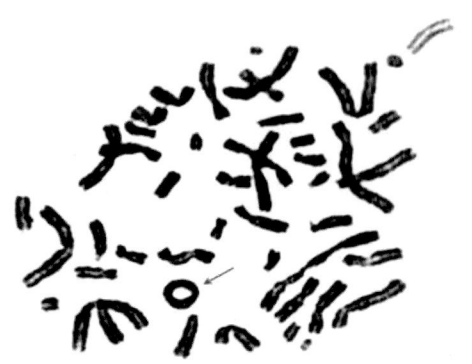

图 29-9-3　着丝粒环（r）

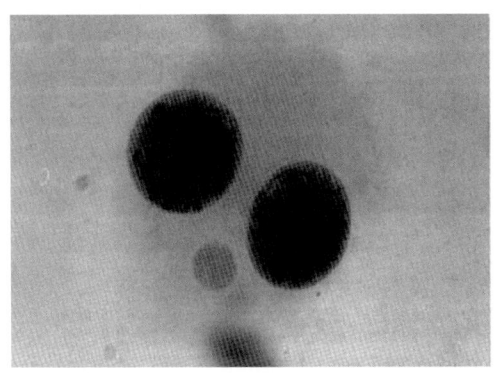

图 29-9-5　双核淋巴细胞中的单微核
姬姆萨染色，×1 000

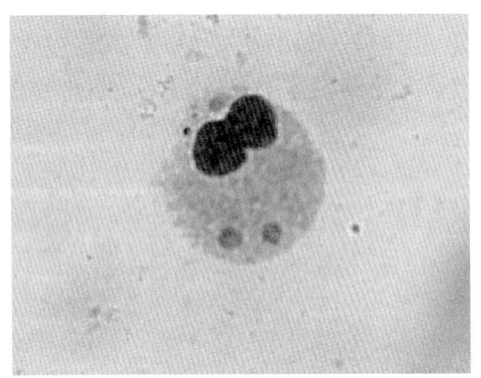

图 29-9-4　双核淋巴细胞中的双微核

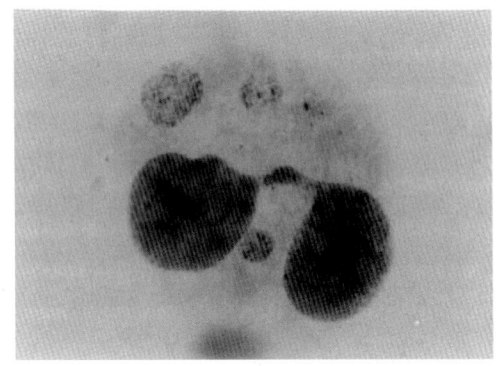

图 29-9-6　双核淋巴细胞多个微核
姬姆萨染色，×1 000

第三节　外照射急性放射病的诊断和治疗

外照射急性放射病是指人体一次或短时间（数日）内分次受到大剂量外照射而引起的全身性疾病。特点是致伤时间短，病变范围广，病情变化复杂，病程可呈阶段性。病变严重程度与受照剂量、剂量率、射线种类及受照的均匀度有关。根据其临床特点和基本病理改变，可分为骨髓型、肠型和脑型急性放射病。骨髓型又可分为轻度、中度、重度和极重度急性放射病。其病程一般分为初期、假愈期、极期和恢复期四个阶段。

一、目的意义

（一）目的

（1）明确伤员受照剂量的大小，结合临床症状、体征及实验室检查结果，判断是否为急性放射病。

（2）判断伤员属于哪一型、哪一度急性放射病。

（3）明确伤员当时处于急性放射病的哪一期，需要进行哪些检查和治疗，是否需要后送。

（二）意义

核与辐射突发事件发生时，对急性辐射损伤进行及时而准确的诊断是对伤员进行分类、抢救、后送、确定治疗原则、选择治疗措施及判断预后的重要环节。

二、诊断程序和诊断原则

急性放射病的诊断从程序上可分为早期分类诊断和临床诊断。总的原则是依据受照史、临床表现及实验室检查，结合受照剂量的估算结果综合分析，对受照个体是否造成放射损伤以及伤情的严重程度做出正确的诊断。

三、早期分类诊断

(一)早期病情分类诊断的依据

1.受照剂量的初步估计 首先要证实病人确实受到照射,再通过受照经过及照射条件的了解,粗估照射剂量。佩戴剂量计者可读出或监测受照剂量。除物理剂量外,还可用淋巴细胞染色体畸变分析和淋巴细胞微核测定来估计照射剂量。受照剂量大小与病情密切相关。

2.早期症状 急性放射病早期症状的多少、出现的早晚、严重程度等可以反映病情的轻重。一般规律是症状出现越多、出现越早、程度越重,提示病情越严重。其中早期发生的呕吐、腹泻、发热、出血、共济失调和抽搐等症状有较大的诊断意义。

3.早期血液学变化 照后1~2天血液学指标的变化与照射剂量和病情关系密切,可作为早期病情分类诊断的依据之一。其中血液浓缩、白细胞数早期升高、照后24~48小时外周血淋巴细胞绝对值具有较大的诊断意义。

4.局部皮肤损伤表现 事故性辐射事故时多为全身不均匀照射,在受照剂量较高的部位多发生皮肤放射损伤,如皮肤潮红、皮肤黏膜肿胀、皮肤红斑、肢端水肿、皮肤水疱形成、腮腺肿痛等。这些皮肤放射损伤表现的严重程度与受照剂量密切相关,可以用来估计局部受照剂量,进而推算邻近部位及全身受照的剂量,有助于病情的预测。

(二)早期分型诊断

1.受照剂量 根据受照剂量估计结果,可初步进行早期分型诊断(表29-9-6)。受照剂量估计一般难以很快给出且有一定的误差。

2.早期症状 依据早期症状进行分型诊断的要点:①在照后1小时内发生频繁呕吐、共济失调、定向力和判断力减退、肢体震颤等症状时,可初诊为脑型。在排除脑外伤和蛛网膜下隙出血的情况下,若发生抽搐可确诊为脑型。②照后1~2小时内出现多次呕吐,3~5天内出现频繁腹泻,未见中枢神经系统症状者可能为肠型。若出现血水便,排出物中含有肠黏膜脱落物,则可诊断为肠型。③照后2小时前后出现呕吐,2~3天出现食欲下降,大便稀但无水样便,全身状况尚可者,多半为骨髓型。

表 29-9-6 各型急性放射病的初期反应和受照剂量下限

分 型		初期表现	照射后1~2天淋巴细胞绝对值(×10⁹/L)	剂量下限(Gy)
骨髓型	轻度	乏力,不适,食欲减退	1.2	1.0
	中度	头昏,乏力,食欲减退,恶心,呕吐,白细胞短暂上升后下降	0.9	2.0
	重度	多次呕吐,可有腹泻,白细胞数明显下降	0.6	4.0
	极重度	多次吐泻,休克,白细胞数急剧下降	0.3	6.0
肠型		频繁吐、泻,休克,血红蛋白升高	<0.3	10.0
脑型		频繁吐、泻,休克,共济失调,肌张力增加,震颤,抽搐,昏睡,定向和判断力减退	<0.3	50.0

3.早期血象变化 ①照后1~2天内白细胞数明显升高(>15×10⁹/L)和血液浓缩(>150 g/L),提示肠型可能性大。②照后1~2天外周血淋巴细胞绝对值高于0.3×10⁹/L,则骨髓型可能性大;若低于此值,可能为肠型或脑型。

对照射剂量、早期临床症状、血液学变化进行综合分析,可提高早期分型诊断的可靠性。

(三)骨髓型急性放射病的早期分度诊断

(1)照射剂量:轻度、中度、重度和极重度的照射剂量范围分别为100~200 cGy、200~400 cGy、400~600 cGy和大于600 cGy。

(2)早期症状:照后1天内,若病人仅有恶心而无呕吐,多为轻度;若在照后2小时前呕吐,呕吐次数较多,可能为重度或极重度。若病人在照后1~2天内出现腮腺肿痛或有37~38.5 ℃的体温,提示为中度或更重。如病人在照后初期出现大面积的皮肤红斑或潮红,提示病情可能为重度或更重。

(3)照后1~2天淋巴细胞绝对值 各度骨髓型急性放射病照后1~2天外周血淋巴细胞绝对值(×10⁹/L)为:轻度1.2、中度0.9、重度0.6、极重度0.3。

(4)急性放射病早期分类诊断图 根据照后早期临床症状和外周血淋巴细胞绝对数的变化,设计和研制的急性放射病早期诊断图（图 29-9-7），可用于骨髓型急性放射病早期分度诊断，准确性较好。

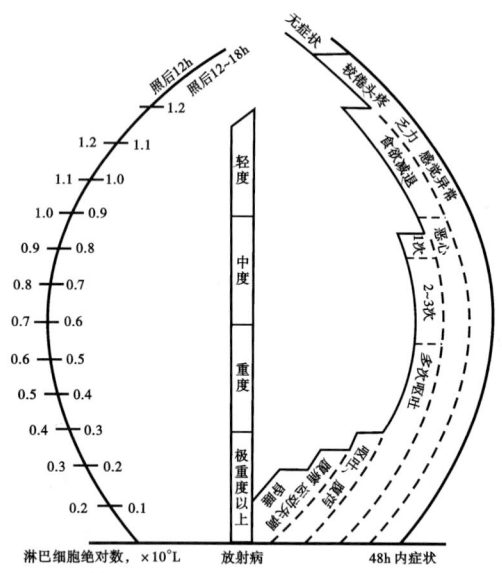

注：按照后 12 小时后 24~48 小时内淋巴细胞绝对值和该时间内病人出现过的最重症状（图右柱内侧实线下角）做一联线通过中央柱，柱内所标志的程度就是病人可能的诊断；如在照后 6 小时对病人进行诊断时，则仅根据病人出现过的最重症状（图右柱内侧实线的上缘）做一水平横线至中央柱，依柱内所标志的程度加以判断，但其误差较照后 24~48 小时判断时大。第一次淋巴细胞检查最好在使用肾上腺皮质激素或抗辐射药物前进行。

图 29-9-7 急性放射病早期诊断图

四、临床诊断

临床诊断是早期分类诊断的继续和完善，即在临床救治结束时，综合分析病人临床经过，临床症状、实验室等检查结果，参考受照剂量估计和治疗情况，对病人的病情做出确诊。临床诊断是对病人病情全面科学分析的过程，对探索急性放射病发病规律和总结诊治经验十分重要。

（一）临床诊断的依据

1.受照剂量　表 29-9-6 列出的急性放射病分型和分度的照射剂量值是一个群体估计值，对于具体的病例还应考虑个体差异、临床经过和临床症状、照射均匀度的影响。

2.病程经过和临床表现　全面分析病程经过和临床表现，可以找出在急性放射病发病学中起主导作用的基本损伤和病理基础，以此判定急性放射病的临床分型诊断。例如，受照射者在照后出现造血功能低下、感染、出血等主要证候，病程分期明显，无严重肠道和中枢神经证状，即可判定骨髓等造血组织损伤为基本损伤，可确诊为骨髓型急性放射病。若肠道症状或中枢神经系统症状十分突出，则可分别诊断为肠型或脑型急性放射病。由于三型急性放射病的基本损伤、病程和临床表现有明显差别，临床分型诊断并不十分困难。

骨髓型的临床分度诊断，是在早期分度的基础上，依据照射剂量、临床经过和临床表现、造血损伤的程度进行综合分析和判定。在分度临床诊断时，外周血白细胞数降低的程度和病程分期的时间有重要的诊断意义（表 29-9-7、表 29-9-8）。

3.局部放射损伤的诊断学意义　由于促进造血、抗感染和抗出血等临床治疗技术的进展，使急性放射病的某些临床表现发生较大的变异，丢失了原有的剂量-效应关系，给临床诊断带来一定的困难。有些局部放射损伤的临床表现，如脱毛、皮肤损害、黏膜变化、眼部改变、性腺病变等受治疗措施的影响相对较少，可以反映受照剂量和效应的本来情况，有助于临床诊断。另外，有些放射损伤后期效应对临床诊断也有一定参考意义（表 29-9-9）。

表 29-9-7　各度骨髓型急性放射病人白细胞变化的参考数据

分度	减少速度 ($\times 10^9$/L·d)	照后 7d 值 ($\times 10^9$/L)	照后 10 天值 ($\times 10^9$/L)	$<\times 10^9$/L （照后天数）	最低值 ($\times 10^9$/L)	最低值时间 （照后天数）
轻度		4.5	4.0		>3.0	
中度	<0.25	3.5	3.0	20~32	1.0~3.0	35~45
重度	0.25~0.60	2.5	2.0	8~20	<1.0	25~35
极重度	>0.6	1.5	1.0	<8	<0.5	<21

表 29-9-8　各度骨髓型急性放射病的病情分期时间

分度	初期 开始时间	持续时间（d）	假愈期持续时间（周）	极期开始时间（照后天数）
轻度	几小时或 1 天或不明显	<1	4~5	>30 或无
中度	3~5 小时	1~2	>2	20~30
重度	20 分钟至 2 小时	1~3	1	15~25
极重度	立即或 1 小时	2~3	<1 或不明显	<10

表 29-9-9 引起某些局部症状的最小照射剂量或剂量范围

局部症状		局部最小剂量或剂量范围（cGy）
脱发	8~10 天开始	>600
	10~15 天开始	400~600
	16~20 天开始	100~400
	少量	300
	大量、全秃	600~700
	永久脱发	>700
皮肤改变	早期一过性轻度充血	200~400
	早期一过性中度充血	400~600
	早期明显充血	>600
	红斑	300~1 000
	干性表皮炎（脱屑）	1 000~1 500
	渗出性上皮炎（水疱）	1 200~2 500
	溃疡性坏死性皮炎	>2 500
口腔干燥症	唾液分泌停止	1 000
精子	中度减少	15~20
	明显减少	50
	严重减少	100
	消失	200~600
生育力	暂时不育（12~15 个月）	200~300
	暂时不育（18~24 个月）	400~500
	永久不育	>500~600

（二）临床诊断标准

在实验研究和不断总结分析国内外急性放射病诊治经验的基础上，我国修订了《外照射急性放射病诊断标准》（GBZ104—2002），可按此标准进行急性放射病的临床诊断。由于任何标准都会被修订和完善，因此应注意引用新标准的可能。

（1）急性放射病临床分型诊断标准：三种类型急性放射病的病程和临床表现明显不同，受照剂量差别较大，临床分型并不困难。表 29-9-10 可用于临床分型诊断。

（2）骨髓型急性放射病临床分度诊断标准：按病情严重程度，骨髓型急性放射病又可分为轻度、中度、重度和极重度四度。表 29-9-11 列出的主要临床表现、血液学变化及受照剂量下限值等可用于临床分度诊断。

（三）注意事项

1. 临床观察要认真细致　首先临床观察应在受照后早期尽快进行，通过认真细致的检查可以获得对病人以后诊治极为重要的信息。病情较重者，每天应全面检查 4~5 次，以及时发现病情的变化，利于调整诊治措施。

2. 宜在治疗前采集诊断用血样　其目的是排除治疗措施的影响，如常规血细胞计数、染色体畸变分析、HLA 配型等用血。病程中宜根据病情变化进行必要的实验室检查和其他诊断措施（X 线检查、CT、MRI、ECG 等）。

3. 主要症状的记录　对病程中出现的一些主要症状（皮肤红斑、肢体肿胀、溃疡创面、皮肤出血、血性排泄物等）要有详细的文字描述，必要时应拍彩色照片或录像，以便动态观察和比较。

4. 注意治疗措施的影响　临床治疗技术的不断进展，可降低急性放射病感染、出血等并发症的发生率和严重程度，失去原有的剂量-效应关系，给诊断带来困难。应注意综合分析。

五、鉴别诊断

（一）各型急性放射病的鉴别诊断

急性放射病分型诊断的重点是极重度骨髓型与肠型和脑型与肠型急性放射病的鉴别诊断。根据受照后病人的临床症状、受照剂量及病程即可区别（表 29-9-10）。

（二）骨髓型急性放射病与其他内科疾病的鉴别诊断

在核事故条件下，只要问清病史，根据骨髓型急性放射病特殊的阶段性病程、脱发和淋巴细胞染色体畸变可以和急性再生障碍性贫血及白细胞不增多性白血病相鉴别。

表 29-9-10　三型急性放射病的鉴别诊断要点

临床表现	极重度骨髓型	肠型	脑型
共济失调	—	—	+++
肌张力增强	—	—	+++
肢体震颤	—	—	++
抽搐	—	—	+++
眼球震颤	—	—	++
昏迷	—	+	++
呕吐胆汁	±	++	++
稀水便	±	+++	+~++
血水便	—	+++	+
柏油便	+++	—~++	±
腹痛	—	++	+
血红蛋白升高	—	++	++
最高体温（℃）	>39	↑或↓	↓
脱发	+~++++	—~+++	—
出血	—~++++	—~++	—
受照剂量（Gy）	6~10	10~50	>50
病程（天）	<30	<15	<5

注：+++表示严重，++为中度，+为轻度，—为不发生

表 29-9-11　骨髓型急性放射病的临床诊断标准

分期/分度		轻度	中度	重度	极重度
初期	呕吐	—	+	++	+++
	腹泻	—	—	—~+	+~++
极期	开始时间（d）	极期不明显	20~30	15~25	<10
	口咽炎最高体温（℃）	~	+	++	++~+++
	脱发	<38	38~39	>39	>39
	出血	—	+~++	+++	+~+++
	柏油便	—	+~++	+++	—~+++
	腹泻	—	—	++	+++
	拒食	—	—	++	+++
	衰竭	—	—	±	+
	WBC 最低值（×10⁹/L）	>2.0	1.0~2.0	0.2~1.0	<0.2
受照剂量下限（Gy）		1.0	2.0	4.0	6.0

注：＋、＋＋、＋＋＋分别代表轻、中、重

第四节　急性放射病的治疗

一、目的意义

急性放射病病程发展中，机体存在着损伤与修复两个方面。积极治疗的目的是帮助病人减轻损伤，促进恢复，度过极期，以治愈疾病或延长生命。

二、治疗原则

（一）骨髓型急性放射病的治疗原则

此型放射病的基本损伤是骨髓造血功能障碍，主要致死原因是由于造血功能低下而发生的感染、出血和代谢紊乱等并发症。其治疗原则是：早期应用有治疗作用的抗放药，减轻损伤，促进和改善造血功能，针对病程各期的发病特点，采用以抗感染、抗出血和纠正代谢紊乱为主的综合治疗措施。对极重度病例，如估计造血功能不能自身恢复，宜早期进行造血干细胞移植。概括地讲，就是狠抓早期、主攻造血、兼顾极期和积极对症治疗。

（二）肠型急性放射病救治原则

肠型急性放射病的基本损伤是肠道损害，主要致死原因是肠道损伤引起的机体脱水、电解质紊乱和机体中毒，对症治疗后仍然死亡的原因多为造血衰竭和肠道并发症。其救治原则是：早期应用可减轻肠道损伤的药物；纠正脱水和电解质紊乱，矫

正酸碱平衡失调；加强抗感染和抗出血治疗；尽早实施造血干细胞移植（估计肠道损伤可恢复且有 HLA 相合供髓者），以重建造血功能；积极给予综合对症治疗。

（三）脑型急性放射病急救要点

脑型急性放射病是特大剂量射线照射后发生的以脑损伤为基本病变的极危重的急性放射病，致死原因较为复杂，常见的有休克、抽搐、全身衰竭等。由于受照剂量特大，机体中多脏器损伤达到不可修复或难以修复的程度，只能提出以下急救要点：早期给予镇静解痉、输液、抗休克、强心、改善循环等对症治疗，其中抗休克和控制抽搐尤为重要。

三、骨髓型急性放射病的治疗

各度骨髓型急性放射病的临床经过、临床表现和预后有明显差别，治疗上要区别对待。

（一）轻度骨髓型急性放射病治疗

此度病人的病情较轻，临床症状不多，仅有轻度的外周血血细胞减少。一般不需要住院治疗，可给予数月的医学随访观察。有精神紧张、失眠、乏力等症状者，亦给予对症处理和心理治疗。注意休息和加强营养，必要时给予滋补类中药制剂。此度病人预后良好。

（二）中度和重度骨髓型急性放射病治疗

中度或更重的病人需要住院治疗，最好住进专科医院，以期得到规范的专业治疗。中度和重度病人的临床经过和治疗原则基本相同，只是程度上有差别。两者的临床经过具有典型的阶段性，即临床病程分期明显，治疗宜按临床分期实施。

1.初期

治疗重点：及早使用辐射损伤治疗药，积极的对症治疗，注意调节自主神经系统功能，防治胃肠道反应，改善微循环，刺激造血。

治疗措施：①住进有隔离区段的消毒隔离病房或无菌层流病房。对病人进行彻底的卫生清洁护理（口腔护理、洗药浴等）；有放射性核素污染时，宜进行彻底的去污处理。②尽早使用辐射损伤治疗药物，最好在照后当天口服"523"片，一次 30 mg；照后当天、第 4 天、第 9 天每天口服"408"片 300 mg。如呕吐较重，可不用"523"片，改用"500"针剂 10 mg 一次肌注。③早期对症治疗，烦躁不安或失眠者可酌情给予镇静安眠药物（安定等）；恶心呕吐者可选用消呕宁、枢复宁等。④改善微循环，照后 1～2 天宜给予低分子右旋糖酐（500 mg/d）、复方丹参液、地塞米松（2～4 mg/d）、维生素 C 等静脉滴注。⑤对呕吐重且进食少者，可酌情补给营养物质和维持体液平衡。⑥伴有皮肤红斑或潮红者，可使用抗过敏药物并避免刺激；合并外伤者，应注意局部卫生护理并酌给抗菌药物，必要时外科处理。⑦重度病人在照后即开始口服不吸收的肠道灭菌或抑菌药物（黄连素、庆大霉素、制霉菌素等），以控制肠道细菌滋生。⑧刺激造血，在照后 1～3 天开始使用粒细胞集落刺激因子（G-CSF），成人用量为每天 300～400 μg（7μg·kg^{-1}·d^{-1}）静脉缓慢滴注或皮下注射，直至白细胞数升到（4～5）×10^9/L 时逐渐减少和停药；如出现发热等副作用，应用小剂量地塞米松或消炎痛多可缓解。⑨加强卫生护理，预防外伤，卧床休息，给予高蛋白、高热量、高维生素且易消化的饮食。

2.假愈期

治疗重点：利用症状缓解的时机，抓紧补充营养增强体力，清除潜在的感染灶，保护和改善造血功能，预防感染和出血。

治疗措施：①给予高营养易消化饮食，口服多种维生素。②清除潜在感染灶。及时发现和处理口腔溃疡、龋齿、牙龈炎、足癣、中耳炎、小疖肿及小伤口，以防局部炎症扩展为全身感染；如合并放射性烧伤或口腔炎，应积极处理。③预防感染。继续加强口腔卫生护理，可用多种灭菌溶液交替含漱；口服肠道灭菌药物。当出现脱发、皮肤黏膜出血、血沉加快、局部感染灶或外伤、白细胞数低于 3×10^9/L 等指征之一时，开始口服复方新诺明。④预防出血。改刷牙为灭菌药液轻拭和含漱；避免碰撞引起的出血；口服维生素 C、P 等增强毛细血管功能的药物；女病人月经前肌注丙酸睾丸酮 50 mg，以预防子宫出血。⑤加强心理辅导，为极期来临做好心理准备。⑥此期宜加强临床观察和血液学检查，以早期判定极期的到来，及时采取相应治疗措施。

3.极期

治疗重点：及时有力地采取抗感染措施，积极抗出血，维持水和电解质平衡，纠正酸中毒和代谢紊乱，保护和促进造血功能恢复，重病人注意防治衰竭和感染性休克。

治疗措施：①抗感染治疗。预防性使用复方新诺明可抑制呼吸道和肠道细菌，推迟发热和减少抗生素的用量。一旦出现发热感染，宜根据病原体估计和检验结果，及时有针对性地予以抗菌治疗。一般先选用窄谱抗生素，后用广谱抗生素。对重症感染者，可两种抗生素配伍应用。应用抗生素时，宜根据感染控制情况和细菌培养药敏试验结果及时更换有效抗生素，注意维持药物的有效抗菌浓度。对于重度偏重病例宜几种抗生素交替配伍应用，用药量宜大，以静脉给药为主。加强口腔的卫生护理，如出现单纯疱疹病毒感染，可用 3% 无环鸟苷溶液含漱，每天数次。对重度病人，可给予人血丙种蛋白溶液静脉滴注。每次 2 g，必要时每 1~2 天 1 次。②抗出血治疗。当血小板数降至（30~50）$\times 10^9$/L时，各种处置和操作宜轻柔，减少肌内注射和穿刺，防止诱发出血。对局部黏膜和皮肤表浅外伤出血，可用止血海绵压迫止血。如血小板数低于 20×10^9/L或有出血倾向者，可用立止血 1 克氏单位（Ku）静脉滴注，必要时可每 2~3 天 1 次。当血小板数低于（20~30）$\times 10^9$/L 或皮肤黏膜有出血点时，宜开始输注新鲜血小板悬液，每 1~2 天 1 次（输注血小板数宜 5×10^{10} 以上）。选择 HLA 相合或半相合的亲属作为供血者，可提高输注效果；如无亲属供血者，尽量选择同一供血者供血小板，以减少免疫反应。血小板悬液输注前应体外照射 1 500~2 500 cGy。③全血或粒细胞悬液输注。重度病人极期外周血白细胞数降至 $<1.0 \times 10^9$/L 或合并严重感染时，可以酌情输注粒细胞悬液。选择 HLA 相合或半相合供血者可提高输注效果。一般每次输注 2~4 U，视病情轻重每 1~2 天输注 1 次。输前宜体外照射 1 500~2 500 cGy。输注全血或粒细胞悬液时，应对供血者进行严格的病原体检查，防止传染病毒性疾病。④造血生长因子的应用。极期时继续应用造血生长因子（G-CSF 或 GM-CSF），以加快造血功能的恢复。⑤维持营养和水电解质平衡。在极期出现吐泻、拒食、发热时，应及时补给葡萄糖溶液、生理盐水、氨基酸注射液、脂肪乳剂等；根据血生化检查结果，输注电解质溶液或碱性注射液。⑥肾上腺皮质激素的应用。一般不提倡应用肾上腺皮质激素。对高热不退、衰竭或休克的重病人，在加强对症治疗的同时，可适当使用肾上腺皮质激素，多选用地塞米松（5~10 mg/d）或氢化可的松（100~200 mg/d），一般在用药数天后逐渐停药，并注意感染扩散等副作用的防治。

极期是急性放射病损伤和多种临床表现全面展现的阶段，病情较重且发展变化快，故应加强临床观察和护理，适时进行血液学、细菌学和血生化指标的检查，以便及时发现病情变化和尽早采取和调整治疗措施。中度和重度骨髓型病人经过规范的专业治疗，绝大多数都可度过极期而进入恢复期。

4.恢复期

治疗重点：注意稳妥地调整治疗措施，巩固治疗成果并防止病情恶化和反复；防治贫血；促进和巩固造血功能的恢复；调整胃肠功能；加强营养，促进机体的康复。

治疗措施：当外周血白细胞数恢复至 3×10^9/L 以上，体温连续 3 天正常时方可停用抗感染药物，但需密切观察以防感染复发。在血小板数升至 50×10^9/L 以上及出血症状停止时，可停用抗出血药物。轻度贫血者可给予对胃刺激性小的铁剂、维生素 B_{12} 和叶酸。严重贫血者可输红细胞悬液。此期病人处于恢复阶段，可适当给予调理脾胃、滋阴益气的中药制剂，扶持机体恢复。加强营养，适当活动，对康复是有益的。

（三）极重度骨髓型急性放射病的治疗

极重度骨髓型急性放射病的治疗，可参考重度的治疗重点和措施，但极重度病人病情更严重，并发症多且严重，病情变化快，造血功能恢复的可能性明显降低，重者不能自行恢复，故在以下几个方面应加强综合对症治疗的力度。

1.加强早期治疗措施　极重度病人的早期症状多且严重，出现时间较早，宜加强镇静止吐治疗和改善微循环措施。及早开始静脉输液治疗，以静脉营养为主。及时给予辐射损伤治疗药物，强化肠道灭菌和无菌护理。

2.造血生长因子和造血干细胞移植　极重度病人造血功能损伤十分严重，大致分为两种情况，偏轻者造血功能尚能自行恢复，偏重者造血功能已不能恢复。若估计造血功能可能恢复，应在综合对症治疗的基础上及早应用造血生长因子，如 G-CSF、IL-11 等。如估计造血功能已不能自身恢复，最好在受照后头几天实施骨髓等造血干细胞移植，但最好有 HLA 相合的同胞供髓者。在骨髓等造血干细胞移植后，应加强对症治疗，同时注意移植物抗宿主病（GVHD）和放射性间质性肺炎等并发症的防治。移植后伍用造血生长因子有助于造血功能的重建。

3.加强抗感染治疗　严格执行无菌隔离和卫生护理，抗菌药物的始用时间可提前到白细胞数降至 $(4～5)×10^9/L$ 时，适当增用新的抗菌药物，用药剂量宜偏大，静脉给药为主。同时，应加强霉菌和病毒感染的防治。

4.提早应用抗出血药物　除应用维生素C、维生素P、K、止血敏等药物外，可加用抗纤溶药物，如 6-氨基己酸、止血环酸等。抗出血药物用量可酌情加大。当有出血倾向时，可给予立止血 1 克氏单位（Ku）静脉注射，每天 1 次，连用数天。应用抗出血药物期间，宜密切观察出血、凝血指标的变化，以便及时调整止血药物的用量。

5.放宽输血的指征　极重度时造血功能损伤重且发展快，外周血白细胞数和血小板数可降至接近0；贫血发生较早，故应放宽输注全血或其有形成分的指征。一般于假愈期开始少量输注全血，适当增加血液有形成分的输注次数和输注细胞量，必要时每 1～2 天输注粒细胞或血小板悬液 1 次。最好选择 HLA 相合者供血并进行严格的病原学检查，输前进行体外照射 1 500～2 500 cGy。

6.定期使用大剂量人血丙种球蛋白　极重度病人机体免疫功能处于严重低下状态，定期输注人血丙种球蛋白对提高机体抗感染能力十分必要。一般在照后数天内就开始静脉输注人血丙种球蛋白制剂，每天或隔 1 天输注 2～4 g，以维持血中丙种球蛋白（IgG）含量处于正常水平或稍高为度。

7.加强胃肠症状的对症处理　早期进行肠道灭菌。及时控制呕吐和腹泻。适时补给液体和营养物质，以纠正脱水、电解质紊乱和酸中毒。输液时，应适当增加胶体溶液的比例，如复方氨基酸和血浆。

8.加强局部感染灶的防治和卫生护理　极重度病人常出现口腔溃疡、牙龈炎、扁桃体炎等局部炎症，控制不力多发展为全身性感染（败血症）。在加强全身支持治疗的基础上，应重视局部感染灶的处理，可用多种灭菌溶液多次交替含漱，严格口腔卫生护理。对原患有中耳炎、副鼻窦炎、痔疮、足癣的病人，亦应及早处理。

9.加强临床观察和化验检查　该度病人病情重且变化快，宜加强临床观察和相应的化验检查，以便及时发现病情变化并给予相应的处理。其中血液学变化、病原体监测、血生化检查尤为重要。

10.注意辐射远后的观察和处理　极重度病人经综合对症治疗及造血生长因子和造血干细胞移植后，活存时间可明显延长，有的可存活 3～4 个月。由于活存时间的延长，致使大剂量照射后的晚发效应得以出现，如放射性间质性肺炎和某些脏器的纤维化等，往往成为影响长期存活的重要因素。因此，对极重度病人的辐射远后损伤效应要注意临床观察和及时处理。

四、肠型急性放射病的救治

（一）救治要点

肠型急性放射病时，病情危重、进展更快、死亡发生早，目前尚缺乏可以收到治愈效果的有效措施。对于偏轻的肠型急性放射病（造血功能不能恢复而肠道损伤尚能恢复）的综合治疗措施中，有两个环节特别重要，一是通过强有力的对症支持治疗，尽量延长病人活存时间，度过肠型死亡期，促进肠道损伤的恢复；二是尽早实施骨髓等造血干细胞移植，重建造血功能，有助于肠道损伤的修复。对于偏重的肠型放射病，肠道损伤难以恢复或不能自身恢复，只能给予综合对症治疗，尽量减少痛苦和延长生命。

（二）主要救治措施

1.肠道损伤的对症治疗　照后尽快给予镇静止吐、改善微循环等治疗，可肌注安定，静脉滴注枢复宁（8 mg）；输注低分子右旋糖酐和复方丹参注射液，酌给少量地塞米松。口服肠道灭菌药物和保护胃肠黏膜的药物。照后禁食，以静脉输液维持营养。可根据临床表现和化验结果，补给葡萄糖注射液、氨基酸注射液、白蛋白、脂肪乳剂等，酌加碳酸氢钠、氯化钾注射液。

尽早给予抗感染和抗出血治疗。从照后 2～3 天起，肌注或静脉给予抗菌药物，用量宜大，可选择两种抗生素伍用或应用广谱抗生素。提早应用维生素C、维生素K、立止血等止血药物。从照后 3～5 天起，视病情需要小量多次输注全血。血液浓缩时，宜输注粒细胞或血小板悬液，全血或其有形成分输注前需体外照射。

注意强心、改善循环和抗休克治疗。注意输液速度，防止诱发肺水肿。在吐泻严重时，输液宜加入少量强心药物。

上述治疗的目的是控制症状发展，改善机体状况，延长活存时间，以利肠道损害的恢复，为进一步治疗奠定基础。

2.**尽早实施骨髓等造血干细胞移植** 肠型病人如估计肠道损伤可以恢复，应尽早实施骨髓等造血干细胞移植。最好选择 HLA 相合的同胞供髓者，同时应注意 GVHD、间质性肺炎等并发症的防治。移植后使用造血生长因子（G-CSF 等）有助于加快造血功能的重建。

此外，注意肠套叠、肠麻痹、腹膜炎等的防治。迄今，肠型病例经治疗后只能延长存活时间，尚无长期存活者。

五、脑型急性放射病的急救要点

脑型病人病情极为严重，进展快。病程仅 1～3 天，目前尚无有效治疗措施，只能提出急救要点供参考。

1.**早期镇静止吐和输液** 脑型病人在照后数分钟就发生严重的呕吐和腹泻，体液失去多而摄入量少，宜尽早给予安定、消呕宁或枢复宁，以镇静止吐。同时及时输液治疗，注意晶体溶液和胶体溶液的配伍使用。应用肾上腺皮质激素类药物有助于改善脑水肿和全身状况。

2.**抽搐治疗** 脑型病例发生抽搐后全身状况很快恶化死亡。及时给予镇静解痉药物，如氯丙嗪、苯巴比妥等，对抽搐有一定控制作用，可延长存活时间。

3.**抗休克治疗** 脑型病人照后 1 小时就可发生休克，很快转为全身衰竭和神志丧失。此时，应给予抗休克治疗，在加强输液的同时使用强升压药物，如西地兰、多巴胺等。有的病例出现剧痛，可用强力止痛药，如杜冷丁、吗啡等。

4.**其他对症治疗** 在认真观察病情变化的同时，给予积极对症治疗，如适量输血、输液和调整水盐代谢紊乱和酸中毒等。

上述对症治疗只是稍微延长活存时间，病人多在照后 1～2 天内死亡。

目前急性放射病仍采用综合对症治疗。由于临床治疗技术的进展和放射损伤机理研究的深入，急性放射病的治疗效果有了明显改善。采用现代规范的专业治疗，可使中度骨髓急性放射病病人基本全部活存；重度骨髓型病人绝大多数活存，感染和出血并发症多不严重，临床经过顺利。对极重度骨髓型病人的治疗效果也有进展，部分病人可活存至照后 3～4 个月，多因出现辐射晚发效应而死亡。肠型和脑型放射病的病情太危重，迄今尚无可使病人长期活存的有效治疗措施。

第五节　局部皮肤辐射损伤的诊断和治疗

一、目的意义

皮肤辐射损伤系指人体受到较大剂量射线及电子束等外照射或体表受到放射性核素严重污染时所引起的损伤。战时核爆炸、和平时期核与辐射突发事件发生时可造成人体皮肤的严重辐射损伤。放射性皮肤损伤病程发展缓慢，初期症状不明显，尤其是在假愈期，临床上一般无明显症状，因此，损伤程度和范围的真实性往往一时辨认不清，有可能发生误诊或漏诊而延误治疗。正确的诊断对临床治疗和预后有非常重要的意义。根据病史、结合射线损伤后的病变特点和　辅助检查，一般是可以得到及时、正确的诊断。

放射性皮肤损伤严重程度的估计，是临床判断伤情、实施抢救治疗的重要依据。在战时和平时成批伤员抢救时，也是早期分类、组织抢救、及时后送等工作的重要指征。放射性皮肤损伤（烧伤）与热力烧（烫）伤造成组织细胞代谢、结构和功能的改变存在本质上的不同，病变发展过程也有明显的区别。

二、诊断

正确的诊断对临床治疗和预后有非常重要的意义。要根据病史、结合射线损伤后的病变特点和辅助检查，做出及时、正确的诊断。

（一）确切的射线接触史

是诊断局部辐射损伤的可靠依据之一。要注意详细询问病人的职业史和病史，包括病人近期或以往接触放射性物质的情况、核素的种类、射线的种类和能量、受照射时间、放射源距离，以及个人防护用品使用情况等。在原子能反应堆、核电站事故、突发核辐射恐怖事件或核战争条件下，主要考虑放射性物质污染和辐照史，尤其要注意病人在当时所处的位置、风向、环境情况、在污染区停留的时间、洗消情况以及是否合并有其他损伤等。

（二）物理剂量的检测

物理剂量是诊断的主要依据之一。已往的研究大多是通过动物模型得出实验剂量，与临床有较大差异。通过年来国内外辐射事故中人体急性放射性皮肤损伤的物理剂量的检测，总结出了各类射线、不同剂量、不同损伤程度的剂量值。在事故条件下物理剂量的测定，主要根据事故现场、射线的种类和能量、受照射时间、放射源距离等综合测算出受照射量。

目前广泛采用的热释光法虽然是一种较普遍、简便、可靠的方法，但是也存在着如今佩戴机械表者逐渐减少、照后拖延时间过长、信号有可能丢失等不足。电子自旋共振法（ESR）是一种较灵敏、取材范围广、有前途的方法。此外，晶溶发光、光激发光和频率变化等方法，也有一定的发展前途。未来将会确切测算、绘制出局部损伤三维立体剂量分布图，为临床提供重要依据。

（三）典型的临床症状与体征

临床症状与体征是重要的诊断指标之一。可根据红斑、水疱等出现的时间和程度，对急性辐射损伤做出早期临床诊断。在接触射线后有以下情况应当考虑为辐射损伤。

（1）在接触放射性物质过程中或以后数天内，局部出现红斑、灼痛、麻木和肿胀等。

（2）继首次红斑消退或症状减轻之后又再次出现红斑、肿胀、疼痛，并逐渐加重，或出现水疱、糜烂、溃疡等。

（3）长期从事放射工作人员，出现脱毛、皮肤干燥、脱屑、萎缩变薄、粗糙、弹性差，或出现经久不愈的溃疡；手部出现指甲变形、增厚、纵嵴和质脆易劈裂等。

根据红斑、水疱等出现的时间和程度，可对急性放射性皮肤损伤做出早期临床诊断。红斑是病变严重程度的早期特征，其出现早晚和程度与照射量呈正相关关系，照射量大，红斑出现早、颜色较深、假愈期短、二次红斑出现亦早。水疱和溃疡出现的早晚和程度也与照射量呈正相关关系。因此，在事故性外照射早期可以临床表现特征，尤其是红斑、水疱及湿性皮炎出现的时间、程度和范围作为估算照射量的指标，也是确定切除范围的参考依据，以便及早进行分类救治（表29-9-12）。

表 29-9-12 人急性放射性皮肤损伤分度与临床表现

分期	分 度			
	Ⅰ	Ⅱ	Ⅲ	Ⅳ
初期	一过性红斑	红斑、灼痛	红肿、灼痛、麻木	红肿明显、疼痛 麻木、瘙痒
假愈期	3～8周	2～6周	1～3周	数小时至10天
反应期	毛囊丘疹、暂时脱毛	红斑、毛囊丘疹、脱毛、皮肤干燥	二次红斑或红斑加深，肿痛、水疱形成	水疱溃破、表皮松懈、坏死或溃疡
恢复期	皮肤无改变	皮肤脱屑、轻度色素沉着	新生上皮菲薄、弹性差、色素沉着与减退	反复溃破、溃疡经久不愈、斑痕形成或功能障碍

（四）局部辐射损伤的辅助诊断

以往对损伤范围和深度主要依据物理剂量、射线种类和临床表现来判断，或靠手术中肉眼观察，有一定盲目性。随着科技的不断发展，各种物理、化学检测技术的发展和应用，如红外线热成像技术、同位素标记、血流图、CT、核磁共振、高频超声、皮肤温度测定等无创技术以及组织学和免疫化学等检测方法，对局部辐射损伤程度和范围能做出较确切的诊断，提高了对局部放射损伤的诊断水平。

1.红外线温度测定　是依据人体表面各部位红外线辐射量多少即表面皮肤温度的变化大小，以红外线摄像机准确地捕捉这些红外线，再通过计算机测温分析系统将其转换成图像显示出来。通过温度的变化，推断出局部损伤程度，从而做出正确诊断。

温度变化与照射剂量和损伤程度相关，早期的红斑水肿期温度升高明显，水疱坏死区温度降低，温度升高越早，提示损伤越重。后期的坏死、溃疡阶段温度降低，温度降低越明显，提示损伤越重。

这些温度改变的区域与损伤范围基本一致。因此，红外线热成像温度变化在诊断中的意义在于它可以作为损伤程度与范围的指标和依据之一。

2. 放射性同位素检查 该方法是通过用静脉注射 ^{99m}Tc 300～800 MBq 标记红细胞后，用荧光闪烁图像仪观察其血流变化，从其闪烁图像的缺失和密度降低情况来反映组织损伤程度，帮助判断损伤范围。

3. CT 检查和核磁共振显像 深层组织受到一定剂量外照射损伤后，可以应用 CT 检查和核磁共振显像来辅助诊断，如肌肉、大的血管或骨骼受到一定程度的损伤时，CT 或核磁共振检查可以显示其密度减低，有助于临床诊断。

（五）放射性皮肤损伤诊断标准

在实验研究和不断总结分析国内外急、慢性放射性皮肤损伤诊治经验的基础上，我国修订、颁布了《放射性皮肤疾病诊断标准》（GBZ106—2002）可按此标准进行有关急、慢性放射性皮肤损伤的临床诊断（表 29-9-13、表 29-9-14）。由于任何标准都会被修订和完善，因此应注意引用新标准。

（六）放射性皮肤损伤的鉴别诊断

急性放射性皮肤损伤某些早期临床改变与一般热烧（烫）伤及某些皮肤疾病也有相似之处，应注意鉴别。此外还应与日光性皮炎、过敏性皮炎、药物性皮炎、甲沟炎、丹毒等相区别。应注意慢性放射性皮肤损伤与神经性皮炎、慢性湿疹、皮疣、上皮角化症，以及其他非特异性溃疡相鉴别，必要时可考虑做组织学检查，以明确诊断。

表 29-9-13 急性放射性皮肤损伤诊断标准

分度	初期反应期	假愈期	临床症状明显期	参考剂量（Gy）
I			毛囊丘疹、暂时脱毛	≥3
II	红斑	2～6 周	脱毛、红斑	≥5
III	红斑、灼烧感	1～3 周	二次红斑、水疱	≥10
IV	红斑、麻木、瘙痒水肿、刺痛	数小时至 10 天	二次红斑、水疱、坏死、溃疡	≥20

表 29-9-14 慢性放射性皮肤损伤诊断标准

分度	临床表现（必备条件）
I	皮肤色素沉着或脱失、粗糙、指甲灰暗或纵嵴、色条甲
II	皮肤角化过度，皱裂或萎缩变薄，毛细血管扩张，指甲增厚变形
III	坏死溃疡，角质突起，指端角化融合，肌腱挛缩，关节变形，功能障碍（具备其中一项即可）

三、放射性皮肤损伤的治疗

放射性皮肤损伤的临床治疗比较复杂，有时虽然损伤仅限于某一局部，损伤面积不太大，但是多数病例除皮肤损伤外，同时还伴有一定剂量的全身照射或者内脏损伤；有的伴有局部严重放射损伤后引起的全身反应。局部严重放射损伤除皮肤溃疡外，常波及肌肉、肌腱、神经干、大血管和骨骼，形成大而深的复合性溃疡，用一般传统的方法治疗难以奏效，若处理不当，可影响功能，造成伤残，甚至危及生命。因此，在治疗过程中，应当抓好全身治疗和局部处理两个环节。全身状况的改善有利于促进局部损伤创面的愈合，而局部损伤处理的成功与否，直接影响全身放射病的治疗。治疗时应注意：①消除放射性沾染：避免再受照射。应迅速组织各类人员撤离放射性物质污染区或辐射源，并及时进行体表局部除污染处理。②保护伤部：受损伤局部要注意保护，尤其进行除污染处理后，可以无菌敷料包裹，以防止遭受摩擦、搔抓等机械性刺激或其他损伤，防止各种理化因素的刺激。③加强全身治疗：尤其对于较大面积的皮肤辐射损伤，或除局部损伤外还伴有全身照射，以及伴有其他损伤的复合伤伤员，更应重视全身治疗。④防治感染：消除炎症及促进组织愈合。

（一）全身综合治疗

大多数病人体表可能受到大面积损伤，部分病人受到全身不均匀外照射，伴发急性、亚急性或慢性放射病。因此，应当重视全身治疗。

全身治疗主要依据病情的轻重、病程的发展来综合考虑，其治疗措施是综合性的，除给予高蛋白饮食、多种维生素外，还应根据病情发展的不同阶段采取相应措施。

早期应用调整自主神经功能、防治胃肠道反应和改善微循环的药物，如叶酸、舒必利（消呕宁）、复方丹参、低分子右旋糖酐等；在假愈期则根据病情对症处理；进入极期后应积极采取措施控制感染、防止出血及水、电解质和酸碱平衡失调；此外，还应根据病情输注全血，必要时输注血小板等血液成分。骨髓移植和外周血造血干细胞移植已经成为救治骨髓型极重度急性放射病的重要措施。近年研究表明，全身应用造血生长因子可加速造血系统功能的恢复。同时还应针对大面积局部损伤反应期造成的体液渗出、坏死组织分解的毒性物质对机体的损害进行处置。对大面积局部严重放射损伤，早期注意维持水及电解质平衡，注意输注液体的晶胶体比例，胶体以全血或血浆为主。同时注意补充碱性药物，以碱化尿液，有利于中和及排除毒素，减轻全身反应。注意防治多脏器功能损害。

对于伴有内脏损伤的病例，注意根据损伤脏器和病情变化采取相应措施，早期应用肾上腺皮质激素对心、肺、胃肠道损伤有减轻水肿和渗出作用。此外，对心、肺损伤早期应用改善微循环、营养心肌细胞的药物；对胃肠道损伤给予保护黏膜、解痉止痛、止血的药物均有一定的疗效。

局部肿胀、疼痛明显时，可适当应用糖皮质激素，以减轻血管的通透性，从而减轻局部肿胀和疼痛，必要时可合理使用镇静止痛剂。丙种球蛋白及胎盘组织制剂等可以增强机体免疫力、促进坏死组织分离和肉芽组织生长。

对慢性放射性损伤病例，尤其是肿瘤放疗后造成慢性放射性溃疡病人，其病程较长、体质差、营养状况不良，有的伴有低蛋白血症。因此，应当注意改善营养状况，纠正低蛋白血症，提高机体抵抗力。

（二）创面处理

对于放射性皮肤损伤创面的处理主要根据急、慢性放射性皮肤不同损伤程度和各个发展阶段采取相应的处理措施。

四、急性放射性皮肤损伤创面处理

（一）Ⅰ度损伤

一般无须特殊处理，注意防止局部皮肤遭受摩擦、搔抓等机械性刺激，避免紫外线、远红外线的照射，禁止使用对皮肤刺激性较强的药物。

（二）Ⅱ度损伤

Ⅱ度损伤的初期处理原则与Ⅰ度损伤基本相同。红斑反应时，可以选用止痒清凉油、0.1%曲安西龙（去炎松）软膏或5%苯海拉明霜等药物，以减轻皮肤红肿和灼痛等症状。

（三）Ⅲ度损伤

Ⅲ度损伤的初期处理原则与Ⅱ度损伤基本相同。但是在反应期疼痛明显时，可应用1:2 000的呋喃西林、硼酸溶液及氯己定溶液冷敷；形成水疱、表皮松解脱落时应积极处理创面，以预防和减轻感染、促进创面愈合为主。对损伤面积小、完整、散在的小水疱，只要张力不大，可以保留疱皮，让其自行吸收、干瘪，但吸收较缓慢。对于较大的水疱或张力大的水疱应在无菌操作下行低位穿刺排液，或者用无菌剪刀剪开一小口排液，然后加压包扎。如果疱液混浊，其周围有明显炎性反应，或水疱已破溃时，都要剪除疱皮，以防加重感染。对糜烂性创面，可以选用维生素B_2（维斯克）溶液、放射烧伤膏、复生膏、溃疡油、沙棘油、复方紫草油等换药；有继发感染时，可应用庆大霉素、阿米卡星等有效抗生素溶液湿敷，必要时根据细菌培养和药物敏感试验选用有效抗生素；或与上述药物交替应用。

（四）Ⅳ度损伤

Ⅳ度损伤的治疗较为困难。损伤早期的处理基本上与Ⅱ、Ⅲ度损伤相同。在反应期主要根据病情发展过程采取相应措施，原则是镇静止痛、防治感染和促进创面愈合。有效地止痛是局部严重放射损伤早期处理的重要环节之一，除口服或注射止痛剂、局部冷敷外，位于四肢的严重损伤可使用1%普鲁卡因做套式封闭。纪辉等近年研究生产的维斯克溶液外敷，具有一定的止痛效果。活血化淤的中药制剂对深度损伤创面也有较好的止痛作用。临床实践证明，早期封闭创面是解除疼痛的主要措施之一，以各种生物敷料（同种异体皮、辐照猪皮、人工皮等）暂时覆盖创面，可以收到良好的止痛效果；必要时，也可以移植自体皮片覆盖创面，术后疼痛即可缓解。

减轻炎性反应和防治感染措施除损伤早期给予口服或注射抗组胺类药物外，局部涂抹氟轻松（肤轻松）、地塞米松/樟脑薄荷脑（皮炎平）等制剂，可以减轻炎性反应。中药制剂"放射烧伤膏"既可改善局部血液循环、减轻疼痛，又可减轻炎性反应和抗感染。放射性损伤创面或溃疡常伴有细菌感染。对大面积损伤者无论有无全身放射病，均应进行保护性隔离，必要时实行全环境保护。根据创面或体表细菌培养和药敏结果合理选用抗生素，同时注意加强创面换药。

Ⅳ度损伤创面难以愈合，特别是＞3 cm的溃疡更难愈合，应采取早期切除、以各种组织移植的方法修复创面。

五、慢性放射性皮肤损伤处理

慢性放射性皮肤损伤病变发展缓慢，临床上常常以慢性皮炎或经久不愈的溃疡出现。因此，应针对不同程度的损伤采取相应措施。对于慢性放射性皮炎，注意避免各种物理、化学因素的刺激，局部可选用止痒、滋润皮肤的中性油质药物，如止痒清凉油、蛋黄油、氢地油和溃疡油等。有过度角化、疣状增生时，可应用中草药泡洗；对于慢性放射性溃疡，应加强换药，控制感染。根据溃疡渗出物细菌培养和药物敏感试验结果，选用有效的抗生素溶液换药。对于较小较浅的溃疡，待感染基本控制后可选用活血生肌、促进愈合的药物；对于较深、经久不愈的溃疡，一旦感染基本控制，争取尽早采取手术治疗。

1.药物保守治疗

（1）Ⅰ度损伤无须特殊治疗，可用润肤霜、膏保护皮肤。

（2）Ⅱ度损伤有角质增生、脱屑、皲裂，使用含有尿素类药物的霜或膏软化角化组织或使用刺激性小的霜膏保护皮肤。

（3）Ⅲ度损伤早期或伴有小面积溃疡，短期内局部可使用维斯克溶液或含有超氧化物歧化酶（SOD）、上皮生长因子（EGF）、含Zn的抗生素类霜、膏，并配合用α_2巨球蛋白制剂，能促使创面加速愈合。如创面出现时好时坏者，应及时手术治疗。

2.手术治疗 对严重放射性皮肤损伤的创面，应适时施行彻底的局部扩大切除手术，再用皮片或皮瓣等组织移植，做创面修复。

六、严重放射性损伤的手术处理

对于局部严重放射性损伤，近年来多主张采用修复与重建外科的原则进行治疗。采用局部扩大切除，以组织移植修复的方法是治疗局部严重放射性损伤的重要手段之一。

（一）手术适应证

（1）各部位的急性Ⅳ度损伤、慢性Ⅲ度损伤，坏死、溃疡＞3 cm者。

（2）功能部位（如手、足、关节）的急性Ⅲ度损伤、慢性Ⅱ度损伤，早期手术，可以防止关节畸形，以保护和促进功能恢复。

（3）大面积Ⅲ度急性损伤伴有全身放射病、内脏损伤或全身中毒反应明显时，早期切除坏死组织、封闭创面，有利于减轻复合伤，减少并发症发生。

（4）有恶性变者。

（二）手术时机

对于局部严重放射性损伤的手术时机，目前看法仍然不完全一致，尤其是对急性放射性皮肤损伤的手术时机看法更不一致。有的学者认为急性放射性皮肤损伤早期坏死组织界线不清，深度难以判断，唯恐植皮难以成活，故主张在损伤后3～6个月或更长时间，待创面开始有愈合倾向时方可考虑手术治疗。但是，临床实践证明，对于急性放射性皮肤损伤，可以根据局部所受照射剂量，结合临床表现及红外线热成像等特殊检查来判断损伤深度和范围，Ⅲ、Ⅳ度损伤的反应期达高峰后，一般在受照后约1个月施行手术较好。因为此阶段局部放射损伤的反应期开始进入稳定阶段，局部坏死、溃疡的界线和深度基本清楚；而且放射病的极期病情也开始趋于平稳，血象（白细胞、血小板等）开始回升，病情允许可以手术。对于大面积皮肤或四肢的严重放射性损伤，如受照射量确实非常大（＞100 cGy），可在极期（反应期）之前封闭创面或截肢处理，争取在放射病极期之前使创面或伤口痊愈或大部分愈合，为放射病的治疗创造良好的条件。同时，也是防止发生多脏器功能损害的重要措施之一。

对于慢性放射性溃疡，只要全身情况允许，应尽快手术切除、及时修复，否则溃疡长期不愈，容易继发细菌感染，产生严重并发症。

（三）切除范围

切除的范围要足够大，手术时尽量将所有的受照射区域内萎缩、变薄、有色素改变的损伤组织全部包括在内，并且应当超出损伤边缘 1～2 cm。这是因为在一定受照射范围内，无论其中心还是其周围组织受照射的剂量基本上是一致的，虽然创面周围有时有一些上皮生长，但新生上皮菲薄，稍遇刺激就破溃，难以愈合。因此，以一次彻底切除为好，否则，损伤边缘组织供血不足，使移植的皮片或皮瓣与创缘愈合不良而发生术后裂开等并发症，影响愈合。

（四）切除深度

理想的切除深度应该包括所有受照射后的变性组织，这适合于由 β 射线损伤后的浅表性溃疡；但临床上往往难以做到彻底切除，多采用"生物切除法"。这是因为：①深部 X 射线、γ 射线所造成的损伤深且严重，其深层均为变性、纤维化的组织，重者可伴有肌肉、骨骼的变性、坏死，甚至与深部脏器贯通或粘连。②现代放疗技术和先进设备（如直线加速器等）虽然对皮肤损伤小，但由于其穿透力强，造成皮下及深层组织损伤大，当皮肤出现溃疡时，其深层组织损伤甚为严重。因此，对此类溃疡采用一般的外科手术方法切除和使用皮片移植的方法修复难以奏效。对于较深的放射性溃疡或伴有大血管、神经干及骨骼外露者，甚至波及深部脏器者，只能采用"生物切除法"。其方法是：适当控制切除深度，仅将明显的坏死组织切除至略有出血的瘢痕组织层；若伴有骨损伤时，清除死骨，搔刮至活跃渗血为止；遇有大血管、神经干、胸膜或心包时，仅搔刮清除其表面的坏死组织即可，然后必须采用血液循环丰富的皮瓣、肌皮瓣等组织移植来修复。

七、组织移植修复

放射损伤区及溃疡切除后，大多数创面都不能直接缝合，常常需要采用组织移植的方法来修复。可根据创面的大小、损伤的深浅及伤员的全身状况等合理选择最佳方案来修复缺损区。目前常采用的移植组织主要有皮片、各种皮瓣（或皮管）、肌皮瓣或肌肉瓣等。

其注意事项有以下几点。

（1）核损伤发生时，多种致伤因素可同时存在，皮肤辐射损伤临床症状出现相对较晚。因此，在诊断中不能放过任何一个疑点。注意各种鉴别诊断。

（2）损伤深度的判定要根据临床表现，结合受照射剂量综合分析，才能得出较准确的诊断。

（3）注意保护损伤创面，防止摩擦、搔抓等机械性刺激。在治疗中避免使用刺激性、腐蚀性药物，如：酒精制剂，腐蚀性药物，以免加重损伤。

（4）Ⅱ、Ⅲ度损伤创面，要注意保证创面湿润、勤换药，一般 2～3 次/日，或换药时保留内层药纱布，仅在内层纱布上滴入药液，以维持药效，但内层纱布必须每天更换一次，否则下一次去除内层纱布时易出血，且疼痛剧烈，易遭受细菌感染。

第十章

放射复合伤的诊断和治疗

核武器爆炸产生光辐射、冲击波、早期核辐射、放射性沾染等四种杀伤因素，它们分别单独作用于人体引起的损伤称为单一伤。人员同时或相继遭受两种以上不同性质杀伤因素共同作用而引起的损伤，称为核爆炸复合伤，简称复合伤。其中，放射复合伤是重要伤类之一。

第一节 放射复合伤的类型和伤情

一、伤类

复合伤分类通常是根据损伤的性质和损伤的程度确定的。临床上通常把复合伤分为两大类，一类是放射复合伤，另一类是非放射复合伤。凡是合并有放射损伤的复合伤都称为放射复合伤，是在爆炸条件下特有的损伤类型。不合并放射损伤的复合伤为非放射复合伤。根据放射损伤、烧伤和冲击伤的严重程度，通常将放射复合伤分为三类：①以放射损伤为主的放射复合伤，包括放烧冲复合伤、放烧复合伤和放冲复合伤；②以烧伤为主的放射复合伤，主要为烧放冲复合伤和烧放复合伤；③以冲击伤为主的放射复合伤，包括冲烧放复合伤和冲放复合伤。放射复合伤的伤类十分复杂。核武器当量、爆炸方式和人员防护条件不同，发生放射复合伤的类型也不同。小当量或地面核爆炸时，放射复合伤发生率高；大当量或空爆时，放射复合伤发生率较低。

二、伤情

放射复合伤是两种或两种以上损伤共存于同一机体中，各种损伤在体内的变化过程具有自身的发展规律。因此，在进行放射复合伤伤情划分时，以单一伤伤情为基础，并考虑到各种损伤之间的相互影响和互相加重作用，将放射复合伤分为四个伤情级。

（一）轻度放射复合伤
两种损伤或三种损伤均为轻度。

（二）中度放射复合伤
几种损伤中有一种损伤达中度。

（三）重度放射复合伤
几种损伤中有一种损伤达重度，或三种损伤达中度，或中度放射损伤复合中度烧伤或复合中度冲击伤。

（四）极重度放射复合伤
几种损伤中有一种损伤达极重度，或两种损伤达重度，或一种重度损伤复合两种中度损伤，或重度放射损伤复合中度烧伤。

第二节 放射复合伤的特点

放射复合伤最常见的表现形式是"主要损伤起主导作用，各种损伤之间互相加重"。一般情况下，两种或三种中度以上损伤复合后，可产生明显的加重作用。

一、以放射损伤为主的放射复合伤

此类复合伤包括放烧冲、放烧和放冲复合伤。

这三类复合伤临床经过特点基本相同。下面以放烧冲复合伤为例作扼要介绍。

1. 放射损伤起主导作用　放射损伤是主要损伤，其临床经过及转归取决于放射损伤的严重程度，具有明显的急性放射病特征。一般来说，具有初期、假愈期、极期和恢复期的病程阶段性；有造血功能障碍、感染、出血等特殊病变和临床症状；病程长短、病变和症状的严重程度、死亡率和活存时间均主要取决于受核辐射照射的剂量。

2. 烧伤、冲击伤加重放射损伤　烧伤、冲击伤对放射损伤的加重作用，主要表现在以下几个方面。

（1）加重放射损伤的致死效应：烧伤、冲击伤加重放射损伤，导致死亡率增加和缩短生存时间。日本原子弹受害者资料显示，放烧复合伤的死亡率比单纯放射病和单纯烧伤都高。

（2）病程发展快，症状出现早，程度重：与单纯急性放射病相比，放射复合伤假愈期缩短，极期提前并后延，使病程较长时间处于危险阶段；受照射后引起的出血、发热、呕吐、腹泻、食欲不振等各种临床症状出现早、程度重、持续时间长。典型放射复合伤和单纯急性放射病的临床变化如图29-10-1所示。

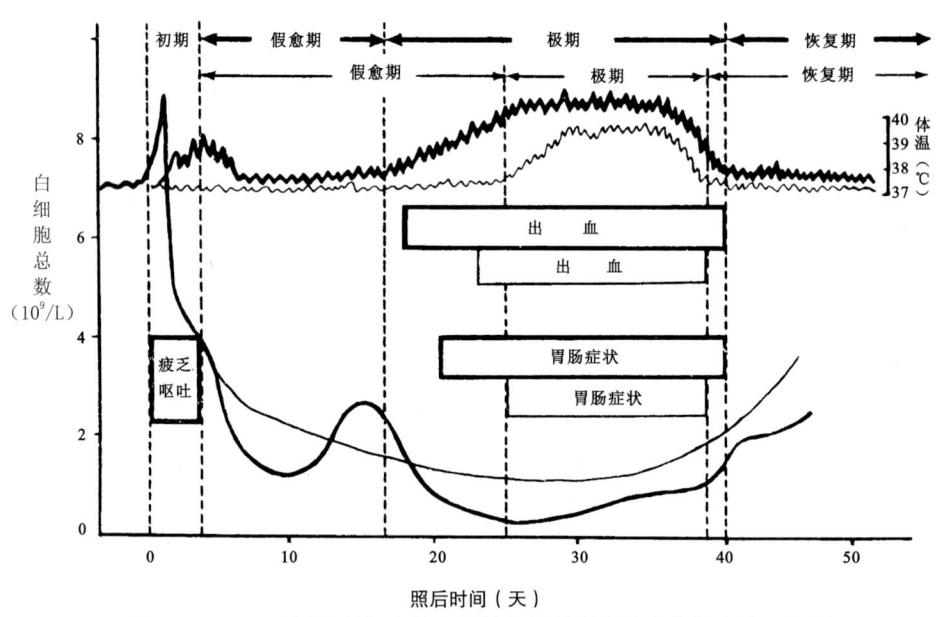

图29-10-1　典型放射复合伤和单纯急性放射病临床变化比较示意图
——典型放射复合伤　　——单纯急性放射病

（3）造血组织破坏加速，损伤程度加重：放射复合伤造血组织破坏程度重，外周血白细胞数下降速度更快，白细胞最低值更低。红细胞下降发生早、程度重、持续时间长。广岛原子弹受害者中，放射损伤复合伤伤员贫血发生早，伤后1周红细胞下降到$3\times10^{12}/L$以下。骨髓红细胞生成受抑制比相同剂量单纯放射病要重。骨髓发生空虚的时间提前。在造血组织能够再生的剂量范围内，造血组织再生率也明显降低。

放射复合伤造血组织破坏加重的原因可能与下列因素有关：①放射损伤复合烧伤、冲击伤后，感染明显加重，而严重的感染对已经损伤的造血组织可加重破坏，进一步抑制造血功能。复合严重烧伤和冲击伤后，还可产生毒性物质，直接抑制和损伤造血组织。②在造血组织已不能正常产生和释放白细胞的情况下，外周血白细胞大量地在烧伤创面和创伤处消耗，也加速了白细胞的下降。③在造血功能抑制的基础上，烧伤和冲击伤创面出血可加重和加速贫血的发生。另外，由于放射复合伤时机体内环境的变化，引起红细胞寿命缩短，也是加重贫血的原因之一。

（4）休克发生率增加，程度加重：单纯急性放射损伤早期休克较为少见，除非受到很大剂量的照射。但放射复合伤，休克发生率较高，程度也重，并显示出兴奋期延长、抑制期缩短的特点。

造成放射复合伤休克发生率增加的可能因素：①机体受到大剂量核辐射照射，引起中枢神经系统功能失调，血管反应性改变，对烧伤、冲击伤等强烈刺激敏感性提高。②烧伤、冲击伤引起的出血、水肿、创面液体丢失以及放射损伤所致的呕吐、腹泻等，均可使有效血容量减少，导致血液浓缩、循环障碍，严重影响各组织器官血液的灌流，组织乏氧以及电解质液平衡失调，成为导致休克的重要因素之一。③严重烧伤和冲击伤时，组织破坏产生的毒性物质以及放射损伤后血液中组胺类毒性物质增多，二者作用于心血管，使血压下降，加重了微循环障碍和组织缺氧，从而促使休克的发生。④感染加重，特别在病程极期，常发生败血症和中毒性休克。

（5）感染发生率高，出现早，程度重：感染在放射病、烧伤和冲击伤时都是重要的并发症。放射复合伤感染更为突出，其发生更早、更多、更重。严重放射复合伤，往往休克刚过，感染就接踵而来，甚至休克期和感染期相重叠，发生早期败血症。

放射复合伤容易发生感染并发症的可能原因：①休克易发且重，分解代谢增强，容易出现严重的代谢紊乱和贫血等，致使全身抗感染能力降低。②机体受较大剂量照射后，造血组织破坏加重，造血功能严重障碍，网状内皮系统吞噬功能受到抑制，白细胞数量减少和吞噬功能降低，血清杀菌力下降，特异性和非特异性免疫功能明显减弱，从而使机体抗感染的细胞因素和体液因素都受到更大削弱，极容易发生来自肠道和上呼吸道等处细菌的内源性感染。③烧伤和开放性创伤破坏了机体的天然防护屏障，伤处坏死组织又成为有利于细菌生长繁殖的场所，在全身防御功能低下的基础上，细菌更容易侵入血液，发生外源性感染。因此，放射复合伤比单纯急性放射病显著增加了感染的机会。

3.放射损伤能使烧伤和创伤局部经过加重，愈合延缓　合并放射损伤后，烧伤、创伤局部变化呈现新特点，表现为局部炎症反应减弱，伤口容易感染，创面出血加重，伤口和骨折愈合延缓及功能较差等。这与复合伤伤情、外伤种类、病程不同阶段以及机体状态等因素有关。一般而言，轻度放射损伤对烧伤、创伤的愈合过程影响不大；而中度以上放射损伤时则可使烧伤、创伤伤口愈合延缓，甚至难以愈合。

（1）炎症反应减弱：创伤愈合一般经历炎症反应和组织修复两个阶段。在有放射损伤的情况下，炎症反应受到削弱，当伤情较重时主要表现为炎症反应区域较小，伤周炎症反应带较狭窄。局部白细胞浸润减弱，创面渗出减少、干燥、色暗，伤口收缩不良。

（2）局部易并发感染、出血和水肿：全身抗感染机能力降低，吞噬细胞吞噬和消化细菌或坏死组织功能低下，阻碍了局部对细菌和坏死组织的清除，使烧伤创面和创伤伤口成为细菌滋生繁殖的适宜环境，容易造成严重局部感染。局部出血，早期主要是烧伤和创伤所致，极期主要是放射损伤所致。出血后不仅使全身血容量丢失，而且影响烧伤和创伤局部血液供应，影响组织的修复和愈合。局部水肿也为细菌入侵和扩散提供了便利。

（3）烧伤、创伤和骨折的愈合时间推迟：在核辐射作用下，创伤局部组织细胞的再生能力可受到直接抑制，导致肉芽组织形成不良，并变得脆弱、苍白、易出血，创面愈合时间延长。骨折后骨膜反应迟钝，成骨细胞活动减弱，骨痂形成缓慢和钙化过程受阻，即使形成骨痂，也较脆弱，容易折断，以致形成骨不连接或假关节。放射损伤延缓烧伤和创伤愈合的主要可能原因：①机体受到中等剂量照射后，由于造血组织破坏，白细胞数减少或没有炎细胞浸润，吞噬细胞吞噬和消化细菌或坏死组织的能力降低，从而阻碍了局部细菌和坏死组织的清除。②嗜中性粒细胞减少，由其释放出的蛋白溶解酶也减少，因而使局部的纤维蛋白网不容易被溶解，常和坏死组织凝结在一起，使坏死组织更不容易脱落和清除。这些都使组织修复过程受到延缓和削弱。③创面和伤口容易发生感染、出血和水肿，从而影响组织修复和愈合。有时，可见已经愈合的部分，因发生感染、出血而又趋于坏死，如烧伤创面植皮后，皮片虽已成活，但仍可在极期或伤情急剧变化时，于皮片下和皮片内发生新的感染和出血，使皮片脱落。

在受很大剂量照射后，不仅愈合的炎症吸收阶段受到很大影响，而且组织再生也受到直接抑制。可直接抑制成纤维细胞、血管内皮细胞和上皮细胞的分裂和生长，可使成纤维细胞形成胶原纤维的能力降低甚至消失，使肉芽组织形成受阻，上皮愈合缓慢。骨折后骨膜反应迟钝，成骨细胞活动减弱，碱性磷酸酶活力也受到抑制，从而使骨痂形成和钙化过程受阻，使骨折愈合推迟。当然，此时创面或伤口出血和感染往往也很严重，也影响愈合的进展。

放射损伤造成创伤愈合延缓，主要发生在放射病极期。例如，在放烧复合伤中，常见到局部这样的变化：在病程初期，烧伤创面仍有急性炎症反应。假愈期，水肿逐渐消退，轻度烧伤逐渐趋于愈合，而严重烧伤的创面则开始溶解、破溃，并继发感染。在极期，创面溃烂，感染严重，甚至可见创面被细菌菌落和坏死组织所覆盖；此时，坏死组织不易脱落，肉芽组织生长不良，显示苍白，易发生出血，甚至形成痂下血肿，上皮生长延迟或停滞。恢复期，随着全身情况的好转，创面肉芽趋于红润，上皮增生和覆盖过程加快，而后逐渐愈合。因此，在治疗上应力争在极期到来之前，尽量治愈或最大限度地缩小创面或伤口。

二、以烧伤为主的放射复合伤

以烧伤为主的放射复合伤，主要有烧放冲和烧放复合伤两类。其主要特点如下。

1.烧伤起主导作用　烧伤是这两类复合伤的主要损伤，受核辐射照射剂量一般不超过 2 Gy，冲击伤多为轻度或中度。因此，临床经过与转归主要取决于烧伤的严重程度。伤情较重者，具有烧伤的病程，经历休克期、感染期和恢复期。伤情极重者，治疗不当常死于休克期，重度以下伤情者主要死于感染期。

2.具有放射病的某些特征　此类复合伤，临床上表现出某些急性放射病的特征。如体表出血，白细胞数改变，淋巴细胞数下降程度与受核辐射照射剂量大小相一致。

3.放射损伤对烧伤有加重作用　重度以上烧冲复合伤，再复合轻度放射损伤，可使临床经过加重，死亡率增加，活存时间缩短。

三、以冲击伤为主的放射复合伤

此类复合伤主要包括冲烧放和冲放复合伤。其病程经过和转归主要取决于冲击伤的严重程度。复合中度以上放射损伤时，临床上可表现出较明显的互相加重作用，如休克发生率增加，感染发生早而严重。肺部冲击伤时，由于肺部组织的局部抵抗力减弱，加上放射损伤所致的全身抵抗力低下，极易发生严重的肺部感染，从而加重呼吸功能和循环功能的障碍。冲放复合伤相互加重的临床特点，与冲击伤部位及其性质密切相关。

第三节　放射复合伤的诊断

放射复合伤的诊断包括早期分类和临床诊断，是在单一伤伤情和伤类诊断明确的基础上，对复合伤伤类和伤情做进一步的判断。

一、早期分类

早期分类的主要任务，在于对复合伤伤类迅速正确地区分，初步判断伤情，为救治和后送提供依据。

1.根据受伤史估计伤类和伤情　了解核爆炸当时伤员所处的位置，有无防护，屏蔽物和防护物的性质和结构，是否被抛掷、撞击和掩埋，烧伤面积、深度和部位，在杀伤区和沾染区内停留时间和活动情况，个人剂量仪读数等，据此初步判断伤类和伤情。

2.根据核爆炸当量和伤员防护情况判断伤类

小当量核爆炸时主要发生放射复合伤，大当量核爆炸时主要发生烧冲复合伤。暴露人员主要发生放烧冲、烧冲和烧放冲三类复合伤；工事、建筑物和大型兵器内人员主要发生放冲复合伤。

3.由体表烧伤伤情推断冲击伤和放射损伤伤情

对暴露人员，千吨级核爆炸时，如体表发生轻度烧伤，冲击伤可能在中度以上，放射损伤可能在重度以上；万吨级核爆炸时，发生烧伤伤员，有可能复合不同程度的冲击伤和放射损伤；十万吨级核爆炸时，烧伤和冲击伤重于放射损伤。随着核当量增加，放射损伤逐渐消失；百万级器爆炸时，发生放射损伤的可能性很小。

4.从早期征象判断伤类和伤情　根据伤后早期的表现，可从以下几个方面进行判断。

（1）伤后有明显恶心、呕吐、腹泻，同时伴有烧伤和冲击伤，则有可能是以放射损伤为主的放射复合伤。若伤后立即出现严重恶心、频繁呕吐，继而发生腹泻、腹痛、排稀便以至水样便等，可能是肠型放射复合伤。如果伴有共调失调、头部摇晃、抽搐等神经症状，可能是脑型放射复合伤。

（2）整体伤情表现比体表烧伤和外伤要重，要考虑复合放射损伤和内脏损伤。

（3）伤员发生大面积严重烧伤，伤后无明显恶心、呕吐等急性放射病初期症状，可能是以烧伤为主的复合伤。

（4）烧伤伴有耳鸣、耳聋、咳嗽、胸闷或有泡沫样血痰，可判断为烧冲复合伤。

（5）根据烧伤和冲击伤程度及全身症状，参考核辐射剂量，可以初步判断复合伤的伤类和伤情。

5.根据白细胞数变化判断伤类和伤情

（1）白细胞数、淋巴细胞数均减少，中性粒细胞所占百分数也减少者，为放烧冲复合伤；白细胞数增加，淋巴细胞数减少，中性粒细胞所占百分数不减少者，为烧放冲复合伤；白细胞数增加，淋巴细胞绝对数不减少，中性粒细胞所占百分数增加者，为烧冲复合伤；白细胞数和淋巴细胞数均减少，中性粒细胞所占百分数不减少者，可诊断为危重烧冲和烧放冲复合伤。

（2）根据伤后3天内淋巴细胞数和6天内白细胞的下降程度（表29-10-1），并结合临床表现，可以为判断放烧冲复合伤伤情参考。伤后6天内出现衰竭、厌食者为重度以上放烧冲复合伤；出现腹泻、呕吐、便血者表示伤情极为严重。

表 29-10-1 不同伤情放烧冲复合伤的白细胞数

伤情	伤后3天内淋巴细胞数 ($\times 10^9$/L)	伤后6天内白细胞数 ($\times 10^9$/L)
轻度	>1.0	无明显变化
中度	0.5~1.0	>3.5
重度	0.3~0.5	0.2~3.5
极重度	<0.3	<0.2

二、临床诊断

临床诊断是早期分类诊断的延续，必要时做进一步的相关检查，进行综合分析，做出确定性诊断。

1.根据临床表现综合判断　单一伤伤类、伤情所依据的主要临床征象，是放射复合伤伤类、伤情的诊断依据，但要具体分析。例如，严重放射损伤和严重烧伤均可引起血便和柏油样便，因此对发生此临床表现的伤员，应结合其他征象和受照剂量，进行深入分析和综合判断。但须提示，不管是放射复合伤还是非放射复合伤，在病程中出现衰竭、拒食、柏油样便或体温下降等征象，都表明伤情在重度以上，是病情危重的表现。

2.外周血白细胞计数　放射复合伤白细胞数的变化与受照剂量一致，受照射的剂量越大，白细胞下降速度越快，数值越低。重度以上放射复合伤时，白细胞总数降得很低，以至淋巴细胞可从外周血中消失。

3.生化检查　放射损伤极期后非蛋白氮增高，二氧化碳结合力降低。血清天冬氨酸转氨酶的升高程度与伤情一致，伤情越重升高越明显。伤后二氧化碳结合力迅速下降，其下降速度随伤情变化而变化。严重放烧复合伤，伤后1天肌酸激酶明显增加，甚至超过正常值十倍以上。

4.特殊检查

（1）染色体畸变分析：人员受到早期核辐射照射，导致外周血淋巴细胞染色体发生畸变。染色体畸变分析，对复合伤中放射损伤的诊断有特殊意义。

（2）甲状腺和整体测量：怀疑伤员体内有放射性污染，可做甲状腺局部和整体放射性测量，推测体内放射性污染量。

（3）其他检查：X射线、CT、B超、心电图、脑电图、脑血流图、肺分流量、血气分析等检查，对所复合的烧伤和冲击伤有诊断和鉴别诊断的作用。

第四节　放射复合伤的救治原则

放射复合伤救治是建立在救治单一伤有效措施的基础上进行的。一般的说，对救治各单一伤有效的药物和措施对放射复合伤也有效。但有其特点，因此在治疗原则上，必须紧紧抓住放射复合伤中决定伤情转归的主要损伤及伤情发展不同阶段的主要矛盾，兼顾次要损伤和次要矛盾；局部处理必须服从全身情况和病程的发展阶段，有针对性地的进行综合治疗。

一、以放射损伤为主的放射复合伤

在院前，对伤员进行正确的院前救护。临床上，在重点治疗放射损伤的基础上，防治休克，早期使用抗放药，防治感染，防治出血，促进造血和纠正水、电解质紊乱，争取及早进行外科处理。

1.院前救护　正确运用"五大技术"。尽早采取抗休克和抗感染措施。尽早服用抗放药和对症治疗。撤离放射性沾染区。体表放射性沾染应及时消除沾染。

2.防治休克　防治休克，首先应着眼于预防，尽早控制和消除可能诱发休克的因素，如脱水、失血、疼痛、精神紧张和疲劳等。休克治疗可采取常规抗休克措施。休克伤员多伴有烧伤、内脏冲击伤、软组织伤或骨折等损伤。这些损伤往往是发生或加重休克的直接原因，在处理上要特别注意，应将危及生命的创伤放在首位，进行紧急处理。

3.早期使用抗放药　防治放射损伤有效的药物对放射复合伤也基本有效。伤后应尽早使用放射损伤防治药。已知或疑有放射性物质进入体内者，应尽早服用阻止放射性核素吸收的药物，必要时可应用加速放射性核素从体内排出的药物。

4.防治感染　根据放射病的治疗原则，适量、交替选用抗感染药物。进入放射病极期后，抗生素药物的应用可参照急性放射病和烧伤抗感染的原则。放射复合伤对厌气菌的敏感性增加，更应及早注射破伤风抗毒素。除全身应用抗生素药物外，应加强对局部感染的控制，预防和减少全身感染的机会，其具体措施与处理一般烧伤和创伤相同。当感染严重或遇有应用抗生素药物不力时，可少量多次输注新鲜全血，以增强机体的防御功能。

5.防治出血，促进造血和纠正水、电解质紊乱　放射复合伤的出血分为两期，早期为创伤性出血，极期则由放射损伤引起，因此要有针对性地使用综合防治措施。进行外科处理时要特别注意防治出血。有严重出血或血小板过低时，可适时少量多次输入新鲜全血，有条件时，应输入血小板悬液。极重度放射复合伤，尽早应用造血生长因子和进行骨髓移植。注意纠正水、电解质平衡。在输液、输血时，应注意输入总量和速度，防止发生或加重肺水肿，尤其对合并肺部冲击伤伤员更要慎重。

6.外科处理注意点　注意放射复合伤的特殊性，争取创伤在极期到来之前愈合，尽量使沾染的创伤转为清洁的创伤，多处伤转为少处伤，开放伤转为闭合伤，重伤转为轻伤，复合伤转为单一伤。为此，外科处理时应注意：①手术尽量在急性放射病初期和假愈期进行。极期只限于急紧手术。必须手术者，术中必备或输注新鲜全血。伤口拆线时间也适当后延。②选用安全、适合个体的麻醉方式进行麻醉。③术前做好充分准备，尽量缩短手术时间。骨折应尽早复位。④烧伤创面按其常规原则进行处理。⑤放射性物质沾染烧伤或创伤伤口，尽早消除沾染，或行清创术等进行处理。

二、以烧伤或冲击伤为主的放射复合伤

对此类复合伤，治疗原则与单纯烧伤和单纯冲击伤基本相同。如复合中度以上放射损伤时，则应采取放射病治疗措施。创面和外伤的处理亦应依据具体情况，参照以放射损伤为主的复合伤外科处理原则进行处理。

第十一章

核辐射损伤心理效应与处理

第一节 概 述

社会心理影响是核事故和核恐怖事件影响的一个重要方面。大量的资料表明，重大灾害事故和战争时期，由于正常的生产、生活和人际关系等环境条件受到干扰或破坏，社会公众和救援人员均要承受较大的心理和精神压力，造成不同程度的心理和生理反应（应急反应），轻者很快消失，严重时影响健康甚至造成心身疾病（主要表现为应激性精神创伤），其负面影响甚至要持续很长时间。

核爆炸和核辐射可以造成人员严重的机体损伤，同时也会对伤员和周围人员产生不同程度的心理和精神压力，严重时可增加其他伤病的发病率、加重病情和影响健康的恢复，甚至对不了解辐射危害的公众产生破坏性的心理影响，引起应激性精神创伤。例如，当少数人员因受到辐射照射而发生急性放射病时，担心受到放射性照射和发生放射病就可能对整个社会造成很大的心理压力。甚至在短时间内会有大量人员因担心受到照射而涌入医疗机构寻求帮助，使各医疗机构难以应付。

涉及放射性物质的恐怖活动更容易在社会公众中产生严重的心理影响。

目前国内外对核爆炸和核辐射可能造成的生理损伤已有较为清楚的了解，对特定情况下核爆炸和核辐射可能引发的伤员数量、损伤种类可以做出大致的估计；而对于可能发生的心理损伤（或应激性精神损伤），则很难事先估计出伤员的数量、种类和严重程度。但根据过去的核爆炸和重大核事故期间的经验和历次战争的实践估计，核爆炸和核辐射将会导致心理应急损伤（应激性精神损伤）的发生增多，并引发一系列的卫生和社会问题，是社会心理医学保障工作必须面对的问题。有效预防和处理心理应急损伤，有利于减少社会危害、保持社会稳定，有利于减少可能发生的长期有害影响。根据历次灾害事故和战争的医学保障工作的经验教训，现在已经有一些行之有效的心理应激损伤的处理方法和措施。

国内外的实践表明，大部分的心理应激性损伤伤员的预后良好，经短时间的治疗即可以康复、归队。

第二节 心理应急损伤的特点

历史上发生的一些重大核辐射事故的经验表明，由事故引起的公众社会心理影响造成的健康危害和在政治、经济等方面的损失，常常远大于核辐射直接造成的危害和损失。例如美国三哩岛核电站事故（1979年），事故中释放出的放射性物质对周围居民健康影响很小，但却造成部分地区半数以上的人感到害怕，事故后的骚动牵涉到大部分居民，自发逃离家园者达十四万人以上，有七万多人的反核势力进军华盛顿，许多计划和工作处于停顿状态，估计总经济损失达十亿美元以上。

在发生重大灾害或事故时的严酷环境条件下，人们的心理反应的主要特征为恐惧，大多起因于面临危险却无力采取有效的应对措施或找不到处理方法，因而对外界的危险显得无能为力，失去了安全感。当个人面临无力应对的巨大危险时，甚至会出现严重的心理异常表现——短时间的精神崩溃。

由于核事故和核恐怖事件与辐射相联系，人们很容易产生恐惧心理，因为普通公众对辐射的危害特点与防护知识了解不多。对公众来说，电离辐射总是和"有害"相联系，而且看不见、摸不着，严重的历史联系（原子弹爆炸、切尔诺贝利核电站事故等）更加重了这一印象。

灾害或恐怖活动一般出现的突然性强，大部分的人员都会有一定的恐惧和焦虑，多数人以避开打击、设法逃脱的情绪反应为主；少数人保持镇静，行动正确；另有少数人发生严重的应急损伤，如精神异常、不能自理等。

发生应急性精神损伤的人员表现出的严重程度差异很大，损伤程度较轻时，仅表现轻度的工作能力下降；情况严重时，恐惧和无助感会不断加重，最后完全丧失自理能力。但由强烈的恐慌而引发非理性行为的情况并不多见。

除恐惧和焦虑外，可能发生的心理异常表现有：恐惧引起的失语症、抑郁、沮丧、过度警觉、逃跑等。这些异常表现可能持续短至几分钟或长至几周。长期的效应可能有焦虑、生存内疚感和其他心理生理症状。灾害时危害最大的反应是恐慌引起的盲目逃遁，这是一种失去理智、无法控制的行动，并可能引发大范围的恐惧，特别是在多数人对灾害的情况不了解时。

临床上根据症状特点可将伤员分为三大类：①精神疾病型。通常这一类型发生的数量最多，又可分为神经症和精神病两类，前者包括癔症、神经衰弱、强迫性神经症等，后者包括战时反应性精神病和精神分裂症。②心身疾病型。常见表现有失眠、胃肠不适、恶心、呕吐、记忆丧失、呼吸困难、晕眩等，但并没有明显的器质性病变。③违纪行为型。表现为不守纪律。

大多数人员表现的症状较轻、持续的时间也较短，经治疗后数小时到数天内有望恢复；一小部分人员的焦虑等症状表现得更为明显，需要几周的时间才能逐步恢复；少数人员的病程迁延可达6个月以上，并发生明显的性格行为的改变，如暴发性狂怒、睡眠紊乱、持续性噩梦、人际关系和社会适应不良等。

第三节 影响心理损伤效应的主要因素

一、辐射危害可能存在的时间和大小

对于大多数人来说，短时间的紧张和压力（应急）是可以忍受的，即使发生轻度的精神障碍也很快可以康复；当紧张和压力长时间存在或反复发生时，如核辐射危险持续存在或连续多次出现，严重的心理或精神反应就会长时间存在，发生较重的应急性精神损伤的可能性就会增加。

二、辐射危害对个人的影响程度

如果受到辐射照射的危险很大，或者周围的人员受到严重的辐射照射，自然会发生较重的心理反应，并可能持续更长的时间。

三、训练水平

训练的数量、强度、时间和深度对战斗应激影响很大。接近实际的训练可以使人员对核辐射的危害有清醒的认识，在危险来临时及时采取正确的措施和行动能够最大限度地减少危害，同时减轻对辐射危害的恐惧。灾害时的环境决定了指战员的恐惧感是很难完全避免的，而且适度的恐惧会促使部队更有效地采取行动。训练水平是最容易改变的因素，因而应将其作为预防工作的重点。

四、预警（情报）

事先掌握可能面临的核辐射危害或查清已经受到放射性污染的区域范围，对于稳定公众的情绪和社会秩序是有益的。准确的情报和预警可以为公众和训练有素的救援人员采取有效的防护措施争取时间、做好应对的准备，有利于减少可能发生的危害；至少也可以争取一定时间做出适当的防护准备，当然也可能产生一些副作用——加重公众的心理压力。

五、领导力和凝聚力

面对可能发生的严重情况，强有力的领导和社区内的团结协作对全体公众都有很好的支持作用，能够增加其安全感，以便更好地面对危险的考验，减少心理应急损伤的发生，也能加快发生心理应急损伤后的康复。最严重的情况社会凝聚力的崩溃，将成为大量人员发生心理应急损伤的重要因素。

第四节 减缓或防止核恐惧心理的措施

一、加强宣传教育

减缓或防止核与辐射突发事件的心理效应，最根本的措施是加强宣传教育，使公众对电离辐射的性质、危害及防护措施，有科学、正确的认识。几次重大核事故的经验均已证明，核事故后公众的"射线恐怖"和慢性应激，都与对辐射危害的错误认识和判断密切相关。因此相关国际组织和各国的专家都一致强调，要实施辐射防护，必须进行宣传教育。

1.对基层医务人员必须进行必要的专业技术教育与培训　国内外的经验均表明，公众对经常联系的医生和医疗机构有较高信任。

2.教育培训小学教师　因为他们是对公众进行宣传教育，传播有关辐射危害、辐射防护等科普知识的重要力量。

3.教育、培训有关行政和专业部门的领导和工作人员，提高对此问题的认识和主动性　若他们不了解有关的基本知识，就很难理解陌生的技术问题和术语，遇到实际问题，如辐射安全标准、国家采取的防护措施的意义、不同信息的正确与错误等问题时，就会感到疑虑、动摇，无法向群众宣传、解释，甚至怀疑或否定政府的正确决策，出现不协调的言论或行动。

4.做好公众和新闻媒介系统的教育工作　凡参与核事故有关新闻报道的人员，必须先受教育，以免提供或传播错误信息，加剧公众的思想混乱。

对公众的宣传教育，要有统一的大纲或纲要，以免各抒己见。还应形式多样，生动、易懂。让一般群众参加适当的事故应急工作，有利于提高他们对辐射特点及人员照射情况的了解，对减轻核事故对公众的不良心理影响有益。群众通过实际工作亲自查明了解辐射情况，学习了有关防护辐射的知识。宣传教育实施中，还应鼓励当地官员、居民代表及新闻部门的人员共同参与制订计划和具体实施，能取得较好的效果。

二、重视舆论导向

信息的发布与传播是影响公众心理反应最重要的因素。因而有关主管部门要积极主动掌握舆论，做好信息的发布与传递工作。发生核事故时，主管部门一般都害怕出现人群恐慌、秩序混乱等问题。要预防这一点，必须控制舆论。信息的发布必须有组织、有计划地进行。一般认为，由一个权威性的政府信息部门统一发布相关信息的效果最佳。信息的发布与传播，还应将事件情况通报与应采取的防护措施相结合。不应把有分歧或未确定的见解公开、"自由"地传播到群众中去。这会加剧核事故对公众的心理影响。加强舆论导向和信息服务过程中，还应注意表彰先进，鼓舞士气，增强克服困难、战胜灾害的信心。

三、采取有效的心理干预措施

发生核与辐射突发事件时，需采取适当的心理干预措施，避免引起思想混乱，减轻核与辐射突发事件引起的群众心理效应。对群众采取心理干预措施应当由心理专业人员组织实施。其基本方式为：心理辅导、集体晤谈、治疗性干预。

1.心理辅导　对具有恐惧和焦虑的人员，可采取单独心理辅导的方法，进行解压及缓解应激的辅导。如讲解射线的性质和损伤特点；心理反应的普遍性、必然性特点；应当主动接纳和缓解紧张情绪；采取积极、恰当的态度应对；开展舒缓紧张情绪的活动；保持正常的进食、睡眠和工作习惯，增加营养，提高免疫力，放松训练等；保持正性、平衡的健康心态，多看有利因素，避免消极的应对方式等。

2.集体晤谈　集体晤谈是一种系统的，通过交谈来减轻集体心理压力的方法。可以按不同的人群分组进行集体晤谈。这种集体晤谈被定位为一种心理服务的方式，通过交流、倾诉、解释、辅导、自我解脱、相互解脱的方法，解除群体共同的心理压力。特别是与那些怀疑自身受到辐射，感觉异常的人员，以及那些确诊为放射病而住院的伤员进行集体晤谈的效果较好。

3.治疗性干预　　对那些心理应急严重的人员，可以采取各种取向的个别心理治疗（如支持性心理治疗、认知治疗、认知行为治疗等）以及集体治疗、婚姻及家庭治疗、放松训练等。心理治疗的同时，可以配合精神药物治疗。急性期伤员的精神心理治疗原则：简短、及时、就近、集中、着眼全面恢复、浅显。

治疗目标：促进病人面对、接受、加工、整合被压抑的和难以承受的情绪。

治疗方式：个别治疗、集体治疗相结合，适当配合镇静和缓解激惹的药物治疗。

慢性创伤后应激障碍的治疗：心理治疗与药物治疗相结合。

心理治疗：可采取针对各种取向的个别治疗、集体治疗、放松训练、眼球运动脱敏和再加工、社会康复治疗等方法。

第十二章

核潜艇核事故应急医学救援

核潜艇核事故医学应急救援，是指为快速救治核潜艇核事故伤员而采取的有别于常规医学手段的紧急医疗救援行动。核潜艇核事故医学应急救援是核潜艇核事故应急的重要组成部分，包括核潜艇核事故医学应急准备与核潜艇核事故医学应急响应。

核潜艇以核反应堆为动力，并可能装载有核武器，其内外环境比核电站恶劣得多，发生核事故的可能性要高于陆上核电站。据 1996 年丹麦学者 Olgaard 报道，苏联（俄）核潜艇发生核事故的概率为 10^{-3}/堆年，而商用核动力堆核事故的概率为 10^{-5}/堆年。据资料统计，截至 2000 年，国外已发生过 246 起较大的核潜艇事故，其中核事故 35 起，占 14%，这些核潜艇事故共计造成九百多名艇员丧生，致使 18 艘潜艇沉没，因此，各国都非常重视核潜艇核事故的医学应急救援工作。

第一节 核潜艇核事故医学应急准备

核潜艇核事故医学应急准备是指为应付核潜艇核事故医学应急救援而进行的应急准备工作，包括制订医学应急预案，建立医学应急组织，准备必要的医学应急设施、设备及药品器材，以及对医学应急人员进行培训与演习等。医学应急救援准备是各级核事故应急机构应急计划的一部分，各级应急机构的医学应急组织应结合具体情况做好医学应急计划和准备。

一、制订核潜艇核事故医学应急预案

为了建立和健全核潜艇核事故医学应急保障机制，指导和规范有关单位组织实施核潜艇核事故医学应急处置行动，提高核事故医学应急处置能力，最大限度地减少核事故造成的人员伤害，保持部队战斗力以及维护民众健康和生命安全，各级核潜艇核事故应急机构应制订核潜艇核事故医学应急预案。核潜艇核事故医学应急预案的基本内容包括以下几点。

（1）编制目的和基本依据。
（2）适用范围。
（3）环境背景及基本任务。
（4）卫勤需求与能力分析。
（5）卫勤编组与任务区分。
（6）组织指挥与协同，专家咨询组组成。
（7）应急处置与伤病员救治的程序及要求。
（8）药品、试剂和卫生装备等物资的储备与保障。
（9）通信、警卫等保障。

二、组织和人员准备

承担核潜艇核事故医学应急救援任务的各级机构应当按照预案及有关规定要求，完善组织体系，落实人员编配，明确职责分工，加强救援队伍建设，保证组织健全、人员在位。各级机构应建立训练演练及其考核、战备值班、情况报告、事件监测及通报、应急处置信息收集分析等规章制度。

三、物质准备

各级核潜艇核事故应急医学救援机构应做好应急物资和装备准备，并及时更新和维护。除了

必要的核辐射监测装备、个人防护装具、急救药材准备外，各级医疗机构还应该做好批量伤病员救治和机动保障的医疗床位、卫生物资、运输工具、通信工具、生活物资等准备，按照规定落实药材及物资的储备和管理，并适情建立抗辐射专用药材战术储备。

四、技术准备

各级医疗保障人员应熟悉核潜艇核事故情况下人员伤害规律和伤病特点，熟练掌握核潜艇核事故情况下人员伤害的急救技术，了解本级勤务职能和组织工作方法，熟练掌握救治职责和救治技术，掌握本级救治信息的采集、传输和分析方法。因此，各级医疗保障机构应组织和加强本级医疗救护人员的培训和演练，做好核潜艇核事故医学应急救援技术准备。

（一）培训

核潜艇核事故现场救护人员应具备核事故伤员救治的知识与技术，熟练地掌握伤员急救、伤情初步分类及后送方法和程序，应具备一定的辐射防护知识，掌握放射性物质污染的测量及去污技术方法。承担初级医学处理的人员，除具备放射防护及放射医学的基本知识和技能外，还应掌握各类放射病的诊断、救治理论与技能以及各类伤员的急救、分类、诊断与处理等理论与技能。核事故各级医学应急组织应定期开展核事故医学应急培训，对核事故医学应急卫生人员和管理人员进行有关法规和应急专业知识培训和继续教育，提高其医学应急救援能力。

核潜艇军医及卫生员应定期组织全艇人员进行辐射防护基础知识教育，辐射防护器材使用训练，现场急救和自救互救技能训练；按照训练与考核大纲进行培训和考核。全艇人员培训内容包括以下几点：①核辐射对机体的危害；②核辐射防护主要方法及辐射防护药物使用方法和要求；③核事故情况下自救互救的知识技能；④呼吸面具和防护服装的穿戴方法；⑤放射性沾染去污的程序与方法。

一级救治机构应加强核潜艇部队有关核与辐射损伤医学防护基础知识的普及教育；加强核事故应急医学知识和技能以及自救互救、现场急救的技能培训；定期派送医护人员到相关科研教学单位进行核事故医学应急相关知识和技能培训。

相关科研单位负责组织编制核潜艇辐射防护医学及核事故应急医学等相关培训教材，定期举办核潜艇辐射防护知识、核事故医学应急准备与处置、核事故医学应急救治技术等培训。

核事故各级医学应急救治单位的主要医护人员和管理人员应定期接受辐射损伤的预防、诊断和治疗，医学应急计划及其实施细则，以及医学观察的主要内容和应遵循的原则等核事故医学应急专业培训，具备完成核事故应急医学救援所需的基本知识和技能。

（二）演练

为检查核事故情况下各级医学应急组织和应急计划的有效性，各级核事故应急医疗机构、核事故应急医学救援分队及各类机动医疗后送分队等应适时组织开展核潜艇核事故医学应急专项演练。积极参加海上救援综合演习，开展核潜艇核事故情况下卫勤力量抽组、组织指挥、伤病员救治、应急机动等卫勤训练和演习。每次演练或演习结束后均应进行总结评价，总结经验教训，查找不足。通过演习使医学应急救援人员明确任务，熟悉和掌握核事故医学应急救援的原则、程序和方法，并从中发现和解决问题，完善核事故医学应急救援预案，使核事故医学应急救援工作的组织指挥、协同行动、技术和物资准备等更趋合理。

五、理论和技术支撑

为强化核潜艇卫生保障，完善核事故情况下的应急医学救援工作，有关科研机构应组织相关专业技术力量开展核事故医学应急技术研究，建立和完善辐射受照人员剂量快速估算、快速分类和诊断、医疗救治技术、饮用水和食品等放射性污染快速检测等技术方法，加强技术储备。应加强核潜艇艇员健康维护和健康保障技术措施研究，研究可提高核潜艇艇员综合耐力的措施，预防核事故的发生和减少核事故发生概率。加强海上核事故医学应急现场处置能力、核潜艇核事故应急准备与处置能力、水下核事故情况下辐射水平监测技术、个人及集体辐射防护装具、放射损伤复合高气压伤的基础和临床等领域的研究、加强核事故情况下艇员心理评估技术及心理干预措施研究。为核潜艇核事故应急医学救援提供理论和技术支撑，提高核潜艇核事故情况下综合救治能力。

第二节　核潜艇核事故医学应急救援处置

核潜艇核事故医学应急救援处置是指各级核事故医学应急组织在接到核潜艇发生核事故通知时，为控制或减轻核事故应急状态的后果，立即按照核潜艇核事故医学应急救援预案规定的处置程序进行工作，采取必要和有效的应急医学救援行动，有序救治各类伤员，最大限度地减少核事故造成的人员伤害，保持部队战斗力和民众健康的紧急行动。

一、核潜艇核事故医学应急救援处置原则

核潜艇核事故医学应急救援处置应遵循统一指挥、大力协同，快速高效、有序畅通，分级救治，保护抢救者与被抢救者的原则。

（一）统一指挥、大力协同

核潜艇核事故应急医学救援工作应在上级核事故应急领导小组的统一指挥下，在有关卫生部门的业务指导下，由海军卫生部门实施，相关区域部队（或者地方）卫生部和相关科研机构协同。

（二）快速高效、有序畅通

核潜艇核事故情况下由于艇内空间限制，而且伤员伤情、伤类复杂，容易造成伤员在检伤分类处堵塞，因此要求检伤分类人员力求快速、准确、有序地对伤情、伤类做出判断，既不能因为分类而耽误救治时间，更不能因为分类错误而使救治工作紊乱和延误救治时间。事故现场，大批伤员的检伤分类工作不可能做得过细，应首先把需要紧急救治的伤员如呼吸道阻塞造成的窒息、大血管损伤出血造成的休克、心跳骤停、开放性或张力性气胸引起的严重呼吸困难、后送有危险的重度复合伤等伤员分检出来，立即进行急救或手术治疗，如伴有放射性污染者，也要先抢救后去污，最后对其他可延缓处理的伤员进行分类救治。

现场出现大批伤员时，救治方面常常追求数量而质量次之，追求简单迅速而精治次之。现场救治的基本方针是：利用现有医疗资源使尽可能多的伤员康复归队。

（三）分级救治

核事故医学应急救治一般实行三级分级救治。一级医学救援力量主要负责轻度放射损伤伤员的救治；二级医学救援力量主要负责中度（含）以下放射损伤伤员的救治；三级医学救援力量负责重度（含）以上放射损伤伤员的救治。

（四）保护抢救者和被抢救者

潜艇核事故时，舱室可能存在严重的放射性污染，参加现场救援的人员要预先做好自身防护，包括穿戴好个人防护用具（防护服、防毒面具、口罩、手套等），佩戴个人剂量计，服用稳定性碘片，对救援人员实施剂量控制（尽量缩短人员在辐射场或污染区的停留时间，现场救治工作尽可能在非污染区进行）等。救治伤员与保护抢救者的自身安全是一致的，只有首先保证自身安全才能更好地开展救治工作。

二、核潜艇核事故医学应急救援处置程序

核潜艇核事故发生后，各级医学应急组织应根据事故的影响范围和后果做出相应的应急处置。地方核电站核事故医学应急处置一般可分为四级，分别为应急待命、厂房应急、厂区应急和场外应急。核潜艇核事故医学应急救援处置一般分为三级，即应急待命、艇内应急、艇外应急。

（一）应急待命

当核潜艇出现可能导致危及核动力装置安全的特殊情况时，如某些特定工况或者外部事故，进入应急待命阶段。

核潜艇艇上最高指挥员下达应急待命状态命令后，艇卫生防护部门主任应迅速组织艇员服用碘化钾片，进行个人防护，分发抗辐射药物，指导全体艇员掌握抗辐射药品的服用方案。做好抢救伤员的准备工作，根据应急剂量限值，调配抢救人员进行现场救治。

在应急待命阶段，为了让核事故发生后医学救

治工作能更快速、有序、高效地实施，应按照预案做好现场医学救护的准备工作，包括药品、器材的准备与分发，成立现场医学救护组织，包括救护组、急救组、去污组和搬运组，在医务室设立预备救护所。核潜艇核事故艇内应急现场医学救护组织职责见表29-12-1。

表29-12-1 核潜艇核事故艇内应急现场医学救护组织职责

组织	职责
救护组	负责全艇伤员的救治工作，事故严重时，负责堆舱以前各舱伤员的救护工作
急救组	负责堆舱以后各舱室伤员的救治工作
去污组	提供舱室辐射水平及艇员受照剂量资料，负责放射性污染去污。当堆舱走廊不能通过时，堆舱以前各舱伤员污染的去污由艇救护所负责
搬运组	负责伤员的搬运

在核潜艇核事故应急待命时，一级医学救援组织接到待命通知后，立即进入应急工作状态，收拢人员，按预案抽组医疗队，备齐装备、药材，备齐野营装具及生活保障物资，协调落实运输工具。抽组的应急医学救援队按要求到达指定位置，做好一级救治准备和应急卫生防护工作。就近的二级救援力量进入应急待命状态。按预案要求做好应急准备。

（二）艇内应急

当核潜艇核动力装置已经出现或者可能出现导致应急状态的事故，其后果仅限于艇内或者操作现场的情况下，进入艇内应急状态。核潜艇内的医学应急组织应立即实施现场救护，并及时通报艇外应急组织；艇外医学应急组织应做好收治伤员、支援现场救护和为公众提供医学保障的准备。

艇内应急医学救治在事故艇最高指挥员的统一下进行。在艇内建立临时救护所和急救站，组织开展医学应急救援工作。进入艇内应急时，艇内卫勤力量主要任务是指导受照射人员服用抗辐射药物，对复合伤伤员和非辐射伤员进行急救，组织全艇艇员自救互救，及时获取并估算人员受照剂量。

除核潜艇上的卫勤力量外，其他各级医学应急救援组织立即进入应急工作状态。核事故应急医学救援队前往失事海域实施一级救治；组织二级救治医院接收伤员，实施二级救治，组织伤员后送和协调后送车辆；同时根据伤员发生情况必要时申请三级救治机构予以技术支援。

（三）艇外应急

当核潜艇在港区发生核事故，释放的放射性物质对港区造成影响，事故后果仅限于港区范围以内，或核潜艇在海上发生核事故，释放的放射性物质主要影响部分海域，事故后果仅限于部分海域时，进入艇外应急状态。各级事故应急相关机构在执行艇内应急救治处置程序的同时，当公众出现辐射损伤时，应积极救援艇外伤员，并迅速按上报。

（四）应急医学救援终止和总结评估

1. 应急医学救援终止 核事故应急医学救援工作完成，伤病员在医疗机构得到救治，当发布进入应急状态的指挥机构发布终止应急状态的命令时，核事故应急医学救援的应急状态即告终止。此时，尚未医疗终结的事故伤员，转入常态医疗体系，由相应的医疗机构继续完成后续治疗。

2. 应急医学救援总结与评估 应急医学救援终止后，各级核事故应急医学机构应进行应急医学救援工作的总结与评估。

（1）整理、审查并分析应急医学救援过程的记录和文件等各种书面信息。

（2）总结和评价应急医学救援准备与处置期间所采取的一切行动的风险与利益，对处理措施的有效性和负面效应进行评估，对伤员和公众健康的危害影响进行评估和预测。

（3）及时总结核事故应急医学救援经验与教训，针对出现的问题及薄弱环节加以改进，及时修改、完善现有应急医学救援预案和程序，完善人才队伍和体系建设，提高核与辐射事故医学应急救援能力。

（4）按上级要求参与核事故的调查、评价及善后处理。

（5）向上级机关提交总结报告。

第三节 核潜艇艇员自救互救

自救互救是伤员自己和战友之间相互进行救护活动的统称，是创伤救治的基本方式之一。伤员对自己实施止血、包扎等急救措施称为自救，战友之间相互实施止血、包扎、固定、注射防护剂等急救措施称为互救，自救互救是现场抢救的重要组成部分。

一、自救互救在战伤救护中的重要作用

自救互救是卫勤保障的一项重要内容，也是减少阵亡和伤残率的关键，是最直接、最有效的"一线救治"；是战场救治的基础和开端，同时又是提高抢救率，弥补卫生员人数不足的重要方法；长期以来受到世界各国军队的重视。美军要求每个军人都要学会通气、心肺复苏、止血、包扎、固定、休克辨认和处理、注射制式止痛剂、给予抗生素等自救互救技术。英军连队不编配卫生员，要求所有士兵接受为期15天的自救互救训练并进行严格考核。

伤员的救治存在最佳救治时间（"黄金时段"）：在伤后10分钟内得到急救，重伤员3小时内得到紧急救命处置，6小时内得到早期治疗，12小时内得到专科治疗。美军《2010年联合卫勤保障构想》指出，救治伤员唯一的关键时间是最初的10分钟，战场上能否在受伤后的10分钟"黄金时间"内对伤员进行快速止血救护，决定着能否将死亡率降到最低限度。

外军非常重视自救互救的重要作用，有些国家将自救互救训练在共同科目中所占的时间增加到20%，要求每个士兵都要掌握救治程序和要领。先进国家军队伤员伤后5~15分钟内获得初步救护已达93%。较好的医疗救护情况是：自救3%，互救91.7%，卫生员救护2.6%，医助救护1%，医生救护1.7%。我军历次作战和执行各种任务中的卫生员救护与自救互救比例数字的统计说明，自救互救是我军卫勤保障工作的重要措施，是火线抢救伤员的关键环节，但我军自救互救率仅为50%左右，明显偏低，应增加自救互救学习和训练科目，提高自救互救水平，减少战时伤亡。

核潜艇发生重大核事故时，往往伴随着其他如火灾、爆炸等灾难性事故，在短时间内可能产生大量伤员，仅依靠艇上卫生力量不能满足所有伤员的救护需要。核潜艇在海上发生核事故，可能由于远离大陆与基地，以及战时恶劣的环境，使医疗资源补给困难，外界救援力量一时难以到达，必须利用艇上现有的一切人力和物力在最短时间内使伤员脱离险境、维持生命以及防止伤情进一步恶化。

二、核潜艇艇员自救互救的原则和程序

（一）自救互救的原则

自救互救的基本原则就是根据实际情况，快速、有序地采取一切可能的便宜措施救治伤员。在事故艇内，要遵循快抢、快救、快送的原则，优先抢救危重伤员。在自救互救中应注意以下临床表现并及时给予紧急救治。

1. 伤员是否清醒　包括伤员能否回答问题，说话是否清晰，伤员的表情是否躁动、不安、恐惧或者冷漠。

2. 伤员是否有呼吸　包括胸部是否有呼吸运动，呼吸道是否通畅。

3. 伤员有无心跳　包括能否触摸到颈动脉或桡动脉脉搏，如摸不到，可将耳朵放到左胸，听心脏是否跳动。

4. 伤员瞳孔是否有反应　翻开伤员的眼睑，查看瞳孔是放大还是缩小。

5. 伤员有无体表出血　是伤口喷血还是溢血。

6. 伤员是否休克　伤员是否有烦躁不安、恐惧、面色苍白、出冷汗、呼吸急促和表浅情况。

7. 伤员是否有骨折　有无脊柱损伤？骨折时伤员体位多异常，如无明显体征，可检查伤员四肢活动情况。

8. 有无张力性或开放性气胸

9. 有无急性放射损伤和放射复合伤　有无体表、体内污染。

（二）自救互救程序

1. 灭火　帮助重伤员脱离火灾现场，扑灭伤员着火衣服，注意火灾现场口鼻防护，防止呼吸道烧伤。

2. 搬运　将伤员迅速搬运至无辐射或辐射较轻的舱室。

3. 通气　清除伤员口鼻内异物，保持伤员呼吸道通畅，昏迷伤员应取侧卧位，将舌拉出以防窒息；对呼吸停止的伤员，做口对口人工呼吸或放置口咽通气管进行人工呼吸。

4.止血　应用加压包扎法止血，若无效可用止血带并标记注明上止血带的时间。

5.固定　对骨折伤员利用就便器材进行骨折固定，也可借助躯干固定。

6.包扎　开放性创伤，进行简易包扎及遮盖创面，对大面积烧伤伤员用烧伤急救敷料、三角巾、纱布、或清洁布单、衣服保护创面，有休克症状者可口服盐水等。

7.心跳骤停的伤员，应在保持呼吸道通畅同时做人工体外心脏按压

8.对张力性气胸伤员，在锁骨中线第 2～3 肋间用带有单向引流管的穿刺针穿刺排气

9.抗休克　休克伤员可给予镇静止痛药物，适当注意保暖，尽可能给予口服液体，条件许可时，可开通静脉通道输液或输血，但应注意"少量缓速"。

10.放射性沾染伤员的处理　帮助伤员戴口罩，服用碘化钾片、"523"片及促排药物。用水冲洗或干擦（无干净水时）暴露部位，遮盖伤口和裸露的部分，防止沾染加重。

三、自救互救技术

核事故现场自救互救的基本技术包括战伤救护"五大技术"（即通气、止血、包扎、固定及搬运后送）、心肺复苏、抗休克及核辐射防护药品与器材的紧急应用。其中"五大技术"、心肺复苏、抗休克与普通战伤救技术相同，搬运是根据伤员的伤情，运用不同的工具和方法，迅速将伤员搬运至安全地点。搬运前尽可能做好伤员的急救工作，搬运动作要轻巧、迅速，减少震动，伤员体位要适宜。搬运主要有徒手搬动和担架搬运两种方式，但核潜艇舱室过道弯曲、舱口较窄，不便于普通担架搬运，可用徒手搬运的方式或用伤员背带将伤员背至相对安全舱室。伤员经急救后有条件应及时后送。下面主要介绍放射损伤、冲击伤及烧伤的自救互救技术。

（一）放射损伤的自救互救技术

一般来说，单纯放射损伤伤员病情发展没有冲击伤和烧烫伤那样紧迫。放射损伤复合有冲击伤、烧烫伤等可能迅速危及伤员生命的损伤时，应急优先处理冲击伤和烧烫伤等可能危及伤员生命的损伤，然后补服碘化钾等抗放药物以及进行促排、止吐治疗。放射损伤的自救互救技术主要包括以下几个方面。

1.个体辐射防护

（1）个体防护措施：在应急待命阶段或艇内应急早期应急抢救人员应做好个人防护。个体防护措施包括穿好防护服，戴防护手套、呼吸隔离器或口罩，佩戴个人剂量计等。在应急抢救过程中卫生人员要监督和提醒艇员做好个人辐射防护，艇员之间也要相互提醒。

（2）服用碘化钾：碘化钾可防止放射性碘在甲状腺内的蓄积，促进已蓄积于体内放射性碘的排出。研究表明人体服用碘化钾 100 mg，3 天内甲状腺的吸收剂量仅为对照组的 2%。于摄入放射性碘前 24 小时和 12 小时服用碘化钾，甲状腺腺体内放射性碘分别减少 87%和 95%；延缓 2～4 小时给药，甲状腺腺体内放射性碘减少 64%和 42%，效果明显下降。因此，应提前服用碘化钾，救护人员可在应急待命阶段或艇内应急一开始就服用碘化钾。

（3）使用抗放药物：近（或进）堆舱艇员应在艇军医指导下在应急待命阶段服用"523"片 20 mg，核事故发生后受照艇员再服 10 mg；或受照射 1 天内服用 30 mg。研究表明，照射前 5 天至照后 24 小时给予"523"片，可使 90%致死剂量照射小鼠或狗的存活率提高 44%～67%。在应急待命阶段和艇内应急早期使用"523"片，对放射损伤具有显著防治作用；对因严重呕吐，不能服用"523"片者，应及时肌注右旋糖酐 500 注射液 10 mg。

2.减少放射性核素的吸收

（1）减少放射性核素经呼吸道的吸收：戴呼吸隔离器或口罩可有效减轻放射性核素经呼吸道吸入体内。对在放射性核素污染舱室滞留的艇员，应首先用棉签拭去鼻孔内污染物，剪去鼻毛，用大量生理盐水反复冲洗鼻咽腔；有条件时，可向鼻咽腔喷洒血管收缩剂及使用祛痰剂，以减少呼吸道吸收及促进放射性核素随痰排出。

（2）减少放射性核素经胃肠道的吸收：用干净清水漱口、不食疑有放射性污染的水和食物，可有效减少放射性核素经胃肠道吸收入体。必要时可机械或药物催吐，服用普鲁士蓝促进放射性铯的排出，服用褐藻酸钠阻止胃肠道对锶、镭、钴等放射性核素的吸收。

（3）减少放射性核素经体表的吸收：穿好防

护服，戴防护手套，对放射性污染的体表及伤口及时进行洗消，可有效减少放射性核素经体表的吸收。对放射性核素污染体表进行洗消时注意不要损伤皮肤，尽量不要使沾染面积扩大。要特别注意头发、鼻腔、耳郭、腋窝、指甲内等易藏垢处的局部洗消。放射性污染伤口要用大量生理盐水冲洗，必要时尽早清创；亦可用清水大量反复冲洗，用脉冲式喷射式水流冲洗效果更好。切勿使用可促进放射性物质吸收的洗消剂。应将避免放射性核素吸收和扩散贯穿整个去污过程。

3.促进放射性核素排出体外

（1）服用碘化钾：提前服用碘化钾不仅可防止放射性碘在甲状腺内的蓄积，而且可促进体内放射性碘的加速清除。

（2）使用促排药物：对怀疑有放射性核素内污染者，应及时用仪器鉴别，按有关规定使用阻吸收药物和促排药物。如果条件许可，可注射促排灵注射液 500 mg，使用速尿加速放射性核素从肾脏排出。使用促排灵注射液和速尿要注意给伤员大量饮用干净清水，以保护肾脏并加速核素排出，肾病患者禁止使用促排药物。

（二）冲击伤的自救互救技术

冲击伤的特点是外轻内重，发展迅速；常常是多器官、多部位损伤；应严密观察，及早救治；防止漏诊、误治。

无明显外伤而处于休克状态的伤员应按内脏损伤处置。伤员有听器损伤时会发生耳鸣、耳痛、听力障碍和外耳道流血流液等现象。伤员有胸部冲击伤时会出现胸痛、咳嗽、咯血性泡沫痰及呼吸困难等症状。伤员有腹部冲击伤时会发生腹痛、压痛、腹肌紧张、肠鸣音减弱或消失及气腹等症状和体征。严重者可有烦躁不安、口渴、舌干、脸色苍白、心动过速、血压下降等出血性休克表现。

（1）胸部冲击伤伤员要特别注意防止外伤性窒息 要及时清除口、鼻腔分泌物，保持呼吸道畅通，改善呼吸功能和鼓励清醒伤员咳嗽；对呼吸停止的伤员进行口对口人工呼吸，禁止挤压胸部，以免加重胸部损伤。

（2）鼓膜破裂、口鼻出血或咳血性泡沫痰的重伤员，要用半卧位后送，不可搀扶伤员步行。鼓膜穿孔、鼓室出血时，及时清除外耳道分泌物，保持干燥，用棉花疏松填塞，禁止冲洗和滴药。

（3）腹部冲击伤伤员应绝对卧床休息和对症治疗 如肝、脾破裂，胃肠穿孔，应做急症手术进行止血和修补。抗休克时，应适当控制输液量，不可太快。

（4）骨折伤员应尽早固定，对开放性伤口进行包扎。

（5）对严重呼吸困难伤员，必要时做气管切开造口，清除气管内分泌物，保持呼吸道通畅，有条件时给氧。

（三）烧烫伤的自救互救技术

核潜艇核事故时往往合并有火灾、蒸气泄漏等情况，会造成现场大部分艇员烧伤或烫伤，并且往往合并放射性损伤，需要及时开展自救互救。

1.迅速灭火 帮助重伤员灭火并脱掉已燃烧、湿热的衣服，脱离着火或蒸气泄漏现场，并告知伤员不要慌张奔跑或张口喊叫，防止呼吸道烧伤。有条件时用冷水连续冲洗或浸泡烧伤部位。

2.包扎创面 面积较大的烧伤，可用烧伤敷料包、三角巾或较清洁的衣服、布单等覆盖。

3.口服烧伤饮料（配方：氯化钠 3 g，碳酸氢钠 1.5 g，苯巴比妥 0.3 g，糖适量，溶于 1 000 ml 水中）或其他含盐饮料。烧伤面积大于15%者，应积极争取静脉补液，尽快纠正休克。

4.口服抗感染药物预防感染

5.合并呼吸道烧、烫伤时，应清洁口腔；喉头水肿有窒息危险者，应行气管插管术

四、核潜艇自救互救中的注意事项

（一）要重视个人的防护

抢救人员和被抢救人员均应急注意个人防护措施，包括穿好防护服，戴防护手套，呼吸隔离器或口罩，佩戴个人剂量计，按指示服用碘化钾和抗放药物等。

（二）不要在沾染区停留过久

救护人员要严格遵守污染区防护规则，不要在污染区停留过久，以免受到过量的或不必要的照射。应将伤员迅速转移到无污染的或污染较轻的舱室进行洗消和抢救，以保证伤员和救护人员自身的安全。

（三）不要惊慌失措

事故发生后，不要惊慌失措，要按预案或平时训练的方法进行自救互救，不要在火灾或蒸气泄漏

现场奔跑和大声喊叫，以免造成呼吸道的烧伤及吸入过多的放射性物质。

（四）要采取一切可能的便宜措施救治伤员

艇上的医疗资源有限，加上事故现场比较混乱，可能难以找到适用的医疗救护器材，应充分利用艇上简便物质代替。

（1）没有防护面具和口罩时，用毛巾或棉布用水浸湿后捂住口鼻，可以避免大部分放射性物质的吸入。

（2）没有夹板时可用合适长短的板状物或棍状物代替，也可用厚纸板及健侧肢体固定患肢。

（3）毛巾、衣服、棉花、布单等可作为敷料使用，用于覆盖伤口和烧伤创面。

（4）纱布、毛巾、手帕、衣服、布条、绳子、包装袋等材料可用于包扎固定。

五、自救互救训练

高水平的自救互救是降低战伤阵亡率的关键。核潜艇核事故时，可能存在伤员伤情复杂、医疗资源匮乏、外援难以到达、后送困难等问题，自救互救显得更为重要。良好的培训与演练是开展成功自救互救的重要保证。

（一）建立完善的培训制度，将自救互救训练法制化

核潜艇核事故伤员自救互救训练应形成制度化。建立健全包括组织领导、经费来源、培训内容、培训时间、培训方法、师资来源、考核验收和奖惩措施在内的核潜艇战伤救治能力培训法规制度，将核潜艇自救互救培训项目与其他军事训练项目一样，纳入单兵训练考核内容。

（二）自救互救训练内容

应将自救互救等战伤救治技术作为干部战士军事训练共同训练科目，其中核生化武器知识及防护训练内容应包括核生化武器的种类及杀伤破坏作用，核生化武器防护的理论知识以及防毒面具、防护服装的使用方法等；自救互救训练内容应包括卫生常识，急救方法，训练伤防治措施，急救盒的使用，止血、包扎、固定和搬运等自救互救方法以及各种救生器材的使用等。通过学习和训练，要求了解卫生常识，常见病、多发病及常见传染病的预防措施；掌握训练伤的预防措施，脱臼、溺水、烧伤、电击伤、中暑、休克、冻伤、中毒、昏厥和昏迷等伤病的急救方法；熟悉战伤出血类型的判定，止血方法、包扎、固定和搬运等基本技能；熟知急救盒内物品的名称和用途；熟知救生器材的使用方法。核潜艇所有人员，包括军官、士兵均应接受一线自救互救培训。

（三）分层分类系统培训

海湾战争中，美军将连队卫生员与战斗人员的编配比例由 1∶20 提高到 1∶10，每 10 名士兵挑选 1 人为"战斗救生员"，后者要接受至少 30 小时的培训；以军则采取连设军医、排设卫生员的措施，战斗人员伤后 10~15 分钟可得到军医救护。美、德、以军要求所有战斗人员掌握包扎、止血、通气、固定以及简易心、肺复苏技术，德、以海军要求战斗人员掌握战时输液技术。

（四）重点强化卫生员培训

卫生员尤其是卫生士官在实战中发挥着前线与后方、战士与医护人员之间的桥梁作用。卫生员娴熟的自救互救知识和技术对战士可起传帮带作用。除要掌握战伤急救五大技术外，卫生员还应掌握伤口简单处理、静脉通道建立、止痛等技术，熟悉伤员评分、分类及后送方法。

（五）普及提高整体救护水平

应加强全体官兵的一线救治培训。单兵应掌握自救互救基本技能，如通气、止血、包扎、固定、搬运技术，包括保持呼吸道通畅，制止大出血，防休克，抗感染，内脏伤、骨折和一般创伤处理等技术。训练时可采取多种形式的教学方式，如照片、录像、宣传单及展板、多媒体以及战伤救治模拟训练系统等，增强培训效果。还可定期让艇军医、艇卫生员到医院、科研单位等机构轮训，医院医护人员，培训机构教员也应定期到核潜艇部队进行自救互救训练指导。

要保证部队官兵自救互救训练的时间。保证参训率和训练质量，要求干部首先要到位，因公外出、休假等人员由专人负责补课，使人员参训率达到95%以上。训练时可采取集训、轮训、以会代训、函授作业、知识竞赛等形式，定时、定量、分层次地教学。加强宣传教育和知识技能的强化训练。考核可分理论考核及模拟实战应变能力考核两部分，模拟实战部分应侧核潜艇核事故伤员的特征伤情。

第四节　核事故伤员检伤分类及医疗后送

核潜艇核事故伤员早期检伤分类是指潜艇发生核事故时，在事故艇现场或码头救护所由医务人员对伤员伤后早期的伤情、伤类进行初步检查、判断和划分，将伤员按照其伤势的轻重（伤情的严重程度）及可能存活的程度进行分类，检伤分类的目的是为了确定伤员受伤种类、程度、治愈或存活的可能性，以便在有限的医疗资源条件下和海上核事故的特殊救治环境中，能够在特定的时间内对伤员有条不紊地施行救治工作和提高医疗后送质量，最大限度地提高救治率，减少伤残率，保存战斗力。

应有专门人员进行检伤分类。事故发生后，往往会出现大批伤员，事故艇医务人员应按照核事故医学应急预案，设置检伤分类组及放射剂量监测与洗消组，各小组分工负责，互相配合，依据全面检伤、估算剂量、科学分类的原则，共同实施现场检伤分类。艇内核事故时，可由救护组或急救组进行分类，也可由洗消组进行分类。

一、检伤分类的原则和要求

（一）专人负责原则

检伤分类是核事故后现场救治中的关键环节，检伤分类应专人负责，由具有较广泛的医学理论知识和丰富的医疗实践经验且具有一定组织能力和处事果断的人承担，因此分类人员要经过专门培训。检伤分类要有统一的标准，使用统一的标记，以保证救治工作的协调性与连贯性。

（二）快速有序原则

待检分类伤员往往数量较大，短时间内涌向分类组易造成拥挤混乱，而且伤员伤情、伤类复杂，因此要求检伤分类人员应力求快速、准确、有序地对伤情、伤类做出判断，区分伤情，抓住重点，不能因为分类而耽误救治时间，更不能因为分类错误而使救治工作紊乱和延误救治时间。要优先对危重伤员进行检伤分类，使其尽快得到救治，脱离危险。

（三）及时调整原则

应密切观察伤情，及时调整伤员分类。事故现场对伤员的紧急检伤分类及确立救治和后送的优先顺序并非一成不变，它视伤员的数量、伤情、医疗资源、救治环境及后送能力等具体情况而变化。因此要求分类人员应密切观察伤情，不断复审每个伤员的类别，根据伤员病情变化及其他变化了的情况审时度势，随时调整伤员类别。

二、核事故伤员早期分类诊断依据

伤员分类主要依据是损伤程度及所需要的医学处理类型和水平。潜艇发生核事故后，早期分类应在艇上即刻进行，由一级医疗救治单位开始实施，主要依据伤员的病史和早期临床表现以及外周血淋巴细胞计数。

（一）病史

应根据事故的性质、伤员受照时在辐射场内的位置和受照时间、受照过程中的伤员活动情况、受照时的体位和姿势以及有无屏蔽等。如伤员佩戴个人剂量计，应及时了解个人剂量计的读数，另外，辐射监测仪测量的舱室环境辐射水平（剂量率或剂量）也可作为估计伤员受照剂量的依据。伤员早期临床表现也可进行剂量的粗略估算。

（二）早期临床表现

核事故时马上获得可靠的剂量数据比较困难，而且很不完整，因此主要靠伤员的早期临床表现来判断病情。受伤后伤员在 1～2 天内表现出来的早期临床表现对判断病情、进行早期分类诊断具有十分重要的参考价值，早期临床症状中最重要的具有诊断意义的症状有恶心、呕吐、腹痛、腹泻、腮腺肿大、颜面充血及皮肤黏膜红斑、水肿等。

（1）照后初期有恶心、食欲减退和乏力，受照剂量可能>1 Gy，出现呕吐者可能>2 Gy，发生多次呕吐者可能>4 Gy，照后立即或 1～2 小时内出现上吐下泻者，则可能受到>6 Gy 的照射。

（2）照后数小时内出现多次呕吐，并很快发展成严重腹泻，但无神经系统症状者，可考虑为肠型放射病。

（3）照后 1 小时内频繁呕吐、伴有定向力障碍、共济失调、肢体震颤、肌张力增强者，可基本上诊断为脑型放射病，若能排除因外伤引起的抽搐者，则可确诊为脑型放射病。

（4）受照后数小时内的初期红斑，是受照12~20 Gy后影响到皮肤生发层的阈反应现象，约在24小时后达高峰，一般在数天后消退，是破坏毛细血管的后果，毛细血管扩张和通透性增加。红斑可能由中能至高能的β射线引起，若由γ射线引起，在24小时或48小时内出现者，表明接受了致死或接近致死剂量>6 Gy的照射。红斑亦可能由热能引起，但早期热能引起疼痛，而电离辐射不会引起疼痛，二者可鉴别。

早期临床表现要注意进行综合分析，表29-12-2列出各项供参考。

表29-12-2　急性放射病初期表现、受照剂量下限和伤员分类

分型（度）		初期表现	照后1~2天淋巴细胞数（$\times 10^9$/L）	受照剂量下限（Gy）	伤员分类
骨髓型	轻度	乏力、不适、食欲稍差	1.2	1	简单治疗
	中度	头昏、乏力、食欲减退、恶心，呕吐，白细胞数短暂上升后下降	0.9	2	暂缓治疗
	重度	多次呕吐、可有腹泻、腮腺肿大、白细胞数明显下降	0.6	4	
	极重度	多次呕吐、腹泻、轻度腹痛、腮腺肿大、白细胞数急剧下降	0.3	6	紧急治疗
肠型		频繁呕吐、严重腹泻、血水便、腹痛、血红蛋白升高	<0.3	10	期待治疗
脑型		频繁呕吐、腹泻、休克、共济失调、肌张力增强、定向障碍	<0.3	50	

简单的早期临床分类诊断指标有利于现场一线救治人员在72小时内对伤员进行初步分类诊断，但应注意下列因素的干扰。

1.呕吐开始的时间（1~3小时）不但与总剂量有关，更多地与照射剂量率关系密切，还可能与受照敏感部位（如腹部）有关

2.早期呕吐发生情况对估计照后病情有一定的可靠性，但在应用时必须注意其量效范围很宽，且可能受下列因素的影响

（1）照射的均匀性与剂量分布：在比较均匀的外照射条件下，个体间呕吐的发生率，出现时间早晚和次数的多少在一定程度上可反映辐射损伤的轻重及受照剂量的大小，特别是在高剂量率照射后呕吐开始时间可提前，故有早期分类诊断价值。但在不均匀外照射条件下呕吐症状变异较大，如果头或腹部等敏感部位受到较高剂量的局部照射剂量，即使全身吸收剂量较小，也可能使呕吐开始时间提前，因此，应结合其他早期临床症状和照射情况综合分析做出判断，如不注意其不确定性，推断结果可能有很大的误区。

（2）心理因素：放射性恶心、呕吐很容易与事故时恐惧和应激所导致的心理性恶心、呕吐相混淆。

（3）药物：预防性口服止吐药能够显著降低受照人员的恶心、呕吐发生率从而降低了恶心、呕吐作为辐射损伤标志的可靠性。

（三）外周血淋巴细胞计数

早期外周血淋巴细胞的下降速度能较好地反映病情程度，是一个简单易行的早期化验指标。血细胞减少的速度和程度都与受照剂量有关，如果淋巴细胞绝对值在照后24~48小时内下降50%，低于1×10^9/L，表明伤员至少受到中等剂量的照射，但在复合创伤时淋巴细胞计数就不可靠，病人若伴有多部位的严重烧伤或外伤，则常发生淋巴细胞数减少，必须注意这些组织损伤的症状常会混淆干扰急性放射损伤的症状。此外，药物（如肾上腺皮质激素、抗放药物、输血）也可影响淋巴细胞数，因此，应用淋巴细胞数进行剂量估算时应尽量采用在使用肾上腺皮质激素、抗放药物及输血等治疗措施前的数据。根据事故病例和实验资料，按早期临床症状和外周血淋巴细胞绝对值的变化制订成急性放射病早期分类诊断图，可作为早期分类时的参考。

三、检伤分类方法

采用简便快捷的方法，区分伤员受伤程度，迅速对伤员进行分类。在核事故现场，对大批伤员的检伤分类工作不可能做得过细，应首先把需要紧急救治的伤员如呼吸道阻塞造成的窒息、大血管损伤出血造成的休克、心跳骤停、开放性或张力性气胸

引起的严重呼吸困难以及后送有危险的重度复合伤等伤员分检出来，此为Ⅰ类；救治无望的伤员为Ⅳ类，可期待延后救治。对其他暂无生命危险、可延缓处理的伤员通过辐射监测、受伤史、伤员症状和体征确定伤员是否有放射损伤，并迅速分检出不同伤情和伤类，一般为Ⅱ类和Ⅲ类。伤员数量较少时，Ⅱ类伤员可作为Ⅰ类处理；伤员数量较多时，Ⅲ类伤员以自救互救为主。伤员分类后尽快填写好伤票并拴好伤标，尽快将伤员安置到指定地点，以便于医学应急处理。流程可参考图29-12-1。

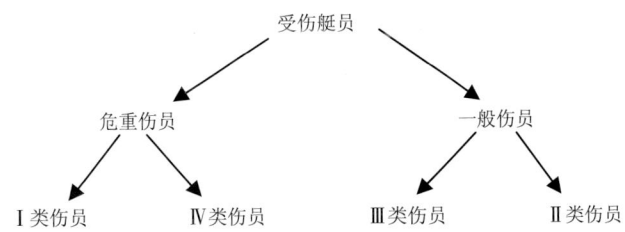

图 29-12-1 检伤分类程序

Ⅰ类：紧急治疗类；Ⅱ类：暂缓治疗类
Ⅲ类：简单治疗类；Ⅳ类：期待治疗类

在一级救治机构（事故艇救护所及码头救护所）通常将伤员依据伤情、伤类及处理要求优先顺序分为四类（表29-12-3），并拴挂伤标，一般以红、黄、绿和褐（或黑）四色分别标记Ⅰ类、Ⅱ类、Ⅲ类、Ⅳ类。

Ⅰ类（紧急治疗类）：主要是需要采取救命措施或紧急手术的一类伤员。

Ⅱ类（暂缓治疗类）：经救命处置后，伤情稳定可延迟处理或手术的一类伤员。

Ⅲ类（简单治疗类）：轻伤伤员，不需要后送，经简单处理后，即可归队。

Ⅳ类（期待治疗类）：伤势很重，救治希望甚微及濒死的伤员。

（一）非放射损伤伤员分类

非放射性损伤伤员分类列于下表29-12-4。

表 29-12-3 伤员应急分类表

分类	标识	说明	建议处理方法
紧急治疗类（Ⅰ类）	红色	伤员处于生命危险状态。伤势严重，紧急救治，可以活存。如：休克、开放性肌张力性气胸、气道梗阻引起的呼吸困难，出血部位可以简便处理等	就地立即抢救，施行挽救生命和使伤员能够安全后送的手术或其他措施
暂缓治疗类（Ⅱ类）	黄色	伤情不会立即危及生命，暂缓处理（一般可延迟6～8小时）对恢复无明显影响	推迟治疗或适当给予对症支持治疗，如止痛等，优先后送
简单治疗类（Ⅲ类）	绿色	轻伤如擦伤、扭伤、撞伤、肌腱损伤、小的骨折和轻度烧烫伤等	最简单的治疗，以自救互救为主。接受治疗后大部分人返回战位
期待治疗类（Ⅳ类）	褐色	严重的多发性损伤和复合伤，救活无望或存活希望甚微，抢救十分困难	对症处理，减轻痛苦，维持生命，动态观察，好转后随时调整分类

注：当伤员伤类不多时，暂缓治疗类可按紧急治疗类处理。

表 29-12-4 非放射损伤伤员分类表

类别	伤情	伤类	处理
紧急治疗类（Ⅰ类）	伤员处于生命危险状态。伤势严重，又不稳定，紧急救治，可以活存	呼吸道阻塞，大出血重休克，开放性或张力性气胸，长骨开放性骨折，断肢，心脏及心包创伤。15%～30%体表面积Ⅱ～Ⅲ度烧伤等	就地立即抢救，施行挽救生命和使伤员能够安全后送的手术或其他措施
暂缓治疗类（Ⅱ类）	经应急处理后，伤情稳定，可暂缓处理（一般可延迟6～8小时）对恢复无明显影响	腹部创伤，无呼吸障碍的胸部伤，泌尿生殖系统伤，无颅内压升高的闭合性颅脑伤，开放性骨关节损伤，占体表面积<20%Ⅰ～Ⅱ度烧伤等	推迟治疗或适当给予对症支持治疗，如止痛等。优先后送
简单治疗类（Ⅲ类）	轻伤员，多数能走动，有视力，饮食和大小便可自理。	小的撕裂伤和挫伤，轻度骨折，体表面积小于10%的轻度烧伤等。	最简单的治疗，以自救互救为主。接受治疗后大部分人返回战位。
期待治疗类（Ⅳ类）	存活希望甚微及濒死的极危重伤员，伤势最重，抢救十分困难，又不适合后送	严重的颅脑伤，大面积的严重烧伤，胸部巨大开放性损伤等	对症处理，减轻痛苦，维持生命，动态观察，有好转者及时调整到其他类别

（二）放射损伤伤员分类

放射损伤的分类相比非放射损伤要困难，一般需要知道其受照剂量。但是在核潜艇海上核事故时，由于现场检测条件有限，一般情况下无法进行实验室检查，要评价每个伤员的辐射剂量是很困难的，实际分类中只能依据伤员的早期临床表现、受照史等进行估算。单纯放射损伤伤员按其受照剂量一般可分为四类，列于表29-12-5。

表 29-12-5　单纯放射损伤伤员分类表

分类	标识	受照剂量	临床表现
紧急治疗类（Ⅰ类）	红色	6～10 Gy	中度胃肠损伤，严重骨髓损伤，血压降压，全血细胞减少；极重度骨髓型放射病
暂缓治疗类（Ⅱ类）	黄色	2～6 Gy	骨髓中度到严重损伤，轻度胃肠损伤；中度、重度骨髓型放射病
简单治疗类（Ⅲ类）	绿色	<2 Gy	血细胞轻度降低，早期骨髓损伤征；轻度骨髓型放射病
期待治疗类（Ⅳ类）	褐色	>10 Gy	严重胃肠损伤，局部肺炎，神经系统改变，认知、定位功能障碍，脑血管衰竭，发烧，休克；肠型、脑型放射病

（三）放射复合伤伤员分类

放射复合伤伤员可按表29-12-6进行分类。处理放射复合伤应注意两点，一是要确定复合伤的主导损伤，二是注意存在相互加重的情况。

表 29-12-6　放射复合伤伤员分类表

非放射损伤分类		单纯放射损伤分类			
		Ⅰ类（6～10 Gy）	Ⅱ类（2～6 Gy）	Ⅲ类（<2 Gy）	Ⅳ类（>10 Gy）
		放射复合损伤分类			
紧急治疗类	Ⅰ类	Ⅰ类	Ⅰ类	Ⅰ类	Ⅳ类
暂缓治疗类	Ⅱ类	Ⅳ类	Ⅱ类	Ⅱ类	Ⅳ类
简单治疗类	Ⅲ类	Ⅰ类	Ⅱ类	Ⅲ类	Ⅳ类
期待治疗类	Ⅳ类	Ⅳ类	Ⅳ类	Ⅳ类	Ⅳ类

四、伤员医疗后送与要求

伤员后送是指核潜艇发生核事故时按照分级救治的原则，在检伤分类及早期医学处理的基础上，将伤病员从事故艇后送至相应职能水平的医疗救治单位的工作总称。在有外援支持时，伤员尽可能安排后送；如果暂时不能后送，应根据事故艇当时现状对伤员进行对症处理，危重伤员进行支持处理，注意克服影响艇员生存能力的因素，减少活动，节省体力，等待救援。伤员医疗后送工作是核事故时应急卫勤保障的中心环节，也是潜艇核事故应急医学救治工作的主要特点之一，为了确保安全迅速地后送伤员，潜艇核事故应急医学救治体系中的各级救治机构应做好以下几方面的工作。

（一）立体后送

建立由海上、空中、陆上相结合的立体医疗后送体系，减少后送层次，逐级后送与越级后送相结合，条件具备时，可一步后送到确定性治疗机构。

（二）顺序后送

依据全面检伤、科学分类的原则确定后送次序。当出现大批伤员时，要确立医疗后送的优先权，一般情况下的后送顺序是：

Ⅱ类（暂缓治疗类）＞Ⅰ类（紧急治疗类）＞Ⅳ类（期待治疗类）＞Ⅲ类（简单治疗类）

（三）做好准备

严格掌握后送指征，做好后送前的处置工作，尽量选择合适的后送工具，保持合适的后送体位，随时准备后送。

（1）要详细填写伤员伤票，伤票要详细记录伤员的临床表现以及早期医学处理所采取的措施等，以便于后方医疗机构进行再分类和进一步治疗时参考。

（2）昏迷、窒息、后送途中有危险的伤员，不宜后送。休克伤员原则上禁忌后送，必须后送时，途中应继续采取输血、输液、给氧等措施；烧伤伤员伴有吸入性损伤者，应严密观察呼吸状况，后送过程中保持气道通畅；冲击伤伤员在搬运中要防颠簸，减少活动；对鼓膜破裂、口鼻出血或咳血性泡沫痰的重伤员，采用头高卧位后送，不可搀扶伤员后送。

（3）对确定后送的伤员要补充进行某些救治处理和预防性措施，备好途中护理和急救药材，并根据需要，安排卫生人员护送。

（四）全程监控

在后送过程中进行全程监控具有极重要的意义，需要保证连续性监护和不间断治疗。后送途中病人不仅可能会受到颠簸、振动、摇摆等环境因素的影响而使伤情恶化，而且会由于晕船、晕机、晕车等不适使病情加重，伤情变化快，因此，在后送时要派专门的医务人员进行连续监护和不间断治疗以保证安全。

第五节 核潜艇核事故伤员现场医学处理

一、核潜艇核事故伤员现场医学救治

现场医学救治主要任务是发现和救出伤员，对伤员进行一级分类诊断，抢救需紧急救治的伤员。

（一）现场医学救治的基本原则

1.快速有序原则 医学应急救援人员要沉着、快速、有序地开展现场救护工作，迅速判断伤员内、外伤的轻重程度，坚持先抢后救、先重后轻、先急后缓、先止血后包扎、先固定后搬运的原则。当出现大批伤员时，应迅速进行应急医学分类。优先治疗顺序为：Ⅰ类＞Ⅱ类＞Ⅲ类＞Ⅳ类。条件许可后送时，优先后送顺序：Ⅱ类＞Ⅰ类＞Ⅳ类＞Ⅲ类。现场出现大批伤员时，救治方面常常要求数量，而质量次之，追求简单迅速而精治次之。现场救治的基本方针是：利用现有医疗资源使尽可能多的伤员康复返回战位。

2.救命优先原则 首先应用战伤急救技术对危重伤员进行紧急处理，以挽救生命。对危及伤员生命损伤的处理应优先于其他损伤的处理，包括优先于对放射损伤的处理。因为放射损伤伤员即使受到致命剂量的照射，仍然可以活存数天至数周，而且有时伤员受照剂量在最初几天内依然不明。

3.快速救援和自救互救相结合原则 核潜艇海上发生核事故时可能远离大陆与基地，环境恶劣，医疗资源补给困难，外界救援力量一时难以到达，必须利用艇上现有的一切人力和物力在最短时间内使伤员脱离险境、维持生命、防止病情进一步恶化。因此应组织未受伤和轻伤、无生命危险的艇员进行自救互救，利用现有的各种器材，对自己和战友实施止血、包扎、固定、心肺复苏及使用防护剂等急救措施，使伤员伤情稳定，为进一步医疗处理赢得时间。

4.救防结合原则 由于核潜艇核事故可能存在严重的核辐射和放射性沾染情况，对参加救援的人员要预先做好自身防护，穿戴好个人防护用具（防护服、防毒面具、口罩、手套等），佩戴个人剂量计，服用稳定性碘片；对救援人员实施剂量控制，尽量缩短人员在辐射场或污染区的停留时间。现场救治工作尽可能在非污染区进行。同时指导并协助伤员进行的辐射防护，保护救援者和被救援者。

（二）现场医学救治的基本任务

现场救治的主要任务是发现并救出伤员，对伤员进行初步（紧急）分类诊断，优先抢救需紧急处理的伤员，基本任务如下。

（1）降低、消除危害因素（如灭火等）。首先将伤员撤离核污染严重的区域和严重损坏或着火的舱室，转移至相对安全舱室，再行抢救。

（2）对危重伤员优先进行紧急救治。对休克、昏迷、窒息、大出血、严重骨折的伤员应在现场（就地）采取抗休克、复苏、清除呼吸道异物、止血、包扎和固定等急救措施；对大面积烧伤伤员，应迅速去除燃烧或湿热的衣物，用三角巾或清洁的衣服包扎创面。

（3）组织各种轻伤和无生命危险的伤员进行自救互救，利用就便器材，合理救护，安全搬运。

（4）对伤员进行紧急分类。依据伤员核事故时所在的位置、受伤的特点以及早期临床症状、体征，初步估计受照剂量。填写好伤票和伤员登记表。

（5）组织辐射损伤伤员尽早服用稳定性碘和使用其他抗放药物。如尽早口服碘化片 100 mg，"523"片 20 mg。初步判断伤员有无放射性核素内污染，必要时及早采取阻吸收和促排措施，如普鲁士蓝胶囊 1 g，注射促排灵注射液 500 mg。

（6）对艇员进行初步放射性污染检查和初步去污处理，并注意防止污染扩散，对开放性污染伤口去污染后可酌情包扎。

（7）收集留取可供估计伤员受照剂量的物品和生物样品。

（8）条件许可时，组织伤员分级分类后送，按初步分类诊断，将各种急性放射病、放射复合伤、内污染伤员及现场不能处理的非放射损伤的伤员及时送至上级医疗单位救治，必要时将中度以上急性放射病、放射复合伤和严重的内污染者越级直接送到三级医疗单位（专科医院）救治，伤情危重不宜后送者应继续就地抢救，待伤情稳定后及时后送。

（9）指导现场救援的各类人员穿戴好防护衣具，服用稳定性碘和抗放药物，视事故现场剂量率水平，调配人员轮换作业和规定工作时限。

（10）控制食品、饮水，依据食品、水中的放射性核素浓度和种类决定是否对其控制。

（三）现场急救

现场救治重在急救，现场急救包括为挽救伤员生命，防止伤情恶化所采取的相应应急救护措施。根据以往战争的数据统计，战伤死亡者中只有30%是直接死亡的，70%是由于救治不及时造成的"二次死亡"。

核潜艇核事故损伤可分为三大类：第一类是单纯放射损伤，包括全身或局部外照射损伤、皮肤放射性损伤、体表或体内放射性核素污染；第二类是烧伤、创伤、冲击伤等非放射性损伤；第三类为放射损伤伴有烧伤、创伤、冲击伤等复合伤。放射复合伤是核潜艇核事故最主要的损伤类型。现场危及艇员生命的损伤也往往是烧伤、创伤以及复合伤。现场紧急救治应首先抢救伤员的生命，及时处置危及伤员生命的损伤。

1.艇内应急救治　核潜艇在海上出现核事故时，往往由于远离大陆与基地，以及战时恶劣的环境，医疗资源补给困难，外界救援力量一时难以到达，必须利用艇上现有的一切人力和物力在最短时间内使伤员脱离险境、维持生命以及防止病情进一步恶化。因此，潜艇发生核事故后，应按照预案，在艇最高首长的指挥下，由艇卫生防护主任负责组织实施，对伤员进行一级医学救治。

首先组织成立艇救护所，艇救护所展开位置在艇会议室和医务室（预备救护所设在医务室），由艇军医、剂量监测员、兼职卫生员和战位卫生战士组成，负责全艇伤员的救护工作。在缺少外界支援时，艇内应急医学救治完全依赖艇内的卫生力量，救治不分级，须救治所有伤员。艇内医学应急救治主要任务包括：①组织艇内应急医学救治的药品和器材，指导艇员服用碘化钾等抗辐射药物，执行早期卫生防护措施，组织艇员穿戴防护装具，包括防护服、防毒面具、口罩、手套等，尤其注意呼吸防护，防止和减轻内污染。②组织艇内自救互救，实施战位急救，对危重伤员进行紧急处理。核事故发生往往具有突然性，伤员多，外界救援力量一时难以到达，艇上的医学救治力量难以对所有伤员进行急救，因此组织艇员进行自救互救，对自己和战友实施止血、包扎、固定、心肺复苏及使用防护剂等急救措施十分重要，可使伤员伤情稳定，为进一步医疗处理赢得时间。③指导剂量监测员进行早期剂量监测和估算，记录人员受照剂量，对污染伤员进行去污。④对伤员进行初步分类，填写伤标、伤票和个人剂量卡。⑤有条件时组织伤员撤离事故艇。

2.艇外事故现场应急救治　艇外事故现场应急医学救治由潜艇基地医院负责，可视情申请联勤系统增派一级救援力量支援。核潜艇核事故艇外现场应急救治的主要任务有以下几点。

（1）在事故现场展开救护，设立伤员去污站，上艇前接伤员，必要时协助艇员出艇。

（2）对伤员进行分类，实施紧急救治，必要时尽早使用稳定性碘和（或）其他抗放药物；补填伤标、伤票，查验个人剂量卡。

（3）对伤员进行放射性污染检查和初步去污处理，并注意防止污染扩散；估算受照剂量，做出初步诊断及相应的医学处置。

（4）初步判断伤员有无放射性核素内污染，必要时及早采取阻吸收和促排措施。

（5）收集、留取可供估算受照剂量的物品和生物样品。

（6）组织伤员后送。将各种急性放射病、放射复合伤和内污染者以及一级医疗单位不能处理的非放射损伤人员送至二级医疗救治单位；必要时将中度以上急性放射病、放射复合伤和严重内污染者直接送至三级医疗救治单位。伤情危重不宜后送者可继续就地抢救，待伤情稳定后及时后送。对怀疑受到照射或内污染者也应及时后送。

（7）参加现场救护的各类人员应穿戴防护装

具，视现场剂量率大小，必要时轮换作业并使用抗放药物。

现场救护应遵循快速有效、先重后轻、保护抢救者与被抢救者的原则。

（四）现场医学救治的一般程序及措施

1. 医学应急救护人员的准备　在潜艇发生核事故后，医学应急救护人员应迅速做好个人防护，如穿戴好防护装具，佩戴辐射剂量计，酌情服用稳定性碘等抗放药物，根据舱室地面照射剂量率和规定的应急照射剂量限值，确定在污染区内的允许停留时间。

2. 现场医学救治的一般程序及措施

（1）若现场辐射水平较高（>0.1 Sv/h），为保护抢救者和被抢救者，应首先将伤员及时撤离到安全区域，然后再进行相应的医学处理。

（2）实施抢救时，先根据伤员伤情做出初步（紧急）分类诊断，初步分成两大类：需紧急处理伤员和可延缓处理的伤员，无危及生命指征可延缓治疗的伤员经自救互救和初步除沾染应尽快离开事故现场，对需要紧急处理的危重伤员应优先处理，立即组织抢救。

（3）"需紧急处理伤员"的处理原则及措施。

1）灭火。帮助重伤员脱离现场和灭火，脱去着火衣服，用衣物覆盖等，并告知伤员不要张口喊叫，防止呼吸道烧伤。

2）止血。出血死亡率约占战伤死亡率的50%，出血伤员要及时止血，可应用加压包扎法止血，若无效可用止血带并加标注明上止血带的时间。

3）固定。对长骨骨折、大关节损伤，肢体挤压伤和大块软组织伤，需用夹板固定，也可因地制宜，就地取材，做临时固定或借助躯干等固定。

4）包扎。对烧伤和一般创伤要及时包扎，对污染创面应清洗后包扎，对肠脱出、脑膨出行保护性包扎，对开放性气胸行封闭包扎。

5）通气。对呼吸停止的伤员，应立即清理上呼吸道，做口对口或放置口咽通气管进行人工呼吸，保持呼吸道通畅，防止窒息。必要时对上呼吸道阻塞伤员做环甲膜切开术或行气管切开术。

6）心跳骤停的伤员，应在保持呼吸道通畅同时做人工体外心脏按压。

7）对面积较大的烧伤，用烧伤急救敷料、三角巾或清洁布单、衣服保护创面，黏附在创面的衣服不必去除。

8）对张力性气胸伤员，在锁骨中线第2、3肋间用带单向引流管的粗针头穿刺排气。

9）抗休克。休克伤员可给予镇静止痛药物，适当注意保暖，尽可能给予口服液体，条件许可时，可开通静脉通道输液或输血，但应注意"少量缓速"。

10）对有舌后坠的昏迷伤员，应取侧卧位，放置口咽通气管，保持呼吸道通畅，防止窒息。

11）需紧急处理的伤员，在其苏醒、血压和血容量恢复稳定后应及时去污处理，有手术指征者应尽快安排早期外科处理，所有手术应当在辐射损伤后36~48小时内进行，无手术指征者，可按延缓处理伤员处理。

12）经紧急救治后伤情稳定的伤员以及那些伤情难以判断的伤员：条件许可时，可后送到相应职能水平的医疗单位救治。判断伤情是否稳定的标准，可参考以下条件：收缩压≥13.3 kPa（100 mmHg），心跳≤100次/分，血细胞比容≥30%，血红蛋白≥90 g/L，红细胞≥$2.6×10^{12}$/L。

（4）"可延缓处理伤员"的处理原则及措施

1）初步（紧急）分类前，应对全部伤员进行体表和创面放射性污染监测，若污染水平超过规定的控制水平，应及时去污直至达到或低于控制水平。

2）询问病史，要特别注意了解事故发生时伤员所处的位置和条件，要注意伤员有无恶心、呕吐、腹痛、腹泻、头痛、皮肤红斑、水肿等症状及其开始出现的时间和次数，对皮肤红斑、水肿应逐一记录出现的部位、开始时间、分布、范围等，初步估计受照剂量和严重程度。

3）给予稳定性碘及其他抗放药物，及时采取阻吸收或促排措施，临床症状明显者可给予对症处理。

4）条件允许时，受照人员尽可能每间隔12~24小时查一次外周血白细胞数及分类、淋巴细胞绝对值及网织红细胞数，条件允许时可抽取静脉血做淋巴细胞染色体分析及微核率测定。

5）留取尿样、血液、鼻及口腔拭子等标本做放射性测量及放化分析，收集能用作估计伤员受照剂量的物品和资料备日后诊断时参考。

6）凡临床症状特别是呕吐和皮肤红斑、水肿较严重，白细胞数明显升高和白细胞分类明显右移，淋巴细胞绝对值减少者，条件许可时应尽快送后送至相应医疗救治单位。

二、应急救援人员的个人防护

核潜艇核事故现场救治要遵循救防结合原则，只有首先保证自身安全才能更好地开展救治工作。因此要重视核事故现场应急救援人员的个人防护，主要从以下四个方面考虑。

（一）外照射损伤的防护

现行的防护服装对放射性沾染防护效果较好，但对 γ 射线和中子的防护有限，目前的铅防护服和中子防护服都存在重量大、防护效果不佳的缺点，事故救援人员不可能穿着厚重的、高原子系数材料制作的防护服。必须通过辐射剂量监测仪器对事故现场的辐射水平进行应急监测，了解事故现场辐射剂量，依据辐射防护三项原则，采取适当措施，保证应急救援人员受照剂量在尽可能低的水平。另外在应急救援过程中应严格掌握救援人员的剂量控制目标值和批准权限。

（二）皮肤放射损伤的防护

防护服、防护靴、塑料或橡胶手套等，可用于防止救援人员被放射性污染。防护服一般采用密封性能良好的材料制成，帽子、上衣和裤子成联体结构。依据核事故现场的情况，艇上医护人员可根据艇上的现有条件进行防护。如果没有足够的防护服，可采用穿衣服、戴好口罩、手套、帽子等措施弥补，尽量不要裸露皮肤。

（三）内照射损伤的防护

在空气中含有放射性物质的核事故现场实施救援时，救援人员应佩戴隔绝式防护面具、口罩等，防止吸入放射性核素造成内照射损伤，放射性物质在空气中易形成放射性气溶胶，可根据气溶胶粒子的大小，选择相应孔径滤膜的呼吸器。如果没有呼吸面罩或口罩，可用毛巾、棉布、衣服等浸湿后捂住口鼻，也能防护大部分放射性物质吸入。

（四）应急救援人员自身防护的一般程序与要求

（1）进入现场前必须按要求穿戴好个人防护用具（防护服、防毒面具、口罩、手套等）。

（2）佩戴个人剂量计（报警式或直读式）。

（3）按照指示服用稳定性碘片，应在放射性碘进入体内前4小时，或在放射性碘进入体内时用，最迟应在放射性碘进入体6小时内服用，一次服用100 mg 碘。

（4）通过缓冲区进入污染区。

（5）不要在剂量率>1 mSv/h 的地方逗留。

（6）进入剂量率>10 mSv/h 的地区要小心。

（7）离开污染区时，要接受体表、衣服的污染检测，并做好洗消和衣服更换。

（8）由污染区带出的物品、仪器、设备，必须在缓冲区内经过检测和处理，达到去污标准后，方可带入清洁区。

（9）在执行应急救援工作中，现场救援人员在尽职尽责的同时，应牢记事故现场危险并时刻注意防范，充分利用辐射防护三项原则防护自己。辐射防护三项原则为：①时间防护：减少受照时间；②距离防护：增加与辐射源的距离；③屏蔽防护：在你和辐射源之间设置屏蔽。

（10）不要在污染区内吃、喝和吸烟。

（五）应急救援人员的剂量监测

我军核潜艇上配置有辐射剂量监测设备。为确保应急救援人员的辐射安全，应对事故现场辐射水平进行监测，对进入现场的应急救援人员进行辐射剂量监控，通过控制在核污染现场的滞留时间使应急救援人员的受照剂量控制在合理的水平范围内。因此，必须为应急救援人员提供剂量探测仪器或个人剂量计，及时掌握受照剂量情况。在事故区内可能遭受大剂量照射的人员应配备报警式个人剂量计，以便及时掌握应急救援人员在事故现场的受照剂量。对可能遭受严重放射性污染的人员，应定时监测他们的体表和衣服的污染水平，以防止 β 射线烧伤。根据实际需要，在高放区执行任务的应急救援人员需要配备两个量程的个人剂量计。

核潜艇核事故执行任务的每个应急救援小组中应有专门的剂量监测人员。

应急救援人员个人剂量监测应包括以下方面。

（1）应急场区（应急救援人员所到区域）的 γ 外照射量率巡测，可以使用便携式 γ 闪烁辐射仪。

（2）应急救援人员 γ 外照射全身累积剂量测量，可以使用直读报警电子个人剂量计、热释光剂量计及读出系统。

（3）应急救援人员甲状腺累积剂量测量，使用甲状腺计数器。

（4）应急场区放射性碘和放射性粒子浓度测量，使用 α、β 放射性分析仪。

（5）人体及设备表面放射性污染测量，使用 α、

β表面污染检测仪。

三、核辐射损伤伤员的现场医学处理

核潜艇核事故辐射损伤的现场医学处理一般只考虑早期急救。在实施抢救时，应坚持先重后轻和快抢快救的原则，尽快将伤员撤离放射性沾染区。中度伤情以上伤员应尽早口服抗放药"523"片 30 mg，位于沾染区的伤员应及早服用碘化钾片 100 mg，伤员暴露部位或伤口有放射性污染时，应进行局部洗消和除沾染。伤员体表放射性沾染超过战时控制水平者，应进行全身洗消。吸入（食入）放射性物质者，在口服碘化钾片基础上应及时进行催吐或洗胃。漏服抗放药"523"片、碘化钾片的伤员，应及时补服；因严重呕吐，不能服药者，应及时肌注抗放药"500"片 10 mg。中度以上患者，还应口服抗放药"408"片 300 mg，并给予对症处理。重度以上病人，应静脉滴注低分子右旋糖酐，预防性使用抗生素等药物。

核辐射损伤伤员根据受照剂量大小，可分为骨髓型、肠型、脑型急性放射病，下面介绍早期医学救治的一般原则。

（一）骨髓型急性放射病现场早期处理

1. 轻度骨髓型急性放射病　一般不需特殊治疗，有症状者采取对症处理，加强营养，注意休息，情绪不安者可酌情给予安定片 10 mg 口服。

（1）如果未服用碘化钾片、"523"片者，尽快补服碘化钾片 100 mg 及口服抗放药"523"片 30 mg。

（2）伤员暴露部位或伤口有放射性污染时，应进行局部洗消和除沾染。

2. 中度骨髓型急性放射病　中度骨髓型急性放射病的治疗以"镇静、止吐、调节神经功能、改善微循环障碍，尽早使用抗辐射药物"为治疗原则。现场救治主要针对中初期反应期，治疗必须尽早进行，尽早使用抗辐射药物、消除污染、促进内污染排除、促进造血功能恢复，有条件时，采取不同等级的保护性隔离措施，进入假愈期后以预防感染、预防出血、保护造血功能为重点。

（1）如检测到伤员有放射性核素内污染，应尽早采取阻吸收和促排措施，如服用普鲁士蓝胶囊 1 克/次，1 天 3 次，注射促排灵注射液 500 mg/d，连续 3~5 天。

（2）照后 1 天内尽早使用受照后有效的抗辐射药物，如果未服用碘化钾片、"523"片者，尽快补服碘化钾片 100 mg 及口服抗放药"523"片 30 mg；因严重呕吐，不能服用"523"片者，应及时肌注雌三醇（500 注射液）10 mg。

（3）中度以上患者，应口服抗放药"408"片 300 mg，促进造血功能恢复；在使用抗放药的同时服用海洋星虫多糖、紫芝多糖等多糖类药物可同时促进造血功能恢复，减轻抗放药物的毒副作用。

（4）如果有内污染，督促伤员口服普鲁士蓝胶囊促进放射性核素排出，每次 3 粒，1 天 3 次。

（5）如果条件许可，可每天注射促排灵注射液 500 mg，连续 3~5 天。

（6）对恶心、呕吐等进行对症处理，如止呕宁 8 mg，马叮啉或胃复安 10 mg 静滴或口服。

（7）因地制宜地施行保护性隔离措施，预防感染，进行肠道灭菌，可先后服用或选用盐酸小檗碱片、诺氟沙星胶囊、甲硝唑等，同时服用抗真菌药物等。

（8）改善微循环，注射山莨菪碱注射液 10 mg，必要时输注右旋糖酐 40 注射液 500 ml。

3. 重度骨髓型急性放射病　治疗措施基本与中度骨髓型急性放射病相同，但措施需要加强。对恶心、呕吐等进行对症处理，如消呕宁 60 mg、甲氧氯普胺片 10 mg 口服；情绪不安者可酌情口服地西泮片 10 mg 或注射地西泮注射液 10 mg；因地制宜地施行保护性隔离措施，当感染危及生命时，应把控制感染放在首位；预防控制感染的同时，应注意病毒感染（可用利巴韦林注射液）及真菌的防治；改善微循环，输注右旋糖酐 40 注射液 500 ml 或注射山莨菪碱注射液 10 mg，同时输注葡萄糖氯化钠注射液、碳酸氢钠注射液等纠正水、电解质紊乱及酸碱中毒。

4. 极重度骨髓型急性放射病　在重度骨髓型急性放射病治疗方案基础上，尽早采取抗放、抗感染、和抗出血等措施，采用强有力的综合对症支持疗法。特别要注意纠正水、电解质紊乱及酸中毒，持续输液，积极缓解消化和神经系统症状，注意防治肠套叠。大剂量使用抗生素的同时，注意霉菌和病毒感染的防治。

（二）肠型急性放射病

对于轻度肠型急性放射病病人，以调节自主神经系统功能、纠正脱水、维持电解质及酸碱平衡、抗感染、抗出血治疗为主。尽可能对病人进行无菌隔离，用盐酸小檗碱片、诺氟沙星胶囊、甲硝唑等药物口服进行肠道灭菌，用地西泮注射液 10 mg 肌注调节自主神经系统功能，有出血倾向者可以输注酚磺乙胺注射液 0.5 g 或氨甲环酸注射液 0.25 g 或维生素 C 0.5 g。

（三）脑型急性放射病

对于受 50 Gy 以上照射的脑型急性放射病病人，因病情极为严重，临床变化快，病程很短，目前尚无治疗脑型急性放射病的有效措施或治疗方法，主要采用对症治疗措施，减轻病人痛苦。

四、放射复合伤的早期医学救治

放射复合伤是核事故条件下发生的主要特殊伤类之一，具有发生率高、伤情严重及诊断困难等特点。放射复合伤既不同于单纯放射病，又不同于单纯烧伤或冲击伤，它具有独特的性质和规律。本节主要简述核潜艇核事故发生率较高的放烧复合伤和放冲复合伤的早期医学处理原则。

（一）放烧复合伤早期医学处理

（1）急救包括灭火、遮盖创面，镇静、止痛、保暖、口服补液、防治休克，口服抗菌药预防感染，防治窒息等。

（2）静脉输注低分子右旋醣酐，对症治疗及补充营养。

（3）预防性注射破伤风类毒素。

（4）伤后 3 天内尽早应用有治疗作用的辐射防治药及升高白细胞药。

（5）保护造血功能，防治出血，纠正微循环障碍及水电平衡紊乱。

（6）伤后服用抗菌药预防感染，若出现发热体温不降或白细胞降至 2.0×10^9/L 时，应改用敏感抗菌药；如使用 3 天仍不能控制感染，应联合使用大剂量广谱抗生素，并注意防治霉菌及病毒感染。

（7）烧伤创面早期清创用生理盐水和 10% 新洁尔灭溶液清洗创面；创面如有放射性核素沾染，应尽早消除沾染，并可与早期清创结合进行。

（8）在二度烧伤创面上涂布具有杀菌、消炎、收敛和促进愈合作用的制剂，防止创面感染。

（9）合并呼吸道烧伤时，应清洁口腔，喉头水肿有窒息危险时应及时做气管切开；支气管痉挛时应给予支气管扩张剂，吸入氧气，保持呼吸道湿润。

（10）合并视网膜烧伤时，应采取促进水肿吸收、控制炎症和减少瘢痕形成的措施。

（二）放冲复合伤早期医学处理

根据整体伤情和不同的受伤部位，采取综合治疗。对有较重内脏伤者，应卧床休息，避免负荷，以防加重肺出血、肺水肿、内脏血肿破裂和发生心力衰竭等。

（1）现场急救包括止血、固定、包扎、止痛、防休克、防窒息等。

（2）预防注射破伤风类毒素。

（3）输血、补液防治休克，如有肺脏损伤应控制输注的量和速度，防止发生或加重肺水肿。

（4）使用辐射防治药、防治感染、防治出血。

（5）复合听器伤时，外耳道塞以消毒棉球防止感染，如已感染，用 4% 温热硼酸水清洗后，置纱布条引流。

（6）复合骨折时，应尽早进行骨折复位固定手术。

（7）复合腹部伤，如肝、脾血肿，胃肠挫伤，应绝对卧床休息和对症治疗；如肝、脾破裂，胃肠穿孔，应做急症手术进行止血和修补。

（8）复合胸部伤时，有肺脏伤者应保持呼吸道通畅，给予促进水肿吸收的药物；开放性气胸，应立即严密封闭包扎伤口；张力性气胸，应做闭式引流排气。有心脏伤时应适当休息，避免活动，对症治疗；有心力衰竭时，使用西地兰或毒毛旋花子糖苷 K 等。

（9）复合颅脑伤时，轻者（脑震荡）给予镇静、止痛、卧床休息。

（10）复合软组织伤并有放射性核素沾染时，应尽早消除沾染；有过量放射性核素进入体内时，应进行放射性核素加速排出治疗；软组织伤早期扩创后，做初期缝合或延期缝合。

（11）复合肢体挤压伤时，应固定伤肢，避免不必要的活动；严重者沿伤肢纵轴行深筋膜切开减压术，术后用厚层敷料包扎固定。注意防治急性肾功能衰竭。

第六节 潜艇核事故特殊伤的紧急处理原则

潜艇核事故情况下，人员受到的损伤不仅有放射伤，还可能发生某些特殊的非放射伤。对有些特殊伤的救治，需要用到一些专用设备（如治疗减压病的加压舱）或具有较好的医疗条件。因此，对有严重特殊伤的伤员，需要后送救治。但在核事故急救中，医护人员需要了解可能发生的特殊非放射损伤以及其特点、相关处理的基本知识，否则就可能贻误救治，产生某些不良后果。

根据国内外核潜艇和常规动力潜艇在以往核事故或重大事故中曾发生的某些特殊非放射伤，本节就其有关问题进行简述。对产生损伤的主要原因、基本特征和救治处理的原则进行简介和提示。

一、有害气体中毒

（一）烟雾中毒

在核潜艇或常规动力潜艇发生的事故中，因电路短路、电器线路故障和其他原因引起电线、电缆等包皮燃烧的情况不乏实例。电线、电缆燃烧的速度往往异常迅速，一条几十米长的电线在几秒钟时间内就可烧毁，瞬间产生大量烟雾。烟雾的有毒成分非常复杂，除了常见的 CO、CO_2 外，还可有含化学元素 S、N、Cl 等各种有毒氧化物和氢化物（与电线包套材料有关），诸如 NO_2、SO_2、HCl、H_2S、N_2H_4（肼）等。CO 是平时空气中严格控制的有害气体，其容许浓度为 $1.1\ mg/m^3$，但烟雾中许多气体的容许浓度都远低于 CO。此外，有些塑料用品在燃烧时也同样能释放出很多有毒成分。

吸入烟雾的人，会立刻产生窒息感和剧烈刺激，发生呛咳，瞬间受严重烟雾中毒的人，会很快窒息昏迷。为了防止在艇内应急行动中烟雾中毒，应急人员必须戴上个人防护用具，特别是呼吸隔离器。

（二）氯气中毒

如果潜艇在事故中导致安装蓄电池的舱室或相邻舱室破损，则海水将从破损处涌入。海水中的氯化钠与蓄电池中的电解质硫酸发生化学反应后生成氯气（Cl_2），其次是制冷剂氟利昂外泄遇热后分解。Cl_2 是受严格控制的有毒气体。对潜艇 90 天长航期限规定的 Cl_2 的容许浓度约是 CO 值的 1/7（$0.15\ mg/m^3$）。人体吸入过量的 Cl_2 将发生中毒。

在空气中，如果 Cl_2 浓度突然增加或超过一定浓度，就会对眼、鼻有明显的刺激和产生不适感，应该迅速采取措施，防止中毒。

对于受烟雾或氯气中毒昏迷的人，治疗关键是使其迅速脱离现场，同时要及时进行急救处理，恢复呼吸。

二、体温过低症

水的比热（使 1 g 海水温度每升高 1℃所需的热量）是空气的 4 倍，热传导率是空气的 25 倍。所以人浸泡在低于体温的海水中，所丧失的热量远比在同样温度的空气中大，因此当人在温度较低的海水中漂浮和浸泡或因故落水（在战时的可能性更大），就可能因低温海水导致寒冷性休克或产生体温过低症。所谓寒冷性休克是指人体突然落入温度很冷的水中时，因皮肤受寒冷突然刺激，导致血管痉挛，心血管系统、呼吸系统和中枢神经系统功能失调，从而发生突发性心跳和呼吸停止。体温过低症是人体因在低温海水中浸泡导致体温过低而产生的体征。

寒冷性休克可使落水者未作任何自救反应便立即死亡。除非被人迅速救治，落水休克者必然死亡。体温过低症是指人体中心温度降低到 35℃ 以下出现的临床症状。据统计，英国在第二次世界大战期间海上死亡的 3 万余人中，约 2/3 是死于体温过低，可见浸泡性体温过低是落水死亡的主要原因。

（一）体温过低症的判断、体征与临床表现

体温过低症的严重程度用体心温度（肛温）来确定，当体心温度低于 35℃ 时，称为体温过低症。根据体心温度和临床特征可分为以下三种。

（1）轻度体温过低症：体心温度降低到 35~34℃，患者的呼吸、循环、神经等系统出现生理和病理变化。

（2）中度体温过低症：体心温度降低到 34~32℃，开始出现意识混乱和记忆模糊、肌肉僵直、心动过速等症状。

（3）重度体温过低症：体心温度降低到≤32℃，患者意识丧失；当体心温度降低到27～21℃时，各种反射消失，难以检出生命指征；体心温度降低到21～15.5℃时，脑电、心电消失，符合临床死亡判断标准。

（4）体温过低者不同体温与临床症状、体征的关系见表29-12-7。

表29-12-7　体温过低者的临床症状、体征与体温的关系

体温（℃）	症状与体征	体温（℃）	症状与体征
36	代谢率增高	30～28	神志逐渐消失，肌肉发硬，脉率、呼吸缓慢，心博节律出现紊乱，心脏受刺激时可能发生纤颤
35	寒战最强烈，反射增强，发音障碍，思维迟钝	27	不能主动地运动，对光反应和深肌腱反射消失，显示死亡征象
34	通常能应答，血压正常	26	绝大部分人神志消失，只有极少数人尚有神志
33	逆行性遗忘	24～21	发生肺水肿
32	神志模糊，瞳孔散大，寒战大部分停止	20	心脏停博
31	血压不易测得	17	无脑电活动

在临床上，轻、中度体温过低症患者常会出现某种程度的意识障碍，语言不清，近事遗忘，并且极度口渴，步态不稳。有些人被救后，先是兴奋，后又转为抑制；有的人显示出歇斯底里、幻觉和恐水症。患者一般出现四肢麻木或感觉减退、腱反射减弱、皮肤冰凉或发绀或呈大理石色或有大片鸡皮疙瘩。全身乏力、头痛或全身疼痛的症状随着机体复温而加重。许多患者在被救出水后最初几分钟内因复温而出现心前区紧缩性疼痛或绞痛，感觉头晕、恶心、呕吐，有些人则感受到犹如双脚站在冰凉的冷水中或站在冰上的冷冻感。

体温过低症患者的体征有个体差异，如果出现以下情况之一，患者应视为重度体温过低症：①体心温度≤32℃；②生命征象微弱；③患者很冷但无寒战；④意识变动起伏；⑤身体很凉，皮肤色淡，心律不齐，心跳和呼吸变慢；⑥伴有外伤和其他疾病者。

（二）救治要点

对体温过低症患者的现场急救应首先注意以下几点。一是复温和保暖。复温和保暖是体温过低症救治中的关键因素。救护人员从海水中捞出被救者后，应在暖和及能遮挡风吹的地方快速脱掉其湿衣、擦干身体，将其保暖，并移动到温暖的环境中，使人体逐渐复温，但注意不要突然移到比正常体温高的热环境中。二是呼吸的氧气和新鲜空气需经过湿化瓶加热（用40～45℃的饱和湿气）、不能给予温度很低的氧气和干冷空气。三是防止复温性休克。对于严重体温过低症者，应注意不能用由体表加热的办法复温和复苏，应采用人体中心加温的办法复温和支持治疗，如呼吸暖和空气、口鼻处盖上围巾以减少呼出空气的热量散失、喝一些暖和的甜饮料以及输注经过加温（略高于40℃，不能过高）的静脉注射液等，注意不能用冷液体静脉注射。如果用身体外表加热的办法复温和复苏会出现复温性休克。四是防止猝死。猝死是体温过低症患者急救时常见的并发症，患者被救时发现神志尚清醒，而在移动后却突然死亡。其主要死因是心室纤颤、血容量低及体位性低血压。因此，在搬动被救者时动作要轻柔，尽量少震动，取仰卧位。

（三）简易急救方法

对于体温过低症患者的救治，现场条件往往较差，给救治带来一定困难。较好的体表复温方法是水浴，相对容易办到。水浴温度一般采用35～42℃，但需逐渐升温，缓慢加热，否则患者皮肤会出现剧痛。尤其对重度患者，不能将其贸然浸入热水中，应防治复温性休克。因此，复温过程切忌操之过急。体表复温开始时，因四肢和体表的低温血液流入心脏，会使心脏温度迅速下降1～2℃，往往造成心室纤颤，低温生理学中称为"后降（after drop）"。后降的结果是出现休克，危害较大，因此，进行体表复温时应特别小心。

在缺少热源的情况下，施救者可将患者的手、足置于自身的腋下和胸前，利用人体热量进行复温。

对轻度体温过低症者，将患者平卧移到温暖处，进行保暖。并在嘴鼻上盖上围巾或干毛巾，身体裹上毛毯等保暖物，尽量减少体热散失，与此同

时进行支持治疗。

对中度体温过低症者：对于神志清醒和有颤抖的患者，快速将其身体擦干后置于毛毯等保暖物内（包括头部），喝一些暖和的甜饮料（但不应喝酒），并可输注经加温的静脉注射液。注意随着体心温度升高，血管扩张，可能会发生低血容量性休克。

对重度体温过低症者：在艇上或救援船上可能难以有条件进行有效急救。救治原则是尽量防止体温进一步降低，做好保暖保温，患者应仰卧平躺，少搬动，以防发生心脏室颤，及时采取上述合适的支持治疗措施，有条件时快速送往医院。

对于重度体温过低症者的救治，有一点需要特别说明。有时重症患者皮肤冰凉，体温低于30℃，瞳孔散大，外周神经反射低下，或甚至体温低于20℃，脑电图波形变平，无脉搏，在临床上已符合死亡判断标准。但是，以往的实例表明，即使在这种情况下，体温过低症者往往是处于假死状态，仍然可以救活和完全恢复。因此，对重度体温过低症者的救治，不能以临床死亡标准判断，应不失时机努力抢救。只有在复温努力后，其体温已高于30℃，但尚未见心动节律和心输出，或经过适当的复温复苏处理1～2小时后，仍未见体温回升，才能停止抢救。

三、海水浸泡伤

清除坏死组织是防治感染的关键措施，对浸泡伤口（创面）应及时实施清创术。清创术应在伤员伤情稳定、体温恢复接近正常时实施。在清创前和清创后应反复冲洗伤口（创面），去除残存的海水与污染物，超声波以及高压脉冲水流冲洗除菌效果较好。

对颅脑伤合并海水浸泡的伤员早期救治原则包括采取通气措施，纠正低氧血症；清除颅内失活组织后，应采用生理盐水反复冲洗伤腔，去除海水污染；全身应用抗生素；尽早采用减轻脑水肿、保护神经元、防治继发损伤的综合措施，如使用甘露醇以及利尿剂减轻脑水肿，应用糖皮质激素、钙拮抗剂保护神经细胞等。

对胸部开放伤合并海水浸泡伤员应尽快封闭伤口，如胸部伤口的包扎敷料已被海水浸湿，应及时更换；放置胸腔引流管，及时排除海水；建立有效通气；早期全身或合并胸膜腔内应用抗生素，预防感染；及时纠正酸碱代谢紊乱。

对腹部开放性创伤合并海水浸泡的伤员，应及时开展容量复苏，纠正酸碱代谢紊乱，尽快进行剖腹探查，冲洗腹腔，手术修补损伤脏器。

对肢体伤合并海水浸泡的伤员应及时复温，在伤后3～4小时内口服或注射广谱抗菌药物。对浸泡后的损伤肌组织清创时，判定组织活力应依据"3Cs"（致密度，consistency；收缩性，contractility；出血，circulation bleeding），肌组织颜色不能作为失活组织的判定标准。

四、减压病

（一）主要病因

减压病是指人在高压气体环境中暴露一定时间后，在向正常压力过渡时，因减压方式方法不当，导致在机体组织和血液内产生气泡，引起血管堵塞、痉挛、微循环障碍等产生体内损伤所致的疾病。

如果失事潜艇艇体破损，沉没于水下较长时间，则破损舱室内的空气在外界海水的挤压下，舱室内的空气压力与海水压力将达到平衡。若人呆在这种舱室内就是暴露于高压空气中，体内组织液中将不断积累气体（在24小时内达到饱和，称饱和暴露）。此时，被暴露者若贸然离开潜艇，迅速向海面浮升或向正常空气压力的环境中转移，由于体内积累的气体压力大于外部压力，血液和组织中将产生大量气泡，从而导致减压病。据报道，即使饱和暴露的空气压力仅0.17 MPa（相当于17 m水深处的压力），如果不及时减压治疗也将产生减压病。

（二）临床表现

减压病分两种：轻型减压病（Ⅰ型）和重型减压病（Ⅱ型）。两者的主要临床表现如下。

（1）轻型减压病：通常仅表现皮肤及肢体关节肌肉症状。患者出现阵发性皮肤瘙痒，感觉瘙痒源自皮肤深层，并有灼热感，蚁爬感、出汗。有些人还出现斑疹、荨麻疹样的丘疹、肤纹。关节（依次以大关节、肩、肘、膝和髋多见）和肌肉酸胀、疼痛。疼痛的感觉各异，有酸痛、肿痛、钻凿痛、撕裂痛、针扎痛等。减压病疼痛的特点是无红、肿、发热症状，无明显压痛，一般止痛药大多无效。有人归纳为痒、疹、纹；关节及肌肉酸、胀、疼者属"Ⅰ"型。

（2）重型减压病：出现神经、呼吸和循环系统的症状和体征。中枢神经系统表现为四肢运动功能障碍，痉挛性或松弛性麻痹、躯体与四肢感觉功能障碍等；脑部受累时出现眩晕、头痛、失语、共济失调等症状，严重者可发生昏迷、休克；视觉系统受累可出现视力障碍、复视、偏盲和暂时失明等症状；听觉系统受累时可出现突发性耳聋、耳鸣及前庭器官损伤等症状。循环系统发生障碍是由于血管中有大量气泡栓子，表现为血压下降、脉细而频速、心前区紧压感、皮肤黏膜发绀；血管运动中枢有气泡时，可表现为中枢性虚脱，突然猝死。血管气泡可造成弥散性管内凝血，后果严重。呼吸系统主要表现为气哽、突然哽噎、面色苍白、呈恐惧状并出汗。腹部受累时引起恶心呕吐、上腹绞痛和腹泻。即除了轻型减压病外，均为重型减压病。

减压损伤多见于潜水员，尤其在深潜作业过程中因潜水装具操作不当，或作业后减压不当、事故等原因，可能发生减压病。在核潜艇事故应急中，可能发生的情况是潜艇在水下数十米以深破损后，艇员暴露于与外界海水压力相平衡的高气压舱室中，而后又突然离开潜艇上浮或迅速转移到空气压力正常的其他舱室。因此，在潜艇事故中，如果已经在空气压力较高的舱室中停留相当长时间，在没有减压设备进行必要处理的情况下，不能贸然出艇或进入空气压力正常的环境中。

（三）治疗要点

减压病是特种损伤，对它的治疗可分为加压治疗和辅助治疗，一般需要有专门的加压治疗设备和治疗技术，这里不展开细述。

减压病的治疗是将患者送入一个加压舱内并使舱内空气加到适当的压力，然后以特定的速度减压、停留和减压程序（所谓减压表）过渡到正常气压环境。

原则上说，在较高空气压力的环境中停留一段时间以后，向正常压力环境的过渡时间越长，受减压损伤的程度可能越小。

减压病的治疗需要由专职人员进行，但服务于潜艇部队的医务工作者，应了解与减压病相关的基本知识，以便在应急救治中遇到这类情况时，能分析出可能的病因并做出合理的判断，为伤员后送治疗提供有益的分析性意见。具有这方面的知识，对于复合减压损伤伤员的应急救治、避免或减少误诊、争取抢救时间可能至关重要。

五、高分压气体中毒

（一）氧高分压气体中毒

空气中氧气对压力的贡献称为氧分压。在人正常生活的大气（0.101 3 MPa 或 1 atm）中，氧容积占 20.94%，氧分压为 0.021 2 Mpa。

当人体吸入压力高于 0.05 MPa 的氧，经过一段时间后，某些器官和组织将发生病理性变化。如果较长时间吸入压力 0.06 MPa 的氧将产生肺部病变的"慢性氧中毒"（或称肺型氧中毒）。若吸入大于 0.2～0.3 MPa 的氧后，经短时间就会发生"急性中毒"（或称脑型氧中毒）。

肺型氧中毒的临床表现类似支气管肺炎：胸骨后和咽部不适、干咳、刺激感、呼吸困难、深呼吸时疼痛等。肺型中毒有一定的潜伏期，最灵敏的指标是肺活量减少。

脑型氧中毒最初的表现是口唇和面部肌肉颤动、视野缩小、视力模糊、面色苍白、眩晕恶心、幻听幻视和肢端麻木，接着出现类似癫痫样的惊厥大发作，如果继续停留在高压氧环境，紧接着的就是昏迷。

潜艇事故中最大可能产生高分压氧环境的是潜艇在水下艇壳破损、舱室进水而又不能上浮。

当人体吸入的空气中氧分压低于 0.017 MPa 时，会发生缺氧症。但当氧的分压增加到超过 0.06 MPa 时，又会使人产生慢性氧中毒。氧分压愈高，毒性作用愈严重。当吸入空气中的氧分压为 0.06～0.1 MPa 时，其毒性突出地表现为对视觉系统的影响，出现视网膜收缩、视野缩小、毁坏视细胞，继而视力丧失，称为眼型氧中毒。当吸入的氧分压为 0.12～0.2 MPa 时，毒性作用就主要显示在对呼吸系统的影响，出现胸骨后疼痛、咳嗽，继而产生呼吸困难、窒息，最后可发生肺充血、水肿、出血等症状，并因呼吸衰竭而死亡。

在潜艇失事、空气压力增加时，氧的分压也随之增加。如潜艇某个舱室因底部破损进水，由于舱内空气受到水的挤压，使舱室上部形成高气压层。此时，压力增加一倍，氧分压也会增加一倍。当潜艇在水下 100 m 深处因壳体破损而不能上浮时，海水进入舱室后最终形成的空气压力约是 10 个大气压，氧分压就变成了 0.2 MPa。

潜艇失事后，长期处于氧分压较高的环境中等待救援具有危险性。由此可见，在核潜艇事故应急自救处理中，如果潜艇处于水下，个别舱室因严重破损进水而难以堵漏时，应及早将该舱室艇员撤离到其他舱室，并关闭隔舱（水密）门。

（二）二氧化碳高分压气体中毒

国内外对于潜艇空气中的二氧化碳（CO_2）浓度规定的允许值是0.5%（分压0.0005 MPa）。在常压下，如果空气中CO_2的浓度超过3%（分压为0.003 MPa），人经过一段时间呼吸后就可能产生中毒。

吸入含有高浓度CO_2的空气，对人的神经系统、呼吸系统和循环系统将产生影响，浓度愈高影响愈大。在常压下吸入3%的CO_2，呼吸就会出现明显加深加快，反应逐渐迟钝，工作效率降低。继续升高CO_2浓度，将出现注意力不集中、思考能力降低、嗜睡、动作不协调，甚至精神错乱。当吸入含有10% CO_2（分压为0.01 MPa）的空气时，会出现呼吸困难、心跳变弱、肌肉强直、反射消失、痉挛和意识丧失。当吸入含有20%~30% CO_2（分压为0.02~0.03 MPa）的空气时，很快会出现中枢神经麻痹和死亡。

值得指出的是，CO_2的分压与中毒密切相关。在常压下，CO_2浓度增高实际上是CO_2的分压增高。当0.1 MPa的常压空气中含有3%的CO_2，人体吸入勉强还可以耐受。但当含有3% CO_2的常压空气变为0.3 MPa时，虽然CO_2的浓度仍是3%，但因其分压增加了3倍，相当于常压空气含有9%CO_2浓度的分压，吸入这种空气后将很快会中毒。

表29-12-8列出了总气压为常压（1 atm）时空气中CO_2不同含量出现的中毒症状。表29-12-9列出了CO_2含量、暴露时间与中毒症状的关系。

表29-12-8　总气压为1大气压时不同浓度CO_2的中毒症状

CO_2含量（%）	CO_2分压（kPa）	主要症状
0.33	0.33	正常空气压力，无不利影响
1	1.03	呼吸加快，对工作效率无明显影响
2	2.06	呼吸困难，有负重感，有时头痛，瞌睡，听力轻度下降；计算工作效率下降约30%
3	3.1	呼吸急促，嗜睡，自我感觉不良，头痛加剧，工作效率降低，计算工作效率下降50%
4	4.1	呼吸困难，意识迟钝，工作效率明显低
4.5~5	4.5~5.1	主诉可限
5	5.1	呼吸成为强迫性和紧张性呼吸。躺倒不起，几乎无思考力，剧烈头痛，恶心、呕吐，可能有发热感
6	6.1	呼吸更加困难，有精神错乱，呈发狂状态
7~9	7~9.2	动作协调障碍，约10分钟内发生意识模糊
10~11	10~11.2	5分钟内引起窒息、头痛、眩晕、1/10的人失去意识
15~20	15~21.3	几分钟内有人死亡；呼吸减弱，血压下降，昏迷，反射消失

表29-12-9　CO_2含量、暴露时间与中毒症状的关系

症状	CO_2含量阈值，%		
	10分钟暴露	40分钟暴露	80分钟暴露
轻度生理紧张，感觉变化，轻度听力减退，呼吸率增高	2.0	1.6	1.4
呼吸急促，智力活动能力下降，恶心、头痛，视力下降	3.5	2.8	2.4
眩晕、发呆，趋于失去意识	7.9	6.8	6.1

类似高分压氧中毒的道理，当失事潜艇某个舱室因底部破损进水，舱内空气形成高气压层时，不仅原来未形成高气压层之前的CO_2的分压增加，而且随着艇内人员不断呼出CO_2，CO_2的分压将进一步增加。如果CO_2的消除装置失效，CO_2的影响可能就会很快变得明显。

（三）高分压氮产生的氮麻醉

所谓"氮麻醉"就是在高分压氮的作用下，人的神经系统出现一系列功能异常的效应，这种效应类似于酒醉的表现，因而被称为氮麻醉。

在空气中氮约占78%，在常压0.1013 MPa条件下，其分压为0.079 MPa。在正常情况下，氮对

人体并无不良作用。但如果空气中氮的分压高到一定程度将对机体产生复杂的生物物理和生物化学变化，"氮麻醉"就是变化的显示。

空气压力增高，氮的分压也将随之增高。如果人在高分压氮条件下呼吸，当氮分压为 0.24 MPa（2.4 atm）时，将产生欣快、记忆力下降、对事物反应和判断迟钝、动作不协调等症状；当氮分压为 0.32 MPa（3.2 atm）时，出现视力下降，听觉、嗅觉功能减退，健忘和短期记忆力差，思维能力降低，计算时易于出错；而当氮分压超过 0.81 MPa（8 atm）时，将产生更严重的意识模糊、幻觉、恐惧、昏迷和失去知觉等症状。

在相同的氮分压作用下，氮麻醉的个体差异较大，麻醉出现的迟早和程度因人而异。

除了严重氮麻醉者外，短期的氮麻醉对神经肌肉活动虽有一定影响，但对生命和健康尚不致产生严重危害。然而，由于中毒者注意力不集中、思维迟钝、健忘和动作不协调，操作能力变差等问题，容易发生事故。

由上可知，在核潜艇或潜艇严重事故中，艇体破损后如果舱室气体压力增高，带来的问题比较复杂。如果人长时间停留在空气压力较高的舱室内，由于氧、二氧化碳、氮气等高分压的作用，对人体将产生危害。艇体破损后必然要奋力堵漏，如果抢救无效，人员应尽快撤离该舱室，关闭与相邻舱室的隔舱门（水密门），避免带来更严重的后果。

第七节　核潜艇艇员放射性污染的处理

核潜艇一旦发生核事故可能会造成较大范围的放射性物质污染，包括艇员的体表沾染和内污染。核潜艇艇员进堆舱检修，也可能发生放射性核素沾染。严重的放射性污染对艇员救治和预后，甚至对艇员的生命构成较大威胁，因此艇上应注意预防放射性物质污染，一旦发生污染应及时去除。

一、放射性污染处理原则和程序

核事故情况下，人员体表易受到放射性物质的污染。事故现场有放射性物质释放时，要用表面污染监测仪对所有人员体表进行污染测量，确定体表是否受到放射性物质污染以及被污染的部位、污染核素种类及污染水平。当体表有外伤时，各种伤口也可能受到污染。放射性核素可经伤口和皮肤侵入体内形成内照射源。

（一）放射性污染的分类与检测

1.放射性污染的分类

（1）外污染：核潜艇发生放射性物质泄漏时，艇员体表容易发生放射性物质沾染。人员进堆舱检修等操作开放性同位素时，可能发生体表放射性沾染。

（2）内污染：人员处于放射性物质污染的舱室，放射性物质容易通过呼吸道进入体内，形成内污染。皮肤发生放射性沾染，放射性核素也可能通过皮肤吸收进入体内。伤口发生放射性物质沾染，放射性物质很容易通过伤口进入体内。放射性物质也可通过食用或饮用污染的食物和饮水造成内污染。

（3）伤口污染：带有外伤操作放射性核素，或伤口暴露于放射性物质污染的空气、水等均很容易发生伤口的放射性物质污染。

2.放射性污染的检测

（1）一般用 α、β、γ 测量仪即可检测放射性物质污染的程度，必要时可用一台能指示高剂量率和大量程的仪器进行测量。探测仪不应接触伤员身体，测量应距人体约 25 mm，探头移动速度不超过 50 mm/s。监测顺序应由头部开始，先上后下，先前身后背部；在全面检测的基础上，重点测量身体暴露部位（如手、脸、头发等）。监测结果用一定面积的平均计数率值表示，皮肤污染测量以 100 cm^2，最容易受污染的手指尖和手掌以 30 cm^2 计算，测量结果以 Bq/100 cm^2（或 30 cm^2）表示。监测结果记录应标明污染的部位、分布、范围和总的污染水平。

当事故现场的污染监测仪失灵或被污染时，应对疑有污染的艇员，用纱布、滤纸或卫生纸擦拭其身体各部和衣具，把擦试样品分别置于贴有标签的塑料袋内以供后续监测之用。

（2）根据事故性质、舱室污染和表面沾染情况，可初步判断污染核素种类。核潜艇舱室空气和舱内物体表面放射性监测结果，可提示现场艇员有体内外污染的可能。

（3）没有呼吸道防护的外污染艇员都要进行内污染的诊断，应迅速用棉签擦拭鼻孔、口腔，并将擦拭物用适当的监测仪器检查其放射性。如果这些拭子的测量结果已证实放射性的存在，那么，在给出更确切的分析结果（如尿样分析）之前，应假设存在体内污染。

（4）判定伤口是否污染，可用 α 污染检测仪或专用的伤口污染检测仪进行测量，或用棉签擦拭伤口，将擦拭物置于试管中，标记后留待以后测量。当肯定不存在 α 污染时，可用 β 污染检测仪或 γ 剂量率仪测量体表 β 粒子及 γ 辐射污染。

3.放射性污染判断标准　一般符合下列各种情形，即认为受到了放射性污染。

（1）体表监测 β 污染达到 $3.7 \text{ Bq}/100 \text{ cm}^2$。

（2）体表监测 α 污染达到 $37 \text{ Bq}/100 \text{ cm}^2$。

（二）体表污染、体内污染与中子照射的鉴别

核潜艇核事故时现场人员有可能受到体表放射性沾染，体内放射性污染，同时，还可能受到中子照射。如果受中子照射，人体内可能因中子活化而产生感生放射性。确定是否存在这三种情况或三种情况的哪一种或两种，都是通过仪器测量来确定。然而，用一般常用的 α、β、γ 放射性测量仪器鉴别，可能发生混淆。因为三种情况下都存在 γ 射线，对仪器测量信号都有反应和贡献。

为了对三种情况进行鉴别，首先应了解核事故释放的放射性物质的主要种类及其发射的射线。根据美国三哩岛核电站核事故释放出的裂变产物种类可知，压水反应堆在核事故中释放出的裂变产物，除了氪（Ke）、氙（Xe）等放射性惰性气体外，主要成分是碘（^{131}I、^{133}I、^{135}I 等）、碲（^{132}Te、^{131}Te、^{134}Te）、铯（主要是 ^{137}Cs、^{134}Cs）和锶（^{90}Sr、^{89}Sr 等）四种元素的放射性核素。如果吸入混合裂变产物，则碘、碲、铯三者的放射性同位素产生的内照射剂量约占总剂量的100%。这些放射性核素除 ^{90}Sr 发射纯 β 射线外，都有 β、γ 射线。除了裂变产物外，事故中还会释放中子活化产物，主要是 ^{60}Co 和 ^{54}Mn，也都发射 β、γ 射线。

在核事故中，除了上述核素外，放射性物质还有燃料铀等元素，具有 α 放射性。

为了区分应急人员是否有放射性体表污染、体内污染和中子照射，以及仪器测量的结果属于哪一种，可以用以下方法和步骤作判断和鉴别。

1.体表污染的鉴别　在应急工作结束后，应急人员在未脱防护服前，用污染监测仪检查体表，若没有放射性计数，则表明没有体内外污染，也没有接受中子照射，若有放射性计数，则可能存在体内、外污染或中子照射，再进行以下监测。

（1）脱下防护服，监测防护服表面，如有计数，则肯定有体表沾染。

（2）再监测体表，若基本没有计数，则表明皮肤污染较少；若体表有明显计数，表明皮肤上有明显污染，应立刻进行淋浴清洗，如能清洗到本底计数，表明没有体内污染和未受中子照射。

（3）脱下防护服后若人体体表监测仍有明显的计数，并经多次清洗计数降低不明显，表明有体内污染和（或）受到中子照射，两者可用下列方法鉴别。

2.体内污染与中子感生放射性的鉴别

（1）用多道谱仪进行鉴别：鉴别体内污染与中子感生放射性最有效、最直接的方法是利用多道谱仪，根据 γ 射线的能量进行分别。表 29-12-10 列出了主要裂变产物、中子活化产物 ^{60}Co 和 ^{54}Mn，以及人体内中子感生的主要放射性 ^{24}Na 发射的 γ 射线主要能量。

表 29-12-10　某些放射性核素发射的 γ 射线能量

核素	γ 射线能量（MeV）	核素	γ 射线能量（MeV）
^{131}I	0.364 5	^{137}Cs	0.661 6
^{133}I	0.529 8；0.875 3；1.298 2	^{134}Cs	0.569 2；0.604 2；0.795 8
^{135}I	0.529 9；1.131 5；1.260 5	^{60}Co	1.173 2；1.332 5
^{131}Te	0.149 8	^{54}Mn	0.834 8
^{132}Te	0.228 2	^{24}Na	1.368 6；2.754 1
^{134}Te	0.210 8；0.278 1；0.434 8；0.565 6；0.7425；0.766 7		

对于每种裂变产物，表中的数据仅列出了衰变产额较多的一种或几种 γ 能量。事实上，^{133}I、^{135}I 等裂变产物发射的 γ 能量十分复杂，各有数十种之多，此外，还有其他裂变产物的 γ 射线。但是，由中子活化的 ^{24}Na 的射线能量只有两种，而且射线的能量较高，容易鉴别。

如果用多道分析仪测量胸、背部（或头顶部）时，发现有 1.368 MeV 和 2.754 MeV 的 γ 光子，就是人体受到中子照射，否则，上述的其他情况就是内污染。如果既有 ^{24}Na 又有 ^{131}I 等其他能量的 γ，表明既受到中子照射又有内污染。

图 29-12-2 显示了用 NaI 探测器的多道谱仪测量对含有 ^{24}Na、^{60}Co 和 ^{131}I 三种核素样品的图谱。由图可以看出，测量的结果可以对核素分得比较清楚。

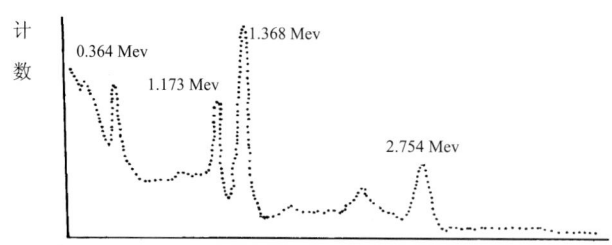

图 29-12-2　带 NaI 探测器的多道谱仪测量的 ^{24}Na、^{60}Co、^{131}I γ 能谱

（2）用带 NaI 探测器的单道谱仪进行鉴别：如果没有多道谱仪，用单道谱仪也能进行区分。基本方法是将单道的甄别域调整到仪器对 ^{60}Co γ 检验源 1.173 MeV γ 的 2 倍处，然后测量体表。若扣除本底计数后仍有明显计数，则表明受到中子照射，若不明显，则表明主要是体内污染。

这种方法的原理是单纯测量 2.754 MeV 的 ^{24}Na γ 光子，在 1.173 MeV γ 能量 2 倍以上（>2.34 MeV）的裂变产物 γ 射线极少。

（3）用普通 γ 辐射监测仪鉴别：在没有多道谱仪和单道测量仪器的情况下，使用灵敏度可以达到天然本底级别的普通 γ 辐射监测仪，也可大致进行中子辐射和内污染的鉴别。

首先，被测量者通过淋浴将身体体表进行清洗干净，特别是脚和手。然后人体平躺在平正的台桌上，两手张开与身体呈十字形。将仪器放置在灵敏档，监测脚背、脚踝和手背，如果扣除仪器本底计数后仍有明显计数，表明受到中子照射，如果计数不明显，表明其他情况属于内污染。

这里应顺便说明，用 α、β 表面污染监测仪可以检测表面污染，但由于 β 射线在组织内的射程较短，对来自体内的 γ 辐射灵敏度有一定限制，因此，体内污染和 ^{24}Na γ 辐射的监测，最好用灵敏的 γ 辐射仪进行。

（三）放射性污染去污的原则和程序

存在于人体体表放射性核素的污染，原则上应尽快去除干净，但也不能过度实施去污程序，去污措施须权衡去污过程对皮肤的损伤危险和污染物对皮肤损伤的可能性之间的利弊，或权衡控制污染或清除污染的必要性。去污程序的选择依赖于污染部位、污染类型、现场去污材料的便利性等。去污方法应简便，因地制宜，就地取材，不要因去污延误救治和后送。去污时宜用温水（40℃），勿用硬毛刷和刺激性强的或促进放射性核素吸收的制剂。

1.顺序去污　伤口有污染时应从伤口处开始去污，如无伤口，对未破损皮肤的去污次序，应贯彻从上到下和从轻到重的原则，应先从污染较轻的部位开始去污，防止交叉污染和污染扩散。

2.剂量监测　每次去污前后要进行污染程度监测，对比去污效率。去污后，如果污染继续存在，应把受污染艇员转交医生处理。

3.过程记录　污染去除后，须记录污染部位、污染放射性核素的类型、监测方法或描述监测过程，污染测量的剂量水平或读数以及去污的方法，并向上级机关报告。

4.防止污染扩散　应将避免污染放射性核素吸收和扩散作为贯穿整个去污过程中的指导思想。进行外污染处理时，应尽量减少或防止伤员受到内污染，并应采用适当措施，防止去污人员自身被污染。除污染废水须收集，经监测后方可酌情处理。

5.保护皮肤　去污次数不要过多，一般以不超过三次为宜，以免损伤皮肤，反而促进放射性核素的吸收。谨慎使用多种方法，因为使用附加的更有力的方法很可能发生皮肤刺激、磨损以及化学烧伤，过度去污也会损伤皮肤。一般情况下，做到完全彻底去污是不可能的，因为总有放射性物质固定在皮肤表面，通常将污染水平降低到下列水平即已足够：γ射线降低到本底水平的2倍，α射线＜1 000衰变数/分钟，β射线＜10 μSv/h。在任何情况下，只要监测仪器指示去污已不可能再有成效时，去污工作就应终止或再行评价。应当注意，在现场去污只能做到环境条件允许的程度。另外，伤口残留污染一般会随伤疤结痂脱落。

（四）去污效果评价

时间允许时，对每次去污前后进行监测，对比去污效率并应记录。去污效率按下式计算：

$$DR = 1 - \frac{Nb - SB}{Na - SB} \times 100\%$$

式中：DR：去污效率（%）；Na：去污前测定值（cpm）；Nb：去污后测定值（cpm）；SB：监测仪本底（cpm）。

二、体表沾染去污

及时、有效地对放射性沾染的皮肤、伤口进行去污，防止放射性落下灰对皮肤的持续损伤或进行人体内造成放射性内污染。根据皮肤表面状态、污染程度、污染时间、去污剂（洗消剂）性能和去污效率、放射性核素的种类和理化性质等，可选择机械方法（清洁水冲洗、擦拭、软毛刷刷洗等）、物理方法（肥皂或合成洗涤剂，与机械法结合）和化学方法（络合剂、氧化剂、复合去污剂、洗消剂等）去除放射性污染。

（一）完整皮肤的去污

去污应在专门设立的去污站内，在医护人员的指导下进行。去污时脱下的衣服、纱布，清除伤口时所用的敷料以及其他接触污染的用具均应集中收集在特制容器中，防止放射性污染的扩散。如果没有专门设立的去污站，也可在淋浴条件下进行去污，同样要防止放射性污染的扩散。去污完成后，如果有条件应使用辐射剂量计检测是否去污充分。

对完整皮肤的去污，一般在医护人员指导下，由艇员自己或相互间进行去污。应尽可能在现场进行局部去除污染，条件允许时，应进行全身去污。

1.处置指征

（1）放射性核素体表污染可能严重到足以对受污染艇员构成危险，或者可能造成对他人和环境的污染。此时，需要首先对艇员进行去污处理，否则对艇员外污染的处置相对于早期抢救来说应处于次要地位。

（2）在大多数情况下，对完整皮肤的去污，一般由艇员自救互救进行，应尽可能在现场进行局部去污，条件允许时，应进行全身去污。但任何残留污染应转交医生处理。当在港区内发生事故时，应尽快到码头救护所的去污站去污。

（3）一般来说，做到完全彻底去污是不可能的，因为总有放射性物质固定在皮肤表面，通常若能做到将污染水平降低到下列水平即已足够：γ射线降低到本底水平的2倍；α射线＜1 000衰变数/分钟，β射线＜10 μSv（1mR）/h。在任何情况下，只要监测仪器指示去污已不可能再有成效时，去污工作就应终止或再行评价，应当注意，在现场去污只能做到环境条件允许的程度。

（4）去污后，如果污染继续存在，应把受污染艇员转交医生处理，医生应根据残留污染的性质、程度及污染物的放射毒理学性质采取适当的进一步去污措施，在注意保证皮肤完整性的同时，尽可能彻底去污。

2.体表去污的一般原则及注意事项

（1）迅速撤离污染区。

（2）进行体表监测，尽快确定污染部位、范围和污染水平，然后进行去污处理，在非常高水平的污染情况下，受污染艇员和救治人员应戴防护面具。

（3）立即脱去污外衣、鞋帽，并放入有标记的塑料袋内，置于指定地点，此方法最多可以减少90%的污染。

（4）确定艇员有无受伤，如有伤口污染伴有其他严重外伤的病人，应首先抢救生命，立即处理危及生命的外伤，如出血、休克及呼吸障碍等，不能因去污而延误抢救时机或加重病情。

（5）对体表创伤部位放射性核素污染的处理应优先于对健康体表污染的处理。

（6）伤口有污染时应从伤口处开始去污，如无伤口，对未破损皮肤的去污次序，应贯彻从上到下和从轻到重的原则，应先从污染较轻的部位开始去污，防止交叉污染和扩散。

（7）先用湿毛巾、肥皂、香波擦洗污染局部，避免一开始就全身淋浴，以防污染扩散和减少污水量。

（8）宜用温水（40℃）而非热水，以免因皮肤充血而加剧皮肤对污染物和吸收，也不要使用冷水，以免皮肤毛孔收缩，而使放射性污物陷在毛孔内。

（9）适时慎重选用含络合剂的洗涤剂，勿用刺激性强的或促进放射性核素吸收的制剂。

（10）去污次数不宜过多，一般不超过3次，以免损伤皮肤。

（11）去污时，手法要轻，勿用硬毛刷去污；应将避免污染放射性核素吸收和扩散作为贯穿整个去污过程中的指导思想，在进行外污染处理时，应尽量减少或防止病人受到内污染，并应采用适当措施，防止协助去污人员自身被污染。

（12）未破损皮肤表面的放射性核素污染对病人和救治人员一般不会产生足以造成急性放射危害的高剂量照射，可以暂时不加考虑，必需的医学和外科治疗应优先进行，不能拖延，但因其可能造成污染，待条件允许时，对放射性污染应迅速处理，不要耽搁。

（13）去污过程中流出的放射性废水，要集中收集起来，并进行监测和必要的特殊处理。

（14）去污方法应简便，因地制宜，就地取材，不要因去污延误救治和后送。

3.全身去污

（1）未受伤艇员的全身去污。

首先用浸湿的毛巾、海绵等利用清洁的温水（40℃）和中性肥皂等擦洗2～3次，然后再淋浴，必要时可用专用去污剂（洗消剂）擦洗。在艇上缺乏淋浴用水的情况下，用未污染的海水和海军医学研究所研制的洗消皂、洗消包去污或洗消纸巾擦洗，亦可取得较好的去污效果；即便仅用湿毛巾或软质布仔细擦拭局部，也可消除约60%以上的污染。

全身去污程序如下：

1）应从污染水平最高的部位（手、头、发、面部）开始依次洗涤。宜用温水（40℃）而非热水，以免因皮肤充血而加剧皮肤对污染物的吸收，也不要使用冷水，以免皮肤毛孔收缩，而使放射性污物陷在毛孔内。

2）用肥皂和足量水、刷子无遗漏地洗刷两手后，再用双手堵住耳朵，呈坐姿并尽量使上半身前倾，口、眼紧闭避免头部去污水污染身体其他部位。

3）用液体洗涤剂或洗发粉、梳子、刷子、温水洗头发，反复2～3次。

4）面部有污染时，用温水或洗涤剂浸湿的纱布，从额依次向下清洗，同时擦洗外耳及眼周围皮肤。

5）继续清洗颈、肩、背、直至膝盖以下，最后全身用温水冲洗，擦干，至更衣室。

6）对粗糙、有裂痕和污染较重的皮肤，可采用以下方法进一步去污：EDTA肥皂以温水洗刷2～3次，再用清水冲洗；5%柠檬酸钠或5%碳酸氢钠溶液清洗；以饱和高锰酸钾溶液浸泡数分钟，用清水冲洗后，再以5%亚硫酸氢钠或草酸溶液浸洗，以除去染色剂，然后清水冲洗。

7）对铀污染，用1.4%碳酸盐溶液清洗；对放射性碘污染，用含碘的鲁戈液清洗；对放射性磷污染，用醋酸（pH值4～5）溶液或食用醋清洗；对不明核素又难以去除的皮肤污染，以饱和高锰酸钾溶液浸泡数分钟，用清水冲洗后，再以5%亚硫酸氢钠或草酸溶液浸洗，然后清水冲洗。

（2）伤员的体表去污。

对体表创伤部位放射性核素污染的处理应优先于对健康体表污染的处理。应先行处理伤口污染，再行全身去污。病情严重者，应首先抢救生命，立即处理危及生命的外伤，如出血、休克及呼吸障碍等，不能因去污而延误抢救时机或加重病情。可先抢救再去污或边抢救边去污。

伤员的去污应在医护人员的帮助下完成。去污前，将伤员从担架上扶下，小心脱去外衣，先将伤口部位用塑料布或塑料袋盖严，然后按健康皮肤去污的方法和步骤，对全身进行去污。有止血带的情况下，除去伤口部位的塑料盖布，将新止血带扎在离原止血带近心侧1～2 cm距离处，去除原止血带。有夹板时，拉开夹板，将体表冲洗干净，再换上新的夹板。最后将伤员放在新的担架上，进行后送或治疗。伤情严重者，如情况允许亦可在担架上酌情除污，反复进行浸湿—擦洗—冲洗，并注意观察去污效果。

（二）局部去污

1.一般去污 首先用塑料单将非污染部位覆盖，并用胶布贴牢边缘，然后浸湿污染部位，用软毛刷、海绵等蘸中性肥皂、洗涤剂等轻轻擦洗，擦洗顺序为先轻污染部位，后重污染部位，从上身到下身，特别注意皮肤皱褶和腔隙部位的清洗，重复2～3次，每次处置时间不应超过3分钟，并同时监测放射性活度至不再降低为止，擦洗中使用同类稳定性同位素有助于去污效果。

2.特殊去污 初步去污后，对残留的放射性核素宜采用专用去污剂（洗消剂）去污。必要时可用弹力黏膏敷贴 2～3 小时，揭去黏膏再用水清洗。这种方法对干燥灰尘类的污染最有效。须避免使用强力黏附带，如管道黏合密封带等。在体毛较明显的部位、眼睑部位或其他任何易损部位不可使用黏附带。

如果洗涤不能清除污染，那么，可用绷带包扎或戴上手套，通过出汗或皮肤脱落清除污染物。绷带包扎或戴手套6～9 小时后，打开绷带或脱去手套，测量污染的残留量。如果还有明显的污染残留，可再次洗涤污染部位。如有必要可再用绷带或手套去污。

（三）特殊部位去污

条件许可，特殊部位的去污应由医务人员处理。

1.五官污染去污

（1）眼睛：确信污染是在眼内时，用温水、生理盐水或 2%碳酸氢钠溶液彻底冲洗眼。冲洗后眼部滴入 0.5%硫酸锌或氯霉素眼液。

（2）鼻腔：污染物可用棉签擦拭，并剪去鼻毛，用生理盐水或 2%碳酸氢钠溶液轻轻冲洗。必要时向鼻腔内喷洒血管收缩剂（如 1%麻黄素或0.1%肾上腺素），然后用大量生理盐水冲洗。给祛痰剂如氯化铵、碘化钾等，使残存在呼吸道的放射性核素随痰咳出。

（3）耳：用脱脂棉签、纱布对外耳及鼻腔干拭清洁后，用温水或生理盐水溶液冲洗。

（4）口腔：污染时反复漱口，或用生理盐水或 2%碳酸氢钠溶液轻轻冲洗。必要时可向咽部喷些血管收缩剂。牙龈和颊内侧可用 3%过氧化氢棉签擦拭，再行冲洗或反复漱口。注意，不要将冲洗液或漱口液咽下。

2.毛发污染去污

（1）头发：一般用清水和肥皂洗头去污，但应注意防止肥皂泡沫流入眼、耳、鼻和口，当洗头不能充分去污时，可考虑将头发全部剪去，剪下的毛发收集保存，待以后进行放射性测定分析。

（2）眉毛：污染应尽可能用清水和肥皂去污，因眉毛生长缓慢（6～8 个月才能恢复），故非不得已不要剃掉。如长寿命α核素污染毛发，应该将污染毛发和眉毛剃去或剪掉，并用肥皂洗涤。

3.皱褶部位的污染去污

（1）皱褶皮肤：粗糙有裂痕的皮肤污染较严重而又难以去除污染时，先用温水及普通肥皂刷洗，再用 EDTA 肥皂，3%柠檬酸钠或 3%碳酸氢钠等去污。

（2）手、脚部：先用软刷擦洗污染最轻的手背，然后是指间和掌面，最后刷洗指甲周围、指下和指床。要特别注意指甲沟、手指缝的去污，剪指甲有利于去污。

三、沾染伤口去污

（一）伤口污染的确定和监测

应用专门的伤口探测仪器进行污染测量或采样测量，尤其是对伤口区域引流淋巴结进行细微准确的检测，以判定伤口是否污染，并确定污染放射性核素的种类、污染水平和标定污染范围。对于 β 污染或 γ 辐射可以直接监测。但是，对于 α 污染监测，须用干棉签或手术用棉球探查伤口的污染。而且，在进行测量之前，棉签须彻底干燥。

操作开放型放射性物质所引起的创伤，经测量证明未被污染之前，一律按污染伤口处理。在伤口除污染过程中，应不断进行放射性监测，当伤口检查结果符合要求，或伤口去污不得不暂时中断时，应保护好伤口，消除伤口周围皮肤污染，但应绝对避免皮肤上污染物进入伤口。

（二）伤口去污方法

在无需急救治疗的伤员中，应及早（最好在污染后几分钟内）处理，污染伤口尽快去除伤口表面污染物，让其自然流血，必要时在伤口上方绑一止血带或条状物，松紧度以能阻止静脉血回流即可，促使伤口少量流血。伤口及其周围的小面积均有污染时，伤口及其周围均须冲洗，不要担心冲洗会将更多的放射性带进伤口，皮肤乃至伤口的去污经验表明，这种方法只有很少的放射性被机体组织吸收。

1.一般去污 用塑料布覆盖和保护伤口周围区。然后用生理盐水或无菌水，亦可用清水大量反复冲洗，用脉冲式喷射式水流冲洗效果更好，直至污染被清除，或直至监测到的污染水平不再变化。去污过程中如有剧烈疼痛，可局部应用麻醉剂，如 2%的利多卡因。或用棉签、纱布及专用去污剂（洗消剂）反复擦拭，必要时促使伤口出血，使放射性物质尽量冲出伤口。

2.磨损或烧伤部位去污　可以用刺激性小的肥皂或清洁剂清洗干净。如有必要，局部麻醉可进行更强力的清洗。较小面积的烧伤去污后仍残留放射性物质时，可用 2%硝酸银涂抹创面，污染物被固定在痂上并随之脱落。

3.擦伤部位去污　应尽快用棉球加生理盐水或去污剂（洗消剂）擦洗伤面。必要时可用 2%利多卡因麻醉下用力擦洗去污，一般毋须外科手术处理。

4.刺伤部位去污　这类伤口小，应首选外科手术处理，可用组织活检取样器将伤道周围组织完全取出。

5.撕裂伤部位去污　这类伤口组织损伤严重，伤口深，污染物易直接进入血管和淋巴管，可用络合剂反复灌洗伤口，并进行适当的外科处理，切下来的撕裂组织在生理盐水或次氯酸钠溶液中洗去污物后，如果仍具有完好的活力，可原位再植到创面上。

6.重伤员伤口污染处理　因急救未能去污时应采取措施将可溶性放射性核素转化成不溶性物质，例如，在伤口上撒玫棕酸钾（钠）盐，可使碱族、碱土族核素形成不溶性物质，或针对残留核素选用相应的络合剂，使之形成不被吸收的络合物。急救完毕，条件许可时，可按上述方法处理伤口。

初步去污效果不满意者也可参考此方法。

（三）手术去除污染

伤口多次去污后，如仍存留放射性，则根据核素种类在局部麻醉下立即进行清创及外科手术处理，切除伤口边沿及污染组织。

手术注意事项：

（1）清创手术前，对某些放射性核素应早期给予络合剂、阻吸收剂或同族稳定性同位素，尤其是长寿命放射性核素，最好先静脉注射适量 DTPA 等络合剂，以便与手术过程中进入血流的核素络合，阻止它和组织相结合，并通过排泄器官排出体外。

（2）术前应仔细确定污染位置、范围，在扩创的同时，用生理盐水或无菌水冲洗，只要没有大出血危险，应让伤口自然流血。

（3）手术麻醉应选择远离污染伤口的神经阻滞麻醉或其他麻醉方式，应尽量避免局麻，因局麻药扩散及术中挤压可造成污染扩散。

（4）将坏死组织、破碎组织以及血块等清除后即可消除大量污染，成块切除效果比一般清创好，小伤口可整块切除，较大伤口条件许可时亦可全创面整层或分片地切除一定厚度的组织。如沿淋巴引流方向的局部淋巴结受污染，应一并将之切除。按伤面具体缺损情况决定直接缝合、游离皮片移植或皮瓣等形式关闭创面。

（5）切除后的伤面以生理盐水或含络合剂的冲洗液反复冲洗，待伤面彻底止血后，再次进行放射性监测，必要时可扩大切除范围，直至将局部组织的放射性污染量降低到尽可能低的水平。

（6）清创手术除遵循一般外科手术原则外，还应遵循放射性污染手术的处理规程，每进一刀或更换刀片，或测量污染程度，都要避免因手术器械而导致的污染扩散。

（7）手术中使用过的所有器械、敷料等应测定放射性活度并去污。

（8）所有从伤口切除的组织、脱落的痂片、冲洗液等均应收集，置入有标记的适当容器中，供放射化学分析，也避免污染扩散。

第十三章

对食品和水的监测与评价

第一节　对食品和水的监测的重要量

食品和水中的放射性物质有来自地壳中的放射性物质，称为天然本底；也有来自核武器试验或和平利用放射能所产生的放射性物质，即人为的放射性污染。天然放射性本底是指自然界本身固有的，未受人类活动影响的电离辐射水平。它主要来源于宇宙线和环境中的放射性核素。环境中人为的放射性核素污染主要来源于核爆炸、核废物的排放、意外事故等。由于生物体和其所处的外环境之间固有的物质交换过程，在绝大多数动植物性食品和水中都不同程度地含有放射性物质。环境中的放射性核素可通过食物链向食品中转移，其主要的转移途径包括向水生生物体内转移、向植物转移、向动物转移。某些鱼类能富集金属同位素，如 ^{137}Cs 和 ^{90}Sr 等。某些海产动物，如软体动物能富集 ^{90}Sr，牡蛎能富集大量 ^{65}Zn，某些鱼类能富集 ^{55}Fe。摄入放射性污染食品后，放射性核素被人体全部或部分吸收。因理化性质和代谢过程的不同，放射性核素在人体组织和器官中有不同分布，在身体中滞留的时间也长短不一。例如，^{137}Cs 全身均匀分布，比较容易排出，而 ^{90}Sr 多富集于骨组织中，而且不易排出。

摄入饮水和食品中的放射性物质对人体内各种组织、器官和细胞产生长期内照射低剂量效应，主要表现为对免疫系统、生殖系统的损伤和致癌、致畸、致突变作用，其风险程度与剂量相关。

在电离辐射防护与辐射源安全基本标准中，为达到辐射防护目的而用来表示由于摄入放射性核素而接受的剂量的量是待积有效剂量，以及组织或器官中的待积当量剂量，一般称为内照射剂量。对于内照射剂量评估，主要关心的实用量是摄入量，摄入量在这里定义为进入体内的放射性核素的放射性活度。放射性核素的剂量系数是每单位摄入量的待积有效剂量，用于从估计的摄入量来确定待积有效剂量。根据情况，剂量系数可以是食入系数或吸入系数。对于成人，评定待积有效剂量的时间为 50 年，不管其摄入时的年龄多大。对于儿童，评定待积有效剂量的时间为摄入时年龄直到 70 岁。

集体剂量（collective dose）是群体所受的总辐射剂量的一种表示，定义为受某一辐射源照射的群体的成员数与他们所受的平均辐射剂量的乘积。集体剂量单位是人·希[沃特]。

预期剂量（projected dose）是指若不采取防护行动或补救行动，预期会受到的剂量。

可防止的剂量（averted dose）定义为采取防护行动所减小的剂量，即在采取防护行动的情况下预期会受到的剂量与不采取防护行动的情况下预期会受到的剂量之差。

放射性核素的活度是在给定时刻处于一给定能态的一定量该核素，在单位时间间隔内从该能态发生自发核跃迁数目的期望值。活度的 SI 单位是秒的倒数（s^{-1}），称为贝可[勒尔]（Bq）。

放射性活度浓度指单位质量的放射性活度（固体）或单位体积的放射性活度（液体）。单位一般分别为 Bq/kg 或 Bq/L。

干预水平（intervention level）用干预中采取某一特定防护行动时预计可以防止的剂量来表示。针对应急照射情况或持续照射情况所制订的可防止的剂量水平，当达到这种水平时应考虑采取相应的防护行动或补救行动。

行动水平（action level）则用食品、水和农作物等放射性核素的放射性活度浓度来表示，有时也可用预期剂量率或预期剂量来表示。在持续照射或应急照射情况下，应考虑采取补救行动或防护行动的剂量率水平或活度浓度水平。

监测（monitoring）是为评价或控制辐射或放射性物质的照射，对剂量或污染所进行的测量及对测量结果的解释。对饮水和食品放射性的监测适用于应急照射情况和持续照射情况的监测。

第二节 监测的核素种类

一、放射性核素及其来源

使人类受到内照射的潜在来源，除了天然放射性核素，军事、工业、医学、科学研究使用的放射性核素以外，最重要的就是事故条件下核设施释放的放射性核素。

1957 年英国温茨凯尔核事故、1979 年美国三里岛核事故、1986 年苏联切尔诺贝利核事故、2011 年日本福岛核事故展现了在考虑食品沾染时哪些放射性核素是重要的。短期来看，放射性碘，特别是 ^{131}I，是头等重要的。长期来看，^{134}Cs 和 ^{137}Cs 是陆生食物链途径所致个人剂量和集体剂量的主要来源。次重要的放射性核素还 ^{89}Sr、^{90}Sr、^{95}Ir、^{103}Ru、^{106}Ru、^{110}Ag、^{125}Sb、^{132}Sb、^{140}Ba 和 ^{144}Ba。

核燃料循环设施，如铀矿、核燃料生产厂、核反应堆、后处理厂、核废料存放处常规排放以及核试验释入环境的放射性核素，主要包括裂变产物、活化产物和锕系元素。铀矿和核燃料生产厂排放的放射性核素还有天然铀、钍及其衰变子体。

二、放射性核素进入饮食途径

核事故（件）释放的放射性物质可通过空气、地表水和地下水进入环境。释放到空气中的放射性物质可以对土壤、农作物和其他植物、地表水、城镇街道地区等造成放射性污染。人类饮水，食用蔬菜、水果等植物，污染地区动物的肉和奶，污染江河、湖、海中的水生动植物时，就会把放射性物质吃进体内。这些食品中放射性物质的含量取决于放射性物质的地理分布、理化性质、化合物形式、动植物生长代谢特性、食物链等许多复杂因素。

人们已对放射性核素从环境通过饮食向人体转移的过程和特点进行了广泛深入的研究，建立了不少模型，积累了相关数据，并应用于制订食品通用行动水平，为干预条件下采取防护行动提供依据。

三、饮水食品中的重要放射性核素

（一）氢（H）

氚是氢的放射性同位素。食入的氚化水和有机氚要分别考虑。氚化水假定不在胃肠道滞留，而是立即全身均匀分布。有机氚与其他放射性核素一样采用 ICRP 的胃肠道模型，假定从小肠完全吸收（肠吸收因子 f1=1）。成年人饮用氚化水后，97%保持为身体水分，生物半排期 10 天，其余 3%结合为身体有机物，生物半排期 40 天。成年人食入有机氚后，50%转化为身体水分，生物半排期 10 天，其余 50%变为身体有机物，生物半排期 40 天。由此，同样活度的氚化水所致剂量约为有机氚的 2.5 倍。尿氚浓度大约与身体水分氚浓度相同。由于代谢和体重的原因，婴幼儿的生物半排期比成年人短，但摄入量相同时所受剂量反比成年人高。1 岁幼儿饮用氚化水所受剂量约是成年人的 3 倍。

（二）碳（C）

^{14}C 是碳的重要放射性同位素之一。食品中蛋白质、碳水化合物、脂肪和核酸等有机成分所含的 ^{14}C，对所有年龄组公众的肠吸收因子都定为 1。一般假定 ^{14}C 在体内均匀分布，因而组织器官的待积当量剂量与全身待积有效剂量相等。3 个月婴儿的生物半排期为 8 天，成年人为 40 天，婴儿剂量约为成人的 4 倍。

（三）硫（S）

^{35}S 是硫的重要放射性同位素之一。氨基酸和其他有机化合物中的 ^{35}S 几乎被身体完全吸收，所有年龄组公众的肠吸收因子均定为 1。进入体内循环的硫的 80%被迅速排出，生物半排期为 0.25 天，其余 15%和 5%在体内均匀分布，生物半排期分别为 20 天和 2 000 天。核酸和其他有机形式硫的生物

半排期约为 140 天。尿中排出的硫是粪中的 9 倍，有机硫所致剂量约为无机硫的 6 倍，3 个月婴儿的剂量约为成人的 10 倍。

（四）铁（Fe）

^{55}Fe 是铁的重要放射性同位素之一。饮食摄入铁的吸收份额（肠吸收因子）f1，成人为 0.1，3 个月婴儿为 0.6，1 到 15 岁少年儿童为 0.2。进入体液后，大部分铁迁移到红骨髓，结合进新生红血球的血红蛋白，然后重新进入血液循环。少部分铁存储在肝脏等其他组织中。凋亡血红细胞中的铁大部转移至红骨髓、肝和脾中。身体中铁的损失主要来自表皮和消化道细胞的脱落，少量随汗液、胆汁和尿排出。食入 ^{55}Fe 后当量剂量最大的组织器官是脾、肝和红骨髓。3 个月婴儿的剂量约为成人的 20 倍。

（五）钴（Co）

^{60}Co 是钴的重要放射性同位素之一。成人摄入钴的吸收份额 f1 是 0.3。成人食入钴的吸收份额则为 0.1，1 至 15 岁儿童为 0.3，1 岁以下婴儿为 0.6。钴吸收入血后，其中 50%迅速排出，其生物半排期为 0.5 天，5%被肝脏吸收，其余 45%在其他组织中均匀分布。组织中钴的 60%、20%和 20%份额的生物半排期分别为 6 天、60 天和 800 天。研究发现，钴的分布、滞留和排出与年龄无关。尿中排出的钴是粪中的 6 倍。由于较低吸收和快速排出，食入 ^{60}Co 所致当量剂量集中在结肠，主要来自未吸收入血的部分。3 个月婴儿的剂量约为成人的 16 倍。

（六）镍（Ni）

^{63}Ni 是镍的重要放射性同位素之一。ICRP 建议镍的吸收份额 f1 等于 0.05。小于 1 岁的婴儿为 0.1。镍吸收入血后，68%以生物半排期 0.25 天直接排出，2%进入肾脏，生物半排期为 0.2 天，其余 30%滞留在包括肾脏的所有组织器官中，生物半排期为 1 200 天。对于吸收的镍，尿中排出量是粪中的 20 倍。结肠的当量剂量约为其他器官的 7 倍。3 个月婴儿的剂量约为成人的 10 倍。

（七）锌（Zn）

^{65}Zn 是锌的重要放射性同位素之一。锌的吸收份额 f1 为 0.5，1 岁以下婴儿加倍。研究数据表明，饮食成分影响锌的吸收。糠、麸减少锌的吸收，牛肉促进锌的吸收。吸收入血的锌，20%被骨骼吸收，其余 80%均匀分布在其他组织器官中。骨中锌的 97.5%生物半滞留期为 400 天，2.5%为 10 000 天。其他组织器官中锌 30%生物半减期为 20 天，70%为 400 天。长寿命的锌同位素主要均匀沉积在骨体内，而短寿命的锌同位素主要均匀沉积在骨表面。生物半排期基本与年龄无关，但由于骨骼生长的影响，长寿命成分的生物半排期，3 个月婴儿为 100 天，10 岁儿童为 1 000 天。食入 ^{65}Zn 后，不同组织器官的当量剂量相近，变化不超过两倍。3 个月婴儿的剂量约为成人的 10 倍。粪中排出量是尿中的 4 倍。

（八）硒（Se）

^{75}Se 是硒的重要放射性同位素之一。食入硒的吸收份额 f1，成人和 1 到 15 岁儿童为 0.8，3 个月婴儿为 1。硒吸收入血后，25%沉积到肝，10%到肾，1%到脾，0.5%到胰，0.1%到睾丸，0.02%到卵巢，其余均匀分布到其他组织器官。生物半滞留期，10%为 3 天，40%为 30 天，50%为 200 天。最大当量剂量器官是肝和肾。3 个月婴儿的剂量约为成人的 8 倍。

（九）锶（Sr）

^{90}Sr、^{89}Sr 是锶的典型放射性同位素。食入锶的吸收份额 f1，成人定为 0.3，1 岁以下儿童为 0.6，1 到 15 岁儿童为 0.4。吸收入血后，锶主要沉积和滞留在骨中，与其他碱土元素类似。由于骨骼的生长发育，骨中锶的代谢过程依赖于年龄。^{90}Sr（半衰期 29 年）所致当量剂量主要集中在骨表面和红骨髓。3 个月婴儿的剂量最高，约为成人的 8 倍。15 岁儿童与 1 岁幼儿剂量相当，由于青春期骨骼发育速度类似。^{89}Sr（半衰期 50 天）所致当量剂量主要集中在结肠，与年龄关系不大。

（十）钌（Ru）

^{103}Ru、^{106}Ru 是钌的典型放射性同位素。通过饮食方式摄入钌的肠转移因子 f1，成人和 1 岁以上儿童为 0.05，1 岁以下儿童为 0.1。钌吸收入血后，15%直接快速排出体外，生物半排期为 0.2 天，其余在各组织器官中均匀分布，35%生物半排期为 8 天，30%生物半排期为 35 天，20%生物半排期为 1 000 天。尿中钌排出量是粪中的 4 倍。由于摄入份额低，未吸收钌所致结肠当量剂量最大。

（十一）碘（I）

^{129}I、^{131}I 是碘的典型放射性同位素。饮水、食品中的碘通过消化道时被完全吸收。对所有年龄组人群，肠转移因子 f1 均为 1。碘吸收入血后，30%被甲状腺收集，其余 70%直接进入尿液，生物半排期为 0.25 天。碘被成人甲状腺吸收后，逐渐释出进入其余组织。甲状腺碘的半廓清期为 80 天，其余

组织为 12 天。组织中释出的碘，20%以有机物形态通过粪便排出体外，其余 80%回到血液，再次分流到甲状腺和尿液，开始新的循环，如此周而复始。随年龄增加，从组织中回到血液的碘的份额减少。放射性碘所致剂量主要集中在甲状腺，比其他组织高 4 个量级。对长寿命的 ^{129}I（半衰期 1 600 万年），因为婴幼儿和儿童组织中碘的半廓清期比成人短，而甲状腺重量比成人小，因此所接受的剂量相差无几。对短寿命的 ^{131}I（半衰期 8 天），年龄越小剂量越大，3 个月婴儿剂量比成人高 10 倍。不同地区居民食谱中稳定碘含量变异较大，因而放射性碘吸收量也不同。但由于缺碘的人往往甲状腺重量增大，所以所受剂量相差不大。供应含稳定碘的食品，有助于显著降低放射性碘的吸收。

（十二）铯（Cs）

^{134}Cs、^{137}Cs 是铯的典型放射性同位素。易溶铯化合物近乎完全被胃肠道吸收，吸收份额 f1 定为 1，与年龄无关。铯在全身均匀分布，其 10%生物半排期为 2 天，余下 90%生物半排期为 110 天。女性铯的生物半排期比男性短，平均为 70 天而非 110 天。有证据表明婴、幼、儿童的半排期比成人更短，3 个月婴儿为 16 天，1 岁幼儿为 13 天，因此尽管存在体重差别，不同年龄段的 ^{137}Cs 所致剂量相差不大。由于分布均匀，各组织器官的当量剂量相近。3 个月婴儿剂量为成人的 2 倍。尿中铯排出量是粪中的 4 倍。

（十三）钋（Po）

^{210}Po 是钋的典型放射性同位素，不存在稳定钋同位素。食入钋的肠吸收因子 f1，成人为 0.5，1 岁以下婴儿为 1。吸收入血后，30%转移到肝，10%到肾，5%到脾，10%到红骨髓，其余 45%到其他组织，生物半排期均为 50 天。尿中钋排出量是粪中的一半。3 个月婴儿的待积有效剂量是成人的 18 倍。

（十四）镭（Ra）

^{226}Ra 是镭的典型放射性同位素，不存在稳定镭同位素。食入镭吸收份额 f1，成人为 0.2，3 个月婴儿为 0.6，1 到 15 岁孩童为 0.4。镭吸收入血后，和锶、钡等碱土金属元素一样，在骨骼和其他组织中的吸收、滞留等代谢过程与钙极为相似。镭衰变子体的元素种类、产生部位决定其生物动力学特性。与 ^{90}Sr 类似，食入 ^{226}Ra 所致当量剂量集中在骨表面和红骨髓。3 个月婴儿的待积有效剂量是成人的 17 倍。15 岁左右少年有一个剂量峰值，与 1 岁婴儿相当，起因于青春期骨快速生长导致的新陈代谢。

（十五）钍（Th）

^{228}Th、^{230}Th 和 ^{232}Th 是钍的典型放射性同位素，钍是天然放射性核素，不存在稳定同位素。食入钍的吸收份额 f1，1 岁以上孩童和成人为 0.000 5，1 岁以下婴儿为 0.005。钍吸收入血后，主要沉积部位为肝脏和骨骼，在组织特别是骨骼之中和骨骼之间的转移符合锕系元素代谢规律。钍衰变子体的元素种类、产生部位决定其生物动力学特性。食入 ^{230}Th 和 ^{232}Th 所致当量剂量集中在骨表面、红骨髓、肝、肾和性腺。3 个月婴儿的待积有效剂量约为成人的 15 倍。1 岁以上剂量变动在 2 倍以内。^{228}Th 半衰期仅为 1.9 年，生物半排期与年龄关系不大，1 岁婴儿剂量为成人 5 倍。

（十六）铀（U）

^{234}U、^{235}U、^{238}U 是铀的典型放射性同位素，铀是天然放射性核素，不存在稳定同位素。食入铀的吸收份额 f1，1 岁以上孩童及成人为 0.02，1 岁以下婴儿为 0.04。铀吸收入血后，主要沉积部位为骨骼，与钙类似，其骨中迁移符合碱土金属元素代谢规律。镭等铀衰变子体的元素种类、产生部位决定其生物动力学特性。食入 ^{234}U、^{235}U、^{238}U 所致当量剂量集中在骨表面、红骨髓、肾和肝。3 个月婴儿的待积有效剂量约为成人的 7 倍。

（十七）钚（Pu）

^{239}Pu 是钚的典型放射性同位素，由 ^{238}Pu 经中子辐照得到，不存在钚的稳定同位素。食入钚的胃肠道吸收因子 f1，1 岁以上孩童和成人为 0.000 5，1 岁以下婴儿为 0.005。钚吸收入血后，主要沉积部位为肝脏和骨骼，在骨骼、软组织、体液之中和之间的循环，以及钚从骨表面向骨体和骨髓的转移，符合 ICRP 采用的锕系元素生物动力学模型。钚衰变子体的元素种类、产生部位决定其生物动力学特性。食入 ^{239}Pu 所致当量剂量集中在骨表面、红骨髓、肝和性腺。3 个月婴儿的待积有效剂量约为成人的 17 倍。1 岁以上年龄者剂量变动在 2 倍以内。

四、饮水食品放射性核素限制浓度与通用行动水平

《食品中放射物质限制浓度标准》（GB 14882—1994）中规定了各类食品中放射性核素限制浓

度，人工放射性核素限制浓度见表 29-13-1。奶粉可折算为相当量的鲜奶来控制（1 kg 全脂淡奶粉相当于 7 L 鲜奶，下同）。天然放射性核素（或元素）限制浓度见表 29-13-2。

表 29-13-1 人工放射性核素限制浓度

品种	粮食	薯类	蔬菜及水果	肉鱼虾类	鲜奶
^{3}H （Bq/kg）	2.1×10^5	7.2×10^4	1.7×10^3	6.5×10^4	8.8×10^4
^{89}Sr （Bq/kg）	1.2×10^3	5.4×10^2	9.7×10^2	2.9×10^3	2.4×10^2
^{90}Sr （Bq/kg）	9.6×10^1	3.3×10^1	7.7×10^1	2.9×10^2	4.0×10^1
^{131}I （Bq/kg）	1.9×10^2	8.9×10^1	1.6×10^2	4.7×10^2	3.3×10^1
^{137}Cs （Bq/kg）	2.6×10^2	9.0×10^1	2.1×10^2	8.0×10^2	3.3×10^2
^{147}Pm （Bq/kg）	1.0×10^4	3.7×10^3	8.2×10^3	2.4×10^4	2.2×10^3
^{239}Pu （mg/kg）	3.4	1.2	2.7	10.0	2.6

单位：Bq/kq（或 L 奶）

表 29-13-2 天然放射性核素（或元素）限制浓度

品种	粮食	薯类	蔬菜及水果	肉鱼虾类	鲜奶
^{210}Po （Bq/kg）	6.4	2.8	5.3	1.5×10	1.3
^{226}Ra （Bq/kg）	1.4×10^1	4.7	1.1×10^1	3.8×10^1	3.7
^{223}Ra （Bq/kg）	6.9	2.4	5.6	2.1×10^1	2.8
天然钍 （mg/kg）	1.2	4.0×10^{-1}	9.6×10^{-1}	3.6	7.5×10^{-1}
天然铀 （mg/kg）	1.9	6.4×10^{-1}	1.5	5.4	5.2×10^{-1}

《电离辐射防护与辐射源安全基本标准》规定，如果不存在食品短缺和其他强制性的社会或经济因素，则停止和替代特定食品和饮水供应的行动水平应根据表 29-13-3 所给出的准则确定。应将所确定的行动水平应用于可直接食用的食品，以及经稀释或恢复水分后再食用的干燥或浓缩食品。

表 29-13-3 食品通用行动水平

放射性核素	一般消费食品/（kBq/kg）	牛奶、婴儿食品和饮水/（kBq/kg）
^{134}Cs，^{137}Cs，^{103}Ru，^{89}Sr	1	1
^{131}I	1	0.1
^{90}Sr	0.1	0.1
^{241}Am，^{238}Pu，^{239}Pu	0.01	0.001

第三节 针对事故（件）的放射性监测

如果发生核泄漏事故（件），食品可能受到放射性物质的污染。从空气中或者雨水沉降下来的放射性物质，沉积到食物的表面或者动物饲料中，可使其具有放射性。随着时间的推移，食品中的放射性还有可能升高，这是由于放射性核素通过土壤进入了农作物或者动物体内，或者流入河流、湖泊或大海，这些地方的鱼类和贝类体内可能会积聚放射性核素。奶牛吸入被放射性污染的空气或食入被放射性污染的食物后，牛奶中也可能含有放射性物质。面临风险的严重程度取决于所释放的放射性核素的种类以及污染量。本节主要讨论事故（件）条件下饮水和食品的放射性监测所需要的仪器和方法。

一、放射性检测仪器

最常用的检测仪器按探测器类型可以分为三种

类型，即电离型、闪烁型和半导体检测仪器。

（一）电离型检测仪器

如果核辐射被电离室中的气体吸收，该气体将发生电离。电离型探测器即是通过收集射线在气体中产生的电离电荷进行测量的。常用的有电离室、正比计数管、盖革-弥勒计数管（G-M管）。电离室测量由电离作用而产生的电离电流，适用于测量强放射性；正比计数管和盖革-弥勒计数管则是测量由每一入射粒子引起电离作用而产生的脉冲式电压变化，从而对入射粒子逐个计数，适合于测量弱放射性。

用于饮水、食品放射性样品分析的典型电离型检测仪器有屏栅电离室α谱仪，主要用于α电沉积平面源的α谱分析和活度定量。也有采用气体电离探测器的总α/β计数器。

（二）闪烁型检测仪器

这是利用射线照射在某些闪烁体上而使它发生闪光的原理进行测量的仪器。它具有一个闪烁体，当射线进入其中时产生闪光，然后用光电倍增管将闪光讯号放大、记录下来。该探测器以其高灵敏度和高计数率的优点而被用于测量α、β、γ辐射强度。由于它对不同能量的射线具有很高的分辨率，所以又可当作谱仪使用。通过能谱测量，鉴别放射性核素，并且在适当的条件下，能够定量地分析几种放射性核素的混合物。此外，这种仪器还能测量照射量和吸收剂量。

用于饮水、食品放射性样品分析的典型闪烁型检测仪器有碘化钠γ谱仪，主要用于γ核素鉴别和活度测量；液体闪烁谱仪，主要用于α核素和纯β核素测量。也有采用闪烁探测器的总α/β计数器。

（三）半导体型检测仪器

固态半导体吸收辐射，当辐射与半导体晶体相互作用时将产生电子-空穴对。由于产生电子-空穴对的能量较低，所以该种探测器具有能量分辨率高且线性范围宽等优点。用硅制作的探测器可用于α计数、α、β能谱测定；用锗制作的半导体探测器可用于γ能谱测量，而且探测效率高、分辨能力好。半导体探测器是近年来迅速发展的一类新型核辐射探测仪器。

用于饮水、食品放射性样品分析的典型半导体型检测仪器有半导体α谱仪，主要用于α核素鉴别和活度测量；高纯锗γ谱仪，主要用于γ核素鉴别和活度测量。也有采用半导体探测器的总α/β计数器。

二、放射性监测方法

饮水、食品放射性监测方法按地点可分为现场分析和实验室分析，按样品处理可分为无损分析和放射化学分析。一般用于放射性无损分析方法的样品处理简单快速，适用于现场，而用于放射化学分析的样品处理则费时费力，适用于后方实验室。有条件时也可利用移动实验室在现场进行简易快速的放射化学分析。γ放射性核素通常采用无损分析方法，而α核素和纯β核素采用放射化学分析方法。

对饮水、食品进行放射性监测一般需要经过样品采集、样品处理和样品测量分析三个阶段。

（一）样品采集

水和食品样品的采集应根据监测目的和监测对象、待测核素的种类、辐射特性及其物理化学形态采集样品。

1. 采样原则　从采样点的布设到样品分析前的全过程都必须在严格的质控措施下进行。采集样品的代表性与选用分析方法同等重要，必须给予足够的重视。根据监测目的和现场具体情况确定监测项目、采样容器、设备、方法、方案、采样点的布置和采样量。采样量除保证分析测定用量外，应留有足够的余量，以备复查。采样器使用前必须符合国家技术标准的规定，使用前须经检验，保证采样器和样品容器的清洁，采集的样品要分类保存，防止交叉污染。

2. 采样记录　一般包括采样地点、日期、品名、批号、采样条件、数量、检验项目、采样人。无采样记录的样品不予检验。

3. 包装标识　样品应妥善包装，明显标记后运送实验室，防止污染、混淆和损坏。短半衰期核素检验项目应尽快送检。

4. 样品的运输　运输前，认真填写送样单，并附上采样现场记录，对照送样单和样品卡认真清点样品，检查样品包装是否符合要求。运输中的样品要有专人负责，以防发生破损和洒漏，发现问题及时采取措施，确保安全送至实验室。

5. 食品原始样品　食品原始样品应在有代表性的多个采样点或样品部分中等量采集、混合均匀而成。在已知不同批号、产地的食品混存场所，应对各批、各地样品按要求分别采样或混合而成原始样品。

车、舱、库装食品可将整个食品分成多层采样。每层取四角及中心部位样品混合，然后再把各层样品混匀成原始样品。

如待检食品是大包装的食品，可从随机选定的某些包装件中不同部位采取；对于小包装食品，可采集若干代表性的小包装内全量食品，混合成原始样品。

对市售食品按随机取样原则在市场上采购、混合而成。采样时应有足够的采样点。

固定监测区（点）的食品应在该地区内选定合适的采样地点，按五点法（四角和中心）采样，混合成原始样品。

样品采集后，应及时处理，注意防腐。牛、羊奶样品采集后，立即加适量甲醛，防止变质。

6.食品分析样品　分析样品应在原始样品中用等分法采取，其总需要量可以根据有关测定方法实际分析用量的 2~3 倍量采集。每次样品检验实际用量可参照所用检验方法要求样品或样品灰用量和该种食品的灰样比确定，见表 29-13-4。

7.水样　在自来水管末端或水井或其他水源设饮用水监测采样点。自来水水样取自来水管末端水，井水水样采自饮用水井，泉水水样采自出水量大的泉水。用自动采水器或塑料桶采集水样，但分析氚的样品不可用塑料桶采集。凡用泵或直接从干管采集水样时，必须先排尽管内的积水，方可采集水样。采样前洗净采样设备，采样时用样水洗涤三次后采集。水样采集后一般用浓硝酸酸化到 pH 值为 1~2。监测氚、^{14}C 或 ^{131}I 的水样不酸化，监测铯的水样用盐酸酸化，当水中含泥沙量较高时，待 24 小时后取上清液再酸化。应尽快分析测定。水样保存期一般不得超过 2 个月。

（二）样品处理

1.食品样品预处理　样品预处理包括：采取可食部分，对用干样分析的样品应进行干燥，对用灰样分析的样品应进行干燥、炭化和灰化。选用方法要严格防止待测核素的损失和污染。

（1）可食部分的采取：按我国大多数居民食用习惯采取样品可食部分作为分析样品，见表 29-13-4。需水洗涤的样品，洗后用干净干布擦去表面水，或晾至表面水刚除尽立即称量，其质量即为鲜样质量。对 ^3H、^{210}Po 和 ^{131}I 的放射化学测定法应直接采用鲜样分析。

（2）样品干燥：食品鲜样切小后在 105℃烤箱内烘干后称量，求出干鲜比后密封在塑料袋内供分析用。^{210}Po 也可采用干样进行分析。

（3）样品炭化：食品的鲜样或干样可在电炉上炭化（牛奶需先在搅拌下蒸干，注意防止沸溢）。炭化时不时翻动或搅拌，但应防止着明火，以免细灰粒被气流带出，脂肪多的食品应加盖并留适当缝隙炭化或皂化（每 50 g 油用 2 g 无水碳酸钠）后炭化，直到无烟为止。

（4）灰化：将炭化后样品先在高温炉中 200~250℃温度下灰化数小时后，再按照待检验核素所要求的温度下灰化 12~24 小时，直到灰分呈白色或灰白色疏松颗粒或粉末状为止，必要时可延长灰化时间。高温炉温度需用石英温度计或高温计校验合格的自动温度控制器控制，严格防止高温炉内温度过高，以致造成待测放射性核素损失或样品烧结。大米等难灰化的食品，为加快灰化速度，可在灰化最后阶段取出冷却后加入适量硝酸、过氧化氢或亚硝酸钠等助灰化剂，电炉上蒸干后继续在高温炉中灰化。应注意助灰化剂试剂空白对测定结果的影响，必要时需进行校正，预处理过程中所用容器应保证洁净，防止容器和外界待测核素污染样品。

食品样灰化温度，铯、钌、钚不超过 450℃，锶、镭、天然铀、天然钍不超过 550℃。

灰化后食品灰应放在干燥器内冷却后称灰重，计算出灰样比。将食品灰研细，通过 80 目筛，110℃烘干后放入干燥器或磨口瓶内备用。

（5）特殊要求：^3H 和 ^{131}I 分析测定中预处理的特殊要求将在有关方法中专门说明。

2.水样的预处理　对要求分析澄清的水样应通过过滤或静置使悬浮物下沉后，取上清液。

河水、井水等淡水样品的制备可使用蒸发浓缩、离子交换、沉淀分离等方法。推荐简便而又准确的蒸发浓缩法。

将所采样品转移至蒸发容器（如瓷蒸发皿或烧杯）中。使用电炉或沙浴加热蒸发容器，在 70℃下蒸发，避免碘等易挥发元素在蒸发过程中的损失。当液体量减少一半时，加入剩余样品，继续浓缩但注意留出少量样品洗涤所用容器。液体量很少时，将其转移至小瓷蒸发皿中浓缩。使用过的容器用少量蒸馏水或部分样品洗涤，并加入浓缩液中。遇到器壁上有悬浮物等吸附时，用淀帚仔细擦洗，洗涤合并入浓缩液。将浓缩后的液体转移至测量容器，用前述方法洗涤使用过的容器。转移至测量容

表 29-13-4 食品平均灰样比参考值及可食部分要求

样品种类		平均灰样比 g/kg 或 g/L	可食部分要求
粮食类	大米	5.7	除去沙粒、灰土等杂物
	面粉	10	
	小麦	17	
	玉米	12	
	高粱米	9.6	
	小米	14	
	青稞	18	
薯类	红薯	7.8	用水刷洗去泥沙，去除腐烂部分
	土豆	8.3	
	木薯	12	
蔬菜类	青菜	12	除去不可食之根、叶、把及腐烂部分，水洗去泥沙
	白菜	7.1	
	菠菜	16	
	萝卜	8.7	
	茄子	5.3	
水果类	苹果	3.4	水洗、去核
	香蕉	8.0	去皮
	核桃	9.2	去壳
肉类	猪肉	5.6	肥瘦中等、去骨，水洗
	羊肉	9.3	
	牛肉	9.3	
水产	淡水鱼	12	取鱼肉，水洗
	海鱼	13	
	淡水虾	10	取虾仁，水洗
	对虾	12	
奶类	鲜牛奶	7.2	市售或原奶

器后，如有继续浓缩的必要，可用红外灯加热，蒸发浓缩至 20 ml。在有悬浮物或析出物的情况下，沉淀后分离出水相和固相，这时要一直浓缩到水相几乎消失。塑料测量容器遇强热有时会变形，所以要注意灯和样品的距离不要太近。冷却后盖上测量容器盖，注意密封（必要时使用黏合剂），即可用于测量。

3.样品处理　样品处理的目的是浓集对象核素、去除干扰核素、将样品的物理形态转换成易于进行放射性检测的形态。

（1）衰变法：样品放置一段时间，待寿命短的干扰放射性核素衰变后，再对样品进行放射性测量。在测定大气中放射性气溶胶的总 α、β 放射性时常用这种方法，在用过滤法采样后，放置 4～5 小时，以使短寿命的氡、钍子体衰变殆尽。

（2）共沉淀法：加入共沉淀剂使待测核素得以沉淀析出。此法具有简便、实验条件易满足等优点，在某些情况下还能直接提供固态样品源，所以在微量放射性核素的分析中也是一种常用的分离浓集手段。用一般化学沉淀法分离样品中的微量放射性核素时，有时达不到溶度积，因而不能达到分离要求。为此，可加入毫克数量级稳定载体。

（3）灰化法：固态样品或蒸干的水样，可放入瓷坩埚内，置于 500 ℃ 马福炉中灰化一定时间，冷却后称量灰重，并转入测量盘中，均匀铺样后检测其放射性。

（4）电化学法：通过电解的方法将放射性核素（如 Ag、Pb、Bi 等）沉积在阴极，或以氧化物（如 Pb、Co）的形式沉积在阳极上。该法的优点是分离纯度高。沉积在惰性金属片（或丝）电极上的沉积物可直接（或做成样品源）进行放射性测量。

（5）其他方法：其他预处理方法与非放射性物质相近。

（三）样品测量分析

1.γ谱分析方法　一般采用安装在铅屏蔽室中的碘化钠或高纯锗 γ 谱仪等测量设备。γ 谱分析方法可对样品进行直接测量，无须经过化学分离富集。对于样品中的放射性核素，既可做定性识别，又可做定量测定。定量测定时，测量设备的探测效率需经过刻度，并溯源到国家标准。

测量容器和测量几何应该与所测样品的基质类型相适应。液体样品常使用马林杯以提高探测效率。固体样品一般使用圆柱形测量盒。要保证测量盒的密封性能，并防止表面沾染，避免样品泄漏沾染测量设备。被测样品与标准样品的测量几何应保持一致。当两者密度和元素组成差异对结果有显著影响时，应进行自吸收校正。当样品与探测器距离小，和峰效应不可忽略时，应进行和峰效应校正。对于具有级联γ射线的核素，一般不要采用反符合测量装置，除非所测能量线不是级联的。当测量衰变子体以决定母体放射性活度时，应确定两者活度之间的平衡关系，避免引入大的测量误差。当存在能量相同或相近的干扰核素时，要注意采用适当方法消除干扰。要通过实验确定设备和方法的探测限，当探测限不能满足要求时，可采取提高探测效率、降低本底和延长测量时间等措施加以改善。大型实验室的探测限通常至少应达到通用行动水平的10%到1%。

2.放射化学分析方法　一般使用α、β计数器、α谱仪、液体闪烁谱仪或同位素质谱仪等测量设备。使用标准放射源或标准放射性物质刻度设备，并溯源到国家标准。

不同元素采用不同的化学流程。常使用放射性核素或稳定同位素示踪法确定放射化学流程的回收率。无法采用示踪方法时，要严格控制实验条件，保证回收率的一致性和稳定性。

3.分析方法选定　应根据所分析样品的基质，所含放射性核素的种类、衰变类型、化合物类别等物理和化学性质确定分析方法。

在选定测量分析方法时，凡有国家标准的，一律使用国家标准。没有国标的优先选用行业标准，选用其他方法，如国际标准、权威出版物公开发表的方法、实验室自建方法等，须做方法验证和对比实验，以证明该方法的主要技术参数、方法检出活度、精密度、准确度、干扰影响等满足要求，并经主管部门批准。

（四）水样总α、总β放射性活度测定

水中常见辐射α粒子的核素有镭、氡及其衰变产物等。一般情况下，水样总α放射性浓度是0.1 Bq/L，超过此值，即应进行总α放射性活度的测量。

取一定量水样过滤，滤液加硫酸酸化，蒸干，在低于350 ℃温度下灰化。灰分移入测量盘中，铺匀成薄层，用α探测器测量。

饮用水α放射性活度检测有3种方法。一是用电镀源测定测量仪器的计数效率，再用实验测定有效厚度的厚样法。二是通过待测样品源与含有已知量标准放射性物质的标准源在相同条件下制样测量的比较测量法。三是用已知比活度的标准物质粉末制备不同质量厚度的标准源系列，通过测量得到质量厚度-计数效率关系，再用插值法得到待测源效率的标准曲线法。三种方法可根据实验室条件任选其一。

水中的β射线常来自钾、锶、碘等核素的衰变，一般认为安全水平为1 Bq/L。水样总β放射性活度测量步骤基本与测量总α放射性活度相同，但检测器用低本底的β探测器，且以含^{40}K的化合物作为标准源。

将水样酸化，蒸发浓缩，转化为硫酸盐，蒸发至硫酸冒烟完毕，然后于350 ℃灼烧。残渣转移到样品盘中制成样品源，在低本底β计数器上测量。

用已知β比活度的标准物质粉末，制备成不同质量厚度的标准源系列，测量给出计数效率与质量厚度关系曲线，用插值法得到待测源效率，计算样品源β放射性活度，再根据体积灰分比计算水样比活度。

（五）^{131}I的分析方法

^{131}I是裂变产物之一，它的裂变产额较高，半衰期仅8天，可作为反应堆中核燃料元件包壳是否保持完整状态的环境监测指标，也可以作为核爆炸后有无新鲜裂变产物的信号。

对裂变后6天新鲜^{131}I测定最好应用γ能谱法，否则应进行衰变测量，以排除短寿命碘放射性同位素干扰。放射化学测定法和γ能谱法测定限分别为6.4×10^{-3} Bq/kg和3.9 Bq/kg。

食品鲜样在碳酸钾溶液浸泡后炭化、灰化，水浸取液用四氯化碳萃取分离、碘化银形式制源，以低本底β测量仪测量^{131}I的β放射性浓度。

蔬菜、粮食、肉类等固体食品按饮食习惯采取样品中的可食部分，洗涤、晾干、切碎，称取200 g于300 ml蒸发皿中，加入1 ml碘载体溶液和10 ml 2.5 mol/L碳酸钾溶液，加入少量水并充分地拌匀，放置0.5小时后，在干燥箱内烤干，置于电炉上炭化至无烟。加1 g亚硝酸钠，拌匀后在高温炉450~500℃灰化至白色。灰化温度不大于500℃，过高会导致碘挥发损失。

将灰化好的样品灰用水加热浸取，过滤入250 ml分液漏斗中，并多次用水洗蒸发皿，洗液过滤，总体积控制在60 ml左右，弃去残渣。分液漏斗加入

30 ml 四氯化碳、2 ml 次氯酸钠溶液,振摇 2 分钟,然后加入 6 ml 1 mol/L 盐酸羟胺溶液,振摇 2 分钟。加入 0.5 g 亚硝酸钠,振摇溶解后逐滴加入硝酸至反应完全,同时不断振摇,萃取至有机相紫色不再加深(注意放气),静置分层后将有机相移入另一分液漏斗。碘在酸性介质中易挥发损失,在加入硝酸后应立即加盖振摇萃取。加 15 ml 四氯化碳入盛水相分液漏斗,再萃一次,合并有机相,弃去水相。有机相用 30 ml 水洗一次,振摇 2 分钟后弃去水相。向盛有四氯化碳的分液漏斗中加入 20 ml 水和数滴 0.1 mol/L 亚硫酸氢钠溶液,振摇至有机相无色,静置分层,将有机相转入另一分液漏斗,水相放入 100 ml 烧杯,有机相再用 5 ml 水水洗一次,振摇后弃去四氯化碳(或回收),合并水相。向烧杯内加入 3 滴铁载体溶液($10 mg Fe^{3+}/ml$,用 2 mol/L 氢氧化钠溶液调至碱性,加热,趁热过滤溶液于 100 ml 烧杯中,用少量弱碱性水洗沉淀,弃去沉淀。若无明显稀土元素污染,此步可略。加热煮沸清液,冷却,加入 2 mol/L 硝酸 5 ml 后立即搅拌加入 1%硝酸银溶液 3 ml,加热凝聚沉淀。冷却后将沉淀用可拆卸漏斗抽滤在已恒量的滤纸上,用 1%硝酸溶液洗沉淀数次,无水乙醇洗涤后,110℃烘干。将制得的样品源和监督源在低本底 β 测量仪上测量放射性。样品称至恒量。

(六)氚的分析方法

氚通常以元素的形态存在,例如 HT、DT 或 T_2,或以氧化物的形态存在,例如 HTO、DTO 或 T_2O。在化学性质上因氚水与普通的水完全相同,所以极易被人体吸收;而气态氚则可通过肺排出体外。因而就生物学上的危害而言,氚的氧化物更具危险性。

1.水中氚分析　向含氚水样中依次加高锰酸钾,进行常压蒸馏、碱式电解浓缩、二氧化碳中和、真空冷凝蒸馏。然后将一定量的蒸馏液与一定量的闪烁液混合,用低本底液体闪烁谱仪测量样品的活性。

取 300 ml 水样,放入蒸馏瓶中,然后向蒸馏瓶中加入 1g 高锰酸钾。盖好磨口玻璃塞子,并装好蛇形冷凝管。加热蒸馏,将开始蒸出的几毫升蒸馏液弃去,然后将蒸馏液收集于磨口塞玻璃瓶中保存。调节电解槽阳极位置,使电解后剩下的溶液体积为 8 ml。将 250 ml 蒸馏液放入电解槽中,并加入 2.5 g 氢氧化钠。将电解槽放入冷却水箱,通自来水冷却。然后连接线路,接通电源,并使起始电解电流为 40~50 A,进行电解。电解结束后,向电解槽缓慢地通入二氧化碳 20 分钟。把称重过的收集瓶放入液氮中冷却 5 分钟,将其与放在井形电炉中的电解槽连接。然后打开收集瓶上的阀门,抽真空,并同时对电解槽加热,温度控制在 100℃以内。冷凝蒸馏 30 分钟再次称重收集瓶,确定其蒸馏液净重。取 6 ml 蒸馏液和 14 ml 闪烁液,放入 20 ml 聚乙烯样品瓶中,摇荡混合均匀后密封保存。把制备好的试样放入低本底液体闪烁谱仪的样品室中,避光 12 小时。测量样品并计算水样氚浓度。

本方法的探测下限为 0.5 Bq/L。

2.食品中氚分析　鲜样经燃烧—氧化,使游离水和有机物中氢全部转化成水。收集的水纯化后以电解法浓集氚,用液体闪烁计数器测量氚的放射性。

称取 1 kg 洗净、晾干的食品鲜样,装入燃烧室内,将燃烧-氧化装置连接好。先通氧气,流速控制在 0.5~0.7 L/min,赶尽装置内空气。然后接通 2 个高温炉电源。使氧化室的温度升至 700℃,再加热燃烧室,当温度升至 100℃时,就有水分流入接收瓶。保持这个温度,直到水分流出速度变慢时再缓慢升温。当温度升到 200~300℃时,升温要尽可能慢,并仔细观察通氧情况。一般燃烧室温度升至 500℃以上就无馏分流出。控制在 600℃,继续燃烧一段时间,使食品样品完全氧化,然后切断电源,停止加热和通气。燃烧室中产生的气体经氧化室时被氧化,水蒸气通过冷凝管收集于接收瓶。

测量过所收集的水量总体积后转入 500 ml 蒸馏瓶,加入 20~30 g 过硫酸钾,氧化回流约 2 小时,若溶液仍带色,可再加 10 g 左右过硫酸外后回流 2 小时。重复氧化回流操作直至完全褪色。将蒸馏瓶接入蒸馏装置蒸馏,所得的水密封在磨口烧瓶内。

在电解槽内进行电解。记录电解前纯化过的水样体积并配成 1%过氧化钠溶液作为电解液。电解前镍电极应事先浸泡在热稀磷酸溶液中数分钟,取出后用水冲洗烘干,然后装入电解槽。电解时电流密度为 65 mA/cm^2,用自来水冷却。每次电解样品水的同时,在电解槽的对称位置 10 倍左右结束,记录电解后体积。电解完毕后,直接蒸馏样品三次,把浓集了氚的水从电解液中分离出来。

准确吸取浓集后水样 2 ml 于聚四氟乙烯测量瓶内,与 8 ml 闪烁液混匀,放入液体闪烁计数器的样品室内避光数小时(一般是当天制的样品放入样品室,于第二天测量)。按样品、本底、样品的顺序在相同条件下进行放射性测量。计算样品氚浓度。

（七）钚的分析方法

钚和多数金属一样具银灰色外表，又与镍特别相似，但它在氧化后会迅速转为暗灰色（有时呈黄色或橄榄绿）。钚在室温下以 α 型存在，是元素最普遍的结构形态（同素异形体），质地如铸铁般坚而脆，但与其他金属制成合金后又变得柔软而富延展性。钚有 20 种放射性同位素，但在自然界中只找到 2 种钚同位素，已知钚的同位素中寿命最长的是 ^{244}Pu，半衰期是 8.26×10^{7} 年，它具有足够长的半衰期，可能是地球上原始存在的。另一种是从含铀矿物中找到的 ^{239}Pu，是 ^{238}U 吸收自然界里的中子而形成的。其他钚同位素都是通过人工核反应合成的。其中寿命最长的有 ^{244}Pu（半衰期为 8 080 万年）、^{242}Pu（半衰期为 373 300 年）及 ^{239}Pu（半衰期为 24 110 年）。其余的放射性同位素半衰期都低于 7 000 年。钚也有 8 种亚稳态，但状态并不稳定、半衰期都不超过 1 秒。钚的同位素的质量数范围从 228 到 247 不等。其中质量数低于 ^{244}Pu（最稳定的同位素）的同位素，主要的衰变方式是自发裂变和 α 衰变，衰变产物通常生成铀（92 个质子）和镎（93 个质子）的同位素。^{239}Pu 辐射类型是 α 衰变，半衰期为 24 119 年，发射出的一种 α 粒子能量为 5.157 MeV。质量数大于 ^{244}Pu 的同位素则以 β 衰变为主要衰变方式，衰变产物多为镅（95 个质子）。^{241}Pu 是镎衰变系的母同位素，透过 β 粒子或电子放射衰变成 ^{241}Am。钚的放射化学分析方法主要有离子交换法、萃取色层法和 α 放射性测量法。

1.离子交换法　硝酸和过氧化氢浸取食品灰，在 7~8mol/L 硝酸介质中，以 $[Pu(NO_3)_6]^{2-}$ 形式定量吸附在阴离子交换树脂上，用不同浓度盐酸和硝酸溶液淋洗，除去常见 α 辐射体及常见阳离子杂质后，用 0.36 mol/L 盐酸和 0.01 mol/L 氢氟酸混合液解吸，电沉积法制源，在低本底 α 谱仪上测量 ^{239}Pu 浓度。

2.萃取色层法　样品灰用王水浸取，在 8 mol/L 硝酸介质中，钚以 $[Pu(NO_3)_6]^{2-}$ 形式定量吸附于 N235-聚三氟氯乙烯色层柱。经洗涤除去杂质后，用 0.4 mol/L 草酸和 2 mol/L 硝酸混合液洗脱钚，电沉积法制源，在低本底 α 谱仪上测量 ^{239}Pu 和 ^{240}Pu 总浓度。

3. α 放射性测量法　同离子交换法或萃取色层法，只是在电沉积法制源后，在低本底 α 计数器上测量钚的 α 放射性强度，所以会有 ^{238}Pu 的干扰。

（八）锶的分析方法

锶是碱土金属中丰度最小的元素。主要的矿物有天青石和碳酸锶矿，可由电解熔融的氯化锶而制，用于制造合金、光电管，以及分析化学、烟火等。钡、锶、钙和镁同是碱土金属，也是地壳中含量较多的元素。

^{90}Sr 是纯 β 衰变核素，半衰期为 28 年。水、食品中的放射性 ^{90}Sr 的监测方法均为放射化学分析方法，包括发烟硝酸沉淀法、（2-乙基己基）磷酸酯萃取色层法、离子交换法。探测限为 1.6×10^{-2} Bq/g 灰。

1.发烟硝酸沉淀法　王水浸取食品灰，发烟硝酸沉淀法分离锶，经硝酸洗涤、铬酸钡和氢氧化铁沉淀纯化后，放置 14 天，用低本底 β 测量仪测量 ^{90}Y 的放射性，从而计算 ^{90}Sr 的放射性浓度。

2.二-（2-乙基己基）磷酸酯萃取色层法　硝酸浸取食品灰，二-（2-乙基己基）磷酸（简称 HDEHP）萃取分离钇和其他稀土杂质。水相 14 天后用 HDEHP 再萃取生成的，以钇后进行草酸钇沉淀。用低本底 β 测量仪测量 ^{90}Y 的放射性，再计算 ^{90}Sr 的放射性浓度。在肯定食品灰 ^{90}Sr 已达到平衡以及没有 ^{90}Y 污染时，可直接用第一次萃取出的 ^{90}Y 经 6 mol/L 硝酸反萃取并经进一步纯化后，同样制样测量 ^{90}Y 的放射性，以快速测定 ^{90}Sr 的放射性浓度。

3.离子交换法　硝酸浸取食品灰，利用乙二胺四乙酸和柠檬酸与钙、锶、钡络合能力的差别，在阳离子交换树脂柱上相互分离，在含锶的乙二胺四乙酸流出液中，用铜置换法使锶以碳酸盐的形式沉淀，再经氢氧化铁去污后放置 14 天。用低本底 β 测量仪测量 ^{90}Y 的放射性，计算 ^{90}Sr 的放射性浓度。

（九）铯的分析方法

铯英文名 Cesium，元素符号 Cs，元素名来源于拉丁文，原意是"天蓝"。铯原子序数为 55，原子量为 132.905 43。铯金属色白质软，熔点低，在空气中容易氧化，是一种带银金色的碱金属，是制造真空件器、光电管等的重要材料，化学上用作催化剂。自然界中铯盐存在于矿物中，也有少量氯化铯存在于光卤石，由氯化铯用钙还原制取。铯色白质软，熔点低，28.44 °C 时即会熔化。铯的化学性质极为活泼，在潮湿空气中容易自燃，在空气中容易氧化。铯和水的反应是爆炸性的，反应生成氢气和氢氧化铯。铯可以在氯气中自燃，生成氯化铯。铯与水的反应都很剧烈。碘化铯与三碘化铋反应能生成难溶的亮红色复盐，此反应用来定性和定量测定铯。铯的火焰成紫红色，可用来检验铯。

铯的典型放射性同位素包括 ^{134}Cs 和 ^{137}Cs，两者均为裂变产物，半衰期分别为 2 年和 30 年，衰变类型为 β 衰变，发射 γ 射线。水、食品中的放射性铯的监测方法有放化法和 γ 谱分析法。放化法探测限为 1.3×10^{-2} Bq/g 灰，γ 谱分析法探测限为 3.7 Bq/kg 样。

1. 磷钼酸铵法　王水浸取食品灰，经磷钼酸铵吸附分离，在柠檬酸掩蔽下以碘铋酸盐沉淀纯化铯后，低本底 β 射线测量仪测量放射性。该法测定放射性铯总量。

2. 亚铁氰化钴钾法　王水或浓硝酸浸取食品灰，亚铁氰化钴钾吸附，碘铋酸钠沉淀铯后，用低本底 β 测量仪测量放射性。该法可用于测定放射性铯总量。

3. γ 能谱测定法　食品鲜样直接或经前处理后装入一定形状和体积的样品盒内，在 γ 能谱仪上测量铯的 γ 射线特征峰强度以测定放射性浓度。该法可识别 ^{134}Cs 和 ^{137}Cs 等并分别给出所占份额。

（十）水和食品的 γ 能谱分析

γ 能谱分析方法适用于 ^{131}I、^{134}Cs、^{137}Cs 等裂变产物，^{60}Co 等活化产物以及 ^{241}Am 等超铀元素，其特点是样品制备相对简单快速，能鉴别放射性核素，排除干扰，但检测灵敏度低于放化法。

水样直接或经蒸发浓缩、食品鲜样直接或经前处理后，装入一定形状和体积的样品盒内。

粮食类样品，取 500 g 样品均匀地铺在搪瓷盘内，在烘箱中 70℃ 左右烘约 5 小时，称量，求出干鲜比。颗粒状粮食干燥后直接放入样品盒内夯实；对细粉状粮食用压样器压实。记录待测样品的干重、高度，计算出表观密度。

蔬菜类样品，取 3 kg 左右样品，除去不可食部分，洗净，擦去或晾干表面水珠。切碎后称鲜重。铺放在搪瓷盘中在烘箱中 70℃ 左右烘至烘至近干而发软，称量，求出干鲜比。取一定量干样，放入不锈钢模具内，用油压机上或手工压样器压缩成形。将压好的样品迅速放入样品盒；上面加不同厚度有机玻璃压板填满、密封。记录干样质量、高度，计算表观密度。

肉类样品，取 500 g 可食部分搅成肉末。放在搪瓷盘中在烘箱 70℃ 左右烘 5 小时，称量，求出干鲜比。取一定量干样放入样品盒，手工压实。记录样品干重、高度，计算表观密度。

奶类样品，取 500 ml 奶，如 20 ml 1.5 mol/L 氢氧化钠溶液，混匀后蒸发浓缩至 170 ml 以下，装入样品盒，求出浓缩系数。记录样品质量、高度，计算表观密度。

将待测样品的盒放到探测器端帽上或支架上，位置应与效率刻度时相同。在已进行能量和效率刻度的 γ 能谱仪上测量 γ 射线特征峰强度，以计算 γ 放射性核素放射性浓度。

（十一）质量控制

进行水和食品放射性检验的实验室应采取质量控制的措施。实验室应建立并严格执行各项规章制度，应设有操作开放型放射性物质的基本设施和辐射防护的基本设备。在进行水和食品放射性物质检验前，工作人员应熟悉检验方法原理、分析程序及注意事项，并具备相应的分析操作基本技能，应尽可能防止和减少非系统误差。实验室应定期进行标准参考物质的分析，以检验系统误差，当发现较大系统误差时必须及时查找产生原因并采取纠正的措施，每天至少用所用测量仪器测量标准源一次，以校验测量仪器是否处于正常状态及测量效率波动情况。

放化分析质量控制通过质量控制样品实施，质量控制样品一般包括平行样、加标样和空白样。质量控制样品的组成应尽量与所测量分析的样品相同，其组分的浓度尽量与样品相近，其待测组分浓度应波动不大。一次平行测定至少两个空白实验值。有质量控制样并绘有质控图的项目，根据分析方法和测定仪器的精度、样品的具体情况以及分析人员的水平，随机抽取一定数量的样品进行平行双样测定。当同批样品数量较少时，应适当增加双样测定率。无质量控制样和质量控制图的监测项目，应对全部样品进行平行双样测定。根据分析方法、测定仪器、样品情况和操作水平，随机抽取一定数量的样品进行加标回收率测定。在分析测量样品时，还可由质控人员在待测样品中加上分析测量人员不知道的已知含量的样品，称为"盲样"，与待测样品同步分析。质控人员根据报出的测量结果与加入的已知量比较，根据符合程度估计该批样品分析结果的准确度。

第四节 监测结果的评价和水、食品干预

在对水、食品放射性监测结果进行评价，并将其应用于核与辐射事故（件）应急时，应考虑干预的正当性、最优化原则以及不同于适用于实践的剂量限制考虑。只有根据对健康保护和社会、经济等因素的综合考虑，预计干预利大于弊时，干预才是正当的。需要时，应在应急计划中规定用于停止和替代特定食品与饮水供应的行动水平。

一、水、食品放射性监测结果剂量评价

公众摄入饮食中放射性核素所致的剂量可通过饮水、食品中放射性核素浓度、日平均消耗量和剂量转换系数算出。

（1）某年龄组人群在某时间段内饮食所致的待积有效剂量，等于该年龄组人群某种饮食某时刻日均消耗量、该种饮食中某种放射性核素某时刻平均浓度、该核素的食入剂量转换系数的乘积，在某时间段内的积分，并对所有放射性核素、所有饮食品种求和。

这里假定饮食时间段远小于年龄组人群之间的年龄差异。根据约定剂量的定义，剂量转换系数随年龄增大而减小。所考虑的年龄组人群年龄分别为 3 个月、1 岁的婴幼儿，5 岁、10 岁和 15 岁的儿童、少年，以及成年人。在电离辐射防护和辐射源安全基本标准中，年龄段划分为 ≤1 岁，1～2 岁，2～7 岁，7～12 岁，12～17 岁，≥17 岁。

（2）对公众食入放射性核素的剂量评价既可利用饮水、食品中放射性核素浓度的测量结果，也可以利用某些个体的内照射剂量监测的结果来进行。

对水和食品的放射性监测方便易行，但是评价所得到的公众成员的剂量只是粗略的估计，而且常常高估。为了得到比较可靠的公众食入剂量，有必要对有代表性的某些个体，采用直接或间接方法，检测其体内放射性核素负荷量。但仅当吸入体内的放射性核素的量很小或可以忽略时，这种检测才是可行的。检测方法包括全身、肺及甲状腺计数等直接方法，以及粪、尿、体液、毛发样品分析等间接方法。

二、干预水平和行动水平

为控制食品放射性污染而采取的干预措施，虽然应该及时地进行，但通常并不认为是紧急的。事故后计划进行适当的食品控制时，必须考虑降低食品放射性污染水平的多种方案。为了降低或预防放射性污染，可以在食品生产和分配的不同阶段进行控制。处理措施可以直接施于植物或土地，这样将会大量减少放射性核素吸收到农作物和动物饲料中。替换干净的动物饲料以及对动物采用特殊的处理方法，可以减少放射性核素转移到随后的产品中。许多食品在出售以前进行适当的处理可以大大降低其污染水平。另外，也可以将食品从销售中全部撤回。

以前，干预水平是在国家主管部门在考虑了有关采用其他破坏性较小的防护行动、替代性供应品的可能性等自身情况之后，基于只对最后形式的食品进行干预的基础上制订的。该方法得到了一系列的干预水平，出于前面已说明的原因，在 1986 年切尔诺贝利事故后这些干预水平导致了普遍混淆，并在某些情况下在公众中引起了关注。此处所采纳的方法已制订了单套的通用水平，而且已考虑到了为降低食品污染已获得的农业防护措施的正当性和最优化过程。国际电离辐射防护和辐射源安全的基本安全标准区分了"干预水平"与"行动水平"，前者是因具体的防护行动而异的可避免剂量或可避免浓度表示的，而后者是凡高于它们就应采取某种行动的剂量水平或浓度水平。根据这一定义，这里表示的食品通用水平是行动水平。通常，食品还应该服从于依法建立的国家食品控制机构的管理，该机构在主管部门的领导之下，由国家食品或公共卫生法规授权，旨在保护公众免食不安全食品、保证食品质量并防止伪劣行为。因此，通用干预水平的最终选择，必须适当考虑保护消费者利益的国家食品与公众卫生法和其他有关的一贯性要求，同时建立和维护公众信任。

（1）专门用于撤出和替换食品的干预水平可以根据正当性和最优化的原则制订。凡容易获得替代食品供应的地方，干预的正当性要求容易得到满足。选择这些干预水平时的主要输入量是可避免的集体剂量、社会对该食品的交换价值以及在行动之后可能剩余的个人剂量的分布。

（2）在食品干预方面，要推荐可用于不同地区、不同事故情景的防护行动是困难的，但是，的确有一些被认为通用可行的农业对策，例如将动物转移到有贮存饲料的地方。采用这种对策的有利因素和不利因素也已加以考虑，而且已对优化的行动水平范围做了估计。这些水平的数值似乎总是低于单独以撤出和替换食品为基础制订的水平值，如果由于某些特殊情况而使这些水平不是较低，那么无论如何该农业对策就不会是正当的。

（3）由这些计算所得到的值的范围是仅基于对放射防护的考虑，但只有在假定很容易得到替代性食品供应的情况下这些值才是合适的。如果大量食品受到禁用就可能造成食品短缺，那么，应当根据这些值所相应提供的对放射危害的防护与造成的其他危害（例如，这种情况造成的营养不足）之间进行权衡来对这些值重新进行审查。这样需要在同时考虑到放射性污染和营养影响的情况下来对行动水平进行进一步的正当性和最优化的分析。在这种情况下，在以某些个人得到防护，以免受到可能产生严重确定性效应的剂量的条件下，关于控制食品的决策主要考虑的是人群的营养需求。行动水平的选择会影响到这一点，并且将总会得出比这里给出的通用水平更高（或许要高得多）的水平。这些情况必须一例一例地处理；必须强调，采用较高的行动水平禁用食品的决策，必须不排除对可降低食品中污染水平的其他保护性农业措施的考虑禁用。

（4）所推荐的食品通用行动水平列于表29-13-3，除非存在更充分的理由，否则均应采用表列数值。这样做的优点在于，由于采用公认的国际标准，对主管部门的信任和依赖得到了维护。

三、食品干预对策

（一）个人剂量

一次事故之后，食品中的污染水平将因许多因素而显著不同，例如食品的种类、沉积的模式、放射性核素的物理和生物半衰期、土壤类型和农业实践等。采用某些防护措施之后，构成人类食谱的食品中的污染分布可以处在从零到禁用食品的行动水平之间。此外，普通的食品制备，包括清洗和烹调，可以显著地降低食品中的放射性核素浓度。食品中的平均放射性污染水平通常要比行动水平低得多，因此个人所受到的实际剂量与在所有食品均污染到行动水平的假定基础上估算得出的剂量相比要低得多。这一点在切尔诺贝利事故以后，在许多国家得到了证实，直接全身测量已经一致表明其剂量比用模式预测的剂量要低。在居民组完全依赖于单一食品来源的地方，前面的讨论可能就不再成立了。这种情况下，如果替代食品供应不足，那么在到底是满足人们的营养需求还是力图保持低剂量之间需要进行仔细权衡。

（二）辐射敏感人员的防护

防护的最优化必然要求在居民中不同组别的竞争性要求之间进行权衡。为了保护饮食习惯与众不同的个别人而制订过于严格的行动水平是不合理的。例如，当考虑由行动水平所相应的最大个人剂量时，考虑正常范围的饮食习惯通常比较合适。如果对具有不同饮食习惯的个别人需要提供额外防护的话，那么通常更合适的做法是劝告这些人调整他们的习惯而不是引入显著低得多的禁用食品的行动水平。可是不应该在没有考虑对放射性更敏感的居民亚组（例如儿童和婴儿）会受到可合理预计的剂量的情况下来建立行动水平。行动水平应该始终适当地考虑到这些年龄组。

（三）干预标准的制订

（1）很清楚，在采用为各种放射性核素、各种食品和各种事故类型制订各自的行动水平这种理论上正确的做法，还是要求一个能直截了当应用的包括所有食品和放射性核素种类的某一体系，这两者之间需要做出平衡。种类的数目应保持到最少，使之能与所避免剂量和费用有关的固有不确定因素相匹配。另外，最好确定出能在任何事故之后都能通用的关于食品和核素种类的数目。

（2）任何干预标准应该易于执行。对于食品，就意味着这些标准应该用可直接测量的量（即以Bq/kg为单位）表示。间接与准则相关的可测量的量，例如地面上、饲料中或其他食品中的浓度，尽管它们本身通常不会用作行动水平，但在某些情况下也可能是有用的。

（四）引入食品禁用的时间选择

食品限制通常不像撤离和隐蔽那样属于"紧急"对策，因为核素进入食物链要花费时间。例如，当 ^{137}Cs 沉降于牧草约一天之后，牛奶才会被显著污染，而肉中的浓度要在几周之后才积累到峰值。但无论如何，有一些农业对策，如果有效就应该及时执行，例如关闭温室的通风系统以防止放射性烟羽的污染。另外，在应急计划中规定好用于食品的行动水平是基本要求。这里所推荐的通用行动水平，它们作为国际公认的水平加以采用具有相当多的优点。在较长的时期内（比如说任何实际事故以后约1个月）将有时间来对情况进行考虑，并在占有详细资料的基础上做出关于采用显著不同的水平是否合适的有据决策。

（五）食品限制区域的划定

因为对供销售用的每一件产品都进行监测是不实际的，通常应该根据行动水平而把需要对其中的农业生产严加控制的区域加以圈定。这种圈定一般应该通过取样，应用某些统计方法，并结合由行动水平推导地面浓度的模式来进行。基于放射防护原理，应用这些方法所做的任何假定应该是现实的假定。为了保证不会有高于行动水平的污染食品产品供给销售，而采用过于保守的假定会导致产生大量低于这些水平的污染食品受到禁用。如果个别人偶然消费了高于行动水平的农产品，这些个别人的总体危险不会显著增加。但无论如何即使在理论上根据放射防护原理并无必要，但出于社会政治或法律上的原因，也可能决定采用更严格的干预标准。此外，在圈定土地区域时，应该考虑到控制受污染的食品从该地区转移出去的实际可行性。

（六）饮水

（1）要在一般基础上列举保护供水的对策是非常困难的。由于多种因素使这一问题复杂化，在某些地区，水资源很丰富而且可以很容易找到替代的供水；而在另一些地区，水则是一种不容易获取的宝贵商品。此外，作为资源，水具有除了饮用和家庭用以外的很多功用，从水产业和灌溉到适合工业的需要。由于实际原因，此处采用的方法是推荐与牛奶和婴儿食品相同的饮用水通用行动水平。

（2）幸运的是大多数气载放射性释放一般极不可能造成饮用供水的严重污染。接受最高辐射剂量的是那些收集并直接饮用雨水的人，雨水可从飘过的烟羽中把放射性物质冲刷出来。如果雨水中可能出现高于通用水平的污染水平，那么就应该向公众发出关于饮用新鲜雨水是否危险的警告。

（3）如果基于综合各种情况的判断，地表水或地下水供水会出现严重的污染，那么就必须仔细确定提供洁净水源的方案。应该采取获得最大可避免剂量的措施，包括来自像渔业和工业产品等所有途径的可避免剂量。另外，应该计算出避免1人·Sv集体剂量的费用，并与来自食品控制的可避免的单位集体剂量所承担的费用进行比较。如果费用存在显著差异，那么它就不构成资源的最佳利用，而是用显然昂贵得多的方法来避免剂量。

（七）除了食品禁用以外的食品对策

（1）表29-13-3推荐了食品的通用干预水平，并不排除采用更成熟的农业技术措施来进一步降低食品中的污染水平，只要这些措施是正当的。但是引入其他对策的策略应该是优化的，应考虑到措施的代价与效能、它们可能的社会影响以及其他可能的附加效应。

（2）简单而非常有效的去除放射性表面污染的技术包括水果和蔬菜的冲洗、外层叶子的去除以及谷物的脱壳。其他技术包括农业改良措施，例如将普鲁士蓝用于家畜饲料以降低动物产品中的放射性铯，家畜在屠宰前用无污染饲料喂养几星期，在受污染的土地上种植不同的农作物，以及利用替代水源进行灌溉。食品贮存适当长时间可以大大降低短寿命放射性核素的污染。其他食品加工技术，如漂白、脱水以及化学分离（例如奶酪的制作），也可以大大地降低污染。在决策禁用食品之前应考虑先应用这些技术。

（3）在采用这些附加对策时，有必要制订出可促进某种具体措施应用的实用量。实用量可包括牧草中的放射性核素浓度，牧草中的放射性核素会沉积到吃这种草的牛的排泄物中，或者也可以是粪肥中的放射性核素浓度，当高于该实用量时，粪肥就不应该用作肥料。

（4）理论上来讲，在食品出售以前，将污染的食品与不污染的食品掺和也可以降低个人剂量。可是这种做法不会降低集体剂量，而且任何情况下都是非法的。在几乎所有的情况下这都是不能推荐的，因为它将不可避免地会导致公众和国际上对有关国家的进出口食品的安全性和质量失去信任。丧失出口市场的危险后果也将使这项对策在经济上不可取。

四、食品通用行动水平及其应用

（1）在一定前提条件下，可在只考虑放射性的基础上推导行动水平的范围，在这些范围的基础上，选择单独的一套行动水平。可以认为，考虑具体情况以后得出的行动水平与国家制订的通用行动水平相差无几，即与其他不确定因素相比如此之小，因而只有具备特殊理由时，才能认为采用与所推荐值不同的行动水平是正当的。

（2）只对少数几种放射性核素已经明确考虑了提供食品通用行动水平。它们是根据核燃料循环中的设施和其他源，此外还有卫星中使用的核动力和热源的释放特性来选定的。仅对那些在食品中可能造成严重污染问题的核素，即 ^{89}Sr，$^{103/106}$Ru，^{131}I，$^{134/137}$Cs，$^{238/239}$Pu 和 ^{241}Am 作了评价。为了简化和实用，已按它们的放射性危害进行了分类。

（3）表 29-13-3 中间一列的值用于所有一般消费食品。第三列专门用于牛奶和幼儿食品，它们考虑了婴幼儿的敏感性。应该注意，两种情况下的水平都旨在用于直接食用的食品，而并非用于经稀释或冲水后才食用的干燥或浓缩食品。

（4）要求各组核素的通用行动水平相互独立应用，而同一组中的放射性核素浓度要相加。例如，一般消费食品同时含有 1/2 ^{131}I 允许浓度和 3/4 ^{90}Sr 允许浓度时符合标准，但同时含有 1/2 ^{134}Cs 允许浓度和 3/4 ^{137}Cs 允许浓度，则被认为不符合标准。

附录一　核与辐射危害与防护相关术语

安全文化 safety culture

是存在于单位和个人中的种种特性和态度的总和,它建立一种超出一切之上的观念,即核设施安全问题由于它的重要性要得到应有的重视。

安全限值 safety limit

过程变量的各种限值,核电厂在这些限值范围内运行已证明是安全的。

安全许可证[执照] safety licence

由国家核安全部门颁发的,申请单位据以确定核电厂厂址,进行核设施的建造、调试、运行和退役等特定活动的授权证书。

半衰期 half-life

在单一的放射性衰变过程中,放射性活度降至其原有值一半时所需的时间。也称物理半衰期。

贝可[勒尔] Becquerel

放射性活度的国际单位制单位专名,可简称贝可,符号 Bq。1Bq=1/s。

比活度 specific activity

单位质量的某种物质的放射性活度,即某种物质的放射性活度 A 除以该物质的质量 m 而得的商(Sm),即:$Sm=A/m$。

比释动能 kerma

不带电电离粒子在质量为 dm 的某一物质内释放出来的全部带电粒子的初始动能的总和 $dEtr$,除以该物质的质量 dm 所得的商(K),即:$K=dEtr/dm$。

补救行动 remedial action

在涉及持续照射的干预情况下,当超过规定的行动水平时所采取的行动,以减少可能受到的照射剂量。

参考水平 reference level

指行动水平、干预水平、调查水平或记录水平。对于辐射防护实践中可测的任何一种量都可以建立参考水平。

超临界 supercriticality

能产生链式核裂变反应的介质或系统,在其有效增殖系数 Keff>1 时所处的状态。

沉积 deposition

放射性物质在组织或器官中积存的过程。

持续照射 prolonged exposure

没有任何不间断人类活动予以维持而长期持续存在的非正常公众照射,这种照射的剂量率基本上是恒定的或者下降缓慢。

初级辐射 primary radiation

直接由靶或辐射源发出的电离辐射。

传能线密度 linear energy transfer (LET)

带电粒子在一种物质中穿行 dl 距离时,与电子发生其能量损失小于 δ 的碰撞所造成的能量损失 $d\varepsilon$ 除以 dl 而得的商即传能线密度 LET=($d\varepsilon/dl$)。也称有限线碰撞阻止本领(restricted linear collision stopping power)。

次级辐射 secondary radiation

由初级辐射与物质相互作用而产生的电离辐射。

次临界 subcriticality

能产生链式核裂变反应的介质或系统,在其有效增殖系数 Keff<1 时所处的状态。

当量剂量 equivalent dose

辐射 R 在器官或组织 T 中产生的当量剂量 HT,R 是器官或组织 T 中的平均吸收剂量 DT,R 与辐射权重因子 WR 的乘积,即 HT,R =WR·DT,R。当辐射场是由具有不同 WR 值的多种类型辐射组成时,HT=∑ WR·DT,R。

调查水平 investigation level

诸如有效剂量、摄入量或单位面积或体积的污染水平等量的规定值,达到或超过此数值时应进行调查。

氡 radon

原子序数为 86 的元素的同位素 ^{222}Rn,是铀系衰变的中间产物。

防护对策 countermeasure

旨在缓解事故后果的一种行动。

防护行动 protective action

为避免或减少公众成员在持续照射或应急照射情况下的受照剂量而进行的一种干预。

防护与安全 protection and safety

保护人员免受电离辐射或放射性物质的照射和保持实践中源的安全,包括为实现这种防护与安全的措施,如使人员的剂量和危险保持在可合理达到的尽量低水平低于规定的约束值的各种方法或设备，以及防止事故和缓解事故后果的各种措施等。

放射敏感性 radiosensitivity

细胞、组织、器官、机体或任何生物体对辐射作用的相对敏感程度。又称辐射敏感性。

放射性 radioactivity

某些核素自发地放出粒子或 γ 射线，或在发生轨道电子俘获之后放出 X 射线，或发生自发裂变的性质。

放射性废物 radioactive waste

来自实践或干预的、预期不再利用的废弃物（不管其物理形态如何），它含有放射性物质或被放射性物质所污染，其活度或活度浓度大于规定的清洁解控水平，并且它所引起的照射未被排除。

放射性废物管理设施 radioactive waste management facility

专门设计的用于放射性废物操作、处理、整备、临时贮存或永久处置的设施。

放射性核素 radionuclide

具有放射性的核素。核素是具有特定质量数、原子序数和核能态，其平均寿命长得足以被观察到的一类原子。

放射性核素的促排 elimination enhancement of radionuclide

采用各种药物和方法阻止放射性核素的吸收和沉积，并促使已沉积于器官或组织内的放射性核素加速排出的治疗手段。

放射性活度 activity

在给定时刻，处在特定能态的一定量的某种放射性核素的放射性活度 A 是该核素从该能态发生自发核跃迁数的期望值 dN 除以该时间间隔 dt 而得的商：$A=dN/dt$，也称活度。

放射性衰变 radioactive decay

原子核放出粒子或 γ 射线，或发生轨道电子俘获并随后放出 X 射线，或发生自发核裂变的一种自发核跃迁过程。

放射性污染 radioactive contamination

材料或人体内部表面或其他场所出现的不希望有的或可能有害的放射物质。

非密封源 unsealed source

不满足密封源定义中所列条件的源。

沸水（反应）堆 boiling water reactor（BWR）

主要通过反应堆冷却剂（水）的汽化导出堆内释热的反应堆。

辐射防护 radiation protection

研究保护人类（可指全人类、其中一部分或个体成员以及他们的后代）免受或尽量少受电离辐射危害的应用性学科。有时亦指用于保护人类免受或尽量少受电离辐射危害的要求、措施、手段和方法。辐射一词广义上可包括非电离辐射，而通常狭义上与放射同义仅指电离辐射。

辐射防护的最优化 optimization of radiation protection

辐射防护三原则之一。即进行辐射实践时，在考虑了经济和社会的因素之后，应保证将辐射照射保持在可合理达到的尽量低水平。

辐射权重因子 radiation weighting factor

为辐射防护目的，考虑不同类型辐射 R 的相对危害效应而对吸收剂量乘以的因子，符号为 WR。

辐射源 radiation source

可以通过发射电离辐射或释放放射性物质而引起辐射照射的一切物质或实体。例如，发射氡的物质是存在于环境中的源，γ 辐射消毒装置是食品辐照保鲜实践中的源，X 射线机可以是放射诊断实践中的源，核电厂是核动力发电实践中的源。对于本标准的应用而言，位于同一场所或厂址的复杂设施或多个装置均可视为一个单一的源。

干预 intervention

任何旨在减小或避免不属于受控实践的或因事故而失控的源所致的照射或照射可能性的行动。

干预水平 intervention level

针对应急照射情况或持续照射情况所制定的可防止的剂量水平，当达到这种水平时应考虑采取相应的防护行动或补救行动。

戈瑞 gray

吸收剂量、比释动能等的国际单位制单位专名，符号 Gy。1Gy=1 J/kg=100 rad。

个人剂量当量 personal dose equivalent

人体某一指定点下面适当的深度 d 处软组织内的剂量当量 Hp（d）。可适用于强贯穿辐射（推荐 d=10 mm），也可适用于弱贯穿辐射（推荐 d=0.07 mm）。

个人剂量限值 personal dose limit

辐射防护三原则之一。即对所有相关实践联合产生的照射，所选定的个人受照剂量限制值。规定个人剂量限值旨在防止发生确定性效应，并将随机性效应限制在可以接受的水平。个人剂量限值不适用于医疗照射。

工作水平 working level（WL）

氡子体或钍子体所引起的 α 潜能浓度（即空气中氡或钍的各种短寿命子体（不论其组成如何）完全衰变时，所发出的 α 粒子在单位积空气中的能量的总和）的非 SI 单位（WL），相当于每升空气中发射出的 α 粒子能量为 1.3×10^5 MeV。在 SI 的单位中，1WL 对应于 2.1×10^{-5} J·m^{-3}。

工作水平月 working level month（WLM）

一种表示氡子体或钍子体照射量的单位，1WLM=170 WL·h。一个工作水平月相当于 3.54 mJ·h·m^{-3}。

公众照射 public exposure

除职业性放射工作人员以外的其他社会成员所受的电离辐射照射，包括经批准的源和实践产生的照射和在干预情况下受到的照射，但不包括职业照射、医疗照射和当地正常的天然本底辐射的照射。

核安全 nuclear safety

完成正确的运行工况、事故预防或缓解事故后果从而实现保护厂区人员、公众和环境免遭过量辐射危害。

核反应堆 nuclear reactor

能维持可控自持链式核裂变反应的装置。注释：更广泛的意义上讲，反应堆这一术语应覆盖裂变堆、聚变堆、裂变聚变混合堆，但一般情况下仅指裂变堆。

核燃料循环 nuclear fuel cycle

与核能生产有关的所有活动，包括铀或钍的采矿、选冶、加工或富集，核燃料制造，核反应堆运行，核燃料后处理，退役和放射性废物管理等各种活动以及与上述各种活动有关的任何研究与开发活动。

核设施 nuclear installation

以需要考虑安全问题的规模生产、加工或操作放射性物质或易裂变材料的设施[包括其场地、建（构）筑物和设备]，如铀富集设施，铀、钍加工与燃料制造设施，核反应堆（包括临界和次临界装置），核动力厂，核燃料后处理厂等核燃料循环设施。

核事故 nuclear accident

由于链式核反应的失控、放射性物质失控外逸所造成的任何意外事故的统称。

核医学 nuclear medicine

研究核素和核射线在医学上的应用及其理论的学科。

环境影响评价 environmental impact assessment

对源的利用或某项实践可能对环境造成的影响所进行的预测和估计，包括对源或实践的规模与特性的概述，对厂址或场所环境现状的分析，以及对正常条件下和事故情况下可能造成的环境影响或后果的分析。

豁免 exemptions

指实践和实践中的源经确认符合规定的豁免要求或水平并经审管部门同意后被本标准的要求所豁免。

集体剂量 collective dose

对于一个给定的群体，群体各成员的平均剂量与该群体的成员数的乘积，其中用以确定剂量的器官要加以规定。通常集体剂量的单位是：人·Sv。

记录水平 recording level

审管部门所规定的剂量或摄入量的一个水平，工作人员所接受的剂量或摄入量达到或超过这一水平时，则应记入他们的个人受照记录。

剂量 dose

某一对象所接受或"吸收"的辐射的一种量度。根据上下文，它可以指吸收剂量、器官剂量、当量剂量、有效剂量、待积当量剂量或待积有效剂量等。

剂量当量 dose equivalent

组织中某点处的剂量当量 H 是该点处的吸收剂量 D、辐射的品质因子 Q 和其他修正因子 N 的乘积，即 $H=DQN$。

剂量约束 dose constraint

对源可能造成的个人剂量预先确定的一种限制，它是源相关的，被用作对所考虑的源进行防护安全最优化时的约束条件。对于职业照射，剂量约束是一种与源相关的个人剂量值，用于限制最优化过程所考虑的选择范围。对于公众照射，剂量约束是公众成员从一个受控源的计划运行中接受的年剂量的上界。剂量约束所指的照射是任何关键人群组在受控源的预期运行过程中、经所有照射途径所接受的年剂量之和。对每个源的剂量约束应保证关键人群组所受的来自所有受控源的剂量之和保持在剂量限值以内。对于医疗照射，除医学研究受照人员或照顾受照患者的人员（工作人员除外）的防护最优化以外，剂量约束值应被视为指导水平。

假设始发事件 postulated initiating events

设计期间确定的可能导致预计运行事件或事故工况及其后续故障效应的事件。

监督区 supervised area

未被确定为控制区、通常不需要采取专门防护手段和安全措施但要不断检查其职业照射条件的任何区域。

解控 clearance

审管部门按规定解除对已批准进行的实践中的放射性材料或物品的管理控制。

居里 curie

采用国际单位制前使用的放射性活度的旧专用单位，符号 Ci 。它与现行法定的国际单位制单位贝可勒尔的换算关系为：1 Ci=3.7×10^{10} Bq。

可防止的剂量 avertable dose

采取防护行动所减小的剂量，即在采取防护行动的情况下预期会受到的剂量与不采取防护行动的情况下预期会受到的剂量之差。

可合理达到的尽量低原则 as low as reasonnably achievable（ALARA）principle

用辐射防护最优化方法，使已判定为正当并准予进行的实践中，有关个人受照剂量的大小、受照射人数以及潜在照射的危险等，全都保持在可以合理达到的尽量低水平的原则。通常简称为 ALARA 原则。

空间反应堆 space reactor

将核裂变反应产生的能量转换成电能作为航天飞行器电源的一种核反应堆。

控制区 controlled area

在辐射工作场所划分的一种区域，在这种区域内要求或可能要求采取专门的防护手段和安全措施，以便：①在正常工作条件下控制正常照射或防止污染扩展；②防止潜在照射或限制其程度。

廓清 clearance

放射性核素由某一器官或组织内移出的过程。

拉德 Rad

采用国际单位制前使用的吸收剂量、比释动能等的旧专用单位，它与现行法定的国际单位制单位戈瑞的换算关系为：1 Rad=0.01 Gy。

雷姆 Rem

采用国际单位制前使用的剂量当量的旧专用单位，它与现行法定的国际单位制单位希沃特的换算关系为：1rem=0.01 Sv 。

临界 criticality

能产生链式核反应的介质或系统在其有效增殖系数等于 1 时所处的状态。

临界事故 critical accident

含易裂变材料的系统由于某种原因引起的非预计临界或超临界事故。

伦琴 roentgen

采用国际单位制前使用的照射量的旧专用单位，符号 R。1R=2.58×10^{-4} C／kg。

密封源 sealed source

密封在包壳里的或紧密地固结在覆盖层里并呈固体形态的放射性物质。密封源的包壳或覆盖层应具有足够的强度，使源在设计使用条件和磨损条件下，以及在预计的事件条件下，均能保持密封性能，不会有放射性物质泄漏出来。

内照射 internal exposure

进入人体内的放射性核素作为辐射源对人体的照射。

年摄入量限值 annual limit on intake（ALI）

参与人在一年时间内经吸入、食入或通过皮肤所摄入的某种给定放射性核素的量，其所产生的待积剂量等于相应的剂量限值。ALI 用活度的单位表示。

农业防护对策 agricultural countermeasure

在消费者获得之前，为降低食品、农业或林业产品的污染水平而采取的措施。

排出 elimination

放射性核素通过尿、粪便、汗水或呼出气从体内清除的过程。

品质因子 quality factor

表示吸收剂量的微观分布对危害的影响所用的系数（Q）。它的值是根据水中的传能线密度值而定的。对于具有能谱分布的辐射，可以计算 Q 的有效值。在实际辐射防护中，可以按照初级辐射的类型使用 Q 的近似值。

屏蔽 shielding

用能减弱辐射的材料来降低某一区域辐射水平的一种方法。

屏蔽体 shield

为降低某一区域的辐射水平而置于辐射源和人、设备或其他物体之间的由能减弱辐射的材料构

潜在照射 potential exposure

可以预计其出现但不能肯定其一定发生的一类照射。此类照射可能由辐射源的事故、由具有某种或然性质的事件或事件序列（包括设备故障和操作失误）所引起。

清洁解控水平 clearance levels

审管部门规定的、以活度浓度和（或）总活度表示的值，辐射源的活度浓度和（或）总活度等于或低于该值时，可以不再受审管部门的审管。

去污 decontamination

去除放射性污染的过程，目的在于减少放射性残留在物体或人体表面或环境中的水平。

确定性效应 deterministic effect

通常情况下存在剂量阈值的一种辐射效应，超过阈值时，剂量愈高则效应的严重程度愈大。

设计基准事故 design basis accident

按确定的设计准则在设计中采取了针对性措施的那些事故工况。

摄入 intake

放射性核素通过吸入或食入、或经由皮肤进入人体的过程。

生物半排期 biological half-life

当某个生物系统中的某种指定的放射性核素的排出速率近似地服从指数规律时，由于生物过程使该核素在系统中的总量减到一半时所需的时间。

实践 practice

任何引入新的照射源或照射途径、或扩大受照人员范围、或改变现有源的照射途径网络，从而使人们受到的照射或受到照射的可能性或受到照射的人数增加的人类活动。

实践的正当性 justification of a practice

国际放射防护委员会（ICRP）提出的辐射防护三原则之一。即辐射照射的实践，除非对受照个人或社会带来的利益足以弥补其可能引起的辐射危害（包括健康与非健康危害），否则就不得采取此种实践。

事故 accident

从防护或安全的观点看，其后果或潜在后果不容忽视的任何意外事件，包括操作错误、设备失效或损坏。

事故处理 accident management

为使核设施恢复到受控安全状态并减轻事故后果而采取的一系列阶段性行动，行动阶段的顺序如下：①事故序列在发展中，但尚未超出核设施设计基准的阶段；②发生严重事故，但堆芯尚未损坏的阶段；③堆芯损坏后的阶段。

事故工况 accident condition

以偏离运行状态的形式出现的事故，事故工况下放射性物质的释放可由恰当设计的设施限制在可接受限值以内，严重事故不在其列。

事故照射 accidental exposure

在事故情况下所受到的一种异常照射，专指非自愿的意外照射。

衰变常数 decay constant; disintegration constant

某种放射性核素的一个核在单位时间内进行自发衰变的概率。衰变常数 λ 由下式给出：$\lambda=(-1/N)(dN/dt)$，式中 λ 为衰变常数；N 为在时间 t 时存在的该核素核的数目。

随机性效应 stochastic effect

其发生概率（而非其严重程度）与受照剂量大小有关的一类辐射生物效应。假定此类效应发生的概率正比于剂量，且在辐射防护感兴趣的低剂量范围内不存在剂量的阈值。

天然源 natural sources

天然存在的辐射源，包括宇宙辐射和地球上的辐射源。

外照射 external exposure

体外辐射源对人体的照射。

危害 detriment

因受某一辐射源的辐射照时，受照组及其后代最终年经受的总的伤害。

危险 risk

一个用于表示与实在照射或潜在照射有关的危害、损害的可能性或伤害后果等多属性量。它与诸如特定有害后果可能发生的概率及此类后果的大小和特性等量有关。

吸收 uptake

在考虑内照射时，指放射性核素进入细胞外体液的过程。

吸收剂量 absorbed dose

电离辐射授予质量为 dm 的某体积元中物质的平均能量 $d\varepsilon$ 除以该体积元物质的质量 dm 所得的商（D），即：$D = d\varepsilon/dm$。

希沃特 Sievert

剂量当量、当量剂量等的国际单位制（SI）单位专名，符号 Sv。1 Sv=1 J/kg 。

行动水平　action level

在持续照射或应急照射情况下，应考虑采取补救行动或防护行动的剂量率水平或活度浓度水平。

严重事故　severe accident

严重性超过事故工况的状态，包括造成堆芯严重损坏的状态。

医疗照射　medical exposure

受检者与患者接受包含有电离辐射的医学检查或治疗而受到的照射。此外还包括知情而自愿扶持帮助受检者与患者所受到的照射，以及生物医学研究中志愿者所受的照射。

医疗照射指导水平　guidance level for medical exposure

医疗业务部门选定并取得审管部门认可的剂量、剂量率或活度值，用以表明一种参考水平，高于该水平时则应由执业医师进行评价，以决定在考虑了特定情况并运用了可靠的临床判断后是否有必要超过此水平。

应急　emergency

需要立即采取某些超出正常工作程序的行动以避免事故发生或减轻事故后果的状态，有时也称为紧急状态；同时，也泛指立即采取超出正常工作程序的行动

应急计划　emergency plan

为应付应急照射情况所制定并实施的一种经审批的文件或一组程序。

有效半减期　effective half-life

进入人体后的某种指定的放射性核素的总量由于放射性衰变和生物排出的综合作用，在全身或某一器官内的数量按指数规律减少一半所需的时间。

有效剂量　effective dose

当所考虑的效应是随机性效应时，在全身受到非均匀照射的情况下，人体所有组织或器官的当量剂量之加权和（E），即 E= $\sum$WT · HT，式中 HT 为组织或器官 T 所受的当量剂量；WT 为组织 T 的权重因子。

有效剂量当量　effective dose equivalent

当所考虑的效应为随机性效应时，在全身受到非均匀照射的情况下，受到危险的各器官和组织的剂量当量与相应的权重因子乘积的总和（HE），即 HE= $\sum$WT · HT，式中 WT 为组织权重因子；HT 为器官或组织 T 所受的剂量当量。这是 ICRP 第 26 号出版物（1977 年）推荐使用的量。ICRP 第 60 号出版物（1991 年）改用有效剂量。

有遗传意义剂量　genetically significant dose（GSD）

用于评价医疗照射等所致群体遗传危险的量。假如群体中所有成员实际接受的性腺剂量所引起的遗传危险与每个成员都接受某一剂量时引起的遗传危险相等，则称此剂量为有遗传意义剂量。

预计运行事件　anticipated operational occurrences

在核设施运行寿期内预计可能出现一次或数次偏离正常运行的各种运行过程；由于设计中已采取相应措施，这类事件不至于引起安全重要物项的严重破坏，也不致导致事故工况。

预期剂量　projected dose

若不采取防护行动或补救行动，预期会受到的剂量。

照射　exposure

受照的行为或状态。照射可以是外照射（体外源的照射），也可以是内照射（体内源的照射）。照射可以分为正常照射或潜在照射；也可以分为职业照射、医疗照射或公众照射；在干预情况下，还可以分为应急照射或持续照射。

照射量　exposure

光子在质量为 dm 的空气中释放出来的全部电子（负电子和正电子）完全被空气阻止时，在空气中所产生的任一种符号的离子总电荷的绝对值 dQ，除以空气的质量 dm 所得的商（X），即：$X=dQ/dm$。照射量的国际单位制单位是库仑 / 千克（C / kg）。

照射途径　exposure pathways

放射性物质能够到达或照射人体的途径。

职业照射　occupational exposure

除了国家有关法规、标准所排除的照射以及按规定予以豁免的实践或源产生的照射以外，工作人员在其工作过程中所受到的所有照射。

指导水平　guidance level

指定量的一个水平，高于该水平时应考虑采取适当的行动。某些情况下，在指定量实际上低于其指导水平时，亦可能需要考虑采取某些行动。

滞留　retention

在摄入放射性物质后的给定时刻,放射性物质在某一器官、某一隔室或全身内的沉积。

中子源 neutron source

能发射中子的装置或物质

重水（反应）堆 heavy-water reactor（HWR）

以重水（D_2O）做慢化剂的反应堆。

组织权重因子 tissue weighting factor

为辐射防护目的,考虑不同器官或组织 T 发生辐射随机性效应的不同敏感性而对器官或组织的当量剂量乘以的因子,符号是 WT。

附录二 核与辐射危害与防护相关标准

一、国家标准

GB 6566—2001 建筑材料放射性核素限量（代替放射卫生防护标准 GB 6566—2000）

GB 8537—1995 饮用天然矿泉水（总 β，^{226}Ra 指标）

GB 8921—88 磷肥放射性 ^{226}Ra 限量卫生标准

GB 11214—89 水中 ^{226}Ra 的分析测定

GB 11215—89 核辐射环境质量评价的一般规定

GB 11216—89 核设施流出物和环境放射性监测质量保证计划的一般要求

GB 11217—89 核设施流出物监测的一般规定

GB 11218—89 水中镭的 α 放射性核素的测定

GB 11219.1—89 土壤中钚的测定 萃取色层法

GB 11219.2—89 土壤中钚的测定 离子交换法

GB 11220.1—89 土壤中铀的测定 CL-5209 萃淋树脂分离 2-（5-溴-2-吡啶偶氮）-5-二乙氨基苯酚分光光度法

GB 11220.2—1989 土壤中铀的测定 三烷基氧膦萃取-固体荧光法

GB 11221—89 生物样品灰中 ^{137}Cs 的放射化学分析方法

GB 11222.1—89 生物样品灰中 ^{90}Sr 的放射化学分析方法 二-（2-乙基己基）磷酸酯萃取色层法

GB 11222.2—89 生物样品灰中 ^{90}Sr 的放射化学分析方法 离子交换法

GB 11223.1—89 生物样品灰中铀的测定 固体荧光法

GB 11223.2—89 生物样品灰中铀的测定 激光液体荧光法

GB 11224—89 水中钍的分析方法

GB 11225—89 水中钚的分析方法

GB 11338—89 水中 ^{40}K 的分析测定

GB 11713—89 用半导体 γ 谱仪分析低比活度 γ 放射性样品的标准方法

GB 11743—89 土壤中放射性核素的 γ 能谱分析方法

GB 12375—90 水中氚的分析方法

GB 12376—90 水中 ^{210}Po 的分析方法 电镀制样法

GB 12377—90 空气中微量铀的分析方法 激光荧光法

GB 12378—90 空气中微量铀的分析方法 TBP 萃取荧光法

GB 12379—90 环境核辐射监测规定

GB 13367—1992 辐射源和实践的豁免管理原则

GB 13600—92 低中水平放射性固体废物的岩洞处置规定

GB 13695—92 核燃料循环放射性流出物归一化排放量管理限值

GB 14317—93 核热电厂辐射防护规定

GB 14500—93 放射性废物管理规定

GB 14569.2—1993 低、中水平放射性废物固化体性能要求 塑料固化体

GB 14585—93 铀、钍矿冶放射性废物安全管理技术规定

GB 14586—93 铀矿冶设施退役环境管理技术规定

GB 14587—93 轻水堆核电厂放射性废水排放系统技术规定

GB 14588—93 反应堆退役环境管理技术规定

GB 14589—93 核电厂低、中水平放射性固体废物暂时贮存技术规定

GB 14882—94 食品中放射性物质限制浓度标准

GB 15848—1995 铀矿地质辐射防护和环境保护规定

GB 16348—1996 X 线诊断中受检者放射卫生防护标准

GB 16349—1996 育龄妇女和孕妇的 X 线检查放射卫生防护标准

GB 16350—1996 儿童 X 线诊断放射卫生防护标准

GB 16352—1996 一次性医疗用品 γ 射线辐射

灭菌标准

GB 16353—1996 含放射性物质消费品的放射卫生防护标准

GB 16361—1996 临床核医学中患者的放射卫生防护标准

GB 16362—1996 体外射束放射治疗中患者的放射卫生防护标准

GB 18871—2002 电离辐射防护与放射源安全基本标准（卫生部等四部门联合发布）

GB 6249—86 核电厂环境辐射防护规定

GB 6763—86 建筑材料用工业废渣放射性物质限制标准

GB 6764—86 水中 ^{90}Sr 放射化学分析方法 发烟硝酸沉淀法

GB 6765—86 水中 ^{90}Sr 放射化学分析方法 离子交换法

GB 6766—86 水中 ^{90}Sr 放射化学分析方法 二-（2-乙基己基）磷酸萃取色层法

GB 6767—86 水中 ^{137}Cs 放射化学分析方法

GB 6768—86 水中微量铀分析方法

GB 7023—86 放射性废物固化体长期浸出试验

GB 8702—88 电磁辐射防护规定

GB 8703—88 辐射防护规定

GB 9132—88 低中水平放射性固体废物的浅地层处置规定

GB 9133—1995 放射性废物的分类

GB 9134—88 轻水堆核电厂放射性固体废物处理系统技术规定

GB 9135—88 轻水堆核电厂放射性废液处理系统技术规定

GB 9136—88 轻水堆核电厂放射性废气处理系统技术规定

GB/T 12715—1991 染色体畸变分析估算生物剂量的方法

GB/T 13272—91 水中 ^{131}I 的分析方法

GB/T 13273—91 植物、动物甲状腺中 ^{131}I 的分析方法

GB/T 14582—93 环境空气中氡的标准测量方法

GB/T 14583—93 环境地表γ辐射剂量率测定规范

GB/T 14674—93 牛奶中 ^{131}I 的分析方法

GB/T 14883—94 食品中放射性物质检验

GB/T 15444—95 铀加工及核燃料制造设施流出物的放射性活度监测规定

GB/T 15950—1995 低、中水平放射性废物近地表处置场环境辐射监测的一般要求

GB/T 16137—1995 X 线诊断中受检者器官剂量的估算方法

GB/T 16140—1995 水中放射性核素的γ能谱分析方法

GB/T 16141—1995 放射性核素的α能谱分析方法

GB/T 16143—1995 建筑物表面氡析出率的活性炭测量方法

GB/T 16145—1995 生物样品中放射性核素的γ能谱分析方法

GB/T 16146—1995 住房内氡浓度的控制标准

GB/T 16148—1995 放射性核素摄入量及内照射剂量估算规范

GB/T 16149—1995 外照射慢性放射病剂量估算规范

GB/T 17589—1998 X 射线计算机断层摄影装置影像质量保证检测规范

GB/T 17982—2000 核事故应急情况下公众受照剂量估算的模式和参数

GB/T 18197—2000 放射性核素内污染人员的医学处理规范

GB/T 18198—2000 矿工氡子体个人累计暴露量估算规范

GB/T 18199—2000 外照射事故受照人员的医学处理规范和治疗方案

GB/T 18201—2000 放射性疾病名单

GB/T 18883—2002 室内空气质量标准（室内氡指标）

GB/T 8538—1995 饮用天然矿泉水检验方法（总β，^{226}Ra，^3H 指标）

GB/T16135—1995 GBZ/T 151—2002 放射事故个人外照射剂量估算原则 放射事故个人外照射剂量估算原则

GB/T16136—1995 GBZ/T 152—2002 γ远距治疗室设计的防护要求

GB/T16137—1995 X 线诊断中受检者器官剂量的估算方法

GB/T16138—1995 GBZ/T 153—2002 放射性碘污染事故时碘化钾的使用导则

GB/T16139—1995 用于中子辐射防护的剂量转换系数

GB/T16140—1995 水中放射性核素的γ能谱分析方法

GB/T16141—1995 放射性核素的α能谱分析方法

GB/T16142—1995 不同年龄公众成员放射性核素的年摄入量限值

GB/T16143—1995 建筑物表面氡析出率的活性炭测量方法

GB/T16144—1995 GBZ/T 154-2002 不同粒度放射性气溶胶年摄入量限值

GB/T16145—1995 生物样品中放射性核素的g能谱分析方法

GB/T16146—1995 住房内氡浓度控制标准

GB/T16147—1995 GBZ/T 155—2002 空气中氡浓度的闪烁瓶测定方法

GB/T17589—1998 X射线计算机断层摄影装置影响质量保证检测规范

GB/T17982—2000 核事故应急公众受照剂量估算的模式和参数

GB/T17982—2000 核事故应急情况下公众受照剂量估算的模式和参数

GB11712—989 GBZ/T 144—2002 用于X、γ线外照射放射防护的剂量转换因子 用于光子外照射放射防护的剂量转换系数

GB11713—1989 用于半导体γ谱分析低比活度γ放射性样品的标准方法

GB11743—1989 土壤中放射性核素的γ能谱分析方法

GB14882—1994 食品中放射性物质限制浓度标准

GB14883—1994 食品中放射性卫生检验

GB16348—1996 X线诊断中受检者放射卫生防护标准

GB16349—1996 育龄妇女和孕妇的X线检查放射卫生防护标准

GB16350—1996 儿童X线诊断放射卫生防护标准

GB16351—1996 医用γ射线远距治疗设备放射卫生防护标准

GB16352—1996 一次性医疗用品γ射线辐射灭菌标准

GB16353—1996 含放射性物质消费品的放射卫生防护标准

GB16354—1996 GBZ114—2002 使用密封放射源的放射卫生防护要求 使用密封放射源卫生防护标准

GB16355—1996 GBZ115—2002 X射线衍射仪和荧光分析仪放射防护标准

GB16356—1996 GBZ116—2002 地下建筑氡及其子体控制标准

GB16357—1996 GBZ117—2002 工业X射线探伤放射卫生防护标准

GB16358—1996 GBZ118—2002 油（气）田非密封型放射源测井放射卫生防护标准

GB16359—1996 GBZ119—2002 放射性发光涂料的放射卫生防护标准

GB16360—1996 GBZ120—2002 临床核医学放射工作人员的放射卫生防护标准

GB16361—1996 临床核医学中患者的放射卫生防护标准

GB16362—1996 体外射束放射治疗中患者的放射卫生防护标准

GB16363—1996 GBZ/T 147—2002 X射线防护材料屏蔽性能及检验方法 X射线防护材料衰减性能的测定

GB16364—1996 GBZ121—2002 后装γ源近距离治疗放射卫生防护标准

GB16365—1996 GBZ122—2002 离子感烟火灾探测器放射卫生防护标准

GB16366—1996 GBZ123—2002 汽灯纱罩生产的放射卫生防护标准

GB16367—1996 GBZ124—2002 地热水应用中的放射卫生防护标准

GB16368—1996 GBZ125—2002 含密封源检测仪表的放射卫生防护标准

GB16369—1996 GBZ126—2002 医用电子加速器放射卫生防护标准

GB17060—1997 GBZ127—2002 X射线行李包检查系统的放射卫生防护标准

GB18464—2001 GBZ131—2002 医用X射线治疗卫生防护标准

GB18465—2001 GBZ132—2002 工业γ射线探伤放射卫生防护标准

GB18871—2002 电离辐射防护与辐射源安全

基本标准（代替 GB4792—1984、GB8703—1988）
（2002-10-08 发布、2003-04-01 实施）

GB6566—2000 建筑材料放射卫生防护标准（代替 GB6566—1986）

GB8279—2001 GBZ130—2002 医用X线诊断卫生防护标准

GB8921—1988 磷肥放射性 ^{226}Ra 限量卫生标准

GB8922—1988 GBZ142—2002 油（气）田测井用密封型放射源放射卫生防护

GB9662—1988 GBZ113—2002 电离辐射事故干预水平及医学处理原则

二、职业标准

GBZ 161—2004 医用γ射束远距治疗防护与安全标准

GBZ 165—2005 X射线计算机断层摄影放射卫生防护标准

GBZ 166—2005 职业性皮肤放射性污染个人监测规范

GBZ 167—2005 放射性污染的物料解控和场址开放的基本要求

GBZ 168—2005 X、γ射线头部立体定向外科治疗放射卫生防护标准

GBZ 174—2006 含发光涂料仪表放射卫生防护标准

GBZ 175—2006 γ射线工业CT放射卫生防护标准

GBZ 176—2006 医用诊断X射线个人防护材料及用品标准

GBZ 177—2006 便携式X射线检查系统放射卫生防护标准

GBZ 178—2006 低能γ射线粒子源植入治疗的放射卫生防护与质量控制检测规范

GBZ 179—2006 医疗照射放射防护基本要求

GBZ 186—2007 乳腺X射线摄影质量控制检测规范

GBZ 187—2007 计算机X射线摄影（CR）质量控制检测规范

GBZ 100—2010 外照射放射性骨损伤诊断标准

GBZ 101—2002 放射性甲状腺疾病诊断标准

GBZ 102—2007 放冲复合伤诊断标准

GBZ 103—2007 放烧复合伤诊断标准

GBZ 104—2002 外照射急性放射病诊断标准

GBZ 105—2002 外照射慢性放射病诊断标准

GBZ 106—2002 放射性皮肤疾病诊断标准

GBZ 107—2002 放射性性腺疾病诊断标准

GBZ 108—2002 急性铀中毒诊断标准

GBZ 109—2002 放射性膀胱疾病诊断标准

GBZ 110—2002 急性放射性肺炎诊断标准

GBZ 111—2002 放射性直肠炎诊断标准

GBZ 112—2002 职业性放射性疾病诊断标准（总则）

GBZ 113—2006 核与放射事故干预及医学处理原则

GBZ 114—2006 密封放射源及密封γ放射源容器的放射卫生防护标准

GBZ 115—2002 X射线衍射仪和荧光分析仪卫生防护标准

GBZ 116—2002 地下建筑氡及其子体控制标准

GBZ 117—2006 工业X射线探伤放射卫生防护标准

GBZ 118—2002 油（气）田非密封型放射源测井卫生防护标准

GBZ 119—2006 放射性发光涂料卫生防护标准

GBZ 120—2006 临床核医学放射卫生防护标准

GBZ 121—2002 后装γ源近距离治疗卫生防护标准

GBZ 122—2006 离子感烟火灾探测器放射防护标准

GBZ 123—2006 汽灯纱罩生产放射卫生防护标准

GBZ 124—2002 地热水应用中放射卫生防护标准

GBZ 125—2009 含密封源仪表的放射卫生防护要求

GBZ 126—2002 医用电子加速器卫生防护标准

GBZ 127—2002 X射线行李包检查系统卫生防护标准

GBZ 128—2002 职业性外照射个人监测规范

GBZ 129—2002 职业性内照射个人监测规范

GBZ 130—2002 医用X射线诊断卫生防护标准

GBZ 131—2002 医用X射线治疗卫生防护标准

GBZ 132—2008 工业γ射线探伤放射防护标准

GBZ 133—2009 医用放射性废物的卫生防护

管理

GBZ 134—2002 放射性核素敷贴治疗卫生防护标准

GBZ 136—2002 生产和使用放射免疫分析试剂（盒）卫生防护标准

GBZ 138—2002 医用 X 射线诊断卫生防护监测规范

GBZ 139—2002 稀土生产场所中放射卫生防护标准

GBZ 140—2002 空勤人员宇宙辐射控制标准

GBZ 141—2002 γ 射线和电子束辐照装置防护检测规范

GBZ 142—2002 油（气）田测井用密封型放射源卫生防护标准

GBZ 143—2002 集装箱检查系统放射卫生防护标准

GBZ 145—2002 个人胶片剂量计

GBZ 161—2004 医用 γ 射束远距治疗防护与安全标准

GBZ 162—2004 放射性口腔炎诊断标准

GBZ 169—2006 职业性放射性疾病诊断程序和要求

GBZ 190—2007 放射性食管疾病诊断标准

GBZ 207—2008 外照射个人剂量系统性能检验规范

GBZ 214—2009 放射性神经系统疾病诊断标准

GBZ 215—2009 过量照射人员医学检查与处理原则

GBZ 219—2009 放射性皮肤癌诊断标准

GBZ 232—2010 核电厂职业照射监测规范

GBZ 95—2002 放射性白内障诊断标准

GBZ 96—2002 内照射放射病诊断标准

GBZ 97—2009 放射性肿瘤诊断标准

GBZ 98—2002 放射工作人员健康标准

GBZ 99—2002 外照射亚急性放射病诊断标准

GBZ/T 144—2002 用于光子外照射放射防护的剂量转换系数

GBZ/T 146—2002 医疗照射放射防护名词术语

GBZ/T 147—2002 X 射线防护材料衰减性能的测定

GBZ/T 148—2002 用于中子测井的 CR39 中子剂量计的个人剂量监测方法

GBZ/T 149—2002 医学放射工作人员的卫生防护培训规范

GBZ/T 150—2002 工业 X 射线探伤卫生防护监测规范

GBZ/T 151—2002 放射事故个人外照射剂量估计原则

GBZ/T 152—2002 γ 远距治疗室设计防护标准

GBZ/T 154—2006 两种粒度放射性气溶胶年摄入量限值

GBZ/T 155—2002 空气中氡浓度的闪烁瓶测定方法

GBZ/T 156—2002 职业性放射性疾病报告格式及内容

GBZ/T 163—2004 外照射急性放射病的远期效应医学随访规范

GBZ/T 164—2004 核电厂操纵员的健康标准和医学监督规定

GBZ/T 180—2006 医用 X 射线 CT 机房的辐射屏蔽规范

GBZ/T 181—2006 建设项目职业病危害放射防护评价报告编制规范

GBZ/T 182—2006 室内氡及其衰变产物测量规范

GBZ/T 183—2006 电离辐射与防护常用量和单位

GBZ/T 184—2006 医用诊断 X 射线防护玻璃板标准

GBZ/T 191—2007 放射性疾病诊断名词术语

GBZ/T 200.1—2007 辐射防护用参考人 第 1 部分：体格参数

GBZ/T 200.2—2007 辐射防护用参考人 第 2 部分：主要组织器官质量

GBZ/T 200.4—2009 辐射防护用参考人 第 4 部分：膳食组成和元素摄入量

GBZ/T 201.1—2007 放射治疗机房的辐射屏蔽规范第 1 部分：一般原则

GBZ/T 202—2007 用于中子外照射放射防护的剂量转换系数

GBZ/T 208—2008 基于危险指数的放射源分类

GBZ/T 216—2009 人体体表放射性核素污染处理规范

GBZ/T 217—2009 外照射急性放射病护理规范

GBZ/T 220.2—2009 建设项目职业病危害放

射防护评价规范第 2 部分：放射治疗装置

GBZ/T 233—2010　锡矿山工作场所放射卫生防护标准

GBZ/T 234—2010　核事故场内医学应急响应程序

GBZ128—2002　GB5294—2001 职业性外照射个人监测规范　放射工作人员个人剂量监测方法

GBZ129—2002　职业内照射个人监测规范

GBZ139—2002 稀土生产场所中放射卫生防护标准

GBZ140—2002 空勤人员宇宙辐射控制标准

GBZ141—2002 γ 射线和电子束辐照装置防护检测规范

三、行业标准

HJ 53—2000 拟开放场址土壤中剩余放射性可接受水平规定（暂行）

HJ/J 5.1—93　核设施环境保护管理导则　研究堆环境影响报告书的格式与内容

HJ/J 5.2—93　核设施环境保护管理导则　放射性固体废物浅地层处置环境影响报告书的格式与内容

HJ/T 10.1—1995　辐射环境保护管理导则　核技术应用项目环境影响报告书（表）的内容和格式

HJ/T 10.2—1996　辐射环境保护管理导则　电磁辐射监测仪器和方法

HJ/T 21—1998　核设施水质监测采样规定

HJ/T 22—1998　气载放射性物质取样一般规定

HJ/T23—1998　低、中水平放射性废物近地表处置设施的选址

HJ/T 61—2001　辐射环境监测技术规范

WS 262—2006　后装 γ 源治疗的患者防护与质量控制检测规范

WS 177—1999　牙瓷中天然铀的豁免

WS 178—1999　日用陶瓷中天然放射性物质的豁免

WS/T 184—1999　空气中放射性核素的 γ 能谱分析方法

WS/T 189—1999　医用 X 射线诊断设备影像质量控制检测规范

WS/T 234—2002　食品中放射性物质检验 ^{241}Am 的测定

WS/T 263—2006　医用磁共振成像（MRI）设备影像质量检测与评价规范

WS/T 75—1996　医用 X 射线诊断的合理应用原则

WS/T 76—1996　医用 X 射线诊断影像质量保证的一般要求

WS/T 117—1999　X、γ、β 射线和电子束所致眼晶体剂量估算规范

WS/T 187—1999　淋巴细胞微核估算受照剂量的方法

WS/T 188—1999　X、β 射线和中子所致皮肤损伤的剂量估算规范

WS/T 204—2001　用稳定性染色体畸形估算职业受照者剂量方法

WS/T184—1999　空气中放射性核素的 γ 能谱分析方法

WS/T185—1999 GBZ137—2002　含密封源仪表放射卫生防护监测规范

WS/T189—1999 医用 X 射线诊断影像质量控制检测规范

WS/T190—1999 GBZ138—2002 医用 X 射线放射卫生防护监测规范

WS/T234—2002 食品中放射性物质检验 ^{241}Am 的测定

WS/T74—1996　GBZ/T 149—2002　医学放射工作人员的放射防护培训规范

WS/T75—1996　医用 X 射线诊断的合理应用原则

WS/T76—1996　医用 X 射线诊断影像质量保证的一般要求

WS177—1999　牙瓷中天然铀的豁免

WS178—1999　日用陶瓷中天然放射性物质的豁免

WS179—1999　GBZ134—2002　放射性核素敷贴治疗卫生防护标准放射性核素敷贴治疗卫生防护标准

WS180—1999　GBZ135—2002　密封 γ 放射源容器放射防护标准　密封 γ 放射源容器卫生防护标准

WS181—1999　GBZ136—2002　生产和使用放射免疫分析试剂（盒）的放射防护要求

WS2—1996　GBZ133—2002 医用放射性废物管理的放射卫生要求 医用放射性废物管理卫生防护标准

附录三 核辐射事故现场医学救援装备清单

序号	装备名称	用途
1	军医背囊	现场抢救
2	卫生员背囊	现场抢救
3	手术器械包	现场急救
4	担架	现场抢救
5	便携式B超机	手术急救
6	便携X光机	手术急救
7	氧气袋	手术急救
8	呼吸机	手术急救
9	麻醉机	手术急救
10	便携γ闪烁辐射仪	侦检防护
11	α、β表面污染仪	侦检防护
12	SVG2手持式辐射仪	侦检防护
13	多功能辐射测量仪	侦检防护
14	便携式γ谱仪	侦检防护
15	放射性分析仪	分类诊断
16	全自动血细胞计数仪及分析系统	分类诊断
17	甲状腺计数器	分类诊断
18	肺计数器	分类诊断
19	活度测量计	分类诊断
20	全自动生化分析仪	分类诊断
21	电子伤票系统	分类诊断
22	直读报警电子个人剂量计	个人防护
23	热释光剂量卡	个人防护
24	正压个人全身防护服	个人防护
25	"三防"通用防护服	个人防护
26	呼吸面具	个人防护
27	伤员/伤口洗消装置	污染洗消
28	核应急伤员洗消箱	污染洗消
29	洗消帐篷	污染洗消
30	野战伤员洗消系统	污染洗消
31	洗眼器	污染洗消
32	放射性废物收集袋	污染洗消
33	汽油发电机	应急保障
34	野外生存用具包	应急保障

附录四　辐射损伤防治药物

核战争（核试验）、核反应堆事故、放射性物质（材料）的泄漏等都将造成地面、物体表面、环境（空气、土壤、水、动植物、各种食物等）以及人体内外的放射性污染。放射性污染对人类健康的危害主要是通过外照射和内照射两种方式导致不同程度的急性或慢放射病。因此辐射的药物防治既包括外照射损伤的预防和急性放射病治疗，也包括放射性核素内污染的阻吸收及促排。

第二次世界大战结束后，人们认为核武器的杀伤力大，对核辐射损伤进行预防和治疗，成为亟待解决的重要问题。从医学的观点看，能否用药物来预防和治疗放射损伤，成为科研工作者热门的研究课题，美国 Patt 首先报道，半胱氨酸给大鼠注射后能显著地降低死亡率，引起全世界的关注。1950—1951 年比利时 Bacq 报道了半胱胺、胱胺和胺类等物质预防放射病的作用，1955 年 Doherty 报道了 AET 等化合物都能预防动物的急性放射损伤，逐渐掀起寻找辐射防护剂的高潮。据了解美国先后筛选了约两万个化合物，用于抗放作用的试验，苏联也组织力量进行研究，合成与试验了许多化合物，找到了几百种对小动物有抗放作用的药物或化合物。我国对各种药物、化合物及中草药进行了评价，找到了二百多种对小鼠有效的辐射防护剂。

1. 含硫化合物

（1）氨疏基类化合物。这类化合物包括半胱胺（MEA）、氨乙基异硫脲（AET）以及以其作为导向化合物合成的衍生物，如胱胺、2，2-二甲基四氢噻唑、氨丙基异硫脲盐酸盐（APT）、氨丙基-N-甲基异硫脲盐酸盐（APMT）、氨丙基硫代磷酸酯（AETP）以及氨丙基氨乙基硫代磷酸酯（WR221）等，这些化合物都有明显的辐射防护作用，但一般毒副作用较大。

（2）硫辛酸类化合。硫辛酸的化学名为 1，2-二硫环戊烷-3-戊酸，它是一种含有双硫环脂肪酸型的维生素，广泛存在于动物组织中，具有很高的生物活性，不仅是乳酸链球菌生长的必需因子和丙酮酸氧化酶系的辅酶，而且在临床上有多种用途，尤以治疗各种肝脏疾病最为明显。国外很早就有人试验过硫辛酸的抗辐射作用，其中最有代表意义的 2 种是 N，N-二乙基硫辛酰胺（抗 110）和硫辛酸二乙氨基乙酯（225）。但其生物效应（包括抗辐射作用、升白作用和毒副作用）与其聚合度有关，且不稳定。

（3）环状双硫衍生物。为克服硫辛酸衍生物环系不稳定的缺点，从 20 世纪 70 年代开始合成了一系列双硫环系衍生物，并从中发现了许多新的辐射防护剂，如 1，2-二硫环己烷-3-脂肪酸，1，2-二硫环己烷-3，6-二羧酸衍生物、5-烷基-1，2-二硫环戊烷-3-羧酸衍生物等。这类化合物的特点是：①化学性质稳定，在室温下放置不聚合；②多数化合物都有较明显的抗辐射活性，且脂溶性增加，抗辐射活性增大；③相当一部分化合物不仅照前给药有效，而且照后给药也有效，甚至口服给药也有效；④急毒试验表明，安全系数较高。

2. 甾体雌激素衍生物　甾体化合物在结构上具有环戊烯并菲的共同特点，由四个稠合环和三个侧链组成。甾体激素根据生物来源、化学结构及功能特征，分为性激素和肾上腺皮质激素，性激素包括雌激素、孕激素和雄激素。甾体激素从首次发现到人工合成，从用于控制人类生育获得重大突破，到防治一些疑难罕见疾病取得成功，已有近百年的历史，被称为 20 世纪化学、生物学和医学三大学科领域共同取得的巨大科学成就之一。

许多甾体雌激素衍生物具有明显的抗辐射作用，其中研究较多的如戊酸雌二醇、环戊烷丙酸雌二醇、棕榈酸雌二醇双酯、苯甲酸雌二醇、雌二醇环戊醚、雌三醇、炔雌醇、D 高雌酮醋酸酯、"522" 片和 "523" 片等。

3. 中草药及其有效成分　中草药为我国医学的瑰宝，利用中医中药理论进行抗辐射研究具有我国传统特色。经过多年研究，科学家发现百余种中草药有一定抗辐射作用，主要包括：①清热解毒、活血化瘀类，如半边莲、半枝莲、旱莲草、大青叶、茜草、坤草、红花、赤芍、桃仁、丹参、川断、白花蛇舌草、栀子、龙胆草、地榆、黄连、黄檗、黄芩等；②凉血止血、养阴清热类，如三七、白芨、藕节、紫草、生地、茅根、沙参、石斛、丹皮、白芍、丹参、麦冬、地首皮等；③补肝肾、健脾胃类，如熟地、首乌、阿胶、紫河车、枸杞子、补骨脂、菟丝子、人参、黄芪、白术、陈皮、砂仁、山药、茯苓、甘草等；④止血类，如茜草炭、花蕊石、地榆炭、荆芥炭、乌贼骨、槐花、侧柏炭等。通过对这些中草药进行广泛深入的研究，形成了几十个抗辐射的中药方案，其中最有效的是"208"提取物和"105"方案。

4.多糖　多糖作为生物反应调节剂在调节机体的免疫功能、抗炎、抑瘤、抗病毒等方面表现出多种多样的生物活性。目前研究的具有抗辐射损伤作用的多糖有猴菇多糖（HEPS）、蜜环菌多糖（AMPS）、石松多糖（LHPS）、柴胡多糖（BCPS）、当归多糖（ASPS）、海藻多糖等。

5.细胞因子　细胞因子作为一类新型辐射防护剂，日益受到人们重视。和其他类辐射防护剂比较具有毒性小、效价较高并可通过基因工程方法大量获得等优点。目前已发现具有辐射防护作用的细胞因子主要包括白介素-1（LI-1）和白介素-6（IL-6）、肿瘤坏死因子（TNF）和集落刺激因子（G-CSF，GM-CSF）等。

6.络合物　该类化合物主要用于促排体内放射性核素，包括：①氨基羧基型络合剂，如乙烯二胺四乙酸钙钠盐（EDTA-CaNa$_3$）、二乙烯三胺五乙酸钙钠盐（DTPA-CaNa$_3$）、双（二氨基乙基）醚四乙酸钙（BAETA-Ca）、喹胺酸等；②羟基羧基型络合剂，如柠檬酸、乳酸、酒石酸等；③巯基型络合剂，如二巯基丙醇（BAL）、二巯基丙烷磺酸钠、二巯基丁二酸钠（DMS-Na）等；④氨烷基次膦酸型络合剂，如乙二胺二异丙胺次膦酸（EDDIP）、二乙三胺五甲基次膦酸（DTPP）、双（二胺基乙基）硫四甲基次膦酸（BASTP）、双（二胺基乙基）醚四甲基次膦酸（BAETP）等；⑤酰胺型络合剂，如去铁草酰胺（DFOA），乙酰胺基丙烯二膦酸等；⑥二羟基甲酰胺型络合剂，如 LICAM 和 CYCAM 的系列化合物等。其中氨基羧基型络合剂是实际中应用最广泛的一类络合剂，如二乙烯三胺五乙酸钙钠盐（DTPA-CaNa$_3$），商品名促排灵。

7.其他药物　如用于阻止放射性碘吸收的 KI，用于阻止放射性铯吸收的普鲁士蓝，以及用于影响代谢疗法的氯化铵、碳酸氢钠、甲状腺素、利尿剂等。

军事医学科学院放射医学研究所经 40 多年的研究，根据核爆炸、核事故的致伤特点和受照人员早期应急救治的需要，将急性放射病预防和早期救治、主要放射性核素阻吸收和促排以及早期对症治疗的 11 种药物装备成"核事故应急医学处理药箱"，主要用于核战争、核电厂、核燃料回收工厂、军用核设施辐射事故时应急医学处理和辐射损伤病人的早期救治。该药箱现已装备到相关医疗单位，每箱内药物可供 10 人使用。现将该药箱中的药物及其使用方法作简要介绍。

（1）"500"注射液。作用及用途：促进受照后骨髓造血干/祖细胞增殖分化和粒细胞释放。是副作用小、有效时间长、照前预防和照后早期治疗都有较好抗放效价及有效剂量小的防治急性放射病药物。动物实验表明，照前 6 天至照后 1 天内肌内注射，能提高存活率，减轻急性放射病临床症状和白细胞下降程度。照前 36 小时预防给药效果最好。与抗生素伍用能提高放射复合伤的治疗效果。肿瘤病人应用后能减低白细胞下降程度。

用法与用量：用于预防急性放射病时，可于受照前 10 天内一次肌内注射 10 mg，以照前 6 天内给药效果较好。治疗急性放射病时可于照后 1 天内尽早肌内注射 10 mg。照前和照后结合使用（均只用一次），或与其他急性放射病防治药物伍用，可提高治疗效果。

注意事项：①使用前必须充分摇匀。②用药后可能出现暂时性乳房肿胀或硬结，月经失调，不经治疗可消失。③有妇科肿瘤、再生障碍性贫血、肝病及未成年患者禁用。④总用量不宜超过 20 mg。

剂型与规格：混悬油针剂，每支 10 mg/ml，10 支/盒。

（2）"523"片。作用及用途：是一种口服、长效、副作用较小、照前预防和照后早期治疗均有效的辐射损伤防治药物。可升高白细胞、改善微循环、促进造血功能恢复、减低白细胞下降程度。动物实验表明，在受 LD_{90} 致死量 γ 线照射前 2 天至照后 1 天内口服能明显提高动物活存率、减轻急性放射病临床症状、改善造血功能。主要用于核事故急性放射病的预防和早期治疗及肿瘤放疗或化疗所致的白细胞减少症的治疗。

用法与用量：预防急性放射病时可于照前 2 天至照前即刻一次口服 30 mg；治疗急性放射病时可于照后 1 天内尽早口服 30 mg；照前预防和照后治疗结合，可于照前 2 天至照后即刻口服本药 20 mg，照后 1 天内再服本药 10 mg。

注意事项：①口服后消除较缓慢，多次给药时血浓度可能蓄积增高，副作用增大，因此，一次30 mg，每月不宜超过2次。②用药剂量较大时可能出现暂时性乳房胀痛、硬结和月经失调。③女性生殖系统肿瘤、乳腺癌及肝病患者慎用。④儿童和再生障碍性贫血患者禁用。⑤避光保存。

剂型与规格：片剂，10毫克/片。

（3）"408"片。作用及用途：可减轻自由基对生物大分子的损伤，抑制包括造血细胞在内的生理更新率高的细胞增殖，降低细胞的代谢，增强断裂染色体自发再接能力，促进部分受损细胞的恢复，使受照射的骨髓细胞加速成熟和释放，提高外周血白细胞水平，改善微循环，增加血流量，改善造血组织的能量供应和代谢。

用法与用量：照后早期用药，每次口服300 mg，每隔2~3天口服一次，用药次数以3~5次为宜。

注意事项：副作用主要表现为口干、轻度胃纳不佳、胃部不适。个别服药病人有轻度恶心。

剂型与规格：糖衣片，100毫克/片。

（4）KI片。作用及用途：可在体内阻止放射性碘进入甲状腺内，减少放射性碘在甲状腺内蓄积量，降低甲状腺的受照剂量。对于早期落下灰中放射性碘在甲状腺内沉积具有明显的防护效果，一般可减少甲状腺内放射性活度的85%以上。

用法与用量：在可能受到放射性碘内污染前或内污染后应及时口服100 mg（1片），最迟不应超过摄入落下灰后4小时。在持续摄入早期放射性落下灰的条件下，可采用下列其中之一服药方案：100毫克/次，1次/日；100毫克/次，2次/日；200毫克/次，1次/d；200毫克/次，1次/2日。儿童一次口服剂量为10~50 mg。

注意事项：①可重复服用，但不宜超过10次，总量不宜大于1 g。②使用含碘的代用品如含碘片时，相当于100 mg KI即可。③对物理半衰期较长的放射性碘核素防护效率较好。④在摄入放射性碘后越早服用防护效果越好，如摄入放射性碘后立即服用，甲状腺内放射性活度可减少87%~96%，摄入放射性碘后4小时再服用，防护效率则不到50%。⑤无明显副作用，但对碘制剂过敏的人员不宜使用。⑥孕妇不宜长期大剂量服用。⑦婴儿忌用。⑧密封、避光、防潮保存。

剂型与规格：片剂，100毫克/片。

（5）海藻多糖颗粒。作用及用途：与摄入的放射性锶、钡、镭等形成稳定性化合物随粪便排出。主要用于意外地大量摄入放射性锶、钡、镭核素时，或在放射性锶等核素严重污染的环境内停留或工作时服用。

用法与用量：经口摄入放射性锶者，立即服用10 g（可配成2%糖浆500 ml一次服下），摄入放射性锶超过4小时后再服用效果不明显。意外摄入放射性锶等核素后，可采取分次服药的方法，1次/2~3小时，2~3克/次，每日总量不超过12 g，连续用3~5天。在连续摄入放射性核素的情况下，可考虑食用3%的饼干或面包，按上述方法分次食用，用药总量不超过12 g，连续用药7天。

注意事项：①服药期间少食富锶的食物，如茶、核桃、海产品等，并辅以多渣食物；②本药按上述服用方法无毒副作用；③有外围性便秘者慎用；④有活动性消化道溃疡或出血者禁用。

剂型与规格：粉剂，10克/瓶。

（6）普鲁士蓝。作用及用途：肠道内能选择性地与铯结合，形成稳定的亚铁氰化铯盐，由粪便排出。主要用于意外地摄入、吸入大量放射性铯时或较长期居住或工作于放射性铯明显污染的环境时。

用法与用量：服1克/次，3次/天，连续5天为一疗程，停用一周后再用第2疗程；若条件允许，可将上述总剂量（15 g）分成9次或10次服用。

注意事项：①无明显毒副作用；②有习惯性便秘者慎用；③有活动性消化道溃疡或出血者禁用。

剂型与规格：片剂，0.33克/片；胶囊剂，0.33克/粒。

（7）促排灵。作用及用途：体内能选择性地与体内沉积的放射性核素，如 ^{140}La、^{144}Ce 等放射性镧系和 ^{238}U、^{239}Pu 等锕系放射性金属离子形成稳定的、可溶性的络合物，很快地经肾脏排出体外。促排灵对多种放射性核素均有显著的促排效果，其促排效果因核素的种类、用药时间及用药途径及剂量不同而异。促排灵的给予时间对促排效果的影响很大。人体静注 ^{143}Pm 后30分钟静注促排灵1g，^{143}Pm 的排出率为注入量的90%，1天后用药其排出率为25%，80天用药其排出率仅为注入量的5%。吸入促排灵能明显减少经肺吸入钚的沉积量和注入钚在体内的沉积量，但静脉注射促排灵只能减少非吸入途径所致的体内钚污染，而不能减少吸入钚在肺内的沉积量。口服促排灵尿铅排出量增高，但比注射给药的促排效果差。肌注或吸入促排灵后很快经肾脏排出。

用法与用量：空气中前述放射性核素浓度明显增高，有可能吸入核素超过年摄入限值时，人员进入这些场所前 4 小时应预防注射或吸入促排灵。确知或怀疑受到前述放射性核素内污染时，用药越早促排效果越好。每天肌注促排灵 0.5g，连续 3～5 天。吸入给药时剂量为 120 mg/d，连续 7～10 天，必要时可重复数个疗程。

注意事项：①患呼吸道或咽喉部炎症患者禁用吸入给药。②孕妇、严重肾病患者禁用。

剂型与规格：10%注射剂，5 ml/支。25%注射剂，2ml/支。

（8）双氢克尿塞。作用及用途：可加速进入机体内的 ^3H、^{24}Na 等全身性分布的放射性核素的排出。大白鼠应用双氢克尿塞和 2%茶水后，观察到尿中 ^3H 排出量增加 9 倍。口服后 1 小时出现作用，约 2 小时达峰值，维持 12～18 小时。

用法与用量：口服，1 片/次，2 次/日。

注意事项：①使用本品应注意电解质的变化并及时处理。②突然停药可能引起钠、氯及水的潴留。③少数病例服药后可能产生胃肠道反应，如恶心、呕吐、腹泻、腹胀等。④肝肾功能减退者和痛风、糖尿病患者慎用。

剂型与规格：片剂，25 毫克/片。

（9）安定。作用及用途：抗焦虑药。主要应用于病人受照后早期出现烦躁不安或失眠时。

用法与用量：口服或肌内注射，必要时 5～10 毫克/次。

注意事项：①本品有嗜睡、便秘等副作用；②大剂量应用时可发生共济失调、尿闭、乏力、头痛、粒细胞减少；③易产生耐受和成瘾；④肝、肾功能减退者及老年人慎用。

剂型与规格：片剂，2.5 毫克/片。注射剂，10 毫克/支。

（10）消呕宁。作用及用途：本品可抑制大脑呕吐中枢，主要用于照射后早期呕吐的防治。

用法与用量：口服，照后 3 天内，30 毫克/次，2～3 次/日。

剂型与规格：片剂，30 毫克/片。

（11）复方丹参。作用及用途：本品具有扩张冠脉、增加血流量、改善心脏功能、抑制凝血、促进组织修复的作用。主要用于照射后早期改善微循环。

用法与用量：照后 3 天内，3 片/次，2～3 次/日。

剂型与规格：片剂，270 毫克/片。

参 考 文 献

1. 龚诒芬. 人体内放射性污染的医学医学实践[M]. 北京：军事医学科学院出版社，2004.
2. 朱寿彭，李章. 放射毒理学[M]. 北京：原子能出版社，1992.
3. 赵泽坤. 广岛、长崎原子弹爆炸灾害[M]. 北京：军事医学科学出版社，2006.
4. 叶常青，徐卸古. 核生化突发事件心理效应及其应对[M]. 北京：科学出版社，2012.
5. 夏治强. 反核化生爆恐怖 威胁·防范·处置[M]. 北京：化学工业出版社，2010.
6. 王善强. 核与辐射恐怖事件及其应对策略[J]. 核电子学与探测技术，2004，24（1）：97-104.
7. World Health Organization. Effects of nuclear war on health and health services. Geneva：WHO，1984.
8. 郭力生，鲁华玉. 防原医学[M]. 北京：原子能出版社，2006.
9. 总后勤部卫生部. 核武器损伤及其防护[M]. 北京：战士出版社，1980.
10. 赵青玉. 核武器的杀伤半径和减员分析[M]. 北京：军事医学科学出版社，1982.
11. 陈光明. 城市核袭击和地震医学对策[M]. 北京：解放军出版社，1991.
12. 苏旭. 核辐射恐怖事件医学应对手册[M]. 北京：人民卫生出版社，2005.
13. 毛秉智. 核辐射事故医学救援技术手册[M]. 北京：军事医学科学出版社，2004.
14. 刘长安. 核与放射事故医学应急计划指南[M]. 北京：人民卫生出版社，2005.
15. 毛秉智. 核损伤的医学防护[M]. 北京：军事医学科学出版社，2002.
16. 郭力生，葛忠良. 核辐射事故的医学处理[M]. 北京：原子能出版社，1992.
17. 汤家骥. 核爆炸时的精神性反应[J]. 军事医学动向，1986（2）：1-2.
18. 叶常青. 核试验环境与人类健康[M]. 北京：国防工业出版社，2009.
19. 王谦. 非战争军事行动卫勤应急管理[M]. 北京：人民军医出版社，2009.
20. 卫生部紧急心理干预指导原则. 北京：2008.
21. 叶常青. 核生化突发事件心理效应及其对应[M]. 北京：科学出版社，2012.
22. UNSCEAR. Sources Effects and Risks of Ionizing Radiation. UNSCEAR Publication，2008.
23. Llobet JM，Domingo JL，Corbella J. Comparison of the effectiveness of several chelators after single administration on the toxicity，excretion and distribution of cobalt[J]. Arch Toxicol，1986，58（4）：278-281.
24. Management of Persons Accidentally Contaminated with Radionuclides，NCRP Report No. 65，Bethesda，MD，1980.
25. Sullivan MK，Donnelly B. Emergency Department Response to Terrorism[J]. Top Emerg Med. 2005，27（1）：50-77.
26. Waselenko JK. Treatment of Radiation Injury in the Adult. Version 14.2，2005.

第三十篇

生物恐怖袭击医学救援

第一章

绪 论

第一节 生物恐怖袭击的基本概念

生物恐怖问题由来已久,但直到美国"9·11"事件后的炭疽芽孢杆菌恐怖袭击才引起世人的广泛关注。恐怖主义(terrorism)是全球安全的严重威胁已经成为共识,但还没有形成全球统一公认的定义。

一般认为,恐怖主义指"非法对人和财产使用暴行以胁迫或强迫政府、平民或相关部门来达到政治或社会目的的行为"。生物恐怖主义(bioterrorism)是使用生物手段实现上述目的的行为。如果一定要给生物恐怖进行定义,那么"故意使用微生物导致敏感人群疾病或使用微生物毒素导致敏感人群中毒,威胁人类健康、引起社会的广泛恐慌或威胁社会安全与安定以达到政治或信仰目的的行为"都可以归类为生物恐怖范畴。恐怖袭击动机、方式和方法差异很大,但共同的特征是导致人员伤害,造成人群和社会的极度恐慌,以达到恐怖分子的目的。上面的定义只是限定在针对人类本身的生物恐怖,此外,生物恐怖还可能以植物和动物为袭击对象。在此,我们只讨论对人类的生物恐怖袭击。生物恐怖袭击(bioterrorism attack)是生物恐怖主义的具体体现与行动。

另外,我们还要注意区分下面的几个概念:生物袭击(biological attack)、生物事件(biological incidence)、生物犯罪(biocrime)和生物战(biological warfare)。生物战是指应用生物武器来完成军事目的的行动。生物战往往是国家行为,而生物恐怖一般为恐怖组织和个人的行为。而生物恐怖不一定是用生物武器进行的活动,它的规模可能很小,使用的手段多样。我们常常碰到的生物袭击、生物事件和生物犯罪都是包括了生物恐怖与生物战的广义上的概念,不同场合下特定意义不同。

恐怖袭击通常是要达到民族主义或分离主义目的、报复和复仇行为、抗议政府政策和维护动物权利等。但随着时间的推移,其目的也有所不同,1975—1989年主要的目的是抗议政府的政策,1990年以后主要变成民族主义和分离主义以及报复和复仇等,1993年奥姆真理教事件的出现,表明邪教组织也逐渐成为恐怖袭击的来源之一。

恐怖活动大致可以分为三类:恐怖事件、犯罪事件和政府组织的暗杀。恐怖事件必须有一个组织或个人密谋利用暴力来达到政治、理想或宗教目的;而犯罪事件则是指折磨、谋杀或其他非政治性目的;政府组织的暗杀通常是指为了某种目的而针对单个人所采取的恐怖活动。恐怖组织大致有三类。一是针对单个问题的组织,如反对堕胎组织和动物保护组织;二是民族主义者和种族隔离组织,如车臣反政府组织、库尔德工人党等;三是邪教组织,如奥姆真理教。

美蒙特利研究所不扩散研究中心(Monterey Institute's Center for Nonproliferation Studies)根据公开发表信息编撰了一个恐怖事件的数据库,其中记录了自1900年以来发生的生物、化学、放射和核武器袭击等恐怖事件。从这个数据库中可以看出一些规律:恐怖事件的类型通常有密谋获得或使用、企图获得、拥有、威胁使用、确实使用和谎称拥有生物剂等几大类。在有记录的415个恐怖事件中,151件情况较为翔实,具有明显的可比性。这151个事件涉及"使用"或"威胁使用",但是都没有造成大范围的伤亡,其中,33件属于生物恐怖范畴。1985年,恐怖事件达到一个高峰;由于奥姆真理教事件,1995年恐怖事件数量也达到一个峰值;1998年在"确实使用"事件这一项达到一个高峰；2001年美国炭疽芽孢杆菌邮件恐怖事件标志着生物恐怖袭击成为现实，2004年2月美国的"蓖麻邮件"，2004年7月加利福尼亚欧文市发现婴儿酸奶中含有蓖麻毒素的事件，一而再，再而三地敲响警钟，生物袭击的威胁没有远去，其趋势还在发展。

第二节 生物恐怖袭击的历史

生物恐怖袭击的历史，实际上与人类对生物武器的认识密切相伴，其理论与技术离不开生物武器的发展与使用，因此，本节中回顾的是所有有记载的使用生物手段进行袭击，以达到目的的历史事件。

一、古代的生物袭击

早在古代，将患病动物、尸体、排泄物等污物和植物、动物毒素直接用于污染军队水源、袭击平民的事件，历史屡有记载。从拿破仑时代到20世纪，使用污染物直接袭击人的行为一直持续着，在20世纪60年代，Vet Cong人仍用排泄物涂抹棍棒就是一个证据。

一个最早记载使用污染物袭击人群的尝试，就已经表明使用生物武器可能引起复杂的流行病学问题。在14世纪围攻卡法城〔Kaffa，今天的乌克兰的费多西亚（Feodossia，Ukraine）〕战斗中，攻方鞑靼（Tatar）军队发生鼠疫流行，鞑靼人试图将他们的不幸转嫁给对方，将病人尸体抛入久攻不下的城内。于是，鼠疫在守城军队中暴发，鞑靼人顺利占领了卡法城。随后，用船载着难民和老鼠驶入康斯坦丁、开罗、威尼斯等地中海港口，引起世界上鼠疫第二次大流行。当然，由于鼠疫流行具有复杂的生态学和流行病学特点，将卡法城鼠疫的流行仅仅归咎于（生物）袭击可能过于简单化，鼠疫也可能是通过野外和城中啮齿动物以及寄生蚤自然传播造成的，因为可传播鼠疫的跳蚤会从尸体上离开，转到新活体宿主身上，同时，被围困城内军队和民众恶劣的卫生环境无疑也增加了疾病流行的危险性，但将鼠疫死者尸体抛入城池与城内疫情却有着明显的先后因果关系。

另一个例子是18世纪，天花作为生物武器用来对付土著美洲人。在法国和印第安人战争中（1754—1767年），北美的英军指挥官杰弗里·阿姆赫斯特（Jeffrey Amherst）建议使用天花来"消除"土著印第安部落对英国人的敌对行为。皮特（Pitt）要塞的天花暴发流行就是因为阿姆赫斯特计划得以实施。1763年6月24日，阿姆赫斯特的下属伊古耶（Ecuyer）上校将天花病人用过的毯子和手帕作为礼物交给了土著美洲人，在日记中记述到"希望它能起到应有的作用"。确实，这些"礼物"引起了俄亥俄河谷的土著美洲部落天花流行。由于当地美洲人对天花缺乏免疫力，与欧洲人接触引发的天花流行，随后持续了两百多年。

二、第一次和第二次世界大战期间的生物袭击事件

（一）感染军用动物削弱战斗力

第一次世界大战期间，军马（骡）是军队重要的战斗力，特别是运输力。德国特工在美索不达米亚（Mesopotamia），用鼻疽伯克霍尔德氏菌感染了法国军队的45 000头军用骡子，严重影响了军队战斗力。尔后，将感染了炭疽杆菌和鼻疽伯克霍尔德氏菌的家畜出售给盟军，在1917—1918年期间造成二百多匹军用马匹死亡。

（二）病原体作为战剂研发用于战争

随着工业技术的发展，德国、日本、英国和美国等国家重视研制用飞机投放和撒布带菌昆虫、动物等以扩大污染面积和杀伤效应。德国研究过的生物战剂有鼠疫杆菌、霍乱弧菌、斑疹伤寒立克次体和黄热病毒，也研究过用带菌昆虫袭击家畜和农作物，曾用疫苗作为防护手段来保护自己。德军用细菌弹施放病原菌使苏军战俘营发生斑疹伤寒流行；1945年5月又用生物武器袭击被围攻的波黑米亚（Bohemia）西北部的一个大型水库。日本至1932年占领中国东北后，在Shiro Ishii（1932—1942年）和Kitano Misaji（1942—1945年）领导下进行了生物武器研究，而且一直持续到第二次世界大战结束。1932—1945年日本生物武器计划中至少有

10 000名"犯人"死于实验或实验感染后被处死。另外，日军的"100部队"还专门研制杀伤家畜和农作物的生物战剂。

在朝鲜战争期间（1950—1953年），美国在朝鲜北部和我国东北地区多次投掷带菌昆虫、动物和杂物，携带的生物战剂有：鼠疫杆菌、霍乱弧菌、炭疽杆菌、伤寒杆菌以及脑炎病毒等，造成疾病流行，多人死亡。此外，苏联也在极其秘密的条件下积极研制生物武器，其研究水平与美国相当。苏联至少有7个生物武器研究中心，可以用常规武器和气溶胶发生器撒播生物战剂。1979年在斯维德洛夫斯克发生一起炭疽芽孢杆菌气溶胶泄漏事故，引起国际社会的关注。

（三）用于暗杀

英国包罗·菲尔德斯（Paul Fildes）领导生物研究组研究了肉毒毒素战剂，并成功地用肉毒毒素杀死了德军驻捷克的总管任哈德·海卓克（Reinhard Heydrich）。海卓克在1941年被用特意改装的英国73号反坦克手榴弹暗杀，这棵手榴弹的上三分之一装有肉毒毒素。按其当时手榴弹的损伤情况他不至于死亡，但海卓克却逐渐昏迷，随后死亡，其症状和体征与肉毒毒素中毒一样。

三、现代的生物袭击事件

1.暗杀保加利亚叛国者事件　1978年，两个保加利亚叛国者乔治·马柯夫（Georgi Markov）和夫拉德米尔·考斯托夫（Vladimir Kostov）先后遭到暗杀，暗杀使用的武器是一种特殊改装的伞式武器，伞的顶端有填装了蓖麻毒素的微型金属弹丸。马柯夫被伞尖刺中腿部而中毒身亡，而考斯托夫受袭击时，因衣服的遮掩使弹丸未能深入皮层而幸免于难。

2.R.I.S.E.事件　1972年，美国的几名大学生受到生态威胁论以及20世纪60年代毒品滥用的影响，准备消灭人类以防止自然毁灭，选取几个人作为精英再重新开始人类新的文明。一开始，他们准备消灭整个人类，后来局限在佐治亚州附近的五个州。他们已经制备了8种微生物病原体，包括伤寒、白喉和脑膜炎等病原体，准备用飞机喷洒气溶胶和污染城市饮用水的方法实施袭击。后来因细菌培养物被发现而终止其计划，两个主犯逃亡国外。

3.潜水艇事件　1984年11月30，在大西洋某地一美军三叉潜水艇浮上水面向其联络处发出了可疑肉毒毒素中毒的求救信息。进一步调查证实为从地方订购的感恩节食品罐装蔓越橘汁被人为污染了肉毒毒素，事发24小时后，一恐怖组织声称与此次破坏行动有关。此次生物袭击事件涉及两艘潜水艇和邦考（Bangor）潜水艇基地，3天内潜水艇上感染的13人中10人死亡，邦考基地受感染的50人中40人死亡，死亡率88.3%（53/60）。

4.色拉污染事件　1984年9月末，Rajneeshees教徒在美国俄勒冈州的一家餐馆制造了用鼠伤寒沙门菌故意污染色拉的事件。这次伤寒暴发至少涉及751人。虽然流行病学分析、实验室化验结果和官方的调查均证明这是一起有意的生物袭击，但直到1985年一个恐怖分子承认后这一结论才得到最后确定。

5.伊拉克的生物武器计划　伊拉克生物战计划从20世纪70年代末开始，于1985年正式开始。到1991年4月沙漠风暴行动停火时，伊拉克科学家们研究了可能用于生物战的5株细菌、1株真菌、5种病毒和4种毒素，另外，2种细菌（枯草杆菌和苏云金芽孢杆菌）作为生物模拟剂进行了研究。他们大约生产了8 000 L炭疽芽孢杆菌液（含量：10^9/ml），其中6 000 L用于装填武器，剩余的贮存在Al Hakam。1990年在Al Hakam生产了340 L梭菌芽孢液，但声称未企图将梭菌芽孢用于生物武器。1989年开始生产黄曲霉素，实际产量约为2 200 L液体，用于装填武器的数量不明。伊拉克人用从美国引进的肉毒梭菌在Al Hakam和Al Manal于1989—1990年间生产了20 000 L肉毒毒素液（其浓度与类型不明），其中12 000 L用于现场实验或装填了弹头，其余的贮存在Al Hakam。1989年间在Salmak Pak生产了约10 L浓缩蓖麻毒素液，一些做了动物实验，一些装填了大炮炮弹。1990年生产了200枚R-400生物弹，其中100枚装填了肉毒毒素，50枚装填了炭疽，7枚装填了黄曲霉素，部署在2个发射点。

6.明尼苏达爱国者委员会　1991年美国一些抗税分子和右翼爱国分子组成明尼苏达爱国者委员会，企图用蓖麻毒素进行恐怖活动，目标是美国高层官员和立法会成员。后来由于联邦调查局的介入使该活动没有得逞。在这次事件中，4人被捕。

7.日本奥姆真理教　1995年3月，恐怖组织奥姆真理教在日本东京地铁施放了神经毒剂沙林后，警察突击搜查了这个组织的实验室，发现其正在从事一项原始的生物武器计划。他们被指控正在开展炭疽杆菌、肉毒毒素和贝氏柯克斯体的研究。这个恐怖组织被查获的库房内有肉毒毒素、带有气溶胶化装置的喷洒罐。奥姆真理教的信徒被指控用炭疽杆菌和肉毒毒素在日本进行了3次袭击。另外，该组织在1992年曾派人去扎伊尔寻找发展其生物武器计划的埃博拉病毒。

8. 蓖麻毒素　1995年，美国明尼苏达州一个武装团伙的两名成员因拥有蓖麻毒素而被判有罪。这些毒素由他们自己生产，准备用于报复当地政府官员。

9. 鼠疫杆菌　1996年一个与极端团体组织有联系的俄亥俄州人，利用邮政系统轻易获得了可引起腹股沟淋巴结炎的鼠疫杆菌培养物。

10. 甜点事件　1996年9月29日至10月1日，美国得克萨斯州医疗中心发生了一起12名实验室工作人员患急性胃肠炎的事件，他们都吃了休息室内的甜点。调查证明，此次暴发是痢疾杆菌2型污染食品所致。细菌很可能来自该医疗中心保藏的痢疾杆菌2型。从患者粪便和剩余食品中分离的细菌与实验室保藏株不能用脉冲场凝胶电泳区分开。而实际上，痢疾杆菌2型在该州极少发生。该事件被认为是人为污染所致。

第三节　生物恐怖的现实威胁

一、生物恐怖的现实威胁

（一）炭疽邮件事件

美国"9·11"恐怖事件后，炭疽芽孢杆菌恐怖首先在美国成为现实（表30-1-1，图30-1-1），在这次事件中，百余人被证实感染，22人发病，5人死亡。炭疽恐慌在世界各地蔓延（陆续发生炭疽杆菌疑案的国家包括加拿大、法国、德国、英国、瑞典、奥地利、波兰、日本、墨西哥、以色列和新西兰等）。数十个国家声称发现有可疑粉末的邮件，这其中有混淆视听、鱼目混珠的，也有杯弓蛇影、反应过敏的。

表30-1-1　美国"9·11"恐怖事件后炭疽恐怖导致人感染情况统计

地区	病例数及类型			初发日期	病死数
	例数	吸入	皮肤		
佛罗里达州	2	2	—	2001.10.04	1
纽约市	8[①]	1	7	2001.10.12	1
新泽西州	5	2	3	2001.10.18	0
马里兰州	3	3	—	2001.10.22	2
弗吉尼亚州	2	2	—	2001.10.21	0
宾夕法尼亚州	1	—	1	2001.10.19	0
康奈提格州等	1	1	—	2001.11.21	1
合计	22	11	11		5

注：①疑似病例

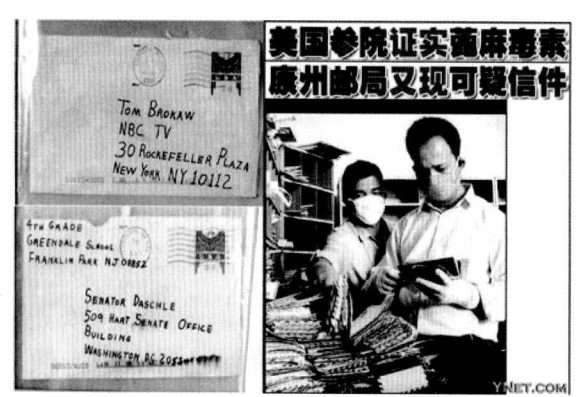

图30-1-1　左图为2001年的"炭疽信件"，右图为2004年"蓖麻信件"

（二）蓖麻毒素事件

2003年元月，在英国伦敦郊区查获恐怖组织的蓖麻毒素、原料及生产设施。

2004年2月2日，白色粉末邮件再现美国国会，尔后，此类信件时有发现。检验表明，白色粉末是致命的蓖麻毒素，没有迹象显示它已经对人造成了损害。

二、一些国家或地区具有生化武器威胁的潜在能力

目前，公认曾经有生物武器研发计划的国家有美、法、俄、德、英、日、伊拉克等。另据报道，还有一些国家也具有生物武器研发和生产的潜在能力。苏联解体后，天花等一些菌毒种、生物武器研发技术和科技人员流散到国外。生物武器制造技术和设备广泛分布于中东、南亚等不稳定地区。有证据表明，我国周边国家和地区有的就具有生物武器研发能力。

三、生物技术的发展增加了生物威胁

（一）生物技术提高生物威胁剂的稳定性或使开发新型生物威胁剂成为可能

（1）微囊包封处理技术：可保护肽或低分子蛋白质等生物剂在环境中不致迅速降解。

（2）DNA自动排序技术：将有助于进一步了解基因结构及其作用原理，识别组合作用基因和毒性基因，从而可能发现新的毒素或免疫调节物质。

（3）噬菌体文库：从中筛选具有特定结合特性的分子，然后对合适的噬菌体加以扩增，取得所需的针对人体特定目标的肽。

（4）发酵繁殖微生物载体或真核细胞载体生产蛋白毒素：理论上，重组基因发展混合型毒素生物剂的可能性不断增大。用基因修饰技术制取天然细菌毒素，在一级培养基中的制取量可比野生菌株高50倍以上，而且在单一微生物体内的基因表达可大大减轻纯化问题。

（5）微生物治虫技术迅速进展，将病毒或毒素基因植入动物或高等植物的技术可给生物扩散提供更多的选择。

（6）已开发出能预先确定微生物存活能力的技术。如果要求释放的微生物尽可能少沾染环境，可采用特定的基因突变方法使对生存有重要作用的基因发生突变，达到降低存活能力的目的；也可利用自杀机制控制微生物在环境中的生存能力，从而控制其在环境中的扩散。如果要求提高存活能力，可使不同的细菌处于饥饿状态，以提高其耐受紫外线和干燥条件的能力。值得关注的是，目前已确认有30多种细菌存在"非可培养态"，即有活性，但常规实验室技术无法检测，一般条件下难培养，但进入人体可转为可培养态，有致病力；环境生存能力和耐受力提高，这些病原体袭击更难发现、更难判定。

（二）技术与装备的发展，使生物剂大量生产更加方便

（1）生物工程技术的进展，可以迅速大量生产原来只能少量从天然途径获得的生物剂，如现已可生产千克量生物毒素。

（2）微珠表面哺乳动物细胞培养技术，简化了病毒的制取，小设施即可大量生产，制备的病毒易于提纯和浓缩。

（3）计算机控制的续流发酵器，可将批量生产生物剂的发酵器体积缩小到原来的1/1 000。

（4）空心纤维技术，可在短时间内得到高收取率、高浓缩度的细胞，与转瓶培养器相比，体积缩小20倍（1/20）。

（5）大型液体色谱分离柱，可浓缩提纯制备多种纯净的蛋白质。小型超滤方法可在1小时内完成传统方法4天才能完成的生物剂热原分离和再生。

（三）基因武器成为可能

1.遗传修饰微生物或毒素

（1）基因修饰微生物。生物技术发展到今天，人类可以任意修饰微生物，改造微生物，改造已知的生物病原，增强其毒性、耐药性、环境稳定性，改变遗传特征、免疫原性，甚至产生新的病原体。澳大利亚科学家将IL-4基因与鼠痘病毒重组后，实验室感染动物，获得了一种类似天花病毒的鼠天花症状。科学家还根据互联网上公布的核酸序列，用化学合成法合成了脊髓灰质炎病毒，这种不依赖生物酶合成的病毒具有致病性。利用基因重组技术，科学家分段克隆了8段流感病毒的结构基因序

列，在体外制造出了活流感病毒。这些事实都说明，如果被恐怖分子利用，将会制造出我们意想不到的新生物来危害世界的和平与安定。

（2）PCR（多聚酶链反应）与化学方法结合可以复制毒素基因。用多聚酶链反应（PCR）技术扩增至足够多量后，再用克隆技术将其复制到可能的载体内，可以有目的地创造出新的DNA片段。这意味着不需要用天然微生物作基因源就可以复制毒素基因。

（3）嵌合病毒成为可能。用基因重组方法制取的嵌合病毒，可在易繁殖细胞内培养。理论上，嵌合病毒作为生物剂，可以逃避特定的检测系统，并使原先接种获得的免疫力无效。嵌合病毒还可用作细菌毒素或其他毒素的载体。

（4）毒素基因武器的可能性在增大。天然的毒素是由动物、植物、微生物、藻类等产生，而随着生物技术的发展，现在已经完成了二十多种具有潜在军事价值的毒素的基因克隆和表达。虽然到目前为止还没有关于用基因工程技术增强天然毒素毒性的事实报道，但 1996 年就有政府专家在科学技术报告中提出，"理论上，通过基因重组发展混合型毒素生物恐怖病原的可能性在不断增大，何况可供军事选择的天然毒素已经很多"。俄罗斯科学家 1996 年透露，俄已用基因工程方法研制出一种"超级炭疽毒素"。

2.种族基因武器成为可能　在理论上是完全可能的，但其发展是否会超过其理论可行性，目前还不清楚。1997 年 7 月有报道称，英国已组织了由军事专家、遗传学家、生物学家和律师组成的小组，研究种族灭绝性基因武器的可能性及其对策。随着人类基因组计划的完成和人类 SNP 计划的进展，不能排除出于敌对目的而将研究成果用于设计针对特定民族或种族群体武器的可能性。

四、敌对分子、恐怖组织、国内分裂分子和邪教可能孤注一掷

我国维护国家统一、反恐怖组织、反邪教的坚定立场，都可能使敌对势力、恐怖组织将我国列为袭击对象，其中，不排除用生物恐怖手段破坏我国社会安定和经济健康运行。2001 年美国炭疽邮件事件发生后，我国也曾有粉末邮件出现，虽然没有造成真正意义上的生物危害，但对民众健康和社会安定同样造成严重威胁。

五、新发传染病的威胁

从生物恐怖袭击的定义出发，新发传染病的威胁不属于生物恐怖袭击的范畴，但值得注意的是，新发传染病病原可以用于生物恐怖，新发传染病威胁的某些特征与生物恐怖类似。1975 年后全球新发现的传染病有三十多种，因对其致病机制和防治措施的研究均无明显突破，目前没有有效的疫苗和防治药物，随着全球经济一体化和流动人口的大量增加，新发传染病极易造成新的生物危害。

六、气象因素的影响

气象因素对生物剂气溶胶的影响规律正在进一步阐明，而且可能做出更加精确的定量估算，特别是由于中长期天气预报精度的提高，对于生物剂的应用及其效应的提高都将产生重大影响。

第四节　生物恐怖袭击使用的致病微生物及其毒素

一、生物恐怖袭击病原体的基本条件

从理论上讲，任何致病微生物或生物毒素都可以用于生物恐怖袭击，但生物恐怖病原也应该具有生物战的某些特定性质，最可能应用的是那些毒力确定、能产生高发病率与高致死率，并可能发生人—人间传播的病原。归纳起来，符合下列标准的微生物及其毒素最有可能用于生物恐怖袭击。

（1）感染剂量低，毒性高，致病力强。

（2）潜伏期短，发病率高。

（3）具有高度传染性，可以通过不同途径，

尤其是通过呼吸道途径感染或中。

（4）人群易感性强，引起失能或死亡的程度高。

（5）缺乏有效的预防（如免疫血清、疫苗、抗生素）和治疗措。

（6）易于获得，易于生产、保存、携带和运输，而且在外环境中稳定性好。

（7）早期难以检测或鉴。

（8）能够"武器化"，即生物剂必须易于包装与施放，施放时对生物剂本身影响极小，污染范围大，后果严重。

二、美国对生物恐怖病原的分类

美国疾病预防控制中心（CDC）按照生物恐怖病原的致病性、危害程度，将生物恐怖病原分成三类。

A类：致病性强，播撒后可导致国家安全隐患。这些病原具有如下特征：①容易播撒，可导致人—人间的传播；②致死率高，并对卫生系统造成严重影响；③可导致社会动荡；④需要医疗卫生系统的特殊准备才能应付。这些病原包括：①天花病毒；②炭疽芽孢杆菌；③鼠疫耶尔森杆菌；④肉毒毒素；⑤土拉弗杆菌；⑥埃博拉病毒；⑦马尔堡病毒；⑧拉沙热病毒；⑨胡宁病毒等出血热病毒。

B类：致病性比甲类病原弱，这些病原具有如下特征：①相对容易播撒；②发病率中等，致死率较高；③需要专业实验室检测用于诊断。这些病原包括：①贝氏柯克斯体；②布鲁杆菌；③类鼻疽伯克霍尔德菌；④委内瑞拉马脑炎病毒；⑤东方马脑炎病毒；⑥西方马脑炎病毒；⑦蓖麻毒素；⑧产气荚膜梭菌ε毒素；⑨金黄色葡萄球菌肠毒素B。

下面这些病原是水源或食源性肠道传染病病原体，也可以用于生物恐怖，但不如上述病原危害大：①沙门菌；②痢疾志贺菌；③大肠杆菌O157:H7；④霍乱弧菌；⑤微小隐形孢子菌（Cryptosporidium parvum）。

C类：该类病原包括新出现的病原，这些病原可通过生物工程改构后用于大规模释放。这些病原具有如下特点：来源方便；容易生产与播撒；具有潜在的高致病性与致死率；对人类健康影响较大。这些病原包括：①立百病毒；②汉坦病毒；③蜱传出血热病毒；④蜱传脑炎病毒；⑤黄热病毒；⑥多重耐药结核分枝杆菌。

第五节 生物恐怖袭击的基本特点

一、生物恐怖袭击分类

（一）袭击的对象

生物恐怖袭击损害的对象是人、动物和植物。

（二）袭击的方式

根据感染途径可以将施放方式分为气溶胶施放及污染食物和水源施放，前者通过呼吸道感染，后者通过消化道感染。最常见的，也是危害最大的施放方式是气溶胶施放。

根据施放后影响程度分为大规模和小规模生物恐怖袭击。这里所指的规模主要指施放生物剂污染的范围和受袭目标人群的范围。

1.大规模生物恐怖

（1）气溶胶施放。①将喷雾器安装在交通工具（飞行器）上进行气溶胶施放是可以进行大规模施放的手段；其施放路径会形成一条线状污染带，称之为线源（line source）施放。这种手段一般与风横截，在行驶中施放，感染下风向一定范围内的人群。污染范围取决于风速、风向、气象条件、地形和植被及病原体自身特性等因素。稳定的生物剂（如炭疽芽孢）可以污染下风向200 km的范围。假定用飞机在2 km范围内施放50 kg病原体，该范围有50万人口，其损伤程度推测结果列于表30-1-2。②点源（point source）施放：是另一种施放手段，即将施放装置固定在一定位置进行施放。

（2）多点源施放（multi-point source）。多个点连接施放，形成线或面，造成较大的危害效应。

（3）污染空调系统。如果将生物恐怖病原干粉施放于空调系统入口处，病原体气溶胶就会随空调风污染整栋大楼，所有楼内人员都有可能被感染，这种方式施放的生物恐怖虽然楼内污染程度最高，但楼外不能排除没有污染，而且还给洗消带来非常大的麻烦。

表 30-1-2　生物恐怖病原造成的损伤程度[1]

恐怖病原所致疾病	下风向范围（km）	损伤程度	
		死亡	失能
裂谷热	1	400	35 000
蜱传脑炎	1	9 500	35 000
伤寒	5	19 000	85 000
布鲁氏菌病	10	500	100 000
Q热	>20	150	125 000
土拉热	>20	30 000	125 000
炭疽	>20	95 000	125 000

（4）污染水源。污染水和（或）食品源也是常见的生物恐怖手段，这种污染首先是感染接触者，然后由于一些病原可以导致人—人间的继发传播扩散，而引起社会严重恐慌。

（5）大型公共场所释放。在公共场所，如大型商场、地铁和集会场所施放也会造成严重危害与社会恐慌。

（6）人体"炸弹"。如果恐怖分子个人或集体故意感染呼吸道传播的烈性病原（如天花、鼠疫等的病原），在潜伏期旅行到目的国家或特定场所进行人体"炸弹"式传播，也同样会造成社会的极度恐慌。

2.其他规模的生物恐怖袭击

（1）针对少数人或个人的恐怖。只针对少数人或个人，使用的手段可能是信封邮寄、扎针、小型喷雾器施放、污染食品或饮用水等。

（2）局部释放。可能通过各种手段施放在报复对象的办公场所、家庭等局部，以达到恐怖报复的目的。

（三）生物恐怖病原的施放状态

生物病原体可以以湿态（式）或干燥状态（式）施放。干燥的生物恐怖病原（剂）存放时间要长一些，分散和危害的范围也会大一些。但是病原体的干燥与制备需要复杂的技术。

二、生物恐怖袭击的特点

（一）现实性

生物技术的普及和发展，加大了生物恐怖的可能性。对于非生物专业的人来说，生物剂的获得可能非常艰难。它不会像看菜谱做菜那样简单，需要技术和科学知识。但是生物剂的获得也远非想象的那样不可逾越。全世界大约有1 500个菌种库，并且有数不清的研究机构和自然资源，可以提供微生物或毒素物质。商业化培养基和发酵罐到处都可以买到。目前，生物生产设施日益趋向小型化，简单并且价格便宜。生物恐怖分子不需要十分严格的生产条件，获得的生物剂纯度不一定很高，只要具备一定的传染性或侵袭性即可。所以生物恐怖的现实性不容忽视，并且随着生物技术的进步，这种威胁的现实性会越来越大。

（二）潜伏性

生物剂损伤不同于化学和核损伤，生物剂气溶胶无色、无臭、难以察觉，从感染到发病有一定的潜伏期，且有些病症在潜伏期内很难发现，但可以传染他人，难以控制。

（三）传染性

生物袭击如果使用活的微生物，病原体通过皮肤、消化道或呼吸道途径侵入人和动物机体，在体内和环境中可以繁殖，并能排出体外，污染环境，使病原体传播扩散。

（四）散发性

到目前为止，生物技术还没有达到人人都能掌握的地步，恐怖组织活动也具有较大的不确定性，所以生物恐怖袭击具有散发性的特点：①在地域范围上散发；②时间、地点上不集中。

（五）隐蔽性

生物袭击不需要太多的特殊装备与手段，具有相当大的隐蔽性。枪支、弹药、炸弹等常规武器可以用一些办法检查到，但是生物恐怖材料就不容易被侦测到。它可以放在食物中、饮料中、手提包中，甚至可以放在信封中邮寄，用常规手段无法发现。

（六）突发性

恐怖袭击可能发生在难以预料的任何地点、时间和人群。这种突发性决定了生物恐怖袭击难以在第一时间进行预防和控制。

（七）协同性

生物袭击手段可以与其他恐怖活动协同。恐怖分子利用常规恐怖手段的同时，可能会同时进行生物恐怖活动。日本奥姆真理教就是如此，由于化学

---

[1].Health Aspects of Clinical and Biological Weapons. Geneva, Switzerland：WHO；1970：98.

剂较容易获得，所以他们就首先使用生物剂，同时他们也寻求发展生物剂。

（八）恐慌性

生物恐怖袭击以上特点决定了生物恐怖事件虽较难预防，在事件发生之后采取快速有效的应急措施和对策可以进行一些弥补，但是生物恐怖袭击容易造成人们恐慌，详见"生物恐怖袭击的后果"中"社会心理压力与恐慌"部分和"生物恐怖袭击时的心理问题与对策"等相关章节。

（九）欺骗性

生物恐怖往往具有欺骗性。由于生物恐怖有着现实性和隐蔽性，恐怖分子利用大众的恐惧心理制造谣言，或使用假生物剂对政府或袭击对象进行敲诈和欺骗。2001年美国炭疽邮件后，全球的"白色粉末"事件绝大多数是欺骗。这种恶作剧应当看做是另一种类型的袭击。

三、生物恐怖袭击的后果

生物恐怖发生后，可以造成下列后果，这些后果的严重程度要取决于生物恐怖病原的种类及其规模。

（一）人员的直接伤害

生物恐怖病原种类繁多，其作用对象不仅仅局限于人，还可以是动物和植物，例如牲畜和农作物等。但袭击的主要目标还是针对人类。

致死性恐怖病原能引起受袭击方大量人员的死亡，而且由于大多数此类恐怖病原具有传染性，使得受害者不仅局限于第一时间受到袭击的人员，还可以由他们传染给医护人员及民众等。这类恐怖病原可以大量消耗被袭击方的人力、物力，尤其是医疗资源，同时可以在被袭击方的人群中引起恐慌。致死性恐怖病原的威力巨大，而且如果使用不慎，还可能自食其果，因此，实战中运用的可能性不是很大；但日本东京地铁的沙林毒气袭击事件提醒我们，目前恐怖分子手中拥有的武器不再只是冲锋枪和塑胶炸弹，任何武器只要能够造成更大的伤亡，引起更大的恐慌，丧心病狂者就会毫不犹豫地使用。

失能性恐怖病原虽然不会导致大量人员死亡，但可以在一定的时间内使被袭击区域的大部分人员暂时丧失战斗力或活动能力。这种所谓的"人道主义的、没有死亡的"生物恐怖对于一些"仁慈"的战争狂人来说，更具有吸引力，因为伤员会需要很多的人员进行照顾，不仅可以迟滞对方的军事行动，而且可以最大限度地消耗对方资源。试想，如果一方的野战医院，甚至后方的各个医疗机构充斥着急待救治的病员，这对军心和后方的稳定是一种多么大的打击。

传染性生物剂袭击造成的后果要比非传染性生物剂严重得多，这些病原对直接暴露者造成伤害，还能通过感染者传播、蔓延，成倍地扩大受害人群。这种生物剂一次施放就可以造成长期危害和污染。实际上，大部分生物恐怖病原都属于这一类。非传染性恐怖病原在特定的情况下感染人体并引起疾病，但一般不在人群中扩散，如各种毒素、炭疽杆菌和土拉杆菌等。

病原体一般都要经过一段时间才能使受袭击者发病，这段时间成为潜伏期。潜伏期长的如布氏杆菌为1～3周甚至数月之久，Q热也长达2～4周。有的病原体感染后潜伏期只有1～3天，如霍乱等，而毒素类恐怖病原的潜伏期仅有几个小时。

生物袭击的另一个特点是其所引起的疾病可能不易治愈。可以想象，恐怖分子实际采用的可能是经过遗传工程技术，通过基因重组改造的抗性菌株或毒力增强的细菌类病原体，致使已有的药物对其无效或效果很差；而对于大部分病毒类的病原体而言，多数目前还没有特效药物和救治方法。因此可以预料，在生物袭击真正发生时，按常规采取的措施可能不会迅速缓解症状，这不仅对于病人是痛苦的折磨，对于医疗机构也是巨大的挑战。

由上可见，生物恐怖造成的医学后果不仅有短期的，还有长期的，不仅有针对个体的，也有针对群体的。这种复杂性给生物恐怖的医学防护带来了一定的困难。

（二）对环境的污染

在特定的条件下，有些病原体可以长期存活，例如霍乱弧菌在20℃的水中能存活40天以上，Q热的病原——贝氏柯克斯体在金属、玻璃或木材表面能存活数周之久，而真菌的孢子和炭疽的芽孢活存的时间则更长。20世纪40年代，英国曾在苏格兰西北部的一个小岛上进行了炭疽杆菌芽孢的污染试验，试验结束后进行了比较彻底的洗消，甚至焚烧，然而数十年后，仍可从岛上的土壤中检测到活的炭疽芽孢，可见其危害时间之长。同时，一些生物恐怖病原在媒介生物，如节肢动物和啮齿动物体内可以繁殖并传递给下一代，如果生物恐怖病原袭击的地区存在易感动物和传播媒介，在有关条件具备的情况下，可能形成新的自然疫源地（如抗日战争时期，日军在我国使用细菌武器，731部队从哈尔滨溃败时，留下了鼠疫疫源地，时至今日每年都要进行监测），这无异于一场生态灾难。

（三）对医疗体系的挑战

由于生物袭击具有面积效应大、危害时间长、具有传染性、不易被及时发现以及短期内可能出现大量患者等特点，虽然不会像常规爆炸恐怖一样造成建筑物破坏等有明显的标志，但它给医疗体系和社会保障体系带来巨大的挑战，这主要体现在下列几个方面。

1. 疾病减员难以预测　预测减员是有关部门组织筹措医疗资源的基本依据。生物恐怖杀伤效果将受到许多因素的影响，如恐怖病原浓度、气象条件、人群基础免疫力和当地卫生防疫水平等，故由其引起的疾病减员很不稳定。条件适宜时，发病率很高，反之则比较低。因此，很难对生物袭击造成的疾病减员进行准确预测，目前也没有公开的数据或计算公式。这就要求各级医疗决策机关能够根据具体情况及时作出判断，事先掌握一定机动的卫生防疫力量，储备相对充裕的医疗资源；卫生防疫部门和医疗机构也要有在紧急状态下，突然加大工作量的充分准备。

2. 医疗保障的范围十分广泛　生物袭击发生后，目标多是人口密集的都市，但危害不局限于直接受到袭击区域。如果生物手段与常规武器甚至核化学武器结合使用，面临的后果将十分复杂，医疗部门伤员救治，还要组织所有暴露者和处置人员的个人防护和医学处置，污染区及救治区域的污染消除等，内容极其广泛、复杂，时间持久，这些都加大了生物袭击医学处置的难度。

3. 医学防护任务繁重　生物袭击后其危害作用时间明显长于爆炸等常规武器损伤，而且可能有较强的传染性，传播途径多种多样，因此，除了一般的卫生防疫措施外，还要采取一些特殊的防护措施，如疫情侦察、污染区域调查与处理、人员卫生整顿和检疫观察等等。特别是在出现大量病人的情况下，往往超过卫生防疫和医疗机构的负荷，需要筹集资源，组织增援。国外曾有人以肺鼠疫为例提出过以下设想：吸入1 000个活菌的人员中将有50%出现临床症状，其中75%的病人需要住院治疗，未接受治疗者将有80%死亡；如果一个500万人的中等城市遭受袭击，在储备足够治疗药物并疏散三分之一人口的情况下，估计仍将会有50万人需入院治疗，死亡人数可达10万以上。这些推算虽然不一定精确，却足以说明防护工作的繁重。

4. 医疗资源大量消耗　生物袭击在经过潜伏期以后，可能突然出现大批病人，而且受染人群会随着时间迅速扩大，呈疾病暴发流行态势，需要消耗大量疫苗、药物、试剂、医疗用品和设备、医院床位和训练有素的医护人员等医疗卫生资源。由于疫情爆发十分迅猛，而药物和设备的生产，人员的培训都需要一定周期，很可能在疾病得到控制以前，医疗体系的资源就难以为继，甚至崩溃。而且一个国家的医疗体系不能承载短时间内的大量消耗，很可能因为一次生物袭击就元气大伤。正是出于这种担忧，美国自20世纪90年代后期开始，已将防生物威胁作为其国家安全需要，陆续发布有关总统令，并不断增加拨款用于全民的防生物威胁教育、训练、演习和装备。

（四）引发社会心理压力与恐慌

生物袭击不仅会造成显而易见的临床症状和伤亡，而且生物袭击造成的恐慌也是不言而喻的。人们对于威胁的恐惧有时并不在于其真正发生时所产生的后果，而是在于其发生的不可预知性，这就带来了严重的社会心理学问题。像其他灾难一样，生物袭击后相当时期内，人群笼罩在恐惧氛围下，出现一些急、慢性心理损伤病人。他们中的大多数人事后并不发展成长期的精神后遗症，但有一些特定的高危人群（例如早期感染者、没有社会保障者以及警察和紧急救援人员），其精神异常可能发展为生物袭击后的慢性后遗症。

回顾以往化学恐怖袭击事例，可以看到袭击会导致一些人的严重精神性伤害。遭受袭击后继发的疾病、目睹亲人忍受疾病的折磨，都会增加公众的急性焦虑症和病后紧张症。这些问题的影响范围和流行有待进一步研究。另外，一些病原体可以导致感染者周围和中枢神经系统损伤，引发神经功能障碍，尽管在严格意义上不属于心理损伤的范畴，仍然需要引起注意。

对生物恐怖的陌生感加上对传染病发自内心的恐惧，可以触发公众强烈的生理及心理反应。对感染的畏惧以及来自敌方的恐吓是生物袭击后造成紧张的直接因素。其特定本质则由袭击所采用的病原或毒素决定，诸如潜伏期、病原的毒力和毒性作用等特性都将对心理反应产生影响。公众在寻求和接受免疫或治疗的过程也会产生潜在的心理压力。在生物袭击发生后，或是存在发生的可能性时，人们常见的心理学反应的表现主要有：对不可见恐怖病原的恐惧，情绪沮丧，气愤，害怕传染；对恐怖分子、政府或二者兼有的愤怒，替罪羊感，被社会抛弃感，以及对政府社会机构失去信任等等。

随着袭击的被确认以及媒体对此的渲染性报道，暴露及未暴露的人都可能会经历急性的自发性唤醒，出现肌肉紧张、心动过速、呼吸加快（或过度换气）、出汗、颤抖以及自我暗示等一系列的症状和体征。公众可能将这些表现和症状错误地归咎于感染和中毒，从而涌入医疗机构求助。在危机初期，急性紧张表现的人和有症状的人会相互混淆，增加了医护人员鉴别诊断与处理伤员的难度，也增加了医疗机构的负担。

第六节　生物恐怖袭击的应对准备

一、概述

（一）生物恐怖袭击应对准备的基本原则

生物恐怖袭击的应对准备是一个长期发展活动的计划，目的是增强对可能发生的危害和事件的接受力以及发现识别能力，能有效地应对处理生物武器的袭击、生物恐怖活动等生物突发事件，使后果处置能有序地过渡到恢复，使社会继续持续发展。生物恐怖袭击应对准备是政府管理的战略性安全举措，是政府和社会维护安全和稳定发展的基本责任。

WHO推荐，生物恐怖袭击的应对准备原则表现为以下9点，即

1.生物恐怖袭击应对准备不只是政府的事，而是全社会的责任

2.生物恐怖袭击应对准备必须结合社区、政府和非政府组织的具体情况

3.生物恐怖袭击应对准备是经济和社会发展政策策略的重要保障

4.生物恐怖袭击应对准备应建立在脆弱性评估的基础上

5.生物恐怖袭击应对准备必须与应急事件管理紧密联系

6.生物恐怖袭击应对准备应致力于行动和过程，而不是停留在文件字面上

7.生物恐怖袭击应对准备不是孤立的活动，而应与经济发展和社会安全相结合

8.生物恐怖袭击应对准备应使用规范和标准的技术

9.生物恐怖袭击应对准备不仅要注重事件（结果）处置，更应与预防和反应相结合

应对准备工作要目标明确，指标、质量的要求须明确、清楚、可行，计划时间进度合理；有可靠的情报信息系统，能及时、准确地将有关信息及趋势分析提供给各级指挥员；建立灵敏有效的工作机制、形成精干的组织机构、建立简便易行的保障程序；要确保各环节、各系统沟通和运作有效；人员、装备要适时、适用、适量；要有适当的培训和演练，对应对准备实施检验，加以改进，目的是能适应平时和战时的需要，在需要时迅速做出反应，开展工作，迅速部署，完成任务。

（二）生物恐怖袭击医学应对处置的准备目标

至少应达到形成"六种能力"。

1.投送能力　以保障应急处置的战略机动、战术实施。

2.快速反应能力　保障应急任务完成。

3.独立工作能力　能独立实施侦察调查、检验、损伤诊断、危害评估、污染消除，实施并指导伤员救护和人员防护，遏制事态发展和疾病蔓延扩散，最终控制事件危害，保护生命与健康，维护社会秩序。

4.综合处置能力　适应事态发展的多变性，能在需要时，提出明确的增援要求，并有与关部门和机构联络的能力。

5.自我防护与生存能力　应急处置力量具有良好的自我防护和一段时间的应对处置及人员生存能力。

6.后续补给能力　能与资源保障衔接，实现必要补充和能力维护。因此，生物恐怖袭击应对准备

至少要做到：有脆弱性降低的法律框架和可实现的政策；有关脆弱性的信息的收集、分析和传播机制和系统；有对应急事件做出反应和恢复的策略、系统和资源；有民众意识增强和防范技能的提高措施；组织和资源落实。

二、生物恐怖袭击应对准备的管理和框架

应对准备要协调并有效地利用可用的资源，达到减少事件对社区和人群的影响、根据现有的目标和计划，从应急事件的反应到恢复期协调有效的运作。

（一）生物恐怖袭击应对准备的管理

应对准备和管理必须结合具体实际情况，至少要包括内容、形式、准则和程序。

1.内容　指针对可能的事件种类准备计划的组成要素。

2.形式　指针对可能的事件准备计划的具体文件文本，文件文本应体现和符合实际情况，具有可操作性。

3.准则　指做出应急事件准备的决定时使用的指标、标准。

4.程序　指准备计划确认、改进的方法、程序和安排。

（二）生物恐怖袭击应对准备的过程

生物恐怖袭击应对准备计划实际上包含社区、地区或国家不同层次和水平。最低行政层次、最基础的准备层次是社区（村镇或县），中间层次的省（市、地区），最高级的是国家（中央政府）。在全球范围内，突发事件的危害随社区的脆弱性增加而增长，加强应急事件的预防是降低脆弱性的重要举措，为应急事件做好准备就是增加了社区的适应性。生物恐怖袭击应对准备计划要作为政府管理的一个方面来管理（图30-1-2）。

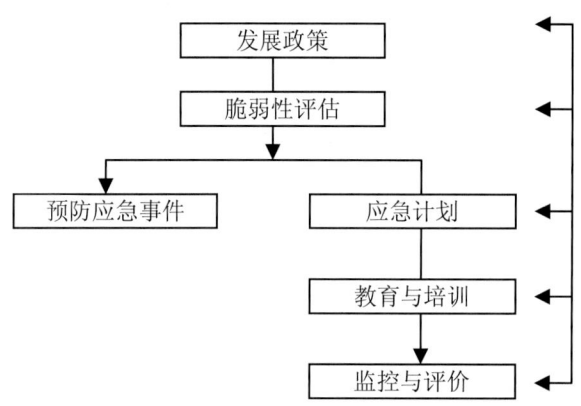

图 30-1-2　生物袭击应对准备过程示意图

三、生物恐怖袭击的应对准备内容

（一）基本概念

应对准备，指针对完成一个长期计划的前期及早期活动。生物恐怖袭击的应对准备目的，是增强对生物恐怖袭击可能发生的接受力和防范、发现与消除危害后果的所有相关的活动。这些活动及随之增长的能力，是威慑犯罪、监视袭击行为和迹象的保障，是及时察觉袭击、控制和减轻危害后果的前提。

应对准备遵循"预防为主、常备不懈"的基本方针，应对准备的前提是认识威胁，进行脆弱性评估。脆弱性评估也称为"灾难分析"和"危险评估"。为应急和降低各种灾难的危害首先就要降低社会的脆弱性，脆弱性涉及社区、环境和灾难之间的相互作用。脆弱性的降低需要许多协调活动，包括：政策改进；脆弱性的评估，说明问题和机会；对人为生物恐怖袭击的预防和威胁降解；对袭击事件及危害做好必要准备，形成应对处置能力。脆弱性降低是一个社会控制自己、把握自己的过程。显然，有准备是当今世界各个政府和组织成功应对生物恐怖袭击的共同基本特征。

（二）准备工作的落实

准备工作需要一个专门的工作机构，管理应急事件的准备工作内容见图30-1-3。

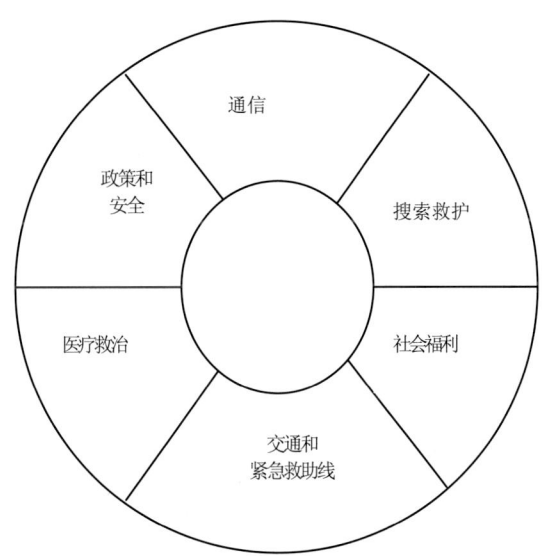

图 30-1-3 准备的基本内容

如果没有这样一个机构做好各方面准备工作，应急事件管理就会不连贯，效率低下。这种多部门和部门之间，由一个专门机构协调的管理会使生物恐怖袭击应对准备工作通过管理，进入各部门和机构工作计划，进而制度化。值得注意的是尽管政府和组织与应急事件管理关系密切，但社区间的准备和相互联系才是最关键的。政策和标准由国家政府制订，但降低脆弱性和生物恐怖袭击应对准备计划，却要涉及各个层次，最基础的就是基层组织和社区，因为要首先对应急事件做出反应，省级政府和中央政府在工作上支持社区。中央政府对应急事件提供全国的资源和与国际组织和其他国家联系。

（三）准备的环境要素

只有那些与应急事件和灾难临近的社区成员快速而有效地做出反应，才能最大限度地提高应急处置效果。如地震灾难发生后，65%的生命救援在18~24小时完成。1995年1月日本神户大地震之后的现场救援速度说明准备的重要性，特别是社区准备。最初24小时内完成了65%的生命救援，72小时内，神户消防部门完成了救援任务的86%。对应及有所准备的地区给急需救援的人们提供了生命急救，只依靠外来救援将使事发地损失更大。社区提供最初救援和急救，其能力和作用不可低估，有准备的社会在应急事件中的作用常常超过想象。

应急事件处置需要在转移协调下组织各部门和机构紧急动员和行动，在时间紧迫、情况多变的情况下协调多个部门，也需要事先建立基本的机制和方法，才能临危不乱，临危有策。

任何一个管理活动都有许多方面（图30-1-4），在应急事件准备计划的具体情况，至少应当包括图中的各方面。

应急事件管理系统和应对策略应能预防事件的发生、事件发生后能通过良好的组织，充分利用已有的资源和实际能力。

四、应对准备工作的主要步骤

生物恐怖袭击应对准备至少有六个主要步骤。

（一）确定应对政策、制定相关法规制度

根据国家政策是"一种行动方针的正式陈述。"政策的性质是战略性的，具有建立长期目标、指定达到目标的责任者、建立可靠的工作制度和决定决策的目标的功能。政策要求保证组织内部与组织之间为共同的目标努力协调地行动。

（二）脆弱性评估

脆弱性评估也称"危险性分析""危险性评估"和"危险度评估"，是一个确认危险并判断其对一个社区、活动或一个组织可能产生的影响的过程，主要是为持续发展、应急预防、做好生物恐怖袭击应对准备，为应急反应和应急处置提供基础和依据。

脆弱性是许多因素影响的综合结果。脆弱性包括易感性和恢复能力两个方面。易感性指那些在社

区中能导致危险因素产生应急事件的因素。恢复能力指社区承受突发事件和灾难所带来的打击的能力，是一种多因素综合组成的功能，这些因素使社区对突发事件做出反应并从中恢复。

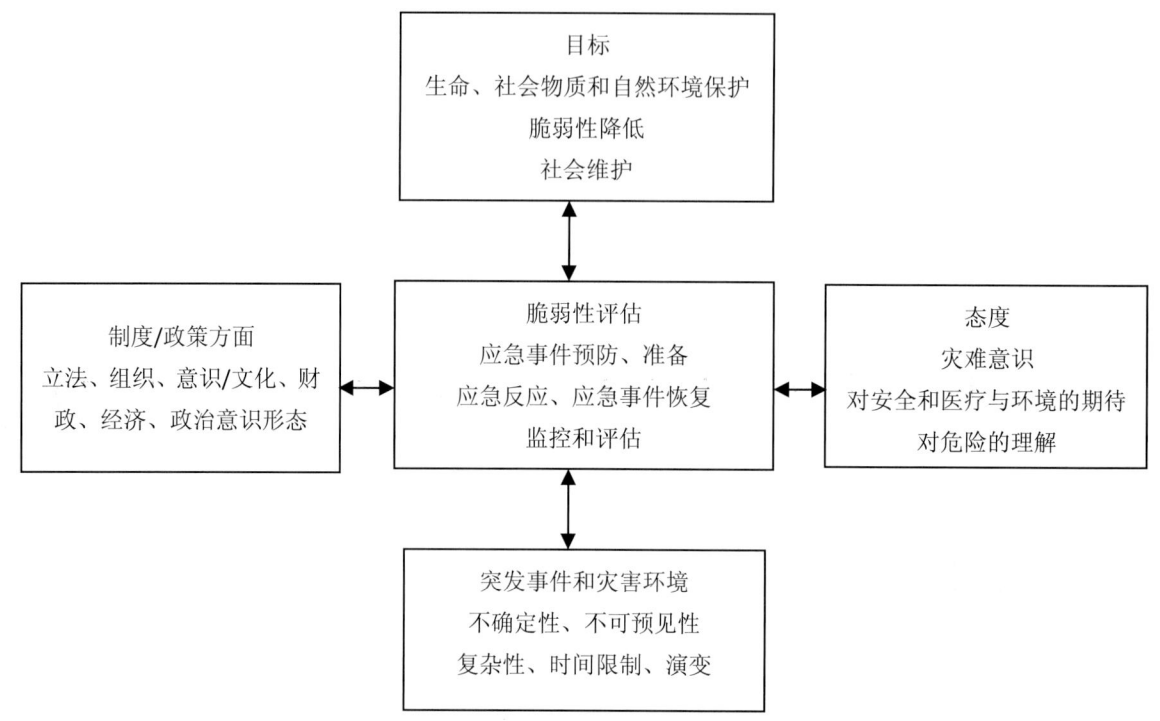

图 30-1-4 生物恐怖袭击应对准备的要素

计划时要建立计划小组。小组应有各方专家构成，要快速、准确地获得各种信息，集体综合分析。因为专业人员与社区人员由于专业知识、个人经历的不同，看法常常不同，制订计划时要重视专业人员的意见，同时也要征求社区人员的意见。专业人员和社区人员对危险有不同角度而形成的不同态度（表 30-1-3），在调查和评估时应予以考虑。

表 30-1-3 影响对风险看法的专业态度和大众态度

专业人员态度	大众态度
相信科学方法、解释和证据	相信政治文化和主流看法
求助于权威和专家	求助于民间有经验的人、同伴
分析的范围简单而狭窄	分析的范围广，常运用类比方法和借鉴以前的历史事件
将风险客观化	将风险主观化
强调统计的变化性和可能性	强调风险对于家庭和社区的危害
关注事件的一贯性和普遍性	关注特殊性，较少关心一贯的做法
出现争论时，采用最高权威的结论	对学术分歧，不以专家的原则为准
认为不具体的伤害无意义	认为意料之外，或未被明确的风险有意义

（1）确认及描述危险。通过参考记录、报道、档案和询问社区老居民的方法，研究过去发生的事件及其处置，检查现在可能存在的危险和脆弱性（易感性和恢复能力）。脆弱性评估后，确认面临的危险，要清楚地描述面临的危险，明确、简明地在说明危险的种类、强度、频率、范围、可能危害的时间和可预防、控制的程度等基本特征。

（2）描述社区。对于危险、和社区相关有影响的因素及资料、地理环境信息等，可以用地图加有效记录的方式来描述：人口密度，人群分布（需要特殊照顾孤儿院、残疾人和新的未计划的居民点）；为应急事件而建立的临时性设施；准备和防范的重点；应急服务（政策、救护车、社会治安维护和军队）；应急处置机构；生活基本保障设施与系统（饮用水、食品，电力、煤气等）；通信网；

基础商业和工厂；卫生与疾病信息；交通系统和交通网，城市基础设施维护系统等。

（3）将危险分级。确定危险对管理的目标成为"危险分级"或"危险等级"。确定危险分级的标准，主要可依据小组技术法通过FEMA模型（"风险""可监控性"和"脆弱性"），或SMUG模型（"严重性""易管理性""迫切性"和"发展性"）分级。

（三）综合措施监测和预防突发事件

采取综合性措施预防事件发生，特别是研究确定监测指标体系，建立监测系统；加强预警，以及采取加强安全、社会治安管理等措施预防事件发生。

（四）制订应急计划

根据危险分析、脆弱性评估，预防措施效果，制订确定应急政策和计划，分析各项工作的轻重缓急（表30-1-4）。

表30-1-4 生物恐怖袭击应对准备政策内容及其重要性排序

政策内容	主要项目
生物恐怖袭击应对准备工作和发展计划	生物恐怖袭击应对准备工作与所有能担负相应工作的发展目标与方案相结合
应急处置相关法律法规标准	定义应急事件的责任、义务；应急处置机制与程序；相关技术标准
国家应急处理机构	国家级应急处置组织指挥系统、专业机构和基础设施
国家应急事件处理机构的主要任务和职责	包括应急处置所涉及的方方面面
应急事件管理机构的任务	应急处置准备和处置工作应标准化，并注意尽量通用化
地方与社区的生物恐怖袭击应对准备工作	使地方师生政府和机构的工作标准化
卫生方面的生物恐怖袭击应对准备	与相关各方面与机构工作一致，包括公共卫生、医疗系统等
应急管理其他方面	所有社区民众都参与应急事件的处理，包括参与不足的评估、应急计划的制订、接收应急事件准备的信息等
资源管理	以现有资源为基础，重点是培训及各部门、各水平的信息共享
生物恐怖袭击应对准备与反应方案评估	建立适合国家、省市和社区环境的目标和指标
生物恐怖袭击应对准备工作的优先排序	在对不足和应急需求研究的基础上，根据实际和需求确定工作的轻重缓急

（五）培训和教育

生物恐怖袭击应对准备计划中要包括多层次的培训和教育、演练内容，根据生物恐怖袭击应对准备的政策和措施，对政府部门、专业机构的管理人员、专业人员和民众进行培训，宣传事件危害及处置的基础知识、职责、行动准则和要点等，提高民众对危机的认识和防范意识，提高危害迹象信息的发现与确认能力，提高遭遇事件紧急处置时正确行动的意识与技能，提高对社区和政府的信任，提高应对处置的效能与效果。演练对丁应急能力十分重要，既是实际的教育，更可以磨合部门间和机构间协作，发现准备的问题，改进、提高准备的效能。

（六）监测与评估

生物恐怖袭击应对准备工作要始终在监控之中进行，并对准备情况和处置效果建立一套评估指标，评估计划的合理性、可操作性和处置的效能，发现问题及时改进提高。

五、军队与生物恐怖袭击医学救援

生物恐怖袭击从某种意义上讲，是一种突发公共卫生事件，军队疾病预防控制机构是国家疾病预防控制体系的重要组成部分，也是国家应对生物恐怖袭击的主要突击力量。做好生物恐怖袭击医学救援的应对准备工作，是军队在新时期责无旁贷的任务；而军队令行禁止、响应迅速的特点也使其能够在救援过程中发挥决定性的作用。

（一）法规与预案

近年来，针对传染病防控和公共卫生事件处置，国家相继颁布实施了《中华人民共和国传染病防治法》《突发公共卫生事件应急条例》等法规，军队也制订下发了相应文件。这些法规文件不仅在法律上赋予了军队开展生物恐怖袭击医学救援的职能，也为更好开展这一工作确定了方向。

完善的预案是顺利开展医学救援的前提，为更好履行救援任务，部队先后制订下发了多项与生物恐怖袭击医学救援相关的预案。在实际操作过程中，各级处置力量有必要结合自身情况，制订相应的预案和行动方案。

（二）救援环节和力量组成

根据生物恐怖袭击的特点，其医学救援通常包括侦查、检验、消除、预防和治疗五个环节，简称"侦、检、消、防、治"。因此医学救援力量的组成应该包括以上五个方面的专业人员和相应器材装备。

1. 侦查　是指通过流行病学调查、仪器侦查、监测预警等技术手段，第一时间识别可能发生的生物恐怖袭击事件，为快速开展后续救援，提供救援针对性奠定基础。

2. 检验　是指在判断可能发生生物恐怖袭击后，迅速采集相应样本，利用多种方法进行分析，判断恐怖剂的种类，便于后续特异性治疗和预防。

3. 消除　是指在生物恐怖袭击发生地以及可能波及的区域，对环境和人员暴露表面进行消毒，杀灭宿主动物和媒介生物，切断恐怖剂的传播途径，控制危害范围。

4. 治疗　在未确定恐怖剂的情况下，对暴露人群采取提高免疫能力、广谱抗菌或抗病毒治疗措施；确定恐怖剂后，应用特异性治疗手段，救治感染人群。

5. 预防　对感染人群的接触者或是袭击可能波及的人群，采取疫苗接种或者非特异免疫手段，提供其对恐怖剂的抵抗力，保护易感人群。

（三）能力建设

以上各环节需要人才、技术、装备等多要素的支持，必须在平时加强建设。

1. 人才建设　针对不同层级的处置力量，建设目标有所不同。例如基层战术和战役层面的处置队伍，主要需要加强快速侦检以及消毒人才的培养，而战略层面的力量则需要着力培养检验鉴定以及装备研发的人才。可以通过培训、演习演练、科研攻关等多种途径，按照一专多能的要求，培养复合型人才。

2. 技术建设　在掌握现有技术的基础上，需要开展一些前瞻性研究工作，为提升救援水平提供保障。例如目前合成生物学的发展使得人造病原体成为可能，如何识别因此引发的生物恐怖袭击，是亟待解决的技术难题。

3. 装备建设　针对目前已有的装备，需要加强训练，实现人装结合，模块化运行。同时研制集成化、机动化、环境适应能力强的新型装备，提高医学救援水平。

（四）训练和演习演练

由于生物恐怖袭击样式复杂，必须针对各类事件的不同特点，组织开展针对性的训练活动。通过定期的理论培训和技能训练，提升实战水平；定期轮岗施训，使专业人员实现一专多能，可以模块化、多方向执行生物恐怖袭击医学救援任务。

由于生物恐怖袭击和突发疫情在处置环节上存在相似之处，可以依托疫情处置任务锻炼队伍。同时开展桌面推演、示范性演习、实际演练等多种形式的演习演练活动，据此完善预案和行动方案，帮助处置人员熟悉技术流程、熟练使用装备，全面提高医学救援能力。

第二章

生物恐怖袭击相关病原体

第一节 病毒病

一、辛诺柏病毒

（一）概述

辛诺柏病毒（Sin Nombre Virus，SNV）是引起肺综合征出血热（HPS）的病原体，属新型汉坦病毒。HPS 也称成人呼吸道窘迫综合征，以双侧肺病变、呼吸窘迫、呼吸衰竭及高死亡率为特征。该病毒 1993 年 5 月首次发现于美国西南部地区。目前在美国及部分美洲国家有病例发现。我国尚未发现本病毒，但应引起重视。

（二）生物学特征

本病毒是汉坦病毒的一个新型，其他型汉坦病毒的抗原性差异很大，核苷酸序列的差异一般约为 50%。SNV 与普马拉（PUU）病毒和希望山（PH）病毒关系较密切。SNV 变异性大，不同毒株间基因组差异可达 14%。

从流行病学及病原学、血清学分析，SNV 早就存在，仅仅是最近才被发现。对 1959 年和 1978 年类似症状病人临床样本均可检测到 SNV 抗体或抗原。

目前尚无合适的动物模型。各种鼠类易感，但无症状。

（三）流行病学特征

1. 疾病分布　本病在美国、阿根廷、玻利维亚、巴西、秘鲁、乌拉圭等南美洲国家及加拿大和德国等地都有发现。但主要分布在美国和阿根廷。

2. 自然宿主　鹿鼠和白足鼠体内检测到 SNV 抗体和病毒，一般认为是其自然宿主。

3. 传染性与传播方式　人因吸入接触带毒动物排泄物及分泌物中的病毒气溶胶、食入污染食物或接触带毒污染物或通过破损皮肤感染。传播方式与肾综合征出血热相似。

4. 潜伏期　3~6 天。

5. 致病性　人群普遍易感。病死率 30%~78%。

（四）诊断

1. 流行病学调查　在疫区生活或到过疫区，接触过 SNV 病毒或感染动物。

2. 临床表现　多急骤发病，开始畏寒，发热，肌痛，头痛，乏力伴有恶心、呕吐、腹痛、腹泻及胃肠道症状等。发热一般 38~40℃，心跳加快，呼吸次数增加，心跳达 120 次/分，呼吸可达 20~28 次/分。多数病人在 2~3 天后出现咳嗽、气促和呼吸窘迫，肺部可闻及粗大或细小的湿啰音，继而进入危重期，出现严重低血压、休克，最后因心力衰竭而死亡。

病人多无肾损伤症状，少数病人可见结膜充血、球结膜水肿、皮肤黏膜有出血或出血斑。胸部 X 线检查胸腔积液或心包积液。

3. 实验室检验

（1）常规检查：①病人血液浓缩，红细胞及血红蛋白升高；②多数病人白细胞计数增加，中性明显升高，核左移，血小板减少；③尿检仅个别有肾损伤的病人，出现尿蛋白及血尿。

（2）病毒分离：敏感细胞为 Vero-E6 及 A549 细胞。

（3）血清抗体检查：可用免疫荧光法检查病人血清特异性 IgG 及 IgM 抗体。以全病毒做抗原或用重组 SNV 核蛋白、G1 蛋白进行 ELISA 法、免疫印迹法、免疫斑点法检测 IgG 抗体。

（4）病毒核酸检查：用 RT-PCR 检查急性期患者血清、血浆或单核细胞中病毒 RNA。序列分析是对汉坦病毒型别鉴定的重要方法。

（五）预防与控制

1. 隔离　本病尚不能排除人与人之间的传播，因此对患者应严格隔离。
2. 无特异性药物治疗，支持对症治疗为主
3. 消毒　病房清扫时需戴防护口罩，湿式作业。防鼠、灭鼠，加强个人防护。
4. 免疫预防　美国用痘苗表达的S及M混合蛋白接种动物可产生较高滴度的抗体。
5. 病原学工作需在BSL-3级实验室中进行，血清及组织标本处理应谨慎

二、委内瑞拉马脑炎病毒

（一）概述

委内瑞拉马脑炎（Venezuelan Equine Encephalitis，VEE；简称委马）病毒，为披膜病毒科甲病毒属病毒。在自然界以蚊虫作为传播媒介，在马群中引起周期性的流行发病，产生严重脑炎，致死率高。人类病例脑炎较少，多呈高热、头痛和疲劳。VEE病毒是灾害医学相关病毒。

（二）生物学特征

1938年在委内瑞拉马群动物病流行的调查中初次分离到。之后多次在马群中暴发流行，这些病流行时伴有大量相关的人被感染。地方性亚型流行株通常是在特殊生态环境下分离的，在这样的环境中，它们循环传播环主要涉及啮齿类动物和黑砂亚属的各种库蚊（Cluex melanoconion）。

VEE病毒是披膜病毒科甲病毒属成员。在自然界存在不同亚型及变异株。用Trinidad驴株（TrD）（一株流行性亚型ⅠA血清VEE病毒）皮下攻击啮齿动物模型发现，动物的淋巴系统和中枢神经系统是最常攻击的靶器官。但不同动物损伤的程度不同，鼠和猴淋巴器官仅引起中等和可逆性病损，而在豚鼠和地鼠中却引起严重、不可逆损伤。病毒严重感染淋巴网状组织（特别是在地鼠肠末梢的Peyer结节），导致菌血症和内毒素性休克综合征产生，以至引起早期死亡。

TrD株感染对神经系统的影响也有动物种属差异。小鼠在死于弥散性脑脊髓炎之前显示出严重的麻痹症状，而猴子即使外周接种也很少累及中枢神经系统或在中枢神经系统仅出现轻度病理变化。动物神经入侵程度还同VEE病毒感染途径有关。鼻腔途径感染猕猴在脑脊液中产生IgM和IgG抗体，显示中等程度血管周围细胞积聚、结节和弥散性神经胶质细胞增生，特别是在皮质和下丘脑。用流行性亚型VEE哥伦比亚株气溶胶途径攻击绿猴能引起严重的中枢神经病变，导致大约35%的绿猴死亡。用TrD株或血清学相关的VEE毒株脑内攻击小鼠和猕猴产生严重的致死性神经症状，具有中度至重度的脑组织病理学改变。

VEE复合组由六个密切相关的亚型组成，不同亚型在病原学、流行病学及对人和马的毒性等方面具有明显差别。Ⅰ、和A/B、C变异株通常称作流行性亚型株，在美洲广泛流行，对人和马都有高度致病性。Ⅱ、Ⅲ、Ⅳ、Ⅴ、Ⅵ亚型和Ⅰ亚型及D、E、F变异株称作地方性亚型。对马的毒性减弱，这些亚型株在抗原性上不仅相互之间能够区分，而且与流行性亚型株也可以区分。地方性亚型病毒的媒介蚊种与流行性亚型不同，以啮齿动物作为储存宿主。

在体外细胞培养条件下，表中所列病毒在许多细胞中都很容易复制，并且产毒量很高，常常达每毫升10亿（1 billion）个感染单位的病毒效价。贮存相对稳定，实验室里培养容易。哺乳动物细胞在感染后8~10小时内产生最大量病毒，感染细胞的破坏很可能是由于程序性细胞死亡（凋亡，apoptosis）而不是病毒对细胞功能的直接影响。在节肢动物细胞中，甲病毒复制几乎不引起细胞病理学改变，存活的细胞能继续产生少量病毒。这种在节肢动物细胞中病毒复制而不引起细胞死亡的能力可能是自然界蚊虫媒介中维持病毒的关键。

VEE病毒耐低温、耐冷冻干燥处理，耐受喷雾（气溶胶化）。不耐受乙醚等脂溶剂处理。常用的消毒剂均有消毒效果。但用福尔马林灭活，有时不彻底。

（三）流行病学特征

1. 疾病分布　主要分布在美洲。波及包括哥伦比亚、委内瑞拉、特立尼达、秘鲁、危地马拉、厄瓜多尔、圣萨尔瓦多、哥斯达黎加、墨西哥、尼加拉瓜、美国（主要在得克萨斯州）等至少十二个国家。
2. 自然宿主　非流行型VEE病毒的自然宿主是啮齿动物，流行型VEE病毒的自然宿主不清，马、驴等动物是二级传染源。
3. 传染性与传播方式　主要经过媒介蚊虫叮咬和气溶胶感染传播，密切接触也可能传播，但没有明确的报道。多种蚊虫是传播媒介。

自然界中主要是马—蚊—马的传播周期。实验室条件下，极易发生气溶胶感染。1940年至今，至少有150例实验室感染者发病，多数是通过气溶胶感染。在疫苗出现以前，从事VEE病毒工作的大多数实验室都有工作人员被病毒感染发病的记录。1959年，苏联莫斯科Ivanovskii研究所的一次意外事故至少使20人发病。多数在事故发生后28～33小时以内出现病症。事故是由几个装有少量干燥病毒的小安瓿掉在走廊打破引起的。

4.潜伏期 2～5天，多数为1.5～3天。实验室吸入感染时的潜伏期为24～94小时。

5.感染率 流行性亚型VEE流行期间疾病的发病率非常高，但也有例外。在委内瑞拉的一次暴发中，居住者袭击率每月119/1 000。而在危地马拉和El Salvador的一次流行病性亚型VEE流行中总血清流行率约为20%。

6.致病性 人群普遍易感，无性别和种族差异。儿童病例死亡率高达35%。脑炎患者愈后无明显后遗症，时常发生在发病48～72小时死亡。

地方性亚型VEE病毒在传播环节中能十分有效地靠主要媒介黑砂蚊属（*Melanoconion*）蚊虫维持。这些蚊虫常常生活在开阔的潮湿地区，啮齿动物是地方性亚型VEE病毒的主要脊椎动物宿主。蝙蝠和某些鸟类可能是次要宿主。

生活在VEE流行区内或附近的人群血清阳性率，最高可达100%。

（四）诊断

委内瑞拉马脑炎病毒的ⅠA、ⅠB、ⅠC变异株对马致病，可以引起暴发流行，也可以感染人类发病。与EEE和WEE不同，流行性亚型VEE株主要在马群中传播，所以马匹疾病一般在人类疾病前出现。对于地方性亚型VEE毒株（变异株ⅡD、ⅠE、ⅠF和亚型Ⅱ、Ⅲ、Ⅳ、Ⅴ和Ⅵ），虽然人们尚未认识它们对马的毒性，但这些病毒对人都能引起疾病。症状表现与流行性亚型变异株相似，从无明显特征的发热到致死性脑炎。

1.流行病学接触史 居住在疫区或在本病流行季节到过疫区，接触过病毒或感染性动物。

2.临床表现 首先出现典型的发冷、高热（38～40.5℃）、头痛和疲劳不舒服等综合征，畏光、咽喉痛、肌痛和呕吐常见。体检可见结膜充血、咽部红肿和肌肉触痛。

自然感染时，VEE病毒感染的人基本上都有症状，但仅一小部分出现神经系统症状。表现为昏迷、嗜眠等轻度中枢神经累及症状或颈强直、癫痫、运动失调、麻痹、昏迷等更严重的中枢神经累及表现。感染者中发生脑炎的比率成人不足0.5%、儿童可达4%。具有明显脑炎症状的成人为10%。

3.实验室检验

（1）标本采集：①病人血液（全血、血清、血浆，尽可能采双份血清）、鼻咽拭子、脑脊液；尸解标本：脑、脾、肝、肺等；发热最初1～3天，采集病人血清或鼻咽中可查见病毒。②蚊虫及可能受污染的各种环境材料。要求与EEEV相同。

VEEV极易发生气溶胶感染，因此更应考虑采集病人、患病动物所处环境及可疑地区的空气标本。

（2）病毒分离：标本送到实验室，经适当处理后应尽快接种敏感动物或细胞。

①动物接种：常用1～3日龄乳鼠或6～10g小白鼠，脑内或腹腔接种。发病濒死前取小鼠脑压印片或冷冻切片用McAb免疫荧光染色，可以早期快速鉴定。若小鼠不发病，盲传3代。注意低温保存小鼠脑。

②细胞培养：原代鸡胚成纤维细胞、地鼠肾及豚鼠肾细胞，传代Vreo和BHK-21等细胞对病毒都敏感，可用于病毒分离。根据所用细胞种类，出现CPE的时间有所不同，一般2～3天。

a.用微量免疫荧光法McAb染色细胞，可以提早观察到结果。

b.用蚀斑法可直接从病人血液中分离病毒或挑选病毒株。蚀斑减数中和试验，可以对分离物进一步鉴定。

c.分离病毒亚型的鉴定可以通过交叉中和试验来完成。

③鸡胚分离病毒：VEE病毒各种途径接种鸡胚都能很好繁殖，但以卵黄囊接种最好。接种后17小时左右病毒滴度达高峰，24小时内鸡胚死亡，胚体含毒量最高。注意操作中易产生严重气溶胶造成实验室感染。

（3）血清学试验：当病毒血症降低时，血凝试验（HI）、酶联免疫吸附试验（ELISA）、免疫荧光检查（IFA）或蚀斑中和抗体出现。补体结合抗体在后期出现。急性期血清中查见IgM，IFA检测与EEE和WEE病人血清无交叉反应。

4.诊断标准

（1）疑似病例：有流行病学史、临床表现。

（2）确诊病例：平时有流行病学史、临床表现，实验室检出病毒或特异性抗体。人群聚集发病时，查到病毒核酸、分离出病毒或双份血清抗体四倍增长。

（五）预防措施

1. 被动保护　具有中和活性的抗血清或单克隆抗体对动物有保护作用，能保护动物免受同源毒株非肠道途径的攻击。非中和性抗 E_1 蛋白的单克隆抗体对 VEE 病毒的攻击也有一定保护作用。接受免疫血清至病毒攻击之间间隔时间的长短与保护密切相关。动物小鼠脑内感染 24 小时内给免疫血清能有部分保护。但也有研究证明，感染后再给予免疫血清可引起更严重的病理反应或仅延迟疾病症状的出现时间。

2. 主动免疫　目前美国有 TC-83（VEEV 减毒活疫苗）和 VEEV 灭活疫苗，按在研新药要求使用。其中 TC-83 效果较好，反应应答率 82%。

3. 治疗　无特异性治疗方法，主要采用对症支持治疗。

4. 隔离　以防蚊为主。因为理论上有通过鼻咽造成人与人传播病毒的可能性，但还没有证据的报告。

5. 注意　实验工作必须在生物安全 3 级（BSL-3）级以上级别实验室条件下进行。

三、东部马脑炎病毒

（一）概述

东部马脑炎（*Eastern Equine Encephalitis*，EEE；简称东马）病毒，为披膜病毒科甲病毒属病毒。在自然界，这些病毒由各种蚊虫作为传播媒介，在马群中引起周期性的流行发病，产生相似的严重脑炎，具有很高的致死率。人类感染 EEE 病毒可产生严重的脑炎，致死率 50%～70%。也有实验室感染的报告。EEE 病毒是灾害医学相关病毒。

（二）生物学特征

1933—1934 年在美国东部的 Delaware、Maryland、Virginia、New Jersey 等地暴发流行，病毒首次分离成功。1951 年，从鸟和黑尾赛蚊（*Culiseta melannura*）中都分离到 EEE 病毒，证明鸟和蚊虫是 EEE 病毒自然循环链中的两个主要成分。

分类地位，EEE 是披膜病毒科甲病毒属成员，抗原分类复杂。

近年来，这些病毒被用做病毒复制、发病机制、诱导免疫反应和病毒—媒介相互关系及载体等研究工作的模型系统。病毒颗粒的糖蛋白是中和抗体反应的主要靶位，毒力的决定簇也存在于糖蛋白上。

EEEV 复合组通过血凝抑制试验（HI）可以很容易区别北美和南美两种抗原上不同的变异株。所有北美和加勒比地区分离物显示高度的遗传和抗原上的同源性，不同于南美和中美洲的分离物，趋向于它们有更多的异源性。

（三）流行病学特征

1. 疾病分布　局限于美洲。EEE 主要流行于加拿大南部至南美洲北部，在美国东部和加拿大的东南部发生暴发流行。我国尚未见本病发病情况的报道，但在一些地区人群及猪血清中发现东部马脑炎病毒抗体阳性，1990 年在新疆内博乐地区从全沟蜱（*Ixodes persulcatus*）中分离到一株 EEEV 病毒，但未见后续报告。

2. 自然宿主　EEE 地方性流行传播几乎专一的在雀形目鸟（the perching songbird）和黑尾塞蚊之间，所以人和马的疾病传播需要更普通的吸血媒介。

3. 传染性与传播方式　从 1938 年第一个记录的人类病例到 1985 年，40 多年虽然仅报告 211 例 EEE 病人，但其社会及经济影响远比人们预料的大。因为该病死亡率高、马匹损失大、暴发时流行区的人们非常担心和恐惧。美国从白纹伊蚊（*Aedes albopictus*）中分离出 EEE 病毒后进一步增加了人们的担心和恐惧，因为近来白纹伊蚊已传入美国的 EEE 流行区。

4. 潜伏期　5～15 天。成人神经症状出现前，可表现有长达 11 天的发热前期症状，儿童发病比较突然。

5. 致病性　人群普遍易感。EEE 病毒引起人的严重脑炎。但人的感染率较低（＜危险人群的 3%），神经系统受攻击率估计为感染病例的 1/23。气溶胶途径感染的发病率和死亡率尚不清楚。

（四）诊断

1. 流行病学　根据疾病发生的地域、季节、蚊虫种类及动物流行病学资料等可以辅助临床鉴别其他病毒性脑炎。

2. 临床症状　发热前期出现病毒血症，脑炎症状出现后、血凝抑制和中和抗体产生时，毒血症消失。尽管体液中能及时出现中和抗体，但不能从中枢神经系统根除病毒，进行性神经细胞破坏和炎症会继续。

EEE 病毒脑炎感染人和马后病死率高，并伴有严重的神经后遗症。EEE 暴发期间，幼儿和老人发病率和死亡率最高。病死率达 50%～75%。存在无症状感染和亚临床型病例。成人典型病例的特点是发病快，有高热、呕吐、颈僵直和多睡症状。儿童通常表现为面部或眼眶周围水肿。累及运动神经，出现麻痹，主要临床表现是自主性功能障碍，如呼吸调节减弱或唾液分泌过多。高达 30% 的存活者留有神经系统后遗症，如癫痫、痉挛性麻痹、严重痴呆等。

3. 检验

（1）常规检查：疾病早期白细胞常减少，随后增多。谷－草转氨酶升高。累及中枢神经的病人，脑脊液淋巴细胞升高等。

（2）标本采集。

1）病人标本：血液（全血、血清、血浆，尽可能采双份血清）、鼻咽拭子、脑脊液；尸解标本：脑、脾、肝、肺等。蚊虫及可能受污染的各种环境材料。标本采集后应冷藏 4℃，尽快送到实验室。

a. 用血液分离病毒应及早采血，发病 5 天内血液分离出病毒的可能性最大。

b. 从尸解标本分离病毒应在病人死后尽快在脑皮质多部位取脑组织。

c. 标本应无菌采集，必要时加含有抗生素的保存液（如含 20%～50% 无特异性抗体的动物血清 Hanks 液）。

2）媒介蚊虫：放采集管内送实验室。按蚊种分类，每 30～100 只分成一组，置低温冰箱冻僵，放乳钵内用无菌生理盐水洗 3～5 次，吸去液体后磨成匀浆，用含抗生素的 10% 胎牛血清 PBS 制成悬液，4℃放置 1～2 小时，2 000 rpm 离心 10 分钟，取上清供病毒分离或检测使用。

（3）病毒分离。标本送到实验室经适当处理后应尽快接种敏感动物或细胞。

1）动物接种：常用 1～3 日龄乳鼠，脑内或腹腔接种。也可用 6～10 g 小白鼠，脑内或腹腔接种。小鼠发病濒死前取脑低温保存、鉴定。若小鼠不发病，盲传 3 代。

2）细胞培养：原代鸡胚成纤维细胞、地鼠肾及豚鼠肾细胞及传代 Vero、C6/36 和 BHK-21 等细胞对 EEE 病毒都敏感，可用于病毒分离。取处理好的标本，接种到细胞单层（培养瓶或培养板），每瓶 0.5～1 ml，铺匀，37℃吸附 30 分钟，加入维持液置 37℃温箱培养，每天显微镜下观察 CPE。（图 30-2-1）根据所用细胞种类，出现 CPE 的时间有所不同，一般 2～3 天。

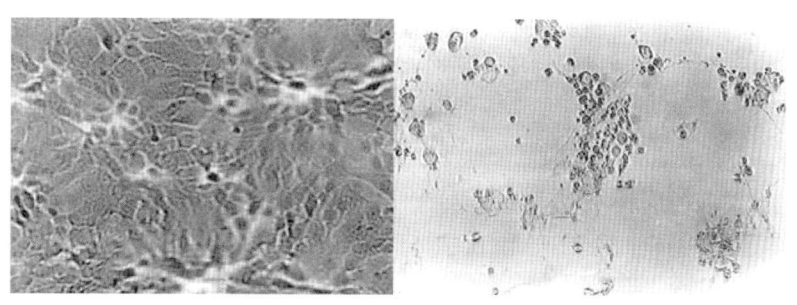

图 30-2-1　病毒分离 CPE 观察

可以用微量免疫荧光法 McAb 染色鉴定分离物。蚀斑及蚀斑减数中和试验，也可以用作分离病毒的鉴定。

PCR 扩增方法也可用作筛检鉴定。

3）鸡胚分离病毒：分离率不高，且易产生气溶胶，造成实验室感染。

（4）血清学试验：血清学试验可用传统方法 HI、CF 与中和试验测出抗体上升。可用 IFA 及 ELISA 检测急性期病人血清中 IgM 抗体，有的病人在发病后 1 天即可检出。

表 30-2-1　动物敏感范围

动物	小白鼠		豚鼠		家兔		猫
	脑	腹	脑	腹	脑	腹	脑
EEE	+++	+	+++	+	+++	−	+
WEE	+++	+	+++	+	+++	±	−
VEE	+++	+++	+++	+++	+++	+++	−

4.诊断标准

（1）疑似病例：有流行病学史、临床表现。除外布鲁菌、鼠疫菌、伤寒沙门菌、柯克斯体和肉毒毒素引起的脑膜炎症状。

（2）确诊病例：平时有流行病学史、临床表现，实验室检出病毒或特异性抗体。人群聚集发病时，查到病毒核酸、分离出病毒或双份血清抗体四倍增长。

（五）预防与控制

1.被动保护　1959年美国新泽西州（New Jersey）EEE暴发，32名确诊病人中22名病死。多数病人在发病或脑炎过程中可检测到抗体。死亡病人血清中的中和抗体效价与恢复病人中观察到的相似。这一发现结合动物研究指出，如果脑感染明确，病毒中和抗体不能阻止疾病发展，提示抗血清治疗对已经出现脑炎的病人不是有效的治疗方法，除非及早使用。

2.主动免疫　国外有EEE灭活疫苗。在美国全部按在研新药（Investigational New Drug，IND）要求使用。因为人的发病率很低，疫苗主要用于疫区的牲畜或特需人员。

3.治疗　无特异性治疗方法。

4.疑似病人　可防蚊隔离，待确诊后处理。

5.注意　EEE病毒气溶胶能引起感染，涉及病原的工作应在BSL-2级实验室条件下进行。

四、西部马脑炎病毒

（一）概述

西部马脑炎（*Wastern Equine Encephalitis*，WEE；简称西马）病毒，为披膜病毒科甲病毒属病毒。在自然界，这些病毒由各种蚊虫作为传播媒介，病马临床表现为脑炎症状，与委马不易鉴别。人类患病不多见，绝大部分系疫区内的散发。WEE病毒是灾害医学相关病毒。

（二）生物学特征

1931年在美国加利福尼亚州首次分离。西马病毒主要侵犯马属动物，可形成流行。

WEE是披膜病毒科、甲病毒属成员。病毒颗粒呈球形对称，单股正链RNA，有囊膜，对乙醚或氯仿敏感。

（三）流行病学特征

1.疾病分布　局限于美洲。1930年美国加利福尼亚州在家畜中发生过一次暴发流行，从病马脑组织中分离到WEE病毒。1938年从一个患儿脑组织中也分离到WEE病毒。我国尚未见本病发病情况的报道。

2.自然宿主　自然宿主是雀形目野鸟。主要媒介为环跗库蚊（Culex tarsalis），在美国东部则为黑尾塞蚊（Culisetamelanura）。

3.传染性与传播方式　主要传播途径是蚊虫叮咬。

4.潜伏期　5～15天。成人神经系统症状出现前，可表现有长达11天的发热前期症状，儿童发病比较突然。

5.致病性　马群周期性流行发病，病死率20%～30%。人群普遍易感，但对成人毒性较低，老人和儿童感染后可产生严重脑炎，病死率大约10%。

（四）诊断

1.流行病学　根据疾病发生的地域、季节、蚊虫种类及动物流行病学资料等可以辅助临床鉴别其他病毒性脑炎。

2.临床症状　多数感染者无症状。发病者发热或出现无菌性脑膜炎。重症患者发病一周内死亡。

3.检验

（1）常规检查：与东马相似。

（2）标本采集。

1）病人标本：血液（全血、血清、血浆，尽可能采双份血清）、鼻咽拭子、脑脊液；尸解标本：脑、脾、肝、肺等。蚊虫及可能受污染的各种环境材料。标本采集后应冷藏4℃，尽快送到实验室。

a.用血液分离病毒：应及早采血，发病5天内血液分离出病毒的可能性最大。

b.从尸解标本分离病毒：应死后尽快在脑皮质多部位取脑组织。

c.标本应无菌采集，必要时加含抗生素的保存液（如含20%～50%无特异性抗体的动物血清Hanks液）。

2）媒介蚊虫：放采集管内送实验室。按蚊种分类，每30～100只分成一组，置低温冰箱冻僵，放乳钵内用无菌生理盐水洗3～5次，吸去液体后磨成匀浆，用含抗生素的10%胎牛血清PBS制成悬液，4℃放置1～2小时，2 000 rpm离心10分钟，取上清供病毒分离或检测使用。

（3）病毒分离。标本送到实验室经适当处理后应尽快接种敏感动物或细胞。

1）动物接种：常用 1～3 日龄乳鼠，脑内或腹腔接种。也可用 6～10g 小白鼠，脑内或腹腔接种。小鼠发病濒死前取脑低温保存、鉴定。若小鼠不发病，盲传 3 代。

2）细胞培养：原代鸡胚成纤维细胞、地鼠肾及豚鼠肾细胞及传代 Vero、C6/36 和 BHK-21 等细胞对 EEE 病毒都敏感，可用于病毒分离。取处理好的标本，接种到细胞单层（培养瓶或培养板），每瓶 0.5～1 ml，铺匀，37℃吸附 30 分钟，加入维持液置 37℃温箱培养，每天显微镜下观察 CPE。根据所用细胞种类，出现 CPE 的时间有所不同，一般 2～3 天。

可以用微量免疫荧光法 McAb 染色鉴定分离物。蚀斑及蚀斑减数中和试验，也可以用作分离病毒的鉴定。

PCR 扩增方法也可用作筛检鉴定。

3）鸡胚分离病毒：分离率不高，且易产生气溶胶，造成实验室感染。

（4）血清学试验：可用血凝抑制和中和方法查到 IgM 抗体。

4.诊断标准

（1）疑似病例：有流行病学史、临床表现。临床排除布鲁氏菌、鼠疫杆菌、伤寒沙门菌、柯克斯体和肉毒毒素、东马和委马等。

（2）确诊病例：疑似病例加实验室检出病毒或特异性抗体。人群聚集发病时，查到病毒核酸、分离出病毒或双份血清抗体四倍增长。

（五）预防与控制

1.主动免疫　西马疫苗在实验室操作人员中使用取得了满意效果。国外正在研发灭活疫苗。在美国全部按在研新药（Investigational New Drug，IND）要求使用。因为人的发病率很低，疫苗主要用于疫区的牲畜或特需人员。

2.治疗　无特异性治疗方法。

3.病人　防蚊，但无需采取严格隔离。

4.注意　WEE 病毒可能通过气溶胶感染，所有可能涉及病原的工作应在 BSL-2 级实验室条件下进行。

五、天花病毒

（一）概述

天花病毒（*Variola Virus*）是引起人类天花（Variola，smallpox）的病原体，对人类健康危害很大。天花病毒属于痘病毒科，脊索痘病毒亚科（Cordopoxvi-rinae），正痘病毒属（Orthopox Virus），天花—牛痘苗亚群（Variola-vaccinia Subgroup）。它是人类历史上最古老的传染病之一，也是被人类消灭的第一个传染病。1980 年世界卫生大会宣布全世界已将危害严重的天花消灭。天花病毒是灾害医学相关病毒。

（二）生物学特征

1.形态　电镜下天花病毒呈砖形，约 300 mm×240 mm×100 nm。病毒结构复杂，有一个哑铃状核心，其中含有双股 DNA，分子量为 $(130～200)×10^6$ 道尔顿，G+C 含量为 26%～40%。核两侧各有一个侧小体，最外一层是一个由管状脂蛋白构成的外膜。核心蛋白中含有逆转录酶，是所有病毒中结构最复杂的一种。病毒粒子表面覆盖着一些小球，呈两股弯曲的线绳状物质构成的双螺旋结构。

2.生物学性质　病毒对干燥有较强的抵抗力。病人的皮痂置室温下一年仍可分离出病毒。水疱液置 4℃环境中数年仍有感染性。家兔皮肤划痕可产生痘疱，乳鼠腹腔接种可引起致死性感染，肺等器官内含大量病毒，可再感染乳鼠。天花病毒至少有两种不同毒力的毒株。

3.分子生物学特征　天花病毒的主要成分为蛋白质，占总干重的 90%，DNA 占 3.2%。

病毒的 DNA 双股分子与其核心蛋白密切相关，SDS-PAGE 可以将病毒颗粒分解成 30 个带，其中 3 条带组成总蛋白的 35%，有 8 条组成 50%，19 条组成其余的 15%。

（三）流行病学特征

1.疾病分布　全世界分布。常年可发病，冬、春季节多发。

病毒通过空气进入人的呼吸道，并在呼吸道上皮细胞和局部淋巴结中繁殖，后经血液循环进入肝、脾等网状内皮细胞系统复制（第一次病毒血症），再经过血液循环（第二次病毒血症）向全身扩散，引起皮肤、淋巴系统及内脏的症状。第二次病毒血症时，病人出现临床症状。

2.自然宿主　病人是唯一的传染源。

3.传染性与传播方式　传染性强，主要是通过呼吸道飞沫传播。发疹前一天开始有传染性，第一周传染性最强。出血型、扁平型天花病人血的抗体滴度高，排毒时间长。咽喉排病毒多在发热后 3～5

天。虽然也可以从皮疹液和皮痂分离出病毒并持续很长时间，但这并不是传播病毒的主要来源。病人使用或接触的衣物、玩具、食品等也可传播。

4.潜伏期　7～17天，平均12天。

5.致病性　本病主要是在缺乏免疫力的人群中传播流行。除患过天花及接种过疫苗者外，各种人群都易感。

（四）诊断

1.流行病学接触史

2.临床表现　天花有一个清楚的疾病谱，从很轻到最重，以至死亡。根据临床模式天花分为4型：普通型、变形型、扁平型及出血型（重型天花）。出疹前2～4天，急起畏寒、高热和肌肉疼痛，此时可从血中分离出病毒；发热以后可从咽喉、尿、眼结合膜排出病毒。3～5天后出现皮疹，全身症状加重，从颜面开始，向胸、背及四肢扩展，1～2天遍及全身，皮损的密度有离心倾向；手、颜面以及在骨骼突出部位、受过伤或受压力大的部位为高。皮疹出现后呈同期性演变，最初为斑疹，不久发展成为坚硬、清楚的丘疹，24～48小时后再演化为水疱，疱浆中含大量病毒；再过几天变为脓疱，白色、发亮。脓疱2～3天变干，形成痂。痘痂在1周或10天内脱落，留下凹陷的瘢痕。

注意：临床上要与水痘鉴别，实验室要与牛痘苗病毒鉴别。

3.检验

（1）病毒分离：取口咽、结膜、皮肤病灶或尿液，用猴肾细胞或人羊膜细胞培养可分离病毒。脓疱液接种鸡胚绒毛尿囊膜，孵育2～3天，可见痘疱出现。

（2）血清学检查：病后6～8天可出现抗体，2～3周后第二次抗体升高，可用血凝抑制试验、补体结合试验、乳胶凝集试验进行诊断。

（3）病毒直接检查：天花病毒局部水疱或脓疱中含有大量的病毒，可通过直接观察病毒颗粒或检查其抗原而作出诊断。常用的几种方法为：电镜检查、涂片染色、琼脂凝胶沉淀（AGP）、补体结合试验、免疫荧光试验、酶联免疫吸附试验、放射免疫试验。

4.诊断标准　单个病例一般根据接触史及皮疹特征（斑疹—丘疹—疱疹—脓疱疹—结痂，离心性及同期性的规律）可以进行临床诊断。但注意出血型天花病人可在出现皮疹以前死亡，较难诊断。轻型和变形的天花注意与水痘、麻疹相区别。结合实验室病原学或血清学检验结果可以明确判断。

（五）预防与控制

1.免疫预防　有疫苗，接种后终生免疫。但在全世界消灭天花以后，除研究天花病毒的学者及美国军队外，我国20世纪80年代起不再普遍接种天花疫苗。因此，人群对天花病毒的易感性将会越来越高。

2.发现可疑天花病例时　迅速按传染病报告规定报告。同时对所有疑似病例立刻予以下列紧急处理。

（1）隔离：病人或疑似病人需单独隔离，直到病人皮痂全部脱落以及疑似病人的初步诊断被否定为止。病人的衣服被褥进行加压蒸气消毒，消毒处理之前禁止带出院外。

（2）消毒：患者的口鼻分泌物应严格管理，随时消毒或焚毁。病房墙壁、地面和空气要经常消毒。贵重物品用环氧乙烷气体消毒，用量为889 mg/L，作用2小时或福尔马林熏蒸6小时。

（3）接触者处置：①所有接触者必须留验，可以几个人同住一室，不得外出，检疫时间是从最后接触患者的日期起连续17天，一旦出现病症（发热、皮疹），立即作为病人隔离治疗，其余接触者重新计算留验检疫期。该患者的接触者进行留验。②病例所有接触者都应接种天花疫苗，包括经治医生和护士、护理人员、实验室人员。

（4）严密调查：个案和流行病学调查，查明接触者和可能感染的渠道和来源。

（5）病人：对症治疗。

（6）对同时发生病例的地区，人群普遍接种天花疫苗。

3.严格调查核实　疑似天花病例诊断，每一个病例一定要经实验室病毒学确诊。

4.可疑病例和疫情的标本处理　严密封袋样品，送国家指定BSL-3级以上实验室进行病毒分离或血清学检测。

六、黄热病毒

（一）概述

黄热病毒（*Yellow Fever Virus*）是黄热病的病原体，由特定蚊虫传播，主要症状是发热、蛋白尿、出血及黄疸等轻重不一的肝肾综合征。流行形式可分为城市型和乡村型。流行于非洲和南美洲；在亚洲及澳洲目前均未肯定有本病的存在。黄热病毒是灾害医学相关病毒。

（二）生物学特征及感染剂量

1.生物学特征　黄热病毒专性在人及非人灵长类动物和蚊虫细胞内寄生。其生态学和生活史完全依赖于这些宿主。

黄热病毒是黄病毒科黄病毒属成员之一。含单股 RNA，直径约 35 nm，核壳膜直径约 30 nm，周围有包膜。核心颗粒呈卷曲状，尚未证实有对称的外壳结构。表面突起呈放射状排列或间隔一样的钉状排列或呈非对称性的环状。

成熟的病毒颗粒堆积在细胞内的内质网内，通过宿主细胞的溶解或由充满病毒的胞浆与宿主细胞的原生质膜融合而释放，病毒存在于脑组织星状细胞的内质网及在小神经胶质以及脊髓神经中。

黄热病毒含单股 RNA 基因组，有传染性，并呈正极性。

病毒颗粒含有三种结构蛋白，即 C、M 和 E。C 为核衣壳蛋白，M 为膜蛋白，E 为病毒表面的糖蛋白，具有重要的抗原表位，直接影响宿主的主要免疫反应。至少有 5 种不同抗原决定簇，即"株"特异、"型"特异、"亚群"交叉反应、"群"交叉反应、"属"交叉反应抗原决定簇，用单克隆抗体可以将其快速检出。

2.感染剂量　人类的半数感染剂量为 10 000 鸡胚半数感染量（WHO，1970）。

（三）流行病学特征

在自然界，黄热病毒依赖脊椎动物宿主（主要是猴）与节肢动物媒介之间的不断循环传播而长期保存在某些特殊的生态学地区。

1.疾病分布　主要在非洲和美洲的热带地区。流行季节性取决于与媒介蚊虫繁殖有关的各种气象因素。

2.传播媒介　①埃及伊蚊是引起城市人间黄热病流行的主要媒介。病毒也可经卵传递。②嗜血蚊属的蚊种是热带美洲"丛林型"黄热病的主要媒介。③非洲伊蚊是非洲森林黄热病毒通过猴—蚊—猴循环的主要蚊种。④在乌干达及埃塞俄比亚，辛普森伊蚊是林区边缘耕地以及人群居住区周围的重要媒介。⑤最近在中非共和国吸牛血的杂色花蜱中分离到黄热病毒，并能经卵传递黄热病毒。用蜱作为另一类型媒介或在干燥季节保存病毒的作用已受到关注。

3.自然宿主　传播黄热病毒的特异性动物宿主在不同的地理学地区是不同的。在旧大陆和新大陆，猴是主要的野生动物宿主；而在城市型黄热病的传播中，人是重要的中间宿主，而且人间的传播可得到森林媒介的影响。亚洲虽无黄热病的存在，但实验证明，恒河猴对黄热病十分敏感。

4.传染性与传播方式

5.潜伏期　经蚊虫叮咬感染者一般为 3～5 天，经气溶胶传播者常为 5～10 天。

6.致病性　人群普遍易感，没有年龄、民族和性别的差异。感染后能迅速获得长久的免疫性。没有复发、没有携带病毒状态及二次感染的报道。重症者死亡为 20%～50%。发生脑膜脑炎的病例表现为语言不清，眼球震颤，双手抖动，运动失调及腱反射亢进。非典型的爆发性病例，可在没有肝、肾症状的情况下于第 2～4 天死亡。

（四）诊断

1.流行病学　有在自然疫源地停留或受到蚊虫叮咬史。

2.临床表现　差别很大，最轻的病例其临床表现是突然发热及头痛，而无其他症状，一般持续不超过 48 小时。另一些轻型病例突然发热达 39～40℃，头痛更为明显，伴有肌痛，轻度蛋白尿及相对缓脉，数日后体温逐渐下降恢复。

严重病例一开始就突然高热达 40℃，寒战怕冷，严重头痛、腰背及全身痛或四肢痛，烦躁不安，颜面潮红，结膜充血，口唇浮肿，舌鲜红，呼吸恶臭，食欲不振，轻度牙龈出血等，尽管体温升高，但脉率徐缓。这些症状约持续 3 天，此时血液中有黄热病毒存在。随后可能是缓解期，退热及症状减轻，一般持续数小时至 24 小时。最后是中毒期，发热及相关症状再现，并频繁呕吐。呕吐物为黑色或咖啡色，有时甚至有新鲜血液；上腹部持续疼痛，常见腹泻，可能有血或黑色粪便；此外，眼、鼻、口、膀胱、子宫及其他脏器出血，皮肤可见出血点或淤斑。出血导致生命危险者少见。结合膜可见黄染，数日后有加深倾向，同时皮肤出现黄疸。蛋白尿突然增加及尿量减少，肾功能衰竭。

轻型病人很难从临床上与其他发热性传染病相鉴别。对有黄疸的病例或有明显的黄热病体征者，应与病毒性肝炎、恶性疟、钩端螺旋体病、蜱传回归热、裂谷热、伤寒、Q 热、斑疹伤寒以及外科病例、药物引起的发热等疾病相鉴别。

3.检验

（1）病原学：用发病3～4病日内患者的血液、尸解肝脏标本接种乳小白鼠或Vero、C6/36细胞分离病毒，然后用免疫荧光技术、补体结合试验及中和试验进行鉴定。

（2）血清学：用黄热病毒"型特异"抗原，ELISA法可以检测血清中特异抗体。IgM抗体持续时间有明显的个体差异。17-D株疫苗免疫的人，18个月仍能检出。

（五）预防与控制

1.免疫预防　可接种黄热病疫苗，产生特异性保护抗体。

2.个人防护　防蚊虫叮咬。

3.治疗　无特效药物，应采用对症治疗和支持疗法。对肝、肾功能异常所致的代谢障碍和出血现象，需特别警惕。

4.注意　黄热病毒耐受气溶胶化，且温度和湿度对黄热病毒气溶胶的衰亡率影响不显著。其次，黄热病毒可产生高度稳定且对人感染力很强的气溶胶。实验工作必须在BSL-3级实验室中进行。但一般性研究工作可以用疫苗株。

七、蜱传脑炎病毒

（一）概述

蜱传脑炎病毒（Tick-borne encephalitis virus），也称俄罗斯春夏脑炎病毒（Russian Spring-Summer encephalitis virus），国内称之为森林脑炎病毒。该病毒属黄病毒科黄病毒属成员，单股正链RNA病毒。病毒致病力强，病死率高，可通过气溶胶传播，并且可大量培养，低温下能长期保存。蜱传脑炎分布广泛，横跨欧亚广阔地带。我国主要分布在长白山和小兴安岭地区，在云南和新疆也有自然疫源地存在。目前尚无特效治疗药物。蜱传脑炎病毒被列为经典的生物战剂。

（二）生物学特征

1.生物学特性　病毒颗粒呈球形，直径40～60 nm。病毒能在多种细胞上生长，包括猪肾细胞、人胚肾细胞、地鼠肾细胞、Hela细胞、非洲绿猴肾细胞、恒河猴肾细胞。在白纹伊蚊（c6/36）细胞上也能增殖。病毒对外界环境有一定的抵抗力，对脂溶剂和去氧胆酸钠敏感；对干燥有抵抗力，经干燥的病毒可保持活力38个月，对煤酚皂液极为敏感，1%煤酚皂液5分钟可灭活病毒。

2.感染力及人群易感性　人群普遍易感，但由于其疫源地在森林，因此易感人群与森林工作有关，在森林工作的人员，如伐木工人，放牧、狩猎人员、地质勘测及修路、驻森林部队及上山采伐人员为高危人群，只要有可能被森林中蜱叮咬，就有被感染的机会。年龄以青壮年男性为主，主要与从事森林工作有关。蜱传脑炎病毒致病力强，病死率高，严重者可留有后遗症。

（三）流行病学特征

1.疾病分布　蜱传脑炎分布相当广泛，横跨欧亚大陆，东起北太平洋岸及附近岛屿，西至大西洋，向北伸延至斯堪的纳维亚及北冰洋的北极圈。南接巴尔干及中亚南部地区。其包括的国家有苏联、中国、捷克、奥地利、波兰、保加利亚、南斯拉夫、德国、芬兰、瑞士、瑞典、丹麦等。我国主要分布在东北的长白山和小兴安岭地区，在云南和新疆也有自然疫源地存在的报道。

2.自然宿主　森林中的多种啮齿类动物，如松鼠、田鼠、棕背鼠、缟纹鼠、刺猬以及鸟类，如松鸡、啄木鸟、麻雀、交吻鸟；林区的黑熊、野猪、马、羊、鹿及旱獭、獾、狐等脊椎动物为本病毒贮存宿主，也是本病的传染源。

3.传染性和传播方式　蜱传脑炎主要通过蜱叮咬传播，蜱不仅是传播媒介，也是贮存宿主。当蜱叮咬了含有病毒血症期的动物时，病毒进入蜱体内增殖，可达到上千倍，这种蜱再叮咬人或动物时，可使人和动物感染，病毒在蜱和动物中循环。当叮咬人时，人可获得感染。

4.潜伏期　一般为7～12天，半数病例10～12天；绝大多数病例突然发病。

5.致病性　对人致病力强，病死率高，少数病例痊愈后还留有后遗症。

6.易感性　①人群普遍易感；②多种野生啮齿动物对蜱传脑炎病毒敏感，如刺猬、金黄地鼠、山狼、田鼠、家栖鼠、旅鼠、黄雀、麻雀易感；③大白鼠、豚鼠、家兔不易感；④脊椎动物，如恒河猴、猕猴和羊脑内接种可引起脑炎，其致病性与人极为类似。

（四）诊断

1.流行病学　自然状况下，本病有严格的地区性和季节性，除林区之外无该病的发生，发病季节一般为5～8月，与森林有关的职业相关。

2.临床表现　突然发病，高烧，体温可达39～41℃，头痛、恶心、呕吐、意识不清及迅速出现脑膜刺激症状，3日内出现昏迷、狂躁、昏睡、瘫痪等。

3.实验室检查

（1）常规检验：①白细胞总数增多，中性粒细胞70%～85%，嗜酸性粒细胞消失，血沉延迟。②脑脊液中细胞数轻度增加，以淋巴细胞、单核细胞为主，蛋白轻度增加，糖及氯化物正常。

（2）采样：①病人通常采取血液、脑脊液及尿液标本进行血清学检测及病毒分离，发病第一周是采血最佳时间，死亡者可取脑组织，患病7天以前的脑组织分离率最高，一周后的血适用于抗体的检测。②林区现场可采集动物的血及内脏，也可取蜱带回实验室。标本应放在有冰的冰壶内或携带型液氮罐内，以便进行病毒分离。血液标本只能放4℃，不能冰冻。

（3）病毒分离：病毒分离是病原学诊断中最可靠的方法。蜱传脑炎病毒分离最敏感动物是乳鼠，采用脑内、腹腔联合接种效果更好。其次是细胞分离，主要有鸡胚成纤维细胞、地鼠肾细胞、猪肾细胞、传代细胞BHK-21等。病毒分离方法可靠，但要求条件高，一般实验室难以做到。

（4）血清学检验：补体结合试验、中和试验和血凝抑制试验。

（5）快速检验：可采用免疫荧光、酶联免疫吸附试验和RT-RCR法。前两种方法主要用于检测病人血清中的IgM和IgG抗体，以进一步进行快速诊断。RT-RCR是一种敏感、特异的诊断方法，用于检测标本中的病毒核酸可作病原学诊断的依据。

4.诊断标准

（1）疑似病例：有临床症状但缺乏流行病学依据，可作为疑似病例。

（2）确诊病例：具有临床表现又有流行病学依据及实验室检测结果可作临床诊断。

（五）预防与控制

1.免疫预防　凡进入森林地区的工作人员，包括采伐工人、驻林区部队、流行病学调查人员等，必须接种蜱传脑炎疫苗，目前我国使用的是地鼠肾细胞培养的灭活疫苗。

2.综合措施

（1）防蜱叮咬：在林区活动的人员应穿长袖、长裤、长布袜及高筒靴，防护服应能扎紧领口、袖口、裤脚，头戴防虫面罩，领、袖口可喷杀虫剂；身体外露部分，如手、颈、耳后等处，可涂驱避剂。

（2）灭蜱：林区疫源地、驻林区部队营房周围及活动场所应进行灭蜱，喷洒马拉硫磷、锌硫磷等药物。

（3）可疑病人未诊断之前，应先隔离；对怀疑有气溶胶污染的地区应加以封锁，待彻底消毒后方允许人员进入。

八、刚果—克里米亚出血热

（一）概述

刚果—克里米亚出血热病毒（*Congo-Crimean haemorrhagic fever virus*）亦称新疆出血热病毒。为布尼亚病毒科内罗毕病毒属的成员，为分节段的负链RNA病毒。1956年在刚果从发热的患儿血液中分离得到的；1967年苏联用乳鼠脑从病人及蜱中分离到病毒。该病毒可通过蜱叮咬、气溶胶和接触传播；人群普遍易感，其致病性强，病死率高达20%～70%。刚果—克里米亚出血热病毒被列为国际公认控制的内容。

（二）生物学特征

1.生物学特性　病毒呈圆形或卵圆形，直径90～120 nm，电镜负染显示直径为115～125 nm，病毒有双层质脂膜，表面有突起，长8～10 nm。病毒在鸡胚细胞中生长良好，但不能形成空斑，某些株在Vero-E6、CV-1和非洲绿猴原代肾细胞中能形成空斑，但很小，出斑迟缓。

本病毒很不稳定，对脂溶剂，如氯仿、乙醚、去氧胆酸钠均很敏感；病毒感染性在pH值为6.0～9.5时稳定。紫外线照射1分钟，可丧失感染性，3分钟可完全灭活，1∶1 000的次氯酸钠显示降低其病毒滴度。4℃ 10天，20℃ 2天，37℃ 12小时，60℃ 10分钟，100℃ 5分钟完全灭活。冻干后可长期保存。

2.人群易感性　人群普遍易感，不受年龄和性别差异的影响，2～75岁的男女均有病例报告，但15～45岁年龄组的病人占70%以上。

（三）流行病学特征

1.疾病分布　广泛分布于东半球的欧、亚、非三大陆，包括苏联的中亚地区、土库曼、哈萨克等；苏联的欧洲部分，乌克兰、达克达斯坦以及南斯拉夫、土耳其；非洲的乌干达、扎伊尔等。我国主要分布在新疆、云南、四川、内蒙古和辽宁等地。

2.自然宿主　蜱是重要的传播媒介，脊椎动物是媒介蜱的血源动物和宿主。脊椎动物包括野生动物和家畜。野生动物有塔里木兔、子沙鼠、短耳沙鼠、大耳猬等；家畜主要有绵羊、马、牛和骆驼等。

3.传播方式　①蜱叮咬，指带毒的饥饿蜱在吸血过程中，随唾液将病毒注入机体而引起感染。②接种传播，指急性期病人的血液和带病毒的家畜的血液、脏器，通过接触者的皮肤破损处造成的感染或剪羊毛或骆驼毛时通过伤口获得感染以及照顾病人的家属、医生或护士因接触病人未被消毒的血性分泌物、呕吐物、排泄物而受到的感染。

4.潜伏期　蜱叮咬后2～12天。接触感染者潜伏期可能最短为2天。

5.致病性　人群普遍易感。病毒对人致病性强，病死率高达20%～70%。

病毒对乳鼠敏感，脑内接种1～2日龄乳鼠，4～10天后可出现症状，因平衡失调、拒食、皮肤发绀、衰竭而死亡。新生大白鼠、金黄地鼠亦致病，但发病不规律。对3周龄豚鼠、仓鼠、家兔、猴等实验动物以任何途径感染均不致病。

（四）诊断

1.流行病学　来自疫区、在流行季节有与病人接触史或被蜱叮咬过，临床上又有症状的病人可视为可疑病人。

2.临床表现　起病急，发热38.5～41℃，呈稽留型、弛张型或双热型。病人发冷、寒战、剧烈头痛、怕光、全身肌痛、腰痛、关节痛和上腹痛，有眩晕、恶心、食欲不振、呕吐、呼吸恶臭、心动过缓或低血压。

可分为出血期、极期和恢复期。出血期短，1～7天，极期发展迅速，常于3～5天开始，病期迅速恶化，持续1～10天，或在高峰时死亡。15～20天齿龈、颊黏膜出血，呕血，柏油样便，血尿，严重病人发展到大量呕血，便血，子宫、肺大出血。然后进入肝肾衰竭状态，进行性的嗜睡、木僵和昏迷，心动过缓，心音低沉和低血压。15～20天进入恢复期，出血症状停止，3～6周恢复正常，其体征软弱无力，脉搏不稳定，脱发，神经炎、视听力减退，记忆力丧失等，伴有头痛，出汗眩晕，食欲不佳，可持续1年左右。

3.实验室检查

（1）常规检验：①血常规，白细胞减少，可降至$(3～2)×10^9/L$，甚至只有$0.8×10^9/L$，血小板减少$(5×10^9/L)$，淋巴细胞增多、异常，凝血时间延长。②尿常规，半数以上病人有蛋白尿和尿沉渣。③肝功能，发病早期可出现轻度肝功能异常，血清中ALT和AST升高。

（2）采样：

1）病人采集血液供血清学诊断及病毒分离用，病毒分离宜早期采血，发病1～5天以内分离率高，做血清学最好采双份血清，有利于诊断。

2）疫区现场可采集蜱标本，动物尸解组织标本。

3）病毒分离：将病人血、蜱的研磨物经脑内接种乳鼠进行分离，从急性期病人血液标本中分离病毒阳性率达95.7%。Vero-E6，BHK-21等细胞也可用于病毒分离。

4）血清学方法：补体结合试验、中和试验、反向间接血凝试验。

5）早期快速诊断方法：免疫荧光、酶联免疫吸附试验和RT-PCR。

4.诊断标准

（1）疑似病例：有临床症状但缺乏流行病学依据，可作为疑似病例。

（2）确诊病例：具有临床表现又有流行病学依据及实验室检测结果可作临床诊断。

（五）预防与控制

1.免疫接种　疫区工作人员及从事与本病毒病密切接触的工作人员应接种疫苗。我国生产的新疆出血热疫苗为灭活鼠脑疫苗，免疫3针抗体阳性率可达70%以上。

2.防蜱叮咬　进入荒漠、森林、牧场等疫区要穿"五紧"服，将袖口、领口、裤脚扎紧，穿长筒靴、布袜、戴帽子，暴露部位涂抹驱避剂，防蜱叮咬。

3.发现病人，隔离治疗　防止病人血液及屠宰羊时的血液污染破损伤口，对病人排出的尿、便及用过的注射器要彻底消毒。医护人员要戴手套、口罩、帽子。

4.对疫（点）区及污染区应进行灭蜱，以切断传播途径

5.对病人活动场所及排泄物、分泌物也应彻底消毒

九、埃博拉病毒

（一）概述

埃博拉病毒（*Ebola Virus*）可引起埃博拉出血热。埃博拉出血热以发热和出血为主，发病急，病程短，埃博拉病毒属丝状病毒科，于 1976 年在非洲大陆首次发现，它可以导致 80%以上的感染者死亡。埃博拉病毒是灾害医学相关病毒。目前仅少数国家有埃博拉病毒，它的杀伤效应是相当大的。1976 年在苏丹和扎伊尔埃博拉河同时暴发出血热，从病人体内均分离到病毒，因埃博拉河而得名埃博拉出血热。

（二）生物学特征及感染量

1.生物学特征　埃博拉病毒为单股负链 RNA 病毒，分子量为 4.17×10^6。属丝状病毒科。病毒粒子呈多形性，长丝状，"U"形、"6"字形或环状，大小 100 nm×（300～1 500）nm，病毒粒子直径约 80 nm，有囊膜，表面有 8～10 nm 长的纤突。纯病毒粒子由一个螺旋形核糖核壳复合体构成，含负链线性 RNA 分子和 4 个毒粒结构蛋白。已确定有四个亚型，即埃博拉－扎伊尔（Ebola-Zaire）、埃博拉－苏丹（Ebola-Sudan）、埃博拉－莱斯顿（Ebola-Reston）和科特迪瓦亚型。埃博拉病毒具有广泛的宿主范围，能感染人、猴、豚鼠等多种哺乳类动物细胞，其中以 Vero-98、Vero-E6 和 Hela-229 细胞最为易感，接种 6～7 天后出现病变，细胞变圆、皱缩，染色后胞浆内可见包涵体。包涵体结构复杂，形态各异，由纤细的纤维状或颗粒状物质组成，疑为病毒的核蛋白。实验动物中，猴、豚鼠、仓鼠、乳鼠较为敏感，人工感染后均可引起发病和死亡。

2.感染剂量　实验室常用的大多数动物易感。各种猴对该病毒高度易感，并呈现与人相似的感染发病过程。

3.病毒抵抗力　对热有中等度的抵抗力，56℃不能将其完全灭活，加热到 60℃可以破坏其感染性。70℃左右可较长期保持，4℃及室温下保藏 5 周感染性基本不变。紫外线照射 2 分钟可完全灭活病毒，γ 射线照射可使病毒失去感染性。乙醚和脱氧胆酸、福尔马林、甲醇、过氧乙酸、次氯酸等能完全破坏病毒。酚、胰酶等不能完全破坏病毒，但可减少其感染性滴度。

（三）流行病学特征

1.疾病分布　埃博拉出血热于 1976 年首次在苏丹和扎伊尔埃博拉河同时暴发，之后在尼日利亚、中非共和国、肯尼亚、几内亚、加蓬、喀麦隆、刚果、乍得、塞内加尔、乌干达、津巴布韦等非洲国家也相继有报道。在其他国家虽有血清学证据，但未见病例。1994 年及 1996 年在加蓬、1995 年在扎伊尔再次暴发，其病死率分别为 66%和 78%。虽然埃博拉病毒的贮存宿主尚不清楚，但研究人员所收集的流行病学资料表明，该病毒是几个世纪以前就存在于中非热带雨林地区和东南非洲热带草原地区的一种地方流行性传染病。

2.自然宿主　埃博拉病毒的自然宿主尚未确定。1996 年在加蓬和 1994 年科特迪瓦的暴发调查中发现，野生黑猩猩有埃博拉病毒感染的现象，可能与野生黑猩猩食用 Colobus 猴肉有关。

3.传染性和传播方式　人埃博拉病例的传染源主要是病人。人—人接触传播起着重要作用，传播途径是直接接触和空气传播，与病人的血液、分泌物、排泄物及其污染用具接触也可感染。重复使用针头传播在近年流行中已不占重要地位。

4.潜伏期　人感染发病的潜伏期为 7～16 天。

5.致病性　埃博拉病毒能感染人、猴、豚鼠等多种哺乳类动物，感染死亡率高，传染性强，发病急，时有较大规模疫情发生，病死率高达 66%～78%。不同型埃博拉病毒的毒力不同，其中扎伊尔型毒力最强，引起人类发病的病死率最高，其次是苏丹型，莱斯顿型只发现对非洲灵长类动物致病，未见人的发病报道。此外，自然界中也可能存在毒力很弱甚或不致病的埃博拉病毒，因为非洲某些地区正常人群抗体阳性率高达 30%，而当地未见发病病人。

（四）诊断

1.流行病学　生活在埃博拉出血热存在的地区内；发病前到达过埃博拉疫区；或接触过埃博拉出血热病人及其使用过的物品。

2.临床表现　潜伏期为 7～16 天。常突然发病，表现为前额剧烈阵痛，发热 38～40℃，腹痛、水样腹泻、恶心、呕吐、脱水、痉挛等症状，通常持续 7 天左右，50%以上病人几天内出现特征性皮肤斑状丘疹。多数病人在 5～7 天后有咯血，胃肠道出血，柏油便或粪便中夹杂有鲜血，鼻、齿龈和阴道出血。在 7～16 天时常因严重失血和休克而死亡。

3.实验室检查

（1）尸检标本：大体解剖观察以皮肤丘疹，胃肠道、呼吸道和实质器官的瘀血、出血为特征；组织病理以肝、脾、肺、淋巴结和睾丸的急性坏死和弥漫性血管内凝血为特征。血液学变化发病早期嗜中性粒细胞核左移，淋巴细胞减少，血液凝固机制障碍。

（2）病原学检验：病毒广泛存在于病人的血液、肝、血清（浆）和精液中，可取标本接种豚鼠及猴，也可脑内接种乳鼠进行病毒分离鉴定。细胞以Vero-98、Vero-E6和Hela-229细胞最为易感。

（3）血清学检验：最可靠的是免疫荧光法，血清稀释度1∶16则判为阳性。IgM抗体检查与RT-PCR方法有利于早期诊断。另外，固相间接免疫试验、放射免疫试验、酶联免疫吸附试验和蚀斑减少中和试验等方法也可应用。

4.诊断标准

（1）疑似病例：有流行病学史、临床表现。

（2）确诊病例：疑似病例加病原学或血清学检验阳性。

（五）预防与控制

1.免疫接种 尚无有效疫苗。

2.加强对国际旅行者健康教育，广泛宣传埃博拉出血热以及预防常识

3.国境检疫 从埃博拉出血热流行区进入我国国境的人员、交通工具及货物、邮件，均应依照中华人民共和国国境卫生检疫。

4.发现可疑病人立即严格隔离，同时立即上报。发现病猴，立即全部捕杀。病人居住过的房舍、使用过的用具彻底消毒

（1）传染源控制：对病人、接触者以及直接有关的自然环境进行彻底消毒，包括焚烧有关被污染物品。

（2）病员救治：无特效疗法。对病人立即严格隔离，对症处置和支持疗法；同时注意早期使用干扰素、免疫球蛋白和恢复期血清增加疗效。

5.污染消除 紫外线、0.1%甲醛、次氯酸、酚类消毒剂和脂类溶剂均可灭活病毒。

6.实验室操作应在BSL-4级实验室中进行 应注意防止伤口及气溶胶感染。

十、拉沙病毒

（一）概述

拉沙病毒（Lassa Virus）属于沙粒病毒科中的沙粒病毒属（Arenavirus），是一种急性出血热－拉沙热的病原。拉沙热是自然疫源性人畜共患病，最早发现于西非。首例病人是1969年发生于尼日利亚东北部拉沙镇的一名美籍护士，不久死去。护理该病人的两名护士也受到感染，其中一名死亡，Buckley等从这三名患者的血液中分离出病毒，命名为拉沙（Lassa）病毒。该病毒致病力强，病死率高（36%～67%），是灾害医学相关病毒。

（二）生物学特征及感染量

1.生物学特征 拉沙热病毒颗粒呈圆形、椭圆形或多形态，直径70～150 nm，有囊膜和表面刺突，通过芽生方式复制。病毒的基因组为负链单股RNA，分为L（253kD）、S（130 kD）两个节段。其中L基因有2 218个氨基酸，可能编码一RNA依赖的RNA聚合酶（RaRP或L Protein），该基因的保守区有6个基序，此外，根据L基因构建的系统发生树有良好的分类作用。病毒含有三种结构蛋白：分别为核衣壳蛋白（N）和两种包膜糖蛋白（G_1、G_2），其中G_1、G_2来源于同一种蛋白前体（GPC）。

2.感染力及易感性 人群普遍易感。20～29岁年龄组发病率最高，其次为30～39岁组。女性的发病率高于男性，青年女性尤高。孕妇和产妇患者的病死率显著高于一般患者。医护人员和检验人员接触拉沙热患者，受感染机会也较多，院内感染时有发生。

（三）流行病学特征

1.疾病分布 拉沙热广泛分布于非洲南部各国，包括尼日利亚、塞拉利昂、利比里亚、塞内加尔和几内亚，并传入美国、英国、加拿大和欧洲，许多国家已将其列为国境检疫疾病。该病在非洲一年四季均可发生，尼日利亚多见于旱季，塞拉里昂则多见于雨季。我国目前尚未发现该病。

2.自然宿主 唯一储存宿主是纳塔尔多乳头鼠（Mastomys natalensis）。该鼠广泛分布于非洲大陆。该鼠带病毒率十分高，呈慢性持续无症状性感染。

3.传染性和传播方式 纳塔尔多乳头鼠的拉沙病毒自然感染率很高，其唾液和尿液中所含病毒可污染食物和水源，通过破损的皮肤、黏膜、污染的

食物、气溶胶等方式传播给人。人—人传播主要是由于接触患者、隐性感染者或亚临床感染者，吸入病毒气溶胶所致，主要发生于医院内；另外也有实验室工作感染的例子。目前尚未发现经过昆虫传播的报道。

4.潜伏期　3~17天，最短1天，最长可达24天。

5.致病性　人群普遍易感。感染后如不治疗，病死率55%。

（四）诊断

1.流行病学　生活在拉沙热存在的地区内；发病前到达过拉沙热疫区或接触过拉沙热病人及其使用过的物品。

2.临床表现　临床过程差别较大，起病缓慢，潜伏期3~17天。初期仅有呼吸系统和消化系统的某些非特异性症状，表现为持续性或弛张性发热，相对缓脉，全身不适、乏力、头痛、肌痛、腹痛、恶心、呕吐、腹泻等，持续7~10天。第二周起，症状逐渐缓解乃至消失，而进入恢复期，共2~4周。临床上可分为无并发症和危重并发症两种。有35%~50%的住院患者，从发病后第二周起，由于出现危重症状可导致病情迅速恶化，可见全身中毒症状，高热、嗜睡、表情淡漠、面颈潮红、水肿、有出血倾向，在腹部、臀部、腿部等处有出血斑，肾功能不全，进行性少尿，排尿困难；低血压、心力衰竭，可导致死亡。死亡多见于发病后7~14天。该病恢复缓慢，常需数周至数月。重症者可并发渗出性扁桃体炎，颈淋巴结肿大。最近有研究指出，拉沙热病毒可引发病毒性肝炎，病毒一旦侵犯肝脏，其致死率可高达20%。拉沙热产生的休克多见于危重病的末期，常致死，因此探讨休克的原因和预防措施是目前研究的热点。

3.实验室检查

（1）病原学检查：病毒血症期长达14~19天。病人的胸水、腹水、唾液、母乳、咽喉分泌物及尿液中均带毒。将这些标本接种Vero-E6、CV-1等细胞，同时接种适宜的实验动物进行病毒分离。

（2）血清学检查：免疫荧光法、电镜法、补体结合试验法等可用于早期诊断。近年建立的间接免疫荧光抗体法检测特异性IgM或IgG，可用作早期诊断。用ELISA法检测拉沙病毒的特异性IgG和IgM，尚待验证。

（3）注意事项：拉沙热临床初诊时应与疟疾、伤寒、黄热病和斑疹伤寒相鉴别，在有的地区尚需排除登革热、猩红热、回归热和钩端螺旋体病。

4.诊断标准

（1）疑似病例：有流行病学史、临床表现。

（2）确诊病例：疑似病例加病原学或血清学检验阳性。

（五）预防与控制

1.免疫接种　目前尚无有效的疫苗。痘苗病毒载体上表达的核衣壳蛋白和包膜糖蛋白对豚鼠有一定的保护作用，有望成为基因工程疫苗。

2.发现病例或可疑病例　隔离治疗。

（1）隔离期3周，或以其血液、咽洗液及尿液中分离病毒为阴性时为准。

（2）早期应用病毒唑（三氮唑核苷）对拉沙热治疗效果较明显，可大大降低拉沙热的病死率，最好在发病6天内用病毒唑进行静脉注射或口服。患者恢复期血浆的疗效不明显。

3.接触者检疫　3周。

4.污染消除　对病人、接触者以及直接有关的自然环境进行彻底的消毒，包括焚烧有关被污染的物品。

5.防鼠灭鼠　预防是控制的根本措施之一。对多乳头鼠进行有计划地监测和开展灭鼠防治活动，特别要加强室内防鼠及灭鼠。

6.实验室安全防护　检验及相关工作必须在BSL-4级实验室条件下操作，工作人员要有严格的个人防护。

7.加强对国际旅行者的健康教育，宣传普及拉沙热以及预防常识

8.预防服药　流行期间可考虑服用病毒唑预防。

9.国境检疫　从拉沙热流行区进入我国境内的人员、交通工具及货物邮件，均应依照中华人民共和国国境卫生检疫的规定进行检疫。

十一、马尔堡病毒

（一）概述

1967年在德国的马尔堡、法兰克福以及南斯拉夫的贝尔格莱德市的三家用非洲绿猴肾细胞培养疫苗的制造厂几乎同时发生严重的出血性疾病。患者多为实验室从事非洲绿猴肾细胞培养的工作人员，病人中也包括照顾这些患者的医务人员。从一

名患者的血液中通过豚鼠腹腔和细胞培养分离到病毒，命名为马尔堡病毒（Marburg Virus）。急性病人2周后多因出血、肾衰和休克而死亡。马尔堡病毒已成为公认的生物战剂。

（二）生物学特征及感染量

1.生物学特征　马尔堡病毒属丝状病毒科，单链RNA，电镜下呈长杆菌状，内有螺旋状核壳；病毒的长度多变，多为130～2 600 nm，最长可达8 000 nm；病毒在组织培养细胞中呈多形性，有丝状、"U"和"6"字形或环形。病毒颗粒由内层螺旋结构的核衣壳、囊膜及长10 nm的棘突组成。病毒表面的棘突层是由10 nm长的棘突构成，囊膜来自宿主细胞的胞浆膜，与核衣壳结合紧密。电镜研究证实，马尔堡病毒在细胞胞浆中合成核衣壳，通过胞浆出芽成熟，其表面的棘突物是在出芽处嵌入囊膜。马尔堡病毒可在多种组织培养细胞中增殖；包括原代绿猴肾、人羊膜、鸡胚及豚鼠成纤维细胞等，但不一定出现明显的细胞病变；在传代细胞Vero，BHK-21及人肺成纤维细胞内连续传代可以产生明显的细胞病变，BHK-21的细胞病变最为明显。

2.感染力及易感性　实验室常用的大多数动物易感。各种猴对该病毒高度易感，并呈现与人相似的感染发病过程。

3.感染力及易感性　60℃ 30分钟病毒可被灭活；在室温或4℃放置5周，病毒感染滴度只有轻微下降；8周后呈现显著下降；-70℃冻存数年不降低传染性。病毒对乙醚、氯仿、去氧胆盐敏感，对放线菌素D及紫外线、γ射线敏感。酚、胰酶等不能完全破坏病毒，但可减少其感染性滴度。

（三）流行病学特征

1.疾病分布　历史上本病发生过三次流行。1967年在德国的马尔堡、法兰克福以及南斯拉夫的贝尔格莱德，三地的疫苗工厂用由乌干达经伦敦进口的500～600只非洲绿猴制备疫苗，结果发生25例马尔堡病患者，均系接触猴肾组织而发病，其中死亡7人，与病人接触的6人发生二次感染，但无死亡。1975年南非约翰内斯堡发现3例患者，1人死亡。1980年肯尼亚内罗毕发现3例患者，1人死亡。

2.自然宿主　在现有的报告中，只有1967年首次流行的传染源是明确的，即来源于非洲乌干达的绿猴，但在乌干达后来捕获的猴中再没有查出病毒和特异性抗体。仅实验表明在接种了微量病毒后，非洲绿猴均在短期内出现致死性的感染。因此，自然界中猴子是否为贮存宿主尚未证实。

3.传播方式与途径　首次发病来源于非洲绿猴，但自然界中猴子是否为贮存宿主尚未证实。染病猴子排出的唾液和尿液含有大量病毒，同时还可以通过气溶胶感染正常猴子。马尔堡病毒的传播目前已知主要为接触传播和气溶胶传播。

4.潜伏期　3～9天，平均5～7天。

5.致病性　该病毒最初即用急性期病人血和尸检组织悬液接种于豚鼠腹腔分离成功得到的；一般最初代马尔堡病毒感染豚鼠并无明显的发病体征，经4～5天潜伏期后开始发热，通常呈持续性；多在发热6天后体温恢复正常，感染之后仍存活，并在2～3周后出现抗体；但经猴和豚鼠传几代的病毒则可使豚鼠发生死亡。

各种猴对马尔堡病毒呈高度易感性，经各种途径感染均可使猴发病，在2～5天内出现高热（40℃以上），一般6～9天死亡，表现为严重的肝细胞坏死，同时出现间质性肺炎和DIC；一般在接种后3天，开始发热时血中病毒浓度可达 $10^6\,LD_{50}/ml$。染病猴子排出的唾液和尿液含有大量病毒，同时还可以通过气溶胶感染其他动物。

原代马尔堡病毒感染地鼠并不出现明显的发病征象，但病毒经猴子、豚鼠传代后再感染地鼠，可以使地鼠发病，经8～15天的潜伏期后死亡。成年小鼠不发病，但可以产生抗体。病毒在埃及伊蚊中可得到增殖，但按蚊感染后不增殖。

（四）诊断

1.流行病学　对于可疑病人，应查是否有马尔堡病毒疫区的旅行史以及与可疑动物及其血液的接触史；依据临床出现的典型症状进行判断。

2.临床表现　最初全身疲乏、高热、前额和太阳穴处剧烈疼痛及全身肌肉痛（尤以腰骶部为甚），另伴有眼结合膜出血；2～3天后，恶心、呕吐、腹痛、水样腹泻；体温在3～4天时达到高峰，可持续40℃以上，于第二周时下降，但在12～14天时可能再次升高；许多病人在5～7日出现皮疹，初为皮疹，后转为斑丘疹，由面部向躯干及四肢扩展，逐渐融合为暗红色的斑疹，持续3～4天后消退；皮疹同时常伴随鼻衄、齿龈出血、胃肠道出血，重者导致休克和DIC。急性期一般持续14～16天，多因进行性出血、肾衰和休克而死亡。

3.实验室检查

（1）病原学检查：病原体检测最快速的方法

为用电镜检查病人急性期血或尿中的病毒颗粒。病毒分离在 Vero、BHK-21 及人肺成纤维细胞内连续传代可以产生明显的细胞病变，其中以 BHK-21 的细胞病变最为明显。也可接种豚鼠、乳鼠，观察其发病情况。

（2）血清学检查：血清学诊断可采用间接免疫荧光技术、中和试验和补体结合试验测定感染马尔堡病毒抗体。

（3）注意事项：初诊时，应与同源于非洲的黄热病毒、埃博拉病毒、拉沙病毒感染等相鉴别，但只依据临床症状比较困难，需要病原学和血清学证据。

4.诊断标准

（1）疑似病例：有流行病学史、临床表现。

（2）确诊病例：疑似病例加病原学或血清学检验阳性。

（五）预防与控制

1.免疫预防　目前尚无有效的疫苗。

2.国境检疫　对来自疫区的人、动物进行口岸隔离检疫，一般为 14 天。交通工具及货物邮件，依照中华人民共和国国境卫生检疫相关规定执行。

3.实验室安全防护　实验室人员应做好气溶胶安全防护，需在 BSL-4 级实验室条件下进行。

4.加强对国际旅行者健康教育，宣传教育马尔堡出血热以及预防常识

5.病例及疑似病例

（1）发现后立即隔离，按照规定进行报告。

（2）无特效的治疗方法，临床主要采取支持疗法，对症治疗，预防各种并发症，如 DIC、肾衰竭等。

十二、裂谷热病毒

（一）概述

裂谷热病毒（*Rift Valley Fever Virus*）是布尼亚病毒科白蛉热病毒属的一个成员，为单股负链 RNA 病毒。1931 年在裂谷地区从一只发病的绵羊中分离出来，故称裂谷热病毒。裂谷热是一种人畜共患病，主要通过蚊子传播。1912 年首次发生在肯尼亚，1977 年在埃及发生人间大流行。2000 年 9 月首次报道在非洲地区暴发流行，也门、沙特阿拉伯也被证实有该病，在阿拉伯半岛也有流行，说明裂谷热已向亚洲和欧洲等其他地区扩散。我国未发现此病，人群普遍缺乏其免疫力。

裂谷热病毒耐受气溶胶化，具有很强的传染性，可通过悬浮培养或微载体进行大量培养，WHO 已将其列入必须报告的畜类甲类传染病、生物战剂之一。

（二）生物学特征

1.生物学特性　裂谷热病毒具有典型的布尼亚病毒科的形态，病毒颗粒呈圆形，少数呈椭圆形或短棒型。颗粒直径为 95～105 nm，包膜表面有糖蛋白突起。

病毒可通过乳鼠脑内接种进行病毒分离、传代和鉴定。病毒滴度高，可达 6.9～9.5 LD_{50}/ml，病毒稳定，且耐冻干。

裂谷热病毒可在细胞上培养，如原代地鼠肾细胞和传代 BHK-21 细胞、原代猴肾细胞和猴胚肺二倍体细胞，并可形成空斑。

2.人群易感性　人群普遍易感，但由于职业和生活习惯的不同，故本病多发于牧民、兽医、屠宰场工人、与肉类接触较多的厨师、从事病毒学工作及防疫工作的人员。与职业有关，与年龄、性别无关。

3.病毒抵抗力　冻干状态下可长期保存，-40℃ 存活 3 年，4℃ 存活一个月，56℃ 30 分钟即可灭活，0.25%福尔马林 4℃ 3 天才能灭活病毒，抵抗 0.5%的石灰酸 6 个月。-60℃ 经丙酮处理 48 小时后，单层细胞中的病毒仍存活，不耐酸，不耐脂溶剂处理。

（三）流行病学特征

1.疾病分布　局限在非洲，但各国的流行情况也不尽相同。有 15 个国家存在裂谷热病毒。肯尼亚、南非、津巴布韦、乌干达、苏丹、埃及等 6 个国家曾发生过大小不等的人畜流行。尼日利亚、乍得、喀麦隆、莫桑比克等 4 个国家曾从人类血清中检出过裂谷热病毒。5 个国家在蚊虫和其他动物中有裂谷热病毒存在的证据。2000 年 9 月首次报道非洲以外地区暴发裂谷热，也门和沙特阿拉伯也被证实暴发此病，说明裂谷热已蔓延到亚洲。

2.自然宿主　家畜，主要是绵羊是本病流行的扩增宿主和二级传染源。但裂谷热的天然宿主迄今仍不能确定。从 20 世纪 40 年代到 70 年代末对 2 000 只疫区的野猴和狒狒血液标本进行检测，结果既未检测出特异抗体也未分离出病毒。对 3 000 只疫区啮齿动物和四十多种鸟类检测结果均说明它们并

非是天然宿主。

3.传播方式　多种。

（1）蚊虫传播：裂谷热主要通过蚊子传播，1930年首次发现本病是降雨量大、蚊虫活动高峰的季节。1944年，在乌干达曾连续从当地丛林中捕捉的蚊子中分离出病毒，证实蚊子是裂谷热的传播媒介。

（2）接触传播：裂谷热病畜的血液、肌肉、内脏、乳汁、口鼻分泌物及流产幼畜的躯体、胎盘、羊水等均含有大量病毒，密切接触这些组织和体液的人，常首先感染发病。

（3）气溶胶传播：裂谷热病毒可耐受气溶胶。1931年曾报道过实验室感染，主要是由气溶胶引起。1977年10月美军驻罗的医学研究人员7人赴疫区采集病畜的血液标本，他们身着防护服，涂抹了驱避剂，但未戴口罩，采血者5人发病，并从体内分离出病毒，证实裂谷热可通过气溶胶感染。

4.潜伏期　一般3~6天，有些病例不到24小时。

5.致病性　裂谷热病毒具有很强的致病性，主要是家畜，亦可感染人。新生羔羊或幼畜感染后常在病毒血症期死亡，故无明显病变，畜龄较大时死亡比较慢，常引起肝炎，肝部出现局灶性或弥散性坏死。对小白鼠等实验动物的致病作用主要是引起肝炎并发展为肝坏死。对人的致病作用主要是引起实验室感染。

（四）诊断

1.流行病学　在很多动物中发现有不明原因的流产、新生仔畜大量死亡或发病、与病畜有接触史并有临床症状者，可怀疑为裂谷热。

2.临床表现　发热、出血、脑炎和肝炎为主要特征。起病急，并伴有流感样症状，周身不适，寒战、头痛、背痛、肌肉痛。体温迅速升高至38~40℃。而后出现厌食、畏光及上腹痛、面部潮红和结合膜充血。发热2~3天后体温下降，症状逐渐消退，紧接着第二次发热，热程为4周。一般恢复很快，有约6%的患者有后遗症，如定向障碍等。

3.实验室检查

（1）一般实验室检查：

1）血常规：早期白细胞正常或增加，继之白细胞减少，伴中性粒细胞减少，杆状核增加，血小板减少。

2）尿常规：蛋白尿，红细胞、白细胞和管型均可见。

3）肾功能：血肌酐、尿素氮升高。

4）肝功能：ALT及AST均可升高，ALT值可>1 000 IU/L。

5）脑脊液：蛋白轻度增高，淋巴细胞增多。

（2）采样：

1）病人可采集发病早期的血，以备做病毒分离及血清学诊断用，恢复期血及早期双份血做诊断更为合适。

2）动物标本，可采取发热期的血液或濒死期的畜尸的肝、脾、大脑、流产的胎畜的组织标本。

3）标本应置于冰壶内，于4℃低温条件尽快运送到实验室进行处理。

（3）病毒分离：比较可靠，但方法烦琐。裂谷热病毒可从病人的血液或濒死的畜尸肝、脾、大脑中分离。可用乳鼠分离，也可用细胞Vero、BHK-21等各种细胞分离。

（4）血清学检验：主要有血凝抑制、补体结合和免疫扩散试验。其中免疫荧光和酶联免疫吸附试验及RT-PCR法可以快速获得检验结果。

4.诊断标准

（1）疑似病例：有流行病学史、临床表现。

（2）确诊病例：疑似病例加病原学或血清学检验阳性。

（五）预防与控制

1.免疫预防　疫区易感动物应接种裂谷热疫苗。人用疫苗尚待研究。

2.加强国境检疫　对从非洲（疫区）进入国境的动物应严格检疫，从流行区入境的人员应隔离检疫，住院观察7天，如体温升高，应按本病对待。

3.防蚊虫叮咬　采取综合措施防蚊灭蚊。

十三、SARS冠状病毒

（一）概述

自2002年11月广东省部分地区发生传染性非典型性肺炎以后，几个月内在我国24个省市发生流行，全球32个国家和地区相继暴发流行。世界卫生组织将其命名为严重急性呼吸系统综合征（Severe Acute Respiratory Syndrome，简称SARS）。从2003年3月17日开始，世界各国科学家开始联手研究SARS的病原体，10个国家，13个实验室联合攻关，最终从SARS病人尸解组织及鼻咽拭子中分离出病毒，经形态学、分子生物学及动物实验等多方面的研究，2003年4月16日世界卫生组织宣布，一种新的冠状病毒（coro virus）为SARS的病原体，命名为SARS冠状病毒（SARS-COV）。本病毒致病性强，病死率高。自2002年11月到2003年8月7日，全球累计病例数8 422例，死亡916例，平均病死率为9.3%。

（二）生物学特征

1.生物学特性　SARS-COV属巢状病毒目，冠状病毒科，冠状病毒属，为单链正股RNA病毒，形态上与已知3个群的冠状病毒类似，外形呈冠形。直径80～120 nm，为有膜病毒，呈圆形或椭圆形，也可见到不规则的形状，如肾型、鼓槌型、马蹄型等。

本病毒可在绿猴肾（Vero）、恒河猴肾（BHK-21）、猪肾（MDCK）、人胚肺二倍体细胞（2BS）内培养，并可在Vero、Vero-E6细胞上形成空斑。

2.感染力及易感性　人群普遍易感染，但15岁以下儿童感染率低，原因尚不清楚。其余年龄组均可发病，凡与病人接触者，如医生、护士、护理人员、家属均有较高的危险性。但防护措施到位，完全可以降低感染率。老年、患有慢性疾病、疲劳、高度紧张、恐惧及抵抗力低下的人群也属高危人群。

发病期的患者感染性极强，有些病人称为超级传染源（传染10人以上）。潜伏期患者是否具有传染性目前尚无证据。

3.病毒抵抗力　对外界环境有一定的抵抗力，在自来水中可存活2天，仍保持其感染性，在尿中24℃条件下可存活10天，在痰和粪便中能存活5天，血液中可存活15天。

SARS-COV对脂溶剂敏感，乙醚4℃ 24小时可完全灭活病毒，75%酒精75分钟可使病毒失去活力，含氯消毒剂5分钟可灭活病毒。病毒对温度敏感，随温度的升高毒力下降，37℃条件下可存活4天，56℃ 90分钟，75℃ 50分钟可使病毒灭活，紫外线照射60分钟可杀灭病毒。

（三）流行病学特征

1.疾病分布　SARS是21世纪最新发现的传染病，全球报道累计病例8 422例，死亡916例，发病地区波及32个国家和地区。病例主要分布在亚洲，欧洲、美洲等地也出现过部分病例。亚洲发病的国家主要有中国、新加坡、越南、泰国、菲律宾等。欧洲波及的国家有法国、德国、意大利等。

2.自然宿主　目前尚无最后结论。有专家倾向于果子狸是自然宿主。

3.传染性及传播方式　SARS患者是主要传染源，极少数患者在刚出现症状时即具有传染性，而且随病程进展传染性逐渐增强，在发病的第二周传染性最强。通常症状越明显传染性越强，退热后传染性迅速下降，尚未发现潜伏期患者及治愈出院者有传染他人的证据。

老年人及具有中枢神经系统、心脑血管、肝脏、肾脏疾病或慢性阻塞性肺病、糖尿病、肿瘤等病的患者，不但自身容易感染，而且更容易成为超级传播者，目前尚未发现隐性感染者有传染性。

传播方式主要是空气传播和接触传播。

（1）空气传播：SARS以近距离飞沫传播为主，患者发病期通过咳嗽、打喷嚏、讲话排出含病毒的飞沫，使近距离易感者感染，通过尘埃也可传播，据报道，痰迹中病毒存活时间更长。气溶胶传播被怀疑为高流行区的医院和个别社区暴发的传播途径。医院的雾化吸入液和空调，也能引起传播。不通风的环境，如飞机内、电梯内，病房通风不良等密闭环境易发生传播。

（2）接触传播：密切接触是主要传播途径，包括治疗或护理、探视病人，与病人共同生活，直接接触病人呼吸道分泌物、排泄物或体液；间接接触病毒感染的物体表面，如电话机、桌面、门把手等。直接接触病人的眼睛、鼻孔、口也能引起传播。

4.潜伏期　2～10天。

（四）诊断标准

1.流行病学　发病前两周内有与SARS患者接触或密切接触（与SARS患者共同生活，照顾SARS病人或接触SARS患者的分泌物、排泄物）的历史；或患者有明确的传染他人，尤其是有传染多人的证据，可以认为该患者具有SARS的流行病学依据。

对于两周内曾经前往或居住在有SARS流行的区域等也可作为流行病学依据。

2.临床表现　起病急，发热，体温38℃以上，常呈持续性高热，有畏寒、肌肉酸痛、关节酸痛、头痛、乏力、咳嗽、干咳、少痰、胸闷，严重患者出现呼吸加速，气促，甚至呼吸窘迫。无上呼吸道卡他症状。部分患者出现腹泻、恶心、呕吐等症状；部分患者有少许湿啰音，或有肺实变体征。

3.实验室检查

（1）血常规：白细胞计数，一般正常或降低，常有淋巴细胞计数减少。淋巴细胞计数$<0.9×10^9$/L 对诊断的提示意义较大；若淋巴细胞计数介于$(0.9～1.2)×10^9$/L 为可疑。部分患者血小板减少。

（2）采样

1）病人漱口液：选择发病早期（最好 5 天以内）的病例采集，有助于提高病毒的检出率。采集时间应在患者进食 2 小时后，此期间尽量少喝水。

2）病人粪便：用清洁的便盆盛装粪便，用无菌竹签挑取含浓血或黏液的粪便置于密封的一次性离心管内。

3）组织标本：尸解组织，如肺、肝、脾等均为组织标本，置于预冷的乳钵中研成匀浆，加入适量的病毒培养液，3 000 rpm，离心 20 分钟，取上清。

4）血液标本：无菌条件下抽取外周血，分离血清。血凝块按组织块方法处理，研磨成匀浆，离心，取上清。

5）鼻咽拭子：用无菌棉拭子取其鼻咽分泌物，将鼻咽拭子浸泡在无菌生理盐水中充分洗涤内容物，冻融两次后离心取上清液。

（3）血清学检查：主要采用快速免疫荧光和酶联免疫吸附试验方法，用于检测病人血清中的抗体。方法简便、快速，结果准确、可靠。双份血清抗体 4 倍增高可判断为阳性。

（4）分子生物学检测：采用基因探针和 RT-PCR 方法检测病毒核酸，可用于早期病原学诊断。

（5）病毒分离：患者鼻咽分泌物或尸解组织标本接种敏感细胞（Vero、Vero-E6）或乳小白鼠（脑内、腹腔），观察细胞病变及乳鼠发病状况。此方法要求条件高，一般实验室难以做到，多用于科研和疑难病例的鉴定。

（6）注意事项：

1）样本采集后在 4℃条件下立即送实验室，至少 6 小时内要送检，24 小时内完成检验。

2）最好采取双份血清（急性期和恢复期），双份血清抗体有 4 倍升高是确诊的依据。检测 IgM 最好为 7 天以内的血清，IgG 用 14 天以上病人血清。

3）RT-PCR 方法可用于检测病人血清、呼吸道分泌物、粪便及人体标本。但是此方法由于外源性 DNA 污染常出现假阳性，因此，必须按卫生部规定的标准来判断：①至少需要两个不同部位的临床标本检测同为阳性（鼻咽分泌物和粪便）。②至少间隔 2 天的同一种临床标本送检检验阳性。③在每一个特定检测中对原临床标本使用两种不同的方法或重复 PCR 的方法检测阳性。

4.诊断标准

（1）疑似诊断。缺乏明确的流行病学依据，但具备其他 SARS 支持证据者，可作为疑似病例，待进一步进行流行病学追访，并进行病原学检查，以便进一步确诊。

（2）临床诊断。有 SARS 流行病学依据，有症状，有肺部 X 线影像改变，并能排除其他疾病诊断者，可以作出 SARS 临床诊断。

（3）确定诊断。在临床诊断的基础上，又有病原学证据支持，可明确诊断为 SARS 病人。

（五）预防与控制

1.免疫预防 疫苗正在研制当中，目前尚无可供使用的疫苗。

2.传染源控制 病人应做到四早：早发现，早报告，早隔离，早治疗。

（1）早发现、早报告：当有发热并伴有呼吸系统表现的就诊者，特别是患者呈现肺炎影像学表现时，应询问接触史，家属及周围同事有无类似症状，有疑似患者应立即报告。

（2）早隔离，早治疗：SARS 疑似患者、临床诊断患者和确诊患者均应住院隔离治疗，应住单人病房避免交叉感染。

3.接触者检疫 对每例 SARS 患者、疑似患者均应在最短时间内开展流行病学调查，追溯发病前接触过的人。SARS 患者、疑似患者症状期的密切接触者应进行医学观察。

4.人员防护 医护人员及可能接触传染源的人员应戴口罩、帽子、手套、鞋套、穿防护服；抢救、插管、口腔护理等近距离操作时要戴眼镜或面罩。

5.院内感染防治 严格分区管理（污染区、半污染区和清洁区）。建立发热门诊，加强隔离消毒，健全院内感染管理措施。加强对医务人员个人的防护等。

6.消毒 对患者可能污染的场所、疫区或疫点均应进行消毒；处理原则应遵循"早、准、严、实"的原则。

7.加强健康教育 广泛开展 SARS 防治知识的宣传，提高民众自我防范意识。提高防护技能，配合做好预防、控制工作。

十四、高致病性禽流感病毒

（一）概述

禽流感又称真性鸡瘟，是由甲型流感病毒引起的禽类烈性传染病。根据对禽类的致病性不同，可将禽流感病毒分为高致病性禽流感病毒、低致病性禽流感病毒和无致病性禽流感病毒三类，其中高致病性禽流感病感染能够造成禽类大量死亡，是国际兽疫局规定的A类疫病。

自20世纪90年代以来，世界多地均出现了禽流感跨越种属障碍，造成人类感染的报道，尤其是H5N1亚型高致病性禽流感病毒极易造成急性呼吸系统衰竭，病死率高达60%。此外，研究还发现H5N1亚型高致病性禽流感病毒能通过自身进化或基因重配而获得哺乳动物间传播的能力，从而进一步加大了新型流感病毒产生以及流感大流行的危险性。

（二）生物学特征

1.生物学特性　禽流感病毒属正黏病毒科（Orthomyxoviridae）、流感病毒属、甲型流感病毒。病毒颗粒呈多形性，其中球形直径为80～120 nm，有囊膜。核酸为单股负链RNA，由聚合酶蛋白（PB2、PB1和PA）、血凝素（HA）、核蛋白（NP）、神经氨酸酶（NA）、基质蛋白（M）和非结构蛋白（NS）8个节段组成。

依据病毒外膜HA和NA的抗原性不同，可将甲型流感病毒分为17个H亚型和10个N亚型。目前，除H17N10亚型外，其他所有流感病毒亚型都已在禽类分离成功。在禽流感病毒诸多亚型中，已知能够引起人类感染的H5N1亚型和H7N7亚型均属于高致病性禽流感病毒，而H9N2亚型属于低致病性禽流感病毒。

高致病性禽流感病毒对乙醚、氯仿、丙酮等有机溶剂、热以及紫外线均敏感。56℃加热30分钟，阳光直射40～48小时以及常用消毒剂都可使该病毒灭活。但是，在低温、干燥或甘油中，病毒可保持活力达数月或一年以上。

2.感染力及易感人群　高致病性禽流感病毒具有较强的感染力。小鼠和雪貂等动物实验表明，100个病毒颗粒以内即可造成半数动物感染。

人群普遍易感，其中与不明原因病死家禽或感染、疑似感染禽流感家禽密切接触人员为高危人群。

（三）流行病学特征

1.疾病分布　高致病性禽流感分布几乎遍及全世界。但人类感染高致病性禽流感病毒的报道仅限于1997年以后，主要分布于亚洲、北欧和北非部分国家，以散发和小暴发为主。

2.自然宿主　高致病性禽流感病毒的宿主范围十分广泛，家禽主要有鸡、鸭、鹅、火鸡、鹌鹑等，野生宿主包括各种水鸟以及迁徙鸟类。

3.传染性及传播方式　主要经呼吸道传播，通过密切接触感染的禽类及其分泌物、排泄物，受病毒污染的水等以及直接接触病毒被感染。目前尚无人与人之间传播的确切证据。

4.潜伏期　通常在7天以内，一般为1～3天。

5.致病性　高致病性禽流感病毒不同亚型之间，甚至同一亚型不同株之间对宿主的致病力有很大差别。例如，H7N7两种亚型感染者多数病情较轻，病程短、恢复快，不留后遗症，而H5N1亚型感染者病情则严重得多，往往迅速发展出现进行性肺炎、急性呼吸窘迫综合征、肺出血、全血细胞减少、肾衰竭、败血症及Reye综合征等多种并发症而死亡。

（四）诊断标准

1.流行病学　发病前1周内曾到过禽流感暴发的疫点，或与被感染的禽类及其分泌物、排泄物等有密切接触。从事高致病性禽流感病毒实验室工作人员。

目前不排除与禽流感患者有密切接触的人有患病的可能。

2.临床表现　急性起病，早期表现类似普通型流感。主要为发热，体温大多持续在39℃以上，热程1～7天，一般为3~4天，可伴有流涕、鼻塞、咳嗽、咽痛、头痛和全身不适。部分患者可有恶心、腹痛、腹泻、稀水样便等消化道症状。重症患者病情发展迅速，可出现肺炎、急性呼吸窘迫综合征、肺出血、胸腔积液、全血细胞减少、肾功能衰竭、败血症、休克及Reye综合征等多种并发症。另外，重症患者可出现肺部实变等体征。

3.实验室检查　外周血象白细胞总数一般不升高或降低。重症患者多有白细胞总数及淋巴细胞下降。重症患者胸部X线检查可显示单侧或双侧肺炎，少数可伴有胸腔积液等。

4.诊断与鉴别诊断　根据流行病学史、临床表现及实验室检查结果，排除其他疾病后，可以做出人禽流感的诊断。

（1）医学观察诊断：有流行病学史，1周内出现临床表现者；或与人禽流感患者有密切接触史，在1周内出现临床表现者。

（2）疑似诊断：有流行病学史和临床表现，患者呼吸道分泌物标本采用甲型流感病毒和H亚型单克隆抗体抗原检测阳性者。

（3）确定诊断：病例有流行病学史和临床表现，从患者呼吸道分泌物标本中分离出特定病毒或采用RT-PCR法检测到禽流感H亚型病毒基因，且发病初期和恢复期双份血清抗高致病性禽流感病毒抗体滴度有4倍或以上升高者。

临床上应注意与流感、普通感冒、细菌性肺炎、传染性非典型性肺炎（SARS）、传染性单核细胞增多症、巨细胞病毒感染、衣原体肺炎、支原体肺炎等疾病进行鉴别诊断。

5.检验

（1）采样：疑为禽流感感染时采集的标本包括：疑似禽流感患者的咽、鼻拭子或含漱液、血清以及死亡病例的尸检肺组织、气管分泌物。采集标本时间：

咽、鼻拭子或含漱液在发病的头3天采集；

急性期血清在发病后7天内采集，恢复期血清在发病后2～4周采集；

尸检标本尸检时采集。

所有采集的标本应在医院采集时立即分装，一式两份，其中一份单独保存，以备复核。采集的标本若不能在24小时内送达，则应尽快在-70℃以下保存。无-70℃条件的须在-20℃冰箱短时间暂存，并尽快联系递送标本。

（2）现场检验：目前已有许多方法对疑似禽流感的病禽或患者进行现场快速诊断、筛选，这包括：依赖核酸序列的扩增技术（NASBA），RT-PCR，荧光RT-PCR，以及ELISA等。一经初步确诊，应立即按要求将样品送交相关部门进行进一步复查、确认，同时对疫区进行封锁和消毒。

（3）实验室检验：

1）病毒抗原检测：使用单克隆抗体，利用免疫荧光或酶标染色，可以检查临床标本和培养物中是否含有高致病性禽流感病毒抗原。检测阳性者有肯定意义，但阴性者不能完全除外。

2）PCR方法检测高致病性禽流感病毒基因：利用甲型流感病毒和高致病性禽流感病毒的特异性引物，通过RT-PCR扩增，可以快速检出标本中的高致病性禽流感病毒基因。应注意的是PCR反应易出现假阳性，结果需结合其他实验进一步验证。

3）血清学检查抗体：取急性期或病后3～4周的双份血清，采用血凝抑制试验、酶联免疫吸附实验等方法测定抗高致病性禽流感病毒抗体，滴度4倍以上增长者有诊断意义。

4）病毒分离培养：病毒分离是诊断禽流感的金标准。采用鸡胚和MDCK细胞对高致病性禽流感病毒进行分离培养，一般3～5天可获得阳性结果。

5）注意事项：病毒核酸检测、免疫荧光和血凝抑制试验可在生物安全Ⅱ级（BSL-2级）实验室里操作；病毒的分离培养、尸检标本的检测必须在生物安全Ⅲ级（BSL-3级）实验室里操作。

计划开展禽流感研究的人员应进行流感疫苗的免疫接种，并详细了解高致病性禽流感病毒的感染途径、症状和体征，按卫生部《禽流感职业暴露人员防护指导原则》的要求进行防护。

6.预防措施 目前的甲型H1N1、H3N2以及乙型流感疫苗尚不能预防H5N1型高致病性禽流感病毒感染。预防须采取综合措施。

（1）加强对禽类和密切接触禽类人员的疾病监测，一旦发现疫情，立即按有关规定进行处理。所有养殖和处理疫禽的相关人员要做好个人防护。

（2）加强检测标本和实验室高致病性禽流感病毒株的管理，严格执行操作规范，防止医院感染和实验室的感染及传播。

（3）注意饮食卫生，不喝生水，不吃未熟的肉类及蛋类等食品；勤洗手，养成良好的个人卫生习惯。

（4）对密切接触者必要时可使用药物预防。

7.处置措施

（1）传染源控制：对感染H5N1病毒的死禽及禽类废弃物应就地销毁、深埋，同时对禽类养殖场、市售禽类摊档、屠宰场等疫源地进行封锁和彻底消毒；一旦怀疑有人员感染时，感染者应马上住院隔离治疗，并做好所在单位、家庭的隔离消毒工作。

（2）暴露人员救治：暴露人员尽早休息和住院治疗，补充营养，补液，鼓励多饮水，高热时给予解镇痛药物，但儿童避免使用阿司匹林等水杨酸类药物退热，以免诱发Reye综合征。

应在发病 48 小时内试用抗流感病毒药物，包括神经氨酸酶抑制剂奥司他韦或离子通道 M2 阻滞剂金刚烷胺和金刚乙胺。

中医药治疗参照时行感冒（流感）及风温肺热病进行辨证论治。

（3）污染消毒：消毒工作应在疫情发生后及时有效地进行。对必须消毒的对象采取严格的消毒措施。消毒工作应避免盲目，如采取其他有效措施可以使污染物品无害化时，可以不进行消毒处理。具体方案应按卫生部颁发的《禽流感消毒技术方案》进行。

第二节　细　菌　病

一、炭疽芽孢杆菌

（一）概述

炭疽（Anthrax）是一种古老的人畜共患病，又名脾脱疽，俄文名称为西伯利亚溃疡。炭疽曾对人类的生命、财产造成了严重的损失。炭疽芽孢杆菌（Bacillus anthracis，简称炭疽杆菌）是炭疽的病原体。第二次世界大战期间，炭疽芽孢杆菌被列为首位生物战剂，这主要是由于以下几个原因：炭疽杆菌易于大量培养；感染途径多样；人畜皆可罹患；芽孢抵抗力强，易于保存运输；可以污染土壤、水源，并可以气溶胶形式释放；炭疽芽孢造成的污染不易清除。炭疽芽孢杆菌是经典的生物战剂。

（二）生物学特征及感染量

1.生物学特性　炭疽芽孢杆菌属于革兰氏染色阳性，产芽孢不运动的需氧杆菌。炭疽杆菌的菌体大小为（1~1.5）μm×（5~8）μm，两端平齐，是形体最大的致病菌之一。在感染的血液或组织中常呈短链状生长，而人工培养时菌体多呈长链状排列。

炭疽芽孢杆菌的营养要求不高，在普通培养基上很容易生长；在固体培养基表面、液体深层培养以及培养环境比较恶劣时都能形成游离芽孢；芽孢对于恶劣环境有着极强的抵抗力。

炭疽杆菌繁殖体的抵抗力与一般细菌相同，但芽孢抵抗力强。常用的石炭酸、新洁尔灭等季铵盐类消毒效果差，过氧乙酸、甲醛、环氧乙烷、0.1%碘液和含氯消毒剂杀灭芽孢效果较好。煮沸 10 分钟、干热 140℃ 3 小时可杀死芽孢。炭疽杆菌对青霉素敏感，对链霉素、四环素、红霉素、卡那霉素等也敏感。但用于生物袭击的可能是耐药变异菌株。

2.感染力及易感性　呼吸道吸入 8 000 个炭疽芽孢杆菌的芽孢即可导致感染，但皮肤型和胃肠型炭疽的感染量目前仍不明确。人群对于炭疽普遍易感。

（三）流行病学特征

1.疾病分布　炭疽病分布几乎遍及全世界，但主要危害畜牧业；由于人间很少相互传染，因而人间炭疽以散发病例和小规模暴发为主，在平时主要是皮革、羊毛和骨制品人员的职业病，在动物炭疽多发区有人类发病和小规模流行的报道。洪水和地震等自然灾害也可导致炭疽流行，这是因为此时土壤中的芽孢可以上浮至表面而增加感染机会。以炭疽芽孢作为武器进行攻击，可以造成人群的非自然感染。

2.自然宿主　炭疽杆菌的自然宿主包括野生动物（大象、河马和非洲羚羊等）和家畜（牛、羊、马和猪等），已从欧洲、亚洲、非洲和美洲分离出了 Ames，sterne 和 vollum 等大量菌株。

3.传染性与传播方式　炭疽的自然感染途径包括皮肤、胃肠道和呼吸接触，往往由于操作污染的动物尸体和皮毛，接触被感染动物污染的土壤等而被感染。生物恐怖袭击可通过气溶胶方式施放，导致受袭人员经呼吸道、皮肤接触、进食受污染的水和食物造成感染。没有证据表明炭疽存在人—人间的传播，但在处理感染动物尸体、产品、体液和受污染的土壤等样品时需特别小心。

4.潜伏期　一般 1~7 天，但多在暴露于病原体后 2 天发病，最长可达 12 天。潜伏期的长短取决于感染细菌的数量、感染途径和个体免疫状态等因素。

5.致病性　平时皮肤炭疽占所有感染的 95%，不治疗的病例死亡率为 10%~20%，若经合适抗生素治疗死亡率则极低。感染部位常瘙痒、突起、形成水疱，2～6天内可形成凹陷的黑痂。如未经治疗则会扩散至淋巴结和血液，形成败血症。胃肠型炭疽较为罕见，但误诊往往致死，常因误食污染的肉或肉制品而感染，以胃肠疼痛、出血和快速出现腹水为特点。吸入型炭疽常以轻度非特异性上呼吸道症状为主，X线检查可见纵隔增宽，发热，3～5天可出现休克与死亡，这种类型炭疽致死率非常高。

（四）诊断

1.流行病学接触史

（1）生活在已证实存在炭疽的地区内。

（2）在发病前14日内到过已证实存在炭疽的地区。

（3）从事过与皮毛等畜产品密切接触的职业。

（4）接触过可疑的病、死动物或其残骸，食用过可疑的病、死动物肉类或其制品。

（5）在可能被炭疽芽孢杆菌污染的地区从事耕耘或挖掘等操作。

2.临床表现

（1）体表感染型（皮肤）炭疽：在面、颈、手或前臂等暴露部位出现红斑、丘疹和水疱；周围组织肿胀及浸润，继而中央坏死形成溃疡性黑色焦痂，焦痂周围皮肤发红，肿胀，疼痛不显著。引流该部位的淋巴结肿大且常化脓，伴有发热、头痛、关节痛等。少数严重病例中，局部呈大片水肿和坏死。

（2）经口感染型（胃肠）炭疽：急性起病，发热、腹胀、剧烈疼痛、腹泻；通常为血样便或血水样便。可有恶心、呕吐，呕吐物中含血丝及胆汁，可累及消化道以外系统。

（3）吸入感染型（肺）炭疽：高热，呼吸困难，可有胸痛及咳嗽，咯黏液血痰；肺部体征常只有散在的细湿啰音；X线的主要表现为纵隔影增宽；常见胸腔积液。

（4）脑膜炎型炭疽：可继发于1～3各型炭疽，也可直接发生；表现为剧烈头痛，呕吐，颈项强直，继而出现谵妄、昏迷、呼吸衰竭，脑积液多为血性。

（5）炭疽败血症：可继发于1～3各型炭疽，也可直接发生；严重的呈全身中毒症状，高热，寒战，出现感染性休克和弥漫性血管内凝血（DIC），皮肤出现出血点或大片淤斑，腔道中出现活动性出血，迅速出现呼吸与循环衰竭；在外周血中可检出大量炭疽芽孢杆菌。

3.实验室检查

（1）采样：根据检验目的的不同可以采集以下不同种类的标本。所有标本采集时应注意自身防护，小心操作，避免产生气溶胶，扩大污染；除现场使用的标本外，所采集标本应保存在低温环境（4℃）中，并尽快转移至有防护条件的实验室进行进一步检验。

1）新鲜标本：包括人或动物（接受治疗或未接受治疗）病灶渗出液、血液、脑脊液、呕吐物或排泄物等。

2）陈旧标本：包括人或动物尸体的皮、骨、脏器或血块等。

3）外环境标本：包括土壤、污水、粪便、植物、动物皮毛以及空气等。

（2）现场检验：显微镜检查所采集标本的革兰氏染色、芽孢染色或荚膜染色结果等初步判断。

（3）病原学检验：使用人工鉴别培养基分离炭疽芽孢杆菌，并与近缘的芽孢杆菌进行鉴别试验（如溶血性、荚膜、噬菌体裂解等）；必要时进行动物试验。

（4）免疫学检验：可以检查病人血清中炭疽杆菌荚膜的抗体、保护性抗原的抗体等，也可以用合适的抗体检测标本中可能含有的炭疽杆菌抗原。

（5）核酸检验：用PCR和核酸探针技术确定标本中是否存在炭疽芽孢杆菌特异性的核酸片段；也可以用质粒电泳等菌株分型方法确定传染源和传播途径等。

（6）注意事项。

1）小量实验操作可使用II级生物安全实验室及生物安全柜，若操作量较大则应使用III级生物安全柜或实验室；在可能产生气溶胶时，除一般个人防护外，还应戴眼罩，进行呼吸道防护。

2）参与计划开展炭疽研究和现场处置的人员应进行免疫接种，并详细了解本细菌的感染途径、症状。

4.诊断标准

（1）疑似诊断：具有临床表现（1）中的典型皮肤损害，或具有流行病学线索，并具有临床症状（2）～（5）中的临床表现之一。

（2）临床诊断：具有实验室检查中（1）的镜检结果及临床表现5条中的任意一条。

（3）确定诊断：临床诊断病例加实验室检查(2)～(4)中任一项阳性。

（五）预防措施

1.免疫接种 目前我国和俄罗斯采用皮肤划痕减毒活菌苗。英、美等国家使用的炭疽疫苗为 PA 佐剂苗。这些疫苗都对于皮肤型炭疽有较好的防护效果，但对于肺炭疽的保护效果不佳。

免疫接种重点：①自然疫源地区域内坚持进行畜间高密度的免疫接种；②皮毛业和屠宰业工人、牧民、兽医、从事炭疽防治的专业人员等高危人群。

2.综合措施 包括建立完善炭疽病监测和疫情报告系统；加强对高危人群的教育宣传力度；加强基层专业人员培训；高危地区经常性的动物检疫；新型高效疫苗的研发等等。

（六）处置措施

1.传染源控制 为防止炭疽疫情扩大蔓延，无论是畜间疫情还是人间疫情都应该及时确定疫区，采取措施。

（1）对于畜间疫情：①病畜隔离治疗；②同群牲畜应进行检疫，并开展紧急接种。③病畜的分泌物、排泄物和环境污染区应进行及时消毒。④治愈或死亡畜均应进行终末消毒。⑤病死畜尸体一定要保持完整，不得随意分割解剖，尸体一律焚烧。⑥接受治疗已经恢复的牲畜应密切观察 5 天复检阴性方可视为健畜。

（2）人间疫情：①病人就地隔离治疗，不要转往外地。发现肺炭疽病人时，疫点要进行封锁。②病人分泌物和排泄物及时消毒，入院前的住处和污染区应进行消毒。③病愈出院或死亡均应做终末消毒处理。④炭疽病死者尸体火化。⑤末例病人痊愈医学观察 14 天后无新发病例方可结束封锁。

2.伤病员救治 炭疽的治疗原则是隔离患者，尽早治疗，早期杀灭体内细菌，中和体内毒素，克服平滑肌痉挛，维持呼吸功能，后期防止发生并发症。

对于较轻的皮肤炭疽，可以使用青霉素 G 钠盐或普鲁卡因青霉素治疗 5～7 天；对于严重的皮肤型、胃肠型或肺型炭疽病人，使用大剂量的青霉素 G 钠盐或普鲁卡因青霉素，也可合并使用链霉素；对于青霉素过敏的患者，可选用四环素、金霉素、氯霉素、庆大霉素、先锋霉素和红霉素等。

对于某些重症病人，可以采用抗炭疽血清中和体内毒素，并进行一些对症支持治疗，例如感染性休克和弥漫性血管内凝血的治疗等。

3.人群处置 对于病人的密切接触者要进行登记、检诊，并进行预防接种，必要时进行预防性服药。从事疫区处理的人员要进行免疫接种和预防性服药。对于疫点或疫区内其他人员要注意观察，必要时也可进行免疫接种和预防性服药。动员疫区内群众对居住环境进行经常性的消毒处理。

4.污染消除

（1）对于炭疽病人或病畜污染的场地，可用 5%福尔马林按 500 ml/m^2 喷洒三次，或用 20%漂白粉水溶液按 200 ml/m^2 喷雾作用 1～2 小时；排泄物等按 5：1 稀释污物加漂白粉搅匀，作用 12 小时后处置。

（2）皮毛消毒可用环氧乙烷（97%）、二氧化碳（2%）、十二氟（1%）的混合液体，加热后输入消毒容器中，经过 48 小时渗透消毒。

（3）污染的粪肥、垫草和饲料等应混以适当干碎草，在远离建筑物和易燃品处堆积彻底焚烧。

（4）患炭疽死亡动物污染处的土壤，可用 5%甲醛溶液 500 ml/m^2 消毒三次，每次作用 2 小时，间隔 1 小时；亦可用氯胺或 10%漂白粉乳剂浸渍，处理两次，每次作用 2 小时，间隔 1 小时。

（5）污染的用具和各种工具可用 10%漂白粉液喷雾或擦拭消毒作用 30～60 分钟后用清水洗净。

二、布鲁菌

（一）概述

布鲁菌（*Brucella sp bacteria*）是人畜共患病原菌，其中猪布鲁菌、牛布鲁菌和羊布鲁菌对人有致病性，是经典的生物战剂。未经治疗时病死率约为 5%。死亡多由心内膜炎和脑膜炎引起。在患者和染病动物的血液、脑脊液、精液、子宫分泌物中常有细菌存在。皮肤和黏膜（眼、鼻、口、胃、肠）直接接触这些带菌污染物容易感染，如果形成气溶胶也很容易感染。在灾害发生和自然状况下布鲁菌病是一种失能性疾病。

（二）生物学特征及感染量

1.生物学特性 布鲁菌是一群需氧革兰氏阴性不运动的球菌或杆菌，长约1μm，宽约0.5μm，无芽孢，无鞭毛，不形成荚膜。该菌生长营养要求较高，生长缓慢，在血琼脂上形成灰白色光滑菌落，生长最适温度为37℃，初次分离需5%CO_2，至少观察7天。

布鲁氏菌是无芽孢细菌中对外界抵抗力很强的细菌之一，特别是在病畜脏器和分泌物中可长期存活18个月。布鲁氏菌对各种消毒剂都很敏感。对四环素敏感，红霉素、庆大霉素、链霉素、卡那霉素有一定作用。

2.感染力及人群易感性　一般认为吸入10～100个细菌就足以使人发病。所有年龄段的人都是易感人群。

（三）流行病学特征

1.疾病分布　无明显地区性，分布广泛，几乎遍布全世界，只要有畜牧业的地方就会有该病发生。

2.自然宿主　家畜及野生动物，主要有羊、牛、猪等。

3.传染性与传染方式　自然感染可通过呼吸道、消化道和皮肤接触等方式发生，吸入污染的灰尘，摄入污染的食物和水或直接接触病畜的尿、乳汁、流产儿、阴道分泌物而感染发病。人与人之间不传染。

4.潜伏期　5～60天，平均1～2个月。

5.致病性　布鲁菌病可能表现为没有特殊症状的热病，肺脓肿，各种骨关节炎，脑膜炎，可能出现回肠炎、结肠炎及肉芽肿性或单个核细胞性浸润性肝炎。

（四）诊断

1.流行病学　有与牛、羊、猪接触史，或生活在疫区的居民及参与布鲁菌研究及菌苗生产的工作人员。

2.临床表现　急性和亚急性布鲁病无特殊临床症状。不规则的发热（波浪热）、头痛、极度虚弱和疲劳、寒战、出汗、关节痛、肌痛、背痛是常见的主诉症状，也发现有沮丧和精神状态改变，死亡少见。

20%的病例可能出现咳嗽及胸痛，胸部的X线所见正常，与急性肺炎不同。约70%的成年病人出现胃肠道症状，包括食欲不振、恶心、呕吐、腹泻和便秘，但是儿童很少出现。60%的病例腰痛，CT或MRI扫描可见脊柱旁脓肿、脊椎硬化、脊椎或椎间盘的破坏。45%～63%的病例出现肝脾肿大。只有不到5%的病例出现脑膜炎，不到5%的病例出现皮疹，包括斑疹、丘疹、溃疡、紫癜、淤斑和结节性红斑。

3.实验室检查

（1）采样：病人采集血、尿、粪便、脑髓液现场采集食品、污水或灰尘。

（2）涂片镜检：病人血、尿、粪便、脑髓液等直接涂片，荧光抗体染色，镜检布鲁菌。

（3）布氏菌素皮内试验：阳性。

（4）细菌分离培养：约50%的病例可分离到病原体。骨髓培养效果更好。

（5）核酸检验：核酸杂交、PCR技术检查布氏菌核酸。

（6）血清学检查：试管凝集试验抗体滴度为1∶100或双份血清抗体4倍升高，补体结合试验抗体滴度1∶10以上。

（7）注意事项：实验室中对可疑的布鲁菌培养应该达到生物安全3级标准，否则有吸入感染的危险。

4.诊断标准

（1）疑似病例：具备流行病学、临床表现和实验室检查的（2）、（3）者。

（2）确诊病例：疑似病例加实验室检查中的（4）～（6）中任一项者。

（五）预防措施

1.免疫接种　有人用皮肤划痕用减毒活菌苗，只需接种一次。

2.综合措施　对病畜严格执行牲畜卫生管理。避免食用未经巴氏消毒的奶和奶酪。

（六）处置措施

1.传染源控制　病人不需隔离，但有伤口渗出液者需注意，伤口渗出液可能造成人与人之间接触传播。

2.伤病员救治　WHO推荐成人急性布鲁菌病口服多西环素 200 mg/d和利福平 400 mg/d，至少6周，或口服氧氟沙星 400 mg/d 和利福平 600 mg/d。

3.人群处置　卫生人员应采取规范性防疫措施。一般不需要隔离。

4.污染消除　环境污染可用0.5%的次氯酸盐溶液进行洗消。

三、鼻疽伯克霍尔德氏菌

（一）概述

鼻疽伯克霍尔德氏菌（*Burkholderia mallei Bacteria*），旧称鼻疽假单胞菌，是假单胞菌属中的偏性动物致病菌，它是革兰氏阴性杆菌，主要致马属动物（马、驴、骡、）的鼻疽病（glanders，malleus）。鼻疽病在非洲及亚洲许多发展中国家仍是有待控制和消灭的重要传染病。在这些国家，动物园的猫科兽类（狮、虎、豹）因喂饲含鼻疽病毒的肉和内脏以及实验室人员和饲畜人员因直接接触而感染鼻疽。本病是人兽共患烈性传染病，目前在各国仍属进出口马属动物必须检疫的主要动物病。在发达国家，已采用宰杀病畜政策消灭本病。病原体的传播途径主要有侵入鼻、口、结膜的黏膜，吸入肺，侵入擦伤或撕裂伤的皮肤。培养物的气溶胶对实验室工作人员传染性强，攻击率高达46%，并且发病严重，该菌已经被公认列为经典生物战剂清单。

（二）生物学特征及感染量

1.生物学特性　培养基的原型菌落为N型，37℃42～48小时培养，菌落直径0.8～1.2 mm，在斜射光线下橙黄半透明，光滑圆整隆起，在室温放置菌落不增大。在加血清血红素的甘油琼脂平板上生长良好。不产生弥散性色素。

鼻疽伯克霍尔菌主要需与其他脱氮性假单胞菌类鉴别，Minitek 及OXI/Tube试剂盒可用于鼻疽伯克霍尔菌株鉴定，但应注意排除与类鼻疽伯克霍尔菌的交叉反应。

2.感染力及人群易感性　鼻疽易于造成实验室感染，人群在自然状态下散在发病。

（三）流行病学特征

1.疾病分布　在亚洲、非洲和南美洲均有发现。

2.自然宿主　患病的马、骡等家畜是人鼻疽病的主要传染源。

3.传染性与传染方式　通过鼻、口、结膜的黏膜侵入，呼吸吸入或皮肤伤口侵入导致感染。

4.潜伏期　急性感染一般潜伏期为10～14天。

5.致病性　可能局限感染，或因全身感染严重而致死。也时常发生伴淋巴管炎和局部淋巴腺病的慢性皮肤类型。

（四）诊断

1.流行病学　有与病人接触史或生活在疫区的居民及参与该菌研究的工作人员。

2.临床表现　急性败血症类型发病典型，伴有发热、寒战、出汗、肌痛、胸膜炎性胸痛、畏光、流泪和腹泻。体检可见发热、心动过速、颈部淋巴结和轻度脾肿大。直到病人垂死，血液培养呈阴性。

吸入后或血源性传播可引起肺型感染。全身症状与败血症型相似。胸部X线片可见粟粒状结节（0.5～1.0cm）和（或）双侧的支气管肺炎，区段或肺叶性肺炎及坏死性的结节损伤。口腔、鼻和（或）结膜的急性感染能产生鼻部脓血性黏液，伴有鼻中隔和鼻甲溃烂。如果由皮肤黏膜或创伤侵袭，之后会出现皮肤丘疹和（或）脓疱。

慢性型发生四肢皮肤和肌肉脓肿。伴有局部淋巴管和淋巴结增大或硬化。少数病例发展成骨髓炎、脑脓肿和脑膜炎，可痊愈，也能转化成急性败血症。

3.实验室检查

（1）采样：采集病人血、痰、分泌物或尸体的肺、肝、脾、淋巴结等标本，用于细菌分离和血清学试验。现场采集易感宿主的标本。

（2）细菌培养：非污染检材可直接接种于血清血红素甘油琼脂平板上，对污染检材先将检材做预处理，再涂抹于选择琼脂平板上。立即接种于培养基和实验动物。即可分离获得纯菌。

（3）核酸检验：用核酸杂交，PCR实验检查特异核酸。

（4）血清学检查：

1）间接血细胞凝集试验：使用醛化血细胞与定量的鞣酸溶液处理后，与鼻疽抗原致敏。

2）酶联免疫吸附实验：一般以OD值2为阳性值。

3）荧光抗体间接法：2小时可获得结果。

4）平板乳胶凝集试验：阳性。

5）固相补体结合试验：为液相补体结合试验的改进。

6）固相溶血试验：用本法代替常规补体结合试验及固相补体结合试验；辅以间接血凝，方法简便，可以明显缩短时间。

7）对流免疫电泳及琼脂双扩散试验：阳性。

8）亲和素—生物素斑点酶联免疫吸附试验阳性。

（5）变态反应检查：

1）提纯鼻疽伯克霍尔菌素用于鼻疽马颈部皮内试验。

应用提纯鼻疽伯克霍尔菌素或类鼻疽伯克霍尔菌素在马颈部两侧相应部位同时做皮内试验，类鼻疽马出现的皮厚差以24小时最高，72小时最低，鼻疽马则24小时最低，72小时最高，24小时的类鼻疽伯克霍尔德菌素反应值大于鼻疽伯克霍尔菌素。按以上方法对鼻疽阳性马及类鼻疽阳性马有81.4%能获得可靠鉴别。

2）应用亲和层析提纯的类鼻疽菌抗原点眼，

类鼻疽马可100%出现反应，而鼻疽马仅个别出现反应。

注意：自然感染白色球拟酵母菌及季氏假丝酵母菌的非鼻疽马、骡，对鼻疽伯克霍尔菌素点眼试验也呈阳性反应。

（6）注意事项：分离培养鼻疽伯克霍尔对实验室人员很危险，必须在 BL-3 实验室中进行。

4.诊断标准

（1）疑似病例：有流行病学史、临床表现。

（2）确诊病例：疑似病例加病原学或血清学检验阳性。

（五）预防与处置

1.免疫接种　尚没有人用疫苗。

2.严防病畜传染　对病畜严格执行牲畜卫生管理。暴露后可用复方新诺明进行化学预防。

3.病人　不需隔离，病人的分泌物应予以消毒；给予抗生素治疗。

实验动物和人体试验中，每天分次服用磺胺嘧啶100 mg/kg，连用3周，已证明有效。在地鼠实验感染中，已证明其他抗生素也有效，如多西环素、利福平、复方新诺明和环丙沙星。

4.接触者　不需检疫。

5.污染消除　用0.5%的次氯酸盐溶液去除环境污染是有效的。

四、类鼻疽伯克霍尔德菌

（一）概述

类鼻疽伯克霍尔德菌（*Pseudomonas Pseudomallei*），旧称类鼻疽假单胞菌，为人畜共患病病原菌，是一种经典的生物战剂，属于类鼻疽假单胞菌。自然界存在于地方流行区的浅水（死水）和土壤中。引起人肺炎，有隐性感染，可经伤口和呼吸道感染引起急性或慢性疾患，也可体内长期带菌，身体抵抗力低时可再次发病。患病后治疗困难、死亡率高。自然状况下引起失能性疾病。失能期：急性15天。亚急性30天。慢性超过3～8个月。

（二）生物学特征及感染量

1.生物学特性　类鼻疽菌属需氧革兰氏阴性杆菌，有动力，为1～2 μm，一端有4～6根鞭毛，可形成假荚膜。该菌生长营养要求不高，在普通肉汤琼脂上生长良好，在血琼脂上缓慢溶血，菌落周围有溶血环。培养物有特殊土霉芳香味，生长最适温度为37℃。

2.感染力及人群易感性　一般认为吸入10～100个细菌就足以使人发病。所有年龄段的人群都易感。

（三）流行病学特征

1.疾病分布　分布于东南亚、澳大利亚、伊朗和法国等地。我国广东、广西、海南等省区已从土壤及水样中分离出类鼻疽杆菌，且人群血清中抗体调查也表明上述诸省区可能存在类鼻疽疫源地，如广东潼湖、海南榆林及广西南宁人群类鼻疽血凝抗体阳性率分别为15.2%、11.2%及10.9%。Huang（1976）、So等（1984）先后报道我国香港人的类鼻疽病例。Ninglee等（1985）证实我国台湾一例类鼻疽病例。

2.自然存在　在带菌动物污染的水和土壤以及家畜（猪、羊）脏器脓肿中存在。

3.传染性与传染方式　经口、鼻和皮肤、黏膜的伤口或吸入气溶胶而使人感染。

4.潜伏期　急性或暴发性类鼻疽，一般潜伏期为4～5天，慢性类鼻疽病程3个月～15年或更长。

5.致病性　因患病后死亡率较高，被认为是严重急性感染性疾病。身体抵抗力降低或有外伤时，该菌可引起炎症和败血症。

（四）诊断标准

1.流行病学　有与病人的接触史或生活在疫区的居民及参与该菌研究的工作人员。

2.临床表现　起病突然，发热，寒战，咳嗽，胸痛，脓痰等似肺炎或肺结核。有时有腹泻症状。亚急性症状变化多，类似支气管肺炎、带空洞肺结核、肾盂肾炎、膀胱炎、骨髓炎或皮下脓肿、深部脓肿。慢性只有局部病变，如肺脓肿、骨髓炎、脓肿等。

3.实验室检查

（1）采样：采集病人血、痰、分泌物或尸体的肺、肝、脾、淋巴结等标本，用于细菌分离和血清学试验。现场采集食品、污水或灰尘。

（2）细菌培养：分离类鼻疽杆菌（取病人的血、分泌物和尸体的肝、脾、肺送检）。可靠的方法是将被检材料接种于金黄地鼠（腹腔或皮下），动物发病3～5天死亡，从肝、脾分离可获得纯菌。

（3）核酸检验：用核酸杂交，PCR实验检测特异性核酸。

(4) 血清学检查：间接血细胞凝集试验（IHA）1:40以上。

(5) 注意事项：分离培养必须在 BL-3 实验室中进行。

4. 诊断标准

(1) 疑似病例：有流行病学史、临床表现。

(2) 确诊病例：疑似病例加病原学或血清学检验阳性。

(五) 预防与控制

1. 免疫接种　尚无菌苗。

2. 严防病畜传染　对病畜严格执行牲畜卫生管理。

3. 病人　不需隔离，病人的分泌物应予以消毒；使用抗生素应早期、大剂量、长疗程。四环素每24小时50～65 mg/kg，6小时一次，疗程至少30天。慢性脓肿可以外科手术治疗。

4. 接触者　不需检疫。

5. 污染消除　用0.5%的次氯酸盐溶液去除环境污染是有效的。

五、土拉弗朗西斯菌

(一) 概述

土拉弗朗西斯氏菌（*Francisella tularensis*）又称野兔热杆菌，是人畜共患病原菌，分为美洲变种和欧亚变种，前者毒力强，后者毒力弱，是经典的生物战剂。土拉弗朗西斯菌可在水、土壤、尸体和兽皮中存活几周，在冷冻的兔肉中存活几年。引起人土拉热病，未经治疗死亡率可达60%。自然状况下引起失能性疾病。

(二) 生物学特征及感染量

1. 生物学特性　革兰氏阴性球状杆菌，好氧、无动力，宽约0.5 μm，长约1 μm，无芽孢，形成假荚膜。该菌对营养要求较高，生长缓慢，在血琼脂上形成灰白色光滑菌落，生长最适温度为37℃，初次分离需5%CO_2。

2. 感染力及人群易感性　吸入或皮内注射10～50个病原体或口服大约10^8个病原体即可发病。所有年龄段的人都是易感人群。

(三) 流行病学特征

1. 疾病分布　分布于欧洲、亚洲和美洲部分地区，大多位于北半球。

2. 自然宿主　主要是啮齿动物（野兔、鼠类等），吸血节肢动物（蜱为主）也可带菌。

3. 传染性与传染方式　可通过吸入污染的灰尘，摄入污染的食物和水或直接接触感染动物的皮肤、组织黏膜或体液而感染发病，或是被带菌的虻、蚊或蜱叮咬之后感染。人与人之间不传染。

4. 潜伏期　一般3～4天。

5. 致病性　根据感染途径不同，人患土拉热表现为肺型、溃疡腺型、腺型、伤寒型、眼腺型和咽型。肺炎在土拉热中常见。

(四) 诊断

1. 流行病学　有与啮齿类动物接触史或生活在疫区的居民及参与土拉弗朗西斯菌研究及菌苗生产的工作人员。

2. 临床表现

(1) 肺型：可突然发病，高烧，肌痛，背痛，胸痛，咳嗽，阵发性腹痛，恶心、呕吐，严重者可出现肺实质坏死，形成空洞或胸腔积液。

(2) 腺型：侵入部位有小溃疡，所属淋巴腺肿大，伴有压痛。

(3) 全身型：主要为高烧、头痛、肌痛，有时出现神经症状。溃疡腺型土拉热表现为局部溃疡、淋巴结病、发热、寒战、头痛和不适。

(4) 伤寒型土拉热：表现为发热、头痛、不适、胸骨下不适、衰竭、体重减轻及干咳。

3. 实验室检查

(1) 土拉菌素皮内试验：阳性。

(2) 采样：采集病人血、痰、分泌物或尸体的肺、肝、脾、淋巴结等标本，用于细菌分离和血清学试验。现场采集食品、污水或灰尘。

(3) 细菌分离：病人的血、分泌物或尸体的肺、肝、脾、淋巴结等标本分离到土拉弗氏菌。

(4) 核酸检验：如核酸杂交，PCR实验。

(5) 血清学检查：试管凝集试验或用其他常用血清学检查方法检查双份血清，抗体升高4倍以上。

(6) 注意事项：分离培养必须在 BL-3 实验室中进行。

4. 诊断类型

(1) 疑似病例：具备流行病学、临床表现和实验室（1）者。

(2) 确诊病例：疑似病例加实验室检查的（2）或（3）中任何一项者。

（五）预防与控制

1.免疫接种　使用减毒活疫苗，只需皮肤划痕接种1次

2.流行季节　停止猎食野兔，不要用手直接接触死兔、死鼠等。

3.暴露后紧急预防　口服四环素500 mg，每天4次，服药两周。

4.病人　不需隔离，但对其痰、分泌物应消毒。首选链霉素，每天2 g，分两次肌内注射，连续6天。四环素或氯霉素第1天3 g，以后每天2 g，分3~4次口服，连续7天。

5.人群处置　人与人之间传染不常见，不需要隔离。

6.污染消除　卫生人员应采取规范性防疫措施。病原体可相对容易地用轻度加热（55℃ 10分钟）和标准消毒剂灭活。

六、鼠疫耶尔森菌

（一）概述

鼠疫耶尔森菌（Yersinia pestis，俗称鼠疫杆菌）是人兽共患传染病——鼠疫（Plague）的病原体。鼠疫传染性强，病死率高，历史上曾经有过三次世界性的鼠疫大流行，造成了至少一亿六千万人死亡，给人类带来了深重的灾难。我国将其作为甲类传染病管理。由于鼠疫耶尔森菌可以通过气溶胶途径感染，使人致病，具有传播快、病死率高的特点，因而鼠疫耶尔森菌已成为公认的标准生物战剂。

（二）生物学特征及感染量

1.生物学特性　鼠疫耶尔森菌具有明显的多形性，其典型形态是一种短而粗、中段膨大、两端钝圆、两极浓染的卵圆形杆菌；长1~2 μm，宽0.5~0.7 μm，有荚膜，无鞭毛和芽孢；革兰氏染色阴性；鼠疫耶尔森菌在动物体内繁殖和人工培养基形成芽膜，特别是在弱酸性、含血清及血液较湿润培养基上，37℃时形成较好。

2.感染力及人群易感性　不同菌株的感染力存在一定差异，一般而言，30~100 个活菌可以导致人体的自然感染，而呼吸道吸入1 000~20 000个菌可感染肺型鼠疫。人群普遍易感，且没有性别、年龄、种族的差异。

（三）流行病学特征

1.疾病分布　有动物鼠疫存在和流行的地区称为鼠疫自然疫源地，鼠疫自然疫源地分布在亚洲、美洲和非洲的53个国家。我国有11块自然疫源地，分布于19个省级行政区的277个县（市、旗），面积近百万平方千米。目前全世界的人间鼠疫病例较少，动物鼠疫疫情时有报道。目前的人间鼠疫疫情大多发生于公共卫生条件较差的农牧区（自然疫源地区内）。

2.自然宿主　啮齿类动物是鼠疫耶尔森菌的天然宿主，通过鼠蚤传播可以形成鼠疫自然疫源地。自然宿主分为主要宿主、次要宿主和偶然宿主。主要宿主是鼠疫的主要传染源，而次要宿主和偶然宿主往往与人接触密切，具有重要的流行病学意义。经过调查，我国共有87种自然疫源动物，53种是啮齿类动物，其中有13种是鼠疫的主要宿主，如草原黄鼠、旱獭等。鼠疫的媒介动物主要是蚤类，我国有51种可以自然感染鼠疫菌，其中14种是主要媒介。

3.传染性与传播方式　人感染鼠疫往往是由于接触带菌的啮齿类动物（如剥旱獭皮或食肉）或是被染菌的蚤类叮咬而发病。人间鼠疫流行往往是在鼠间鼠疫流行之后，由染菌鼠蚤叮咬使人发生腺鼠疫或由腺鼠疫发展为肺鼠疫后直接经呼吸道传染而引起的。

生物袭击可通过气溶胶方式施放病原，导致受袭人员（包括啮齿类动物等）经呼吸道、皮肤接触感染，以及通过感染的蚤类和啮齿类动物发生继发感染。肺鼠疫可以通过呼吸道污染空气，导致人间传播或被媒介生物（染菌蚤类）叮咬而感染扩散。

4.潜伏期　一般为2~3天，个别病例可以达到8~9天。潜伏期长短与感染细菌数量的多少、感染的菌株毒力强弱、感染途径、病型以及被感染者是否经过免疫接种及个体抵抗力等因素有关。

5.致病性　不同鼠疫菌株的致病性存在较大差异，有的菌株10个菌即可造成豚鼠致死性感染，而有的菌株10亿个菌也不能导致感染；而不同宿主动物对于同一鼠疫菌株的感受性可能相差成万倍。腺鼠疫是鼠疫最常见的临床病型，而肺鼠疫的传染性最强，也是临床上最重的病型之一，不经治疗的病死率接近100%。

（四）诊断

1.流行病学　患者发病前10天到过动物鼠疫

流行区或接触过鼠疫疫区内的疫源动物、动物制品及鼠疫病人，进入过鼠疫实验室或接触过鼠疫实验用品。

2.临床表现　突然发病，高热、外周血白细胞剧增，在未用抗菌药物（青霉素无效）的情况下，病情在 24 小时内迅速恶化并具有下列症候群之一者。

（1）急性淋巴结炎，肿胀，剧烈疼痛并出现强迫体位。

（2）出现重度菌毒血症、休克症候群而无明显淋巴结肿胀。

（3）咳嗽、胸痛、咳痰带血或咳血。

（4）重症结膜炎并有严重的上下眼睑水肿。

（5）血性腹泻并有重症腹痛、高热及休克症候群。

（6）皮肤出现剧痛性红色丘疹，其后逐渐隆起，形成血性水疱，周边呈黑色，基底坚硬；水疱破溃，创面也呈灰黑色。

（7）剧烈头痛、昏睡、颈部强直、谵语妄动、脑压高、脑脊液混浊。

3.实验室检查　疑似鼠疫的被检材料具有潜在的危险性，因此原则上应该就地检验。但当基层或现场不具备培养和检验条件时，应将所取的被检材料进行保存并安全转移到具备检验条件的中心实验室；安全而且行之有效的保存方法和运送手段对于确诊鼠疫以及杜绝事故发生都是至关重要的。所有检材应该置于合适的保存液中，低温（4℃）保存，由专人送至专业实验室。

（1）采样：

1）鼠疫患者或死者尸体：采样包括肿大淋巴结及脓汁，痰及咽喉分泌物，静脉血及咽喉分泌物，脓疱内容物，眼结膜分泌物，粪便和脑脊液等。

2）病死动物：取淋巴结、心血、肝、脾、肺等组织中有病变的组织块，腐败动物尸体还应取股骨骨髓。

3）蚤类：将收集的同体或同穴的蚤类装入 1/20 万的龙胆紫盐水蚤管内备用。

（2）现场显微镜镜检：患者的淋巴结穿刺液、血液、痰液、咽部和眼分泌物以及尸体脏器或管状骨骨髓取材标本革兰氏染色进行初步检测，查找鼠疫杆菌。

（3）病原学检查：

1）PCR 方法检测：检查标本和分离物中是否含有鼠疫耶尔森菌的特异性核酸片段。

2）分离培养：患者的淋巴结穿刺液、血液、痰液、咽部和眼分泌物以及尸体脏器或管状骨骨髓取材标本分离培养，观察具有鼠疫典型形态的菌落，并进行下列检查。

a.显微镜检查：染色查见鼠疫杆菌。

b.噬菌体裂解试验：在获得疑似鼠疫的细菌分离培养物后，进行噬菌体裂解试验，噬菌体裂解试验具有较强的特异性。

c.动物接种：将分离到的细菌分离物接种小鼠，观察病变并进行血清 PHA 检测，病死动物进行细菌分离。

（4）血清学检查：患者间隔 10 天两次的血清，被动血凝试验（PHA）检测鼠疫杆菌 F_1 抗体呈现 4 倍以上增长。

（5）注意事项

1）在采样和实验过程中，应加强个人防护，以免造成感染；样品严密包装、封闭，放置于不易破裂的双层包装之中，明显标记；除必须保存的样品外，所有采集的检材以及实验材料必须全部高压灭菌，进行无害化处理。

2）根据国家标准 GB15991－1995，鼠疫细菌学检验程序包括反向血凝试验、细菌培养、鼠疫噬菌体裂解试验和动物接种四个部分。

4.诊断标准

（1）疑似病例：具备流行病学证据加临床症状中的任何一项。

（2）确诊病例：疑似病例加实验室检查中的任何一项。

（3）隐性感染者：有流行病学证据，没有明显的鼠疫临床表现，没有接种过鼠疫菌苗，PHA 检测血清 F_1 抗体滴度在 1∶40 以上。

（4）追溯诊断病例：有流行病学证据，曾出现过鼠疫临床表现，没接种过鼠疫菌苗，PHA 检测血清 F_1 抗体滴度在 1∶40 以上。

（5）病型：确诊鼠疫病例：①有临床表现（1）者，为腺型鼠疫。②有临床表现（2）者，为败血型鼠疫。③有临床表现（3）者，为肺型鼠疫。④有临床表现（4）者，为眼型鼠疫。⑤有临床表现（5）者，为肠型鼠疫。⑥有临床表现（6）者，为皮肤型鼠疫。⑦有临床表现（7）者，为脑膜炎型鼠疫。

（五）预防与控制

1.免疫接种　目前我国使用的鼠疫疫苗为皮肤

划痕减毒活菌苗，只对高危人群（活跃疫源地内的居民和鼠疫强毒工作人员等）进行接种。免疫接种不是鼠疫预防中最重要的手段。

2.贯彻"预防为主"的方针　坚持"依法治理，综合防治"的原则，突出重点，因地制宜，分类指导。具体体现为，在全面系统监测的基础上，因地制宜地落实以宣教、灭鼠、灭蚤、疫区处理和改造疫区生态环境为主的综合防治措施。

3.人间鼠疫疫情控制　发现人间鼠疫疫情后立即报告，同时按照鼠疫防治有关规定和卫生标准，实施下列措施。

（1）划定疫区、实施疫区封锁，划定大小隔离圈，隔离圈的大小以鼠疫患者及密切接触者对周围人群可能造成威胁的范围而定。对疫区进行交通检疫或交通封锁，在疫区内开展消毒、灭鼠和灭蚤等活动。

（2）对鼠疫患者和疑似病人进行隔离治疗，对于肺鼠疫接触者必须进行隔离观察；其他型鼠疫的接触者应根据与病人接触的程度，确定直接接触者，并对其进行健康隔离或跟踪观察，如已离开疫区，应通报追索，通知接触者所在地疾病预防控制机构就地隔离留验。

（3）伤病员救治：一般以链霉素为首选，其次为土霉素、卡那霉素和庆大霉素等广谱抗生素，磺胺类药物作为辅助治疗或预防性投药。

在链霉素使用中应注意"首次足量"的原则，例如对于成人腺鼠疫，第一日链霉素用量为肌注2~3 g，而肺鼠疫和败血型鼠疫首日用量则为5~7 g。大量使用链霉素时，病人容易出现中毒性休克和听神经损伤，应注意支持治疗。

4.人群处置　与鼠疫患者接触密切的人，诊查病人、解剖尸体和处理疫区的工作人员也应进行预防性服药。

服药量：成人一般首次服用2 g磺胺制剂，其后4~6小时服用1 g，连服5天；被隔离的观察者也需预防性服药，可口服磺胺制剂或抗生素。

5.污染消除

（1）病房：用5%来苏或石炭酸水溶液喷雾消毒，消毒液用量为300 ml/m^2，每天消毒一次；对于肺鼠疫患者房间每天消毒两次。

（2）棉衣、被褥等棉制品：高温蒸气消毒或0.105 MPa高压20分钟消毒；单衣和夹衣用5%来苏浸泡24小时；对不能浸泡或蒸气消毒的物品，用甲醛熏蒸，用量为50 ml/m^3，密闭24小时；或用环氧乙烷熏蒸，用量为1 500~2 000 ml/m^3。

（3）餐具：煮沸消毒，粮食等食品：炒、煮、曝晒等方法消毒。

（4）病人排泄物、分泌物：5%来苏或漂白粉（200~400g/kg）浸泡24小时后掩埋，垃圾焚烧后掩埋。

（5）鼠疫患者尸体：表面消毒后用消毒液棉花堵塞尸体有孔处（口、鼻、耳、肛门和阴道等），用消毒液浸泡的布单包裹尸体，进行火化。

（6）设立消毒站点：对于所有进入隔离区医护人员的防护服装都要按棉制品消毒方法进行消毒处理。

6.宣传教育　教育动员疫区和隔离区内的人员对居住环境进行经常性的消毒处理以及灭鼠、灭蚤。

七、霍乱弧菌

（一）概述

霍乱弧菌（*Vibrio Cholerae*）是霍乱的病原体。与人的霍乱有关的有两个血清型，O1型和O139型。O1型有两个生物型，古典型和El Tor型。

美军、日军曾将霍乱弧菌作为细菌战剂使用过，引起腹泻可能是轻度的或水样的，每天丢失的液体可能达到5~10 L。电解质丢失几乎是所有的临床体征和症状的根源。如不治疗，可由于严重的脱水、血容量降低和休克而导致死亡，其致死率高达50%。

（二）生物学特征及感染量

1.生物学特性　霍乱弧菌是一种短小、逗点状、弯曲、需氧革兰氏阴性运动的杆菌，长1.5~3 μm，宽0.2~0.4 μm，无荚膜，不形成芽孢。该菌在平常的培养基上都很容易生长，典型的特点是在碱性蛋白胨水（1%蛋白胨，0.5%NaCl）中快速生长，在培养基表面上形成一层薄膜，生长最适温度为30~40℃，最适合的生长条件是pH值为7.6~8.0，能耐受碱性环境，但对酸性耐受性很低，对热和消毒剂抵抗力也较低。水中加热到100℃ 2分钟即可杀死，浸泡在0.5 g/L漂白粉溶液中或0.5 g/L高锰酸钾溶液中30分钟即可杀死。

2.感染力及易感性　人群普遍易感。

（三）流行病学特征

1. *疾病分布* 以亚、非两洲为主，南亚次大陆和印尼，呈地方性流行。但1960年起亚、非两洲有本病发生，1977年曾在中东地区发生流行，并传播到日本。

2. *传染性与传染方式* 经水、食物、生活接触、苍蝇而传播。患者在潜伏期末即可排菌；临床期粪便和呕吐物中有大量病原体，传染性最强；恢复期大多数病人在第二周内可不排菌，最多超过一个月。

3. *潜伏期* 从4小时到5天（平均 1～2天）不定，主要与侵入的菌体数量有关。

4. *致病性* 呕吐、头痛、肠道绞痛，低热或是不发热，继而快速无痛性排出大量水样粪便。如治疗不及时，可由于严重脱水、血容量不足和休克导致死亡。

（四）诊断

1. *流行病学* 霍乱不易在人—人间传播。传播是由于粪便直接或间接地污染了水和食物，或是接触了严重污染的手或器具所致。霍乱弧菌在污水中可存活24小时，在特定的、含有有机物的相对污染的水中可存活6周。它能抵抗冷冻3～4天。

2. *临床表现* 霍乱是一种急性腹泻症，从无症状到突然发作的重症。吐泻期患者首先出现严重腹泻、呕吐、头痛、肠道绞痛，低热或是不发热，随后进入脱水虚脱期，出现皮肤干燥无弹性，两颊深凹，两眼下陷无光，声音嘶哑，全身冷汗，口唇和四肢发绀，脉搏细微，血压下降，尿少或尿闭，血液浓缩，循环衰竭。如不治疗，可由于严重脱水、血容量不足和休克而导致死亡。

3. *检验*

（1）采样：收集病人粪便标本或直接从病人及带菌者的直肠采样，用导尿管插入病人直肠6～10 cm，使液体粪便流进无菌试管中或玻璃瓶中，一般采2～3 ml即可。现场既可用直肠拭子，也可用一般容器采样。先接种于碱性蛋白胨水中，到实验室后转种到TCBS培养基中。

（2）分离培养：病人的呕吐物、排泄物，尸体的小肠及其内容物取样，接种在TCBS培养基上，37℃下孵育24小时，霍乱弧菌阳性时即可见黄色菌落，挑出菌落并用多价O血清直接做玻片凝集。

霍乱弧菌必须用Cary-Blair培养基转移，然后划线到TCBS（硫代硫酸盐枸橼酸盐胆盐蔗糖）培养基分离。

（3）快速检验：

1）凝集：将病人粪便放于5ml含特异性抗霍乱弧菌血清的碱性蛋白胨水中37℃下孵育2～7小时可见霍乱弧菌凝块沉在试管底部。

2）显微镜暗视野检查：可见粪便中霍乱弧菌似流星样运动，可用特异性抗血清抑制，菌量在10^5/ml即可查出。

3）免疫荧光抗体技术：检查经蛋白胨水增菌的病人粪便标本，菌量在10^6～10^7/ml即可查出。

4. *诊断标准*

需依靠流行病学、临床及检验结果综合考虑。

（1）重症典型病例：临床症状典型，不一定需要实验室检验结果。

（2）轻型病例：症状轻，每日排便量不足1 L，正常饮水、进食情况下不产生临床脱水现象，腹泻48 小时内，或4～5天自行停止。要伴实验室检查任一项阳性。

（五）预防与控制

1. *免疫接种* 现有一种灭活疫苗，但保护率为50%。

2. *加强食品、饮用水和个人卫生* 对食品卫生进行认真监督，对家庭饮用水要加氯处理。因为感染所需的菌量高，人员接触很少会导致传染；应注意肠道预防及饭前便后洗手。去污染应提供足够的杀菌溶液（次氯酸盐）。

3. *病例及疑似病例*

（1）立即隔离治疗并报告，同时将其住地划为疫点实施封锁。

（2）保持水电解质平衡：补液量应等于身体液体损失量，重型用静脉补液，轻型可口服补液。最好用 WHO 的口服补液盐治疗方案（每升含 3.5 g NaCl，2.5 g NaHCO$_3$，1.5 g KCl 和 20 g 葡萄糖）。

（3）抗生素治疗：可缩短腹泻的持续时间，并减少病原体的排出。可选用四环素（每6小时500 mg，治疗3天）环丙沙星（12小时 500 mg，治疗3天）和红霉素（每6小时500 mg，治疗3天）。

4. *疫点封锁*

（1）封锁区内彻底灭蝇。病人吐、泻物及其污染物品、场所应进行随时和终末消毒。

（2）接触者：留验5天。

5. *人群处置* 人员间的接触很少导致感染，应加强宣传教育，指导做好肠道预防和仔细、有效地洗手。

6.污染消除　用干热、蒸气、煮沸等方法消毒，常规消毒剂及用次氯酸盐处理水均可杀灭细菌。霍乱弧菌易于干燥杀灭，可在加热到117 ℃时干热、蒸气、煮沸水中或短时间暴露于常规消毒剂中杀灭。

八、贝氏柯克斯体

（一）概述

贝氏柯克斯体（Coxiella burnetii，俗称Q热立克次体）是重要的人兽共患传染病——Q热（Q fever）的病原体。由于贝氏柯克斯体具有对人感染力特别强，在外界环境存活时间长，可通过气溶胶传播等特征，被列为标准生物战剂和潜在生物恐怖剂。贝氏柯克斯体易使家畜，特别是牛、羊感染，人 Q 热的暴发流行主要源自贝氏柯克斯体感染的家畜。Q热分为急性和慢性两种临床类型。急性Q热主要表现为发热、头痛、肌肉酸疼，常伴有肺炎、肝炎等。慢性Q热表现为长期持续或反复发热，常伴有心内膜炎、慢性肝炎、骨髓炎等。

（二）生物学特征及感染量

1.生物学特性　贝氏柯克斯体隶属变形菌纲（Proteobacteria）的γ亚群，在系统发育分类上与肺炎军团菌（Legionella pneumophilla）关系最密切，目前已将其归于军团菌目（Legionellales）、柯克斯体科（Coxiellaceae）和柯克斯体属（Coxiella）。贝氏柯克斯体的个体较小，为（0.2～0.4）μm ×（0.4～1.0）μm，呈短杆状或球杆状，可通过细菌滤器。其基因组为1.7×10^6 bp，约为大肠杆菌基因组的1/3。虽然它属革兰氏阴性菌，但革兰氏染色法对其染色效果不佳。贝氏柯克斯体的染色通常采用Giménez法，在绿色的背景上贝氏柯克斯体呈紫红色。

贝氏柯克斯体具有芽孢样结构，因此其对理化因素的抵抗力明显强于非芽孢菌，而且能耐气溶胶化。在脱脂牛奶中贝氏柯克斯体能够存活超过 40 个月；贝氏柯克斯体对干燥的抵抗力特别强，在羊毛中可存活7～10个月，而在感染动物和蜱的干燥排泄物和分泌物中，贝氏柯克斯体可以存活数年。

2.感染力和人群易感性　少量的贝氏柯克斯体足以使人感染，人的LD_{50}约为100个柯克斯体。在城市和一些非Q热流行区，由于大部分人对贝氏柯克斯体无免疫力，因此受到该病原体攻击时，可引起Q热暴发流行。

（三）流行病学特征

1.疾病分布　Q热呈全球性分布，遍及五大洲八十多个国家，Q热在我国的分布也十分广泛，已有二十多个省市自治区报告过Q热的存在，并在四川、重庆、云南、内蒙、新疆及西藏等地发现过 Q 热的流行。近十年来，德国、法国、意大利、西班牙、瑞士、希腊、荷兰等西欧国家不断有Q热暴发的报道，特别是2009 年的荷兰"羊流感" 暴发流行更使世人吃惊。这次"羊流感" 暴发流行确诊的 Q 热患者超过 2 200 人，死亡 6 人。为抑制该次 Q 热疫情蔓延，在 55 个乡村宰杀 50 000 多头山羊，四百多个私人农场蒙受严重经济损失。

2.自然宿主　在自然界，蜱、野生动物等可为贝氏柯克斯体的宿主，蜱在自然疫源地中保存和传播贝氏柯克斯体方面起重要作用，主导贝氏柯克斯体的"动物—蜱—动物"的自然界循环。除蜱叮咬或通过其粪便传播柯克斯体外，在野生动物之间也可因贝氏柯克斯体污染的空气或互相噬咬而传播。家畜Q热可以始于自然疫源地，通过"野生动物→蜱→家畜"的传播关系存在于世界各地。

3.传染性与传播方式　平时，人类Q热的传染源主要为贝氏柯克斯体感染的家畜，特别是牛、羊（由羊感染引起的 Q 热俗称"羊流感"）。从世界各地所暴发的Q热流行中，大多有明显与家畜或其生制品的接触史；Q热暴发常见于屠宰场、肉类加工厂、皮毛加工厂及农牧场等。国外有因用绵羊做实验而发生Q热暴发的报道，如美国科罗拉多大学医学院1980 年1～8月在与怀孕绵羊有密切接触的人员（动物管理、围产、实验者）中发生Q热暴发流行。

人为的传播主要是施放含贝氏柯克斯体的气溶胶或污染物。人通过吸入含贝氏柯克斯体的气溶胶或尘土而发病，也可直接接触贝氏柯克斯体感染的动物而发病。

4.潜伏期　急性Q热的潜伏期为2～3周，但受到大剂量贝氏柯克斯体攻击时，潜伏期可缩短到3～9天。

5.致病性　贝氏柯克斯体的毒力因子与脂多糖密切有关。贝氏柯克斯体Ⅰ相菌株含有完整的脂多糖，其致病力强，可引起机体严重感染；而Ⅱ相菌株的脂多糖有缺损，其致病力减弱或不致病。贝氏柯克斯体在宿主细胞——巨噬细胞内生长繁殖时，能产生两种细胞型，即代谢活跃、形态多样、染色质疏松的大细胞型（Large Cell Variant，LCV）和结构稳定、染色质致密、对理化因素有较强抵抗力的小细胞型（Small Cell Variant，SCV）。小细胞型贝氏柯克斯体具有较强的感染力和对外界环境抵抗力。

（四）诊断

1.流行病学　患者发病前生活在Q热流行区或贝氏柯克斯体污染区，或从事牧业、牛羊屠宰或皮毛加工等相关职业。

2.临床表现　急性Q热突然发病，早期有发热、寒战、全身无力等症状，严重者有高热、肌肉疼痛以及剧烈的持续性头痛等症状，患者常有肺部感染和肝功能的损伤。

（1）发热：发热是开始发病的主要指征，多在发病2～4天达到高峰，体温可达39～40℃，为弛张热，每天体温波动较大。

（2）肺炎：严重感染可以引起非典型性肺炎，其症状类似病毒性肺炎。患者有发热、咳嗽、胸痛等临床表现。胸部X光透视可见肺部有大小不等的圆形或圆锥形均质性实变或模糊阴影、增粗的网状纹理、肺不张及胸膜积液等。

（3）肝炎：Q热性肝炎常与Q热性肺炎共存，肝脏损伤主要表现为肝功能异常。病人的碱性磷酸酶、天冬氨酸转氨酶和丙氨酸转氨酶可以是正常人的2～3倍。

（4）心肌炎：Q热性心肌炎少见发生，但是心肌炎易导致Q热病人死亡。

（5）脑膜脑炎：Q热性脑炎、脑膜脑炎、脑脊髓炎病例亦有发现，患者有嗜睡、谵妄、痴呆等神经症状。

3.实验室检查

（1）采样：

1）患者样本：病程一周内，尽可能在使用抗生素前采5～10 ml静脉血，并尽快将血液接种动物。如不能立即接种动物，需在每毫升血液中加20 U肝素抗凝，将血液置冷藏容器中保存，24小时内送到实验室接种动物。在发病一周后，采5～10 ml静脉血，10 000 rpm离心10分钟，留取血清做血清学诊断；将血块用无菌生理盐水研磨成20%～50%悬液备用。血液样本可同时做血清学和PCR检测。

2）动物样本：感染动物的血、脾组织等。

3）现场采样：主要收集污染样本，采用适当方法及时提取样本DNA，做PCR或定量PCR检测。

（2）病原学检查：

1）核酸检测：采用PCR或定量PCR从样本中检测贝氏柯克斯体DNA。

2）病原分离：豚鼠对贝氏柯克斯体感染敏感，可直接将感染血样本或组织匀浆腹腔接种豚鼠，如豚鼠发病（出现高热），可解剖豚鼠，取豚鼠血或组织做血清学和基因分析，鉴定感染豚鼠体内的贝氏柯克斯体。

（3）血清学检查：

采用贝氏柯克斯体Ⅰ相和Ⅱ相菌体抗原做间接免疫荧光分析，检测血清标本中的特异性抗体水平。患者感染一周后其血清中可测出Ⅱ相抗体，Ⅱ相抗体比Ⅰ相抗体出现早，且滴度更高。Ⅱ相IgG抗体滴度≥1：160或Ⅱ相IgM抗体≥40对Q热确诊诊断有意义。后期血清Ⅱ相抗体比早期血清4倍升高时，可以确诊贝氏柯克斯体感染。

（4）注意事项：一般的检查可以在Ⅱ级生物安全柜内进行。如疑有气溶胶产生时需在Ⅲ级生物安全柜（或实验室）进行实验操作和做相应级别的个人生物安全防护。感染动物实验必须在Ⅲ级生物安全动物实验室内进行。

4.诊断标准

（1）疑似病例：急性发热，有可能接触贝氏柯克斯体或贝氏柯克斯体感染动物或污染物品的流行病学史。

（2）确诊病例：急性发热，并有病原学检查或血清学检查的任何一项为阳性。

（五）预防与控制

1.一般防控

（1）人群防控：对屠宰场、食品加工厂、制革厂、毛纺厂和农牧场以及用牛、羊做研究的实验室等进行必要的管控。预防措施包括：①人群Q热抗体的监测；②加强家畜，特别是孕畜的管理和病原监测；③家畜屠宰和畜产品加工场地的消毒、通风和个人防护。

（2）家畜检疫：对进出口牛、羊及其肉和皮毛制品进行贝氏柯克斯体检测，以防贝氏柯克斯体进入或输出。特别是加强对Q热流行区来的活畜、肉类及其制品的贝氏柯克斯体检测，对检出阳性批次强制销毁。

2.特异性预防　Q热疫苗的接种是预防贝氏柯

克斯体感染的最有效措施,目前已有灭活的Ⅰ相贝氏柯克斯体菌苗。虽然该疫苗的免疫保护效果很好,但是该疫苗可引发已有贝氏柯克斯体抗体存在的人的严重不良反应,所以免疫接种前需要对人群进行Q热抗体检测。

3.暴露后预防 在暴露贝氏柯克斯体8~12天后服用药物(四环素:每6小时口服500 mg,连续服用5天;强力霉素:每12小时口服100 mg,连续用5天)预防效果最好。但在暴露贝氏柯克斯体的1~7天内服用抗生素的预防效果不佳,仅能推迟Q热的发生。

4.患者救治 给Q热患者口服四环素500 mg,每天4次,或用强力霉素100 mg,每天2次可以明显缩短发热周期。在体温降至正常后仍需继续用药数日,以彻底清除体内柯克斯体。

5.污染消除 使用肥皂和水冲洗或用0.5%氯溶液消除个人污染,1%次氯酸钠(NaOCl)可灭活贝氏柯克斯体。0.5%~1%来苏液作用3小时可使贝氏柯克斯体完全灭活。

九、立氏立克次体

(一)概述

立氏立克次体(*Rickettsia rickettsii*)是落基山斑点热(Rocky mountain spotted fever)的病原体,为立克次体属(*Rickettsia*)中斑点热群(spotted fever group)的一个种。立氏立克次体在所有立克次体中致病性最强,可引起患者高热、头痛、皮疹等,并致患者休克、肾功能衰竭而死亡。立氏立克次体亦可通过呼吸道进入人体引发感染,其已被列为重要生物战剂和潜在生物恐怖剂。蜱为斑点热病的自然界传播媒介,当自然灾害发生时,露宿野外的人群易受携带立氏立克次体蜱叮咬而发生感染。

(二)生物学特征及感染量

1.生物学特征 立氏立克次体为革兰氏阴性小球杆菌,大小为(0.3~0.6)μm×(1.2~2.0)μm。用Giemsa或Giménez法染色,前者将立氏立克次体染成紫色,后者将其染为红色。立氏立克次体的基因组全长为1.25×10^6 bp。立氏立克次体为严格细胞内寄生菌,可在胞质和核内生长。立氏立克次体最适宜的培养温度较低,为32.5~33.5℃,其生长周期为8~9小时。立氏立克次体的体外培养可采用上皮细胞如绿猴肾上皮细胞(Vero细胞)、成纤维细胞(鸡胚成纤维细胞),人脐带静脉血管内皮细胞等。

2.感染力和人群易感性 立氏立克次体的人半数感染量(ID_{50})为$5\,000 \times$鸡胚半数感染量(EID_{50})。在非落基山斑点热流行地区,人对立氏立克次体感染没有免疫力,因此这些地区的人群普遍对立氏立克次体易感。

(三)流行病学特征

1.疾病的分布 落基山斑点热主要流行于巴西、加拿大、哥伦比亚、墨西哥、巴拿马和美国,我国有与本病类似的斑点热病存在。

2.自然宿主 立氏立克次体的自然宿主主要为野生动物,如田鼠、松鼠、花栗鼠、鼬鼠、野兔、鸟类等,另外还有家兔、犬。

3.传播方式 落基山斑点热的传播媒介为硬蜱属的蜱,蜱也为立氏立克次体的储存宿主,其可经卵将立氏立克次体传给子代。携带立氏立克次体蜱通过叮咬吸血将其传播给野生动物,使该病原体在自然界循环。落基山斑点热的流行季节为蜱活动活跃的春夏季。人进入自然疫源地,被活动蜱叮咬或皮肤损伤处接触含立氏立克次体的蜱血或蜱粪后,立氏立克次体侵入体内。另外,人可吸入人为产生的含立氏立克次体的气溶胶或粉尘而发病。

4.潜伏期 从被蜱咬到发病时间为2~14天;进入体内的立克次体越多,潜伏期越短。

5.致病性 立克次体进入体内,侵入小血管或中等血管内层的内皮细胞,并在细胞内繁殖;单核细胞、巨噬细胞或肝细胞等邻近血管细胞也可被立克次体感染。立氏立克次体在宿主细胞内生长繁殖,引起宿主细胞损伤和裂解,宿主细胞内释放出的立克次体顺着血管丛向全身迅速播散。立氏立克次体侵入血管内皮细胞,引起血管内皮细胞损伤和血管的剥蚀以及相关的脏器损伤,可导致呼吸系统、中枢神经系统、胃肠道系统以及肾功能损伤等,严重器官损伤引起患者死亡。

(四)诊断

1.流行病学

(1)患者生活在落基山斑点热流行区或立氏立克次体污染区。

(2)患者在发病前2周内到达过落基山斑点热流行区或立氏立克次体污染区。

(3)患者在发病前2周内被蜱叮咬过。

（4）患者在发病前 2 周内接触过立氏立克次体感染的动物或污染的物品。

2.临床表现　急骤发病，发热、寒战、全身不适、肌肉关节酸痛。发热多为持续高热，热度高达39~40℃。严重患者有剧烈头痛、神志不清、昏迷以及颈项强直等脑膜刺激症状。

皮疹是落基山斑点热的最主要的体征。在发热几天后开始出现皮疹，先在腕关节和踝关节附近出现，于数小时内呈向心性发展至躯干和四肢。皮疹开始为红色斑疹，为 2~6 mm 大小，压之可退色。皮疹很快发展为较大的斑丘疹，再进一步发展为出血性丘疹或淤斑，压之不退色。

3.实验室检查

（1）采样：

1）患者样本：病程一周内，尽可能在使用抗生素前采 5~10 ml 静脉血，并尽快将血液接种动物。如不能立即接种动物，需在每毫升血液中加 20 U 肝素抗凝，将血液置冷藏容器中保存，24 小时内送到实验室接种动物。在发病一周后，采 5~10 ml 静脉血，10 000 rpm 离心 10 分钟，留取血清做血清学诊断；将血块用无菌生理盐水研磨成 20%~50% 悬液备用。血液样本可同时做血清学和 PCR 检测。

2）动物样本：感染动物血、肺、肝、脾等组织。将血或组织匀浆接种动物或细胞，用于分离病原体，或提取样本 DNA 做 PCR 或定量 PCR 检测。

3）现场采样：主要为收集污染样本，采用适当方法及时提取样本中 DNA，做 PCR 或定量 PCR 检测立氏立克次体。

（2）病原学检查：

1）核酸检测：采用 PCR 或定量 PCR 从样本 DNA 中检测立氏立克次体核酸。

2）病原分离：豚鼠对立氏立克次体感染敏感，可直接将感染血样本或组织匀浆腹腔接种豚鼠，如豚鼠发病，再从发病豚鼠血或组织中分离立氏立克次体。

（3）血清学检查：采用立氏立克次体菌体抗原做间接免疫荧光，检测血清标本中的特异性抗体水平。立氏立克次体 IgG 抗体滴度≥1∶160 或 IgM 抗体≥40 对斑点热确诊诊断有意义；后期采集血清的特异性抗体效价 4 倍高于早期血清可确诊立氏立克次体感染。

（4）注意事项：立氏立克次体感染一般的检查可以在 II 级生物安全柜内进行。国外已有实验室工作人员被立氏立克次体感染的报道，该感染发生疑为吸入立氏立克次体气溶胶所致。因此，如疑有气溶胶产生时须在Ⅲ级生物安全柜（或实验室）进行实验操作并做相应级别的个人生物安全防护。立氏立克次体感染动物实验必须在Ⅲ级生物安全动物实验室内进行。

4.诊断标准

（1）疑似病例：急性发热，有可能接触立氏立克次体或其污染物的流行病学史。

（2）确诊病例：急性发热、皮疹，并有病原学检查或血清学检查的任何一项为阳性。

（五）预防与控制

1.一般防控　个人预防避免蜱的叮咬，防毒面罩可阻止含立克次体气溶胶对人体的感染。

2.特异性预防　疫苗接种仍为预防立氏立克次体感染的最有效的手段，但是目前尚无批准上市的预防落基山斑点热的疫苗。

3.患者救治　及时给病人口服四环素 500 mg，每天 4 次，或用强力霉素 100 mg，每天 2 次可以明显减轻病情。在体温降至正常后仍需继续用药数日，以彻底清除体内立氏立克次体。依据病人的临床症状进行必要的对症治疗和处理。

4.污染消除　换衣，使用肥皂和水冲洗或用 0.5%氯溶液消除个人污染，0.5%~1%来苏水可有效灭活立氏立克次体。

十、普氏立克次体

（一）概述

普氏立克次体（*Rickettsia prowazekii*）是一种专性细胞内寄生的革兰氏阴性小球杆菌，属于立克次体属中斑疹伤寒群。其引起的疾病称为流行性斑疹伤寒（epidemic typhus）。流行性斑疹伤寒是一种急性传染病，其临床主要特征为起病急、持续高热和淤点样皮疹，常伴有剧烈头痛、背痛，严重患者多有中枢神经系统损伤症状。流行性斑疹伤寒的传播媒介为体虱，故该病又称虱传斑疹伤寒（louse-borne typhus）。在战争、灾荒或其他卫生情况差的情况下，虱极易繁衍和在集团人群中移动，容易引起流行性斑疹伤寒的暴发流行，该病在战争时发生称为战争热（war fever），在灾荒时发生称为灾荒热（disaster fever），在监狱发生称为囚徒热（jail fever）等。普氏立克次体能够在恢复期病人体内长期存在，维持亚临床感染状态；一旦机体抵抗力下降，潜伏在体内的普氏立克次体即可复苏，引发复发性斑疹伤寒（Brill-Zinsser病）发生。

（二）生物学特征及感染量

1. 生物学特性　采用Giemsa染色将其染成紫红色，或用Giménez染色将其染成红色。普氏立克次体的大小约为$0.25~\mu m \times 0.35~\mu m$，形态多样，可呈球状、杆状、球杆状，甚至丝状，多见成对排列，偶尔呈链状。普氏立克次体全基因组为1.11×10^6 bp。

人虱对普氏立克次体感染高度敏感，普氏立克次体进入虱的胃肠后，在肠细胞内大量繁殖。在虱肠细胞内繁殖出的立克次体具有毒力强和抗原性完整等特点。为了稳定普氏立克次体的毒力和抗原性，需要不断进行虱、鼠交替传代。鸡胚成纤维细胞、鼠胚成纤维细胞和绿猴肾成纤维细胞均可用于体外培养普氏立克次体。普氏立克次体在宿主细胞胞质内的大量繁殖，最后导致宿主细胞完全裂解而使立克次体大量释放。

2. 感染力和人群易感性　普氏立克次体有强毒株和弱毒株之分。接种$10^{-7} \sim 10^{-8}$的强毒的Breinl株感染鸡胚卵黄囊悬液可以引起豚鼠感染。人对普氏立克次体的敏感性比豚鼠高$50 \sim 100$倍。人群普遍易感。

（三）流行病学特征

1. 疾病分布　流行性斑疹伤寒呈世界性分布。在第一次和第二次世界大战期间，流行性斑疹伤寒在非洲、亚洲和欧洲均有大规模流行。在第二次世界大战期间，我国也是流行性斑疹伤寒的高发区，北京、上海等大城市以及重庆、成都、昆明、贵阳、兰州等人口聚集的大后方均有过流行性斑疹伤寒的发生。1950年代的云、贵、川三省交界的高寒山区以及1960年代的东北三省和内蒙等地，均发生过流行性斑疹伤寒的流行。随着我国社会的稳定、经济的发展和卫生条件的改善，流行性斑疹伤寒已经得到有效控制。1970年代起，由于战争和贫困，在非洲的埃塞俄比亚、卢旺达、尼日利亚、布隆迪等国以及某些东欧国家出现多次流行性斑疹伤寒的流行。

2. 自然宿主　体虱（Pediculus humanus corporis）既是普氏立克次体的保存宿主也是流行性斑疹伤寒的传播媒介。有报道从山羊、绵羊的血液以及从蜱体中分离到普氏立克次体，因此在自然界中可能存在人以外的普氏立克次体的循环。

3. 传染性与传播方式　流行性斑疹伤寒的传播方式为"人—虱—人"，其传染源为普氏立克次体感染的病人或隐性感染者，传播媒介为体虱。体虱吸斑疹伤寒患者的血$5 \sim 7$天后即具有感染能力。普氏立克次体进入体虱的肠上皮细胞内生长繁殖，使细胞肿胀和破裂而释放。普氏立克次体可随体虱的粪便排到人的皮肤表面，另外人将吸血的体虱捏碎后也可使立克次体释放到皮肤，皮肤上的普氏立克次体可以经体虱吸血产生的皮肤伤口进入体内。上世纪20年代末，某些国家建立普氏立克次体生物武器计划，将普氏立克次体在大量培养的虱子体内繁殖，拟将感染的虱子施放以攻击敌方。

另外，普氏立克次体也可以通过气溶胶进行传播。普氏立克次体在自然干燥的虱粪内可以存活100天以上。干燥的虱粪可以形成斑疹伤寒"尘埃"，因此"尘埃"中的立克次体经呼吸道进入体内，引起人体感染。某些从事普氏立克次体实验而感染的人员极可能是吸入实验室产生的含立克次体气溶胶所致。

4. 潜伏期　流行性斑疹伤寒潜伏期为$5 \sim 21$天，一般为$12 \sim 14$天。

5. 致病性　普氏立克次体通过皮肤伤口进入机体后，侵入毛细血管和小血管内皮细胞内，普氏立克次体感染血管内皮细胞可直接使内皮细胞损伤，引起血管炎。普氏立克次体在血管内皮细胞胞质内大量繁殖致使细胞破裂，并使立克次体释放到血流，引起全身广泛的血管炎及多器官损伤，受累的器官组织可包括心肌、肝、肺、肾、中枢神经系统、骨骼肌等。另外，血管内皮损伤可引起血小板和纤维蛋白在血管壁沉积使血管变窄，导致血液循环障碍而引起组织坏疽。普氏立克次体具有脂多糖内毒素，体内大量的普氏立克次体繁殖产生大量的内毒素，大量的内毒素存在必然加重机体的损伤。

普氏立克次体具有抵抗吞噬细胞内的抑菌和杀菌能力，能够在吞噬细胞内长期存活而逃逸其他免疫因子的攻击。治愈后的病人的单核-吞噬细胞系统中可以有普氏立克次体的长期存活，当机体免疫力下降时，潜伏的普氏立克次体复苏后可导致流行性斑疹伤寒复发。

（四）诊断

1. 流行病学

（1）病人生活在流行性斑疹伤寒流行区或普

（2）在发病前2～3周内到达过疾病流行区或普氏立克次体污染区。

（3）在发病前2～3周内被体虱叮咬过。

（4）在发病前2～3周内接触过普氏立克次体感染的动物或污染的物品。

2.临床表现

（1）发热：大多数患者体温在发病后3～5天内达到高峰，多为39～40℃，热型多为稽留型，也有弛张型或不规则型。病人颜面发红、眼结膜充血。

（2）皮疹：大多数患者于发病后4～6天开始在腋下和两肋出现皮疹，以后皮疹延及胸、腹、背部及四肢，以背部最为明显。皮疹少见出现在面部、掌心和脚心。初期皮疹为散在、略有突起、边缘不整，此疹鲜红但按之退色。在发病的6～8天，皮疹最盛，为瘀血性或充血性丘疹，此时的皮疹形状小而圆、色红，中心呈暗紫色，按之不退色。

（3）神经系统症状：不少患者在发病早期有剧烈头痛，随着病情的加重，病人的神经系统症状也加剧，病人可出现烦躁不安、谵妄、嗜睡等症状，偶见昏迷、大小便失禁。少数病人出现四肢僵硬、颈项强直及脑膜刺激症状等。

（4）心血管系统症状：随着体温升高，病人的心律加快；少数患者有中毒性心肌炎，可出现心律不齐或奔马率等心律失常。严重的心肌损伤和微循环障碍可引起病人休克和死亡。

（5）呼吸系统症状：患者可出现支气管肺炎，有咳嗽、胸痛，少数患者出现呼吸困难。两肺底部可闻干湿啰音，X光透视可见肺部斑点状浸润阴影或片状炎性浸润阴影。肺炎多为继发感染。

（6）坏疽：由于立克次体感染血管内皮细胞，引起的血管炎可导致组织坏疽，坏疽呈对称性，主要出现在手指和脚趾。

3.实验室检查

（1）采样：

1）患者样本：病程一周内，尽可能在使用抗生素前采5～10 ml静脉血，并尽快将血液接种动物。如不能立即接种动物，需在每毫升血液中加20 U肝素抗凝，将血液置冷藏容器中保存，24小时内送到实验室接种动物。在发病一周后，采5～10 ml静脉血，10 000 rpm离心10分钟，留取血清做血清学诊断；将血块用无菌生理盐水研磨成20%～50%悬液备用。血液样本可同时做血清学和PCR检测。

2）现场采样：主要为收集污染样本，采集体虱。采用适当方法及时提取样本DNA，做PCR或定量PCR检测普氏立克次体核酸。

（2）病原学检查：

1）核酸检测：采用PCR或定量PCR从样本中检测普氏立克次体核酸。

2）病原分离：豚鼠对普氏立克次体感染敏感，可直接将感染血样本或组织匀浆腹腔接种豚鼠，如豚鼠发病，可从发病豚鼠血或组织中分离普氏立克次体。

（3）血清学检查：用普氏立克次体菌体抗原做间接免疫荧光检测血清标本中的特异性抗体水平。普氏立克次体IgG抗体滴度≥1∶160或IgM抗体≥40对斑疹伤寒确诊诊断有意义；如后期采集的血清的特异性抗体效价4倍高于早期血清时，可以确诊普氏立克次体感染。

（4）注意事项：普氏立克次体感染的一般的检查可以在Ⅱ级生物安全柜内进行。如疑有气溶胶产生时需在Ⅲ级生物安全柜（或实验室）进行实验操作和做相应级别的个人生物安全防护。普氏立克次体感染动物实验必须在Ⅲ级生物安全动物实验室内进行。

4.诊断标准

（1）疑似病例：患者有急性发热、头痛等典型的临床表现，特别是病人生活在有利于体虱生长繁殖的条件下，如寒冷的气候以及拥挤和不卫生居住条件等，应考虑所患疾病可能为流行性斑疹伤寒。

（2）确诊病例：急性发热、皮疹，并有病原学检查或血清学检查的任何一项为阳性。

（五）预防与控制

1.一般防控　注意个人卫生，消除体虱滋生的条件。个人避免体虱的叮咬，防毒面罩可阻止含普氏立克次体气溶胶对人体的感染。

2.特异性预防　对易感人群进行疫苗接种是预防流行性斑疹伤寒的最有效的方法。可将普氏立克次体毒株接种体虱、鸡胚，使其大量繁殖，然后从中提取灭活普氏立克次体做疫苗。制备的高纯度灭活普氏立克次体疫苗对人进行皮下多次注射，能够诱导机体产生有效的抗流行性斑疹伤寒的免疫力。精制灭活疫苗第一年接种3次，每次间隔5～10天，以后每年加强免疫一次，经过6次以上的免疫接种，机体可获得较持久的抗流行性斑疹伤寒的免疫力。

普氏立克次体弱毒株（E株）制备的减毒活疫苗仅需皮下注射1次，人体就可获得5年之久的持续抗流行性斑疹伤寒的免疫力。

3.患者救治　流行性斑疹伤寒的针对病原治疗采用四环素、强力霉素等抗生素。成人剂量为1.5～2.0 g/d四环素，分3～4次口服，疗程3～5天。强力霉素效果比氯霉素和四环素好，且半衰期长和用药量小，应为首选，其常用药量为成人200 mg/d，分2次口服，连续服药5天。如患者不能口服，以上抗生素可改用静脉点滴给药。用药1～2天后病情明显改善，体温开始下降，数天后体温恢复到正常，随后皮疹开始消退。

依据病人的临床症状进行必要的对症治疗和处理。针对剧烈头痛和烦躁不安可给患者服用止痛剂和镇静剂；慎用退热剂，以防出大汗虚脱，高热时可给患者头枕冰袋和用酒精擦身。如果患者出现心功能不全，可给病人用强心剂。

4.污染消除　换衣，使用肥皂和水冲洗或用0.5%氯溶液消除个人污染，0.5%～1%来苏水可有效灭活普氏立克次体。

第三节　病原真菌

一、粗球孢子菌

（一）概况

粗球孢子菌（Coccidioides immitis），也称厌酷球孢子菌，是一种主要引起肺炎和胸膜炎伴有皮肤和骨骼病变的真菌，也是可引起全身性感染的深部真菌，最终导致人和动物一种局限性或播散性疾病，也称球孢子菌病。大多数球孢子菌病病例是由呼吸道吸入含有本菌孢子的灰尘而感染或因外伤后接触本菌孢子污染而发病，人和动物皆可感染。实验室工作人员亦有因吸入而受染的报道。因此，被认为是一种较理想的生物战剂。1996年，世界卫生组织又将粗球孢子菌列入生物战剂清单。

（二）病原学

1.生物学特性　粗球孢子菌属于子囊菌纲（Ascomycota），球孢子菌属（Coccidioides）真菌。

2.形态结构　粗球孢子菌是一种双相型真菌。即在感染的组织细胞中为酵母型，通过形成内孢子繁殖；在培养基或土壤中则为菌丝型，菌丝可断裂成关节孢子（Arthrospore），成熟的关节孢子飘散在空气中具有很强的感染性。关节孢子有厚壁，直径为2～5μl，呈圆桶状或椭圆形，半数具有双核，在形态学诊断上有一定意义。

3.生长繁殖　本菌属专性需氧菌，在pH值3.5～9.0范围内均可生长，对营养需求不高，在普通培养基上即能生长，仅供给醋酸铵即能满足碳、氮及能量需要。在沙氏培养基上，20℃培养3～5天即出现湿润的薄膜样菌落，以后逐渐变成棉花样的菌丝体，最初为白色，逐渐变为棕色。

关节孢子抵抗力较强，在-15℃到37℃，湿度较高时至少能存活6个月；在饱和盐水中温度从4℃和25℃条件下能存活6个月；干燥的关节孢子在50℃时能存活2周，但相对湿度<10%，37℃环境下则很快死亡。内孢子抵抗力较弱，但在血液或脓液中能存活月余。

4.感染剂量　各菌株之间毒力悬殊。猴子和小白鼠吸入10个强毒株的关节孢子就可引起严重感染。人的气溶胶感染剂量估计为1 350个关节孢子。

（三）流行病学特征

1.疾病分布　球孢子菌病过去仅限于美洲大陆的山谷和某些沙漠地带，故又称为山谷热（valley fever）或沙漠热（desert fever）。现该病属于美国西南部的地方性流行病，流行区的特点是海拔较低的半干旱地区，夏季热（平均气温超过26.7℃），冬季潮湿温暖（平均气温超过7.2℃以上），年降雨量在127～150 mm之间。目前我国有输入性病例报道。

2.感染途径　主要由关节孢子经呼吸道进入体内感染。关节孢子体积小、重量轻，能长期悬浮在空气中，其升降率相当于直径0.1～0.2 nm的粒子。1 mm^3的尘埃中含有10^6个孢子，故吸入少量尘埃即可被感染。

3.潜伏期　原发性球孢子病（Primary coccidioidomycosis）潜伏期1～4周，平均10～16天。播散性球孢子菌病在原发性球孢子病感染后数周、数月，甚至数年后发生。

4.致病性　人群普遍易感，灵长类、家畜、犬和啮齿动物也能感染。感染球孢子菌后约60%的人没有明显症状；发病者病情轻重也很不一致，从轻症的上呼吸道感染到重症的肺炎都可出现。患本病后失能时间可长达数周至数月之久。

（四）诊断

1.流行病学接触史　在疫区居住或到过疫区，其他有与病原的接触史。

2.临床表现　最常见的症状是：咳嗽、发热和胸痛等。球孢子菌病临床经过可分为：原发性球孢子菌病、播散性球孢子菌病和慢性进行性球孢子菌病三大类型。

（1）原发性皮肤球孢子菌病：潜伏期1～4周，平均10～16天。最常见的症状是：咳嗽、发烧和胸痛，夜汗也常有，但这些症状没有特异的诊断价值。原发性球孢子菌病的临床症候可分为以下三组：①中毒性红斑（*toxic erythema*）：中毒性红斑发生在起病最初几天，当变态反应尚未形成之时，红斑是细小而散的，多分布在躯干和四肢。口腔黏膜上也常出现。几天后消失。大约10%的病人出现红斑，儿童较多见。②"山谷热"综合征：发热，轻症常不易察觉，重症可达40℃。有些患者在其他症状出现后也不发热。一般无并发症者体温逐日上升，达到顶峰后即缓慢下降。如体温反复升降，表示有并发症。主要表现是结节性红斑和多形性红斑，此外，还包括关节痛和轻度的非特异性结膜炎。③原发性肺球孢子菌病：大多数原发性肺部病变有胸痛和咳嗽，病人有多量的痰，偶带有血丝。

（2）播散性球孢子菌病：多见于原发性球孢子菌感染早期，偶见原发性肺部病变消散之后，重者脑及心肌受侵，患者可在数周内死亡。

（3）慢性进行性肺球孢子菌病：多见于糖尿病及免疫功能低下者，不及时治疗预后不良。

3.检验

（1）采样：病人采集痰、脓、洗胃液或分泌物。

（2）显微镜直接检查：痰、脓、洗胃液或分泌物涂三张玻片：一张滴加带检查物和10% KOH溶液混合后加盖片镜检，第二片待检物加盐水混合后加盖片，周围用凡士林封闭，室温中放置24小时检查有无菌丝形成；第三张涂片做六甲胺硝酸银特殊染色。小的小球体常在巨噬细胞中见到，大的成熟的小球体则常游离于细胞外，在肺空洞中菌丝和小球体常同时存在。在痰、分泌物或组织切片中确定有小球体存在有诊断意义。

（3）分离物培养：为了抑制杂菌生长，可用偏酸的培养基如pH值为5.5的沙氏培养基或加抗生素的培养基。将初步分离出的疑似球孢子菌接种在肉汤中，25℃振荡培养3～6天，取上清液与已知球孢子菌抗血清做乳胶凝集试验、双扩试验等。本实验的阳性率与分离培养及动物实验的符合率几乎完全一致，但比培养法快速、安全。

（4）生物学检查：痰、穿刺液、纤维支气管镜检标本、胸膜活检标本，经氢氧化钾处理，涂片可见圆形厚壁、内含孢子的球体，在葡萄糖蛋白胨琼脂上培养1周有菌丝型菌落生长。肺球孢子菌培养阳性对诊断具有特殊的意义。痰培养阳性率为40%～60%，标本阳性率较高。

（5）球孢子菌皮肤试验　90%～95%患者原发感染4周后皮试反应即呈阳性，用球孢子菌素做皮内试验，剂量为0.1 ml，皮肤红肿范围≥5 mm为阳性，可持续24～48小时。但既往感染者亦可持续阳性。血源播散患者可阴性。

（6）血清学检查　用对流免疫电泳检测抗体，方法简便，灵敏度高，出结果快，而且可以定量。补体结合试验和乳胶凝集试验也较常用。

（7）组织病理检查　原发性皮肤球孢子菌病为慢性肉芽肿。内有嗜中性粒细胞、嗜酸性粒细胞、淋巴细胞及浆细胞浸润。有时可见小脓疡，内含孢子囊，孢子囊内有内生孢子；进行性弥散性球孢子菌病则为脓疡形成，可见酪样坏死。

4.诊断标准　确诊只有依靠病原学诊断，分离培养出粗球孢子菌并通过动物试验证明其致病性；也可通过免疫学和核酸检测手段进行辅助诊断。

（五）预防与救治

1.预防措施　目前对本病尚无有效疫苗。但因患本病后可以获得稳定的免疫力，故研制疫苗是预防本病的有效措施。目前在动物实验中已显示疫苗预防本病是有效的。其中，小球体苗比关节孢子和菌丝体苗更为有效。

因为没有人与人传染的证据，病人不需隔离。

在通过流行区或严重污染本菌的地区时，应戴口罩或防毒面具进行个人防护。

对被粗球孢子菌关节孢子污染的地区或场所应采取消毒措施，如喷洒消毒液防止尘土飞扬。曾发生过大风将地面的孢子输送到数千米外，引起当地发病急剧增多的事例。

2.救治方法　球孢子菌病会有不同的症状，如急性肺炎、慢性肺炎、肺癌和蛀牙。治疗方法根据病人的临床症状和免疫状态来决定，一般而言，此病的轻微病变不需要治疗，中等程度的病变需要使用氟康唑或埃他康唑进行治疗，重度病变需要使用两性霉素。埃他康唑在骨骼中分布较好，而氟康唑在中枢神经中分布较好，骨骼多处受累或有心包渗液时可考虑外科手术治疗。无并发症的患者预后较好，感染消退后可获得终身免疫。

原发性球孢子菌病需要适当休息及给予支持疗法。肺部有空洞者应采取保守疗法。若有持续性咯血，可考虑手术治疗。伴有结节性红斑或多形性红斑、关节痛及关节炎的病例，在选用两性霉素B的同时，可并用皮质类固醇激素。

进行性球孢子菌病可选用两性霉素B及酮康唑等药治疗，但剂量要大，用药时间要长。

二、荚膜组织胞浆菌

（一）定义及概述

荚膜组织胞浆菌（*Histoplasma capsulatum*）是一种传染性较强的深部真菌，可引发荚膜组织胞浆菌病（*Histoplasmasis*，HP），全世界已有约30多个国家发现有组织胞浆菌病，我国近年来也开始出现。该菌可通过呼吸道吸入，死亡率极高，1997年，《禁止生物武器公约》缔约国专家特设小组将荚膜组织胞浆菌列入生物战剂病原体清单，作为致死性生物战剂。在我国荚膜组织胞浆菌曾被确定为一类病原菌，2007年重新规定为二类病原菌。

（二）病原学

1.生物学分类　荚膜组织胞浆菌属于丛梗孢目（*Moniliales*），丛梗孢科（*Moniliaceae*）的一个属。组织胞浆菌病的病原体有两种，一是荚膜组织胞浆菌（*H.capsulatum*），又称美洲组织胞浆菌，其所引起的疾病泛指组织胞浆菌病。二是荚膜组织胞浆菌的杜波变种（*Histoplasma capsulatum var.duboisii*），又称非洲型荚膜组织胞浆菌。

2.形态结构　组织荚膜胞浆菌是一类双相型真菌，即菌丝型和酵母型，在土壤中或在室温培养时呈菌丝相生长，有很强的传染性，在沙保弱培养基上培养后可见白棉花团样菌落，逐渐经黄色转变为褐色；而在组织细胞内寄生或37℃培养时呈酵母相，在脑心浸汁血培养基中培养后形成棕黄色光滑、乳酪样酵母菌落。室温培养下镜检可见细长有隔菌丝和大、小分生孢子，其中，圆形的大分生孢子位于菌丝侧面或孢子柄上，壁厚，四周有齿轮状棘突，这种孢子有诊断价值，且只能在沙保弱培养基和玉米培养基上生长。在脑心浸汁血培养基上培养20天左右，镜下可见大分生孢子，大孢子外有一空圈，空圈外围绕着一圈小孢子，似玫瑰花结样。在37℃培养下镜检可见大小均匀，直径3～5μm的卵圆形芽生孢子。涂片偶见细小菌丝，其余均为酵母样孢子。

3.生长与繁殖　荚膜组织胞浆菌在SDA培养基上培养时，2～3周开始生长，菌落高出培养基，中央凹陷，上面覆盖一层白色、紧密、容貌样菌丝。在BHIA培养基上培养时，荚膜组织胞浆菌生长缓慢，为光滑、湿润、乳酪样，黄褐色酵母菌落。酵母相比菌丝相生长更慢，约4周后才见菌落生长；其为芽孢繁殖，在菌体一端形成一个逐渐膨大的芽孢，与母体相接处狭窄似瓶颈，因而可见窄颈的芽孢而无腊肠状细胞与横壁；孢子内无横隔，四周有不着色的荚膜样物质。

（三）流行病学

1.疾病分布　荚膜组织胞浆菌引发的组织胞浆菌病可见于世界各地。主要流行于美洲、非洲、亚洲等地区，欧洲少见。在非洲有报道的杜波荚膜组织胞浆菌称为非洲组织胞浆菌。在美国的地方性流行区为从俄亥俄州密西西比峡谷一直延伸到马里兰州北部的部分地区，宾夕法尼亚州南部、纽约中部及得克萨斯州，其他州如佛罗里达州也有小的流行灶区，密西西比河流域组织胞浆菌病感染率高达85%，甚至每年暴发小规模流行。本病在我国尚未引起重视，近年来有增多的趋势，我国华东、华西、中南地区都有感染报道。

2.潜伏期　荚膜组织胞浆菌潜伏期长短不一，跟感染病原体的多少、首次感染抑或是具有一定的免疫力后再次感染而有所不同，一般为3～21天。

3.致病性　此菌主要侵犯网状内皮系统、肺及骨髓、肝、脾等脏器中的单核巨噬细胞系统，症状轻者可自愈，免疫系统受损或有严重基础疾病的患者可由肺经血管到达全身。免疫功能正常的病人大多数病变局限于肺内，如免疫功能低下或感染量过大时则可导致进行性播散型组织胞浆菌病，愈合方式为钙化或纤维化。

（四）诊断

1.流行病学学接触史　在疫区居住或到过疫区

以其他与病原的接触史。

2.临床表现　荚膜组织胞浆菌病临床症状多种多样，临床病变主要分以下几种类型：

（1）无症状组织胞浆菌病：其约占组织胞浆菌病总数的50%。这种病人没有明显的临床症状，但用组织胞浆菌素做皮肤过敏试验大多数为阳性。血清补体结合试验和免疫扩散试验也呈阳性。X线检验，可见两肺有许多分布均匀的分散病灶，肺门淋巴腺几乎总是肿大的。

（2）急性组织胞浆菌病：其约占组织胞浆菌病总数的45%。症状类似流感，起病急骤，有寒战、发烧、咳嗽、胸痛、倦怠和食欲不振等症状，持续一周到月余。其他症状消失后，倦怠无力可持续数周至数月。X线检测可见肺实质有弥散性、栗粒状浸润和肺门淋巴腺肿大。血清学反应阳性，但随着症状消失而逐渐转阴。

（3）慢性进行性组织胞浆菌病：其约占组织胞浆菌病总数的5%。可分为无空洞型和空洞型，其中无空洞型病情进展缓慢，常持续多年，部分患者可能有重复感染。早期病变多在肺尖或中上肺，可并发慢性支气管炎及支气管扩张。后期由于纤维组织瘢痕收缩，可形成蜂窝样囊性阴影。肺功能常有不同程度的下降，严重者可死于慢性肺功能不全。空洞型较常见，其特点为病程短、发展快。X线胸片为厚壁空洞。主要发生于肺气肿、肺结核等或肺结构破坏性病变患者，因异常空洞有利于病原菌逃避人体免疫机制的干扰，可更好地繁殖。临床表现与肺结核极为相似，低热、盗汗、体重下降、咳嗽、咳黏脓痰，逐渐出现呼吸困难。此型除少部分病人自愈，多数进展，最终导致肺纤维化，往往死于呼吸衰竭。患者常咳痰、咳血，一般情况较易误诊为结核病。

（4）局限性皮肤黏膜组织胞浆菌病：多见口腔、咽喉部、舌、唇及耳道等处局部黏膜红肿、斑块及溃疡等。发病前多有皮肤外伤史，皮肤病变表现为丘疹、结节、脓包及溃疡或呈疣状增生，常伴邻近淋巴结肿大。

（5）散播性组织胞浆菌病：此型少见，主要见于婴幼儿、老年人及免疫功能低下者。病变可累计全身各器官，包括肾、心瓣膜、神经系统、骨骼、前列腺、睾丸、卵巢及子宫等。主要播散至网状内皮系统，患者全身症状严重，常有高热、呼吸困难、肝脾肿大、淋巴结肿大、黄疸、贫血，可有口腔及胃肠道溃疡、心内膜炎、脑膜炎和阿狄森氏病。多数病人从胃肠道开始，后波及全身；少数经皮肤黏膜破损处入血播散全身，也可经肺部播散全身。后期患者可因慢性纵隔纤维化，引起上腔静脉综合征，少数可引起脑膜炎、脑肉芽肿、眼脉络膜炎及色素层炎。外周血白细胞减少、贫血及肝脾肿大以及不同程度的消化道症状、体重减轻、淋巴结肿大等。X线表现为两肺部栗粒状阴影或散在结节状病变，类似栗粒型肺结核。年幼儿童或AIDS病人病情进展较快，其他病人进展相对缓慢，死亡率达80%。

3.检验

（1）培养：取患者晨起漱口后的第一口痰，直接接种于血琼脂或沙保弱培养基上，25℃培养，可用Smith及Goodman改良培养基——含氢氧化氨的酵母浸膏培养基以防止培养物被其他杂菌或白色念珠菌污染。其他病变标本，如活检标本、胸骨穿刺物等，可接种于血琼脂或沙保弱培养基上，再以胶布封起，置于塑料袋内以防培养基干涸，培养6～12周，当有菌丝时即应做鉴定，在血琼脂上菌落最初呈球状脑形，粉红至红棕色，有时可转为白色至淡棕色的丝状菌落。

（2）病原学检查：痰、纤维支气管镜刷检、灌洗液真菌培养4周以上，菌丝相转为酵母相，可见其特征性的齿轮状孢子。病理学检查旨在发现病原菌，可用镀银染色、PAS染色等特殊染色，若在巨噬细胞或白细胞中发现似有荚膜的酵母菌有确诊价值。采用免疫组化能准确鉴别菌种。播散型病例骨髓、淋巴结、分泌物和活检组织培养常阳性。

（3）组织胞浆菌素皮试：与结核菌素皮试相似，皮试后48～72小时观察结果，以红肿硬结≥5 mm为阳性。皮试阳性提示曾受过或正在受组织胞浆菌感染，对于非流行区病人有一定诊断价值，一般感染后2～3周皮试出现阳性，可维持数年。皮试阴性也不能排除诊断，故主要用于流行病学调查。

（4）血清学试验：现有的血清学抗体检测特异性不高，仅能提示诊断。

补体结合试验（CFT）是临床诊断的主要依据，一般认为，效价≥1∶16或近期升高4倍以上高度提示有活动性病变。免疫扩散试验（ID），特异性高于CFT，出现"H"或"M"沉淀带为阳性，前者常提示活动性感染。

酶联免疫吸附试验（ELISA）以效价≥1∶16

为阳性。近年开展的组织胞浆菌糖原抗原（HAP）检测，阳性揭示活动性感染，可提供早期诊断依据，对免疫缺陷的患者更具有诊断价值。

（5）免疫学检查：免疫扩散及对流免疫电泳法，如在检测同时进行皮肤试验，注入抗原于皮内可出现假阳性反应，应予以注意；乳胶凝集试验的特异性与敏感性均甚高，早期即可出现阳性；荧光免疫法可直接取患者的痰或感染组织进行测定，试验方法较快速，但特异性稍差，仅可做初筛用。

本病应与肺结核、结节病、细菌性肺炎、病毒性肺炎、肺癌等鉴别。X线表现为结节性浸润，单个或多个薄壁空洞，周围有炎症浸润，病变主要在上叶，可有纤维化，上叶收缩，与肺结核常难鉴别。

4. 诊断标准

本病仅凭临床症状无法与结核病和球孢子菌病鉴别。准确诊断重在询问流行病史：是否到过流行区或生物战剂污染区；有无可能吸入敌人施放的本菌气溶胶；是否从事过本菌的实验室工作等。此外还必须从患者体内分离到本菌或从患者血清中检出本菌的特异抗体才能确诊。

（五）预防与救治

1. 预防策略　受组织胞浆菌病威胁最大的人群有两类：一类是禽鸟饲养管理人员、城市清洁工人和建筑工人，他们经常接触动物粪便并在尘土飞扬的环境中工作，有机会吸入组织胞浆菌孢子，特别是其中免疫功能低下者，更易受到感染。另一类是野外工作者和洞穴旅游考察者。因此主要的预防措施应在流行地区加强动物粪便管理，控制尘土飞扬；严防外伤污染；进入蝙蝠栖居的洞穴或楼房、打扫鸡舍或鸟巢时应戴口罩，并勤于洗手洗脸；在打扫时应先将打扫物弄湿，以免扬起尘土，以3%福尔马林溶液喷洒污染地区进行消毒。对可疑的患者进行变态反应检查，对阳性者及时进行治疗，以防转为散播型。

2. 治疗方法　已经证明对组织胞浆菌病有效并可作为治疗该病的首选药物包括两性霉素B（Liposomal amphotericin B）、两性霉素B脂质复合体（Amphotericin B lipid complex）和伊曲康唑。多年来两性霉素B被用于有严重肺组织胞浆菌病或播散性组织胞浆菌病患者的治疗，但其治愈率不高，毒性反应多。现多采用伊曲康唑治疗散播型组织胞浆菌病，该药副作用小，可以长期使用。对于肺部局限性病变，可考虑手术切除。

第四节　生物毒素

一、细菌毒素

细菌毒素（Bacterial toxin）是一个古老而又沉重的话题。随着对细菌致病机制了解的不断深入和阐明，细菌毒素已成为许多致病细菌的重要毒力因子，与人类疾病密切相关。据不完全统计，现已发现的细菌毒素近300种，其中，肉毒毒素是目前所发现的毒性最强的生物毒素。随着微生物发酵技术和蛋白质纯化技术的日益成熟，细菌毒素的获得和制备变得更加容易，使利用细菌毒素发展生物毒素战剂带来的军事威胁越来越大，进行生物恐怖袭击的可能性也在逐渐增加。因此，细菌毒素对人类潜在的威胁和影响远远大于它对人类健康的直接危害。

（一）肉毒毒素

1. 概述　肉毒毒素（Botulinum toxin），也称肉毒神经毒素（Botulinum neurotoxin，BoNT），是肉毒梭菌（Clostridium botulinum）产生的一种外毒素，主要通过消化道吸收，引起以肌肉麻痹为特征表现的肉毒中毒（botulism）。肉毒毒素是标准的生物毒素战剂，受各国关注，亦为一些国际恐怖组织和极端组织所利用。肉毒毒素对人和动物均有高度致病力，可以污染食品、水源，也可以气溶胶形式施放。所以，自美国发生"炭疽邮件"恐怖事件后，国际社会便把肉毒毒素列为最有可能被使用的生物恐怖剂之一。

2. 生物学特征

（1）肉毒毒素：是肉毒梭菌在厌氧生长过程中产生的单链蛋白，存在于胞浆中，细菌死亡自溶后游离于胞外，通过内源性或外源性蛋白酶作用激活后，形成缺口，单链蛋白转变为强毒性的由轻链（L链）和重链（H链）组成的双链形式。肉毒毒素的相对分子量150 000，无色、无味、无挥发性，在酸性条件下稳定，碱性条件下易被破坏，不耐热。依抗原性不同，肉毒毒素分为A、B、C、D、E、F、G等7个血清型，人类肉毒中毒主要由A、B、E型毒素引起，C、D型素主要引起畜禽和鸟类中毒。

（2）结构特征与作用机制：在自然条件或人工培养基下，A～G型肉毒毒素通常是同血凝素和非血活性蛋白形成的一种相对分子量（Mr）300 000～900 000的前体毒素（progenitor toxin）。肉毒毒素分子的L链和H链是靠二硫键连接为双链形式，其中，L链是毒性成分，Mr 50 000，具有锌离子依赖的肽链内切酶活性；H链的Mr 10 000，又分为结合区和跨膜区，分别负责与细胞膜受体结合并将轻链转运到细胞内。各型别的肉毒毒素具有相同的作用方式，即是通过作用于突触前外周胆碱能神经，抑制末梢神经肌肉接头特殊感受器，阻断乙酰胆碱的正常释放和传递，影响副交感神经系统和其他胆碱能神经支配的生理功能，导致延髓麻痹、肌肉弛缓、呼吸衰竭而死亡。

（3）毒性与感染量：肉毒毒素是迄今为止自然界所发现的生物毒素（包括化学毒剂）中毒性最强的物质，据估计，结晶的肉毒毒素A对普通成年人的致死剂量为70～150 ng，小鼠腹腔LD_{50}为0.001 μg/kg，其毒性分别是有机磷神经毒剂VX的1.5万倍和沙林（sarin）的10万倍，1 g结晶的肉毒毒素/A制剂足以杀死100万人和2 000亿只小鼠。除健康皮肤外，肉毒毒素可穿透任何黏膜组织。无论以何种方式进入胃肠道，肉毒毒素都必须进入血液循环才呈现致死效应。

3.流行病学特征

（1）分布：肉毒梭菌广泛分布于土壤、江河湖海沉积物和动物的肠道中，亦可附着于水果、蔬菜和谷物上。如果有一种食品受到肉毒梭菌芽孢污染，在条件适宜时将产生大量营养细胞，并产生肉毒毒素。食入后肉毒毒素经由小肠吸收，进入循环系统而引起中毒。所以，肉毒中毒是一种毒素型食物中毒，而非感染型食品中毒，不会导致二次污染和中毒。迄今，我国已有19个省（区）发生肉毒食物中毒，但绝大多数发生在新疆、西藏、青海等西部地区。据新疆统计，80%以上的中毒患者是食用发酵豆制品，如臭豆腐、豆瓣酱等引起的，由发酵面制品如甜面酱等引起的占10%左右。而国外引起肉毒中毒的食物以罐头、腊肠和腌制的海产品等肉制品为主。但近年来，美国等发达国家婴儿肉毒中毒的发病率已超过食源性肉毒中毒。除肉毒梭菌外，还发现巴拉特梭菌（C.baratii）、酪酸梭菌（C.butyricum）也可产生肉毒毒素引起肉毒中毒。

（2）中毒途径：肉毒毒素可以经消化道摄入、呼吸道吸入、伤口或眼睛等吸收而导致人发生肉毒中毒。生物恐怖可通过污染食物和水源或小范围气溶胶方式施放，导致受袭者因摄入受污染的食物、水或经呼吸道造成肉毒中毒。

（3）中毒形式：肉毒中毒通常有食源性肉毒中毒（Food-borne botulism）、婴儿肉毒中毒（Infant botulism）和伤口肉毒中毒（Wound botulism）三种形式。食源性肉毒中毒主要是食品在制作过程中被肉毒梭菌芽孢污染，制成后未彻底灭菌，芽孢在厌氧环境中发芽繁殖，产生毒素，食前又未经彻底加热处理，人摄入后导致中毒。婴儿肉毒中毒主要发生在1岁以下的婴儿，特别是6个月以内的婴儿，因其肠道缺乏能拮抗肉毒梭菌的保护性菌群和抑制肉毒梭菌的胆酸等，食入肉毒梭菌芽孢或被芽孢污染的蜂蜜等食品后，芽孢在肠道发芽、繁殖，产生的毒素被吸收而致病。临床症状与食物中毒类似，但最显著的症状是便秘、吸乳和啼哭无力等。伤口肉毒中毒类似破伤风，主要是土壤中的肉毒梭菌孢子通过伤口感染，进入人体后繁殖成肉毒梭菌并产生肉毒毒素引起的，目前创伤肉毒中毒比较罕见。

（4）潜伏期：食源性潜伏期从2小时到10天以上，一般为12～48小时。最短2小时，最长8天。

4.诊断

（1）流行病学调查：摄入同一类食物等。肉毒中毒一年四季均可发生，发病与饮食习惯有着密切关系。欧美国家引起肉毒中毒的食物主要以罐头、香肠、腊肠等肉制品为主；日本等沿海国家主要是由于进食水产品引起；我国80%的中毒病例集中在新疆地区，主要食用自制的豆谷类食品如臭豆腐、豆豉、豆酱含肉毒梭菌所致。

（2）临床表现：①食源性肉毒中毒的临床表现与其他食物中毒不同，胃肠道症状很少见，不发热，意识清楚，主要为神经末梢麻痹。临床症状初期表现为虚弱、眩晕和头痛等非典型症状，接着出现视力模糊、复视、眼睑下垂、瞳孔散大等眼麻痹症状，然后是吞咽、咀嚼困难，口喉干燥，张口、伸舌等肌肉麻痹症状，后期则出现膈肌麻痹、肌肉松弛、呼吸困难，直至呼吸心跳停止而导致死亡。

如及时给予支持疗法与控制呼吸道感染,病死率可从70%降低至10%。存活病人恢复十分缓慢,可从几个月到几年。②婴儿肉毒中毒最显著的症状是便秘、吸乳和啼哭无力等。③创伤肉毒中毒类似于破伤风。

(3)检验:①采样,病人应采集患者的血液、粪便以及土壤、食品和水等污染物;②检测和鉴定:可采用生物学试验、免疫学试验和分子生物学试验等方法对可疑样本进行检验。

a.小鼠致死生物学试验:可将培养物滤液或食物悬液上清液分成两份,其中一份与抗毒素混合,然后分别注射小鼠腹腔,如果抗毒素处理小鼠得到保护,而未经抗毒素处理的小鼠全部死亡表明有肉毒毒素存在。

b.禽眼睑注射试验:视幼禽的大小(也可用家雀、鸽),在其内眼角下方的眼睑皮下注射0.1～0.3 ml处理标本上清液,若出现眼睑闭合,而生理盐水或加热灭活对照组未出现眼睑闭合,可判定为阳性。

c.间接或夹心ELISA:测定A_{450nm}吸光值,若标本组与阴性对照组的A_{450nm}比值大于2.1,即可判断阳性结果。

d.免疫PCR:在琼脂糖凝胶上检测特异性目标核酸带,若标本组出现目标核酸带,而阴性对照组未出现,则可判为阳性结果。

e.其他方法:也可视条件用胶体金免疫层析技术、蛋白芯片技术和质谱技术等进行可疑样本的检测与鉴定。

(4)诊断标准

1)疑似病例:有或无流行病学接触史,有典型的临床表现。

2)确诊病例:疑似病例伴小鼠致死生物学试验、禽眼睑注射试验、间接或夹心ELISA任一项阳性或PCR查到特异性目标核酸片段。

5.预防与控制

(1)免疫预防:目前只有美国、德国和俄罗斯等少数国家研制和储存单价和多价的肉毒毒素类毒素疫苗,推荐的接种时间为0、2、12周及1年后再加强免疫一次,一般90%的接种者可产生保护性抗体,保护期最长可维持30年。但主要用于高危实验室的工作人员和执行特殊任务的军人预防接种,美国CDC不建议列入国家的免疫接种计划。中毒后可使用肉毒抗血清。

(2)加强对食品卫生的管理和监督,尤其是腌制、发酵和罐装豆类、肉类等食品的安全卫生。推荐家庭腌制或发酵的食物应低温保存,防止芽孢发芽,食用前煮沸6～10分钟。大力宣传正确的食品加工、消毒方法。

(3)注意保持婴儿所处环境及其食用品的清洁卫生,避免摄入肉毒梭菌芽孢。据美国CDC对蜂蜜产品的调查结果显示,肉毒梭菌芽孢检出率为25%,在美国有15%的婴儿肉毒中毒是因食入被肉毒梭菌芽孢污染的蜂蜜食品后,因婴儿肠道的特殊环境及缺乏保护性菌群和抑制肉毒梭菌的胆酸等,使芽孢在肠道发芽、繁殖,产生的肉毒毒素被吸收而致病。建议10个月以内的婴儿禁止食用罐装蜂蜜食品等。

(4)若发生肉毒毒素气溶胶恐怖攻击,应佩戴防护面具或高效微粒空气过滤防护口罩。

(5)伤病员救治:使用抗毒素是唯一的特异性治疗方法。目前,我国生物技术集团兰州生物制品研究所有抗肉毒毒素马血清产品。

1)确诊后,迅速使用单价或多价马血清抗毒素。注射前应在患者的前臂处做皮内过敏试验(剂量为10倍稀释的0.1 ml抗毒素溶液),抗毒素使用时机越早,治疗效果越好。皮试试验阳性者,应采取皮下脱敏试验后再行治疗。由于有了抗毒素,中毒患者的病死率已降至10%,但存活病人恢复比较缓慢,需数月之久。由于不易区分中毒者的毒素型别,临床常采用多价马血清进行治疗。

2)不能马上给予特异性抗血清时,可先使用氯丙嗪或川楝素来缓解中毒症状。有报道,羊栖菜或海蒿子的热水提取物对肉毒中毒的小鼠有一定的治疗效果,且随给药剂量的增加,效果相应提高。对婴儿肉毒中毒,主要以输液、给予大剂量维生素B复合物的支持疗法为主,不建议使用抗毒素,以防止过敏反应和血清病发生危及生命。

3)支持疗法:根据患者临床表现对症处置。

4)肉毒毒素不耐热,无皮肤渗透毒性,也无传染性,所以,中毒患者不需隔离。

(6)污染区划定:一般中毒事件不划定疫区。但受到肉毒毒素袭击时应根据病例发生情况和污染程度划定并封锁污染区,防止人员误入。

(7)污染消除。

1)食物和饮用水:通过煮沸10分钟灭活肉毒毒素。

2）物体表面：用0.5%次氯酸钠或2%的NaOH擦拭、喷雾或紫外线照射消除毒素。

3）地面：用1：10漂白粉消毒。

4）室内：气溶胶污染时立即封闭，并用2% NaOH喷雾和紫外线照射污染区域，24小时后再进行终末消毒。

5）皮肤和衣物：用普通肥皂水彻底冲洗，可除去99.9%的毒素污染物。

（8）疫情报告：接收了肉毒中毒的疑似或确诊病例都应按照传染病疫情报告的规定，及时向当地疾病预防控制机构和卫生行政部门报告。

（二）产气荚膜梭菌α毒素

1. 概述　产气荚膜梭菌α毒素（Clostridium perfringens alpha toxin）是产气荚膜梭菌（Clostridium perfringens），又名魏氏杆菌（C. welchii）产生的主要外毒素之一，是创伤性气性坏疽（Gas gangrene）的主要致病因子。在第一次世界大战期间，因伤口感染导致气性坏疽曾夺走近15万军人的生命。产气荚膜梭菌α毒素是重要的生物毒素战剂，已被国际社会列入生物两用品管制清单。气性坏疽也是灾害医学救援中常见的创伤性疾病之一，2008年汶川大地震中，气性坏疽也成为许多被埋人员截肢的主要原因。

2. 生物学特征　产气荚膜梭菌依据其分泌外毒素的特异性不同，可分为A、B、C、D、E等5个型，其中，A～E型菌均可产生产气荚膜梭菌α毒素，产气荚膜梭菌α毒素是一种依赖锌离子的多功能金属酶，为370个氨基酸组成的单链多肽，相对分子量43 000，对热稳定，其加热至60～70℃时可失活，但进一步加热至100℃时又可恢复部分活性，具有磷脂酶C、鞘磷脂酶活性，呈现多种生物学活性，如细胞毒性、溶血活性、皮肤坏死性等致死活性。产气荚膜梭菌α毒素对人和各种动物都易感，通过伤口感染可导致人畜创伤性气性坏疽。通常，α毒素沿肌束杀死包括炎症细胞在内的所有细胞，并发酵肌肉和组织中的糖类，产生大量气体，造成皮下组织气肿和组织肌肉坏死等。随着毒素进入血液，将导致毒血症，若不及时治疗，病人会因缺氧、休克而死亡。

3. 流行病学特征

（1）产气荚膜梭菌α毒素分布取决于其产生菌。A型菌广泛存在于土壤和健康人、畜禽和野生动物的胃肠道中，是导致人气性坏疽和食物中毒的常见病原体，为条件致病菌。B、D型菌主要导致动物的坏死性肠炎和肠原性毒血症，主要从绵羊和羔羊等的胃肠道中分离，很少从人的胃肠道中分离出B、D型菌。各年龄动物均有易感性，以羔羊、犊牛和仔猪最易患此病，且膘情好的发病较多。

（2）气性坏疽的发生与否关键是局部伤口是否存在厌氧条件，多见于由于骨折、战伤、交通事故或工伤造成的严重的创伤性开放损伤等。伴随着肌肉、软组织损伤，伤口受到土壤、空气悬载的A型产气荚膜梭菌孢子（或其他引起气性坏疽的梭菌）的污染，加之伤口内部的厌氧环境为梭菌孢子提供了发芽、繁殖的条件，并产生α毒素等所致。临床表现为伤口局部组织的气肿，有恶臭及肌肉坏死等特征，潜伏期较短，仅为几个小时。

（3）生物恐怖可通过气溶胶施放，可引起严重的呼吸道损伤，如肺毛细血管渗漏、急性呼吸困难综合征和呼吸衰竭以及血管内溶血、血小板减少症（thermobocytopenia）和肝损伤等，完全不同于摄入α毒素导致的疾病α毒素也可通过食品及水源的污染通过消化道感染。感染产气荚膜梭菌α毒素，人与人或动物之间均无传染性，也不会导致二次污染和中毒。

4. 诊断标准

（1）最终确诊需进行实验室检验。应取小肠内容物、管状骨骨髓、肝肾等组织作细菌分离及肠内毒素的检验。可采取：①直接涂片镜检；②分离培养鉴定细菌；③毒素的动物试验。

（2）人的气性坏疽发病急剧，后果严重，需要尽早准确做出微生物学诊断。①从伤口深部取材镜检，接种于培养基，厌氧培养分离病原体。②取细菌培养液给小鼠、豚鼠或家兔注射，5～10分钟后杀死动物，置37℃温育6～8小时，解剖可见脏器内有大量气泡，尤以肝脏最明显，称"泡沫肝"。

5. 检验

（1）采样：患者的小肠内容物、管状骨骨髓、肝肾等组织。发生地的污染物，如土壤、食品和水等。

（2）检测

1）如果有供现场使用的快速检测方法，如胶体金免疫层析检测卡，固体标本可用蒸馏水或饮用水简单处理成溶液状态，进行初步判断。液体标本适当稀释后可直接进行检测。

2）实验室检验。

a. 病原学检验：把可疑标本涂片进行革兰氏染

色，镜下可见荚膜革兰氏阳性粗大杆菌；或标本悬液接种疱肉、TPYG培养基或血平板上，厌氧培养观察生长状况，并取培养物涂片镜检；再或者采用PCR方法，可检出特异性毒素基因片段。

b.免疫学检验：将可疑标本悬液直接与相应抗毒素温浴混合后，注射小鼠或豚鼠，观察死亡情况；或采用ELISA等免疫学试验直接对标本悬液进行毒素检测，测定$A_{450\ nm}$吸光值，若标本组与阴性对照组的$A_{450\ nm}$比值大于2.1，即可判断阳性结果，此外，卵磷脂水解试验可用于产气荚膜梭菌α毒素检验。

6.预防措施

（1）患者的伤口及时处理、扩创、清创，不缝合，局部用过氧化氢冲洗，消除厌氧微环境。同时，对所有器械和敷料进行严格消毒灭菌。

（2）若发生局部感染，应尽早行清创术，彻底切除感染及坏死组织，必要时截肢以防止感染扩散。目前，还没有人用的预防气性坏疽的类毒素疫苗。这是因为导致气性坏疽的病原菌较多，产生的毒素型别也较多，抗原复杂等。

7.处置措施

（1）目前，暂无治疗人气性坏疽的特异性抗毒素。临床上可采取的治疗措施，除清创扩创外，在伤口处可用大剂量抗生素杀灭或抑制细菌。氯林霉素（clindamycin）或利福平（rifampin）可有效抑制产气荚膜梭菌α毒素的产生或采用高压氧舱治疗法等。

（2）不同污染物、周围环境污染产气荚膜梭菌及其毒素，应根据具体情况，选用下面相应的消毒方法：①煮沸消毒法或高压蒸气灭菌法；②特效消毒液浸泡或喷雾消毒法；③漂白粉消毒法。如医院可采用①、②等；而当动物疫情发生时，应采用②、③对圈舍及周围场所消毒，同时注意动物尸体的处理。

（三）葡萄球菌肠毒素

1.概述　葡萄球菌肠毒素（*Staphylococcal Enterotoxin*，SE）是由凝固酶阳性的葡萄球菌，如金黄色葡萄球菌（*Staphylococcus aureus*）和表皮葡萄球菌（*S. epidermidis*）产生的一组胞外蛋白质毒素。因其主要作用于肠道，故称为肠毒素，其中，B型葡萄球菌肠毒素的毒性最强，可以污染食品、水源，也可以气溶胶形式施放，是重要的失能性毒素战剂。

2.生物学特征

（1）生物学特征：葡萄球菌肠毒素是单肽链蛋白质毒素，相对分子量为23 000～30 000，分为A、B、C、D、E等多种血清型，不同型别肠毒素分子量大小稍有差异。等电点（pI）7.0～8.6，多数偏碱性。葡萄球菌肠毒素稳定好，耐热，能抵抗多种蛋白酶消化。

（2）感染量：金葡菌肠毒素导致食物中毒必须有足够量的细菌，通常每克食品含有1万～100万个菌产生的毒素才可引起人发病。至于肠毒素本身，小鼠LD_{50}为27 μg/kg，人感染SEB剂量估计为20 μg，但也有1～7 μg而发病者。对2～3 kg的小猴胃内半数呕吐量为5 μg。腹腔注射SEA、SEB致幼猫呕吐的剂量为0.5 μg，SEC则需25 μg。

3.流行病学特征

（1）疾病分布：金葡菌肠毒素是世界性卫生问题，其引起的食物中毒，发达国家和发展中国家都有发生。据美国CDC报告，近年来由金葡菌肠毒素引起的感染占第二位，仅次于大肠杆菌。在许多国家，金葡菌肠毒素引起的食物中毒通常占整个细菌性中毒的50%以上。各型别SE都能引起食物中毒，以夏季发病率高，并以SEA最多。

（2）自然宿主：金葡菌在自然界中无处不在，空气、水、灰尘及人和动物的排泄物中都可找到。但人和动物是其主要储藏地，鼻腔、咽喉、头发和50%以上健康人皮肤上都有。医务工作者带菌率高，很多疾病，如丘疹、脓肿、肺炎、心内膜炎以及皮肤鳞癣都由金葡菌引起。其中上呼吸道感染患者鼻腔带菌率达83%。从很多种动物都可以分离出金葡菌，特别是牛，因为牛乳腺炎奶中含有金葡菌。一般情况下，该菌能在消化道存在几天。

（3）传播途径：感染途径多种多样，人畜普遍易感。主要通过污染食品，如奶、肉、蛋、鱼及其制品或剩饭、油煎蛋、糯米糕及凉粉等引起肠毒素中毒。许多葡萄球菌肠毒素食物中毒的暴发，很少能都找到污染源。一般情况下，可通过下述途径污染食品：①食品加工人员、厨房工作人员或销售人员带菌，造成食品污染；②食品在加工前本身带菌或在加工过程中受到了污染，产生了肠毒素，引起食物中毒；③熟食制品包装不严，运输过程中受到污染或产毒；④奶牛患化脓性乳腺炎或禽畜局部化脓时，造成牛奶或肉体其他部位的污染。而生物恐怖，除故意污染食品、水源外，还可通过气溶胶方式施放SEB，造成受袭人员经呼吸道感染发病，即使是吸入低于致死剂量几个数量级的SEB，也会导致50%的受袭人员失能。但不会导致二次污染和中毒。

（4）潜伏期：金葡菌肠毒素引起的食物中毒的特点是潜伏期短，通常在食入含毒素食品后1~6小时之内发作，平均2~3小时发病，受摄入肠毒素量及病人易感性的影响，偶尔也有1小时内或6小时以后发病的，通常毒素量大或病人易感则潜伏期短。

4.诊断标准

（1）诊断依靠流行病学调查和临床症状。葡萄球菌肠毒素引起食物中毒的临床症状为摄入含毒素的食品2~8小时后发生严重的腹泻和呕吐，其他症状可包括腹痛、腹泻，偶见头痛和发热，因为毒素不引起黏膜溃疡，故腹泻通常是非血性的。通常是数人同时发病，虽然呕吐是中毒的主要特征，也不是所有病人都有。重症患者有时呕血、便血，甚至虚脱、休克、死亡。中度病人时有头痛、抽搐、出汗等，体温低于正常。有人恢复较慢，身体无力达一周者。

（2）肠毒素气溶胶恐怖袭击多导致受袭人员呈现以肺部症状为主的临床表现，容易与肠毒素食物中毒相区别，但须与流感、肺炎以及蓖麻毒素、T-2毒素等恐怖袭击进行鉴别诊断。

最可靠的依据是对呕吐物、可疑食品或污染物进行产毒培养和肠毒素检验与鉴定，也可直接进行可疑标本中是否存在肠毒素的检测。实验室测定金葡菌肠毒素目前采用动物试验和免疫学方法。一旦动物试出现呕吐和腹泻；琼脂扩散、反向间接血细胞凝集试验或酶联免疫吸附试验等检验为阳性，就可诊断为金葡菌肠毒素食物中毒。此外，还可从疑似的标本中分离到凝固酶阳性的葡萄球菌或对呕吐物标本作革兰氏染色显示葡萄球菌而确诊，但实际中很少需要。

5.检验

（1）标本：病人呕吐物、可疑食品或污染物标本，应防止取样过程污染其他杂菌。

（2）检验金葡菌肠毒素的主要方法有：

1）幼猫腹腔接种试验：将100℃加热3分钟处理过的标本或培养物上清液，腹腔注射于幼猫（体重350~600 g），每只2~4 ml。5小时之内发生呕吐、腹泻者视为阳性；只有腹泻没有呕吐者为可疑反应；注射后不到30分钟即发生呕吐，且1天内死亡者为葡萄球菌溶血素彻底破坏而引起的反应。如发生以上情况，延长加热处理时间至30分钟，然后重复试验。注意事项：幼猫呕吐反应腹腔注射较口服灵敏度高20倍以上，但猫饲养不当时，容易患肠炎。因此试验用猫须经过1天以上观察，无呕吐腹泻者，再选择食欲和健康状况良好的幼猫供试验用。否则，试验结果不可靠。

2）免疫扩散试验：Oudin单向扩散技术可用于SE的准确定量测定。本法易重复，不受温度、抗血清稀释度及作用时间等影响。也可使用双向免疫扩散沉淀技术及双向凝胶扩散试验。该法检测各型别SE的敏感度在10~20 μg/ml。

3）反向被动血凝试验（RPHA）：抗毒素纯化后，用抗体球蛋白致敏已固定、鞣化的绵羊红细胞，此致敏红细胞即可用于SE的检测。本法可将毒素分型，且有较高的特异性和敏感性。用改良的RPHA法测定SE时，食物中纯化肠毒素的最低检出浓度为1~5 ng/ml。本法优点为简便、快速，且对食品中低浓度毒素不需浓缩即可检出。

4）酶联免疫吸附试验（ELISA）：用辣根过氧化物酶标记纯化的SE抗体，采用双抗体夹心法可检测SE。测定A_{450nm}吸光值，若标本组与阴性对照组的A_{450nm}比值大于2.1，即可判断阳性结果。本法可将毒素分型，且有较高的特异性和敏感性。食物中肠毒素的最低检出浓度为1~5 ng/ml。本法优点为简便、快速，且对食品中低浓度毒素不需浓缩即可检出。

此外，还有放射免疫试验（RIA）、免疫荧光试验、核酸探针、PCR等多种方法，可用于SE的检验与鉴定。

6.预防措施　尽管多种动物试验证明金葡菌肠毒素的类毒素疫苗有良好免疫保护作用。志愿者试验也发现对肠毒素的攻击有抵抗力，但目前尚没有商品化类毒素疫苗供应。美军研制的SEB类毒素疫苗正在进行人体试验。因此，金葡菌肠毒素食物中毒的预防应采取综合措施。如加强与食品关系密切的工作人员、销售人员及管理者卫生知识的培训与普及；每年进行一次带菌者的检查，皮肤有化脓性感染者，尤其是手部，未治愈前不宜从事食品制作或饮食服务工作；食品出厂前应进行金葡菌肠毒素的抽检；应在低温和通风良好的条件下贮藏食物，在气温高的春夏季节，食物即便置冷藏或通风阴凉的地方也不应超过6小时，并且食用前要彻底加热；此外，注意饮食卫生和消毒措施，以防止医源性感染。

7. 处置措施

（1）目前缺乏金葡菌肠毒素中毒的特异疗法。

（2）根据病情和初步检验，应尽早采取对症和支持疗法，采用吸氧、利尿、输液等对症支持治疗手段控制症状，缩短病程。

（3）可用四环素、黄连素和磺胺类药物控制葡萄球菌感染。

（4）污染消除：针对不同污染物、周围环境污染金葡菌肠毒素，应根据具体情况，选用下面相应的方法清除污染：①3小时的煮沸消毒或121℃高压蒸气灭菌法；②特效消毒液浸泡或喷雾消毒法，如0.5%次氯酸钠溶液10～15分钟；③漂白粉消毒法；④衣物、皮肤等污染SEB可用肥皂水冲洗。

（四）志贺毒素

1. 概述　志贺毒素（Shiga toxin, ShT）主要是由Ⅰ、Ⅱ型痢疾志贺菌（*Shigella dysenteriae* type 1, 2）和一些致病性大肠杆菌（*Escherichia coli*）产生的最重要毒力因子。其中，致病性大肠杆菌产生的外毒素，一般称为志贺样毒素（Shiga-Like Toxin, SLT）或Vero细胞毒素（Verotoxin, VT）。SLT分为SLTⅠ和SLTⅡ，其中，SLTⅠ与Stx的氨基酸构成仅有一个不同，属于同一毒素，SLTⅡ和Stx的氨基酸有55%～57%的同源。Stx和SLT统称为志贺毒素家族（Stx），可导致人畜发生痢疾和腹泻，严重者可导致出血性结肠炎（Hemorrhagic Colitis, HC）和溶血性尿毒综合征（Hemolytic Uremia Syndrome, HUS）等并发症。目前，Stx已被国际社会列入管制生物剂清单剂，成为潜在的毒素战剂和生物恐怖剂之一。

2. 生物学特征　Stx属于蛋白质毒素，不耐热，75～80℃维持60分钟即可完全失活，也易被蛋白酶降解。相对分子量在62 000～70 000 Da之间，具有典型的"1A+5B"结构特征，即是由一个A亚单位和五个B亚单位组成的异聚体。其中，Stx-A为效应单位，相对分子量32 000 Da，具有N-糖苷脂酶活性，可使60S核糖体失活；Stx-B为结合单位，相对分子量7 700 Da，可与细胞膜上表面糖脂受体Gb3（globotriaosylceramide）结合，介导Stx-A进入细胞中发挥毒性作用。单独的Stx-A和Stx-B均没有毒性，只有二者通过二硫键连接后，Stx才呈现很强的毒性作用，其毒性作用有三种：①神经毒性，将毒素注射家兔或小鼠，作用于中枢神经系统，引起四肢麻痹、死亡；②细胞毒性，对Hela细胞、Vero细胞以及人的肝细胞、结肠和回肠上皮细胞等均有毒性。其中，Hela细胞对Stx特别敏感，5.0 pg的Stx可抑制100% Hela细胞蛋白质的合成；③肠毒性，具有类似致病性大肠杆菌、霍乱弧菌肠毒素的活性，可以解释疾病早期出现的水样腹泻。

Stx小鼠LD_{50}为0.002 μg/kg，对普通成年人的致死剂量为20～40 μg，其毒性是有机磷神经毒剂VX和沙林（Sarin）的7 000倍和45 000倍。人类对Stx的产生菌具有较高的易感性，只需要10～100个痢疾志贺菌就可以引起人的感染发病，而100～200个致病性大肠杆菌也同样可以对人致病。患病后仅产生短暂、不稳定的型别免疫力，易重复感染或复发。

3. 流行病学特征　近年来，Ⅰ、Ⅱ型痢疾志贺菌导致的细菌性痢疾已发展为世界性流行趋势，终年均有发病，但多流行于夏秋两季，我国至少在10个省、区发生了不同规模流行。传染源是病人和带菌者，无动物宿主，传播方式是粪口传播。目前由于食品多样化、全球化，志贺菌痢疾也有食源性暴发，潜伏期数小时至7天，多数为1～2天。Stx的自然感染途径为胃肠道摄入，生物恐怖可借助气溶胶方式施放，导致受袭人员经呼吸道接触致病，人与人之间均没有传染性，也不会导致二次污染和中毒。

志贺菌痢是最常见的肠道传染病之一。其中，痢疾志贺菌感染的临床表现一般要重于宋氏志贺菌（*S. sonnei*）和福氏志贺菌（*S. flexneri*），原因就是痢疾志贺菌产生的Stx所致。临床上有急性痢疾和慢性痢疾两大类，前者分为典型菌痢、非典型菌痢和中毒性菌痢三型，中毒性菌痢多见于儿童和婴幼儿，常在腹痛、腹泻未出现时便呈现严重的全身中毒症状，并伴发HC或HUS等，死亡率在3%～5%。后者多是急性菌痢治疗不彻底或机体抵抗力低、营养不良或伴有其他慢性病时，转为慢性。病程多在两个月以上，迁延不愈或时愈时发。此外，部分患者可成为带菌者，带菌者不能从事饮食业、炊事及保育工作。

4. 诊断标准　流行季节有腹痛、腹泻及脓血样便者即应考虑细菌性痢疾的可能。急性期病人多有发热，且多出现于消化道症状之前。慢性期病人的过去发作史甚为重要，大便涂片镜检和细菌培养有助于诊断的确立。乙状结肠镜检查及X射线钡剂检查，对鉴别慢性菌痢和其他肠道疾患有一定价值。在菌痢流行季节，凡突然发热、惊厥而无其他症状的患儿，必须考虑到中毒型菌痢的可能，应尽早用肛拭子取标本或以盐水灌肠取材作涂片镜检和细菌培养。

痢疾志贺菌引起的菌痢为常见急性肠道传染病，以结肠化脓性炎症为主要病变，有全身中毒症状、腹痛、腹泻、里急后重、排脓血便等临床表现。但由于致病性大肠杆菌、空肠弯曲菌等也是临床常见的菌痢和腹泻的病原体，呈现相似的临床表现与临床症状，所以，临床症状只能作为细菌性痢疾的诊断标准，至于是何种病原体，应通过实验室检查来确定，如细菌分离培养与鉴定、荧光菌球法和协同凝集试验等。

5.检验

（1）采样：在用药前取粪便的脓血或黏液部分，标本不能混有尿液。如不能及时送检，应将标本保存于30%甘油缓冲盐水或增菌培养液中。中毒性菌痢可取肛门拭子检查。

（2）针对志贺菌痢的检验：一是志贺菌的检验，二是ShT的检测。志贺菌的分离鉴定与检测已有国家标准，但还未有ShT的检测标准。

1）接种肠道杆菌选择性培养基，挑取无色半透明的可疑菌落，做生化反应和血清学凝集试验，确定菌群和菌型。

2）快速诊断法：①荧光菌球法：适用于检查急性菌痢的粪便标本。将标本接种于含有荧光素标记的志贺菌免疫血清液体培养基中，如标本中有相应型别的痢疾杆菌，繁殖后与荧光素抗体凝集成小菌球，在低倍或高倍荧光显微镜下易于检出。方法简便、快速，有一定的特异性。②协同凝集试验：用志贺菌的 IgG 抗体与富含 A 蛋白的葡萄球菌结合，以此为试剂，测定患者粪便滤液中志贺菌的可溶性抗原。

3）目前建立的检测 Stx 方法有：①细胞生物学方法，即细胞毒性实验，多用 Stx 敏感的 Vero 或 Hela 细胞，测定细胞半数致死量（CD_{50}）。通常是取患者的粪便或细菌培养物的上清液，加入到 Hela 细胞或 Vero 细胞的培养单层中，观察有无细胞毒性作用，以 CD_{50} 为定量判定指标。为排除假阳性，可结合 Stx 抗体的中和试验或对照，以提高检测的准确性。②免疫学方法。通常以 Stx 的特异性抗体或毒素的受体 Gb3 为捕获剂，以酶标记羊、兔的 IgG 作为第二抗体，检测样品中的毒素。具体方法如 ELISA、乳胶凝集试验法等。尤其是夹心法 ELISA 具有高度特异性，灵敏度可达 0.06 ng/ml。③核酸检测方法，如核酸探针、斑点杂交和 PCR 技术等，主要用于志贺菌的产毒基因检测。近年来将基因探针和抗体技术相结合发展起来的免疫 PCR 也可用于 Stx 的检测。该方法的灵敏度和特异性均较高，但需制备基因探针并同特异性抗体连接。

总之，无论是从灵敏度、特异性，还是操作方法上，用抗体和受体建立的检测 Stx 方法具有重要的应用价值。

6.预防措施 综合预防措施是控制传染源、切断传播途径和增强人体抵抗力。

（1）早期发现病人和带菌者，及时隔离和彻底治疗是控制志贺菌痢的重要措施。从事饮食业、保育及水厂工作的人员，更需作较长期的追查，必要时暂调离工作岗位。

（2）切断传播途径：搞好"三管一灭"，即管好水、粪和饮食以及消灭苍蝇，养成饭前便后洗手的习惯。对饮食业、儿童机构工作人员定期检查带菌状态。一发现带菌者，应立即予以治疗并调离工作。

（3）保护易感者：可口服减毒活菌苗和双价杂交菌苗等，保护率可达85%~100%。这些活菌苗虽有一定的预防作用，但免疫力弱，维持时间短，而且用量大，型间无保护性交叉免疫。故大规模应用还受一定的限制。

7.处置措施

（1）急性菌痢：采用对症疗法和病原学药物治疗等。中毒性菌痢一般来势迅猛，应及时针对病情采取综合性抢救措施，包括：①抗菌治疗。②高热和惊厥的治疗。③循环衰竭的处理。④治疗呼吸衰竭。⑤纠正水与电解质紊乱等；而慢性菌痢则需长期、系统治疗，包括：①抗生素的应用。②菌苗治疗。③局部灌肠疗法。④肠道功能紊乱的处理。⑤肠道菌群失调的处理等。

（2）慢性菌痢：治疗效果尚欠满意，如有显著症状而大便培养阳性，则需隔离治疗。此外，应追查促使转为慢性的诱因，如是否有寄生虫病、胃炎等加杂症，对有关伴发病进行适当地治疗，鉴于慢性菌痢病程较长，其急性症状常有自然的缓解倾向，因此，必须反复进行大便培养，才能判断治疗效果。此外，由于志贺菌对各种抗生素的耐药性日益严重，治疗效果常常欠佳，所以，临床上应使用新的或耐药性低的抗生素及联合用药和中草药等措施。当然，最有效的治疗手段是中和体内的 Stx，目前国外正在积极探索。

（3）污染消除：不同污染物、周围环境污染志贺氏菌及其 Stx，应根据具体情况，选用下面相应的消毒方法：①20 分钟的煮沸消毒法或高压蒸气灭菌法；②日光与紫外线照射法；③消毒液浸泡消毒法；④0.5%～0.8%过氧乙酸喷雾或浸泡消毒法；⑤漂白粉消毒法。对偏远山区的单位或家庭，可用 3%的漂白粉澄清液对居室、地面、白墙喷洒，密闭门窗 1 小时后，可达彻底的物体表面和空气消毒效果。对病人的呕吐和脓血便也可用漂白粉消毒处理。被污染的容器如痰盂等，可放在 3%的漂白粉澄清液中浸泡 30 分钟。

二、真菌毒素

真菌毒素（Mycotoxins），也称霉菌毒素（Mold toxins），是真菌在特定条件下所产生的有毒次级代谢产物。目前已发现的真菌毒素约有二百种以上。真菌毒素主要通过污染粮食、食品和饲料等而导致人畜发生急性中毒、慢性中毒，甚至致癌、致畸和致突变等。无论是过去，还是现在，真菌毒素都严重危害着人类及动物的健康与安全。

不同真菌毒素其毒性作用不同，按毒性作用性质分为肝脏毒、肾脏毒、神经毒、皮肤毒、细胞毒及类似性激素作用的物质；也有按其化学结构不同而表示其毒性作用不同的。单端孢霉烯族类（Trichothecenes）、玉米赤霉烯酮（Zearalenone）、丁烯酸内酯（Butenolide）等；更多的是按其所产生的毒素真菌名称来命名与分类。如黄曲霉毒素（alfatoxin）、镰刀真菌毒素（Fusarium mycotoxins）、赭曲霉毒素（Ochratoxin）、岛青霉素（Islandin）、杂色曲霉素（Sterigmatocystin）、橘青霉素（Citrinin）、展青霉素（Patulin）等。其中，单端孢霉烯族类主要有 T-2 毒素（T-2 toxin）、二乙酰镳草镰刀菌烯醇（Diacetoxyscirpenol，DAS）、雪腐镰刀菌烯醇（Nivalenol, NIV）和脱氧雪腐镰刀菌烯醇（Deoxylnivalenol, DON）。这类毒素急性毒性强，以局部刺激、炎症甚至坏死为主，慢性毒性可引起白细胞减少。如二战期间，俄国西伯利亚地区闹饥荒，当地居民食用雪地过冬霉变的粮食后，发生数以万计的中毒死亡病例。当时病因未明，称为"食物中毒性白细胞病（Alimentary Toxic Aleukia，ATA）"，即 ATA 病。直到 20 世纪 70 年代，才查明其病因是以 T-2 毒素为主的单端孢霉烯族类毒素引起的急性中毒。

在 20 世纪 80 年代初期，美国认为苏联曾以 T-2 毒素为主的单端孢霉烯族类毒素发展了生物武器，从而引起各国重视。本文主要介绍单端孢霉烯族类真菌毒素（Trichothecene mycotoxins）中最主要的代表性毒素——T-2 毒素。

（一）概述

T-2 毒素主要是由三线镰刀菌、拟枝孢镰刀菌（F.Sporotrichioide）、梨孢镰刀菌（F.poae）、黄色镰刀菌（F.Culmorum）、燕麦镰刀菌（F.avenaceum）等真菌产生的，其中最重要的产毒菌种是拟枝孢镰刀菌。它是单端孢霉烯族类真菌毒素（Trichothecene mycotoxins）中最主要的代表性毒素。单端孢霉烯族类毒素是镰刀霉属（Fusarium sp）、单端孢霉属（Trichothecium sp）、漆斑菌属（Myrotecium sp）等多种不完全真菌产生的一大类化学结构相近的低分子量（250～500 Da）毒性化合物，已发现七十多种。20 世纪 70 年代末到 80 年代初，越南侵略其邻国柬埔寨、老挝和阿富汗，在苏联支持下使用了所谓的"黄雨"生物战剂，造成 10 342 人死亡，历史上称为"黄雨"事件。后经美国确认"黄雨"生物战剂中的主要成分是 T-2 毒素，所以 1982 年，美国正式发表声明谴责苏联通过越南在柬埔寨、老挝和阿富汗使用生物毒素战剂。T-2 毒素属于标准的生物毒素战剂，并是在战争中唯一被使用过的毒素战剂。

（二）生物学特征

（1）理化性质：T-2 毒素具有三环骨架的单端孢霉烷（Trichothecane），属于半萜烯类化合物（$C_{15}H_{24}$），相对分子量约为 466 Da，属天然产物，化学结构复杂，目前只有个别结构相对简单的毒素有人工合成的报道。但这类毒素的"人工合成"至今只有学术上的价值，通过真菌培养产毒仍然是获取 T-2 毒素的首选方法。T-2 毒素的化学性质非常稳定，难溶于水，易溶于丙酮、乙醇、甲醇、氯仿等有机溶剂，呈黄色液体状。在正常条件下可长期贮存而不失活，在低浓度酸碱环境，及有机溶剂中可稳定存在，有较强的抗热和紫外线的灭活作用。只有长时间处于强酸碱的条件下或 250℃ 30 分钟，才会破坏其骨架结构引起活性丧失。

（2）毒性机理：T-2毒素小鼠LD_{50}为1 210 μg/kg，是单端孢霉烯族真菌毒素中毒素最强的一种。从中毒机理来看，此类毒素主要以与核糖体（riboseme）中的肽基转移酶（peptictransferase）形成非共价的结合进而抑制蛋白质的合成；有些毒素抑制启动（initiation）步骤，有些则抑制肽（peptide）生长步骤，有些则抑制终止（terminatinon）的阶段。近年来发现此类结合物对细胞有直接的损伤，尤其是与细胞膜之间有直接作用，也是促成中毒的原因。T-2毒素具有广泛的生物学活性，主要作用于分裂旺盛的组织器官，如淋巴结、胃肠黏膜、骨髓和胸腺等，尤以淋巴细胞和小肠黏膜隐窝上皮细胞的损伤最为严重。体内外实验证明，T-2毒素不但抑制蛋白质，而且可阻断DNA的合成，改变遗传信息，导致细胞恶性转化，故T-2毒素还具有致畸、致突变和致癌等特殊毒性作用。T-2毒素也是唯一具有皮肤渗透毒性的生物毒素战剂。

（三）流行病学特征

（1）流行特征：T-2毒素中毒可导致食物中毒性白细胞病，即ATA病，属于流行性食源性疾病，世界各地均有发生，主要发生在农村等粮食种植地。粮荒等自然灾害可导致流行。由于居民捡拾和食用田间越冬谷物的时间发生在早春，所以，以T-2毒素等引起的ATA病多发生在4～5月份的早春时节，依据食用的时间，一般2周内达到高峰，至7月初开始下降到零。自然感染途径主要是消化道，往往由于误食霉菌污染的谷物或食品等使人或动物发生中毒。世界各国经常有人和家畜因误食霉变的粮食发生以T-2毒素等单端孢霉烯族真菌毒素中毒死亡的报道。

（2）传播途径：自然感染途径主要是消化道，往往由于误食霉菌污染的谷物或食品等使人或动物发生中毒。世界各国经常有人和家畜因误食霉变的粮食发生以T-2毒素等单端孢霉烯族真菌毒素中毒死亡的报道。

气溶胶形式施放可导致受袭人员经呼吸道感染或皮肤渗透发病，也可通过污染食物、水源等造成感染。T-2毒素的毒性较强，以局部刺激症状、炎症甚至坏死为主，慢性毒性可引起白细胞减少。T-2毒素经各种途径中毒均可吸收入血并分布到全身，经呼吸道吸入和静脉注射吸收最快，皮肤染毒吸收最慢。

（3）潜伏期：T-2毒素可被呼吸道、胃肠道黏膜快速吸收，中毒者的潜伏期可短至几分钟，一般情况下，1小时内便呈现典型的临床症状，4～6小时组织器官便会发生明显的病理变化。

（四）诊断

根据流行病学调查、临床症状，再结合实验室检查，可做出诊断。

1.流行病学调查　为最重要的基本诊断标准。大规模流行容易诊断，如根据当地是否有霉变的粮食和饲料等；人和家畜是否误食、接触过。

2.临床表现　患者是否都表现类似的典型临床症状。①皮肤型损伤：临床表现为皮肤灼热、出血斑点、红肿、水疱、皮肤大面积坏死、脱落等皮肤烧伤样症状；②吸入型损伤：临床表现为鼻子发痒、疼痛、打喷嚏、鼻衄、呼吸困难、气喘、咳嗽、血色唾液和痰等；③摄入型损伤：临床表现为厌食、恶心、呕吐、胃痉挛、水样或血样腹泻等。随着病情发展，各型中毒患者均可发展为坏死性咽峡炎、极度白细胞减少、中性粒细胞缺乏和多发性出血、败血症、骨髓造血功能衰竭等。

3.实验室检验

（1）标本：①疑似标本，如霉变粮食、食品等的显微镜观察镰刀属真菌；②进行真菌分离培养获得镰刀属真菌；③中毒患者血液、尿液和环境中毒素的检测与鉴定。50%～75%的毒素及其代谢产物会在24小时内由尿液、粪便排泄掉，但在中毒后28天，仍可检测到毒素的代谢产物。

（2）实验室检测方法包括三大类。

1）生物学检测法：包括皮肤毒性试验、细胞毒性试验和抑制蛋白质合成及抑制种子发芽试验等。如皮肤毒性试验，可将疑似标本浸提液、真菌培养物的提取物涂抹兔子、小鼠、大鼠和鸽子等动物褪毛皮肤处，若含有T-2毒素，应在几小时内出现局部刺激、炎症、脱皮和坏死等严重皮肤反应。若涂抹处皮肤无炎症反应，或有轻度脱皮，但1～2天后自然消失则判为阴性；若只出现皮肤发红、轻度肿大且脱皮，但无坏死性外皮形成，可判为疑似，做进一步检查。

2）免疫学检测法：主要有ELISA、放射免疫检测法和美国Vicam公司的免疫亲和柱分析法，其中，免疫亲和柱分析法已被国际AOAC、FDA、IUPAC等国际组织定为标准的T-2毒素等真菌毒素的检测方法，现已推广到100多个国家和地区，用于粮食、食品卫生以及海关等。

3) 物理化学检测法：主要有薄层色谱法、气相色谱法和气——质联用法和质谱法。灵敏度可达 10~11 g，也可用于未知样品中 T-2 毒素的检测与鉴定。

4.诊断标准　如果在短时间内出现多种动物死亡或人员中毒，并且中毒者陈述接触或吸入无味的黄色油状液体或黄色气体等，结合上述临床症状，可怀疑是受到了 T-2 毒素的恐怖袭击。但要与芥子气及其他糜烂性化学毒剂袭击、金葡菌肠毒素 B 和蓖麻毒素袭击相区别。前者化学毒剂有一定的气味，多在数小时后出现症状；后者毒素气溶胶攻击不会引起皮肤损伤症状。此外，散发的 T-2 毒素中毒病例诊断困难，应注意与皮肤斑疹、单纯白细胞减少症、白喉、苯中毒和白血病等相区别。

5.预防措施

（1）正确贮存过冬粮食作物：建立必要的检测方法，防止发生霉变，同时向群众广泛宣传食用霉变粮食和雪地过冬谷物的危害性，远离和销毁霉变的粮食作物是预防人畜发生 ATA 病的重要措施。其次，加强医务人员对 ATA 病的了解，以便临床及时做出甄别判断，采取相应的的治疗措施。

（2）现阶段无疫苗预防 T-2 毒素中毒。

（3）针对 T-2 毒素的袭击，可使用防护服、戴乳胶手套和防毒面具或高效微粒空气（High-Efficiency Particulate Air，HEPA）过滤防疫口罩，能有效预防毒素气溶胶的攻击。一些局部护肤乳霜或药膏在一定程度下可保护皮肤免受 T-2 毒素气溶胶攻击。美军研制了两种杀虫剂（protectant）可有效保护皮肤免受 T-2 毒素气溶胶攻击，并已装备部队。预防疫苗在研制与发展中。

6.处置措施

（1）根据中毒患者的严重程度、发展阶段和可使用的方法，采取相应的全身和对症治疗措施。如食入型的中毒患者，应用活性炭吸附毒素和柠檬酸镁盐等泻药排毒等洗胃、催吐、导泻等常规治疗中毒的方法；也可用牛奶、蛋清保护胃黏膜，同时肌内注射阿托品等解痉止痛药及静脉补液，纠正水电解质紊乱等综合措施；吸入型的中毒患者应针对咽喉、肺部症状进行对症治疗，并维持呼吸通畅；而皮肤损伤，则可按烧伤、灼伤进行对症处理。眼睛受到污染，应立即用干净水或生理盐水冲洗。

（2）T-2 毒素耐热，有皮肤渗透毒性，但无传染性，所以，中毒患者不需隔离。视中毒患者数量多少和污染程度决定是否划定和封锁污染区。对于明显的 T-2 毒素的袭击，应划定和封锁污染区，防止其他人员误入。

（3）污染消除：①粮食、食品、水源等污染必须做销毁处理。衣物和物品污染等用 3%~5% 氢氧化钠溶液处理 6~10 小时或 1% 次氯酸钠和 0.1mmol/L 氢氧化钠溶液混合处理 1 小时。②皮肤和眼睛接触污染物应立即用干净水、盐水和无刺激性肥皂水彻底冲洗，可有效防止皮肤毒性。③环境污染建议使用 0.1 mmol/L 氢氧化钠和 1%~3% 次氯酸钠混合溶液喷雾进行消除，因为次氯酸钠在碱性条件下作用效果强。美军为部队装备了一种 M291 型皮肤污染清除试剂盒，可有效快速消除真菌毒素、化学毒剂等对皮肤的污染。

三、海洋生物毒素

（一）西加毒素（Ciguatera toxins，CTX）

1.概述　西加毒素（Ciguatera toxins，CTX），也译为雪卡毒素，为热带和亚热带底栖微藻种类分泌产生的生物毒素，被海洋食草性鱼类蓄积并在鱼体内被氧化而成的一类强毒性毒素，通过食物链逐级传递和积累，最终传递给人类。该毒素因最初分离自西加鱼而得名，目前是已知的危害性较严重的赤潮生物毒素之一，已被国际社会列入管制的毒素清单。

2.生物学特征

（1）生物学特性：CTX 为聚醚类化合物、属神经毒素，相对分子量在 1 112~3 404 Da 之间，是一种无色无味的非结晶体，可溶于甲醇、乙醇、丙酮等有机溶剂，但不溶于苯和水，耐热、不易被胃酸破坏，但易被氧化。

（2）毒性及中毒剂量：CTX 小鼠的腹腔 LD_{50} 为 0.25~4 μg/kg，对灵长类动物的腹腔 LD_{50} 为 20 μg/kg。死亡率为 0.1%~4.5%，毒性比河豚毒素强 100 倍。

3.流行病学特征

（1）自然分布：CTX 中毒主要发生在太平洋、印度洋和加勒比海的热带和亚热带区域，在这三个主要流行区域中，年中毒率平均均为 58 人/（万·年）。我国南海诸岛和华南沿海地区处于全球 CTX 中毒主要流行区域的边缘地带，但随着活珊瑚鱼贸易的扩大，我国香港和广东等地 CTX 中毒事件逐年增加。随着海产品贸易的快速发展，CTX 中毒事件已经成为一个全球性的健康问题。

（2）自然宿主：为有毒冈比亚藻（Gambierdiscus toxicus）、利马原甲藻（Prorocentrum lima）、梨甲藻属（Pyrocystis）等热带和亚热带底栖微藻种类，由食植物性鱼类摄食而在鱼体内蓄积。据不完全统计，含有西加鱼毒素的海鱼多达四百余种，但高蓄积鱼种可能仅有二十余种。

（3）传染性与传播方式：西加鱼毒素中毒主要由误食含有毒素的海鱼而致。毒素本身无传染性。恐怖袭击可通过气溶胶方式施放。

（4）潜伏期：一般摄食含毒鱼肉后 1~6 小时发病，如摄食量大者可在数分钟后即出现中毒症状。

（5）致病性：CTX 为强烈钠通道激动毒素，与钠通道受体结合，能增强细胞膜对 Na^+ 通透性，促使 Na^+ 大量流入细胞内，引起神经膜的去极化，导致神经肌肉兴奋性传导发生改变，如使机体释放大量去甲肾上腺素或促进自主神经介质的释放，影响神经系统对温度传感的调节功能；CTX 也具有抑制 Ca^{2+} 作用，可导致动物心肌及微血管内皮细胞肿胀，血浆和红细胞渗出，心肌细胞坏死。强心收缩可造成心肌损伤和心力衰竭。

4.诊断标准

（1）流行病学：72 小时内明确的海鱼进食史。

（2）临床表现：一般先表现为短时间的胃肠道症状：恶心、呕吐、腹痛、腹泻等，继之出现长时间的神经系统症状和心脏毒性效应，典型表现为"冷热倒错"即触摸到凉物体感觉热，触摸到热物体感觉凉。临床死亡原因主要为呼吸困难、惊厥、严重脱水、呼吸麻痹和循环衰竭。严重 CTX 中毒的病人恢复缓慢，急性期后常出现极度衰弱和疲劳，恢复期可持续长达数周甚至数年之久。CTX 中毒 24 小时后仍存活者预后较好。

（3）实验室检查：由于我国未见西加鱼毒素中毒事件报道，国内目前尚无标准西加鱼毒素实验室检测方法，以下对残留食物检测方法仅供参考。

1）生物鉴定法：小鼠、猫、犬口服实验，其中猫口服毒性实验较为敏感。小鼠腹腔注射可采用吐温作为乳化剂提取毒素成分进行腹腔注射，毒性测定采用小鼠分组和样本稀释法进行，最后按小鼠死亡时间得到换算的鼠单位。

2）免疫学检测：可采用特异性单抗或多抗为基础的放射免疫和酶联免疫吸附检测法检测毒素抗原。恢复期病人可检测血清抗体效价。

3）色谱技术检测法：如高效液相色谱＋荧光检测器、高压液相色谱＋质谱可精确地检测西加毒素及其衍生物。但需有参考标准品。

（4）标准。

1）疑似病例：明确的近期海鱼进食史及可疑的临床中毒体征（消化道及神经系统症状，尤其是肌肉、皮肤感觉异常，如冷热感觉倒错）。

2）临床诊断：临床症状及实验室检测中的任意一项检验阳性。

3）确定诊断：临床诊断病例加实验室检查中两项以上阳性。

（5）预防措施：由于目前尚无快速、简易且定性准确的毒素检测方法，同时也无商品化毒素疫苗，因此难以有效地预防。应尽量避免食用未经检疫的热带海鱼，尤其是热带海鱼的内脏器官。

（6）处置措施。

1）控制毒源：在有关部门协同下立即追查、封存可疑来源的有毒海鱼，立即采样进行毒素检测。对已进食或可能进食的其他人员立即进行临床观察和监护。

2）临床救治：目前对西加鱼毒素中毒尚无特异性治疗药物和解毒剂，早期进食者可采用催吐剂、洗胃和活性炭吸附法进行应急处理。临床主要采用对症治疗。对消化道症状和低血压休克病人应注意及时补充体液和纠正电解质平衡紊乱，心动过缓病人可采用阿托品或甘露醇静脉注射。

（二）石房蛤毒素（Saxitoxin，STX）

1.概述　石房蛤毒素是由海洋生物藻类产生的小分子量非蛋白质的神经毒素，最早发现于石房蛤中，并因此而得名。STX 属于麻痹性贝类毒素（Paralytic shellfish poisoning，PSP），海洋贝类大量摄食这些藻类而导致体内 STX 高浓度蓄积，其残留时间往往长达数月，人类误食这些有毒贝类，即可造成中毒。世界各国已将其列为水产品安全检验的必检项目。此外，STX 也是一种重要的化学、生物战剂之一。

2.生物学特征

（1）生物学特性：STX 为含胍基的三环化合物，相对分子量为 299.3，纯品为白色固体，易溶于水及甲醇，在酸性环境下极其稳定，其活性可保持数年不变，碱性环境中易被氧化、毒性消失。STX及其衍生物目前发现有约二十种以上，主要为石房蛤毒素、新石房蛤毒素、膝沟藻毒素等，它们均属于麻痹性贝毒（Paralytic shellfish poisoning，PSP）。

（2）毒性及中毒剂量：STX是强烈的胆碱酯酶抑制剂，具有神经毒性以及对心血管系统和细胞的毒性。其小鼠腹腔 LD_{50} 为 $6\sim10$ μg，注射致死量为口服剂量的1/10。推算人的口服致死量是 $1.0\sim5.0$ mg/人，LD_{50} 为 $10\sim20$ μg/kg。

3. 流行病学特征

（1）自然宿主：为有毒海洋藻类，主要是甲藻属（dinoflagellattategenus）的一些藻类，包括链膝沟藻（Gonyaulax catenella）、塔驼原膝沟藻（Protogonyaulax tamarensis）、亚历山大藻（Alexandrium catenella）、微小亚历山大藻（Alexandrium minutum）等，某些淡水藻类如淡水蓝藻（Cylindrosper mopsisraciborrskii）也可以产生STX。海洋生物贝类摄食藻类而在其体内蓄积产生STX。

（2）自然分布：藻类广泛分布于世界各地海洋中，是海洋浮游生物的第二大生物群体，因此STX中毒几乎遍布全球，但流行区相对集中在太平洋及加拿大沿岸。每年中毒病例数不详，但保守估计至少在1 600人以上，尤其是近年来工业与海洋污染导致赤潮发生率大大增加，据不完全统计，1972~1994年仅在我国沿海有记载的赤潮已达256次之多，这将导致PSP毒素污染日益加剧。我国沿海地区STX中毒事件时有发生，初步调查结果显示，我国沿海海域的贝类已存在不同程度的PSP污染。

（3）传染性与传播方式：一般主要通过进食海洋贝类而导致人体中毒，生物恐怖的主要威胁是以气溶胶方式施放。STX也可通过投射物或污染食物和水源方式施放。毒素本身无传染性。

（4）潜伏期：通常于进食染毒贝类 2~12 小时后发病，大剂量进食后中毒症状可在更短时间出现。

（5）致病性：STX是钠离子通道阻滞剂，阻滞 Na^+ 通过膜进入细胞内，使膜失去极化状态，从而阻断神经肌肉的传导，使随意肌松弛麻痹，进而导致一系列中毒症状，严重时致使呼吸麻痹和衰竭而引起死亡。

4. 诊断标准

（1）流行病学：主要为明确的海洋贝类进食史。

（2）临床表现：进食染毒贝类后可在数分钟至数小时出现症状，最初为口唇、舌和指尖的麻木和刺痛感，继之出现颈部和肢体麻木感以及运动失调。中枢神经系统症状包括复视、语言及吞咽困难，并可能合并头痛、眩晕、虚弱、记忆混乱或丧失等，严重者出现迟缓性麻痹和呼吸衰竭而导致死亡。完全性神经性康复一般需 7~14 天。而气溶胶攻击的动物试验显示，吸入性中毒症状显著，死亡发生在暴露后数分钟。STX中毒12小时后仍存活者预后较好。

（3）实验室检查。

1）小白鼠生物检测法：为目前国际公认的STX标准检测法，将STX提取液经小鼠腹腔注射，以小鼠死亡时间反映毒素活性的方法。毒性以鼠单位（MU）表达，其定义为使一只20 g小鼠经腹腔注射后在15分钟内死亡的毒素量为一个鼠单位，1 MU的毒素含量相当于0.18 g的STX。其基本程序为首先采用稀酸提取法获得待测样本中毒素提取物，毒性测定采用小鼠分组和样本稀释法进行，最后按小鼠死亡时间查Sommer表即可得到换算的鼠单位。

2）高压液相色谱法：较生物测定法更为精确，同时可对毒素中不同组分进行分析，前提是必须有STX标准品。

3）免疫学检测法：采用ELISA早期可检测样本中的STX，恢复期可检测血清中和性抗体。目前已有商品化检测试剂盒出售。

（4）标准。

1）疑似病例：明确的近期海贝进食史及可疑的临床中毒体征（消化道及神经系统症状）。

2）临床诊断：临床症状及实验室检测中的任意一项检验阳性。

3）确定诊断：临床诊断病例加实验室检查中两项以上阳性。

5. 预防措施　目前没有商品化毒素疫苗，因此难以有效地预防。应尽量避免食用未经检疫的海贝。

6. 处置措施

（1）毒源控制：在有关部门协同下立即追查、封存可疑来源的有毒海贝，采集样本进行检测。对已进食或可能进食的其他人员立即进行临床观察和监护。

（2）临床救治：无特异性解毒药物，主要为对症治疗。口服中毒早期采用催吐剂、洗胃或活性炭吸附法进行应急处理。口服或灌注稀释的碳酸氢钠以加速胃内毒素分解，呼吸麻痹和衰竭病人应及时给氧和人工呼吸，重症病例可采用插管机械通气。

四、植物毒素

目前已知的植物毒素（phytotoxins）有一千余种，既有大分子的毒性蛋白和酶类，又有小分子的生物碱、糖苷类和酚类化合物等。蓖麻毒素和相思子毒素是自然界广泛存在的天然植物毒性蛋白，分别来自蓖麻籽和相思豆两种植物种子，它们都是一种核糖体失活蛋白，具有相同的分子结构和作用机制，在2001年最新一版的《生物和毒素武器公约》中被列为潜在的生物毒素战剂之一。

（一）蓖麻毒素

1.概述　蓖麻毒素（Ricin toxin）是蓖麻籽中含有的一种高毒性糖蛋白。蓖麻籽为大戟科植物蓖麻（Ricinus communis）的种子，全球每年约有100万吨蓖麻籽用于生产蓖麻油，蓖麻毒素就在压榨蓖麻子油所遗留的种子与果泥中，其废物重量的5%是蓖麻毒素。由于来源广和在较低技术条件下便可大量制备，蓖麻毒素一直是重要的毒素战剂，也是恐怖组织和极端分子使用频率最高的生物恐怖剂之一。

2.生物学特征　天然条件下，蓖麻毒素通常和蓖麻凝集素（RCA）形成一种混合物，蓖麻毒素是由A、B多肽链靠二硫键组成的异二聚体，相对分子量在64 000，A链为毒性链，具有RNA N-糖苷酶活性，可使真核细胞核糖体失活；B链为结合链，含有两个半乳糖结合位点，可以与细胞表面的半乳糖特异性的结合，介导A链进入细胞发挥毒性作用。单独的A链和B链没有毒性，只有二硫键连接蓖麻毒素才呈现很强的毒性作用。纯化的蓖麻毒素小鼠腹腔LD_{50}为3 μg/kg，对成年人的致死剂量约为150 μg，1 g结晶的蓖麻毒素理论上可杀死35 000人，其毒性是有机磷神经毒剂VX的385倍，是氰化物的6 000倍。人与人之间没有传染性，也不会导致二次污染和中毒。

纯化后的蓖麻毒素为微黄白色无定形粉末，无味、无臭，易溶于水、氯化钠和甘油溶液。与一般蛋白质相比，蓖麻毒素对热、酸和碱的抵抗力较强。如50℃ pH值7.8的水中60分钟不失活，在pH值为1～11的溶液中也比较稳定，80℃ 30分钟则大部分失去活性，但煮沸可使毒素失活。此外，蓖麻毒素对蛋白酶也有较强的抵抗力，只有高浓度的蛋白酶才能降解毒素，这也是蓖麻毒素的口服毒性比静脉注射高100倍的缘故。

3.流行病学特征

（1）世界上蓖麻种植主要分布在印度、中国和巴西。我国蓖麻种植面积约700万亩，蓖麻籽年产量22万吨，居世界第二位。自然条件下，蓖麻毒素中毒多发生在蓖麻收获季节，主要为零星散发或小范围发生，还未有大规模暴发的报道。散养家畜常有因食入蓖麻籽而导致中毒的。尽管世界各地均有人和家畜发生蓖麻中毒，但大多数集中在印度、中国和巴西等主要蓖麻种植地。

（2）蓖麻毒素可经呼吸道吸入、消化道摄入和肌内注射而导致人发生中毒，中毒的症状根据毒素进入体内的方式不同而略有区别。毒素进入人体后，可损害肝脏、肾脏等实质器官，使之发生出血及坏死，并可使红细胞发生凝集和溶解，引起急性中毒性肝病、中毒性肾病、出血性肠炎、小血管栓塞等；潜伏期一般在4～8小时之内，18～24小时会因肺毛细血管渗漏导致肺水肿，严重者36～72小时出现呼吸、循环衰竭而死亡。受毒素摄入剂量和中毒途径的影响，临床症状有所区别。初期，咽喉、食管有灼热感伴恶心、呕吐、腹痛、衰弱无力等，后期出现血尿、少尿、脱水、黄疸、抽搐，以至于血压下降、休克和呼吸衰竭等。

（3）蓖麻毒素可通过污染食物和水源、气溶胶或喷洒液体施放及用注射器将毒素液体刺入人体等进行袭击或作为暗杀武器。如在1978年9月伦敦发生的著名"马可夫毒伞案"中，叛逃到英国的保加利亚作家马可夫（Georgi Markov），就是被保加利亚特工用苏联特制装有蓖麻毒素雨伞毒暗杀的。

4.诊断标准

（1）流行病学调查：是最重要的基本诊断标准。如调查中毒患者是否生活在蓖麻种植地区和蓖麻籽贮存区，是否误食蓖麻籽等；而临床症状只能作为辅助判断手段。

（2）人群中同时或相继出现以肺功能衰竭症状为主的多个中毒患者，可怀疑是受到蓖麻毒素气溶胶攻击引起的毒素中毒。但应注意同葡萄球菌肠毒素B气溶胶攻击、光气（phosgene）攻击、一氧化氮中毒、有机氟聚合体（organoflurine polymers）的高温分解物中毒等呈现的临床症状以及Q热、土拉菌病和鼠疫等相区别，同时，也应同一些肺刺激剂导致的肺水肿相区别。

（3）实验室检验：可利用免疫学、免疫组织化学等方法检测血液、组织或体液中是否存在蓖麻毒素，做出诊断，但实际上，在组织、体液中检测到毒素的可能性是很小的。

1）样本：患者血液及发生地的污染物，如土壤、食品和水等。

2）初步检测：可使用胶体金免疫层析检测卡，固体标本可用蒸馏水或饮用水简单处理成溶液状态进行快速检测，进行初步判断。血液和水等标本可直接进行检测。

3）检测与鉴定方法。

a.间接或夹心 ELISA，测定 A_{450nm} 吸光值，若标本组与阴性对照组的 A_{450nm} 比值大于 2.1，即可判断阳性结果。

b.免疫 PCR，在琼脂糖凝胶上检测目标核酸带，若标本组出现目标核酸带，而阴性对照组未出现，则可判为阳性结果。

5.预防措施　尽管动物试验已证明，接种疫苗、抗毒素防治及药物治疗均可有效抵抗和治疗以静脉或腹腔途径注射蓖麻毒素引起的中毒，并且，疫苗和抗毒素也能有效保护实验动物免受蓖麻毒素气溶胶攻击。但不幸的是，目前还未有可供人用的蓖麻毒素疫苗、抗毒素和解毒剂等治疗药物。现阶段对需要防护的人群，如士兵、警察和医护人员等，佩戴防护面具或防疫口罩可有效抵抗蓖麻毒素气溶胶的攻击。

针对平时预防蓖麻毒素中毒的措施，加强宣传教育，加强蓖麻种植、收购、加工和产品全过程管理，以防误食或蓖麻毒素流散社会引起严重后果。

6.处置措施

（1）蓖麻毒素不耐热，无皮肤渗透毒性，也无传染性，所以，中毒患者不需隔离。

（2）视中毒人数，特别是在发生明显的蓖麻毒素的袭击时，应划定和封锁污染区，防止其他人员误入。

（3）由于还没有人用的特异性抗毒素和解毒药，临床上主要根据不同中毒途径引起的主要中毒症状，进行对症治疗。①吸入型的中毒患者应针对肺水肿症状进行治疗，并维持呼吸通畅；②食入型的中毒患者，表现出胃肠道症状，应采取洗胃、催吐、导泻等方法。用活性炭吸附毒素和柠檬酸镁盐等泻药排毒，口服蛋清、冷牛奶和冷米粥等，以保护胃黏膜，同时需大量补液维持体液平衡。③有文献报道，刀豆球蛋白（ConA）、霍乱毒素B和麦芽凝集素有抗蓖麻毒素的作用。

（4）污染消毒：①一般物品煮沸 20 分钟消毒。②场所、环境受到蓖麻毒素污染时，可用 0.5 %的次氯酸盐或 1∶10 的漂白粉溶液进行喷洒或洗涤处理。③皮肤污染可用普通肥皂水洗涤。

（二）相思子毒素

1.概述　相思子毒素（Abrin）是从豆科藤本植物相思豆（Abrus precatorius）的种子中提取的一种剧毒性蛋白质毒素，其含量占种子的 2.8%~3.0 %。相思豆，又名红豆、相思子、爱情豆等。由于其颜色鲜明、艳丽，民间有把相思豆串成环状饰物佩戴在手腕、颈部的习惯。相思子毒素进入人体后，可引起严重的胃肠炎，损害肝脏、肾脏、脾脏等实质器官，目前尚无预防疫苗、特异性抗毒素和解毒药。

2.生物学特征　相思子毒素相对分子量在 63 000~67 000 之间，与蓖麻毒素具有相同的结构特征和作用机制，也是一种糖蛋白，同属于Ⅱ型核糖体失活蛋白，即 A、B 两条多肽链彼此靠一个二硫键相连。其中，A 链为效应链，具有 RNA N-糖苷酶活性；B 链为结合链，有两个半乳糖结合位点，可以和细胞表面含半乳糖残基的 C_3、C_4 和脱氧的 C_6 结合，从而帮助 A 链进入细胞，发挥毒性作用。

毒素的小鼠 LD_{50} 为 0.04 μg/kg，成年人摄入的致死剂量为 5.0~7.0 μg/kg，嚼碎 1~2 粒咽食，即可致死。其毒性是蓖麻毒素（小鼠 LD_{50} 3.0 μg/kg）的 70 多倍，杀伤力远大于蓖麻毒素，在非常低的浓度时，即可使红细胞发生凝集和溶血反应，对黏膜有强烈的刺激性，对其他细胞也产生毒害。纯化后的相思子毒素为微黄白色无定形粉末，无味，易溶于水、氯化钠和甘油溶液。毒素对热、酸和碱的抵抗力不如蓖麻毒素强。如 60℃ 30 分钟则大部分失去活性，煮沸也可使毒素失活。

3.流行病学特征

（1）地理分布：世界各地均有种植。我国相思豆的主要种植区位于南方，如云南省。

（2）时间分布：通常情况下，毒素中毒以散发为主，常见于相思豆的种植和收获季节。

（3）中毒途径：自然条件下相思子毒素中毒的感染途径同蓖麻毒素。

（4）潜伏期：几个小时。

(5)中毒症状：摄入相思子毒素，将主要损伤胃肠道、肝脏、脾脏、肾脏和淋巴系统等，进入眼睛可导致结膜炎，甚至失明。一旦误食相思子毒素，可引起恶心、呕吐、腹泻、肠绞痛等症状，数日后出现溶血现象，有呼吸困难、紫绀、脉搏微弱、心跳乏力等；严重者可因昏迷、呼吸和循环衰竭、肾功能衰竭而死亡。生物恐怖袭击可通过气溶胶方式施放，是受袭人员经呼吸道接触感染致病，但人与人之间均没有传染性，也不会导致二次污染和中毒。

4.诊断标准

（1）流行病学调查：是最重要的基本诊断标准。如调查中毒患者是否生活在相思豆种植地区和贮存区，是否误食相思豆等；对于食物中毒型患者，可根据临床症状作为辅助判断手段。

（2）人群中同时或相继出现以肺功能衰竭症状为主的多个中毒患者，可怀疑是受到相思子毒素气溶胶攻击。但同样应注意同蓖麻毒素、金葡菌肠毒素B气溶胶攻击、光气（phosgene）攻击以及Q热、土拉菌病和鼠疫等相区别。

（3）实验室检验：可利用免疫学、免疫组织化学等方法检测血液、组织或体液中是否存在相思子毒素，做出诊断，但实际上，在组织、体液中检测到毒素的可能性是很小的。

5.预防措施

(1)目前，还未有可供人用的相思子毒素疫苗、抗毒素和解毒剂等治疗药物。

(2)佩戴防护面具或防疫口罩可有效抵抗相思子毒素气溶胶袭击。

(3)加强宣传教育：宣传相思豆有剧毒，不能食用，也不要作为装饰物佩戴，有相思豆装饰物的家庭应确保其远离儿童。在种植和采摘相思豆的季节，应加强对儿童的宣传教育和管理以及畜禽饲养管理，以防误食而引起中毒的严重后果。特别是在配制中药时，不能用相思豆代替赤豆。

6.处置措施

(1)相思子毒素不耐热，无皮肤渗透毒性，也无传染性，所以，中毒患者不需隔离。

(2)中毒人数众多时，特别是怀疑受到袭击时，应划定和封锁污染区，防止其他人员误入。

(3)临床上主要根据中毒途径，参考中毒症状进行对症治疗。①吸入型的中毒患者应针对肺水肿症状进行治疗，并维持呼吸通畅；②食入型的中毒患者，表现出胃肠道症状，应采取洗胃、催吐、导泻等方法。用活性炭吸附毒素和柠檬酸镁盐等泻药排毒，用牛奶、蛋清保护胃黏膜；③肌内注射阿托品等解痉止痛药，静脉补液，纠正水电解质紊乱。

(4)污染消除：对于受到相思子毒素污染的场所、环境及毒素污染食物等，参照蓖麻毒素污染消除方法处置。

第五节 生物恐怖袭击的病原体检验与鉴定

一、检验鉴定的基本要求及程序

（一）检验鉴定的意义

及时、快速检测生物袭击的病原体、对生物袭击尽快做出预警、确定生物袭击病原种类、采取适当的对策是生物袭击危害后果控制和消除的关键。尽快明确病原体种类，是选择正确的隔离治疗、事发地管理、疾病监控、进行流行病学和追溯病原的调查的必要前提。明确病原体种类是指导处置对策、措施，资源筹措与使用的关键，可以集中有限的资源尽可能减少潜在的、灾难性损失。因此，病原体检验与鉴定在应对生物恐怖袭击中具有重要的意义。

（二）检验鉴定的基本要求与特点

检验鉴定生物袭击所使用的病毒、细菌或生物毒素等在技术、方法和程序方面与平时致病微生物的检验鉴定基本相同。然而，由于生物恐怖袭击后果的突发性和事态发展的不确定性，因此在检验鉴定方面有其明确的特点和要求。

1.快速、准确 生物恐怖袭击时要求检验鉴定工作更加快速、准确，尽快得到结果，为决策者提供迅速做出反应的技术依据，以便较早地采取措施，防止危害或影响结果的进一步扩大。检验鉴定技术实际上包括三个层次，一是尽快定性，筛查可疑样品中是否含有生物剂，通常称为快速检验；二是查明生物剂种类，即查明是活的微生物还是毒素，其毒力与致病性如何；三是对生物剂进行详细、系统的生物学鉴定。快速检验能够提供充足的生物袭击信息，发出警报，争取时间，使得受影响区域和人群能够快速采取适当的防护措施而避免损伤或减少伤亡、挽救生命。对参与处置和可能暴露的人员给予及时、有效的医学预防与控制措施，对伤员选择正确的治疗方法。

2.敏感　造成受袭人员损伤往往不需要很大量的病原体，环境如果受到污染，人员反复暴露可能因接触量的积累而受到损伤，因此检验鉴定技术要求具有较高的敏感性，能准确地检出样品中存在的少量，甚至微量的病原微生物和毒素。

3.安全　检验鉴定程序合理、操作过程安全是生物剂检验鉴定最起码的要求。生物恐怖袭击剂的检验鉴定工作，要求无论是现场检测或是实验室的检验鉴定对于操作人员、环境和设施都是安全的，既不造成操作人员感染，也不造成扩散才行。因此，现场快速检验要在生物安全1或2级条件下完成，实验室检验通常应当在高等级生物安全实验室中严密组织，严格按照操作规程和标准进行。

（三）检验鉴定的基本程序

目前常用的检验鉴定策略主要依据病原生物学特性、生化特性、抗原性、蛋白组和核酸序列。采用的技术方法一般可分为两类：基于分离培养和血清学鉴定的常规检验鉴定技术和基于核酸序列的检验鉴定技术。

1.常规检验鉴定技术　常规检验鉴定技术基于病原微生物的分离与培养。通过对分离到的病原微生物进行形态学观察，其生物学特性、生化特性、免疫学和宿主反应进行进一步检验等以判断病原微生物的生物学种类和致病性。基于分离培养的检验技术流程见图30-2-2。

2.基于核酸序列的检测技术　近年来，随着分子生物学技术的发展，遗传（DNA或RNA）序列被用来鉴定微生物，加上DNA扩增技术（如聚合酶链式反应）产生了特异性强、一致性好的PCR方法及其他用于测定新微生物的序列基础上的分子生物学方法（表达差异分析等），并在微生物检验鉴定方面显示出巨大的优势和潜力。这种基于序列基础上的微生物检验鉴定方法的优点在于：①快速，一般只需数小时；②特异，能够区分同一个属的不同来源的生物菌株；③敏感，在某些情况下能够检测出单个的微生物粒子；④方便，能够实现检测的自动化。基于核酸序列的检测技术流程参见图30-2-3。

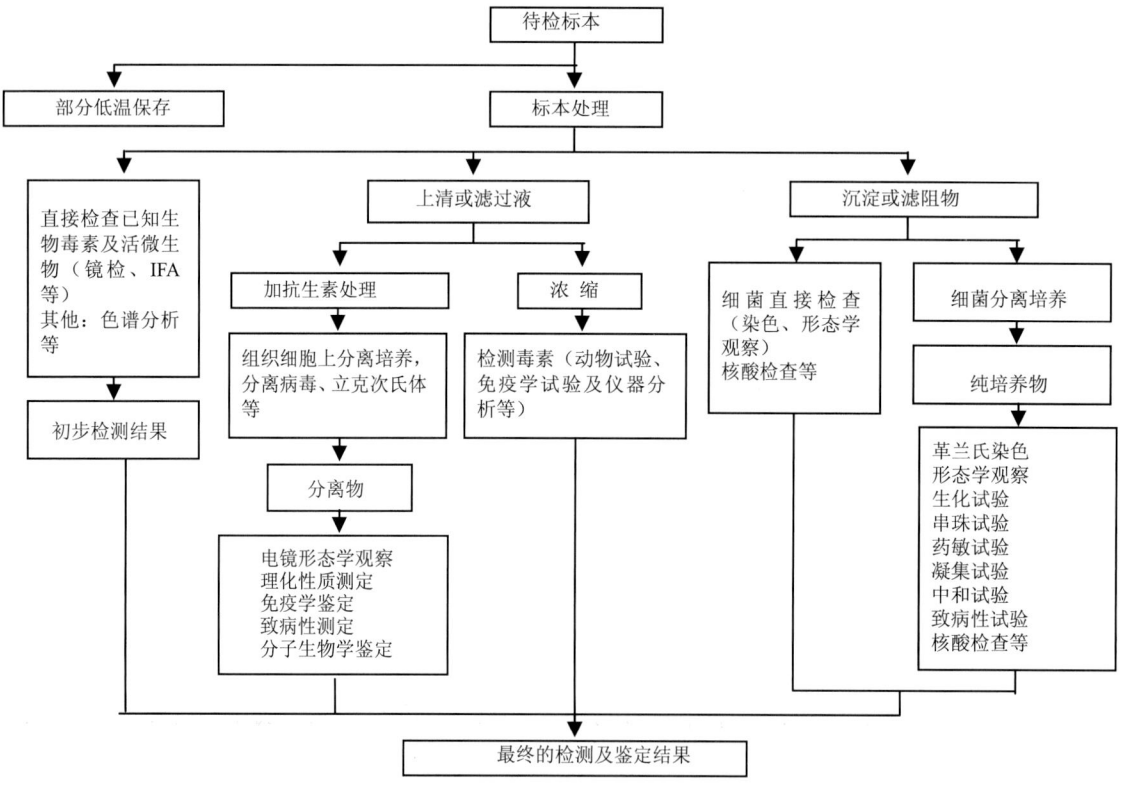

图30-2-2　基于病原分离培养基础的检验鉴定技术

目前，利用基于核酸方法成功鉴定和阐明特性的病原有人立克次体病的病原体、与人肺综合征相关的汉坦病毒、卡波西肉瘤的病原——人疱疹病毒、新的巴贝西样梨浆虫（蜱传原虫）和SARS的病原体——冠状病毒等病原体。

二、标本的采集与处理

（一）标本的选择

1. 环境标本

（1）气溶胶标本：通过气溶胶采样器采集的空气微生物标本、植被、表层的土壤、水、物体表面擦拭的棉拭子、现场工作人员的口罩外层小片等。

（2）媒介物标本：包括蚊虫、蚤、蜱及鼠类、水生动物、杂物和投放的可疑物品等。

（3）水及食品标本：水源标本采集500～1 000 ml，以静置水面采样为宜，如井水、河水等。食品标本，选择可疑部分或制作、盛装使用的容器等。

（4）动物标本：包括野生动物及家畜，如病马、犬等。马等体积大的动物，根据发病情况采集脏器、组织等。

2. 临床标本及尸检标本　包括病人及病畜。采样时根据临床表现来选择应采集的标本种类。

（二）标本采集技术

1. 微生物气溶胶采样

（1）Porton采样器采样：Porton采样器是一种液体冲击式采样器，主要用于室内、外空气中微生物的采样。

（2）JWL-1型空气微生物采样器的采样操作：JWL-1型采样器是固体单级撞击式空气微生物采样器，主要用于室内外空气微生物粒子浓度的检测和实验研究。

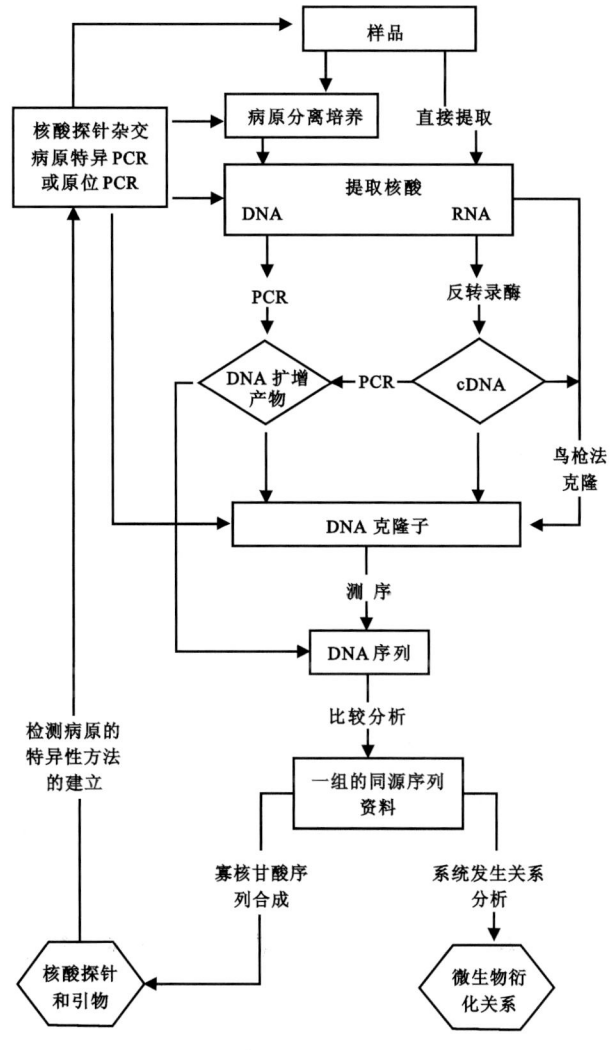

图30-2-3　基于序列测定基础上的病原检验鉴定技术

（3）空气中微生物的简易采集法：将广谱培养基平皿在可疑地点暴露5～10分钟，之后盖好平皿进行细菌培养。

敏感动物暴露法，将对生物剂敏感的实验小动物（小鼠、豚鼠等）放置可疑地点1～2小时，之后饲养、观察，对发病的动物进行微生物学检查，必要时盲传。

2.物体表面采样 将1 ml无菌生理盐水放于2 ml标本冻存管中，并用此生理盐水浸湿棉拭子，挤出多余水分后在物体迎风的光洁面涂擦15～20次，而后将棉拭子装入细胞冻存管并置于冰桶中保存。

3.土壤采样 用洁净钢铲及刷子取可疑污染区无植物覆盖的地表土壤至少50 g，装入塑料采样袋中，密闭采样袋，并放保存袋中。

4.植物叶片采样 从植物的迎风面或低矮植物的上部采集。选择叶汁黏性小，不因折断渗出乳浆的种类从叶柄处剪断。每个点采10～15 g，装入塑料采样袋中，密闭采样袋，并置于冰桶中保存。

5.可疑投放物采样 可疑投放物包括可疑容器的残体，羽毛、食品、传单及粉末、液滴等。按照物品表面、植物叶片的方法采样。可疑物品不要随便拆开，应保护现场并立即上报，照相或录像取证。

6.媒介昆虫标本采集 媒介昆虫标本包括蚊虫、蚤、蜱及水生动物等，采集后分类鉴定，置于塑料袋中常温保存。

（1）蚤：密集的蚤类，可用纱布覆盖后，从一边翻转，用镊子夹棉球贴取，并连同棉球放入样品收集管中，盖紧塞子。

（2）蜱：将1 m²的白色纱布平放在草上拖行，走一段距离，用镊子夹下附着的蜱，装入收集管中。寄生蜱多在家畜或野生动物的软组织部，可用镊子夹虫体拔出采集。

（3）蚊：可用捕虫网捕捉或用涂有肥皂的脸盆黏捕。

（4）蝇：用捕虫网或诱捕法捕捉。

7.小动物标本采集 将可疑或自毙小动物夹入塑料袋内。洞居啮齿类动物捕捉后装入塑料袋中送检。

8.水及食品采样 采集的水样包括污染区暴露水样、井水、自来水，如污染区内有多个水点及水库、河流等，应按有小不采大，有静不采动的原则采取表面水，每点采至少100 ml，以采集500～1 000 ml为宜，以便于浓缩。采集水样的容器应尽量就地取材，亦可用保温桶内盖取水。使用同一容器连续采集水样时，要注意每次使用后都必须进行有效的消毒，避免标本受到污染。采集自来水水样时，应先点燃酒精棉球灼烧消毒水龙头出水口部，打开龙头放水5～10分钟后再采集样本。所有采集的水样都应迅速置于冰桶中保存，只有在2小时内可将样品送至检验处时可在常温条件下存放。

9.临床标本采集

（1）血：应在病人用药前早期采取血液，分装于5 ml与盛有0.5 ml 0.2%肝素溶液的小试管中，尽快用磷酸缓冲盐水作10倍稀释，以消除血中抗体对病原分离的影响。抗体检查要采取发病5天内和恢复期双份血清。全血在分离血清前不要冷冻。

（2）排泄物：包括尿、粪便、痰等。

1）尿液：一般采取中段尿。最好先用清水清洗尿道口及其局部，排尿20～30 ml后，接中间部分30～50 ml送检。

2）粪便：用火柴棒或竹签挑取脓血、黏液或稀软的部分，置于2 ml冻存管中冷藏保存。

3）痰：漱口后，将痰咳出并置于含1 ml生理盐水的冻存管中冷藏保存。

（3）分泌物：咽喉分泌物、溃疡创面的脓汁或渗出液等，用灭菌棉棒涂擦局部采取，视容量不同选择适当容积的保存管。

从采集到标本至初步处理的时间应很短，如1小时之内即可送至实验室可在室温条件下直接运送。

10.尸解标本采集 尸解标本包括死亡病人及发病的动物，尸解由专业人员在适当防护条件下进行，选择病变重的组织、器官等部位采样，放入无菌器，冷藏送至实验室。尸体解剖不方便时可用穿刺器具采集脑、心、肝、肾、肺、脾、骨髓等组织标本。

（三）标本采集的装备

1.微生物采样箱 微生物采样箱是为野外采集标本设计的专用装备。也适用于平时突发疫情时微生物标本的采集。适于经过培训的卫生防疫等专业人员使用。采样箱箱体为上开盖式箱体，外漆军绿色，手提式。微生物采样箱包括空气微生物采样箱（图30-2-4）和WC-2000型微生物采样箱（图30-2-5）。

（1）空气采样箱：采集空气生物粒子。

（2）微生物采样箱：采集除空气气溶胶以外的水、食品、物体表面拭子、昆虫、动物及尸体、

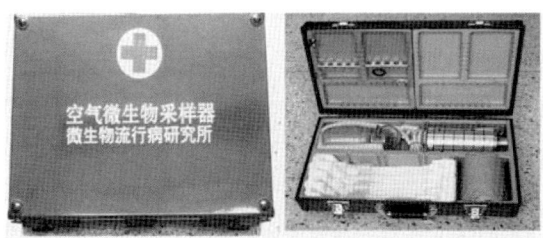

图 30-2-4 空气微生物采样箱

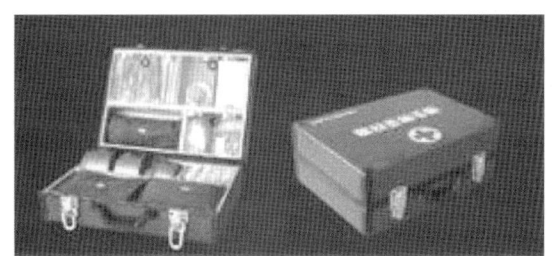

空气采样箱：采集空气生物粒子。

图 30-2-5 微生物采样箱（WC-2000 型）

树叶和土壤以及各种临床标本。可采集量：病人标本 10～20 份；水样、土样等环境标本 20 份。

2.微生物检验车　微生物检验车为机动性强的小型微生物实验室，具有必要的仪器设备和防护条件，可完成标本处理、检测、病原体初步分离与鉴定工作。微生物检验车主要功能：采样、微生物检测、储存样品、样品处理及病原体初步分离鉴定。其检验鉴定功能取决于配备的试剂和技术产品。

（四）标本的保藏及运送

1.保藏与包装　采集的标本装入清洁无菌容器密封，容器外必须做不易脱落的标记，加防震外套保护，双层包装，为防止漏脱标本，应置冷藏运送容器中，外表消毒后加封。

2.运送　重要标本应尽快送至有标本处理能力的指定实验室。运送标本需由专人负责，二人同行专程运送，注意避免日光照射和高温，专车、专车厢或专机护送，以防止标本微生物发生死亡及运送标本丢失，避免途中污染扩散和受到污染。

3.相关信息的记录与登记　标本采集时要注意收集查明相关信息，填写标本登记表。项目应尽量填写详细，字迹应清楚。

（五）标本的处理

1.标本转送　标本送达实验室时，实验室按标本接收要求，查验核对标本并验收。特别是向送标本人了解有关事项，填写标本接收回执，一式两份（表 30-2-2），由送标本人返回交送检单位。

表 30-2-2　标本接收回执

送检标本种类		数量					
收到标本状态		种类		数量		保存	
收到标本日期时间							
运送标本人姓名							
接收标本人姓名							
接受表本单位公章							

2.媒介昆虫及小动物标本处理

（1）分类：送检的蚤、蜱、蚊、蝇等昆虫及啮齿类、鸟类等小动物应首先要进行分类鉴定。至少要初步鉴定昆虫的目、科、属及种，查明是否为当地品种、类别，是否有反季节出现特征。之后按昆虫的种类分组进行病原体检测、分离。

（2）病原体检查：初步鉴定后取有关组织进行病原体检查、分离。

1）蚤：分类后的蚤放 1∶20 万龙胆紫的 2% 盐水中，3 日内检查。①用前胃挤压物涂片染色；②

按蚤捕获地区及种类分组，30~50只为一组，洗2~3次后加少量生理盐水在研磨器中研碎，研磨悬液接种培养基或动物。

2）蜱：分类后的蜱先用水洗净。除剪断蜱肢做血淋巴涂片，染色检查立克次体。分组后洗去体表杂菌，之后用生理盐水研磨，研磨悬液接种培养基分离细菌；分离病毒、立克次体时，则将研磨悬液离心，加抗生素处理后接种动物和细胞、鸡胚。

3）蚊：分类后，冷冻切片荧光染色检查，在肠管细胞内可见病原特异荧光。分离病毒时，20~30只为一组，研磨、离心，加抗生素处理之后，接种动物或细胞培养。悬液对细胞有一定毒性。

4）蝇：分类后，用培养液清洗体表，清洗液种于培养基，分离培养。吸血蝇用无菌生理盐水清洗体表，然后用加含100 U/ml青霉素的生理盐水研磨，研磨悬液接种动物或培养基。

3.临床标本的采集与处理

（1）血液标本：所有病人在发病时或住院首日皆应采取第一份血、血浆或血清。尸体没有明显腐败的情况下，可采集心血。采集时应注意避免溶血和杂菌污染等。条件许可时现场分离血清、血浆，进行检测或后送。急性期血液或分离血液后的血凝块用于病原体分离。

（2）组织标本：病人的组织及体液，根据疾病进程进行采集检查。尸体标本应采集未明显腐烂的组织和体液。

1）涂片：组织涂片、压印片及脑脊液沉渣、尿沉渣、含漱液沉渣、咽拭子、肛门拭子涂片等，丙酮或乙醇固定后，用于荧光免疫检查或低温保存。

2）组织液（胸腹水、心包液、脑脊液等）：尿、含漱液、各种拭子洗液可直接或浓缩处理后用免疫酶吸附试验（ELISA）、时间分辨免疫荧光、血细胞凝集或血细胞凝集抑制试验等方法检查抗原。

3）病理组织：选择病原体所在部位或病变部位。冷冻切片用的组织能在1~2小时内送至实验室时不必固定，4℃运送，不要低温冻存，如果需较长时间方可送至实验室时必须放在液氮中保存，在冷冻状态下进行切片。还可用10%福尔马林液（中性）或95%乙醇固定，固定后室温存放备查。这种标本可长期保存。

4.标本的浓缩纯化　浓缩纯化处理是为除去标本中的杂质，浓集病原体，提高阳性标本的检出率。最可靠、最常用的办法就是离心沉淀法或絮凝沉淀法。

（1）离心法：一般用差速离心法，首先800 rpm离心5分钟，去除粗大颗粒后3 000~4 000 rpm离心30分钟，沉淀物用于细菌检查。上清液用超离心处理，20 000~40 000 rpm离心60分钟，沉淀物用于分离病毒或用于立克次体培养。

（2）絮凝沉淀法：多用于水中的毒素、细菌等的检验。取样品500ml水用普通滤纸过滤，之后加5%明矾水溶液2.5 ml，按固定方向轻轻搅动5分钟，静置至絮状物出现，用薄层脱脂棉过滤，再用10~15 ml缓冲液洗脱脂棉上的絮状物，1 000 rpm离心1~2分钟，去上清液，沉淀物与2.5~5.0 ml液体混匀，接种动物或细菌培养。

（3）滤膜过滤法：常用0.5 nm、0.3 nm、0.25 nm等不同孔径的无菌硝酸纤维素膜，过滤之后取膜，洗下滤阻物接种动物或在培养基中增菌培养，或直接将膜置于选择培养基上培养分离病原体。

（4）浸泡法：土壤、食品及气溶胶采样中的可溶性滤膜用浸泡法（多采用4℃浸泡过夜法），然后离心去沉渣，上清液再处理后培养病原体。

5.标本的抑菌　根据预检的病原体种类可在标本处理过程中加适量抗生素抑制杂菌。

（1）拟查病毒的标本：可加青、链霉素各1 000 U/ml或加卡那霉素500 U/ml、制霉菌素20 U/ml等。

（2）拟查衣原体的标本：可加少量链霉素，200 μg/ml。

（3）拟查立克次体的标本：可加青霉素、链霉素各100~500 U/ml。

（4）拟查肉毒毒素的标本：土壤等标本浸泡液离心，上清液加青霉素、链霉素各500 U/ml。

（5）拟查细菌的标本：根据对抗生素的敏感性不同加抗生素处理，如分离类鼻疽伯克霍尔德菌可加1 000 U/ml青霉素，200 U/ml链霉素。

加抗生素后，置4℃ 1~2小时或过夜，也可于室温30分钟后接种动物，或采用其他方法进行病原体分离培养。

6.分离病毒时，标本对细胞毒性的处理　由于传代细胞长期适应某些固定的营养成分，因此加入新的标本经常不能很快适应，便产生所谓标本对细胞的毒性。严重者可造成细胞脱落，分离病毒工作无法进行，因此必须采取下列措施加以处理。

（1）标本稀释法：在某些标本中，病毒的含量较高，最简单的方法就是将标本稀释后再接种，一般稀释 2~10 倍，可明显减少毒性。

（2）标本洗除法：标本接种细胞后吸附不超过 1 小时（减少吸收时间），吸去标本液，然后再用培养液洗细胞表面 2 次，之后加维持液培养。

（3）带毒细胞传代法：细胞因标本毒性可在 24 小时脱落，此时将细胞消化分散，然后再加入少量正常细胞进行传代，促使脱落细胞在正常细胞辅助下生长，不再出现标本毒性。

7.标本的保存　采集的标本如不能及时检验或运送时间过长时，需采取措施在一定条件下存放和保存。目的是尽可能维持标本的原样以利于检验或留作备份供复查及鉴定用。保存标本应注意病原体的存活及其他有活性的物质，如抗体的保护。

（1）细菌类标本：可按不同种类选用保存液运送培养基，低温、厌氧等保存条件或使用中性甘油缓冲盐水。

（2）病毒类标本：固态组织标本可用 50%中性甘油缓冲盐水（pH 值 8.0）-80℃保存。液态标本可用 0.5%明胶 Hanks 液采集保存如咽拭子长期保存标本需放在液氮中。

（六）标本采集注意事项

应尽快在现场采取措施前采集标本，特别是要注意以下几点。

（1）采集未经过化学消毒药物处置的标本或在消毒处置之前采集。

（2）用于分离病原的病人血、尿、便及脑脊液等标本应是未用药者或给药前。

（3）送检标本必须按登记表细致填写，基本信息不漏项，至少包括标本种类、数量、采集地点、时间、采集人姓名等。临床或尸检标本应包括症状、体征、临床诊断、尸检解剖所见等。

（4）采样后应将标本放置在密封容器内，做好标志。采样过程要做好人员防护。

（5）做好标本采集的现场证据保全。

三、检验鉴定技术

（一）检验鉴定技术选用原则和程序

1.原则　根据疫情、现场调研、临床初步诊断结果及情报部门提供的信息确定检验、鉴定程序以及基本原则。

2.一般程序　依据对标本的性质掌握的程度对鉴定程序（图 30-2-6）进行增减，选用适宜的检验鉴定技术。

（二）病原体分离培养技术

病原体分离培养技术包括动物接种技术、鸡胚接种技术、细胞培养技术和培养基分离培养技术。

1.动物接种技术

（1）原理：各种微生物均有各自敏感的动物模型，常用于微生物的接种培养，称为实验动物。常用的实验动物包括小鼠、大鼠、豚鼠、地鼠、兔、猫、羊等。动物接种在微生物检验中是不可缺少的基本实验技术，除用于分离病原体之外，还用于抗原、免疫血清的制备以及病原致病性、免疫性、发病机制、药物效果的研究等。小白鼠来源方便、易管理，对很多微生物敏感，是分离病原体最常用的动物。

（2）动物的选择和观察：

1）所选用的动物应是健康、对该病原体敏感的种类。如由外面购入，则需一定时间的隔离观察。

2）试验前需注意检查动物的健康状况，其活动能力、毛色及呼吸应正常，较大动物还应检查眼、耳、鼻等。需要时可测量体温数日，采集血液作血清学检查。

3）实验动物应编号并做好标记。可将印有号码的金属牌钉夹在较大动物耳上，但应防止脱落。豚鼠可根据毛色花斑绘图标志。同窝小白鼠常用染色液，如复红溶液（红色）、苦味酸液（黄色）等染色作为分组标志。

4）动物房应保持合适的温度（18~25℃）、一定的相对湿度和通风，根据病原体种类，选用相应的生物安全实验室。

5）饲料、饮水需调配适当。

6）每日观察动物 1~2 次，并记录。

（3）接种方法：最常用的小白鼠的接种方法有脑内接种法和腹腔接种法。

2.鸡胚接种技术

（1）原理：许多病毒、立克次体和衣原体都能在鸡胚上繁殖。鸡胚组织分化程度低，选择不同途径接种，感染后病毒和立克次体可在胚体、尿囊膜及卵黄囊等部位大量繁殖。鸡胚来源方便，操作简单，通常是无菌的。但鸡胚感染病毒后通常缺乏特异性感染指征，常需用第二个指示系统来测量病毒、立克次体的存在。

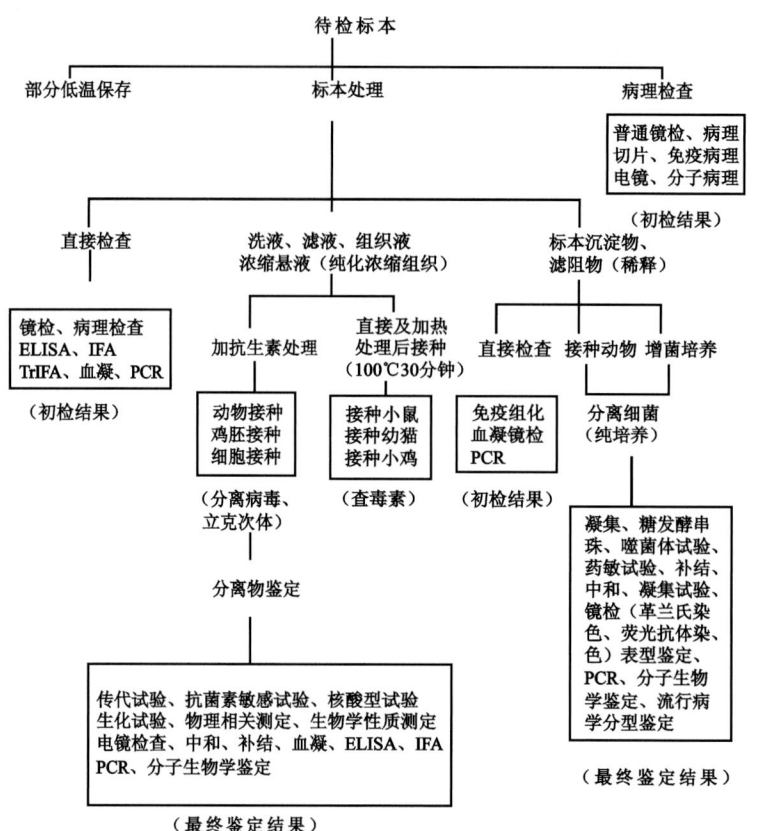

图 30-2-6 病原微生物体检验鉴定基本程序

（2）材料：准备 5～10 日龄鸡胚（最好为白皮卵，易于观察最佳接种的时机，依据接种物不同选定）、孵卵箱（39℃及35℃各一个）、检卵灯、卵盘、注射器、镊子、封蜡等。

（3）接种途径：

1）卵黄囊接种法：主要应用于立克次体及鹦鹉热衣原体的分离，委内瑞拉马脑脊髓炎、黄热病及乙型脑炎病毒也可用此途径。

2）尿囊腔接种：适用于东部马脑炎、西部马脑炎病毒，另外也适用于流感、流行性腮腺炎病毒。尿囊腔中含大量病毒，可用于制备疫苗或病毒抗原。

3）绒毛尿囊膜接种：常用于天花、牛痘、水痘、单纯疱疹等病毒，这些可引起痘疱及鸡胚死亡。可以通过疱斑大小及中和试验等对病毒鉴定。

4）其他途径接种：还有用于流感病毒分离的羊膜腔接种、胚体接种、胚体脑内接种和静脉接种等途径。

5）其他禽胚：鸭胚孵化期28天，比鸡胚长，更利于繁殖慢的病原体，因此有人认为，鸭胚培养病毒浓度更高。但因鸡胚获得最容易，因此最为常用。

3.细胞分离培养技术

（1）原代细胞培养：原代细胞培养是从供体获取组织或器官后的首次培养。组织和细胞刚刚离体，生物性状未发生大的改变，仍具有二倍体遗传性，可用于病毒的分离与鉴定。

1）原代细胞来源组织的处理：把无菌采取的组织块置于平皿中，用 Hanks 液漂洗 2～3 次，如果是在有菌状态下采取的组织则应加抗生素处理，4℃过夜再漂洗。

2）消化：用剪刀将组织块剪成 2～3 mm 大小，加入胰蛋白酶（组织块的 30～50 倍），放入 37℃水浴或置温箱中消化。

3）细胞计数：用计数板计数，调节到所需密度，分装培养瓶中，置入 37℃温箱或 CO_2 孵箱中培养。

注意事项：①要严格无菌操作。②消化是原代细胞培养的重要环节，要根据不同的组织来源，选择适当的消化酶，适当的消化时间和适宜的胰酶浓度。

（2）传代细胞培养：从人或动物的组织，特别是肿瘤组织经过多次传代而建立的稳定的传代细胞系。有些传代细胞对病毒敏感范围较广，适用于病毒的分离与鉴定。

1）需要时从液氮罐内取出传代细胞 1 支，复苏后接种培养瓶内培养，长成单层，然后弃去培养液。

2）加入胰蛋白酶或 EDTA 消化液，置 37℃温箱中或在室温中消化 2～5 分钟。培养瓶放在倒置显微镜台上观察，发现细胞回缩，细胞间隙度拉大时，立即终止消化。

3）倒掉消化液，用 Hanks 液洗一次，加入适量营养液，用吸管伸入瓶内吸取液体，轻轻反复吹打瓶壁，使细胞脱离瓶壁形成细胞悬液。

4）计数，分装入培养瓶中，置 37℃温箱培养。

注意事项：消化是细胞传代中的关键步骤，应根据细胞特点选择适宜的消化液和消化时间。传代细胞的传代间隔时间很重要，尤其对分裂快的细胞，如骨髓瘤细胞等，要掌握合适的传代时间和传代的比例。

（3）组织细胞培养分离病原体：组织培养主要用于病毒、立克次体的分离。常用原代人胚肾细胞、鸡胚成纤维细胞、人胚肺二倍体细胞及各种传代细胞。病原体感染细胞后，多数能引起病变，不需染色即可镜检观察。有些虽不产生病变但能改变培养液的 pH 值；有的出现红细胞吸附及血凝现象（如流感病毒、副流感病毒）；也可用免疫荧光或免疫酶技术检测病原体。

1）将处理好的标本接种于长成单层细胞的微量培养板或 10ml 细胞培养瓶中上，每份标本接种微量培养板中的 4 个孔，每个孔接种 0.1ml，接种培养瓶至少两瓶，每份标本 1 ml。

2）37℃吸附 1 小时，然后吸出标本液，加含有 2％小牛血清细胞维持液（培养板 0.1 ml/孔，培养瓶 9 ml/瓶），置 37℃ CO_2 培养箱培养。

3）培养过程中应注意培养液 pH 值的变化，如发现 pH 值变小或变大，应及时调整，或更换维持液。

4）每天观察细胞病变化，记录是否出现 CPE。连续观察 7 天。若不出现 CPE，应进行盲传，一般标本盲传 3 代。

5）对细胞病变不明显或不出现细胞病变的可做血细胞吸附试验或免疫荧光试验等检查是否有病毒增殖。

6）结果判断：观察期内出现 CPE 或细胞死亡脱落，意味着有病毒繁殖，取细胞或培养上清液，进一步传代和鉴定。

（三）常用血清学及免疫学检测技术

1.中和试验（neutralization tests） 中和试验是病原学研究中应用最广泛的血清学方法之一。

（1）原理：中和试验是指特异性抗病原微生物的免疫血清与该病原体作用后，使病原微生物失去了感染能力。一般认为可能是病原体表面抗原和其他结构蛋白被抗体作用后改变原来的结构，影响病毒对敏感细胞的吸附、穿入和脱壳，从而阻止病毒的增殖。中和试验中病原体被抗血清"中和"的原理，目前还不十分清楚。

中和试验一般是将病原体与血清混合，放入恒温水浴中，作用 1～2 小时，之后将混合物注入易感动物、鸡胚或组织培养细胞中，过一定时间观察其反应。多数是以定量血清与不同稀释度病原体悬液混合进行试验（在动物或鸡胚试验中常用此法）。部分试验采用定量病原体与不同稀释度血清混合的方法进行（在组织培养上多采用），最后求出"中和指数"。

（2）用途：中和试验是一种特异性较高的血清学方法，用于检查中和抗体采用已知抗体鉴定新分离病原体或测定病原体感染力。常常用于回顾性诊断、流行病学调查和免疫学研究。

1）回顾性诊断：用中和试验测定体液抗体水平，在一定程度上反映出机体抗感染的免疫力。目前仍是鉴定病毒检测抗体的可靠方法。但由于此方法要求在敏感动物、鸡胚或组织培养内进行，需时间较长，故不适合病毒性疾病的临床诊断及大量的流行病学调查。

2）流行病学调查：中和抗体在体内可以保持很长时间因而在流行病学调查上比补体结合应用更广泛。可用来调查流行区域人群的分布，确定人群免疫水平及易感人群等。

3）免疫学研究：可用于对免疫血清效价的测定（试验或治疗）。测定疫苗免疫效果，在疫苗接种后进行血清免疫学测定，了解免疫结果。

（3）中和试验的类型：中和试验的类型包括动物中和试验、鸡胚中和试验、组织培养中和试验和蚀斑减数中和试验。其中蚀斑减数本法测定病毒及抗体的水平有较高的准确性，应用较广泛，但需要一定的条件，操作也较复杂。

2.微量免疫荧光技术

（1）原理：荧光素可与某些特异的免疫球蛋白（或抗原蛋白质）以化学的方法结合，而不影响抗体球蛋白的免疫学特性，然后用此荧光标记抗体，与标本中的对应抗原特异性结合，没结合的荧光抗体可用水洗去，最后在荧光显微镜下观察到有荧光结合的抗原部位。此技术可检出抗原，也可检出抗体。

免疫荧光法可分为直接法和间接法两大类。前者方法简单，特异性高，可直接鉴定未知抗原，后者由抗原—抗体—抗抗体荧光结合物组成，特异性强，敏感性高，可用于未知抗原和抗体的检测。

病毒微量免疫荧光技术是免疫荧光法的改进技术，微量免疫荧光法使用一套特殊的器材和方法，制备抗原标本，进行染色，简化手续，节省试剂，更具实用性。

（2）标本的检测与观察：

1）抗体检测（间接法染色）

a.先制备抗原片，然后取病人血清（或待检抗体）用 PBS 1∶10 稀释，56℃加热 30 分钟处理后 4℃保存备测。

b.用小片擦镜纸浸沾稀释后的血清放在每个抗原点上，置 37℃湿盒中作用 30 分钟（IgG 抗体）到 120 分钟（IgM 抗体），用 PBS 冲洗 3 次，每次 2 分钟。

c.用 0.02%伊文思蓝染液稀释羊抗人 IgG 荧光抗体或抗人 μ 链 McAb 荧光结合物（根据试剂说明效价稀释），加在各抗原点上，37℃湿盒中结合 45～60 分钟。

d.同上 PBS 冲洗 3 次，最后用蒸馏水漂洗一次，室温下干燥后镜检。

2）抗原检测：

a.取 40 孔小玻片染色板，按顺序稀释抗血清或向孔内加预先稀释好的标准血清（多抗或 McAb），每孔 10 μl（或 1 滴），用小镊子取待测病毒的小抗原被片，细胞面压在血清上，放 37℃湿盒孵育染色，之后取出小玻片放冲洗夹中 PBS 冲洗 3 次，再用染色板稀释荧光抗体同前，将细胞面压在荧光抗体上，染色后冲洗、观察；另外也可以用加拿大树胶将小玻片标本贴在 10 点镀膜玻片上，按多点抗原法染色，但是染色后观察必须使用落射荧光显微镜。

b.也可用抗原细胞，将液滴加在 40 孔载玻片上，晾干后，丙酮固定。然后各孔滴加稀释好的标准血清，每孔 10 μl，37℃湿盒孵育 30 分钟（IgG）或 60～120 分钟（IgM），PBS 冲洗 3 次后按间接染色法 c、d 操作。

感染标本细胞滴片染色可按多点抗原法染色进行。

3）观察：染色标本可根据情况加封盖玻片，封片可用聚乙烯醇—甘油胶，也可用稀释甘油封片。使用落射荧光显微镜，采用水浸或甘油浸物镜头时可以不封片，直接观察同样可得到良好效果。

检测抗体时重点观察荧光强度，可以用"＋～＋＋＋＋"表示阳性强度，观察最后一个阳性点的稀释度为血清抗体滴度。检测抗原时在观察荧光强度的同时注意感染细胞的数量，检测结果以百分数或每个视野内阳性细胞数表示。

（3）注意事项：

1）操作时需在相应的生物安全等级实验室条件下进行。

2）用一尖短 0.5 mm 的眼科纹镊取小抗原玻片时，孔内液体不宜吸得太干净，否则因表面张力关系取片困难。

3）使用透射光显微镜观察时，小抗原玻片不宜用树胶固定在载玻片上。

3.免疫酶联吸附试验（ELISA）

（1）原理：用以共价键方式与酶耦联的抗体（或抗原）和固定在固相载体上的相应抗原（或抗体）作用，再用特异底物测定抗原—抗体—酶复合物中酶的活性，或通过酶与底物作用产生的有色产物来判定结果。可以用来检测抗原或抗体。

检出临床体液标本中的病原体抗原，不论哪种方法，目前的检出率都比较低。为了提高病毒的检出率，也采用一些改进的方法，如多层夹心法、生物素标记法及改进底物等。

（2）操作步骤：

1）检测病人血清 IgG 抗体：

a.包被：抗原用 pH 值 9.6 的碳酸盐缓冲液将病毒抗原或单抗适当稀释，加入各孔中，10 微升/孔，37℃作用 1 小时，或 4℃过夜。

b.封闭：用 pH 值 7.4 PBS 配成 1%的牛血清白蛋白溶液，每孔加入 100 μl，37℃作用 30 分钟。也可用 5%的牛或羊血清等非相关蛋白进行封闭。

c.冲洗：先将滴定条内液体倒掉，用

PBS-Tween20反复冲洗6次，最后一次要把洗液尽量甩干净。

d.检测：血清抗体时，样品用pH值7.4 PBS进行1：10稀释，56℃灭活后使用。取灭活后血清适当稀释，加入后包被加入病毒抗原孔内；检测抗原标本时，将待测的细胞培养上清液或待测抗原标本适当稀释，加入包被单抗的孔内，每孔加入100 μl，同时做阳性和阴性血清对照，37℃作用1小时。

e.冲洗：同步骤c。

f.检测：抗原标本时需加高效价标准单克隆抗体作为检出病毒抗原的标准抗体，用PBS适当稀释后加入各孔，100μl/孔，37℃作用30分钟。

g.加酶结合物：取抗人γ链McAb-HRP，或加抗待检血清种属动物球蛋白抗体酶结合物适当稀释后加入各孔，100微升/孔，37℃作用30分钟。

h.冲洗：同步骤c。

i.加底物：取OPD 4 mg，用pH值为5.0的柠檬酸/磷酸盐缓冲液10 ml将其完全溶解，再加入3 μl 30% H_2O_2，混匀。每孔加入100 μl，室温作用10～30分钟，使其显色。

j.终止反应：每孔加入100 μl 4mmol/L H_2SO_4，终止酶促反应。

k.测定OD值：用酶联检测仪在490 nm波长测OD值，测定时以PBS对照孔调零。

l.结果判定：在实验所设的阳性、阴性及PBS对照都完全成立时，待测标本的OD值高于阴性血清对照OD值两倍以上即为阳性。如果对同一病人的急性期和恢复期血清同时测定，发现恢复期血清效价明显高于急性期时，可认为该患者近期感染病毒。

（2）检测病人血清IgM抗体：利用ELISA检测病人血清IgM抗体，操作步骤大体与检测IgG类抗体相同，仅在加入待测血清（步骤d）后的作用时间上和使用的酶结合物（步骤f）上稍有不同。这里只对这两步加以介绍，其余步骤参考IgG抗体检测。

加入待测血清（步骤d）：检测病人血清IgM抗体，首先要选用急性期血清标本，1：10稀释后56℃30分钟灭活，适当稀释后加入待测孔内，100微升/孔37℃作用2小时。

加入酶结合物（步骤f），为检测病人血清IgM抗体，这里必须使用抗人μ链McAb-HRP。将此酶结合物适当稀释后加入各孔，37℃孵育30分钟。

结果判定：当各种对照成立时，待测标本OD值高于阴性对照血清OD值两倍时，即为阳性。由于IgM类抗体在人体产生的免疫反应过程中出现早，消失快，所以检测IgM抗体在临床诊断上具有相当重要的意义。

注意事项

（1）检测标本都可能含有感染性很强的病毒，一定要做好环境及个人防护；用过的试验材料不能随意丢弃，要经过高压蒸气消毒或化学消毒处理。

（2）底物OPD为光敏性试剂，要闭光保存，每次应新鲜配制，颜色变黄则不能使用；另外，OPD为对人体有害的物质，操作时应避免与皮肤接触。

（3）叠氮钠是过氧化物酶的不可逆性抑制剂，在洗液和酶结合物稀释液中不能使用，以避免酶活性被抑制。

4.蛋白转印试验（Western Blotting，WB）

（1）原理：Western免疫转印试验（immunoblotting）又称蛋白转印试验（protein blotting）或电泳转移试验（electrophoretic transfer），是将用琼脂糖凝胶电泳或用聚丙烯酰胺凝胶电泳（PAGE）分离的蛋白质等生物大分子电泳转移到硝酸纤维素（Nitrocellulose Membranes，NC）等固相介质上，然后用荧光抗体、酶抗体、酶结合的金黄葡萄球菌A蛋白（SPA）及 ^{125}I 等同位素标记的抗体或SPA等特异性配体在NC膜上利用IFA、ELISA、RIA等方法进行定位检测的一项免疫学和生化学新技术。其特点是所需被检材料少（只需3 μl），敏感度和分辨率高（可检测到1 pg水平的抗原和抗体），并且可以在凝胶块上直接进行免疫生化试验，可取得定位、定性、定量等直观资料，有利于对待检物做进一步分析研究。

操作步骤：包括SDS聚丙烯酰胺凝胶制备、Western印迹反应、蛋白质检测三个步骤。

1）SDS聚丙烯酰胺凝胶制备：

a.根据说明书安装玻璃板。

b.确定所需凝胶溶液体积，在三角瓶中配制所需丙烯酰胺浓度的分离胶溶液，依次混合各成分，一旦加入TEMED，马上开始聚合，故应立即快速旋动混合物并进入下一步操作。

c.制备分离胶，迅速在两玻璃板的间隙中灌注丙烯酰胺溶液，留出灌注积层胶所需空间（梳子的齿长1 cm）。用吸管小心地在丙烯酰胺溶液上覆盖一层0.1% SDS（当丙烯酰胺浓度≤8%时）或异丁醇（当丙烯酰胺浓度≥10%时）将凝胶板垂直放置于室温下。

d.分离胶聚合完全后（30 分钟），倾出覆盖层液体，用去离子水洗涤凝胶顶部数次以除去未聚合的丙烯酰胺。尽可能排去凝胶上的液体，再用纸巾小心吸净残留液体。

e.制备积层胶：在一个一次性使用的塑料试管中制备一定体积及一定浓度的丙烯酰胺溶液，依次混合各成分。一旦加入 TEMED，聚合马上开始，故应立即快速旋动混合物并进入下步操作。

f.在已聚合的分离胶上直接灌注积层胶，立即在积层胶溶液中插入干净的 Teflon 梳子，小心避免混入气泡，再加入积层胶溶液以充满梳子之间的空隙，将凝胶垂直放置于室温下。

g.当积层胶发生聚合时，可把样品置于 1×SDS 凝胶加样缓冲液中，在 100℃加热 3 分钟以使蛋白质变性。

h.积层胶聚合后（30 分钟），小心移出 Teflon 梳子，使用能喷射水流的瓶子，立即用去离子水洗涤加样槽以除去未聚合的丙烯酰胺，如有必要，可使用注射用平头皮下注射针头把积层胶上加样槽之间的齿弄直，把凝胶固定于电泳装置上，上、下槽各加入 Tris-甘氨酸电泳缓冲液，必须设法排除凝胶底部两玻璃板之间的气泡，为此最好使用接上注射器的弯形皮下注射针头。

i.按预定顺序加样，每样品加 15 μl，为能把样品加至样品孔的底部，最好使用 Hamilton 微量注射器，每加完一个样品，应在下槽缓冲液中洗涤加样注射器，最后在所有不用的样品孔中加上等体积的 1×SDS 凝胶加样缓冲液。

j.将电泳装置与电源相接（正极应接下槽），凝胶上所加电压为 8 V/cm。当染料前沿进入分离胶后，把电压提高到 15 V/cm。继续电泳直至溴酚蓝到达分离胶的底部（约需 4 小时），然后关闭电源。

k.从电泳装置上卸下玻璃板，放在纸巾上，用刮勺撬开玻璃板，紧靠最左边一孔（第一槽）凝胶下部切去一角以标注凝胶的方位，而在凝胶用于 Western 印迹时，则不能切角。

l.至此，凝胶可被固定并用考马斯亮蓝或硝酸银染色，进行荧光自显影或放射自显影或用于 Western 印迹反应。

2）Western 印迹反应：

a.去掉 SDS（可略），用 SDS 洗脱液洗涤凝胶 24 小时。

b.将 PAGE 凝胶块用 PBS-T 液洗涤后，纵切平分成两部分，每块约 5 cm×10 cm 大小，一半做转移电泳，一半做蛋白质染色对照，两块上的成分应该一致；将留作转移电泳的一半放于平衡缓冲液中，温和搅动 60 分钟。

c.转印，预先用转移电泳缓冲液将 6 cm×12 cm 的 NC 膜及稍大一些的滤纸和厚约 0.5 cm 同样大小的海绵块浸透，并按以下顺序从正极到负极在凝胶夹板上铺胶块：正极凝胶夹板—海绵块—三层滤纸—NC 膜—凝胶块—三层滤纸—海绵块—负极凝胶夹板。铺平后马上驱除气泡，夹紧插入电泳槽，槽内缓冲液预冷到 6℃以下，液面没过凝胶夹。

d.平衡 10 分钟后，接通电源并调至 80 V，100 mA（2 mA/cm^2），电泳缓冲液温度始终保持在 6℃以下，电泳 7～12 小时。

e.电泳转移结束后，凝胶块用考马斯亮蓝 R-250 染色，观察转移效率；NC 膜则用 PBS-T 液洗涤，低温干燥保存或立即进行蛋白质检测。

3）蛋白质检测：

a.直接染色法：将转移后的 NC 膜切下一小条用氨基黑 10B 或考马斯亮蓝 R-250 直接染色，并与转移前的凝胶块染色图像比较。

b.免疫学检测法：在实验室中常常采用 ELISA 法。将转移后的 NC 膜用 PBS-T 洗三次，每次 3～5 分钟，去除表面活性剂 SDS，然后用含 1%牛血清白蛋白的 PBS-T 液 37℃封闭 0.5～1 小时，阻断非特异性结合部位。充分洗涤后加入抗血清（适宜稀释），37℃作用 0.5～1 小时，用 PBS-T 液漂洗 30 分钟；加入 HRP 标记的 SPA 或第二抗体，37℃作用 30 分钟，将加二抗的 NC 膜充分洗净，加入 OPD 基质液 10～20 分钟或直至出现显色带，将 NC 膜放于蒸馏水中，终止反应，并进行观察。

4）注意事项：

a.为尽可能保持蛋白质分子的生物活性，防止凝胶发热，免疫转移电泳应采取低电压、低电流，特别是低温操作条件。

b.电泳缓冲液中含有 20%的甲醇，主要是防止凝胶变性，同时也可增加 NC 膜对蛋白质的结合容量，且较少引起蛋白质变性，缺点是可降低蛋白质从 SDS 凝胶上的转变效率。

c.蛋白质转印 NC 膜应放在凝胶的阳极侧，膜的正面应紧贴凝胶，把凝胶里的蛋白质组分转印到

NC 膜上可以使各组分集中在很薄的膜表面，局部浓度高，易于发生反应。再者，有柔切性的膜便于操作、保存，消耗的试剂少，也易于清除变性剂或非特异吸附的杂质。

5.血凝和血凝抑制试验　血凝和血凝抑制是病毒血清学诊断中一个重要的方法。因为许多病毒有血凝抗原，能特异地与许多种动物的红细胞受体作用，引起红细胞凝集反应，称为血凝反应，当加入特异性抗体后这种凝集现象被抑制，称为血凝抑制。

血凝和血凝抑制试验操作较为简单，出结果快，敏感性高，特别对一些血凝条件要求不高的病毒，如黏病毒及副黏病毒的鉴定中广泛应用。但要注意，不同的病毒血凝素引起凝集的血细胞及条件差异较大，如某些虫媒病毒的血凝要求严格的 pH 值条件下才能引起鹅或一日龄小鸡的血细胞凝集。现将虫媒病毒的血凝及血凝抑制实验简介如下。

（1）血凝试验：采用微量法，在微孔板板孔内用 BBS 倍比稀释抗原，每孔 0.25 ml，从第 1 孔稀释到第 11 孔，12 孔作为对照。然后在每孔内加入 0.5%的鹅红血球，轻摇后放 37℃孵育 45 分钟，观察结果（见表 30-2-3）。

表 30-2-3　血凝结果判定

结果记录	血凝现象描述
"＋＋＋＋"	一层红细胞均匀铺在孔底
"＋＋＋"	基本同上，但边缘不整齐有下垂
"＋＋"	血细胞在孔底形成一个环状，周围有凝块
"＋"	血细胞在孔底形成小团，但边缘不光滑，有小凝块
"－"	血细胞集中于孔底，四周光滑无凝块

结果判断：以能出现完全凝集者血凝素最高稀释度为该血凝素抗原的血凝滴度（血凝单位）。

（2）血凝抑制试验：

微量法：在微量板板孔内倍比稀释抗血清，每孔 0.25 ml，然后加等量（0.25 ml）抗原（8 个血凝单位），置于 4℃ 18～24 小时或 37℃ 1 小时。然后加 0.5%鹅血球 0.5 ml，37℃孵育 45 分钟，观察结果。同时应设血凝素 1、2、4、8 个单位的对照及正常血清对照和血细胞对照。

记录：先观察血细胞对照和血清对照，这两种对照都应不发生凝集，否则结果不能成立。能使血细胞凝集完全抑制的血清最高稀释度，即为该血清的血凝抑制效价。通过血凝抗原的血凝单位，计算这次血凝抑制试验真正使用的血凝单位，以校正血清标本的血凝抑制效价。根据阳性及阴性血清对照，分析确定血凝抑制试验结果。

6.补体结合试验　病毒抗原与抗体结合后能再与补体结合，当过多地加入补体时，它可以与指示系统的血细胞和溶血素复合物结合产生溶血。用准确地加入反应系统中补体来测定病毒与抗体结合情况。

补体结合试验为经典而古老的血清学方法，该方法烦琐，用材料多，影响因素多，需 2 天才能出结果，目前多数实验已不用或很少用。

（四）常用的分子生物学技术

1.聚合酶链反应（PCR）

（1）原理：聚合酶链反应或多聚酶链反应（Polymerase Chain Reaction，PCR），是一种对特定的 DNA 片段在体外进行快速扩增的新方法。PCR 最突出的优点在于特异性强，灵敏度高，操作简便，反应迅速，DNA 扩增收率高，应用广泛。

该方法主要由高温变性、低温退火和适温延伸三个步骤反复的热循环完成的。即在高温（94℃）下，待扩增的靶 DNA 双链受热变性成为两条单链 DNA 模板；而后在低温（37～55℃）情况下，两条人工合成的寡核苷酸引物与互补的单链 DNA 模板结合，形成部分双链；在 Taq DNA 聚合酶的最适温度下（72℃）下，以引物 3'端为合成的起点，以单核苷酸为原料，沿模板以 5'→3' 方向延伸，合成 DNA 新链。如此反复进行，每一次循环所产生的 DNA 均能成为下一次循环的模板，使两引物间的 DNA 区段拷贝数扩增一倍，PCR 产物得以 2^n 的指数形式迅速扩增，经过 25～30 个循环后，理论上可使基因扩增 10^9 倍以上。PCR 发明不到十年，其初创者 Kary Mullis 就于 1993 年荣获诺贝尔化学奖，这一成就现已广泛应用于分子生物学研究的各个领域，同时为遗传病、艾滋病及其他病症的精确诊断奠定了基础。

（2）操作步骤：

1）按以下次序，将各成分在0.5ml灭菌离心管内混合：

灭菌水	30 μl
10×反应缓冲液	10 μl
4×dNTPs	10 μl
上游引物（溶于5 μl水）	100pmol
下游引物（溶于5 μl水）	100pmol

模板DNA（可至2 μg，取决于靶序列的含量）

加水至终体积100 μl。

以上的反应条件适用于许多模板和引物，但并非对于任何特定的模板和引物组合来说都是最佳的，具体操作中还应作适当调整，使反应条件最优化。

2）反应混合液上覆盖100 μl石蜡油，防止样品在热循环中蒸发。随着仪器的改进，现在大多可以省略这一步。

3）于94℃加热反应混合液5分钟，使DNA完全变性，迅速冷却。

4）将0.5 μl Taq DNA 聚合酶（5 U/μl）加入到反应混合液中。为避免酶浓度过高，吸头吸附浪费，可根据需要进行稀释，然后再加入到反应体系中。

5）在DNA扩增仪上进行热循环反应，合成500 bp靶序列一般需要25～30个热循环，其循环参数如下：94℃1分钟，50℃ 2分钟，72℃ 3分钟，在末次循环后继续72℃延伸5分钟。

6）用常规琼脂糖凝胶电泳鉴定PCR产物，必要时进行Southern杂交或DNA序列测定分析。

（3）注意事项：

1）避免污染：

a.DNA处理最好用硅烷化塑料管以防黏附在管壁上，所有缓冲液吸头、离心管等用前必须高压处理，常规消耗用品用后作一次性处理，避免反复使用造成污染，PCR及样品制备应用灭菌水。

b.分区操作：PCR检测标本处理、各种液体配制、扩增和电泳结果观察最好分区操作，避免环境污染。

c.PCR在生物安全柜内进行，操作前后均得用紫外灯照射消毒。

d.安全柜内应设有供PCR用微量离心机、一次性手套、整套移液器和其他必需品；移液品用一次性吸头和带活塞的正向排液器，避免移液器基部污染。

e.PCR操作应戴手套并勤于更换。

f.成套试剂，小量分装，专人、专柜保存。配制试剂每次均用新器具，用后做一次性处理。

g.试剂管用前先瞬时离心（10秒），使液体沉于管底，减少污染手套与加样器的机会。

h.最后加模板DNA，马上盖好离心管，混匀，瞬时离心（10秒），使水相与有机相分开。加入模板且忌喷雾污染，所有非即用管都应盖严。加模板DNA后应更换手套。

i.实验设阳性、阴性对照。

2）错误掺入：Taq DNA聚合酶缺乏3'→5'核酸外切酶活性，因而不能纠正反应中发生的错误核苷酸掺入，但是，这种错误并不意味着PCR产物一定会发生序列改变。Innis M.A.发现，错误掺入的碱基有终止链延伸的作用倾向，这就使得发生了的错误不会再扩大。因此，PCR产物是否正确最好用核酸序列测定或核酸探针杂交方法证实。

2.核酸序列分析技术

（1）原理：DNA序列分析的基础是在变性聚丙烯酰胺凝胶（又称测序胶）上进行的高分离度的电泳过程，它能在长达500 bp的单链寡核苷酸片段中准确分辨出一个碱基的差异，对病毒的精确分类、鉴定及新病毒的发现有着十分重要的意义。

目前广泛应用的DNA测序技术有酶学的双脱氧法（Sanger法）、化学降解法（Maxam-Gilbert法）及在酶学法基础上发展起来的DNA自动测序技术。对于较小片段（小于500 bp）的目的DNA，可直接利用载体上的通用引物测序。对于大片段目的DNA，可考虑以下两种方法：①亚克隆法：对目的DNA进行酶切，亚克隆到测序载体上，测定亚克隆的DNA序列，通过排序分析，确定目的DNA的全序列。②渐进法：首先利用通用引物测定两端的DNA序列，然后以已知的序列为基础设计新的测序引物，用次引物测定更远距离的序列，以次向前推进，最终获得目的DNA的全序列。

（2）序列分析：实验中测序目的不同，采用的序列分析方法也不相同。对于确证性测序（如对突变位点处的测序或验证扩增序列是否正确时），往往只需进行一套反应，以取得DNA链上局部区域的核苷酸序列即可。如果是未知序列，必须进行多组实验，选取不同批次的克隆进行测序，在至少三次测序结果完全相同的情况下，才能确定这段序列。如果是对同种病毒不同株系间进行序列的比较分析，可对病毒全序或具有分类意义的 DNA 片段测序，进行序列同源性比较和进化树分析。最常用的 DNA 序列数据库有 EMBL 和 GeneBank，常用的分析软件有 Clustal、PCGEN、MACAW 和 BLAST 等。该技术主要应用于未知病原体的鉴定、及病原体来源及其亲缘进化关系的分析。

注意事项：测序模板的质量对实验影响很大，尤其是用 DNA 自动测序仪测序时，建议使用试剂盒提取质粒，保证模板纯度，去除 RNA 污染。

如将 PCR 引物用作测序引物时，对引物的纯度要求较高，需经 PAGE 以上纯化，普通的脱盐处理对测序结果有影响。

3. PCR-ELISA　PCR 扩增以后，在微孔板上借用酶联免疫吸附试验（ELISA）原理，使用酶标抗体，进行固相杂交来实现定量的方法被称为 PCR-ELISA。其原理为：首先，使用亲和素包被微孔板，再用生物素标记捕获探针 3' 端（捕获探针 5' 端和待检靶序列 5' 端的一段互补）通过生物素和亲和素的交联作用将捕获探针固定在微孔上，制成固相捕获系统。其次，在扩增时，引物用抗原（生物素、地高辛、荧光素酶等）标记，这样扩增产物中就会带有抗原。用扩增产物与微孔上的捕获探针杂交，靶序列被捕获。再在微孔中加入用辣根过氧化物酶标记的抗体，抗体与靶序列上的抗原结合，再加入底物使之显色。从而实现定量。

（1）标本处理：

1）土壤：取 20 g 土壤加生理盐水 30～50 ml，完全浸透土壤，置摇床内室温震摇过夜。经差速离心取上清液 200 μl，用快速 DNA 提取试剂盒提取 DNA。

2）滤膜（水、空气）：取 1 块剪碎，加入生理盐水剧烈震荡 3 小时，取 200 μl 上清液用快速 DNA 提取试剂盒提取 DNA。

3）棉拭子（分泌物、物体表面）：1 支浸泡 1 ml，取 200 μl 上清液，用快速 DNA 提取试剂盒提取 DNA。

4）皮毛、树叶等：0.5 g 加生理盐水 0.5 ml，用玻璃研磨器研磨碎，取 200 μl 上清液，用快速 DNA 提取试剂盒提取 DNA。

5）动物组织：动物解剖后，取部分肝脏和脾脏，立即用玻璃研磨器匀浆，取 50 μl 匀浆按如下方法提取 DNA，其余冻存于-20℃备用。向 50 μl 匀浆中加入生理盐水 100 μl 和 75 μl 蛋白酶 K 消化液，混匀后，56℃水浴作用 3 小时，100℃煮沸 15 分钟，2 000 rpm 离心 1 分钟后，取上清液 200 μl 用快速 DNA 提取试剂盒提取 DNA。

蛋白酶 K 消化液：30 mmol/l Tris-HCl，pH 值为 8.2，30 mmol/l EDTA-Na_2，0.1 mol/l NaCl，1.5%SDS，3 mmol/l DTT，100 μg/ml 蛋白酶 K。

用快速 DNA 提取试剂盒提取 DNA：①向 200 μl 上清滴加溶液 I 6 滴（约 200 μl），混匀后，于 99℃作用 30 分钟，冷却后置室温 15 分钟，其间不断混匀。②6 000 rpm 离心 1 分钟，倾去上清，加入溶液 II 10 滴（约 500 μl），混匀后 6 000 rpm 离心 1 分钟。③倾去上清，晾干，加入溶液 III 4 滴，混匀后 6 000 rpm 离心 1 分钟，上清可直接用于 PCR。

溶液 I：　6 mol/l NaI～10 g/1 000 ml 玻璃粉。

溶液 II：　70%乙醇。

溶液 III：无菌去离子水。

（2）PCR 扩增：取一定数量的 PCR 反应管，加入上述提取的标本 DNA 30 μl，充分溶解后，置 DNA 热循环仪（PE 公司，2 400 型）上，首先于 37℃作用 15 分钟进行防污染处理，再按如下条件扩增：94℃预变性 3 分钟，94℃变性 10 秒，58℃复性 10 秒，72℃延伸 10 秒，共循环 35 次，最后，于 72℃延伸 3 分钟。

（3）微孔板杂交：取杂交液（5Denharts-5SSC-50 μg/ml 鲑鱼精 DNA-10%硫酸葡聚糖-50%甲酰胺-10 μl PCR 产物）中，于 42℃杂交 30 分钟后，用 PBS-0.1% Tween 20 缓冲液漂洗 5 次。

（4）酶联显色：采用 HRP-链酶亲和素以适当稀释度 37℃作用 15 分钟，用 PBS-0.1%Tween20 缓冲液漂洗 5～6 次，加入 200 μl 的 OPD 底物液，37℃显色 10 分钟以内。用酶联仪读 OD 值，阳阴 OD 比值≥2.1 为阳性。

1）PCR 反应管的制备：PCR-mix 3 μl（100 mmol/L Tris-HCl，pH 值为 8.3，500 mmol/L KCl，0.1% BSA，20 mmol/L $MgCl_2$，90 mmol/L 保护剂，配对引物各 0.2 μmom/L，400 μmol/L dNTPs）分装微量离心管，真空抽干，封于塑料袋内-20～4℃保存，可以稳定 2 年以上。

2）包被板的制备：将扩增产物用 PBS-0.1 mmol/L $MgCl_2$ 包被液分别以 300 ng/孔包被 NUNC 单条可拆高吸附微孔板，45℃干包 3 小时，用 PBS-0.1% Tween20 洗一次后，用预杂交液（5Denharts-5 SSC-50μg/ml 鲑鱼精 DNA-3%BSA）封闭 1 小时，倾去预杂交液，45 ℃烘干后封于塑料带内4℃保存，可以稳定1年以上。

4.mol% G+C 测定　多数生物的核酸含有嘌呤碱基——腺嘌呤（A）和鸟嘌呤（G）与嘧啶碱基——胸腺嘧啶（T）和胞嘧啶（C）。有时，某些生物体内会含有修饰的碱基，如 5-甲基胞嘧啶或羟甲基胞嘧啶。多数情况下，修饰碱基仅替代了一小部分亲本碱基，原核和真核生物及多数病毒 DNA 是由特异碱基对[（A+T）与（G+C）]严格配对构成的互补双链。由于已证明 A+T 与 G+C 碱基对的比率在生物间是不同的，并且，在某一特定生物体内这种比率（一般以 mol%G+C 值）已用作生物间的一种比较特征。

根据 DNA 的化学和物理特点，可通过多种方法测定碱基成分。1955 年 Chargaff 等首先将 DNA 制备液水解，并以纸层析分离各碱基洗脱后用光谱测定术来测量。从此，DNA 或 DNA 成分的几种物理和光谱特性可以相互对应，评估 mol%G+C 值的方法都是与定量纸层析所得结果一致为基础（表 30-2-4）。

表 30-2-4　细菌碱基成分的测定方法

方法	被测定的特征
水解和色谱分析	碱基 mol/L
CsCl 密度梯度分析	浮力密度（ρ）
热变性	Tm
HPLC	核酸各成分的紫外吸收
DNA 溴化反应	溴化后紫外吸收的改变
脱嘌呤法	水解后嘌呤碱基的吸收
酸变性和光谱分析	吸收比率
天然 DNA 光谱分析	吸光度
DNA 碱基组成和 UV 吸收	核酸的紫外吸收
其他方法	电泳及染色特征

无论用哪种方法，在测定前都应从细菌中纯化出染色体 DNA。Mol%G+C 测定中，DNA 的纯化是较费时的一步，也是易出技术问题的一步，下面叙述的一些方法，如氯化铯密度梯度离心法，用于大分子量 DNA 分析效果最好，而另一些方法，如碱基或核苷酸色谱和光谱分析要求 DNA 样品中不能有 RNA 污染。

提取 DNA 的基本步骤是：①培养细菌；②收集洗涤并裂解细菌；③用酚—氯仿—异戊醇抽提使 DNA 与蛋白质分离；④ Rnase 消化法除去 RNA；⑤乙醇沉淀或用离子交换树脂纯化 DNA。不同细菌，不同测定方法纯化过程与要求略不同。提取 DNA 后即可按下述方法之一来测定 mol%G+C。

（1）浮力密度梯度离心法：DNA 在氯化铯（CsCl）中的密度（ρ）随 mol%G+C 的增加而呈线形增加。当 DNA 分子在 CsCl 溶液中高速离心时，在 CsCl 密度梯度的一定部位形成 DNA 带，这条带的 DNA 分子密度相当于这一部位 CsCl 的密度。这条带中点的 DNA 密度即浮力密度。早于 1962 年 SchidKraut 等就阐述了 DNA 制备物的密度与化学法测定的 mol%G+C 值相关的方程式，即公式 30-2-1：

$$\rho=1.66+0.098(G+C) \quad \text{公式 30-2-1}$$

之后，又有许多学者证实了类似的公式，只是常数略不同，用这些公式得到的 mol%G+C 仅相差 1%～2%。

浮力密度测定高分子量 DNA 效果最好，因为 DNA 在 CsCl 中带的宽度是片断长度的函数。这种方法的优点是仅需少量的 DNA 即可分析，对 RNA 和蛋白质的污染不太敏感；缺点是单色素与 DNA 的黏性结合会导致密度改变，该法需要特殊的分离超速离心机，且离心时间长达 44 小时或更长。

（2）热变性温度法：当 DNA 高温受热时，碱基的结合键则断裂，导致 DNA 双链分开（变性）。这种变性现象很易用 UV 光谱法测定。DNA 从天然状态变性后，在 260 nm 的吸光度会增加 40%左右。当温度以 0.5～1.0 °C/min 的速度增加时，变性曲线为平滑转变。

解链温度（Tm）的中点温度随 DNA mol%G+C 的增加而增加，首先由 Marmur 等于 1962 年建立了这些值与色谱技术测定的碱基成分间的关系。尽管 A+T 和 G+C 不完全符合线性回归线，但当 mol%G+C 在 25%～75%间时，二者呈线性相关。Deley 等和 Mandel 分别在 1970 年重新检验了这种关系，并又建立了 Tm 值和 CsCl 浮力密度值间的关系。Deley 等和 Marmur 等的方程的斜率几乎相等，而 Mandel 等的斜率较低，因此，对 mol%G+C>51 的 DNA 而言，该公式计算结果会比 Marmur 等的结果高，而对 mol%G+C>51 的 DNA 而言，其结果则较低。

增色转移的中点可用不同方法来测定，如制图法和使用正常概率纸法等。Ferragut 等比较了四种方法，认为制图法获得的 Tm 值最适合常规应用。

（3）制图法：在一紫外分光光度计的比色杯内逐渐加热 DNA 样本，并连续测量标本的 UV 吸收情况和比色杯及比色架的温度，温度则利用一外接水浴箱逐步增加，而目前新一代分光光度计设有电加热小杯固定架，其内装有热敏电阻，并用微处理板或微机来控制。当测 Tm 曲线时，有两个因素是必须考虑的：缓冲液离子强度和温控精度。前者对 DNA Tm 值影响较大，离子强度可通过将 DNA 样与同批次缓冲液透析来达到标准化。温度可通过在每次实验中加一 DNA 对照（大肠杆菌 b 和 K-12 株 DNA）来标准化。

将温度和对应的相对吸光度绘制成 DNA 热变性曲线，该曲线的中点对应温度即为 Tm 值。

（4）高效液相色谱（HPLC）法：如前述，所有间接测定 G+C 含量的方法均依赖于 DNA 的酸水解和碱基的定量纸色谱法。但是，由于工作量大，从 20 世纪 60 年代中期后仅做了少量这种色谱分析。由于最近 HPLC 仪器和色谱柱的进展，使得研究者可以很快而且很容易地直接测定核酸的碱基，脱氧核糖核苷和脱氧核糖核苷酸。

HPLC 仪器是由下述部件构成的：①用于流动相的溶剂池。②高压泵：使溶剂在高压状态下流过柱子。③压力表：用于测量泵压。④注射部分：常常是一样品环（Sample loop）。⑤柱子。⑥检测器，用于检测核酸成分，是一 UV 光度计。⑦纪录仪。这种仪器可以用微处理机控制以自动产生溶剂梯度，注射样品并与色谱图峰结合来计算各成分含量。

UV 检测器或监测仪可以固定波长（一般245 nm），双波长（254 和 280 nm）或变化波长（从 190～300 nm）。最近报道了一种光栅检测器，这种检测器能进行 10 毫秒光谱检测，除能提供精确分析外它也可以进行峰纯度和峰的鉴定。其他类型的检测器包括荧光、质谱、电导、IR 吸收、折射率和电量计等方法。

用于分析碱基、核苷和核苷酸的三种主要 HPLC 柱类型是：反向、离子配对和离子（阴或阳离子）交换型。在反向色谱中，它可用于分离极性或非极性化合物，疏水反应决定着储留程度。样品的疏水部分分隔入化合结合物质的疏水表面，较强的极性或离子溶剂在水相洗脱液内，并洗脱较快。在离子配对色谱中，将化合物加入流动项，该流动项含有亲脂基团和离子基团。其中，亲脂基团能与非极性静止相反映，而离子基团能与相反电荷的离子化合物配对，这可使带电溶液在反相柱内储留程度大。在离子交换色谱中，静止相含有固定的离子，阴离子用于阳离子交换，而阳离子用于阴离子交换。它们与离子溶剂间的静电反应使离子溶剂被储留。

表 30-2-5 列出了主要碱基、脱氧核糖核苷和脱氧核糖核苷酸的分子量、最大吸收值和在最大吸收值时的摩尔淬灭系数及其 260 nm 的淬灭系数（ε260）。在 x nm 波长时的吸收和在 x nm 时的淬灭系数（εx）、摩尔浓度（mol/L，C）和光程通过标本的距离（b，以 cm 表示）间的关系如公式 30-2-2：

吸收值 $x = εx \cdot c \cdot b$　　　公式 30-2-2

动、植物 DNA 的 mol%G+C 变动幅度较窄和相似，在 35%～40%，原核动物的 mol%G+C 变动幅度较宽，可达 25%～75%。因此，mol%G+C 含量测定更适合于细菌的分类鉴定，易于鉴别。

Mmol%G+C 有助于鉴别表型特征相似的细菌（尤其是鉴定新种）。遗传特征可用于鉴别单凭表型特征难以鉴定的细菌。如滑行、单细胞非光合的噬纤维菌属与产子实体黏球菌属营养细胞的表型结构非常相似，难以识别，但两者的 G+C 含量完全不同（噬纤维菌属 G+C 含量为 38%，产子实体黏球菌属为 68%），说明它们之间的关系是非常远的。

Mmol%G+C 可作为判定细菌种属间亲缘关系的参考标准。通过鉴定细菌 DNA 中 mol%G+C 对细菌进行分类鉴定，目前还没有一个大家公认的统一标准。一般遵循下述原则：

G+C 含量不同的细菌可以肯定不是同种细菌；而 G+C 含量相同的细菌可能是相同或相近的种属，但也可能是不同的细菌。因此 G+C 含量在细菌分类学中的重要性在于它可以作为一种排除性特征。若需判定 G+C 含量相同的细菌间的关系，尚需了解两细菌 DNA 脱氧核糖核苷酸线性排列的顺序，即核酸的同源性。

两组细菌的 G+C 含量差别在 2% 以内是无意义的，若差别在 4%～5% 可认为是同种内的不同菌株。两组细菌的 G+C 含量差别在 10%～15%，可认为是同属内不同种细菌，若差别在 20%～30%，可认为是不同属，甚至是不同种的细菌。

表 30-2-5 DNA 成分的紫外吸收值

成分	MW	pH 值	最大吸收	εmax（×10⁻³）	ε260（×10⁻³）
腺嘌呤	135.13	1	262.5	13.2	13.0
		7	260.5	13.4	13.3
		12	269	12.3	10.45
脱氧腺苷	251.24	2	258	14.5	(14.6)
		7	260	15.2	
		13	261	14.9	
脱氧腺苷-5'-磷酸	331.22	2	258	14.3	14.7
		7			15.3
		12			15.4
胞嘧啶	111.1	1	276	10.0	6.0（6.88）
		7	267	6.1	5.55
		14	282	7.9	5.55
脱氧胞苷	227.22	1	280	13.2	6.15
		7	271	9.0	7.35
			271.5	9.1	7.05
脱氧胞苷-5'-磷酸	307.20	2	280	13.5	6.2
		7	271	9.3	7.4
		12			7.5
鸟嘌呤	151.13	1	248	11.4	8.0
			276	7.35	
		7	246	10.7	7.2
			276	8.15	
		11	274	8.0	
		14	274	9.9	6.4
脱氧鸟苷	267.24	1	255	12.1	11.3（1.8）
		H₂O	254	13.0	11.75(7)
		12	260	9.2	
脱氧鸟苷-5'-磷酸	347.23	1	255	11.8	11.5
		7			11.8
		12			11.5
胸苷	126.11	1	264.5	7.9	7.4
		7	264.5	7.9	7.4
		12	291	5.4	3.7
胸腺嘧啶	242.23	1	267	9.65	8.75（9.43）
		7	267	9.65	8.75
		13	267	7.4	6.65
胸腺嘧啶-5'-磷酸	322.21	1	267	10.2	9.3
		7	267	10.2	9.3
		12			7.5

5.DNA 同源性测定 由于我们已清楚地了解脱氧核糖核苷酸的结构和物理特性，因此，可通过 DNA 复性（杂交）来测定生物间 DNA 序列的同源性，这种方法是鉴定两 DNA 片断的配对情况。因而，该法决定 DNA 中四种碱基线性排列的顺序。

（1）核酸分子杂交技术可以分为液相和固相分子杂交两种基本类型。前者包括羟基磷灰石法、S1 核酸酶分析法和复性速率法等；后者根据支持物不同有琼脂糖凝胶法和滤膜法。

复性和杂交的动力学。不同生物 DNA（或 RNA）链上核苷酸的线性排列的相似度可通过测量一种生物的 DNA（或 RNA）与另一种生物的 DNA（或 RNA）形成异源 DNA 双链或 DNA-RNA 杂交体的程度以及通过比较异源 DNA 双链或 DNA-RNA 杂交体与同源双链或杂交体的热稳定性来测定。这种实验可以在液相中或将其中一种反应剂（核酸成分）固定于滤膜上来进行。影响 DNA 变性（杂交）反应的主要因素包括：①各反应剂的浓度；②缓冲液的离子强度（盐浓度）；③复性或杂交的温度；④有机溶剂（如甲酰胺、DMSO 或硫酸葡聚糖）的浓度；⑤在异源复性中核苷酸序列错配的程度；⑥核酸的遗传复杂性。液相反应可用二级动力学（DNA 复性或 RNA 与过量 DNA 杂交）来描述，或用伪一级动力学（DNA 与过量 RNA 杂交）来描述。尽管将一种核酸固定于膜上使反应动力学复杂化，但它仍受上述因素的影响，与液相反应极相似。

盐浓度和复性温度对杂交亦有影响。于 6×SSC 中的复性速率较 2×SSC 中快 3 倍，较 4×SSC 中快 1.5 倍，低于 2×SSC 的盐浓度，复性速率更低，而高于 6×SSC 的盐浓度并不明显提高速率。在溶解温度（Tm）中点以下 20～25℃时为最适复性温度。

另外，有多种有机化合物会抑制 DNA 双链或 RNA 杂交体的热稳定性。如甲酰胺、二甲基亚砜和尿素等。这些试剂可使杂交于较低温度下发生，因此，使单链核酸，尤其是 RNA 链的热剪切作用降低。一般以甲酰胺为最常用。在复性实验常用 SSC 浓度范围内，盐浓度的影响是很弱的，而甲酰胺每增加 1%，会使大肠杆菌 DNA Tm 值下降 0.61℃，使产气荚膜梭菌 DNA Tm 值下降 0.5%。甲酰胺对 RNA 杂交体的影响不如对 DNA 链明显。因此，在高浓度的甲酰胺（50%～80%）条件下，rRNA 杂交发生，而无 DNA 杂交发生。

反应液中加入 10%硫酸葡聚糖-500 可使复性速率提高 10 倍。对固相杂交核细胞原位杂交亦有类似作用。硫酸葡聚糖的作用可能是束缚了反应液中水分子的运动。从而使反应剂的有效浓度增大，进而增加复性速率。

上述的复性速率适于同源反应，而大多数同源性实验是异源的，在最适复性条件下，异源双链会比同源双链的热稳定性低 10～15℃，复性速率较同源双链慢 2 倍。

尽管生物的基因组对复性亦有影响，但细菌间基因组变化不是特别大，对多数同源性实验是无需考虑的。多数细菌都有 8～10 个拷贝的 rRNA 基因，因此这些基因的复性会比其他基因快，细菌噬菌体或质粒 DNA 的复性实验液要比染色体 DNA 的 Cot 值低。

液相中 DNA 的复性可用紫外分光光度法通过检测复性速率来测定。若用一放射性或非放射性标记探针，探针与过量未标记 DNA 的复性双链可用对 S1 核酸酶抵抗的特性或与 HA 吸附的特性来测定。

这些方法用高度纯化 DNA 复性均没有什么问题，DNA 浓度应精确测定。所有 DNA 样品应均一地切割是很重要的。这可在 15 000 psi 下将制备样（0.2～0.5 mg/ml）通过 French 压力器 2～3 次来达到。这可使 DNA 片断平均大小在 $(4～5)×10^5$ Da。用超声波打碎 DNA 亦可。但是，由于能量和探头直径的变化，超声仪应以能量和在标准条件下超声时间来标定。

核酸分子杂交技术可按作用环境分为液相分子杂交和固相分子杂交。液相分子杂交中包括羟基磷石灰法、S1 内切酶分析法和复性速率法；固相杂交依固相支持物不同分为琼脂糖凝胶方法和滤膜杂交法。从重复性来看，固相直接杂交法的误差范围通常为 1%～6%，有时达 13%，复性速率法的标准误差为 4.2%，而液相杂交的平均误差是 11%。从工作量来看，固相杂交前处理工作多，而液相杂交的处理则相对复杂。

复性速率法。DNA 变性可以用紫外分光光度计以复性起始浓度或以一半 DNA 复性的时间和 DNA 浓度（Cot1/2）来测定。

测定两细菌 DNA 同源性的最普通的方法是 Deley 等 1970 年描述的复性速率法。该法是将 A 菌和 B 菌 DNA 样品的复性速率（NA 和 VB）与 A、B 两菌 DNA 的等量混合物的复性速率（Vm）相比较，同源性百分率可用公式 30-2-3 计算：

$$\text{同源性}\% = \frac{4Vm-(NA+VB)}{(NA·VB)1/2} \times 100\% \quad \text{公式 30-2-3}$$

该式中假定两菌的复性速率是一样的（即基因组大小相同）。这种假设对于细菌和大部分双链 DNA 病毒是适用的，但是，当比较病毒和质粒 DNA 样品时应慎用。这一公式通过平均两菌速率补偿了 A 和 B 菌样品 DNA 浓度间的差异，因而，仅人为规定用单位时间内变性 DNA 的复性速率（即在 260 nm 吸光度的变化值）来测定 DNA 的同源性。

影响选择合适复性条件的主要影响因素是待比较菌的含量。DNA 样品应具有相似的浓度，并溶于 0.1×SSC 缓冲液中，复性混合物应含约 75 μg/ml DNA，或 6×SSC，25%～50%甲酰胺。

S1 核酸酶和 CHA 法。S1 核酸酶和羟基磷灰石（CHA）法代表了两种测定少量标记 DNA 与过量未标记 DNA 复性程度的方法。S1 核酸酶是单链 DNA 特异的。因此，未复性的 DNA 探针或部分探针片断未形成双链结构（环状或尾端突出），则可被 S1 核酸酶降解。在合适离子强度（0.14 mol/L 磷酸钠缓冲液，pH 值 6.8）条件下，双链 DNA 会吸附于 HA 上，而单链 DNA 则不能。因此，探针的复性片断可与未复性片断分开。但仅部分双链的片段可作为完整双链选择出。因此，两法所得结果不会完全一致。

固相杂交法。该法原理是将变性的待比较的"冷"DNA（为标记DNA）固定在膜上，然后与剪切的同位素标记的表菌株DNA杂交。杂交分子的数量可通过膜上滞留的放射性来测定。基本方法如下。

1）用热和碱变性高分子量DNA，加热法对低盐和低浓度DNA样品适用。此时，DNA液溶于0.1×SSC中，浓度为100～140 μg/ml，先于100℃加热10～15分钟，然后迅速冷却，加盐至6×SSC碱变性较简便，因为DNA浓度和盐浓度对比均无影响。向6×SSC液中加入NaOH至0.1 mol/L，37℃作用20分钟，之后迅速冷却并用HCl中和。

2）硝酸纤维素滤膜（直径24 mm、孔径0.2～0.4 μm）先于2×SSC中浸泡，然后置于真空抽滤器中，用10 ml 2×SSC洗膜一次。将6×SSC的DNA变性液（6～10 μg/ml）缓慢通过制备好的膜。抽滤后，再用50 ml 2×SSC抽滤漂洗，去除未结合的DNA。之后，取下膜，晾干。80℃烘烤2小时，贮于4℃。

3）必须精确定量固定在膜上"冷"DNA的量。最常用的方法是在抽滤前后测定变性DNA液的260 nm OD值。亦可用过氯酸水解来测定膜上DNA量。该法是将固定DNA的膜置于3 ml 0.5 mol/L HClO$_4$中100℃作用20分钟，冷却后，于270 nm和290nm处测定该液的吸收值。未固定DNA的膜同样处理作对照。可按公式3-2-4计算固定DNA的浓度（μg/ml）：

$$C = 10.1 \times \frac{A_{270} - A_{290}}{0.19} \quad \text{公式30-2-4}$$

式中，A_{270}——该液中270 nm时的吸收值；

A_{290}——该液中290 nm时的吸收值；

10.1——每一核酸的核磷定量因子；

0.19——270和290 nm时的特异吸收的差异。

用该法可测定开始固定DNA的量。参与杂交的DNA的量和漂洗后膜上存留的DNA可通过固定标记的DNA测定。

4）固定DNA的膜于2×SSC液中与标记的变性标准菌株DNA片断共同反应，终体积一般为0.5～1.5 ml/24 mm膜。在反应过程中，标记的DNA可能非特异的吸附于膜上，这可能影响杂交结果。为避免这种误差，固定DNA的膜可于Denhardt液中保存2小时。

已证明，杂交双链的比例随标记DNA的相对量下降而升高，并且，如标记DNA与高分子量DNA之比为1:100或更低时，则变为一常数。另外，杂交双链的比例随反应时间延长而增加，并且于18小时后恒定。在选择杂交条件时应考虑这些因数。

最适反应温度应比天然DNA Tm值低约25℃。加入甲酰胺可降低杂交温度（1%甲酰胺使温度下降0.6℃），这样，可以防止孵育过程中DNA由于热的作用而丢失（如脱嘌呤等）

5）反应后，用50～100 ml 2×SSC或用0.003 mol/L Tris HCl缓冲液（pH值9.4）漂洗，去除未反应的DNA片断。膜晾干后，进行放射计数。

上述方法已广泛用于DNA序列比较以进行DNA的分类和鉴定。这种技术结果精确，但费时，因此，有必要发展一种快速的DNA-DNA分子杂交技术。

（2）DNA同源性测定在细菌分类鉴定中的意义。

1）细菌分类鉴定：如上所述，DNA G+C含量分析只能确定含量不同G+C的细菌属于不同的种，但无法确定含有相同G+C的细菌是否为同种。因测定的mol% G+C含量无法确定DNA的碱基序列。因此，利用核酸杂交技术对细菌同源性进行分析，是细菌分类鉴定的又一重要手段。它可以对新菌种，或对表型形状差别小，难以识别的菌株做出较可靠的鉴定。

判定细菌同源性尚未有统一标准，必须用实验室已知菌株作对照。一般认为：若两株细菌DNA的杂交百分率大于70%（≥69%），为高度同源，表示两株菌基因组的差异很小；若在25%以下，则认为两株菌基因组的差异很大。《伯杰细菌鉴定手册》（1984）指出：①同源性在60%以上通常认为是同一个种，其中60%～70%的同源性为同一种内不同亚种间的菌种；70%以上（80%～90%）的同源性为同一种不同亚种内的菌种；②同源性在20%～60%之间应认为是同一属中的不同菌种；③同源性在20%以下，应考虑是不同属的菌种。

2）用于检测感染组织中的细菌DNA：核酸杂交法检测动物感染组织中的特异细菌DNA的方法已经经历了二十多年的发展。从感染的脏器中提取

DNA，与标记的待检菌 RNA 杂交后，固定于膜上，再用 Rnase 消化，最后，测定放射性。这种方法可检出 20 μg 组织 DNA 中 10^{-4} μg 的靶核酸，也就是说，50 个感染细胞中如果含有 1 个菌，就可检查到。这个方法在医学微生物调查研究中用于发现感染组织，尤其是慢性感染组织中的病原菌。

6. 核酸指纹图分析法　核酸指纹图分析法是细菌分类鉴定法之一。细菌分类鉴定法包括表型鉴定法与遗传学鉴定法，后者与数值分类法合称为现代分类鉴定法。

遗传学鉴定法包括细菌 mol% G＋C 测定、染色体 DNA-DNA 杂交、核酸探针杂交、PCR 和 16S rRNA 测序法等。这些方法对细菌种属甚至科水平上的鉴定各起了不同的作用。过去，对种以下的分类鉴定法主要依赖于血清型分型、噬菌体分型、生物型和致病型等表型方法，但对种以下分类元的遗传学鉴定更有利于人类从遗传进化（聚类）的角度认识细菌。细菌核酸指纹图分析法就是目前能帮助我们达到上述目的的最好方法。

并非细菌的所有核酸成分均可作为指纹图分析的基础，公认作为染色体外的独立复制单位——质粒可用于细菌株间的区分；细菌的染色体可作为 REA、探针指纹图、PFGE 和 PCR 指纹图的基础。至于细菌 RNA 成分，还未见用于指纹图分析的报道。下面着重讨论以质粒和染色体 DNA 为基础的核酸指纹图分析法。

（1）质粒指纹图分析法。

1）基本原理：多数细菌具有质粒，且不同菌种或菌株间质粒存在与否和质粒的大小及 DNA 序列均不同。据此，可将同种不同株间细菌的质粒及其限制酶切片段行电泳分析，根据质粒谱的不同来判断细菌间的差异。

分子生物学新发展的简单方法对细菌病原的流行病调查起着重要的影响。在 1980 年前，就没有关于用质粒或染色体指纹图来调查医院内或流行感染的报告。在过去的几年中，由于 DNA 分型技术的应用，使得我们对细菌病原及其传播方式了解得更深入了。而今，金黄色葡萄球菌、军团杆菌、肠杆菌、克雷伯杆菌、沙门菌和弯曲菌以及弧菌等的流行病学调查资料若没有包括这些 DNA 分析技术或更复杂的技术来对分离株进行分型，则该调查资料会被认为是不完整的。该技术发展如此之快的原因有三：①提取质粒方法的简化，使得质粒分析与质粒 DNA 酶切简单、易学，许多研究和非研究单位均可开展此项工作；②DNA 分析技术重复性好，适于多种微生物；③被调查细菌的遗传学分型较依赖于表型特征的分型更直观，且分辨率高。

2）质粒指纹图分析的基本方法：质粒分析大致步骤如下：①细菌过夜培养，离心收集菌体。用 EDTA 裂解菌细胞外膜，细胞壁用溶菌酶处理而除去，内膜则用表面活性剂裂解，染色体 DNA 在碱性条件下变性，并与细胞碎片一起通过离心而去除，上清液中的质粒进一步抽提并纯化。②质粒 DNA 在 0.7%～0.8% 琼脂糖凝胶中电泳，DNA 依分子量大小在从阳极向阴极迁移过程中而分离，较大质粒比小质粒泳动慢，质粒的大小（Md）与质粒在胶中泳动的距离（毫米）间呈反向 log-log 关系。电泳后，可用溴化乙啶染色，溴乙啶可与 DNA 结合，在紫外光激发下发出荧光，使质粒 DNA 呈现一条或多条带，由多条质粒构成的图谱即质粒图谱或指纹图。电泳时，需将已知大小的质粒作为分子量对照以测定未知质粒的分子量。③质粒 DNA 还可以用限制性内切酶消化，这些酶常常能识别 4～6 个特异的 DNA 序列，在特异位点切割 DNA，电泳后产生一质粒酶切图谱或指纹图。

注意：本方法可应用于院内感染和流行质粒的调查。但是，质粒图谱分析方法并不能完全取代其他微生物方法，其应用受菌株无质粒、有些质粒不稳定或经多次传代丢失及限于一定时间和地区范围的限制。

（2）染色体 DNA 指纹图分析法：染色体 DNA 指纹图分析法主要有限制性核酸内切酶分析（Restriction Endonuclease Analysis REA）、脉冲场凝胶电泳（Pulsed Field Gel Electrophoresis PFGE）、染色体探针指纹图分析法（包括插入序列分型和核糖分型法）和 PCR 指纹图（PCR Fingerprinting，PF）。

1）限制性核酸内切酶分析：限制性核酸内切酶分析（REA）是将提纯的染色体 DNA 经合适的限制性内切酶消化后，形成一系列 DNA 片段，通过凝胶电泳时片段分离，构成酶切谱，根据染色体 DNA 酶切相似程度来判定不同菌株的亲缘关系，同种细菌种不同菌株具有不同的酶切谱，同一菌株酶切谱相同或极相似。REA 可以应用于流行病学调查和细菌分类研究。

由于 REA 结果复杂，不易分析，若要克服上述缺点，在不影响结果分析的条件下适当通过一定减少酶切片段数量，则有利于分析。用 PFGE 和染色体探针指纹图及 PCR 指纹图可克服这一缺点。

2）脉冲场凝胶电泳（PFGE）：分析过程与 REA 类似，不同的是，在 PFGE 中选用识别罕见切点的内切酶切割染色体 DNA，获得的酶切 DNA 大片段经低浓度琼脂糖凝胶在脉冲场电泳槽中电泳，使大片段分离。如此产生的数量有限的 DNA 片段易于肉眼识别，极易进行分析。

脉冲电泳分离大分子 DNA 的介质是琼脂糖，大于 20 kb 的线性 DNA 片段在琼脂糖凝胶网孔中泳动，就像蛇行式地找弯曲蜿蜒的孔隙。脉冲的单项恒定电场给 DNA 分子的泳动动力方向是确定不变化的，所以严重影响凝胶电泳分离大分子量 DNA 片段的效果。而 PFGE 施加在凝胶上至少有两个电泳方向，时间与电流大小也交替变化，使 DNA 分子能不断地调整运动方向以适应凝胶中不规则的孔隙变化，达到分离线性大分子的目的。最大分辨率为 5 000 kb 大小的线性 DNA 分子。

在交变脉冲电场中，大分子量线性 DNA 改变泳动方向所需时间比小分子线性 DNA 要长，因为前者变性能力低于后者。当某一线性 DNA 在脉冲场中改变形状，调整方向进行迁移所需的时间大于脉冲场冲维时间时，该 DNA 迁移速度将减为最低，线性 DNA 分子改变形状和泳动方向所需时间与分子量大致成正比，故 PFGE 也是基于不同分子量的差异作为分离不同 DNA 分子的依据。

当 DNA 分子变形转向所需时间与脉冲时间较接近时，迁移率与 DNA 分子量成反比，根据被分离 DNA 分子的大小范围选择适当的脉冲时间，经过较长时间不断变形转向泳动，大小不同的 DNA 分子就得到了分离，DNA 分子的净迁移方向与普通电泳一样，垂直于样品孔穴。

（3）染色体探针指纹图：核酸探针杂交的重点在于酶切位点异源性的检测及酶切片段的大小和长度的不同，以此来区别不同的菌株。探针的运用，杂交谱带较少，易于观察，敏感度也有提高。近年来，人们为更准确地分析流行菌株，在寻求构建探针上做了许多尝试。

核糖分型（ribotyping）：rRNA 进化上的高度保守性，使它成为目前系统分类研究中最常用的分子计时钟。利用 rRNA 为基础的广谱探针，分析杂交后呈现的染色体探针指纹图（rRNA 指纹图），为菌种定型和近缘菌株的鉴定提供了一种新技术，特别是对传统方法不可分型的菌株，该法显示出其独特的优点。

核糖分型（Ribotyping）是以编码分散在细菌染色体 DNA 几处 rRNA 基因靶子的 RFLP 分析方法。首先用适当的限制酶切断细菌 DNA，做琼脂糖凝胶电泳，按切断 DNA 片段的大小分离。电泳后经 Southern 转印把 DNA 转到尼龙膜上。将此转有 DNA 的膜用标记的 rRNA 或 rRNA（编码 rRNA 的基因）作探针进行杂交，检出含有 rRNA 基因的 DNA 片段。rRNA 及其碱基序列在种间虽有不同，但在种内极其均一。从而 rRNA 的限制酶切点在种内非常保守。用某限制酶剪切作核糖定型时，因切点 2 和 3 切断产生的片段 B 在同种不同株间的大小完全一致，不呈多型性，而与 rRNA 基因相邻的 A 和 C DNA 片段在株间的大小可能不同。切点 1 和 4 因 rRNA 基因更容易发生突变和缺失等变异。也就是可以认为核糖定型是进行检出与 rRNA 基因相邻染色体 DNA 多型性的 RFLP 分析。近几年，核糖定型应用于各种菌的分子流行病学，逐渐肯定了它的有用性。将此法用于金黄色葡萄球菌，特别是 MRSA 的流行病学，在和药敏分型、血浆凝固酶分型、噬菌体分型、质粒分型、PFGE 及以 IS431 为探针的 IS 分型法的比较。

（4）PCR 指纹图：PCR 指纹图的基础是通过引物复性位点的特异选择来扩增多态性 DNA，用臆断选择的引物即使在引物与模板不完全配对时亦能合成 DNA；某些引导合成过程在合适距离范围内发生于相反链，这种有效相对合成过程可产生多条 PCR 产物，这种引物复性位点的差异决定着扩增 DNA 片段的合成，通过凝胶电泳或色谱分析可检测出这种差异。目前已有上千篇文献报道此法的应用，所用称谓不尽相同：扩增片段长度多态性、DNA 扩增指纹图、臆断引导 PCR、重复序列间 PCR 或多态 DNA 的随机扩增（RAPD）均为 PCR 指纹图的同义词。

许多文献报道了优化引物长度和凝胶系统以分辨 PCR 指纹图，但应用的主要原理基本相同。PCR 指纹图分析方法的关键问题是选择合适的引物和电泳凝胶。

1）引物的选择：PCR 指纹图分析中所用引物不像 PCR 技术那样有严格的要求，因为该技术中用任何短的引物在非严格扩增条件下均可从任何靶 DNA 中扩增出数量不等的特定 PCR 产物，但决定获得多少条扩增带则与引物直接相关。对 10 mer 或更长引物而言，PCR 指纹图越复杂，其重复性越好。然而，产物太多使结果评价困难。因此，通过筛选不同序列与长度的臆断引物可获得中等复杂度的指纹图。引物可从下列来源获得：①从公司购买 10 mer 左右的不同引物，筛选后选定。②通过统计分析选择基因组中较共同的序列作为引物。③用较大量的非常短的随机引物（如从公司购得）可获得非常复杂的指纹图。

有试验表明，引物以 8 mer 最佳，长于 10 mer，分辨力明显下降。引物必须纯化才能获得稳定的指纹图。要想获得稳定的指纹图谱，必须了解"环境效应"，这种情形出现于很简单的图谱中，对复杂方式则无此现象。指纹图的形成是许多 PCR 产物竞争的结果，获胜者越少，则其他有待扩增的产物出现的概率也越大。鉴于此，在选择指纹图复杂度时，尽量选择大于 10 条主要产物的 PCR 指纹图。

2）凝胶的选择：许多研究者习惯于琼脂糖凝胶和较简单的指纹图，因为琼脂糖凝胶可用 EB 染色，避免了放射操作。在刚刚开始 PCR 指纹图研究时，用琼脂糖凝胶电泳证实扩增反应是否发生是明智之举。用变性聚丙烯酰胺凝胶电泳较琼脂糖凝胶电泳要获得分辨力更好的较多指纹图条带，因为这种胶可分辨差别一个碱基的 DNA 片段，另外，用变性胶可去除两链的不对称扩增，即在自然胶中，产生一条双链产物和一较弱的过剩变化的单链产物。亦可用聚丙烯酰胺凝胶分离变性的 DNA 指纹，该法是将单链构象多态性（SSCP）与 PCR 指纹图结合起来了。

He 等比较聚丙烯酰胺的乙烯多聚体、聚丙烯酰胺和琼脂糖凝胶对 PCR 指纹图分析中 PCR 产物的分辨力。结果表明，聚丙烯酰胺的乙烯多聚体分辨力最好，琼脂糖凝胶最差，聚丙烯酰胺居中。

3）可重复性：有些文献报道了 PCR 指纹图分析的失败结果，因此，未进行此项工作而想开展的研究者势必会担心该法的可重复性，对可重复性的担心主要表现为实验室间的不稳定，甚至同一实验室每天试验都不稳定。

实验间的差异有些被过分渲染了，因为：①这些问题的出现多数是 DNA 制备不当，有一种简便方法很快能得知 DNA 质量是否有问题，即将制备的 DNA 系列稀释（从 200 ng～200 pg），如在几个稀释度内都不产生可靠的指纹图，就要怀疑 DNA 质量的确有问题；②应选择产生中等复杂度指纹图的引物，选择太短的引物以期获得高度复杂指纹图，这种选择往往重复性较差。有研究表明，指纹图的可靠性主要源于其复杂度，而不是决定于引物与模板配对的质量。

在进行指纹图分析时，应严格控制 DNA 的质与量，否则，很难判明多个基因组指纹图的差异。因此，每次试验至少应包括多个 DNA 浓度的指纹图，任何在 DNA 浓度不同时发生的差异都不应算数，对 DNA 浓度依赖过大的指纹图应当怀疑 DNA 或试剂的问题。

由于缓冲条件、酶和引物质量的差异所致的不可重复性应引起我们的注意，在一特定的条件下，这些影响较易控制。但很难控制试验的变异，指纹图谱中产物强度可在每天变化。

Bassam 等最近研究了 PCR 指纹图分析的优化系统，他们比较了每个可能影响 PCR 指纹图效率的参数。在 Mg^{2+} 优化后。比较了不同量 Taq DNA 聚合酶剂量，外切核酸酶缺陷的 stoffel 片段所产生的指纹图最复杂，用 10～20 pg DNA 即可获得 DNA 指纹图，但增加至 1 μg 以上，可明显改善分辨力和可重复性，引物是该反应中的主要因素，一般引物加 0.3 μm，再高的浓度（达 0.9 μm）也不能明显改善 DNA 指纹图，另外，所用模板的长度及基因组的复杂程度均影响扩增效果。

4）污染问题：就像 PCR 一样。已扩增的产物可作为将来扩增反应的重要污染源，PCR 指纹图分析中产生的所有片段均可作为后续扩增的污染模板。这种分析往往涉及相同的引物，使得污染问题更加严重。为预防交叉污染，操作时必须严格按预防 PCR 污染的指南进行。

5）结果分析：要想正确分析某一结果，就必须对这一结果产生的原因有充分的认识，PCR 指纹图分析中多态性的产生主要是分析基因组间有序列排布差异所致，但下列情况亦可造成多态性的产生：①基因组中引物复性位点的缺失与插入；②PCR 参数改变，即引物与模板比例、复性温度、Mg^{2+} 浓度等变化和热循环从参数的不同均可导致多态性产生；③DNA 浓度对此影响较大，尤其是由 RNA 的污染，且不知晓时，影响更大，DNA 聚合酶的滑脱，非模板指导的延伸或产物的体外重组均可形成多态性。

除第一个原因为基因组本身差异外，其他均为造成假带出现的原因，泳道中出现了不应该出现的DNA带，即为假阳性；若未出现应当出现的DNA带即为假阴性，为克服假阳性与假阴性对结果分析的影响，文献报道中多采用以下三种方式之一：①对弱带或不恒定带不分析；②同时电泳多孔，只分析那些重复出现的带；③对所有出现的带均分析，并接受一定的错误。这些分析法各有千秋，①分析法丢失了一些信息，增加了假阴性数；②法克服了第一种忽略弱带的缺点，但需同时电泳多个泳道，要求整个DNA提取，扩增，电泳过程的每次重复须独立完成；③分析法虽无信息的丢失，但保留了所有的假阳性。这三种分析法均未解决假阳性与阴性的问题。目前，通常用RAPD和PHYLIP软件分析结果，并绘制聚类图。

（五）关键（新）技术平台

1.荧光定量PCR技术　荧光定量PCR技术是近年来在PCR技术的基础上发展起来的，它可以定量扩增DNA或RNA的起始拷贝数量，准确地检测出样品中的基因数目，从而使PCR技术实现了从定性到定量的飞跃。荧光定量PCR技术的原理是在PCR反应体系中加入荧光基团，利用荧光信号积累实时监测整个PCR进程，最后通过标准曲线对未知模板进行定量分析。目前，已成功开发和正在进行研究的定量PCR技术主要有以下几种。

（1）TaqMan技术：该技术由PE公司开发，是目前荧光定量PCR技术的主流。其基本原理是利用Taq酶的5'外切酶活性，即Taq酶具有天然的5'核酸外切酶活性，能够裂解双链DNA 5'端核苷酸，释放出单个寡核苷酸，设计合成一个能与PCR产物杂交的探针，该探针的5'端标记一个荧光分子，3'端标记另一个荧光分子。其中3'端荧光分子能够吸收5'端荧光分子发出的荧光，因此，正常情况下该探针检测不到5'端荧光分子发出的荧光，只能检测到3'端荧光分子的荧光信号，但当溶液中有PCR产物时，该探针与模板退火，即产生了适合核酸外切酶活性的底物，从而激活Taq酶的5'外切酶活性，将探针5'端连接的荧光分子从探针上切割下来，破坏了两个荧光分子间的FRET，从而发出荧光，切割的荧光分子数与PCR产物的数量成比例，因此，根据PCR反应体系的荧光强度即可计算出初始DNA模板的数量。

TaqMan技术的主要不足之处是：①采用荧光猝灭及双末端标记技术，猝灭难以彻底，本底较高；②采用酶的外切活性，定量时受酶性能的影响较大；③探针标记成本较高，不便于普及应用和推广。

（2）分子信标技术（molecular beacon）：分子信标技术也是在同一探针的两末端分别标记荧光分子和猝灭分子，与TaqMan探针不同的是，该探针5'和3'末端自身可形成一个8个碱基左右的发卡结构，此时荧光分子和猝灭分子邻近，因此不会产生荧光。当溶液中有特异模板时，该探针即与模板杂交，从而破坏了探针的发卡结构和FRET，于是PCR体系中便产生荧光,荧光的强度与溶液中核酸模板的量成正比，因此可用于PCR定量分析。该方法的特点是荧光本底低。

后来Nazarenko等使用了一种发卡式引物，使所有的扩增产物均能标记上荧光分子，因此荧光信号响应快，但其不足是无法区分特异和非特异扩增。分子信标技术结合不同荧光标记可用于基因多突变位点同时分析及核酸杆菌耐药基因的分析。分子信标技术尚处于实验研究阶段，未见研制成功的试剂盒和相关仪器。

（3）Lightcycler技术：Lightcycler技术是Roche公司新近开发的一种PCR定量技术。该技术的特点是将荧光分子和猝灭分子分别标记在两个不同的探针上，产生发光探针和猝灭探针，发光探针的5'端连接荧光分子；猝灭探针的3'端连接猝灭分子。由于两探针设计时可与模板同一条链相邻的序列杂交，杂交时两探针的荧光分子和猝灭分子便紧密相邻，从而发生FRET而使荧光猝灭。荧光猝灭的程度与起始模板的量成反比，以此可以进行PCR定量分析。该方法的特点是猝灭效率高。但由于两个探针结合于模板上，因此影响扩增效率。此外，由于需要合成两个较长的探针，因此合成成本相对较高。

2.生物芯片技术　基因芯片和蛋白质芯片的基本原理是将预先设计好的寡核苷酸片段、基因片段或蛋白质作为探针，有规律、高密度地排列固定于玻璃、硅片或尼龙膜等支持物中，制成DNA或蛋白微阵列（DNA microarray/ protein microarray），然后与特定荧光标记的待测样品进行杂交，再利用激光共聚焦检测系统等对芯片进行扫描，通过检测探针分子杂交信号强度，并配以计算机对荧光信号进行比较和分析，从而迅速获得所要的信息。

基因芯片在感染性疾病、遗传性疾病、重症传染病和恶性肿瘤等疾病的临床诊断方面具有独特的优势。与传统检测方法相比，它可以在一张芯片同时对多个病人进行多种疾病的检测，无需机体免疫应答反应期，能及早诊断，待测样品用量小；能特异性检测病原微生物的亚型及变异；可帮助医生及患者从"系统、血管、组织和细胞层次（通常称之为第二阶段医学）"转变到"DNA、RNA、蛋白质及其相互作用层次（第三阶段医学）"上了解疾病的发生、发展过程，这些特点使得医务人员在短时间内可以掌握大量的疾病诊断信息，这些信息有助于医生在短时间内找到正确的治疗措施。

目前，基因芯片技术主要用于发现新基因、进行基因突变性和多态性检测、基因表达分析、药物的筛选与开发等。在病原体的诊断和检测当中，主要用于核酸序列分析、杂交测序技术、毛细管电泳芯片测序技术、疾病的诊断等。基因芯片技术以其快速、高效、敏感、经济、平行化、自动化等特点，将成为一项现代化诊断新技术。目前已应用于某些传染性疾病等的诊断、检测中。已研制出肝癌基因差异表达芯片、乙肝病毒多态性检测芯片、多种恶性肿瘤病毒基因芯片、常见感染性细菌DNA检测芯片等。但生物芯片技术中存在一些关键的、亟待解决的问题，如提高基因芯片的特异性、简化样品制备和标记操作、增加信号检测的灵敏度、高度集成化样品制备、基因扩增、核酸标记及检测仪器的研制和开发等。这些也是基因芯片技术能否从实验室研究推广到临床应用的关键。

3.基因传感器技术　基因传感器，其原理就是通过固定在传感器或称换能器探头表面上的已知核苷酸序列的单链DNA分子（也称为ssDNA探针），和另一条互补的ssDNA分子（也称为目标DNA）杂交，形成的双链DNA（dsDNA）会表现出一定的物理信号，最后由换能器反映出来。

目前研究和开发的基因传感器从信息转换原理区分，主要有电极电化学式，石英晶体振荡器（QCM）质量式和表面等离子谐振（SPR）光学式等几种。

（1）电化学式基因传感器：电化学式基因传感器是以电极为换能器，也就是将ssDNA探针固定在金电极、碳糊电极或玻璃电极等表面上，然后浸入含有目标ssDNA分子的溶液中，此时电极上的ssDNA探针与溶液中的互补序列的目标DNA单链分子杂交。利用循环伏安法可检测出双链DNA的杂交信号。不过，信号提取并不那么简单，实验中需加入具有电化学活性的指示剂。

电化学原理检测基因传感器提供了一种简单的、可靠的和价廉的DNA杂交测试方法。它具有较高的灵敏度，可探测出微克级的双链DNA分子，可以制作成微电极形式。同时，它与目前的DNA生物芯片技术兼容。其不足之处是不能完全定量检测，因为电极制备的每一个过程并非定量进行。电化学基因传感器的研究与发展方向是微型化、阵列化、快速、实时检测技术。

（2）质量式基因传感器：该传感器是以石英晶体振荡器（QCM）为换能器，与电化学基因传感器一样，也是将单链的DNA探针固定在电极表面上，然后浸入含有被测目标ssDNA分子的溶液中，当电极上的ssDNA探针与溶液中的互补序列的目标ssDNA分子杂交，QCM的振荡频率就会发生变化。ssDNA探针在电极上固定的方法与电化学基因传感器的方法一样。

QCM基因传感器可以进行定量分析，可以做到定量固定ssDNA探针，定量检测杂交目标dsDNA。QCM是一种非常灵敏的质量传感器，可以检测到亚纳克级的物质。晶体的振荡频率随电极上的质量的增加而减少。

（3）SPR基因传感器：表面等离子体谐振（SPR）生物敏感技术是以SPR作为换能器，其对基因敏感的原理仍然如电化学式或QCM式基因传感器一样，只不过检测的信号为光学信号，DNA杂交会引起反射光的光强度变化或角度变化。

SPR基因传感器可以进行无标记的DNA杂交反应的检测，可以进行原位和实时的在线检测，这些特点是由它的换能原理所体现出的。表面等离子体是沿着金属和电解质间的界面传播的电磁波形成的。当平行表面的偏振光以称之为表面等离子角的入射角照在界面上发生全反射时，入射光被耦合入表面等离子体态，在这个角度引起界面反射率显著减小。

目前，一些基因传感器已应用到了医学临床对疾病的诊断的研究中，比如，利用QCM通过对肝炎病毒PCR产物的检测诊断肝炎，对p53基因检测诊断癌症等。在军事上的应用更是目前重视的研究项目。由于基因工程的研究成果为生物武器的研究开辟了新的领域——基因武器，便携、快速、灵敏的基因传感器可以发挥重要作用。

4.免疫胶体金技术　免疫胶体金技术的基本原

理是氯金酸（$HAuCl_4$）在还原剂作用下，可聚合成一定大小的金颗粒，形成带负电的疏水胶溶液。由于静电作用而成为稳定的胶体状态，故称胶体金。胶体金标记实质上是蛋白质等高分子被吸附到胶体金颗粒表面的包被过程。吸附机制可能是胶体金颗粒表面带负电荷，与蛋白质的正电荷基团因静电吸附而形成牢固结合。用还原法可以方便地从氯金酸制备各种不同粒径，也就是不同颜色的胶体金颗粒。这种球形的粒子对蛋白质有很强的吸附功能，可以与葡萄球菌A蛋白、免疫球蛋白、毒素、糖蛋白、酶、抗生素、激素、牛血清白蛋白多肽缀合物等非共价结合，因而在基础研究和临床实验中成为非常有用的工具。

胶体金具有很高的动力学稳定性，在稳定因素不受破坏时自身凝聚极慢，可放置数年不发生凝聚。影响稳定的因素主要有电解质、溶胶浓度、温度、非电解质等。

免疫胶体金技术主要在电镜水平、光镜水平应用；在流式细胞仪中的应用；在凝集试验、免疫印迹杂交及在肉眼水平的应用。胶体金用于电镜水平的研究，主要包括：①细胞悬液或单层培养中细胞表面抗原的观察；②单层培养中细胞内抗原的检测；③组织抗原的检测。该法样本用量少、检测速度快、对比明显、操作简单、敏感性和特异性高，既可用于抗原检测，也可用于抗体检测。胶体金在光镜水平的应用主要有：①用单克隆抗体或抗血清检测细胞悬液或培养的单层细胞的膜表面抗原；②检测培养的单层细胞胞内抗原；③组织中或亚薄切片中抗原的检测。胶体金用于光镜水平的研究，可以弥补其他标记物不可避免的本底过高和内部酶活性干扰等缺点。胶体金也可以作为流式细胞仪的标记物之一。凝集试验：单分散的免疫金溶胶呈清澈透明的溶液，其颜色随溶胶颗粒大小而变化，当与相应抗原或抗体发生专一性反应后出现凝聚，溶胶颗粒极度增大，光散射随之发生变化，颗粒也会沉降，溶液的颜色变淡甚至变成无色，这一原理可定性或定量地应用于免疫反应。免疫印迹技术（immunoblotting）：免疫印迹是一种较新的免疫化学技术。用聚丙烯酰胺凝胶电泳将蛋白质分离，得到的区带转移至硝酸纤维素膜，然后用酶免疫法（或免疫荧光、RIA）进行定量。利用金颗粒可催化银离子还原成金属银这一原理，采用银显影剂增强金颗粒的可见性，便可大大提高测定灵敏度，检测下限可低至 0.1 ng，这种免疫金银染色法应用已日趋广泛。

胶体金取代传统三大标记物，用于肉眼水平的免疫检测中。除了胶体金本身具有的特点外，还有以下优点：①试剂和样本用量极小，样本量可低至 1～2 μl；②不需γ-计数器、荧光显微镜、酶标检测仪等贵重仪器，更适合现场应用；③没有诸如放射性同位素、邻苯二胺等有害物质参与；④实验结果可以长期保存；⑤时间大大缩短，提高了检测速度。金标过程中，无共价键形成，是一定离子浓度下的物理吸附。因此几乎所有的大分子物质都可被金标记，标记后大分子物质活性不发生改变。实验结果表明，胶体金的敏感性可达到 ELISA 的水平。而结合银染色时，检测的敏感性更大大提高。

5. 生物传感器技术

（1）原理：生物传感器是以生物学组件作为主要功能性元件，能够感受规定的被测量信号并按照一定规律将其转换成可识别信号的器件或装置。它一般由生物识别元件、转换元件及机械元件和电气元件组成。

（2）生物传感器分类：依据不同研究角度，生物传感器的分类方式有很多。生物学工作者会习惯于将生物传感器分为酶传感器、免疫传感器、组织和细胞传感器以及微生物传感器等（表30-2-6）。

1）根据传感器输出信号的产生方式分类：传感器输出信号的方式有两类。一类是被测物与分子识别元件上敏感物质具有生物亲和作用。即二者间能特异地相结合，同时引起敏感材料上生物分子的结构和（或）固定介质发生物理变化，例如电荷、厚度、温度、光学性质（颜色或荧光）等变化。这类传感器称为生物亲和型生物传感器。另一类是底物（被测物）与分子识别元件上的敏感物质相作用并产生产物，信号换能器将底物的消耗或产物的增加转变为输出信号，这类传感器称为代谢型或催化型生物传感器。

2）根据生物传感器中识别元件的敏感物质分类：识别用的敏感物质有酶、微生物、动植物组织、细胞器、抗原和抗体等，因此可将生物传感器分为酶传感器、微生物传感器、组织传感器、细胞器传感器、免疫传感器和DNA生物传感器等。

3）根据生物传感器的信号转换器分类：信号换能器有电化学电极、离子敏场效应晶体管、热敏电阻、光电换能器、声学装置等，据此分为电化学生物传感器、半导体生物传感器、测热型生物传感器、测光型生物传感器、测声型生物传感器等。

表 30-2-6　生物传感器分类

分类方式	分类依据	传感器名称
传感器输出信号	1.被测物与分子识别元件上敏感物质具有生物亲和作用	1.生物亲和型传感器
	2.底物（被测物）与分子识别元件上的敏感物质相作用并产生产物，信号换能器将底物的消耗或产物的增加转变为输出信号	2.代谢型或催化型传感器
分子识别元件上的敏感物质	1.酶与底物作用	1.酶传感器
	2.微生物代谢	2.微生物传感器
	3.组织代谢	3.组织传感器
	4.细胞代谢	4.细胞器传感器
	5.抗原抗体反应	5.免疫传感器
	6.核酸杂交	6.DNA 生物传感器
信号换能器	1.电化学电极	1.电化学传感器
	2.离子敏场效应晶体管	2.离子敏场效应传感器
	3.热敏电阻	3.热敏电阻传感器
	4.压电晶体	4.压电晶体传感器
	5.光电器件	5.光电传感器
	6.声学装置	6.声学传感器

（3）在生物恐怖袭击中的可能应用：由于生物传感器具有轻巧灵便、易于携带和快速检测等特点，所以它引起了军事和防御部门的兴趣。开发具有实用价值、能够检测生物恐怖相关病原体或生物战剂的生物传感器对于生物防御具有重大意义。构建检测用生物传感器应当采用较为成熟的传感器模式。如果是利用光纤，那么应当采用大多数人认可的原理。倏逝波模式应当成为首选，抗原抗体反应比较成熟，所以可以首先考虑光纤免疫传感器。核酸的生物素化十分简单，其余的过程和免疫方法完全一样，所以两种原理光纤传感器基本过程是一样的。目前的研究一般都还局限在试验阶段。

四、病原体溯源技术

（一）微生物法医学

病原体溯源是微生物法医学解决的问题。早在1995年，Murch就曾经断言："生物恐怖事件的调查与解决将在很大程度上依赖于法医科学"。之所以如此预言，因为生物恐怖袭击没有常规法医学断案所需的肉眼能识别的特征、居民对异常现象的举报、评估与分析用的文字等记录、偶然发现或专门收集的情报等证据。2001年美国"9·11"事件后的炭疽芽孢邮件恐怖事件使这一预言成为现实，这更加促进了微生物法医学的发展。实际上，在法医学研究中，利用分子标志分析微生物已经在一些案例中取得了关键的分子生物学证据。例如，在美国弗洛里达牙医将HIV传染给数个患者的起诉中，通过HIV扩增片段序列分析获得了这种传播的证据。日本在对奥姆真理教气溶胶施放炭疽芽孢杆菌的案例调查中，用VNTR分析查明了施放的菌株，确认为日本市场上可以获得的动物疫苗株—Sterne 34F2株。2001年"9·11"恐怖事件后的炭疽邮件袭击所用的菌株，经过美国TIGR中心对核酸序列的测定和SNP分析，证明所用细菌为美国国内拥有的菌株。1999年美国东北部西尼罗河病毒脑炎暴发，在纽约的调查中发现，从鸟和人分离株的核酸序列与从以色列一只死鹅分离出的毒株非常相似，从而得出了这一暴发为自然来源的结论。

微生物法医学是在微生物学、微生物遗传学、微生物基因组学、微生物进化与系统发生学、分析化学、免疫学、流行病学、计算机科学与生物信息学等学科基础上，随着反生物恐怖与反生物战的需要而发展起来的，并汲取了人类DNA法医学和法医信息学的经验的新型边缘学科。微生物法医学作为一个学科是在2001年美国炭疽事件后明确提出并得到迅速发展的，其宗旨就是区分近缘菌毒株，追踪病原微生物的来源。所用的技术包括表型分析技术、免疫分析技术、核酸分析技术和化学分析技术，这些技术早就用于不同学科的研究与应用领域。

从某种程度上看，微生物法医学研究的目的类似于分子流行病学，但是它比分子流行病学包含的内容更加广泛，不仅注重菌毒株本身的区别，更重要的是将菌毒株与犯罪活动相联系，获得法庭上更有利的证据。因为有时难以获得微生物分离株、培养出微生物，而用基因分型技术，由P.G DNA随机或特定基因组扩增就可进行微量单细胞操作的微生物法医学分析和临床标本分析。

微生物法医学在微生物鉴定方面与微生物学目标一致，技术上通用。微生物遗传学与基因组学的发展，使人们对生物恐怖剂遗传基础与代谢调控机制认识更加深入，在此基础上，人们可以发展更加精细的分析手段来更加准确地区分不同菌毒株。不能孤立地认识微生物本身，而只有将微生物与环境、宿主、媒介等因素结合起来才能正确认识微生物的意义，因而可以利用系统发生学的理论与技术研究分析微生物在自然界中的演化。微生物进化与系统发生学的研究对发展区分菌毒株细微差异的技术具有重要的帮助，分析化学技术的进步使得微生物本身所有成分都能用于其鉴定与菌毒株的区分，为寻找微生物特异生物标志物奠定了重要基础。免疫学的不断发展促进了微生物法医学分析技术的进步。计算机与生物信息学的结合使我们能够研制微生物的基础指纹数据库，用于微生物法医学的分析，而其分析手段和思想大多来源于传统流行病学和分子流行病学。分子流行病学和微生物法医学是相近的学科，二者在生物犯罪调查中的目的和技术相同，然而微生物法医学的调查要求更严格，需要更加严密的组织，采样和操作始终要避免污染，需要严格的条件保持样品，以保证微生物的活性和安全。应用微生物法医学不仅可以详细鉴定生物袭击所用的微生物，而且还要注意那些目前对于公众防护无关紧要的病原体，因为这些病原微生物也可能会提供重要的调查线索。如2001年的炭疽芽孢事件中对炭疽菌的来源追踪，就是通过芽孢中一种只有美国军方特有的保护剂和核酸序列分析，从而得出恐怖来源于美国国内的结论。

（二）用于追溯微生物来源的生物学标志

微生物的很多特性都可用来鉴定生物袭击的来源。基因组序列信息；DNA序列分析、蛋白质组分析和生物恐怖病原体制备过程中的物理特征；同位素的比例（^{13}C和^{15}N）；生物标记物，药物基因组数据及传统的生理学分析，包括脂肪酸成分分析、噬菌体分析和血清学分析；荧光原位杂交（FISH），定量PCR和芯片分析等得到的数据和结果均是鉴定病原微生物的依据。

媒介的特性也可用于来源的鉴定。培养基的残余物（如微生物生长用的血清）及与微生物相关的次要培养基成分可用于鉴定生物犯罪原料的生产位置和条件，调查中发现微生物形成芽孢时，分析芽孢的表层也有助于鉴定。

微生物基础数据信息是来源归因的重要依据，检测结果与微生物菌毒种库的基础数据进行比较，就有可能区分基因工程菌株和自然发生的菌株。

（三）微生物溯源的技术基础

快速而准确地追溯微生物的来源需要如下技术基础和研究：①发展鉴定技术和方法以及物理和生理学分析方法，建立鉴定微生物的地理或环境特性的技术方法，如对培养用物质的来源（同位素和其他的物理化学特征）、花粉和真菌等的分析鉴定。②开展微生物细胞组成和土壤或水中的非寄生细菌是否有地方性的研究，生物恐怖病原体样品可能被其他的细菌污染，如果这些细菌有地方性特性（例如细菌的特殊菌株只在某一地理位置存在）就能追踪细菌到特定的位置，目前此方面的研究很少，多数微生物学家认为它存在于株的水平。③在代表菌种及其近缘菌种内至少选出三株区别最小的细菌进行全面的基因组测序，而生物恐怖病原体列表中排列较靠前的病原应测定10~20株的全基因组序列。④研究菌株的进化及生物变异，扩大生物恐怖病原体的列表，建立国家的菌种库等都是实现快速准确鉴定微生物的基础。

微生物法医学的必要基础是高通量微生物和传染性疾病实验室。高通量微生物和传染性疾病实验室要能将世界范围内的生物恐怖病原体的分子指纹图和其来源联系起来；能综合利用学术界、工业和政府部门现有的科学和技术；有效地将多个领域学科的利益、研究成果及从事生物恐怖病原体研究专家的意见与建议整合起来。实验室还要包括一个灵活、有效的计算机控制系统，自动的机器人样品准备和测序系统，信息处理系统；能利用所有基础的科学和技术，能易于灵活地增加鉴别能力更强的新技术，以分析人为和自然发生的传染性（感染性）疾病的威胁，检测和处理细菌和病毒等致病微生物。

在生物袭击事件处置中，高通量实验室和微生物菌毒种数据库系统能立刻提供综合性信息和分析意见，指导公共卫生实验室网络和疾病预防控制系统的应急反应，实施救治和应对处置。采用分子技术检出袭击所用生物剂已知可变的位点，运用多种手段检验，最后综合检测结果，迅速有效地追踪其来源。同时为国家生物安全对策和措施的制订提供有力的技术支持,以分析和追溯犯罪分子或组织。

(四)微生物溯源常用的技术方法

在生物犯罪的调查中,微生物法医学即可采用传统的微生物调查方法,也可充分利用分子生物学技术和任何发展中的新技术。现有的方法包括表型分析、脂肪酸分析和核酸指纹图分析等。新的技术包括基因组数据库、芯片、蛋白质组、同位素分析、媒介特性和生物信息学分析等。

1.表型分析技术 表型指由于基因与环境因素相互作用所引起的在细胞、器官和整体水平上可检测到和观察到的特征。表型分析方法包括生物型、抗生素的敏感性、噬菌体分型、血清学分型、PAGE/免疫印迹、多位点酶电泳等,在微生物的流行病调查和分型分析中具有重要的作用,但提供的信息较少。现在倾向于采用基因分型的方法鉴定微生物。

2.核酸指纹图分析技术 细菌性生物恐怖病原体,如炭疽有成百上千个位点,体现DNA的多态性,可用于区分不同的菌株。检测中得到的炭疽可变位点越多,指纹图分析越可靠,根据已知样品与测定的样品之间的差异鉴定未知菌株。核酸指纹图分析(多态性分析)方法包括核糖分型(ribotyping)、质粒图谱分析、随机引物PCR(RAPD或AP-PCR)、脉冲场电泳(PFGE)、SNP分析、限制性片段长度多态性(RFLP)、扩增片段长度多态性(AFLP)、多位点序列分析(MLST)、可变数目串联重复(VNTR)分析、多位点VNTR(MLVA)分析等。这些技术已经成为细菌分型的有力工具,在了解病原的流行病学特征,追查微生物的传染源、传播途径等方面均有重要意义;通过了解微生物的遗传背景,还可在基因水平上了解其致病机制。

3.脂肪酸分析技术 脂肪酸和细菌的遗传变异、毒力、耐药性等有极为密切的关系。利用气相色谱分析细菌中的脂肪酸成分已成为一个很成熟的微生物化学分类手段。利用脂肪酸鉴定细菌的适用范围很广,可用于所有可培养的细菌,借助参考菌株数据库,可实现对菌株的"追踪",即完成分型工作,例如医院感染中感染源的确定,发酵工业生产中污染源的确定等。

4.稳定同位素分析技术 微生物的生物分子结合环境中稳定的同位素,根据同位素比例可得到微生物和环境起源的关系。利用此方法可测定同位素在培养用的营养物质、水和培养的细胞或芽孢之间的基本关系。Helen报道了枯草芽孢杆菌的细胞和芽孢与培养基的水中氧和氢的稳定同位素比例呈线性相关,认为稳定同位素分析可追踪地域性相关的微生物产物,是法医学中分子技术方法的补充。

5.基因组技术 在生物袭击中,微生物菌株来源的鉴定主要依靠基因组序列的比较。根据现有的数据认为,通过基因组分析,大多数生物恐怖病原体(细菌和病毒)都能被唯一的确定。某些生物恐怖病原体的变异速度快,追踪其来源非常困难,但全基因组分析仍然适用。根据微生物基因组分析提供的进化信息,可了解其培养的过程及流行病学动态或传染病发生的时间,缩小来源追踪的范围;提高对其种群动态和系统发生学来源的认识,有助于来源的鉴定。广泛收集大量菌株的DNA序列,制订基因组研究计划,发展新技术,提高测序能力,方能更好地发挥基因组分析的作用。

6.芯片技术 生物威胁的存在要求发展灵敏的检测技术和鉴定微生物。生物芯片技术可能较容易地完成这一艰巨任务,如可以采用基因芯片检测细菌、病毒、支原体、衣原体、立克次体等微生物;利用蛋白芯片检测各种蛋白毒素类;监测不同生长条件下的基因表达,检测DNA序列中的特异性突变和环境中样品的微生物特性。生物芯片实质上是一种微型化的生化分析仪器。它针对DNA、RNA、蛋白质及其他生物分子,能完成对生物分子、细胞、组织的高通量检测分析。近来发展了不同形式的芯片应用于复杂环境中的细菌检测和微生物群落分析。研究表明,基于芯片的基因组技术有极大的潜力成为特异、灵敏、定量及高通量的工具,以用于微生物的检测、鉴定和自然环境中的特性鉴定。其局限性表现在应用芯片技术检测和鉴定微生物时,灵敏度较高,探针必须含有微生物关键的遗传组成(例如毒素、毒力因子、抗生素耐药性标记物)以及足够定量的病原体DNA,而且实验必须有效。

7.蛋白质组技术 近年来由于飞行时间质谱和包括基质吸附激光解析电离(Matrix Assisted Laser Desorption Ionization,MALDI)和电喷雾电离

(Electrospray Ionization，ESI)的软电离技术的发展，质谱在蛋白质组研究方面发挥越来越大的作用，具有质量测量准确，灵敏度高，可同时分析多蛋白混合物，自动化，高通量的特点。质谱技术在病原微生物蛋白质组研究方面的应用包括确定致病菌毒力；寻找新的诊断标记物；为疫苗的研制寻找新的候选抗原；阐明药物抗菌机制，为新的抗生素的研制寻找靶点等。

8.生物信息学技术　微生物法医学在生物犯罪的调查研究中，利用数据库和采集到的信息和数据，完成基因组序列的分析和比较、新基因和新SNP的发现与鉴定及遗传密码起源和生物进化的研究。利用生物信息学，可加快分析鉴定微生物的速度，在生物犯罪的调查中起到综合的信息处理的作用。

五、生物安全设施与安全控制

在微生物学研究中，受到操作的病原微生物的感染是一种公认的危险。在微生物学的全部历史中，一直都有实验室感染事故。对这些感染事件的调查表明，许多事故可归因于在操作传染性病原方面不小心或技术拙劣以及实验室设施简陋造成的。因此，微生物实验室，特别是从事高致病性微生物操作的实验室应具备相应的生物安全设施与设备。

（一）生物安全的原理

生物安全的原理源于"隔离"。术语"隔离"是用来描述在实验室环境中管理生物危险病原的安全方法。隔离由以下几个要素组成：①实验室措施和技术；②安全装备；③安全设施设计。隔离的目的是减少实验室工作人员和其他人员接触具有潜在危险性病原的机会，防止这些病原逸散到外部环境。

实验室隔离措施和技术中，最重要的隔离要素是严格标准的微生物操作和技术。操作传染性病原或具有潜在传染性物质的人应当意识到潜在的危险，并且在安全操作这些材料所要求的实践和技术方面受过训练并很熟练。实验室的主任或负责人负责提供或安排合适的人员训练。每一个实验室应当制订或采用一个生物安全或操作手册，明确将会或可能会遇到的危险，使最小化或消除接触这些危险的专门的实践或程序。危险警告应当提供给实验人员，实验人员应当阅读并遵循所要求的实践和程序。在与操作传染性病原相关的实验技术、安全程序和危险方面熟练和知识渊博的科学家应当负责管理传染性病原或物质的操作。这个人应当是有关风险评估咨询生物安全或其他健康和安全方面的专家。当标准的实验实践不足以控制与特殊的传染性病原或措施程序相关的危险时，需要另外的措施。实验室主任负责选择额外的安全措施，这些措施必须符合相关的与传染性病原或措施程序相关的危险。实验室人员、安全措施和技术必须由恰当的设施设计和工程特点、安全装备和管理措施提供。

（二）生物安全屏障

1.一级屏障——安全装备　安全装备包括生物安全柜（BSC）、密封的容器和其他设计来除去或减少接触危险性生物材料的工程控制。

（1）生物安全柜是防止由许多生物学程序产生的传染性物质的泼溅或气溶胶产生的主要设备。在微生物实验室使用的生物安全柜主要有三种类型（Ⅰ、Ⅱ和Ⅲ型）。前面开放的Ⅰ和Ⅱ类生物安全柜是主要的屏障，当使用正确微生物技术时，对实验人员和环境提供显著水平的防护。Ⅱ类生物安全柜还对在其内进行操作的物质（细胞培养、微生物储存物）提供外部的防范。气密性的Ⅲ型生物安全柜对人员和环境提供最高水平的防护。其他主要的屏障如安全离心杯，一种密封的容器设计来防止在离心过程中气溶胶释放出来。为了使这种风险减至最小，在处理那些能够通过气溶胶途径传播感染的传染病原时，必须使用BSC或离心杯。

（2）安全装备还包括个人防护设备，如手套、外套、防护服、鞋套、靴子、呼吸器、面罩、护目镜。个人防护装备常常同BSC和其他放置处理的病原、动物或材料的设备结合起来使用。在一些不能在BSC中进行的工作中，个人防护装备可能构成了人员和传染性材料之间的主要防护屏障。一些例子包括某些动物研究，动物活体组织检查，病原制备，实验设施的维护、服务、保障等活动。

2.二级屏障——设施防护结构　设施的设计和结构提供了对实验人员的防护。提供了屏障保护实验室外的人员，保护社区的人员和动物免于感染传染性病原，这些病原可能意外地从实验室释放出来。实验室管理负责提供与实验室功能相称的设施，和病原操作相应的生物安全水平。推荐的二级屏障取决于特异病原传播的风险。例如，在生物安全Ⅰ、Ⅱ设施进行的大部分实验室工作的感染风险是直接接触病原或通过污染的工作环境不可逆地接触感染。这些实验室的二级屏障可能包括将实验工作区域同公众进入区域隔开，利用消毒设施，如高压灭菌器、洗手设施。当存在通过接触传染性气溶胶感染的风险时，为阻止传染性病原逃逸到环境中，可能需要更高水平的一级防范和多个二级屏障。这些设计要素包括专门的排风设施以确保定向空气流动，空气处理系统以消毒或从排出的空气中除掉病原，可控的进入区、空气锁或单独的建筑物以隔离实验室。

（三）生物安全级别

1. 生物安全分为四个等级

（1）生物安全Ⅰ级（BSL-1）：这一级要求的操作、安全装备、设施设计和构造适合本科、中级教育训练和教学实验室以及其他实验室，在这些实验室只进行已确定的和特征明确的活的、已知不能连续引起健康成年人疾病的微生物。生物安全Ⅰ级水平实验室代表基本防范水平，依靠标准的生物学操作，没有专门推荐一级和二级屏障，除了洗手的水池。

（2）生物安全Ⅱ级（BSL-2）：这一级要求的操作、装备、设施设计和结构可用于临床、诊断、教学和其他实验室，在这些实验室进行一些广泛的、本土的、中等危险的病原的工作。在具有良好微生物技术的情况下，可以在开放的工作台上安全地开展检验、研究活动，产生洒落或气溶胶的潜在危险很低。乙型肝炎病毒和艾滋病病毒等是这一安全级别微生物病原的代表。生物安全Ⅱ级实验室适合进行存在未知传染性病原的，来自人的血液、体液、组织或原代细胞系的研究工作。

操作这类病原的人员的主要危险通常与意外地皮肤或黏膜接触感染或误吞下传染性物质有关，因此应当小心污染的针头和锐利的器具。当前，即使是规定可生物安全Ⅱ级实验操作的常规的病原，也不能说对其气溶胶传播的可能性十分清楚，也会具有产生气溶胶或泼洒增加感染的危险性，所以规定涉及这类病原体的操作必须在生物安全柜（BSC）或安全的离心杯中进行。操作中还应使用其他防护装备，如泼洒防护罩、面罩、防护服和手套。同时，还应有洗手池和消毒设施等以减少环境污染的装备设施条件。

（3）生物安全Ⅲ级（BSL-3）：符合这一级要求的操作、装备、设施设计和结构可用于临床诊断、教学、研究和生产设施。这类设施增加了控制进入实验室和减少从实验室释放出传染性气溶胶的排风、过滤设施，因此可在其中进行引起严重和潜在致死性感染的呼吸道传播病原微生物的工作。

生物安全Ⅲ级实验室，主要强调的是采用一级和二级防护屏障保护操作人员免于气溶胶感染，以及设施和环境受到生物气溶胶的污染（表30-2-7）。

表30-2-7 传染性病原的生物危险与安全防护级别

级别	病原	措施	安全装备（一级屏障）	设施（二级屏障）
1	尚未发现能持续引起健康成年人疾病	标准微生物防护措施	无任何要求	需要开放的工作台、水池
2	与人类疾病相关的危险，可经损伤的皮肤、吞入、黏膜接触感染	BSL-1防范措施加上：限制进入、生物危险警告标志、小心割伤；详细说明任何需要的废弃物消毒和医学监测政策	一级屏障：Ⅰ和Ⅱ型BSC或其他所用于操作引起泼溅或气溶胶的传染性病原的物理隔离设备。PPE、所需要的实验服、手套、面罩等	BSL-1加：高压灭菌设施
3	本地或境外具有通过气溶胶传播潜力的病原；可能产生严重或致死后果的疾病	BSL-2防范措施加上：控制进入；所有废弃物消毒；在洗之前实验衣物的消毒；原始血清	一级屏障：用于所有病原开放性操作的Ⅰ或Ⅱ型BSC和其他物理隔离设备。所需的PPE、防护实验服、手套和呼吸保护装备	BSL-2加：与进入通道的物理隔离；能够自动关闭的、双门进入系统；排出空气不能循环利用；流入实验室的负压气流
4	存在引发危及生命的发生危险的或境外的病原。气溶胶传播的实验室感染；或其他尚不知传播风险的有关病原	BSL-3防范措施加：在进入前更衣；退出前淋浴；所有物质在设施内拿出前要进行消毒	一级屏障：所有的操作在Ⅲ型BSC内或在Ⅰ型或Ⅱ型BSC中结合穿上全身性、供气的正压防护服	BSL-3加：单独的建筑物或隔离开的区域；专用的通风和排风系统、空调系统、消毒系统；正文中概述的其他要求

（4）生物安全Ⅳ级（BSL-4）：符合这一级生物安全条件的操作、装备、设施设计和结构可用于操作具有高度传染性、发病严重、病死率高的病原微生物，特别是那些可以通过气溶胶途径传播，没有可以利用的疫苗和治疗药物的种类。生物危险Ⅳ级的病原应当在这一安全环境条件下操作，如马尔堡、克里米亚—刚果出血热等。在这一生物安全环境条件下工作的主要危险是呼吸道接触感染传

性的气溶胶，黏膜和破损的皮肤接触传染性液滴或皮肤扎伤。

生物安全Ⅳ级设施应是一个单独的建筑物或是一个完全隔离的区域，具备专门的、独立的排风系统和污物处理系统，以防止活的病原微生物释放到环境中。

（5）动物设施：四个级别的生物安全水平也规定了进行传染性病原实验动物工作的活动。这四部分结合提高了人员和环境的防护水平。

2.生物安全实验室的要求

（1）生物安全Ⅰ级实验室（BSL-1）：生物安全Ⅰ级实验室适合从事性质很清楚且尚未发现能够引起健康成年人疾病的病原微生物。这些微生物对实验室人员和环境的潜在危险最小。操作可以在开放的工作台上进行，不需专门的防护设备和设施（图30-2-7）。

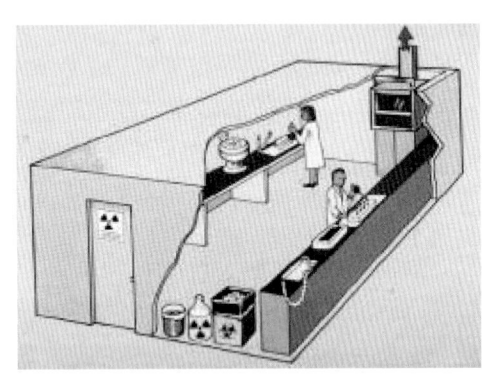

图30-2-7　生物安全Ⅰ级（BSL-1）实验室设施

1）基本要求：①工作时戴手套、口罩，着普通工作服。在实验室戴隐形眼镜的人应当戴上护目镜和面罩。②处理完活的材料，摘去手套，离开实验室前洗手。③实验进行时，限制人员进入，并不准摘下或戴隐形眼镜。④工作区不允许吃、喝、吸烟、化妆和储存食物。⑤操作时，使用机械抽吸装置，禁止用嘴吸取。⑥有安全使用锐器的规则。⑦工作中认真执行程序和技术标准，使产生液体溅出或气溶胶的风险减至最小。⑧工作台每天至少消毒一次，每次有液体溢出后都要进行消毒。⑨所有的培养物、储存物在经认可的消毒方法，如高压灭菌处理之前均需消毒，拿到实验室外消毒的材料必须放在一个耐用的、防漏的容器中，封闭后从实验室转移出去，并在拿出之前按照有关规定进行包装。⑩当使用或保存有传染性病原时，实验室门口应有生物危险标记。标记内容包括正在使用的病原的名称、研究人员的名字和电话号码。⑪应当有控制昆虫和啮齿动物闯入的条件和措施。

2）安全装备（一级屏障）：专门的隔离设备，如生物安全柜通常对于操作在生物安全Ⅰ级实验室的病原是不需要的。推荐穿工作服以防污染平时的便装。如果手上的皮肤破损或有皮疹应当戴手套。在执行可能产生微生物或危险材料溅出的程序时应当戴眼罩。

3）实验设施（二级屏障）：①实验室应当有可控制进入的门。②每个实验室都有一个洗手池。③实验室内表面易于清洁、消毒。室内不应使用地毯和拖布。④工作台面应能防水，能耐消毒桌面的酸、碱、有机溶剂和化学品腐蚀。⑤实验室家具应能够承受预料的重量和可以使用。工作台、柜子、装备之间的空间方便清洁。⑥实验室向外的窗户应当装有防蝇网。

（2）生物安全Ⅱ级实验室（BSL-2）：生物安全Ⅱ级实验室类似于生物安全Ⅰ级实验室，适合于从事对人和环境具有中等潜在危险的病原微生物。其不同于生物安全Ⅰ级实验室的地方在于：实验人员应接受过专门训练，并有能够胜任从事的工作。（图30-2-8）

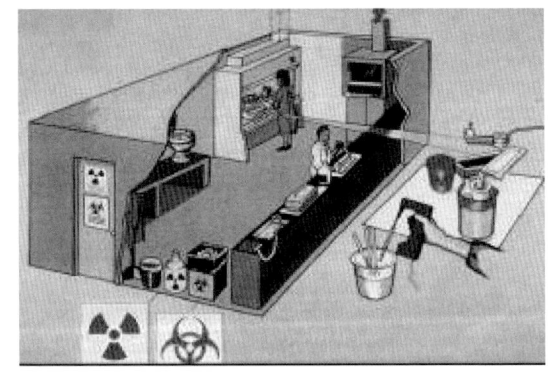

图30-2-8　生物安全Ⅱ级（BSL-2）实验室设施

1）基本要求。

①执行生物安全Ⅰ级实验室的所有要求，同时要做到：

a.工作台每天至少消毒一次，每次有液体溢出后都要进行消毒。

b.所有的培养物、储存物在经认可的消毒方法如高压灭菌处理之前均需消毒。拿到实验室外消毒的材料必须放在一个耐用的、防漏的容器中，封闭后从实验室转移出去，并在拿出之前按照有关规定进行包装。

c.当有传染性病原存在时，应当在实验室的门口贴上生物危险标记。标记内容可能包括正在使用的病原的名称、研究人员的名字和电话号码。

d.有控制昆虫和啮齿动物的闯入的条件和措施。

②必须采取的措施。

a.被感染风险增加的人或感染会引起严重后果的人不允许进入实验室或动物室。只有满足实验室规则和程序要求资质的人员才能进入。

b.使用致病的病原微生物的工作进行时，实验室入口要有生物危险标识和说明。主要应包含的基本信息为：使用的病原微生物种类名称、生物安全级别、要求进行的免疫、研究人员的姓名和电话号码。在实验室内必须穿戴的所有个人防护装备和退出实验室的程序。

c.进入人员应当接受适当的免疫，实验室操作的或存在的病原的测试试验。

d.根据操作的病原，适当时收集和储藏实验室人员或处在危险中的人员的原始血清样品。根据操作的病原或设施的功能，定期或临时采集血液样品。

e.将生物安全程序合并到标准的操作程序或采用的生物安全手册中。应当告知实验人员特定危险，并要求阅读和遵守操作和程序方面的指导。

f.实验室人员和维护人员经过培训，掌握生物危害基本知识、防范措施和技能、实验室工作程序和技术、规章制度和应急处置措施等，根据程序或规则的改变的需要，每年进行更新训练。

g.限制使用锐利的针头和玻璃注射器或其他锐器，只要有可能，就应当用塑料器具，同时，有高度的防范措施，防范和处置可能污染的锐利器具，包括针头、注射器、吸液管、毛细管、幻灯片、刀片的损伤。

h.禁止用手直接操作玻璃器具碎片，而是必须通过机械方式移走。

i.注射传染性材料时必须使用针头固定的注射器。用过的针头禁止弯折、剪平、断掉、翻新、从注射器上拿掉或在处理前用手操作，而是必须小心地存放到方便使用、坚固的专用容器里，高压灭菌处理。未经有效消毒处理的锐利器具必须放在坚固、封闭的容器中转移。

j.培养物、组织、体液样品或潜在的传染性废弃物放在一个带盖的，在收集、处理、加工、储存、转移和运送期间能够防漏的容器里。

k.涉及传染性材料的操作完成后，实验室设备和工作台表面在常规消毒的基础上再消毒一次，特别是被传染性材料溢出、泼洒或其他方式污染的。污染物品和装备被送去修理、维护或运输的包装外表面应当进行消毒。

l.任何可能暴露于传染性材料的迹象和事故苗头都应当立即报告，及时对暴露者和污染程度进行评估、监测，对暴露者进行治疗，书面记录。

2）安全装备（一级防护屏障）。一级防护屏障包括：①性能良好的生物安全柜，最好是Ⅱ型，或其他个人防护装备或其他物理防护设备。②个人防护装备（护目镜、面罩、面部屏障）、实验服和防护服。③接触传染性物质、污染的台面或设备时戴手套，推荐戴两层手套。

3）生物安全设施（二级防护屏障）。二级防护屏障包括：①新建这一生物安全级别的实验室应当远离公共区域。②存放病原微生物和污染材料设施的应当有锁。③每个实验室都应有洗手池。整个实验室应有一个能用的洗眼台。④实验室内表面应当容易清洁。不使用地毯和拖布。⑤工作台面应当能够防水，抗消毒桌面的酸、碱、有机溶剂和化学品腐蚀。⑥实验室家具应能够承受预料的重量和易于使用。工作台、柜子、装备之间的空间方便清洁。实验室的椅子和其他的家具的面应当包有不是布料的材料以便容易消毒。⑦安装有生物安全柜，并做到室内供给和排出的空气的波动不影响生物安全柜在其操作参数，安放处应远离可以开的门窗、人员经常走动区域或其他可能影响安全柜效能的设施。⑧光线应当适合进行任何工作活动，避免反射和刺眼。⑨设有专门的排风系统，实验室有向外的窗户，应当装上防蝇网。

（3）生物安全Ⅲ级实验室（BSL-3）：生物安全Ⅲ级实验室适用于临床、诊断、教学、研究或生产设施，在那里进行通过吸入接触感染后可引起严重的或潜在致死性传染性病原微生物的工作。这类实验室中涉及传染性病原的所有操作都必须在生物安全柜或其他物理设备中进行，操作人员还应穿戴合适的个人防护服或装备，同时，这类实验室有专门的工程和设计要求（图30-2-9）。

1）要求：除执行生物安全Ⅱ级实验室的所有规定和要求外，还应做到：①执行生物安全Ⅱ级实

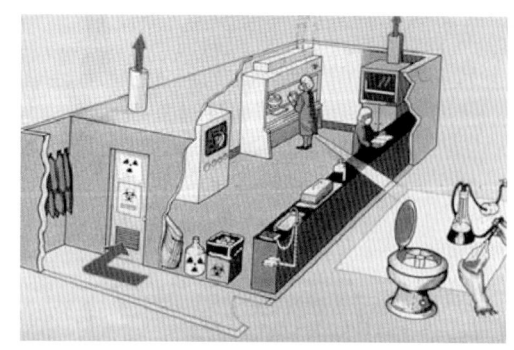

图 30-2-9　生物安全Ⅲ级（BSL-3）实验室设施

验室的所有规定和要求。②实验进行时，实验室的门窗应当保持关闭状态。③所有实验人员都应当接受必要的免疫和实验操作的或存在的病原感染状况的检测，并根据需要定期、不定期地进行复查。④收集和储藏所有实验人员或处在危险中的人员进入实验室前初始血清，进入实验室工作后，根据情况定期、不定期地采集血清进行检测，并长期留存。⑤实验室制订生物安全手册或采纳国际、国家实验室生物安全技术指南，生物安全防范措施必须贯彻在工作的全过程和所有环节中，实验人员都应阅读和遵守操作和程序，明了实验操作所面临的危险，以及应急处置要点及技术。⑥所有实验人员和设施维护人员都必须接受培训，并通过必要的考核，培训内容包括与工作有关的潜在危险、防止暴露的防范措施和要求、暴露评估程序和要点。程序改变时，需要对改变的部分再次进行培训。⑦所有涉及传染性材料的开放式操作均应在生物安全柜或隔离舱等物理隔离条件下进行。⑧操作传染性材料后，实验室设备和工作台表面应当用有效消毒剂进行消毒。特别是被传染性材料溢出、泼洒或其他污染时，更应及时消毒。并做到消毒处置措施应当张贴、明示，特别是溢出物的处理程序和技术要求；传染性物质由专业人员或培训过的人员进行消毒、包装和清洁；包裹污染物的包装，视同污染物要按规定进行消毒。⑨培养物、组织、体液样品或潜在的传染性废弃物要放在带盖的、防漏的坚固容器中进行收集、处理、加工、储存、转移和运送。⑩所有来自实验室的潜在污染的废弃材料（如手套、实验服等）在处理或重新利用之前都必须经过有效消毒。⑪任何对传染性材料溢出的过量暴露和事故，都应当立即报告，及时进行医学危害评估、监测、随访、给予必要的预防治疗，并仔细进行书面记录。

2) 安全装备（一级防护屏障）：

①防护服、手套；呼吸系统和面部防护。

②Ⅱ或Ⅲ型生物安全柜。

3) 实验室设施（二级屏障）：①实验室应当同建筑物的其他部分隔离开，应当限制人员的进入，穿过一系列双自动关闭门是从人流通道进入实验室的基本要求，门必须是能够锁上的，进入通道应当包括更衣室。②每个实验室都要有洗手池，洗手池应当是不用手操纵的或自动的，而且靠近门，便于离开。③操作BSL-3病原区域的墙壁、地板和天花板应当建造得易于清洁和消毒；如果有接缝应当密封；墙壁、天花板和地板应当是光滑的，液体不能渗过，并且能够抗实验室使用的化学品和消毒剂的腐蚀；地板应当是单片的和防滑的；工作台面应当能够防水，抗消毒桌面的酸、碱、有机溶剂和化学品腐蚀。

(4) 生物安全Ⅳ级实验室（BSL-4）：从事能够造成高危险的气溶胶传播的实验室感染和高度传染性病原微生物的检测、动物实验要求生物安全Ⅳ级实验环境条件。实验室人员要经过专门的和全面的训练，了解掌握技术标准和专用措施、隔离装备、工作流程和实验室功能。实验室的进入人员严格管理、控制，有采用专门的设施进出程序和技术操作手册（图30-2-10）。

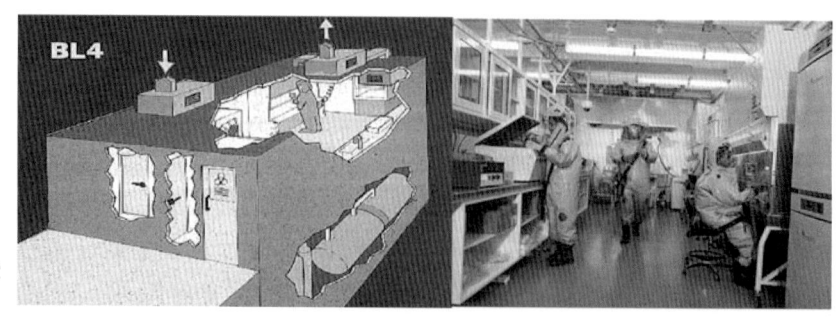

图 30-2-10　生物安全Ⅳ级（BSL-4）实验室设施

在设施内的工作区域内的所有操作均限制在Ⅲ型或Ⅱ型生物安全柜内进行，人员穿着正压防护服，通过生命保障系统供给空气。生物安全Ⅳ级实验室有专门的工程和设计特点，以防微生物散布到环境中。

以下的标准和特殊操作、装备和设施适用于在生物安全Ⅳ级实验室。

1）要求：执行Ⅲ级实验室的规定外，还应做到：①实验室负责人负责对实验室工作人员资质和健康状况的审核、技术与生物安全知识和防护技能的训练。②制订或采用生物安全手册，告知人员潜在的、特有的危险，并被要求阅读和遵守有关措施和程序方面的指导。③批准进入的人员遵守上述的指导和所有有关进入和退出的程序，所有人员签字的工作日志显示每次进入和退出的日期和时间，制订紧急情况下可行的、有效的处理程序。④实验室或动物室内有传染性材料或感染动物时，所有入口均应贴上生物危险警示标识。标志上应当注明微生物种类，实验室负责人姓名，人员进入时具体要求（如需要免疫接种、呼吸器等）。⑤在操作Ⅳ级危险微生物之前，实验室负责人要确认实验人员了解并掌握了基本和特殊的操作要求，熟练掌握了仪器设施的操作技术和程序。⑥实验人员要根据需要接受必要的免疫接种。⑦采集和保存所有参与实验及其他处可能暴露危险人员的血清样品，包括参与工作前和参与工作后的定期采集的血样。制订血清检测计划，采集血样后及时监测，并将结果通知本人。⑧人员只能通过更衣间和淋浴间进入或离开实验室，在每次离开实验室前都要进行消毒淋浴，非紧急情况急需进入或退出时，不得使用气闸。⑨在外面的更衣室脱掉个人防护服，并将它们放在那儿，提供全套的实验服，包括内衣、短裤和衬衣、鞋子和手套，并且所有进入的实验人员都必须使用，当离开实验室进入淋浴间之前，在里面的更衣室脱掉实验服，脏的实验服在洗之前要进行高压灭菌消毒。⑩设施内所需的补给物品都要通过双扉高压灭菌装置、熏蒸消毒装置或气阀传入，这些装置在每次使用的间隙都要进行适当的消毒。只有关好外边的门，设施内的人员才能打开这些装置里面的门取物品，物品拿到设施内后，装置里面的门随即关闭。

2）生物安全装备（一级屏障）。在这类实验室内的所有工作和操作均须穿着正压防护服，在Ⅲ或Ⅱ型生物安全柜内进行。

3）实验室设施（二级屏障）：事实上生物安全Ⅳ级实验室有两种类型。一是安全柜式实验室，在这种实验室内，所有涉及病原微生物的操作均在Ⅲ型生物安全柜中进行。另一种是防护服式实验室，在这种实验室内，人员穿着正压防护服进行操作。生物安全Ⅳ级实验室可能以其中的一种模型为基础或在同一设施内两种模型结合。如果采用结合型，那么每种类型都必须满足对该型的所有要求。

①安全柜式实验室：

a.生物安全Ⅳ级设施或者由单独的建筑物或是建筑物内清楚标明界限的、隔离的区域组成，设施内的房间安排，确保进入有Ⅲ型生物安全柜的房间（安全柜室）前至少通过两道门，由淋浴区分开外面和更向里面的更衣室是为人员进入或离开安全柜室提供的，在隔离屏障提供了一个双门的高压锅、浸泡罐、烟熏消毒室或用于消毒的排风前厅，用以传递那些材料、耗材或不经过更衣室带入安全柜室的设备。

b.每天，在实验工作开始前都要确认隔离室参数（如定向气流）和生命保障系统的运行状况和有关参数，以确保实验室的正常运行。

c.安全柜室的墙壁、地板和天花板建成密封的内壳应便于烟熏消毒，地板应与墙壁密封连接并呈拱形，并能有效地防止动物和昆虫进入或跑出；这一密封的内壳应能防水、防化学品腐蚀，并易于清洁和消毒，进入安全柜室和里面更衣室的门四周的出口应尽量少，并能够密封和消毒；安全柜室的所有排水应当连接到一个废液消毒系统，下水管和其他服务管线装有高效滤器，并能防止害虫进入。

d.工作台表面应有密封或不密封的表面，防水，抗热，防有机溶剂，抗酸、碱和消毒剂腐蚀。

e.实验室内的设备应简单、开放，既能承受预期重量，也可方便操作使用，工作台、安全柜和装备之间留有空间，便于行动和清洁、消毒，室内工作用椅和其他设备表面应有套罩，套罩应选用易于消毒的材料，而不用布料。

f.安全柜室和更衣室靠近出口的地方应安装一个无须用手开启或可以自动运行的洗手池。

g.服务于实验室的中央真空系统，服务区域不得包括安全柜室外的区域。

h.管线内的 HEPA 滤器应尽可能地安装在接近使用位置或水龙头。

i.滤器应便于消毒和更换。安全柜室内供水和供气系统应有防止倒流的装置设备保证其定向流动。

j.设置储水箱时,应当置于实验室外走廊,其开启是自动控制或是用脚操作,而且与实验室区域的供水分配系统隔离。

k.进入实验室的门应能自动关闭和锁住。

l.所有的窗户都应当密封并能避免破碎。

m.用双门高压锅对从Ⅲ型生物安全柜和安全柜室传出的物品进行消毒,开向隔离屏障外的高压锅应当密封在隔离屏障的墙壁中,高压锅的门应是自动控制的,而且外部的门只能在高压灭菌完成后才能打开。

n.设置经过式的浸泡罐、烟熏室或其他可实施等效消毒的条件,以便不能在高压锅中消毒的物品和设备能够安全地从Ⅲ型生物安全柜和安全柜室移出。

o.污染区一侧的内更衣室、安全柜室的水池、地板污水道,高压灭菌室和安全柜室其他地方的液体流出物在排到公共污水管道之前,必须经过有效消毒,最好是热处理,来自淋浴和洁净一侧的下水可以排放到公共污水道中。

p.所有消毒液体废弃物的方法和过程都必须符合物理和生物学有效的指标要求。

q.设置专用的、非循环式的排风系统,其送入和排出应保持平衡,确保气流从危险性最小的区域定向流向最具潜在危险的区域,监测相邻区域的压差/气流流向,所有监测系统均应有报警显示功能,应在适当的位置,设有压力监测显示设备,显示安全柜室内压差,显示设备应安装在洁净更衣室入口,对送入和排出的气流成分进行检测,设计有HAVC控制系统,以防止实验室处于正压状态。

r.应保证送入或来自安全柜室、里面的更衣室和前厅的空气通过HEPA滤器,空气从占用的空间和通风口排出,HEPA滤器安装在排气口位置,以尽可能减少潜在受污染管道的长度,所有HEPA滤器每年都要进行测试和鉴定,HEPA滤器外套应设计成在原处就可消毒的形式,当卸下滤器时,应将其放在密封的、不透气的容器中转移,如果装有送入空气预先过滤的装置,HEPA滤器设备的寿命可明显延长。

s.生物安全Ⅳ级的设施设计和运行程序应当实施全程文件管理,运行前必须经过试验确认实运行参数与设计相符,而且每年都要重复这些程序,重新测定、确认。

t.实验室和外界之间要有合适的通信系统,包括语音、传真、计算机等。

②防护服式实验室:

a.生物安全Ⅳ级实验室或者由一个单独的建筑物组成或建筑物内一个明确标明界限的隔离的区间构成(工作服区),设施内的房间经过安排以确保进入操作生物安全Ⅳ级病原的房间之前要穿过更衣室和消毒区,外面和里面的更衣间由淋浴室隔开,供人员进入或离开穿防护服区域之用,设施内保持有一个专门设计的穿防护服的区域,提供等同于Ⅲ型生物安全柜提供的个人防护,进入这一区域的人员穿一件正压防护服,由一个受HEPA滤器保护的生命保障系统通气,生命保障系统包括多呼吸空气压缩机、报警和紧急情况下备用呼吸空气罐,进入这一区域须通过一个装有气锁的不透气的门,提供化学淋浴器以便在工作人员离开该区域之前消毒防护服的表面,至少为排风系统、生命保障系统、警报、照明、进入和退出控制系统、BSC等提供自动启动的紧急情况下的备用电源;防护服内的气压相对周围实验室环境是正压,穿防护服的工作区域内的压力低于邻近的区域的压力;提供紧急情况下的照明和通信系统;所有穿过穿防护服的区域的内壳、化学淋浴间和气锁的裂隙均被密封。

b.每天在实验工作启动之前完成对所有隔离室参数(定向气流、化学淋浴器等)和生命保障系统的检查,以确保实验室按照其运行参数进行运行。

c.在隔离屏障区提供用于消毒从穿防护服区域拿出的废弃物的双门高压锅;开向穿防护服区域外的高压锅的门被密封到穿防护服区域的墙壁上,并且是自动控制的,以便外边的门只有在高压灭菌后才能打开,一个浸泡罐、烟熏消毒室和通风空气锁被提供,用于传递不能通过更衣室带到穿防护服区域的物品、供给物和装备;这些设备也能用来从实验室移走那些不能在高压锅中进行消毒的物品、补给品和装备。

d.穿防护服区域的墙壁、地板和天花板建成一个密封的内壳,这样容易进行烟熏消毒,并防止动物和昆虫进入,该内壳的内表面防水和化学物品,使这一区域容易清洁和消毒;所有穿过这一结构和内壳表面的裂隙都是密封的;防护服区域地板中的污水系统都有一个存水弯,其中充满了能够有效消毒靶病原的化学消毒剂,并且直接连接到液体废弃物消毒系统,污水管的排风和其他设施管线装有

HEPA 滤器。

e.对防护服区域里的设施附件,如灯光的固定、空气管、设施管线等进行安排,尽量减少水平面积;

f.工作台的表面不是密封的,能够防水、抵抗中等热量、有机溶剂、用于消毒台面和设备的酸、碱等。

g.实验室设备是简单的、开放式结构,能够承受预计的重量,最好不是多孔材料制成的,工作台、安全柜和装备之间的空间容易接近以便清洁和消毒。实验室工作所用的椅子和其他设备表面应包有一层不是布做的、易于消毒的套子。

h.在防护服区提供一个无须用手的、自动操作的洗手池,在风险评估的基础上也应当考虑在外面和里面的更衣室安装这种洗手池。

i.如果装有中央空调系统,那么这个系统不能为防护服以外的区域提供服务;内嵌的 HEPA 滤器应尽可能符合实际地装在使用点附近;安装滤器以便允许在适当的位置消毒和更换;穿防护服区域的其他一些通水或通气用的设备应当装有防止倒流的设备。

j.进入实验室的门是可以自动关闭和锁起来的,化学淋浴间内外的门和气锁室内外的门是连锁的,以防止两道门同时打开。

k.所有的窗户都是防碎的和密封的。

l.隔离屏障内从洗手池、地板排污管、高压室和其他地方流出的液体在被排出到厕所污水系统之前均需进行消毒,消毒方法应当是被证明有效的,最好是热处理,从淋浴间和厕所流出的水可能无须消毒直接排到厕所的污水系统;用来消毒和处理液体废弃物的消毒过程应当在物理和生物学方面都是有效的。

m.一个专用的、非循环式的排风系统被提供,其送入和排出的成分保持平衡,以确保气流从危险性最小的区域定向流向最具潜在危险的区域,建议安装备用的供气扇,要求安装备用的排气扇。

n.相邻区域的压差/定向气流受到监测,并对显示的任何系统功能丧失进行报警,提供一个适当的、可见的压力监测设备,显示和确证安全柜室的压差,并应安装在洁净更衣室的入口,对送入和排出的气流的成分进行检测,设计有 HAVC 控制系统,以防止实验室保持正压。

o.穿防护服区域、消毒淋浴室、消毒气锁室的供气通过穿过一个 HEPA 滤器得到保护。从上述区域排出的室内的空气在排出之前,需依次通过两个 HEPA 滤器。空气被从占用空间和进口排出。

p.滤器尽可能安装在靠近来源区域的地方,目的是尽量减少污染管道的长度,所有的 HEPA 滤器每年都必须实验和鉴定;滤器盒设计的能够在拿出前在原地对滤器进行消毒;另一种方法是,滤器可以放在一个密封的、气密性的容器中被拿去消毒或焚烧。滤器盒的设计应当使得安装滤器容易有效;使用预先已经鉴定过的滤器可能比较有利,通过对供气口空气的预先过滤能够延长排气口滤器的寿命。

q.穿防护服室的送气和排气处的死腔应当尽量小。

r.来自工作人员穿正压防护服的设施内的生物安全Ⅱ级安全柜的处理过的排出空气可以排到室内环境或通过该设施的排风系统排出,如果是排到设施外,那么安全柜与该排风系统的连接方式应当避免任何会对安全柜或排出系统空气平衡产生的干扰。

s.生物安全Ⅳ级的设施设计和运行程序应当备有文件证明,运行前必须对设施进行试验以证实设计和运行的参数是相符的,设施每年都需要对照这些程序进行重新鉴定,根据运行经验进行修改时。

t.在实验室和外界之间提供合适的通信系统(如语音、传真、计算机等)。

u.如果使用实验动物,研究机构的管理人员应当提供人员、设施和健全的措施,合理地确保合适地环境质量、安全和保健水平。实验动物设施只是一个专门的实验室。作为总的原则,建议在体内和体外操作传染性病原的生物安全水平是可以比较的。然而应当很好地记住,动物室可能存在一些独特的问题。在微生物实验室,危险可能是由人员或使用的装备引起的。在动物室,动物自身的活动可能存在新的危险。动物可能产生气溶胶,咬或抓,可能感染地方流行的疾病。这些建议可能预示着实验动物设施、运行措施和动物保健的质量满足可用的标准和规则。选择合适种属的实验动物。机构应当有专门的健康和保健计划。最新出版的研究动物保健方面的职业健康和安全值得考虑。用于传染性和非传染性疾病研究的实验动物设施理想地应当从其他设施,如动物繁育、临床实验室隔离开,特别是提供病人护理的设施。以下详述的建议规定了利用感染了可引起或可能引起人类感染的病原动物进行实验的措施、安全装备和设施的组合。这四种组合详细描述动物生物安全水平（ABSL）1～4，提供不断增加人员和环境的防护。建议作为进行感染实验动物活动的最小标准。4个ABSL描述了分别适合从事指定的四个生物安全级别病原动物感染的设施和措施。

（四）生物安全防护设备

生物安全设备包括生物安全柜、密封的容器和其他设计来预防和减少暴露接触危险的生物材料机会的控制装置。

1.生物安全柜（BSC） 生物安全柜是用来提供对传染性的飞溅物和气溶胶隔离的主要设备。有3个类型：Ⅰ、Ⅱ和Ⅲ类。

Ⅲ类BSC提供最高级别的防护，Ⅲ类BSC是一个密封、气密构造的，通过手套管操作的安全柜。送入的空气通过HEPA滤器吸入到安全柜内，排出空气在排到外部环境之前通过依次排列的两个HEPA滤器。通常，其排风系统与设施的排风系统是隔离开的。Ⅲ类BSC主要用于高度风险的生物病原。不同类型生物安全柜提供防护方面的相同和不同之处见表30-2-8。

表30-2-8 生物安全柜特性的比较

BSC类型	正面空气流速（fpm）	生物安全级别	产品保护	气流模式	应用 非挥发性化学品和放射性核素	应用 挥发性化学品和放射性核素
Ⅰ	75	2, 3	不保护	前面进入，通过HEPA排到外部或通过HEPA排到室内	可以	可以[1]
Ⅱ.A	75	2, 3	保护	70%通过HEPA再次循环到安全柜的工作区；30%通过HEPA排回到室内或通过套管排到室外	可以（微量）	不能
Ⅱ.B1	100	2, 3	保护	安全柜空气排出须经专门的管道并通过HEPA滤器	可以	可以（微量）[2]
Ⅱ.B2	100	2, 3	保护	无再循环；全部经严密的管道和HEPA滤器排到外部	可以	可以（小量）
Ⅱ.B3	100	2, 3	保护	与Ⅱ.A类似，但强制排风系统低于室内负压；经套管并须通过HEPA滤器将空气排到外部	可以	可以（微量）[2]
Ⅲ	N/A	3, 4	保护	送风进入，通过严密的管道和连续的两个HEPA滤器滤后排到外部	可以	可以（小量）

注：1.安装可能需要专门的管道接到外部，排成一串的活性炭滤器和防止产生火星电动机及安全柜内的其他电子设备。如果使用挥发性的化学品，不应当发生Ⅰ类安全柜排到室内的情况。

2.在任何情况下化学品的浓度不能达到化合物爆炸的最低限。

（1）Ⅰ型生物安全柜BSC：Ⅰ型BSC提供人员和环境的防护，但对产品无防护。在空气流动方式上类似于化学通风橱，但在排风系统装有HEPA，以保护环境（图30-2-11）。

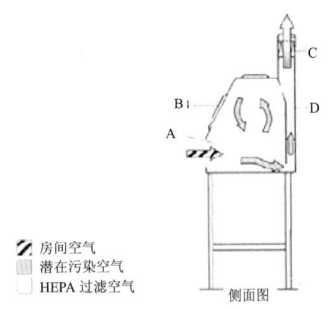

图30-2-11 Ⅰ型生物安全柜 A：前窗口；B：窗口；C：排风HEPA过滤器；D：压力排风系统

在Ⅰ类BSC中，未过滤的空气通过工作面被吸入。只要保持通过正面窗口向内的气流的速度至少75l fpm，则能够提供对人员的防护。由于Ⅱ型BSC能够提供对产品的保护，所以通常Ⅰ型BSC的使用频率减少。但Ⅰ型BSC适合于密封式的装备（如离心、收获装备和小发酵罐等）或具有产生气溶胶潜力的程序（如笼式卸料、充气培养或匀浆组织）。Ⅰ型BSC固定连接到建筑物的排风系统，建筑物的排风扇提供负压将室内的空气抽入到安全柜内。安全柜的空气在进入排风口的强制通风间时通过HEPA。在排风口的末端可能安装第二个HEPA滤器。一个有能够进入工作台面的8臂孔的钢格可以加到Ⅰ类BSC上，有限的开口导致增加向内的空气的流速，因此增加了对工作人员的防护。为了增加安全性，同手臂一样长的手套可以黏附在格子上，补充的空气通过一个补充的空气送入口（可能装有滤器）和（或）安装的不紧密的前隔板吸入。为了能够进入装了隔板的安全柜内部，在安全柜的两侧装了双门的空气锁。

（2）Ⅱ型生物安全柜 BSC。Ⅱ型 BSC（A、B1、B2 和 B3 型，图 30-2-13、30-2-14、30-2-15）提供人员、环境和产品的防护。气流从操作人员的周围吸入到前面的栅板，提供人员的防护。向下的呈薄层的、HEPA 滤过的气流提供产品的防护，减少交叉污染的概率。由于安全柜的空气通过了排出口 HEPA 滤器，因此是未污染的（保护环境），可能再次循环回到实验室（Ⅱ类 A 型）或通过管道排出到建筑物外（Ⅱ类 B 型，见图 30-2-12～图 30-2-13、30-2-14）。

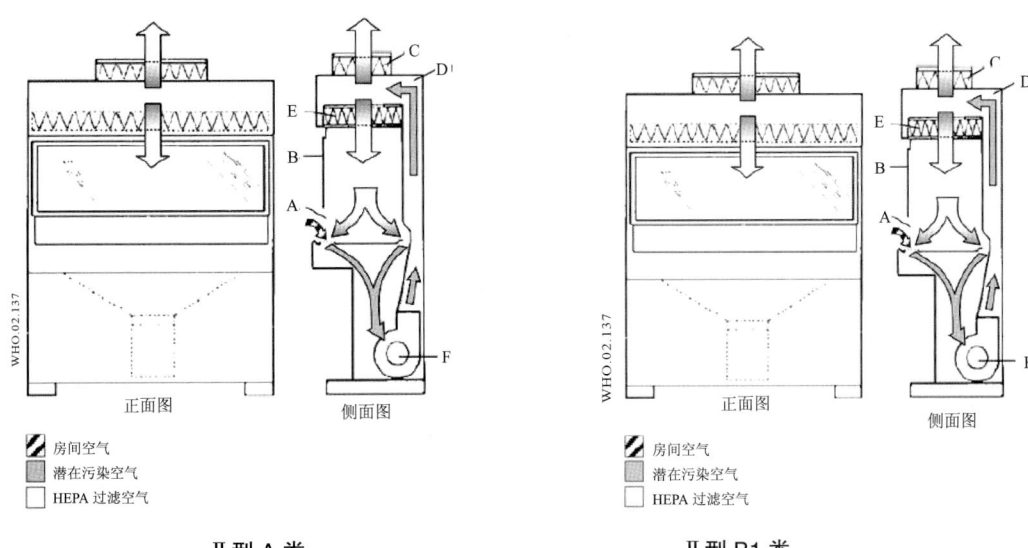

图 30-2-12　Ⅱ型生物安全柜　Ⅱ型 A 类（左）Ⅱ型 B1 类（右）A：前窗口；B：窗口；C：排风 HEPA 过滤器；D：后面的压力排风系统；E：供风 HEPA 过滤器；F：风机

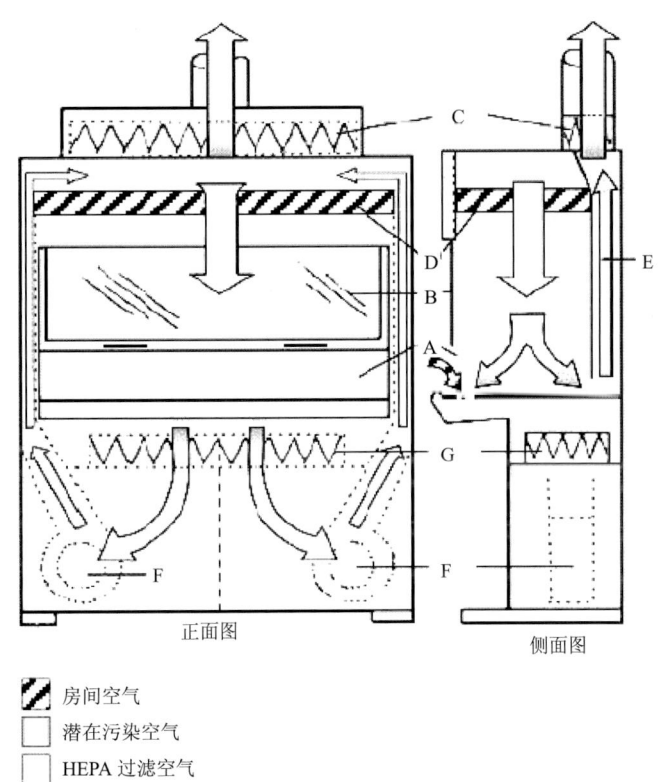

图 30-2-13　Ⅱ型 B2 类生物安全柜. A：前窗口；B：窗口；C：排风 HEPA 过滤器；D：后面的压力排风系统；E：供风 HEPA 过滤器；F：风机

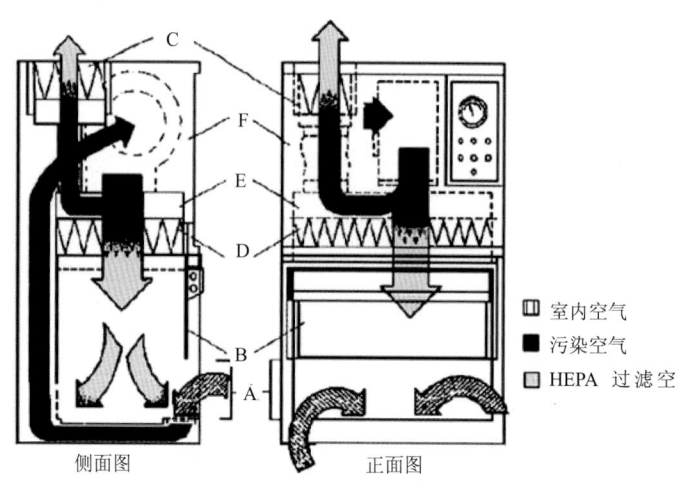

图 30-2-14　Ⅱ型 B3 类生物安全柜. A：前窗口；B：窗口；
C：排风 HEPA 过滤器；D：后面的压力排风系统；E：供风 HEPA 过滤器；F：风机

HEPA 滤器能够有效截留微粒和传染性病原，但不能捕获挥发性的化学品和气体。当在操作挥发性化学品时应当使用 100%将空气排到外部的 BSC。Ⅱ型 B1 型 BSC 有 30%的排出空气再次循环回到工作面。所有的Ⅱ型 BSC 设计用来操作指定的 1、2 和 3 类风险的微生物。Ⅱ型 BSC 提供细胞培养传代所需的无微生物的工作环境。也可用于非挥发性的抗瘤和化疗药物的研究。

（3）Ⅲ型生物安全柜 BSC。Ⅲ型 BSC（图 30-2-15）设计用来从事指定在生物安全Ⅳ级水平操作的微生物，提供对人员和环境的最大防护。

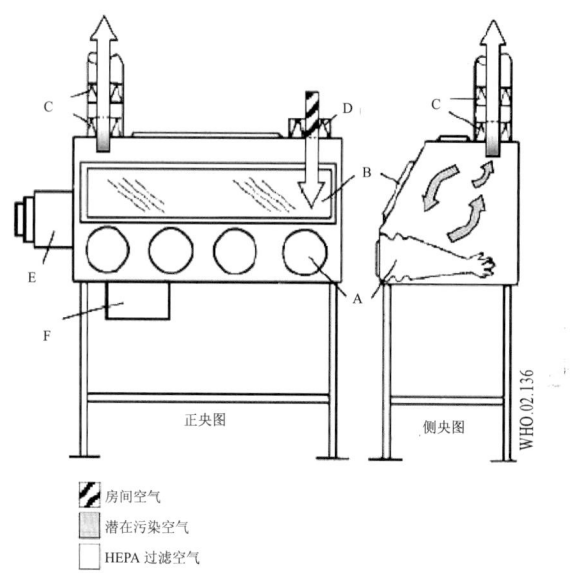

图 30-2-15　Ⅲ级生物安全柜（手套箱）示意图. A：用于连接等臂长手套的舱孔；B：窗口；
C：两个排风 HEPA 过滤器；D：送风 HEPA 过滤器；E：双开门高压灭菌器或传递箱；
F：化学浸泡槽。安全柜需要有与独立的建筑物排风系统相连接的排风接口

Ⅲ型 BSC 是一个气密性的罩子，有一个不能开启的视窗。物体传递到安全柜内，通过一个浸泡罐或双门传递窗，其在两次使用间隙可以进行消毒。逆着这一程序可以安全地从Ⅲ型生物安全柜中拿出物品。送风和排风都是经过 HEPA 滤过的。排出空气在排到室外之前必须经过两道 HEPA 或一道 HEPA 和一个空气焚烧室。通过一个专用的、独立的排风系统保持气流抽出安全柜，这样保持安全柜内呈负压。与手臂一样长的、重装的橡皮手套以气密的方式固定在安全柜的进出口，

使得能够对隔离在里面的物品进行操作。尽管这些手套限制了活动，但它们防止使用者直接接触危险的物品。交替使用显然最大限度地增加了人员的安全。根据安全柜设计的不同，送风滤器在工作环境内提供一个无微粒，但有些湍流的气流。几个Ⅲ型BSC可以以线性方式连接在一起提供更大的工作区间。这样的安全柜连线是定做的，安装在其内的设备（如冰箱、小的提升机、放小动物笼的架子、显微镜、离心机、孵箱等）通常也是定做的。而且，Ⅲ型BSC通常只安装在最大的隔离室，该实验室控制人员进入，并且需要专门的排风系统或其他支持系统。

2.其他的安全设备　用于处理、运输和储存病原的密封容器也是安全设备。密封容器的例子之一是安全离心机盖，其设计用来防止在离心期间释放气溶胶，见图30-2-16。

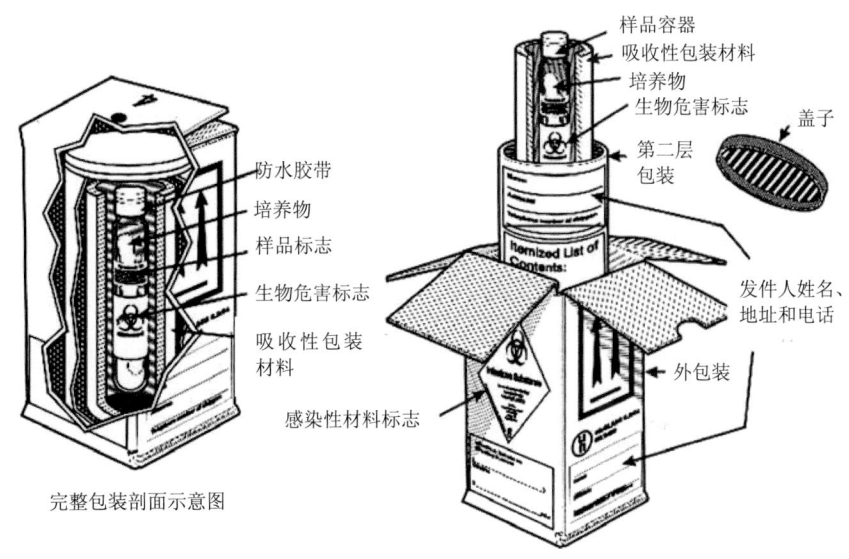

图30-2-16　传染性材料的包装和标记

（五）生物安全防护装备

生物安全防护装备通常是指个人防护装备（PPE），如手套、外套、防护服、鞋套、呼吸器、面罩、靴子、护目镜等，是一些衣物和装备，通常用来和BSC和其他含病原、动物和操作材料的设备配合起来使用。

在一些情况下，在BSC内工作是不切实际的，个人防护装备可能构成了人员和传染性物质之间的主要屏障。这种情况的例子包括某些动物研究、动物活组织检查、维持、保养或支持实验设施。

个人防护装备（PPE）用来保护人员免于接触危险的生物材料。合适的防护服也能够保护环境免受污染。以下的PPE是建议经常使用的。

1.面部防护　需要具有与面罩结合的、结实的侧面防护物的护目镜或安全眼镜或长至下巴的面罩（图30-2-17），或其他防止液体溅出的装备来防备可能的生物危险材料的溅出、泼洒。建议在实验室的所有时间内使用安全眼镜。

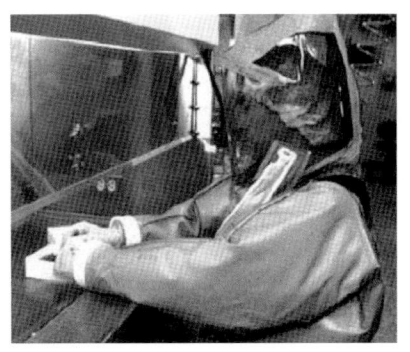

图30-2-17　面部防护

2.防护服　实验服包括实验室外套、工作服、防护服（图30-2-18）。长袖外套应当用来减小皮肤或街道上穿的衣服的污染。在预计可能会发生液体泼洒的环境中，外套必须能够防止液体渗透，以保护衣物免于被污染。如果外套不能任意处理，那么它在污染后必须能够经受得起灭菌处理。其他选择防护服的标准是：舒适、外观、密封型、使用场合、防静电特性和耐用性。在离开实验区前往非实验区前防护服必须脱掉并留在实验室内。应当为参观者和维修人员备有可随意使用的工作服。所有的防护服应当在实验室内丢弃掉或在安全设备内洗涤。

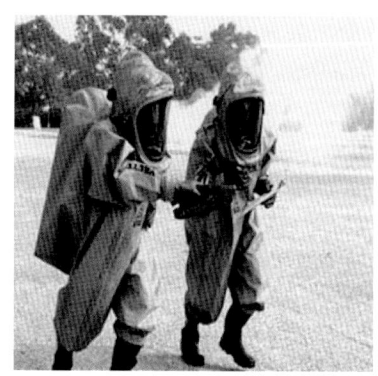

图 30-2-18　正压安全防护服

3.手套　必须根据可能的危险和执行的活动选择手套。在从事生物危险、有毒性的和其他对身体有害的病原时必须戴手套。当处理热的材料或干冰时必须戴耐热的手套。要求高度精确的精细工作规定使用薄壁手套。对于接触有毒的或腐蚀性化学品的防护可能也要求戴手套。

当操作危险性的材料时，实验服的下边的袖子和袖口应当被手套覆盖住。可能戴长袖手套或可随意使用的手臂防护物以进一步对工作外套进行防护。

在一些情况下，可能戴双层手套比较合适。如果发生液体溢出，在被污染的外面一层手套被摘掉后，手仍能得到防护。当被污染时手套必须被处理，操作完生物危险材料应当摘去手套，不能在实验室外戴手套。可任意使用的手套禁止洗或再次使用。

4.呼吸器　在某些情况下，可能需要额外的呼吸防护。选择呼吸器是基于危险和防护因素的要求。人员必须仔细试戴，并在能够确信呼吸器提供有效防护前试验合适性，见图 30-2-19。

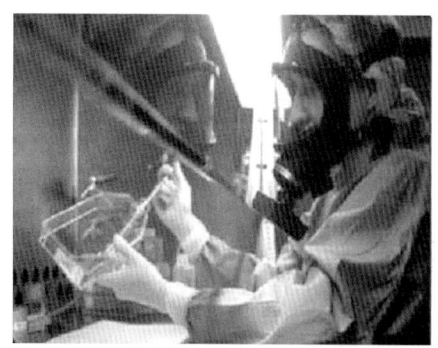

图 30-2-19　个人防护装备——呼吸器

5.疫苗　从防护效果出发，疫苗应视作"防护装备"。免疫接种和自然免疫体现了最佳的人群防护机制。如果可以获得针对接触病原体的疫苗，鼓励和推荐使用疫苗免疫接种，以提供更高安全级别的个人防护。

（六）生物安全Ⅲ级（BSL-3）实验室生物安全操作基本规程

（1）所有感染性或疑似感染性样品均应在BSL-3 级实验室内进行操作，BSL-3 实验室应装备有 BSL-2 生物安全柜，二氧化碳孵箱，低温冰箱，专用高压消毒设备，生物显微镜，高速和低速离心机等基本设备。

（2）进入 BSL-3 实验室工作前，应提前 1 小时启动 BSL-3 实验室负压系统，各项安全系数符合标准才能进入实验室进行工作。工作结束后，开启紫外消毒灯至少 1 小时后再关闭实验室负压系统。

（3）实验室工作人员进入实验室要更换专用防护服装，在缓冲间内依次穿好双层鞋套、衣裤、带好帽子、口罩、眼罩和双层手套，然后进入实验室。工作完毕，离开实验室工作区进入缓冲间内，按无菌操作要求，首先消毒外层，然后脱掉外层手套再消毒内层手套，然后再脱掉帽子、口罩、衣裤和外层鞋套，并将脱掉的衣物装入高压消毒袋内消毒，然后再依次脱掉内层鞋套和手套，置于另一个高压消毒袋中。然后消毒擦拭面部和双手或者淋浴后离开 BSL-3 实验室。

（4）样品进入 BSL-3 实验室时，要经过样品传递窗进入，首先打开实验室外的传递窗、门，将样品放入传递窗内，关闭外传递窗门，待安全灯亮后，打开室内传递窗门，取出样品后关闭室内传递窗门。

（5）BSL-3 实验室内的实验废物均需高压灭菌后才能移出 BSL-3 实验室，实验材料及仪器设备均应严格消毒后方能移出 BSL-3 实验室。

（七）生物安全控制措施

1.健全规章制度，严格实施人员准入制　规章制度是落实安全的重要规则和基本保证。涉及病原微生物的各种设施机构应建立人员培训与准入制度、定期考核制度、设施管理制度、样本采集与接收制度、样品检验制度、试验记录与核准制度、消毒制度、菌毒种管理使用制度、设施定期检修维护制度、污物处理制度、实验室管理规定以及紧急情况处置规定等规章制度，实验室实施分区管理，建立良好的实验室秩序，合格的环境条件，试验区内禁止吸烟，禁止放置食物和进餐等是保证生物安全的首要条件。

从事接触病原微生物的所有人员和保障人员都应具备相应的资质，考核上岗。未经培训考核合格的人员、与试验无关的人员禁止进入带毒操作的实验室，严禁参与试验操作。

2. 责任落实到人

（1）分级负责制：相关实验室负责人负责实验室环境设施、仪器设备配置、日常安全管理与工作安排，对本单位的生物安全负全责。

（2）实施安全员负责制：安全员由实验室负责人指定或课题组推荐，安全员有权监督，纠正不规范操作行为，指出存在的问题。

（3）所有参与使用病原微生物的工作人员都对实验准备、操作、结果、废物处置、个人防护和实验环境秩序与安全直接负责。

3. 加强检查监督

（1）落实各项生物安全制度，建立监督机制和人员、活动监测记录，定期和不定期全面检查实验室管理情况，查找问题，发现漏洞，整顿改进。

（2）检查验证安全设施和污水、污物和废气处置设施的各项指标和技术参数，及时停用不合格的设备，更换高效滤膜等易损耗材料，保证滤除和无害化处置效果。

4. 专家技术把关 生物实验室设施和机构应建立由有经验的专家组成的生物安全委员会，咨询、审查和指导工作项目及技术途径、新分离的菌毒种和新启用菌毒种的危险等级评估，审查事故预测及事故的善后处理方案。

5. 保护易感者

（1）上岗前体检：患严重呼吸道疾病、怀孕早期（4个月内）、抵抗力下降等的工作人员可暂不做强毒工作。

（2）工作期间健康监测：每日测体温，发现症状体征及时报告，并进行相应的检查和处置。

（3）做好意外事件应对准备：①涉及病原微生物的工作人员应掌握生物安全知识和自我防护技能；②相关工作场所应准备应急消毒处置药品、器材；③工作中不慎接触病原微生物时，立即进行报告，进行应急消毒，根据情况进行服药或使用生物制品进行预防或预防性治疗，必要时隔离治疗。

第三章

生物恐怖袭击医学救援中的媒介生物及其控制

生物战剂或烈性病原体的生恐怖袭击或生物战除了对人群和设施造成直接损伤外，还直接或间接地影响媒介生物的种群、群落及其传病能力，在一定条件下引发大规模的疾病流行，甚至造成永久性疫区，成为严重威胁人群健康和经济生活的关键因素。因此，积极科学地应对防生医学救援中的媒介生物问题，对于保障防生医学救援成果和恢复生态重建都具有十分重要的意义。

第一节 重要媒介生物及啮齿动物类群

一、重要媒介生物类群

（一）蚊类

蚊类的吸血特性是其传播疾病的基础，它能传播疟疾、登革热、黄热病、马脑炎、丝虫病、流行性乙型脑炎等，主要的类群包括按蚊属、伊蚊属、库蚊属等，常见种类如嗜人按蚊、中华按蚊、微小按蚊、大劣按蚊、三带喙库蚊、淡色库蚊、致倦库蚊、白纹伊蚊、埃及伊蚊等。

（二）蚤类

大多数蚤对宿主选择性不强，若与原宿主脱离，可迅速转移到新的动物体上吸血。因此，它们可以在同种或不同种动物的个体间转移，造成某些疾病的传播流行，如传播鼠疫、肾综合征出血热、钩端螺旋体病、地方性斑疹伤寒、绦虫病等。主要类群有客蚤属、盖蚤属、山蚤属等。

（三）蜱类

蜱可叮咬人、畜吸血，传播多种疾病，如莱姆病、森林脑炎、蜱媒出血热、斑疹伤寒、Q热、落基山斑点热、鼠疫等。其传播病原体的种类多，病原谱广，非其他媒介生物可比，主要类群包括软蜱科和硬蜱科种类，常见种类如全沟硬蜱、中华硬蜱、长角血蜱、微小扇头蜱、嗜群血蜱、血红扇头蜱、小亚璃眼蜱、森林革蜱等。

（四）虱类

体虱是流行性斑疹伤寒的重要传播者，也是回归热、战壕热及沙门氏菌感染的感染源。主要种类包括头虱和阴虱。

（五）螨类

包括革螨、恙螨、蠕形螨、疥螨、粉螨、尘螨等类群，其中以革螨种类较多，分布较广泛，传播出血热、Q热等病原体。

（六）白蛉

白蛉刺吸人及动物血液，能传播人及动物的多种利氏曼病、黑热病、白蛉热、卡利翁氏病、白蛉皮炎等。主要类群如中华白蛉、中华白蛉长管亚种、硕大白蛉吴氏亚种等。

表30-3-1列举了一些重要媒介生物与传染病病原的关系。

媒介生物传播生物战剂的方式主要包括机械性传播和生物性传播两种。①机械性传播系指节肢动物接触或吞食生物战剂后，当它们再次觅食时，通过口器、肢体接触、反吐或随同粪便或其他分泌物将生物战剂携带至敏感人群的过程。这一过程中，生物战剂在媒介生物体内外并无增殖或特定生活史过程。②生物性传播系指吸血节肢动物叮咬携带生物战剂的人群或动物宿主时，生物战剂随着宿主的血液进入节肢动物的肠腔，使其肠细胞或其他器官造成感染，生物战剂在节肢动物体内进行繁殖，然后再通过节肢动物的唾液、呕吐物或粪便及其他分泌物进入易感机体。这一过程中，生物战剂在媒介生物体内外有增殖或特定的生活史过程等。此类传播方式表现出一定的特异性关系，在疾病传染循环中存在内潜伏期和外潜伏期两个阶段。

表 30-3-1 常见的重要媒介生物及对重要病原体的潜在传播能力

媒介种类	病原体	主要媒介生物名称
蚊	1. 抗性恶性疟原虫	中华按蚊、嗜人按蚊、微小按蚊、大劣按蚊等
	2. 淋巴丝虫病	班氏丝虫病：淡色库蚊、致倦库蚊
		马来丝虫病：中华按蚊、嗜人按蚊
	3. 乙型脑炎病毒	三带喙库蚊
	4. 登革热和登革出血热病毒	埃及伊蚊、白纹伊蚊
	5. 其他：委马脑炎、西马脑炎、西尼罗热病毒、裂谷热病毒、黄热病病毒	伊蚊属 库蚊属
蜱	1. 森林脑炎	全沟硬蜱等
	2. 出血热病毒	亚洲璃眼蜱
	3. 北亚蜱媒斑疹伤寒	革蜱属、血蜱属
	4. 蜱媒回归热	乳突钝缘蜱
	5. Q热、野兔热、苏格兰脑炎、无形体、莱姆病等	微小牛蜱、亚洲璃眼蜱、铃头血蜱
革螨	1. 立克次体	血异刺皮螨
	2. 出血热病毒	柏氏禽刺螨
恙螨	3. 恙虫病东方体群	地里纤恙螨群
	4. Q热	
白蛉	1. 黑热病	中华白蛉
	2. 其他：皮肤利什曼病、白蛉热、巴尔通病等	
蚤	1. 鼠疫耶尔森氏菌	印鼠客蚤
	2. 斑疹伤寒杆菌	印鼠客蚤
虱	1. 斑疹伤寒杆菌	人虱
	2. 战壕热	人虱
	3. 虱传回归热螺旋体	人虱
鼠	1. 鼠疫耶尔森氏菌	
	2. 出血热病毒	
	3. 恙虫病、莱姆病等	

在生物医学灾害救援中，判定媒介生物对特定生物战剂或病原体的媒介可采用以下标准①生态学方面的联系：其任务是明确自然情况下嫌疑媒介生物具备吸食宿主（人）血液或其他可能接触的途径。②流行病学方面的联系：其任务是明确嫌疑媒介生物与疫情发生在时间和（或）空间上之间有必要的生物学联系。③敌投污染、生物战剂类型的一致性：其任务是明确疫情病原体在敌投媒介生物或当地嫌疑媒介生物存在感染，且感染期病原体具有排出途径，有接触人或动物的能力。④实验感染的证据：其任务是证明在控制条件下，敌投媒介生物或当地嫌疑媒介生物存在具有获得病原体、且能转换传播到另一人或动物的能力。⑤生物学梯度一致性：其任务是明确敌投媒介生物或当地嫌疑媒介生物数量与疫情传播流行在时间、空间上具有一致性。⑥控制措施的后验反馈：其任务是对敌投媒介生物或当地嫌疑媒介生物存在，采取了有效的控制措施后，在排除其他因素干扰情况下，疫情流行得以控制，后验反馈说明敌投媒介生物或当地嫌疑媒介生物的地位与作用。

二、重要媒介生物类群

啮齿类具有较强的适应性，所以无论高山、平原、森林、草原、农田，甚至在荒凉的戈壁中，都有其踪迹，有些种类已成为密切依附于人类的家栖鼠种。除树栖和半水生的种类外，大多生活在开阔的景观中，营穴居生活。主要以植物性食物为食。因为啮齿动物特殊的生态和生理习性，啮齿动物是许多传染病的传染源和传播媒介。据统计，啮齿动物至少能传播 35 种细菌、病毒、类病毒和寄生虫等疾病。啮齿动物，特别是鼠类，因其在传播疾病中的重要作用，很早就被应用在生物战中，主要是作为生物战剂携带载体进行使用。

（一）啮齿动物所传播或携带病原体的特征

1.鼠疫杆菌 引起人间鼠疫传播，啮齿类动物在其中主要起传染源的作用，种类包括：旱獭、黄鼠、沙鼠等。鼠疫分布于亚洲、非洲、北美洲以及拉丁美洲。我国已消灭人间鼠疫流行，鼠间鼠疫偶有发生。邻国（尼泊尔、缅甸、印度、巴基斯坦等）仍有人间鼠疫流行。鼠疫杆菌主要通过跳蚤（开皇客蚤、谢氏山蚤、松江黄鼠蚤等）叮咬进行传播。

2.野兔热杆菌　引起人群间野兔热（土拉伦热）的流行，啮齿类动物在其中主要起传染源的作用，种类包括：高原兔、黄鼠、姬鼠、达乌尔鼠兔。主要分布于欧洲、亚洲和美洲部分地区，大多位于北半球。主要由啮齿动物的排泄物或尸体污染水、食物、尘土以及吸血节肢动物（蜱为主）叮咬而传播，人与人之间不直接传染。

3.森林脑炎病毒　引起森林脑炎（神经系统症状）的流行，啮齿类动物在其中主要起传染源的作用，种类包括：田鼠、花鼠、松鼠等。森林脑炎主要分布于苏联的远东地区、西伯利亚和中国的东北、西北地区，都局限在林区。全沟蜱是其主要的传播媒介，全沟蜱的幼蜱、稚蜱和成蜱分别寄生于啮齿类动物。森林脑炎病毒就通过蜱的叮咬循环于这些啮齿类动物和蜱之间。

4.拉沙病毒　引起人间传播的拉沙热，啮齿类动物在其中主要起传染源的作用，种类主要是非洲的多乳鼠，该鼠种主要分布于西非。疾病传播中以多乳鼠（病鼠排泄物）和本病患者（血、唾液、尿等）为传染源进行传播，不需媒介昆虫，详细传播过程未确定，很可能通过接触和气溶胶。有人至人直接传播的病例，但很少超过 2 代。

5.Q 热立克次体　又叫贝氏立克次体，主要引起人间 Q 热的传播。啮齿类动物在其中起传染源的作用，种类包括：鼠兔、黑线姬鼠、林姬鼠、旱獭、跳鼠等。其分布遍及五大洲，以美国和地中海沿岸诸国最多；我国新疆、西藏、云南、福建等省、自治区也有本病。传染源主要是患 Q 热的病畜，如：牛、羊的排泄物和血液，鼠兔和其他野鼠也能成为传染源。Q 热立克次体能通过呼吸道（气溶胶）、消化道、皮肤接触以及节肢动物（蜱）叮咬而感染，其中以呼吸道为主。

6.落基山斑疹热立克次体　又叫立氏立克次体，主要引起人间斑疹伤寒。啮齿类动物在其中起贮存宿主的作用，种类包括：松鼠、兔、花鼠、田鼠及小家栖鼠。该病主要分布于美国、加拿大、巴拿马、哥伦比亚和巴西等国；本病的主要贮存宿主是受到感染的蜱，人类感染主要是通过蜱的叮咬进行传播。

在生物医学灾害救援中，判定啮齿动物对特定生物战剂或病原体的传播可采用以下标准①在特定种类的啮齿动物体内能够分离到目标生物战剂或病原体。②在实验室，啮齿动物能够通过气溶胶和（或）节肢动物叮咬方式感染目标生物战剂。③特定种类的啮齿动物在当地自然条件下可以完成生活史周期或者本来就是当地分布的物种。

（二）啮齿动物生物学特性

1.栖息　鼠类适应性很强，从寒冷的高山到干热的沙漠，从茂密的森林到一望无际的草原，从农村到城镇，都有鼠类栖息。鼠类的栖息场所因种类、地域和环境而异。根据不同鼠种较固定的栖息场所，可将鼠分为家栖鼠类和野栖鼠类两类。家栖鼠类多栖居于住室、仓库、厨房、下水道等处。野栖鼠类中黄鼠多分布于草原和半荒漠，旱獭一般栖息在山地草原，沙鼠喜居于沙土地带，黑线姬鼠多穴居于耕地及其附近的田埂、堤边和路旁。

鼠类多能挖土掘洞，可打通数十厘米至一二十米长的地道。有鼠洞的洞口一般较光滑，无草和蜘蛛网，有的有鼠的足迹或跑道，洞口周围多有新鲜、疏松、成堆的颗粒状土粒，有的还有新鲜鼠粪和被盗食的庄稼。正确识别鼠洞，可以提高灭鼠效率。

家栖鼠类和野栖鼠类的栖息场所不是固定不变的，在农业区常随气候和食源变化而有家鼠、野鼠交窜现象。如褐家栖鼠当住区附近园地的蔬菜、瓜果成熟时，即有部分迁栖野外，而在秋收后随着气温下降和食物归仓，它又返回住区。由于家鼠、野鼠的交窜，能使野鼠间的鼠疫传给家栖鼠，进而传给人。

2.食性　因鼠种、食源和环境而不同。家栖鼠食性杂，野鼠嗜食植物的种子、茎叶以及蔬菜、瓜果等。鼠类在干燥食物丰富的地方，易被含水分多的食物所诱；反之，在含水分食物丰富的地方，易被干燥的食物所诱。鼠的食量因个体大小而异。每天的食量约占自身体重的 1/10。一只褐家栖鼠每天食 25 g 左右。灭鼠时，应根据当时当地鼠类的食性，采用引诱力较好的诱饵。

3.活动　鼠类活动与鼠龄、食源、筑巢、交尾、育幼和生活环境均有密切关系。多数鼠类在出生后三个月至一年内活动量最大，三周内的幼鼠和两年以上的成鼠活动能力较差。当觅食、筑巢、交尾时活动增强，雌鼠在怀孕和哺乳期活动范围显著缩小。鼠类的活动多循一定的路线，如褐家栖鼠常沿墙根、墙角、夹道行走，在这些地方可形成明显的跑道即鼠道，有明显活动路线的鼠类，可在其跑道上布放鼠夹等杀灭。

鼠类活动的时间因鼠种而异，家栖鼠和部分野鼠主要在夜间活动，白天偶尔出来。野鼠中的黄鼠和旱獭等则是白天活动。鼠类活动的距离亦随鼠种而异。家栖鼠多在住室及其周围活动，由于季节、食源等条件变化，可到住区附近的野外活动。野鼠基本上在农田、草原、沙土地活动，秋冬也可侵入室内。沙鼠活动范围一般在100~200 m范围内，远者可达1 000 m左右。跳鼠的日活动半径可达数千米。有的鼠如板齿鼠善游泳，能越过一百多米宽的河流。

4.迁移　一般情况下，多数鼠类不迁移。野鼠的迁移与食源、气候、农田翻耕、天敌、疾病以及人工捕杀等有关。如暴雨可使在低洼地栖居的黑线姬鼠等转移到附近的高地；大旱时，有些鼠类可进行远距离迁移。由于鼠类的迁移，可把疫病由甲地传到乙地。在缺少食物时，大批鼠类迁移到农作物和水草丰富的地方，可损坏农作物和草原，造成农、牧业减产。

5.数量变动　与自然、社会因素和种群斗争有关。在自然条件适合的年份，植物生长茂盛，鼠类食源丰富的情况下，如不进行大面积灭鼠，鼠的数量就会显著增加；反之，在自然因素不适合的年份（如暴雨、大雪、干旱等），或自然因素虽适合，但由于开展群众性的灭鼠运动，反复捕灭，鼠的数量都会明显减少。褐家栖鼠和小家栖鼠有竞争，褐家栖鼠多的地区，小家栖鼠即少。根据鼠类数量消长的规律，结合自然和社会条件的变化，可以预测疫情，为制订预防措施提供依据。

6.冬眠　家栖鼠不冬眠，但在冬季活动减少。有些野鼠如黄鼠、旱獭冬季在巢内冬眠，一般在9至10月入蛰，次年3至4月出蛰；而有些野鼠，如长爪沙鼠、黑线姬鼠、布氏田鼠等不冬眠。

7.繁殖与寿命　鼠的寿命一般为一年左右，黄鼠数年，旱獭可达10年以上。鼠类繁殖率高。据观察，一对褐家栖鼠在实验室里，一年内可繁殖成1 500只，但实际的繁殖率因受各种条件限制不可能像实验室那样高。鼠类的繁殖受食物、季节、气候和自然环境的影响。一般情况下，家栖鼠和一些体型较小的野鼠，每年可繁殖2~8次，每次产仔鼠一般4~8只，多者12~17只。多数鼠类的性成熟较早，如出生三个月的褐家栖鼠、两个月的小家栖鼠即可成熟受孕。多数鼠类四季都可繁殖，春、秋两季是其繁殖高潮。有冬眠期的鼠类，如黄鼠，每年只生育一次，每胎6~8只。

8.其他　鼠类适应性强，行动灵活，嗅觉、听觉和触觉敏锐，但视力和对颜色的分辨力差。鼠类，尤其是家栖鼠，当一种捕鼠器械与诱饵连续使用时，效果渐差。因此，要注意交替使用。有些鼠种可与其他动物共栖（如黑线姬鼠和麝），有些鼠种则相残杀（如褐家栖鼠和黑线姬鼠），有些鼠种还食幼鼠（如褐家栖鼠、黑线姬鼠）。通过共栖和互相残杀，可使疫病在鼠间传播。

表30-3-2列举了中国啮齿动物种类的分布。

表30-3-2 中国啮齿动物媒介种类分布表

目、科（亚科）	属数	种数
兔形目 LAGOMORPHA	2	23~33
兔科 Leporidae	1	7~9
鼠兔科 Ochotonidae	1	16~24
啮齿目 RODENTIA	64~71	155~199
松鼠科 Sciuridae	10~11	24~31
鼯鼠科 Petauriustidae	7	11~16
河狸科 Castoridae	1	1
仓鼠科 Crjcetidae	18~20	58~81
仓鼠亚科 Cricetinae	3~4	10~14
鼢鼠亚科 Myospalacinae	1	4~9
田鼠亚科 Microtinae	11~12	37~51
沙鼠亚科 Gerbillinae	3	7
刺山鼠科 Platacanthomyidae	1	1
竹鼠科 Rhizomyiae	2	4
鼠科 Muridae	12~16	38~42
睡鼠科 Gliridae	2	2
林跳鼠科 Zapodidae	2	3~6
跳鼠科 Dipodidae	7	11~12
豪猪科 Hystricidae	2	2~3
总计　2目　13科	66~73属	178~232种

第二节 媒介生物采样与啮齿动物监测

生物战剂媒介节肢动物标本的采集、运输和保存是进行生物战防御研究的基础，为生物战防御提供第一手研究材料和科学证据。只有正确掌握和运用生物战剂媒介节肢动物标本采集、运输和保存技术，才能有效开展生物战剂媒介节肢动物的防治和生物战防御的系统研究。

一、媒介生物标本的采集

（一）蚊、蛉等双翅目昆虫的采集

1.灯诱法（Light trap） 采用国际卫生组织（WHO）推荐使用的诱虫（蚊、蝇、蠓、蚋、虻）灯进行采集。使用时将诱虫灯按监测标准方法，悬挂在距地面 1～1.5 m 的地方，然后接通电源进行采集，条件许可可使用干冰或 CO_2 钢瓶辅助采集效果更佳，国内目前已生产许多型号的诱捕灯，如"功夫小帅"等（图 30-3-1）。

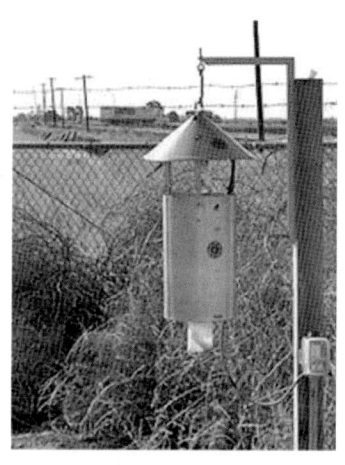

图 30-3-1 灯诱法采集吸血骚扰双翅目媒介生物

2.挥网法（net trap） 采用口径 20 cm，80 目绢纱做成的捕虫网进行采集，挥网时，采集者手持网柄，伸直胳膊呈"00"形挥网，每次以每分钟 50 次的频率，挥网 5 分钟为一计量单位。挥网后，而后迅速将网末段塞入毒瓶内约 10 分钟左右毒杀之。雄虫可在栖息场所吸蚊器吸捕，在草丛附近挥网捕捉。虻雄虫可在农田、路旁树干上寻找，手抓、瓶扣和挥网采集。

3.帐诱法（net trap） 将蚊帐（上口 1m×1 m，下口 1.5m×1.5 m）悬挂，上下四角撑开，用带固定，使帐下缘距地面 30～40 cm 高。捕捉时人在帐内用手持电动吸蚊器吸捕进入帐中的蚊虫。

4.牛、马诱法（cattle trap） 在林区、山区河边拴一牛或马诱集虻、蚋、蚊、蠓。网捕、吸蚊器吸捕、瓶扣或手抓，也可辅助以特制的蚊帐或黏虫板进行采集，效果更佳（图 30-3-2）。

5.幼虫和蛹的采集 蚊、蠓、蚋等幼虫生活在水中或潮湿的土壤中，水体滋生场所包括容器积水类和地表积水类。前者包括缸、罐、坛、钵、树洞、竹筒（竹桩）、叶腋、石穴、水池、舱、箱凹等；后者包括水塘、水坑、稻田、河沟、蹄印等。潮湿土壤则是指漫滩、沼泽、缓流水体的岸边。

（1）在采集小容器积水中的蚊虫幼虫时，用长吸管，把全部水吸出，然后用小吸管把蚊幼虫吸出放入小瓶内。

（2）在采集大容器积水和地表积水中的蚊虫幼虫时，用取样勺捞捕，然后吸出幼虫。

（3）挖取 30 cm×30 cm×30 cm 潮湿土壤样方，置于白磁盘中用水浸软捣碎，从水体表层查看目标昆虫，也可用（40目）细窗纱等滤去泥沙，查看目标昆虫，注意对杂草枝叶也要细心观察，发现幼虫或蛹要小心移入指管内，带回实验室培育。

（4）将采集的幼虫带回实验室，进行活体鉴定，要登记种类和数量。如收藏幼虫标本，则可用 50～60℃水杀死，放入盛有 75%酒精的小指管内，加标签后用小棉球堵住。主要保存标本的蛹皮、卵壳等材料，以方便鉴定。

（二）蚤、虱类的采集

1.动物体上采集 将捕获的动物，放入布口袋内，扎紧袋口，带回实验室在密闭的容器中用乙醚或氯仿将动物麻醉致死（约需 15 分钟）。用梳子在动物体上梳蚤、虱并用镊子拣蚤、虱，如用于细菌学目的必须检验活蚤、虱，不能麻醉，而是将宿主放水中淹死，此时蚤、虱浮于水面，用镊子挑起。

将其放入装有75%酒精的小指管内,每只宿主的体蚤、虱要单放在一起(不得混放)。

2.从动物的窝巢中采集　可用白色法兰绒布制成探蚤棒,伸入宿主动物窝巢中,蚤类即可黏附在探蚤棒上,然后立即放入密封袋中熏蒸或毒死。如能配合干冰/二氧化碳引诱器则效果更佳。另外掏出宿主窝巢中的内容物(多为草屑、碎土等),可装入布袋带回实验室检蚤。检过的巢穴物保留7~10天,再检查时,一般还可检到一些幼虫、茧和成虫。

3.从住宅内地面采集　在地面放置黏蚤纸和(或)水盘可收集室内的游离蚤,黏蚤纸可用蜂蜜、黏胶等制成,黏获后可用水/溶剂浸泡后可分离出蚤类。

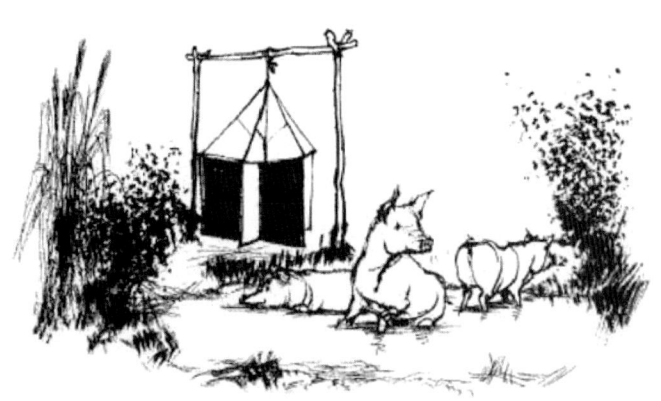

图30-3-2　牛、马诱法采集吸血骚扰双翅目媒介生物

(三)蜱类的采集

1.布旗法(dragging method)　用白色法兰绒作成布旗,60cm×90cm,在林区灌丛或草地上拖或挥摆,检取附着的蜱,用人工小时布旗法和距离布旗法测定密度。

2.动物体表检查法　用夹线法(trap night)捕捉小型兽类,用镊子拾取体表附着的蜱,统计带蜱百分率和带蜱指数。牛等大动物检查若拾光体表寄生蜱,可得带蜱指数;如按不同部分检蜱存放,可得不同蜱种的主要刺叮部位。

(四)革螨、恙螨的采集

1.宿主体螨采集　布夹捕捉小哺乳动物,单只放入布袋带回室内,解开袋口,将小动物和布袋放在解剖盘内。先肉眼或用放大镜检查布袋内螨类,用湿毛笔尖轻触螨体取下放入盛75%酒精的指管中。然后用洗手刷或篦子梳刷小动物体毛中的螨类,用湿毛笔在盘中取出螨。小动物耳部、肛门等处常寄生恙螨,用眼科镊子或解剖针轻轻挑下螨团,或剪下小动物耳或皮毛。

2.动物巢穴　将动物巢穴内窝草、粪土、杂物等,环境中枯枝落叶、稻草、杂土等装入布袋带回室内检螨,将窝草放入解剖盘内,用湿毛笔或小镊子取螨并放入指管中。

3.外环境螨类采集

将5 cm²(2.2 cm×2.2 cm)的黑色或白色纸板放于要监测的地点,每间隔100 cm²张以覆盖调查点。1~5分钟后观察螨类数量,如果恙螨存在,它们会爬到纸板上缘,聚集在一起。如果范围较大,可用400 cm×400 cm的栅格纸板以五点采样法进行。用小毛笔或刷子将采集到的恙螨放于酒精内保存,注意使用驱避剂进行人身防护,避免咬伤。可使用Berlese风洞法收集面粉和谷物的粉螨以及其他自由生活的种类(图30-2-3)。

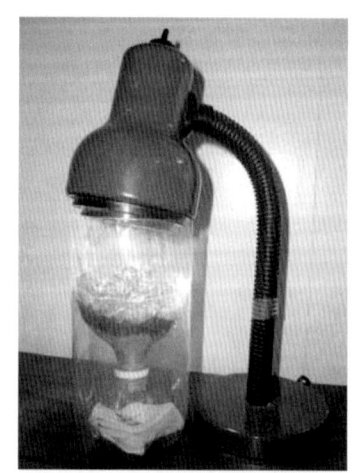

图30-2-3　Berlese风洞法收集粉螨

注意事项：采集时要做好个人防护，避免被叮咬，尤其在污染区，有皮肤损伤性质的战剂禁止使用人帐诱或牛马诱法。同时，要做好详细记录，包括时间、地点、滋生地、宿主及采集人等。成套标本各期一定要注意除写好地点、场所、时间外，还要编制可互相查找的号码。不同昆虫有不同的滋生和栖息场所，细心观察选择采集场所是搞好采集的最重要的环节。用挥网法采集，一次时间不能超过20分钟，以免标本受损。禁止把蝶、蜻蜓等大型昆虫和花草、枝叶等挥入网内而损坏标本。

二、媒介生物标本的制作

（一）病原体分离标本

应用于病原体分离的病媒生物标本一般要求为活体生物或超低温冷冻标本。短距离和具备一定防护设施及技术条件下才可保存和运输活的病媒生物。活体动物应根据病媒生物的生物学特点分类进行包装、运输和保存。对于蜱、螨、蚤、虱等活体病媒生物应放入塑料试管、蜱盒、收集盒等专门的容器中，开口端用棉塞堵塞，外用胶布密封并涂抹凡士林等黏性胶液，然后将该容器放入带有空气滤膜通风口的硬体包装箱内，并适当填充泡沫等填充物后密封。最后放入可移动冰箱或低温冰盒内进行运输。对于蚊、蝇、蠓、蚋、蛉等活体病媒生物，一般要求运输成虫，可使用 80 目绢纱缝制的简易笼具保存法进行。也可根据其生活习性和运输工具的特点，选择合适的笼具和包装箱体。放入活体病媒生物后，应立即扎紧操作口，放入带有空气滤膜通风口的硬体包装箱内并固定好笼具，同时加填填充物后密封。运输时，可将包装箱放入可移动冰箱或低温冰盒内进行。对于鼠类等大型动物，应将捕鼠笼首先放入鼠袋中并扎紧鼠袋，将鼠袋和鼠笼码放入带有空气滤膜通风口的硬体包装箱内，并适当填充泡沫等填充物后密封运输。活的病媒生物的运输应先申报并获得《动植物检疫法规》传染病防治法《危险病原生物管制条例》等的许可，要求专人专车在 12 小时内特殊押运送抵实验室。超低温保存的病原生物，一般是指采用液氮或干冰保存的病媒生物，相对而言，液氮保存的效果比干冰好，但干冰的成本和技术要求较低。液氮和干冰保存的病媒生物运输，也需要有特制容器和专人专车押运。该方法的运输距离可大于活体生物运输，运输的时限也较活体生物运输长。

（二）病原体分子检测标本

相对于病原体分离而言，应用于病原体分子检测的病媒生物标本要求则较低。一般以死标本为主，常用的方法有浸泡法和冷冻法。浸泡法：适用于蚊、蚋的幼体或卵以及蜱、蚤、革螨、恙螨、虱标本的保存。常使用的保存液主要有：酒精、DNA 保存液、RNA 保存液、柯氏保存液、甲醛等。其中柯氏保存液保存时间最短，一般不超过 12 小时，可以保存细胞活性。DNA 保存液、RNA 保存液则主要保护遗传物质的稳定性和完整性。冷冻法：适用于啮齿动物脏器标本以及蚊、蚋短期冷昏迷活体保存，该方法应注意冷冻的温度及时间的控制。如远距离脏器标本运输可考虑液氮冷冻以满足标本检测和分离的需要。

（三）直接观察标本

用于直接观察病原体的标本，一般为临时标本。常用的技术是压片法，将蚊、蜱等中肠、唾液腺及头部组织等用解剖针拉出后压片、染色，直接在显微镜下观察。该技术可用于直接初生观察疟原虫、丝虫、螺旋体、细菌等。

三、标本的保存方法

（一）干燥法

适用于保存蚊、蝇、蚋、蠓、蚋等成体标本的形态完整性，可将虫体麻醉后置于带有硅胶干燥剂的标本管内，再用石蜡封口（注意定期更换硅胶）。

（二）浸泡法

适用于蚊、蚋的幼体或卵以及蜱、蚤、革螨、恙螨、虱标本的保存。常使用的保存液主要有：酒精、DNA 保存液、RNA 保存液、柯氏保存液、甲醛等。其中柯氏保存液保存时间最短，一般不超过 12 小时，可以保存细胞活性。DNA 保存液、RNA 保存液则主要保护遗传物质的稳定性和完整性。

（三）冷冻法

适用于啮齿动物脏器标本以及蚊、蚋短期冷昏迷活体保存，该方法应注意冷冻的温度及时间的控制。如远距离脏器标本运输可考虑液氮冷冻以满足标本检测和分离的需要。

（四）原基质保存法

适用于生活于特定基质的蚊等幼体活体的短暂保存，可将这些特定基质如：土壤、腐殖质、水体、粪便、尸体等连同标本一同保存，该方法应注意基质温度、湿度的控制。

（五）简易笼具活体保存

适用于蚊等成体的活体保存，将捕获标本置于笼具内即刻送回实验处置，应注意笼具内密度控制和防逃逸措施。如保存活体啮齿动物要先清除体外寄生虫并注意防止动物排泄物污染。对于蜱、螨、蚤、虱等可先清洗体表，涂抹防霉剂后置于塑料或玻璃标本瓶中做好通气、防霉、保湿、防逃逸等工作。常用的防霉剂有新霉素、青霉素、链霉素等。

（六）针插法

适用于蚊等成虫的保存，一般应用于标本的分类鉴定工作。一般应根据标本种类选择适宜的昆虫针，按照针插标准于实验室内完成。

（七）防腐法

适用于啮齿动物标本的长期保存与鉴定。常用的防腐剂有砒霜、樟脑、甲醛等。

四、啮齿动物监测

目前常用的啮齿动物媒介的种群数量估计方法较多，如粉迹法、鼠迹法、食饵法、堵洞法、捕鼠器法、目测法、水灌洞穴法、驱逐法、烟熏法、捕尽法、取样图法、线路统计法、活捕—标记释放—再捕获等，被广泛接受的为前六种，现分述如下。

（一）食饵法（bait methods）

以某种方式确定投饵点，在投饵点上投放食饵，通过鼠类对食饵的盗食情况来估计鼠密度，本法又分为饱和食饵消耗法和点消耗法等。如饱和食饵消耗法是指以某种方式确定投饵点，连续投放食饵，逐日称取剩余食饵，直到食饵消耗稳定为止，通过食饵消耗量来估计鼠密度。

（二）捕鼠器法（trap-cage methods）

按一定方法和要求布放鼠夹（夹夜法、夹日法）、鼠笼（笼夜法、笼日法）或黏鼠板（黏鼠板法）或其他捕鼠器，通过一定时间内的捕获率来估计鼠密度。最常用的为夹夜法。统一选用中型钢板夹，以生花生米为诱饵，晚放晨收。室内按每 $15\ m^2$ 布夹1只，超过 $100\ m^2$ 的房间沿墙根每 5 m 布夹1只。居民区以外环境为主，特殊场所（餐饮、食品制售）以室内环境为主，各种房间（厨房、库房）都应兼顾，室内外均匀布放。每一监测点布夹不少于 300 有效夹夜。室外每 5 m 布夹 1 只。

（三）粉迹法（tracking patch method）

适合于会场、饭店、宾馆、食堂、副食店、仓库、粮库、医院、机场、港口等室内重点场所检测。方法是采用 20 cm×20 cm 的布粉器，紧贴墙壁与墙壁垂直进行布粉，室内按每 $15\ m^2$ 布粉 3 块，每一监测点布粉不少于 500 有效粉块。主要是观察一夜时间印下鼠类足迹量的多少，以估计鼠数量的多少。

（四）鼠迹法（miscellaneous signs）

调查单位面积内鼠群的活动量和痕迹[包括鼠粪（dropping）、咬痕（gnawing）、鼠道（runways、rubmarks and tracks）、鼠尿、洞穴（burrow）等]。室内鼠迹法检查一般检查 2 000 间房间（$15\ m^2$ 折算 1 间）。有一处鼠迹房间算作鼠迹阳性房间。外环境鼠迹法检查驻地的杂物堆放点、垃圾收集站、训练场、哨点、观通站、绿地、码头、堤坝渠壁、交通道两侧院内、生活区空地等累积 2 000 m 延长线环境中的鼠迹，包括鼠（死鼠）、鼠洞、鼠粪、鼠咬痕及鼠道。

（五）堵洞法（burrow block）

测量单位面积内有鼠居住的鼠洞数。方法是在观察范围内抽取一定面积（称作样方）进行检查，通过将该面积内所有鼠洞全部堵上，观察 24 或 48 小时后的掘开洞数（被掘开者系有鼠居住者），该样方面积内的掘开洞数即鼠密度，以"掘开洞数/单位面积"表示，该单位面积可大可小，根据情况决定，如某些野鼠可以 1 公顷为单位，而家栖鼠可以房间数表示，如"100 间"等。

（六）目测法（eyeball method）

又叫直观计数法或观察计数法。即从某一角度观察某一范围单位时间（每天需在相同时间内）视野内所见活动鼠数。在室外，也可沿一定路线以一定速度行进，在一定距离内所见活动鼠数/洞穴。其密度表示可为单位时间内或单位距离内的鼠类只数/洞数。

以上方法中，应用最广泛的为粉迹法和夹夜法。前者多用于家栖鼠室内密度测量，只要地面光滑，如一般硬化地面即可应用，方法简便，成本低廉，对鼠类本身活动几无干扰；后者成本较高，工作量较大，操作不如前者简便，但适用范围更广，城镇、农村、室内、室外几乎任何环境均可应用，是当前应用最广的鼠密度测量方法。捕鼠器中的鼠笼法，因捕鼠器体积大、携带不便或操作烦琐，且捕获率偏低，因而除要求活捕外，使用不多；黏鼠板法则主要因易受室外环境影响，只能在室内使用，且成本高、捕获鼠处理较烦琐等而应用受限，但一定条件下在室内使用不失为一种合适的选择；堵洞法在城镇应用费时费工，主要用于某些野鼠如黄鼠、旱獭、沙鼠等的密度测量；目测法准确度较低，只适用于某些在野外开阔地带栖息、密度较低且白天活动的鼠类，如旱獭等。

第三节　生物恐怖袭击医学救援中媒介生物的危害特点

一、媒介生物成灾原因

媒介生物滋生甚至成灾的主要原因如下：①生物战、生物恐怖及重大公共卫生事件等自然灾害的巨大破坏性和突发性，导致了大量人员、动物的伤亡，集中产生大量的尸体、排泄物和医疗垃圾。②灾区居民集中避难，卫生设施严重缺乏，往往产生大量的生活垃圾和粪便等。③电力中断，排水、排污系统失灵剧烈破坏环境，灾区形成大量积水和污水。④家畜、宠物无人管理引发卫生恶化。⑤生物恐怖袭击或生物战时，由敌对方或袭击方通过空投、邮递及其他运输工具投放。因此，媒介生物机械或生物传播疾病风险显著增加，媒介生物控制成为防生医学救援工作的重中之重。

二、生物灾害中媒介生物的特点

（一）种群特征

生物战、生物恐怖及重大公共卫生事件等自然灾害发生后，媒介生物赖以生存的自然生态环境突然改变，媒介生物种群的数量、年龄结构、食性、宿主谱等生态相也发生了相应变化。

1.**分布格局**　某种和某些媒介生物在局部区域出现数量高峰或超高峰。灾害发生初期，环境的剧烈变动促使媒介生物向适宜生存的地域集中，出现局部区域密度突然升高现象。鼠类在灾前或初期集体迁移现象屡见不鲜，造成小范围内鼠类密度急剧升高。据调查，郊区鼠夹法密度由平时的5.4%上升到27.5%，灾后是平时的5倍。城区的灾区鼠密度由0.31%上升到46.3%，灾后是平时的149倍。

2.**年龄组成**　媒介生物年龄锥体由原先的尖锥型向倒锥型发展，幼体或亚成体数量猛增。电力供应中断、排水系统和垃圾处置系统受到损坏，蝇类和蚊类幼虫滋生地大量形成，幼虫与成虫比例猛增数千至数万倍，可引起后期集中暴发。

3.**食性或偏嗜性改变**　媒介生物的寄主数量发生剧烈变化，促使媒介生物的食性由专性偏食向多食性变化，原先嗜吸家畜或动物的蚊虫种类，向兼吸人血转型。

4.**媒介生物的宿主谱发生变化**　大量宿主动物的迁徙，引起媒介生物宿主谱压缩，不同类型的媒介生物在竞争共同资源团时，面临生态位宽度重新调整，最低限度降低生态位重叠度。调查发现，灾害发生后，由于大量成年鼠形动物迁徙，原先其体表寄生的蜱、螨等媒介生物，缺乏吸血宿主，扩散到家畜或人群进行寄生和繁殖。

5.**敏感性变化**　灾害发生后，媒介生物对生物战剂或烈性病原体对敏感性变化明显，尤其是高感染阈值的病原体的存在及高频度的接触压力，促使媒介生物传播能力发生变化。

（二）群落特征

（1）生物医学灾害发生后，媒介生物群落中个别种群的优势度显著增高，群落均匀度降低，稳定性降低；预示群落格局的剧烈振荡。比如，蝇类在灾前以垃圾和人畜粪便滋生的种类为主，嗜尸性种类居于次要地位，灾后后大量人畜尸体、排泄物、医疗垃圾等不能及时处理，垃圾和排污系统严重破坏，导致嗜尸性种类数量优势明显。

（2）媒介生物群落多样性指数显著下降，生态位宽度重叠严重，群落呈现典型的脆弱交错带特征，致使不同的媒介生物种群在有限资源和特殊环境压力选择下，重新调整生态位的宽度。

（3）群落发生剧烈演替化，由多极格局剧烈转化为单极格局。由于种群竞争的加剧，媒介生物群落中食性复杂、适合度高的类群逐渐成为优势类群，成为灾区的主要媒介生物和危害程度提升，可能由原先的次要媒介向主要媒介，由次要害虫向主要害虫发展。

（4）媒介生物群落中的食物链和营养结构发生了巨大改变，由灾前的稳态向灾后的剧烈震荡态势发展。媒介生物获得生存资源的途径发生了剧烈变化，引发其原有适合度的剧变，从而表现为种群密度、年龄结构、出生、死亡、迁入、迁出等特征的变化。其中，值得提出的是，由于媒介生物食物链和营养结构的变化，媒介生物原先所携带的病原体同后来因食物链改变而获得的其他病原体，可能发生信息和遗传物质交流，引发新的传染病原出现或增强病原体的致病性和感染力。

第四节 生物恐怖袭击医学救援中的媒介生物控制

一、控制对策

（一）媒介生物的监测与评估

媒介生物种类繁多，包括蚊、蝇、蟑、蚤、螨、蛉、蚋、蠓以及可以作为病原体宿主的鼠形动物等。在有限条件下，尤其是生物战、生物恐怖或重大公共卫生时间发生时，进行全面防御显然是不可能的，因此，必须对灾区媒介生物的危害进行评估和预测。媒介生物的危害评估的基础是建立在对灾区本底资料和生物战剂或烈性病原体判定的基础之上。这包括①要掌握生物战剂或病原体的类型以及可引起媒介生物成灾的环境因素。②生物战剂或病原体波及范围，以及该地域的主要媒介生物问题及传染病相关的媒介生物特征。③影响生物战剂或病原体传播的气候和地理因素以及这些因素对媒介生物的影响。④卫生防疫设施，如垃圾收集、污水处理以及动物管制等的损毁程度和可利用性。⑤房屋损失及避难情况，掌握人群对媒介生物的暴露危险度。⑥当年或近期该地域的疾病流行本底资料。除了这些资料外，还必须进行实地考察，研究生物灾害现场的媒介生物现状，通过灯诱、帐诱、饵诱、目测、问卷调查等媒介生物监测方法预测其发展趋势。综合上述信息，建立生物灾害媒介生物预警预测模型，评估生物灾害媒介生物的危害等级和优先次序。

（二）媒介生物处置的目标和优先程序

1.处置目标 生物医学灾害媒介生物处置的主要目标是①准确地向公众及决策机构提供媒介传播生物战剂及病原体的风险评估结果和应对措施。②有效整合媒介生物处置措施，确保生物灾害媒介生物控制的有效性。

2.处置的优先程序 生物医学灾害发生后，救援力量必须最大程度地降低生物战剂或烈性病原体对人群的影响，严格控制高效传播媒介的活动范围，直至完全杀灭。为此，需根据生物战剂或病原体的传播特点，掌握一定的优先程序以开展媒介生物的控制工作。首先准确掌控生物灾害中生物战剂或病原体的传播特征，结合气象、地质、水文、环境等因素综合分析，研判灾区媒介生物的分布和活动情况。接着会同公共及私立专门救援机构，加强对污染源及周边区域的媒介生物及宿主动物的特殊管控；整合媒介生物控制专业力量，积极开展高效的媒介生物控制；最后提出避难安置等所涉及的媒介生物学问题的对策，如媒介生物叮咬防护、杀灭措施、驱避剂的合理使用等。

二、媒介生物控制的组织和实施

（一）生物医学灾害媒介生物控制原则

生物医学灾害媒介生物的控制应始终坚持明确对象、高效消灭分层控制，兼顾环境和生态的综合防治原则，也就是高效控制甚至完全杀灭生物战剂或病原体污染区的媒介生物，对于潜在污染区应结合环境特点及其生态作用的整体观相结合，标本兼治综合治理。因时、因地、因对象而宜，合理采用环境、化学、生物、物理等各种防治手段，使之相互协调，有机配合，提高防治效果。把媒介生物控制在不足以危害避难及集中安置群众与救援及重建力量的水平，逐步清除生物战剂及病原体的潜在危害。

（二）生物医学灾害媒介生物控制的技术重点

为了保障灾区防疫任务的需要，媒介生物控

制常用的技术重点包括①将媒介生物因素纳入防生医学救援、灾民紧急疏散等整体布局规划之中。专业技术专家积极参与防生医学救援布局规划工作，指导污染区、潜在污染区、紧急避难所与安置点灾民的合理布局，针对不同区域提出不同防控建议方案和物资人员调拨计划。②结合生物战剂或病原体的特征和媒介生物活动特点，以先易后难的顺序依次处理飞行媒介生物、携行媒介生物和爬行媒介生物。必要时由畜牧兽医人员协同控制灾区的大型动物并妥善处置。③从未来可持续发展的角度，坚持科学用药、合理用药，实现药剂、器械、人功效的最大化，尽最大限度，降低杀虫剂、消毒剂对环境的污染。④坚持因时、因地、因对象不同的科学用药实践，针对不同的场所（室内、外环境）、材质（窝棚、帐篷、简易房）分别确定用药剂量。⑤坚持以防为主、防治结合的策略，综合运用可以运用的一切手段，进行媒介生物防治。在防治实践中，人口密集区多数采用带纱窗、纱门的帐篷，对食堂等重点场所专门设计防护窗、防护门和防蝇罩等，并布局防鼠沟，构筑媒介生物防治的物理屏障。对于没有纱窗、纱门的帐篷、窝棚等，采用黏捕法和滞留喷洒方法进行防治，采用物理和化学防治相结合的手段。对于垃圾、粪便、动物尸体则采取焚烧、掩埋、杀虫剂处理等综合手段进行处理。

（三）生物医学灾害救援中媒介生物控制

依据媒介生物的滋生特点和生活习性，媒介生物防治可分为两大类。

1.昆虫媒介的防治　主要包括包括蚊、蝇等。主要措施包括以下六点。

（1）环境整治，消除滋生地：翻盆倒罐，填堵树洞，对饮用水容器勤洗刷，勤换水，加盖防蚊等。对难以彻底清除的非饮用容器积水，可投洒废油类或缓释杀虫剂。室外在搞好环境卫生的基础上重点对成蚊较多的竹、树林、陶器场、废轮胎堆积站等场所使用杀虫剂。

（2）直接进行表面喷洒：对于蚊蝇密集的场所，如垃圾堆、厕所等，可将药剂直接对准蚊蝇喷洒。如果施药面不受雨淋或不易被清除可使用滞留喷洒药剂，尽量不使用一般药剂，这样可避免浪费和污染环境。在外环境可以喷洒1%的奋斗呐药剂或 1%～2.5%凯素钠，喷洒量约为每平方米100 ml。

（3）空间喷雾：可使用超低量喷雾器、迷雾喷雾器和烟雾机施药。室外喷雾易受气流影响，可以使用迷雾喷雾器，室内和无风的室外，可以使用超低量喷雾器。使用的药剂有沙飞克杀虫剂等。

（4）滞留喷洒：施药面应为蚊蝇停留的地方。施药面尽量选择不会淋雨及很少做清洁的地方，以保持长的药效。可采用喷、涂、刷等方法，如喷洒1%的奋斗呐，用量约每平方米100 ml；拟除虫菊酯类药物（优士、凯素钠等），配制比例1：200（如1 kg优士粉剂，可加水200 kg），每平方米喷洒25 ml。另外，对室内、地窖、地下道等空气流动较慢的地方和喷雾器喷洒不到的地方，可用敌百虫、西维因、速灭威等烟雾剂熏杀蚊蝇。在使用杀虫剂时要多种杀虫剂混合使用或交叉使用，以防止蚊蝇产生抗药性，增加杀灭效果。

（5）集体防护：在蚊类聚集的场所如宿营地、避难所也可用蚊香、蚊帐或防蚊服，可以起到较好的防护作用。

（6）个人防护：做好个人防护，避免被蚊虫叮咬。夜间睡觉挂蚊帐，露宿或夜间野外劳动时，暴露的皮肤应涂抹防蚊油或者使用驱蚊药，也可以采用烟熏的方法驱蚊。如果条件许可，及时进行预防接种或服用预防药物进行预防。

2.啮齿动物及其体表媒介生物的防治　这类病媒生物的防治基础是灭鼠。

（1）啮齿动物的防治：应首先做好防鼠工作，认真检查防鼠装备和防鼠建筑的完整性，接着做好环境整治、断绝鼠粮、清除鼠类栖息场所；出现鼠害或鼠媒传染病时，使用化学药物灭鼠，可在短期内迅速降低鼠密度；灭鼠药物分为急性灭鼠药和慢性灭鼠药。急性灭鼠药一般可有磷化锌、毒鼠碱、灭鼠优、灭鼠安、溴杀灵等。慢性灭鼠药一般为抗凝血类药物，如溴敌隆、氯敌鼠、大隆、杀鼠灵、杀鼠醚及敌鼠钠盐等，均可以取得较好的灭鼠效果，严禁使用剧毒灭鼠剂；应结合环境特点，选择合适的灭鼠剂型，如潮湿地带应用灭鼠蜡块等；严格按照使用说明规范使用化学灭鼠剂，并注意保护环境，尤其是保护水源不被污染。同时要做好个人防护，并做好药物的施用记录，备好专用解毒剂，一旦人畜中毒，及时救治。

（2）蚤、螨、蜱的防治：蚤、螨、蜱的防治应与灭鼠工作密切配合，主要杀灭鼠类经常活动地区的游离及鼠体寄生蚤、螨、蜱等。对于救灾或其他野外驻训部队应做到①不坐卧于稻草堆上；②保持室内或宿营地清洁，曝晒与拍打铺草；③清除室内或宿营地内草堆、柴堆，经常铲除周围杂草，在宿营地周边挖防鼠沟，避免害鼠流窜携带病媒生物，以减少螨类滋生场所和叮咬机会；④加强个人防护，可用15%避蚊胺DEET喷洒衣服开口处，有效时间约半天。

表30-3-3 我国重要蚊种的地理分布及滋生类型

蚊种	地理分布	滋生类型
中华按蚊（An. sinensis）	除新疆外，分布全国各省区	田塘型
仁川伊蚊（Ae. Chemulpoensis）	吉、辽、冀、晋、苏、浙、皖、鲁、豫、鄂、川、云、甘	容器型
背点伊蚊（Ae. dorsalis）	东北、华北和西北地区以及苏、浙、皖、台	抗洼型
朝鲜伊蚊（Ae. doreicus）	冀、晋、内蒙古、吉、辽、鲁、鄂、川、贵、宁	容器型
东乡伊蚊（Ae. togoi）	辽、冀、苏、浙、闽、台、鲁、粤	容器型
刺扰伊蚊（Ae. vexans）	全国各省区	田塘型
骚扰库蚊（Cx. pipiens molestus）	北京、沈阳等地	地下积水
二带喙库蚊（Cx. bitaeniorhynchus）	除陕西外，分布鞋全国各省区	田塘型
三带喙库蚊（Cx. tritaeniorhynchu）	北京、南京	田塘型、坑洼型
褐尾库蚊（Cx. fuscanus）	分布全国各省区	坑潜型
贪食库蚊（Cx. halifaxia）	同上	坑潜型
拟态库蚊（Cx. mimeticus）	除青海和新疆外，他布全国各省区	田塘型
白胸库蚊（Cx. pallidothorax）	晋、苏、浙、皖、闽、台、赣、鄂、湘、粤、桂、川、贵、云	容器型
伪杂鳞库蚊（Cx. pseudovishnui）	除东北和西北地区外，分布全国各省区	田塘型
薛氏库蚊（Cx. shebbearei）	苏、浙、皖、赣、闽、鄂、湘、粤、桂、川、贵、云、藏	容器型
三带喙库蚊（Cx. iritaeniorhynchus）	除新疆外，分布全国各省区	田塘型
迷走库蚊（Cx. vexans）	除陕西和新疆外，分布全国各省区	田塘型
骚扰阿蚊（Ar. subalbatuse）	除东北三省、内蒙古、青、宁和新疆外，分布全国各省区	坑洼型
常型曼蚊（Ma. uniformis）	疆和藏外，分布各省区	田塘型
竹生杆蚊（Tr. bambusa）	辽、吉、浙、皖、闽、台、赣、豫、鄂、湘、粤、桂、川、贵	容器型

（四）媒介生物控制的组织实施

1. 媒介生物防护　媒介昆虫的防护应用化学隔离方法或者物理隔离方法，对受生物战剂媒介昆虫危害的人群进行防护主要包括化学隔离方法和物理隔离方法两种方法。化学隔离方包括使用皮肤驱避剂、衣服用驱避剂等；物理隔离方法包括使用防蚊服、杀虫剂处理蚊帐等。

（1）驱避剂：是由植物产生或人工合成的具有驱避昆虫作用的活性化学物质，能使昆虫无法识别和发现其叮咬目标，从而远离潜在目标。驱避剂可用于皮肤和衣服等，保护使用者免遭蚊、蠓、虱、螨、蜱和蚤类等媒介昆虫的叮咬。与杀虫剂的作用相反，驱避剂不是对媒介昆虫进行灭杀，而是预防媒介昆虫叮刺骚扰人群，产生效果迅速、处理简单方便，只要在肌肤袒露部分涂抹就可对昆虫产生驱避效果，与杀虫剂大面积喷洒不同，可避免环境污染、它毒性低，可以制成多种剂型，携带使用方便。媒介昆虫驱避剂在媒介昆虫防治中占有重要地位。许多媒介昆虫通过刺叮吸血而传播疾病。在森林、草原和荒野等环境中生活、工作和旅游的人们，尤其是部队指战员，在执勤和训练时，使用驱避剂是重要的防护手段，在某些情况下，驱避剂的使用可能是唯一的手段。

驱避剂原药一般不能直接应用，必须经过一定的加工过程转变成不同的使用形态，具有特定的物理化学性能，以便针对不同防治对象、不同环境和不同方法进行使用。目前，多数商品驱避剂采用酒精为溶剂，一般有效时间较短。为了改进驱避剂的作用性能并延长有效时间，各国科学工作者进行了许多剂型研究。由于它可以经皮肤吸收且在皮肤上蒸发损失，因此研究工作的重点是减少吸收和蒸发量，在驱避剂中加入固定剂、成膜剂、抗汗剂、抗摩擦剂等物质，研制控制释放制剂，其效果与乙醇液相比，明显提高，有效成分DEET含量为15%～35%，其驱蚊有效时间超过或接近75% DEET。如长效涂抹驱避剂，就是将驱避剂20%～30% DEET与缓释剂、成膜剂等相结合研制而成，经现场试用，在媒介昆虫高密度环境可达到对人群6～8小时的有效保护效果。

媒介昆虫驱避剂具有防止吸媒介昆虫刺叮的作用，但在不同条件下其效果会有非常大的差别。因为任何一种驱避剂的效果均受多种因素影响，这些影响包括直接和间接的，有些因素影响较大，有些则不十分明显。主要涉及三个方面因素：①媒介昆虫的种类、密度、生理状态等；②驱避剂的种类、理化性质、使用剂型和剂量等；③使用者个体情况、使用方法和使用条件等因素。在相同剂量及剂型条件下，不同人受驱避剂保护有效时间和有效程度也是不同的。除与个体对蚊虫引诱力及皮肤对驱避剂吸收不同以外，还与人的活动有关，活动量大、易出汗的人或由于活动驱避剂被擦失，有效时间就短。对于驱避剂来说，使用环境对它的作用效果与持续时间有一定的影响。这些环境因素包括空气湿度、环境温度及空气流动情况。其中，影响最大的是环境温度。有试验表明，环境温度每升高10℃，DEET 的效果降低一半。其次，空气流动速度快，药剂挥发加快，有效保护时间缩短。湿度较高，使药剂挥发速度减低，驱避剂的效果较好，有效保护时间长。对同一种驱避剂来说，其剂型不同驱避效果也不同。一些普通剂型，在有效成分含量或浓度相同情况下，膏剂优于乳剂和酊剂、霜剂优于乳剂和膏剂。近年来，国内若干剂型驱避剂的驱蚊效果排序为霜剂＞酊剂、摩丝、爽身粉＞喷射剂、气雾剂＞驱蚊皂。缓释剂与普通剂型效果有明显差别，在有效成分含量较低情况下，其效果超过含量较高的酊剂或其他普通剂型。

（2）防蚊服（Mosquito-protected Uniform）：是指使用一种透气性好、防护效果好、轻便且耐剐蹭的防蚊新型布料制成的一种防蚊服装，包括帽子、上衣、裤子、手套、护腕和护踝，用于防止蚊、蠓、蚋、虻等双翅目吸血昆虫的叮咬。新型防蚊布料包括有一里层、一面层以及设置在里层和面层之间的至少一垫纱层，所述垫纱层由纤维组成。该纤维为单丝纤维或复丝纤维，支撑在里层和面层之间。该防蚊布料采用多层网眼组织结构，有透气防虫的效果。采用该布料制成的新型防蚊服，透气性好，轻便且耐剐蹭，穿在身上不会感觉闷热，手套、护腕、护踝、上衣、裤子、帽子的连接部位均采用松紧带紧口；帽子从上到下依次为帽顶、帽檐、防护网套；防护网套呈筒状，上端连接在帽檐上，下端延至人体胸部，面部及胸部采用透明网纱材料，防护网套在头中部设有环绕头部的环形支撑圈；肩部设有胳膊伸出的套口，防护网套下端设有松紧带式的固定带。人体的所有部位均被有效的保护，无论是静止还是在进行各种活动时，都不会有皮肤暴露，可以完全避免蚊虫的叮咬。再辅以喷洒服装用驱避剂以防止微型吸血昆虫的钻入，可同时避免蚊、蠓、蚋、虻等所有双翅目吸血昆虫的叮咬。

（3）杀虫剂长效处理蚊帐（Long Lasting Insecticidal-treated Mosquito Net）：是指使用杀虫剂长效处理的蚊帐，通过蚊帐上缓释的杀虫剂对蚊虫等媒介昆虫进行持续杀灭和驱避，达到防止蚊虫叮咬，减少人蚊接触，保护健康人群，控制虫媒病流行的目的。

杀虫剂长效处理蚊帐的主要原理是用含有杀虫剂的微胶囊等处理织物，在特定的温度、时间等工艺条件下，通过黏合剂等让微胶囊与纤维结合在一起，在纤维表面形成不溶于水和一般有机溶剂的驱蚊药膜，杀虫剂可不断侵入到网线表面以补充因清洗而丢失的杀虫剂。长效蚊帐主要有两种加工技术。一种为纳入技术。以聚乙烯作为制作蚊帐的材料，采用纳入技术直接将拟除虫菊酯合并到聚乙烯中。通过洗涤或其他方式，当表面的杀虫剂丢失时，内部的杀虫剂迁移到纤维的表面。另一种为涂层技术。以复合聚酯作为蚊帐的材料，杀虫剂混合在树脂聚合物内，此聚合物可作为杀虫剂的置换库，覆盖在纤维丝的表面。在标准洗涤程序达 20 次或在现场应用至少 3 年，无须药物再处理，仍维持对媒介蚊虫的杀灭活性。世界卫生组织目前对于抗洗涤效果的技术指标是 20 次洗涤后，蚊虫击倒率超过 95%并且死亡率超过 80%。

杀虫剂长效处理蚊帐的使用效果受周围灰尘、烟熏、泥土等影响不大，而被拆封的长效蚊帐被暴露在通风和光线处，即使长期不用，一段时间后蚊帐的杀虫剂含量也会损失。在所有的影响因素中，洗涤是最主要，也是研究最多的。洗涤可以影响长效蚊帐的生物活性，药效随着洗涤次数的增多而降低。世界卫生组织提出的标准洗涤检测程序如下：在带塞三角烧瓶中加入 0.5 L 纯净水和 2 g 肥皂，充分搅拌使肥皂全部溶解；将被测蚊帐布剪成 25 cm×25 cm 小块置于三角烧瓶内，将三角烧瓶置于摇床中，水温设为 30℃，以 155 次/分钟摇动速率洗涤 10 分钟。检测对蚊虫的击倒和杀灭效果。

2. 环境防治　环境防治是通过环境治理（environmental management），包括环境改造（environmental modification）、环境处理（environmental manipulation）以及改善人类居住条件和习惯，以防止或减少蚊虫的滋生繁殖或减少人类与媒介的接触而避免其侵害。

（1）环境改造：根据世界卫生组织媒介生物学和防治专家组定义，"环境改造是环境治理的形式之一，包括为了防止、清除或减少媒介的栖生地而对土地、水体或植被进行的，对人类环境条件无不良影响的各种实质性和永久性改变。"其中比较常用的包括以下几种形式。

1）清除和破坏滋生点，各类容器积水，是蚊虫主要的滋生场所，将罐头盒、瓶子、轮胎、各类无用的缸和罐等予以清除和破坏。包括翻缸倒罐，防止雨天积水；清除废弃器具，包括各种可能积水的废弃器具，例如快餐盒、饮料瓶等；加强轮胎的管理，减少旧轮胎在露天的堆放。如果使用废旧轮胎，可以在轮胎上打孔防止雨水蓄积（图30-3-4）。

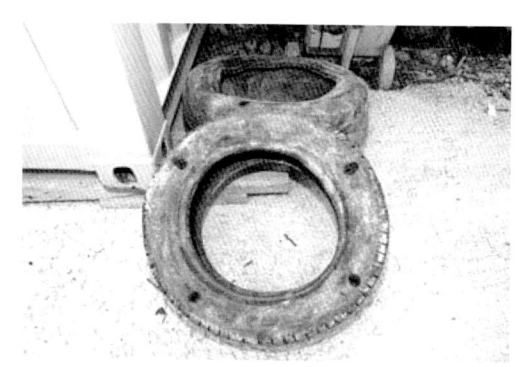

图 30-3-4　在轮胎上打孔

2）填塞：用泥土、石头、橡胶等物填塞或填充水坑、洼地、废弃的池塘和沟渠，防止积水生蚊。在城市中要特别注意建筑工地的临时坑洼积水；填塞植物容器，在城市中要注意公园中的树木，所有树洞均有可能积水。

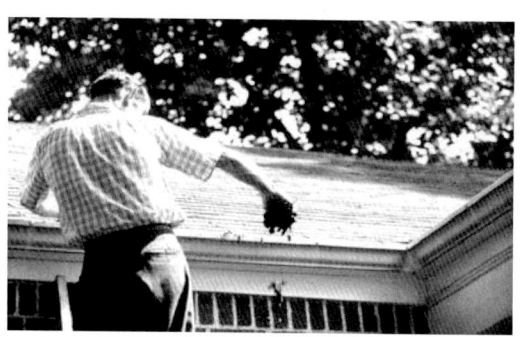

图 30-3-5　填塞屋檐防止积水

3）排水：在开挖水渠和修建堤防时应注意同时建设排水系统，农业上的排水系统和城市中的污水排放系统是蚊虫的重要滋生场所。疏通城市的排污河，包括清理污泥、将河底硬化处理保持河流的畅通而不至于堵塞成为蚊虫的滋生地。这是较大的环境治理工程，需要政府投入。

4）隔离和封闭滋生场所：在储水容器、水井等可能的蚊虫滋生场所，可制作各类合适的盖子，防止蚊虫滋生（图30-3-6）。我国一些城市应用防蚊闸安装在沙井处，平时是关闭的，当有水流入时才在重力的作用下打开，减少了蚊虫进入产卵的机会。

（2）环境处理：环境处理是环境治理的形式之一，包括造成暂时不利于病媒生物滋生条件的各种有计划的定期处理。这类处理需要重复进行。主要包括以下内容。

1）水位波动，在水库或饮水和灌溉系统中，可以利用水位的波动，减少蚊虫的滋生，一般而言，水位波动的操作间隔时间应小于蚊虫幼虫的生长期。

2）间歇灌溉：定期对稻田进行灌水和排水，以减少蚊虫的滋生。我国进行的湿润灌溉也有类似的作用。

（3）滋生地处理：

1）工具准备：手电手电筒，500 ml 标准水勺，吸管。

2）操作步骤：选择坑洼型的积水实地调查，用目测的方法观察水中有无蚊虫。根据坑洼的类型，判断是否可以通过填平、排水、封闭和隔离等方法清除积水。如可以，建议相关人员实施。

选择容器型的积水实地调查，包括人工和植物容器积水，人工容器如各类缸、罐、坛、盆、瓶以及轮胎等；植物容器如竹筒、叶腋、树洞等。用目测的方法或用吸管吸出容器中的水，观察有无蚊虫的幼虫。如光线暗可用手电筒照明观察。根据容器的类型，判断是否可以通过清除、填塞、打孔、隔离等方法清除积水。如可以，建议相关人员实施。

选择地下空间积水型实地调查，观察有无蚊虫幼虫。判断是否可以通过填平、清除的方法清除积水。如可以，进行清除或填塞或者建议相关人员执行相关操作。

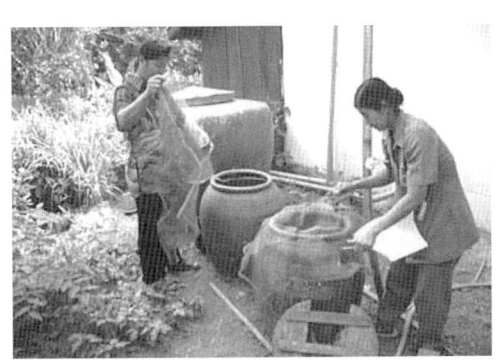

图 30-3-6　在容器上加盖防止积水

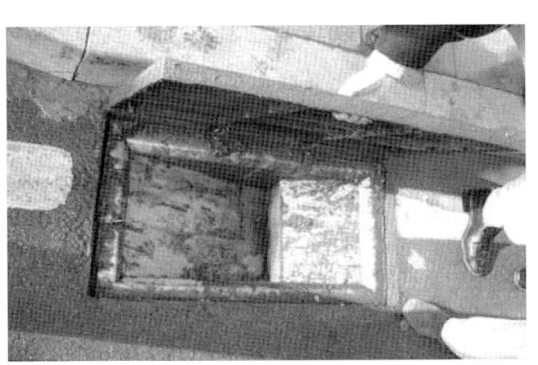

图 30-3-7　在沙井口加防蚊闸防止蚊虫滋生

3）注意事项：由于滋生地附近可能会有较高的成蚊密度，应注意个人防护，涂抹蚊虫驱避剂。应注意记录处理前后幼虫密度的情况，计算密度指数。

3.化学防治

（1）化学杀虫剂杀灭幼虫的使用方法：对于尚未清理的滋生地或无法清除的积水，如已经积水的轮胎、放火缸等，可以使用化学杀幼剂进行防治，可供选择的杀虫剂以及剂量见表 30-3-4。需要指出的是倍硫磷的毒性较大，不宜在室内使用。世界卫生组织推荐双硫磷可以用于饮用水中，但我国的双硫磷产品杂质较多，对哺乳动物的毒性较高，不推荐用于饮用水中。

表 30-3-4　适合杀灭蚊幼虫的化学杀虫剂[1]

杀虫剂	剂型	有效剂量（g/h）	持效（星期）	有效成分的安全等级
汽油	S	140～190（1）	1～2	在正常使用中无毒
柴油	S	140～190（1）	1～2	在正常使用中无毒
杀幼油	S	19～47	（1）	1～2
巴黎绿（有机磷）	GR	840～1000	2	高毒
毒死蜱	EC，GR，S.WP	11～25	3～17	中毒
杀螟松	EC，	GR	100～1 000	1～3
倍硫磷	EC，	GR	22～112	2～11
Jodfenphos	EC，GR，S	50～100	7～16	在正常使用中无毒
马拉硫磷	EC，GR，S	224～1 000	1～2	轻毒
甲嘧硫磷	EC，GR，S	50～100	1～11	轻毒
双硫磷（昆虫生长调节剂）	EC，GR，S	56～112	2～4	在正常使用中无毒
灭幼脲	GR，WP	25～100	1～4	在正常使用中无毒
甲氧保（幼激素）	BR，S，SRS	100～1 000	4～8	在正常使用中无毒
蚊蝇醚	GR	10～100	4～8	在正常使用中无毒

BR：briquettes，块剂；EC：emulsifiable concentrate，乳油；GR：granules，颗粒；S：suspension，悬液；SC：suspension concentrate，悬浮剂；SRS：slow release suspension，缓施悬液；WP：wettable powder，可湿性粉剂。

1）工具准备：手电手电筒；500 ml 标准水勺；吸管；）当地推荐使用的化学杀幼剂。

2）操作步骤：

a.实地调查坑洼型的积水，用目测的方法观察

---

[1]. Vector Control Method for used by individuals and Communities，WHO.

水中有无蚊虫。根据坑洼的类型，判断是否可以通过填平的方法清除积水。如不能，估算水体的面积或体积，按照当地推荐使用的化学杀幼剂的使用商品说明书，计算所需化学杀虫剂的剂量，将化学杀幼剂投入水体中。

b.实地调查容器型的积水，如人工和植物容器积水，人工容器如各类缸、罐、坛、盆、瓶以及轮胎等；植物容器如竹筒、叶腋、树洞等。用目测的方法或用吸管吸出容器中的水，观察有无蚊虫的幼虫。如光线暗可用手电筒照明观察。根据容器的类型，判断是否可以通过清除、填塞的方法清除积水。如不能，估算水体的面积或体积，按照当地推荐使用的化学杀幼剂的使用商品说明书，计算所需化学杀虫剂的剂量，将化学杀幼剂投入水体中。

c.实地调查地下空间积水型，观察有无蚊虫幼虫。判断是否可以通过填平、清除的方法清除积水。如不能，估算水体的面积或体积，按照当地推荐使用的化学杀幼剂的使用商品说明书，计算所需化学杀虫剂的剂量，将化学杀幼剂投入水体中。

3）注意事项：

a.应加强个人防护，按照使用安全说明戴手套等。

b.应注意记录处理前后幼虫密度的情况。计算密度指数。

（2）室内滞留喷洒防治成蚊：

1）室内滞留喷洒方法的适用性：是使用具有残效的触杀杀虫剂，喷洒在室内（住屋或厩舍）蚊虫栖息的表面，如墙壁、天花板、衣柜、背面等，使得侵入室内的蚊虫，当它们栖息这些表面时，就和药物接触而中毒死亡，是应用的最广泛的化学灭蚊方法，多用于防治媒介按蚊。主要是杀灭夜晚进入室内吸血的媒介按蚊，通过这种防治方法，可以减少或切断疟疾的传播。适用于防治内吸性和内栖性的蚊虫，可选择的杀虫剂见表30-3-5。

2）室内滞留喷洒的使用器械：一般室内滞留喷洒使用的器械是手动压缩喷雾器，喷雾的压力保持在55 psi。标准的喷雾速度为1 m/2.2 s，按照这样的条件，处理速度为40 ml/m^2。

表 30-3-5 可以用于室内滞留喷洒的化学杀虫剂

杀虫剂	剂量（g/m^2）	持效（月）	杀虫作用	有效成分的安全等级
有机氯				
DDT	1~2	6或更多	触杀	中毒
林丹	0.2~0.5	3或更多	触杀	中毒
有机磷				
马拉硫磷	1~2	1~3	触杀	轻毒
杀螟松	1~2	1~3或更多	触杀、吸入	中毒
甲嘧硫磷	1~2	2~3或更多	触杀、吸入	轻毒
氨基甲酸酯				
恶虫威	02~0.4	2~3	触杀、吸入	中毒
残杀威	0.2~0.4	2~3	触杀、吸入	中毒
拟除虫菊酯				
顺式氯氰菊酯	0.03	2~3	触杀	中毒
氟氯氰菊酯	0.025	3~5	触杀	中毒
氯氰菊酯	0.5	4或更多	触杀	中毒
三氟氯氰菊酯	0.025~0.05	2~3	触杀	中毒
溴氰菊酯	0.05	2~3或更多	触杀	中毒
二氯苯醚菊酯	0.5	2~3	触杀、吸入	中毒

a.工具准备：常量压缩喷雾器；量筒；当地推荐使用的滞留喷洒型化学杀虫剂；口罩或防毒面具；手套；护目镜。

b.操作步骤：用目测的方法，通过观察栖息蚊虫的停落点，调查室内蚊虫常常栖息的表面。并按照15分钟的间隔，用电动吸蚊器吸取停落的蚊虫，计算成蚊的密度（只/15分钟）。

计算室内蚊虫栖息表面的面积。

根据当地推荐使用的滞留喷洒的化学杀虫剂的使用说明，计算上述表面所需要的剂量。

根据当地推荐使用的滞留喷洒的化学杀虫剂的使用说明，将化学杀虫剂稀释并加入到常量压缩喷雾器中。

对准墙面从下到上喷雾。喷幅宽度为75 cm，从下到上完成一次喷雾后，再从上到下喷雾，第二次喷雾与第一次的喷幅交叉5 cm。

每次喷雾在天花板和地板应延伸45 cm。

顺时针操作直至整个房间都被喷雾处理过。

喷雾的速度保持在1 m/2.2 s，即4.5秒处理2 m高的墙面，使得每平方米喷雾40 ml。

墙面干了再进入，特别是要清扫地面后再让儿童和宠物进入，不要清扫墙面。

c.注意事项：应按照杀虫剂安全使用说明，注意个人防护，包括戴口罩、防毒面具、手套和护目镜。

室内非操作人员应全部离开，将宠物移到室外。

应将室内的食物放到柜中，防止接触到杀虫剂。

在工作过程中不得吃东西、喝水和抽烟。

工作结束后，应用肥皂洗手和脸。

皮肤接触到杀虫剂后，应立即用肥皂清洗。

应注意记录处理前后成蚊密度的情况，计算密度指数。

（3）空间喷雾：空间喷洒是通过杀虫器械使液体杀虫剂形成千百万个微小的雾粒（小于 50 μm）散布在一定空间，杀虫剂雾粒直接接触蚊虫体表，将蚊虫杀死。这种方法的优点是杀灭速度快，可以在短时间内处理很大面积。

空间喷洒包括超低容量喷洒、热雾喷洒等。在室外一般以热雾喷洒和超低容量喷洒为普遍，热雾喷洒由于穿透力比较强，无须使用高浓度制剂，而在居民区内可以达到快速灭蚊的目的，表 30-3-6 是一些可用作热烟雾的杀虫剂。

超低容量喷洒是空间喷雾的一种形式，它利用一个超低容量喷头将原药或高浓度制剂分散成为很小的高浓度雾粒，蚊虫接触到雾粒中毒。超低容量喷洒适用于大面积紧急处理控制蚊媒病流行的情况。表 30-3-7 给出了一些可用作热烟雾的杀虫剂。

表 30-3-6 可用作热烟雾的杀虫剂

	杀虫剂	有效成分的剂量（g/ha，克/公顷）
有机磷	沙蟥松 fenitrothion	250～300
	马拉硫磷 malathion	112～600
	虫螨磷 pirimiphos-methyl	250
	拟除虫菊酯 cyfluthrin	1～6
	溴氰菊酯 deltamethrin	0.5～1.0
	L-三氟氯氰菊酯 lambda-cyhalothrin	1.0
	氯菊酯 permethrin	5～10
	苄呋菊酯 resmethrin	2～4

表 30-3-7 可用作超低容量喷雾的杀虫剂

	杀虫剂	有效成分的剂量（g/ha，克/公顷）
有机磷	沙蟥松 fenitrothion	250～300
	马拉硫磷 malathion	112～600
	虫螨磷 pirimiphos-methyl	250
	拟除虫菊酯 cyfluthrin	1～6
	溴氰菊酯 deltamethrin	0.5～1.0
	L-三氟氯氰菊酯 lambda-cyhalothrin	1.0
	氯菊酯 permethrin	5～10
	苄呋菊酯 resmethrin	2～4

a.手提热烟雾机或背负超低容量喷雾机进行空间喷雾 适用于室内外空间喷洒。

①工具准备：可以用作热雾或超低容量喷雾喷洒的杀虫剂；手持热烟雾机或背负超低容量喷雾机（见图 30-3-8）。

②操作步骤：确定需要处理的区域大小以及景观类型，如住宅、街道、草坪或灌木等。

根据上述分析，选择采用手提热烟雾机还是车载热烟雾机。

根据上级主管的判断，准备可用的杀虫剂，计算剂量，计算试验区的面积和所需要的杀虫剂的用量。

选择早晨 6：30～8：30 之间或者傍晚进行处理。

静风条件下处理，风速为 3～13 km/h。

选择手提式热烟雾机，调节流量为 30 ml/min，启动热烟雾机或超低容量喷雾机，按照 60 m/min 的步伐行走，保持从下风向到上风向处理。

处理住户室内，从前门或窗户喷入热烟雾，处理过程中应打开卧室的门。处理后应关闭房间门窗。

处理室外，直接对蚊虫可能的栖息地点进行喷雾，如树丛、封闭的下水道和树荫下等。

③注意事项：应事先对居民进行警告，将食物覆盖，移走宠物，熄灭火源。

操作者应穿有防护服，佩戴防毒面具或眼镜。

操作手提式热烟雾机，应按照生产商提供的操作指南进行。

b.车载热烟雾机或车载超低容量喷雾机进行空间喷雾，适用范围为室外环境。

①工具准备：可以用作热雾喷洒的杀虫剂；车载热烟雾机或车载超低容量喷雾机（见图30-3-9）。

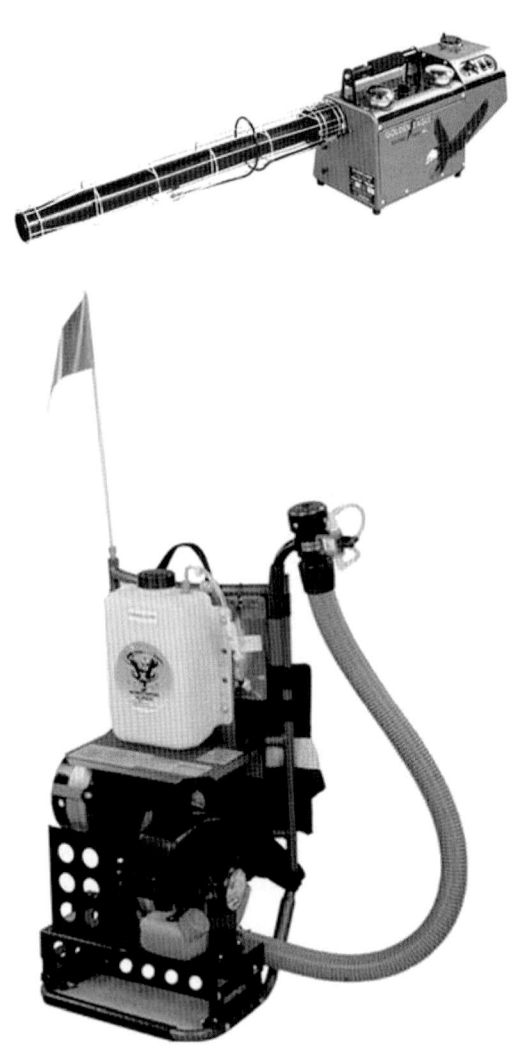

图 30-3-8　手持热烟雾机（上）和超低容量喷雾器

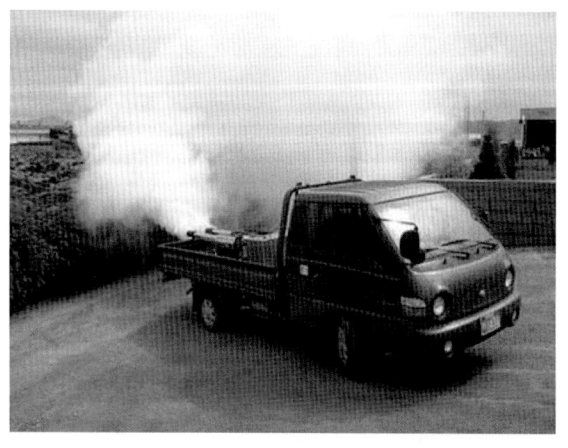

图 30-3-9　车载式热烟雾机

②操作步骤：确定需要处理的区域大小以及景观类型，如住宅、街道、草坪或灌木等。特别需要处理区的道路地图。

根据上级主管的判断，准备可用的杀虫剂，计算剂量，计算试验区的面积和所需要的喷射剂用量。

将处理区建筑物和房屋的门窗都打开。

车速保持在 6~7 km/h，发动热烟雾机或超低容量喷雾机，杀虫剂的喷雾调整在 500 L/min，喷幅调整至 50 m。

喷烟保持在与水平成 45°的仰角。

按图 30-3-10 所示，自下风向开始喷洒，车行方向与风向垂直，沿住宅区道路，行车进行喷雾。

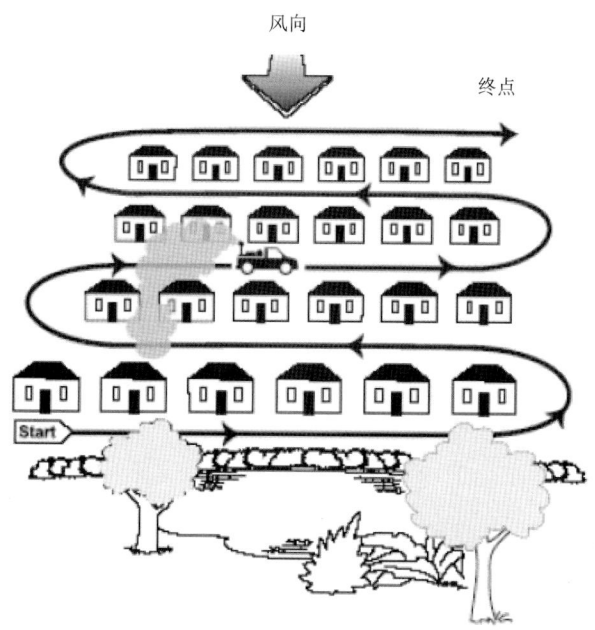

图 30-10-10 车载喷雾作业路线

4.除虫菊酯浸泡蚊帐（或织物）等方法灭蚊　蚊帐是防止蚊虫叮咬的物理防护手段，没有浸泡拟除虫菊酯的蚊帐可能会出现蚊虫隔帐叮咬的情况，因此浸泡拟除虫菊酯的蚊帐可以避免这一现象，通过浸泡，拟除虫菊酯杀虫剂附着在纤维丝上，当蚊虫停落在蚊帐上时被杀死，这一方法被证明是一个有效的杀灭蚊虫的方法。

表 30-3-8　浸泡拟除虫菊酯的蚊帐

杀虫剂	剂型	每顶蚊帐的剂量	
顺式氯氰菊酯	10% suspension concentrateb	6 ml	20~40 mg ai/m²
氟氯氰菊酯	5%emulsion, oil in water	15 ml	50 mg ai/m²;
溴氰菊酯	1% Suspension concentrate	40 ml	15~25 mg ai/m²
溴氰菊酯	25% water-dispersible tablet	1 片	15~25 mg ai/m²
醚菊酯	10% emulsion, oil in water	30 ml	200 mg ai/m²
高效氯氟氰菊酯	2.5% Capsule suspension	（microencapsulated） 10 ml	10~15 mg ai/m²
氯菊酯	10% Emulsifiable concentrate	75 ml	200~500 mg ai/m²

（五）鼠类控制

生物医学灾害控制中主要是做好啮齿动物媒介，特别是鼠类的控制工作，要将鼠密度降低至最低水平，受攻击或污染地区可彻底灭鼠。生物医学灾害中的灭鼠具有自己的特点，不仅要及时消灭敌投鼠类及其体外寄生物，也要消灭当地鼠类及其体表寄生物，同时对杀灭后鼠尸妥善处置，避免影响地下水等自然环境。

1.灭鼠的任务和处理原则　灭鼠的任务主要有两类：及时捕灭敌投鼠类和做好当地鼠类的防治。

（1）敌投鼠类的捕灭：敌投的鼠类具有下列特点：①多为人工培育的，一次投掷量大；②可感染有大量病原微生物（如鼠疫杆菌）；③带有可作为传播媒介的体外寄生虫（如跳蚤）；④对常用毒鼠药物拒食或耐药。灭鼠应针对上述特点，采取相应的措施。

1）处理时机：当发生以下情况，应立即组织人员进行捕灭：①发现敌机投下鼠类；②发现疑似敌投的异常鼠类；③鼠类突然增多。

2）划定范围：敌投鼠类刚刚落地时，多聚集在容器周围，行动迟缓，灭鼠范围较易划定，如已四处逃窜，则灭鼠范围需要扩大。一般鼠类的活动半径约为 500 m。

3）注意事项：灭鼠时，应充分发动群众，有组织地进行。注意的主要问题有：①在行动上要做到快速彻底，最好在鼠群逃散前即全部捕灭。②在人员组织上，应事先有所准备，要专业队伍与群众相结合，充分依靠群众并发挥专业人员的指导作用。③在方法上，以捕打与药物毒杀相结合。敌投鼠类死后，体外寄生虫寻找新宿主，可随之将病传给人群或当地鼠类。因此，捕灭敌投鼠类时，必须结合进行杀虫。④在安全防护上，参加捕杀的人员应戴口罩、穿防疫服与长筒胶靴。捕打时，不得用手直接接触敌投鼠类。捕灭敌投的鼠类后，人员本身应进行杀虫和局部卫生处理。捕打的工具也应进行消毒处理。

4）具体方法：对投下不久行动迟缓的鼠类，可直接用木棒等工具击毙。捕打时应有组织、有领导地采取四面包围、逐步紧缩的战术，以防敌投鼠漏网逃脱。对于已经逃脱的鼠类，应使用鼠笼或鼠夹等器械或投施毒饵继续进行杀灭。

（2）当地鼠类的防治：当地原有鼠类可继续传播有关传染病形成疫区，因此生物武器防护中的灭鼠还必须包括当地鼠类。当地鼠类的防治，除在平时采取的经常性的措施外，遇到下列情况时应进行突击性灭鼠：①发现敌人喷洒鼠疫杆菌、野兔杆菌等可以鼠类作为重要贮存宿主的生物战剂气溶胶时。②发现敌投蜱、螨、蚤等鼠类体外寄生虫时。③发现敌人投掷鼠类时。④发现较多的自毙鼠时。⑤部队或居民中发生疑似敌人散播的鼠疫、野兔热等鼠类可作为重要贮存宿主的传染病时。

突击灭鼠的面积往往比捕杀敌投鼠类要大得多，捕杀敌投鼠类的一些原则，同样适用于对本地鼠类的防治。此外，还应做到：①室内与室外灭鼠相结合。②灭鼠与防鼠相结合。③必要时可以速杀灭鼠剂与缓效灭鼠剂相结合。进行灭鼠区域的划定时，既要考虑到鼠类活动半径，也要考虑到媒介昆虫的活动半径，尽量按照当地自然地理条件合理安排，以求能更好地达到灭鼠与控制疾病传播的目的。

生物医学灾害中的灭鼠应当遵循"与杀虫、消毒相结合、与全面防护相结合、与环境保护相结合"的原则，处理好灭鼠与杀虫、消毒的关系；处理好应急灭鼠与综合治理的关系，处理好灭鼠与资源环境保护之间的关系。通常采用的方法包括环境改造、巩固防鼠设施设备、健全防鼠检查制度、器械灭鼠、灭鼠剂灭鼠、熏蒸灭鼠等。

（3）环境改造：环境改造的目的在于清除鼠类的食物来源和隐蔽筑巢的场所，受生物武器攻击时开展大面积的环境改造显然是不合适的。因此环境改造工作应落实在非战时期或和平时期，主要针对重点场所或易受攻击的区域进行预防性环境改造工作，并建立鼠类密度监测检查制度。

1）防鼠设施：在环境改造的同时，为了应对可能的生物武器袭击，还要对紧急避难所等重点场所建立必要的防鼠设施，不同建筑物内不同部位的防鼠要求和方法各异。重点部位是地面、墙基、顶部、拐角、门、窗、管道、管线等。

2）健全防鼠检查制度：防鼠检查制度是保证防鼠措施落实，应对可能的生物武器袭击的前提和保障，因此在和平时期和战争动员期应做好防鼠制度的检查和监督工作，确保防鼠建筑和设施的功能。

3）器械灭鼠：器械灭鼠具有效果确实，简便易行，费用较省，对人、畜较安全的优点。但同种捕鼠器械不宜在同一地区连续使用，在野外使用时，工效也较低，灭鼠效果因使用者的熟练程度而有较大差异。常用的灭鼠器械有鼠夹、鼠笼、电子捕鼠器、黏鼠板等。

4）灭鼠剂灭鼠：灭鼠剂系用于毒杀有害啮齿动物的药剂，由于灭鼠剂是在鼠的胃肠道被吸收引起的中毒，常被称为肠毒剂或胃毒剂。

按照对靶标鼠类毒性作用的速度将灭鼠剂分为急性灭鼠剂和慢性灭鼠剂。急性灭鼠剂包括磷化锌、毒鼠强、氟乙酰胺等，其主要特点是对鼠作用快，潜伏期短，灭鼠效果明显，一般取食一次即可被毒杀，但因其易产生拒食性和耐药性，对人畜、禽不安全，且无特效解毒方法，所以许多种类已被国家明令禁用。慢性灭鼠剂主要包括敌鼠钠盐、杀鼠灵、杀鼠迷、杀他仗、大隆、溴敌隆、溴鼠灵等，是目前最常应用的灭鼠剂种类。这类药物的特点是对鼠作用缓慢，鼠中毒潜伏期长，适口性好，不产生拒食性。一般需多次取食后蓄积中毒致死。灭鼠效果好，对人畜比较安全，但一般比较耗费时间和人力。从灭鼠效果和安全等两方面综合衡量，慢性灭鼠剂是比较理想和科学的灭鼠剂，但对于生物武器防护中的灭鼠工作来说，仍有许多不尽如人意之处，可将急性灭鼠剂和慢性灭鼠剂联合使用，以达到最佳灭鼠效果。

灭鼠剂的投放方法主要包括毒饵法、毒水法和毒粉法等。①毒饵法：毒饵通常由灭鼠剂、诱饵和添加剂混合而成，常用配制方法为浸泡法、黏附法、混匀法、蜡化法。毒饵的投放应由受过培训的专业人员进行，布放方法因种类因地而宜。常用的方法包括：按洞投放、按鼠迹投放、等距投放、毒饵包、毒饵盒和毒饵站投放等。为确保灭鼠效果，毒饵投放应满足覆盖到位、药量充足、及时补充的质量标准。②毒水法：毒水法适合于缺水场所如仓库或对水源严格管理的场所，该方法系将灭鼠剂溶于水中，以满足靶标鼠类饮水之需要，从而达到毒杀的目的。该方法的要点是严格控制鼠类可用水源。③毒粉法：毒粉系将灭鼠剂与惰性粉末如滑石粉等混合配制而成的一种剂型，通常布撒在啮齿动物媒介经常活动的场所，利用鼠类舔爪、整理皮毛等修饰行为的特性杀灭鼠类。该方法特别适合于防治小家栖鼠，缺点是用药量大，易污染环境，不安全等。

根据我国有关规定，凡未经主管部门认可登记的药物，均不得用于灭鼠。故除早已禁用的氟乙酰胺外，氟乙酸钠、毒鼠强、鼠立死等亦不可使用。目前，我国获得登记或临时登记的灭鼠药物有：磷化锌、C型肉毒毒素（以上为急性药）、敌鼠钠、杀鼠迷、杀鼠灵、氯敌鼠、溴敌隆、大隆和杀它仗等。它们的一般性质，有关书刊已详加介绍，以下仅简述其特点（表30-3-9）。

磷化锌：毒力中等，对人、畜毒性强。选择性不强，价格低廉，适口性好，首次使用效果较好，但连续使用时，鼠类易引起拒食，因此使用时应避免在一年内重复使用，做到与其他灭鼠剂合理交替。它作用快，分解较快，不污染环境，无特效解毒药。使用时通常配成黏附毒饵及混合毒饵。

C型和D型肉毒毒素：C型肉毒梭菌产生的高分子蛋白能麻痹神经。它怕光怕热，易分解。对鼠毒力较强，对人比较安全。适口性好，分解较快，不污染环境。因作用慢，较少引起鼠类拒食。

敌鼠钠：慢性灭鼠剂，对禽毒力较弱，不经皮肤吸收，一般宜连续投药，适口性较好，较难引起拒食，效果较好，作用慢，可出现抗药性，解毒方法很有效。使用时通常配成浸泡毒饵，也可以配成黏附毒饵或混合毒饵。但由于其在室内等场所常需要多次投饵，耗粮费工较多，且作用过慢，不能适应反生物武器和处理疫区的要求，一般作为后续用药。

杀鼠迷：慢性灭鼠剂，不经皮吸收，适口性好，效果好，对于抗性鼠有一定效果。对禽类有一定的危险性，靶谱广。使用时主要是配成黏附毒饵或混合毒饵，使用饱和投饵法灭鼠，也可用毒粉作为舔剂灭鼠。

杀鼠灵：慢性毒力远高于急性，适口性好，甚为安全，对小家栖鼠效果稍差，对于抗性鼠效果差。价格较低。宜连续投饵。使用时主要是配成黏附毒饵或混合毒饵，使用饱和投饵法灭鼠，也可用毒粉作为舔剂灭鼠。

氯敌鼠：急性毒力也强，靶谱广，油溶，适口性较好，使用浓度低，可用于野外和室内，安全性一般。

溴敌隆：急慢性毒力均强，适口性好，靶谱广，对于抗性鼠有效，价格稍贵。可间断投毒，室内、外均可使用。

大隆：慢性毒力很强，急性毒力也强，选择性不高，不经皮肤吸收，适口性好，靶谱广，作用慢，效果好，解毒方法好，能消灭现有的抗性鼠。价格贵。

杀它仗：主要特性和大隆近似，急、慢性毒力均强。尚未过专利期，国内未生产。目前所用多为进口的蜡块毒饵，价格高。

5）熏杀剂灭鼠：熏蒸剂灭鼠系指利用高温下易气化的有毒气体或通过化学反应产生的有毒气体，在有限的空间内使鼠类吸入而致死的灭鼠方法。该方法的特点是：①具有强制性，不必考虑鼠类的食性；②不使用粮食或食品；③兼有杀虫效果；④对禽、畜相对安全。缺点是：①使用范围仅限于密闭场所；②毒性较大，作用快，容易中毒；③使用量大，费用偏高，在野外使用效率较低，不安全。熏杀剂灭鼠时易发生事故，且使用范围局限，操作者需经过专业培训并具备一定防护常识和防护措施。

熏杀灭鼠主要是通过呼吸道吸收使鼠类中毒

致死，此类毒气产生的方法一般有：①以固体药物吸收空气中的水蒸气而释放有毒气体，如氰化钙、磷化铝、磷化钙等；②使低沸点有毒液体挥发，如氯化苦、溴甲烷等；③喷射有毒气体，如氰化氢、二氧化碳等；④释放烟剂，如一氧化碳烟炮等。熏蒸杀鼠一般适用于轮船、仓库等密闭场所使用，也可用于处理野外洞穴，防治褐家栖鼠、黑线姬鼠鼠疫的贮存宿主等。

表 30-3-9 常用灭鼠药的使用

药剂	常用浓度（%）	投饵量（克/堆）	投饵期	死亡时间及死亡高峰
磷化锌	1.0	1	连投3晚	一般死于3～10小时，个别超过24小时
敌鼠钠	0.025	20	连投5晚	一般死于3～15天，高峰在5～8天
杀鼠迷	0.0375	20	连投5晚	一般死于3～15天，高峰在4～7天
溴敌隆	0.005	10	第1、4、7晚	一般死于2～11天，高峰在3～6天
大隆	0.005	10	第1、4、7晚	一般死于2～11天，高峰在3～6天
杀它仗	0.005	10	第1、4、7晚	一般死于2～11天，高峰在3～6天

目前常用的化学熏蒸剂较多，在进行生物武器防护中的灭鼠时，应遵循以下原则进行熏蒸剂的选择：①对各种鼠类均有熏杀作用；②作用方便，对温湿度和光照度要求不高；③作用快，鼠类不及逃避；④易于扩散，可深入缝隙；⑤对人畜毒力小，有解毒药或易于采取防护措施。常用的熏蒸剂主要有以下5种。

①磷化氢：可用其压缩气体，使用剂量为 $60.85mg/m^3$，也可用磷化铝、磷化钙或磷化锌加水或吸收空气水分分解后产生磷化氢。但该药对人、畜有剧毒，遇火、加水可能燃烧以至爆炸。

②氰化氢：易挥发，扩散性和渗透性强，散毒快。使用剂量为每4小时 $1.5mg/m^3$，也可采用药片或药粉投递法，都能达到灭鼠效果。对温血动物和人毒力强，但无刺激性气味，不易被察觉，使用时应特别注意安全。

③氯化苦：使用浓度 $10～30 g/m^3$，主要用于处理鼠洞。对人刺激性强，使用较安全。不宜在较低温度以及土壤湿度高或过于疏松处使用。

④溴甲烷：易挥发，扩散性和渗透性强，散毒快。使用浓度 $10～30 g/m^3$，对人畜剧毒，无特殊警戒气味，最大安全容许浓度为 17 ppm，主要用于处理仓库、船舶、旱獭洞。

⑤一氧化碳：该方法操作安全，使用简便，便于就地取材，适合开展群众性灭鼠活动。以木屑45%与硝酸钾 55%（w/w）混合后点燃，一氧化碳的浓度可高达 23.4%，处理鼠洞，杀灭效果达到100%。

（4）灭鼠效果评价：灭鼠效果是评价灭鼠工作成效，分析生物武器后续危害，巩固生物武器防护成效的重要手段。通常以靶标啮齿动物媒介的密度变化来表示，灭鼠前后的密度调查方法和条件应一致，常采用的方法有水灌洞穴法、驱逐法、烟熏法、捕尽法、取样图法、线路统计法、活捕—标记释放—再捕获等（见生物战剂啮齿动物媒介），一般野外急性灭鼠处置，种群密度下降70%即表示灭鼠剂有效。

2.灭鼠的组织实施

（1）方法适当：对方法的衡量标准是：①高效：是否高效，应从灭鼠前后的密度对比来评价，实践证明，在现有方法中，只有毒饵法在使用正确时，工效最高，灭效可超过90%。毒气法、水灌法和弓形夹捕打法在某些场合也能取得高效，但效率较低。器械法通常只能在初用阶段消灭30%～50%的个体，以后迅速减效。天敌灭鼠在生物武器防御中不推荐使用。②安全：对环境和非靶动物安全，包括人和家野禽畜。③经济：生物武器防御中灭鼠的原则需在保持高效的前提下考虑经济。④方便：简便、省力和省时，不需特殊训练即能操作，也是评价灭鼠方法的重要标准。

（2）方法合理：灭鼠策略需要考虑处理速度、处理范围、各种方法的配合方案以及在当地实施的可行性等。衡量策略是否合理的标准是：①无剩余：生物武器防御中必须彻底清除鼠害；②短期内无迁入害鼠，长期内不能恢复或恢复速度极慢；③后患程度轻：包括直接后患和长期影响两个方面。主要是在确保灭效的前提下考虑环境的污染问题和生态问题。

（3）组织严密:灭鼠需注意以下指标体系：①覆盖率：即灭鼠措施覆盖灭鼠范围的程度。②到位率：即灭鼠措施到达最能发挥作用的位置的程度。需要操作人员具有较高的技术水平，每到一处即能迅速判定鼠类经常活动的地点。③饱和率：指灭鼠措施对鼠起作用的满足程度。④保留率：即有效的灭鼠措施在必要的时间里保留的程度，实际上是时间上的饱和率。保留率越高越能保证效果。

（五）小结

1.组织原则

（1）加强组织领导，充分发动群众：媒介生物控制具有专门的技术内涵，又是一项巨大的群众性工作。为完成灾害救援任务，全面规划、统筹安排、合理使用救援力量不可缺少；技术过硬、训练有素的专业队伍不可缺少，公众对媒介生物控制的理解、支持和参与不可缺少。

（2）抓住薄弱环节，突击防治：媒介生物一般都有卵、幼虫、蛹、成虫等系列变态过程，不同阶段的媒介生物的习性、滋生场所和抵抗力也明显不同。这些过程也受到气温、湿度、降雨、风等因素的影响。因此，媒介生物控制要从媒介生物的薄弱环节进行突破，紧紧抓住媒介生物如蝇类的低龄幼虫这一薄弱环节，将蝇类消灭在化蛹、羽化起飞之前，为此，加大了环境整治力度，重点抓好垃圾、粪便、动物尸体的处理工作，对食堂、餐厅等蝇类易滋生场所，进行加盖处理。

（3）合理科学用药，技术指导到位：媒介生物控制不等于"喷药"，针对不同环境、不同对象、不同材质所采用处理措施也明显不同。在做室内处理时，考虑到布、塑料、砖、玻璃等对药剂的吸收系数不同，适当改变用药剂量，才能实现科学用药。另外，媒介生物的控制和其他工作性质不同，受气候等因素的影响。因此，在药物处理时，需根据气温和湿度特点和媒介生物的习性确定时机。如在成蝇处理过程中，帐篷内出现两个高峰时期，早6~8点，晚5~9点，这主要是山区气候温差较大，蝇类进入帐篷取暖所致，这一习性就为控制成蝇提供了良好的用药时机，同时，与中午高温相比，早、晚气温较低，药剂的挥发量低，也利于长效作用的发挥。

（4）指标明确，便于评价：防生医学救援中媒介生物控制应有明确而恰当的指标，可涉及媒介生物类带菌率或人群发病率的指标。指标的高低取决于需要和可能，暂时无法达到的要求，不应列为正式指标。指标的好坏对于组织实施具有重要作用，可以从以下几个方面控制：①生物战剂或病原体危害完全控制，潜在危害或次生危害基本控制。②努力可以达到：即既有先进性，又有可能性，依靠当时的物质和技术条件，经过努力能够达到指标。指标太低或太高都会影响积极性。③可能长期巩固。④易于检查考核，少用贵重仪器和特殊试剂。

2.实施流程

（1）组织：应对生物战必须在军队、政府的统一领导下，多部门协调成立媒介生物应急控制委员会，包括卫生、公安、财政、民航、工商、交通、城建、教育以及各新闻媒体等部门密切配合，组织队伍，统一指挥，全面落实媒介生物防治的各项措施。

（2）储备：应对生物战要有足够的技术、人员和物质储备。技术储备主要指针对不同情况下发生的媒介生物应急处理中媒介的种类鉴定、防治策略的制订、防治新技术的研究，甚至科学合理的防治预案的制订。人员储备主要指业务精湛的媒介生物防治专家、懂技术的媒介生物控制操作人员。物质储备主要指平时必须储备一定量的消杀灭药物、器械和施药工具，以便在紧急情况下使用。包括消毒剂、杀虫剂、灭鼠剂，车载式和机动喷雾器、热烟雾机、个人防护用品以及其他所需的物品。通常储备采用2种方式：一种是实物储备，如常用的杀虫剂、灭鼠剂；另一种是建立和掌握生产企业档案（厂名、品名、产量、质量、联系方式），一旦急需可紧急采购、调拨。

（3）培训、演练：对军队和地方医疗卫生机构要进行生物战防御应急培训，内容包括相关法律、法规，卫生防病和生物战防护等基本知识，媒介生物防治专业知识，包括常见媒介生物种群分布、生态习性、防治方法，杀虫剂的配制，现场施药及个人防护要求等。同时，要定期开展应对生物战媒介生物控制的现场演练。

（4）预案：预案的制订是媒介生物应急控制的重要技术储备。制订应对生物战防御的媒介生物防治预案要考虑不同的类型、范围和防治对象，明确不同的情况下应该采取的具体措施，各有关部门的职责以及应如何配合行动等。

（5）效果评估：在应急媒介生物控制工作中，需要进行评估的项目主要包括经费预算、人力储备、物质供应和所需的仪器设备等。应急预案应有对各种意外情况发生时所需物质的详细说明，并且对所需物品进行及时更新，对应急反应技术人员进行定期考核。

第四章

生物恐怖袭击的识别与预警

由于生物恐怖具有潜伏性、隐蔽性、突发性、多样性、欺骗性、协同性、散发性等特点，其袭击途径和防范对象不确定，决定了生物恐怖非常难以在第一时间进行预防和控制。恐怖分子可能在任意地点、任意时间进行生物恐怖活动，因此及时判断生物恐怖发生是避免伤害与及时清除污染的最好对策，是有效进行医学处置的关键，也是侦破生物恐怖案件的前提条件。

第一节 生物恐怖袭击的识别

一、生物恐怖袭击的识别指征

（一）生物恐怖袭击活动的表现形式

生物恐怖袭击活动的表现形式不外乎有三种情况，每一种情况有时不是孤立的，可以相互转化。第一种是公开的生物恐怖袭击，指发现了明显的袭击行动。如恐怖分子公然宣布实施生物袭击，或发现恐怖分子正在播撒、释放生物剂；或找到可疑容器、可疑培养物、粉末等实物证据，例如发现"白色粉末"的邮件等。第二种，指袭击行为隐蔽、隐匿，没有被及时发现，但却因其危害结果渐渐显现而被察觉，即因出现异常疫情（疾病或死亡）而受到怀疑，这时受害者有可能分布很广。第三种，则指受到恐吓、威胁警告或得到有关生物恐怖活动的情报，但袭击尚未真正发生。这种情况不稳定，很可能转化为前两种情况。

（二）生物恐怖袭击结果的表现形式

除了发现恐怖袭击行为，并查到蓄意使用的病原体，生物恐怖袭击多表现为不明原因的传染病流行或暴发。这种人为引发的疾病流行和暴发有着同传染病自然发生时相同的一些特点，但同时也可能有其独特的表现形式和流行病学特点。

1.*疾病的分布异常* 表现如下。

（1）地区分布异常。通常情况下，一些传染病，尤其是自然疫源性疾病和地方病，由于受病原、宿主和环境等生态条件的制约，都有明显的地区分布界限。如落基山斑点热局限于美洲的一些地区，而黄热病只存在于南美、西非和中非等热带地区，在我国未见报道。如果这种疾病在我国发生，而又无合理的解释、无法确定传染源时，可以考虑查证是否受到生物恐怖攻击。

（2）流行季节异常。虫媒传染病通常发生在昆虫和宿主动物密度高、活动频繁的季节；肠道传染病一般多发于夏秋季节；而呼吸道传染病则多发于冬春季节。如发现某种传染病与其自然流行季节明显不同，应特别警惕是否是因生物袭击。

（3）职业分布异常。自然状况下，某些传染病由于不同人群暴露于病原体的机会不同，发病率存在职业性差异。如炭疽和布氏病是人畜共患病，皮毛厂工人和畜牧业人员较容易感染，其他职业的人群则少见。但在受到生物袭击的情况下，任何接触到病原体的人都可能感染，没有职业性差异。

2.*流行环节异常* 表现如下。

（1）传染源难以追查。生物袭击引起的传染病是通过人工撒布气溶胶、污染水源和食品、或由媒介生物而引起的，由于攻击点具有不确定性和分散性，对于这种突发性的传染病流行，很难追查和确定最初的传染源。

（2）传播途径异常。自然状况下，每种传染病都有其特定的一种或几种传播途径，例如经消化道、接触或呼吸道传染等，这是病原微生物与宿主在长期进化过程中互相适应而形成的特征。但在生物袭击中，如若采取气溶胶方式袭击，则使本应经肠道或皮肤黏膜感染的疾病经呼吸道而感染，这种反常的传播途径给疾病的诊断和治疗增加了难度，却为判断是否人为施放生物剂提供了重要的证据。

（3）人群免疫力水平低。生物袭击往往会选择目标人群缺乏免疫力的病原体或经过加工提高致病性或毒力的生物因子，以最大限度地提高攻击效能。裂谷热病毒、马尔堡病毒、埃博拉病毒、拉沙热病毒、胡宁病毒等在我国从未发现，人群对于这些病原体高度易感；20世纪后期宣布天花已经消灭，人类不再接种疫苗，人群免疫力水平极低，特别是20岁以下人群，易感性极高，对此我们应该有充分的认识。同时，随着生物技术的发展，对病原体经过修饰或改构，甚至人工合成新病原体在理论和技术上都不成问题，这些新的病原体避开了现有的免疫手段，增加了毒力，甚至出现了专门针对某种人群的易感基因，极大地增加了易感性和疾病的严重性。

3.流行形式异常　表现如下。

通常情况下，除了通过食物和水源污染造成的传染病流行曲线呈陡然上升而缓慢下降的特点外，一般传染病的病例数都是逐渐增多，最后达到高峰。而在生物恐怖袭击后，受袭区域的人群可同时发生大批感染，出现暴发流行，发病例数在短期内迅速达到高峰。

（三）生物恐怖事件的流行病学线索

经调查有如下流行病学线索，通过综合分析，可以辅助判别是否发生了生物恐怖袭击。

（1）在短期内突然出现来源不明或当地从未发生过的传染病。

（2）在人群中（特别是在人口密度不高群体中）出现传染病流行或暴发，病例数大大超过既往记录或预期人数。

（3）病情异常严重，传播途径异常。

（4）在某种疾病的非流行季节出现了该病的流行或暴发。

（5）在没有特定媒介昆虫活动的季节或地域发生了虫媒传染病。

（6）在短期内有人员、大批家畜或野生动物因某种人兽共患病死亡。

（7）在同一地区发生多种病原体混合感染的传染病，或同时出现多种传染病的流行。

（8）某种病原体所致疾病比通常状态下更严重或者常规治疗无效。

（9）出现异常的致病菌株或变异株，或出现异常的耐药菌株。

（10）在特定地域暴露的人群发病率明显增高，如在室内实施生物恐怖袭击，则建筑物内的人群发病率明显较高；若袭击发生在室外，则密闭建筑物内人群的发病率明显较低。

（11）农作物等植物发生异常的病害或虫害。

（12）恐怖分子宣称某地某时实施了生物袭击。

（13）获得恐怖分子进行生物恐怖袭击情报，或有其他可靠的生物袭击证据。

值得注意的是，即使上述指征中可能会有多种情况同时出现，要确定是否是生物恐怖袭击，仍需要结合其他方面的证据综合分析。例如，美国俄勒冈沙门菌感染暴发，花费了几个月的时间调查取证，才最终确定为一起人为的色拉污染事件。相反的例子，美国四角地区发生肺综合征出血热暴发流行，曾一度被怀疑可能是人为制造的生物恐怖事件，通过深入调查和综合分析，最后被证实为一种新传染病的自然暴发。

二、生物恐怖袭击的识别

方法之一——流行病学调查

生物恐怖流行病学调查，不同于一般意义的流行病学调查，应该从应急反应的需要着眼，从传染病控制的日常工作着手。只有平时积累了充分的流行病学资料，再结合生物恐怖袭击时的现场调查，进行综合分析，才能做出正确判断，制订出有针对性的控制措施。为此，生物恐怖流行病学调查应包括以下内容。

（一）本底资料调查

对国内各省、市、自治区，特别是重点地区内疾病的种类、分布、流行动态以及有关的自然地理、医学地理和社会情况进行本底调查。只有平时掌握了这些本底资料，一旦发生异常的传染病流行，才能判断是本地原有的，还是人为的生物恐怖引起的。本底资料调查主要有以下几个方面。

（1）烈性传染病、自然疫源性疾病、虫媒传染病、呼吸道传染病、肠道传染病等主要疾病流行概况。

（2）与疾病有关的蚊、蝇、蚤、蜱、螨、啮齿动物、食虫动物等医学动物的种类分布，季节消长等资料。

（3）地形、地貌、气候、水文、土壤与植被以及动物等自然地理资料。

（4）地方行政、居民情况、工农业生产、交通运输等经济地理资料。

（5）卫生行政组织、医疗卫生实力、医学教育、药材供应以及卫生状况等医学地理资料。

（二）现场流行病学调查

当传染病发生时，应立即进行现场流行病学调查。生物恐怖袭击流行病学调查是一项极其复杂的工作，必须组织流行病学、传染病学、医学微生物学、医学昆虫学、消毒学、媒介生物防治学等方面的专门技术人员携手进行，必要时还需请农业、林业、牧业和气象学等方面的专家协助。生物恐怖袭击引起的传染病暴发或流行与自然发生的传染病疫情，除上述流行特征不同外，其基本流行规律一致，因此，现场流行病学调查的基本内容与突发疫情现场调查基本相同。

1.现场流行病学调查的基本任务

（1）核实诊断，查明疾病流行的范围和程度；

（2）查明流行过程和流行病学特征；

（3）确定传播途径和高危人群；

（4）查明疾病发生的危险因素及影响疾病流行的自然和社会因素；

（5）采集有关标本，并进行检测鉴定；

（6）根据流行环节的特点采取针对性措施；对一时未能查明流行环节的疫情应采取综合性防疫措施；预防疾病的蔓延。

2.流行病学调查的方法、步骤 在调查中，下述工作内容可以同时进行几项，亦可按不同的顺序进行。但应当注意边调查、边根据直觉或常规知识采取扑灭疫情的综合性防治措施，以免贻误时机。

现场流行病学调查的基本程序如图30-4-1所示。

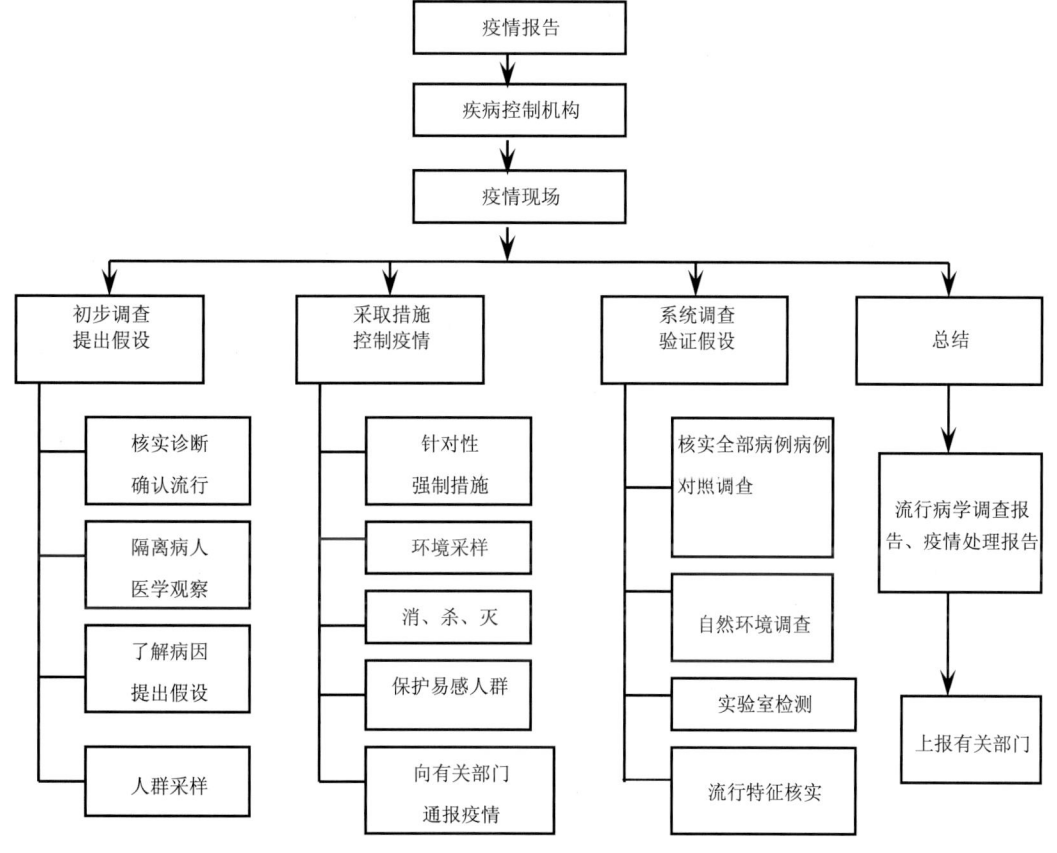

图30-4-1 现场流行病学调查处理程序

（1）初步调查：初步调查的目的在于初步判定疫情性质，分析提出疫情发生的可能原因，为深入调查及采取应急措施提供依据。为此要做到：

1）向疫情发生单位、社区和医疗卫生人员了解疫情发生情况。查看病人，进行个案调查，特别要查清初始病例的流行病学暴露史和传播链。根据病史、临床、流行病学特征及实验室检查结果对病人诊断进行核实。必要时，采取病人及可疑物品标本进行病原学或血清学检验。对一时不能确定诊断的病人，需规定具体而明确的病例诊断标准。

2）通过疫情单位、社区、收治病人的医院或医务人员、病人及其家属等多种途径对全部或部分病例进行一次快速调查，主要查明病例的年龄、性别、职业、发病时间、地点，可能的暴露史，同时察看疫情发生的环境，并统计出与病例有相似可疑暴露史的人口数。

3）将上述调查所获得的资料做初步整理分析，分析病例的时间、地点、人群分布特点，感染或致病的环境状况及可疑暴露史，治疗效果等，据此提出疫情发生原因、性质、可能病因和传播途径的初步假设，为下一步调查分析奠定基础，为采取对策措施提供依据。

（2）采取措施、控制蔓延：

1）在调查确认情况较为明确时，报请卫生行政部门批准后，立即采取控制被污染的水源、封锁被污染的食物等针对性措施。

2）隔离治疗病人。病人群体集中发生时，可开设临时医疗点集中收治。收治时严格实施各种措施控制医院感染，阻断医疗活动中可能扩散疾病的各种途径。

3）必要时划定疫区（点），实施封锁。

4）疫区（点）卫生整顿，确保饮水、饮食和生活环境卫生，采取针对性消毒措施，必要时进行杀虫、灭鼠。

5）查清暴露人群，实施医学观察等检疫措施，针对性地开展防病知识宣传教育，实施特异性保护措施保护易感人群，包括预防服药和免疫接种。

6）做好疾病监测和报告，及时向有关部门通报疫情。

（3）深入调查阶段：在初步调查并采取相应措施基本控制疫情的同时或之后，应进行深入调查。深入调查的目的在于详细查明紧急疫情的发生过程、分布特征、发生原因、处理措施及其效果等。为此应做以下工作。

1）病例调查：以询问并填写调查表的方式对全部病例进行个案调查，当病例数过多时，可对重点发病单位的病人抽样进行调查。主要调查项目包括：病人一般情况（如姓名、性别等），发病时间，临床表现（包括实验室检查结果），居住、饮食等生活情况，劳动、外出等社会活动情况，可疑病因的暴露史及暴露程度等。在调查中应注意追索最早发病的病人，对与病人同时暴露于可疑病因的人及病人的接触者也应调查，找出病例之间的相互关系。

2）对照调查：即对与病人在同一人群内的未患该病的人进行调查，目的是与病例组作比较。调查内容与病例调查基本相同。必要时，尚可调查处于相同环境中但未发生疫情的单位或地区的情况，以做对比。

3）人口调查：进行流行病学分析时为计算出不同人群组的发病率，应设法获得疫情发生单位和地区的人口数及有关人口资料。如在上述病例调查和对照调查中已对所有病人和非病人进行过调查，那就等于调查了暴露人口，不必另外调查。

4）病例对照调查：为查清疫情发生原因，对于初步调查所提出的病因假设，必须时可采用流行病学的病例对照研究方法进行调查，通过比较病例组和对照组暴露于某一可疑因素的比例，来获得疫情发生因素的进一步证据。

5）开展自然环境调查，收集有关发病因素的证据；进行有关实验室的检测工作，获得疫情诊断及发病因素的实验证据。

6）流行病学分析：在对上述调查资料进行检查核对的基础上，根据调查目的及要阐明的问题，将调查资料进行分组、汇总、计算统计指标，并将结果汇成图、表，进行发病时间的分析、病例地区分布的分析、人群分布的分析及防治效果分析。最后根据初步调查所提出的病因假设及深入调查分析结果来推断传染源、传播途径或因素，比较暴露组与非暴露组的发病率。

（4）总结阶段：防治措施取得明显效果，疫情平息（经过一个最长潜伏期无续发病例）时，报请卫生和政府有关部门解除疫区。负责调查处理人员按照突发公共卫生事件应急条例的规定期限写出疫情调查和处理总结报告。有关调查表格、数据、资料要分类整理，及时归档。

3.调查报告　流行病学调查报告一般包括如下五个部分。

（1）"前言"部分：通常要说明为什么要进行该项调查研究，该项研究的总体目标及所研究的特殊范畴。

（2）"材料与方法"部分：叙述调查过程中的有关规定。一般要介绍被调查地区的基本情况如人员构成、地理位置、调查范围等，必要时要对地理、气象或自然特征进行较详细的描述。要明确调查的对象和调查内容，同时要说明收集病例的方法、调查方法、统计分析方法及实验方法等。

（3）"结果"部分：开头常常说明如何发现问题或如何确认某种流行；接下来描述疾病的范围及临床表现，以利于读者了解疾病谱和病例的定义。然后，根据病例的有关特征应用图、表进行说明和分析，对病例的时间和地区分布进行分类描述。接下来是描述与分析流行病学，一般叙述顺序是：临床和实验资料说明了什么（疾病），病例的时间、地点、人群分布资料说明了什么，调查结果与现有病原学和流行病学知识吻合情况怎样，存在什么可能的危险因素，如何解释所发生的一系列现象；通过调查得出什么假设。接下来是分析流行病学的结果，首先对病例组和对照组或暴露组和非暴露组进行比较分析，如果暴露因素与疾病的发生没有明显的联系，也可不必写入报告，如果有明显的联系，应说明联系的强度及概率。如果采取了控制和预防措施，有关内容也应包括在内。

（4）"讨论"部分：着重于有意义的结果，评价调查结果的意义和价值，阐述研究结果与现有知识的关联，分析研究过程中所有资料的可能内涵，然后通过分析判断得出结论。要对使用的调查工具、检验方法及分析手段进行评价。另外，还要说明在重要资料收集时遇到的困难以及有关资料的缺乏对结果是否产生重要影响。

（5）"结论"部分：简明概括一下调查结果及有关推论，并说明有待进一步研究的问题。

三、生物恐怖袭击的识别方法之二——仪器侦察

另一种生物恐怖袭击的识别方法是利用仪器侦察空气中微生物气溶胶，已经上市的一种是荧光空气动力学粒谱仪（简称 FLAPS），可以侦查空气中微生物气溶胶浓度的实时变化，但不能分辨微生物种类；另一种是生物气溶胶飞行时间质谱仪，能够实时侦检空气中有没有特定的病原体。现就这两种生物气溶胶侦察报警系统的性能和使用方式做简要介绍。

（一）微生物气溶胶侦察报警系统

自然状态下，空气中微生物的浓度变化较为缓慢，很少呈现大起大落的变化。只有在人为释放的情况下，才可能出现空气中微生物浓度瞬间大幅度升高的情况。利用这一原理，美国、加拿大等国研制出一种实时记录空气中微生物气溶胶浓度变化的仪器，即荧光空气动力学粒谱仪（简称 FLAPS）。

1.系统的工作原理　FLAPS 是基于 TSI 空气动力学粒子计数器的原理设计的，主要测定空气中活的生物粒子的内在荧光。这种粒子计数器以每分钟 1 L 的流量采集空气，记录 0.5～15 μm 的粒子总数。粒子直径的测定是通过加速粒子使之通过一个小孔并测量穿过红色二极管激光束（680 nm）双峰之间距离的时间，每个粒子对一个雪崩二极管的光散射来测量的。生物粒子与非生物粒子区分是通过粒子计数器增加了测量活生物细胞内生物活性分子辅酶 I 或其他更小的核黄素分子产生的固有荧光来实现的。当一个粒子打断红外激光束并被计数时，触发第二个脉冲紫外激光束（355 nm）来激发粒子，然后第二个光电倍增管测量来自粒子的荧光（420～580 nm）。如果是微生物粒子，就能够产生特定波长和强度的荧光，而被记录下；非微生物粒子产生的荧光强度和波长不同于微生物粒子，所以不被记录。除了以上所述的独一无二的硬件结构外，FLAPS 还包括软件，软件设计用来自动记录所有粒子和荧光性数据，显示一个关于粒子大小/数量/荧光性的三维图，并在环境空气采样过程中产生不正常的粒子荧光特性时自动报警。这个软件为 FLAPS 提供了远地点自动操作和自动提供有关诸如生物战剂或传染病毒等活性生物的危险等级的能力。根据这一结果，FLAPS 能够实时区分和测定大气本底中微生物粒子和非微生物粒子。这一性能使 FLAPS 成为唯一能够可靠检测低浓度人工气溶胶（如生物战剂云团）的仪器。

2.系统的主要组成部分　以 FLAPS 为核心的微生物气溶胶侦察预警报警系统主要由以下几个主要部件构成。

（1）大流量空气微生物气溶胶浓缩分离器：该采样器的采样流量在800~1100 L/min，其目的是将800~1 100 L空气中的1~12 μm粒子浓缩到5 L空气中，供给FLAPS监测。

（2）荧光粒子空气动力学粒谱仪（FLAPS）：这是核心部件，其功能是区分非生物和生物粒子，并记录下浓缩空气中的1~12 μm粒子中微生物粒子总数。

（3）计算机监控系统：由计算机、计算软件、预警软件和控制软件等组成。其功能是绘制FLAPS检测到粒子的大小/数量/荧光性的三维图，以及当在环境空气采样过程中产生不正常的粒子荧光特性时自动报警。

（4）大流量液体空气微生物气溶胶采样器：该采样器的采样流量在800~1 100 L/min，采样介质为液体，而且该采样器具有粒子分离和浓缩功能。它能够把800~1 100 L空气中的1~12 μm粒子浓缩到7 L空气中，再收集到10 ml的液体介质中，供后续检测分析用。

（5）生物检测仪：以前是用流式细胞仪进行检测分析，现在主要使用生物传感器进行自动检测分析。采样器采集的空气样本，通过人工加样到生物传感器中进行快速检测，也可以自动将空气样本转运到生物传感器的反应池中，进行快速检测分析。

（6）风速风向仪和温度湿度记录仪：该组件的主要功能是记录当时的风向和风速、温度和湿度，为计算机计算可能的污染范围提供必要的环境参数。

3.系统的使用

（1）固定地点的配置：根据保护对象的范围，可以在8个不同的方位、一定的距离处配置数套微生物气溶胶侦察预警报警系统，实时监测空气中微生物气溶胶浓度的变化。这种使用方式主要用于首脑机关、重要部位、机场和港口、地铁等部位的长期和临时监测。

（2）机动车载侦察：车载机动侦察系统就是把微生物气溶胶侦察预警报警系统安装在机动车辆上，仪器设备舱呈正压状态，机动性能好，可以随时布防。这种机动侦察预警报警系统主要用于临时任务，使用中根据实际需要，在防护对象的四周的不同部位布置进行监测预警。

（二）生物气溶胶实时侦察报警系统

生物气溶胶实时侦察报警系统是近年新发展起来的一种新技术，是以飞行时间质谱仪为核心建立起来的一种侦察报警系统。

1.系统的工作原理 生物气溶胶实时侦察报警系统的核心是基质辅助激光解吸附电离—飞行时间质谱仪（Matrix Assisted laser Desorption/Ionization-Time-of- Flight Mass Spectrometry，MALDI-TOF-MS），这是近年来发展的，将激光解吸附与激光电离结合起来一种快速、精确分析分子量较大的生物分子的质谱技术，当被分析的生物大分子精细地分散在由有机小分子构成的固体基质中时，利用基质对脉冲紫外激光产生的强烈吸收，被分析的生物大分子将被解吸附成完整的气相分子再被电离，然后用飞行时间质谱进行探测。MALDI-TOF-MS质谱技术现在已被广泛地用于分子质量在一千到数百万道尔顿的蛋白质的质量分析。

在MALDI-TOF-MS质谱技术的基础上，加上生物气溶胶进样系统，就可以形成一套可以实时检测生物气溶胶的MALDI-TOF-MS质谱，它不仅能够在毫秒级的时间内检测出空气中的生物因子，而且可以鉴别出是何种生物因子。

2.系统的组成

（1）大流量液体空气微生物气溶胶采样器：采样流量在800~1 100 L/min，采样介质为液体，而且该采样器具有粒子分离和浓缩功能。它能够把800~1 100 L空气中的1~12 μm粒子浓缩到5 L空气中。

（2）空气样本进样系统：由生物粒子计数器、触发机关、基质喷发装置构成。功能是把基质喷洒包到生物粒子上，同时触发激光激发装置。

（3）基质辅助激光解吸附电离—飞行时间质谱（MALDI-TOF-MS）：分析进入的生物粒子的组成成分，以确定是何种生物因子。

（4）计算机控制和报警系统：以计算机和相关软件为主，对获得的数据与已有的数据库进行比较分析，根据比较结果确定是否报警。

3.系统的使用

（1）固定地点的配置：根据保护对象的范围，可以在8个不同的方位、一定的距离处配置数套微生物气溶胶侦察预警报警系统，实时监测空气中微生物气溶胶浓度的变化。这种使用方式主要用于首脑机关、重要部位、机场和港口、地铁等部位的长期监测。

(2）机动车载侦察监测：车载机动侦察系统就是把微生物气溶胶侦察预警报警系统安装在机动车辆上，仪器设备舱呈正压状态，它的最大特点就是机动性能好，可以随时布防。这种机动侦察预警报警系统主要用于临时任务目的，可以根据实际需要，在防护对象的四周的不同部位布置若干个车载微生物气溶胶预警报警系统。

第二节　监测与预警

不同监测系统收集资料的类型和方法不同，从不同角度反映生物恐怖袭击的可能性，将所有监测信息综合分析，便能够达到及时发现生物恐怖袭击的目的。

一、生物剂的监测

对生物因子的监测主要是针对生物恐怖病原、媒介昆虫和动物宿主等，是从实验室角度掌握生物因子的相关信息。

（一）监测内容

（1）生物恐怖相关病原的种类、型别、毒力、耐药性、发展趋势等。

（2）生物恐怖相关病原及菌毒种保藏、储存和使用情况（地点、设施、种类、数量）。

（3）动物宿主和媒介昆虫的种类、地区分布、密度消长、病原携带状况。

（二）监测方法

1.建立病原检测实验室网络　将医疗机构有条件的实验室联合形成网络系统，汇集并定期报告致病微生物种类及其毒力的检测结果，包括人群和动物的血清学检测、病原种类、毒力与抵抗力等信息。平时定期或不定期发布相关信息，指导疾病预防控制；发现异常，立即报告卫生行政部门，进行调查核实，并采取适宜的应对措施。

2.建立生物因子生物学、媒介、宿主动物的基本信息平台　包括恐怖袭击可能使用的生物因子基本特性、进展趋势、菌毒种保藏设施和分布情况、自然宿主和媒介动物种类、分布、习性、密度、季节变动、带菌状况及传播效能等。

3.建立国内外生物医学防护研究相关信息系统　追踪恐怖组织掌握和使用生物剂情况，及时发现可疑动向。

（三）监测的实施

生物因子监测中最重要的组成部分是实验室监测系统。数字化的实验室检验、报告系统能提高检验、报告质量和时效。信息可以能通过互联网反馈和发布，用户能够同步、甚至是交互式进行信息交流。这种利用互联网的信息交流需要有关部门和机构的授权，以一定的加密方式保证信息安全。

实验室监测系统可从病原或媒介的角度发现异常疾病的发生和某疾病发病率的升高，并可将这些信息提供给相关部门和专家进行分析和比较。因此，这一监测系统的特点是具有敏感性和实时性，也是对症状监测和传染病监测的补充和实验室验证。

目前，许多国家建有实验室监测网络。美国将全国122个城市的公共卫生实验室组成网络系统，按联邦、州、基层分为三级，分别完成生物安全一级至四级的病原体检测工作。加上国防部掌握的美军检验能力，在事发时统一调配使用，为现场调查处置和患者诊治服务。平时，每周报告一次，通过网络发布给医疗卫生和疾病预防控制机构以及卫生行政和政府部门。荷兰建立了传染病监测信息系统（ISIS），其中有专门的暴发疫情自动识别子系统，每日对疾病报告和实验室检测报告数据进行分析，能快速识别判定大范围暴发疫情的可能性和不易识别的症状及体征。

二、疾病监测

（一）定义

疾病监测（surveillance of diseases），又称流行病学监测（epidemiological surveillance），指长期、连续、系统地收集疾病及其影响因素的资料，经过分析将信息及时上报和反馈，为及时采取干预措施并评价其效果提供基础和依据的活动。疾病监测在发现疫情、掌握疾病规律，发现生物恐怖袭击的识别和发现方面起着重要作用。生物恐怖袭击时，会导致相关疾病大量聚集发生，通过常规的疾病监测和报告系统能够发现疾病暴发的迹象，提示可能的生物恐怖袭击。当然要进一步判断是生物恐怖袭击还是疾病的自然暴发，需要结合环境监测、实验室监测、疾病特征、流行曲线等资料分析暴发的特点，并与以往数据进行比较。

（二）监测内容

（1）目标地区或监测地区的人口学资料。

（2）传染病的发病和死亡情况，及其时间、空间和人群分布。

（3）医院、诊所、化验室的发病报告及病原检出情况等资料。

（4）流行或暴发的报告资料及流行病学调查资料。

（5）个案调查、人群调查资料。

（6）人群免疫水平。

（7）防治措施及其效果等其他资料。

疾病监测信息资料主要来源于医院、门诊部、诊所等的传染病报告以及实验室检验报告和流行病学调查。这些资料通过传染病报告网络，报告到疾病预防控制机构，疾病预防控制机构整理分析，从中发现可疑迹象，并与以往积累的发病资料数据相比较，确定是否为疾病暴发，是自然暴发流行还是有生物恐怖袭击的可能，并立即上报。同时将结果反馈到报告单位和个人，并指导有关单位及时进行流行病学调查和采取相应的防治措施。

（三）监测的实施

系统的疾病监测工作自20世纪40年代末开始于美国疾病控制中心（CDC）。1968年第21届世界卫生大会（WHA）讨论了国家和国际传染病监测问题。20世纪70年代以后，许多国家广泛开展监测，观察传染病疫情动态。目前许多国家建立了较完善的疾病监测系统，并定期发布疫情信息，互相交流，WHO设有传染病监测和反应部（Department of Communicable Disease Surveillance and Response），负责传染病暴发的发现和预警，以便使各个国家及时监测和确认疫情发展进展，WHO将有关资料整理、评价、分析、综合，定期编印《疫情周报》（Weekly Epidemiological Record）和其他多种刊物向世界各地发放。这个系统和机制在全球范围疫情发现、调查及控制中发挥了重要作用，令人记忆犹新的是，2003年SARS疫情和2004年初的禽流感疫情中，国际合作机制和信息、技术共享机制，在病原体的确认、预防与控制实施等多方面取得前所未有的效果。美国具有完善的电子网络疾病监测报告系统，包括生物恐怖引发的疾病监测预警系统，是全国紧急反应处置行动坚实可靠的信息基础。

我国在20世纪50年代建立了法定传染病报告制度，这是最重要、最基本的全国统一管理的传染病监测系统，报告的病种几经变更，从18种、25种增加到目前的36种（SARS在2003年成为新的法定报告传染病种）。1975年开始，我国陆续建立了流行性感冒、乙型脑炎、流行性脑脊髓膜炎、霍乱、肾综合征出血热、鼠疫、钩端螺旋体病等单病种的监测系统，1980年，建立了全国1%人口的疾病监测（点）系统。2000年，由国家和地方共同投资，依托国家公用数据网建立了卫生防疫网，形成了由疫情报告系统、全国疾病监测（点）系统和单病种监测系统等三大监测体系组成的从县到中央（四级）较为完整的传染病监测网络。这些监测系统的建立和运行，积累了丰富的疫情信息资料，成为我国传染病预防与控制的基础信息库，同时为分析疾病趋势、发现异常，实现早期预警报警和识别生物恐怖袭击打下了基础。

这个系统在传染病防治中起了一定作用，但由于报告方式等原因，时效性差，用于生物恐怖袭击的识别和预警还远远不够，2003年上半年的SARS疫情的发生和蔓延，就充分暴露出当前我国疾病监测系统的问题。

（1）疫情报告、疾病监测时效性差：疫情报告、疾病监测的数据源头——医疗卫生机构，报告疫情还是使用纸质报告卡，通过邮寄或电话方式通过疾病预防控制机构报告，报告卡填写时间具有随意性，报告周期长，且容易受到人为干预。

（2）卫生信息网络覆盖面小，疫情报告、疾病监测系统的网络仅仅覆盖全国县、市、省和国家疾病预防控制机构，没有覆盖县及县以上医疗机构、城市社区卫生服务中心（站）、农村乡镇卫生院、村卫生室，各种形式开业诊所及其医务人员，这些恰恰是疫情和突发公共卫生事件的报告单位和报告人。

（3）缺乏国家统一的公共卫生信息网络和相应的技术平台：综合分析能力差，可靠性和有效性差，信息利用率低，医疗、预防和卫生管理之间信息无法共享。

由于目前生物恐怖袭击的威胁在增加，为了能快速识别生物袭击，各国都在加强公共卫生信息系统的建设，我国也在加速公共卫生信息系统的建设，重中之重就是在全国建立高效快速疫情报告管理系统，在国家、省、市、县疾病预防控制机构信息报告网的基础上，联通重点医疗机构，同时将信息网末梢定位到乡村和社区诊所，形成全面的纵横贯通的信息报告管理网；依托互联网、电讯网和电话网，形成快捷、畅通、准确、及时的信息传递物理条件，保证对包括生物恐怖袭击在内的所有突发公共卫生事件和疫情能够及时报告、及时传递、及时预防控制，为卫生行政部门、疾病预防控制机构和应急指挥系统及时提供可靠的依据，进而提高应对处置能力和水平。

疫情和突发公共卫生事件监测系统建设是现阶段公共卫生信息系统建设的主要任务之一，在总结 SARS 防治工作基础上，将传统疫情定期报告的逐级统计方式转为依靠网络和专线、电话网，实现医疗机构直接在线报告。从 2004 年开始，我国建立了全国、省、县三级疾病预防控制系统为骨干、医疗保健机构为信息源的"疫情和突发公共卫生事件报告平台和数据中心"；加速数据库建设；规范和修订了疫情、突发公共卫生事件报告内容和方式，提高了信息共享和利用的水平；各级卫生行政部门和疾病预防控制机构可随时接收、下载辖区疫情和突发公共卫生事件的相关数据，以满足预警和快速反应的要求。

民众和有关部门、专业人员的防生知识、识别能力、报告意识是发现生物恐怖事件的关键，加强各级各类医疗卫生机构疫情和突发公共卫生事件报告人员的技术培训至关重要，只有提高临床医务人员和防疫专业人员的识别能力和报告意识，才能形成可靠、有效的信息来源，以网络为技术平台迅速传递、汇总，结合其他监测系统的信息，实现生物事件预警。

三、早期症状监测

（一）定义

早期症状监测是指收集与疾病症状相关的现象，掌握分析可能与暴发有关的信息，结合多个途径获取的相关资料，从多个角度分析疫情发生、发展趋势。与疾病监测系统相比，这个系统的数据来源广、类型多，数据收集更全面，能更精确地发现疾病流行或暴发，特别重要的是时效性好，明显早于疾病监测系统，更利于采取应对措施。

（二）监测内容

（1）急救电话记录，呼救的种类与时空分布。

（2）急诊、急救室病例的症状和体征，以及检验申请单和检验结果。

（3）医生处方信息（如药物种类等）。

（4）零售药店的药物销售信息（药物种类）。

（5）工厂、学校、机关等单位缺勤、缺课记录。

（6）各门诊和诊所就诊人员的症状体征聚发情况。

（7）医疗救治机构病死者信息、尸体解剖记录等信息。

（8）殡葬服务信息。

（9）手纸、橘汁等销售监测，街面行人、商场流动人员打喷嚏症状，电视监测信息。

（10）养殖动物、猫狗等宠物、野生动物的发病、死亡信息。

这些资料多是受袭后临床确诊前的信息，疾病预防控制机构从医院、诊所、社区、法医、急救、殡葬等服务机构收集，整理分析，发现异常，立即报告卫生行政部门，开展流行病学调查，查证信息所反映的情况性质。

（三）监测的实施

早期症状的监测在生物恐怖预警方面起着哨兵的作用，根据报告的症状，疾病预防控制机构可以在确诊病例报告和微生物培养结果证实之前就做出判断。早期症状监测的重点和难点是症状信息的收集、汇总与分析。医务人员、医疗机构的认识和报告意识，对检验、治疗以及对疾病预防控制机构的反应十分重要。生物恐怖袭击的威胁已经促使疾病预防控制领域发生变革，也带动了医疗卫生领域的变革，促进了两者的联系和合作。如果医疗卫生机构在接诊大量增多的发热、腹泻病例时，能够尽早报告，就可以起到预警的作用。

早期症状监测系统中，加强立法、健全法规标准和人员培训是关键。在美国，每个医生都有义务对发现的异常情况进行报告。早期症状报告的时效性优于传染病的常规监测，弥补了疾病监测的不足。目前很多国家都建有症状监测系统，美国的许多大城市开发出各种针对不同症状的监测系统和预警系统。我国也已认识到建立早期症状监测系统的重要性，目前正在筹建和开发过程中。

四、环境监测

（一）定义

针对生物恐怖袭击的环境监测（environmental monitoring）系指对环境的本底和各种可能用于生物恐怖袭击的生物因子污染情况进行定期或不定期、间断或连续的卫生调查和采样测定，观察它们在环境中的存在状况。如果采取气溶胶的形式释放生物剂实施恐怖袭击，短期内能造成大量人群感染发病。炭疽杆菌、鼠疫杆菌、土拉杆菌、鼻疽菌和天花病毒等都可以通过这种途径释放。环境监测的目的就是尽快发现生物剂的释放并报警，提醒人群加强防护，减少或避免生物恐怖袭击导致的危害。

（二）监测内容

环境监测分为大气、水质、土壤和物体表面监测，其中最主要的是大气监测，大气监测包括以下三类。

1.空气气溶胶粒子浓度监测　正常情况下，一定地区一定时期空气中气溶胶粒子总数在一定范围内波动，其中有生物学意义的是小于 5 μm 的粒子，一般情况下空气中含量比例较小。如果发现小于 5 μm 的粒子数突然增加，应当追查来源，查明是否为人为施放。

2.空气中生物性粒子浓度监测　利用气象色谱仪、质谱仪、免疫电泳仪等各种灵敏的分析方法，检测空气标本中微生物所特有的成分，如细菌细胞壁中的丙氨酸、微生物所共有的核酸和蛋白质等，以判断空气中有无生物性粒子。

3.空气中微生物气溶胶监测　利用活的细菌细胞中的过氧化氢酶和三磷酸腺苷（ATP）能使一些化学发光物质或生物荧光素在一定条件下发光的原理，制成自动检出细菌的仪器，判断空气中活微生物浓度和状态。

（三）监测的实施

环境监测可以是仪器设备的间断、连续性监测，也可以是人工采样而完成的现场监测。

（1）生物发光侦察仪，用于监测空气气溶胶粒子大小及浓度，国外已有商品。可采用在重要地域部署，定点或多点布设。目前有两种监测装置：一种是利用光散射原理制成的粒子大小和浓度自动监测器；另一种是染色粒子自动监测器。

（2）利用气象色谱仪、质谱仪、免疫电泳仪等各种灵敏的分析方法，监测空气中生物性粒子标志性成分，如细菌细胞壁中的丙氨酸、微生物所共有的核酸和蛋白质等，借以判断空气中有无生物性粒子。近来研制出一种激光雷达，利用激光束直接扫射大气中的气溶胶粒子，根据气溶胶粒子是否产生特征性光学效应，可测出数千米外的细菌气溶胶云团的浓度。

（3）利用活的细菌细胞中的过氧化氢酶和三磷酸腺苷（ATP）能使一些化学发光物质或生物荧光素，在一定条件下发光的原理，制成自动检出细菌的仪器，可以检测空气中微生物气溶胶。生物发光侦察仪，国外已有商品。

（4）还可在重要地域，设立监视哨，人工采样监测生物污染情况。包括大气、水质和土壤以及物体表面的监测，采取空气、水、土壤和物体表面标本，在专业实验室进行检验，查证是否有生物污染。

环境连续监测的优点是时效性好。但在日常情况下，不间断的监测需要耗费大量的人力、物力。因此，一般都是在其他监测系统发现可疑迹象时，对重点地区、建筑物和公共场所，以及可能受袭区域实施监测。

除上述系统外，还有另外一些系统用于应对和处置生物恐怖袭击，如加拿大的卫生部门正在发展一种系统，专门搜索互联网信息，发现生物恐怖相关信息和疾病暴发的证据。

综上所述，以上系统各有优势，又各有局限性，信息相互交叉、相互依赖。将上述系统的信息整合成一体，完美结合，就可以形成追踪新出现的传染病流行病学和可能的生物恐怖袭击更为有效的识别、预警系统。

在生物恐怖袭击的识别中，信息的共享以及网络的连接是关键，应对实验室数据、医疗卫生机构数据、公共卫生机构数据的标准加以规定，通过网络实现这些信息的共享。我国建立的公共卫生信息系统网络是各类监测系统的基础，利用网络，能够实现所有监测信息的上报、交流、反馈、分析以及机构之间的协作，能真正发挥预警的功能，能及时发现生物恐怖袭击。

第三节 生物恐怖袭击的危害评估

当前，生物气溶胶技术已比较成熟，以气溶胶方式发动恐怖袭击具有影响范围大、传播速度快、造成的心理恐慌严重等特点，因此可能成为恐怖分子进行恐怖袭击的理想手段。生物气溶胶污染过程极为复杂，大致经历生物气溶胶衰亡、水平输送、扩散稀释、干湿沉积和再扬起等五个过程，有空气污染和表面污染两种污染形式，其污染过程与生物气溶胶的物理学及生物学特性、释放源的性质及气象条件、地表特征、地形、植被等环境因子密切相关。

虽然生物气溶胶造成的污染过程很复杂，但其在大气中的扩散、沉积与输送规律和一般气溶胶粒子的扩散、沉积、输送规律基本相同，所不同的是生物气溶胶粒子除了考虑各种物理衰减作用外，还应该考虑存活与生物衰减过程。

一、气溶胶粒子在大气中的扩散

大气气溶胶粒子的扩散，一般可以分为三种尺度：扩散范围在几到几十千米的，称为小尺度扩散；扩散到几十到上百千米，属于中尺度扩散；火山爆发产生的火山灰和核弹空中爆炸产生的放射性灰尘可扩散到几百千米甚至全球，属于大尺度扩散（或全球尺度扩散）。生物气溶胶在空气中的扩散一般属于小尺度到中尺度扩散，不同尺度的扩散，其主要影响因素也不同，小尺度扩散主要受局地微气象条件和地表状况的影响，中尺度扩散则为该地区天气条件和地形条件所左右，大尺度扩散主要取决于大气环流状况，因此，首先简要说明扩散与气象条件的关系。

（一）扩散与气象条件的关系

1.风与湍流　风的第一个作用是整体输送作用，污染区总是在污染源的下风方向。风的另一个作用是对污染云团的冲淡稀释作用。风速越大，单位时间内与云团混合的清洁空气越多，云团增大，污染物浓度下降，所以污染物浓度与风速成反比。在近地层，风速随高度的变化还与湍流的强度及性质有关，对扩散产生间接作用。

2.温度层结　是指大气在垂直方向的温度梯度，它是大气垂直运动稳定程度的标志。当温度梯度属稳定型时，湍流受到抑制，扩散稀释减缓。

3.风速廓线和地面粗糙度　大气中风矢量随高度的变化曲线，称为风速廓线。由于两层流体速度不同而形成剪切力，使两层流体相互混合，这种剪切现象在大气运动中称为风速切变。风速切变可以加速不同气层空气的混合，有利于污染物的稀释。

近地层机械湍流的能量来源于风速随高度的增加。在同一地点，这种类型的湍流总是随某个参考高度上风速的增大而加强。从这个意义上讲，风不但具有直接冲淡稀释作用，而且强风促使机械湍流增强，有利于扩散。粗糙的地面会促进湍涡的形成，因此气流流过不平坦的地面时，扩散速率增大。

（二）污染物浓度估算方法

1.高斯点源扩散模型　高斯点源扩散模型基本方程有两种，即连续点源扩散和瞬时点源扩散，其坐标取 X 轴与风向平行且指向下风向、Y 轴与风向垂直、Z 轴垂直向上的直角坐标系，点源的坐标原点在污染源的源点。

（1）有界、高架连续点源扩散模型

$$C(x,y,z,H) = \frac{Q}{2\pi \bar{u} \sigma_y \sigma_z} \cdot \exp(-\frac{y^2}{2\sigma_y^2}) \cdot \left\{ \exp[-\frac{(z-H)^2}{2\sigma_z^2}] + \exp[-\frac{(z+H)^2}{2\sigma_z^2}] \right\}$$

公式 30-3-1

其中 Q 为源强（瞬时源排放指排放总量，单位为克或其他单位；连续点源一般为污染物排放率，单位克/秒或其他），H 是有效源高，$\bar{u}$ 为源高处的平均风速，σ_y 和 σ_z 分别是 y 方向和 z 方向的扩散参数，(x, y, z) 是空间某点的坐标。

（2）瞬时点源模型：污染物排放 t 时间后，空间某点 (x, y, z, t) 处污染物浓度分布为：

$$C(x,y,z,t) = \frac{Q}{(2\pi)^{\frac{3}{2}}\sigma_x\sigma_y\sigma_z} \cdot \exp\left\{-\frac{1}{2}\left[\frac{(x-ut)^2}{\sigma_x^2} + \frac{y^2}{\sigma_y^2} + \frac{z^2}{\sigma_z^2}\right]\right\}$$

公式 30-3-2

根据公式 30-3-1，令 z=0 即可得到高架连续点源在地面某点（x，y，0）造成的平均浓度：

$$C(x,y,0,H) = \frac{Q}{\pi u \sigma_y \sigma_z} \cdot \exp\left[-\frac{1}{2}\left(\frac{y^2}{\sigma_y^2} + \frac{H^2}{\sigma_z^2}\right)\right]$$

公式 30-3-3

若是地面源（即 H=0），进一步令 y=0，则地面轴线浓度（即 x 轴上某点的浓度）为：

$$C(x,0,0) = \frac{Q}{\pi u \sigma_y \sigma_z}$$

公式 30-3-4

上述高斯型扩散公式可以通过如下关系式转换成著名的萨顿公式：

$$\sigma_y^2 = \frac{1}{2}C_y^2 x^{2-n}$$

公式 30-3-5

$$\sigma_z^2 = \frac{1}{2}C_z^2 x^{2-n}$$

公式 30-3-6

其中 C_y 和 C_z 是普遍化扩散参数，n 是与大气稳定度相关的参数。萨顿公式实际上是利用可测量的气象参数计算扩散参数 σ_y 和 σ_z 的一种方法。

2.线源扩散模型　线源扩散的计算方法主要有两种，一种是以点源模型为基础，将线源分解成很多独立点源，然后把每个点源对空间任意点浓度的贡献叠加，求出空间任意点的污染物浓度。基本思路可以采用逐步逼近的方法来计算，首先将整个线源作为一个点计算空间某点的浓度，然后将该线源分解成若干强度相等的更小的线源再计算，如此一直循环下去，直到空间任意点前后两次浓度计算结果误差小于某一阈值为止，该方法计算量很大；另一种方法是采用如下计算公式：

$$c = \frac{Q}{2\sqrt{2\pi}\sigma_z u \sin\theta}\{\exp[-\frac{(Z-H)^2}{2\sigma_z^2}] + \exp[-\frac{(Z+H)^2}{2\sigma_z^2}]\} \cdot [erf(\frac{\sin\theta(L/2 - y) - x\cos\theta}{\sqrt{2}\sigma_y}) + erf(\frac{\sin\theta(L/2 + y) + x\cos\theta}{\sqrt{2}\sigma_y})]$$

公式 30-3-7

式中 L 是线源长度，erf（t）是变量为 t 的误差函数，其余参数与高斯点源模型意义相同。该公式使用时，风向与线源成任意角度 θ。

二、生物气溶胶在大气中扩散浓度计算

生物气溶胶的扩散，除了遵从一般气溶胶粒子扩散规律外，还必须考虑其本身的衰亡，影响生物气溶胶衰亡的主要因素有生物的种、株、营养条件，生物的生理龄期，悬浮介质（或载体）的成分以及环境条件等。

$$C = C_0 e^{-\lambda t} \quad \text{公式 30-3-8}$$

生物气溶胶的生物衰亡问题远比生物体本身的衰亡复杂；同时，由于活体的存在，生物气溶胶的衰亡又比一般气溶胶复杂。根据对一般生物气溶胶衰亡的实验结果，综合各种影响因素的总效应，生物气溶胶具有总的生物衰减因子 λ，且有：

其中 C_0 是初始浓度，对于连续源，C_0 是不随时间变化的常数，而对于瞬时源，C_0 是时间的函数，可以通过上述第一和第二个公式求取，C 是经过 t 时间后因生物衰亡而剩余的生物气溶胶浓度，λ 可经实验测定，是生物气溶胶区别于一般气溶胶扩散过程的关键参数。

生物气溶胶的存活有很多表达方法，例如生物气溶胶回收率、存活率、存活百分率、衰亡率、分钟衰亡率、半衰（存活）期（t_{50}）以及 90%衰亡期（t_{90}）等，在此主要介绍回收率和存活率等几个概念，其他几个概念基本以它们为基础衍生而来。

$$\text{回收率（\%）} = \frac{\text{生物气溶胶中活菌总数}}{\text{被气溶胶化的悬粉（干粉）中活微生物总数}} \times 100\% \quad \text{公式 30-3-9}$$

$$\text{存活率（\%）} = \frac{N_t}{N_0} \times 100\% \quad \text{公式 30-3-10}$$

回收率是分散成气溶胶后的活微生物总数与被分散材料中活微生物总数的百分比。

存活率是指气溶胶产生瞬时（$t=0$）活微生物总浓度 N_0 与 t 时间后活微生物气溶胶总浓度 N_t 的百分比。从上述概念可以看出，生物气溶胶回收率经历了气溶胶化过程的衰亡和形成气溶胶后衰亡两个衰减过程，存活率仅反映形成气溶胶后的存活情况，不包括气溶胶化过程中的衰亡情况。在计算存活率时，采用什么时间的气溶胶活菌总浓度做分母很重要，最好取气溶胶产生瞬时（$t=0$）活微生物总浓度，否则会影响结果。

$$\text{存活百分率} = \frac{\text{采样液实测活微生物数/ml}}{\text{采样液应存活微生物数/ml}} \times 100\% \quad \text{公式 30-3-11}$$

存活百分率是计算某一时间单位体积中粒子总数与存活微生物的比值，与气溶胶化前悬液（干粉）中二者比值的百分比。

上式是用示踪法测物理衰减时存活百分率的计算公式，隐含了单位体积中粒子总数没有损失的假设。

分钟衰减率 k 满足下式：

$$\frac{N_t}{N_0} = e^{-kt} \quad \text{公式 30-3-12}$$

分钟衰减率的概念来源于一级化学反应计算方法，通常假设其是常数，用以描述生物气溶胶的衰减速度，可以确切表示衰亡规律和速度，预测空气中经过某一时间后微生物气溶胶在空气中的浓度，进一步预测生物恐怖袭击的范围。

三、河流中瞬时点源扩散危害估计

水流和大气均是流体，其运动规律也符合流体力学原理，因此可以类比于大气污染扩散来研究水流中污染物的扩散。假设水流是稳定的，取瞬时点源为二维坐标系的原点，x 轴平行于河岸指向下游，不考虑边界反射和横向流速切变，则河心瞬时点源排放可用公式 30-3-13 模拟。

$$c = \frac{M}{4\pi h t \sqrt{D_x D_y}} \exp\left[-\frac{(x-ut)^2}{4D_x t} - \frac{y^2}{4D_y t}\right] \quad \text{公式 30-3-13}$$

其中 M 是污染物总量，h 是河流平均水深，D_x、D_y 分别是纵向和横向扩散系数，u 是水流纵向平均速度，t 是计算时间。从上式可以看出，排放 t 时刻，污染水团中心位置浓度最大：

$$c_m = \frac{M}{4\pi h t \sqrt{D_x D_y}} \quad \text{公式 30-3-14}$$

得出水中各点浓度后，可以进一步评估危害范围，根据相关文献，河心瞬时源在任意时刻 t 浓度为 C_0 的等浓度线是椭圆，椭圆内部污染物浓度大于 C_0，假设 C_0 是某一评估危害的临界值，则 t 时刻超标污染面积为：

$$S(t) = 4\pi t \sqrt{D_x D_y} \ln \frac{C_m}{C_0} \quad \text{公式 30-3-15}$$

污染物超标面积是时间的函数，对上式进行求极值等数学运算，可以证明，在

$$t_m = \frac{M}{4\pi h C_0 e \sqrt{D_x D_y}} \quad \text{公式 30-3-16}$$

时刻，河心瞬时污染造成超标污染最大面积为：

$$S_m = \frac{M}{h C_0 e} \quad \text{公式 30-3-17}$$

当污染物在岸边排放时，超标污染最大面积仍为公式 30-3-17 所示，但超标面积达到最大值的时间为河心排放情形时的 2 倍，即：

$$t_m = \frac{M}{2\pi h C_0 e \sqrt{D_x D_y}} \quad \text{公式 30-3-18}$$

四、通过邮寄释放实施恐怖袭击的危害评估

关于通过邮件实施生物恐怖袭击，大家已经不再陌生。"9·11"事件后不久，美国出现了通过信件和邮包携带炭疽粉末实施袭击的事件。一时间不仅美国，许多其他国家也笼罩在"粉末"的威胁氛围中，政府和民众都切身感到恐怖袭击的威胁就在身边，可能在日常生活中随时出现，同时也提出了如何有效应对这类恐怖袭击的问题。尔后，邮件事件时有发生。2004年2月美国国会受到了另一种生物剂的威胁，邮件中含有"蓖麻毒素粉末"。2001年美国的炭疽信件事件最终导致22人发病，5人死亡；但血清学调查证实有100多人被感染，整个邮政系统几经暂停、处置，几乎瘫痪，造成的间接损失难以计算。最初蓄意夹藏炭疽的信件只有4封，寄出日期分别为2001年9月18日（2封）和10月9日（2封），其中至少有3封来自于新泽西州首府特里顿市。仅仅4封带菌信件就造成如此大范围的影响和危害，其主要原因是信件在邮递过程中污染了其他信件，另外，这类攻击的方式非常隐蔽，难以及时发现，延长了扩散时间，进而导致炭疽通过邮政系统在较长时间内大范围扩散。估计此类袭击所造成的污染范围比较复杂，目前尚无公认的方法和明确的结论，因此只能根据邮件的来源和去向进行分析判断，原则上讲，每一个处理过污染信件的转邮点、包装箱、运输工具都应视为污染区，对所有接触过这些信件的人员，包括邮政工作人员、接收者和其他人员，都应进行必要的医学处理，包括检疫、预防性治疗和隔离等。

Glenn等在2002年建立了一个描述信件传播炭疽的转移矩阵数学模型。该模型主要通过分析带菌信件在邮寄过程中，对在各邮政转邮点中其他信件的污染以及这些污染信件继续造成的二次、乃至三次或多次污染的情况，估计预测被污染信件的数量及污染程度，在此基础上根据收信者的年龄、接收信件的概率和炭疽对不同年龄人群的致病剂量，估计和预测发病人数等。模型中考虑了：①初始投放信箱；②当地邮政所；③地区中心邮政局；④终点地邮政所和；⑤收件人所在地（如家庭、企业和办公室）等5个邮政转邮点，在每一个转邮点中被污染信件的数量用一个向量矩阵表示：

$$L[m] = [L[m]_1, L[m]_2, L[m]_3, L[m]_4]^t \quad 公式30\text{-}3\text{-}19$$

式中，$c[m]_{jk}$ 为第 $L[m]_k$（$k=1、2、3、4$）组信件从转邮点 m 到转邮点 $m+1$ 所产生的污染信件的平均数（$j=k+1, ..., 4$），由此构成一系列转移矩阵：

式30-3-19中，m 为2、3、4。假定最初带菌信件的带菌数量大于 10^{10} 个细菌孢子，第二代、第三代和第四代被污染信件所带孢子的数量分别为 $10^3 \sim 10^4$、$10^2 \sim 10^3$ 和 $10^1 \sim 10^2$；当上述两式中个参数 $c[m]_{jk}$ 确定后，就可计算出在各转邮点内污染信件的数量。

进一步将收信人分为4个年龄段，分别为小于25岁、25～44岁、45～65岁和大于65岁，各自的收信概率假设为0.05、0.35、0.35和0.25；每一年龄组中的成员，接触 S 个孢子被感染的概率函数为：

$$\Pr[n](s) = b[n](\exp(s/a[n])-1)/(1+b[n](\exp(s/a[n])-1) \quad 公式30\text{-}3\text{-}20$$

式中：$r[n](s)$——感染概率；

n——年龄组；

s——孢子数；

$a[n]$、$b[n]$——特定常数。

再设每一个转邮点接触被污染信件的平均人数为 $E[m]$，如 $E[5]=1.5$；接触者从信件上吸入孢子数量比例 $I[m]$，如 $I[5]=0.03$，就可对不同年龄接触人群的感染概率进行估计。

对各个转邮点的污染信件的数量估计结果见表30-3-1。

由于缺乏准确的数据，本例中某些参数是根据这次事件中获得的一些信息作出的估计，因此得出的结论不一定准确；同时，这个模型仅对污染信件的数量和接触者感染的概率进行了分析和估计，并没有对污染区范围进行评估和划定，但在处理类似问题时，这种方法仍然不失其所具有的借鉴意义。

当前对这类攻击的污染区划定，只能通过追溯邮寄信件的来源和追踪受污染信件的去向来确定每一个受污染的位置和可能感染的人员。事实上，在美国发生的炭疽信件的事件中，5 例死亡中的两例是老年人，对炭疽更为敏感（见表 30-3-2），他们并没有直接接触过污染信件，但他们的住所附近都有一个受污染的邮政所，合理的解释是炭疽孢子形成气溶胶，在气流的作用下漂移到受害者的住所引起感染，这在一个侧面说明了划定这类攻击污染区的困难程度和复杂性。

表 30-3-1 在各转邮点发生污染的信件数和所携带的孢子数

孢子数	转邮点				
	1	2	3	4	5
10^{10}	6	6	6	6	6
$10^3 \sim 10^4$	0	6	12	30	36
$10^2 \sim 10^3$	0	60	126	342	432
$10^1 \sim 10^2$	0	600	1 320	3 858	5 100

表 30-3-2 各年龄组收信比例和对炭疽的感染剂量（孢子数量）

年龄组	接收信件比例	感染剂量	
		ID_{50}	ID_{10}
<25	0.05	15 000	45 000
25~44	0.35	10 000	3 000
45~65	0.35	6 000	1 800
>65	0.25	1 500	450

五、释放染菌昆虫媒介实施袭击的危害评估

在历史上曾经发生过利用节肢动物携带病原菌实施生物袭击的事例。20 世纪 30 年代，日军侵占我国东北后，建立了生物战机构，到 40 年代已经能够大量培养鼠疫杆菌和媒介跳蚤，在 1940~1944 的几年时间里，日军多次通过飞机在我国东北、华中地区投放媒介昆虫实施生物攻击，每次投放带菌媒介跳蚤多达 1 500 000 只，造成了受袭地区严重的疾病流行和大量的人员伤亡。朝鲜战争期间，美军也曾在我国东北投放媒介跳蚤和田鼠散布鼠疫、投放蝇类传播肠道疾病等。

利用节肢动物等实施生物恐怖袭所形成的污染区范围大小，主要与所使用的媒介动物种类及其活动能力和范围、投放后的持续时间、投放的数量、攻击地域的自然环境条件和散布的物理范围以及它们的生态习性等有关，如伊蚊日飞行距离约 100 m；库蚊约 1 km，平均周飞行距离为 2~3 km，个别蚊种在一个月内可飞行长达 17.5 km；鼠类在其栖息地的活动范围约 500 m，投放后它们会寻找各自的栖息、隐蔽场所，因此投放后持续的时间越长，它们的扩散范围可能就越大，及时发现并确定投放范围对于准确划定污染区范围是至关重要的，在实际工作中应根据具体情况，全面分析、综合考虑来确定污染区。

应该指出的是，与前面所述的各种袭击方式相比，用节肢动物实施生物恐怖袭击可能受到一些条件的限制，特别是要想达到大规模袭击的目的，首先要有适合的媒介动物种类、足够数量和病原体感染率，这不仅需要相当规模的养殖空间和设备条件，一定的养殖技术和较长的养殖时间，而且需要有足够的病原微生物培养物和适当的动物感染技术和设备。同时，要将这些感染病原体的动物活着携带、运送到袭击地点，需要特殊的运载工具或较大的空间。而且施放后动物的运动方向难以控制，增加了袭击效果的不确定性。在准备和施放过程中恐怖分子的个人防护也是一个限制条件。即便如此，利用节肢动物实施大规模生物恐怖袭击也并不是完全不可能发生的，尤其在公众缺乏对这些动物的有关知识和种类鉴别能力的情况下，即使发现大量昆虫，也不清楚是否是人为蓄意释放的以及其具有的危害，如果施放的昆虫为当地原有的种类，感染病原的动物进入当地动物群体，情况就会十分棘手。尤其值得注意的是，由于养殖业的发展、家养宠物增加，以及自然环境改变，迫使动物种群生活地区和环境条件的改变，通过这些动物或它们的体外寄生虫，如蚤、蜱等，作为媒介传播疾病，具有很强的隐蔽性，很难及时发现，很难得到确认，可能造成严重危害。近年来，动物病原体侵害人类造成严重后果的事例在增加，例如 2003 年美国发生的猴痘病毒感染，就是宠物土拨鼠引起的。2004 年东南亚地区的 H5N1 高致病性禽流感，不仅危害到禽鸟，而且危害到人群。人感染后病死率高，达半数以上。

第五章

生物恐怖袭击的防护

第一节 物理防护

物理防护通过使用适当的防护用品和装备实现。在有准备和来得及的情况下，往往采用效果可靠的制式装备，但紧急情况下，也可以采用手边可得的简易用品进行防护，达到尽量避免吸入、食入和通过皮肤黏膜感染的目的。

防护装备主要指用于个人和集体预防污染的防护装备，分为个人防护装备和集体防护装备。个人防护装备包括个人用防护面具、口罩、眼罩、手套、防护服及防护靴等用于保护口鼻、皮肤和黏膜的用品用具。集体防护装备包括帐篷、方舱等移动式遮蔽掩体，以及用于保证一定空间封闭式建筑物和空间内环境不受生物污染的空气过滤装置以及隔离用防护门窗等。

一、个人物理防护

个人防护装备用来保护呼吸道、面部、眼、手和身体其他暴露部位，防止污染的空气、液体通过吸入或经口感染，或通过皮肤、黏膜感染。

（一）个人防护装备

1. 呼吸道防护装备

（1）生物防护口罩：以高效过滤材料为保护层的一种能滤除99.5%直径0.3 μm以上颗粒的高效防护口罩。它对微生物气溶胶的滤除率高达95%以上。目前，劳动防护用的N95、N99口罩和军事医学科学院微生物流行病研究所研制的生物防护口罩是较好的用品。生物防护口罩为三层结构，对直径0.3μm微生物气溶胶粒子的滤除率大于99%。这类防护口罩使用简单，携带和处理都很方便，适用性广泛，适用于生物污染严重的环境下工作人员呼吸道防护，包括现场处置、防疫和临床救护和实验室工作等。

注意事项：防护口罩本身具有一定的粒子过滤和防护作用，但佩戴要正确，特别是要与面部密切接触、不留缝隙。

（2）生物防护面具：这是一类较防护口罩保护面积更大的制式防护装备，与防毒面具相似，对头面部实施有效防护，保护鼻、眼、口、耳和头颈部皮肤。

实际上，一些防毒面具多数有过滤细菌的功能，在过滤材料有效时间内提供防护生物气溶胶的效能。有的防护面具可以用于核、化学和生物三种污染环境的人员防护。

防护面罩从结构上由罩体、空气滤器（高效粒子过滤功能）组成，由于罩体与人的面部结合紧密，不漏气，吸入的空气都经过高效过滤器。

个人可以根据自己的实际情况选择适合于自己的防护面具。同时防护面具还具有良好的视野。

注意事项：防护面具有多种，根据性能要注意更换消耗部件，保证防护效果。选用有生物防护功能的面具，按照使用说明使用，确保全部过滤材料在有效期内。

（3）正压防护面罩：主要防护面罩带有供气装置。正压防护面罩上装有空气过滤阀门，利用佩戴人员自身呼出的气体，使得罩内充满气体而形成正压，当压力达到一定数值时，气体排出罩外，适宜应急救护或逃生时短时间使用。

2. 皮肤、黏膜防护用品装备

（1）眼罩：用于保护眼睛不受感染的用品。眼罩有多种形式。简易型的眼罩只能防止液体飞溅入眼睛，不能防止气溶胶的进入。气密性好的眼罩能与面部结合紧密，既能防止液体飞溅入眼睛，又能防止气溶胶的进入，有些类似于游泳的防水镜，但易于消毒。使用者可以根据实际需要选择。

（2）手套、靴及鞋套等：手套种类较多，常用的有短的医用手套、长臂厚橡胶手套等，甚至一次性手套也可短时用于防护。使用者可以根据防护对象选择。严重污染环境和实验室进行微生物培养操作、诊断等工作时，可以选择医用手套，捕捉野生动物、饲养实验动物（包括感染动物）时应选择长臂厚橡胶手套。

有条件时，应穿防护靴，尤其是穿着正压防护服时。使用塑料薄膜制成的鞋套，也可达到防护目的。

注意事项：①防护镜和手套受到污染后，摘下防护镜和脱下手套时，尽快将外表面进行化学消毒，至少要避免污染内面和体表。②防护靴和鞋套都应覆盖裤脚口。

3.全身防护装备

（1）生物防护服：用于防护身体表面被污染的物理隔离用品。从材料及使用角度划分有一次防护服和可多次使用的两种。从结构上又可以分为全身一体式和分体式两种。不管是哪一种防护服，都要求面料和成品能有效地阻断液体、固体、气体等不同状态的污染物污染体表，达到防护的目的。一次防护服和反复使用的防护服国内现在都有生产和销售。可多次使用的生物防护服最好，可以反复使用数十次，单向透气性好，阻水，表面可以用消毒剂清洗消毒，有一定透气性，穿着比较舒适。

（2）连体橡胶防护服：这种防护服是用橡胶制作而成的一种密不透气的隔离服，表面可以用消毒剂洗消，可以用于化学毒剂气溶胶、生物恐怖病原气溶胶攻击时人员防护。但是，这种防护服不透气，舒适性差，影响人员动作，作业能力受到限制。

（3）正压防护服：这是一种全身密闭式防护系统，人员处于防护服内的正压环境内，所需气体由氧气瓶供给或由供气系统（空气通过高效粒子过滤器过滤）供给。正压防护服适用于BSL-3实验室和BSL-4实验室以及严重污染现场使用，工作时间和活动范围受供气系统限制，且人员行动不便。这两种正压防护服的表面都可以用消毒剂洗消。

注意事项：脱防护服一定要避免污染扩散和产生二次气溶胶，最好是先进行表面消毒（消毒液喷雾或擦拭），再脱下。

（4）救治人员防护用品：救治人员在诊断、治疗生物伤，如埃博拉出血热、肺鼠疫病等传染性强的疾病时，在协助伤病员离开污染场所、转送医院和治疗的全过程中，都应做好个人防护，使用隔离防护用品用具。病人转运时和治疗时应置于带有控制过滤装置、符合空气隔离标准的病房内，或者有空气过滤装置的担架或担架舱内。

二、集体防护装备

集体防护装备是用于2个以上人员共同防护的装备。这种装备通过一种物理隔离措施，阻断污染进入，形成一个无污染的安全空间，保证里面的人员能够进行正常的工作、学习和生活。

构筑具有三防能力的集体防护工事，是部队得到可靠防护的重要措施之一。具有防御生物战剂气溶胶能力的工事，应装备有能滤除空气中生物战剂的高效过滤通风系统与人员洗消设备。待蔽人员一般应在敌人攻击前进入工事。已被生物战剂污染的人员，经洗消后方可进入。

在没有上述防御工事时，需在当地坚守岗位的人员可利用一般的防御工事或房舍、帐篷等。但待蔽人员仍须进行个人防护，并将出入口尽量封严，关闭门窗，以减少生物战剂气溶胶的侵入。

部队乘火车或汽车通过污染区时，除做好个人防护外，还应紧闭车辆或封严覆盖的篷布，尽快通过。

1.集体防护的对象

（1）一般人群：受到生物恐怖警报或发现施放生物剂时，施放点（线）下风向的人群可以选择密封程度高、通风系统有高效过滤器的建筑物进行集体防护；人数不多时也可以在上风向的密封程度高的建筑物内暂时躲避。也可选择大型工事等集体防护设施。

（2）受袭人员：目的是防止受袭人员将污染及污染物（包括空气和污水）扩散和传播。受袭人员可以集合在同一个环境和设施中隔离，无论是否是伤病员。

（3）伤病员：在生物恐怖袭击发生后，用负压救护担架、车辆将其运送到指定传染病医院隔离观察、治疗。

（4）大量受袭人的防护隔离：在生物恐怖袭击发生后，受到感染的人数较多，难以及时送到传染病医院隔离时，可以临时搭建负压帐篷，将人员集中隔离，并划定警戒线。受害人员在负压隔离帐篷中接受观察、治疗，也可以暂时隔离，再用负压隔离车分批送到指定的传染病医院进行观察、治疗。或选择在居民区下风向，远离居民区的地点，搭建临时隔离观察点，处置观察。

2.集体防护的几种方式

（1）正压防护系统：这是一种内部压力高于外部压力、外部空气经高效粒子过滤器过滤后输入帐篷的物理隔离装备。

防护帐篷：由篷体、高效粒子过滤器和空气压缩机三个主要组成部分构成。这种集体防护装备可以在现场临时装配，小的可以容纳几个人，数个正压帐篷通过通道帐篷连成一体，最多可以容纳上百人，既可以在其中临时躲避，也可以在内活动、工作，主要用于保护正常人群。

（2）隔离封闭门及空气过滤净化装置：由密闭建筑的隔离封闭门、空气过滤净化系统及与之相连的通风和连通系统构成，所有进入设施的空气都经过高效粒子过滤器过滤。这种防护装置可以保证较大容量空间在一段时间内避免污染，使配有这些装备的建筑可作为预防化学、生物武器袭击的避难所。

（3）负压防护系统：这是一种内部气压阶梯式低于外部气压的物理防护隔离建筑物，气体定向流动，有传染性的伤病员和物资材料、动物等处于负压环境内气压最低处。污染的空气定向地流至设置在排气装置内的高效空气过滤器，净化后排到大气中。同时，这样的设施设有严格的污水和污物消毒无害化系统。

（4）负压建筑设施：由建筑主体、通风系统和高效粒子过滤器、污物收集消毒处理系统等构成。内部的空气按照压力从高到低定向流动，最后经过高效粒子过滤器过滤后，排放到大气中，目的是防止受到致病微生物污染的空气污染外界环境。这种设施或装备主要用于传染性伤病员的隔离、治疗与观察。负压病房属于这类建筑设施。

（5）负压救护车：这是一种隔离舱救护车。隔离舱是一个负压系统，原理同负压隔离设施，由车舱通风系统和高效粒子过滤器、污物收集消毒处理系统等构成。这种装备主要用于呼吸道强传染性传染病伤病员的隔离转运。

（6）负压帐篷：这是一种临时搭建的负压软性篷体结构，原理和结构与负压隔离设备相同，由帐篷、抽气机和高效粒子过滤器、污物收集消毒处理系统等构成。主要用于野外临时安置感染伤病员的隔离、观察和治疗。

（7）负压病房：由负压方舱及负压帐篷共同组成，用于污染环境条件下野外现场救治工作。

三、防护装备使用时机

在生物污染环境中的处置人员、受袭击人员及伤病员都应使用。

1.处置人员　包括前往生物恐怖袭击现场进行指挥、采样、检测、医疗救援、现场消毒等及伤病员救护等人员。

2.指挥人员　穿一次性防护服、戴生物防护口罩。

3.采样、检测人员　穿一次性或多次使用的防护服、戴生物防护口罩或防护面具，戴手套、眼罩等；必要时穿戴连体的、自供气式正压防护服。

4.医疗救治人员　穿一次性或多次使用的防护服、戴生物防护口罩或防护面具，戴手套、眼罩等。

5.现场消毒人员　穿一次性或多次使用的防护服、生物防护口罩或防护面具，戴手套、眼罩等；也可以穿戴连体的、自供气式正压防护服。

6.伤病员　根据情况戴口罩、置于隔离环境。

7.其他人员　戴口罩，通过体表清洗消毒等卫生整顿措施，消除体表污染，换上洁净服装或防护服。如卫生整顿后抵达洁净区，换上洁净服装即可。

四、利用地形、地物进行防护

当没有良好的集体防御建筑，而战斗条件又允许时，可利用地形、地物进行防护。

1.迅速将部队带到生物恐怖因子气溶胶云团或污染区的上风向

2.黄昏、夜晚、黎明或阴天时，地面空气温度低于上层空气温度或与之相同，垂直气流稳定，生物恐怖因子气溶胶云团多贴地面移动，此时宜到高处待蔽

3.树林可阻留部分生物恐怖因子气溶胶，因此宜疏散到树林下风向处。生物恐怖因子气溶胶在林内不易扩散，滞留较久，不要停留在林内

利用地形、地物防护的效果是相对的，所以也还要做好个人防护措施。

第二节 医学防护

医学防护是人为或自然形成生物恐怖袭击应急医学救援最有效的措施之一。医学防护主要是指采用免疫预防和药物预防的方法以保护暴露人群或救治处在潜伏期及发病感染者。免疫防护是医学防护最有效的措施，主要是指采用预防疫苗的特异性主动免疫和治疗抗体的特异性被动免疫及免疫分子与免疫细胞以及中草药制剂的非特异性免疫治疗。药物预防是医学防护又一措施，主要采用抗生素、抗病毒药等在潜伏期进行预防性治疗。生物恐怖袭击具有很大不确定性及隐蔽性，给生物恐怖袭击所致突发灾害医学防护提出新的挑战。由此，合理、安全、有效免疫预防和药物预防是最大限度降低生物恐怖袭击致突发医学灾害的重要措施。

生物恐怖病原生物所致感染性疾病病原体种类较多，多认为已被列为Ⅱ类以上病原微生物及近些年新发、突发高致病性病原微生物。可用于生物恐怖袭击病原微生物的主要有14种病毒、11种细菌、3种立克次体、1种真菌和6种生物毒素，包括近些年出现的SARS-CoV、高致病性禽流感、大肠埃希菌O157、腺病毒55型等。生物恐怖袭击病原微生物致病性强，具有很强的传染性和专一性的特点。因此，采用疫苗、抗血清特异性免疫预防与免疫分子和免疫细胞非特异性免疫预防及抗生素、抗病毒药物预治等多种方法进行综合医学防护具有重要现实意义。

一、医学防护种类

生物恐怖医学防护主要包括免疫防护和药物防护，其中免疫防护又包括特异性免疫预防和非特异性免疫预防。特异性免疫预防又分为人工自动免疫和人工被动免疫。非特异性免疫预防又分为分子免疫预防和细胞免疫预防。

（一）特异性免疫预防

生物恐怖特异性免疫预防是根据特异性免疫原理，采用人工方法将疫苗（减毒活疫苗、灭活疫苗、组分疫苗、基因重组疫苗等）或抗体（抗血清、抗毒素、免疫血清球蛋白F（ab'）2、丙种球蛋白、人源化基因工程抗体、全人基因工程抗体等）制成划痕、注射、口服、喷鼻及无针注射、透皮纳米微针免疫等制剂，通过有针注射或无针非注射注入人体使其获得特异性免疫能力，达到预防生物恐怖病原致重大疾病的医学防护的目的。前者称人工自动免疫，也称为预防接种，如接种天花疫苗预防天花、接种炭疽减毒毒苗预防炭疽等，主要用于免疫预防。预防接种产生作用需要时间，有时需要多次接种，但效果持续时间相对长，数月、数年，甚至终身。后者称人工被动免疫，主要用于紧急预防和应急治疗，如用肉毒抗血清、破伤风抗血清及马抗SARS-CoV免疫球蛋白F（ab'）2等重要生物恐怖剂新一代抗血清紧急治疗及预防制剂。抗血清一般一次肌注或静脉给药，可以使接受者立即获得相应的免疫力，但不持久。免疫预防是预防控制生物恐怖袭击发生的一种有效的重要措施，可以作为生物恐怖袭击的特异性预防且能达到应急治疗的免疫保护效果（图30-5-1）。

（二）非特异性免疫预防

非特异性免疫预防是应用某些生物制剂或药物来调节机体的免疫状态，增加机体抗生物恐怖剂的非特异性免疫力，从而达到一定的预防作用，如使用干扰素、胸腺肽等免疫分子，又如致敏的DC细胞、T淋巴细胞、B淋巴细胞和免疫肝细胞等淋巴细胞。免疫分子和免疫细胞以及中药提取物等作为非特异性免疫增强剂能提高机体抵抗生物恐怖剂袭击的免疫力。

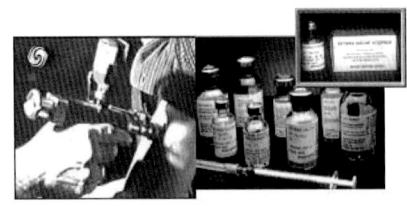
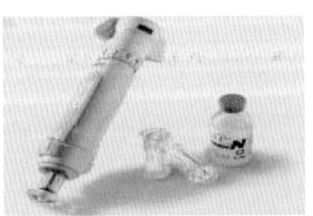

图30-5-1 群体、单人无针注射免疫预防疫苗装置与之配套品种及操作

（三）生物恐怖剂药物预防

生物恐怖剂药物预防又称化学药物预防，是预防控制生物恐怖剂袭击发生的又一项重要的应急措施。生物恐怖袭击后一般有一段潜伏期，不会立即发病，在这一段时间内，可以对特定人群进行药物预防或预防性治疗。药物预防的目的是根据初步判断的生物恐怖袭击病原种类及致传染病或感染疾病，给受到生物恐怖袭击的人群服用相应的化学药物，预防发病，以提高机体抵抗生物恐怖剂袭击的免疫力，降低发病率和死亡率，保证生物恐怖袭击应急医学救援发挥最大作用。

1. 使用原则 由于生物恐怖袭击具有不可预测性及可能的隐蔽性，如何提高机体免疫力，是预防的关键。对于已经具有有效疫苗的生物袭击病原体，预防免疫接种是能提供较持久保护力的唯一方法。目前，许多生物恐怖袭击病原感染性疾病并没有安全、有效的预防疫苗，但却有些生物袭击病原体有可靠的抗血清，在生物恐怖袭击发生前或发生早期，可以通过人工被动免疫的方法达到紧急预防和治疗的目的。而对于无疫苗和（或）被动免疫制剂的生物恐怖病原体，除应用物理防护和药物防护外，还可以应用非特异性的免疫制剂，以提高机体的天然免疫力，以预防或减轻生物恐怖袭击的危害。

2. 特异免疫预防 特异性免疫预防是指包括在生物恐怖袭击发生前进行预防疫苗的免疫接种，以及生物恐怖袭击发生时或发生后用于紧急预防和应急治疗的特异性抗血清或抗生物恐怖剂免疫球蛋白F（ab'）2的免疫接种，是应对病原生物突发灾难最有效的应急医学救援措施。

（1）疫苗的主动免疫：

1）种类：1797年英国医生Jenner接种牛痘预防天花，开创人类有计划地通过主动免疫预防传染病的先河，随后到19世纪德国科学家巴斯德首创灭活、减毒病原体技术，到上世纪基因重组疫苗技术，到如今人类已经制备出多种疫苗用于免疫预防接种。不同疫苗通过不同途径接种后，诱导机体产生针对不同病原体的特异性免疫应答，从而使机体获得完全或部分的免疫预防作用。一种有效的疫苗其抵御病原体感染能力应达到75%以上。疫苗产生有效免疫反应依赖具备免疫原性和免疫保护性效果。免疫效果的持续性依赖于免疫细胞的记忆性，一种疫苗若能诱导机体产生很强的免疫记忆反应，则接种一次即可获得终身的免疫能力，如天花疫苗。由此，发展疫苗产生长效记忆应答已成为有效控制传染病的发展方向。同时，针对生物恐怖袭击突发事件的应急医学处置，近年来发展的单人便携自助式、群体大型有源式无针注射免疫接种技术及与之配套的预防疫苗品种，为无针无痛、简便快速、安全有效地免疫防控生物恐怖袭击提供了有力保证。

由于生物恐怖剂病原或生物毒素与宿主交互作用的复杂性，且传统疫苗制备技术一直依赖经验使得疫苗发展缓慢，可用的疫苗品种有限，种类单一。目前，防控生物恐怖袭击有效疫苗不过十几种（表30-5-1），且有的疫苗品种效果有限及存在安全性问题。近年来，先进的生物科学技术及现代免疫学理论的综合整合与利用，为研发至今没有的生物恐怖传染病疫苗及已有的传统疫苗升级换代、查漏补缺提供了保证。

2）疫苗接种时机：

a. 平时，根据国家卫生部门规定和驻地流行病学情况，做好主要传染病的预防接种，如霍乱疫苗、斑疹伤寒疫苗、破伤风类毒素疫苗等的免疫接种。

b. 需要时，针对生物突发灾害可能使用的病原生物类别，如天花、炭疽杆菌、布鲁氏菌、鼠疫杆菌、黄热病毒及肉毒杆菌毒素等，做好相应的基础疫苗免疫接种。

c. 遭受生物袭击突发灾情后，如确认使用的病原生物剂及流行的感染性疾病为受袭人群已进行过基础免疫的，可根据需要，进行加强免疫，以迅速提高机体免疫水平。

3）接种方法：皮肤划痕法和皮下注射法较为普遍。为了适应大量人群的疫苗接种，皮下接种可用无针注射器进行。这种方法操作简便，速度快，由2～3人组成接种小组，每小时可注射600～800人。

此外，气雾免疫法也是一种简便、快速、无痛的接种方法，而且对某些微生物的气溶胶攻击有较好的保护作用。但由于剂量不易控制，效果不甚满意，可使用的疫苗种类在研发之中。同样，无针注射免疫法也是一种简便快速、无痛安全的免疫接种方法，因其可产生系统与黏膜免疫及细胞免疫保护已成为疫苗免疫接种的发展方向。

4）注意事项：

a. 严格遵守疫苗产品说明书的规定，严格消毒、无菌操作。注意体质不同者疫苗接种剂量应有差别。接种后2天内不宜做剧烈的体力劳动。

表 30-5-1 主要病原微生物致突发灾害感染性疾病的预防疫苗及特征

疫苗种类	预防疾病	接种方法及用量（成人）	免疫形成时间（天）	免疫维持时间（年）
细菌类疫苗				
鼠疫减毒活疫苗	鼠疫	皮肤划痕，一次接种 50 μl，$(7\sim9)\times10^8$	10	0.5~1
炭疽减毒活疫苗	炭疽	皮肤划痕，一次接种 50 μl，含菌 $(1.6\sim2.4)\times10^8$	2~14	1
土拉减毒活疫苗	土拉菌病	皮肤划痕，一次接种 50 μl	14~21	5
布氏菌减毒活疫苗	布氏菌病	皮肤划痕法，一次接种 50 μl，$(9\sim10)\times10^9$	14~21	1
重组 B 亚单位/菌体霍乱疫苗	霍乱	口服肠溶胶囊，7、28 天各口服 1 粒	7	0.5~1
精制吸附甲乙二联肉毒类毒素	肉毒中毒	皮下接种两次，初次 0.5 ml，60 天后再接种 0.5ml	20	2~3
立克次体类疫苗				
Q 热灭活疫苗	Q 热	皮下接种三次，分别为 0.25、0.5、1.0 ml，各间隔 7 天	7~14	1
斑疹伤寒疫苗	斑疹伤寒	皮下接种三次，分别为 0.5、1.0、1.0 ml，各间隔 5~10 天	14	1
病毒类疫苗				
黄热减毒活疫苗	黄热病	皮下接种一次，0.5ml	14	10
天坛痘苗活疫苗	天花	皮肤划痕法	14~21	3
委内瑞拉马脑炎病毒灭活疫苗	委内瑞拉马脑炎	皮下接种 2 次，每次 2 ml，间隔 7 天	14~28	0.5
东部马脑炎病毒灭活疫苗	东部马脑炎	皮下接种 2 次，每次 2 ml，间隔 7 天	14~28	0.5
西部马脑炎病毒灭活疫苗	西部马脑炎	皮下接种 2 次，每次 2 ml，间隔 7 天	14~28	0.5
森林脑炎病毒灭活疫苗	森林脑炎	皮下接种二次，分别为 2.0、3.0 ml，间隔 7~10 天，以后每年注射 1 次	14~21	3
Ⅰ型肾综合征出血热灭活疫苗	Ⅰ型流行性出血热	肌内注射，基础免疫 3 次，分别为 0、7、28 天，1 年后加强 1 次，每次剂量为 1.0 ml	21	1
Ⅱ型肾综合征出血热灭活疫苗	Ⅱ型流行性出血热	肌内注射，基础免疫 3 次，分别为 0、14、28 天，1 年后加强 1 次，每次剂量为 1.0 ml	28	1
双价肾综合征出血热灭活疫苗	Ⅲ型流行性出血热	肌内注射，基础免疫 3 次，分别为 0、7、28 天，一年后加强 1 次，每次 1.0 ml	21	1
乙型脑炎病毒减毒活疫苗	乙型脑炎	皮下注射 1 次，剂量为 0.5 ml，接种后的第 2 年和第 7 年加强各 1 次。	30	2

b.接种前必须进行健康检查并测量体温，以排除过敏体质和急性病等有禁忌证者。

凡高热、严重心血管疾病、急性传染病、恶性肿瘤、肾病、活动性结核、活动性风湿病、甲亢、糖尿病和免疫缺陷等患者，均不宜接种疫苗，以免引起病情恶化。

为防止流产或早产，孕妇应暂缓接种，采取其他预防措施。

c.合理选用疫苗。短时间内集中接种多种疫苗时，疫苗之间可能存在干扰作用和副作用的叠加。生物恐怖可使用的微生物、毒素种类多，而且事先无法获知准确的微生物种类，一个人同时接种多种疫苗需要慎重。

d.接种后反应常在接种后 24 小时内发生，表现为局部红肿、疼痛、淋巴结肿大；全身发热、头痛、恶心等，数天后即可恢复正常。引起这些反应主要是，疫苗中的异种蛋白、培养基成分或防腐剂等因素造成，一般无须处理。少数人可产生严重的超敏反应及全身性疾病，如过敏性休克、接种后脑炎等，需对症救治处理，必要时送医院治疗。

e.在遭受核或放射袭击后，不宜立即进行活疫苗接种。

5）疫苗免疫预防的特点。

a.针对性好、特异性强、效果明确。但只针对特定的病原体有效。

b.可以预先接种,提高机体免疫力,以减轻甚至避免生物袭击造成的危害。有的疫苗一次接种所获得的免疫力可以持续几年甚至终身,如天坛痘苗、黄热疫苗和野兔热疫苗等;有的采用适宜的接种方法和方案可使保护力持续数月至数年,如肉毒类毒素、炭疽减毒活疫苗和 Q 热灭活疫苗等。

c.免疫力产生需要有一段过程,一般首次接种后需要 2~14 天才能产生初次免疫应答;而当再次接种同一疫苗时机体会产生更为迅速和强烈的二次免疫应答。因此,全程免疫是十分必要的。

6)必须注意的问题。

a.短时间内接种多种疫苗可能存在免疫干扰和副作用叠加现象,因此在疫苗接种前需要充分了解各个疫苗的特点。目前使用的疫苗有活苗、死苗、类毒素,其接种次数、途径不同,产生免疫力的潜伏期和有效期也各不相同,预防接种实施的过程较为复杂,给预防接种工作带来一定困难,因此,联合免疫方案及联合疫苗的研究具有重要意义。

b.对现有疫苗进行改进升级换代,对至今没有可用疫苗的病原微生物开发新型疫苗,这项任务迫在眉睫。

c.生物恐怖袭击可能使用的病原体种类多,疫苗种类和用量大,需要"冷链"传递;紧急制备和储备都存在一定困难;研制快速生产工艺是病原生物免疫防护能力建设的另一个重点。

d.受到病原微生物突发灾害威胁时,人群处于紧张、疲劳等非正常状态,机体的免疫应答可能会受影响,免疫接种是否能起到预想的作用值得注意。

e.疫苗接种多采用注射方式,不易满足大规模人群应急免疫的要求,迫切需要发展非注射免疫疫苗接种方式。

(2)抗体的被动免疫:抗体的被动免疫接种与疫苗的主动免疫接种不同,它是使用含特异性抗体的被动免疫直接转移抗体,快速地使接受者获得免疫力,理论上与宿主的免疫状态无关,即刻实施保护,达到预防和治疗的目的。用于特异性被动紧急预防和应急治疗的抗体有动物源性抗血清、人特异性免疫球蛋白和单克隆抗体,为病原微生物突发灾害应急医学救援发挥无可替代的作用。

1)动物源性抗血清:包括抗血清和抗毒素。前者是将纯化灭活或减毒病毒或者某种保护性抗原免疫马后,取其高效价特异抗体免疫血浆,经胃酶消化、硫酸铵沉淀和分离纯化精制 F（ab'）$_2$ 而成,如现有并广泛使用的破伤风抗毒素、狂犬病抗血清、蛇毒抗血清以及肉毒抗毒素,用于治疗和紧急预防相应病原体所致疾病。针对近年出现的 SARS-CoV,也已成功研制出马抗 SARS-CoV 免疫球蛋白 F（ab'）$_2$ 新一代抗血清。

我国具有的应对病原微生物突发灾害的抗血清制剂有如下品种。

a.马抗肉毒抗毒素:马注射各血清型肉毒类毒素抗原产生免疫反应后,马血浆经胃酶消化提纯制得的液体或冻干抗毒素球蛋白制剂,含有特异性抗体,具有中和相应型毒素的作用,用于 A、B、E 型毒素的预防和治疗。美国和我国制备有 A、B、C、D、E、F、G 七价肉毒毒素抗血清。凡已显现肉毒中毒症状者,应尽快使用抗毒素进行治疗。对可疑中毒者应尽早使用抗毒素进行预防性治疗。在一般情况下,人的肉毒中毒多为 A 型、B 型或 E 型,中毒的毒素型别尚未得到确定之前,可同时使用 2 个型,甚至 3 个型的抗毒素。

用法用量:①皮下注射应在上臂三角肌附着处。同时注射类毒素时,注射部位须分开。②肌内注射应在上臂三角肌中部或臀大肌外上部。只有经过皮下或肌内注射未发生异常反应者方可静脉注射。静脉注射应缓慢,开始每分钟不超过 1 ml,以后每分钟亦不宜超过 4 ml。成人一次静脉注射不应超过 40 ml,儿童不应超过 0.8 ml 每千克体重。静脉注射前应将安瓿在温水中加温至接近体温,注射中如发生异常反应,应立即停止。亦可将抗毒素加入葡萄糖注射液、氯化钠注射液等输液中静脉点滴。

剂量:预防:1 次皮下或肌内注射 1 000~20 000 IU(指一个型)若情况紧急,亦可酌情增量或采用静脉注射。治疗:采用肌内注射或静脉滴注。第一次注射 10 000~20 000 IU(指一个型),以后视病情决定,可每隔 12 小时注射 1 次。只要病情开始好转或停止发展,即可酌情减量(例如减半)或延长注射间隔时间。

b.马抗炭疽抗血清:由纯化炭疽杆菌抗原免疫的马血浆经胃酶消化后,用硫酸铵盐析法制得的液体或冻干免疫球蛋白制剂,具有特异性中和炭疽杆菌的作用。在 20 世纪 60 年代就已用于炭疽病的应急治疗与紧急预防。

用法用量:预防用,皮下或肌内注射,1 次 20 ml;

治疗用,根据病情肌内注射或静脉滴注。原则应是早期给予大剂量,第 1 天注射 20~30 ml。待体温恢复正常,水肿消退后,临床医生可根据病情给予维持量。

2）特异性免疫球蛋白：来源于恢复期病人、高效价特异性抗体供血者血浆以及接受类毒素和疫苗免疫者血浆。其特点是血清中含有高效价的特异性抗体。与动物免疫血清比较,人特异性免疫球蛋白是同源性,超敏反应发生率低,常用于过敏性体质及丙种球蛋白治疗不佳病例。如有需要可在献血人员中筛选具有高效价天花、炭疽、肉毒毒素等病原生物剂的特异性免疫球蛋白制剂,以备病原生物突发灾害病原的救治及紧急预防。

3）单克隆抗体：单克隆抗体具有很强的特异性和均一性。分为鼠源性单克隆抗体、嵌合性单抗单克隆抗体、人源化基因工程抗体和全人基因工程抗体。单克隆抗体的被动免疫接种是发展方向,人源化基因工程抗体和全人基因工程抗体是发展目标,但现有技术对于病原生物剂单克隆抗体亲和力较抗血清等多克隆抗体差,鼠源单抗用于人体会出现很强的 HEME 反应也尚未解决,由此至今还没有成功的病原生物剂单克隆抗体用于突发性灾害应急医学救援。

4）注意事项：

a.注意超敏反应。注射前须详细询问既往过敏史,凡本人及其直系亲属曾有支气管哮喘、枯草热、湿疹或血管神经性水肿等病史,或某种物质过敏,或本人过去曾经注射过马血清制剂者,均需特别提防过敏反应的发生。过敏试验为阳性反应者慎用,必须使用时采用脱敏注射法。

b.早期、足量。只有在毒素尚未结合组织细胞前使用抗毒素,才能发挥其中和毒素作用;若毒素已与组织细胞结合,抗毒素就不再发挥中和毒素作用,因此要尽早且足量使用。

c.每次注射应详细记录,包括姓名、性别、年龄、住址、注射次数、上次注射后反应情况、本次过敏试验结果及注射后反应情况、所用血清的生产单位名称及批号等。

d.副反应及处理。

①过敏休克。可在注射中或注射后数分钟至数十分钟内突然发生。轻者注射肾上腺素后可缓解,重者需输液输氧,使用升压药物维持血压,并使用抗过敏药物及肾上腺素等进行抢救。

②血清病。主要症状为荨麻疹、发热、淋巴结肿大、局部浮肿,偶有蛋白尿、呕吐、关节痛,注射局部可出现红斑、瘙痒及水肿。一般系在注射后 7~14 天发病,称为延缓型。亦有在注射后 2~4 天发病,称为加速型。对血清病应进行对症疗法,可使用钙剂或抗组胺药物,一般数日至十数日即可痊愈。

③脱敏注射法。在一般情况下,可用氯化钠注射液将本血清稀释 10 倍,少量数次做皮下注射,每次注射后观察 30 分钟。第 1 次可注射 10 倍稀释的血清 0.2 ml,观察无紫绀、气喘或显著呼吸短促、脉搏加速时,即可注射第 2 次 0.4 ml,如仍无反应则可注射第 3 次 0.8 ml,如仍无反应即可将安瓿中未稀释的血清全量做皮下或肌内注射。有过敏史或过敏试验强阳性者,即应将第 1 次注射量和以后的递增量适当减少,分多次注射,以免发生剧烈反应。注射抗血清后须观察至少 30 分钟,没有反应可离开。

3.非特异性免疫　目前应对庞大的病原生物袭击致感染性疾病突发灾害所用主动免疫疫苗及被动免疫抗体种类有限,且有些品种效果有限难以奏效,副作用大,甚至有些病原生物体没有特异性免疫制剂。因此,使用免疫因子、免疫细胞及某些中药提取物和化学合成免疫增强剂来调节机体免疫状态,从而减轻生物危害已成为应急医学救援处置的重要补充。常用的非特异性免疫制剂主要有：

（1）正常人丙种球蛋白和胎盘丙种球蛋白：正常人丙种球蛋白来源于正常献血人血浆提取物,主要成分是 IgG 和 IgM；而胎盘丙种球蛋白则是健康孕妇胎盘血液提取物,主要成分为 IgG。由于多数成人已隐性或显性感染过多种传染病,或接种过多种疫苗,血清中含有多种相应抗体,因此,这两种丙种球蛋白可用于潜伏期应急治疗或紧急预防,以达到防止生物突发灾害使人群发病、减轻症状或缩短病程的目的。

（2）免疫细胞因子：免疫细胞因子是由造血系统、免疫系统或炎症反应中的活化细胞产生,能调节细胞分化增殖和诱导细胞发挥功能,是高活性多功能的多肽、蛋白质或糖蛋白。细胞因子作用范围广泛,可以增强机体非特异性的免疫能力。其中应用于病毒感染的主要有干扰素（IFN）和白细胞介素-2（IL-2）等,是真核细胞对病毒感染应答所产生的天然产物。IFN 主要通过激活 2'-5'A 合成酶，激活 RNA 酶或通过激活蛋白激酶，切断病毒 mRNA，抑制病毒蛋白转译获得抗病毒效果，对某些生物恐怖病原病毒有效。如 IFNγ、IFNα2b 等对多种病毒具有抑制作用。

（3）免疫细胞：免疫细胞的治疗及预防是指从健康人的细胞里面分离出来，在体外用一些细胞因子，使它变成一种致敏的杀伤病毒、细菌等细胞。同时，外来的免疫细胞刺激机体产生天然免疫分子和细胞免疫，双重作用于病原生物体，从而使机体免疫细胞发挥应急治疗及紧急预防的非特异性免疫效果。

（4）免疫增强剂：免疫增强剂是指能够刺激机体产生免疫应答，增强机体抗病原微生物能力的一类化合物。如左旋咪唑对免疫功能低下的机体具有较好的免疫增强作用，对正常的机体作用不明显。AS-101 的化学名为三氯合碲酸铵，体外实验，AS-101 能刺激淋巴细胞增殖，产生白细胞介素 2（IL-2）和 CSFs；体内用药，可提高淋巴细胞对丝裂原的敏感性；胞壁酰二肽是分枝杆菌胞壁中最小免疫活性单位，具有非特异性抗感染和抗肿瘤作用。异丙肌苷（Isoprinosine，ISO）是由 N-二甲基氨基-2-丙醇和肌苷组成的复合物，是属病毒药，其机理是干扰和抑制病毒 RNA 的复制。后来发现，其有类似胸腺素样活性，能诱导 T 细胞成熟；增强其对丝裂原的敏感性，促进 T、B 细胞的活化、增殖和分化；激发体内巨噬细胞和 NK 细胞的生物活性，可协助机体应对病原生物体袭击。

（5）中药及提取物：如黄芪、人参、枸杞子和香菇、灵芝等的多糖成分和复方制剂等都有明显的免疫增强作用，能提高机体的细胞免疫和体液免疫功能，也可协助机体应对病原生物体袭击。

（四）病原生物药物预防

病原生物药物预防又称为化学药物预防，是病原生物袭击突发灾害紧急医学救援工作中的重要的应急措施。目前应对病原生物袭击致感染性疾病突发灾害所用特异性免疫制剂种类有限且非特异性免疫效果弱而使用受限。当生物袭击发生后一般有一段潜伏期，不会立即发病，在这一段时间内，可以对受袭人群进行化学药物预防。药物预防的目的是预防发病，降低发病率和死亡率，是应对病原生物袭击致感染性疾病突发灾害所用免疫防护的重要组成与补充。

1. 药物预防的对象　在初步判定突发灾害是遭受病原生物袭击后，要明确污染区和疫区，在进行侦察、检验、消毒、杀虫、灭鼠和预防接种的同时，可以对特定的人群展开化学药物预防。药物预防的对象包括：①与生物袭击病原有密切接触的人员；②已吞入或吸入生物剂或触摸、吞食被污染的物品、食物及饮水的人员；③污染区或疫区内，被媒介昆虫叮咬过的人员；④曾参与救治、护理和照顾生物伤病员的人员；⑤可能在污染区和疫区停留的人员。这些人员一旦确定，即给予药物预防。几种病原生物剂袭击常用预防药物见表 30-5-2。鉴于病原生物剂致突发灾害涉及种类多且致病性强，具有隐蔽性等及不确定性的影响，早期及时使用抗病毒和抗生素类药品是应对病原生物袭击致感染性疾病突发灾害的最佳选择。

2. 药物预防的原则　在进行群众性药物预防时，由于规模较大，可能会出现毒副反应、抗药性及双重感染等，因此必须在有医务工作者的指导和监督下，有组织有计划地进行，对用药的种类、剂量、反应及效果等应有详细的记录，以备查询。药物预防必须遵循如下原则。

（1）有针对性：服用一种抗病原微生物的药物不可能杀灭或抑制所有致病微生物，也不可能预防所有生物剂病原引起的疾病，因此药物预防必须有针对性，在初步判定生物恐怖病原种类的情况下，对症用药，以达到事半功倍的效果。在紧急情况下可使用广谱抗菌药物进行预防。

（2）注意时效性：药物预防的用药期不应拖得很长，一般控制在 3～5 天，不宜超过 14 天。如果延长服药期或不规则地继续服药，可能引起生物病原产生抗药性或耐药性，从而影响预防效果；长期服药，还可能引起不良的副作用。

（3）注意抗药性或耐药性：在对生物袭击病原进行检验鉴定时，应做药物敏感试验。药物预防对无抗药性的生物恐怖病原有效，但当使用的致病微生物具有抗药性时，不应采取传统的药物预防措施，而是应该进行积极的药物治疗。

（4）掌握用药剂量和方式：药物预防实际上是一种预防性治疗，所需剂量应接近治疗用的剂量，否则不易产生预防效果。而剂量过大既是一种浪费，也有可能造成难以预料的毒副作用。

为了合理用药，在生物袭击病原已侵入人体而尚未被检出时，应对易感人群及高危人群给予广谱抗生素药物，如强力霉素或青霉素和链霉素配伍应用以预防各种革兰氏阳性或阴性细菌的感染。为了节省药物、减少投药次数及获得长期预防的效果，可使用长效磺胺，如复方新诺明片等。

表 30-5-2　几种生物威胁剂所致感染性疾病的药物预防

疾病名称	药　物	用　法	成人剂量	用药时间
鼠疫	四环素	口服	每日 4 次，500 mg	7 天
	强力霉素	口服	每日 2 次，100 mg	7 天
	环丙沙星	口服	每日 2 次，50 mg	7 天
	磺胺嘧啶	口服	每日 4 次，4 g 每日 2 次，2 g	第 1 天 第 2~4 天
炭疽	四环素	口服	每日 4 次，2 g	5~6 天
	青霉素	肌注	每日 160 万单位，2 次	5~6 天
	环丙沙星	口服	每日 2 次，500 mg，并开始接种疫苗	连续 4 周
	强力霉素	口服	每日 2 次，200 mg，并开始接种疫苗	连续 4 周
土拉菌病	链霉素	肌注	每日 1 次，1 g	7 天
	四环素	口服	每日 4 次，500 mg	14 天
	强力霉素	口服	每日 2 次，100 mg	14 天
霍乱	四环素	口服	每日 4 次，1 g	5 天
	强力霉素	口服	第一天 200 mg 以后每日 100 mg	3 天
	呋喃唑酮	口服	每日 2 次，200 mg	4 天
Q 热	氯霉素 四环素	口服	每日 4 次，每次 0.5 g	5~7 天
	强力霉素	口服	暴露前 8~12 天开始，每日 2 次，每次 50 mg	连续 5 天
落基山斑点热	氯霉素 四环素	口服	每日 4 次，每次 0.5 g	5~7 天
	强力霉素	口服	暴露前 8~12 天开始，每日 2 次，每次 50 mg	连续 5 天
鸟疫	四环素	口服	每日 4 次，每次 0.5 g	12 天
布氏菌病	强力霉素+利福平	口服	每日强力霉素（200 mg）+利福平（750 mg）	
天花	甲靛半硫脲	口服	每日 2 次，每次 3 g，间隔 12 小时	3 天
拉沙热	三氮唑核苷	静脉注射和口服	病程早期作 10 天治疗，每天 60 mg/kg，连续 4 天，以后每天 30 mg/kg 口服。	

（5）充分注意药物的毒副作用：要从药物过敏反应、直接毒性、双重感染、诱发抗药性和药理配伍禁忌等方面密切关注药物预防过程中的不良反应，避免因此造成不必要的损失。不良副作用主要有以下几种。

1）过敏反应：有些人对青霉素、链霉素或头孢霉素等过敏，接触该药物后（滴眼、口服或注射），可引起荨麻疹、血管神经性水肿、发热、皮疹等，重者可导致休克，引起死亡。使用药物前应询问药物过敏史，按要求做皮内试验。

2）直接毒性：过量及长期服用磺胺药及氯霉素可损伤造血系统及其功能，严重者可引起再生障碍性贫血。四环素可引起幼儿牙齿黄染等不良副作用。

3）双重感染：长期服用抗菌药物后，可抑制口腔及肠道内的正常菌丛，从而使原来不致病的条件菌如真菌等繁殖，引起双重感染如念球菌腹泻及口腔糜烂等。

4）抗药性：注意查明病原的药物敏感性，针对性用药。长期使用四环素及磺胺类，可诱导产生抗药性。

（6）注意药理性配伍禁忌证：联合用药时，注意配伍禁忌和毒性、效能的改变。如磺胺类可使口服降糖药及肝素从血清蛋白变位而引起毒性。还要考虑药物代谢及排泄所引起的问题，如服用磺胺类时须同时服用小苏打并多饮水，以防磺胺类结晶潴留于肾小管中阻塞排尿。

（7）要考虑药物预防的重点人群：在药物不足的情况下，应首先保证在污染区和疫区长期停留的医务人员和现场处置人员，以及当地易感的儿童、老人和妇女等。

总之，在进行群众性药物预防时，由于费用大，可能有毒性反应或产生抗药性及双重感染等，因此必须在医生的指导和监督下，有组织、有计划地进行，对用药的种类、剂量、反应及效果，应做详细的记录。最后应该强调的是，应对病原生物袭击突发灾害的应急医学救援应该采取综合措施。如在受到生物袭击病原感染后的潜伏期内，实施预防性治疗，以预防部分人员发病或减轻损伤的严重性。对可能接触人员根据情况，免疫预防与药物预防措施联合应用，但要注意副作用。

第六章

生物恐怖袭击的医学处置

第一节 生物恐怖袭击类型及医学处置原则

一、生物恐怖袭击类型

（一）生物袭击发现迹象类型

从生物袭击被发现的角度分析，大致有三种情况（见表30-6-1）。

第一种情况，袭击行为正在实施或袭击用品、遗留物被发现，也称为明显的袭击，例如发现邮件中含有"可疑粉末"等。

第二种情况，袭击行没有被及时发现，但却被发现其危害的结果，即发现了人为疫情。疫情被确认时，已经不是袭击的第一时间和第一现场。

第三种情况，收到恐吓（或警告）信息或获得袭击方准备施用致病微生物的确切情报。这种情况不稳定，很可快就能转化为前两种情况。上述三种情况中的每一种都不是孤立的，可以相互转化。

表30-6-1 生物恐怖袭击发现的三种情况简述

种类	定义	迹象或信号
1.明显的袭击	发现可疑容器、粉末等可疑证据，或袭击行为	• 重要活动场所、地域发现： —异常的液体、喷雾或汽雾 —喷雾装置等可疑装置或包裹 —人或动物异常发病或死亡 —人员异常反应 • 无论有或无警告威胁要使用生物病原体
2.隐匿的袭击	发现人为导致的非自然疫情，即异常的疾病、死亡或食物中毒	• 人群/动物的发病、死亡数量和病因异常 —突然当地原本没有或病原体非寻常的疾病 —疾病发生区域/范围/季节、传播途径、感染途径、易感人群、流行模式、临床病程非同异常 —发现非寻常的病原体、新型或人为加工病原微生物 • 可能伴随的其他迹象 —追溯发现有异常的液体、喷雾或汽雾暴露史 —追溯发现可疑装置器皿或邮件包裹及可疑物 • 无论有或无警告威胁要使用生物病原体
3.可信的威胁信息	可信的威胁情报为信号	• 有要使用生物病原体袭击的威胁或恐吓 • 有敌方或恐怖组织活动的确切情报

（二）生物袭击危害后果类型

1.依据袭击后果严重性的分类 人为施用生物手段袭击人、动物和植物，因其可能施用的致病微生物/生物毒素种类和袭击方式方法，导致危害后果可能有4种情况：①欺骗或施用致病微生物/生物毒素，但因种类、致病性、环境条件和袭击靶标的防护与易感性等因素，没有造成可察觉的损害。如日本奥姆真理教曾对人群施放炭疽杆菌，但因属于无致病力的疫苗株，没有造成可察觉的感染后果。②施用致病微生物/生物毒素后，引发了疫病，感染发病较轻，病死率不高，很快得到有效控制。③施用致病微生物/生物毒素造成了严重后果，致靶标人群发病，而且病情严重、病死率高，但施用的是生物毒素或传染性不强的致病微生物种类，疫情很快得到控制，危害局限。④施用致病微生物/生物毒素后引发的后果十分严重，受袭地区和靶标人群、动物发生疫病暴发，并且蔓延扩散，见图30-6-1。

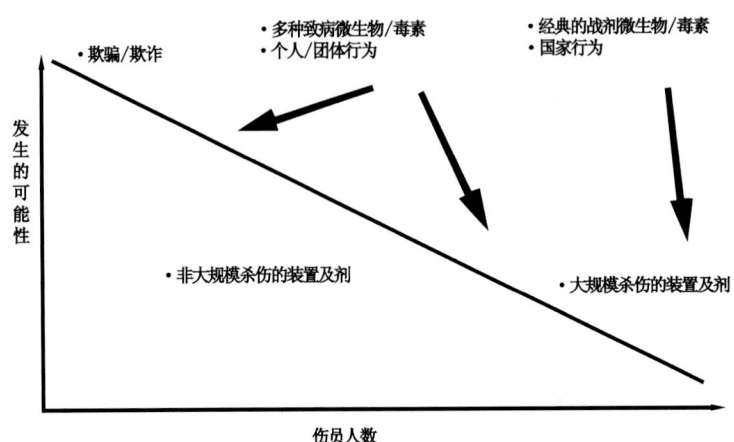

图30-6-1 生物袭击后果

2.依据袭击后果是否具有传染性的分类 分为两类三种情况（见表30-6-2）。

表30-6-2 生物袭击后果的两类3种情况

袭击施用生物剂分类	危害后果
活致病微生物	1.传染性强的疫病 —人间可迅速扩散、蔓延传染的疫病 —人—动物或动物—人传染的疫病
	2.传染性不强的疫病 —人间不传染的疫病 —动物间不传染的疫病
生物毒素	3.不传染的毒素中毒 —经消化道中毒 —经呼吸道等异常途径中毒

3.依据应对处置结果的分类 从对生物袭击结果处置是否追查到肇事者看有四种可能。

（1）发现明显的袭击行为、可疑容器、粉末等证据，没有造成严重后果，没有查到生物剂及肇事者。

（2）发现不同寻常的疫情（疾病或死亡），流行病学调查高度怀疑人为所致，但缺少生物剂的证据，难以追查生物剂来源及肇事者。

（3）发现不同寻常的疫情（疾病或死亡），检验和调查证据排除自然可能，高度怀疑人为，但生物剂来源和肇事者难以追查。

（4）明显的袭击行为、可疑容器、粉末等证据或发现异常疫情（疾病或死亡），经过侦查检验，有充分证据证明为人为施放，追溯查到生物剂来源和肇事者。可见，生物袭击后果的处置需要医学、生物学、公共卫生领域与公安、刑侦部门的密切配合。既要打击恐怖组织和恐怖分子，也要有效地应对处置生物剂的损伤，二者缺一不可。

二、医学处置原则

生物袭击后果处置包括两个方面，一方面是针对恐怖分子和恐怖组织，另一方面则是针对生物剂造成的后果和影响。因此，除采用基本的社会安全维护手段与反恐怖措施外，难点是查明施放的生物剂，特别是与刑事侦查配合，结合刑侦取证手法和生物学技术手段查明生物剂来源，追查使用生物剂的罪犯；处置生物袭击的直接后果—人群疾病疫情，是其突出的难点。因此，在处置中医学处置不仅是消除后果，而且也是识别、追查和打击恐怖组织的重要手段。

（一）人为袭击事件的应对处置原则

我国2003年颁布实施的《突发公共卫生事件

应急条例》第五条规定："突发事件应急工作，应当遵循预防为主、常备不懈的方针，贯彻统一领导、分级负责、反应及时、措施果断、依靠科学、加强合作的原则。"

（二）生物袭击的医学处置原则

1.分级负责，快速反应，及时判断

（1）分级负责：体现在两个方面。即根据事件涉及的行政地域范围，分为国家级和省市地区级，同时结合传染性和危害的严重程度分级，按照《突发公共卫生事件应急条例》的级别规定开展工作。

（2）快速反应：指反应及时，措施果断，这是有效控制生物袭击等突发事件的前提。事件发生后，事发地的政府及有关部门应按照预案，及时做出反应，派出专业队伍和人员，立即了解情况、组织调查、采取必要的控制措施。

（3）及时判断：对事发地进行现场调查、采样检测，核实判断危害的性质，评估危害程度与发展趋势，确定进一步的处置对策与措施。

2.分类处置，系统防护，综合控制

（1）分类处置：生物袭击发现的迹象不同，应对处置启动的顺序略有不同。

1）明显生物袭击行为的发现和应对处置顺序往往为：民众、团体举报→110接警系统等是第一接收者→卫生部门配合判断是否使用了生物剂→现场和人群污染消除和疫情控制。

2）异常疾病或死亡的发现和应对处置顺序往往为：医疗卫生系统报告、单位缺勤报告、殡葬服务机构报告→疾病监测系统调查核实→疫情控制、疫区消毒与检疫→高度怀疑人为可能时，配合刑侦部门追溯生物剂和嫌疑人。

3）受到威胁或得到可靠情报信息时的应对处置顺序一般是：加强监测和情报跟踪，不需要动用各方力量进行紧急医学处置。

（2）系统防护、综合控制：根据事件原因、影响因素和危害性，系统地进行防护，①对于各种暴露和可能暴露的人群都要采取防护措施，包括用品与用具的防护及免疫接种和服用药物的医学防护。②污染消除，重点是疫源地，被污染物品、场所。③虫媒传染病发生时，还要杀虫和灭鼠。④病人隔离救治。⑤人群检疫。⑥加强生活与环境卫生管控等综合措施。

3.就地就近处置，减少扩散，积极救治

（1）就地就近处置，减少扩散：要将致病微生物和毒素的污染和危害后果控制在最小范围，减少扩散是处置的关键，就地就近处置十分重要，主要指3点：①应对处置人员队伍和物资调用，就地就近。地域负责，邻区互助，全国一盘棋，国家和军队支援。②病人救治要就地就近，特别是传染性疫病发生时，伤病员隔离收治在当地有条件的传染病院或临时征集医院病房、相对独立的学校和机关院落的临时医疗点（病房），避免长途转送。③暴露人群先行就地或就近约束，予以有序疏导，避免无序流散，增加疫病蔓延扩散的可能。

（2）积极救治：怀疑涉及生物袭击的事件发生时，无论是否已经发生大量伤病员，都要先按照有呼吸道和接触传染性的疫情严格执行隔离处置，积极进行致病微生物和生物毒素种类的医学检验确认，对伤病员进行病因学治疗。值得注意的是因为伤病员可能有传染性，救护人员要做好自身防护，按照院内感染预防控制的要求，做到"不被传染，也不传染人"，避免由于救治播散疾病。

4.宣传教育，维护秩序，消除恐慌 虽然事先可能已经有各种层次和人群的宣传教育，但事发后，及时、有针对性的宣传教育怎么强调也不过分。一方面有针对性地宣传防护与应对的知识与技能，另一方面，告知民众政府和专业机构的对策与行动计划，取得配合，安定民众，消除恐慌，维护社会秩序。

社会是由无数个个体所构成的，当多个个体和社会共同面临涉及个体健康、安全、利益的危机事件时，政府当局，特别是卫生行政部门的责任重大，①规范有序地应对处置和调查取证工作；②适时适度公开事件相关信息，建构一个稳定的、良性互动的社会环境，与公众进行沟通交流，开展适当的宣传教育、应对处置行动说明和民众防护指导。美国危机管理的权威顾问劳伦斯·巴顿提出，公众"在每一次危机中都要问的三个问题"："发生了什么？""事情是怎么发生的？""为了确保类似事件永不发生，你将采取什么措施？"，鉴于涉及致病微生物和毒素的事件引发的危机中有些属人力不可抗拒的因素，可有针对性地把第三个问题改为："为了有效控制危机，你最好采取什么措施？"回答好这三个问题，就会成为抚慰社会恐慌的一服镇定剂。否则，在人人都是自媒体的时代，传言四起、疑虑、猜疑不断，会引发人们采取自我保护措施，大规模出走躲避、基本生活用品或某种防护物资被大量采购等影响社会秩序和基本生活保障，而且还增加传染病扩散蔓延的可能性。

5.调查取证，追查罪犯　调查取证，对于生物袭击有着双重重要的意义。一是可查明生物剂，帮助以指导消除污染、控制危害为主要任务的流行病学调查；二是可为查明罪犯、追溯生物剂来源为主的刑事侦察、现场勘察与取证提供帮助。在现场取证中，生物学采样和刑侦取证两者既有联系又有区别，因此在生物袭击现场（事发地）的采样取证工作，既要遵循生物学原则，也要遵循刑侦证据保全的原则，以满足两方面的需要、查明事件性质，追溯生物剂来源和犯罪分子。

（三）生物恐怖袭击医学处置的组织与协同

生物恐怖袭击医学防护与处置需要卫生、农业、环保、公安等多部门协同，危机管理和后果处置需要多种措施、多种技术与装备、多种保障资源，其中医学处置需要多专业领域协作，包括疾病预防控制系统、临床治疗系统、急救系统，涉及临床、传染病、检验（临床和微生物检验等）、病理、媒介生物学、兽医学等多学科。处置中需要应急处置系统、监测与预警系统、特需药品物资保障系统、安全管理系统、教育培训系统、科学研究和法理系统等共同配合，处置措施包括检验鉴定、污染消除、人员防护、免疫接种与药物预防、医疗救治等。

第二节　生物恐怖袭击的医学处置

医学处置是生物袭击应对处置的关键，在应急处置的各阶段（通告期、启动部署期、应对行动期、应对行动终止期和恢复期），随着事件处置情况和危害的消除，侧重点可能有所转移，但始终以预防、控制和减少危害、消除危害后果为核心内容进行。

一、概述

生物袭击可能发现的三种情况，其处置要点列于表 30-6-3。

表 30-6-3　生物袭击医学处置要点

项目		明显的生物袭击	隐匿的生物袭击
发现者		举报（110、其他）	医疗系统（门诊、住院）、单位考勤、殡葬系统
第一接收者		治安管理系统	卫生单位、医疗保健系统
第一责任反应者		治安管理系统、卫生系统	医疗卫生、公共卫生系统，治安管理系统
紧急医学处置措施		A1　现场戒严、管制	B1　核实诊断、个案调查
		A2　询问暴露者，必要时登记	B2　调查—流行病学调查及现场调查
		A3　采样，现场勘查取证、刑事调查	B3　采样（临床标本等）
		A4　检验与鉴定	B4　检验与鉴定
		A4.1　检验阴性，复核检验，进行 A5—A6	B4.1　检验阴性，复核检验结果
		A4.2　生物剂检验阳性，进行 A5—A9	B4.2　检验阳性，进一步鉴定
		A5　污染区初步划定、消毒	B5　综合分析判断事件性质
			B5.1　为自然疫情，B6—B9
			B5.2　非自然疫情，B6—B9，并配合刑事调查
		A6　缉拿拘捕嫌疑人	B6　疫区划定与处理
		A7　污染区确定、消毒措施补充	B7　伤病员隔离治疗
		A8　暴露者检疫、用药	B8　暴露者检疫、用药
		A9　宣传教育防病知识	B9　宣传、教育防病知识
处置结果		A10　污染区（场所）无害化	B10　病人有效隔离治疗
		A11　暴露者发病，执行 B1—B13	B11　相关因素有效控制
		A12　观察一个最长潜伏期，无病例发生	B12　观察一个最长潜伏期，无新病例发生
		A13　刑事调查、侦察结论	B13　刑事调查、侦察结论

总之，①明显的袭击迹象发现时，最要紧的是采样取证，查验是否含有致病微生物或生物毒素，不能除外时则进一步检验查明致病微生物/生物毒素的种类，以指导现场的污染消除和暴露人群检疫。②疾病监测发现或疫病暴发流行出现，高度怀疑人为可能时，要进行流行病学调查、病原学检验、病原体分离与培养，以供伤病员救治、人群检疫和疫区控制与消除参考，同时要辅助公安刑事侦察进行分析，追溯致病微生物/生物毒素来源，综合研判处理。这种情况的处置程序和要点概要地展示在图30-6-2中。

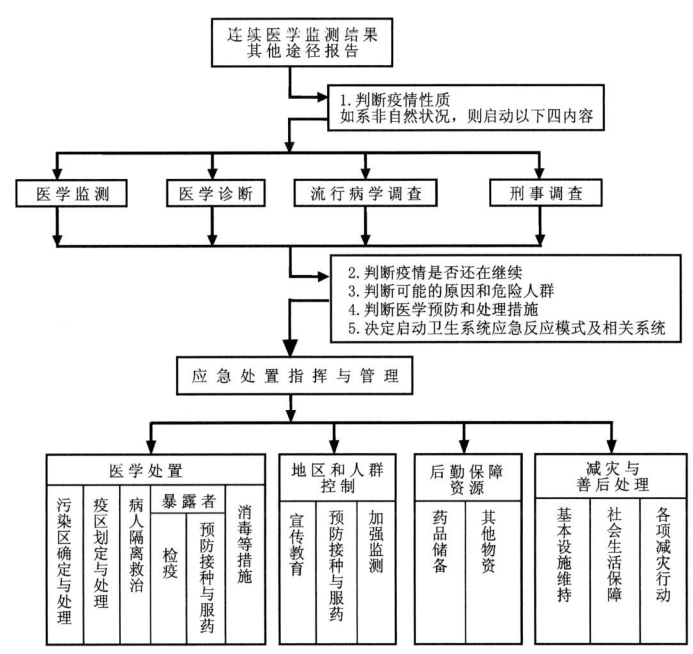

图 30-6-2　隐匿型生物袭击的后果处置

二、明显袭击迹象时的医学应对处置

（一）现场控制与调查取证

1.迹象　公开、明显的生物袭击，可能通过一些迹象被发现，见表30-6-4。

表 30-6-4　公开、明显的生物袭击的可能迹象

有威胁或恐吓要使用生物病原进行袭击
公共场所或重要建筑物、会场等发现可疑迹象： 　—异常的液体、喷雾或汽雾 　—喷雾或可疑装置或包裹 　—异常发病或死亡昆虫、动物 　—人员异常行为与反应

2.现场管控　公开、明显的袭击或袭击迹象，往往是被民众或警察发现，接到报告或报警的第一反应者往往是公安系统。警察或公安部对报告信息进行初步核实后，报告上级，直至反恐怖协调机构。同时组成现场处置组，派人员着防护用品抵达现场，对现场进行初步调查后，实施布控。一是为保护现场，特别是可疑物品、容器、痕迹等。以可疑物品为中心，划定一定范围，避免人员靠近。如果是通风系统或上风处，所有人员应转移至两侧或下风处，等候处调查处理，而不要随意让人员流散。二是可以避免污染扩散，避免局面失控。

3.调查、取证　由卫生部门和应急处置专业队，配合公安、刑侦部门，共同实施现场采样、取证和调而且要注意符合生物采样和人员防护的要求。标本采集点包括环境（空气、土壤、杂草树叶等）、受到污染的物品、病人（血液、分泌物、排泄物、组织等）、接触者（血液、分泌物、排泄物）和可疑动物。查工作。这个过程，不仅要符合司法取证的要求，

（二）检验与鉴定

1.现场快速检验　对现场标本进行初步确定性检验（也称排除性检验），确定是否含有生物剂；如果怀疑含有生物剂，判断其可能的种类。

当前，能被快速筛检和现场检验的生物剂种类有限，所以，在实施的同时，要将足够量的样品送到指定实验室。初步检验结果立即报告现场指挥部，以指导现场处置。同时，对现场人员所使用的饮用水和食品污染情况进行检验，保证饮水、饮食安全。

2.实验室检验与鉴定　无论是否实施了现场快速检验，只要样品量足够，都尽可能到指定实验室进行病原微生物分离培养、分离培养物等生物学种类鉴定和致病力检验。实验室检验结果与现场检验结果一致时，现场处置工作经过评估确定为安全后可结束。如果实验室检验结果超出现场检验结果时，根据现场污染消毒和人员暴露情所采取的措施实施必要的补充或改进。

（三）污染区划定与污染消除

污染区划定要考虑的因素较多。指标掌握过宽会造成不必要行动而使工作量难以承受，过窄则可能遗漏，导致危害播散得不到有效控制。因此，要由有经验的专业人员，综合生物剂性质、施放手段以及当时当地的气候气象和地理条件进行划定。情况紧急时，可先行划定，再由专家组确认。控制污染区内的人群流动与进出；对污染区采取自然净化（自净法）与局部（或区域）消毒相结合的综合措施消除污染；室内则以化学消毒措施为主，结合通风等措施消除污染。措施采取后，要再次布点采样检验，直至确认达到无害化要求。

（四）人员处置

现场人员的最终处理要根据生物剂的检验结果和暴露情况确定，现场处置时，首先要根据暴露情况，分类处理。

1.直接接触者的隔离与治疗　最终根据检验结果确定。在检验结果未确定前，如果还有其他情报或信息支持，呈高度怀疑为某种烈性病原体袭击时，直接接种者应在指定医院隔离，并开始预防性治疗。检验结果确定暴露的物品不含生物剂时，根据检验情况进行对应处置。

2.现场其他人员，包括直接暴露者和参与现场工作的可能暴露者　根据需要采取检疫措施。包括现场暴露的人员和参与处置工作的人员。首先要将所有暴露者进行登记，记录所有在场和可能的暴露人员，包括已经离开的人员。必要时，采取在广播、电视上公告、通报或海报或逐级传达的方式，追查暴露者，嘱其自查或到医疗机构登记检查。总之，要保证在确认袭击物中含有的生物剂种类后，使所有危险的暴露者，都能接受有效的医学观察、留验，以便采取适当的预防服药或紧急接种等措施，有病能够尽早发现、早隔离、早治疗。

（五）配合刑侦部门，追查生物剂来源及可疑罪犯

生物袭击的犯罪活动，一方面依靠刑事侦查机构追查罪犯（肇事者），一方面可以依靠生物学手段，追查涉及的实验室、专业人员，同时，也可以依靠生物学手段，特别是分子生物学手段，分析、追溯生物剂来源。

（六）评估

评估工作贯穿事件全过程。一开始的评估是确定是否启动应急处置的关键，尔后根据事态和处置进展进行的评估，是判定对策和措施是否适当，处置措施是否需要改进的依据，最后，确认伤员和暴露者得到有效处置、污染区环境基本恢复、按国家规定现场布点采样，不再检出生物剂、确认污染已经得到有效控制后，经指挥部批准，处置工作终止。

三、隐匿生物袭击的医学处置

（一）隐匿生物袭击的发现

1.非同寻常的疾病或死亡信息的来源　与涉及爆炸或化学毒剂和危险品袭击事件不同，隐匿型生物袭击后受袭人群损伤的最初的反映，往往来自于病人、学校和单位、殡仪馆的抱怨，诊治、看护人员或公共卫生团体的报告，第一责任反应机构是公共卫生或医疗救治机构，即①疾病监测或症状监测系统，②医疗保健机构门急诊，③学校、机关单位考勤报告，④超市或药店反映卫生用品或某些非处方药销售异乎寻常，⑤死亡殡仪服务系统报告死亡人数异常，⑥公共媒体对人群健康状况的报道等。

2.人为疫情的判定　生物袭击固然包括施放危害农牧业产品的生物病原（如小麦锈病菌或某种家畜病毒等），危害农作物、家畜和养殖业，甚至影响国家国计民生。但本文关注和论述的重点是对人群的危害，包括人畜共患病。因此，流行病学调查至关重要，是事件性质判断的基本依据。调查的要素、程序与数据处置遵循流行病学基本原则。重点是在初步调查判断疫情是否为自然状况，其判定要通过病原学检验、临床医学分析、与以往疫情的比

较，结合环境标本病原微生物/毒素相关性和检验结果及情报信息资料综合分析，慎重研判是否为非自然状况。人为疫情可能具备的流行病学特点见表30-6-5。

表30-6-5 生物袭击导致人为疫情的可能指征

1. 有要使用生物病原的威胁或恐吓信息
2. 媒介昆虫、野生动物种类、密度异常或当地种类出现异常疾病或死亡
3. 人群疫病暴发流行非同寻常
4. 疾病种类异常
5. 疾病发生的区域/范围异常
6. 疾病发生的人群异常
7. 疾病发生季节、感染途径、流行特征与当地同期疾病自然规律与流行状况不同
8. 感染发病者异常严重或死亡率异常增高
9. 病原体不同寻常，或致病力或病原微生物性状/遗传基因异常
10. 原有效治疗药物和方案失效
11. 伴随可疑迹象
12. 异常的液体、喷雾或汽雾
13. 喷雾器（罐）等可疑装置，或邮件、包裹

对于医学应对处置专业力量来讲，进行生物事件性质的研判所必需的前提是掌握重要战剂微生物、高致病性微生物和重要生物毒素的一般生物学和遗传学特征，在暴发流行疫情调查处置和事件性质研判中，进行比较分析、综合判断。

另外，必须提及一点，与化学毒物或放射物袭击不同，生物袭击还可以由感染者在具有传染性的潜伏期内主动接触人群、故意传播而实现，同时现场和随后参与事件处置的人员都可能是暴露者，暴露者可能作为病原体的机械和生物学携带者传播扩散疾病（如天花、鼠疫）。

（二）医学应对处置

初步调查判断疫情性质，如怀疑不像自然疫情，可能为人为所致，则须配合刑事调查内容，追查犯罪和生物剂来源。而疫情的处置，则与所有的疫情处置相同。

1. 调查、采样、取证　进一步查明疾病发生的危险因素及影响因素、治疗及应对措施的效果，并进行补充采样和检验，确定诊断。评估疫情趋势，确定危险因素和高危人群。

2. 病原学检验与病原微生物分离、鉴定

（1）样品种类：病人、环境和污染物品。

（2）现场假定性检验（排除性检验），应用快速检验方法和手段对标本进行初步检验，检验结果用于指导现场处置。

（3）样品送达有条件的实验室，进行详细的实验室检验，包括病原体分离、分离后的病原体致病性能检验、病原微生物的生物学和分子生物学检验鉴定，对分离物进行生物学分类和生物信息溯源。

（4）将检验鉴定结果与当地同期及同种疾病病原微生物生物学特征进行比较，分析病原微生物/生物毒素与疫情的关系。

（5）根据分离物的一般生物学、免疫学和分子遗传学特征，追溯病原体来源。

重要提示：现场检验往往生物安全Ⅱ级条件即可，而细致全面的检验和分离鉴定工作往往需要生物安全Ⅲ级（BSL-3）及BSL-4的生物实验室条件。中国疾病控制中心和中国人民解放军军事医学科学院能进行高致病性微生物和生物战剂的检验与鉴定。

3. 划定疫区（点），进行控制或封锁　根据生物剂、发病情况和污染范围，划定疫区（点）。对疫区（点）的处置严格按照传染病防治法的规定分类实施。

（1）伤病员就地分类，就近处置。①大批伤病员集中出现时，要设立医疗救治点，对病人进行诊疗分类后，就近送指定医院或临时医院进行隔离治疗。②医院收容中严格遵守传染病管理规定的隔离等级、隔离方式与方法。必要时，指定临时场所，增加和补充必要医疗条件后实施救治工作。③救治工作中注意工作人员防护、医院感染的预防和医疗废弃物的消毒处理。④严格消毒处理病死者尸体。处理原则和要点执行国家《突发公共卫生事件和传染病防治法》及其实施办法的有关规定和相关卫生标准。

（2）追查暴露者，采取检疫措施。追查暴露者是控制传染源、切断传播途径和早发现、早诊断、早治疗，降低病死率和发病率的重要举措。传染病人集中、大面积发生时，追查暴露者的工

作虽然较为困难，不仅负责公共卫生的疾病预防与控制机构要积极参与、医疗救治机构也要加强对病人和就诊人员的流行病学调查，还要加强与社区基层保健机构的联系与配合，共同完成这一任务。

（3）加强医疗机构的卫生防疫，强化消毒与隔离控制措施，防止医源性传播，防范和控制院内感染发生。

4.应对进展及处置效果由指挥部组织的专家团队综合判断　经过处置，确认伤病员和暴露者得到有效处置，污染区得到有效消除处理后，继续观察该种传染病的一个最长潜伏期，未出现新病例，经指挥部批准，疫区（点）封锁即可解除。在确认住院病人得到有效治疗，临床治愈后，处置工作终止。

5.总结分析，改进准备工作　事件处置结束，各部门与机构要认真总结，对照预案与实际处置经过，发现经验与问题，改进准备工作各项计划与预案。

第三节　几种重要情况和场所遭受袭击时的处置

生物袭击造成的污染情况和所需要的处置措施，受微生物种类、浓度和气温、紫外线、风速、风向、湿度等气象因素和喷洒路径、地面植被、建筑物等因素影响，应根据这些因素酌情采样、划定污染区和选择处置措施。消毒实施后，要采样进行效果评价，直至确认达到消毒效果。

一、施放生物气溶胶进行袭击时的医学处置

（一）室外环境

1.污染范围划定　根据气候、风向和当时气流情况、病原体种类及当地环境综合估算，划定污染区。

2.处置措施

（1）野外：人员尽快转移到上风向方向的开放处，避开下风向低凹、植被茂密处。

（2）住宅区：除采取（1）的措施外，根据查明的病原体情况，由专业人员指导实施自然净化和喷洒消毒药剂相结合的方式消除污染。

（二）室内环境

1.污染区划定

（1）中央空调系统或局部空调服务范围的房间、走廊等室内及与之相连的通道均划为污染区。

（2）没有空调的建筑物，以事发房间和所连过道为中心，适当考虑与之相通的房间和通道，酌情将一个单元（门洞）或一个楼层划为污染区。

2.处置措施

（1）立即停用空调，采样。

（2）用化学消毒剂，对空调系统和室内所有表面及空气实施彻底消毒，可以采用熏蒸或微粒子气溶胶喷洒方式进行。污染物种类和性质不清时，选用高效消毒剂严格处置。尽可能加强向室外的通风。

（3）人员立即撤离有空调服务的建筑物。撤离时尽量遮掩口鼻（戴口罩、湿毛巾），行动时尽量动作轻，避免剧烈呼吸和可生成二次气溶胶的动作。

（4）撤离污染区的人在指定停留区暂停，实施体表消毒、卫生整顿。必要时实施预防用药、开展医学观察。

（5）消毒后采样、检验，评定污染消除效果。

二、交通枢纽及公共场所遭受生物袭击时的控制与处置

（一）污染区划定

污染区划定的原则和范围，同室外和室内污染。但要根据人员流动特点适当扩大范围。

（二）处理措施

（1）发现明显的袭击行为和可疑迹象、物证，初步判断有生物恐怖袭击的可能性时，保护现场，局部封锁，限制人员靠近和出入。必要时封锁站点及交通；车辆不得停留，但可在门窗关闭情况下通行。

（2）现场调查、取证，采样查明是否有生物剂。

（3）设立临时场所，供暴露者暂时停留、消毒和卫生整顿，开展针对性的宣传教育，普及防治知识，消除恐慌，指导防治。

（4）根据气象条件和周围环境、生物剂初步检验结果判断污染范围。对采样后的污染区进行消

毒。在暂时难以查清生物剂种类的情况下，采取严格消毒处理措施。消毒处理后，设点再次采样，判断消除效果，必要时重复处理。直至确认污染已经消除。

（5）根据生物剂检验结果，通告查找暴露人员。对暴露人群进行必要的医学观察和随访。实施紧急免疫接种或预防用药；

（6）调查确认或专家咨询组评估处置效果后，经批准解除封锁。

三、饮用水系统遭受生物恐怖袭击的控制与处置

（一）污染范围划定

（1）水库、江河、湖泊等大水体受到污染时，以可能造成危害的流域为污染区。

（2）水厂、蓄水池受到污染时，以受污染的水池、可能涉及的水池和管网为污染区，严重时将整个供水区都划为污染区。

（3）水井受到污染时，该井和被该井井水污染的范围及用水范围划为污染区。

（二）处置原则与措施

1.处置原则

（1）立即封锁该水源，停止供水，通告所有使用者停止使用，进行检测和必要的消毒处理。

（2）根据检测结果，对水源采取无害化处理措施。水库、江河、湖泊等大水体封锁一段时间，自然净化。水厂、蓄水池、水井，采用化学消毒剂消毒。饮用水用煮沸法消毒。

（3）封锁净化以及消毒处置的水，采样检验，直至确认符合饮用水卫生标准后方可恢复使用。

2.处置措施

（1）水库、江河、湖泊等大水体标定污染范围（特别是下游地区），明确警示暂停饮用，并在用水范围内通告，指导消毒洁治。方法为自然净化为主，直至水质检验符合饮用水卫生标准。

（2）受污染的水厂、蓄水池立即停止使用，实施洁治消毒，一般采用混凝沉淀、超氯消毒，直至符合卫生标准，或煮沸15分钟以上。

（3）受污染的水井，投放消毒药剂。一般采用超氯消毒，并且最好煮沸后再饮用。

四、食品及食品加工场所遭受生物恐怖袭击的应对处置

（一）污染区划定

（1）食品及存放场所受到污染时，以污染的食品及存放场所划为污染区。

（2）食品生产场所受到污染时，以污染食品可能涉及的范围划定污染区。

（二）处置原则与措施

1.处置原则

（1）污染及可疑污染食品和存放场所立即封存或封锁，进行检验。

（2）根据检验结果，对食品和食品加工场所进行无害化处理。

（3）处理后再检验，符合食品卫生标准方可加工食用。

2.处置措施

（1）严密包装的食品，包装消毒后，再食用。没有严密包装的食品，销毁。

（2）被污染的食品加工场所应停产彻底消毒，经采样检验，符合卫生标准后，经过审核批准，方可恢复食品加工。

五、重要封闭式建筑受到生物恐怖袭击的应对处置

（一）污染区划定

将整个建筑或空调控制系统涉及的相关建筑物范围划为污染区。

（二）处置措施

（1）整个建筑物（群）封锁，限制人员进入，建筑物内人员撤离到临时观察场所。

（2）现场调查、取证，采样查明是否有生物剂。

（3）在暴露者的临时停留场所开展宣传教育，公众防护要点等基本知识。设置临时观察点，可能的暴露人员撤到临时观察点，进行防治基本知识宣传教育，必要时进行检疫及医学随访、应急免疫接种或服药。

（4）根据生物剂检验结果对污染区进行消除处理。生物剂种类难以明确时，采取严格消除措施，待

生物剂种类明确后根据需要补充消毒。采取措施后再布点采样，检测、评定措施效果，直至确认达到无害化标准，或经专家咨询组评估后终止处置措施。

六、重要部门、驻地受到生物恐怖袭击的应对处置

（一）污染区划定

按重要封闭式建筑受到袭击时污染区划定的原则，划定污染区。

（二）处置措施

（1）事发地建筑及区域实施管制，由着防护服及相关用品的人员负责限制人员进出。

（2）现场采样、检验。

（3）设置临时观察点，可能的暴露人员撤到临时观察点，进行防治基本知识宣传教育，必要时进行检疫及医学随访、应急免疫接种或服药。

（4）根据生物剂检验结果，对污染区进行消除处理。在生物剂种类难以明确时，采取严格消除措施。生物剂种类明确后，补充污染消除措施。采取措施后，布点采样，评定措施实施效果，直至检验确认达到无害化标准，或经专家咨询组评估后终止所采取的措施。

七、投放媒介动物或媒介物方式进行袭击的应对处置

（一）污染区划定

（1）以蚊、蚤、鼠类等生物媒介释放生物剂时，以媒介生物种类的最大活动范围为污染区，如蚊约1 km，蚤数十米内，鼠类约500 m。具体划定时，还应结合当地的环境。

（2）通过信件等其他非生物媒介物投放时：污染区应包括发现地、容器及转运工具、停留场所。

（二）处置措施

（1）以蚊、蚤、鼠类等媒介生物释放生物剂时，采取综合措施消毒、杀虫、灭鼠，以化学方法为主。杀虫和灭鼠时，杀灭动物要采用化学消毒剂消毒或焚烧处理。

（2）通过信件等其他非生物媒介投放时，对可能污染的范围消毒，接触者医学观察。

（3）消毒、杀虫和灭鼠人员都要着防护用品，作业结束后实施个人体表消毒和卫生整顿，必要时，使用预防药物或接种疫苗。

附录一　中华人民共和国传染病防治法

（1989年1月21日第七届全国人民代表大会常务委员会第六次会议通过，2004年8月28日第十届全国人民代表大会常务委员会第十一次会议修订）

第一章　总　则

第一条　为了预防、控制和消除传染病的发生与流行，保障人体健康和公共卫生，制定本法。

第二条　国家对传染病防治实行预防为主的方针，防治结合、分类管理、依靠科学、依靠群众。

第三条　本法规定的传染病分为甲类、乙类和丙类。

甲类传染病是指：鼠疫、霍乱。

乙类传染病是指：传染性非典型肺炎、艾滋病、病毒性肝炎、脊髓灰质炎、人感染高致病性禽流感、麻疹、流行性出血热、狂犬病、流行性乙型脑炎、登革热、炭疽、细菌性和阿米巴性痢疾、肺结核、伤寒和副伤寒、流行性脑脊髓膜炎、百日咳、白喉、新生儿破伤风、猩红热、布鲁氏菌病、淋病、梅毒、钩端螺旋体病、血吸虫病、疟疾。

丙类传染病是指：流行性感冒、流行性腮腺炎、风疹、急性出血性结膜炎、麻风病、流行性和地方性斑疹伤寒、黑热病、包虫病、丝虫病、除霍乱、细菌性和阿米巴性痢疾、伤寒和副伤寒以外的感染性腹泻病。

上述规定以外的其他传染病，根据其暴发、流行情况和危害程度，需要列入乙类、丙类传染病的，由国务院卫生行政部门决定并予以公布。

第四条　对乙类传染病中传染性非典型肺炎、炭疽中的肺炭疽和人感染高致病性禽流感，采取本法所称甲类传染病的预防、控制措施。其他乙类传染病和突发原因不明的传染病需要采取本法所称甲类传染病的预防、控制措施的，由国务院卫生行政部门及时报经国务院批准后予以公布、实施。

省、自治区、直辖市人民政府对本行政区域内常见、多发的其他地方性传染病，可以根据情况决定按照乙类或者丙类传染病管理并予以公布，报国务院卫生行政部门备案。

第五条　各级人民政府领导传染病防治工作。

县级以上人民政府制定传染病防治规划并组织实施，建立健全传染病防治的疾病预防控制、医疗救治和监督管理体系。

第六条　国务院卫生行政部门主管全国传染病防治及其监督管理工作。县级以上地方人民政府卫生行政部门负责本行政区域内的传染病防治及其监督管理工作。

县级以上人民政府其他部门在各自的职责范围内负责传染病防治工作。

军队的传染病防治工作，依照本法和国家有关规定办理，由中国人民解放军卫生主管部门实施监督管理。

第七条　各级疾病预防控制机构承担传染病监测、预测、流行病学调查、疫情报告以及其他预防、控制工作。

医疗机构承担与医疗救治有关的传染病防治工作和责任区域内的传染病预防工作。城市社区和农村基层医疗机构在疾病预防控制机构的指导下，承担城市社区、农村基层相应的传染病防治工作。

第八条　国家发展现代医学和中医药等传统医学，支持和鼓励开展传染病防治的科学研究，提高传染病防治的科学技术水平。

国家支持和鼓励开展传染病防治的国际合作。

第九条　国家支持和鼓励单位和个人参与传染病防治工作。各级人民政府应当完善有关制度，方便单位和个人参与防治传染病的宣传教育、疫情报告、志愿服务和捐赠活动。

居民委员会、村民委员会应当组织居民、村民参与社区、农村的传染病预防与控制活动。

第十条　国家开展预防传染病的健康教育。新闻媒体应当无偿开展传染病防治和公共卫生教育的公益宣传。

各级各类学校应当对学生进行健康知识和传染病预防知识的教育。

医学院校应当加强预防医学教育和科学研究，对在校学生以及其他与传染病防治相关人员进行预防医学教育和培训，为传染病防治工作提供技术支持。

疾病预防控制机构、医疗机构应当定期对其工作人员进行传染病防治知识、技能的培训。

第十一条 对在传染病防治工作中做出显著成绩和贡献的单位和个人，给予表彰和奖励。

对因参与传染病防治工作致病、致残、死亡的人员，按照有关规定给予补助、抚恤。

第十二条 在中华人民共和国领域内的一切单位和个人，必须接受疾病预防控制机构、医疗机构有关传染病的调查、检验、采集样本、隔离治疗等预防、控制措施，如实提供有关情况。疾病预防控制机构、医疗机构不得泄漏涉及个人隐私的有关信息、资料。

卫生行政部门以及其他有关部门、疾病预防控制机构和医疗机构因违法实施行政管理或者预防、控制措施，侵犯单位和个人合法权益的，有关单位和个人可以依法申请行政复议或者提起诉讼。

第二章 传染病预防

第十三条 各级人民政府组织开展群众性卫生活动，进行预防传染病的健康教育，倡导文明健康的生活方式，提高公众对传染病的防治意识和应对能力，加强环境卫生建设，消除鼠害和蚊、蝇等病媒生物的危害。

各级人民政府农业、水利、林业行政部门按照职责分工负责指导和组织消除农田、湖区、河流、牧场、林区的鼠害与血吸虫危害，以及其他传播传染病的动物和病媒生物的危害。

铁路、交通、民用航空行政部门负责组织消除交通工具以及相关场所的鼠害和蚊、蝇等病媒生物的危害。

第十四条 地方各级人民政府应当有计划地建设和改造公共卫生设施，改善饮用水卫生条件，对污水、污物、粪便进行无害化处置。

第十五条 国家实行有计划的预防接种制度。国务院卫生行政部门和省、自治区、直辖市人民政府卫生行政部门，根据传染病预防、控制的需要，制定传染病预防接种规划并组织实施。用于预防接种的疫苗必须符合国家质量标准。

国家对儿童实行预防接种证制度。国家免疫规划项目的预防接种实行免费。医疗机构、疾病预防控制机构与儿童的监护人应当相互配合，保证儿童及时接受预防接种。具体办法由国务院制定。

第十六条 国家和社会应当关心、帮助传染病病人、病原携带者和疑似传染病病人，使其得到及时救治。任何单位和个人不得歧视传染病病人、病原携带者和疑似传染病病人。

传染病病人、病原携带者和疑似传染病病人，在治愈前或者在排除传染病嫌疑前，不得从事法律、行政法规和国务院卫生行政部门规定禁止从事的易使该传染病扩散的工作。

第十七条 国家建立传染病监测制度。

国务院卫生行政部门制定国家传染病监测规划和方案。省、自治区、直辖市人民政府卫生行政部门根据国家传染病监测规划和方案，制定本行政区域的传染病监测计划和工作方案。

各级疾病预防控制机构对传染病的发生、流行以及影响其发生、流行的因素，进行监测；对国外发生、国内尚未发生的传染病或者国内新发生的传染病，进行监测。

第十八条 各级疾病预防控制机构在传染病预防控制中履行下列职责：

（一）实施传染病预防控制规划、计划和方案；

（二）收集、分析和报告传染病监测信息，预测传染病的发生、流行趋势；

（三）开展对传染病疫情和突发公共卫生事件的流行病学调查、现场处理及其效果评价；

（四）开展传染病实验室检测、诊断、病原学鉴定；

（五）实施免疫规划，负责预防性生物制品的使用管理；

（六）开展健康教育、咨询，普及传染病防治知识；

（七）指导、培训下级疾病预防控制机构及其工作人员开展传染病监测工作；

（八）开展传染病防治应用性研究和卫生评价，提供技术咨询。

国家、省级疾病预防控制机构负责对传染病发生、流行以及分布进行监测，对重大传染病流行趋势进行预测，提出预防控制对策，参与并指导对暴发的疫情进行调查处理，开展传染病病原学鉴定，建立检测质量控制体系，开展应用性研究和卫生评价。

设区的市和县级疾病预防控制机构负责传染病预防控制规划、方案的落实，组织实施免疫、消毒、控制病媒生物的危害，普及传染病防治知识，负责本地区疫情和突发公共卫生事件监测、报告，开展流行病学调查和常见病原微生物检测。

第十九条 国家建立传染病预警制度。

国务院卫生行政部门和省、自治区、直辖市人民政府根据传染病发生、流行趋势的预测，及时发出传染病预警，根据情况予以公布。

第二十条 县级以上地方人民政府应当制定传染病预防、控制预案，报上一级人民政府备案。

传染病预防、控制预案应当包括以下主要内容：

（一）传染病预防控制指挥部的组成和相关部门的职责；

（二）传染病的监测、信息收集、分析、报告、通报制度；

（三）疾病预防控制机构、医疗机构在发生传染病疫情时的任务与职责；

（四）传染病暴发、流行情况的分级以及相应的应急工作方案；

（五）传染病预防、疫点疫区现场控制，应急设施、设备、救治药品和医疗器械以及其他物资和技术的储备与调用。

地方人民政府和疾病预防控制机构接到国务院卫生行政部门或者省、自治区、直辖市人民政府发出的传染病预警后，应当按照传染病预防、控制预案，采取相应的预防、控制措施。

第二十一条 医疗机构必须严格执行国务院卫生行政部门规定的管理制度、操作规范，防止传染病的医源性感染和医院感染。

医疗机构应当确定专门的部门或者人员，承担传染病疫情报告、本单位的传染病预防、控制以及责任区域内的传染病预防工作；承担医疗活动中与医院感染有关的危险因素监测、安全防护、消毒、隔离和医疗废物处置工作。

疾病预防控制机构应当指定专门人员负责对医疗机构内传染病预防工作进行指导、考核，开展流行病学调查。

第二十二条 疾病预防控制机构、医疗机构的实验室和从事病原微生物实验的单位，应当符合国家规定的条件和技术标准，建立严格的监督管理制度，对传染病病原体样本按照规定的措施实行严格监督管理，严防传染病病原体的实验室感染和病原微生物的扩散。

第二十三条 采供血机构、生物制品生产单位必须严格执行国家有关规定，保证血液、血液制品的质量。禁止非法采集血液或者组织他人出卖血液。

疾病预防控制机构、医疗机构使用血液和血液制品，必须遵守国家有关规定，防止因输入血液、使用血液制品引起经血液传播疾病的发生。

第二十四条 各级人民政府应当加强艾滋病的防治工作，采取预防、控制措施，防止艾滋病的传播。具体办法由国务院制定。

第二十五条 县级以上人民政府农业、林业行政部门以及其他有关部门，依据各自的职责负责与人畜共患传染病有关的动物传染病的防治管理工作。

与人畜共患传染病有关的野生动物、家畜家禽，经检疫合格后，方可出售、运输。

第二十六条 国家建立传染病菌种、毒种库。

对传染病菌种、毒种和传染病检测样本的采集、保藏、携带、运输和使用实行分类管理，建立健全严格的管理制度。

对可能导致甲类传染病传播的以及国务院卫生行政部门规定的菌种、毒种和传染病检测样本，确需采集、保藏、携带、运输和使用的，须经省级以上人民政府卫生行政部门批准。具体办法由国务院制定。

第二十七条 对被传染病病原体污染的污水、污物、场所和物品，有关单位和个人必须在疾病预防控制机构的指导下或者按照其提出的卫生要求，进行严格消毒处理；拒绝消毒处理的，由当地卫生行政部门或者疾病预防控制机构进行强制消毒处理。

第二十八条 在国家确认的自然疫源地计划兴建水利、交通、旅游、能源等大型建设项目的，应当事先由省级以上疾病预防控制机构对施工环境进行卫生调查。建设单位应当根据疾病预防控制机构的意见，采取必要的传染病预防、控制措施。施工期间，建设单位应当设专人负责工地上的卫生防疫工作。工程竣工后，疾病预防控制机构应当对可能发生的传染病进行监测。

第二十九条 用于传染病防治的消毒产品、饮用水供水单位供应的饮用水和涉及饮用水卫生安全的产品，应当符合国家卫生标准和卫生规范。

饮用水供水单位从事生产或者供应活动，应当依法取得卫生许可证。

生产用于传染病防治的消毒产品的单位和生产用于传染病防治的消毒产品，应当经省级以上人民政府卫生行政部门审批。具体办法由国务院制定。

第三章 疫情报告、通报和公布

第三十条 疾病预防控制机构、医疗机构和采供血机构及其执行职务的人员发现本法规定的传染病疫情或者发现其他传染病暴发、流行以及突发原因不明的传染病时，应当遵循疫情报告属地管理原则，按照国务院规定的或者国务院卫生行政部门规定的内容、程序、方式和时限报告。

军队医疗机构向社会公众提供医疗服务，发现前款规定的传染病疫情时，应当按照国务院卫生行政部门的规定报告。

第三十一条 任何单位和个人发现传染病病人或者疑似传染病病人时，应当及时向附近的疾病预防控制机构或者医疗机构报告。

第三十二条 港口、机场、铁路疾病预防控制机构以及国境卫生检疫机关发现甲类传染病病人、病原携带者、疑似传染病病人时，应当按照国家有关规定立即向国境口岸所在地的疾病预防控制机构或者所在地县级以上地方人民政府卫生行政部门报告并互相通报。

第三十三条 疾病预防控制机构应当主动收集、分析、调查、核实传染病疫情信息。接到甲类、乙类传染病疫情报告或者发现传染病暴发、流行时，应当立即报告当地卫生行政部门，由当地卫生行政部门立即报告当地人民政府，同时报告上级卫生行政部门和国务院卫生行政部门。

疾病预防控制机构应当设立或者指定专门的部门、人员负责传染病疫情信息管理工作，及时对疫情报告进行核实、分析。

第三十四条 县级以上地方人民政府卫生行政部门应当及时向本行政区域内的疾病预防控制机构和医疗机构通报传染病疫情以及监测、预警的相关信息。接到通报的疾病预防控制机构和医疗机构应当及时告知本单位的有关人员。

第三十五条 国务院卫生行政部门应当及时向国务院其他有关部门和各省、自治区、直辖市人民政府卫生行政部门通报全国传染病疫情以及监测、预警的相关信息。

毗邻的以及相关的地方人民政府卫生行政部门，应当及时互相通报本行政区域的传染病疫情以及监测、预警的相关信息。

县级以上人民政府有关部门发现传染病疫情时，应当及时向同级人民政府卫生行政部门通报。

中国人民解放军卫生主管部门发现传染病疫情时，应当向国务院卫生行政部门通报。

第三十六条 动物防疫机构和疾病预防控制机构，应当及时互相通报动物间和人间发生的人畜共患传染病疫情以及相关信息。

第三十七条 依照本法的规定负有传染病疫情报告职责的人民政府有关部门、疾病预防控制机构、医疗机构、采供血机构及其工作人员，不得隐瞒、谎报、缓报传染病疫情。

第三十八条 国家建立传染病疫情信息公布制度。

国务院卫生行政部门定期公布全国传染病疫情信息。省、自治区、直辖市人民政府卫生行政部门定期公布本行政区域的传染病疫情信息。

传染病暴发、流行时，国务院卫生行政部门负责向社会公布传染病疫情信息，并可以授权省、自治区、直辖市人民政府卫生行政部门向社会公布本行政区域的传染病疫情信息。

公布传染病疫情信息应当及时、准确。

第四章 疫情控制

第三十九条 医疗机构发现甲类传染病时，应当及时采取下列措施：

（一）对病人、病原携带者，予以隔离治疗，隔离期限根据医学检查结果确定；

（二）对疑似病人，确诊前在指定场所单独隔离治疗；

（三）对医疗机构内的病人、病原携带者、疑似病人的密切接触者，在指定场所进行医学观察和采取其他必要的预防措施。

拒绝隔离治疗或者隔离期未满擅自脱离隔离治疗的，可以由公安机关协助医疗机构采取强制隔离治疗措施。

医疗机构发现乙类或者丙类传染病病人，应当根据病情采取必要的治疗和控制传播措施。

医疗机构对本单位内被传染病病原体污染的场所、物品以及医疗废物，必须依照法律、法规的规定实施消毒和无害化处置。

第四十条 疾病预防控制机构发现传染病疫情或者接到传染病疫情报告时，应当及时采取下列措施：

（一）对传染病疫情进行流行病学调查，根据调查情况提出划定疫点、疫区的建议，对被污染的场所进行卫生处理，对密切接触者，在指定场所进行医学观察和采取其他必要的预防措施，并向卫生行政部门提出疫情控制方案；

（二）传染病暴发、流行时，对疫点、疫区进行卫生处理，向卫生行政部门提出疫情控制方案，并按照卫生行政部门的要求采取措施；

（三）指导下级疾病预防控制机构实施传染病预防、控制措施，组织、指导有关单位对传染病疫情的处理。

第四十一条 对已经发生甲类传染病病例的场所或者该场所内的特定区域的人员，所在地的县级以上地方人民政府可以实施隔离措施，并同时向上一级人民政府报告；接到报告的上级人民政府应当即时作出是否批准的决定。上级人民政府作出不予批准决定的，实施隔离措施的人民政府应当立即解除隔离措施。

在隔离期间，实施隔离措施的人民政府应当对被隔离人员提供生活保障；被隔离人员有工作单位的，所在单位不得停止支付其隔离期间的工作报酬。

隔离措施的解除，由原决定机关决定并宣布。

第四十二条 传染病暴发、流行时，县级以上地方人民政府应当立即组织力量，按照预防、控制预案进行防治，切断传染病的传播途径，必要时，报经上一级人民政府决定，可以采取下列紧急措施并予以公告：

（一）限制或者停止集市、影剧院演出或者其他人群聚集的活动；

（二）停工、停业、停课；

（三）封闭或者封存被传染病病原体污染的公共饮用水源、食品以及相关物品；

（四）控制或者扑杀染疫野生动物、家畜家禽；

（五）封闭可能造成传染病扩散的场所。

上级人民政府接到下级人民政府关于采取前款所列紧急措施的报告时，应当即时作出决定。

紧急措施的解除，由原决定机关决定并宣布。

第四十三条 甲类、乙类传染病暴发、流行时，县级以上地方人民政府报经上一级人民政府决定，可以宣布本行政区域部分或者全部为疫区；国务院可以决定并宣布跨省、自治区、直辖市的疫区。县级以上地方人民政府可以在疫区内采取本法第四十二条规定的紧急措施，并可以对出入疫区的人员、物资和交通工具实施卫生检疫。

省、自治区、直辖市人民政府可以决定对本行政区域内的甲类传染病疫区实施封锁；但是，封锁大、中城市的疫区或者封锁跨省、自治区、直辖市的疫区，以及封锁疫区导致中断干线交通或者封锁国境的，由国务院决定。

疫区封锁的解除，由原决定机关决定并宣布。

第四十四条 发生甲类传染病时，为了防止该传染病通过交通工具及其乘运的人员、物资传播，可以实施交通卫生检疫。具体办法由国务院制定。

第四十五条 传染病暴发、流行时，根据传染病疫情控制的需要，国务院有权在全国范围或者跨省、自治区、直辖市范围内，县级以上地方人民政府有权在本行政区域内紧急调集人员或者调用储备物资，临时征用房屋、交通工具以及相关设施、设备。

紧急调集人员的，应当按照规定给予合理报酬。临时征用房屋、交通工具以及相关设施、设备的，应当依法给予补偿；能返还的，应当及时返还。

第四十六条 患甲类传染病、炭疽死亡的，应当将尸体立即进行卫生处理，就近火化。患其他传染病死亡的，必要时，应当将尸体进行卫生处理后火化或者按照规定深埋。

为了查找传染病病因，医疗机构在必要时可以按照国务院卫生行政部门的规定，对传染病病人尸体或者疑似传染病病人尸体进行解剖查验，并应当告知死者家属。

第四十七条 疫区中被传染病病原体污染或者可能被传染病病原体污染的物品，经消毒可以使用的，应当在当地疾病预防控制机构的指导下，进行消毒处理后，方可使用、出售和运输。

第四十八条 发生传染病疫情时，疾病预防控制机构和省级以上人民政府卫生行政部门指派的其他与传染病有关的专业技术机构，可以进入传染病疫点、疫区进行调查、采集样本、技术分析和检验。

第四十九条 传染病暴发、流行时，药品和医疗器械生产、供应单位应当及时生产、供应防治传染病的药品和医疗器械。铁路、交通、民用航空经营单位必须优先运送处理传染病疫情的人员以及防治传染病的药品和医疗器械。县级以上人民政府有关部门应当做好组织协调工作。

第五章 医疗救治

第五十条 县级以上人民政府应当加强和完善传染病医疗救治服务网络的建设，指定具备传染病救治条件和能力的医疗机构承担传染病救治任务，或者根据传染病救治需要设置传染病医院。

第五十一条 医疗机构的基本标准、建筑设计和服务流程，应当符合预防传染病医院感染的要求。

医疗机构应当按照规定对使用的医疗器械进行消毒；对按照规定一次使用的医疗器具，应当在使用后予以销毁。

医疗机构应当按照国务院卫生行政部门规定的传染病诊断标准和治疗要求，采取相应措施，提高传染病医疗救治能力。

第五十二条 医疗机构应当对传染病病人或者疑似传染病病人提供医疗救护、现场救援和接诊治疗，书写病历记录以及其他有关资料，并妥善保管。

医疗机构应当实行传染病预检、分诊制度；对传染病病人、疑似传染病病人，应当引导至相对隔离的分诊点进行初诊。医疗机构不具备相应救治能力的，应当将患者及其病历记录复印件一并转至具备相应救治能力的医疗机构。具体办法由国务院卫生行政部门规定。

第六章 监督管理

第五十三条 县级以上人民政府卫生行政部门对传染病防治工作履行下列监督检查职责：

（一）对下级人民政府卫生行政部门履行本法规定的传染病防治职责进行监督检查；

（二）对疾病预防控制机构、医疗机构的传染病防治工作进行监督检查；

（三）对采供血机构的采供血活动进行监督检查；

（四）对用于传染病防治的消毒产品及其生产单位进行监督检查，并对饮用水供水单位从事生产或者供应活动以及涉及饮用水卫生安全的产品进行监督检查；

（五）对传染病菌种、毒种和传染病检测样本的采集、保藏、携带、运输、使用进行监督检查；

（六）对公共场所和有关单位的卫生条件和传染病预防、控制措施进行监督检查。

省级以上人民政府卫生行政部门负责组织对传染病防治重大事项的处理。

第五十四条 县级以上人民政府卫生行政部门在履行监督检查职责时，有权进入被检查单位和传染病疫情发生现场调查取证，查阅或者复制有关的资料和采集样本。被检查单位应当予以配合，不得拒绝、阻挠。

第五十五条 县级以上地方人民政府卫生行政部门在履行监督检查职责时，发现被传染病病原体污染的公共饮用水源、食品以及相关物品，如不及时采取控制措施可能导致传染病传播、流行的，可以采取封闭公共饮用水源、封存食品以及相关物品或者暂停销售的临时控制措施，并予以检验或者进行消毒。经检验，属于被污染的食品，应当予以销毁；对未被污染的食品或者经消毒后可以使用的物品，应当解除控制措施。

第五十六条　卫生行政部门工作人员依法执行职务时，应当不少于两人，并出示执法证件，填写卫生执法文书。

卫生执法文书经核对无误后，应当由卫生执法人员和当事人签名。当事人拒绝签名的，卫生执法人员应当注明情况。

第五十七条　卫生行政部门应当依法建立健全内部监督制度，对其工作人员依据法定职权和程序履行职责的情况进行监督。

上级卫生行政部门发现下级卫生行政部门不及时处理职责范围内的事项或者不履行职责的，应当责令纠正或者直接予以处理。

第五十八条　卫生行政部门及其工作人员履行职责，应当自觉接受社会和公民的监督。单位和个人有权向上级人民政府及其卫生行政部门举报违反本法的行为。接到举报的有关人民政府或者其卫生行政部门，应当及时调查处理。

第七章　保障措施

第五十九条　国家将传染病防治工作纳入国民经济和社会发展计划，县级以上地方人民政府将传染病防治工作纳入本行政区域的国民经济和社会发展计划。

第六十条　县级以上地方人民政府按照本级政府职责负责本行政区域内传染病预防、控制、监督工作的日常经费。

国务院卫生行政部门会同国务院有关部门，根据传染病流行趋势，确定全国传染病预防、控制、救治、监测、预测、预警、监督检查等项目。中央财政对困难地区实施重大传染病防治项目给予补助。

省、自治区、直辖市人民政府根据本行政区域内传染病流行趋势，在国务院卫生行政部门确定的项目范围内，确定传染病预防、控制、监督等项目，并保障项目的实施经费。

第六十一条　国家加强基层传染病防治体系建设，扶持贫困地区和少数民族地区的传染病防治工作。

地方各级人民政府应当保障城市社区、农村基层传染病预防工作的经费。

第六十二条　国家对患有特定传染病的困难人群实行医疗救助，减免医疗费用。具体办法由国务院卫生行政部门会同国务院财政部门等部门制定。

第六十三条　县级以上人民政府负责储备防治传染病的药品、医疗器械和其他物资，以备调用。

第六十四条　对从事传染病预防、医疗、科研、教学、现场处理疫情的人员，以及在生产、工作中接触传染病病原体的其他人员，有关单位应当按照国家规定，采取有效的卫生防护措施和医疗保健措施，并给予适当的津贴。

第八章　法律责任

第六十五条　地方各级人民政府未依照本法的规定履行报告职责，或者隐瞒、谎报、缓报传染病疫情，或者在传染病暴发、流行时，未及时组织救治、采取控制措施的，由上级人民政府责令改正，通报批评；造成传染病传播、流行或者其他严重后果的，对负有责任的主管人员，依法给予行政处分；构成犯罪的，依法追究刑事责任。

第六十六条　县级以上人民政府卫生行政部门违反本法规定，有下列情形之一的，由本级人民政府、上级人民政府卫生行政部门责令改正，通报批评；造成传染病传播、流行或者其他严重后果的，对负有责任的主管人员和其他直接责任人员，依法给予行政处分；构成犯罪的，依法追究刑事责任：

（一）未依法履行传染病疫情通报、报告或者公布职责，或者隐瞒、谎报、缓报传染病疫情的；

（二）发生或者可能发生传染病传播时未及时采取预防、控制措施的；

（三）未依法履行监督检查职责，或者发现违法行为不及时查处的；

（四）未及时调查、处理单位和个人对下级卫生行政部门不履行传染病防治职责的举报的；

（五）违反本法的其他失职、渎职行为。

第六十七条 县级以上人民政府有关部门未依照本法的规定履行传染病防治和保障职责的，由本级人民政府或者上级人民政府有关部门责令改正，通报批评；造成传染病传播、流行或者其他严重后果的，对负有责任的主管人员和其他直接责任人员，依法给予行政处分；构成犯罪的，依法追究刑事责任。

第六十八条 疾病预防控制机构违反本法规定，有下列情形之一的，由县级以上人民政府卫生行政部门责令限期改正，通报批评，给予警告；对负有责任的主管人员和其他直接责任人员，依法给予降级、撤职、开除的处分，并可以依法吊销有关责任人员的执业证书；构成犯罪的，依法追究刑事责任：

（一）未依法履行传染病监测职责的；

（二）未依法履行传染病疫情报告、通报职责，或者隐瞒、谎报、缓报传染病疫情的；

（三）未主动收集传染病疫情信息，或者对传染病疫情信息和疫情报告未及时进行分析、调查、核实的；

（四）发现传染病疫情时，未依据职责及时采取本法规定的措施的；

（五）故意泄漏传染病病人、病原携带者、疑似传染病病人、密切接触者涉及个人隐私的有关信息、资料的。

第六十九条 医疗机构违反本法规定，有下列情形之一的，由县级以上人民政府卫生行政部门责令改正，通报批评，给予警告；造成传染病传播、流行或者其他严重后果的，对负有责任的主管人员和其他直接责任人员，依法给予降级、撤职、开除的处分，并可以依法吊销有关责任人员的执业证书；构成犯罪的，依法追究刑事责任：

（一）未按照规定承担本单位的传染病预防、控制工作、医院感染控制任务和责任区域内的传染病预防工作的；

（二）未按照规定报告传染病疫情，或者隐瞒、谎报、缓报传染病疫情的；

（三）发现传染病疫情时，未按照规定对传染病病人、疑似传染病病人提供医疗救护、现场救援、接诊、转诊的，或者拒绝接受转诊的；

（四）未按照规定对本单位内被传染病病原体污染的场所、物品以及医疗废物实施消毒或者无害化处置的；

（五）未按照规定对医疗器械进行消毒，或者对按照规定一次使用的医疗器具未予销毁，再次使用的；

（六）在医疗救治过程中未按照规定保管医学记录资料的；

（七）故意泄漏传染病病人、病原携带者、疑似传染病病人、密切接触者涉及个人隐私的有关信息、资料的。

第七十条 采供血机构未按照规定报告传染病疫情，或者隐瞒、谎报、缓报传染病疫情，或者未执行国家有关规定，导致因输入血液引起经血液传播疾病发生的，由县级以上人民政府卫生行政部门责令改正，通报批评，给予警告；造成传染病传播、流行或者其他严重后果的，对负有责任的主管人员和其他直接责任人员，依法给予降级、撤职、开除的处分，并可以依法吊销采供血机构的执业许可证；构成犯罪的，依法追究刑事责任。

非法采集血液或者组织他人出卖血液的，由县级以上人民政府卫生行政部门予以取缔，没收违法所得，可以并处十万元以下的罚款；构成犯罪的，依法追究刑事责任。

第七十一条 国境卫生检疫机关、动物防疫机构未依法履行传染病疫情通报职责的，由有关部门在各自职责范围内责令改正，通报批评；造成传染病传播、流行或者其他严重后果的，对负有责任的主管人员和其他直接责任人员，依法给予降级、撤职、开除的处分；构成犯罪的，依法追究刑事责任。

第七十二条 铁路、交通、民用航空经营单位未依照本法的规定优先运送处理传染病疫情的人员以及防治传染病的药品和医疗器械的，由有关部门责令限期改正，给予警告；造成严重后果的，对负有责任的主管人员和其他直接责任人员，依法给予降级、撤职、开除的处分。

第七十三条 违反本法规定，有下列情形之一，导致或者可能导致传染病传播、流行的，由县级以上人民政府卫生行政部门责令限期改正，没收违法所得，可以并处五万元以下的罚款；已取得许可证的，原发证部门可以依法暂扣或者吊销许可证；构成犯罪的，依法追究刑事责任：

（一）饮用水供水单位供应的饮用水不符合国家卫生标准和卫生规范的；

（二）涉及饮用水卫生安全的产品不符合国家卫生标准和卫生规范的；

（三）用于传染病防治的消毒产品不符合国家卫生标准和卫生规范的；

（四）出售、运输疫区中被传染病病原体污染或者可能被传染病病原体污染的物品，未进行消毒处理的；

（五）生物制品生产单位生产的血液制品不符合国家质量标准的。

第七十四条 违反本法规定，有下列情形之一的，由县级以上地方人民政府卫生行政部门责令改正，通报批评，给予警告，已取得许可证的，可以依法暂扣或者吊销许可证；造成传染病传播、流行以及其他严重后果的，对负有责任的主管人员和其他直接责任人员，依法给予降级、撤职、开除的处分，并可以依法吊销有关责任人员的执业证书；构成犯罪的，依法追究刑事责任：

（一）疾病预防控制机构、医疗机构和从事病原微生物实验的单位，不符合国家规定的条件和技术标准，对传染病病原体样本未按照规定进行严格管理，造成实验室感染和病原微生物扩散的；

（二）违反国家有关规定，采集、保藏、携带、运输和使用传染病菌种、毒种和传染病检测样本的；

（三）疾病预防控制机构、医疗机构未执行国家有关规定，导致因输入血液、使用血液制品引起经血液传播疾病发生的。

第七十五条 未经检疫出售、运输与人畜共患传染病有关的野生动物、家畜家禽的，由县级以上地方人民政府畜牧兽医行政部门责令停止违法行为，并依法给予行政处罚。

第七十六条 在国家确认的自然疫源地兴建水利、交通、旅游、能源等大型建设项目，未经卫生调查进行施工的，或者未按照疾病预防控制机构的意见采取必要的传染病预防、控制措施的，由县级以上人民政府卫生行政部门责令限期改正，给予警告，处五千元以上三万元以下的罚款；逾期不改正的，处三万元以上十万元以下的罚款，并可以提请有关人民政府依据职责权限，责令停建、关闭。

第七十七条 单位和个人违反本法规定，导致传染病传播、流行，给他人人身、财产造成损害的，应当依法承担民事责任。

第九章 附 则

第七十八条 本法中下列用语的含义：

（一）传染病病人、疑似传染病病人：指根据国务院卫生行政部门发布的《中华人民共和国传染病防治法规定管理的传染病诊断标准》，符合传染病病人和疑似传染病病人诊断标准的人。

（二）病原携带者：指感染病原体无临床症状但能排出病原体的人。

（三）流行病学调查：指对人群中疾病或者健康状况的分布及其决定因素进行调查研究，提出疾病预防控制措施及保健对策。

（四）疫点：指病原体从传染源向周围播散的范围较小或者单个疫源地。

（五）疫区：指传染病在人群中暴发、流行，其病原体向周围播散时所能波及的地区。

（六）人畜共患传染病：指人与脊椎动物共同罹患的传染病，如鼠疫、狂犬病、血吸虫病等。

（七）自然疫源地：指某些可引起人类传染病的病原体在自然界的野生动物中长期存在和循环的地区。

（八）病媒生物：指能够将病原体从人或者其他动物传播给人的生物，如蚊、蝇、蚤类等。

（九）医源性感染：指在医学服务中，因病原体传播引起的感染。

（十）医院感染：指住院病人在医院内获得的感染，包括在住院期间发生的感染和在医院内获得出院后发生的感染，但不包括入院前已开始或者入院时已处于潜伏期的感染。医院工作人员在医院内获得的感染也属医院感染。

（十一）实验室感染：指从事实验室工作时，因接触病原体所致的感染。

（十二）菌种、毒种：指可能引起本法规定的传染病发生的细菌菌种、病毒毒种。

（十三）消毒：指用化学、物理、生物的方法杀灭或者消除环境中的病原微生物。

（十四）疾病预防控制机构：指从事疾病预防控制活动的疾病预防控制中心以及与上述机构业务活动相同的单位。

（十五）医疗机构：指按照《医疗机构管理条例》取得医疗机构执业许可证，从事疾病诊断、治疗活动的机构。

第七十九条 传染病防治中有关食品、药品、血液、水、医疗废物和病原微生物的管理以及动物防疫和国境卫生检疫，本法未规定的，分别适用其他有关法律、行政法规的规定。

第八十条 本法自2004年12月1日起施行。

附录二　突发公共卫生事件应急条例

中华人民共和国国务院令

第 376 号

《突发公共卫生事件应急条例》已经2003年5月7日国务院第7次常务会议通过，现予公布，自公布之日起施行。

总　理　温家宝

二〇〇三年五月九日

第一章　总　则

第一条　为了有效预防、及时控制和消除突发公共卫生事件的危害，保障公众身体健康与生命安全，维护正常的社会秩序，制定本条例。

第二条　本条例所称突发公共卫生事件（以下简称突发事件），是指突然发生，造成或者可能造成社会公众健康严重损害的重大传染病疫情、群体性不明原因疾病、重大食物和职业中毒以及其他严重影响公众健康的事件。

第三条　突发事件发生后，国务院设立全国突发事件应急处理指挥部，由国务院有关部门和军队有关部门组成，国务院主管领导人担任总指挥，负责对全国突发事件应急处理的统一领导、统一指挥。

国务院卫生行政主管部门和其他有关部门，在各自的职责范围内做好突发事件应急处理的有关工作。

第四条　突发事件发生后，省、自治区、直辖市人民政府成立地方突发事件应急处理指挥部，省、自治区、直辖市人民政府主要领导人担任总指挥，负责领导、指挥本行政区域内突发事件应急处理工作。

县级以上地方人民政府卫生行政主管部门，具体负责组织突发事件的调查、控制和医疗救治工作。

县级以上地方人民政府有关部门，在各自的职责范围内做好突发事件应急处理的有关工作。

第五条　突发事件应急工作，应当遵循预防为主、常备不懈的方针，贯彻统一领导、分级负责、反应及时、措施果断、依靠科学、加强合作的原则。

第六条　县级以上各级人民政府应当组织开展防治突发事件相关科学研究，建立突发事件应急流行病学调查、传染源隔离、医疗救护、现场处置、监督检查、监测检验、卫生防护等有关物资、设备、设施、技术与人才资源储备，所需经费列入本级政府财政预算。

国家对边远贫困地区突发事件应急工作给予财政支持。

第七条　国家鼓励、支持开展突发事件监测、预警、反应处理有关技术的国际交流与合作。

第八条　国务院有关部门和县级以上地方人民政府及其有关部门，应当建立严格的突发事件防范和应急处理责任制，切实履行各自的职责，保证突发事件应急处理工作的正常进行。

第九条　县级以上各级人民政府及其卫生行政主管部门，应当对参加突发事件应急处理的医疗卫生人员，给予适当补助和保健津贴；对参加突发事件应急处理作出贡献的人员，给予表彰和奖励；对因参与应急处理工作致病、致残、死亡的人员，按照国家有关规定，给予相应的补助和抚恤。

第二章　预防与应急准备

第十条　国务院卫生行政主管部门按照分类指导、快速反应的要求，制定全国突发事件应急预案，报请国务院批准。

省、自治区、直辖市人民政府根据全国突发事件应急预案，结合本地实际情况，制定本行政区域的突发事件应急预案。

第十一条 全国突发事件应急预案应当包括以下主要内容：

（一）突发事件应急处理指挥部的组成和相关部门的职责；

（二）突发事件的监测与预警；

（三）突发事件信息的收集、分析、报告、通报制度；

（四）突发事件应急处理技术和监测机构及其任务；

（五）突发事件的分级和应急处理工作方案；

（六）突发事件预防、现场控制，应急设施、设备、救治药品和医疗器械以及其他物资和技术的储备与调度；

（七）突发事件应急处理专业队伍的建设和培训。

第十二条 突发事件应急预案应当根据突发事件的变化和实施中发现的问题及时进行修订、补充。

第十三条 地方各级人民政府应当依照法律、行政法规的规定，做好传染病预防和其他公共卫生工作，防范突发事件的发生。

县级以上各级人民政府卫生行政主管部门和其他有关部门，应当对公众开展突发事件应急知识的专门教育，增强全社会对突发事件的防范意识和应对能力。

第十四条 国家建立统一的突发事件预防控制体系。

县级以上地方人民政府应当建立和完善突发事件监测与预警系统。

县级以上各级人民政府卫生行政主管部门，应当指定机构负责开展突发事件的日常监测，并确保监测与预警系统的正常运行。

第十五条 监测与预警工作应当根据突发事件的类别，制定监测计划，科学分析、综合评价监测数据。对早期发现的潜在隐患以及可能发生的突发事件，应当依照本条例规定的报告程序和时限及时报告。

第十六条 国务院有关部门和县级以上地方人民政府及其有关部门，应当根据突发事件应急预案的要求，保证应急设施、设备、救治药品和医疗器械等物资储备。

第十七条 县级以上各级人民政府应当加强急救医疗服务网络的建设，配备相应的医疗救治药物、技术、设备和人员，提高医疗卫生机构应对各类突发事件的救治能力。

设区的市级以上地方人民政府应当设置与传染病防治工作需要相适应的传染病专科医院，或者指定具备传染病防治条件和能力的医疗机构承担传染病防治任务。

第十八条 县级以上地方人民政府卫生行政主管部门，应当定期对医疗卫生机构和人员开展突发事件应急处理相关知识、技能的培训，定期组织医疗卫生机构进行突发事件应急演练，推广最新知识和先进技术。

第三章 报告与信息发布

第十九条 国家建立突发事件应急报告制度。

国务院卫生行政主管部门制定突发事件应急报告规范，建立重大、紧急疫情信息报告系统。

有下列情形之一的，省、自治区、直辖市人民政府应当在接到报告1小时内，向国务院卫生行政主管部门报告：

（一）发生或者可能发生传染病暴发、流行的；

（二）发生或者发现不明原因的群体性疾病的；

（三）发生传染病菌种、毒种丢失的；

（四）发生或者可能发生重大食物和职业中毒事件的。

国务院卫生行政主管部门对可能造成重大社会影响的突发事件，应当立即向国务院报告。

第二十条 突发事件监测机构、医疗卫生机构和有关单位发现有本条例第十九条规定情形之一的，应当在2小时内向所在地县级人民政府卫生行政主管部门报告；接到报告的卫生行政主管部门应当在2小时内向本级人民政府报告，并同时向上级人民政府卫生行政主管部门和国务院卫生行政主管部门报告。

县级人民政府应当在接到报告后 2 小时内向设区的市级人民政府或者上一级人民政府报告；设区的市级人民政府应当在接到报告后 2 小时内向省、自治区、直辖市人民政府报告。

第二十一条 任何单位和个人对突发事件，不得隐瞒、缓报、谎报或者授意他人隐瞒、缓报、谎报。

第二十二条 接到报告的地方人民政府、卫生行政主管部门依照本条例规定报告的同时，应当立即组织力量对报告事项调查核实、确证，采取必要的控制措施，并及时报告调查情况。

第二十三条 国务院卫生行政主管部门应当根据发生突发事件的情况，及时向国务院有关部门和各省、自治区、直辖市人民政府卫生行政主管部门以及军队有关部门通报。

突发事件发生地的省、自治区、直辖市人民政府卫生行政主管部门，应当及时向毗邻省、自治区、直辖市人民政府卫生行政主管部门通报。

接到通报的省、自治区、直辖市人民政府卫生行政主管部门，必要时应当及时通知本行政区域内的医疗卫生机构。

县级以上地方人民政府有关部门，已经发生或者发现可能引起突发事件的情形时，应当及时向同级人民政府卫生行政主管部门通报。

第二十四条 国家建立突发事件举报制度，公布统一的突发事件报告、举报电话。

任何单位和个人有权向人民政府及其有关部门报告突发事件隐患，有权向上级人民政府及其有关部门举报地方人民政府及其有关部门不履行突发事件应急处理职责，或者不按照规定履行职责的情况。接到报告、举报的有关人民政府及其有关部门，应当立即组织对突发事件隐患、不履行或者不按照规定履行突发事件应急处理职责的情况进行调查处理。

对举报突发事件有功的单位和个人，县级以上各级人民政府及其有关部门应当予以奖励。

第二十五条 国家建立突发事件的信息发布制度。

国务院卫生行政主管部门负责向社会发布突发事件的信息。必要时，可以授权省、自治区、直辖市人民政府卫生行政主管部门向社会发布本行政区域内突发事件的信息。

信息发布应当及时、准确、全面。

第四章 应急处理

第二十六条 突发事件发生后，卫生行政主管部门应当组织专家对突发事件进行综合评估，初步判断突发事件的类型，提出是否启动突发事件应急预案的建议。

第二十七条 在全国范围内或者跨省、自治区、直辖市范围内启动全国突发事件应急预案，由国务院卫生行政主管部门报国务院批准后实施。省、自治区、直辖市启动突发事件应急预案，由省、自治区、直辖市人民政府决定，并向国务院报告。

第二十八条 全国突发事件应急处理指挥部对突发事件应急处理工作进行督察和指导，地方各级人民政府及其有关部门应当予以配合。

省、自治区、直辖市突发事件应急处理指挥部对本行政区域内突发事件应急处理工作进行督察和指导。

第二十九条 省级以上人民政府卫生行政主管部门或者其他有关部门指定的突发事件应急处理专业技术机构，负责突发事件的技术调查、确证、处置、控制和评价工作。

第三十条 国务院卫生行政主管部门对新发现的突发传染病，根据危害程度、流行强度，依照《中华人民共和国传染病防治法》的规定及时宣布为法定传染病；宣布为甲类传染病的，由国务院决定。

第三十一条 应急预案启动前，县级以上各级人民政府有关部门应当根据突发事件的实际情况，做好应急处理准备，采取必要的应急措施。

应急预案启动后，突发事件发生地的人民政府有关部门，应当根据预案规定的职责要求，服从突发事件应急处理指挥部的统一指挥，立即到达规定岗位，采取有关的控制措施。

医疗卫生机构、监测机构和科学研究机构，应当服从突发事件应急处理指挥部的统一指挥，相互配合、协作，集中力量开展相关的科学研究工作。

第三十二条 突发事件发生后，国务院有关部门和县级以上地方人民政府及其有关部门，应当保证突发事件应急处理所需的医疗救护设备、救治药品、医疗器械等物资的生产、供应；铁路、交通、民用航空行政主管部门应当保证及时运送。

第三十三条 根据突发事件应急处理的需要，突发事件应急处理指挥部有权紧急调集人员、储备的物资、交通工具以及相关设施、设备；必要时，对人员进行疏散或者隔离，并可以依法对传染病疫区实行封锁。

第三十四条 突发事件应急处理指挥部根据突发事件应急处理的需要，可以对食物和水源采取控制措施。

县级以上地方人民政府卫生行政主管部门应当对突发事件现场等采取控制措施，宣传突发事件防治知识，及时对易受感染的人群和其他易受损害的人群采取应急接种、预防性投药、群体防护等措施。

第三十五条 参加突发事件应急处理的工作人员，应当按照预案的规定，采取卫生防护措施，并在专业人员的指导下进行工作。

第三十六条 国务院卫生行政主管部门或者其他有关部门指定的专业技术机构，有权进入突发事件现场进行调查、采样、技术分析和检验，对地方突发事件的应急处理工作进行技术指导，有关单位和个人应当予以配合；任何单位和个人不得以任何理由予以拒绝。

第三十七条 对新发现的突发传染病、不明原因的群体性疾病、重大食物和职业中毒事件，国务院卫生行政主管部门应当尽快组织力量制定相关的技术标准、规范和控制措施。

第三十八条 交通工具上发现根据国务院卫生行政主管部门的规定需要采取应急控制措施的传染病病人、疑似传染病病人，其负责人应当以最快的方式通知前方停靠点，并向交通工具的营运单位报告。交通工具的前方停靠点和营运单位应当立即向交通工具营运单位行政主管部门和县级以上地方人民政府卫生行政主管部门报告。卫生行政主管部门接到报告后，应当立即组织有关人员采取相应的医学处置措施。

交通工具上的传染病病人密切接触者，由交通工具停靠点的县级以上各级人民政府卫生行政主管部门或者铁路、交通、民用航空行政主管部门，根据各自的职责，依照传染病防治法律、行政法规的规定，采取控制措施。

涉及国境口岸和入出境的人员、交通工具、货物、集装箱、行李、邮包等需要采取传染病应急控制措施的，依照国境卫生检疫法律、行政法规的规定办理。

第三十九条 医疗卫生机构应当对因突发事件致病的人员提供医疗救护和现场救援，对就诊病人必须接诊治疗，并书写详细、完整的病历记录；对需要转送的病人，应当按照规定将病人及其病历记录的复印件转送至接诊的或者指定的医疗机构。

医疗卫生机构内应当采取卫生防护措施，防止交叉感染和污染。

医疗卫生机构应当对传染病病人密切接触者采取医学观察措施，传染病病人密切接触者应当予以配合。

医疗机构收治传染病病人、疑似传染病病人，应当依法报告所在地的疾病预防控制机构。接到报告的疾病预防控制机构应当立即对可能受到危害的人员进行调查，根据需要采取必要的控制措施。

第四十条 传染病暴发、流行时，街道、乡镇以及居民委员会、村民委员会应当组织力量，团结协作，群防群治，协助卫生行政主管部门和其他有关部门、医疗卫生机构做好疫情信息的收集和报告、人员的分散隔离、公共卫生措施的落实工作，向居民、村民宣传传染病防治的相关知识。

第四十一条 对传染病暴发、流行区域内流动人口，突发事件发生地的县级以上地方人民政府应当做好预防工作，落实有关卫生控制措施；对传染病病人和疑似传染病病人，应当采取就地隔离、就地观察、就地治疗的措施。对需要治疗和转诊的，应当依照本条例第三十九条第一款的规定执行。

第四十二条 有关部门、医疗卫生机构应当对传染病做到早发现、早报告、早隔离、早治疗，切断传播途径，防止扩散。

第四十三条 县级以上各级人民政府应当提供必要资金，保障因突发事件致病、致残的人员得到及时、有效的救治。具体办法由国务院财政部门、卫生行政主管部门和劳动保障行政主管部门制定。

第四十四条 在突发事件中需要接受隔离治疗、医学观察措施的病人、疑似病人和传染病病人密切接触者在卫生行政主管部门或者有关机构采取医学措施时应当予以配合；拒绝配合的，由公安机关依法协助强制执行。

第五章 法律责任

第四十五条 县级以上地方人民政府及其卫生行政主管部门未依照本条例的规定履行报告职责，对突发事件隐瞒、缓报、谎报或者授意他人隐瞒、缓报、谎报的，对政府主要领导人及其卫生行政主管部门主要负责人，依法给予降级或者撤职的行政处分；造成传染病传播、流行或者对社会公众健康造成其他严重危害后果的，依法给予开除的行政处分；构成犯罪的，依法追究刑事责任。

第四十六条 国务院有关部门、县级以上地方人民政府及其有关部门未依照本条例的规定，完成突发事件应急处理所需要的设施、设备、药品和医疗器械等物资的生产、供应、运输和储备的，对政府主要领导人和政府部门主要负责人依法给予降级或者撤职的行政处分；造成传染病传播、流行或者对社会公众健康造成其他严重危害后果的，依法给予开除的行政处分；构成犯罪的，依法追究刑事责任。

第四十七条 突发事件发生后，县级以上地方人民政府及其有关部门对上级人民政府有关部门的调查不予配合，或者采取其他方式阻碍、干涉调查的，对政府主要领导人和政府部门主要负责人依法给予降级或者撤职的行政处分；构成犯罪的，依法追究刑事责任。

第四十八条 县级以上各级人民政府卫生行政主管部门和其他有关部门在突发事件调查、控制、医疗救治工作中玩忽职守、失职、渎职的，由本级人民政府或者上级人民政府有关部门责令改正、通报批评、给予警告；对主要负责人、负有责任的主管人员和其他责任人员依法给予降级、撤职的行政处分；造成传染病传播、流行或者对社会公众健康造成其他严重危害后果的，依法给予开除的行政处分；构成犯罪的，依法追究刑事责任。

第四十九条 县级以上各级人民政府有关部门拒不履行应急处理职责的，由同级人民政府或者上级人民政府有关部门责令改正、通报批评、给予警告；对主要负责人、负有责任的主管人员和其他责任人员依法给予降级、撤职的行政处分；造成传染病传播、流行或者对社会公众健康造成其他严重危害后果的，依法给予开除的行政处分；构成犯罪的，依法追究刑事责任。

第五十条 医疗卫生机构有下列行为之一的，由卫生行政主管部门责令改正、通报批评、给予警告；情节严重的，吊销《医疗机构执业许可证》；对主要负责人、负有责任的主管人员和其他直接责任人员依法给予降级或者撤职的纪律处分；造成传染病传播、流行或者对社会公众健康造成其他严重危害后果，构成犯罪的，依法追究刑事责任：

（一）未依照本条例的规定履行报告职责，隐瞒、缓报或者谎报的；

（二）未依照本条例的规定及时采取控制措施的；

（三）未依照本条例的规定履行突发事件监测职责的；

（四）拒绝接诊病人的；

（五）拒不服从突发事件应急处理指挥部调度的。

第五十一条 在突发事件应急处理工作中，有关单位和个人未依照本条例的规定履行报告职责，隐瞒、缓报或者谎报，阻碍突发事件应急处理工作人员执行职务，拒绝国务院卫生行政主管部门或者其他有关部门指定的专业技术机构进入突发事件现场，或者不配合调查、采样、技术分析和检验的，对有关责任人员依法给予行政处分或者纪律处分；触犯《中华人民共和国治安管理处罚条例》，构成违反治安管理行为的，由公安机关依法予以处罚；构成犯罪的，依法追究刑事责任。

第五十二条 在突发事件发生期间，散布谣言、哄抬物价、欺骗消费者，扰乱社会秩序、市场秩序的，由公安机关或者工商行政管理部门依法给予行政处罚；构成犯罪的，依法追究刑事责任。

第六章 附 则

第五十三条 中国人民解放军、武装警察部队医疗卫生机构参与突发事件应急处理的，依照本条例的规定和军队的相关规定执行。

第五十四条 本条例自公布之日起施行。

附录三 病原微生物实验室生物安全管理条例

中华人民共和国国务院令

第 424 号

《病原微生物实验室生物安全管理条例》已经2004年11月5日国务院第69次常务会议通过，现予公布，自公布之日起施行。

总理 温家宝

二〇〇四年十一月十二日

第一章 总 则

第一条 为了加强病原微生物实验室（以下称实验室）生物安全管理，保护实验室工作人员和公众的健康，制定本条例。

第二条 对中华人民共和国境内的实验室及其从事实验活动的生物安全管理，适用本条例。

本条例所称病原微生物，是指能够使人或者动物致病的微生物。

本条例所称实验活动，是指实验室从事与病原微生物菌（毒）种、样本有关的研究、教学、检测、诊断等活动。

第三条 国务院卫生主管部门主管与人体健康有关的实验室及其实验活动的生物安全监督工作。

国务院兽医主管部门主管与动物有关的实验室及其实验活动的生物安全监督工作。

国务院其他有关部门在各自职责范围内负责实验室及其实验活动的生物安全管理工作。

县级以上地方人民政府及其有关部门在各自职责范围内负责实验室及其实验活动的生物安全管理工作。

第四条 国家对病原微生物实行分类管理，对实验室实行分级管理。

第五条 国家实行统一的实验室生物安全标准。实验室应当符合国家标准和要求。

第六条 实验室的设立单位及其主管部门负责实验室日常活动的管理，承担建立健全安全管理制度，检查、维护实验设施、设备，控制实验室感染的职责。

第二章 病原微生物的分类和管理

第七条 国家根据病原微生物的传染性、感染后对个体或者群体的危害程度，将病原微生物分为四类：

第一类病原微生物，是指能够引起人类或者动物非常严重疾病的微生物，以及我国尚未发现或者已经宣布消灭的微生物。

第二类病原微生物，是指能够引起人类或者动物严重疾病，比较容易直接或者间接在人与人、动物与人、动物与动物间传播的微生物。

第三类病原微生物，是指能够引起人类或者动物疾病，但一般情况下对人、动物或者环境不构成严重危害，传播风险有限，实验室感染后很少引起严重疾病，并且具备有效治疗和预防措施的微生物。

第四类病原微生物，是指在通常情况下不会引起人类或者动物疾病的微生物。

第一类、第二类病原微生物统称为高致病性病原微生物。

第八条 人间传染的病原微生物名录由国务院卫生主管部门商国务院有关部门后制定、调整并予以公布；动物间传染的病原微生物名录由国务院兽医主管部门商国务院有关部门后制定、调整并予以公布。

第九条 采集病原微生物样本应当具备下列条件：

（一）具有与采集病原微生物样本所需要的生物安全防护水平相适应的设备；

（二）具有掌握相关专业知识和操作技能的工作人员；

（三）具有有效的防止病原微生物扩散和感染的措施；

（四）具有保证病原微生物样本质量的技术方法和手段。

采集高致病性病原微生物样本的工作人员在采集过程中应当防止病原微生物扩散和感染，并对样本的来源、采集过程和方法等作详细记录。

第十条 运输高致病性病原微生物菌（毒）种或者样本，应当通过陆路运输；没有陆路通道，必须经水路运输的，可以通过水路运输；紧急情况下或者需要将高致病性病原微生物菌（毒）种或者样本运往国外的，可以通过民用航空运输。

第十一条 运输高致病性病原微生物菌（毒）种或者样本，应当具备下列条件：

（一）运输目的、高致病性病原微生物的用途和接收单位符合国务院卫生主管部门或者兽医主管部门的规定；

（二）高致病性病原微生物菌（毒）种或者样本的容器应当密封，容器或者包装材料还应当符合防水、防破损、防外泄、耐高（低）温、耐高压的要求；

（三）容器或者包装材料上应当印有国务院卫生主管部门或者兽医主管部门规定的生物危险标识、警告用语和提示用语。

运输高致病性病原微生物菌（毒）种或者样本，应当经省级以上人民政府卫生主管部门或者兽医主管部门批准。在省、自治区、直辖市行政区域内运输的，由省、自治区、直辖市人民政府卫生主管部门或者兽医主管部门批准；需要跨省、自治区、直辖市运输或者运往国外的，由出发地的省、自治区、直辖市人民政府卫生主管部门或者兽医主管部门进行初审后，分别报国务院卫生主管部门或者兽医主管部门批准。

出入境检验检疫机构在检验检疫过程中需要运输病原微生物样本的，由国务院出入境检验检疫部门批准，并同时向国务院卫生主管部门或者兽医主管部门通报。

通过民用航空运输高致病性病原微生物菌（毒）种或者样本的，除依照本条第二款、第三款规定取得批准外，还应当经国务院民用航空主管部门批准。

有关主管部门应当对申请人提交的关于运输高致性病原微生物菌（毒）种或者样本的申请材料进行审查，对符合本条第一款规定条件的，应当即时批准。

第十二条 运输高致病性病原微生物菌（毒）种或者样本，应当由不少于2人的专人护送，并采取相应的防护措施。

有关单位或者个人不得通过公共电（汽）车和城市铁路运输病原微生物菌（毒）种或者样本。

第十三条 需要通过铁路、公路、民用航空等公共交通工具运输高致病性病原微生物菌（毒）种或者样本的，承运单位应当凭本条例第十一条规定的批准文件予以运输。

承运单位应当与护送人共同采取措施，确保所运输的高致病性病原微生物菌（毒）种或者样本的安全，严防发生被盗、被抢、丢失、泄漏事件。

第十四条 国务院卫生主管部门或者兽医主管部门指定的菌（毒）种保藏中心或者专业实验室（以下称保藏机构），承担集中储存病原微生物菌（毒）种和样本的任务。

保藏机构应当依照国务院卫生主管部门或者兽医主管部门的规定，储存实验室送交的病原微生物菌（毒）种和样本，并向实验室提供病原微生物菌（毒）种和样本。

保藏机构应当制定严格的安全保管制度，做好病原微生物菌（毒）种和样本进出和储存的记录，建立档案制度，并指定专人负责。对高致病性病原微生物菌（毒）种和样本应当设专库或者专柜单独储存。

保藏机构储存、提供病原微生物菌（毒）种和样本，不得收取任何费用，其经费由同级财政在单位预算中予以保障。

保藏机构的管理办法由国务院卫生主管部门会同国务院兽医主管部门制定。

第十五条 保藏机构应当凭实验室依照本条例的规定取得的从事高致病性病原微生物相关实验活动的批准文件，向实验室提供高致病性病原微生物菌（毒）种和样本，并予以登记。

第十六条 实验室在相关实验活动结束后，应当依照国务院卫生主管部门或者兽医主管部门的规定，及时将病原微生物菌（毒）种和样本就地销毁或者送交保藏机构保管。

保藏机构接受实验室送交的病原微生物菌（毒）种和样本，应当予以登记，并开具接收证明。

第十七条 高致病性病原微生物菌（毒）种或者样本在运输、储存中被盗、被抢、丢失、泄漏的，承运单位、护送人、保藏机构应当采取必要的控制措施，并在2小时内分别向承运单位的主管部门、护送人所在单位和保藏机构的主管部门报告，同时向所在地的县级人民政府卫生主管部门或者兽医主管部门报告，发生被盗、被抢、丢失的，还应当向公安机关报告；接到报告的卫生主管部门或者兽医主管部门应当在2小时内向本级人民政府报告，并同时向上级人民政府卫生主管部门或者兽医主管部门和国务院卫生主管部门或者兽医主管部门报告。

县级人民政府应当在接到报告后2小时内向设区的市级人民政府或者上一级人民政府报告；设区的市级人民政府应当在接到报告后2小时内向省、自治区、直辖市人民政府报告。省、自治区、直辖市人民政府应当在接到报告后1小时内，向国务院卫生主管部门或者兽医主管部门报告。

任何单位和个人发现高致病性病原微生物菌（毒）种或者样本的容器或者包装材料，应当及时向附近的卫生主管部门或者兽医主管部门报告；接到报告的卫生主管部门或者兽医主管部门应当及时组织调查核实，并依法采取必要的控制措施。

第三章 实验室的设立与管理

第十八条 国家根据实验室对病原微生物的生物安全防护水平，并依照实验室生物安全国家标准的规定，将实验室分为一级、二级、三级、四级。

第十九条 新建、改建、扩建三级、四级实验室或者生产、进口移动式三级、四级实验室应当遵守下列规定：

（一）符合国家生物安全实验室体系规划并依法履行有关审批手续；

（二）经国务院科技主管部门审查同意；

（三）符合国家生物安全实验室建筑技术规范；

（四）依照《中华人民共和国环境影响评价法》的规定进行环境影响评价并经环境保护主管部门审查批准；

（五）生物安全防护级别与其拟从事的实验活动相适应。

前款规定所称国家生物安全实验室体系规划，由国务院投资主管部门会同国务院有关部门制定。制定国家生物安全实验室体系规划应当遵循总量控制、合理布局、资源共享的原则，并应当召开听证会或者论证会，听取公共卫生、环境保护、投资管理和实验室管理等方面专家的意见。

第二十条 三级、四级实验室应当通过实验室国家认可。

国务院认证认可监督管理部门确定的认可机构应当依照实验室生物安全国家标准以及本条例的有关规定，对三级、四级实验室进行认可；实验室通过认可的，颁发相应级别的生物安全实验室证书。证书有效期为5年。

第二十一条 一级、二级实验室不得从事高致病性病原微生物实验活动。三级、四级实验室从事高致病性病原微生物实验活动，应当具备下列条件：

（一）实验目的和拟从事的实验活动符合国务院卫生主管部门或者兽医主管部门的规定；

（二）通过实验室国家认可；

（三）具有与拟从事的实验活动相适应的工作人员；

（四）工程质量经建筑主管部门依法检测验收合格。

国务院卫生主管部门或者兽医主管部门依照各自职责对三级、四级实验室是否符合上述条件进行审查；对符合条件的，发给从事高致病性病原微生物实验活动的资格证书。

第二十二条 取得从事高致病性病原微生物实验活动资格证书的实验室，需要从事某种高致病性病原微生物或者疑似高致病性病原微生物实验活动的，应当依照国务院卫生主管部门或者兽医主管部门的规定报省级以上人民政府卫生主管部门或者兽医主管部门批准。实验活动结果以及工作情况应当向原批准部门报告。

实验室申报或者接受与高致病性病原微生物有关的科研项目，应当符合科研需要和生物安全要求，具有相应的生物安全防护水平，并经国务院卫生主管部门或者兽医主管部门同意。

第二十三条 出入境检验检疫机构、医疗卫生机构、动物防疫机构在实验室开展检测、诊断工作时，发现高致病性病原微生物或者疑似高致病性病原微生物，需要进一步从事这类高致病性病原微生物相关实验活动的，应当依照本条例的规定经批准同意，并在取得相应资格证书的实验室中进行。

专门从事检测、诊断的实验室应当严格依照国务院卫生主管部门或者兽医主管部门的规定，建立健全规章制度，保证实验室生物安全。

第二十四条 省级以上人民政府卫生主管部门或者兽医主管部门应当自收到需要从事高致病性病原微生物相关实验活动的申请之日起15日内作出是否批准的决定。

对出入境检验检疫机构为了检验检疫工作的紧急需要，申请在实验室对高致病性病原微生物或者疑似高致病性病原微生物开展进一步实验活动的，省级以上人民政府卫生主管部门或者兽医主管部门应当自收到申请之时起2小时内作出是否批准的决定；2小时内未作出决定的，实验室可以从事相应的实验活动。

省级以上人民政府卫生主管部门或者兽医主管部门应当为申请人通过电报、电传、传真、电子数据交换和电子邮件等方式提出申请提供方便。

第二十五条 新建、改建或者扩建一级、二级实验室，应当向设区的市级人民政府卫生主管部门或者兽医主管部门备案。设区的市级人民政府卫生主管部门或者兽医主管部门应当每年将备案情况汇总后报省、自治区、直辖市人民政府卫生主管部门或者兽医主管部门。

第二十六条 国务院卫生主管部门和兽医主管部门应当定期汇总并互相通报实验室数量和实验室设立、分布情况，以及取得从事高致病性病原微生物实验活动资格证书的三级、四级实验室及其从事相关实验活动的情况。

第二十七条 已经建成并通过实验室国家认可的三级、四级实验室应当向所在地的县级人民政府环境保护主管部门备案。环境保护主管部门依照法律、行政法规的规定对实验室排放的废水、废气和其他废物处置情况进行监督检查。

第二十八条 对我国尚未发现或者已经宣布消灭的病原微生物，任何单位和个人未经批准不得从事相关实验活动。

为了预防、控制传染病，需要从事前款所指病原微生物相关实验活动的，应当经国务院卫生主管部门或者兽医主管部门批准，并在批准部门指定的专业实验室中进行。

第二十九条 实验室使用新技术、新方法从事高致病性病原微生物相关实验活动的，应当符合防止高致病性病原微生物扩散、保证生物安全和操作者人身安全的要求，并经国家病原微生物实验室生物安全专家委员会论证；经论证可行的，方可使用。

第三十条 需要在动物体上从事高致病性病原微生物相关实验活动的，应当在符合动物实验室生物安全国家标准的三级以上实验室进行。

第三十一条 实验室的设立单位负责实验室的生物安全管理。

实验室的设立单位应当依照本条例的规定制定科学、严格的管理制度，并定期对有关生物安全规定的落实情况进行检查，定期对实验室设施、设备、材料等进行检查、维护和更新，以确保其符合国家标准。

实验室的设立单位及其主管部门应当加强对实验室日常活动的管理。

第三十二条 实验室负责人为实验室生物安全的第一责任人。

实验室从事实验活动应当严格遵守有关国家标准和实验室技术规范、操作规程。实验室负责人应当指定专人监督检查实验室技术规范和操作规程的落实情况。

第三十三条 从事高致病性病原微生物相关实验活动的实验室的设立单位，应当建立健全安全保卫制度，采取安全保卫措施，严防高致病性病原微生物被盗、被抢、丢失、泄漏，保障实验室及其病原微生物的安全。实验室发生高致病性病原微生物被盗、被抢、丢失、泄漏的，实验室的设立单位应当依照本条例第十七条的规定进行报告。

从事高致病性病原微生物相关实验活动的实验室应当向当地公安机关备案，并接受公安机关有关实验室安全保卫工作的监督指导。

第三十四条 实验室或者实验室的设立单位

应当每年定期对工作人员进行培训，保证其掌握实验室技术规范、操作规程、生物安全防护知识和实际操作技能，并进行考核。工作人员经考核合格的，方可上岗。

从事高致病性病原微生物相关实验活动的实验室，应当每半年将培训、考核其工作人员的情况和实验室运行情况向省、自治区、直辖市人民政府卫生主管部门或者兽医主管部门报告。

第三十五条 从事高致病性病原微生物相关实验活动应当有2名以上的工作人员共同进行。

进入从事高致病性病原微生物相关实验活动的实验室的工作人员或者其他有关人员，应当经实验室负责人批准。实验室应当为其提供符合防护要求的防护用品并采取其他职业防护措施。从事高致病性病原微生物相关实验活动的实验室，还应当对实验室工作人员进行健康监测，每年组织对其进行体检，并建立健康档案；必要时，应当对实验室工作人员进行预防接种。

第三十六条 在同一个实验室的同一个独立安全区域内，只能同时从事一种高致病性病原微生物的相关实验活动。

第三十七条 实验室应当建立实验档案，记录实验室使用情况和安全监督情况。实验室从事高致病性病原微生物相关实验活动的实验档案保存期，不得少于20年。

第三十八条 实验室应当依照环境保护的有关法律、行政法规和国务院有关部门的规定，对废水、废气以及其他废物进行处置，并制定相应的环境保护措施，防止环境污染。

第三十九条 三级、四级实验室应当在明显位置标示国务院卫生主管部门和兽医主管部门规定的生物危险标识和生物安全实验室级别标志。

第四十条 从事高致病性病原微生物相关实验活动的实验室应当制定实验室感染应急处置预案，并向该实验室所在地的省、自治区、直辖市人民政府卫生主管部门或者兽医主管部门备案。

第四十一条 国务院卫生主管部门和兽医主管部门会同国务院有关部门组织病原学、免疫学、检验医学、流行病学、预防兽医学、环境保护和实验室管理等方面的专家，组成国家病原微生物实验室生物安全专家委员会。该委员会承担从事高致病性病原微生物相关实验活动的实验室的设立与运行的生物安全评估和技术咨询、论证工作。

省、自治区、直辖市人民政府卫生主管部门和兽医主管部门会同同级人民政府有关部门组织病原学、免疫学、检验医学、流行病学、预防兽医学、环境保护和实验室管理等方面的专家，组成本地区病原微生物实验室生物安全专家委员会。该委员会承担本地区实验室设立和运行的技术咨询工作。

第四章 实验室感染控制

第四十二条 实验室的设立单位应当指定专门的机构或者人员承担实验室感染控制工作，定期检查实验室的生物安全防护、病原微生物菌（毒）种和样本保存与使用、安全操作、实验室排放的废水和废气以及其他废物处置等规章制度的实施情况。

负责实验室感染控制工作的机构或者人员应当具有与该实验室中的病原微生物有关的传染病防治知识，并定期调查、了解实验室工作人员的健康状况。

第四十三条 实验室工作人员出现与本实验室从事的高致病性病原微生物相关实验活动有关的感染临床症状或者体征时，实验室负责人应当向负责实验室感染控制工作的机构或者人员报告，同时派专人陪同及时就诊；实验室工作人员应当将近期所接触的病原微生物的种类和危险程度如实告知诊治医疗机构。接诊的医疗机构应当及时救治；不具备相应救治条件的，应当依照规定将感染的实验室工作人员转诊至具备相应传染病救治条件的医疗机构；具备相应传染病救治条件的医疗机构应当接诊治疗，不得拒绝救治。

第四十四条 实验室发生高致病性病原微生物泄漏时，实验室工作人员应当立即采取控制措施，防止高致病性病原微生物扩散，并同时向负责实验室感染控制工作的机构或者人员报告。

第四十五条 负责实验室感染控制工作的机构或者人员接到本条例第四十三条、第四十四条规定的报告后，应当立即启动实验室感染应急处置预案，并组织人员对该实验室生物安全状况等情况进行调查；确认发生实验室感染或者高致病性病原微生物泄漏的，应当依照本条例第十七条的规定进行报告，并同时采取控制措施，对有关人员进行医学观察或者隔离治疗，封闭实验室，防止扩散。

第四十六条 卫生主管部门或者兽医主管部门接到关于实验室发生工作人员感染事故或者病原微生物泄漏事件的报告，或者发现实验室从事病原微生物相关实验活动造成实验室感染事故的，应当立即组织疾病预防控制机构、动物防疫监督机构和医疗机构以及其他有关机构依法采取下列预防、控制措施：

（一）封闭被病原微生物污染的实验室或者可能造成病原微生物扩散的场所；

（二）开展流行病学调查；

（三）对病人进行隔离治疗，对相关人员进行医学检查；

（四）对密切接触者进行医学观察；

（五）进行现场消毒；

（六）对染疫或者疑似染疫的动物采取隔离、扑杀等措施；

（七）其他需要采取的预防、控制措施。

第四十七条 医疗机构或者兽医医疗机构及其执行职务的医务人员发现由于实验室感染而引起的与高致病性病原微生物相关的传染病病人、疑似传染病病人或者患有疫病、疑似患有疫病的动物，诊治的医疗机构或者兽医医疗机构应当在2小时内报告所在地的县级人民政府卫生主管部门或者兽医主管部门；接到报告的卫生主管部门或者兽医主管部门应当在2小时内通报实验室所在地的县级人民政府卫生主管部门或者兽医主管部门。接到通报的卫生主管部门或者兽医主管部门应当依照本条例第四十六条的规定采取预防、控制措施。

第四十八条 发生病原微生物扩散，有可能造成传染病暴发、流行时，县级以上人民政府卫生主管部门或者兽医主管部门应当依照有关法律、行政法规的规定以及实验室感染应急处置预案进行处理。

第五章 监督管理

第四十九条 县级以上地方人民政府卫生主管部门、兽医主管部门依照各自分工，履行下列职责：

（一）对病原微生物菌（毒）种、样本的采集、运输、储存进行监督检查；

（二）对从事高致病性病原微生物相关实验活动的实验室是否符合本条例规定的条件进行监督检查；

（三）对实验室或者实验室的设立单位培训、考核其工作人员以及上岗人员的情况进行监督检查；

（四）对实验室是否按照有关国家标准、技术规范和操作规程从事病原微生物相关实验活动进行监督检查。

县级以上地方人民政府卫生主管部门、兽医主管部门，应当主要通过检查反映实验室执行国家有关法律、行政法规以及国家标准和要求的记录、档案、报告，切实履行监督管理职责。

第五十条 县级以上人民政府卫生主管部门、兽医主管部门、环境保护主管部门在履行监督检查职责时，有权进入被检查单位和病原微生物泄漏或者扩散现场调查取证、采集样品，查阅复制有关资料。需要进入从事高致病性病原微生物相关实验活动的实验室调查取证、采集样品的，应当指定或者委托专业机构实施。被检查单位应当予以配合，不得拒绝、阻挠。

第五十一条 国务院认证认可监督管理部门依照《中华人民共和国认证认可条例》的规定对实验室认可活动进行监督检查。

第五十二条 卫生主管部门、兽医主管部门、环境保护主管部门应当依据法定的职权和程序履行职责，做到公正、公平、公开、文明、高效。

第五十三条 卫生主管部门、兽医主管部门、环境保护主管部门的执法人员执行职务时，应当有2名以上执法人员参加，出示执法证件，并依照规定填写执法文书。

现场检查笔录、采样记录等文书经核对无误后，应当由执法人员和被检查人、被采样人签名。被检查人、被采样人拒绝签名的，执法人员应当在自己签名后注明情况。

第五十四条 卫生主管部门、兽医主管部门、环境保护主管部门及其执法人员执行职务时，应当自觉接受社会和公民的监督。公民、法人和其他组织有权向上级人民政府及其卫生主管部门、兽医主管部门、环境保护主管部门举报地方人民政府及其有关主管部门不依照规定履行职责的情况。接到举报的有关人民政府或者其卫生主管部门、兽医主管部门、环境保护主管部门，应当及时调查处理。

第五十五条 上级人民政府卫生主管部门、兽医主管部门、环境保护主管部门发现属于下级人民政府卫生主管部门、兽医主管部门、环境保护主管部门职责范围内需要处理的事项的，应当及时告知该部门处理；下级人民政府卫生主管部门、兽医主管部门、环境保护主管部门不及时处理或者不积极履行本部门职责的，上级人民政府卫生主管部门、兽医主管部门、环境保护主管部门应当责令其限期改正；逾期不改正的，上级人民政府卫生主管部门、兽医主管部门、环境保护主管部门有权直接予以处理。

第六章　法律责任

第五十六条 三级、四级实验室未依照本条例的规定取得从事高致病性病原微生物实验活动的资格证书，或者已经取得相关资格证书但是未经批准从事某种高致病性病原微生物或者疑似高致病性病原微生物实验活动的，由县级以上地方人民政府卫生主管部门、兽医主管部门依照各自职责，责令停止有关活动，监督其将用于实验活动的病原微生物销毁或者送交保藏机构，并给予警告；造成传染病传播、流行或者其他严重后果的，由实验室的设立单位对主要负责人、直接负责的主管人员和其他直接责任人员，依法给予撤职、开除的处分；有资格证书的，应当吊销其资格证书；构成犯罪的，依法追究刑事责任。

第五十七条 卫生主管部门或者兽医主管部门违反本条例的规定，准予不符合本条例规定条件的实验室从事高致病性病原微生物相关实验活动的，由作出批准决定的卫生主管部门或者兽医主管部门撤销原批准决定，责令有关实验室立即停止有关活动，并监督其将用于实验活动的病原微生物销毁或者送交保藏机构，对直接负责的主管人员和其他直接责任人员依法给予行政处分；构成犯罪的，依法追究刑事责任。

因违法作出批准决定给当事人的合法权益造成损害的，作出批准决定的卫生主管部门或者兽医主管部门应当依法承担赔偿责任。

第五十八条 卫生主管部门或者兽医主管部门对符合法定条件的实验室不颁发从事高致病性病原微生物实验活动的资格证书，或者对出入境检验检疫机构为了检验检疫工作的紧急需要，申请在实验室对高致病性病原微生物或者疑似高致病性病原微生物开展进一步检测活动，不在法定期限内作出是否批准决定的，由其上级行政机关或者监察机关责令改正，给予警告；造成传染病传播、流行或者其他严重后果的，对直接负责的主管人员和其他直接责任人员依法给予撤职、开除的行政处分；构成犯罪的，依法追究刑事责任。

第五十九条 违反本条例规定，在不符合相应生物安全要求的实验室从事病原微生物相关实验活动的，由县级以上地方人民政府卫生主管部门、兽医主管部门依照各自职责，责令停止有关活动，监督其将用于实验活动的病原微生物销毁或者送交保藏机构，并给予警告；造成传染病传播、流行或者其他严重后果的，由实验室的设立单位对主要负责人、直接负责的主管人员和其他直接责任人员，依法给予撤职、开除的处分；构成犯罪的，依法追究刑事责任。

第六十条 实验室有下列行为之一的，由县级以上地方人民政府卫生主管部门、兽医主管部门依照各自职责，责令限期改正，给予警告；逾期不改正的，由实验室的设立单位对主要负责人、直接负责的主管人员和其他直接责任人员，依法给予撤职、开除的处分；有许可证件的，并由原发证部门吊销有关许可证件：

（一）未依照规定在明显位置标示国务院卫生主管部门和兽医主管部门规定的生物危险标识和生物安全实验室级别标志的；

（二）未向原批准部门报告实验活动结果以及工作情况的；

（三）未依照规定采集病原微生物样本，或者对所采集样本的来源、采集过程和方法等未作详细记录的；

（四）新建、改建或者扩建一级、二级实验室未向设区的市级人民政府卫生主管部门或者兽医主管部门备案的；

（五）未依照规定定期对工作人员进行培训，或者工作人员考核不合格允许其上岗，或者批准未采取防护措施的人员进入实验室的；

（六）实验室工作人员未遵守实验室生物安全技术规范和操作规程的；

（七）未依照规定建立或者保存实验档案的；

（八）未依照规定制定实验室感染应急处置预案并备案的。

第六十一条 经依法批准从事高致病性病原微生物相关实验活动的实验室的设立单位未建立健全安全保卫制度，或者未采取安全保卫措施的，由县级以上地方人民政府卫生主管部门、兽医主管部门依照各自职责，责令限期改正；逾期不改正，导致高致病性病原微生物菌（毒）种、样本被盗、被抢或者造成其他严重后果的，由原发证部门吊销该实验室从事高致病性病原微生物相关实验活动的资格证书；造成传染病传播、流行的，该实验室设立单位的主管部门还应当对该实验室的设立单位的直接负责的主管人员和其他直接责任人员，依法给予降级、撤职、开除的处分；构成犯罪的，依法追究刑事责任。

第六十二条 未经批准运输高致病性病原微生物菌（毒）种或者样本，或者承运单位经批准运输高致病性病原微生物菌（毒）种或者样本未履行保护义务，导致高致病性病原微生物菌（毒）种或者样本被盗、被抢、丢失、泄漏的，由县级以上地方人民政府卫生主管部门、兽医主管部门依照各自职责，责令采取措施，消除隐患，给予警告；造成传染病传播、流行或者其他严重后果的，由托运单位和承运单位的主管部门对主要负责人、直接负责的主管人员和其他直接责任人员，依法给予撤职、开除的处分；构成犯罪的，依法追究刑事责任。

第六十三条 有下列行为之一的，由实验室所在地的设区的市级以上地方人民政府卫生主管部门、兽医主管部门依照各自职责，责令有关单位立即停止违法活动，监督其将病原微生物销毁或者送交保藏机构；造成传染病传播、流行或者其他严重后果的，由其所在单位或者其上级主管部门对主要负责人、直接负责的主管人员和其他直接责任人员，依法给予撤职、开除的处分；有许可证件的，并由原发证部门吊销有关许可证件；构成犯罪的，依法追究刑事责任：

（一）实验室在相关实验活动结束后，未依照规定及时将病原微生物菌（毒）种和样本就地销毁或者送交保藏机构保管的；

（二）实验室使用新技术、新方法从事高致病性病原微生物相关实验活动未经国家病原微生物实验室生物安全专家委员会论证的；

（三）未经批准擅自从事在我国尚未发现或者已经宣布消灭的病原微生物相关实验活动的；

（四）在未经指定的专业实验室从事在我国尚未发现或者已经宣布消灭的病原微生物相关实验活动的；

（五）在同一个实验室的同一个独立安全区域内同时从事两种或者两种以上高致病性病原微生物的相关实验活动的。

第六十四条 认可机构对不符合实验室生物安全国家标准以及本条例规定条件的实验室予以认可，或者对符合实验室生物安全国家标准以及本条例规定条件的实验室不予认可的，由国务院认证认可监督管理部门责令限期改正，给予警告；造成传染病传播、流行或者其他严重后果的，由国务院认证认可监督管理部门撤销其认可资格，有上级主管部门的，由其上级主管部门对主要负责人、直接负责的主管人员和其他直接责任人员依法给予撤职、开除的处分；构成犯罪的，依法追究刑事责任。

第六十五条 实验室工作人员出现该实验室从事的病原微生物相关实验活动有关的感染临床症状或者体征，以及实验室发生高致病性病原微生物泄漏时，实验室负责人、实验室工作人员、负责实验室感染控制的专门机构或者人员未依照规定报告，或者未依照规定采取控制措施的，由县级以上地方人民政府卫生主管部门、兽医主管部门依照各自职责，责令限期改正，给予警告；造成传染病传播、流行或者其他严重后果的，由其设立单位对实验室主要负责人、直接负责的主管人员和其他直接责任人员，依法给予撤职、开除的处分；有许可证件的，并由原发证部门吊销有关许可证件；构成犯罪的，依法追究刑事责任。

第六十六条 拒绝接受卫生主管部门、兽医主管部门依法开展有关高致病性病原微生物扩散的调查取证、采集样品等活动或者依照本条例规定采取有关预防、控制措施的，由县级以上人民政府卫生主管部门、兽医主管部门依照各自职责，责令改正，给予警告；造成传染病传播、流行以及其他严重后果的，由实验室的设立单位对实验室主要负责人、直接负责的主管人员和其他直接责任人员，依法给予降级、撤职、开除的处分；有许可证件的，并由原发证部门吊销有关许可证件；构成犯罪的，依法追究刑事责任。

第六十七条 发生病原微生物被盗、被抢、丢失、泄漏，承运单位、护送人、保藏机构和实验室的设立单位未依照本条例的规定报告的，由所在地的县级人民政府卫生主管部门或者兽医主管部门给予警告；造成传染病传播、流行或者其他严重后果的，由实验室的设立单位或者承运单位、保藏机构的上级主管部门对主要负责人、直接负责的主管人员和其他直接责任人员，依法给予撤职、开除的处分；构成犯罪的，依法追究刑事责任。

第六十八条 保藏机构未依照规定储存实验室送交的菌（毒）种和样本，或者未依照规定提供菌（毒）种和样本的，由其指定部门责令限期改正，收回违法提供的菌（毒）种和样本，并给予警告；造成传染病传播、流行或者其他严重后果的，由其所在单位或者其上级主管部门对主要负责人、直接负责的主管人员和其他直接责任人员，依法给予撤职、开除的处分；构成犯罪的，依法追究刑事责任。

第六十九条 县级以上人民政府有关主管部门，未依照本条例的规定履行实验室及其实验活动监督检查职责的，由有关人民政府在各自职责范围内责令改正，通报批评；造成传染病传播、流行或者其他严重后果的，对直接负责的主管人员，依法给予行政处分；构成犯罪的，依法追究刑事责任。

第七章　附　　则

第七十条 军队实验室由中国人民解放军卫生主管部门参照本条例负责监督管理。

第七十一条 本条例施行前设立的实验室，应当自本条例施行之日起6个月内，依照本条例的规定，办理有关手续。

第七十二条 本条例自公布之日起施行。

附录四 实验室 生物安全通用要求

中华人民共和国国家标准

GB 19489—2008
代替 GB 19489—2004

实验室 生物安全通用要求

Laboratories—General requirements for biosafety

2008-12-26 发布　　　　　　　　　　　　2009-07-01 实施

中华人民共和国国家质量监督检验检疫总局
中国国家标准化管理委员会　　发　布

目　次

前言
引言
1　范围
2　术语和定义
3　风险评估及风险控制
4　实验室生物安全防护水平分级
5　实验室设计原则及基本要求
6　实验室设施和设备要求
6.1　BSL-1 实验室
6.2　BSL-2 实验室
6.3　BSL-3 实验室
6.4　BSL-4 实验室
6.5　动物生物安全实验室
7　管理要求
7.1　组织和管理
7.2　管理责任
7.3　个人责任
7.4　安全管理体系文件
7.5　文件控制
7.6　安全计划
7.7　安全检查
7.8　不符合项的识别和控制
7.9　纠正措施
7.10　预防措施
7.11　持续改进
7.12　内部审核
7.13　管理评审
7.14　实验室人员管理
7.15　实验室材料管理
7.16　实验室活动管理
7.17　实验室内务管理
7.18　实验室设施设备管理

7.19 废物处置
7.20 危险材料运输
7.21 应急措施
7.22 消防安全
7.23 事故报告
附录A（资料性附录）实验室围护结构严密性检测和排风HEPA过滤器检漏方法指南
附录B（资料性附录）生物安全实验室良好工作行为指南
附录C（资料性附录）实验室生物危险物质溢洒处理指南
参考文献

前　言

本标准的第 3.1.10、6.3.1.5、6.3.10.4、6.3.10.5、6.5.1.4 和 6.5.1.9 条为推荐性条款，其余为强制性条款。

本标准代替 GB 19489—2004《实验室生物安全通用要求》。

本标准与 GB 19489—2004 相比，主要变化如下：
——对标准要素的划分进行了调整，明确区分了技术要素和管理要素（2004 年版的第 6 章至第 20 章，本版的第 5 章至第 7 章）；
——删除了 2004 年版的部分术语和定义（2004 年版的 2.2、2.3、2.8 和 2.11）；
——修订了 2004 年版的部分术语和定义（2004 年版的 2.1、2.4、2.6、2.7、2.9、2.10、2.12、2.13、2.14 和 2.15）；
——增加了新的术语和定义（本版的 2.2、2.8、2.9、2.11、2.12、2.14、2.17、2.18 和 2.19）；
——删除了危害程度分级（2004 年版的第 3 章）；
——修订和增加了风险评估和风险控制的要求（2004 年版的第 4 章，本版的第 3 章）；
——修订了对实验室设计原则、设施和设备的部分要求（2004 年版的第 6 章、第 7 章和 9.3 节，本版的第 5 章和第 6 章）；
——增加了对实验室设施自控系统的要求（本版的 6.3.8）；
——增加了对从事无脊椎动物操作实验室设施的要求（本版的 6.5.5）；
——增加了对管理的要求（本版的 7.4、7.5、7.8、7.9、7.10、7.11、7.12 和 7.13）；
——删除了部分与 GB 19781—2005《医学实验室　安全要求》重复的内容（2004 年版的第 3 章、第 12 章、第 13 章、第 14 章、第 15 章和第 17 章）；
——增加了附录 A、附录 B 和附录 C。

本标准的某些内容可能涉及专利权问题，本标准的发布机构不承担识别这些专利权的责任。

本标准的附录 A、附录 B 和附录 C 均为资料性附录。

本标准由全国认证认可标准化技术委员会（SAC/TC 261）提出并归口。

本标准起草单位：中国合格评定国家认可中心、国家质量监督检验检疫总局科技司、中国疾病预防控制中心、中国动物疫病预防控制中心、中国人民解放军军事医学科学院、中国农业科学院哈尔滨兽医研究所、天津国家生物防护装备工程技术研究中心、中国医学科学院病原生物学研究所、中华人民共和国珠海出入境检验检疫局、中华人民共和国天津出入境检验检疫局、中华人民共和国公安部消防局。

本标准主要起草人：宋桂兰、吕京、武桂珍、吴东来、王继伟、王宏伟、钱军、祁建城、何兆伟、鹿建春、薄清如、王健伟、陆兵、魏强、侯艳梅、关云涛、沈纹。

本标准所代替标准的历次版本发布情况为：
——GB 19489—2004。

1　范围

本标准规定了对不同生物安全防护级别实验室的设施、设备和安全管理的基本要求。

第 5 章以及 6.1 和 6.2 是对生物安全实验室的基础要求，需要时，适用于更高防护水平的生物安全实验室以及动物生物安全实验室。

针对与感染动物饲养相关的实验室活动，本标准规定了对实验室内动物饲养设施和环境的基本要求。需要时，6.3 和 6.4 适用于相应防护水平的动物生物安全实验室。

本标准适用于涉及生物因子操作的实验室。

2　术语和定义

下列术语和定义适用于本标准。

2.1

气溶胶　aerosols

悬浮于气体介质中的粒径一般为 0.001 μm～100 μm 的固态或液态微小粒子形成的相对稳定的分散体系。

2.2

事故　accident

造成死亡、疾病、伤害、损坏以及其他损失的意外情况。

2.3

气锁　air lock

具各机械送排风系统、整体消毒灭菌条件、化学喷淋（适用时）和压力可监控的气密室，其门具有互锁功能，不能同时处于开启状态。

2.4
生物因子　biological agents
微生物和生物活性物质。

2.5
生物安全柜　biological safety cabinet，BSC
具备气流控制及高效空气过滤装置的操作柜，可有效降低实验过程中产生的有害气溶胶对操作者和环境的危害。

2.6
缓冲间　buffer room
设置在被污染概率不同的实验室区域间的密闭室，需要时，设置机械通风系统，其门具有互锁功能，不能同时处于开启状态。

2.7
定向气流　directional airflow
特指从污染概率小区域流向污染概率大区域的受控制的气流。

2.8
危险　hazard
可能导致死亡、伤害或疾病、财产损失、工作环境破坏或这些情况组合的根源或状态。

2.9
危险识别　hazard identification
识别存在的危险并确定其特性的过程。

2.10
高效空气过滤器（HEPA 过滤器）　high efficiency particulate air filter
通常以 0.3 μm 微粒为测试物，在规定的条件下滤除效率高于 99.97% 的空气过滤器。

2.11
事件　incident
导致或可能导致事故的情况。

2.12
实验室　laboratory
涉及生物因子操作的实验室。

2.13
实验室生物安全　laboratory biosafety
实验室的生物安全条件和状态不低于容许水平，可避免实验室人员、来访人员、社区及环境受到不可接受的损害，符合相关法规、标准等对实验室生物安全责任的要求。

2.14
实验室防护区　laboratory containment area
实验室的物理分区，该区域内生物风险相对较大，需对实验室的平面设计、围护结构的密闭性、气流，以及人员进入、个体防护等进行控制的区域。

2.15
材料安全数据单　material safety data sheet，MSDS
详细提供某材料的危险性和使用注意事项等信息的技术通报。

2.16
个体防护装备　personal protective equipment，PPE
防止人员个体受到生物性、化学性或物理性等危险因子伤害的器材和用品。

2.17
风险　risk
危险发生的概率及其后果严重性的综合。

2.18
风险评估　risk assessment
评估风险大小以及确定是否可接受的全过程。

2.19
风险控制　risk control
为降低风险而采取的综合措施。

3　风险评估及风险控制

3.1　实验室应建立并维持风险评估和风险控制程序，以持续进行危险识别、风险评估和实施必要的控制措施。实验室需要考虑的内容包括：

3.1.1　当实验室活动涉及致病性生物因子时，实验室应进行生物风险评估，风险评估应考虑（但不限于）下列内容：

a）生物因子已知或未知的特性，如生物因子的种类、来源、传染性、传播途径、易感性、潜伏期、剂量效应（反应）关系、致病性（包括急性与远期效应）、变异性、在环境中的稳定性、与其他生物和环境的交互作用、相关实验数据、流行病学资料、预防和治疗方案等；

b）适用时，实验室本身或相关实验室已发生的事故分析；

c）实验室常规活动和非常规活动过程中的风险（不限于生物因素），包括所有进入工作场所的人员和可能涉及的人员（如：合同方人员）的活动；

d）设施、设备等相关的风险；

e）适用时，实验动物相关的风险；

f）人员相关的风险，如身体状况、能力、可能影响工作的压力等；

g）意外事件、事故带来的风险；

h）被误用和恶意使用的风险；

i）风险的范围、性质和时限性；

j）危险发生的概率评估；

k）可能产生的危害及后果分析；

l）确定可接受的风险；

m）适用时，消除、减少或控制风险的管理措施和技术措施，及采取措施后残余风险或新带来风险的评估；

n）适用时，运行经验和所采取的风险控制措施的适应程度评估；

o）适用时，应急措施及预期效果评估；

p）适用时，为确定设施设备要求、识别培训需求、开展运行控制提供的输入信息；

q）适用时，降低风险和控制危害所需资料、资源（包括外部资源）的评估；

r）对风险、需求、资源、可行性、适用性等的综合评估。

3.1.2 应事先对所有拟从事活动的风险进行评估，包括对化学、物理、辐射、电气、水灾、火灾、自然灾害等的风险进行评估。

3.1.3 风险评估应由具有经验的专业人员（不限于本机构内部的人员）进行。

3.1.4 应记录风险评估过程，风险评估报告应注明评估时间、编审人员和所依据的法规、标准、研究报告、权威资料、数据等。

3.1.5 应定期进行风险评估或对风险评估报告复审，评估的周期应根据实验室活动和风险特征而确定。

3.1.6 开展新的实验室活动或欲改变经评估过的实验室活动（包括相关的设施、设备、人员、活动范围、管理等），应事先或重新进行风险评估。

3.1.7 操作超常规量或从事特殊活动时，实验室应进行风险评估，以确定其生物安全防护要求，适用时，应经过相关主管部门的批准。

3.1.8 当发生事件、事故等时应重新进行风险评估。

3.1.9 当相关政策、法规、标准等发生改变时应重新进行风险评估。

3.1.10 采取风险控制措施时宜首先考虑消除危险源（如果可行），然后再考虑降低风险（降低潜在伤害发生的可能性或严重程度），最后考虑采用个体防护装备。

3.1.11 危险识别、风险评估和风险控制的过程不仅适用于实验室、设施设备的常规运行，而且适用于对实验室、设施设备进行清洁、维护或关停期间。

3.1.12 除考虑实验室自身活动的风险外，还应考虑外部人员活动、使用外部提供的物品或服务所带来的风险。

3.1.13 实验室应有机制监控其所要求的活动，以确保相关要求及时并有效地得以实施。

3.2 实验室风险评估和风险控制活动的复杂程度决定于实验室所存在危险的特性，适用时，实验室不一定需要复杂的风险评估和风险控制活动。

3.3 风险评估报告应是实验室采取风险控制措施、建立安全管理体系和制定安全操作规程的依据。

3.4 风险评估所依据的数据及拟采取的风险控制措施、安全操作规程等应以国家主管部门和世界卫生组织、世界动物卫生组织、国际标准化组织等机构或行业权威机构发布的指南、标准等为依据；任何新技术在使用前应经过充分验证，适用时，应得到相关主管部门的批准。

3.5 风险评估报告应得到实验室所在机构生物安全主管部门的批准；对未列入国家相关主管部门发布的病原微生物名录的生物因子的风险评估报告，适用时，应得到相关主管部门的批准。

4 实验室生物安全防护水平分级

4.1 根据对所操作生物因子采取的防护措施，将实验室生物安全防护水平分为一级、二级、三级和四级，一级防护水平最低，四级防护水平最高。依据国家相关规定：

a）生物安全防护水平为一级的实验室适用于操作在通常情况下不会引起人类或者动物疾病的微生物；

b）生物安全防护水平为二级的实验室适用于操作能够引起人类或者动物疾病，但一般情况下对人、动物或者环境不构成严重危害，传播风险有限，实验室感染后很少引起严重疾病，并且具备有效治疗和预防措施的微生物；

c）生物安全防护水平为三级的实验室适用于操作能够引起人类或者动物严重疾病，比较容易直接或者间接在人与人、动物与人、动物与动物间传播的微生物；

d）生物安全防护水平为四级的实验室适用于操

作能够引起人类或者动物非常严重疾病的微生物，以及我国尚未发现或者已经宣布消灭的微生物。

4.2 以 BSL-1、BSL-2、BSL-3、BSL-4（bio-safety level，BSL）表示仅从事体外操作的实验室的相应生物安全防护水平。

4.3 以 ABSL-1、ABSL-2、ABSL-3、ABSL-4（animal bio-safety level，ABSL）表示包括从事动物活体操作的实验室的相应生物安全防护水平。

4.4 根据实验活动的差异、采用的个体防护装备和基础隔离设施的不同，实验室分以下情况：

4.4.1 操作通常认为非经空气传播致病性生物因子的实验室。

4.4.2 可有效利用安全隔离装置（如：生物安全柜）操作常规量经空气传播致病性生物因子的实验室。

4.4.3 不能有效利用安全隔离装置操作常规量经空气传播致病性生物因子的实验室。

4.4.4 利用具有生命支持系统的正压服操作常规量经空气传播致病性生物因子的实验室。

4.5 应依据国家相关主管部门发布的病原微生物分类名录，在风险评估的基础上，确定实验室的生物安全防护水平。

5 实验室设计原则及基本要求

5.1 实验室选址、设计和建造应符合国家和地方环境保护和建设主管部门等的规定和要求。

5.2 实验室的防火和安全通道设置应符合国家的消防规定和要求，同时应考虑生物安全的特殊要求；必要时，应事先征询消防主管部门的建议。

5.3 实验室的安全保卫应符合国家相关部门对该类设施的安全管理规定和要求。

5.4 实验室的建筑材料和设备等应符合国家相关部门对该类产品生产、销售和使用的规定和要求。

5.5 实验室的设计应保证对生物、化学、辐射和物理等危险源的防护水平控制在经过评估的可接受程度，为关联的办公区和邻近的公共空间提供安全的工作环境，及防止危害环境。

5.6 实验室的走廊和通道应不妨碍人员和物品通过。

5.7 应设计紧急撤离路线，紧急出口应有明显的标识。

5.8 房间的门根据需要安装门锁，门锁应便于内部快速打开。

5.9 需要时（如：正当操作危险材料时），房间的入口处应有警示和进入限制。

5.10 应评估生物材料、样本、药品、化学品和机密资料等被误用、被偷盗和被不正当使用的风险，并采取相应的物理防范措施。

5.11 应有专门设计以确保存储、转运、收集、处理和处置危险物料的安全。

5.12 实验室内温度、湿度、照度、噪声和洁净度等室内环境参数应符合工作要求和卫生等相关要求。

5.13 实验室设计还应考虑节能、环保及舒适性要求，应符合职业卫生要求和人机工效学要求。

5.14 实验室应有防止节肢动物和啮齿动物进入的措施。

5.15 动物实验室的生物安全防护设施还应考虑对动物呼吸、排泄、毛发、抓咬、挣扎、逃逸、动物实验（如：染毒、医学检查、取样、解剖、检验等）、动物饲养、动物尸体及排泄物的处置等过程产生的潜在生物危险的防护。

5.16 应根据动物的种类、身体大小、生活习性、实验目的等选择具有适当防护水平的、适用于动物的饲养设施、实验设施、消毒灭菌设施和清洗设施等。

5.17 不得循环使用动物实验室排出的空气。

5.18 动物实验室的设计，如：空间、进出通道、解剖室、笼具等应考虑动物实验及动物福利的要求。

5.19 适用时，动物实验室还应符合国家实验动物饲养设施标准的要求。

6 实验室设施和设备要求

6.1 BSL-1 实验室

6.1.1 实验室的门应有可视窗并可锁闭，门锁及门的开启方向应不妨碍室内人员逃生。

6.1.2 应设洗手池，宜设置在靠近实验室的出口处。

6.1.3 在实验室门口处应设存衣或挂衣装置，可将个人服装与实验室工作服分开放置。

6.1.4 实验室的墙壁、天花板和地面应易清洁、不渗水、耐化学品和消毒灭菌剂的腐蚀。地面应平整、防滑，不应铺设地毯。

6.1.5 实验室台柜和座椅等应稳固，边角应圆滑。

6.1.6 实验室台柜等和其摆放应便于清洁，实验台面应防水、耐腐蚀、耐热和坚固。

6.1.7 实验室应有足够的空间和台柜等摆放实验室设备和物品。

6.1.8 应根据工作性质和流程合理摆放实验室设备、台柜、物品等，避免相互干扰、交叉污染，并应不妨碍逃生和急救。

6.1.9 实验室可以利用自然通风。如果采用机械通风，应避免交叉污染。

6.1.10 如果有可开启的窗户，应安装可防蚊虫的纱窗。

6.1.11 实验室内应避免不必要的反光和强光。

6.1.12 若操作刺激或腐蚀性物质，应在30m内设洗眼装置，必要时应设紧急喷淋装置。

6.11.13 若操作有毒、刺激性、放射性挥发物质，应在风险评估的基础上，配备适当的负压排风柜。

6.1.14 若使用高毒性、放射性等物质，应配备相应的安全设施、设备和个体防护装备，应符合国家、地方的相关规定和要求。

6.1.15 若使用高压气体和可燃气体，应有安全措施，应符合国家、地方的相关规定和要求。

6.1.16 应设应急照明装置。

6.1.17 应有足够的电力供应。

6.1.18 应有足够的固定电源插座，避免多台设备使用共同的电源插座，应有可靠的接地系统，应在关键节点安装漏电保护装置或监测报警装置。

6.1.19 供水和排水管道系统应不渗漏，下水应有防回流设计。

6.1.20 应配备适用的应急器材，如消防器材、意外事故处理器材、急救器材等。

6.1.21 应配备适用的通信设备。

6.1.22 必要时，应配备适当的消毒灭菌设备。

6.2 BSL-2实验室

6.2.1 适用时，应符合6.1时要求。

6.2.2 实验室主入口的门、放置生物安全柜实验间的门应可自动关闭；实验室主入口的门应有进入控制措施。

6.2.3 实验室工作区域外应有存放各用物品的条件。

6.2.4 应在实验室工作区配备洗眼装置。

6.2.5 应在实验室或其所在的建筑内配备高压蒸气灭菌器或其他适当的消毒灭菌设备，所配备的消毒灭菌设备应以风险评估为依据。

6.2.6 应在操作病原微生物样本的实验间内配备生物安全柜。

6.2.7 应按产品的设计要求安装和使用生物安全柜。如果生物安全柜的排风在室内循环，室内应具备通风换气的条件；如果使用需要管道排风的生物安全柜，应通过独立于建筑物其他公共通风系统的管道排出。

6.2.8 应有可靠的电力供应。必要时，重要设备（如：培养箱、生物安全柜、冰箱等）应配置备用电源。

6.3 BSL-3实验室

6.3.1 平面布局

6.3.1.1 实验室应明确区分辅助工作区和防护区，应在建筑物中自成隔离区或为独立建筑物，应有出入控制。

6.3.1.2 防护区中直接从事高风险操作的工作间为核心工作间，人员应通过缓冲间进入核心工作间。

6.3.1.3 适用于4.4.1的实验室辅助工作区应至少包括监控室和清洁衣物更换间；防护区应至少包括缓冲间（可兼作脱防护服间）及核心工作间。

6.3.1.4 适用于4.4.2的实验室辅助工作区应至少包括监控室、清洁衣物更换间和淋浴间；防护区应至少包括防护服更换间、缓冲间及核心工作间。

6.3.1.5 适用于4.4.2的实验室核心工作间不宜直接与其他公共区域相邻。

6.3.1.6 如果安装传递窗，其结构承压力及密闭性应符合所在区域的要求，并具备对传递窗内物品进行消毒灭菌的条件。必要时，应设置具备送排风或自净化功能的传递窗，排风应经HEPA过滤器过滤后排出。

6.3.2 围护结构

6.3.2.1 围护结构（包括墙体）应符合国家对该类建筑的抗震要求和防火要求。

6.3.2.2 天花板、地板、墙间的交角应易清洁和消毒灭菌。

6.3.2.3 实验室防护区内围护结构的所有缝隙和贯穿处的接缝都应可靠密封。

6.3.2.4 实验室防护区内围护结构的内表面应光滑、耐腐蚀、防水，以易于清洁和消毒灭菌。

6.3.2.5 实验室防护区内的地面应防渗漏、完整、光洁、防滑、耐腐蚀、不起尘。

6.3.2.6 实验室内所有的门应可自动关闭，需要时，应设观察窗；门的开启方向不应妨碍逃生。

6.3.2.7 实验室内所有窗户应为密闭窗，玻璃应耐撞击、防破碎。

6.3.2.8 实验室及设备间的高度应满足设备的安装要求,应有维修和清洁空间。

6.3.2.9 在通风空调系统正常运行状态下,采用烟雾测试等目视方法检查实验室防护区内围护结构的严密性时,所有缝隙应无可见泄漏(参见附录A)。

6.3.3 通风空调系统

6.3.3.1 应安装独立的实验室送排风系统,应确保在实验室运行时气流由低风险区向高风险区流动,同时确保实验室空气只能通过HEPA过滤器过滤后经专用的排风管道排出。

6.3.3.2 实验室防护区房间内送风口和排风口的布置应符合定向气流的原则,利于减少房间内的涡流和气流死角;送排风应不影响其他设备(如:Ⅱ级生物安全柜)的正常功能。

6.3.3.3 不得循环使用实验室防护区排出的空气。

6.3.3.4 应按产品的设计要求安装生物安全柜和其排风管道,可以将生物安全柜排出的空气排入实验室的排风管道系统。

6.3.3.5 实验室的送风应经过HEPA过滤器过滤,宜同时安装初效和中效过滤器。

6.3.3.6 实验室的外部排风口应设置在主导风的下风向(相对于送风口),与送风口的直线距离应大于12 m,应至少高出本实验室所在建筑的顶部2 m,应有防风、防雨、防鼠、防虫设计,但不应影响气体向上空排放。

6.3.3.7 HEPA过滤器的安装位置应尽可能靠近送风管道在实验室内的送风口端和排风管道在实验室内的排风口端。

6.3.3.8 应可以在原位对排风HEPA过滤器进行消毒灭菌和检漏(参见附录A)。

6.3.3.9 如在实验室防护区外使用高效过滤器单元,其结构应牢固,应能承受2 500 Pa的压力;高效过滤器单元的整体密封性应达到在关闭所有通路并维持腔室内的温度在设计范围上限的条件下,若使空气压力维持在1 000 Pa时,腔室内每分钟泄漏的空气量应不超过腔室净容积的0.1%。

6.3.3.10 应在实验室防护区送风和排风管道的关键节点安装生物型密闭阀,必要时,可完全关闭。应在实验室送风和排风总管道的关键节点安装生物型密闭阀,必要时,可完全关闭。

6.3.3.11 生物型密闭阀与实验室防护区相通的送风管道和排风管道应牢固、易消毒灭菌、耐腐蚀、抗老化,宜使用不锈钢管道;管道的密封性应达到在关闭所有通路并维持管道内的温度在设计范围上限的条件下,若使空气压力维持在500Pa时,管道内每分钟泄漏的空气量应不超过管道内净容积的0.2%。

6.3.3.12 应有备用排风机。应尽可能减少排风机后排风管道正压段的长度,该段管道不应穿过其他房间。

6.3.3.13 不应在实验室防护区内安装分体空调。

6.3.4 供水与供气系统

6.3.4.1 应在实验室防护区内的实验间的靠近出口处设置非手动洗手设施;如果实验室不具备供水条件,则应设非手动手消毒灭菌装置。

6.3.4.2 应在实验室的给水与市政给水系统之间设防回流装置。

6.3.4.3 进出实验室的液体和气体管道系统应牢固、不渗漏、防锈、耐压、耐温(冷或热)、耐腐蚀。应有足够的空间清洁、维护和维修实验室内暴露的管道,应在关键节点安装截止阀、防回流装置或HEPA过滤器等。

6.3.4.4 如果有供气(液)罐等,应放在实验室防护区外易更换和维护的位置,安装牢固,不应将不相容的气体或液体放在一起。

6.3.4.5 如果有真空装置,应有防止真空装置的内部被污染的措施;不应将真空装置安装在实验场所之外。

6.3.5 污物处理及消毒灭菌系统

6.3.5.1 应在实验室防护区内设置生物安全型高压蒸气灭菌器。宜安装专用的双扉高压灭菌器,其主体应安装在易维护的位置,与围护结构的连接之处应可靠密封。

6.3.5.2 对实验室防护区内不能高压灭菌的物品应有其他消毒灭菌措施。

6.3.5.3 高压蒸气灭菌器的安装位置不应影响生物安全柜等安全隔离装置的气流。

6.3.5.4 如果设置传递物品的渡槽,应使用强度符合要求的耐腐蚀性材料,并方便更换消毒灭菌液。

6.3.5.5 淋浴间或缓冲间的地面液体收集系统应有防液体回流的装置。

6.3.5.6 实验室防护区内如果有下水系统,应与建筑物的下水系统完全隔离;下水应直接通向本实验室专用的消毒灭菌系统。

6.3.5.7 所有下水管道应有足够的倾斜度和排量，确保管道内不存水；管道的关键节点应按需要安装防回流装置、存水弯（深度应适用于空气压差的变化）或密闭阀门等；下水系统应符合相应的耐压、耐热、耐化学腐蚀的要求，安装牢固，无泄漏，便于维护、清洁和检查。

6.3.5.8 应使用可靠的方式处理处置污水（包括污物），并应对消毒灭菌效果进行监测，以确保达到排放要求。

6.3.5.9 应在风险评估的基础上，适当处理实验室辅助区的污水，并应监测，以确保排放到市政管网之前达到排放要求。

6.3.5.10 可以在实验室内安装紫外线消毒灯或其他适用的消毒灭菌装置。

6.3.5.11 应具备对实验室防护区及与其直接相通的管道进行消毒灭菌的条件。

6.3.5.12 应具备对实验室设备和安全隔离装置（包括与其直接相通的管道）进行消毒灭菌的条件。

6.3.5.13 应在实验室防护区内的关键部位配备便携的局部消毒灭菌装置（如：消毒喷雾器等），并备有足够的适用消毒灭菌剂。

6.3.6 电力供应系统

6.3.6.1 电力供应应满足实验室的所有用电要求，并应有冗余。

6.3.6.2 生物安全柜、送风机和排风机、照明、自控系统、监视和报警系统等应配备不间断备用电源，电力供应应至少维持30分钟。

6.3.6.3 应在安全的位置设置专用配电箱。

6.3.7 照明系统

6.3.7.1 实验室核心工作间的照度应不低于350 lx，其他区域的照度应不低于200 lx，宜采用吸顶式防水洁净照明灯。

6.3.7.2 应避免过强的光线和光反射。

6.3.7.3 应设不少于30分钟的应急照明系统。

6.3.8 自控、监视与报警系统

6.3.8.1 进入实验室的门应有门禁系统，应保证只有获得授权的人员才能进入实验室。

6.3.8.2 需要时，应可立即解除实验室门的互锁；应在互锁门的附近设置紧急手动解除互锁开关。

6.3.8.3 核心工作间的缓冲间的入口处应有指示核心工作间工作状态的装置（如：文字显示或指示灯），必要时，应同时设置限制进入核心工作间的连锁机制。

6.3.8.4 启动实验室通风系统时，应先启动实验室排风，后启动实验室送风；关停时，应先关闭生物安全柜等安全隔离装置和排风支管密闭阀，再关实验室送风及密闭阀，后关实验室排风及密闭阀。

6.3.8.5 当排风系统出现故障时，应有机制避免实验室出现正压和影响定向气流。

6.3.8.6 当送风系统出现故障时，应有机制避免实验室内的负压影响实验室人员的安全、影响生物安全柜等安全隔离装置的正常功能和围护结构的完整性。

6.3.8.7 应通过对可能造成实验室压力波动的设备和装置实行连锁控制等措施，确保生物安全柜、负压排风柜（罩）等局部排风设备与实验室送排风系统之间的压力关系和必要的稳定性，并应在启动、运行和关停过程中保持有序的压力梯度。

6.3.8.8 应设装置连续监测送排风系统 HEPA 过滤器的阻力，需要时，及时更换 HEPA 过滤器。

6.3.8.9 应在有负压控制要求的房间入口的显著位置，安装显示房间负压状况的压力显示装置和控制区间提示。

6.3.8.10 中央控制系统应可以实时监控、记录和存储实验室防护区内有控制要求的参数、关键设施设备的运行状态；应能监控、记录和存储故障的现象、发生时间和持续时间；应可以随时查看历史记录。

6.3.8.11 中央控制系统的信号采集间隔时间应不超过1分钟，各参数应易于区分和识别。

6.3.8.12 中央控制系统应能对所有故障和控制指标进行报警，报警应区分一般报警和紧急报警。

6.3.8.13 紧急报警应为声光同时报警，应可以向实验室内外人员同时发出紧急警报；应在实验室核心工作间内设置紧急报警按钮。

6.3.8.14 应在实验室的关键部位设置监视器，需要时，可实时监视并录制实验室活动情况和实验室周围情况。监视设备应有足够的分辨率，影像存储介质应有足够的数据存储容量。

6.3.9 实验室通信系统

6.3.9.1 实验室防护区内应设置向外部传输资料和数据的传真机或其他电子设备。

6.3.9.2 监控室和实验室内应安装语音通信系统。如果安装对讲系统，宜采用向内通话受控、向外通话非受控的选择性通话方式。

6.3.9.3 通信系统的复杂性应与实验室的规模

和复杂程度相适应。

6.3.10 参数要求

6.3.10.1 实验室的围护结构应能承受送风机或排风机异常时导致的空气压力载荷。

6.3.10.2 适用于 4.4.1 的实验室核心工作间的气压（负压）与室外大气压的压差值应不小于 30 Pa，与相邻区域的压差（负压）应不小于 10 Pa；适用于 4.4.2 的实验室的核心工作间的气压（负压）与室外大气压的压差值应不小于 40 Pa，与相邻区域的压差（负压）应不小于 15 Pa。

6.3.10.3 实验室防护区各房间的最小换气次数应不小于 12 次/小时。

6.3.10.4 实验室的温度宜控制在 18～26℃范围内。

6.3.10.5 正常情况下，实验室的相对湿度宜控制在 30%～70%范围内；消毒状态下，实验室的相对湿度应能满足消毒灭菌的技术要求。

6.3.10.6 在安全柜开启情况下，核心工作间的噪声应不大于 68 dB（A）。

6.3.10.7 实验室防护区的静态洁净度应不低于 8 级水平。

6.4 BSL-4 实验室

6.4.1 适用时，应符合 6.3 的要求。

6.4.2 实验室应建造在独立的建筑物内或建筑物中独立的隔离区域内。应有严格限制进入实验室的门禁措施，应记录进入人员的个人资料、进出时间、授权活动区域等信息；对与实验室运行相关的关键区域也应有严格和可靠的安保措施，避免非授权进入。

6.4.3 实验室的辅助工作区应至少包括监控室和清洁衣物更换间。适用于 4.4.2 的实验室防护区应至少包括防护走廊、内防护服更换间、淋浴间、外防护服更换间和核心工作间，外防护服更换间应为气锁。

6.4.4 适用于 4.4.4 的实验室的防护区应包括防护走廊、内防护服更换间、淋浴间、外防护服更换间、化学淋浴间和核心工作间。化学淋浴间应为气锁，具备对专用防护服或传递物品的表面进行清洁和消毒灭菌的条件，具备使用生命支持供气系统的条件。

6.4.5 实验室防护区的围护结构应尽量远离建筑外墙；实验室的核心工作间应尽可能设置在防护区的中部。

6.4.6 应在实验室的核心工作间内配备生物安全型高压灭菌器；如果配备双扉高压灭菌器，其主体所在房间的室内气压应为负压，并应设在实验室防护区内易更换和维护的位置。

6.4.7 如果安装传递窗，其结构承压力及密闭性应符合所在区域的要求；需要时，应配备符合气锁要求的并具备消毒灭菌条件的传递窗。

6.4.8 实验室防护区围护结构的气密性应达到在关闭受测房间所有通路并维持房间内的温度在设计范围上限的条件下，当房间内的空气压力上升到 500 Pa 后，20 分钟内自然衰减的气压小于 250 Pa。

6.4.9 符合 4.4.4 要求的实验室应同时配备紧急支援气罐，紧急支援气罐的供气时间应不少于 60 分钟/人。

6.4.10 生命支持供气系统应有自动启动的不间断备用电源供应，供电时间应不少于 60 分钟。

6.4.11 供呼吸使用的气体的压力、流量、含氧量、温度、湿度、有害物质的含量等应符合职业安全的要求。

6.4.12 生命支持系统应具备必要的报警装置。

6.4.13 实验室防护区内所有区域的室内气压应为负压，实验室核心工作间的气压（负压）与室外大气压的压差值应不小于 60 Pa，与相邻区域的压差（负压）应不小于 25 Pa。

6.4.14 适用于 4.4.2 的实验室，应在Ⅲ级生物安全柜或相当的安全隔离装置内操作致病性生物因子；同时应具备与安全隔离装置配套的物品传递设备以及生物安全型高压蒸气灭菌器。

6.4.15 实验室的排风应经过两级 HEPA 过滤器处理后排放。

6.4.16 应可以在原位对送风 HEPA 过滤器进行消毒灭菌和检漏。

6.4.17 实验室防护区内所有需要运出实验室的物品或其包装的表面应经过可靠消毒灭菌。

6.4.18 化学淋浴消毒灭菌装置应在无电力供应的情况下仍可以使用，消毒灭菌剂储存器的容量应满足所有情况下对消毒灭菌剂使用量的需求。

6.5 动物生物安全实验室

6.5.1 ABSL-1 实验室

6.5.1.1 动物饲养间应与建筑物内的其他区域隔离。

6.5.1.2 动物饲养间的门应有可视窗，向里开；打开的门应能够自动关闭，需要时，可以锁上。

6.5.1.3 动物饲养间的工作表面应防水和易于消毒灭菌。

6.5.1.4 不宜安装窗户。如果安装窗户，所有窗户应密闭；需要时，窗户外部应装防护网。

6.5.1.5 围护结构的强度应与所饲养的动物种类相适应。

6.5.1.6 如果有地面液体收集系统，应设防液体回流装置，存水弯应有足够的深度。

6.5.1.7 不得循环使用动物实验室排出的空气。

6.5.1.8 应设置洗手池或手部清洁装置，宜设置在出口处。

6.5.1.9 宜将动物饲养间的室内气压控制为负压。

6.5.1.10 应可以对动物笼具清洗和消毒灭菌。

6.5.1.11 应设置实验动物饲养笼具或护栏，除考虑安全要求外还应考虑对动物福利的要求。

6.5.1.12 动物尸体及相关废物的处置设施和设备应符合国家相关规定的要求。

6.5.2 ABSL-2 实验室

6.5.2.1 适用时，应符合 6.5.1 的要求。

6.5.2.2 动物饲养间应在出入口处设置缓冲间。

6.5.2.3 应设置非手动洗手池或手部清洁装置，宜设置在出口处。

6.5.2.4 应在邻近区域配备高压蒸气灭菌器。

6.5.2.5 适用时，应在安全隔离装置内从事可能产生有害气溶胶的活动；排气应经 HEPA 过滤器的过滤后排出。

6.5.2.6 应将动物饲养间的室内气压控制为负压，气体应直接排放到其所在的建筑物外。

6.5.2.7 应根据风险评估的结果，确定是否需要使用 HEPA 过滤器过滤动物饲养间排出的气体。

6.5.2.8 当不能满足 6.5.2.5 时，应使用 HEPA 过滤器过滤动物饲养间排出的气体。

6.5.2.9 实验室的外部排风口应至少高出本实验室所在建筑的顶部 2 m，应有防风、防雨、防鼠、防虫设计，但不应影响气体向上空排放。

6.5.2.10 污水（包括污物）应消毒灭菌处理，并应对消毒灭菌效果进行监测，以确保达到排放要求。

6.5.3 ABSL-3 实验室

6.5.3.1 适用时，应符合 6.5.2 的要求。

6.5.3.2 应在实验室防护区内设淋浴间，需要时，应设置强制淋浴装置。

6.5.3.3 动物饲养间属于核心工作间，如果有入口和出口，均应设置缓冲间。

6.5.3.4 动物饲养间应尽可能设在整个实验室的中心部位，不应直接与其他公共区域相邻。

6.5.3.5 适用于 4.4.1 实验室的防护区应至少包括淋浴间、防护服更换间、缓冲间及核心工作间。当不能有效利用安全隔离装置饲养动物时，应根据进一步的风险评估确定实验室的生物安全防护要求。

6.5.3.6 适用于 4.4.3 的动物饲养间的缓冲间应为气锁，并具备对动物饲养间的防护服或传递物品的表面进行消毒灭菌的条件。

6.5.3.7 适用于 4.4.3 的动物饲养间，应有严格限制进入动物饲养间的门禁措施（如：个人密码和生物学识别技术等）。

6.5.3.8 动物饲养间内应安装监视设备和通信设备。

6.5.3.9 动物饲养间内应配备便携式局部消毒灭菌装置（如：消毒喷雾器等），并应各有足够的适用消毒灭菌剂。

6.5.3.10 应有装置和技术对动物尸体和废物进行可靠消毒灭菌。

6.5.3.1.1 应有装置和技术对动物笼具进行清洁和可靠消毒灭菌。

6.5.3.12 需要时，应有装置和技术对所有物品或其包装的表面在运出动物饲养间前进行清洁和可靠消毒灭菌。

6.5.3.13 应在风险评估的基础上，适当处理防护区内淋浴间的污水，并应对灭菌效果进行监测，以确保达到排放要求。

6.5.3.14 适用于 4.4.3 的动物饲养间，应根据风险评估的结果，确定其排出的气体是否需要经过两级 HEPA 过滤器的过滤后排出。

6.5.3.15 适用于 4.4.3 的动物饲养间，应可以在原位对送风 HEPA 过滤器进行消毒灭菌和检漏。

5.5.3.16 适用于 4.4.1 和 4.4.2 的动物饲养间的气压（负压）与室外大气压的压差值应不小于 60 Pa，与相邻区域的压差（负压）应不小于 15 Pa。

6.5.3.17 适用于 4.4.3 的动物饲养间的气压（负压）与室外大气压的压差值应不小于 80 Pa，与相邻区域的压差（负压）应不小于 25 Pa。

6.5.3.18 适用于 4.4.3 的动物饲养间及其缓冲间的气密性应达到在关闭受测房间所有通路并维持房间内的温度在设计范围上限的条件下，若使空气压力维持在 250 Pa 时，房间内每小时泄漏的空气量应不超过受测房间净容积的 10%。

6.5.3.19 在适用于 4.4.3 的动物饲养间从事可传染人的病原微生物活动时，应根据进一步的风险评估确定实验室的生物安全防护要求；适用时，应经过相关主管部门的批准。

6.5.4 ABSL-4 实验室

6.5.4.1 适用时，应符合 6.5.3 的要求。

6.5.4.2 淋浴间应设置强制淋浴装置。

6.5.4.3 动物饲养间的缓冲间应为气锁。

6.5.4.4 应有严格限制进入动物饲养间的门禁措施。

6.5.4.5 动物饲养间的气压（负压）与室外大气压的压差值应不小于 100 Pa；与相邻区域的压差（负压）应不小于 25 Pa。

6.5.4.6 动物饲养间及其缓冲间的气密性应达到在关闭受测房间所有通路并维持房间内的温度在设计范围上限的条件下，当房间内的空气压力上升到 500Pa 后，20 分钟内自然衰减的气压小于 250Pa。

6.5.4.7 应有装置和技术对所有物品或其包装的表面在运出动物饲养间前进行清洁和可靠消毒灭菌。

6.5.5 对从事无脊椎动物操作实验室设施的要求

6.5.5.1 该类动物设施的生物安全防护水平应根据国家相关主管部门的规定和风险评估的结果确定。

6.5.5.2 如果从事某些节肢动物（特别是可飞行、快爬或跳跃的昆虫）的实验活动，应采取以下适用的措施（但不限于）：

a）应通过缓冲间进入动物饲养间，缓冲间内应安装适用的捕虫器，并应在门上安装防节肢动物逃逸的纱网；

b）应在所有关键的可开启的门窗上安装防节肢动物逃逸的纱网；

c）应在所有通风管道的关键节点安装防节肢动物逃逸的纱网；应具备分房间饲养已感染和未感染节肢动物的条件；

d）应具备密闭和进行整体消毒灭菌的条件；

e）应设喷雾式杀虫装置；

f）应设制冷装置，需要时，可以及时降低动物的活动能力；

g）应有机制确保水槽和存水弯管内的液体或消毒灭菌液不干涸；

h）只要可行，应对所有废物高压灭菌；

i）应有机制监测和记录会飞、爬、跳跃的节肢动物幼虫和成虫的数量；

j）应配备适用于放置装蜱螨容器的油碟；

k）应具备带双层网的笼具以饲养或观察已感染或潜在感染的逃逸能力强的节肢动物；

l）应具备适用的生物安全柜或相当的安全隔离装置以操作已感染或潜在感染的节肢动物；

m）应具备操作已感染或潜在感染的节肢动物的低温盘；

n）需要时，应设置监视器和通信设备。

6.5.5.3 是否需要其他措施，应根据风险评估的结果确定。

7 管理要求

7.1 组织和管理

7.1.1 实验室或其母体组织应有明确的法律地位和从事相关活动的资格。

7.1.2 实验室所在的机构应设立生物安全委员会，负责咨询、指导、评估、监督实验室的生物安全相关事宜。实验室负责人应至少是所在机构生物安全委员会有职权的成员。

7.1.3 实验室管理层应负责安全管理体系的设计、实施、维持和改进，应负责：

a）为实验室所有人员提供履行其职责所需的适当权力和资源；

b）建立机制以避免管理层和实验室人员受任何不利于其工作质量的压力或影响（如：财务、人事或其他方面的），或卷入任何可能降低其公正性、判断力和能力的活动；

c）制定保护机密信息的政策和程序；

d）明确实验室的组织和管理结构，包括与其他相关机构的关系；

e）规定所有人员的职责、权力和相互关系；

f）安排有能力的人员，依据实验室人员的经验和职责对其进行必要的培训和监督；

g）指定一名安全负责人，赋予其监督所有活动的职责和权力，包括制定、维持、监督实验室安全计划的责任，阻止不安全行为或活动的权力，直接向决定实验室政策和资源的管理层报告的权力；

h）指定负责技术运作的技术管理层，并提供可以确保满足实验室规定的安全要求和技术要求的资源；

i）指定每项活动的项目负责人，其负责制定并向实验室管理层提交活动计划、风险评估报告、安全及应急措施、项目组人员培训及健康监督计划、安全保障及资源要求；

j）指定所有关键职位的代理人。

7.1.4 实验室安全管理体系应与实验室规模、实验室活动的复杂程度和风险相适应。

7.1.5 政策、过程、计划、程序和指导书等应文件化并传达至所有相关人员。实验室管理层应保证这些文件易于理解并可以实施。

7.1.6 安全管理体系文件通常包括管理手册、程序文件、说明及操作规程、记录等文件，应有供现场工作人员快速使用的安全手册。

7.1.7 应指导所有人员使用和应用与其相关的安全管理体系文件及其实施要求，并评估其理解和运用的能力。

7.2 管理责任

7.2.1 实验室管理层应对所有员工、来访者、合同方、社区和环境的安全负责。

7.2.2 应制定明确的准入政策并主动告知所有员工、来访者、合同方可能面临的风险。

7.2.3 应尊重员工的个人权利和隐私。

7.2.4 应为员工提供持续培训及继续教育的机会，保证员工可以胜任所分配的工作。

7.2.5 应为员工提供必要的免疫计划、定期的健康检查和医疗保障。

7.2.6 应保证实验室设施、设备、个体防护装备、材料等符合国家有关的安全要求，并定期检查、维护、更新，确保不降低其设计性能。

7.2.7 应为员工提供符合要求的适用防护用品和器材。

7.2.8 应为员工提供符合要求的适用实验物品和器材。

7.2.9 应保证员工不疲劳工作和不从事风险不可控制的或国家禁止的工作。

7.3 个人责任

7.3.1 应充分认识和理解所从事工作的风险。

7.3.2 应自觉遵守实验室的管理规定和要求。

7.3.3 在身体状态许可的情况下，应接受实验室的免疫计划和其他的健康管理规定。

7.3.4 应按规定正确使用设施、设备和个体防护装备。

7.3.5 应主动报告可能不适于从事特定任务的个人状态。

7.3.6 不应因人事、经济等任何压力而违反管理规定。

7.3.7 有责任和义务避免因个人原因造成生物安全事件或事故。

7.3.8 如果怀疑个人受到感染，应立即报告。

7.3.9 应主动识别任何危险和不符合规定的工作，并立即报告。

7.4 安全管理体系文件

7.4.1 实验室安全管理的方针和目标

7.4.1.1 在安全管理手册中应明确实验室安全管理的方针和目标。安全管理的方针应简明扼要，至少包括以下内容：

a）实验室遵守国家以及地方相关法规和标准的承诺；

b）实验室遵守良好职业规范、安全管理体系的承诺；

c）实验室安全管理的宗旨。

7.4.1.2 实验室安全管理的目标应包括实验室的工作范围、对管理活动和技术活动制定的安全指标，应明确、可考核。

7.4.1.3 应在风险评估的基础上确定安全管理目标，并根据实验室活动的复杂性和风险程度定期评审安全管理目标和制定监督检查计划。

7.4.2 安全管理手册

7.4.2.1 应对组织结构、人员岗位及职责、安全及安保要求、安全管理体系、体系文件架构等进行规定和描述。安全要求不能低于国家和地方的相关规定及标准的要求。

7.4.2.2 应明确规定管理人员的权限和责任，包括保证其所管人员遵守安全管理体系要求的责任。

7.4.2.3 应规定涉及的安全要求和操作规程应以国家主管部门和世界卫生组织、世界动物卫生组织、国际标准化组织等机构或行业权威机构发布的指南或标准等为依据，并符合国家相关法规和标准的要求；任何新技术在使用前应经过充分验证，适用时，应得到国家相关主管部门的批准。

7.4.3 程序文件

7.4.3.1 应明确规定实施具体安全要求的责任部门、责任范围、工作流程及责任人、任务安排及对操作人员能力的要求、与其他责任部门的关系、应使用的工作文件等。

7.4.3.2 应满足实验室实施所有的安全要求和管理要求的需要，工作流程清晰，各项职责得到落实。

7.4.4 说明及操作规程

7.4.4.1 应详细说明使用者的权限及资格要求、潜在危险、设施设备的功能、活动目的和具体操作步骤、防护和安全操作方法、应急措施、文件制定的依据等。

7.4.4.2 实验室应维持并合理使用实验室涉及的所有材料的最新安全数据单。

7.4.5 安全手册

7.4.5.1 应以安全管理体系文件为依据，制定实验室安全手册（快速阅读文件）；应要求所有员工阅读安全手册并在工作区随时可供使用；安全手册宜包括（但不限于）以下内容：

a）紧急电话、联系人；
b）实验室平面图、紧急出口、撤离路线；
c）实验室标识系统；
d）生物危险；
e）化学品安全；
f）辐射；
g）机械安全；
h）电气安全；
i）低温、高热；
j）消防；
k）个体防护；
l）危险废物的处理和处置；
m）事件、事故处理的规定和程序；
n）从工作区撤离的规定和程序。

7.4.5.2 安全手册应简明、易懂、易读，实验室管理层应至少每年对安全手册评审和更新。

7.4.6 记录

7.4.6.1 应明确规定对实验室活动进行记录的要求，至少应包括：记录的内容、记录的要求、记录的档案管理、记录使用的权限、记录的安全、记录的保存期限等。保存期限应符合国家和地方法规或标准的要求。

7.4.6.2 实验室应建立对实验室活动记录进行识别、收集、索引、访问、存放、维护及安全处置的程序。

7.4.6.3 原始记录应真实并可以提供足够的信息，保证可追溯性。

7.4.6.4 对原始记录的任何更改均不应影响识别被修改的内容，修改人应签字和注明日期。

7.4.6.5 所有记录应易于阅读，便于检索。

7.4.6.6 记录可存储于任何适当的媒介，应符合国家和地方的法规或标准的要求。

7.4.6.7 应具备适宜的记录存放条件，以防损坏、变质、丢失或未经授权的进入。

7.4.7 标识系统

7.4.7.1 实验室用于标示危险区、警示、指示、证明等的图文标识是管理体系文件的一部分，包括用于特殊情况下的临时标识，如"污染""消毒中""设备检修"等。

7.4.7.2 标识应明确、醒目和易区分。只要可行，应使用国际、国家规定的通用标识。

7.4.7.3 应系统而清晰地标示出危险区，且应适用于相关的危险。在某些情况下，宜同时使用标识和物理屏障标示出危险区。

7.4.7.4 应清楚地标示出具体的危险材料、危险，包括：生物危险、有毒有害、腐蚀性、辐射、刺伤、电击、易燃、易爆、高温、低温、强光、振动、噪声、动物咬伤、砸伤等；需要时，应同时提示必要的防护措施。

7.4.7.5 应在须验证或校准的实验室设备的明显位置注明设备的可用状态、验证周期、下次验证或校准的时间等信息。

7.4.7.6 实验室入口处应有标识，明确说明生物防护级别、操作的致病性生物因子、实验室负责人姓名、紧急联络方式和国际通用的生物危险符号；适用时，应同时注明其他危险。

7.4.7.7 实验室所有房间的出口和紧急撤离路线应有在无照明的情况下也可清楚识别的标识。

7.4.7.8 实验室的所有管道和线路应有明确、醒目和易区分的标识。

7.4.7.9 所有操作开关应有明确的功能指示标识，必要时，还应采取防止误操作或恶意操作的措施。

7.4.7.10 实验室管理层应负责定期（至少每12个月一次）评审实验室标识系统，需要时及时更新，以确保其适用现有的危险。

7.5 文件控制

7.5.1 实验室应对所有管理体系文件进行控制，制定和维持文件控制程序，确保实验室人员使用现行有效的文件。

7.5.2 应将受控文件备份存档，并规定其保存期限。文件可以用任何适当的媒介保存，不限定为纸张。

7.5.3 应有相应的程序以保证：

a）管理体系所有的文件应在发布前经过授权人员的审核与批准；

b）动态维持文件清单控制记录，并可以识别现行有效的文件版本及发放情况；

c）在相关场所只有现行有教的文件可供使用；

d）定期评审文件，需要修订的文件经授权人员审核与批准后及时发布；

e）及时撤掉无效或已废止的文件，或可以确保不误用；

f）适当标注存留或归档的已废止文件，以防误用。

7.5.4 如果实验室的文件控制制度允许在换版之前对文件手写修改，应规定修改程序和权限。修改之处应有清晰的标注、签署并注明日期，被修改的文件应按程序投时发布。

7.5.5 应制定程序规定如何更改和控制保存在计算机系统中的文件。

7.5.6 安全管理体系文件应具备唯一识别性，文件中应包括以下信息：

a）标题；

b）文件编号、版本号、修订号；

c）页数；

d）生效日期；

e）编制人、审核人、批准人；

f）参考文献或编制依据。

7.6 安全计划

7.6.1 实验室安全负责人应负责制定年度安全计划，安全计划应经过管理层的审核与批准。需要时，实验室安全计划应包括（不限于）：

a）实验室年度工作安排的说明和介绍；

b）安全和健康管理目标；

c）风险评估计划；

d）程序文件与标准操作规程的制定与定期评审计划；

e）人员教育、培训及能力评估计划；

f）实验室活动计划；

g）设施设备校准、验证和维护计划；

h）危险物品使用计划；

i）消毒灭菌计划；

j）废物处置计划；

k）设备淘汰、购置、更新计划；

l）演习计划（包括泄漏处理、人员意外伤害、设施设备失效、消防、应急预案等）；

m）监督及安全检查计划（包括核查表）；

n）人员健康监督及免疫计划；

o）审核与评审计划；

p）持续改进计划；

q）外部供应与服务计划；

r）行业最新进展跟踪计划；

s）与生物安全委员会相关的活动计划。

7.7 安全检查

7.7.1 实验室管理层应负责实施安全检查，每年应至少根据管理体系的要求系统性地检查一次，对关键控制点可根据风险评估报告适当增加检查频率，以保证：

a）设施设备的功能和状态正常；

b）警报系统的功能和状态正常；

c）应急装备的功能及状态正常；

d）消防装备的功能及状态正常；

e）危险物品的使用及存放安全；

f）废物处理及处置的安全；

g）人员能力及建康状态符合工作要求；

h）安全计划实施正常；

i）实验室活动的运行状态正常；

j）不符合规定的工作及时得到纠正；

k）所需资源满足工作要求。

7.7 2 为保证检查工作的质量，应依据事先制定的适用于不同工作领域的核查表实施检查。

7.7.3 当发现不符合规定的工作、发生事件或事故时，应立即查找原因并评估后果；必要时，停止工作。

7.7.4 生物安全委员会应参与安全检查。

7.7.5 外部的评审活动不能代替实验室的自我安全检查。

7.8 不符合项的识别和控制

7.8.1 当发现有任何不符合实验室所制定的安全管理体系的要求时，实验室管理层应按需要采取以下措施（不限于）：

a）将解决问题的责任落实到个人；

b）明确规定应采取的措施；

c）只要发现很有可能造成感染事件或其他损害，立即终止实验室活动并报告；

d）立即评估危害并采取应急措施；

e）分析产生不符合项的原因和影响范围，只要适用，应及时采取补救措施；

  f）进行新的风险评估；

  g）采取纠正措施并验证有效；

  h）明确规定恢复工作的授权人及责任；

  i）记录每一不符合项及其处理的过程并形成文件。

  7.8.2 实验室管理层应按规定的周期评审不符合项报告，以发现趋势并采取预防措施。

  7.9 纠正措施

  7.9.1 纠正措施程序中应包括识别问题发生的根本原因的调查程序。纠正措施应与问题的严重性及风险的程度相适应。只要适用，应及时采取预防措施。

  7.9.2 实验室管理层应将因纠正措施所致的管理体系的任何改变文件化并实施。

  7.9.3 实验室管理层应负责监督和检查所采取纠正措施的效果，以确保这些措施已有效解决了识别出的问题。

  7.10 预防措施

  7.10.1 应识别无论是技术还是管理体系方面的不符合项来源和所需的改进，定期进行趋势分析和风险分析，包括对外部评价的分析。如果需要采取预防措施，应制订行动计划、监督和检查实施效果，以减少类似不符合项发生的可能性并借机改进。

  7.10.2 预防措施程序应包括对预防措施的评价，以确保其有效性。

  7.11 持续改进

  7.11.1 实验室管理层应定期系统地评审管理体系，以识别所有潜在的不符合项来源、识别对管理体系或技术的改进机会，适用时，应及时改进识别出的需改进之处，应制定改进方案，文件化、实施并监督。

  7.11.2 实验室管理层应设置可以系统地监测、评价实验室活动风险的客观指标。

  7.11.3 如果采取措施，实验室管理层还应通过重点评审或审核相关范围的方式评价其效果。

  7.11.4 需要时，实验室管理层应及时将因改进措施所致的管理体系的任何改变文件化并实施。

  7.11.5 实验室管理层应有机制保证所有员工积极参加改进活动，并提供相关的教育和培训机会。

  7.12 内部审核

  7.12.1 应根据安全管理体系的规定对所有管理要素和技术要素定期进行内部审核，以证实管理体系的运作持续符合要求。

  7.12.2 应由安全负责人负责策划、组织并实施审核。

  7.12.3 应明确内部审核程序并文件化，应包括审核范围、频次、方法及所需的文件。如果发现不足或改进机会，应采取适当的措施，并在约定的时间内完成。

  7.12.4 正常情况下，应按不大于12个月的周期对管理体系的每个要素进行内部审核。

  7.12.5 员工不应审核自己的工作。

  7.12.6 应将内部审核的结果提交实验室管理层评审。

  7.13 管理评审

  7.13.1 实验室管理层应对实验室安全管理体系及其全部活动进行评审，包括设施设备的状态、人员状态、实验室相关的活动、变更、事件、事故等。

  7.13.2 需要时，管理评审应考虑以下内容（不限于）：

  a）前次管理评审输出的落实情况；

  b）所采取纠正措施的状态和所需的预防措施；

  c）管理或监督人员的报告；

  d）近期内部审核的结果；

  e）安全检查报告；

  f）适用时，外部机构的评价报告；

  g）任何变化、变更情况的报告；

  h）设施设备的状态报告；

  i）管理职责的落实情况；

  j）人员状态、培训、能力评估报告；

  k）员工健康状况报告；

  l）不符合项、事件、事故及其调查报告；

  m）实验室工作报告；

  n）风险评估报告；

  o）持续改进情况报告；

  p）对服务供应商的评价报告；

  q）国际、国家和地方相关规定和技术标准的更新与维持情况；

  r）安全管理方针及目标；

  s）管理体系的更新与维持；

  t）安全计划的落实情况、年度安全计划及所需资源。

  7.13.3 只要可行，应以客观方式监测和评价实验室安全管理体系的适用性和有效性。

7.13.4 应记录管理评审的发现及提出的措施，应将评审发现和作为评审输出的决定列入含目的、目标和措施的工作计划中，并告知实验室人员。实验室管理层应确保所提出的措施在规定的时间内完成。

7.13.5 正常情况下，应按不大于 12 个月的周期进行管理评审。

7.14 实验室人员管理

7.14.1 必要时，实验室负责人应指定若干适当的人员承担实验室安全相关的管理职责。实验室安全管理人员应：

a) 具备专业教育背景；
b) 熟悉国家相关政策、法规、标准；
c) 熟悉所负责的工作，有相关的工作经历或专业培训；
d) 熟悉实验室安全管理工作；
e) 定期参加相关的培训或继续教育。

7.14.2 实验室或其所在机构应有明确的人事政策和安排，并可供所有员工查阅。

7.14.3 应对所有岗位提供职责说明，包括人员的责任和任务，教育、培训和专业资格要求，应提供给相应岗位的每位员工。

7.14.4 应有足够的人力资源承担实验室所提供服务范围内的工作以及承担管理体系涉及的工作。

7.14.5 如果实验室聘用临时工作人员，应确保其有能力胜任所承担的工作，了解并遵守实验室管理体系的要求。

7.14.6 员工的工作量和工作时间安排不应影响实验室活动的质量和员工的健康，符合国家法规要求。

7.14.7 在有规定的领域，实验室人员在从事相关的实验室活动时，应有相应的资格。

7.14.8 应培训员工独立工作的能力。

7.14.9 应定期评价员工可以胜任其工作任务的能力。

7.14.10 应按工作的复杂程度定期评价所有员工的表现，应至少每 12 个月评价一次。

7.14.11 人员培训计划应包括（不限于）：

a) 上岗培训，包括对较长期离岗或下岗人员的再上岗培训；
b) 实验室管理体系培训；
c) 安全知识及技能培训；
d) 实验室设施设备（包括个体防护装备）的安全使用；
e) 应急措施与现场救治；
f) 定期培训与继续教育；
g) 人员能力的考核与评估。

7.14.12 实验室或其所在机构应维持每个员工的人事资料，可靠保存并保护隐私权。人事档案应包括（不限于）：

a) 员工的岗位职责说明；
b) 岗位风险说明及员工的知情同意证明；
c) 教育背景和专业资格证明；
d) 培训记录，应有员工与培训者的签字及日期；
e) 员工的免疫、健康检查、职业禁忌证等资料；
f) 内部和外部的继续教育记录及成绩；
g) 与工作安全相关的意外事件、事故报告；
h) 有关确认员工能力的证据，应有能力评价的日期和承认该员工能力的日期或期限；
i) 员工表现评价。

7.15 实验室材料管理

7.15.1 实验室应有选择、购买、采集、接收、查验、使用、处置和存储实验室材料（包括外部服务）的政策和程序，以保证安全。

7.15.2 应确保所有与安全相关的实验室材料只有在经检查或证实其符合有关规定的要求之后投入使用，应保存相关活动的记录。

7.15.3 应评价重要消耗品、供应品和服务的供应商，保存评价记录和允许使用的供应商名单。

7.15.4 应对所有危险材料建立清单，包括来源、接收、使用、处置、存放、转移、使用权限、时间和数量等内容，相关记录安全保存，保存期限不少于 20 年。

7.15.5 应有可靠的物理措施和管理程序确保实验室危险材料的安全和安保。

7.15.6 应按国家相关规定的要求使用和管理实验室危险材料。

7.16 实验室活动管理

7.16.1 实验室应有计划、申请、批准、实施、监督和评估实验室活动的政策和程序。

7.16.2 实验室负责人应指定每项实验室活动的项目负责人，同见 7.1.3。

7.16.3 在开展活动前，应了解实验室活动涉及的任何危险，掌握良好工作行为（参见附录 B）；为实验人员提供如何在风险最小情况下进行工作的详细指导，包括正确选择和使用个体防护装备。

7.16.4 涉及微生物的实验室活动操作规程应利用良好微生物标准操作要求和（或）特殊操作要求。

7.16.5 实验室应有针对未知风险材料操作的政策和程序。

7.17 实验室内务管理

7.17.1 实验室应有对内务管理的政策和程序，包括内务工作所用清洁剂和消毒灭菌剂的选择、配制、效期、使用方法、有效成分检测及消毒灭菌效果监测等政策和程序，应评估和避免消毒灭菌剂本身的风险。

7.17.2 不应在工作面放置过多的实验室耗材。

7.17.3 应时刻保持工作区整洁有序。

7.17.4 应指定专人使用经核准的方法和个体防护装备进行内务工作。

7.17.5 不应混用不同风险区的内务程序和装备。

7.17.6 应在安全处置后对被污染的区域和可能被污染的区域进行内务工作。

7.17.7 应制订日常清洁（包括消毒灭菌）计划和清场消毒灭菌计划，包括对实验室设备和工作表面的消毒灭菌和清洁。

7.17.8 应指定专人监督内务工作，应定期评价内务工作的质量。

7.17.9 实验室的内务规程和所用材料发生改变时应通知实验室负责人。

7.17.10 实验室规程、工作习惯或材料的改变可能对内务人员有潜在危险时，应通知实验室负责人并书面告知内务管理负责人。

7.17.11 发生危险材料溢洒时，应启用应急处理程序。

7.18 实验室设施设备管理

7.18.1 实验室应有对设施设备（包括个体防护装备）管理的政策和程序，包括设施设备的完好性监控指标、巡检计划、使用前核查、安全操作、使用限制、授权操作、消毒灭菌、禁止事项、定期校准或检定、定期维护、安全处置、运输、存放等。

7.18.2 应制定在发生事故或溢洒（包括生物、化学或放射性危险材料）时，对设施设备去污染、清洁和消毒灭菌的专用方案（参见附录C）。

7.18.3 设施设备维护、修理、报废或被移出实验室前应先去污染、清洁和消毒灭菌；但应意识到，可能仍然需要要求维护人员穿戴适当的个体防护装备。

7.18.4 应明确标示出设施设备中存在危险的部位。

7.18.5 在投入使用前应核查并确认设施设备的性能可满足实验室的安全要求和相关标准。

7.18.6 每次使用前或使用中应根据监控指标确认设施设备的性能处于正常工作状态，并记录。

7.18.7 如果使用个体呼吸保护装置，应做个体适配性测试，每次使用前核查并确认符合佩戴要求。

7.18.8 设施设备应由经过授权的人员操作和维护，现行有效的使用和维护说明书应便于有关人员使用。

7.18.9 应依据制造商的建议使用和维护实验室设施设备。

7.18.10 应在设施设备的显著部位标示出其唯一编号、校准或验证日期、下次校准或验证日期、准用或停用状态。

7.18.11 应停止使用并安全处置性能已显示出缺陷或超出规定限度的设施设备。

7.18.12 无论什么原因，如果设备脱离了实验室的直接控制，待该设备返回后，应在使用前对其性能进行确认并记录。

7.18.13 应维持设施设备的档案，适用时，内容应至少包括（不限于）：

a）制造商名称、型式标识、系列号或其他唯一性标识；

b）验收标准及验收记录；

c）接收日期和启用日期；

d）接收时的状态（新品、使用过、修复过）；

e）当前位置；

f）制造商的使用说明或其存放处；

g）维护记录和年度维护计划；

h）校准（验证）记录和校准（验证）计划；

i）任何损坏、故障、改装或修理记录；

j）服务合同；

k）预计更换日期或使用寿命；

l）安全检查记录。

7.19 废物处置

7.19.1 实验室危险废物处理和处置的管理应符合国家或地方法规和标准的要求，应征询相关主管部门的意见和建议。

7.19.2 应遵循以下原则处理和处置危险废物：

a）将操作、收集、运输、处理及处置废物的

b）将其对环境的有害作用减至最小；

c）只可使用被承认的技术和方法处理和处置危险废物；

d）排放符合国家或地方规定和标准的要求。

7.19.3 应有措施和能力安全处理和处置实验室危险废物。

7.19.4 应有对危险废物处理和处置的政策和程序，包括对排放标准及监测的规定。

7.19.5 应评估和避免危险废物处理和处置方法本身的风险。

7.19.6 应根据危险废物的性质和危险性按相关标准分类处理和处置废物。

7.19.7 危险废物应弃置于专门设计的、专用的和有标识的用于处置危险废物的容器内，装量不能超过建议的装载容量。

7.19.8 锐器（包括针头、小刀、金属和玻璃等）应直接弃置于耐扎的容器内。

7.19.9 应由经过培训的人员处理危险废物，并应穿戴适当的个体防护装备。

7.19.10 不应积存垃圾和实验室废物。在消毒灭菌或最终处置之前，应存放在指定的安全地方。

7.19.11 不应从实验室取走或排放不符合相关运输或排放要求的实验室废物。

7.19.12 应在实验室内消毒灭菌含活性高致病性生物因子的废物。

7.19.13 如果法规许可，只要包装和运输方式符合危险废物的运输要求，可以运送未处理的危险废物到指定机构处理。

7.20 危险材料运输

7.20.1 应制定对危险材料运输的政策和程序，包括危险材料在实验室内、实验室所在机构内及机构外部的运输，应符合国家和国际规定的要求。

7.20.2 应建立并维持危险材料接收和运出清单，至少包括危险材料的性质、数量、交接时包装的状态、交接人、收发时间和地点等，确保危险材料出入的可追溯性。

7.20.3 实验室负责人或其授权人员应负责向为实验室送交危险材料的所有部门提供适当的运输指南和说明。

7.20.4 应以防止污染人员或环境的方式运输危险材料，并有可靠的安保措施。

7.20.5 危险材料应置于被批准的本质安全的防漏容器中运输。

7.20.6 国际和国家关于道路、铁路、水路和航空运输危险材料的公约、法规和标准适用，应按国家或国际现行的规定和标准，包装、标示所运输的物品并提供文件资料。

7.21 应急措施

7.21.1 应制定应急措施的政策和程序，包括生物性、化学性、物理性、放射性等紧急情况和火灾、水灾、冰冻、地震、人为破坏等任何意外紧急情况，还应包括使留下的空建筑物处于尽可能安全状态的措施，应征询相关主管部门的意见和建议。

7.21.2 应急程序应至少包括负责人、组织、应急通信、报告内容、个体防护和应对程序、应急设备、撤离计划和路线、污染源隔离和消毒灭菌、人员隔离和救治、现场隔离和控制、风险沟通等内容。

7.21.3 实验室应负责使所有人员（包括来访者）熟悉应急行动计划、撤离路线和紧急撤离的集合地点。

7.21.4 每年应至少组织所有实验室人员进行一次演习。

7.22 消防安全

7.22.1 应有消防相关的政策和程序，并使所有人员理解，以确保人员安全和防止实验室内危险的扩散。

7.22.2 应制订年度消防计划，内容至少包括（不限于）：

a）对实验室人员的消防指导和培训，内容至少包括火险的识别和判断、减少火险的良好操作规程、失火时应采取的全部行动；

b）实验室消防设施设备和报警系统状态的检查；

c）消防安全定期检查计划；

d）消防演习（每年至少一次）。

7.22.3 在实验室内应尽量减少可燃气体和液体的存放量。

7.22.4 应在适用的排风罩或排风柜中操作可燃气体或液体。

7.22.5 应将可燃气体或液体放置在远离热源或打火源之处，避免阳光直射。

7.22.6 输送可燃气体或液体的管道应安装紧急关闭阀。

7.22.7 应配备控制可燃物少量泄漏的工具包。

如果发生明显泄漏，应立即寻求消防部门的援助。

7.22.8 可燃气体或液体应存放在经批准的贮藏柜或库中。贮存量应符合国家相关的规定和标准。

7.22.9 需要冷藏的可燃液体应存放在防爆（无火花）的冰箱中。

7.22.10 需要时，实验室应使用防爆电器。

7.22.11 应配备适当的设备，需要时用于扑灭可控制的火情及帮助人员从火场撤离。

7.22.12 应依据实验室可能失火的类型配置适当的灭火器材并定期维护，应符合消防主管部门的要求。

7.22.13 如果发生火警，应立即寻求消防部门的援助，并告知实验室内存在的危险。

7.23 事故报告

7.23.1 实验室应有报告实验室事件、伤害、事故、职业相关疾病以及潜在危险的政策和程序，符合国家和地方对事故报告的规定要求。

7.23.2 所有事故报告应形成书面文件并存档（包括所有相关活动的记录和证据等文件）。适用时，报告应包括事实的详细描述、原因分析、影响范围、后果评估、采取的措施、所采取措施有效性的追踪、预防类似事件发生的建议及改进措施等。

7.23.3 事故报告（包括采取的任何措施）应提交实验室管理层和安全委员会评审，适用时，还应提交更高管理层评审。

7.23.4 实验室任何人员不得隐瞒实验室活动相关的事件、伤害、事故、职业相关疾病以及潜在危险，应按国家规定上报。

附录 A

（资料性附录）

实验室围护结构严密性检测和排风 HEPA 过滤器检漏方法指南

A.1 引言

本附录旨在为评价实验室围护结构的严密性和对排风 HEPA 过滤器检漏提供参考。

A.2 围护结构严密性检测方法

A.2.1 烟雾检测法

A.2.1.1 在实验室通风空调系统正常运行的条件下，在需要检测位置的附近，通过人工烟源（如：发烟管、水雾震荡器等）造成可视化流场，根据烟雾流动的方向判断所检测位置的严密程度。

A.2.1.2 检测时避免检测位置附近有其他干扰气流物或障碍物。

A.2.1.3 采用冷烟源，发烟量适当，宜使用专用的发烟管。

A.2.1.4 检测的位置包括围护结构的接缝、门窗缝隙、插座、所有穿墙设备与墙的连接处等。

A.2.2 恒定压力下空气泄漏率检测法

A.2.2.1 检测过程

a）将受测房间的温度控制在设计温度范围内，并保持稳定；

b）在房间内的中央位置设置 1 个温度计（最小示值 0.1℃），以记录测试过程中室内温度的变化；

c）关闭并固定好房间围护结构所有的门、传递窗、阀门和气密阀等；

d）通过穿越围护结构的插管安装压力计（量程可达到 500 Pa，最小示值 10 Pa）；

e）在真空泵或排风机和房间之间的管道上安装 1 个调节阀，通过调节真空泵或排风机的流量使房间相对房间外环境产生并维持 250 Pa 的负压差；测试持续的时间宜不超过 10 分钟，以避免压力变化及温度变化造成的影响；

f）记录真空泵或排风机的流量，按式（A.1）计算房间围护结构的小时空气泄漏率：

$$T_f = \frac{Q}{V_1 - V_2} \quad (A.1)$$

式中：

T_f——为房间围护结构的小时空气泄漏率；

Q——真空泵或风机的流量，单位为立方米每小时（m³/h）；

V_1——房间内的空间体积，单位为立方米（m³）；

V_2——房间内物品的体积，单位为立方米（m³）。

A.2.2.2 检测报告

检测报告的主要内容包括：

a）检测条件

  1）检测设备；

  2）检测方法；

  3）受测房间压力和温度的动态变化；

  4）房间内的空间体积及室内物品的体积；

  5）房间内的负压差及测试持续的时间；

  6）检测点的时间；

  7）真空泵或排风机的流量；

b）检测结果

  1）受测房间小时空气泄漏率的计算结果；

  2）受测房间围护结构的严密性评价。

A.2.3 压力衰减检测法

A.2.3.1 检测过程

a）将受测房间的温度控制在设计温度范围内，并保持稳定；

b）在房间内的中央位置设置 1 个温度计（最小示值 0.1℃），以记录测试过程中室内温度的变化；

c）关闭并固定好房间围护结构所有的门、传递窗、阀门和气密阀等；

d）通过穿越围护结构的插管安装压力计（量程可达到 750 Pa，最小示值 10 Pa）；

e）在真空泵或排风机和房间之间的管道上安装 1 个球阀，以便在达到实验压力后能保证真空泵或排风机与受测房间密封；

f）将受测试房间与真空泵或排风机连接，使房间与室外达到 500 Pa 的负压差。压差稳定后关闭房间与真空泵或排风机之间的阀门；

g）每分钟记录 1 次压差和温度，连续记录至少 20 分钟；

h）断开真空泵或鼓风机，慢慢打开球阀，使房间压力恢复到正常状态；

i）如果需要进行重复测试，20 分钟后进行。

A.2.3.2　检测报告

检测报告的主要内容包括：

a）检测条件

　　1）检测设备；

　　2）检测方法；

　　3）受测房间压力和温度的动态变化；

　　4）检测持续的时间；

　　5）检测点的时间；

b）检测结果

　　1）受测房间 20 分钟的压力衰减率；

　　2）受测房间围护结构严密性的评价。

A.3　排风 HEPA 过滤器的扫描检漏方法

A.3.1　检测条件

在实验室排风 HEPA 过滤器的排风量在最大运行风量下，待实验室压力、温度、湿度和洁净度稳定后开始检测。

A.3.2　检测用气溶胶

检测用气溶胶的中径通常为 0.3 μm，所发生气溶胶的浓度和粒径要分布均匀和稳定。可采用癸二酸二异辛酯[di（2-ethylhexyl）sebacate，DEHS]、邻苯二甲酸二辛酯（dioctyl phthalate，DOP）或聚 α 烯烃（polyaphaolefin，PAO）等物质用于发生气溶胶，应优先选用对人和环境无害的物质。

A.3.3　检测方法

A.3.3.1　图 A.1 为扫描检漏法检测示意图。

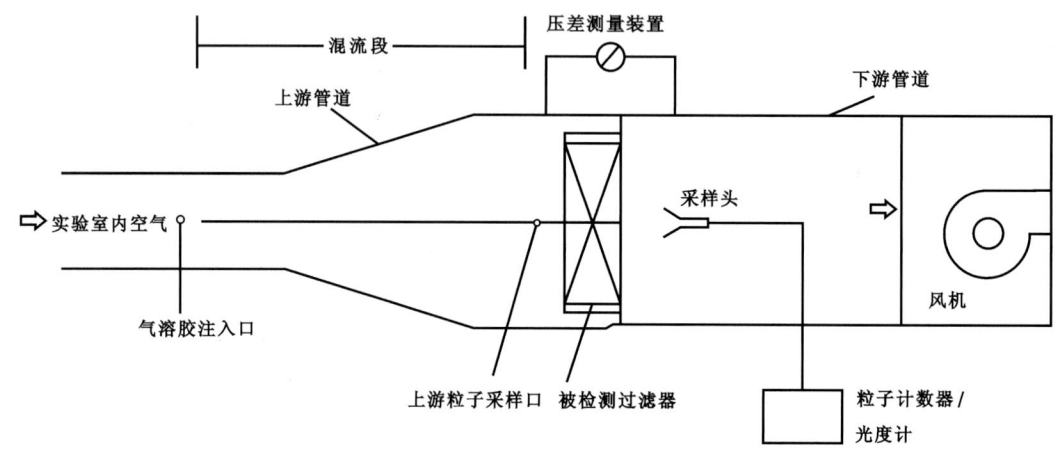

图 A.1　扫描检漏法检测示意图

A.3.3.2　检测过程

a）测量过滤器的通风量，取 4 次测量的均值；

b）测量过滤器两侧的压差，压力测量的断面要位于流速均匀的区域；

c）测量上游气溶胶的浓度，将气溶胶注入被测过滤器的上游管道并保持浓度稳定，采样 4 次，每次读数与 4 次读数平均值的差别控制在 15% 内；

d）扫描排风 HEPA 过滤器，采样头距被测过滤器的表面 2～3 cm，扫描的速度不超过 5 cm/s，扫描范围包括过滤器的所有表面及过滤器与装置的连接处，为了获得具有统计意义的结果，需要在下游记录到足够多的粒子。

A.3.4　检测报告

检测报告的主要内容包括：

a）检测条件

　　1）检测设备；

　　2）检测方法；

　　3）示踪粒子的中径；

　　4）温度和相对湿度；

　　5）被测过滤器通风量；

b）检测结果

　　1）过滤器两侧的压差；

　　2）过滤器的平均过滤效率和最低过滤效率；

　　3）如果有明显的漏点，标出漏点的位置。

附录 B

（资料性附录）

生物安全实验室良好工作行为指南

B.1 引言

本附录旨在帮助生物安全实验室制定专用的良好操作规程。实验室应牢记，本附录的内容不一定满足或适用于特定的实验室或特定的实验室活动，应根据各实验室的风险评估结果制定适用的良好操作规程。

B.2 生物安全实验室标准的良好工作行为

B.2.1 建立并执行准入制度。所有进入人员要知道实验室的潜在危险，符合实验室的进入规定。

B.2.2 确保实验室人员在工作地点可随时得到生物安全手册。

B.2.3 建立良好的内务规程。对个人日常清洁和消毒进行要求，如洗手、淋浴（适用时）等。

B.2.4 规范个人行为。在实验室工作区不要饮食、抽烟、处理隐形眼镜、使用化妆品、存放食品等；工作前，掌握生物安全实验室标准的良好操作规程。

B.2.5 正确使用适当的个体防护装备，如手套、护目镜、防护服、口罩、帽子、鞋等。个体防护装备在工作中发生污染时，要更换后才能继续工作。

B.2.6 戴手套工作。每当污染、破损或戴一定时间后，更换手套；每当操作危险性材料的工作结束时，除去手套并洗手；离开实验间前，除去手套并洗手。严格遵守洗手的规程。不要清洗或重复使用一次性手套。

B.2.7 如果有可能发生微生物或其他有害物质溅出，要佩戴防护眼镜。

B.2.8 存在空气传播的风险时需要进行呼吸防护，用于呼吸防护的口罩在使用前要进行适配性试验。

B.2.9 工作时穿防护服。在处理生物危险材料时，穿着适用的指定防护服。离开实验室前按程序脱下防护服。用完的防护服要消毒灭菌后再洗涤。工作用鞋要防水、防滑、耐扎、舒适，可有效保护脚部。

B.2.10 安全使用移液管，要使用机械移液装置。

B.2.11 配备降低锐器损伤风险的装置和建立操作规程。在使用锐器时要注意：

a）不要试图弯曲、截断、破坏针头等锐器，不要试图从一次性注射器上取下针头或套上针头护套。必要时，使用专用的工具操作；

b）使用过的锐器要置于专用的耐扎容器中，不要超过规定的盛放容量；

c）重复利用的锐器要置于专用的耐扎容器中，采用适当的方式消毒灭菌和清洁处理；

d）不要试图直接用手处理打破的玻璃器具等（参见附录 C），尽量避免使用易碎的器具。

B.2.12 按规程小心操作，避免发生溢洒或产生气溶胶，如不正确的离心操作、移液操作等。

B.2.13 在生物安全柜或相当的安全隔离装置中进行所有可能产生感染性气溶胶或飞溅物的操作。

B.2.14 工作结束或发生危险材料溢洒后，要及时使用适当的消毒灭菌剂对工作表面和被污染处进行处理（参见附录 C）。

B.2.15 定期清洁实验室设备。必要时使用消毒灭菌剂清洁实验室设备。

B.2.16 不要在实验室内存放或养与工作无关的动植物。

B.2.17 所有生物危险废物在处置前要可靠消毒灭菌。需要运出实验室进行消毒灭菌的材料，要置于专用的防漏容器中运送，运出实验室前要对容器进行表面消毒灭菌处理。

B.2.18 从实验室内运走的危险材料，要按照国家和地方或主管部门的有关要求进行包装。

B.2.19 在实验室入口处设置生物危险标识。

B.2.20 采取有效的防昆虫和啮齿类动物的措施，如防虫纱网、挡鼠板等。

B.2.21 对实验室人员进行上岗培训并评估与确认其能力。需要时，实验室人员要接受再培训，如长期未工作、操作规程或有关政策发生变化等。

B.2.22 制定有关职业禁忌证、易感人群和监督个人健康状态的政策。必要时，为实验室人员提供免疫计划、医学咨询或指导。

B.3 生物安全实验室特殊的良好工作行为

B.3.1 经过有控制措施的安全门才能进入实验室，记录所有人员进出实验室的日期和时间并保留记录。

B.3.2 定期采集和保存实验室人员的血清样本。

B.3.3 只要可行，为实验室人员提供免疫计划、医学咨询或指导。

B.3.4 正式上岗前实验室人员需要熟练掌握标准的和特殊的良好工作行为及微生物操作技术和操作规程。

B.3.5 正确使用专用的个体防护装备，工作前先做培训：个体适配性测试和检查，如对面具、呼气防护装置、正压服等的适配性测试和检查。

B.3.6 不要穿个人衣物和佩戴饰物进入实验室防护区，离开实验室前淋浴。用过的实验防护服按污染物处理，先消毒灭菌再洗涤。

B.3.7 Ⅲ级生物安全柜的手套和正压服的手套有破损的风险，为了防止意外感染事件，需要另戴手套。

B.3.8 定期消毒灭菌实验室设备。仪器设备在修理、维护或从实验室内移出以前，要进行消毒灭菌处理。消毒人员要接受专业的消毒灭菌培训，使用专用个体防护装备和消毒灭菌设备。

B.3.9 如果发生可能引起人员暴露感染性物质的事件，要立即报告和进行风险评估，并按照实验室安全管理体系的规定采取适当的措施，包括医学评估、监护和治疗。

B.3.10 在实验室内消毒灭菌所有的生物危险废物。

B.3.11 如果需要从实验室内运出具有活性的生物危险材料，要按照国家和地方或主管部门的有关要求进行包装，并对包装进行可靠的消毒灭菌，如采用浸泡、熏蒸等方式消毒灭菌。

B.3.12 包装好的具有活性的生物危险物除非采用经确认有效的方法灭活后，不要在没有防护的条件下打开包装。如果发现包装有破损，立即报告，由专业人员处理。

B.3.13 定期检查防护设施、防护设备、个体防护装备，特别是带生命支持系统的正压服。

B.3.14 建立实验室人员就医或请假的报告和记录制度，评估是否与实验室工作相关。

B.3.15 建立对怀疑或确认发生实验室获得性感染的人员进行隔离和医学处理的方案并保证必要的条件（如：隔离室等）。

B.3.16 只将必需的仪器装备运入实验室内。所有运入实验室的仪器装备，在修理、维护或从实验室内移出以前要彻底消毒灭菌，比如生物安全柜的内外表面以及所有被污染的风道、风扇及过滤器等均要采用经确认有效的方式进行消毒灭菌，并监测和评价消毒灭菌效果。

B.3.17 利用双扉高压锅、传递窗、渡槽等传递物品。

B.3.18 制定应急程序，包括可能的紧急事件和急救计划，并对所有相关人员培训和进行演习。

B.4 动物生物安全实验室的良好工作行为。

B.4.1 适用时，执行生物安全实验室的标准或特殊良好工作行为。

B.4.2 实验前了解动物的习性，咨询动物专家并接受必要的动物操作的培训。

B.4.3 开始工作前，实验人员（包括清洁人员、动物饲养人员、实验操作人员等）要接受足够的操作训练和演练，应熟练掌握相关的实验动物和微生物操作规程和操作技术，动物饲养人员和实验操作人员要有实验动物饲养或操作上岗合格证书。

B.4.4 将实验动物饲养在可靠的专用笼具或防护装置内，如负压隔离饲养装置（需要时排风要通过 HEPA 过滤器排出）等。

B.4.5 考虑工作人员对动物的过敏性和恐惧心理。

B.4.6 动物饲养室的入口处设置醒目的标识并实行严格的准入制度，包括物理门禁措施（如：个人密码和生物学识别技术等）。

B.4.7 个体防护装备还要考虑方便操作和耐受动物的抓咬和防范分泌物喷射等，要使用专用的手套、面罩、护目镜、防水围裙、防水鞋等。

B.4.8 操作动物时，要采用适当的保定方法或装置来限制动物的活动性，不要试图用人力强行制服动物。

B.4.9 只要可能，限制使用针头、注射器或其他锐器，尽量使用替代的方案，如改变动物染毒途径等。

B.4.10 操作灵长类和大型实验动物时，需要操作人员已经有非常熟练的工作经验。

B.4.11 时刻注意是否有逃出笼具的动物，濒临死亡的动物及时妥善处理。

B.4.12 不要试图从事风险不可控的动物操作。

B.4.13 在生物安全柜或相当的隔离装置内从事涉及产生气溶胶的操作，包括更换动物的垫料、清理排泄物等。如果不能在生物安全柜或相当的隔离装置内进行操作，要组合使用个体防护装备和其他的物理防护装置。

B.4.14 选择适用于所操作动物的设施、设备、实验用具等，配备专用的设备消毒灭菌和清洗设备，培训专业的消毒灭菌和清洗人员。

B.4.15 从事高致病性生物因子感染的动物实验活动，是极为专业和风险高的活动，实验人员应参加针对特定活动的专门培训和演练（包括完整的感染动物操作过程、清洁和消毒灭菌、处理意外事件等），而且要定期评估实验人员的能力，包括管理层的能力。

B.4.16 只要可能，尽量不使用动物。

B.5 生物安全实验室的清洁

B.5.1 由受过培训的专业人员按照专门的规程清洁实验室。外雇的保洁人员可以在实验室消毒灭菌后负责清洁地面和窗户（高级别生物安全实验室不适用）。

B.5.2 保持工作表面的整洁。每天工作完后都要对工作表面进行清洁并消毒灭菌。宜使用可移动或悬挂式的台下柜，以便于对工作台下方进行清洁和消毒灭菌。

B.5.3 定期清洁墙面，如果墙面有可见污物时，及时进行清洁和消毒灭菌。不宜无目的或强力清洗，避免破坏墙面。

B.5.4 定期清洁易积尘的部位，不常用的物品最好存放在抽屉或箱柜内。

B.5.5 清洁地面的时间视工作安排而定，不在日常工作时间做常规清洁工作。清洗地板最常用的工具是浸有清洁剂的湿拖把；家用型吸尘器不适于生物安全实验室使用；不要使用扫帚等扫地。

B.5.6 可以用普通废物袋收集塑料或纸制品等非危险性废物。

B.5.7 用专用的耐扎容器收集带针头的注射器、碎玻璃、刀片等锐利性废弃物。

B.5.8 用专用的耐高压蒸气消毒灭菌的塑料袋收集任何具有生物危险性或有潜在生物危险性的废物。

B.5.9 根据废弃物的特点选用可靠的消毒灭菌方式，如是否包含基因改造生物、是否混有放射性等其他危险物、是否易形成胶状物堵塞灭菌器的排水孔等，要监测和评价消毒灭菌效果。

附录 C

（资料性附录）

实验室生物危险物质溢洒处理指南

C.1 引言

本附录旨在为实验室制定生物危险物质溢洒处理程序提供参考。溢洒在本附录中指包含生物危险物质的液态或固态物质意外地与容器或包装材料分离的过程。实验室人员熟悉生物危险物质溢洒处理程序、溢洒处理工具包的使用方法和存放地点对降低溢洒的危害非常重要。

本附录描述了实验室生物危险物质溢洒的常规处理方法，实验室需要根据其所操作的生物因子，制定专用的程序。如果溢洒物中含有放射性物质或危险性化学物质，则应使用特殊的处理程序。

C.2 溢洒处理工具包

C.2.1 基础的溢洒处理工具包通常包括：

a）对感染性物质有效的消毒灭菌液，消毒灭菌液需要按使用要求定期配制；

b）消毒灭菌液盛放容器；

c）镊子或钳子、一次性刷子、可高压的扫帚和簸箕或其他处理锐器的装置；

d）足够的布巾、纸巾或其他适宜的吸收材料；

e）用于盛放感染性溢洒物以及清理物品的专用收集袋或容器；

f）橡胶手套；

g）面部防护装备，如面罩、护目镜、一次性口罩等；

h）溢洒处理警示标识，如"禁止进入""生物危险"等；

i）其他专用的工具。

C.2.2 明确标示出溢洒处理工具包的存放地点。

C.3 撤离房间

C.3.1 发生生物危险物质溢洒时，立即通知房间内的无关人员迅速离开，在撤离房间的过程中注意防护气溶胶。关门并张贴"禁止进入""溢洒处理"的警告标识，至少 30 分钟后方可进入现场处理溢洒物。

C.3.2 撤离人员按照离开实验室的程序脱去个体防护装备，用适当的消毒灭菌剂和水清洗所暴露皮肤。

C.3.3 如果同时发生了针刺或扎伤，可以用消毒灭菌剂和水清洗受伤区域，挤压伤处周围以促使血往伤口外流；如果发生了黏膜暴露，至少用水冲洗暴露区域 15 分钟。立即向主管人员报告。

C.3.4 立即通知实验室主管人员。必要时，由实验室主管人员安排专人清除溢洒物。

C.4 溢洒区域的处理

C.4.1 准备清理工具和物品，在穿着适当的个体防护装备（如：鞋、防护服、口罩、双层手套、护目镜、呼吸保护装置等）后进入实验室。需要两人若同处理溢洒物，必要时，还需配备一名现场指导人员。

C.4.2 判断污染程度，用消毒灭菌剂浸湿的纸巾（或其他吸收材料）覆盖溢洒物，小心从外围向中心倾倒适当量的消毒灭菌剂，使其与溢洒物混合并作用一定的时间。应注意按消毒灭菌剂的说明确定使用浓度和作用时间。

C.4.3 到作用时间后，小心将吸收了溢洒物的纸巾（或其他吸收材料）连同溢洒物收集到专用的收集袋或容器中，并反复用新的纸巾（或其他吸收材料）将剩余物质吸净。破碎的玻璃或其他锐器要用镊子或钳子处理。用清洁剂或消毒灭菌剂清洁被污染的表面。所处理的溢洒物以及处理工具（包括收集锐器的镊子等）全部置于专用的收集袋或容器中并封好。

C.4.4 用消毒灭菌剂擦拭可能被污染的区域。

C.4.5 按程序脱去个体防护装备，将暴露部位向内折，置于专用的收集袋或容器中并封好。

C.4.6 按程序洗手。

C.4.7 按程序处理清除溢洒物过程中形成的所有废物。

C.5 生物安全柜内溢洒的处理

C.5.1 处理溢洒物时不要将头伸入安全柜内，也不要将脸直接面对前操作口，而应处于前视面板的后方。选择消毒灭菌剂时需要考虑其对生物安全柜的腐蚀性。

C.5.2 如果溢洒的量不足 1 ml 时，可直接用消毒灭菌剂浸湿的纸巾（或其他材料）擦拭。

C.5.3 如溢洒量大或容器破碎，建议按如下操作：

a）使生物安全柜保持开启状态；

b）在溢洒物上覆盖浸有消毒灭菌剂的吸收材料，作用一定时间以发挥消毒灭菌作用。必要时，用消毒灭菌剂浸泡工作表面以及排水沟和接液槽；

c）在安全柜内对所戴手套消毒灭菌后，脱下手套。如果防护服已被污染，脱掉所污染的防护服后，用适当的消毒灭菌剂清洗暴露部位；

d）穿好适当的个体防护装备，如双层手套、防护服、护目镜和呼吸保护装置等；

e）小心将吸收了溢洒物的纸巾（或其他吸收材料）连同溢洒物收集到专用的收集袋或容器中，并反复用新的纸巾（或其他吸收材料）将剩余物质吸净；破碎的玻璃或其他锐器要用镊子或钳子处理；

f）用消毒灭菌剂擦拭或喷洒安全柜内壁、工作表面以及前视窗的内侧；作用一定时间后，用洁净水擦干净消毒灭菌剂；

g）如果需要浸泡接液槽，在清理接液槽前要先报告主管人员；可能需要用其他方式消毒灭菌后再进行清理。

C.5.4 如果溢洒物流入生物安全柜内部，需要评估后采取适用的措施。

C.6 离心机内溢洒的处理

C.6.1 在离心感染性物质时，要使用密封管以及密封的转子或安全桶。每次使用前，检查并确认所有密封圈都在位并状态良好。

C.6.2 离心结束后，至少再等候5分钟打开离心机盖。

C.6.3 如果打开盖子后发现离心机已经被污染，立即小心关上。如果离心期间发生离心管破碎，立即关机，不要打开盖子。切断离心机的电源，至少30分钟后开始清理工作。

C.6.4 穿着适当的个体防护装备，准备好清理工具。必要时，清理人员需要佩戴呼吸保护装置。

C.6.5 消毒灭菌后小心将转子转移到生物安全柜内，浸泡在适当的非腐蚀性消毒灭菌液内，建议浸泡60分钟以上。

C.6.6 小心将离心管转移到专用的收集容器中。一定要用镊子夹取破碎物，可以用镊子夹着棉花收集细小的破碎物。

C.6.7 通过用适当的消毒灭菌剂擦拭和喷雾的方式消毒灭菌离心转子仓室和其他可能被污染的部位，空气晾干。

C.6.8 如果溢洒物流入离心机的内部，需要评估后采取适用的措施。

C.7 评估与报告

C.7.1 对溢洒处理过程和效果进行评估，必要时对实验室进行彻底的消毒灭菌处理和对暴露人员进行医学评估。

C.7.2 按程序记录相关过程和报告。

附录五 微生物和生物医学实验室生物安全通用准则

WS

中华人民共和国卫生行业标准

WS 233—2002

微生物和生物医学实验室
生物安全通用准则

General biosafety standard
for microbiological and biomedical laboratories

2002-12-03 发布　　　　　　　　　　　　　　　　2003-08-01 实施

中华人民共和国卫生部　发　布

目　次

前言
1　范围
2　规范性引用文件
3　定义
4　实验室生物安全防护的基本原则
5　实验室的分类、分级及适用范围
6　一般生物安全防护实验室的基本要求
7　实验脊椎动物生物安全防护实验室
8　生物危险标志及使用
9　新建三级和四级生物安全防护实验室的验收和现有生物安全防护实验室的检测
10　现用三级和四级生物安全防护实验室的使用和维护
附录A（规范性附录）　安全操作规程
附录B（规范性附录）　Ⅱ级生物安全柜的现场检测

前 言

本标准是根据我国当前建设生物安全防护实验室的迫切需要，结合国内最新研究成果和吸取国外先进经验编制的。

通过使用本标准，实现统一仝国生物安全防护实验室的通用生物安全标准要求，同时适应我国生物安全事业及科技进步的要求。

本标准的附录 A、附录 B 为规范性附录。

本标准的附录 C 为资料性附录。

本标准由中国疾病预防控制中心负责起草，中国疾病预防控制中心环境与健康相关产品安全所和中国疾病预防控制中心性病艾滋病预防控制中心参加起草。

本标准主要起草人：王秋娣、徐立大、蒋岩、颜岩、邵强。

本标准由中国卫生经济学会医疗卫生建筑专业委员会及中国医学装备协会提出并解释。

附录C（资料性附录） 各国的微生物与生物安全防护实验室适用级别表

微生物和生物医学实验室生物安全通用准则

1 范围

本标准规定了微生物和生物医学实验室生物安全防护的基本原则、实验室的分级、各级实验室的基本要求。本标准为最低要求。

本标准适用于疾病预防控制机构、医疗保健、科研机构。

2 规范性引用文件

下列文件中的条款通过本标准的引用而成为本标准的条款。凡是注日期的引用文件，其随后所有的修改单（不包括勘误的内容）或修订版均不适用于本标准，然而，鼓励根据本标准达成协议的各方研究是否可使用这些文件的最新版本。凡是不注日期的引用文件，其最新版本适用于本标准。

GB 14925—2001 实验动物 环境及设施

GB/T 16803—1997 采暖、通风、空调、净化设备 术语

GB 50073—2001 洁净厂房设计规范

JGJ 71—1990 洁净室施工及验收规范

3 定义

本标准采用下列定义。

3.1 实验室生物安全防护 biosafety protection for laboratories

实验室工作人员所处理的实验对象含有致病的微生物及其毒素时，通过在实验室设计建造、使用个体防护装置、严格遵从标准化的工作及操作程序和规程等方面采取综合措施，确保实验室工作人员不受实验对象侵染，确保周围环境不受其污染。

3.2 微生物危害评估 hazard assessment for microbes

对实验微生物和毒素可能给人或环境带来的危害所进行的评估。

3.3 气溶胶 aerosol

悬浮于气体介质中粒径一般为 0.001~1 000/μm 的固体、液体微小粒子形成的胶溶状态分散体系。

3.4 生物安全柜 biosafety cabinet

处理危险性微生物时所用的箱形空气净化安全装置。

3.5 Ⅰ级生物安全柜 class Ⅰ biosafety cabinet

至少装置一个高效空气过滤器对排气进行净化，工作时柜正面玻璃推拉窗打开一半，上部为观察窗，下部为操作窗口。外部空气由操作窗口吸进，而不可能由操作窗口逸出。工作状态时保证工作人员不受侵害，但不保证实验对象不受污染。

3.6 Ⅱ级生物安全柜 class Ⅱ biosafety cabinet

至少装置一个高效空气过滤器对排气进行净化，工作空间为经高效过滤器净化的无涡流的单向流空气。工作时正面玻璃推拉窗打开一半，上部为观察窗，下部为操作窗口。外部空气由操作窗口吸进，而不可能由操作窗口逸出。工作状态下遵守操作规程时既保证工作人员不受侵害，也保证实验对象不受污染。

3.7 Ⅲ级生物安全柜 class Ⅲ biosafety cabinet

至少装置一个高效空气过滤器对排气进行净化，工作空间为经高效过滤器净化的无涡流的单向流空气。正面上部为观察窗，下部为手套箱式操作口。箱内对外界保持负压。可确保人体与柜内物品完全隔绝。

3.8 物理抑制设备 physical containment device

用物理或机械方法防止致病微生物逸出的设备。

3.9 高效空气过滤器 HEPA（high efficiency particulate air） filter

在额定风量下，对粒径大于等于 $0.3/\mu m$ 的粒子捕集效率在 99.97% 以上及气流阻力在 245 Pa 以下的空气过滤器。

3.10 相对压强 relative pressure

绝对压强减去大气压强之值。

4 实验室生物安全防护的基本原则

4.1 总则

4.1.1 实验室生物安全防护的内容包括安全

设备、个体防护装置和措施（一级防护），实验室的特殊设计和建设要求（二级防护），严格的管理制度和标准化的操作程序及规程。

4.1.2 应将每一特定实验室从立项、建设到使用维护的全过程中有关生物安全防护综合措施的内容编入各实验室的生物安全手册中。必须设有专职的生物安全负责人。

4.1.3 生物安全防护实验室根据不同的微生物和防护要求分为四个生物安全防护级别。

4.2 安全设备和个体防护

安全设备和个体防护是确保实验室工作人员不与致病微生物及其毒素直接接触的一级屏障。

4.2.1 生物安全柜是最重要的安全设备，形成最主要的防护屏障。实验室应按要求分别配备Ⅰ、Ⅱ、Ⅲ级生物安全柜。所有可能使致病微生物及其毒素溅出或产生气溶胶的操作，除实际上不可实施外，都必须在生物安全柜内进行。不得用超净工作台代替生物安全柜。

4.2.2 必要时实验室应配备其他安全设备，如设置配有排风净化装置的排气罩等，或采用其他使致病微生物逸出确保安全的设备。

4.2.3 实验室所配备的离心机应在生物安全柜或本标准 4.2.2 中所指的其他安全设备中使用，否则必须使用安全密封的专用离心杯。

4.2.4 必须给实验室工作人员配备必要的个体防护用品。

4.3 实验室设计与建造的特殊要求

包括：实验室的选址、平面布置、围护结构、通风空调、安全装置及特殊设备等设计与建造的特殊要求。

4.4 安全操作规程

4.4.1 本标准针对不同等级的生物安全防护实验室所规定的安全操作规程，包括标准的安全操作规程和特殊的安全操作规程（见附录 A），必须在各实验室的生物安全手册中明列并加以执行。

4.4.2 针对不同的微生物及其毒素应补充规定相应的特殊安全操作规程，也应在各实验室的生物安全手册中明列并加以执行。

4.5 致病微生物及其毒素在实验室之间的传递

致病微生物及其毒素在实验室之间的传递必须严格按照国家现行有关管理办法执行。

4.6 管理制度

4.6.1 实验室基本管理

4.6.1.1 实验室内的布置和准入

a）在主实验室应合理设置清洁区、半污染区和污染区；

b）非实验有关人员和物品不得进入实验室；

c）在实验室内不得进食和饮水，或者进行其他与实验无关的活动；

d）实验室工作人员、外来合作者、进修和学习人员在进入实验室及其岗位之前必须经过实验室主任的批准。

4.6.1.2 实验室工作人员的资格和培训

a）实验室的工作人员必须是受过专业教育的技术人员。在独立进行工作前还需在中高级实验技术人员指导下进行上岗培训，达到合格标准，方可开始工作；

b）实验室的工作人员必须被告知实验室工作的潜在危险并接受实验室安全教育，自愿从事实验室工作；

c）实验室的工作人员必须遵守实验室的所有制度、规定和操作规程；

d）三级和四级生物安全防护实验室的工作人员在开始工作前必须留本底血清进行有关的检测，以后定期复检。如有疫苗必须进行免疫注射。

4.6.2 实验室特殊管理

为避免和处理源于不安全操作引起的意外事故，必须严格执行以下原则：

4.6.2.1 针对可能的危险因素，设计保证安全的工作程序。

4.6.2.2 事前进行有效的培训和模拟训练。

4.6.2.3 对于意外事故要能够提供包括紧急救助或专业性保健治疗的措施，足以应付紧急情况。

4.6.2.4 实验室事故处理：工作人员在操作过程中发生意外，如针刺和切伤、皮肤污染、感染性标本溅及体表和口鼻眼内、衣物污染、污染试验台面等均视为安全事故。应视事故类型等不同情况，立即进行紧急处理。具体措施必须形成书面文件并严格遵守执行。在紧急处理的同时必须向有关专家和领导汇报，并详细记录事故经过和损伤的具体部位和程度等，由专家评估是否需要进行预防性治疗。

4.6.2.5 应填写正式的事故登记表，并按规定报告给国家相应级别的卫生主管部门。

4.7 微生物危害评估

当建设使用传染性或有潜在传染性材料的实验室前，必须进行微生物危害评估。应依据传染性微生物致病能力的程度、传播途径、稳定性、感染剂量、操作时的浓度和规模、实验对象的来源、是否有动物实验数据、是否有有效的预防和治疗方法等诸因素进行微生物危害评估。

4.7.1 通过微生物危害评估确定对象微生物应在哪一级的生物安全防护实验室中进行操作。

4.7.2 根据危害评估结果，制定相应的操作规程、实验室管理制度和紧急事故处理办法，必须形成书面文件并严格遵守执行。

5 实验室的分类、分级及适用范围

5.1 分类

5.1.1 一般生物安全防护实验室（不使用实验脊椎动物和昆虫）。

5.1.2 实验脊椎动物生物安全防护实验室。

5.2 分级

每类生物安全防护实验室根据所处理的微生物及其毒素的危害程度各分为四级。各级实验室的生物安全防护要求依次为：一级最低，四级最高。

5.3 适用范围

5.3.1 一般生物安全防护实验室

5.3.1.1 一级生物安全防护实验室

实验室结构和设施、安全操作规程、安全设备适用于对健康成年人已知无致病作用的微生物，如用于教学的普通微生物实验室等。

5.3.1.2 二级生物安全防护实验室

实验室结构和设施、安全操作规程、安全设备适用于对人或环境具有中等潜在危害的微生物。

5.3.1.3 三级生物安全防护实验室

实验室结构和设施、安全操作规程、安全设备适用于主要通过呼吸途径使人传染上严重的甚至是致死疾病的致病微生物及其毒素，通常已有预防传染的疫苗。

艾滋病病毒的研究（血清学实验除外）应在三级生物安全防护实验室中进行。

5.3.1.4 四级生物安全防护实验室

实验室结构和设施、安全操作规程、安全设备适用于对人体具有高度的危险性，通过气溶胶途径传播或传播途径不明，目前尚无有效的疫苗或治疗方法的致病微生物及其毒素。与上述情况类似的不明微生物，也必须在四级生物安全防护实验室中进行。待有充分数据后再决定此种微生物或毒素应在四级还是在较低级别的实验室中处理。

5.3.2 实验脊椎动物生物安全防护实验室，其适用微生物范围与同级的一般生物安全防护实验室相同。

6 一般生物安全防护实验室的基本要求

6.1 一级生物安全防护实验室

6.1.1 安全设备和个体防护

6.1.1.1 一般无须使用生物安全柜等专用安全设备。

6.1.1.2 工作人员在实验时应穿工作服，戴防护眼镜。

6.1.1.3 工作人员手上有皮肤破损或皮疹时应戴手套。

6.1.2 实验室设计和建造的特殊要求

6.1.2.1 每个实验室应设洗手池，宜设置在靠近出口处。

6.1.2.2 实验室围护结构内表面应易于清洁。地面应防滑、无缝隙，不得铺设地毯。

6.1.2.3 实验台表面应不透水，耐腐蚀、耐热。

6.1.2.4 实验室中的家具应牢固。为易于清洁，各种家具和设备之间应保持一定间隙，应有专门放置生物废弃物容器的台（架）。

6.1.2.5 实验室如有可开启的窗户，应设置纱窗。

6.2 二级生物安全防护实验室

6.2.1 安全设备和个体防护

6.2.1.1 可能产生致病微生物气溶胶或出现溅出的操作均应在生物安全柜（Ⅱ级生物安全柜为宜）或其他物理抑制设备中进行，并使用个体防护设备。

6.2.1.2 处理高浓度或大容量感染性材料均必须在生物安全柜（Ⅱ级生物安全柜为宜）或其他物理抑制设备中进行，并使用个体防护设备。

上述材料的离心操作如果使用密封的离心机转子或安全离心杯，且它们只在生物安全柜中开闭和装载感染性材料，则可在实验室中进行。

6.2.1.3 当微生物的操作不可能在生物安全柜内进行而必须采取外部操作时，为防止感染性材料溅出或雾化危害，必须使用面部保护装置（护目镜、面罩、个体呼吸保护用品或其他防溅出保护设备）。

6.2.1.4 在实验室中应穿着工作服或罩衫等防

护服。离开实验室时,防护服必须脱下并留在实验室内。不得穿着外出,更不能携带回家。用过的工作服应先在实验室中消毒,然后统一洗涤或丢弃。

6.2.1.5 当手可能接触感染材料、污染的表面或设备时应戴手套。如可能发生感染性材料的溢出或溅出,宜戴两副手套。不得戴着手套离开实验室。工作完全结束后方可除去手套。一次性手套不得清洗和再次使用。

6.2.2 实验室设计和建造的特殊要求

6.2.2.1 生物安全防护二级实验室必须满足本标准6.1.2中各款的要求。

6.2.2.2 应设置实施各种消毒方法的设施,如高压灭菌锅、化学消毒装置等对废弃物进行处理。

6.2.2.3 应设置洗眼装置。

6.2.2.4 实验室门宜带锁、可自动关闭。

6.2.2.5 实验室出口应有发光指示标志。

6.2.2.6 实验室宜有不少于每小时3~4次的通风换气次数。

6.3 三级生物安全防护实验室

6.3.1 安全设备和个体防护

6.3.1.1 实验室中必须安装Ⅱ级或Ⅱ级以上生物安全柜。

6.3.1.2 所有涉及感染性材料的操作应在生物安全柜中进行。当这类操作不得不在生物安全柜外进行时,必须采用个体防护与使用物理抑制设备的综合防护措施。

6.3.1.3 在进行感染性组织培养、有可能产生感染性气溶胶的操作时,必须使用个体防护设备。

6.3.1.4 当不能安全有效地将气溶胶限定在一定范围内时,应使用呼吸保护装置。

6.3.1.5 工作人员在进入实验室工作区前,应在专用的更衣室(或缓冲间)穿着背开式工作服或其他防护服。工作完毕必须脱下工作服,不得穿工作服离开实验室。可再次使用的工作服必须先消毒后清洗。

6.3.1.6 工作时必须戴手套(两副为宜)。一次性手套必须先消毒后丢弃。

6.3.1.7 在实验室中必须配备有效的消毒剂、眼部清洗剂或生理盐水,且易于取用。可配备应急药品。

6.3.2 实验室设计和建造的特殊要求

6.3.2.1 选址

三级生物安全防护实验室可与其他用途房屋设在一栋建筑物中,但必须自成一区。该区通过隔离门与公共走廊或公共部位相隔。

6.3.2.2 平面布局

a) 三级生物安全防护实验室的核心区包括实验间及与之相连的缓冲间。

b) 缓冲间形成进入实验间的通道。必须设两道连锁门,当其中一道门打开时,另一道门自动处于关闭状态。如使用电动连锁装置,断电时两道门均必须处于可打开状态。在缓冲间可进行二次更衣。

c) 当实验室的通风系统不设自动控制装置时,缓冲间面积不宜过大,不宜超过实验间面积的八分之一。

d) Ⅱ级或Ⅲ级生物安全柜的安装位置应远离实验间入口,避开工作人员频繁走动的区域,且有利于形成气流由"清洁"区域流向"污染"区域的气流流型。

6.3.2.3 围护结构

a) 实验室(含缓冲间)围护结构内表面必须光滑耐腐蚀、防水,以易于消毒清洁。所有缝隙必须加以可靠密封。

b) 实验室内所有的门均可自动关闭。

c) 除观察窗外,不得设置任何窗户。观察窗必须为密封结构,所用玻璃为不碎玻璃。

d) 地面应无渗漏,光洁但不滑。不得使用地砖和水磨石等有缝隙地面。

e) 天花板、地板、墙间的交角均为圆弧形且可靠密封,施工时应防止昆虫和老鼠钻进墙脚。

6.3.2.4 通风空调

a) 必须安装独立的通风空调系统以控制实验室气流方向和压强梯度。该系统必须确保实验室使用时,室内空气除通过排风管道经高效过滤排出外,不得从实验室的其他部位或缝隙排向室外;同时确保实验室内的气流由"清洁"区域流向"污染"区域。进风口和排风口的布局应使实验区内的死空间降低到最小程度。

b) 通风空调系统为直排系统,不得采用部分回风系统。

c) 环境参数:相对于实验室外部,实验室内部保持负压。实验间的相对压强以-30Pa~40Pa为宜,缓冲间的相对压强以-15Pa~-20Pa为宜。实验室内的温、湿度以控制在人体舒适范围为宜,或根据工艺要求而定。实验室内的空气洁净度以GB 50073—2001《洁净厂房设计规范》中所定义的七级至八级为宜。实验室人工照明应均匀，不眩目，照度不低于500lx。

d) 为确保实验室内的气流由"清洁"区域流向"污染"区域，实验室内不应使用双侧均匀分布的排风口布局。不应采用上送上排的通风设计。由生物安全柜排出的经内部高效过滤的空气可通过系统的排风管直接排至大气，也可送入建筑物的排风系统。应确保生物安全柜与排风系统的压力平衡。

e) 实验室的进风应经初、中、高效三级过滤。

f) 实验室的排风必须经高效过滤或加其他方法处理后，以不低于12m/s的速度直接向空中排放。该排风口应远离系统进风口位置。处理后的排风也可排入建筑物的排风管道，但不得被送回到该建筑物的任何部位。

g) 进风和排风高效过滤器必须安装在实验室设在围护结构上的风口里，以避免污染风管。

h) 实验室的通风系统中，在进风和排风总管处应安装气密型调节阀门，必要时可完全关闭以进行室内化学熏蒸消毒。

i) 实验室的通风系统中所使用的所有部件均必须为气密型。所使用的高效过滤器不得为木框架。

j) 应安装风机启动自动联锁装置，确保实验室启动时先开排风机后开送风机。关闭时先关送风机后关排风机。

k) 不得在实验室内安装分体字调器。

6.3.2.5 安全装置及特殊设备

a) 必须在主实验室内设置Ⅱ级或Ⅲ级生物安全柜。其安装位置应满足6.3.2.5d)中的要求。

b) 连续流离心机或其他可能产生气溶胶的设备应置于物理抑制设备之中，该装置应能将其产生的气溶胶经高效过滤器过滤后排出。在实验室内所必须设置的所有其他排风装置（通风橱、排气罩等）的排风均必须经过高效过滤器过滤后方可排出。其室内布置应有利于形成气流由"清洁"区域流向"污染"区域的气流流型。

c) 实验室中必须设置不产生蒸气的高压灭菌锅或其他消毒装置。

d) 实验间与外部应设置传递窗。传递窗双门不得同时打开，传递窗内应设物理消毒装置。感染性材料必须放置在密闭容器中方可通过传递窗传递。

e) 必须在实验室入口处的显著位置设置压力显示报警装置，显示实验间和缓冲间的负压状况。当负压指示偏离预设区间必须能通过声、光等手段向实验室内外的人员发出警报。可在该装置上增加送、排风高效过滤器气流阻力的显示。

f) 实验室启动工作期间不能停电。应采用双路供电电源。如难以实现，则应安装停电时可自动切换的后备电源或不间断电源，对关键设备（生物安全柜、通风橱、排气罩以及照明等）供电。

g) 可在缓冲间设洗手池。洗手池的供水截门必须为脚踏、肘动或自动开关。洗手池如设在主实验室，下水道必须与建筑物的下水管线分离，且有明显标志。下水必须经过消毒处理。洗手池仅供洗手用，不得向内倾倒任何感染性材料。供水管必须安装防回流装置。不得在实验室内安设地漏。

6.3.2.6 其他

a) 实验台表面应不透水，耐腐蚀、耐热。

b) 实验空中的家具应牢固。为易于清洁，各种家具和设备之间应保持一定间隙。应有专门放置生物废弃物容器的台（架）。家具和设备的边角和突出部位应光滑、无毛刺，以圆弧形为宜。

c) 所需真空泵应放在实验室内。真空管线必须装置在线高效过滤器。

d) 压缩空气等钢瓶应放在实验室外。穿过围护结构的管道与围护结构之间必须用不收缩的密封材料加以密封。气体管线必须装置在线高效过滤器和防回流装置。

e) 实验室中应设置洗眼装置。

f) 实验室出口应有发光指示标志。

g) 实验室内外必须设置通信系统。

h) 实验室内的实验记录等资料应通过传真机发送至实验室外。

6.4 四级生物安全防护实验室

四级生物安全防护实验室分为：安全柜型实验室和穿着正压服型实验室。在安全柜型实验室中，所有微生物的操作均在Ⅲ级生物安全柜中进行。在穿着正压服型实验室中，工作人员必须穿着特殊的正压服式保护服装。

6.4.1 安全设备和个体防护

6.4.1.1 在实验室中所有感染性材料的操作都必须在Ⅲ级生物安全柜中进行。如果工作人员穿着整体的由生命维持系统供气的正压工作服，则相关操作可在Ⅱ级生物安全柜中进行。

6.4.1.2 所有工作人员进入实验室时都必须换

上全套实验室服装，包括内衣、内裤、衬衣或连衫裤、鞋和手套等。所有这些实验室保护服在淋浴和离开实验室前均必须在更衣室内脱下。

6.4.2 安全柜型实验室设计和建造的特殊要求

6.4.2.1 选址。实验室应建造在独立的建筑物内或实验室建筑物内独立的区域。

6.4.2.2 平面布局

a）实验室核心区域由安放有Ⅲ级生物安全柜的房间（安全柜室）和进入通道组成。进入通道至少有三个部分，依次为外更衣室、淋浴室和内更衣室。任何相邻的门之间都有自动连锁装置，防止两个相邻的门被同时打开。对于不能从更衣室携带进出安全柜室的材料、物品和器材，应在安全柜室墙上设置具有双门结构的高压灭菌锅，并有浸泡消毒槽、熏蒸室或带有消毒装置的通风传递窗，以便进行传递或消毒。必须设置带气闸室的紧急出口通道。

b）安全柜室四周可设置缓冲区，为环形走廊或缓冲房间，属核心区域的一部分。缓冲区建设要求同三级生物安全防护实验室。

6.4.2.3 围护结构

a）安全柜房间和内侧更衣室的墙壁，地板，天花板等内部应形成密封的内壳。地板应整体密封，墙角成圆弧形。房间的内表面应防水、耐腐蚀。结构内所有的缝隙都应密封。尽量减小安全柜室和内更衣室门周围的缝隙并可密封以利消毒。安全柜室地板上所有的下水管都直接通往液体消毒系统，下水道口和其他服务管线安装高效过滤器并防止害虫进入。

b）进入实验室的门可自动关闭，可以上锁。所有在实验室内外传递物品的设备都必须为双开门结构，两门之间也必须有自动连锁装置。

c）任何窗户都要求防破碎并密封。

d）在实验室的墙洞上安装用于对Ⅲ级生物安全柜和安全柜室传递出来的物品进行消毒的双开门高压灭菌锅。其外门在实验室外开启。缝隙必须良好密封。

6.4.2.4 通风空调

a）必须安装精心设计建造的直排式通风系统。该系统进风和排风设计应确保定向的气流由最小危险区流向最大潜在危险区。进风口和排风口的布局应使实验区内的死空间降低到最小程度。

b）必须监测相邻区域的压差和气流流向，并安装报警器。在外更衣室的入口处安装压强仪表盘，显示和监测实验室内各区的压强或压差和进风、排风的风量。

c）必须设计安装通风系统的自动控制和警报装置以确保实验室内不出现正压并保持各房间压强和压差正常。Ⅲ级生物安全柜的排风必须直接与排风管道相连。排风管道必须单独设置，不得与建筑物排风系统相连。

d）环境参数：安全柜室必须保持负压程度最高，其相对压强不得高于−60 Pa；安全柜室、内更衣室、淋浴室和外更衣室的相对压强依次增高，相邻房间之间应有压差，保持在10~15 Pa之间。核心区域的空气洁净度以七级至八级为宜。实验室人工照明应均匀，不眩目，照度不低于500 lx。

e）进风为三级过滤系统，最后一级必须经过高效过滤器过滤。

f）来自整个核心区域的排风必须连续经过两个高效过滤器处理。排风口应远离实验室区和进风口。

g）进风和排风高效过滤器必须安装在实验室各房间设在围护结构上的风口里，以避免污染风管。高效过滤器风口结构必须在更换高效过滤器之前实现就地消毒。或采用可在气密袋中进行更换的过滤器结构，以后再对高效过滤器进行消毒或焚烧。每台高效过滤器安装前后都必须进行检测，运行后每年也必须进行一次检测。

6.4.2.5 安全装置及特殊设备

a）安全柜室必须设置Ⅲ级生物安全柜。

b）高压灭菌锅的门必须自动控制，只有在灭菌循环完成后，其外门方可开启。

c）必须提供双开门的液体浸泡槽、熏蒸消毒室或用于消毒的通风气闸室，对来自Ⅲ级生物安全柜和安全柜室的不能高压消毒的物品进行消毒，使其安全进出。

d）如果有中央真空管线系统，不应在安全柜室以外的空间使用。在线的高效过滤器尽可能接近每个使用点或截门处。滤器应易于现场消毒或更换。其他通往安全柜室的气、液管线要求安装保护装置以防止回流。

e）自内更衣室（含卫生间），安全柜室水池下水，地漏以及高压消毒室和其他来源流出的液体在排往下水道之前，必需经过消毒，最好用加热消毒法。地漏必须有充满对被实验传染性物质有效的化学消毒剂的水封，它们直接通往液体消毒系统。下水道口和其他服务管线均应安装高效过滤器。自淋浴室和外更衣室、厕所排出的液体可以不经过任何处理直接排到下水道中。对液体废弃物的消毒效果必须经过证实。

f) 必须为实验室的核心区（安全柜室、内更衣室、淋浴室和外更衣室）的通风系统、警报器、照明、进出控制和生物安全柜设置可以自动启动的紧急电源。

6.4.2.6 其他

a) 工作台表面应无缝或为密封的表面。应不透水、耐腐蚀、耐热。

b) 实验室的家具应简单，为开放结构，且牢固。实验台、安全柜和其他设备之间留有空间以便能够清理和消毒。椅子和其他设施表面应铺上非纤维材料使之容易消毒。家具和设备的边角和突出部位应光滑、无毛刺，以圆弧形为宜。

c) 在安全柜室、内外更衣室近门处安装非手动操作的或自动洗手池。

d) 实验室与外部必须设有通信系统，宜设闭路电视系统。

e) 实验室内的实验记录等资料必须通过传真机发送至实验室外。

6.4.3 穿着正压服型实验室设计和建造的特殊要求

6.4.3.1 选址：实验室应建造在独立的建筑物内或实验室建筑物内独立的区域。

6.4.3.2 平面布局

a) 实验室核心区域由安放有Ⅱ级生物安全柜的房间（主实验室）和进入通道组成。进入通道包括更衣区和消毒区。更衣区依次为外更衣室、淋浴室和内更衣室。消毒区为化学淋浴室，工作人员离开主实验室时首先经过化学淋浴消毒正压防护服表面。核心区任何相邻的门之间都有自动连锁装置，防止两个相邻的门被同时打开。对于不能从更衣室携带进出主实验室的材料、物品和器材，应在主实验室墙上设置具有双门结构的高压灭菌锅、浸泡消毒槽、熏蒸室或带有消毒装置的通风传递窗，以便进行传递或消毒。必须设置带气闸室的紧急出口通道。

b) 同本标准 6.4.2.2b）中的要求。

6.4.3.3 围护结构：与本标准 6.4.2.3 中各款的要求相同。

6.4.3.4 通风空调

a) 实验区必须保持负压程度最高，其相对压强不得高于-80 Pa；实验区、化学消毒淋浴室、内更衣室、淋浴室和外更衣室的相对压强依次增高，相邻房间之间保持 10～15 Pa 的压差。核心区域的空气洁净度以七级至八级为宜。

b) 除上述条款外，其他与本标准 6.4.2.4 中各款的要求相同。

6.4.3.5 安全装置及特殊设备

a) 主实验室必须设置至少为Ⅱ级的生物安全柜。

b) 进入主实验室的工作人员必须穿着正压防护服，由高效过滤器提供保护的生命支持系统供给呼吸用气。生命支持系统包括提供超量呼吸气体的正压供气装置，报警器和紧急支援气罐。工作服内气压相对周围环境为持续正压。必须为生命支持系统设置自动启动的紧急电源。

c) 除上述条款外，其他与本标准 6.4.2.5 中各款的要求相同。

6.4.3.6 其他：与本标准 6.4.2.6 中各款的要求相同。

7 实验脊椎动物生物安全防护实验室

7.1 在设计实验脊椎动物生物安全防护实验室时必须同时满足本标准中相应级别生物安全防护实验室和 GB 14925—2001《实验动物 环境及设施》中的要求。

7.2 在设计实验脊椎动物生物安全防护实验室时必须充分考虑动物活动本身产生的危险（如产生气溶胶，撕咬抓挠对人的危害等），并在安全操作规程、安全设备和个体防护、实验室设计建设方面采取必要措施。

7.3 使用实验脊椎动物的生物安全防护实验室必须与一般动物繁殖设施实施物理隔离。

7.4 三级实验脊椎动物生物安全防护实验室中的动物必须置于带有净化通风装置的负压箱笼系统内。

7.5 四级实验脊椎动物生物安全防护实验室中的动物，在安全柜型实验室中必须置于Ⅲ级生物安全柜中；在穿着正压服型实验室中，工作人员必须穿着正压服，动物则必须置于带有净化通风装置的负压箱笼系统内。

8 生物危险标志及使用

8.1 生物危险标志

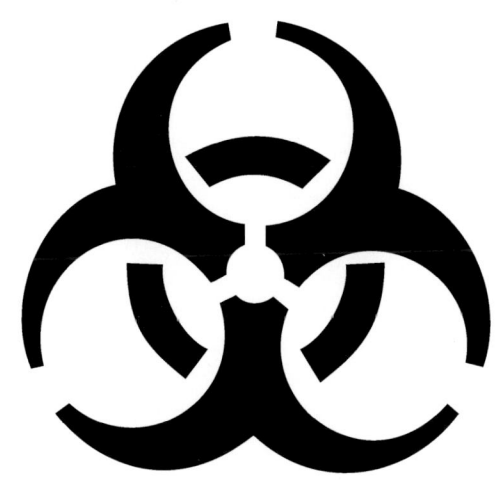

生物危险　　级

图1　生物危险标志

8.2　生物危险标志的使用

8.2.1　在二级以上的生物安全防护实验室的入口明显位置处必须贴有生物危险标志，并标明级别。

8.2.2　所有盛装传染性物质的容器表面明显位置处必须贴有生物危险标志，并按所在生物安全防护实验室的级别标明相同的级别。

9　新建三级和四级生物安全防护实验室的验收和现有生物安全防护实验室的检测

9.1　新建三级和四级生物安全防护实验室的验收和启用。分为工程竣工验收、专家组验收和批准启用三个阶段。工程竣工验收后，新建的三级和四级生物安全防护实验室必须先由专家组进行验收，并提出验收报告，然后经有关主管部门批准后方可启用。

9.1.1　专家组验收

专家组验收时必须进行文件审查、现场实地验收检查和对工作人员的抽查考核，并提出验收报告。

9.1.1.1　专家组验收时必须审查的文件

a）立项报告和相关文件；

b）实验微生物危害评估报告；

c）设计任务书、设计说明和设计图纸。如已纳入基建项目，基建程序所要求必备的其他文件；

d）可部分参照JGJ 71—1990洁净室施工及验收规范进行竣工验收和检测报告；

e）第三方检测报告，包括各房间压差、洁净度、噪声和排风高效空气过滤器检漏等；

f）实验室使用和操作技术规程；

g）实验室管理制度；

h）实验微生物操作规程（每种一份）；

i）紧急情况处理规程；

j）工作人员（含本人签字）登记表；

k）实验室内仪器登记表；

l）工作人员培训记录；

m）工作人员体检（含血清检查）和免疫接种登记表；

以上（f~m）各项应汇总装订成一册，封面标题为"生物安全手册"。登记表和记录部分应留有足够空间供后续之用。

n）实验室使用登记本（工作日志）；

o）紧急情况登记和处理记录本。

9.1.1.2　实验室工作人员抽查考核。

在验收过程中应对工作人员以口试或笔试的形式进行抽查，抽查人数不得少于工作人员总数的四分之一。

9.2　现用三级和四级生物安全防护实验室和Ⅱ级生物安全柜的检测

9.2.1　现用三级和四级生物安全防护实验室的围护结构、通风系统（含更换高效过滤器）维修后，以及生物安全柜移动或检修后，必须进行重新检测（含生物安全柜）。检测根据本标准和JGJ 71—1990的要求和设计任务书的指标进行。

9.2.2　现用三级和四级生物安全防护实验室启用后每年进行一次年度检测。

9.2.3　各级生物安全防护实验室中使用的Ⅱ

级生物安全柜必须每年进行一次年度现场检测（见附录 B）。

10 现用三级和四级生物安全防护实验室的使用和维护

10.1 现用三级和四级生物安全防护实验室的使用和维护必须按本标准和实验室生物安全手册的要求进行。

10.2 对已通过验收的实验室中与生物安全有关的设施和设备不能擅自进行改动。

10.3 如确需变更实验室的结构和设备，必须经有关专家论证和主管部门批准。

10.4 实验室应由专业人员在保证安全的条件下进行应急和定期检修与保养。

附录 A

（规范性附录）
安全操作规程

A.1 一级生物安全防护实验室

A.1.1 常规微生物操作规程中的安全操作要点

A.1.1.1 禁止非工作人员进入实验室。参观实验室等特殊情况须经实验室负责人批准后方可进入。

A.1.1.2 接触微生物或含有微生物的物品后，脱掉手套后和离开实验室前要洗手。

A.1.1.3 禁止在工作区饮食、吸烟、处理隐形眼镜、化妆及储存食物。

A.1.1.4 以移液器吸取液体，禁止口吸。

A.1.1.5 制定尖锐器具的安全操作规程。

A.1.1.6 按照实验室安全规程操作，降低溅出和气溶胶的产生。

A.1.1.7 每天至少消毒一次工作台面，活性物质溅出后要随时消毒。

A.1.1.8 所有培养物、废弃物在运出实验室之前必须进行灭活，如高压灭活。需运出实验室灭活的物品必须放在专用密闭容器内。

A.1.1.9 制定有效的防鼠防虫措施。

A.1.2 特殊的安全操作规程

无特殊的安全操作规程。

A.2 二级生物安全防护实验室

A.2.1 常规微生物操作规程中的安全操作要点

A.2.1.1 与本附录 A.1.1.1～A.1.1.9 相同。

A.2.1.2 实验室入口处须贴上生物危险标志，内部显著位置须贴上有关的生物危险信息，包括使用传染性材料的名称，负责人姓名和电话号码。

A.2.2 特殊的安全操作规程

A.2.2.1 进行感染性实验时，禁止他人进入实验室，或必须经实验室负责人同意后方可进入。免疫耐受或正在使用免疫抑制剂的工作人员必须经实验室负责人同意方可在实验室或动物房内工作。

A.2.2.2 实验室入口处必须贴上生物危险标志，注明危险因子、生物安全级别、需要的免疫、负责人姓名和电话、进入实验室的特殊要求及离开实验室的程序。

A.2.2.3 工作人员应接受必要的免疫接种和检测（如乙型肝炎疫苗、卡介苗等）。

A.2.2.4 必要时收集从事危险性工作人员的基本血清留底，并根据需要定期收集血清样本，应有检测报告，如有问题及时处理。

A.2.2.5 将生物安全程序纳入标准操作规范或生物安全手册，由实验室负责人专门保管，工作人员在进入实验室之前要阅读规范并按照规范要求操作。

A.2.2.6 工作人员要接受有关的潜在危险知识的培训，掌握预防暴露以及暴露后的处理程序。每年要接受一次最新的培训。

A.2.2.7 严格遵守下列规定，防止利器损伤。

A.2.2.7.1 除特殊情况（肠道外注射和静脉切开等）外，禁止在实验室使用针、注射器及其他利器。尽可能使用塑料器材代替玻璃器材。

A.2.2.7.2 尽可能应用一次性注射器，用过的针头禁止折弯、剪断、折断、重新盖帽、从注射器取下，禁止用手直接操作。用过的针头必须直接放入防穿透的容器中。非一次性利器必须放入厚壁容器中并运送到特定区域消毒，最好进行高压消毒。

A.2.2.7.3 尽可能使用无针注射器和其他安全装置。

A.2.2.7.4 禁止用手处理破碎的玻璃器具。装有污染针、利器及破碎玻璃的容器在丢弃之前必须消毒。

A.2.2.8 培养基、组织、体液及其他具有潜在危险性的废弃物须放在防漏的容器中储存、运输及消毒灭菌。

A.2.2.9 实验设备在运出修理或维护前必须进行消毒。

A.2.2.10 人员暴露于感染性物质时，及时向实验室负责人汇报，并记录事故经过和处理方案。

A.2.2.11 禁止将无关动物带入实验室。

A.3 三级生物安全防护实验室

A.3.1 常规微生物操作规程中的安全操作要点与本附录 A.2.1 的要求相同。

A.3.2 特殊的安全操作规程

A.3.2.1 实验室的门必须关上。

A.3.2.2 进入实验室的工作人员必须经实验

室负责人同意，禁止干扰正在操作或辅助的工作人员。禁止免疫耐受和正在使用免疫抑制剂的工作人员进入实验室；禁止临时有病或有皮肤破损者在实验室工作；禁止未成年人进入实验室。

A.3.2.3　实验室入口处必须贴上生物危险标志，注明危险因子、生物安全级别、需要的免疫、实验室负责人或其他相关负责人姓名和电话、进入实验室的特殊要求及离开实验室的程序。

A.3.2.4　建立严格的实验室规章制度，有关人员进入实验室时必须明确进入和离开实验室的程序。建立出入登记册制度。

A.3.2.5　工作人员应接受必要的免疫接种和检测（如乙肝疫苗、卡介苗），并定期进行检查。

A.3.2.6　收集工作人员和其他风险人群的基本血清留底，以后根据需要定期收集血清样本，应有检测报告，如有问题及时处理。

A.3.2.7　将生物安全程序纳入实验室标准操作规范或生物安全手册，向所有工作人员提供生物安全手册。告知工作人员实验室的特殊危险，工作人员要阅读并按照规范的要求操作。

A.3.2.8　实验室及其辅助工作人员要接受有关的潜在危险知识的培训，掌握预防暴露以及暴露后的处理程序。每年要接受最新的培训。

A.3.2.9　在进入实验室之前，实验室负责人有责任向所有工作人员提供标准微生物学操作规范和技术，仪器操作规范。并由专家提供特殊培训。

A.3.2.10　实验所需物品必须经传递窗送入。

A.3.2.11　严格遵守下列规定，防止利器损伤：

A.3.2.11.1　除肠道外注射和静脉切开等特殊情况，严禁在实验室使用针、注射器及其他利器。尽可能用塑料器材取代玻璃器材。

A.3.2.11.2　注射和吸取感染性液体时必须用一次性注射器，用过的针头禁止折弯、折断、剪断、重新盖上帽、从注射器取下，禁止用手直接操作。应将其放在不锈钢容器中。非一次性利器必须放到厚壁容器中，运到特定区域消毒，最终进行高压消毒。

A.3.2.11.3　尽可能使用无针注射器和其他安全装置，装有污染的针、利器及破碎玻璃的容器在丢弃之前必须进行高压灭菌。禁止用手处理破碎的玻璃器具。

A.3.2.12　禁止在开放的实验台上和容器内进行感染性物质的操作，应在生物安全柜或其他物理设备中进行。生物安全柜内的工作台表面用适当的消毒剂清理。

A.3.2.13　培养基、组织、体液及其他废弃物必须放在防漏的容器中储存及运输。

A.3.2.14　感染性实验结束后，尤其在感染性物质溢出和溅出后，应由专业人员或经过正规培训的人员进行消毒和清理。实验室中必须备有溢出物处理程序的文件。

A.3.2.15　污染的设备在运出维修前必须消毒。所有废弃物或物品，在丢弃或重新使用前必须消毒。

A.3.2.16　建立实验室事故和暴露的报告系统。感染性物质溢出及暴露事故发生后，必须及时消毒处理，并向实验室负责人汇报，并记录事故过程和处理经过。

A.3.2.17　禁止将无关动植物带入实验室。

A.4　四级生物安全防护实验室

A.4.1　常规微生物操作规程中的安全操作要点

A.4.1.1　实验过程中非实验人员进入实验室须经实验室负责人批准。

A.4.1.2　制定尖锐器具的安全操作规程。

A.4.1.3　必须严格执行所有操作程序，减少或避免气溶胶的产生。

A.4.1.4　每次实验结束后，必须消毒工作台面，活性物质溅出及溢出后必须及时处理和消毒。

A.4.1.5　所有的废弃物在丢弃之前用适当的方法消毒，如高压消毒。

A.4.1.6　制定有效的防鼠、防虫措施。

A.4.2　特殊的安全操作规程

A.4.2.1　禁止非工作人员、免疫耐受和免疫抑制的人员、儿童及孕妇进入实验室。临时有病（如上呼吸道感染等）的工作人员也禁止进入实验室。

A.4.2.2　实验室入口安装带锁的安全门，进入实验室由实验室负责人，生物安全负责人或设备安全负责人管理。进入实验室之前，工作人员必须了解实验室的潜在危险及正确的防护措施。

A.4.2.3　进入实验室的人员必须遵守进入和离开实验室的程序，记录进入和离开实验室的日期、时间及实验室状态。

A.4.2.4　建立有效的应急处理方法。

A.4.2.5　实验室入口处必须贴上生物危险标志，注明危险因子，实验室负责人姓名和进入实验室所需的特殊要求（如免疫和防毒面具等）。

A.4.2.6　实验室负责人保证工作人员熟知标准微生物和本实验室所研究微生物的操作规范和技术，掌握实验室设备的特殊规范和操作。

A.4.2.7　工作人员应接受有关致病因子的免疫接种。

A.4.2.8　收集检测工作人员的本底血清并留底，以后根据需要定期收集血清样本。建立血清学监测程序。

A.4.2.9　向工作人员提供生物安全手册，告知有关的特殊危险，要求其阅读并严格按照规范操作。

A.4.2.10　工作人员须接受有关的潜在危险知识培训、掌握预防暴露及暴露后的处理程序。定期接受最新的培训。

A.4.2.11　进入和离开实验室只能通过更衣室和淋浴室通道。只有在紧急情况下才可经气闸门应急通道离开实验室。

A.4.2.12　工作人员在外更衣室更换存放自己的衣服，进入实验室须在内更衣室洁净工作服间穿戴整套实验室工作服，包括内衣、裤子、衬衫、鞋、手套等。离开实验室必须淋浴，进入淋浴室前，在内更衣室非洁净工作服间脱掉衣服，衣服经高压消毒后清洗。

A.4.2.13　实验室所需物品经双门高压室，烟熏消毒室或气闸门送入。

A.4.2.14　严格遵守下列规定，防止利器损伤：

A.4.2.14.1　除肠道外注射等特殊情况，严禁在实验室使用针，注射器或其他利器。尽可能用塑料器材取代玻璃器材。

A.4.2.14.2　注射和抽取感染性液体时必须用一次性联体注射器，用过的针头禁止折弯、剪断、折断、重新盖上帽、从注射器取下，用手工操作。将针放在防穿透容器中，非一次性利器放入厚壁容器内运到特定区进行高压消毒。

A.4.2.14.3　尽可能使用无针注射器和其他安全装置。

A.4.2.14.4　禁止用手处理破碎的玻璃器具，装有污染的针，利器及破碎玻璃的容器在丢弃之前必须高压消毒。

A.4.2.15　从三级生物安全柜或四级生物安全实验室转移的生物学物质必须完整地转到不易破裂的密封一级容器内，再用二级容器包装，通过消毒液池和气闸门运出实验室。

A.4.2.16　除生物学物质须保持完整原始状态外，禁止从四级生物安全实验室取出没有经过高压消毒或烟熏消毒的物质。

A.4.2.17　感染性物质实验结束后，尤其在感染性物质溢出和溅出后，由专业人员或经过正规培训的人员进行消毒。仪器在运出修理和保养前要进行消毒。实验室中必须备有溢出物处理程序的文件。

A.4.2.18　建立实验室事故和暴露的报告系统，感染性物质溢出及暴露事故发生后，必须及时向实验室负责人汇报，并记录事故过程和处理经过。建立实验室感染人员的隔离和医疗护理机构。

A.4.2.19　禁止在实验室处理无关物品。

附录 B

（规范性附录）

Ⅱ级生物安全柜的现场检测

B.1 有下列情况之一时，必须对Ⅱ级生物安全柜进行现场检测

B.1.1 实验室施工时，Ⅱ级生物安全柜搬放到指定位置后。

B.1.2 Ⅱ级生物安全柜被移动位置后。

B.1.3 对Ⅱ级生物安全柜进行检修后。

B.1.4 Ⅱ级生物安全柜更换高效过滤器后。

B.1.5 Ⅱ级生物安全柜一年一度的常规现场检测。

B.2 现场检测的必测项目和方法

B.2.1 垂直气流速度断面测定

B.2.1.1 仪器：准确度为读数±3%的热风速计。

B.2.1.2 方法：测点位于柜内送风口下方 0.15m 处，为均匀测点。测点间距不大于 0.15m。测点布置不少于三行，靠内壁的行距柜内壁 0.15 m，每行不少于 7 个测点。

B.2.1.3 判定：垂直气流均匀区所测平均风速与生产厂给定值之差小于±0.025 m/s，且单点风速与所测平均风速之差不大于 20% 为合格。

B.2.2 工作窗口进风风速测定

B.2.2.1 方法

首先测定工作窗口进风风量，再除以生物安全柜工作窗口面积计算出进风风速。

工作窗口进风风量通过测定生物安全柜的排风风量而求出。对于仅从工作窗口进风的生物安全柜，生物安全柜的排风风量就等于工作窗口进风风量；对于除从工作窗口进风外，还有单独的进风管的生物安全柜，则从排风管的总排风量扣除进风管进风风量即为工作窗口进风风量。

采用 JGJ 71—1990 中所规定方法测定生物安全柜的（进）排风管风量。

B.2.2.2 判定：所测进风风速与生产厂给定值之差小于±0.025 m/s 为合格。

B.2.3 烟雾试验：使用发烟物作直观判断。

B.2.3.1 在工作表面中线上方高于工作窗口上沿 0.15 m 处从侧板一端到另一端发烟，应为垂直流线，不得有死角和回流。

B.2.3.2 距观察窗内表面 0.025 m，高于工作窗口上沿 0.15 m 处从一端到另一端发烟，应为垂直流线，不得有死角和回流，也无烟雾从安全柜逸出。

B.2.3.3 距工作窗口 0.04 m 沿窗口外边沿发烟。吸入的烟无逸出，工作表面无烟雾。

B.2.3.4 如为推拉式工作窗口，发烟检查边沿密封情况。

B.2.4 高效空气过滤器检漏试验

采用 JGJ 71—1990 中所规定方法确认生物安全柜中的高效空气过滤器无泄漏。

B.3 安全柜泄漏试验（非必测项目）

试验前使生物安全柜处于全关闭状态，即将风管和工作窗口密封（可用密封胶带密封）。断电时对生物安全柜内部充气加压至 500 Pa 后停止加压，观察压力保持情况。30 分钟后压力下降小于 10% 为合格。

B.4 检测时应做漏电、接地电阻和电极性试验。可按用户要求做照明测定、振动测定和噪声水平测定。

B.5 在颁布实施我国Ⅱ级生物安全柜有关标准之前，进口的Ⅱ级生物安全柜必须符合生产国相应的标准，生产国无相关标准的产品不得进口使用。国产的Ⅱ级生物安全柜生产厂家必须制定相应的企业标准，其性能指标不得低于国外同类产品的标准。出厂时必须按企业标准对每台生物安全柜进行检测并出具检测报告，使用微生物进行的生物安全防护检测不得省略。

附录 C

（资料性附录）

各国的微生物与生物安全防护实验室适用级别表

C.1 本附录中各国（组织）有关微生物风险组和生物安全防护水平的定义

C.1.1 欧盟（EU-96，1993 年 10 月）

C.1.1.1 1 类风险组指不可能造成人类疾病的微生物。

C.1.1.2 2 类风险组指微生物能够造成人类疾病，并可能对工作人员有危害，但不能传播到社区中去，且通常有有效的预防和处理措施。

C.1.1.3 3 类风险组指微生物能够造成人类疾病，对工作人员有严重的危害，它有向社区传播的风险，但通常有有效的预防和治疗措施。

C.1.1.4 3 类风险组指微生物可以造成严重的人类疾病，对工作人员有严重的危害，有很高的向社区传播的风险，通常没有有效的预防和治疗措施。

C.1.2 美国国立卫生研究院（NIH）关于重组DNA 的条例（NIH rDNA-97）

C.1.2.1 1 类风险组（RGl）微生物与健康成年人疾病无关。

C.1.2.2 2 类风险组（RG2）微生物与人类疾病有关，但不严重，有可以预防和治疗的干预措施。

C.1.2.3 3 类风险组（RG3）微生物与严重的或致死性人类疾病相关，但可能有用于预防或治疗的干预措施。

C.1.2.4 4 类风险组（RG4）微生物可能造成严重的或致死性的人类疾病，但通常没有预防和治疗的干预措施。

C.1.3 加拿大实验室生物安全条例（LCDC96，第二版，1996）

C.1.3.1 1 类风险组（对个人和社区低风险）包括那些不可能对健康人或动物造成疾病的微生物，如细菌、真菌、病毒和寄生虫。

C.1.3.2 2 类风险组（中等的个人风险、有限的社区风险）致病原可以造成人类或动物疾病，在一般情况下，不太可能对健康的实验室工作人员、社区、家畜或环境构成严重危害，实验室暴露很少会有导致严重疾病的感染，并有有效的预防和治疗措施，传播的风险有限。

C.1.3.3 3 类风险组（高个人风险、低社区风险）致病原可以造成严重的人类或动物疾病，或可以造成严重的经济后果，但个人之间的偶然接触不会造成病原传播，或可以用抗微生物或寄生虫的药物治疗。

C.1.3.4 4 类风险组（高个人风险、高社区风险）致病原通常可以造成严重的人畜疾病，经常是不可治愈的，易于在人与人之间、人畜之间通过直接、间接或偶然接触传播。

C.1.4 美国 CDC／NIH 微生物和生物医学实验室生物安全（BMBL93—CDC 第 3 版，1993）

C.1.4.1 1 级生物安全防护水平适合与具有明显特征的微生物相关的工作，不会对健康成人造成疾病，对实验室工作人员和环境有很小的潜在危害。

C.1.4.2 2 级生物安全防护水平适合用于微生物对个人和环境有中等程度潜在危害的工作。

C.1.4.3 3 级生物安全防护水平适用于临床、诊断、教学、科研及生产工作中，用于处理通过吸入途径暴露时可以造成严重或潜在致死性疾病的内地或外来的微生物。

C.1.4.4 4 级生物安全防护水平适用于处理高度危险微生物工作，该微生物具有很高的个人风险，可通过气溶胶传播造成实验室感染和威胁生命的疾病。

注：可参考美国疾病控制中心／美国国立卫生研究院（CDC／NIH）微生物和生物医学实验室生物安全第四版中的新定义。

C.2 各国微生物与生物安全实验室适用级别表见表 C.1～表 C.4。

表 C.1～表 C.4 引自美国生物安全协会（ABSA，American Biological Safety Association）公开发表的资料。

参 考 文 献

1.中华人民共和国国务院.病原微生物实验室生物安全管理条例[国务院令第424号],北京:中华人民共和国国务院,2004.

2.中华人民共和国农业部.兽医实验室生物安全管理规范[302号公告],北京:中华人民共和国农业部,2003.

3.The Minister of Health, Canada. The Laboratory Biosafety Guidelines[M].3rd ed.Ottawa: Health Canada,2004.

4.U.S. Department of Health and Human Services,Centers for Disease Control and Prevention, National Institutes of Health. Biosafety in Microbiological and Biomedical Laboratories[M].5th ed.Washington:U.S. Government Printing Office, 2007.

5.Standards Australia. As/NZS 2243.3-2002 Safety in laboratories—Part 3:Microbiological aspects and containment facilities[S].New Zealand: Standards Australia,2002.

6.European Committee for Standardization.EN 1822-4(2000)High efficiency air filter(HEPA and ULPA)—Part 4:Determining leakage of filter element(Scan method)[S].Brussels: European Committee for Standardization,2000.

7.European Committee for Standardization. CWA 15793:2008 Laboratory biorisk management standard [S].Brussels: European Committee for Standardization,2008.

8.中华人民共和国国家质量监督检验检疫总局,中国国家标准化管理委员会.GB 19781—2005医学实验室安全要求[S].北京:中国标准出版社,2005.

9.Institute of Environmental Science and Technology. IEST-RP-CC0034.2(2005)HEPA and ULPA Filter Leak Tests[S].Arlington Heights Illinois: Institute of Environmental Science and Technology, 2005.

10.International Organization for Standards.ISO 15189—2007 Medical laboratories—Particular requirements for quality and competence[S].Geneva: International Organization for Standards,2007.

11.International Organization for Standards. ISO 10648—2:1994 Containment enclosures—Part 2: Classification according to leak tightness and associated checking methods[S].Geneva: International Organization for Standards,1994.

12.ManiP,LangevinP,国际兽医生物安全工作组.兽医生物安全设施—设计与建造手册[M].中国动物疾病预防控制中心译.北京:中国农业出版社, 2007.

13.World Health Organization. Laboratory biosafety manual[M].3rd ed. Geneva: Word Health Organization,2004.

14.李立明.化学与生物的恐怖事件研究与发展以提高民间医学对策[M].北京:北京医科大学出版社,2002.

15.杨瑞馥.防生物危害医学[M].北京:军事医学科学出版社,2008.

16.陈宁庆.生物武器防护[M].北京:人民军医出版社,1991.

17.杜新安,曹务春.生物恐怖的应对与处置[M].北京:人民军医出版社,2005.

18.郑力.SARS与突发公共卫生事件应对策略[M].北京:科学出版社,2003.

19.中国医学百科全书编辑委员会. 生物武器及其医学防护[M].上海:上海科学技术出版社, 1995.

20.杨开忠,陆军,等.国外公共卫生突发事件管理要览[M],北京:中国城市出版社,2003.

21.生物袭击医学应急准备:United States General Accounting Office:Review of Public Health Preparedness Programs Statement of Janet Heinrich Director, Health Care—Public Health Issues, GAO-02-149T, Wednesday, October 10, 2001.

22.David, W. Siegrist, Janice M. Graham: Countering biological terrorism in the U.S.: An understanding of issues and status. Oceana 12, 1997 chapter 1-18.

23.James B P, Theodore R P, Jack A M. Biotechnology: iMPaxt on Biological Warfare and Biodenfense. Biosecurity and Bioterrorism: Biodefense Strategy, Practice, and Science. 2003, (3): 161-168.

24.Julie A M, Michael M. Vaccine Liability in the Era of Biorerrorism. Biosecurity and Bioterrorism: Biodefense Strategy, Practice, and Science. 2003, (3): 169-182.

25.卫生部：国家救灾防病与突发公共卫生事件信息报告管理规范（2003版）.

Publications, Inc/Dobbs Ferry, New York, Aug

26.曹康泰.突发公共卫生事件应激条例释义[M].北京：中国法制出版社，2003.

27.程天民.军事预防医学[M].北京：人民军医出版社，2006.

28.姜志宽，郑智民，王忠灿.卫生害虫管理学[M].北京：人民卫生出版社，2011.

29.Brian R. Golob, CHMM, REHS 2007 Environmental Health Emergency Preparedness Guide pp.18-22 Twin Cities Metro Advanced Practice Center. USA.

第三十一篇

化学突发事件应急医学救援

第一章

化学突发事件概述

第一节 基本概念

化学突发事件是指突然发生的有毒有害化学品泄漏、燃烧或爆炸，造成或可能造成群体人员急性中毒、引起较大社会危害，需要组织社会性救援的紧急事件。通常分为人为因素导致的化学恐怖袭击事件和非人为主观因素引发的化学意外事故事件。

化学恐怖袭击事件，指恐怖分子为达到其政治、经济、宗教、民族等目的，通过使用或威胁使用有毒化学物质、通过袭击或威胁袭击化工设施（化工厂、化学品仓库、运输化学品的槽车等），引起有毒化学物质释放，造成人员伤亡和心理恐慌及社会影响，从而破坏国家和谐安定与妨碍社会经济发展的事件。

化学意外事故事件系指在生产、使用、储存和运输有毒有害化学品过程中，由于非人为因素或非人为主观因素引起的有毒有害化学品泄漏、燃烧或爆炸事件。

第二节 化学突发事件现状

随着现代科技的不断进步，各种新增化学品正以几何数量级的速度迅猛增长，并以药品、农药、石油化工等形式走进我们的生活。上述种类繁多的化学品，在给我们带来各种便利的同时，也带给了我们不得不面对的另一个事实，那就是——威胁。近年来，在化学品生产、储备、运输及使用过程中，由各种原因引发的人员中毒事件频频发生。2003年12月23日，重庆市开县发生了国内乃至世界气井井喷史罕见的特大井喷事故，导致243位无辜人员不幸遇难，2 412人（次）住院接受治疗；2005年3月29日，京沪高速公路江苏淮安段，一辆运输液氯的槽车与一辆货车相撞，30余吨液氯倾泻而出，导致28人死亡，300多人中毒。

除各种非人为或非人为主观因素引发的化学灾害外，随着民族矛盾、社会经济矛盾和意识形态冲突不断加剧，国际国内安全形势发生了明显改变，使用核生化手段进行恐怖袭击的可能性正不断增加。研究显示，在"化学、生物、核与辐射"三类恐怖袭击事件中，化学恐怖袭击的制造技术要求最低、安全性最高、花费的资金最少、实施成功的可能性最大。"日本东京地铁沙林事件""南京汤山镇毒鼠强投毒事件"等一系列血淋淋的事实，印证了化学恐怖袭击就在身边，化学恐怖袭击"不是是否会发生，而是什么时候发生"的判断。美国国防部在2010年最新发布的《化生防御年度报告》中对化学恐怖威胁的最新判断是，"尽管近些年发展化学武器的国家数量和待销毁的化学武器库存量在不断减少，但化学武器和化学恐怖的威胁依然存在"。英国内务部2010年3月出版的《联合王国反CBRN恐怖战略》报告认为，包括化学恐怖在内的核生化威胁对英国的安全形势造成了巨大挑战。我国面临的化学恐怖威胁形势亦不容乐观。2002年9月，在新疆伊宁市"东突"恐怖头目赛伊提·艾合买提的住处缴获一份详细介绍毒药、毒气、炸药和纵火剂的配方和制造方法的资料；北京奥运前夕，也曾截获印尼恐怖组织成员持有北京部分奥运场馆平面图和化学毒剂施放手册的情报。这表明国内外敌对势力、民族分裂分子、极端行为个体有可能会采用化学恐怖袭击手段制造破坏事端。

随着非战争军事行动任务的引入，"反恐维稳""抢险救灾"已成为非战时条件下军队承担的主要任务。作为军队非战争军事行动的重要组成部分，化学突发事件的医学救援具有非战争军事行动政治敏感性、行动突然性、指挥多重性及处置专业性等鲜明特点，同时会面临救援环境险恶、现场情况复杂等诸多问题。如何在各种紧急、险恶的环境中，在做好自身防护的前提下圆满完成救援任务，是救援人员面对的严峻挑战。因此，各级卫勤领导及卫生人员必须了解化学突发事件特点及其危害；熟悉人员防护知识与技能；掌握化学突发事件的监测、预警，把握医学救援的原则、措施及相关注意事项，不断提高化学突发事件医学救援的能力和水平。

第三节 化学突发事件发展趋势

一、化学恐怖袭击事件发展趋势

（一）恐怖主义袭击目标多元化

在20世纪90年代以前，恐怖组织政治施加影响的主要方式是打击政府的各种目标直接改变政治进程。其袭击的主要目标是政府首脑、军事首脑、国家机关等。其中，政府首脑是恐怖袭击的最主要目标。20世纪90年代以来，恐怖分子在继续沿袭这种方式前提下，逐渐将袭击对象转为无辜平民甚至环境，由恐怖袭击导致民众受伤数量不断增加，这是当前恐怖主义活动中最令人担忧的现象。

（二）恐怖组织趋于联合化，国际反恐怖斗争持续深入

各国对恐怖组织防范和打击力度的不断增强，客观上也促成了各种恐怖势力的联合和加速。有迹象显示，恐怖主义现已摆脱过去单打独斗的态势，同民族分裂主义和宗教极端主义合成三股恶势力。在行动上，正由无组织、无训练的孤立行为向有组织、有计划、有训练的军事化转变。

（三）恐怖手段日趋高科技化

随着组合化学技术、基因组与靶标确认技术、毒理基因组与毒性预测技术以及毒素高效合成及释放技术等现代科技的飞速发展，近年来，提升传统军用毒剂的伤害效应，研发毒性更强、防护更难的新毒剂研究不断升温。最为明显的例子是，在2010年，中亚地区恐怖分子在阿富汗境内多次采用成分未明的"香水样"化学物质实施化学恐怖袭击，引发一定数量人员伤亡并造成重大社会影响。科学技术在推动生产力发展的同时，也同时推动了恐怖袭击手段的发展，使恐怖袭击的防范和应对更加困难。

（四）恐怖活动组织方式日趋国际化

现在恐怖组织不再像以前那样各自为战，他们学会了互相学习与合作。冷战结束后，恐怖组织开始共享情报、技术、金钱和人才资源，许多恐怖组织开始进行跨国性扩展，形成恐怖网络。

（五）恐怖活动影响日益增大

一方面，恐怖主义逐步放弃以往纯粹的宗教宣传和政治说教，向通过军事手段达到政治目的的方向转变；另一方面，在制造恐怖活动影响上，也由一般心理恐慌向长远心理打击方面发展。可以说，未来恐怖活动依附在"现代化"躯壳上，比传统恐怖活动更残忍、范围更广泛、方式更隐蔽、影响更恶劣。

二、化学意外事故事件发展趋势

化学意外事故发生概率总体呈降低趋势，但社会影响力不断增大。依据国家卫生部最新统计结果，近十年来，我国化学意外事故事件发生概率总体呈下降趋势。随着企业安全意识、普通民众健康意识和自我防范意识的增强，相信未来事故发生概率总体还会呈不断降低趋势；但与此同时，由化学意外事故事件引发的社会关注度不断增大，社会影响日益增强，由化学意外事故事件引发的心理效应不断增大。

毒物种类以农药中毒最为突出。依据农业部最新通报数据，未来数十年，农药仍将在农业生产中居重要地位。我国现有农药约1.4万种，年产农药约100万吨，这就为农药中毒提供了客观基础。统

计部分文献资料表明，在 3 539 例化学品中毒病例中，农药中毒平均占 35%，在引发中毒农药种类上，有机磷农药中毒病例最多；但以百草枯为代表的除草剂以及几种毒理不同农药形成混合农药的中毒人群呈逐渐增多趋势，其中毒救治亦成为未来化学中毒研究的热点。

生活接触化学品中毒事件呈上升趋势。随着人民生活水平的提高，各种因装修、美白类化妆品、染发剂中毒人数将呈逐年递增趋势，且范围从城镇扩大到乡村。由于上述因素引发中毒症状在早期并不明显，因此其救治难度更大。如何实现上述化学品中毒的早诊早治，需要多方共同努力。

第四节 化学突发事件分型

一、化学恐怖袭击事件

依据袭击方式和发生原因，化学恐怖袭击主要包括以下 7 种类型。

（一）剧毒化学品直接袭击

恐怖分子将毒物直接携带到现场施放。此法操作简单，实施方便，是最可能实施且又可能造成严重后果的化学恐怖袭击方式之一。所选用的毒物通常为剧毒化学物质，特别是神经性毒剂、全身中毒性毒剂等军用化学战剂。危害途径主要为经呼吸道吸入染毒，也可经皮肤接触染毒。剧毒化学品直接袭击所引起的后果严重程度与所选用毒剂种类、接触人群数量、施放环境及有效医学处置速度密切相关。在一定条件下，此法可导致大批人群出现明显中毒症状。如 1995 年震惊世界的东京地铁沙林事件，恐怖分子将军用剧毒战剂沙林在地铁内施放，导致 5 500 余人中毒、12 人死亡。

（二）食物、饮水中投毒

恐怖分子将剧毒化学品投放在食物、加工食物的原料及饮用水中，造成进食人员中毒。此法操作简单、实施方便、所投放化学品来源易得，因而成为国内目前出现频率最高的化学恐怖袭击方式。在国内，恐怖分子通常选用的毒物种类多集中在剧毒农药（如有机磷农药、除草剂）、剧毒鼠药（如毒鼠强、氟乙酰胺）及重金属（如三氧化二砷，即砒霜），少数情况下也选用氰化物以增加恐怖袭击效果，选用铊等稀有金属增加恐怖袭击隐秘性。此法常见的危害途径为消化道摄入染毒，危害后果与接触有毒化学品的人群、化学品毒性、识别及处置时间早晚有关。

（三）爆炸施毒

恐怖分子利用简易爆炸装置，移植"化学武器"的制造原理，将剧毒军用毒剂装填于爆炸装置中，通过爆炸物爆炸时所产生的热量或爆炸力将剧毒化学品以蒸气、气溶胶及液滴等形式释放，通过呼吸道吸入及皮肤吸收引起人体中毒。爆炸施毒在技术上难度较大，一般不易实行。但爆炸施放毒物后，可因爆炸本身产生的爆炸伤及毒剂的剧毒杀伤效果，对暴露人群产生严重的伤害作用。

（四）制造泄漏事件

恐怖分子对化工厂生产车间、贮罐、化学品仓库及运输化学品的槽车进行破坏，致使有毒物质外泄，造成人员中毒及环境破坏。此法操作简单，实施方便，也是最有可能在平常状态下采用的化学恐怖袭击方式之一。此法通常的危害途径主要为呼吸道吸入染毒，其次为皮肤吸收染毒。危害后果与泄漏化学品种类、数量、染毒方式及暴露人群数量乃至气象条件等密切相关。如 1985 年 12 月 3 日印度博帕尔发生的"异氰酸甲酯泄漏事件"，其引发原因是人为破坏了异氰酸甲酯的储藏罐，导致了 40 t 异氰酸甲酯外泄，由于事发地附近是密集的居民区，加之当时的气象条件极不利于有毒有害物质浓度稀释，结果导致数万人死亡，数十万人受伤的惨剧发生。

（五）纵火施毒

纵火施毒是恐怖分子用纵火方法释放有害气体，导致人员中毒。火灾时产生毒性气体的情况有三类：①化工厂车间、有毒有害化学品贮罐、化学品仓库及化学品运输车发生火灾时引起的有毒有害化学品蒸发、泄漏；②汽油及煤油加油站火灾引发的汽油、天然气及煤气等的泄漏；③飞机、电器、塑料制品及装饰性板材燃烧或不完全燃烧时产生的次生有毒气体（如一氧化碳、二氧化硫、氨气及氢氰酸等）。纵火施毒的染毒途径主要是呼吸道吸入染毒，通常可能造成严重后果。如1993年12月，福州马尾高福有限公司的一名工人因偷窃加工原料而被开除，自此怀恨在心，点燃了堆放的腈纶纱团，燃烧后释放的有毒气体导致61人死亡，15人受伤。

（六）环境染毒

恐怖（犯罪）分子将剧毒化学品投入到公共水源、养殖的鱼塘和虾塘以及土壤中，导致人员或人工养殖的鱼、虾等水产品中毒及环境染毒。环境染毒通常容易稀释，毒物浓度淡化比较快，不会引起群体人员中毒现象的出现，但可能会对周围的环境及人工养殖的动植物造成严重影响。

（七）化学恐吓

恐怖（犯罪）分子利用网络、手机短信等传播媒介散布化学恐怖袭击的谣言，投寄有毒有害或无毒化学物质，或将有毒有害或无毒化学物质放置在特殊环境或敏感场所，以制造恐怖气氛，扰乱社会秩序，引起社会人群心理恐慌。此法通常条件下不会引起中毒人群的出现，但由于其人为制造的恐怖气氛及事件的不确定性和未知性，因此，在一定条件下会对社会公众的心理造成重大冲击，进而极大增加社会不稳定因素。如在2001年的"上海APEC会议"及2008年奥运会期间，均出现人为放置或投寄"未知白色粉末"的事件。

二、化学意外事故事件

依据发生原因，化学意外事故事件主要包括以下2种类型。

（一）技术因素引发的意外事故事件

技术因素引发的意外事故事件一般是指人们在化工生产、储存及运输等过程中，违反客观规律，设施设备失修、化学品管理不当、违反操作规程等引起的化学事故。主要包括以下几个方面。

（1）设备陈旧或缺乏维护。
（2）生产及施工过程中违反操作规程。
（3）化学品贮存不当。
（4）生产工艺落后或设计缺陷。
（5）交通运输意外事故。
（6）管理紊乱、失效、脱节或松解。

（二）自然因素引发的意外事故事件

自然因素引发的意外事故事件是指地震、火山喷发、海啸、龙卷风及雷击等不可预知因素，以及台风、潮汐、洪水、山体滑坡及泥石流等可预知因素所造成的大型化工企业设施破坏，引起燃烧、爆炸，使有毒有害的化学物质外泄，造成的突发性化学事故灾害。

第五节　化学突发事件分级

依据《国家突发公共事件总体应急预案》《国家突发公共事件医疗卫生救援应急预案》《国家处置大规模恐怖袭击事件基本预案》《危险化学品事故灾难应急预案》，依据国际、国内相关体例及预案和《军队处置突发事件总体应急预案》等预案及相关规定，化学突发事件一般可分为特别重大、重大、较大及一般等四个等级。

（一）特别重大化学突发事件（Ⅰ级）

当出现下列情况之一时，为特别重大化学突发事件（Ⅰ级）：①发生化学恐怖袭击时；②重要地点、场所和敏感部门发现危险化学品释放装置、遗撒的物品，高度怀疑人为蓄意因素所为时；③化学设施发生意外事故，造成化学损伤伤员10人（含）以上，或死亡3人（含）以上时。

（二）重大化学突发事件（Ⅱ级）

当出现下列情况之一时，为重大化学突发事件（Ⅱ级）：①重要地点、场所和敏感部门发现可疑危险化学品释放装置、遗洒物品，尚未确定何种危险化学品时；②化学设施发生意外事故，造成化学损伤伤员2人（含）以上、10人（含）以下，或死亡不足3人时。

（三）较大化学突发事件（Ⅲ级）

化学设施发生意外事故，暴露者不足20人，或导致化学损伤不足2人，无死亡时；事发地军级单位指挥机关或市（地）级人民政府赋予较大防化医学救援任务时。

（四）一般化学突发事件（Ⅳ级）

化学设施发生意外事故，未造成人员伤害后

果，需上级专业人员协助处理时；重要危险化学品丢失、被盗或失控时。

第六节 化学突发事件基本特点

与其他灾害相比，化学突发事件发生时，有毒有害化学品对人员的伤害作用有其自身的特点。

（一）与化学品毒性呈正相关

化学毒物以其特有的毒性对人员起伤害作用，人员伤亡的数目及程度与化学毒物毒性呈正相关。如上述提到的"东京地铁沙林事件"，恐怖分子仅仅使用了7.5 kg的纯度极低的化学战剂——沙林，即造成了数千人中毒，多人死亡的重大化学中毒事件。

（二）中毒途径多

化学毒物可通过呼吸道吸入、皮肤接触、消化道摄入等多种直接途径，以及间接接触途径使人体中毒。因此，在化学突发事件发生后，针对毒物作用特点实施有效防护，隔断染毒途径是应急救援的关键环节。

（三）危害迅速

化学品被人体吸收是十分迅速的，人体对有毒有害化学品的反应也是十分快的。如：当毒气云团形成时，在适宜的气象条件下，位于下风向处的广大受累人群可在几分钟内出现明显中毒症状表现。

（四）作用时间长

在适宜条件下，化学毒物可在空中漂浮，并在较长的时间内存在，持续对人体产生危害作用。如化学毒物释放过程中形成的再生云团，可在几十分钟乃至几小时内，在相当大的范围内持续存在；液态和微粉态化学毒物可持续数小时乃至数天。如不采取彻底洗消措施，很难清除其危害。

（五）毒害范围广

化学毒物及其毒气云团可通过其载体广泛扩散，危害范围很广，在适宜的气候条件下，染毒中心下风向几十千米的无防护人群均可出现明显中毒症状。毒气云团不仅能伤害室外的人员，还可透过密闭不严的门窗、缝隙等空气流动毒害室内人员。液态及粉态毒物还可污染地面、公路，并通过人员流动、车辆行驶等方式扩散至更远的地方。

（六）救治及防护难度大

在救治防护过程中，一是要及时救治，在30分钟以内采取救治措施，救治时效要求高。二是要立即对可能受累人群采取防护措施，组织群众撤离及防护，防护工作范围广。三是既要考虑初始释放的化学物质的毒害作用，又要时刻注意化学物质在释放过程中所产生的次生化产物，救援工作难度极大。

第七节 化学突发事件染毒状态和危害方式

一、染毒状态

在多数情况下，有毒有害品泄漏后，主要以蒸气、雾、烟、微粉和液滴等不同状态存在，经呼吸道吸入及皮肤吸收，导致无防护人员中毒。一般而言，蒸气、雾及烟主要通过呼吸道吸入染毒；微粉既可以通过风力作用，分散入半空而经呼吸道吸入染毒，又可沉降于地面、物体及人体衣物、裸露的皮肤，经皮肤吸收染毒；液滴主要通过沉积或吸附于皮肤或地面、物体，经皮肤吸收而直接或间接染毒。

二、危害形式

对大多数突发性化学事故而言，有毒有害化学物品主要通过形成毒气云团和液滴，造成群体人员的伤害。

（一）毒气云团

一些本身即为气态，或经释放后为气态的高浓度易挥发毒物（如液氯、液氨等）释放后，在瞬间可形成浓度极高的毒气云团，往下风方向扩散。通常将这种在有毒有害品泄漏初始状态条件下形成的云团称为初生云团。此类云团的特点是毒气云团初始浓度很高，向下风向扩散，危害纵深较远，危害作用大；但其维持有害作用的时间较短，通常为几分钟至十几分钟。

在有毒有害品施放的同时，也有部分以液滴形式散发在事故现场周围，以液滴形式存在的有毒有害品可再次蒸发、聚集，进而形成所谓的再生云团。与初生云团相比，再生云团的毒气浓度较低，危害纵深较近，毒副作用相对较小；但其维持有害浓度时间相对较长，可达几十分钟至几小时。

（二）液滴或微粉态染毒

地面、物体上沉积的毒性液滴可通过染毒皮肤或挥发蒸气对无防护人员造成损伤。此外，以微粉态存在的有毒有害化学品可通过风力或车辆行驶过程中飞扬的粉尘而造成人员中毒。

三、危害范围及毒害程度

化学突发事件发生后，其危害范围及毒害程度主要取决于离事故中心区域距离的远近。离事故中心愈近，毒害程度愈重；反之亦然。

（一）重度危害区

重度危害区是指毒源附近区域，空气中有毒物质浓度高，对人员及周围环境影响明显。通常情况下，此区域内伤亡人员最多，环境污染最为严重。

（二）中度危害区

中度危害区是指离事故中心区稍远的下风方向范围。该区内空气中有毒物质浓度依然较高，较长时间吸入可引起严重中毒，也可发生人员死亡。

（三）轻度危害区

轻度危害区是指离事故中心较远的下风方向范围。该区内空气中有毒物质浓度较低，边缘区可接近准入范围，长时间在该区的无防护人员可出现轻度中毒症状，以眼和上呼吸道刺激症状为主，尽快离开此区域可能不需特殊治疗即可自行恢复。

第八节 化学突发事件危害源

依据事件的性质，引发化学突发事件的危害源主要包括两类：化学恐怖剂及有害化学品。

一、化学恐怖剂

（一）概念

化学恐怖剂是指具有典型特征，被极端组织和个人用于危害环境和人群健康，引发人员伤亡及社会恐慌的化学毒物。

（二）典型特征

(1) 毒性强，特别是神经性、糜烂性、全身中毒性及窒息性毒剂等。

(2) 原料易得，合成工艺简单，适于大量生产，价格低廉等。

(3) 理化性质相对稳定，便于长期存放。

(4) 与民用产品难以区分，具有相对隐蔽性。

(5) 易于分散，易于装填于各种施放装置。

(6) 储存、携行、使用方便。

(7) 恐怖活动容易实施，难以检测。

(8) 紧急救援时效性强，防治相对困难。

（三）可能用于化学恐怖袭击的毒剂（物）种类

依据我国国情、恐怖活动特点及科技水平，以下十三类物质应成为重点监控对象。

(1) 神经性毒剂：沙林、塔崩、梭曼、GF、VX。

(2) 全身中毒性毒剂：氢氰酸、氯化氰。

(3) 糜烂性毒剂：硫芥、氮芥、路易氏剂。

(4) 窒息性毒剂：光气、氯气。

(5) 重金属：砷。

(6) 挥发性毒物：苯、氯仿。

(7) 杀虫剂：抗药性和非抗药性杀虫剂。

(8) 二噁英、呋喃、多氯联苯。

(9) 爆炸性氮氧化物和氧化物。

(10) 可燃性工业用气体、液体与固体。

（11）腐蚀性工业用酸碱：硝酸、硫酸。
（12）剧毒鼠药：如氟乙酰胺、毒鼠强等。
（13）毒素：如蓖麻毒素等。

二、有害化学品

（一）概念

在工农业生产中有较广泛应用，毒性较大、且引发人员发生急慢性中毒频率较高的化学物质。

（二）典型特征

（1）引发化学事故的规模大、频次高。

（2）多数化学品具有较强挥发性，施放后以气态形式存在。

（3）主要经呼吸道吸入染毒，染毒后能引发中毒人员窒息或出现严重肺损伤。

（三）常见有害化学品

1. 刺激性毒物　是急性职业中毒常见的有害气体，主要包括：

（1）常见的有各种无机酸、成酸氧化物和成酸氢化物，如：硫酸、盐酸、硝酸、铬酸、二氧化硫、三氧化硫、二氧化氮、铬酐、氯化氢、氟化氢、溴化氢等。

（2）卤素及其化合物，如：氟、氯、溴、碘、光气、二氯亚砜、三氯化磷、三氯化硼、三氯氧磷、三氯化砷、三氯化锑、四氯化硅、氟硅酸、四氟化硅、二氟化氧、三氟化氮、三氟化氯、五氟化硫、十氟化硫、六氟化铀、溴光气、三氯化碘、氯化碘、溴化碘、四氟乙烯、六氟丙烯、八氟异丁烯等。

（3）一些酯类、醛类和醚类，如：硫酸二甲酯、氯甲酸甲酯、氯甲酸乙酯、氯甲酸氯甲酯、氯甲酸三氯甲酯、丙烯酸甲酯、碘乙酸乙酯、甲醛、乙醛、丙烯醛、氯甲醚、双（氯甲基）醚等。

（4）一些强氧化剂和环氧烷类化合物，如：臭氧、环氧乙烷、环氧丙烷、环氧丁烷等；一些金属化合物，如氧化镉、羰基镍、硒化氢等；氨、一甲胺、二甲胺等碱性气体。

2. 窒息性毒物　是指那些以气态形式存在，使机体摄取、运输和利用氧的任一环节障碍，引起机体缺氧的物质。可分为单纯窒息性气体和化学窒息性气体两类。前者包括氮气、二氧化碳、氩气、氖气、甲烷、乙烷、乙烯、水蒸气等，后者有一氧化碳、硫化氢、氰化物、一氧化氮、苯的氨基或硝基化合物蒸气等。

3. 高分子化合物生产中的有害物质　高分子化合物本身化学性质稳定，对人体基本无毒害。但某些聚合物中的游离单体，或聚合物在加热、燃烧或反应过程中，以及生产中使用的某些添加剂或助剂会引起急性中毒。例如，聚氯乙烯塑料加热至160～170℃可分解出氯化氢气体；聚四氟乙烯塑料加热至250℃，开始有热解物逸出，420℃以上将分解出四氟乙烯、六氟丙烯、八氟异丁烯等，其他还有氯乙烯、氯丁二烯、丙烯腈、甲苯二异氰酸酯、苯乙烯、丙烯酰胺等。

4. 有机溶剂及其他有机化合物　以有机溶剂为代表的一些有机化合物，常以液体或低熔点固体形式存在，多具有挥发性和脂溶性，可经呼吸道或皮肤吸收引起急性中毒。常见的有：

（1）脂肪烃类化合物，如丙烷、丁烷、正己烷、乙烯、丙烯、丁烯、天然气、石油醚、汽油、煤油、润滑油、环己烷、环戊二烯、松节油。

（2）芳香烃类化合物，如苯、甲苯、二甲苯、乙苯等。

（3）酚、醛、醇、酮、醚类化合物，如苯酚、甲酚、五氯酚、二硝基酚、甲醇、乙醇、乙二醇、异丙醇、2-氯乙醇、氯丙醇、丙酮、环己酮、异己酮、甲醚、乙醚、异戊醚、甲醛、乙醛、丙烯醛、糠醛等。

（4）氨基及硝基烃化合物，如丙胺、丁胺、乙二胺、硝基甲烷、2-硝基丙烷、苯胺、硝基苯、硝基甲苯等。

（5）腈类化合物，乙腈、丙腈、丙烯腈、丙二腈、异氰酸甲酯、硫氰酸酯类、异硫氰酸酯类。

（6）杂环类化合物，如吡啶、甲基吡啶、氯吡啶、烟碱、呋喃等。

5. 金属和类金属　金属、类金属及其化合物在生产活动中主要通过呼吸道侵入人体，可引起急性中毒。主要包括铅及其化合物、四乙基铅、锌及其化合物、汞及其化合物、铬及其化合物、砷及其化合物、磷及其化合物等。正常皮肤可阻碍金属吸收，但有机金属如四乙基铅、有机汞、有机锡等可通过皮肤吸收导致急性中毒。

6. 农药　有机磷类杀虫剂、氨基甲酸酯类杀虫剂、拟除虫菊酯类杀虫剂、沙蚕毒类杀虫剂、有机氯类杀虫剂等农药在生产活动中都可经过呼吸道、皮肤吸收导致急性职业中毒。

依据相关权威机构统计结果，近五年来，引发人员急性中毒频次最多的毒物（按发生频次高低）主要包括：窒息性毒物（以一氧化碳和硫化氢为主）、刺激性毒物（氨、氯气、光气）、有机溶剂（苯、甲苯、二甲苯）、金属及类金属（砷）。

第二章

军队化学突发事件应急医学救援组织指挥及工作准备

第一节 军队化学突发事件应急医学救援组织指挥

化学突发事件应急医学救援，系指为保证执行救援任务的官兵及地方群众身体健康、维持化学突发事件任务地区良好卫生状况而采取的一系列卫生救护措施。

在国家层面上，化学突发事件应急医学救援是在国务院、地方各级人民政府统一领导下，在卫生部及地方各级卫生行政部门具体负责、组织协调下完成的。作为处置化学突发事件特别是化学恐怖袭击事件的重要处置力量，军队在系列化学中毒事件应急医学处置中，发挥了非常重要作用。在此，主要介绍军队化学突发事件应急医学处置力量组成、基本任务、工作原则及应急准备。

一、力量组成及基本任务

军队化学突发事件医学应急处置力量，主要由指挥机构、现场应急处置力量及院内救治机构等三部分力量组成。其基本任务包括：制订应对化学突发事件的预案方案、开展针对化学突发事件的医学训练与演练、参与化学突发事件的应急医学处置、最大限度地减少化学突发事件造成的人员伤害。

（一）指挥机构

主要由总部、军区军兵种及部队三级指挥领导体系组成。主要负责军队发生或军队参与国家、地方发生的特别重大突发化学事件应急处置的指挥领导。

（二）现场应急处置力量

主要由全军、军区及军兵种疾病预防控制机构及其防化医学救援力量组成。

1. 解放军疾病预防控制中心及其防化医学救援力量　解放军疾病预防控制中心"三防"医学救援大队的防化医学救援力量和指定实验室的基本职能任务是：①为总部或国家决策部门提供相关咨询、建议和技术方案；②参与军队或国家、地方特别重大化学突发事件的应急医学处置和救援，承担北京和指定地区化学突发事件的应急医学处置；③负责化学毒剂（物）检验和最终鉴定；④为军队化学突发事件现场提供医学技术支持和指导；⑤评估事态和处置效果；⑥负责全军化学毒剂（物）损伤医学防护技术培训和能力检验与评估；⑦承担上级交办的其他任务。

2. 军区疾病预防控制中心及其防化医学救援力量　军区疾病预防控制中心抽组的防化医学救援力量和指定实验室的基本职能任务是：①为军区或地方决策部门提供相关咨询、建议和技术方案；②参与战区内部队或地方发生的重大、较大化学突发事件的应急医学处置；③负责现场调查、采样、取证，化学毒剂（物）初步检验及样品后送；④指导化学损伤伤员救治、人员防护、污染消除；⑤参与或指导部队一般化学突发事件现场处置；⑥评估事态及处置效果，提出应对措施和改进建议；⑦承担上级交办的其他任务。

3. 军兵种卫生防疫机构　负责本系统一般和较大化学突发事件的应急处置工作。对于重大以上级别的化学事件，在现场指挥部指挥领导下，在卫生应急办公室和疾病预防控制中心指导下，负责化学突发事件的初步核实、先期处置和情况报告。

4.部队医疗卫生机构　军、师级单位防疫队（所）和部队医疗卫生机构参与本系统、本单位化学突发事件的现场先期处置。在现场指挥组指挥领导下，在军区疾病预防控制中心或上级防疫机构的指导下开展伤员洗消和伤病员现场急救及早期治疗工作。

（三）院内救治机构

解放军第307医院、各军区总医院、军区重点建设的化学损伤救治医院是化学突发事件伤员救治的骨干力量。其他事发地附近的军队医院也负有化学损伤伤员救治的责任，依据上级指令参与化学突发事件的伤员救治工作。其基本任务及分工如下。

1.解放军第307医院为全军化学毒剂（物）损伤确定性诊断、治疗和咨询机构　负责北京地区以及后送到北京的化学毒剂（物）损伤中度、重度及疑难伤员的专科救治。

2.事发地所在军区总医院和军区重点建设的化学损伤救治医院　负责收治本战区或指定区域化学毒剂（物）轻度、中度损伤伤员，并开展专科治疗。负责对事发地部队医疗卫生机构提供医疗支援。

3.担负化学损伤救治任务的医院　随时准备接受化学损伤伤员，并随时准备派出专家或化学损伤救治分队，前往事发地附近的军队或地方医院，主持或指导伤员救治工作。

（四）防化兵处置力量及其工作关系

防化兵是化学突发事件应急处置的骨干力量之一，与医学处置力量一起，在军事指挥员统一指挥下联合开展化学突发事件的现场应急处置行动。防化兵分队主要负责事发地污染范围勘查、划定；染毒样品采样和未知化学品的检定；环境污染消除和暴露人群洗消；协助卫勤力量实施现场伤员抢救。

在化学突发事件应急处置过程中，医学处置力量与防化兵部队是分工协作的关系。医学处置力量的工作对象主要是人，主要任务是针对化学中毒伤员进行院前急救及院内治疗，并负责与人相关的生物样品（血液、尿液、呕吐物及分泌物等）检测。而防化兵部队的工作对象主要是人所处的环境，主要任务是对与人所处环境相关的化学污染物检测及消除。由于化学突发事件应急救援工作的复杂性，在执行任务过程中，医学救援力量只有与防化兵部队密切协作，能力互补，才能确保任务的顺利完成。例如，虽然事发地现场化学毒物的甄别及鉴定是防化兵的任务，但由于化学毒物理化性质的复杂性及环境等诸多因素的影响，在检测过程中会遇到一定困难，往往需要医学救援力量通过对生物样品的检测来为防化兵提供佐证和信息支持；必要时，医学救援力量也可以直接进行环境样品检测。反之，虽然医学救援力量的主要救援对象是人，但在救人的过程中，担负染毒区伤员搬运及暴露人群洗消的，通常是防化兵部队。

二、工作原则

（一）统一指挥，密切协同

在军队处置突发事件指挥系统的统一指挥下，相关部门和机构密切协同，共同参与现场调查和后果处置。

（二）预有准备，快速反应

坚持预防为主，树立危机意识，做好技术与物资准备，提高化学事件侦察、检验、调查判断和救治能力；建立常态转应急状态良好机制，形成迅速反应及处置能力。

（三）就地就近，避免扩散

突发化学事件的医学处置力量动用就地就近、病人救治就地就近、污染消除就地就近，避免因转运造成扩散。

（四）系统防护，综合控制

依法针对化学危害种类、来源、途径和危害方式，采取综合措施，最大限度地防范、控制和消除化学危害；加强宣传教育，做好防护指导和心理疏导。

第二节 化学突发事件应急医学救援工作准备

一、化学突发事件应急医学救援特点、难点及存在问题

（一）化学突发事件应急医学救援特点及难点

化学突发事件应急医学救援的特点亦为其难点，主要体现为以下四点。

1. 救援任务复杂多样、救援难度高　既包括由各种非人为因素引发的化学意外事故，也包括由人为主观因素引发的化学恐怖袭击事件，救援任务复杂多样。除此之外，引发人员伤害效应的方式、时间、地点都难以预测，这给医学救援的准备工作增加了非常大难度。

2. 准备时间短，要求快速反应　随着反恐怖斗争的深入发展，恐怖组织会更加隐蔽，袭击行动会更加突然，方式会更加现代化，难以预测发生多少伤员。因此，要求平时就重视应急救护分队建设，做到组织、制度、技术、装备四落实，同时，要具有迅速、快捷、立体机动的能力，一旦需要即能快速反应。

3. 参加救援的单位多，需要联合行动、密切协同　化学突发事件的应急救援涉及多个环节和多个单位，参加救援行动的除军队卫生部门外，还有地方卫生力量、公安、武警、消防、交通、环境保护等部门的人员。因此，需在军、地的统一组织领导下实施，在救援过程中要分工明确、主动协同，以提高救援效率。

4. 药品器材需求特殊，储备要有针对性　与常规伤员救治不同，化学损伤伤员救治的常用药品、器材消耗极少，对烧伤、炸伤、解毒药品、防生物、防化学器材等特殊药品和器材需求量大。因此，平时应制订科学的应急药材储备和轮换标准，并进行适量储备、定期更换，以满足应急救援需求。

（二）化学突发事件应急医学救援存在的问题

（1）法律法规不够健全。

（2）和地方交叉处理的事件组织指挥关系不清、不顺。

（3）报告不及时，信息预警系统不完善，分析判断不准确。

（4）救援体系不健全，医学救援方案不够完善，医学救援力量薄弱，缺乏特殊专业人才，医学救援能力不强。

（5）救援时派出程序复杂，指挥层次多。

（6）应急保障理论研究不够，担负核生化医学救援装备器材不配套。

（7）药材储备体系不完善，准备不充分等。

二、化学突发事件应急医学救援的工作准备

基于化学突发事件应急医学救援特点及本身存在问题，化学突发事件应急医学救援的工作准备应集中在以下四个方面。

（一）建立健全系统配套的卫勤应急保障体系

完善"总部机关—全军疾病预防控制机构—军区军兵种疾病预防控制机构——一线救援力量"四级卫勤指挥系统，建立、健全化学突发事件应急医学救援组织体系；完善、建立相关法规制度、预案及快速反应机制；周密组织准备，提高现场抢救效率。

（二）强化救援人员理论培训、演练及能力保持

编撰出版系统配套的视频、救援医疗手册及教材，为卫生人员提供化学中毒伤员预防治疗方面的相关资料；进行防护知识的普及教育和训练，提高反化学恐怖、应对各类化学灾害的防护意识；建立反化学恐怖救治中心或培训基地，进行防化医学救援队各模块的技术流程与技术动作演练，防化医学救援队全要素拉动与现场救援演练以及防化医学救援队参加现场应急救援的整体协同演练；制订客观、科学的救援人员素质评价和准入标准，提升一线救援人员素质。

（三）深入开展应对多种化学威胁的理论和技术研究

对处置化学突发事件的重大医学问题进行科学、系统的研究，在理论突破的基础上加快解毒药品、装备及治疗方案等应用性、技术性成果的研发速度；建立反化学恐怖事件卫勤数据库，研发系统配套的化学中毒诊断、救治、管理及统计软件，完

善突发事件应急咨询和组织指挥信息辅助决策系统，为处置化学恐怖事件卫勤组织指挥、技术装备、药品生产和储备提供技术和决策咨询。

（四）做好化学中毒救治的物质储备

制订明确的特需抗毒药品、装备储备标准，重点完成日常应用有限、但在特殊中毒条件下必需的抗毒药品，如军用毒剂特效解毒药物的储备；形成与储备药品装备相适应的储存保管制度，做到物质、车辆及人员的高度集中统一，提升救援条件下应急反应速度。

第三章

化学突发事件人员防护

化学突发事件的人员防护，简称化学防护，是在突发化学事件的处置过程中，为了避免化学毒剂的污染或中毒损伤所采取的防护措施，有效的化学防护是减少人员伤亡、安全实施救援的重要保障。个人的化学防护主要包括器材防护和医学防护，器材防护是利用防毒面具和防毒衣等防护器材，在毒剂和人体之间形成物理隔离层，阻断毒剂通过呼吸、皮肤等途径进入人体，保护眼睛和呼吸道等重要器官免受毒剂的损伤。医学防护则通过提前服用预防药物，有针对性地防止毒剂中毒，药物防护是器材防护的辅助措施，可以加强防护效果，但不能完全替代器材防护。

第一节 公众的化学防护原则

在化学突发事件中，化学毒物一般通过呼吸道吸入、眼睛和皮肤接触等途径使人中毒。因此，针对毒物的物理状态和作用特点实施有效防护，隔断染毒途径或减少与毒物的接触，是预防中毒的关键环节。一般而言，大规模化学突发事件的公众防护应遵循"专业指导、逆风疏散、密封规避"的原则，具体如下。

无防护装备人员应佩戴简易防护面具或就便利用眼镜/风镜、衣物、湿毛巾或手帕、雨伞或雨衣等简易防护装备，保护眼睛、口鼻及面部和身体的裸露皮肤，尽快向上风方向（逆风）撤离现场。

在公众疏散危险性较大或来不及撤离时，也可以迅速在简易防护下采取就地在建筑物内暂时躲避，等待危险过去或专业救援人员的到来；建筑物应选择坚固、有隔绝防护能力的钢筋混凝土或砖混结构的多层建筑，应关闭所有门和窗，关闭所有通风、制冷和供暖系统；应注意当突发事件涉及可燃性气体或建筑物不能紧密关闭时，就地躲避就不是最佳选择。

人员撤离至安全距离以外后，应及时用清水冲洗面部和裸露皮肤，并脱去或弃去可能接触毒物的衣物，避免因衣物染毒而引起二次中毒。

对于丧失自主行动能力的伤员，应采用简易防护面具等措施保护呼吸道，优先撤离现场，及时洗消染毒皮肤、去除衣物、实施医学救治。

及时疏散事故现场之外的人群，避免因风向的突然变化引起安全区域内人员染毒。

事发现场个人的有效防护和救援与多个因素相关，现场指挥和救援人员应及时评估各种因素的影响，决定采取撤离或就地躲避的有效保护措施，同时需要及时向公众发布信息和指导、引导群众采取正确的个人防护措施，安全撤离或躲避。在化学突发事件现场，应重点考虑以下因素：①有毒化学品的健康危害性质、可燃性或反应性、物理状态（气体、液体或固体）、涉及的量以及容器、释放量的评估、气体移动速度等。②现场人员的人数和构成。③事发现场的地理位置和地形、建筑物类型及其可利用程度，撤离距离及所需时间。④气象条件，如风向和风力、晴天或雨天，对有毒气体或云团漂移的改变或影响，对撤离或就地躲避的影响。

每一事故会有各自的特点和问题，事故处置和救援人员应及时收集信息、监测事故现场毒物浓度和移动方向、群众和受伤人员撤离情况、气象条件变化以及其他变化，对现场情况做出准确判断，因地制宜、科学合理地采取应急处置措施。

第二节　现场救援人员的化学防护

在化学突发事件现场采取正确、有针对性的防护，是确保现场救援人员自身安全，圆满完成应急救援任务的前提和基础。救援人员的化学防护主要以器材防护为主，药物防护为辅，并应遵循下列原则。

（一）先防护，后救援

任何救援人员都不应在无防护的情况下贸然进入化学事故现场或其他染毒区域。没有正确个体防护的救援工作只能加大突发事件伤亡和处置的复杂性，甚至引起严重后果。因此，救援人员进入现场前应接受专业培训，充分了解化学毒剂的危害和现场救援程序，能合理选择防护等级和正确穿戴防护用具。

（二）合理选择防护器材

专业救援人员应充分了解各类防护装备的性能和局限性，有能力选择防护性能与现场危害水平相当的防护装备。进入事故现场前，应依据现场信息和侦检结果决定防护等级，选用防护器材或者提前服用预防药物。这些信息包括有毒化学品的种类、物理状态（气体、液体或固体）和染毒浓度等。例如，在以气态毒剂为主的开放现场，可以选用过滤式防毒面具和透气式防护服；如果现场有大量的液态毒剂分布，则应选择非透气式防护服及带有大滤毒罐的防毒面具或隔绝式防毒面具；在相对密闭的空间内、毒剂浓度较高或氧气含量不足时，一般应选用自供气的隔绝式防毒面具。首先进入未知现场的人员（如侦检人员），应适当提高防护的等级。

（三）正确穿戴防护器具

防护器材可以防止毒剂通过呼吸道、皮肤等途径进入人体，但只有经过严格训练、能正确穿戴这些防护器具的人员，才能在高度污染的环境中保护自身的安全，同时完成救援任务。在执行救援任务之前，救援队员应根据自己的脸型和体型选择防毒面具和防护服，注意器具的保存日期。防毒面具应能贴紧脸颊，并通过气密性检查。男队员在佩戴面具前应剃须刮脸，女队员应注意头发刘海，防止因胡须或头发造成面具漏气。防护服应合体，避免因尺寸过大或过小而导致毒剂泄漏。穿戴完毕防护器具后，应有专人检查或队员互相检查。

（四）分区防护

在化学突发事件的处置中，为了控制毒剂污染的扩散、逐级降低污染水平、防止交叉污染或二次污染，通常将现场按污染或危险程度分为热区、温区和冷区，人员、伤员和装备等沿着热区→温区→冷区的顺序撤出污染区，并且严格规定不同区域内救援行动的规范和防护要求。

1.热区　紧邻事件现场危害源的地域，又称为污染区，一般用红色警戒线将其与其他区域分隔开来。热区紧邻污染源，有毒物质浓度较高，是伤员人数最多、中毒症状表现最为严重的区域。热区内的主要救援任务是侦检、伤员急救和转移治疗以及污染洗消，应尽量减少进入热区的应急救援人员，并按照两人或以上分组行动的原则。救援队设置热区后，只有穿戴合格防护用具的救援人员才能进入，其他人员应尽快撤出。进入热区的人员通常要求全身防护，包括全面式面具、透气或不透气式防护服、手套和靴套，并根据热区内的有毒化学品种类、物理性状和浓度、氧含量以及环境条件等综合因素进行增减，或决定是否应使用自供氧式的隔绝式防毒面具。当热区内毒剂浓度较高时，应控制人员在热区内的停留时间或及时更换滤毒管，以保证面具能有效过滤毒气。在进入可能存在易燃易爆物质的场所时，不得使用手机和对讲机等非防爆电器。

2.温区　通常设在紧邻热区的上风区域，又称为缓冲区，是伤员分流及洗消的主要场所，也是污染区人员进入清洁区域的必经之路，一般用黄色警戒线将其与冷区分隔。温区应尽可能设在污染区以外，在温区内从事救援的人员，应佩戴滤过式面具，穿着透气式防护服、手套和靴套，负责洗消的人员应穿着非透气式防护服。从热区撤离的暴露人群和救援人员必须在温区内经过清洗和消毒，并经过检测，确认无污染后方可离开温区，进入冷区。

3.冷区　洗消线以外无污染的区域，又称为清洁区，是医疗救治站和救援指挥中心的工作场所，也是撤离人员的中转站。冷区内的救援人员和其他工作人员必须穿着合适的衣服，尽量避免皮肤裸露，并随身携带滤过式防毒面具，以应对因风向的陡然改变或现场突发情况导致的染毒。对于从温区进入冷区的撤离人群，应尽快安排他们离开冷区，前往更为安全的区域。

值得注意的是，任何个体防护装备的防护性能都是有限的，即使是在正确选择、合理使用个人防护器材的前提下，也只能将有害物质威胁降到最低，并不能够确保绝对安全。因此，在执行救援任务时，救援队应按照应急处置的规范和程序，遵循"污染控制"的原则，采取有效方法控制和处理危害源、降低有害物质的泄漏，使现场救援人员尽快尽早脱离危害环境。再者，防护器材的载毒量或使用时间是有限的，在现场应监测防护器材的使用时间，必要时进行更换，确保救援人员生命安全。

第三节 防护器材

使用防护器材是保护化学突发事件现场人员免遭或减轻有毒化学品伤害的主要防护手段，用于个人防护的防护服等被称为个人防护器材。个人化学防护装备通常包括防毒面具、防护服、手套靴套、配发给个人使用的简易侦检工具（侦毒纸）、个人消毒包以及个人预防急救药品等。了解防护器材的性能和使用范围、能正确穿戴和脱卸个人防护装备是有效防护的重要前提。

一、防毒面具

防毒面具是保护呼吸器官、眼睛和面部免受化学毒剂伤害的个人防护器材，是应对化学突发事故时最为重要的个人防护装备。防毒面具按原理可分为过滤式和隔绝式（供氧式）两大类，过滤式防毒面具依靠过滤吸收原理，净化受染空气，供给人员呼吸；隔绝式防毒面具是依靠其本身携带的空气或氧气满足人员呼吸的需要。按面部覆盖程度，防毒面具可分为半面式和全面式面具，全面式面具可覆盖包括眼睛、鼻子和嘴在内的全面部，而半面式面具则以保护鼻子和嘴为主。按照使用对象，面具还可分为军用面具和工业（民用）面具，军用防毒面具的滤毒罐可以有效地吸附神经性毒剂和糜烂性毒剂等剧毒化学战剂，同时根据作战需要，还设有饮水管等，具有较好的防护和使用性能；工业面具主要用于防护化学工业生产中的一些有害气体，其滤毒罐可以根据防护对象进行选择。防毒面具产生在第一次世界大战期间，随着氯气等有毒气体的大规模使用，能保护呼吸器官和眼睛的防毒面具应时产生。最早使用的是防毒口罩和可提供短时间保护的湿面罩，后来逐渐发展成为由橡胶或皮革面罩和装填活性炭的滤毒罐组成的防毒面具。现代防毒面具的防毒性能良好，携带方便、佩戴迅速持久，同时具有较高的观察和保命能力，能通话，也能在佩戴面具的情况下安全饮水和食用流质食物。

1. 过滤式防毒面具　借助于呼吸形成的压力差和呼吸活门的导流作用，使受污染的空气通过滤毒罐的吸附过滤作用，得到净化后供人员呼吸的防毒面具。过滤式防毒面具主要由面罩和滤毒罐组成，滤毒罐可针对不同类型的毒剂，选用不同的吸附和滤过材料，如军用过滤式防毒面具一般不能防护一氧化碳。在室温和一氧化碳浓度低于0.5%时，可以用专防一氧化碳的滤毒罐；当空气中的一氧化碳浓度高于0.5%或空气中的氧含量低于16%时，必须用隔绝式防毒面具。通常只有当空气中氧含量不低于18%或毒剂气体体积分数不大于2%时方可使用过滤式防毒面具，其防护时间一般由毒剂种类、浓度及滤毒罐性能所决定。现代防毒面具一般为头带式的，活动头带可根据头型的大小进行调节，面罩按大小分号，应按各人的脸形选择适宜的面具号。因此，在使用前必须检查防毒面具滤毒罐的适用范围和局限性，选择合适的面具，进行气密性检查，并注意有效防护时间。

2. 隔绝式防毒面具　依靠自带气源供气、使人员的眼睛和呼吸器官与外界的有毒气体隔绝的防毒面具，主要由面罩和供气系统构成，面罩的结构和性能与过滤式面具相似，供气系统可以是氧气瓶、也可以通过管道与外源性供气系统连接。隔绝式防毒面具能对呼吸道提供最大的保护，其防护时间通常由供气（氧）量决定。此类面具的使用范围为：空气中有毒物质浓度较高（毒剂浓度>1%~2%体积百分浓度）、氧含量低于16%或过滤式防毒面具不能滤除的毒物。

二、化学防护服

化学防护服是防止毒剂通过皮肤引起人员伤害的皮肤防护器材，通常与防毒面具、手套和靴套配合使用，对人体形成整体防护。按防护原理，化学防护服可分为透气式防护服和隔绝式防护服。防护服出现于第一次世界大战，德军在1917年首先使用了糜烂性毒剂芥子气，它不仅能通过呼吸道使人员中毒，而且能接触裸露皮肤并透过服装和鞋袜接触皮肤造成人员伤害，于是出现了用不透气油布制成的防毒衣，随后被合成橡胶防毒衣及塑料防毒衣所替代。20世纪20年代，美军开始装备用氯化石蜡将消毒剂浸渍在普通军服上的透气式防护服，后来又出现了含碳透气防护服和碳纤维防护服，防护性能和舒适性不断提高，成为化学防护领域普遍装备的皮肤防护器材。

1.隔绝式防护服　隔绝式防护服是由不透气的优质丁基橡胶、高分子薄膜或涂有橡胶的织物制成，能阻止毒剂液滴的渗透和毒剂蒸气的扩散透入，使人员皮肤与外界污染空气隔绝。隔绝式防护服可分为连身式和分身式（两截式）两种。连身式防护服的头罩、上衣、裤子和橡胶靴连成一体。分身式防护服由带头套的上衣和带靴套的裤子组成，或由带头罩的上衣、裤子和橡胶靴套组成。隔绝式防护服的气密性良好，它与防毒帽垫、防毒手套和防毒面具配套使用，使人体全身得到有效的防护。人员进入严重污染区或者分布大量液态毒剂的区域时，应首选隔绝式防护服。但是，隔绝式防护服的生理性能差，难以排汗和散热，可引起机体过热而中暑。因此，隔绝式防护服不能长时间穿着，在环境温度为30℃以上时，允许穿着时间为15~20分钟。为改善隔绝式防护服的生理性能，出现了装有微型滤毒通风装置可与外界空气进行交换的通风式防护服、带微气候控制装置的热平衡防护服、与空气再生装置配套使用的内循环通风防护服或者局部开有通风栅口并覆盖滤毒材料的局部透气防护服等。隔绝式防护服也能与化学防护用冷却服合用，以改善散热条件，延长穿着时间。冷却服用吸水性能好的轻质材料（如棉布）制成，包括上衣、裤子和头罩。常见的冷却服是在两层隔绝材料之间加入制冷剂（如固体二氧化碳或乙醇水溶液），以带走身体产生的热量。

2.透气式防护服　透气式防护服采用化学吸收法或物理吸附法来阻止毒剂透过，由浸有化学活性物质的特殊透气材料或含碳织物制成，能过滤和阻挡污染空气中的有毒物质，并允许空气和水汽自由通过，能防毒、透气和散热，还具有伪装、防雨、阻燃和防光辐射等功能。按防护原理，透气式防毒服分为化学吸收型和物理吸附型两类。化学吸收型是依靠织物上浸渍的化学活性剂与毒剂产生化学反应，生成无毒物质以防止毒剂透过，如氯酰胺浸渍服。物理吸附型利用防护服的活性炭层吸附毒剂，并采用多层结构的过滤方法防毒，如含碳透气防护服和碳纤维防护服。目前国内外最常见的透气式防护服是含碳防护服，按防毒原理可分为"防油—吸附型"和"铺展—防油—吸附型"两类。"防油—吸附型"由内外两层织物制成，外层织物经过防油整理，毒剂液滴落上后不浸润，阻止液态毒剂的渗透；内层为黏有活性炭粉的微孔泡沫塑料和薄棉布，用以吸附毒剂蒸气。"铺展—防油—吸附型"的外层为化纤或化纤与棉的混纺织物，毒剂液滴落上后很快铺展，可增大蒸发表面，加速蒸发，减轻内层织物吸附毒剂的负荷；内层以棉织绒布、无纺织布或薄层泡沫塑料等为基布，在其外面做防油处理，内面为活性炭层，吸附毒剂蒸气。含碳透气防毒服由带头罩的上衣和裤子组成，可与防毒面具、防毒手套、防毒靴套等配套使用。但透气防护服对毒剂液滴防护能力差并且受温度、湿度影响较大，不适宜在高污染区长时间使用，也应避免在存有大量毒剂液滴的区域使用。

三、防毒手套和靴（套）

防毒手套由浸涂丁基胶乳的化纤或棉针织物制成，是保护手部免受毒剂伤害的皮肤防护器材，一般可与防毒衣等配套使用，也可单独使用。防毒靴（套）由丁基橡胶布制成，靴底黏有橡胶布，增加牢固度，靴帮有系带，用以扎紧靴套和裤腿，保护脚及小腿免受毒剂的伤害。防毒靴套可与防护服等配套使用，也可单独使用。除了防毒面具外，防毒手套和防毒靴套是最为重要的个人防护器材，在救援行动中，手和脚染毒的风险最高，接触毒剂的量也最高，因此，在进入污染区前应认真检查手套和靴套的完整性，并正确穿戴。在离开热区进入温区后，应首先彻底消毒手套和靴套，防止污染扩散。

第四节 化学毒剂的药物防护

在已知化学事件毒剂种类的前提下，救援人员可以提前服用预防药物，有针对性地防止毒剂中毒。药物防护是减少毒剂人体损伤效应的一种主动防御措施，现有的预防药物主要是根据化学毒剂中毒机制或体内处置特点而研发的，它们在体内可以有效地清除毒剂或者对抗毒剂的毒性作用。常用的预防药物简述如下。

一、神经性毒剂中毒预防药

神经性毒剂，如沙林、梭曼和 VX，能特异性地抑制乙酰胆碱酯酶，使神经系统重要化学递质乙酰胆碱蓄积，导致胆碱能神经系统功能亢进，从而产生一系列中毒症状。针对神经性毒剂的中毒机制，科学家研发了能保护乙酰胆碱酯酶的可逆性胆碱酯酶抑制剂、能对抗毒剂生理效应的抗胆碱能药物、能促进毒剂抑制酶活性恢复的胆碱酯酶重活化剂以及可以在体内水解或结合毒剂的生物清除剂，在接触毒剂前一定时间内服用，有预防中毒效应的作用。1956 年美国就研发了含抗胆碱能药物阿托品和酶重活化剂碘磷定的预防复方，后来又发展了可逆性胆碱酯酶抑制剂吡啶斯的明。苏联有含阿托品、新斯的明和糖的预防复方。英国军队曾装备甲磺酸磷定药片，每剂中含有 1 个速效片和 3 个长效片，可维持 6 小时的预防时间。美军近年还开发了从转基因羊奶中提取的丁酰胆碱酯酶，作为神经性毒剂的预防药物，已完成的动物和 I 期临床研究表明，该药能有效对抗 5 个致死剂量的沙林、梭曼或 VX，是新一代的神经性毒剂预防药物。

二、全身中毒性毒剂预防药物

全身中毒性毒剂又称为氰类毒剂，主要包括氯化氰和氢氰酸等，具有毒性大，伤害作用迅速，严重时引起死亡。这类毒剂进入血液后可迅速游离出氰离子，抑制含三价铁的细胞色素氧化酶活性，使细胞和组织有氧不能利用，产生细胞内窒息，引起机体中毒和死亡。为了避免或减轻中毒症状或在中毒后争取抢救时间，针对中毒机制，国内外已有多种类型的抗氰预防药物，包括以 3-巯基丙酮酸（3-MP）为代表的系列药物，这类药物是内源性 3-巯基丙酮酸巯基转移酶（3-MPST）的底物，在体内可辅助 3-MPST 迅速将氰离子转化为低毒的硫氢基，实现对氰化物的解毒。另一类药物是高铁血红蛋白形成剂，它们可将血液中的亚铁血红蛋白氧化成正铁血红蛋白，直接与氰化物的氰离子（CN）结合，生成氰化正铁血红蛋白，从而使细胞色素氧化酶恢复其运送氧的功能。抗氰胶囊就是由不同类型高铁血红蛋白形成剂组成的预防药物，人员进入染毒区前 30 分钟服用 1 粒，可有效预防氢氰酸等氰化物中毒，有效预防时间为 4~6 小时。服药后由于正铁血红蛋白的形成，脸部皮肤、口唇和指（趾）甲可能出现轻度青紫，但不影响机体功能，药物作用过后可自行恢复。高铁血红蛋白形成剂不宜连续服用，应与防护器材结合使用。

三、化学战剂皮肤防护膏

化学战剂皮肤防护膏可在进入染毒区前与防护器材联合使用，将药膏均匀涂抹在裸露皮肤上或者防护服与防毒面具、手套或靴套的交接处，在皮肤表面形成物理性屏障膜层，以减少和延缓毒剂的透皮吸收。例如美军装备的 M5 油膏，主要成分为 1，3，4，6-四氯-7，8-二亚胺甘脲（S-330）、二氧化钛、甘油三乙酸酯和辅料。油膏使用前，应使用干毛巾或干布等拭去预涂部位的汗水和灰尘等，对于已染毒皮肤，应先洗消染毒部位，涂敷防毒油膏而后擦去，再重新涂敷。

综上所述，预防药物都是针对某一类毒剂的作用，而且服药后的保护时间是有限的。药物防护可以与器材防护形成互补，对神经性毒剂和全身性毒剂等速杀性高毒毒剂，可增强器材防护的效果，但是药物防护不能替代器材防护。

第四章

化学突发事件监测与预警

化学突发事件的监测是指针对可能引起化学突发事件的各种因素、发生前的各种征兆及初始迹象等，进行情报搜集、观察、监视、检测、预测与发现的活动；化学突发事件的预警是指根据监测的信息和风险评估结果以及突发事件可能造成的危害程度、紧急程度和发展态势，确定事件的性质及预警级别、发布相关信息、采取相关措施的过程和方式。化学突发事件监测与预警的目的是从源头上监控事件的发生和发展，从而控制、降低或减少突发事件的危害；根据化学突发事件的性质，可将化学突发事件监测与预警分为化学恐怖袭击事件监测与预警及化学品泄漏事件监测与预警两种类型。

化学突发事件监测与预警是应对化学突发事件的一个重要阶段，可为人们躲避和对抗突发事件提供基本依据，为政府部门采取预控措施提供合法性支持；此外，没有高水平的应急预警，在应急准备中所储备的各种资源将形同虚设，再有效的应急处置也只能事倍功半。运用的手段主要包括在预防和应急准备的框架下，通过建立支持性的政治、法律、管理、经济和社会环境，确保应急事件准备，实现突发事件准备的协调并在最大限度上确保现有资源得到有效利用。同时，作为监测与预警的后续保障，通过制订一系列针对性好、操作性强的化学突发事件应急处理预案、方案，使突发事件的处理做到有章可循，达到降低突发事件危害，保护生命、财产和环境的目的。

第一节 化学恐怖袭击事件监测与预警

化学恐怖袭击监测与预警主要是基于情报、化学毒剂的理化性质，兼顾气候和环境等影响因素，应用侦查、检验等手段，经过综合分析与判断，预测、确证其致伤因素，然后确定事件的性质及预警级别、启动相应预案方案、采取相关应急处置措施。

一、基本原则

化学恐怖袭击监测与预警的基本原则如下。

（一）统一领导，分级负责

化学恐怖袭击事件的监测和预警涉及情报、反恐、防化等多个部门，应该在国家安全部的统一领导下，密切协作、各负其责，共同完成监测和预警任务。

（二）准确判明，及时预警

在事件发生之前或在发展过程中，通过情报信息、监测，快速准确地判明存在的各种化学恐怖威胁并及时发出警报，尽量将事故消灭在源头以避免事件的发生或者最大限度地减轻事件造成的影响。

（三）以人为本，确保安全

在进行监测预警时，一定要以人的生命安全为核心，以最终效果为导向；即首先确保人员自身安全，包括尽量使发出的预警覆盖所有可能涉及的人群和区域，在化学救援前先监测和排除爆炸物的存在等；然后由易到难进行监测和确证，即若无法确定恐怖袭击事件是由何种因素引发，应从最容易处置的环节入手，如先排除放射物存在可能性，再顺序排除、鉴别生物因素及化学因素。

二、基本任务

化学恐怖袭击监测与预警的基本任务如下。

监测和确证化学恐怖袭击发生的可能性，做出是与否、有可能或无可能的判定并预警。

如已发生恐怖袭击，则需要判定恐怖袭击的大体性质；判定是否属于化学袭击及化学袭击的规模、类型并预警。

如确证发生化学恐怖袭击，则应依据伤员症状表现及仪器侦检结果，在最短时间内判定毒剂种类并预警。

三、主要内容

（一）危害隐患排查与监控

化学恐怖袭击的危害隐患排查与监控主要包括以下三点。

（1）对可能或即将出现的化学恐怖事件进行情报搜集、实时监控、预警或及时控制等。高效的情报工作是反恐取得胜利的关键性因素，通过情报可以追踪恐怖分子的行动，及时做好预警工作，精确掌握恐怖分子的动向，从而降低发生恐怖事件的概率与风险。针对反恐情报问题，国内外学术界及反恐部门展开了研究，提出并实施了一系列措施加强反恐情报工作，如美国具有一套完善的反恐情报侦察监视系统，从空中到地面，从陆军、海军到空军，形成了一套立体的反恐情报信息体系。目前，许多国家都在发展和建立多部门甚至跨国合作的反化学恐怖的情报网络及监测系统。

（2）对敏感地区内出现的可疑白色粉末、邮件及其他一切可疑物品运用探测、侦检等手段进行监测、判明，然后预警等。

（3）对已经造成人员损伤的有毒有害品种类、发展趋势进行监测、判定。

（二）危害评估

化学恐怖袭击事件的危害是由危害要素、气候条件及社会脆弱性共同决定的，危害要素包括袭击的规模、性质、毒剂种类等，气候条件包括温度、风向等，社会脆弱性包括人口密集程度、当地人群应对恐怖袭击的知识普及等。

危害评估要遵循以下几个原则。

1.客观性　即要坚持实事求是，采用科学的方法，遵循规范的程序或模式，同时，不能盲从权威，更不能出于部门利益的考虑而故意放大或缩小风险，必要时应用"化学突发事件危害评估系统"等软件进行辅助决策。

2.规范化　突发事件风险评估所使用的方法和程序等应有一定的规范、基本准则或方案，其中包括评估程序、评估方法、评估指标体系等方面的内容。

3.系统性　即应从系统的角度出发，尽可能全面、充分地考虑各种风险的相关性、叠加性。

4.动态性　由于可能诱发化学恐怖袭击的危害隐患处于不断变化之中，所以评估得出的结论具有时效性。因此，必须持续地进行监测，动态性地进行评估，不断发现新的风险，及时采取应对措施。

（三）预警分级

根据《中华人民共和国突发事件应对法》第42条，我国突发事件预警制度中，可以预警的自然灾害、事故灾难和公共卫生事件的预警级别，按照突发事件发生的紧急程度、发展态势和可能造成的危害程度分为一级、二级、三级和四级，分别用红色、橙色、黄色和蓝色标示，一级为最高级别。所以，化学恐怖袭击事件的预警可分成Ⅰ级（特别严重）、Ⅱ级（严重）、Ⅲ级（较重）和Ⅳ级（一般）共四级，分别用红色、橙色、黄色和蓝色标示。预警级别是化学恐怖袭击应急战备等级的先决条件。

（四）警报发布与传递

1.预警的条件和程序　预警的条件是"即将发生或者已经发生"化学恐怖袭击事件。例如，发现下列情况，应引起重视并预警：①通过各种情报已了解到化学恐怖袭击的可能性或获悉已经发生了恐怖袭击；②在短时间内出现大量临床症状表现相似的患病人群，病因不明，无法用已有的疾病知识解释；③罹患人群曾接触过同一特殊环境或出现在同一事发地；④罹患人群在上述异常环境中，曾闻到诸如苦杏仁味（氢氰酸）、水果味（沙林等神经性毒剂）、大蒜味或芥末味（芥子气）等特殊气味，且受累人群所出现的异常症状表现与接触异物（危害物）数量直接相关，在脱离特殊环境或事发地后，异常症状表现有所缓解或恢复；⑤在人群出现异常症状表现的同时，同一环境的动物也出现相同或类似的症状表现，但无传染性；⑥大批动物出现异常症状等。

预警程序主要包括3个方面：①发布即时警报并宣布有关地区进入预警期；②报告，即向上一级政府机关和上一级主管部门报告，必要时可以越级上报；③通报，即向当地驻军和可能受到危害的毗邻或者相关地区的人民政府和公众通报。

2.警报发布与传递　　根据我国有关规定，国家所发布的突发事件预警信息在内容上应包括突发事件的类别、预警级别、起始时间、可能影响范围、警示事项、应采取的措施和发布机关等。根据监测与预警的结果，警报的发布与传递可以分两个方面：①由上级统一部署，对专业队伍及其他相关人员和装备进行预警和调动，以及时配置力量，进行反化学恐怖应急处置与救援。②向相关区域和人群发出警报，警报所发布和传递的信息要以公众需求为导向；警报的语言必须言简意赅，并提供自行防护、救助或逃生等的简单方法。

3.警报发布与传递的手段　　警报的发布与传递必须及时有效，应具备以下特征：①针对性，即针对不同的预警对象应采用不同的手段，如应急力量的预警与调配和一般群众的预警方式是不同的；②多样性，警报传播媒介既包括电话、手机、广播、电视、报刊、网络、警报器、宣传车，也包括鸣锣敲鼓、奔走相告等人际传播方式；③全覆盖性，警报的传播要确保可能受到突发事件影响的所有公众都能知晓警情；④互动性，警报传递手段最好具备双向可达性，以便于及时反馈信息。

4.预警调整与解除　　化学恐怖袭击事件发生发展往往具有不确定性和随机性，因而预警的级别也可能在不断变化中。如果潜在威胁增大，需要提高预警级别；如果潜在威胁减小，需要降低预警级别；而有时也会出现潜在威胁消失或已经得到有效控制等情况，需要及时解除预警。

5.应急响应　　接到预警后应该立即应急响应，主要包括：①专业应急处置及救援力量的应急响应：包括人员、器材、装备及车辆等及时到位，方案预案的采用、调整及准备实施等；②一般群众的应急响应：公众根据所接收的警报采取必要的响应行动，避免或者降低事件所造成的损失，这也是监测与预警的目的。

总之，化学恐怖袭击事件监测与预警是应对化学突发事件的一个重要阶段，是控制、降低或减少突发事件危害的关键所在，是做好应对工作的基础，同时也可为政府部门采取预控措施提供合法性支持。

第二节　化学泄漏事件监测与预警

化学泄漏事件监测与预警主要是基于日常维护保养、使用情况、化学品的理化性质，兼顾气候和环境等影响因素，应用检查、检测、监控等手段，经过综合分析与判断，预测、确证致伤和污染因素，然后确定事件的性质及预警级别、启动相应预案方案、采取相关应急处置措施。

海恩法则指出：每一起严重事故的背后，必然有29次轻微事故和300起未遂先兆以及1 000起事故隐患。这说明了两点：①事故的发生是量的积累的结果；②再好的技术，再完美的规章，在实际操作层面，也无法取代人自身的素质和责任心。许多化工企业在对安全事故的认识和态度上普遍存在一个"误区"：只重视对事故本身进行总结，甚至会按照总结得出的结论"有针对性"地开展安全大检查，却往往忽视了对事故征兆和事故苗头进行排查；而那些未被发现的征兆与苗头，就成为下一次事故的隐患，长此以往，安全事故的发生就呈现出"连锁反应"。所以，我们更应该重视化学品泄漏事件的监测与预警。

一、基本原则

化学泄漏事件监测与预警的基本原则如下。

（一）常态监管，分级负责

化学品泄漏事件的监测和预警主要涉及化学品生产、储存、转运及使用过程中的安全管理，所以要在部门统一领导下，做到监测监控的常态化、分级负责、责任到人，尽量避免事件的发生。

（二）准确判明，及时预警

在事件发生之前或在发展过程中，通过监测、检查，快速准确地判明可能存在的各种泄漏威胁，并及时发出警报，尽量将事故消灭在源头或者最大限度地减轻其造成的影响。

（三）以人为本，确保安全

在进行监测预警时，一定要以人的生命安全为核心，以最终效果为导向。首先，应该对有潜在泄漏威胁区域的人群进行防护及逃生等安全教育，以保证一旦事件发生,受染区域的人能够有效地应对和逃生;其次,尽量使发出的预警覆盖所有可能涉及的人群和区域。

二、基本任务

化学泄漏事件监测与预警的基本任务如下。

对泄漏源进行监测,防止事件的发生,即时检查、测算泄漏源的安全状态,并提出控制和处理措施。

对泄漏事件和承灾载体的各种安全参数和环境参数进行观察、测量、记录并对采集的数据进行分析。

实时监测,对突发事件实时监测,为预测预警提供参数,为决策处置提供参考。

事后的监测,为解除警报及评价处置效果提供依据。

三、主要内容

(一)危害隐患排查与监控

化学泄漏事件的危害隐患排查与监控主要包括以下内容。

(1)实现化学品信息登记系统化:主要包括化学品的存储量、理化性质、毒性、潜在隐患、中毒防治及应急处置等信息进行物联网登记。

(2)做好有效监控与检测:主要包括对化学品生产过程、承载单元(如储存罐维护及保养)、转运(运输车及其行进路线等)、使用情况进行视频监控、检查检测等;其中检查检测方法包括实地检查、传感器实时监测等。

(3)对已出现泄漏的有毒有害品种类、发展趋势进行监测、判定。

(二)危害评估

化学品泄漏事件的危害是由危害要素、气候条件及社会脆弱性共同决定的,危害要素包括泄漏的规模、化学品的性质、有无次生灾害等,气候条件包括温度、风向等,社会脆弱性包括人口密集程度、当地人群应对化学品泄漏的知识普及等。与化学恐怖袭击事件的危害评估一样,化学品泄漏事件的危害评估也要遵循客观性、规范化、系统性、动态性等原则。

(三)预警分级

与化学恐怖袭击事件一样,化学品泄漏事件的预警也分为Ⅰ级(特别严重)、Ⅱ级(严重)、Ⅲ级(较重)和Ⅳ级(一般)共四级,分别用红色、橙色、黄色和蓝色标示。预警级别是化学品泄漏事件应急处置与救援准备等级设定的先决条件。

(四)警报发布与传递

预警的条件是"即将发生或者已经发生"化学品泄漏事件。例如,发现下列情况,应引起重视并预警:①通过视频监控、检查等发现安全隐患,可能或已经发生化学泄漏事件。②实时监测的传感器发出报警,如化学品生产车间或储存仓库气体浓度异常增大,运输过程中化学品储藏罐压力异常并无法恢复等。③化学品的安全系统出现故障,如制冷系统停转及其他因维护、保养不当引发的故障等。曾造成近56万人伤亡、轰动世界的印度博帕尔异氰酸甲酯泄漏工业灾难,其主要原因就是维护保养不力、没有及时发布警报。

化学品泄漏事件的预警程序、警报发布、传递及其手段、预警调整与解除、应急响应等均可参照本章第一节化学恐怖袭击事件的相关内容实施。

与化学恐怖袭击事件具有很强隐蔽性的特点不同,化学品泄漏事件的发生多有明显征兆,其引发化学事故的毒物种类、数量及分布区域多有明确界定。因此,相对于化学恐怖袭击事件,如果措施得当,化学品泄漏事件应该更容易避免。

第三节 化学突发事件监测预警装备

美国国防部《2010年联合作战构想》之《美军化学兵2010年构想》指出:以未来化学兵的能力需求牵引,采用最先进数字化技术完成21世纪化学兵部队在装备、部队结构、作战理论等方面的转变,以期在未来战场上,通过准确地感知威胁,适当地塑造战场,有效地防护遮蔽,保持持续战斗力,最终达到全维防护的目标。各国十分注重发展一体化的指挥、控制、通信、计算机、情报、监视与侦察（C^4 ISR）系统，把全球信息感知和全球指挥控制作为联合作战的重要能力之一。目前的监控装备的发展往往是把核生化集成在一起的，即核生化报警探测装备、报知分析软件、指挥控制单元一体化组合式成套构成了当前核生化监测控制系统发展的基本模式。当然，这些装备也可应用于应对化学恐怖袭击事件等反恐战争中。

1.美国 CBA ISS 核化战剂信息报告系统　美国 Battelle Memorial Institute 的 CBA ISS 系统采用微软的 Access 数据库管理软件，提供 95 种核生化战剂的理化指标和对策方法建议，并且协助用户对未知战剂进行理化分析检测、伤亡评估报告和洗消对策。

2.美国 E-Smart TA 威胁战剂探测网络　美国 General Atomics 公司与美国空军研究实验室（AFRL）研制的核生化战剂及爆炸物智能传感器网络产品 E-Smart TA 将形成系统主干网络，包括光纤网络和无线网络。系统提供：突发性事件应急预案和集控；传感器远程数据采集；地理相关信息；无线自组网络；无人值守工作方式。

3.英国 NBC erberus 核生化探测系统　NBC erberus 系统由 Simths 探测公司设计制造。系统可以接驳无线和有线数据传输设备，是一套即插即用的设备组合，可以独立地连续对某一区域周围环境进行核生化监测。

4.北美 NBCWRS 核生化联合报警与报知系统　NBCWRS 是北美防空联合司令部（NORAD）和美国、加拿大国家指挥局（NCA）装备的核生化联合报警与报知系统，能够对每一次核生化事件提供准确的事件发生时间和位置。NBCWRS 系统采用 NORAD 专用计算机系统（NCS）来校准、处理、显示、自动预测核生化袭击信息，并将这些提供给 NCA，具有统一的地理分界线标识系统。NBCWRS 包括自动预先报告系统（NFARS）、自动预先传输系统（NAFT）、核爆炸探测系统（NUDET）、核生化损伤信息（包括环境有毒降解产物报告）各级用户组成。核爆炸信息源主要来自卫星传感器系统。

5.北约 Bruhn 核生化分析系统和联合报警报告网络（JWARN）　Bruhn NewTech 公司的核生化分析系统是核生化危险预测、报警和报知软件包，使用者为各级参谋人员。Bruhn 将核生化信息用地图的形式显示出来，地图标识采用 APP-6A/M IL-STD-2525A 标准符号，可以根据部队所在区域预测威胁区域并生成报警列表。Bruhn 可生成如下报告：核报告、生物和化学报告、核攻击报警报告、核生化态势报告、基本风向报告、有效下风向报告、化学下风向报告。Bruhn NewTech 公司的 JWARN 系统正在研制中，目的是为指挥官提供战区级核生化综合报告，作为指挥决策参考，与 C^4ISR 系统联合使用。

6.德国舰面核辐射和化学战剂探测系统（SNCDS）　德国海军装备的舰面核辐射和化学战剂探测系统（SNCDS），由显控台、多组核辐射探测和化学战剂探测单元等组成，基于数字化接口构成独立完整的全舰核生化监控系统，包括化学战剂探测：配置红外远程遥测（25 种化学战剂图谱库）、离子迁移谱率法化学战剂探头、遥控单元；SNCDS 显控台：配置触摸屏加固计算机、加固电子硬盘、监控软件。

7.俄罗斯舰用核化监控系统　俄罗斯海军具有较完备的舰用核化监控系统，一般舰艇设有多个防化战位，每个战位又是多组核化监测探头集中布控点，核化监控系统显控台设在作战指挥室。化学战剂监测配备了酶抑制-光电比色法毒剂报警器和侦毒器，具有检测染毒空气、液滴（或水样）、空气中的挥发性物质和确定物体表面是否染毒等多功能特点，可侦检包括神经性毒剂、糜烂性毒剂、血液性毒剂等在内的多种化学战剂。

8.美国 M93A1 型 NBCRS 侦查车　NBCRS 侦查车是先进的核化检测、报警、取样综合系统。近距离毒剂检测：GA、GB、GD、VX、HD、HN、L，远距离毒剂检测：5 km、180°，GPS 定位。

9.美国 M ICAD /M27 型数字化核生化报警和报告系统　美国 Lockheed Martin 公司的 MICAD/M27 型数字化核生化报警和报告系统的组成分为：显控单元 DC，通用接口单元 UIU，通信接口单元（MIL-STD-1553B，RS-485），无线遥测单元 TLR（1.2 km），核生化个人报警寻呼机 PA。该系统组成配置灵活。

10.EDS 电子数据系统—CBRN（化生放核）智能传感器预警网络　美国与英国联合开发的 EDS（Electronic Data Systems）核生化预警网络系统，用于美国海军舰队兵团互联网 NMCI（Navy Marine Corps Internet）和英国皇家海军指挥支持系统 RNCSS（Royal Navy Command Support System）。系统目前正在开发中，涉及的项目有：原型生物探测系统 PBDS（Prototype Biological Detection System），临时海军生物探测系统 INBDS（Interim Naval Biological Detection System），集成生物探测系统 IBDS（Integrated Biological Detection System），核生化战场信息系统 NBC-BISA（NBC Battlefield Information System Application），航海生物探测系统 MBDS（Maritime Biological Detection System），集成传感器管理系统 ISMS（Integrated Sensor Management System）等。

11.美国 Smith 公司最新的化学战剂监测器——CAMTM 化学战剂监测器　它包括内部和外部的空气监控器和过滤器，它能被用在船、飞机、车辆、军队基地、司令部、大楼保护系统装置以及空气安全系统上。

GID-3ATM 化学检测器：能在作战车辆、舰船、空气安全系统上单独使用。可检测机动车辆内部和外部的空气，即使车辆以一定的速度运动也可以检测到。由于 GID-3ATM 带有 GARDS（地面侦察系统）使车辆在移动时它也能检测到地面的毒剂液体。其简单、轻便，也可适合小分队使用。

GID-2ATM 化学检测器"是一种固定的装置，安装在人员比较集中的区域如体育馆、会议中心等，可实行全自动连续监测。

LCDTM 轻型化学检测器：一种微型的检测器并带有报警装置，能个人携带。有带有标准电池的光电警报器，并附带有听筒能秘密报警。

Ionscan 400B 检测器：一种对痕量级爆炸物和致幻毒品最有效的检测器。它能在 8 秒的时间内迅速检测出四十多种爆炸物和毒品，检测出的物质能立刻显示在屏幕上。它采用离子迁移谱技术，比 SABRE2000 检测器更灵敏快速。

Ionscan Sentinel Ⅱ违禁品检测门：主要用于检测爆炸物和毒品。其灵敏度高，采用高效先进的彩色荧光技术检测人员身上的痕量元素，判断有无毒品和爆炸物。用于安全门进口、海关和建筑物的安全通道。能在几秒内检测四十多种毒品和爆炸物，每分钟检测 7 人。

12.新加坡的 Drager 公司的化学战剂检测系统　新加坡的 Drager 公司研制开发了一套化学战剂检测系统，能现场检测 500 多种不同的气体、蒸气、气溶胶和覆盖了常见空气污染物的检测物，以及化学战剂或模拟剂等，并配有多种侦检管，能对空气中的有害物进行半定量分析。整套系统由检测管、Accuro 和 Accuro2000 气体采样泵组成。

我国的监测系统起步比较晚，有许多国外先进的技术和经验需要引进和参考。要在加强化学恐怖袭击情报战的基础上，开发和应用我们自己的化学监测系统。

第五章

化学突发事件甄别与鉴定

第一节 化学突发事件甄别与鉴定概述

一、概念

化学恐怖袭击事件的甄别与鉴定是指运用侦查和检验的手段,经过综合分析与判断,确证事件性质和致伤因素的活动,甄别与鉴定工作为洗消、诊断、救治提供可靠信息,使后续工作更有针对性。在化学突发事件中,由于事件的排伪情况比较少,事发原因与结果比较容易确认,因此,这里重点介绍化学恐怖袭击事件的甄别与鉴定。

二、基本任务

化学恐怖袭击甄别与鉴定的基本任务,一是判定是不是袭击;二是判定是什么类型的袭击;三是判定是使用什么种类毒物进行的袭击。因此,甄别与鉴定的基本工作内容是:对敏感地区内出现的可疑物品,如不明白色粉末、可疑邮件及其他可疑物,进行甄别、鉴定;对已经造成人员损伤的有毒有害品种类进行判定。其基本工作流程是:首先,确证恐怖袭击发生的可能性,做出是与否、有可能或无可能的判定;其次,如确证发生恐怖袭击,则需要判定恐怖袭击的大体性质,即判定属于化学、核与辐射、生物袭击,还是爆炸袭击等;再次,如确证发生化学恐怖袭击,则应主要依据伤员症状及便携式装备侦检结果,在最短时间内判定毒剂种类。

化学突发事件发生后,按照一般程序,侦检按命令最先进入事发区域,根据现场状况采取相应等级的防护,例如,在情况完全未知时需要进行 A 级防护(自供氧防毒面具、隔绝式防护服),一般化学有害物质但氧气浓度偏低时(氧含量低于 18%),则采取 B 级别防护(自供氧防毒面具、透气式防护服)。进入染毒区域后,运用所携现场侦检装备,尽快查明毒剂的种类和位置,上报侦检结果。需要注意的是,现场快速侦检装备虽然快速灵敏,但侦检毒害物质种类有限,存在一定误报率(主要为假阳性),所以需要两种或以上的侦检装备相互验证才比较准确,比如离子迁移谱仪和硫磷检测仪配合使用来确证是否含有神经性毒剂或芥子气。根据侦检结果,划分出染毒区域。采集必要的样本,后送复检或备查。

在化学恐怖袭击的情况下,一般由防化兵承担染毒现场侦检任务,对未知物需后送至实验室(或移动实验室)进行排查和鉴定。通常情况下,医学救援力量不负责现场侦查与检验,但应当了解这一工作和过程。

第二节 化学突发事件现场甄别与鉴定

一、处置程序

(一)对尚未造成人员损伤的可疑物品甄别和鉴定

当在敏感地区内发现未知白色粉末、可疑邮件或其他可疑物品,需要对其性质进行鉴定时,应遵循如下原则:①首先由公安部门或军队的排爆人员对可疑物品鉴定,排查爆炸物,医学救援人员应在排除爆炸物情况下,方可对未知物进行侦检。②在确证无爆炸物存在后,再侦测是否存在放射性物质。③在确证无放射性物质存在后,采用我军自行研发的"未知粉末筛查试剂盒"或同样功能的装备,在采取 I 级防护的条件下,以未知物的 pH 值、蛋白含量及糖基的含量等作为评价指标,来确定未知物的性质。通常而言,蛋白含量偏高、pH 值为中性的情况下,应考虑生物未知品存在的可能性。④必要时,可在使用诊断试剂/仪器进行鉴定的前提下,采用生物检测法来辅助判断。具体做法是:溶解或抽取少量未知物,注入一些敏感实验动物(如小鼠)体内,依据动物症状表现来进行判定。如动物在未知物注入后很快出现明显中毒症状,应高度怀疑有毒化学品存在。亦可采用基于发光细菌法的生物毒性快速鉴别系统。

(二)对已造成人员损伤的有毒有害品性质判定

对已经造成人员损伤的有毒有害品进行定性,其所履行的职能相当于传统意义上的侦检,所采用的方法及注意事项主要包括:①担负侦检任务的救援人员采取 I 级防护,持便携式检测装备进入现场,进行侦查、采样。②除依靠检测装备外,还可观察伤员症状表现、现场动植物异常表现进行判断。伤员对有毒有害品外观及气味的描述也是判定有毒有害品性质的重要参考。③现场侦检装备虽然灵敏快速,但存在误报可能性,因此对于未知有害品的判断,应在整合多种侦检装备检测结果及伤员症状表现基础上,做出综合判断。④在爆炸施毒的情况下,只有当排爆人员确认现场无爆炸物或标明未爆物后,担负现场快速侦检的防化兵和医学救援人员方可进入现场。

二、常用现场侦检装备

当前装备的化学毒剂的现场便携式侦检装备主要是基于显色、电化学、离子迁移率谱(IMS)、火焰光度(FPD)、光离子化(PID)、红外光谱(IRS)、表面声波(SAW)、拉曼(Raman)光谱、气相色谱(GC)-质谱(MS)联用或离子阱质谱等技术和方法建立和发展起来的。

(一)显色法现场侦检装备

显色法的特点是非常直观,其原理是基于化学或生化的特异反应来鉴定毒剂毒物,如利用芥子气与对硝基苯甲基吡啶在碱性条件下显蓝色的特征反应来定性检测芥子气;利用有机磷(膦)化合物对乙酰胆碱酯酶的特异性抑制反应来检测神经性毒剂和有机磷农药等;DJ-07 型新型便携式防化医学检毒箱,可完成环境样品中化学战剂及其类似物、蓖麻毒素、重金属(如砷、汞)等检测,可测定人血中胆碱酯酶活性,可针对未知粉末的生物或化学源恐怖物质进行快速甄别筛查;另外,新型便携式防化医学检毒箱共分为七个检测单元,根据检测项目亦可以单独使用;检测主要毒剂时,可使用两个检测原理不同的方法,以确保检测结果的准确性。

(二)电化学法现场侦检装备

这是基于毒剂在电化学池内进行化学能到电能的转换而制成的检测器,一般用于单一种类毒剂报警,如含磷毒剂报警器、光气报警器、氢氰酸报警器;代表装备有美军的 M8、ICAD、XM 85/86,英军的 NAIDA。

(三)离子迁移率谱(IMS)仪

基于毒剂分子进入 IMS 仪后被离子化形成分子离子,不同分子离子在由梯度电场构成的漂移管内的迁移速率不同而制成的检测装备。可用于检测化学战剂(CWAs)、工业有毒化学品(TICs)和挥发性有机物(VOCs)等,该装备技术较成熟,灵敏度高、工作可靠、抗干扰能力强,但并不能完全避免误报;代表装备有芬兰的 ChemPro100、英国的 CAM、美国的 ICAM、SABRE4000、德国的 RAID 系列等。

(四)硫磷检测(FPD)仪

基于含硫和磷元素的有机化合物在富氢火焰中分别产生特征性分子光谱而制成的检测器,硫磷检测仪是对含硫、磷化合物产生高选择性、高灵敏度的检测器,该仪器一般和离子迁移率谱仪配伍使用。主要用于检测神经性毒剂和芥子气;代表仪器有法国的 AP2C 及新型的 AP4C 等。

(五)光离子化(PID)仪

基于高能紫外光能将有机物电离成可被检测的正负离子并检测而制成的检测器。光离子化仪可以检测所有解离能低于所用高能紫外光能量的挥发性有机物和部分无机物,对挥发性有机物响应灵敏、线性范围宽、可连续测量;代表仪器有英国的 PhoCheck Tiger、美国的 MiniRAE 2000 和 Photovac 2020 等。

(六)红外光谱(IRS)仪

基于物质本身特有的红外"指纹"图谱来对未知样品进行检测。可近距离使用,亦可远距离探测到数千米范围内的化学战剂、工业有毒化学品和挥发性有机物。红外光谱可分为被动式（无光源）和主动式（有光源）；前者代表有美军装备的 M21（RSCAAL）探测系统和 AN/KAS-1（CWDD）化学战剂云方位侦测器、德国的 RAPID 无人值守快速傅里叶变换红外化学战剂遥测仪和 Sigis2 远距离红外扫描气体监测系统，后者代表有美国的 HazMatID 和 TruDefender FT 等。

（七）表面声波（SAW）仪

基于功能膜在振动时遇到外来物质时，其振动频率和相位会发生改变而制成的检测装备。主要用于化学战剂和环境污染物等的检测，代表装备有美国的联合化学战剂检测器 JCAD 和 zNose 4200 型 SAW/GC 检测仪，JCAD 采用化学选择性涂敷层吸收化学蒸气云团，使得声表面波压电石英晶体谐振频率发生变化，而后通过计算机的基于神经网络的毒剂模式识别技术来识别测定。气相色谱/表面声波检测仪凭借色谱的分离能力和表面声波的定性能力，可同时检测并定量分析多种化学蒸气。

（八）拉曼（Raman）光谱仪

基于分子振动转动时产生清晰尖锐的特征性拉曼光谱而制成的检测装备，主要用于化学战剂、炸药、毒品、工业有毒化学品等的检测，其特点是特异性强，可与质谱仪媲美，适合定量和数据库搜索；代表仪器有美国的 FirstDefender。

（九）便携式气相色谱/质谱（GC-MS）及质谱（MS）仪

气相色谱/质谱主要是应用色谱的分离技术和质谱的定性技术而制成，便携式质谱仪多基于离子阱型质量分析原理而制成。主要用于化学战剂、环境污染物、工业有毒化学品、炸药和挥发性有机物等的检测，气相色谱/质谱具有高选择性、高灵敏度的特点，可以对复杂混合物中有毒有害物质进行分离鉴定和定量检测；代表仪器有美国 Hapsite、SpectraTrak 672、CT-1128，德国的 EM640、EM640S、MM1、MM2 等，其中 MM1 型车载 GC-MS 还具有遥控采样功能。

（十）多功能集成装备

有一些侦检仪器是基于多种原理集成的，如德国 OWR 公司的 GDA2 便携式工业有毒有害气体及化学战剂检测系统就是基于仿生学原理制成，采用电子鼻模式识别技术，集成了多种检测手段，包括离子迁移检测器、光离子化检测器、金属氧化物传感器、电化学传感器等，可以在数秒之内对有毒有害气体实现定性、定量检测，同时可以外接无线电传输系统和 GPS 定位系统，进行数据的远程传输。美国的 Gray wolf 也是基于光离子化、红外和电化学等技术而制成的。

三、大型多功能侦检装备

大型侦检装备主要指一些多功能集成侦检装备，包括侦检车和探测机器人等；这种装备一般具有多种探测传感器和数据分析、鉴别和报警、数字地图定位、样品采样和分析、防护、标记污染地带、天气和战场态势报告、制剂扩散预测及集中数据管理等功能，同时也是一些便携式侦检装备的载体和平台，如便携式气相色谱/质谱一般需要车载。

（一）侦检侦察车

我军的防化医学检测车是经我军自主设计、改装的大型侦检装备，配备有便携式防化医学检毒箱、离子迁移谱仪、有毒有害气体监测仪、车载气相色谱/质谱等，能够完成包括气象、侦检、采样、战地实验室检测等在内的多种任务。

瑞士 CBRN 侦察车配备一套 CBRN 侦察系统，能够全天自动操作，不仅能执行军事任务，也具备对化学突发事故和恐怖威胁的监测能力。该侦察车的主要功能有：多种探测传感器和数据分析、鉴别和报警、数字地图定位、样品采样和分析、防护、标志污染地带、天气和战场态势报告、制剂扩散预测及集中数据管理等。

美军斯特瑞克侦察车采用综合生化点源探测器，能在行进中探测远距离生化战剂。车上配置了多种核、生、化探测器，包括联合军种轻型遥感毒剂侦检器（JSLSCAD）、联合生物点源探测系统（JBPDS）、化学生物质谱仪 Block Ⅱ（CBMS Ⅱ）、M22 自动毒剂侦检报警器（ACADA）等。该核生化侦察车体积小、重量轻，以高机动性见长，能够在各种恶劣天气和战场环境下执行任务，识别有害物质并发出威胁警报。

（二）探测机器人

为了在受限地带实施侦察和探测任务，不少国家研发了用于核生化探测、报警和处置的无人地面车辆（UGV），即机器人。美国国防部将无人化列为核生化侦察装备的重要发展方向，并大力研发核生化探测机器人，将已有的化学探测器集成到机器人平台上，实现对化学污染物的无人探测。在《2010—2011 简氏核生化防护》中列出了澳大利亚、英国、韩国、美国等国家研制的核生化探测机器人，这表明用于核生化探测的无人地面车辆的研发已得到了许多国家的充分重视。澳大利亚 RASP 机器人可在野外作业，伸展臂长达到了 1.6 m，由于体积小，还可以在飞机或货运集装箱内使用。澳大利亚猎兔犬机器人是小型履带式无人地面车辆，携带有精密的有害物质探测器，适合军民两用。英国 Archangel RMI-3000 机器人是小型履带式多用途无人地面车辆，可加载核生化探测器、爆炸物探测器及武器系统等。美国 MATLDA 机器人采用 Mesa Robotics 公司设计的遥控军用机器人技术，可加载各种传感器、操作臂、武器系统以及破裂器等，能执行各种侦察、防爆处置、核生化探测任务。

四、生物侦检法

生物侦检法指通过仔细观察染毒区内的生物异常表现和状态或采集染毒样品进行生物实验，进而发现或辅助判断化学毒剂的存在及其种类的过程。观察的生物包括各种动物和植物。

昆虫、鸟类、鱼类和哺乳类等动物对化学毒剂十分敏感，中毒反应快，往往很快出现症状，且表现比较特殊，例如从飞行不稳到挣扎抖翅、不能飞、抽筋、乱跳乱爬而后活动困难或相继死亡，且受影响的数量多，范围大，可同时发生在多种动物身上，并具有一定的区域性。中毒区域内的植物也常常发生异常变化，植物叶子、花草等受毒剂污染后会出现斑点，数小时后枯萎；某些毒剂能使花瓣的颜色发生改变，譬如，紫色、红色的植物花朵染上沙林毒剂后，染毒部位很快变成粉红色。红、蓝色的花朵沾染路易氏气液后，染毒部位很快变成鲜红色。通过仔细观察自然界的异常现象，能及早发现化学毒剂存在的征象，在没有特殊的侦检器材时，生物侦检知识对于侦毒具有重要的参考价值。

通过获取染毒样品进行动物实验，能进一步辅助判断化学毒剂的类型。①神经性毒剂：当空气中沙林浓度为 0.01 mg/L 时，鸡、鸽、鸟出现眨眼、流涎、瞳孔缩小、站立不稳、呼吸苦难、展翅、抽筋等症状；用含有沙林的水溶液给兔或鸡滴眼，可观察到其瞳孔显著缩小。②糜烂性毒剂：蚂蟥中毒后吸盘吸附不稳，爬行困难；鱼在含有糜烂性毒剂的水中，尾巴处溃烂呈锯齿状或破扇状，角膜出现混浊。③全身中毒性毒剂：氰类毒剂中毒后，动物迅速出现呼吸困难、惊厥、死亡，但无流涎、缩瞳、肌颤等神经性毒剂的特殊症状。④失能性毒剂：用毕兹盐酸盐的水溶液给动物滴眼时，动物瞳孔可显著散大。在缺乏侦检设备的情况下，染毒样品的生物学检测是一种很好的应急侦检手段，可以对现场可疑化学品进行快速甄别。

第三节　化学突发事件实验室检验与验证

现场侦检要求简便快速，可以只鉴别出其毒剂类别，如查出是神经性毒剂后可不必区分出是沙林还是梭曼，从而为下一步展开防护、洗消、抢救赢得时间。有时候为了确保鉴定结果的准确无误，对现场侦检认为可疑的样品，还必须送到场外，由权威实验室进行进一步确证分析，以给出最终的鉴定结果。目前我国已经拥有两个禁止化学武器组织（OPCW）指定实验室（截至 2012 年 11 月，全球共有 17 个国家的 22 个实验室成为 OPCW 指定实验室），即军事医学科学院毒物分析实验室和解放军防化研究院分析测试中心，表明中国的化学毒剂及其相关化合物的分析检测水平已经处于国际先进行列。

化学毒剂毒物分析涉及基质种类繁多，背景干扰复杂，而目标化合物类型广泛、性质各异、数量庞大，有时浓度极低，加上确证技术要求高、难度大，给分析检测带来了巨大困难。其实验室筛查鉴定技术方法按照样品基质类型主要可分为环境样品分析和生物医学样品分析两类。环境样品分析主要指从自然环境采集的样品中寻找化学毒剂毒物曾经存在和使用过的证据，涉及的基质类型十分广泛。生物医学样品分析则主要针对从动物或人体采集的样本如尿液、血液、组织等，寻找生物体曾经暴露于化学毒剂毒物环境下的法医学证据。

一、样品的采集与保管

一般原则是尽可能保存现场样品，当待测物质不明确时，应采用直接法采集尽可能多的现场相关样品；当待测物质明确时，可采用相应的采样方法进行样品采集。样品采集时应详细记录采样的时间、地点、温度和采样人等信息；当进行空气样品采集时还应记录采样时的大气压。

采集样品的同时应对样品进行编号，编号应具有唯一性；样品应储存在洁净的容器内；样品的运输应避免破碎和污染；样品交接应具有相应的记录，如交样人、收样人、交接日期、样品的性状、样品存储条件等信息。

一般根据待测物的化学性质、样品的性状和样品需要保存的条件来选择容器。待测物是无机金属和类金属化合物，可用高压聚乙烯塑料、聚丙烯塑料、石英、硬质玻璃等材质的容器；待测物为有机化合物，采样用的容器应选用聚乙烯等塑料或玻璃制品。要避免使用橡胶和添加染料的制品。如果样品需要冷冻保存，则不宜用玻璃容器，以防冻裂。

采样用的容器尽可能使用未被使用过的新容器，如没有新容器，则应使用干燥、清洁的容器。

在采样容器上必须贴上统一的标签，标签上注明采样日期、样品编号（与采样记录用统一的编号）、加入的防腐剂类型及加入剂量等项目。

生物样品存放于专用容器，并于 4℃低温冷藏。样品运输时必须保证安全，防止溢出。溢出后应立即对环境进行消毒处理。样品在送至储存地点后应尽快将所有全血和血浆-80℃冷冻保存，样品避免反复冻融。

采得的样品应尽可能快地进行分析测定，但一般较难做到。在样品运输及贮存时，应防止被测物变质和引进干扰物质，避免样品中待测物的挥发和在容器上滞留，样品的保存方法要与分析方法相配合。由于所用的生物材料和被测物不同，其贮存（包括运输期间）要求也不一样。规范的检测方法对于样品的储存和运输都有明确的说明，在实际操作中要严格执行。

（一）空气样品的采集

采集空气中气态或蒸气态毒物的常用采样方法有直接采样法、吸收液和固体吸附剂法。

气溶胶态毒物常用的采样方法有滤料采样法、冲击式吸收管法和多孔玻板吸收管法，使用最多的是滤料采样法。

（二）液态样品采集（呕吐物、水、饮料等）

液体样品的采集，一般采用密闭性较好的玻璃容器收集和储存 500 ml 以上的样品，一般应几乎充满整个容器。

（三）固态样品采集（食物、未知粉末、土壤等）

一般采用密闭性较好的玻璃容器或惰性塑料容器收集和储存 500 g 以上的样品，一般应几乎充满整个容器。

（四）生物医学样品采集

1.血液样品采集　采样人员应经相关培训，熟练掌握样品采集、分离、运输、保存技术。人员着洁净工作服，戴无粉乳胶手套及一次性工作帽，在干净无污染室内场所采样。

采血人员核对采样对象姓名与编号，严格按照无菌技术操作，使用已贴好编号的采血管，采集 3 管静脉血，用干棉球压迫伤口。采集的血样及时混匀，轻轻摇晃使血液与抗凝剂混匀，不要猛力振摇。样品采集、分离后按编号分组存放于专用容器，并于 4℃条件下低温冷藏。

2.尿液样品采集　采样人员应经培训，熟悉采样程序，着洁净工作服，戴无粉乳胶手套，戴一次性工作帽，在干净的房间内进行采样，分别设有被采样人员尿液交接区域和非专业人员无法接触的控制区域。将收集尿样的杯/瓶贴上样品编号；将贴有编号的收集杯交采样对象，并说明收集尿样的注意事项和体积要求，一般应大于 100 ml；收集中段尿于专用杯中，并放在指定的交接区域内；采样人员应及时将交接区域的尿样转移至控制区域；尿液按 50 ml 一份分装在专用的尿液容器中；现场进行冷藏。

二、环境样品中化学毒剂的确证技术

（一）筛查鉴定技术进展

针对未知样品，一般需建立适用于各种复杂基质的样品前处理技术方法，以提高提取/富集效率、简化操作步骤。对于不同类型的环境样品基质，常用的样品提取、净化、富集前处理技术方法包括液液萃取（LLE）、固相萃取（SPE）、固相微萃取（SPME）、液相微萃取（LPME）等，均可用于CWAs及其相关化合物、各种化学毒物的分析。除常用的反相、离子交换型填料外，分子烙印等一些新技术也被尝试用于制作选择性固相萃取填料，并应用于强极性神经毒剂降解产物的提取和富集。值得指出的是，各种净化处理技术如固相萃取、固相微萃取等虽然能有效去除背景干扰，获得高质量的化合物谱图数据，但不同性质的萃取填料（纤维）针对性也较强，可能会造成目标化合物的丢失，因此并不适合作为全未知盲样的普筛手段。通常在初步确定目标化合物和干扰杂质种类之后，再有针对性地使用各种净化处理技术效果更佳。

气相色谱及其联用技术在化学战剂及其相关化合物、各种剧毒农药等分析中最为常用。因配有各种元素选择性检测器，如氢火焰离子化检测器（FID）、火焰光度检测器（FPD）、氮磷检测器（NPD）、电子捕获检测器（ECD）、原子发射光谱检测器（AED）等，气相色谱技术在复杂环境基质样品的化学战剂及相关化合物筛查分析中显示出独特优势。选择性检测器可不受基质的严重背景干扰，选择性地显示含有特征元素的化合物，并将相应化合物的相对保留指数（RI）信息提供给气-质（/质）联用技术进行分析比对。高极性或难挥发的毒剂毒物不适合气相色谱及气-质（/质）直接分析，常需将其衍生化成有一定挥发性的衍生物，常用的方法有硅烷化和甲基化，当气-质（/质）方法采用负离子化学电离模式（NCI）时则多采用氟衍生化以检测极低浓度待测物。将衍生化与萃取过程合二为一的固相载体衍生化、土壤基质及水中直接衍生化可简化常规衍生化操作。

目前，液相色谱-质谱（/质谱）[LC-MS（MS）]技术在化学毒剂及相关化合物、剧毒有机磷农药和生物毒素分析中的应用呈显著增加趋势，其优势在于可以直接分析水溶液样品或提取液中极性和难挥发的目标化合物，简化样品前处理过程。针对众多强极性的毒剂降解产物，如烷基磷酸类化合物在反相色谱柱上少保留或无保留的问题，亲水作用色谱可提供较好的解决方案。色谱与高分辨质谱联用还可获得目标化合物或其主要碎片的精确质量数，用于计算其元素组成，并提高鉴定结果的准确性。

液相色谱-电感耦合等离子体质谱［LC-（ICP）MS］，液相色谱-核磁共振（LC-NMR）等也被应用于化学战剂相关化合物的分析。科学可靠的化合物结构确证方法在快速准确鉴定目标化合物、确保无误判中十分必要，如核磁共振技术在复杂基质中的未知化合物结构鉴定，包括 ^1H、^{31}P、^{19}F、$^{31}P\{^1H\}$、$^{13}C\{^1H\}$ 在内的多项核磁共振方法均被应用于化学战剂及其相关化合物分析。特别是 ^{31}P 谱和 ^{19}F 谱可以快速提供样品中含 P 和含 F 化合物的信息。但因灵敏度相对较低，在待测物浓度低时在结构确证方面的应用常受到限制。近年来其研究集中于使用新型微探头提高信号灵敏度及使用各种相关谱和二维谱技术对复杂基质样品，如各种洗消液中的化学毒剂洗消产物进行结构鉴定（特别是同类化合物侧链结构鉴定）。

除传统的谱图解析及数据库检索外，一些辅助的谱图分析如特征离子检索和保留指数预测技术也被用于化学毒剂及相关化合物、剧毒有机磷农药和生物毒素的结构解析，再结合图谱检索数据库等手段，可显著提高结构鉴定的效率和准确度。

（二）化学战剂及相关化合物系统筛查鉴定技术策略

以化学战剂及相关化合物系统筛查鉴定技术策略为例，当前各国指定实验室的化学战剂及相关化合物系统筛查策略各具特色并各有侧重，但一般需要做到以下几个方面：①针对全未知盲样，建立适用于各种复杂基质的样品前处理技术方法，实现痕量目标化合物的定量提取。根据环境样品的各种类型，如水溶液、有机溶剂、土壤、非土壤固体等分别建立相应的系统前处理方法，将多种前处理技术结合以去除基质干扰，并实现性质各异（无机、有机、极性、非极性、挥发、难挥发、酸性、碱性等）的痕量目标化合物的有效提取和富集。②建立系统筛查仪器分析技术，以有效"捕获"目标化合物，做到无漏检。基于化学战剂及相关化合物大多含各种特征元素的特点，根据不同类型仪器分析技术的原理和适用性，将各种色谱分离技术与各种检测技术及谱学手段有效结合，形成科学、全面、系统的仪器筛查技术网络。在快速、准确、灵敏地获得化合物的碳、磷、氟、硫、氮、砷、氯等信息的同时，结合化合物保留指数（RI）、分子量（包括精确分子量）、碎片离子、同位素比、元素组成等结构信息，经过谱图解析和综合分析，实现痕量化学战剂及其相关化合物的全面筛查、鉴定和确证检测。③建立科学可靠的化合物结构确证方法，以快速准确地鉴定目标化合物，确保无误判。结合样品前处理技术方法，对仪器分析结果进行综合分析和谱图解析，初步甄别和鉴定目标化合物，再与化合物参考品（必要时需合成）进行比对，实现目标化合物的最终确证。

三、生物医学样品中化学毒剂的确证技术

化学毒剂作为恐怖袭击武器的可能性正在逐渐增加，人员中毒后，最重要的就是要迅速地鉴别出化学毒剂的种类和来源，以便于有效地治疗及实施补救措施。生物标志物在体内存在时间长，个体中毒程度针对性强，体内生物标志物检测技术越来越引起人们的关注和重视。

大多数化学战剂属于化学反应性质活泼的亲电性有机小分子，在自然环境中通常会迅速降解，水、土壤、树木等环境样本中的化学战剂及其降解产物通常于1～2周后即无法检出。化学战剂原型在生物体内的半衰期亦较短，超过90%的吸收剂量迅速代谢，主要经尿排出。硫二甘醇（TDG）是芥子气的主要水解产物，也是芥子气在体内的代谢产物之一。在芥子气损伤人员的血液、尿液及皮下组织中都会产生一定量的硫二甘醇。美军《化学防护手册》中，已将硫二甘醇确定为芥子气中毒的临床诊断标志物之一。

化学战剂还可以不同途径与蛋白质（酶）、核酸等大分子结合/代谢成特异的半衰期较长的生物标志物，对之进行分析检测则具有溯源性强和适用于法医鉴定的特点，亦可作为生物剂量技术推知毒剂暴露的剂量。化学战剂的生物标志物可分为游离型代谢产物和生物大分子加合物两种，较之游离型代谢产物，化学战剂—蛋白质加合物的半衰期与内源天然蛋白相当，如丁酰胆碱酯酶（BuChE）、白蛋白和血红蛋白的体内半衰期分别为5～16，21和42天，因此，虽然加合物在血液中的浓度远低于尿样的代谢产物，但其稳定性较高，尤其有利于化学毒剂暴露的溯源性检测。有研究表明，家兔皮肤芥子气染毒后第103天后仍可以监测到芥子气血红蛋白N端缬氨酸加合物。DNA对烷化剂如芥子气、氮芥等极为敏感，是其进行体内攻击的主要靶点。其半衰期因受基因损伤修复机制的影响，较天然DNA的半衰期要短，可在血液或组织中存留数天到数周。N7-（2-羟乙基硫代乙基）鸟嘌呤（HETEG）占芥子气在DNA碱基水平上烷基化的60%，为芥子气的主要DNA加合产物。

游离生物标志物的检测可通过SPE、衍生化等前处理后用GC-MS（MS）或LC-MS（MS）检测，而加合物一般要经过酶解或降解、SPE等前处理手段后用GC-MS（MS）或LC-MS（MS）检测。目前研究已经不仅限于标志物的检出，在毒理方面也有了较大的进展，例如，有研究发现珠蛋白N端缬氨酸反应的芥子气只占芥子气染毒总量的0.15‰左右，进入家兔血液系统且与血液反应的芥子气仅占家兔染毒总量的1%左右。

目前，从发表的文章和技术成果来看，我国在仪器应用和技术开发等方面已经不逊于国外，但一些仪器尤其是许多检测设备和元件都是靠国外公司进口，一旦国际形势紧张导致这类设备和元件禁运，我们将陷入非常被动的局面。因此，研究开发具有我国自主知识产权的新检测技术及装备对于应对突发性化学事故、防御恐怖袭击具有极其重要而深远的意义。

第六章

化学突发事件现场应急处置

化学突发事件的现场处置主要包括化学恐怖袭击及化学意外事故的现场处置。相对于化学意外事故而言,由于恐怖分子所应用化学恐怖剂的隐密性、高毒性及社会影响力,化学恐怖袭击的现场处置难度更大。有鉴于此,本章主要介绍化学恐怖袭击现场应急处置。

第一节 化学恐怖袭击的现场应急处置

一、基本任务

现场医学救援工作是在军事指挥员统一指挥领导下,由防化专业人员、医学专业人员和事发地部队一线救援力量联合实施。其基本任务是:在做好自身防护的前提下,搜寻负伤人员,为伤员佩戴呼吸防护装具,并迅速撤离事发现场;对速效致死性毒剂中毒的伤员,现场注射特效治疗药物;对伤员进行分流、洗消、分类和紧急救治;尽早后送负伤人员。

二、工作原则

(一)划区处置

化学突发事件的现场处置,必须首先根据毒物污染及其危害程度对救援工作区域进行危险程度划分。通常将救援工作区域划分为污染区(亦称热区)、缓冲区(亦称温区)、清洁区(亦称冷区)三个区域。医学救援分队必须按照不同区域环境特点和防护要求进行工作部署,开展救援工作。现场抢救组在污染区展开伤员急救;洗消组在缓冲区开展伤员及从污染区退出人员的洗消工作;伤员救治及转送工作必须在清洁区开展。救援人员的救援活动,必须在指定区域进行,不得随意跨区域活动,离开污染区时,必须经过洗消处理。

(二)分级防护

根据事发现场地域污染程度及有毒物质性质、浓度,采取不同等级的防护措施。

(1)Ⅰ级防护。当染毒现场危害因素不明、存在方式不详时,应采取最严密的防护措施,包括佩戴供气式呼吸道防护器、着隔绝式防护服。

(2)Ⅱ级防护。当染毒现场空气中有毒物质浓度过高(>2%)或氧含量过低(<18%)时,应佩戴供气式呼吸道防护器,同时依据泄漏化学品的种类、浓度、存在方式及环境条件等综合因素选择防护服的种类。对存在腐蚀性气态物质(蒸气、粉尘及烟雾等)及可透皮吸收的液态化学品,应采取隔绝效率高的防护服(如防化兵部队目前配发的非透气式防护服)甚至隔绝式防护服进行防护;其他情况下,一般仅需穿有一定隔绝效率的防护服即可。

(3)Ⅲ级防护。在不缺氧及低浓度染毒环境条件下,可采用本级防护措施。包括佩戴过滤式呼吸道防护器,同时视情况选择防护服种类。

(三)时效救治

化学恐怖袭击时的现场医学救援必须按照化学中毒伤员救治的时效规律展开工作。化学中毒伤员最佳的救治时机是中毒后10分钟以内。一旦发现恐怖袭击征象或群体中毒症状,指挥员必须迅速组织人员撤离现场,组织群众进行多种方式的自我规避和自我防护,组织开展群众性的自救互救。部队建制卫勤分队,力求在第一时间到达现场,第一时间展开急救工作,第一时间对中毒伤员采取急救措施。防化医学专业救援人员和就近医疗机构救援分队尽快赶到事发现场，开展区域性联合救援工作。最大限度地减少乃至避免中毒人员死亡。

（四）救治四优先

事发现场的应急医学处置应当遵循"四优先"的程序和要求：一是先防护，后抢救。进入污染区和缓冲区的卫生人员，首先应当做好自身防护，然后再进行救援工作。二是先撤离，后救治。先将伤员迅速撤离染毒区，中断伤员与毒剂的继续接触，然后再进行救治。三是先救命、后治伤。在伤员救治工作中，应当正确处理救治和洗消的关系，在伤员生命受到威胁时，应当先救命而后处理污染伤口或边洗消边救命。四是先洗消，后治疗。对于生命体征稳定的伤员或已脱离污染区的伤员，应当先洗消，后处理损伤，不经洗消的伤员不能进入清洁区，以免造成污染扩散。

（五）综合治疗

在化学损伤伤员专科治疗过程中，应当遵循特效治疗与整体治疗相结合、医疗与护理相结合、生理治疗与心理治疗相结合的综合治疗原则。在使用特效药物治疗的同时，应当全面检查伤员负伤患病情况，整合内科、外科及其他专业救治力量进行综合诊治。在采取正确救治措施的基础上，加强对中毒伤员的监护及医学护理和生活护理，促进伤员身体的修复与愈合，减少脏器功能损伤。治疗终结，必要时送疗养院进行康复治疗。同时，应当适时开展伤员心理治疗，及时疏导伤员心理问题。

三、工作程序

化学突发事件发生时，各类救援力量按照事件的性质及其严重程度启动相应的响应程序，负责现场医学处置的救援力量赶赴现场，执行现场医学救援任务，其基本工作程序主要包括：①在现场指挥部的指挥下，依照法定程序对事发地实施控制。②与执行侦检任务的防化兵密切配合，依据伤员的症状表现、事发地相关部门提供的相关信息，判定化学毒剂毒物种类。③依据化学毒剂毒物种类、浓度及染毒方式等采取相应的防护措施，包括器材防护及医学防护。化学毒剂毒物种类未明时，采取Ⅰ级防护措施。④将染毒区内伤员迅速撤离染毒区，依据伤员伤情，按先重后轻、先急后缓、先救命后治伤的原则，对伤员实施洗消、现场急救等相关救治措施。生命体征平稳的伤员，尽早转送。⑤对暴露人群和参加应急救援人员进行心理咨询和干预，对接触过化学毒剂的人员，无论是否出现中毒症状，均在现场进行注册登记。

四、组织指挥

（一）组织原则

在现场处置的组织工作中，必须坚持上风向选址、划区部署、分区救治的原则。由于毒物气团可以随风飘移，形成下风向的扇形污染带，因此，救援分队的展开位置，必须选择在上风向的非污染区域。

（二）功能编组及任务分工

承担化学突发事件现场医学救援任务的是各军区、军兵种及事发地军队卫勤部门所属的应急医学救援队，由指挥组、检测组、现场抢救组、检伤分类组、洗消组、救治组、后送组等功能编组组成，其基本任务如下。

1.指挥组　负责与现场指挥部的联系，进行现场医学处置的组织指挥，及时汇报救援和转送情况。

2.检测组　主要负责染毒现场伤员生物样品采集以及洗消效果的检查。必要时，可协助防化兵部队完成对未知化学品的甄别与鉴定。其任务区分有别于防化兵部队，一般不负责染毒区内空气、水源、土壤等环境内有毒有害化学品的检测。

3.现场抢救组　主要负责协助伤员迅速脱离污染区，同时报告现场伤亡情况。现场抢救组原则上不在污染区对伤员进行医学处置。通常情况下采取的急救措施仅限于给予呼吸道防护器材或呼吸支持、肌注特效解毒剂和止血固定。

4.分类组　负责对染毒区内暴露人员进行"分流"及"分类"。包括对从污染区出来的人员进行分流，区分染毒群众、伤员和死亡人员，并给予伤票；待伤员洗消后，依据伤情对其进行分类，后送至现场救治组进行进一步救治。

5.洗消组　负责对污染伤员和从污染区撤出的救援队员进行洗消以及伤员污染物的封存和处理。

6.救治组　负责经过洗消后危重症伤员的紧急处置。

7.后送组　负责组织经现场处置的人员及时转送,并做好登记与交接。

各救援力量位置及救援程序如图31-6-1所示。

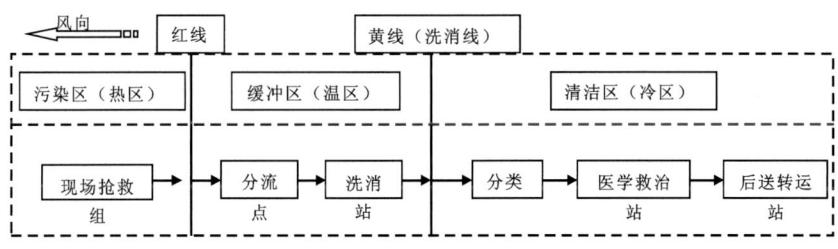

图 31-6-1　救援队现场救援展开位置及救援程序

五、染毒区急救

(一) 概念

是指在染毒现场对中毒伤员进行的呼吸道防护、特效抗毒药物注射或对无法移动的重症伤员给予的必要的医学处置。

(二) 处置原则

1.先防护,后救治　救援人员进入染毒区后,先完成伤员及暴露人群防护,避免继续吸入或接触化学毒物;此后如有必要,再采取紧急救治措施。

2.先撤离,后救治　伤员及暴露人员完成防护后,如未出现危及生命的中毒症状,应先将伤员及暴露人员以最快速度搬运、疏散至染毒区外,以此确保在染毒区外对伤员展开针对性救治。

(三) 处置措施

1.寻找并发现伤员　出现化学中毒伤员后,救援人员应在做好自身严密防护的前提下,迅速进入染毒区,与防化兵一起搜寻伤员。在搜寻伤员过程中,要特别注意对隐秘场所伤员搜寻,防止一些意识或行动能力丧失的伤员因无法被及时发现而延误救治。

2.隔绝毒源　发现伤员或暴露人群后,救援人员应将随身携带的简易防护器材分发给一些意识清醒、行动自如的暴露人群或轻伤员;并为行动不便、意识丧失伤员佩戴简易防护器材。

3.搬运、疏散至染毒区外　暴露人群完成防护后,应在救援人员疏导下,迅速疏散至染毒区外;对于一些行动不便或意识丧失伤员,在确保搬运过程安全的前提下,由救援人员搬运至染毒区外。

4.染毒区内的紧急医学救治　对于一些伤势严重的危重伤员,应在染毒区内进行处置,以确保为后续治疗赢得时间,最大限度挽救病人生命。此类伤员主要包括速效致死性化学战剂,如神经性毒剂、氰类毒剂中毒伤员;心跳呼吸停止伤员;颈部严重外伤伤员等。其处置程序主要按先重后轻、先急后缓的原则,选择生命受到威胁的危重伤员,立即进行紧急处置,并佩戴红色标志。对于速效致死性军用毒剂中毒的伤员,现场立即注射特效治疗药物;对呼吸心跳停止伤员,在确保不再继续吸入化学毒剂(物)前提下,行心肺复苏;对颈部骨折伤员安置颈托固定,尽快将伤员撤离染毒区。

六、分类

(一) 概念

根据受染人员污染程度、中毒症状及防护情况等,对受染人员做出伤情判断和分类,并在伤票上加以标订,以便后续开展治疗。分类是一个动态的过程。

(二) 处置原则

在群体伤员到来时,区分出伤员伤情的轻重缓急和救治的先后顺序,确保最需要救治的伤员得到最优先的救治,提高群体救治效率及针对性;在伤员完成洗消等现场紧急处置后,区分伤员伤情,确保中毒症状平稳伤员能及时送至医院并得到进一步救治。

(三) 处置措施

1.初次分类　初次分类主要工作包括:快速检查伤员伤情,判断伤势严重程度;给伤员佩戴分类牌,指定伤员救治组室;对伤员伤情进行登记(填写伤票)。

伤员伤势严重程度的判定，参照国际通行的四步"简明检伤分类法"执行，依据行动状态、自主呼吸情况、血液循环状况和意识状态四项指标对伤势严重程度进行判断。此方法是按照国际通行做法提出的，在参与地方和国际救援中使用。具体方法和程序依照图31-6-2所示进行。需要注意的是，化学损伤伤员的伤情判定与战伤伤员伤情判定的等级和状况略有不同，在军队内部化学损伤伤员伤情的判定和伤票填写时，应当结合军队《战伤救治规则》中伤员伤情判定标准和处置分类执行。将死亡人员和濒死伤员（相当于战伤中的危重伤员）归为一类，佩戴黑色伤标，属期待处置；重度伤员佩戴红色伤标，属于紧急处置（地方称优先处置）；中度伤员佩戴黄色伤标，属于优先处置（地方称次优先处置）；轻度伤员佩戴绿色伤标，属于常规处置（地方称延期处置）。以下是对四步"简明检伤分类法"的具体说明。

（1）第一步，检查行动能力。主要观察伤员行动能力，如伤员行动自如，可暂不进行处理，但应提供敷料、绷带等让其自行简单包扎，此后引导伤员至消防部队或防化兵开设的洗消帐篷自行洗消。需要注意的事项是对某些有明显潜伏期的毒剂（如氯气、光气、全氟异丁烯等）暴露伤员，应在洗消后对伤员进行复检。

（2）第二步，检查呼吸。主要检查不能行走伤员的呼吸状况，采用的方法是"一听"，听呼吸音；"二看"，看胸廓起伏；"三感觉"，感觉口鼻气流。无呼吸的患者标记黑标，暂不处理。存有自主呼吸，但呼吸次数每分钟超过30次或低于6次者属危重伤员，标记红标，优先处理。

每分钟呼吸介于6~30次之间者可开始第三步检伤——检查循环。

（3）第三步，检查循环。主要通过触及桡动脉搏动和观察甲床毛细血管复充盈时间来判定伤员的循环情况。搏动存在且复充盈时间<2秒者为循环良好，可以进行下一步检查；搏动不存在且复充盈时间>2秒者为循环衰竭，属危重伤员，标记红标，优先救治；同时立即检查病人是否存在活动性大出血并给予有效止血及补液。

（4）第四步，检查意识形态。主要方法是在检查患者是否存在头部外伤基础上，对病人进行简单询问并命令其做诸如张口、睁眼、抬手等动作。不能回答问题、不能完成指令性动作者多为危重病人，标记红标，优先处理；能回答问题，能完成指令性动作者可列为轻度伤员，标记绿标，暂不处置。

（5）其他注意事项。在采用上述分类方法对伤员进行检伤分类的同时，对化学中毒伤员，还应同时或预先采取如下措施，包括：尽快查明引起中毒的毒剂种类；初步判明染毒途径；对明显染毒部位进行快速初步洗消，对诊断明确、出现严重中毒症状伤员给予特效急救药物；在检伤分类同时，如伤员因中毒症状过重而出现呼吸、心跳暂停、昏迷、惊厥等严重中毒症状，应给予相应紧急处理措施；必要时，可在做好相应个人防护前提下，将部分染毒区外的医务人员工作位置前移，协同分类站工作人员共同完成伤员救治；如短时间内无法确证毒物种类，应在保持伤员呼吸、循环等基本生命体征平稳的前提下顺序转运。

化学中毒伤员简明检伤程序如图31-6-2所示。

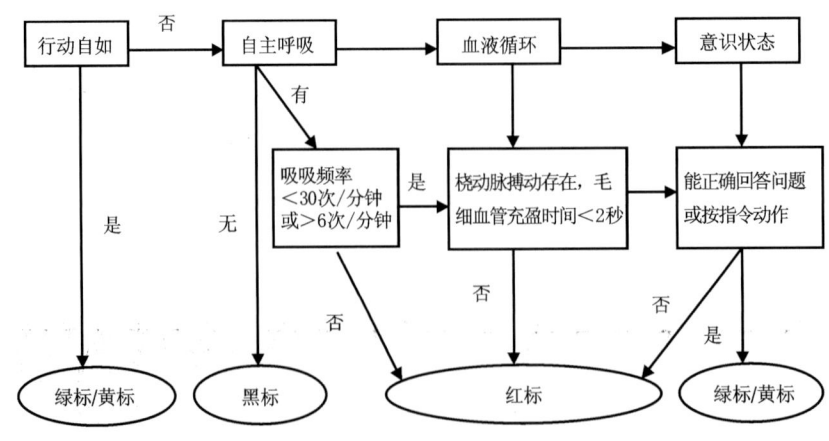

图31-6-2　化学中毒伤员简明检伤分类法

2.二次分类 经洗消后待后送伤员,应结合其生命体征对伤员进行二次分类,并依据分类结果确定伤员是否可以立即后送,或需在现场进行进一步紧急处置,其分类方法与初次分类方法大致相同。二次分类伤员主要包括以下四类。

(1)紧急救治伤员:需要紧急外科手术和内科救治的重伤员。此类伤员可能有严重中毒性休克、窒息、肺水肿、急性缺氧、惊厥;化学复合伤有外科紧急手术指征,应尽快在现场实施紧急处置。

(2)暂缓后送伤员:需要救治,无生命危险,但暂不能后送。此类伤员可能有意识不清;严重的心肺功能障碍;不间断的气管痉挛;需外科处置的复合伤;芥子气大面积烧伤并有全身中毒症状等。应留治观察,对症处理,待伤情平稳后后送。

(3)后送伤员:需要救治,无生命危险,可以立即后送的伤员。此类伤员可能有眼、呼吸道明显刺激症状;窒息性毒剂中毒肺水肿前期;中度神经性毒剂或氢氰酸中毒等。应对症处理直接后送。

(4)留观伤员:短期内可自行恢复、无须特殊处置的暴露人群。此类伤员可能有一过性眼和呼吸道的刺激症状,但没有顽固炎症;可疑中毒,但没有症状。该类人群应在完成现场心理疏导后,登记造册,自行或协助其离开。

七、洗消

(一)概念

是指在人员染毒后,为防止和减轻人员中毒,采用化学、物理、机械或生物方法破坏或除去沾染毒剂的措施。

(二)处置原则

先救命,后洗消;先洗消,后救治。即对于出现危及生命症状体征伤员,如休克、窒息、呼吸停止及惊厥等,应先进行紧急救治,待伤员伤情平稳后,再进行洗消,或边救边洗。反之,如伤员未出现危及生命中毒症状体征,则应先进行洗消,此后再进行进一步处置。

(三)处置措施

1.伤员洗消 伤员洗消工作应当遵循:有生命危险的危重伤员(佩戴红色标志的),先救命后洗消;其他伤员一律先洗消后治疗的原则。可自主行动的轻伤员由分流人员引导至洗消站(洗消帐篷)进行自行洗消。伤员洗消工作的步骤及方法如下。

(1)表面除污处理:使用军用毒剂消毒包(过去亦称军用毒剂消毒手套),依次轻轻拍打伤员身体暴露皮肤、面具、衣服表面和污染担架,重点对有明显液滴或油状毒物的位置进行拍打和吸附,去除体表沾染的毒物。

(2)染毒衣物处理:脱去(剪开)伤员衣服(包括贴身内衣)、鞋袜,将污染衣物放入专用密封袋封存。将伤员贵重物品装入贵重物品袋,并登记和标记,最后摘下伤员防护面具。

(3)皮肤洗消:用大量流动清水冲洗全身,充分清洗暴露、易污染部位的毛发。冲洗时间一般不少于3分钟。对于污染较严重的部位,如伤口和染毒皮肤,应当适当延长洗消时间,并用肥皂水或其他洗消液洗消。

(4)眼睛冲洗:使用生理盐水或洁净水冲洗眼结膜,后滴入抗生素眼药水。

(5)更换担架和衣服:洗消后的伤员,应当更换清洁区内的清洁担架和干净衣服,而后送至检伤分类组进行伤员检伤分类工作。

2.救援人员洗消 救援人员应当遵循"未经过洗消的人员不能进入清洁区"的原则。对于其随身带入污染区的设备、器材,在进行人员洗消前,必须留在洗消区入口处,由洗消人员进行专门处理。

救援人员的洗消,应在专业洗消人员的配合下,依据其所着的防护服种类进行。对于透气式防护服,其洗消程序为:首先对有明显液滴或油状毒物污染的区域进行洗消,具体做法是由洗消人员使用军用毒剂消毒包依次轻轻拍打衣服表面,吸附去除沾染的毒物,再依次协助救援人员脱去手套、上衣、裤子和靴套,最后脱去面具,放入污物袋中待进一步处理。对于非透气式防护服,其洗消程序为:用大量清水冲洗,如果表面有严重的污染物,用相应的洗消液洗消。

八、染毒区外伤员紧急救治

(一)概念

是指伤员在脱离现场与危害区之后已经到达安全区,但尚未后送至专科医院之前所接受的救治与处置,通常在安全区内设置的救护所内进行。主要任务是对伤员进行较详细的分类，尽早做出诊断，并针对不同化学毒物的特点和伤员伤情，采用特效治疗和综合治疗相结合、治疗和护理并重、尽量减少并发症和后遗症等措施。

（二）处置原则

先救治，再后送。即依据洗消后伤员伤情，对出现危及生命体征的重症伤员进行紧急处置；或对伤情波动较大，在后送过程中伤情可能加重伤员进行留观。待上述伤员伤情平稳后，再后送至指定医院进行进一步救治。

（三）处置措施

在清洁区担负急救任务的救援人员主要承担两方面的任务：一是必要时视情况将部分急救力量前移至分流站，对未经洗消的危重伤员直接展开救治；二是对已经过洗消的伤员进行收容分类，根据分类结果采取不同处置措施。其救治措施主要包括以下三点。

1. 心肺脑复苏　患者从染毒现场救出后，如有心跳、呼吸停止，应立即进行心肺复苏。意识丧失的患者，要注意瞳孔、呼吸、脉搏及血压的变化，及时除去口腔异物，有抽搐发作时，要及时使用安定或苯巴比妥类止痉剂。

2. 复合伤的处理　由爆炸引起的化学突发事件往往会导致多种致伤因素的复合伤害。在伤员救治中，应当注意烧伤、冲击伤以及同时出现的脑外伤、骨折、失血等复合伤的处理。注意毒物的潜伏期和病情的演变，防止只考虑单一损伤而忽略复合损伤。

3. 特效解毒药物的应用　对有特效解毒药物的毒剂中毒，如氰化物或神经性毒剂中毒的伤员，原则上应当在中毒后立即肌内注射高铁血红蛋白形成剂、解胆碱能药及酶重活化剂等，给药时间越早，效果越好。在后续治疗中，可以观察伤情缓解情况，缓解不明显的，应当重复使用解毒剂。

九、后送

（一）概念

后送是指经现场急救和早期救治后，将伤情稳定，适合后送的受染伤员运送至专科救治医院的过程。

（二）处置原则

化学损伤伤员的后送，应遵循先洗后送、先救后送、定点后送的原则。后送的对象包括经现场初步洗消和抢救、生命体征基本平稳的伤员以及处于潜伏期（短时间内尚未出现明显症状）的中毒伤员。在移交伤员时，应注意向护送医务人员移交伤票或伤员简易病历，交代注意事项。

（三）处置措施

后送的对象包括经现场初步洗消和抢救、生命体征基本平稳的伤员以及处于潜伏期（短时间内尚未出现明显症状）的中毒伤员。其处置流程包括向护送医务人员移交伤票或伤员简易病历，交代注意事项。

十、咨询与评估

担负指导现场医学救援任务的专家组，应当充分掌握现场信息，指导事件性质与引发因素的检测与判定，对人员防护及医学处置措施提出辅助决策建议。在工作中，可采用我军自行研发的"化学突发事件危害评估与医学救援辅助决策系统"进行污染区划定和危害评估。具体内容包括：染毒区划分、杀伤范围界定、人员伤亡率预测、危害发展趋势评估，卫生资源状况分析与评估等，为现场指挥员提供决策咨询。

十一、群体性心理反应事件治疗

（一）概念

群体性心理反应是一种与刺激、功能丧失或改变有关，但无相应器质性病变的群体精神性反应，是化学突发事件常见的继发效应。群体性心理反应事件一旦出现后，不仅可以直接造成人员躯体健康的危害，而且可以对患者周围人群产生不良心理暗示，导致更大范围的人群恐慌。因此，在化学突发事件出现后，有效心理干预同样是现场应急救援的关键环节。

（二）处置原则

隔离患者，因人而异地采取心理疏导及药物治疗等手段，最大限度消除患者心理恐慌。

（三）处置措施

1. 隔离患者　应立即将患者转移出现场，并置于不同房间隔离治疗。分散处理，分类管理，避免患者之间互相影响及效仿，增加症状的顽固性和丰富性。

2.消除紧张性情绪环境　要消除或撤离患者产生情绪激动的精神因素或环境，同时要注意消除周围环境的不良暗示影响，例如家属或周围人对疾病惊恐焦虑、对患者过分照顾等。由于这些患者具有很高的暗示性，医务人员的态度、言语及周围环境对患者都可能起很大作用。医务人员必须认真负责地先做详细的检查，然后结合具体情况解释病情，使患者及其家属对治疗建立信心，并且用简短有力、充满信心的话对患者进行鼓励和保证。为了防止复发，应帮助患者分析发病的主、客观原因，指导和协助患者及其家属及时解除有关精神因素，发挥患者主观能动性，避免出现对精神因素的强烈情感反应。

3.对症治疗　对患者的躯体症状应采用相应的对症治疗措施，对某些精神反应特别强的个体可适当使用镇静药物。

4.心理治疗　心理治疗是群体性心理反应治疗的主要方法，治疗之前要取得患者的充分信任与合作，还要做好家属在治疗时配合的工作，并且在治疗结束后将本病的基本知识教给家属，尽可能避免暗示作用再次发作。

（1）移情、解释法。运用合乎患者心理要求的内容及形式，鼓励其参加感兴趣的活动，以转移其注意力，并解释该病的起因及性质。在其注意力集中于游戏、症状消失时，抓住时机，说明该病与器质性疾病的区别。

（2）暗示疗法。主要包括语言暗示、药物暗示及催眠疗法3种。语言暗示非常重要，可贯穿整个治疗的始终。直接的语言暗示效果往往不佳，可采用间接语言暗示，如在护理查房时向其他护理人员说明该患者病情正在好转，治疗效果满意等。除言语暗示外，针灸治疗、穴位注射、电刺激治疗以及口服安慰剂、静脉注射10%葡萄糖酸钙，不但可以起到加强暗示治疗的作用，也有一定的改善头痛、焦虑等症状的作用。药物暗示对个别患者效果甚好，但要慎用，以免失败后引起患者不信任或增强暗示作用。需说明的是，疗效的巩固在于心因的解除及帮助患者培养健全的人格。

5.着重治疗关键患者　关键患者是指那些影响力较大，具有榜样作用的患者。着重治疗关键患者可起到事半功倍的效果。关键患者多为本次群体发病的首发病例或者班级、家族和社区中活跃、有组织能力的患者。

6.现身说法　让痊愈患者向其他患者传授其战胜疾病的经验方法，引导其他患者解除思想负担，可起到较好的效果。

7.争取家人配合　由于家人不了解疾病的性质，其恐慌将加重患者病情，不利于疾病恢复。向家人说明此病的本质特点，共同运用良性诱导，以保证患者早日康复，防止复发。

十二、终止与善后处理

（一）概念

明确现场应急医学救援结束，最大限度地减轻或消除化学恐怖袭击后续效应的过程。

（二）处置原则

采用医学手段，最大限度消除化学恐怖袭击事件后续效应；总结经验教训，用实战提升现场应急处置水平。

（三）处置措施

在完成化学中毒伤员的现场急救并转运至相应后送医院后，事发现场的善后医学处理主要包括以下措施。

（1）将现场采集的化学及生物样品封存，后送至指定实验室或相关部门进行进一步处理。

（2）对化学毒剂毒物暴露人群进行现场心理干预及疏导。

（3）对接触过化学毒剂毒物人群进行逐一登记造册。

（4）对事故类型、人员处置过程、健康危害程度，事故处置过程中的经验教训以及在救援过程应采取的改进措施进行总结评价，上报至上级主管部门。

第二节 化学意外事故事件的现场医学救援

化学意外事故事件的现场医学处置程序与化学恐怖袭击的处置程序大体相同，其基本要点有以下四点。

（1）综合判定有毒有害化学品种类及浓度。了解引发化学意外事故事件的有毒有害化学品种类、性质，判断可能生成的次生化学产物；同时结合现场仪器侦检结果及伤员症状表现，对有毒有害化学品的最终类别、浓度进行综合判定。

（2）防护。根据上述侦查及检测结果，采取呼吸道、皮肤及全身等有针对性防护措施。

（3）救治。将伤员尽快引导或搬运至染毒区外，依据伤员伤情确定洗消及现场急救的顺序；其一般原则为先救命后治伤、先重后轻、先急后缓，先救活人，后处理死人。

（4）咨询及评估。必要时，可采用"化学突发事件危害评估与医学救援辅助决策系统"进行污染区划定和危害评估，预测事故可能危害的区域面积，指导下风向人员向上风及侧风向撤离；评估事发地医疗资源配置情况，为现场指挥员提供决策咨询。

第七章

化学毒剂洗消

第一节 洗消的概念

对受化学毒剂（军用毒剂）污染的人员、物品及地段等，用化学、物理、机械或生物方法破坏或除去毒剂的措施，称为毒剂的洗消（decontamination），习惯上称消毒。根据毒剂分子结构在洗消过程中是否受到破坏或改变，可将洗消分为化学洗消和物理洗消。化学洗消是利用洗消剂与毒剂发生化学反应后改变毒剂的化学结构，使有毒性的物质降低或丧失毒性。用于洗消的化学反应主要有亲核反应、亲电子反应、热分解反应、催化反应、光化学或辐射化学降解反应等。物理洗消是在洗消过程中毒剂的分子结构不发生变化，只是通过溶洗、吸附、蒸发等作用发生毒剂在空间上的转移。

第二节 洗消的目的和任务

洗消是防化卫生保障的一项重要措施，在化学毒剂污染条件下，可保证人员少受损害，武器、装备品、器材、物品少受污染，以保持战斗力。但洗消又是个困难而又费时的过程，因此，要尽可能地对人员、装备和物品加以防护，以减少受毒剂污染的机会。

当人员遭受毒剂污染后，最有效洗消是在中毒后1~2分钟内完成，这对挽救生命至关重要。实施洗消时，应根据作战条件、时间和装备，首先对武器、用具和其他装备品进行局部洗消，然后人员才能与其接触，否则将间接受害。

给化学毒剂的染毒者实施洗消有三个最重要的原因。

（1）去除染毒者皮肤上的毒剂，从而减少进一步毒剂中毒，防止在受害者中造成进一步影响。

（2）防止救援人员和医务人员发生继发性二次染毒。

（3）在染毒现场或附近为受害者提供心理安慰，防止受害者将污染扩散到更大的区域内。

迅速用物理方法去除受害者身上的毒剂是最重要的措施，可有效去除污染。物理清除法包括从皮肤上擦除或吸去可见的毒剂、脱去衣服、用吸附剂吸附毒剂、用大量的水冲洗或淋浴等。

化学毒剂袭击后，还留有蒸气或气雾剂危害，特别是当毒剂在密闭空间内播散时，而且化学毒剂蒸气可能会滞留在衣服内，继续给人造成危害，即使在受害者离开事故现场后，毒性影响还会继续。

由于洗消中最重要的是及时有效地清除毒剂，因此，用于清除毒剂的确切方法远没有清除毒剂的速度重要。水淋浴系统能够最简便有效地用于群体性染毒人员洗消。

后勤卫生部门承担的洗消任务是：

（1）负责对染毒伤员及其服装、装具进行洗消。

（2）对本医疗单位染毒的卫生器材、车辆、地面和通道、宠物及动物进行洗消。

（3）参加对水和食物的检验和洗消工作，并对洗消后的质量进行监督，根据洗消后样品检验结果，确定能否饮用或食用。

（4）对可疑染毒伤员，给予必要的洗消和医疗监护。

（5）在进行洗消时，指导及监督人员遵守安全规则。

第三节 洗消的基本方法

化学毒剂的洗消方法可分为天然和人工洗消法两种。

一、天然洗消法

天然洗消法是利用自然条件，如通风、日晒、雨水冲刷，使染毒物体上的毒剂自行蒸发分解，随风散失或被空气中的湿气所水解。暂时性毒剂、刺激性毒剂染毒，不急用的大面积地面或物品染毒时，可用此法。

二、人工洗消法

人工洗消法可按染毒物体的不同性质，分别选用化学、物理、机械、生物或混合法洗消。在选用洗消方法时，应根据当时的战斗情况、物质条件、毒剂种类、染毒浓度、洗消对象的性质和要求，洗消的急需程度等而定。

（一）化学洗消法

是用化学洗消剂破坏毒剂，使之成为无毒或毒性较低的物质。通用的洗消剂为次氯酸钙类如漂白粉等，能破坏现有已知的化学毒剂。

（二）物理洗消法

1.高温法　如焚烧、煮沸和热空气法。焚烧可破坏毒剂的毒性，对易燃物品或价值不大的物品，可用此法。煮沸或热空气可使物体上的毒剂蒸发、分解或水解，服装等物品常用此法。

2.吸附法　漂白土、活性炭等吸附剂的吸附性能很强，可吸掉染毒物体表面的毒剂。但因吸附剂不能破坏毒剂，故用过的吸附剂须做消毒处理或掩埋。

3.溶洗法　汽油、煤油、酒精等有机溶剂均可溶解洗去滞留在物体表面的毒剂，但多孔性物体及能被溶剂溶解的物品，不宜使用。因溶洗方法洗消不能改变毒剂性质，故使用过的棉花、纱布需做进一步消毒处理。

4.冲洗法　大量水可将染毒物体表面的大部分毒剂冲洗掉。热水或加有洗涤剂的水，效果更好。

（三）机械洗消法

是将染毒层铲除、隔离或掩埋。隔离可用沙土、煤渣、树枝、稻草覆盖染毒层表面。掩埋指挖深度为10 cm以上的土坑，把染毒物投入，加过量漂白粉后埋好。

（四）生物洗消法

指用一些结合或催化毒剂水解的酶制剂来消除毒剂的方法。如美军研制的胆碱酯酶海绵块可特异性对神经性毒剂进行洗消。

（五）混合洗消法

在洗消时，经常应用的多属混合洗消法，即同时应用上述几种洗消方法。例如人员皮肤洗消，先用纱布或棉花吸去皮肤上的毒剂，再使用皮肤洗消剂洗消。

第四节 洗消注意事项

1.在对人员、服装、物品、水、食物等进行洗消时，作业人员应严格遵守安全规则

2.作业场地应尽可能设在室外，并远离人口稠密区、水井和饮用水源。如在室内作业，应有良好的通风条件

3.作业时应穿戴必要的防护器材，备有洗消和急救药品。事先掘好排水沟及渗水坑。作业人员应站在上风方向处。作业时，身体避免与染毒物体直接接触。不要在作业场所饮水、进食、吸烟和大小便

4.将要销毁的染毒物品存放在规定的坑（箱或袋）内，加入漂白粉类药品，然后用土掩埋。对作业场地、防护器材及作业用品等进行洗消。最后，将排水沟、渗水坑等妥善处理

5.作业人员离开作业场地时，应进行全身洗消

6.夜间洗消　夜间洗消时应注意以下几点。

（1）尽量在白天熟悉地形情况，准备好必要的标记器材和照明器材，研究好作业方案，充分做好洗消前的准备工作。

（2）场地范围应适当缩小，作业点可相对集中，但应以互不影响为原则。

（3）场地和进出道路应有明显标志。排水沟和渗水沟除有标志外，必要时应加盖，以防人员误入。

（4）根据情况使用照明器材，以免暴露目标。

（5）使用的器材和武器装备零部件应放到固定位置，避免遗失。

（6）洗消时，注意防止漏消和重复。洗消后，要仔细检查洗消质量。

（7）规定联络信号，严守作业纪律，作业人员应加强防护。

第五节 化学毒剂洗消剂

凡能破坏或除去化学毒剂（军用毒剂）的化学物质，均称为洗消剂。利用化学反应破坏毒剂毒性者，称为化学洗消剂；利用物理吸附、溶洗原理起作用者，统称为物理洗消剂；利用酶制剂催化降解毒剂者，称为生物洗消剂。

理想洗消剂的标准：广谱、高效、无腐蚀性、无刺激性、无毒性、性质稳定、使用方便、易大量生产、价廉、在较广泛的气温范围内均能应用等。

一、化学洗消剂

化学洗消剂由洗消药物和溶剂（或赋形剂）组成。洗消药物是主药，能与毒剂起化学反应，产物无毒或毒性很低。该类洗消剂洗消彻底，但存在着稳定性较差、刺激性较大等不足。主要有以下三类。

（一）有活性氯的化合物

如漂白粉、次氯酸钙及有机氯胺化合物，能破坏糜烂性毒剂及 V 类毒剂。应注意：次氯酸盐的水溶液在 5℃以下时对硫芥无效；次氯酸盐粉末与糜烂性毒剂作用时易引起燃烧，应用冷水调配；高浓度洗消液勿入眼及伤口内。

（二）碱性物质

即碱性或稀土金属的氢氧化物，如氢氧化钠、氢氧化钙等，能破坏 G 类神经性毒剂，但对 V 类神经性毒剂和芥子气的洗消效果不好。

（三）强氧化剂

如用浓硝酸、浓硫酸和重铬酸盐配制的清洁液，可以氧化许多毒剂，使之变为无毒的物质。这类洗消剂仅用于持久性毒剂污染的实验室玻璃器皿。

二、吸附洗消剂

吸附洗消剂的吸附能力与吸附剂的孔径、表面积、表面电性能及是否能形成氢键等密切相关。该类洗消剂有广谱洗消作用，但使用后必须经消毒处理。目前，常用的吸附剂有以下几类。

（一）漂白土类

如"军用毒剂消毒包"中的活性白土，对液态糜烂性毒剂、神经性毒剂吸附效果较好且腐蚀性小、原料价廉、使用简单、携带轻便，但要求密封，该类洗消剂可供人员紧急局部洗消及轻武器洗消用。硅胶吸附剂可有效消除军服上的蒸气态有机磷毒剂。

（二）活性炭

活性炭可吸附水中的化学毒剂。防毒面具滤毒罐中的活性炭还可过滤吸收掉有毒蒸气。

三、溶洗洗消剂

亲水性毒剂易溶于水和酒精，亲脂性的毒剂则易溶于有机溶剂。对毒剂溶解度越大的溶剂，其溶洗效果越好。常用的溶洗剂有酒精、汽油和煤油，其中，汽油和煤油常混合使用。混合时，如气温低于 0℃，多加汽油；高于 0℃，则多加煤油。它们可以直接地把毒剂从物体表面擦洗除去，但擦洗过的金属容易生锈，用后应及时涂油保护，使用过的溶洗洗消剂中含有毒剂，须妥善处理以防中毒。

四、生物洗消剂

生物洗消剂是指一些能将毒剂催化降解的酶制剂。如美军研制的胆碱酯酶海绵洗消块，有降解G类和V类神经性毒剂的作用。该类洗消剂具备无污染、无刺激性、无毒性、可重复利用等优点，故有广阔的应用前景。

五、洗消剂的剂型

根据染毒对象不同，一般可供人员或物品用的洗消剂的剂型有软膏、液体、粉末及糊剂四种。

（一）防护软膏

在染毒前应用，能延缓、阻止毒剂对人员皮肤的渗透，可为后续防护、解毒、救治提供充裕的时间。化学毒剂活性皮肤防护剂即属于此类。

（二）液体洗消剂

2%碱金属氢氧化物＋28%甲基溶纤剂＋70%二乙撑三胺，能破坏G类、V类毒剂及糜烂性毒剂，可供物品洗消。10%高效次氯酸钙水溶液或一些有机氯胺化合物如二氯异三聚氰酸钠水溶液，调节合适的酸碱度，也可破坏上述三类毒剂，可用于皮肤和器材洗消。

（三）粉末洗消剂

我军装备的"军用毒剂消毒包"，可消除G类、V类毒剂及糜烂性毒剂，供单兵皮肤及服装洗消使用。漂白粉与沙土2∶3混匀，可供地面洗消用。

（四）糊剂洗消剂

漂白粉与水1∶1制成浆糊状，可用于墙壁、轮胎及木质器材的洗消。

第六节 常用洗消剂及装备

一、次氯酸盐溶液

在伤员洗消过程中常需要使用两种不同浓度的含氯洗消剂溶液。一种是0.5%次氯酸盐溶液，用于伤员和防毒面具的洗消。另一种是5%次氯酸盐溶液，用于洗消剪刀、围裙、在伤员洗消区工作人员的手套以及伤病员的头罩等物品。次氯酸盐溶液置于桶内供洗消使用，桶上应有鲜明的标识，以区分两种不同浓度次氯酸盐溶液。这些溶液具有一定的皮肤刺激性，在较高温度下不稳定，有效氯易于挥发，最好临时配制或配制后储存在密闭容器中。

二、有机氯类洗消剂

包括氯胺T、二氯胺T、二氯异氰尿酸钠等，具有较强的氯化氧化能力，可洗消糜烂性毒剂及V类神经性毒剂等。25%氯胺溶液洗消皮肤，0.5%氯胺溶液洗消眼睛、呼吸道、消化道等黏膜组织。该类洗消剂水溶液稳定性差，不能长期储存，具有一定的皮肤刺激性，洗消后须用水冲洗干净。

三、敌腐特灵冲洗液

敌腐特灵冲洗液是突发性化学事件（化学事故、化学恐怖袭击等）发生时，应急救援人员必备的个人皮肤洗消用品，当强腐蚀性、毒性化学物品污染人体后，迅速应用该品进行洗消，可使化学物品迅速失去腐蚀性及毒性，从而有效避免人体化学灼伤及化学中毒。该品系公安部消防局指定个人皮肤应急洗消装备，国产敌腐特灵冲洗液的洗消、安全等性能指标达到国外同类产品标准。

四、过氧化物类洗消剂

包括过氧化氢、过氧乙酸、过碳酸钠等，是一类具有强氧化能力的高效洗消剂，经过添加适当的活化剂、助剂等，从而具有低腐蚀性、环境友好、快速洗消化学毒剂等特点，在使用前用水为溶剂快速配制，以提高储存的稳定性和使用的方便性。

五、喷淋洗消装备

目前国内有警用淋浴车、野战伤员洗消车、防化洗消车等，该类型机动洗消平台具有机动、快速、高效等特点，属新一代紧凑型高性能人员洗消系统，可满足突发群体性化学毒物染毒时的紧急洗消处置需要，由洗消帐篷、洗消供水泵、洗消液均混罐、水加热装置、暖风发生器、洗消废液抽吸泵、洗消喷淋器、担架传动装置等部件构成，上述部件高度集成于车载箱体中，自动升降装置可使洗消人员就位后迅速展开，显著减轻了劳动负荷，从而大大提高洗消效率，可满足大批量伤员、非伤员的全身洗消。

此外，国内还配备有个人洗消帐篷、高压清洗机、背负式喷雾器以及防化应急洗消箱等专业人员洗消设备。化学污染时仅靠普通清水无法达到实施洗消要求时，须采用洗消剂进行洗消。

六、军用毒剂消毒包

为装备的制式皮肤洗消装备，可疑毒剂液滴染毒后，应立即使用该洗消包擦拭。其应用方法是：迅速撕开剪口，取出并打开手套，先用扑粉面拍打双手后将手伸入洗消手套内，掌心面为扑粉面，然后用尼龙搭扣将洗消手套固定于手腕上，按照先皮肤、后服装顺序拍打洗消，再用毛巾面拭净。

七、化学毒剂擦拭洗消手套

为军用毒剂消毒包的升级产品，采用对毒剂具有高效吸附作用的新型材料为主要组分，克服了军用毒剂消毒包中吸附性粉末应用时粉尘扩散污染的不足，具有使用简便、安全、实用等优点。

八、化学毒剂活性皮肤洗消液（RSDL）

RSDL 是对神经性毒剂、糜烂性毒剂均具有良好洗消作用的液体型皮肤洗消剂。该洗消剂洗消效果好，洗消产物毒性低，皮肤刺激性小，用于人员化学毒剂皮肤染毒的洗消。

第七节 染毒人员洗消

当人员及服装污染时，均可引起中毒，必须及时、迅速洗消。根据毒剂性质不同，洗消原则也随之不同。对窒息性毒剂、氢氰酸等暂时性毒剂，原则上不需要洗消。糜烂性或神经性毒剂染毒后，必须及时进行洗消。

一、染毒人员洗消原则

洗消是被迫采取的一种措施，不可能"积极主动"，做到面面俱到。洗消内容越多，所需的人力、物力、财力等资源也越多，所以，在洗消过程中既要做到快速有效的消毒和消除污染，保证人员的生命安全，又要做到节约资源。要做到以上几点须遵守以下原则。

（1）在染毒后第一时间尽快实施洗消。

（2）洗消中严格遵守并执行标准化操作程序，避免污染扩散和交叉污染，从污染最为严重部位开始洗消，保护易受毒剂染毒部位（眼、呼吸道、皮肤等）。

（3）群体染毒，按染毒严重程度进行分类后先重后轻进行洗消。

（4）洗消完毕进行现场毒剂侦检，确认洗消彻底方可离开，否则需要再次洗消。

二、染毒人员洗消优先权

"洗消优先权"是描述洗消的必要性和先后顺序的过程；治疗分类是在大量受害者中确定应紧急治疗的医学情况的过程，这两种过程可同时进行。化学毒剂染毒人数有时可能会超过紧急情况急救者有效救援、洗消并对染毒者（无论是否曾暴露于化学毒剂）进行治疗的能力。因此，急救者必须确定优先接受洗消、治疗和医学评价的受害者，同时为最大数量的受害者提供最多的救援。因此，只要累及大量受害者，采用表 31-7-1 治疗分类法将受害者分为重伤员和轻伤员。有效实施洗消的优先化，能够在最大限度地减少暴露于化学毒剂的紧急情况急救者人数的同时，将治疗效果最大化。

表 31-7-1 轻伤员/重伤员区分

治疗分类定义
• 轻伤员：受害者能够理解指令、交谈，无需帮助可以行走。多数可行走的受害者属于轻微受伤（绿标签/丝带或优先权 3），除非表现出严重的体征/症状
• 重伤员：无意识、无反应、没有帮助情况下不能走动的受害者

（一）轻伤员洗消

轻伤员是能够理解指令、交谈，无需帮助可以行走的受害者，属于轻微受伤（绿标签/丝带或优先权 3），除非表现出严重的体征/症状。应指导这些伤员向上风处转移，进入暖区内的集合区域，在此由现场医务人员确定洗消的优先顺序。推荐用于确定可行走受害者洗消的最高优先权的因素如表 31-7-2 所示。可行走的伤员中，最靠近泄漏点、报告自己曾暴露于毒剂气溶胶或雾、有证据显示衣服或皮肤上有液体沉积或有严重医学症状（如气短、胸闷等）的受害者有洗消的最高优先权。其次，应考虑对距离泄漏点不太近、衣服或皮肤上没有液体沉积但有临床症状的可行走受害者洗消。第三考虑有伤口，特别是开放伤口的受害者洗消。最后考虑对远离泄漏点且没有症状的可行走伤员洗消。紧急情况急救者应指导可行走的受害者按照优先顺序进入温区洗消。必须确保受害者不要横跨热区内的污染区域，或将污染带入洗消区域。

表 31-7-2 确定可行走受害者洗消优先权的因素

确定可行走受害者洗消最高优先权的因素
最靠近泄漏点的伤员
报告自己曾暴露于蒸气或气溶胶的伤员
衣服或皮肤上有液体沉积的伤员
有严重医学症状的伤员（气短和胸闷等）
有伤口的伤员

（二）重伤员洗消

重伤员是无意识、无反应、没有帮助的情况下不能移动的受害者。与可行走的受害者相比，这些受害者的受伤程度更严重，应留在原处，等待下一步确定洗消优先权。推荐采用医学分类系统，如 START（简单分类和快速治疗/运送），确定无法行走的受害者接受洗消的优先顺序，如表 31-7-3 所示。

表 31-7-3 START 医学分类系统

START 类别	洗消优先权	典型表现	具体特征
立即，红标签	1	仅在气道重新定位后才有呼吸。适用于呼吸频率>30 次/分钟的受害者。毛细血管再充盈被延迟 2 秒以上。意识水平明显改变	严重体征/症状 已知有液体毒剂污染
延迟，黄色标签	2	受害者有在现场可控制/治疗（有限时间）的伤口	轻到中度体征/症状 已知或可疑液体毒剂污染 已知气雾剂污染 靠近泄漏点
轻微，绿色标签	3	可行走，有或没有无须立即治疗或大量治疗的轻微外伤	轻微体征/症状 没有已知或可疑的液体、气雾剂或蒸气暴露
死亡/濒临死亡，黑色标签	4	即使气道重新定位后仍无有效的自主呼吸	非常严重的体征/症状 液态神经性毒剂大量染毒 对自动注射针无反应

应最先实施洗消的受害者是根据医学分类法属于立即一类（即，红标签、红丝带或优先权 1），需要立即接受现场医疗资源迅速开展挽救生命的医疗操作的受害者。这些受害者通常有呼吸或循环

问题，但也可包括有重症神经性毒剂中毒、需要立即使用解毒剂或通气支持的受害者。神经性毒剂严重中毒的受害者属于此类中应最先洗消的对象；对于这些受害者，染毒后尽快实施洗消可挽救生命。

根据具体方案，热区内的急救者可采取某些治疗，如注射神经性毒剂自动注射针。急救者可能需要对化学恐怖袭击中的受害者重新分类。属于无法行走、优先权1、红标签的受害者可能需要被标记为黑标签、优先权4、无存活能力（图31-7-1）。如果这些受害者在染毒后5分钟内未接受自动注射针治疗或洗消，而且有严重中毒症状，则无论采取哪种类型的医学干预，都会死亡。

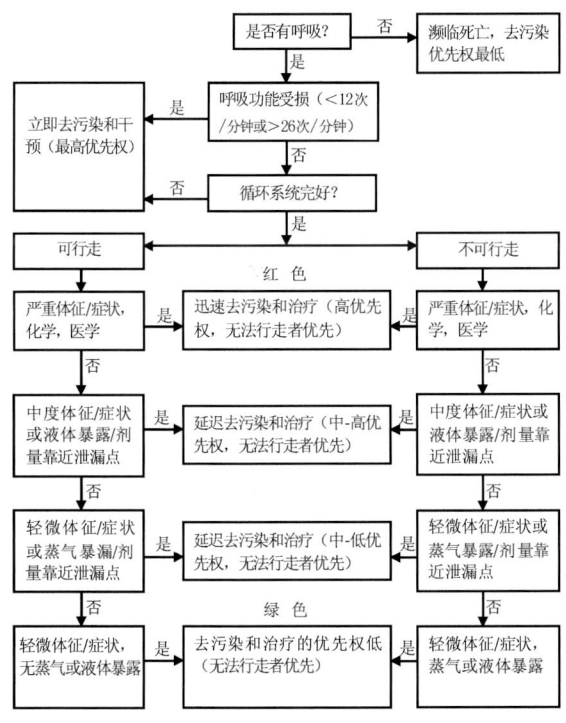

图 31-7-1 群体染毒伤员洗消优先权

对于无法行走的受害者，第二优先考虑洗消的是根据医学分类法属于延迟一类（即，黄标签，黄丝带或优先权2）的受害者。这些是有严重损伤，需要治疗，但可以等一段时间（短期）而不会影响转归的受害者（例如，小腿骨折的受害者）。这些受害者可能还暴露于少量的化学毒剂蒸气或液体，但未达到危及生命的剂量。

优先权3受害者是没有已知或可疑化学污染暴露的受害者，在优先权2受害者之后治疗。洗消优先权水平最低的是根据医学分类法属于濒临死亡的受害者（即，黑标签，黑丝带或优先权4），具体如上所述。

三、染毒人员洗消程序

（一）重伤员洗消

（1）运送伤员到指定洗消区域。
（2）移至洗消担架。
（3）去除负载的装备。
（4）除去伤员服装上的污染毒物。
（5）如戴有防毒面具和防毒头罩，先洗消防毒面具和防毒头罩。
（6）剪开、去除衣服。
（7）皮肤洗消。
（8）摘除防毒面具和防毒头罩。
（9）面部洗消。
（10）利用毒剂侦检装备进行洗消效果检测。
（11）覆盖被单或换穿洁净衣服。
（12）分类、后送。

（二）轻伤员洗消

（1）伤员到指定洗消区域。
（2）去除负载的装备。
（3）如戴有防毒面具和防毒头罩，先洗消防毒面具和防毒头罩。
（4）剪开、去除衣服。
（5）皮肤洗消。
（6）摘除防毒面具和防毒头罩。
（7）利用毒剂侦检装备进行洗消效果检测。
（8）换穿洁净衣服。
（9）分类、后送。

（三）可疑染毒人员洗消

为保护可疑染毒人员及他人的健康及安全，可疑染毒人员应进行洗消。

（1）到指定洗消区域。
（2）到更衣室做好去除衣服准备。
（3）打开储物袋。
（4）将贵重物品放入小储物袋并密封，眼镜、助听器等可以随身携带。
（5）去除全部衣服。
（6）衣服放至大储物袋。
（7）将储物袋放到指定区域。
（8）佩戴手腕或颈标识环（牌）。

（9）进入洗消喷淋区域。

（10）全身喷淋洗消，头发、耳朵等毛发浓密、皱褶等部位重点清洗。

（11）冲洗其中一只脚底，不触及污水的前提下挪动位置，冲洗另外一只脚底。

（12）走出喷淋区域，干净毛巾擦拭，换穿洁净衣服。

（13）利用毒剂侦检装备进行洗消效果检测。

（14）进入治疗区。

四、群体染毒人员洗消

对于大规模人群的洗消来说，脱去衣服并用水冲洗或淋浴是最简便、最实用的方法。脱去衣服和淋浴符合洗消的所有目的和原则。只要怀疑液体有可能从衣服转移到皮肤上，就应推荐淋浴。对于化学毒剂来说，淋浴前应脱去衣服；不过，应由事故处理指挥官根据具体情况来做出脱衣服的决定。伤员开始脱衣服之前，在他们身上洒水把衣服打湿可加快洗消过程，不过，这个过程可能会受到以下因素的影响。

如果水压过高，化学毒剂在高压下会穿过衣服接触到皮肤，可能使化学毒剂在实际冲淋区域内在皮肤上扩散，从而增加了污染及冲淋水的流出而扩散的可能性。

受害者在淋浴前衣服至少应脱到只剩内衣。鼓励受害者从头到脚脱掉尽可能多的衣服。不愿意脱衣服的受害者在离开洗消区域前应穿着衣服淋浴。此外，还推荐救援者用大量至少为414 kPa水压的水冲淋受害者，确保冲淋过程能够通过物理方式去除有害毒剂。实际冲淋时间视具体情况而定，但理想情况下，每个个体可能为2~3分钟。如果有大量受害者在排队等待冲淋，冲淋时间可能会明显缩短，这也取决于冲淋场所中可用的水量。

在对受害者去除污染的过程中，第一急救者可能会不慎被污染。高水压低水量的洗消淋浴方法主要用于化学事故后A级防护应急救援者的湿法洗消。这种操作在节水的同时，可强力去除紧急情况急救者个人防护装备上的污染物通常还会采用第二次清洗，可能还有第三次清洗，或者使用冲洗站。不过，对于潜在受害者，由于高压可迫使化学毒剂穿过衣服，接触到皮肤，因此，高容量低压洗消淋浴法是推荐的常规洗消方法。

1.群体染毒洗消剂　为了挽救生命，必须尽快进行洗消。消防队员应利用可马上获得的资源，尽快开始去除污染。由于他们能带来大量的水，因此，最简便的方法是用现有的设备进行紧急低压冲洗。

可考虑采取基于水的以下洗消措施。

（1）单用水洗消。冲洗或淋浴采取剪切力和稀释的物理方法，去除皮肤上的化学毒剂。水本身是极好的洗消液。

（2）肥皂和水。加入肥皂后，通过化学毒剂的离子型降解，洗消效果会略有改善。肥皂有助于溶解油性毒剂，如芥子气。液态沐浴露相比固态肥皂，使用更为便捷，而且减少了机械擦洗的必要性。

（3）敌腐特灵冲洗液。敌腐特灵冲洗液是突发性化学事件（化学事故、化学恐怖袭击等）发生时，应急救援人员必备的个人皮肤洗消剂用品，当强酸、腐蚀性、毒性化学物污染人体后，迅速应用该品进行洗消，可使化学物品迅速失去腐蚀性及毒性，从而有效避免人体化学灼伤及化学中毒。该品系公安部消防局指定个人皮肤应急洗消装备，目前已实现国产化，洗消效果、安全性等指标达到并优于国外产品。

（4）漂白剂和水。漂白剂（次氯酸钠）和水溶液可清除、水解并中和多数化学毒剂。不过，不推荐用这种方法进行大规模洗消，因为在紧急情况下，速度是应首要考虑的因素，原因有以下几点。

1）市售漂白剂必须稀释，消防队员一般无法及时获得合适的稀释设备。

2）皮肤接触时间过长。实验室研究显示，化学毒剂和相对无毒的含水去污剂需要比淋浴更长的皮肤接触时间，才能发生明显的反应。实验室研究显示，0.5%漂白剂溶液可能并不比用水冲洗的效果更好。在医学上，不推荐将漂白剂用于眼睛和黏膜的部位，或有腹部、胸部或背部伤口者。

总的来说，与使用肥皂和漂白剂相关的问题包括时间延迟、稀释和应用、医学禁忌证以及与单用水冲洗相比的有效性。由于这些局限性，就群体性洗消而言，单用水或敌腐特灵冲洗液冲洗可能较使用肥皂或漂白剂更为有效。

2.群体染毒洗消方法

（1）云梯水炮洗消系统。为了提供高容量、低水压喷水的大容量喷淋，一种方法是利用云梯水炮洗消系统（LDS，如图31-7-2所示）。与泵排出口及其他消防设施（如消防车或救火车）相连的云梯水炮、车载消防炮、遥控炮等应进行排列组合，形成可供大量暴露者通过的洗消通道。洗消通道形成后，从各个可行的方向喷水。单一云梯水炮洗消系统由两辆可用软管和车载水炮从两侧喷水的消防车（也可形成通道）组成，而云梯水炮可提供高容量、低水压的水流。多重云梯水炮洗消系统采用多个云梯水炮，以便延长洗消通道，便于大量受害者通过。可针对能行走或不能行走的受害者建立多重通道；受害者在头顶相互交织的多重喷水下通过。

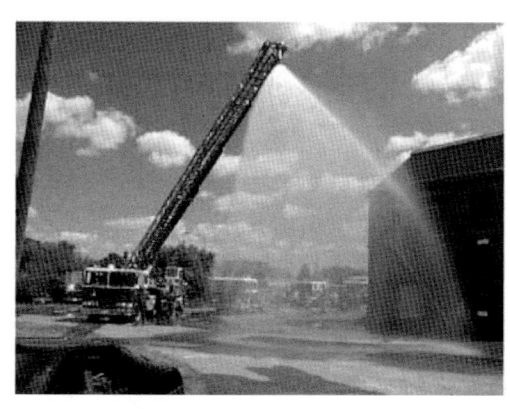

图 31-7-2　云梯水炮洗消系统

图 31-7-3 为大规模洗消图解，持消防水龙的消防队员在喷淋区域的末端，进行最后的冲洗。受害者在两辆消防车之间洗消，如图 31-7-3 中，喷嘴在后面和侧面的排出口上。此外，还使用车载消防水炮和云梯水炮。在队伍的末端，2 个消防员用软管冲水对受害者进行总体洗消。所有受害者都应在喷淋区域等待，直到水龙带关闭，这样做还有其他重要作用：控制交通流量、延长冲洗时间、提高洗消过程的有效性。

（2）紧急情况洗消通道系统。另一种便于现场使用的大规模伤员洗消方法是利用可用的设备及相应的消防和应急单位。紧急情况洗消通道系统（EDCS，图 31-7-4）利用消防设施、云梯和蓬布形成私密的屏障和通道，对受害者进行洗消。两辆消防车的位置相距约 6 m，互相平行。三架云梯（或绳梯）横跨消防车放置，固定在每辆消防车的顶部。另一架云梯放在这三架云梯上面的中心部位，与下面的三架云梯垂直，并加以固定。两个喷嘴固定到这架云梯上，可下垂到通道内。抢救盖布蒙在云梯（或绳梯）上，产生 2 条互相独立的通道。需要注意的是，虽然绳梯也可起到这种作用，但难以用足够的张力将绳梯系上，以保证支撑蓬布的同时不发生下垂。当受害者穿过通道时，2 个喷嘴喷出的水用于喷淋受害者。可利用塑料电缆扎匝将蓬布和喷嘴固定到云梯上。

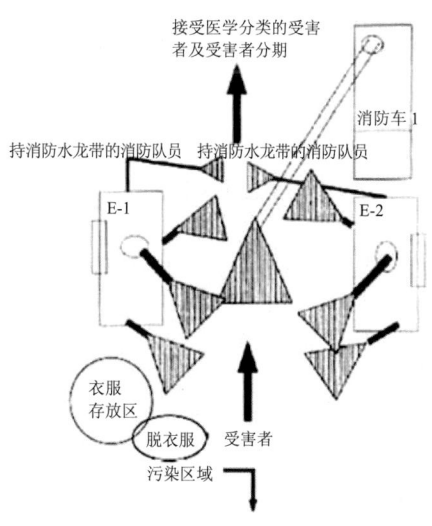

图 31-7-3　大规模洗消的图解

在通道内，喷嘴的两侧各有一块从云梯上垂下的盖布。这些蓬布可为正在喷淋的人提供进一步的私密性，同时，其他人可准备进入通道喷淋。一块蓬布（或其他半透明或不透明的材料）盖在两条通道的顶部，避免从建筑物顶部和新闻媒体直升机上的私密性泄漏。为了防止过多的噪声及一氧化碳在通道附近蓄积，两辆消防车都可关闭，利用第三辆消防车供应两个喷嘴的水。为了节约用水，可利用遥控的关闭阀控制每个喷嘴的水流。采用合理的规划和操作时，可在到达事故现场后 15 分钟内建起 EDCS。

EDCS 的另一种形式是水平方向延伸 6～9 m 的消防云梯，用蓬布遮住。从云梯的两根梁上垂下蓬布形成单一的 EDCS。加上末端蓬布（放在云梯两端的盖布），进一步提供私密性。根据需要，可加用蓬布，从云梯上垂下，为受害者提供私密性。

需要注意的是无论采用哪种洗消通道系统，都应在上风、上坡处。应尽可能收集控制洗消废水。

（3）目前市售的洗消系统。市售系统的范例如图 31-7-5 所示。

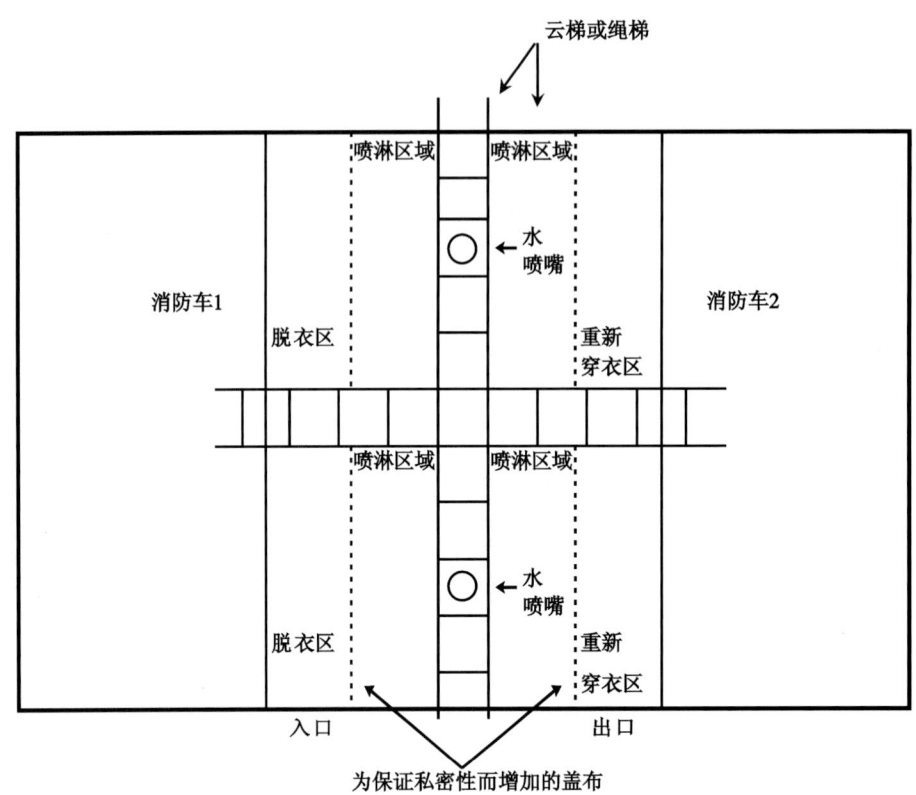

图 31-7-4　EDCS 图解

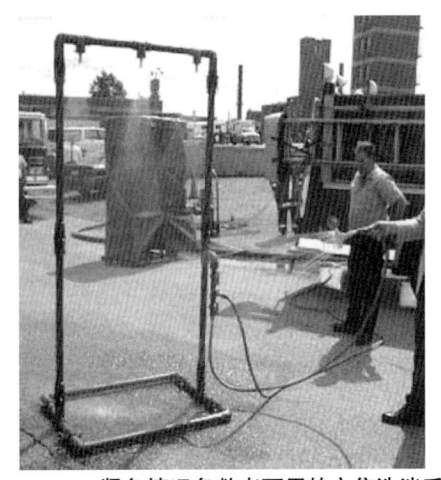

图 31-7-5　紧急情况急救者可用的市售洗消系统

这些系统多数都安装到特殊的拖车上或通过拖车携带，运输到事故现场安装。安装在拖车上的系统可导致尽快用物理方法去除受害者身上的毒剂的过程出现不合理的延迟。如果这些系统能够预先集中安放或立即可用，它们与现场应急系统相比具有优势。主要优点包括：加温冲淋可降低受害者体温过低的概率；有遮盖的区域可提供私密性，可鼓励受害者衣服脱得更彻底，并进行更彻底的冲淋；有控制污染流出物的方法。与现场应急系统相比，潜在缺点包括：系统无法迅速应用；洗消效率可能较低。

（4）其他现场应急的水洗消方法。确定快速洗消的方法时，应急救援者不应忽视现有的设施。例如，虽然会继发出现水对设施的损害，但由于需要挽救受害者的生命，因此，应激活头顶消防喷头，作为淋浴喷头使用。与此类似，让受害者涉水并在水源中（例如，公共喷泉、游泳池、游泳场等）清洗是一种有效且高容量的洗消方法。

（5）非含水方法。如果便利可使用可吸附化学毒剂的干燥、胶体状或粉末状洗消材料。常见的吸附剂包括面粉、漂白土、发酵粉、锯末、木炭、灰烬、活性炭、氧化铝、硅胶、沸石、黏土材料等。美国陆军使用 M291 和 M295 皮肤洗消包即属于此类，这些洗消包用基于活性炭的树脂作为吸附剂，不过虽然能够有效去除液态化学毒剂，但由于可利用度有限，劳力要求相对较高，且需要在受害者被污染后迅速使用，因此，可能不适合用于处理大规模染毒伤员。

反应性泡沫通常是高分子材料，有易于消除化学毒剂污染的活性部位。氧化剂、亲核试剂和（或）

酶可与泡沫或胶体的聚合物构架结合，当化学毒剂接触到泡沫或胶体时，会遇到活性部位，从而被解毒。有机磷水解酶加入到消防泡沫中可提高洗消效率，且在 30 分钟内有低的残余接触危害（$0\sim1\ g/cm^2$）。此外，它们还被加入到消防喷头中，结果显示 15 分钟内洗消效率>99%，从而达到与消防泡沫相同的残余接触危害。为了便于泡沫的散开，可将泡沫与水和各种助溶剂混合。可对泡沫进行处理，使用有限量的溶剂，降低它们对溶剂量的依赖性，有助于部署结束后的清理。溶剂蒸发后，泡沫塌陷，变为粉末，从而简化了最后的清洁操作。不过，由于研究人员尚未发现一种酶对所有类型的化学毒剂均有效，因此，需要同时使用多种酶。

五、染毒人员洗消技术要求

（一）应急洗消

1. **皮肤洗消** 皮肤化学毒剂液滴染毒后，立即用军用毒剂消毒包、毒剂擦拭洗消手套进行干法擦拭吸附洗消，然后用含氯类洗消剂（0.5%次氯酸盐溶液、二氯异氰尿酸钠溶液等）洗消，洗消愈早愈好，争取在 1 分钟内完成。如毒剂已透过衣服渗到皮肤，尽快脱去染毒服装，直接在染毒皮肤上洗消。当没有制式洗消装备时，先用干毛巾、布片等擦拭除去皮肤上可见或可疑的毒剂液滴，然后用清水或肥皂水冲洗。除化学毒剂外的其他工业化学品的皮肤洗消处置可用敌腐特灵皮肤应急冲洗液进行洗消。

2. **眼睛洗消** 眼睛洗消，应将头侧向一侧，深吸气后闭嘴并屏住呼吸，尽量睁大眼睛（勿用手指触碰），用清水、生理盐水或敌腐特灵眼用冲洗液等冲洗，禁忌染毒部位扩大。

（二）全身洗消

当遭受可疑化学毒剂攻击后，所有进入医疗机构的伤员，除非具有明确未染毒的证据，否则均应视为染毒伤员，在治疗之前，务必用含氯类洗消剂溶液或敌腐特灵皮肤应急冲洗液洗消。

（1）及时脱掉中毒伤员的外衣，能有效地消除继续染毒的危险。

（2）脱下的染毒衣物放在塑料储物袋中密封。

（3）伤员转移至洗消担架。洗消组成员先用较高浓度含氯类洗消剂洗消自己的手套和围裙。1名成员把双手放在伤员大腿和小腿的下面，第 2 名成员把双手臂放在伤员的背部和臀部，第 3 名成员把双手臂放在伤员的两侧肩膀同时支撑伤员的头部和颈部。小心抬起伤员，当伤员被抬起同时，洗消组成员把担架移走，同时另一名洗消组成员用一副干净担架置于伤员下方。将伤员小心地放到干净担架上。两名洗消成员抬起担架把伤员送到皮肤洗消区域。染毒衣物放入袋中密封，再放到指定区域。染毒担架用较高浓度含氯类洗消液洗消，放到指定区域。

（4）用军用毒剂消毒包或化学毒剂擦拭洗消手套擦除染毒部位的可见毒剂液滴，然后用 0.5%次氯酸盐溶液或化学毒剂活性皮肤洗消剂对染毒部位洗消，随后净水冲洗残留洗消剂。浅表伤口（不包括体腔和眼睛）用 0.5%次氯酸盐溶液冲洗，必要时用干净的敷料包上。大的伤口用塑料布或塑料袋盖上。在距离止血带 1~2 cm 处上端扎上新的止血带，然后取下旧的止血带，并对原止血带部位洗消。旧夹板不取下时，要用 0.5%次氯酸盐溶液浸泡夹板直至皮肤。如果夹板不能被洗消液浸泡，必须充分打开夹板后进行洗消。

（5）将更换下来的敷料浸泡在洗消剂溶液中或放入储物袋中密封。

（三）洗消注意事项

（1）在染毒后第一时间尽快实施洗消。

（2）尽量防止污染扩散，从污染最为严重部位开始洗消，保护易受毒剂染毒部位（眼、呼吸道、皮肤等）。

（3）洗消工作须在温区内完成，各洗消区应独立分区并按污染递减顺序排列。

（4）洗消程序必须提供可使污染逐渐减少的一系列操作，各操作程序应相对独立，以避免交叉污染。

（5）及时脱夫染毒衣物是必要的洗消措施。

（6）去除衣物前，首先除去明显可见的毒剂液滴、粉末等。

（7）将染毒衣物装入储物袋密封，或浸泡于含氯类洗消剂溶液中。

（8）无洗消剂时，用水冲洗淋浴可在一定程度上去除污染。

（9）有洗消剂时，可采用军用毒剂消毒包、化学毒剂洗消擦拭手套、碱性或含氯类洗消剂溶液、敌腐特灵化学污染皮肤洗消剂等进行洗消。

（10）注意头发、指（趾）甲、皮肤皱褶处、腋窝、腘窝、腹股沟等部位的洗消。

(11) 洗消废水收集，经洗消处理、毒剂检测达标后排放，避免二次污染。

(12) 所有洗消装备用毕后应进行洗消或妥善遗弃。

（四）影响洗消的因素

（1）化学毒剂物理状态：染毒化学毒剂为液体、固体时，需要进行认真洗消，相反，气态或气溶胶毒剂因较少滞留，污染程度较小，根据当时条件决定是否需要进行洗消。

（2）溶解性：化学毒剂水溶性好，水冲洗有好的效果，水溶性差或水不易清除的化学战剂宜采用有机洗消剂进行洗消。

（3）蒸气压：化学毒剂蒸气压高，很快挥发；毒剂蒸气压低，则较长时间滞留，需要认真洗消。

（五）洗消站设立考虑因素

（1）洗消场所的安全性：在选择洗消场所时，安全性方面的考虑与选择其他任何医疗站一样。洗消区与医疗站一样存在着受到对方攻击的潜在危险。

（2）洗消场所的区域管理：建立染毒伤病员的入口控制站：以控制未染毒伤员以及染毒伤员分别运送到医疗站和洗消站，医疗站与入口控制站之间应保持足够距离，尽可能避免染毒车辆散发的有毒气体污染医疗站；在洗消区内的交通管制：应清楚地标识从入口控制站到洗消场所的单向行驶路线；个人的活动管制：必须明确设置染毒标志线、单行线、出口、入口，确保染毒人员严禁进入清洁区域。

（3）风向：洗消区的建立应考虑该地区常年最多发生的风向，但是洗消区的建立又要满足当风向发生改变时，能迅速进行调整的要求。洗消区应设立在距离染毒区 75 m 以外的上风向位置，如果风向改变使洗消区处于下风向持续 15~20 分钟以上，就应做出相应调整。当风向发生改变时，在原先清洁区人员必须佩戴防毒面具。如果条件允许，需建立相距约 75 m 的两个独立的洗消区。伤员洗消始终应在伤员到达地的上风方向。

（4）其他：化学毒剂洗消作业人员视毒剂性质及染毒程度应进行相应级别的防护。充足的人员和洗消药械配备、正常的水、电、气供应是进行洗消最基本的保障。

（六）特殊考虑的问题

（1）寒冷环境下的洗消：人员最佳洗消环境温度约为18℃以上，室外温度较低时，可转移至温暖环境中进行，如洗消车、供暖帐篷、封闭空间等。

寒冷环境下必须室外湿法洗消时，心脏病人及老年人应给予重点关照，无室内洗消条件，则考虑采用军用毒剂消毒包或擦拭洗消手套吸附毒剂进行干法洗消。

（2）废水处置：为避免二次污染，洗消废水必须专业化洗消处理，经过侦检确认无毒方可排放，严禁未经洗消处理即排放至下水管道或江河。

（3）洗消手势：为克服全身防护给交流带来的不便，为了更好执行洗消任务，规定洗消区内的手势，见图 31-7-6：右臂举起，手掌心向下置于头顶，表示需要洗消人员的帮助；右臂放于胸前，手握拳拇指向上，已经洗消完毕；右臂放于胸前，手握拳拇指向下，尚未洗消。

（4）环境问题：化学毒剂染毒时，救援者应采取任何必要的紧急措施，以挽救生命。一旦生命威胁得到解除，救援者应立即尽一切努力限制洗消液污染的扩散，避免或减少对环境的影响。在国家、军队应急救援预案指导下的现场医学应急救援，采取忽略的措施导致的轻微污染不应承担责任。

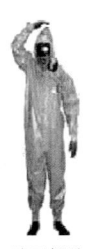 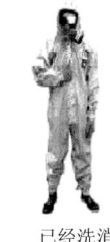 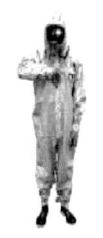

需要帮助　　已经洗消　　尚未洗消

图 31-7-6　洗消手势示意图

第八节　染毒服装洗消

服装染毒后，迅速用"军用毒剂洗消手套"擦拭毒剂液滴染毒部位，也可将染毒部位剪去。必要时，应脱下染毒服装，并集中于指定地点，在战斗间歇时再做洗消处理。常用洗消方法有以下几种。

一、煮沸洗消法

将染毒服装在 2%碳酸钠水溶液中煮沸 20～30 分钟,然后水洗、晾干。

二、热空气洗消法

将染毒的服装、装具放在洗消室内,向室内通入一定温度的热空气,使毒剂不断蒸发或分解。操作期间,要不断换气以排除毒剂蒸气,通常 1～2 分钟换气一次。不同质料的服装用热空气法洗消所需的温度和时间见表 31-7-4。

三、洗涤洗消法

对棉布、合成纤维和橡胶制品,可用洗衣粉或肥皂水浸泡 1 小时,洗涤、晾干。

四、自然洗消法

将染毒服装晾于野外无人处,利用日晒和风吹促使毒剂不断蒸发或分解。当服装吸附毒剂蒸气时,夏季晾 2～3 小时,冬季晾 5～6 小时即可。对染有毒剂液滴的服装,夏季约需几天,冬季需 1～2 个月。

表 31-7-4 热空气洗消法的温度和时间

洗消对象	洗消温度（℃）	洗消时间（h）
皮革、毛皮制品	55～60	6～8
橡胶布、油布制品		6～8
棉衣、大衣、毛呢制品	90～95	4～6
棉织品、帆布制品	95～100	4

第九节 染毒卫生防护器材的洗消

被毒剂污染的医疗卫生器材必须及时更换和洗消。处理方法应根据毒剂的性质、染毒程度、物品的种类和质地,以及当时的具体条件而定。防毒面具、防毒衣、防毒围裙和防毒手套、靴套等个人防护器材一般为橡胶制品或为外涂橡胶的布制品。由于毒剂的蒸气,特别是液滴,可以渗入到橡胶内部,故在使用后应尽早洗消。

一、药品洗消

毒剂不能侵入用玻璃或金属等容器严密包装的药品,对包装表面进行洗消后,内装药品可照常使用。塑料或涂蜡硬纸包装的药品,污染后应迅速将包装洗消或拆除,内部药品经检定未被污染时,转装入干净容器中。布袋、纸、塑料薄膜包装的药品,毒剂可侵入包装内使药品污染,应将包装及污染部分的药品销毁,包装内部经检定未污染的药品应转装入干净容器内以备取用。

二、敷料和绷带洗消

染有大量液滴态毒剂的敷料和绷带应及早销毁。染毒不严重的,可用 2%碳酸钠水溶液煮沸 30～60 分钟,然后洗涤、晾干。洗消后的敷料不能直接用于伤口,只能作辅助材料应用。

三、外科及金属器械洗消

用浸有有机溶剂（汽油、酒精）的棉花或纱布仔细擦洗 4～5 次,然后再用 1%～2%碳酸钠溶液煮沸 5～10 分钟。染有 V 类毒剂和糜烂性毒剂的器械还可用 10%二氯胺的二氯乙烷溶液浸湿纱布仔细擦洗 4～5 次,或者浸泡 10～15 分钟,然后用酒精擦净。染有 G 类毒剂的器械可用 10%氨水擦洗 4～5 次。所有器械洗消后应用水或酒精洗净、用布擦干、涂油、防止生锈。

四、玻璃等制品洗消

玻璃、瓷器、搪瓷、硬质塑料等日常用器材的洗消，可按外科器械和其他金属器材的洗消方法处理。也可用漂白粉浆或三合二悬浮液浸泡 4~6 小时。沾染有 G 类毒剂和路易氏剂的器材，可用 10%氢氧化钠溶液浸泡 1~2 小时。沾染 V 类毒剂的器材，也可用 10%二氯异三聚氰酸钠的水溶液或三合二烯硝酸水溶液（三合二：水：浓硝酸=1：9：1）浸泡 1~2 小时。洗消后均须用水洗净。

五、橡皮制品洗消

手套、橡皮球、热水袋等橡胶制品可置于 1%~2%碳酸钠溶液中煮沸 1 小时。胶黏毒剂沾染时应将毒剂刮去后煮沸 2~3 小时，再用三合二的悬浮液擦拭几次，水洗晾干。硬质橡皮制品用漂白粉浆浸泡 4~6 小时后，用水洗净。

六、木制品洗消

在污染部位涂漂白粉浆或三合二悬浮液 2~3 次，间隔时间 10~20 分钟，然后用水洗净。沾染 V 类毒剂或糜烂性毒剂时，还可用 10%二氯胺的二氯乙烷溶液擦洗 2~3 次。沾染 G 类毒剂、路易氏剂时，也可用 10%氢氧化钠溶液擦洗 2~3 次。

七、担架洗消

污染面积小而轻微时可用皮肤洗消剂、漂白粉浆或三合二悬浮液洗消。污染面积较大或严重污染时，将其拆卸后分别按布类、金属、木制品的洗消方法处理。

八、卫生车辆洗消

G 类毒剂或路易氏剂污染时，用 10%氢氧化钠溶液洗消。V 类毒剂或糜烂性毒剂污染时，用 10%二氯胺的二氯乙烷溶液喷洒车辆外表，洗消 2~3 次；木质及橡胶部分可用漂白粉浆或三合二悬浮液涂抹洗消 2~3 次，间隔时间 10~20 分钟，洗消后再用水冲洗于净。车辆内部污染时，应分别按布类、橡胶、金属及木制品的洗消方法处理。

九、帆布帐篷洗消

如染毒面积不大,可用漂白粉浆或皮肤洗消液擦拭洗消。G 类毒剂可用 10%氨水洗消。芥子气可用 5%~10%一氯胺溶液洗消。V 类毒剂和糜烂性毒剂也可用 10%二氯胺的二氯乙烷溶液洗消，如果污染面积较大，应采用喷洒的方法进行洗消，洗消液的用量标准为 $1\,L/m^2$，最好喷两次，然后晾晒。将整个帐篷放在煮沸的肥皂水中或 5%碱水中浸泡 1 小时，或者在江河内漂洗 3~5 天，也可达到洗消目的。

十、个人防护器材洗消

当防毒面具、防毒衣、防毒围裙、防毒手套、靴套等个人防护器材被蒸气态毒剂污染时，将其放在室外晾晒数小时则可洗消。液滴态毒剂污染时,则用 1：5 的漂白粉浆、1：8 的三合二悬浮液或 1：10 的次氯酸钙水溶液擦拭洗消。当大量毒剂液滴染毒时，可通过喷洒上述洗消剂洗消，数分钟后用水冲洗。防护器材（除面具外）沾染 G 类毒剂时，可在 90~100℃热肥皂水内浸泡 1 小时，也能达到洗消目的。

第十节 染毒水洗消

神经性毒剂、糜烂性毒剂、含砷毒剂、氰类毒剂、失能剂 BZ 及 LSD 等均可使水源污染。水源须经检定后，方可判断是否染毒以及所染毒剂的种类和染毒程度，并确定合适的洗消方法。染毒水的洗消工作既繁重，又需要一定量的化学药品和器材，因此，只有在未染毒水源不能保证最低限度需要，又无法把清洁水运到污染地区时，才进行染毒水的洗消。常用的方法有煮沸洗消法和过氯化—凝聚—过滤法。

一、煮沸洗消法

煮沸可加速毒剂的水解，并使某些低沸点的毒剂蒸发。如果染毒水中的毒剂含量较低，用这种方法可以达到洗消目的。G类毒剂、芥子气、氮芥染毒水敞开煮沸20～30分钟（自沸腾后算起）即可。但煮沸法不易彻底消除V类毒剂。路易氏剂染毒水洗消时，需先加氢氧化钠或碳酸钠使水变成碱性（pH值9～10），然后每升水内再加入少许明矾或三氯化铁，敞开煮沸1～2小时，静置沉淀，取上清液检定砷含量，然后确定是否可饮用。氰类毒剂染毒水洗消时，每升水内加数滴浓盐酸后敞开煮沸10分钟即可。

用煮沸法处理水时，为了防止人员中毒，必须在露天进行，操作人员应穿戴必要的防护器材并站在上风方向，下风向一定距离内不应有人停留。

二、过氯化—凝聚—过滤法

1.过氯化 过氯化是指有效氯的用量远远超过消除毒剂的实际需要量。在洗消神经性毒剂、芥子气或路易氏剂污染水时，通常情况下，每升水中可加入漂白粉（有效氯含量为30%）的上限量为1g，如果漂白粉用量超过该剂量的50%仍不能完全洗消时，则放弃对此种水的洗消。操作方法：将漂白粉倾入染毒水中，搅拌5分钟，静置15～20分钟。

2.凝聚 继上述步骤，相应地加入凝聚剂硫酸亚铁（每升水可加入的上限量为2 g），并搅拌均匀，酌情加入少量碳酸钠以中和反应过程中产生的酸。

3.过滤 将上述处理的水，用布—炭滤水器过滤。

氰类毒剂染毒水，先不经过氯化，每升水加30%氢氧化钠溶液20～30 ml，使pH值＞9，然后加入适量漂白粉和明矾搅拌，静置沉淀。澄清后取样检查，只有余氯而无氯氰化物时，倾入布—炭滤水器过滤。

BZ化学性质很稳定，不易水解，煮沸或氯化都不能达到洗消目的，用大量吸附剂吸附或离子交换树脂处理后才可能饮用。

如确知染毒水含G类毒剂时，可加纯碱或消石灰使水的pH值达到10，搅拌后放置10分钟，至毒剂浓度降至0.1 ppm以下，然后加入明矾或三氯化铁使凝聚沉淀，过滤后加氯灭菌。

第十一节 染毒食物的洗消

各种食物与毒剂的液滴、蒸气、气溶胶或烟雾接触时，都可造成染毒。食入轻度染毒食物会引起胃肠道刺激症状；食入重度染毒食物可引起中毒甚至死亡。发现食物染毒后，应迅速仔细检查，将严重污染的部分去掉，以防蔓延，减少损失。

一、影响食物染毒的因素

食物染毒后，应根据毒剂种类、毒剂物理状态、染毒的密度、浓度、接触时间、食物性质、包装材料以及气候条件等因素确定如何处理染毒食物。

（1）神经性毒剂、糜烂性毒剂和含砷毒剂均可造成食物染毒，且危害严重。光气、氢氰酸和刺激性毒剂在野外很难达到污染食物的浓度。

（2）蒸气态、雾态和烟态的毒剂主要使食物的表层污染，污染程度一般不很严重。液滴态毒剂通常可使食物表层污染甚至深达数厘米，对颗粒状食物（大米、食物、糖、盐等）比非颗粒状食物渗透得更深。严重污染部分不能食用。

（3）神经性毒剂和糜烂性毒剂除能严重污染油、脂肪、肉类等含脂量高的食物外，也可污染蔬菜、瓜果、糖、盐、面粉、大米、谷物、豆类、干菜等。路易氏剂能使蛋白质凝固，它在高蛋白食物内扩散的深度比其他毒剂浅。在蔬菜、瓜果等含水分多的食物中，有些毒剂会逐渐水解，其中部分水解产物仍有潜在的毒性。

（4）不同的包装材料对毒剂的防护效果不同。其中以密封的金属和玻璃容器为最好，密闭的木桶、草泥覆盖的容器和上了蜡的硬纸箱也较好，木板、纸箱、聚氟乙烯、聚乙烯、聚丙烯、聚酯、尼龙、蜡纸、玻璃纸等次之，单层纺织品如麻袋、布袋、帆布袋和纸袋等的防护作用最差。贮存食物和粮食的仓库应是密闭的，露天堆放和运输中的食物和粮食须用防护性能好的帆布严密覆盖。

二、染毒食物的处理

处理方法应根据当时的补给情况、洗消条件以及染毒食物的数量等而定。有的应销毁、掩埋，有的要洗消、回收。处理染毒食物时必须注意防护，以免洗消人员中毒。经过洗消回收的食物，应在检验证明无害并经充分煮熟后方可食用。

（1）粮食、糖、盐等受蒸气态毒剂污染时，晾晒48小时。蔬菜、瓜果染毒时，充分水洗或晾晒48小时。肉类、鱼类染毒时，除去表层1~3 cm，用温水或2%碳酸氢钠溶液洗后再水洗。食用时应煮沸30分钟以上。有包装的食物染毒时，应连同包装晾晒48小时。

（2）少量食物受液滴态毒剂染毒时应掩埋或销毁。大量食物染毒时必须彻底除去表面污染部分，未染毒部分经处理、检验、煮熟后，仍可食用。

（3）粮食、糖、盐染毒时，去除洗消层（5~10 cm），其余部分晾晒48小时。带有麻袋、布袋包装时，使污染面向上，割开袋子，仔细去除洗消层。蔬菜、瓜果染毒时，去除洗消层，其余部分水洗、晾晒。肉类、鱼类染毒时，去除洗消层，其余部分用温水或2%碳酸氢钠溶液洗后水洗。固体的脂肪或动物油染毒时，切除洗消层（10~15 cm），再加热处理。液体的植物油染毒时，热处理后供工业用。

（4）金属罐或瓶装食物，外包装经仔细洗消后即可食用。其他包装的食物染毒时，先将包装用漂白粉浆或三合二悬浮液仔细洗消，然后拆除包装，如包装内的食物未污染，换以清洁包装；如毒剂进入包装，则将污染部分除去，其余部分通风处理，经检定无毒后，再换以清洁包装。

（5）固态毒烟（如刺激性毒剂等）使无包装的食物染毒时，可除去表面污染层（1~2 cm），其余部分需经通风或水洗处理。

第十二节 染毒地面和道路洗消

地面和道路受毒剂污染后，一般由防化部队负责洗消。但在医疗单位驻地有时由本单位负责洗消。在查清毒剂类型、持久性以及污染特点后应尽快做出以下判断：如经洗消后仍不能开展工作，应放弃对其洗消，易地扎营；如经洗消后仍可执行医疗救护任务，则应立即组织人员进行洗消；如有必要还应同时对伤员、工作人员和各种物资采取洗消措施。对须立即进行外科手术的伤员先撤离污染区再作处理。

医疗单位内及附近地面和道路沾染持久性毒剂的液滴时，通常有下述几种洗消方法。

一、化学法

对硬质地面可用漂白粉浆、三合二悬浮液或10%次氯酸钙水溶液洗消，用量为：V类毒剂为2 L/m^2；G类毒剂为1.5 L/m^2；芥子气或路易氏剂为1 L/m^2。G类毒剂污染地面也可用10%氢氧化钠溶液洗消，用量为1.5 L/m^2。洗消面积较大时可利用喷洒水车、消防车等。洗消面积较小时可利用消防水泵、喷洒农药的器械等就便器材，也可用扫帚、刷子等布洒洗消液。气温低于5℃时，漂白粉浆和三合二悬浮液会逐渐变稠，生成针状结晶，气温愈低愈严重，甚至变成糊状而无法使用。通常的解决办法是改变调制比例，适当降低洗消剂的用量，或加入适量的防冻剂，如氯化钙、氯化镁或氯化钠等。

冬季对芥子气的洗消比较困难，因此必须加大洗消剂的用量。毒剂弹坑附近洗消时，洗消液的用量应增加，在弹坑内最好洒上洗消剂并用土掩埋。地面植物层高度在10~50 cm时，洗消液用量应增加50%。地面洗消后，当车辆或人员通过时，有可能使渗入土壤深处的毒剂被翻到地面上来，特别是V类毒剂，要注意检查和及时补充洗消。用化学法洗消时，一般应在洗消10分钟以后人员才能进入洗消地区。

二、铲除法

铲除法是用各种铲土工具将地面的染毒层铲除掉。此法适宜对土质较软的地面或雪层洗消，通常用于开辟通路。如用铲土机械，铲除深度不少于

20 cm，如用铁锹手工作业，铲除深度应在3 cm以上。铲除时，应从上风方向开始。

三、掩盖法

掩盖法是用各种未染毒的材料将染毒地面盖起来。此法适宜对坚硬平坦的道路洗消或在低植物层的地面上开辟通路。用作掩盖的材料要因地制宜，如木板、树枝、稻草、炉渣、土、锯末等，掩盖厚度为木板（2~4 cm）、树枝（8 cm）、稻草（12 cm）、炉渣（6 cm）、土（8 cm）、锯末（8 cm）。

第十三节 宠物及动物洗消

一、概述

由于地震、风暴、泥石流等自然灾害以及随之引发的次生灾害、恐怖事件及突发性公共卫生事件频发，这些重大突发事件发生时，动物污染与人体及环境的污染同时发生。动物群体包括牲畜、家禽、宠物、服务性动物和其他动物群体（例如被关起来的野生动物、原生野生动物以及实验动物等）。所以每当发生任何大规模化学污染事件时除了对人类产生影响之外，人类的动物朋友也将受到影响，在实施灾害应急救援中，由于动物对其所有者或公众而言可具有经济、文化、情感或环境价值，人除了作为被救援的主体外，动物也应该得到救援。洗消作为应急救援的首要环节，将受染动物限定于特定区域进行洗消，有助于阻止污染物的吸收，从而保护动物免受污染物进一步的损伤，有助于后续的疏散、庇护及救治，也可避免对其他动物、救援人员及庇护场所的二次污染。

二、国外动物卫生应急管理体系

发达国家动物应急管理包括硬件和软件两个部分。硬件部分包括应急管理的组织机构和应急物资储备，其中组织机构包括领导决策机构、咨询谋划机构、灾害的直接处置机构，另外还要有一个专业化的扑灭紧急动物疫病的应急行动组织。软件部分包括有关应急反应的法律法规和标准、经济保障与补偿制度、事先制订好的应急计划、国家紧急动物疫病应急反应培训计划等。2006年6月，美国宠物保护法案（PET Acts）获得通过并执行，之后各州相继制订了适合本州实际情况的动物救援方案，见表31-7-5。

三、影响动物污染的因素

服务性动物在执行任务时发生污染的风险可能性最高。人类驯养员穿有易于脱去的衣物，故能够消除大量的污染。动物身体被毛发覆盖，可滞留有害颗粒，并且其"外衣"不能脱去。因而，动物受到污染的毛皮成为将污染物传播给包括人类在内的其他动物的一种途径，另外，动物（尤其对犬而言）会用舌头清洁毛皮，进而将污染物摄入体内。

动物中毒主要通过3种途径：①吸入/通过黏膜吸收。吸入气体、蒸气及气溶胶可被呼吸道的任何部分吸收，包括鼻道、口腔、气道和肺的黏膜。由于透过性、表面积及其直接及全身效应，尤其对于化学物质而言，这一途径最有可能导致严重中毒。故为防止经该途径发生污染的唯一方式是撤离或佩戴临时护具。②经皮肤吸收。接触皮肤的液滴和固体颗粒可能被直接吸收并产生直接效应和全身效应。由于犬较厚的皮毛具有保护性作用且其汗腺密度较低，这些动物对于化学物质所产生的皮肤毒性作用的敏感性较低。皮肤上所有无毛发覆盖的部分、足垫和鼻部外分泌汗腺密度较高的区域以及受损或被灼伤的皮肤将很可能吸收化学物。对于马而言，尽管它们有着浓密的毛发，但其全身的汗腺都非常发达，故这一动物很可能会吸收化学毒物。动物仅能通过使用护具或撤离来避免与有害物质接触，从而避免发生经皮吸收。保护皮肤免受损伤并应用皮肤防护剂有助于减少经皮吸收的风险。③消化道摄入。摄入有害物质可因向动物饲以受污染的食水或动物舔舐受污染的表面（包括其自身的毛皮）而发生。摄入有害物质将对胃肠道产生直接效应，吸收后则可导致全身中毒。

表 31-7-5　美国一些州的关于宠物、服务动物应急救援计划的法案

州名	具体法案名称	相关内容
康奈迪克州	Conn. Gen. Stat § 28_1(4)(D)(ii)	有关人员、宠物、导盲犬等疏散撤离的预案
哥伦比亚特区	D.C. Code § 8_1861.01 (2009)	关于重大应急事件时动物防护、庇护、疏散应急预案
佛罗里达州	Fla. Stat. § 252.3568 (2009) Fla. Stat. § 252.355 (2009)	人与宠物应急庇护预案 允许携带动物的特殊人群庇护
伊利诺伊州	20 ILSC §3305/4 (2010)	应急救援预案包括伴随宠物以及服务动物的人员的救援
路易斯安那州	La. R.S. § 29：726 (E)(20) (2010)	有关培训、撤离的方案
内华达州	Nev. Rev. Stat. Ann. § 414.095 (2009)	应急管理预案必须强调携带宠物、服务动物的人员的培训
新罕布什尔州	N.H. RSA § 21-P：37 (VI)	有关助听犬、导盲犬、搜救犬等服务动物的疏散预案
新泽西州	N.J. Stat. § App. A:9-43.1 (2010)：State Emergency Operations Plan N.J. Stat. § App. AA：9：943.2（2010）：County and municiapl emergency operations plans	重大应急事件中动物及其主人应急救援方案
纽约州	NY CLS Exec § 22(3)(b)(16) (2010)	灾害应急计划包括宠物、服务动物的救助
俄勒冈州	ORS § 401.272 (2007) (pets and service animal plans)：ORS § 401.274 07) (livestock plans)：amended by HB 3021 § 3031 (2009)	应急部门与农业部门协同制定宠物、服务动物、家畜的疏散、运输、庇护计划
德克萨斯州	Tex. Gov't Code §418.043(11) (2009)	应急管理部门制订宠物、服务动物应急救援计划
弗吉尼亚州	Va. Code Ann. § 44-146.18 (B)(19) (2009)	制定携带宠物、服务性动物等人员配套的应急救援计划

四、动物洗消方法

（一）洗消地点选择

从污染区进入庇护所或重新找到主人的动物，必须实施洗消。洗消需在温区（污染区与未污染区之间的缓冲区域）实施。

洗消地点的选择应基于可利用的资源、供水情况以及距离排水、下水道、河流、池塘的远近程度。站点必须处于上风向，且所处海拔必须高于事件区域。它和事件区域之间也应该保持安全距离，但却应该足够近而易于进入污染区并限制污染物的传播。动物污染洗消站点主要包括以下六个部分：①脱卸设备区（在这里，皮带、口套、皮带、狗绳、项圈、笼头、缰绳、鞍等可卸掉并进行洗消）；②初级去污站（水、长柄软毛刷、肥皂、多根软管、防水布或浴盆被用于洗消）；③二级去污站（水、长柄软毛刷、肥皂及多根软管被用于进一步减少身上污染物）；④干燥站（用毛巾、纸巾、吹风机等使动物皮毛干燥）；⑤兽医检查站（出口进入清洁区。清洁区中的兽医可对动物所患的疾病或损伤给予治疗并对体温过高或过低进行监控）；⑥恢复及康复点（为了准备返回圈舍、重新回到任务中，或者回到农场）。

（二）洗消剂选择

一般而言，肥皂和水作为去污染溶液最为方便。但由于水遇到某些化学物质产生热量可能会造成进一步损伤，所以最好选择对多数化学物质均具有较好洗消作用的广谱洗消剂，敌腐特灵皮肤冲洗液是减轻化学损伤的特效洗消剂，对强酸、强碱、强氧化剂、强还原剂等腐蚀性、刺激性化学品都具有很好的洗消效果，能明显减轻或避免化学灼伤。稀释的漂白粉水被推荐用于动物的去污染操作，该物质不同浓度对动物所产生的作用各不相同，为了将其对动物的刺激性作用降至最低，往往因稀释倍数太大而使其丧失了所希望的洗消效果，所以需要相应延长洗消时间。

（三）洗消注意事项

实施动物洗消时，有以下注意事项。

（1）一般而言，应用的宠物洗消液与人员应用相同。

（2）必要时，查询污染化学品的 MSDS，寻求针对该污染物的特异洗消方法。

（3）用水洗消时：

1）某些化学品遇水发生放热反应（如硫酸、金属钠等）。

2）碱性肥皂水的高 pH 值中和破坏许多化学品。

3）肉眼可见的化学物通过剪除毛发移除。

（4）若为油脂性化学污染物，采用矿物油、植物油等溶解后进行洗消。

（5）应做好眼、耳朵的防护，避免污染物的再次污染损伤该部位，其次也力求避免高 pH 肥皂水、稀释的漂白粉水、军用消毒剂的损伤。

（6）油性眼膏可吸附某些化学物加剧眼损伤，只有用大量生理盐水冲洗后方可应用。

（7）推荐中性沐浴液进行洗消，但在中和降解毒剂方面效果较 pH 值高的碱性肥皂水差。

（8）湿巾可用于擦拭动物的面部部位（眼、嘴、鼻、耳等），多数动物难以接受配合冲洗面部。

（9）对于遇水发生反应的化学物污染采用非水洗消。

1）用苏打粉或活性白土等化学污染吸附剂，然后梳理取出。

2）简单通过刷、梳理方式单纯地物理性去除。

（10）保证足爪部位洗消彻底，趾缝隙间可污染较多量化学物，须用刷子充分刷洗。

（11）洗消完毕后，圈养于远离污染物的特定区域，天气寒冷时需热风烘干皮毛。

（12）某些情况下，动物救助人员可能经验不足，此时，畜牧兽医专业人员应配合协助应急救援人员，给予动物镇静剂后洗消。

（13）动物可能难以圈养，因此被咬伤可能性大大增多，特别是应急救援人员着防护服时更易于被咬伤，如果口罩或笼效果不佳，给予麻醉后洗消。

（14）化学污染洗消具体方法取决于化学品的种类及性质，一些民用化学品利用敌腐特灵化学污染冲洗液冲洗或淋浴就可轻易达到较佳洗消效果，糜烂性毒剂或神经性毒剂染毒则需要在洗消过程中，实施必要的医学救治。

（15）对于受污染的用于食用的畜禽类动物，如果污染导致较长时间的健康危害，应该及时扑杀消毒。

（16）洗消废水按照环保部门制订的相关法规进行处理。

（四）洗消步骤

（1）评估：首先评估是否需要应急洗消；如果条件允许，应重复洗消确保污染物移除；如有可能，宠物主人伴随在动物旁边，主人不在时须由有经验的畜牧兽医师进行，主人不在而无法进行洗消时，动物待在污染区并设警示。

（2）准备：

1）洗消人员着防护服避免污染。

2）解除动物身上的所有器具，置于盛装污染物的容器中。

3）给动物系上项圈，推荐价格便宜的尼龙，用后可弃去。

4）给动物带上口罩，以防撕咬、舔食洗消剂。

5）将动物控制在特定洗消区域，避免污染扩散。

（3）洗消：

1）如果污染物为油性，采用矿物油溶解污染物。

2）彻底冲洗耳后、背部、颈部位，直至足爪部位。

3）用湿巾、温水擦拭面部。

4）生理盐水或敌腐特灵冲洗眼睛。

5）肥皂水冲洗，软毛刷刷洗足爪部位。

6）净水冲洗，重复以上步骤 2 次以上。

7）必要时，动物从 30~60 cm 深 0.5%漂白粉溶液水面和清水池中走过。漂白粉溶液池、清水池周围配备防喷溅设施，以防不可避免的动物抖动导致水的溅出。

（4）洗消效果检测：

1）检测洗消效果。

2）洗消不彻底时重复进行洗消。

3）洗消完毕烘干皮毛，避免体温过低。

4）置换项圈及牵引链。

5）兽医检查、视健康状况给予治疗。

第八章

化学损伤伤员院内救治

化学损伤伤员的专科救治，是一项专业性很强的工作，通常在专科医院或普通综合医院实施，在化学损伤救治专家指导下进行。化学损伤伤员在医院的救治工作，具有伤员批量到达、伤情复杂、症状危急并需立即处置等明显特点。救治工作需要医院各部门、各科室之间乃至各医院之间的系统配合；同时涉及对中毒伤员的早期快速分类、必要的洗消、诊断、救治等诸多环节。如果处置不当，往往会丧失最佳急救时机，加重患者中毒症状乃至导致患者死亡。本章节主要基于全军中毒救治中心的经验，从组织指挥、院内救治及分区、分类方法与伤员流向、诊断、洗消与体内毒物清除、综合救治等六个方面来介绍化学突发事件院内救治流程及主要注意事项。

第一节 院内救治伤员的组织指挥

在发生重大化学突发事件的情况下，医院在短时间往往会收容大批中毒伤员。在此条件下，单独依靠一个或几个临床科室的医疗力量，往往无法满足院内应急救援需求。为此，应在预有准备的前提下，按照应急预案方案，动用整个医院乃至临近医院的医疗资源，设立院内乃至院间一体化救治体系，对化学中毒伤员实施快速应对、有效处置。

一、抽调专业人员，重组救治力量

当得知化学突发事件出现大批量化学中毒人群，并准备接受中毒伤员时，医院应立即成立以医院主要首长牵头的伤员救治领导小组，负责中毒伤员院内救治的组织指挥。同时立即启动由中毒救治、急诊、骨外科、脑外科等各科专家组成的专家组，具体负责中毒患者院内救治的总体指导。在此基础上，按预案设定的人员编组，从各个部门、科室抽调医护、保障人员分别组成分类、洗消、急救、ICU、治疗、保障等小组。明确各组间及组内人员分工，根据可能到来的中毒人数，准备好足够的抢救、监护、内外科普通病床。

二、打破科室界线，设立院内一体化救治体系

将与中毒伤员救治相关的组织工作、人员配备、设备配置、药品血源供应等一系列工作纳入一个应急救治系统内统一管理，在伤员救治领导小组的指挥下，建立以中毒伤员救治为中心的一体化救治体系，统一调配资源、统一调整人员、统一规范程序、统一调用设备，实施伤员洗消、急救、手术、重症监护和专科病房管理的一体化管理和运作。

三、取消常规挂号，实施快速分类

按照应急救援流程，取消常规挂号，简化伤员收容检伤分类程序，按化学中毒伤员分类原则，为每一名伤员发放统一编码、区分病情危重度的分类号牌，检查和记录重要的生命信息，尽快完成伤员检伤、快速识别、伤情分级和分类，迅速送往相应科室救治。

四、预置毒物鉴定、检查、急救、手术、住院绿色通道

建立化学中毒伤员从入院到接受系统治疗的系列流程。开放化学毒剂种类鉴定、理化指标及影像学检查、伤员急救、手术及住院等多条绿色通道。简化乃至取消中间环节中不必要的程序，确保伤员入院后能及时得到最快速有效的救治。

五、实施预定救治方案，及时弥补不足

医院接收群体中毒伤员救治任务后，立即建立或启动相应救治方案。各组按分工或预定任务开展工作。做到人员及时到位，药品、器材设备齐全，血源供应充足，救治流程清晰，后勤保障到位，及时协调解决救治工作中存在的矛盾和问题。

第二节 救治流程和工作区域划分

一、院内救治流程

化学中毒伤员的院内救治流程如图31-8-1所示。

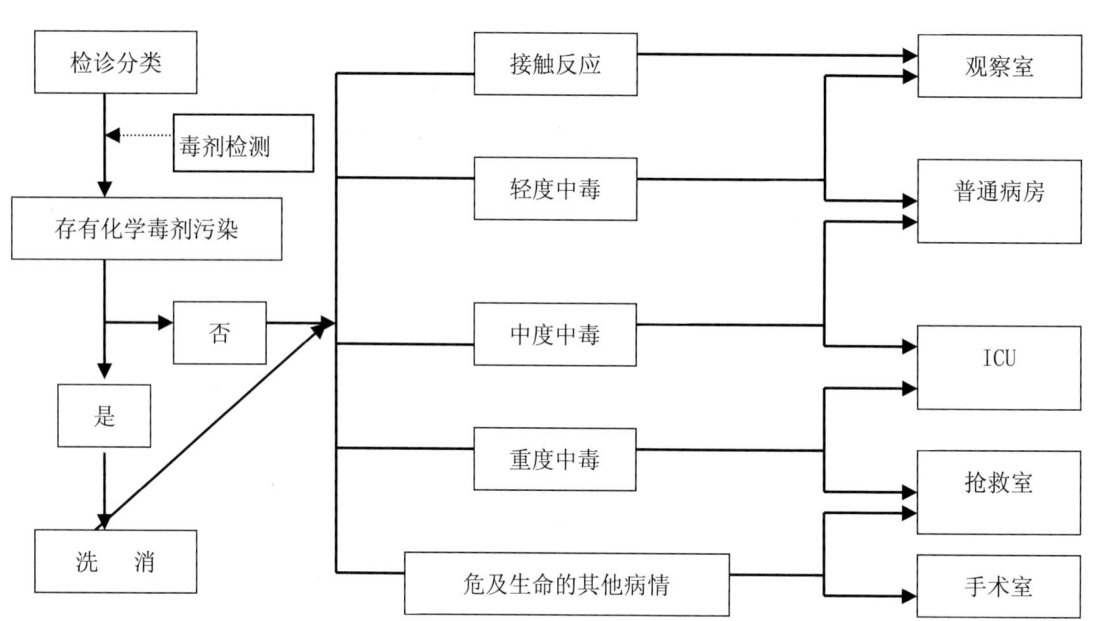

说明：①对怀疑液滴态毒剂染毒者，入院时均应行体表毒剂侦检；
②对生命体征不稳定的重度中毒或复合伤患者，经清除体表污染衣物后，先抢救，待生命体征平稳后再彻底洗消或边洗消边救治。

图31-8-1 化学中毒伤员院内救治流程

二、院内救治工作区域划分

急救通道：在医院的主要入口至分类区开辟急救通道，设置警戒线，由专人负责指挥，保证患者及转运车辆进入医院畅通无阻，有序停留。

分类区：在医院主要急救通道附近空旷地就近设立，根据患者人数设立若干分类站，同时设置引导牌及路线标识。在此区域内对大批中毒患者实施

快速分类，批量分流。

洗消区：专科救治医院应预置专用于洗消的房间，配备专门的洗消器材及污染物处置装置或临时设立洗消场，根据中毒人数尽量建立多个洗消点，对染毒患者实施全身洗消。

观察区：在面积充足、通风良好的场所内设立观察区，对接触反应及部分轻度中毒患者实施临床观察。

抢救区：在急诊设立抢救区，就近对危重患者实施抢救及初级生命支持。

加强治疗区：在ICU、心血管、呼吸等急救技术力量较强、急救器材相对充足的科室设立加强治疗区，对患者实施连续生命体征监护、加强治疗。

普通病区：在可能的情况下，应腾空相应病区集中收治中毒患者。如条件不允许，亦可将轻、中度中毒患者分别收入其他科室，集中、隔离管理。

救治分区设立后，立即设置临时标识及引导路标，以利中毒患者的快速分流及后送。

第三节 分 类

一、早期快速分类

在患者抵达医院后，立即依据伤员已有伤票上记录的信息及伤员实时的症状表现，对其实施快速分类，建立有序的救治秩序。其基本要求是应在尽量短时间内完成大批患者的初步分流，及早发现及救治危重伤员，及早掌握伤员整体伤情，为后续救治、药品及人员调配提供重要的基础信息。根据实际情况，每20~30名患者设立1个分类点，最好配备全科医生或接受过应急培训的呼吸、循环科医生2~3名，助手若干。对大批急性中毒患者进行多点分类，快速分流。

二、检伤标准及伤员分流

以患者中毒程度、生命体征、意识状况和外伤程度为依据对中毒人群进行早期分类。

（1）接触反应。将疑似接触毒物，生命体征稳定，无明显症状或出现一过性刺激症状的清醒患者视为观察对象，分流至观察区。

（2）轻度中毒。将生命体征稳定、出现轻度中毒症状的清醒患者视为轻度中毒，分流至普通病区诊治。

（3）中度中毒。将生命体征尚稳定，出现中度中毒症状，合并中毒引起的单个脏器损害，无多器官功能障碍或衰竭的清醒患者视为中度中毒，分流至普通病区诊治；部分毒物毒性大、处于病情进展期、有潜在生命危险的患者可收住加强监护病房。

（4）重度中毒。将生命体征不稳定，出现重度中毒症状，合并2个或2个以上脏器或系统功能障碍或1个以上脏器衰竭的患者视为重度中毒，分流至加强监护病房；出现呼吸、循环衰竭的患者立即送抢救区抢救。

需提醒的是对怀疑毒剂沾染的伤员立即送洗消组；对合并外伤者或以外伤为主的伤员送外科救治组，危及生命者立即行外科手术。

三、伤情分类卡内容及使用方法[1]

伤情分类卡包括分类编号、初步危重程度评价、心肺复苏、合并外伤及处理情况、染毒部位、使用抗毒剂的名称和数量、初步洗消、精密洗消、染毒衣物的处理、分流及后送区域等基本内容。每一名患者对应一个独立的编码，填写相应内容。登记患者编号、重要伤情及去向，通知相应救治分区，做好接收病人的准备。

---

1. 中华人民共和国卫生部和中国人民解放军总后勤部卫生部.核生化损伤诊断治疗手册[M].北京:解放军出版社,2008:182.

第四节 洗消和体内毒物清除[1]

一、洗消

洗消是切断毒源、防止二次污染的首要措施，应在早期快速分类后立即实施。病情较轻的皮肤、黏膜染毒患者应及早给予彻底洗消，更换染毒衣物。对于重症患者应视情况去除染毒衣物，抢救成功后彻底洗消。参与洗消和抢救的医务人员必须采取有效的防护措施，以避免二次污染。

二、染毒衣物的去除和处理

所有染毒患者均应去除染毒衣物，染毒衣物标注患者分类号后分别包装，集中封存。经毒物鉴定已污染的衣物需集中洗消或销毁，无污染衣物可发还。

三、全身洗消

利用预置的专用洗消装备或临时设立的洗消场，对染毒患者进行全身洗消。洗消后更换清洁衣物，并引导患者进入相应救治分区。采取有效隔离与防护措施，避免二次染毒。洗消污水统一处理，确认无污染后方可排放。

四、精密洗消

对眼、口鼻黏膜、皮肤染毒的患者，应在眼科、皮肤、耳鼻喉科专家的指导下，实施进一步洗消。需要时应去除染毒毛发，彻底隔绝外来毒源。对于外伤合并染毒或中毒导致皮肤、黏膜的化学性烧伤者，应由中毒救治专家与相关的外科专家共同讨论，拟定总体处理原则，视具体伤情具体实施。

五、特殊毒物中毒的皮肤洗消

此类毒物造成机体的不可逆损害程度与染毒量呈正相关，无特效解毒剂，对症治疗无法阻断其病理进程。如芥子气皮肤染毒。在中毒早期，皮肤洗消能够明显减少毒物吸收的量，是减轻中毒损害，改善患者预后最为直接而有效的救治手段。应在保证患者生命体征稳定的情况下，采取干式吸附、洗消液冲洗等手段，尽可能对患者实施彻底洗消。

六、体内毒物的清除

清除体内毒物可减少患者体内毒物蓄积，阻断毒物的再次吸收，防止中毒反跳导致病情加重，是促进患者痊愈的根本手段。根据患者染毒途径的不同，体内毒物清除方式亦不同。消化道中毒者可采取催吐、洗胃、导泻、灌肠等方式；呼吸道染毒患者可通过反复清洗口腔、鼻腔及咽喉部；吸收入血的毒物给予血液净化疗法清除。在明确中毒原因的基础上，根据毒物的毒理学特性、染毒途径制订整体原则，根据患者具体病情分级实施。

第五节 诊 断

接受院内救治的化学中毒伤员主要包括三类：①在现场接受过紧急医学处置，且已查明中毒原因；②在现场接受过紧急医学处置，但未查明中毒原因；③未接受过紧急医学处置，未查明中毒原因。对于第一类伤员而言，不涉及院内诊断的具体内容。因此，以下所指的诊断，主要针对第二及第三类伤员而言。

1.张锡刚,安海英,何跃忠.日遗化学武器处置现场突发化学事故的医学急救[J].中国急救复苏与灾害医学,2008,3（5）：257-260.

一、病史采集

送入院内接受治疗的大部分化学中毒伤员均有明确的毒物接触史，毒物基本相同。详细询问接触毒物的名称、理化性质与状态、接触时间和吸收剂量，人员发病情况。怀疑经口中毒者要问及食物的状态，进食方法及同食者有无发病，以便为诊断提供线索。同时还要详细询问已出现过何种症状，当时已对患者做过何种处理：如皮肤接触者有无冲洗；口服者有无催吐、洗胃；呕吐出现时间、呕吐量；洗胃时间和是否彻底；用何种解毒剂，以判定毒物侵入机体的量。通过病史采集以明确何种毒物中毒、中毒时间、中毒途径、毒物数量、用过的治疗措施、治疗药物、剂量及对治疗的反应。

二、体格检查

所有中毒患者均应系统检查。首先重点检查生命体征，判断重要脏器的功能状态，为抢救程序的制订提供参考；此外，要全面检查皮肤颜色、温湿度、有无损害，瞳孔大小，口腔黏膜的颜色及完整性，口腔内有无毒物残渣，肺部有无啰音，有无肌束颤动，观察病人呕吐物及排泄物，为确定诊断提供依据。

三、毒物分析

（1）生物样品留存。生物样品包括呕吐物、排泄物、血液、脏器和中毒者吃剩的食品、药品以及其他一些与中毒有关的物品。原则上所有口服中毒患者和原因不明的中毒患者均应留取可能含有毒物原型和（或）其中间代谢产物的生物样品，以便明确诊断、为中毒程度判断提供依据。

（2）毒物分析。毒物分析对明确诊断、针对性治疗及评估病情的危重程度和预后具有重要意义。专科救治医院往往能够完成包括生物样品内的常见毒剂毒物原型及其代谢中间产物检测；普通综合性医院往往缺乏此项功能，因此必要时应与所属区域内的医疗机构（如地区和军队的疾病控制中心）合作，共同完成生物样品内未知毒物的检测。

（3）辅助检查。急性中毒特别是原因不明的中毒伤员处置应重视临床辅助检查包括特异性检查指标（表 31-8-1）、三大常规、电解质、心肝肾等重要脏器生化指标、出凝血功能、动脉血气分析、心电图、胸部影像学等，结果除有助于明确诊断外，尚可判断脏器的损伤情况。

通过中毒病人资料的收集、必要的辅助检查，结合毒物分析，一般不难做出诊断。[1]

表 31-8-1　急性化学中毒伤员特异性检查指标

毒物名称	特异性检查指标
有机磷酸酯类如神经性毒剂、有机磷农药	全血或血清胆碱酯酶活力
对硫磷	尿对硝基酚含量
敌百虫	尿三氯乙醇含量
一氧化碳	血中碳氧血红蛋白含量
氰化物	尿中硫氰酸盐含量
亚硝酸盐、苯的氨基和硝基化合物	血中高铁血红蛋白含量

四、职业性急性中毒诊断标准的应用

重大急性群体中毒事件往往由突发性伤害或重大事故引起，涉及法律纠纷。国家卫生部颁布的《职业性急性中毒诊断标准》对职业性急性中毒进行了明确的诊断分级。对于其他已知毒物，可参照《GBZ71-2002 职业性急性化学物中毒诊断（总则）》所推荐的原则实施。以此作为诊断和分级救治的依据，能够保证重大急性群体中毒的院内救治的科学性、客观性，同时能够避免医源性事故以及不必要的法律纠纷。

五、危重度与预后评价

重度中毒患者往往合并脏器功能不全或衰竭，存在生命危险。对群体中毒伤员进行危重度及预后评估，能够提示群体中毒患者整体危重程度、预后等因素，为后期治疗提供科学依据。目前已经有学者将生理评分系统应用于中毒患者危重度与预后评价，获得了一定的效果，值得进一步探索及临床验证。

---

1. 许树耘,胡海.APACHE Ⅱ 评分在急性有机磷中毒预后判断中的作用研究 [J].华西医学，2005，20（3）：479-482.

六、综合救治

（一）综合救治原则

1.特效抗毒与全身治疗相结合的原则　化学毒物中毒伤员病情复杂，重症患者病情发展迅猛，救治困难，病死率高。需对中毒等因素所致的多重损伤进行综合救治，按照特效抗毒剂治疗与全身治疗相结合的救治要求，对伤员实施合理救治。

2."救"与"护"相结合的原则　对在规定的范围内不能治愈的伤员，应遵循"救"与"护"相结合的原则，后送到指定医院或疗养院进行康复治疗，积极治疗并发症和后遗症。

（二）综合救治应采取的主要措施

1.制订针对病因的抗毒、解毒治疗方案　在明确中毒原因的前提下，应针对已知毒物的毒理学特性，制订相应的抗毒、解毒治疗原则以及预见性监护、救治原则。对于短时间内难以查明中毒原因的伤员，应针对伤员出现的主要症状表现，采用对症治疗措施；待中毒原因明确后，再采取针对性治疗措施。

2.预见性监护、救治措施　对于中毒具有潜伏期、毒性作用逐渐或间断发作、代谢缓慢的毒物，在病因明确后应制订相应的预见性监护及救治措施。如氯气、光气等。此类毒物中毒早期的患者中毒表现相对较轻，但往往病情演变迅速，救治困难。因此必须在早期给予预见性监护救治措施。具体做法主要包括定期复查影像学；密切监测呼吸系统症状、体征及氧合指数等相关指标；给予早期足量激素进行预防等。

3.治疗方案的个体化　群体中毒事件中，每一名患者因染毒量、染毒途径的不同，而导致其危重程度不一，需要制订个体化的救治方案。此外，不同个体对抗毒、解毒药物的反应性不一，不能一概而论。

4.中毒救治与专科治疗同步进行　急性群体中毒患者可能出现各种类型的并发症，涉及不同的专科治疗。如对糜烂性毒剂（如路易氏剂）中毒伤员而言，除对其进行抗毒治疗外，对毒物所致皮肤、黏膜损伤的治疗亦是救治过程中应采取的重要措施。在此情况下，需要院内各专业乃至不同专科医院间的密切协作，相互支持，以保证中毒救治与专科治疗同步进行，相互兼顾。

5.动态观察，阶段总结　急性群体中毒患者病情变化快，在救治过程中需要对患者的病情实施连续观察，从总体上掌握群体中毒患者的病情变化。在早期阶段，各救治分区每隔8~12小时上报患者的病情变化，由专家组汇总、分析，并提出指导意见。其后每隔24~48小时举行全院讨论，进行阶段总结并修正治疗方案，保证诊治策略符合群体中毒患者的实际情况。

6.医源性并发症的预防和处理　中毒患者在洗消、毒物清除时容易出现窒息、消化道出血等并发症，严重者可直接威胁生命。因此在毒物清除前必须采取有效措施，防止病情加重。如有机磷农药、毒鼠强重度中毒早期，患者随时有发生呼吸衰竭的危险。在洗胃前给予气管插管，既能够有效预防胃内容物的反流、窒息，也为后期救治创造了便利条件，特别适用于群体中毒事件大批重度中毒患者的救治。此外，抗毒剂使用过量亦可导致中毒。如，使用阿托品的过程中，必须密切观察阿托品化指征，防止阿托品中毒。

7.综合救治与心理治疗的结合　在急性群体中毒事件中，大多数清醒患者往往处于一种恐惧、紧张的状态，易引发精神、心理异常，甚至波及整个人群，导致群体性癔症发作。对此，应在明确诊断的基础上，向每一位中毒患者及家属明确告知病情与预后，打消患者的恐惧心理。此外，开展相应的心理咨询与治疗，能够有效减少和控制精神异常及群体性癔症发作的可能性。必要时应申请专业心理咨询或精神疾病专家会诊，协助诊治。

第九章

军用毒剂中毒的诊断与救治

第一节 概 述

化学恐怖剂是恐怖分子进行化学恐怖活动的重要的物质基础与必要手段。应当指出，恐怖活动中使用的化学毒剂并非一类特殊专一用途的化学物质，既不存在可以严格判定的科学标准，更无任何客观的认定程序，此类毒剂只是由恐怖分子根据实施化学恐怖活动的具体需求从数量庞大的现有各种用途、各种特性、范围广泛的化学毒剂中选定的某些高毒化学品，这种选择有很大的随意性和不确定性。

随着现代技术的不断发展，有害化学品的种类与数量迅速扩增。据统计，半数致死剂量小于 10 mg/kg 的高毒性毒剂约有 5 000 种，较大毒性的化学毒剂已不下万种，半数致死量小于 1 mg/kg 的剧毒化学毒剂也可达 3 000 种。众多毒剂的不断问世，为化学恐怖活动提供了很大的选择范围。但在实际上，从已有化学恐怖袭击事件的毒剂使用情况分析，恐怖分子使用过的化学恐怖剂不超过 100 种。化学恐怖剂的易获得性、易操作性、易携带性及可防护性以及恐怖组织的化学知识水平，是决定化学恐怖剂选择的主要因素。依据化学恐怖剂选择的主要因素，军用毒剂被认为是国内恐怖分子实施化学恐怖袭击最为惯常采用的袭击工具。在此，主要介绍几类重要军用毒剂中毒的诊断和救治。

第二节 神经性毒剂

一、理化性质

神经性毒剂通常分为 G 类和 V 类。经典的 G 类毒剂有塔崩（GA）、沙林（GB）、梭曼（GD），三者都是似水样的流动液体；V 类毒剂则是 VX，为易于流动的油状液体，其毒性较 G 类大。这四种毒剂的比重略大于水。神经性毒剂的化学结构属于有机磷酸酯类，因此又称其为有机磷毒剂。

神经性毒剂在常温下为液态，在布洒时，挥发度大的毒剂由蒸气态和液态两种状态染毒，其他低挥发度的毒剂主要表现为液滴态染毒。G 类毒剂比 VX 易挥发。沙林在 G 类毒剂中挥发度最大，梭曼挥发度最低。沙林、梭曼和塔崩可溶于水，但水解很慢，遇碱、漂白粉类或加热时则水解加速；VX 微溶于水，水解极慢，用高效次氯酸钙、二氯胺、六氯三聚氰胺溶液或三合二的强酸溶液消毒效果较好（表 31-9-1）。

二、中毒途径及毒性

沙林、梭曼、塔崩和 VX 4 种神经性毒剂均可以通过呼吸道、皮肤和消化道等途径染毒，但它们的挥发性差别较大。沙林的挥发度最大，为非持久性毒剂，染毒状态主要为蒸气态。梭曼的持久性比沙林大，染毒状态为蒸气态和液滴态。VX 挥发度最低，为典型的持久性毒剂，战斗状态主要为液滴态。神经性毒剂能污染水源、粮秣和其他物品使人员间接中毒。

神经性毒剂毒性剧烈，每升空气含数十微克毒剂吸入数分钟即可致死。皮肤上滴有数滴毒剂也可中毒。毒剂经伤口或黏膜吸收远较完整皮肤快。

表 31-9-1 神经性毒剂的物理和化学性质 [1]

参数	GA	GB	GD	GF	VX	GE	Vx
CAS 注册号	77-81-6	107-44-8	96-64-0	329-99-7	50782-69-9	1189-87-3	20820-80-8
化学名 [a]	二甲氨基氰膦酸乙酯	甲氟膦酸异丙酯	甲氟膦酸叔己酯	甲氟磷酸环己酯	S-（2-二异丙基氨基乙基）O-乙基甲基磷酸酯	乙氟膦酸异丙酯	O-乙基 S-（2-二甲氨基乙基）甲基膦酰硫醇酯
通用名 [a, b]	塔崩	沙林	梭曼	环沙林	VX	NA	NA
化学式 [a]	$C_5H_{11}N_2O_2P$	$C_4H_{10}FO_2P$	$C_7H_{16}FO_2P$	$C_7H_{14}FO_2P$	$C_{11}H_{26}NO_2PS$	$C_5H_{12}FO_2P$	$C_7H_{18}NO_2PS$
分子量 [a]	162.13	140.10	182.178	180.2	267.38	154.12（计算值）	211.26
物理状态 [a, c]	液体，气体	液体，气体	液体，气体	液体，气体	油状液体，气体	气体	液体
蒸气压（mmHg）[a]	0.037（20℃）	2.10（20℃）	0.40（25℃）	0.056（20℃）	0.000 7（25℃）	NA	$6.73×10^{-3}$（25℃）
挥发度（mg/m^3, 25℃）[a, c]	610	22 000	3 900	20℃，548；25℃，817	10.5	11.6 mg/L, 25℃（饱和浓度）	76.4
液体密度（g/ml）[a]	1.073（25℃）	1.102（20℃）	1.022 2（25℃）	1.132 7（20℃）	1.006（20℃）	1.055 2（25℃）	1.06（25℃）
蒸气密度（空气=1）[a]	5.63	4.86	6.33	6.2	9.2	NA	7.3（计算值）
熔点（℃）[a, c]	-50	-56	-42	-30	-39（计算值）	NA	NA
沸点（℃）[a, b, c]	245	158，150	198	239	298	67～68	256（推算值）
水溶性 [a, c]	98 g/L（25℃）；72 g/L（20℃）	易溶于水	21 g/L（20℃）	0.37%（20℃）	30 g/100 g（25℃）	NA	略溶于水
水解半衰期 [d]（20℃和pH值为7）	8.5 小时	39～41 小时；80 小时	80～83 小时；pH 值为 6.65，45 小时	42 小时	400～1 000 小时	NA	NA
Log Kowe	1.18	0.15	1.02	NA	NA	NA	NA
气味 [a, b, c, f]	弱水果香味；纯品无气味	纯品无气味	水果香，纯品为樟脑香味	可嗅到；水果香；对于气味的描述尚不统一；纯品无气味	纯品无气味	NA	无气味
气味阈值（mg/m^3）[a, b, c, f]	尚不明确	<1.5	~1.5 至~7.0	~10.4 至~14.8	纯品无气味	尚不明确	尚不明确
亨利定律常数（atm m^3/mol）[e, g]	$1.52×10^{-7}$	$5.34×10^{-7}$	$4.56×10^{-6}$	NA	$3.5×10^{-9}$ (est.)	NA	NA
空气中含量的转换因子 [h]	ppm=（0.15）× mg/m^3；mg/m^3=（6.6）× ppm	ppm=（0.17）× mg/m^3；mg/m^3=（5.7）× ppm	ppm=（0.13）× mg/m^3；mg/m^3=（7.5）× ppm	ppm=（0.14）× mg/m^3；mg/m^3=（7.4）× ppm	mg/m^3=（10.936）×ppm；ppm=（0.0914）×mg/m^3	NA	NA

a DA（1990a，b）；Gates and Renshaw（1946）；Buckles（1947）；Tevault et al.（2003）；Abercrombie（2003）
b DA（1992）
c DA（1974）；Yang（1999）
d Clark（1989）；DA（2005）
e Britton and Grant（1988）
f McGrath et al.（1953）；Dutreau et al.（1950）；DA（2005）
g Opresko et al.（1998）；Small（1984）
h Calculated from molecular weight

三、毒理学特点

神经性毒剂为有机磷酸酯类，它们进入机体后主要作用是抑制位于胆碱能神经的突触和末梢处的乙酰胆碱酯酶，使其不能催化水解神经传递介质——乙酰胆碱，造成乙酰胆碱蓄积而导致中枢及外周神经系统的胆碱能受体过度兴奋，引起一系列的中毒症状。由于神经性毒剂脂溶性大，易透过血脑屏障，对中枢神经系统的毒性作用较大，急性中毒时常因惊厥和呼吸中枢抑制而致死。神经性毒剂的外周作用可依据外周效应器官乙酰胆碱受体的不同，分为毒蕈碱样作用及烟碱样作用，列于表 31-9-2。

四、临床中毒表现

（一）全身中毒症状

1.轻度中毒 以轻度毒蕈碱样症状和轻度中枢症状为主，烟碱样症状不明显。有瞳孔缩小、胸闷、胸部紧迫感、流涕、流涎、多汗、恶心、呕吐、不安、无力、头痛、头晕、失眠、多梦等症状；无肌颤或仅有局部肌颤，如面部肉跳、眼皮跳、口语略有不清；全血胆碱酯酶活力为正常的 60%～70%。

2.中度中毒 上述症状加重，并出现较明显的烟碱样症状：呼吸困难伴有哮喘及轻度紫绀、大汗、腹痛、腹泻、嗜睡、注意力不集中、记忆力减退、反

1.摘自 NRC（2003，National Academies Press，Washington DC）

应迟钝或抑郁等；有明显的肌颤、口语不清、走路不稳等症状。全血胆碱酯酶活力为正常的40%~50%。

表 31-9-2 神经性毒剂的毒理作用及其表现

作用类型	作用部位和性质	表 现
毒蕈碱样症状	腺体分泌增加	
	汗　腺	出汗
	唾液腺	流涎
	泪　腺	流泪
	鼻黏膜	流涕
	支气管	咳痰，肺啰音
	平滑肌收缩	
	虹膜括约肌	瞳孔缩小
	睫状肌	眼痛，视物模糊
	支气管	呼吸困难，哮喘
	胃肠道	恶心；呕吐，腹痛，腹泻
	膀胱逼尿肌	肠鸣亢进，大便失禁
	心血管抑制	尿频，尿失禁
		心率减慢，血压下降
烟碱样症状	交感神经节、肾上腺髓质兴奋	心率加快，血压升高，皮肤苍白
	骨骼肌神经肌接头先兴奋后抑制	肌颤、无力、肌麻痹，呼吸肌麻痹
中枢神经系统症状	中枢神经系统先兴奋后抑制	不安，紧张，眩晕，失眠，多梦，记忆力减退，运动失调，惊厥，昏迷，呼吸衰竭，血压下降

3. **重度中毒** 上述症状更重，发展迅速，呼吸极度困难或衰竭，紫绀加重，并出现全身广泛性肌颤，四肢抽动，阵发性惊厥、昏迷，大小便失禁。惊厥时及临终前瞳孔可以散大。全血胆碱酯酶活力为正常的20%~30%或更低。

4. **症状特点** 瞳孔缩小甚至呈针尖样、流涎、多汗、哮喘、呼吸困难、惊厥、恶心、呕吐等。

（二）不同途径中毒症状特点

1. **呼吸道中毒** 吸入蒸气态或雾态毒剂后，最先出现流涕、胸闷、哮喘、呼吸困难等症状，接着迅速出现不同程度的全身中毒症状。

2. **眼中毒** 蒸气态或雾态染毒后很快出现显著的瞳孔缩小、眼痛、视力模糊、流泪。液滴态染毒后立即出现眼的局部症状，尔后可能出现不同程度的全身中毒症状。眼以外的其他途径吸收中毒时，缩瞳症状出现较晚。

3. **皮肤中毒** 最先出现染毒局部的出汗及肌颤。由于吸收较慢，经数十分钟到数小时后出现不同程度的全身中毒症状。

4. **消化道中毒** 最先出现恶心、呕吐、腹痛、肠鸣亢进，继而出现不同程度的全身中毒症状。

五、救治措施

（一）预防

1. **使用防护器材** 及时使用防护器材，如佩戴防毒面具、穿防护衣、戴防护手套和靴套等，并遵守防护注意事项。

2. **使用预防药物** 在可能受到神经性毒剂袭击或通过染毒区时，可提前服用神经性毒剂预防药片。预防药可减轻中毒症状，争取急救时间，提高救治效果，但不能代替器材防护。

3. **遵守染毒区行动规则** 进入染毒区不准脱去防护器材；不准随便坐卧；不准饮食或吸烟；离开染毒区后，尽快进行人员洗消和器材消毒。

（二）急救

神经性毒剂是作用快、毒性强的杀伤性军用毒剂，中毒后若不进行急救治疗则很快引起死亡。因此对于中毒伤员必须迅速及时、分秒必争地进行急救。神经性毒剂现场急救主要靠自救互救或抢救队救助，主要措施包括以下三点。

1. **注射特效解毒药物** 出现神经性毒剂中毒症状时，立即注射由解胆碱能药和酶重活化剂组成的抗毒复方，如解磷注射液。无抗毒复方时，肌注阿托品或用其他抗毒药急救。无法注射时可用阿托品 3~5 mg 滴入口腔。

2. **防止继续中毒** 将所有人员，包括失去行动能力者，尽快撤出染毒区，并采取必要的措施预防中毒或间接中毒，如佩戴防毒面具、尽快进行洗消作业等。

3. **维持呼吸循环功能** 呼吸停止或明显抑制时，立即进行人工呼吸，直到呼吸恢复。注意，在染毒区内应戴防毒面具，用压胸举臂法、压背举臂法或简易的人工呼吸器进行人工呼吸。离开染毒区后可用口对口或口对鼻法人工呼吸。心跳停止时，进行体外心脏按摩，并同时进行人工呼吸。

（三）治疗

1.全身洗消　脱去染毒的服装和鞋袜，必要时对染毒局部进行补充消毒，洗澡，换衣。

2.抗毒治疗　主要用解胆碱能药和酶重活化剂，二者并用具有协同作用。

3.维持呼吸循环功能　①呼吸衰竭或停止时，立即施行正压人工呼吸；②保持呼吸道通畅，清除呼吸道分泌物；③呼吸困难、紫绀时，给以氧气吸入；④必要时注射强心剂和呼吸兴奋剂；⑤心跳停止时，进行体外心脏按摩，并同时进行人工呼吸。

4.其他对症治疗措施

（1）控制惊厥：如给适当抗毒剂后惊厥仍持续发生，可注射氯丙嗪 25～50 mg。惊厥严重时，可肌注戊巴比妥钠 0.25 g，但呼吸、循环抑制严重时禁用。

（2）注意维持水、电解质和酸碱平衡：中毒严重和有脱水现象者应输液，根据尿量每天输入适量的 5%葡萄糖或葡萄糖盐水。输液不宜过快过多，防止引起或加重肺水肿及脑水肿。有酸中毒时要及时纠正。

（3）防治感染：用抗生素和中草药，防止并发肺炎等。

（4）对眼染毒引起的症状如严重缩瞳、眼痛和头痛，可涂 1%后马托品眼膏或用 1%阿托品溶液滴眼，数小时一次。

（5）加强护理：安静，保暖，密切观察病情和全血胆碱酯酶活力。对重度中毒者应特别注意呼吸和血压变化，防止突然发生呼吸循环衰竭，预防并发症。

第三节　全身中毒性毒剂

全身中毒性毒剂，也称血液毒剂，具有作用快速和毒性强的特点，属于速效杀伤性毒剂。由于此类毒剂多为无机氰类化合物，有时也被称作氰类毒剂，其主要的代表是氢氰酸（AC）和氯化氰（CK）。

一、理化性质

氢氰酸是无色水样液体，有苦杏仁味，易挥发，能很快达到饱和浓度产生杀伤作用，沸点 26.5℃，34 μg/L 可能嗅出，而高浓度下对嗅神经有麻痹作用。能溶于多种有机溶剂，并易与水混合造成水源染毒。由于氢氰酸分子小，活性炭对其吸附力差，防毒面具活性炭对氢氰酸的防护能力弱，有效防护时间短于其他毒剂。氢氰酸与水作用缓慢，加热加速分解，但挥发出的氢氰酸仍可通过吸入染毒。氢氰酸与碱金属作用后可生成剧毒固体产物，另外，在碱性条件下氢氰酸与硫酸亚铁作用后生成无毒的亚铁氰化物。

氯化氰为无色气体，沸点 12.8℃，属于易挥发性毒剂，有胡椒味，对眼及呼吸道黏膜有较强的刺激作用，但毒性较氢氰酸小，战斗状态是气态。

二、中毒途径及毒性

全身中毒性毒剂以呼吸道吸入中毒为主，其液滴也可穿透服装经皮肤吸收引起中毒，因此要特别注意对呼吸道的防护。

三、毒理学特点

氰类毒剂的毒性大小取决于其进入机体后释放出氰离子的速度。氰离子释放速度越快，毒性越大；反之则小。含卤族元素的氰化物对黏膜有明显的刺激作用并能引起肺水肿，在防治上应予注意。氢氰酸对人的半数致死浓度（LD_{50}）是 15 mg/L（3 分钟），1.2～2.0 mg/L（15 分钟）；而氯化氰吸入半数致死量（LD_{50}）为 11 000 mg·min/m³。氰离子进入机体后迅速与高铁（三价铁）细胞色素氧化酶结合形成氰化高铁细胞色素氧化酶，使高铁细胞色素氧化酶失去活性，导致细胞色素氧化酶不能交替转递电子（氧化型细胞色素氧化酶交替变成还原型细胞色素氧化酶），从而不能激活氧，最终导致机体内虽有氧但不能被组织细胞有效利用,致使动脉血液和静脉血液中氧含量差别减少,产生细胞窒息,体内氢离子聚集于组织中造成酸中毒。正常情况下,人体对氰化物有一定的解毒能力,如中毒浓度不高,只要及时脱离染毒环境,可以使中毒症状逐步缓解。神经系统对氰化物特别敏感,其中呼吸中枢尤为敏感,高浓度氰化物可迅速抑制呼吸中枢,导致呼吸麻痹。因此,应特别注意对呼吸道的有效防护。

氢氰酸沸点低、易挥发,属暂时性毒剂,中毒后一般不需要专门进行消毒;而氯化氰除具有氰类毒剂的毒性之外,吸入后还可对呼吸系统产生刺激作用导致发生肺水肿。因此对氯化氰中毒除使用特效抗氰解毒药物外,还要采用窒息性毒剂中毒治疗方法进行处理,特别要防止肺水肿的发生。

四、临床中毒表现

(一)氢氰酸中毒

氢氰酸中毒的临床表现与接触浓度直接相关。极高浓度下可以产生突然意识丧失、呼吸极度困难、跌倒、抽搐,呼吸立即停止,看不到其他典型的临床症状,直至心脏停止跳动。

低浓度中毒时,最先感觉全身无力、头痛、头晕、口腔及舌根发麻、恶心、胃部不适、呼吸不畅、不安、心前区疼。此时若能较迅速脱离染毒区,症状可以逐步缓解、消失。一般不需要处理。

严重中毒见于中毒浓度较大,接触时间长而又未及时防护者,可出现以下临床表现。

1.前驱期(刺激期) 接触后有苦杏仁或金属味,喉头发痒、咽部不适、口唇舌头发麻、头痛、头晕、恶心、呕吐、呼吸频率和心率加快,不安等症状。如能及时脱离染毒地区,症状会逐步缓解。

2.呼吸困难期 胸部紧迫感、呼吸困难、全身乏力、心前区疼痛、心跳徐缓、有恐惧感、烦躁不安、步态不稳、意识不清、颜面及皮肤呈红色等。

3.惊厥期 失去知觉,抽搐或全身强直性痉挛,角弓反张、意识丧失、瞳孔散大、呼吸极度困难或暂停、大小便失禁、心跳加快等。

4.麻痹期 经长时期抽搐后惊厥停止,横纹肌松弛、肌张力下降、反射消失、心跳缓慢、呼吸微弱或停止。一般呼吸停止后,心跳仍可维持几分钟,此时是抢救的极好时机,千万不可错过。

(二)氯化氰中毒

氯化氰对眼及呼吸道黏膜有比较明显的刺激作用,流泪、咳嗽、咽部刺激感为主要刺激症状,主要是呼吸道吸入中毒,液滴也可通过皮肤吸收。氯化氰进入机体后产生氢氰酸,呈现氢氰酸中毒症状,但应注意其所含的氯原子对呼吸道和肺部的刺激作用和可能引起的肺水肿。因此,在救治氯化氰中毒时,除使用氰化物中毒特效治疗药物外,还应按窒息性毒剂进行处理。

五、救治措施

(一)急救

氰类毒剂中毒后必须立即采取有效的急救措施进行现场自救互救。包括使用以亚硝酸类药物为代表的高铁血红蛋白形成剂和心肺复苏等措施。

(1)对中毒者及时戴上防毒面具或采取其他防护措施。

(2)立即吸入亚硝酸异戊酯,在毒区内,置防毒面具内吸入;在毒区外,用纱布包好安瓿,捏破安瓿置鼻孔前吸入,每 2 分钟 1 支,一次吸 30 秒,依病情需要可重复吸 3～5 支,并密切注意血压变化,收缩压降至 10.7 kPa 时,立即停止吸入。有条件时,可立即肌内注射抗氰急救注射液(自救或互救)。

(3)对呼吸、心跳停止者及时行人工呼吸或体外心脏挤压以及心肺复苏措施。

(4)将中毒人员转移到上风或侧风方向。

(5)当中毒者经过抢救后症状缓解而尚未完全消除者应后送继续治疗。

(二)治疗

氰类化合物中毒的治疗必须采用抗毒治疗、综合治疗和精心护理等多种措施相结合的方式。中毒早期能及时给予抗毒治疗是防止惊厥发生、减少并发症和使患者早期康复的关键。

1.治疗原则

(1)早期使用抗毒药物是治疗氰化物中毒的治本措施。高铁血红蛋白形成剂抗氰急救注射液(又称"4-DMAP"注射液)、PAPP(对氨基苯丙酮)、亚硝酸类药物(亚硝酸钠、亚硝酸异戊酯)等是快速有效的抗毒基本药物。该类药物的抗毒作用是利用氰离子和高铁血红蛋白之间的亲和力,促使高铁血红蛋白与细胞色素氧化酶竞争血液中的氰离子，破坏组织和血浆中氰离子的平衡，使组织中的氰离子又可回到血浆中去，细胞色素氧化酶逐渐从氰离子结合状态释放出来，并恢复活性。但是必须注意的是氰与高铁血红蛋白结合不牢固，还会使氰离子分离，重新与高铁细胞色素氧化酶结合，再次引起中毒（特别是严重中毒者），致使抗毒不彻底。

（2）对氰化物严重中毒者，以上抗毒药物必须合并使用硫代硫酸钠，才可达到彻底治疗的目的。因为硫代硫酸钠可在体内离解出硫离子，后者可与氰离子在硫氰生成酶的作用下，形成硫氰酸盐并从尿排出，是解毒的主要途径。但是硫代硫酸钠必须静脉注射，单独使用起效慢，达不到及时解毒的目的，故一般在使用高铁血红蛋白形成剂后使用。

（3）综合治疗：氰类化合物中毒后必须进行综合治疗，如早期使用氧，给予能量合剂和细胞色素 C，注意电解质平衡，防止脑缺氧、水肿等。对氯化氰中毒者，还应特别注意肺水肿的预防与处理。

（4）加强对氰化物中毒者的护理，注意对症治疗。

2.治疗药物

（1）高铁血红蛋白形成剂：第一类高铁血红蛋白形成剂是亚硝酸盐类，如亚硝酸异戊酯（供急救吸入使用）和亚硝酸钠静脉注射剂（一般为3% 20 ml注射液），使用不当时，可降低血压，应予以注意。第二类是抗氰急救注射液，供肌内注射和做急救用，具有起效快、不降血压、抗毒效果好的特点，但作用时间较短，约为1小时。

（2）供硫剂：主要代表药物是硫代硫酸钠。静脉注射给药，抗毒作用比较慢，只能作为中毒后治疗药物，若与高铁血红蛋白形成剂合并使用有协同抗毒作用，从而大大提高抗毒效果。常用硫代硫酸钠为25%溶液30～50 ml缓慢静脉注射。

（3）钴类化合物：钴盐在体内直接与氰离子的结合力大于细胞色素氧化酶，对氰类毒剂中毒有直接的解毒作用，但应在使用中注意用量及反应。常用的钴盐化合物有羟钴胺、组氨酸钴、依地酸二钴（CO_2EDTA）等。

（4）美兰：也称亚甲兰，在治疗氰化物中毒时，应采用大剂量（10 mg/kg）静脉注射，才可能将血红蛋白氧化成高铁血红蛋白，但其效果不如抗氰急救注射液和亚硝酸钠。如果应用低剂量（1～2 mg/kg）美兰则可将高铁血红蛋白还原成正常血红蛋白，美兰的这一作用可被用于治疗亚硝酸盐中毒。

由此可见对氰化物中毒者的治疗药物主要是抗毒治疗和综合治疗相结合。对于氯化氰中毒者的治疗应该考虑前期抗毒治疗和后期肺水肿的防治措施。

第四节 糜烂性毒剂

糜烂性毒剂又称起疱剂（blister agents, vesicants），是一类能直接损伤组织细胞，引起局部炎症，吸收后并能导致全身中毒的军用毒剂。主要代表为芥子气（mustard gas or sulfur mustard）、路易氏剂（lewisite）和氮芥（nitrogen mustard）。

一、芥子气

（一）理化性质

芥子气为油状液体，无色或淡黄色，工业品具有大蒜、洋葱或芥末气味。芥子气的沸点高、挥发度小。微溶于水，易溶于有机溶剂和脂肪类组织中。芥子气结构中的氯较活泼，故通常采用如下两种方式消除芥子气。

1.水解反应 溶于水中的芥子气易水解，温度增高可加速水解反应，故可采用水煮沸法对某些芥子气染毒物品进行消毒。

2.氧化反应 芥子气可被硝酸、过氧化氢、次氯酸、漂白粉及三合二氧化，生成无毒产物。

3.氯化反应 芥子气中氢原子可以被氯原子取代，生成无糜烂作用的多氯化合物。

（二）中毒途径及毒性

芥子气可通过皮肤、眼、呼吸道、消化道等途径使人中毒。除引起接触部位皮肤或黏膜组织细胞损伤外，尚可自局部吸收至体内，引起不同程度的全身中毒。

（三）毒理学特点

液滴或蒸气态芥子气皮肤染毒后，约10%的芥子气可与皮肤结合成为固定芥子气，其余90%的游离芥子气可通过血液循环分布到肾脏、肝脏、胃肠道和肺脏等器官。炎热及潮湿环境可以提高芥子气对皮肤的穿透速率。原形芥子气在体内存留时间很短，一部分经体内代谢变为无毒或低毒物，另一部分与体内脱氧核糖核酸（DNA）、核糖核酸（RNA）、某些蛋白质、酶等起反应，形成烃化产物，使细胞的代谢和功能发生障碍，产生变性、炎症、坏死等病变。淋巴组织、骨髓造血组织、肠黏膜上皮组织及睾丸造精组织对芥子气较为敏感，是芥子气吸收中毒的主要损伤部位。值得强调的是，芥子气在进入机体后即可通过结合、水解等方式迅速代谢，数分钟后血液、组织和疱液内不含有游离芥子气，故医务人员不存在染毒的危险。

（四）临床中毒表现

芥子气中毒时没有疼痛，存在潜伏期，损伤皮肤愈合后常有色素沉着。不同部位及全身吸收中毒的症状及分度如下。

1.皮肤损伤　常发生在身体的暴露处及会阴、腋窝、腘窝等皮肤薄嫩而敏感部位。液态比气态芥子气染毒引起的损伤潜伏期短而严重。潜伏期后出现红斑，损伤轻时红斑逐渐减退，损伤重时通常于红斑期后出现水疱，数日后水疱破裂形成溃疡。严重损伤时可不发生水疱，直接形成凝固性坏死。损伤的分度可按普通烧伤的三度四分法。皮肤损伤的分度见表31-9-3。

表31-9-3　芥子气中毒皮肤损伤分度

分度	潜伏期（h）*	症　状	体　征	持续时间
Ⅰ	10~12或更久	烧灼感、刺痒、疼痛	局部性或弥漫性轻度红斑	5~10天
浅Ⅱ	6~12	水疱区明显疼痛	中毒后12~24小时发生小水疱，随后2~3天继续出现水疱，水疱排列成项链状或成融合性大水疱，疱皮薄，疱液由透明变混浊，周围有红晕	3~4周
深Ⅱ	2~6	水疱区剧烈疼痛	中毒后3~12小时发生深层水疱，融合性大水疱疱皮较厚，疱液呈胶冻状	6~8周
Ⅲ	2~6或更短	坏死区周边部位疼痛	中毒后数小时，损伤部位中央呈白色或黑褐色坏死区，坏死区发凉，痛觉减退或消失，周围常有红斑和水疱	8周以上

*从中毒到红斑出现的时间。

2.眼损伤　眼睛对芥子气比皮肤和呼吸道更为敏感。眼中毒一般由蒸气或雾状芥子气所引起，极少数由液滴状芥子气直接溅入眼内所致。潜伏期后出现不同程度的结膜炎、眼睑炎和角膜炎等症状，液滴态染毒常致重度中毒，可引起虹膜睫状体炎，角膜溃疡、坏死，甚至穿孔，但重度少见。眼损伤的分度见表31-9-4。

表31-9-4　芥子气中毒眼损伤分度

分度	潜伏期（h）	症　状	体　征	持续时间
轻度	4~12	刺痛、烧灼感、轻度流泪、畏光	结膜充血、眼睑轻度肿胀	2~14天
中度	3~6	疼痛、烧灼感及异物感明显、大量流泪、畏光、暂时性失明	结膜充血、眼睑高度水肿、分泌物多、角膜轻度混浊、角膜浅层溃疡	数周
重度	<3	剧痛、大量流泪、畏光、个别永久性失明	眼睑高度水肿、痉挛、角膜严重混浊、溃疡、睫状体充血、角膜后房水混浊及沉淀、玻璃体混浊	数月

3.呼吸道损伤　呼吸道损伤是由于吸入芥子气蒸气或雾滴引起，损伤程度取决于毒剂浓度和接触

时间。上呼吸道损伤程度一般较下呼吸道重。潜伏期后中毒症状为急性鼻咽喉炎、气管炎和支气管炎等症状，严重时可致出血和假膜性气管、支气管炎。呼吸道损伤的分度见表31-9-5。

表31-9-5 芥子气呼吸道中毒损伤分度

分度	潜伏期（h）	症状	体征	持续时间
轻度	>12	流涕、咽干、咽痛、咳嗽、少量黏痰、头痛	低热、鼻咽部轻度充血	2周
中度	6~12	上述症状较重，胸闷、胸痛、咳黏稠血丝痰或脓性痰、声音嘶哑	体温38~39℃，呼吸、脉搏加快，鼻咽部明显充血水肿，肺部布满干、湿啰音，胸部X线肺纹理增粗	1~2个月，继发感染恢复时间延长
重度	<6	上述症状更严重，咽痛剧烈、失声、痰中带血、咳出片状或环状假膜	体温39~40℃，呼吸、脉搏明显加快，鼻翼煽动，紫绀，两肺布满干、湿啰音，胸部X线两肺有斑片状、云雾状阴影	数月

4.消化道损伤 消化道损伤主要由于误服芥子气染毒水或食物所引起，重度皮肤及呼吸道吸收中毒也可见到有消化道症状。经口中毒的特点是损伤上消化道，以胃为主；非经口吸收中毒的特点是损伤下消化道，以小肠为主。消化道损伤的分度见表31-9-6。

表31-9-6 芥子气消化道中毒损伤分度

分度	潜伏期（h）	症状	体征	持续时间
轻度	约1	恶心、呕吐、流涎、厌食、上腹痛甚至全腹痛、腹泻	唇、舌、牙龈和口腔黏膜充血水肿，粪便隐血实验阳性	数天
中度	约1	上述症状加重，吞咽困难，语言障碍	口腔黏膜明显充血水肿，有糜烂和溃疡，柏油样便	数周
重度	约1	上述症状更重，血性腹泻	同上并伴有休克	数月

5.全身吸收中毒 较大面积皮肤、消化道食入和呼吸道吸入染毒，都可引起全身吸收中毒，潜伏期后出现不同程度的神经、消化、血液和心血管系统症状和体征，早期有恶心、呕吐、食欲不振、头痛、头晕。外周血白细胞总数暂时增加，2~3天后迅速减少。中毒愈严重，白细胞减少愈明显，细胞质量改变和淋巴细胞减少亦愈明显。严重中毒时心率失常，血压下降，白细胞极度减少，红细胞和血小板也明显减少。中性粒细胞和淋巴细胞形态上可见核浓缩、核破裂、异形胞浆空泡或中毒颗粒。全身吸收中毒的分度见表31-9-7。

表31-9-7 芥子气全身吸收中毒分度

分度	潜伏期（h）	症状	实验室检查 白细胞 $\times 10^9 \cdot L^{-1}$	实验室检查 白细胞 中毒颗粒	粪便隐血	持续时间
轻度	4~12	全身不适、恶心、呕吐、食欲差	>3.5	无	阴性	5~10天
中度	4~12	上述症状较重，腹痛、便秘或稀便、发热、烦躁不安或精神抑郁、嗜睡	2.5~3.5	有	阳性	数周~数月
重度	<12	上述症状加重，拒食、腹痛、腹泻、稀便、血便、高热、寡言、淡漠、嗜睡、夜间惊叫、呓语、舞蹈动作、神志不清、休克	<2.0	中毒颗粒明显增加	阳性	数月

6.后遗症 芥子气中毒后可遗留有多种后遗症。如皮肤损伤后可引起过敏现象，再次染毒时可出现麻疹样皮炎，在原损伤区附近产生湿疹样皮炎；皮肤瘢痕形成可引起功能障碍如损伤肢体的运动障碍、尿道狭窄、包皮与龟头粘连等；中、重度眼损伤可遗留结膜炎、角膜炎、角膜溃疡、视力减

退、乃至失明。芥子气迟发效应，可使癌变和畸变率增高。

7.症状特点　无防护人员常在数小时潜伏期后相继出现眼、呼吸道和皮肤损伤，甚至伴有神经、血液和消化系统损伤的临床表现。

（五）救治措施

1.急救　对在染毒区未佩戴防毒面具或防毒面具已损坏的伤员，应及时戴上或更换防毒面具。所有人员，包括失去行动能力者，要迅速撤离毒区。撤离毒区后应对染毒服装立即消毒或脱去。

皮肤：染毒处应立即消毒，消毒越快效果越好。当芥子气液滴染毒时，先用纱布或手帕等织物将毒剂蘸吸去（勿来回擦以免染毒面积扩大），然后用"军用毒剂消毒包"对染毒皮肤和服装进行消毒。在没有制式皮肤消毒剂时，可采用下列消毒液或粉进行消毒：20%一氯胺乙醇溶液或水溶液、1∶5漂白粉浆、1∶10 三合二悬液、1∶10 次氯酸钙悬浮液、漂白粉和滑石粉（1∶1）混合粉剂。上述消毒液或粉均应新配，久置后消毒效果降低或消失。为减少皮肤刺激，消毒 10 分钟后用水将消毒剂冲洗掉，无水时用布擦掉。当伤口染毒时，立即用纱布或干净手帕将伤口内毒剂液滴去掉，肢体部位应在伤口上端扎止血带或其他代用品。用消毒液加数倍量水或不加水冲洗伤口，然后简单包扎，后送。

眼睛：染毒时应及时作彻底冲洗。冲洗液可用 2%碳酸氢钠、0.5%氯胺或生理盐水及清水。争取在 1～2 分钟内完成，越快越好，否则效果不佳。

呼吸道：染毒时，离开毒区后用 2%碳酸氢钠、0.3%～0.5%氯胺水溶液或普通净水漱口和冲洗鼻咽部。

消化道：染毒时应立即用手指反复刺激舌根，引起呕吐。洗胃越早越好。洗胃液可用 2%碳酸氢钠、0.05%高锰酸钾或 0.5%氯胺水溶液，每次 500 ml，反复冲洗 10 余次。温度要适宜，压力不能过大，以免加重黏膜损伤。洗胃后再给予 10～20 g 活性炭加水 100 ml 吞服。对洗胃液及早期呕吐物应及时消毒。

2.治疗　目前尚无有效的、可实际应用的芥子气抗毒药。主要采用对症和支持疗法。对局部和全身损伤采取中西医结合的综合救治措施。

（1）皮肤中毒损伤治疗：治疗原则基本同普通热烧伤。原则是止痒、止痛、保护创面、预防和治疗感染、促进创面愈合。禁用刺激性药物。会阴部损伤应采用暴露疗法。

①红斑：局部涂敷抗炎、消肿及清凉止痒外用药。如糖皮质激素类或非激素类霜剂、炉甘石洗剂、3%硼酸水或其他止痒消炎剂湿敷或凉水浸泡。红斑面积较大可口服抗过敏类药物，如口服强的松 5～10 mg，或地塞米松 2～5 mg，每日 2～3 次。避免压迫、摩擦、搔抓等各种机械性刺激。②水疱：注意保留疱皮，保护创面。小水疱无需处理待其自行干燥吸收。大水疱有胀痛时，应低位穿刺排液。对破溃或疱液凝固的水疱，无菌清除疱皮和凝固的疱液，然后覆盖或包扎，用生理盐水或 1∶5 000 呋喃西林液湿敷。③溃疡：治疗原则同普通热烧伤。如有明显炎症及坏死的创面，要采用抗感染和去腐生新的措施。对功能部位或深Ⅱ度以上的损伤或溃疡，应适时植皮。避免使用刺激性大的药物。④会阴部创面：注意加强护理，防止大小便污染。在暴露创面的情况下采用如下措施：1∶5 000 高锰酸钾溶液冲洗或坐浴，一日数次；未溃烂时可涂少许液体石蜡等，溃烂后用抗生素溶液间断喷涂、湿敷，或用抗生素油纱布覆盖；深度溃疡感染创面，可植皮修复。

（2）眼睛中毒损伤治疗：治疗原则同一般眼睛化学烧伤。

①预防感染、消炎：用抗生素眼药水滴眼，轻度和中度损伤时，可用糖皮质激素类眼药水交替使用。眼睛肿胀严重时可用抗生素眼膏。有角膜溃疡时，可用新鲜自体血液滴眼，一日数次。②对症处理：眼痛或眼睑痉挛时用 0.5%地卡因滴眼。有角膜溃疡时应散瞳及抗感染治疗。眼睛分泌物多时，早晚用温生理盐水轻轻冲洗，睡前在睑缘涂抗生素或凡士林。

（3）呼吸道中毒损伤治疗：原则是预防继发感染、对症和支持疗法。

①咽喉炎、气管炎较重时，尽早全身应用及雾化吸入抗生素。根据情况给予止咳剂或祛痰剂。②严重呼吸道损伤有假膜形成时，按支气管肺炎治疗。应严格控制感染，并大量吸入热蒸气，雾化吸入 4%碳酸氢钠或糜蛋白酶，服用祛痰剂，促进假膜软化并用纤维支气管镜夹出假膜，以保持呼吸道通畅。有出血时给予止血剂。

（4）消化道损伤的治疗。

①剧烈呕吐、腹泻时给予止吐剂及解痉剂，同时维持营养以及水和电解质平衡。消化道有溃疡病变给予相应治疗。②积极治疗全身吸收中毒，防治

感染。

（5）全身吸收中毒的治疗。采取综合治疗，防治休克，防治感染，促进造血功能恢复，及时补充营养，加强护理。轻、中、重度各型伤员均需住院治疗。

①防治休克：根据病情及早静脉补液，并应用糖皮质激素防治休克，病情好转后停用。对严重中毒出现的消化道紊乱导致的失液性休克，应及早、足量补充含 1.5%碳酸氢钠晶体溶液，维持水电解质平衡及时纠正电解质紊乱，必要时给予吸氧及输注适量低分子右旋糖酐。在充分补液的基础上可使用改善心功能和微循环的血管活性药物，但避免用血管收缩药。②防治感染：尽早给予抗感染药。当有白细胞减少或皮肤创面、呼吸道、消化道发生感染时，则按内、外科和细菌学检查结果及时选用适宜的抗生素。有严重败血症而出现内毒素休克时，可联合应用糖皮质激素和抗生素，应避免使用对造血功能有抑制作用的药物。③促进造血功能恢复：白细胞总数在 $2.5\times10^9 \cdot L^{-1}$ 以上，一般可自行恢复。计数低于 $2.5\times10^9 \cdot L^{-1}$ 时，可采用内科常用的治疗白细胞减少症的药物和中医辨证施治的方剂治疗。根据病情进行输血。当白细胞总数低于 $1.05\times10^9 \cdot L^{-1}$、血小板低于 $50\times10^9 \cdot L^{-1}$、血红蛋白低于 $6\,g \cdot L^{-1}$ 时，有条件者可输注白细胞和血小板悬液，皮下注射或静脉滴注粒细胞集落刺激因子等造血因子。

④对症治疗、精心护理：烦躁不安者用镇静剂。有严重兴奋和惊厥时用苯巴比妥或其他巴比妥类药物。腹痛剧烈时服用颠茄浸膏或注射阿托品等解痉剂。呕吐严重者应给予止吐药。有出血倾向者按内科常规用止血药物治疗。加强营养，酌情补充维生素，精心护理。

二、路易氏剂

（一）理化性质

路易氏剂为油状液体，纯品为无色或淡黄色，工业品黑褐色，有天竺葵（洋绣球花、臭海棠）气味，微溶于水，易溶于有机溶剂和脂肪中。

（二）毒理学特点

路易氏剂的毒理作用和三价砷化合物相似，与体内许多含巯基蛋白质结合后，使重要的有关细胞代谢的酶系统丧失活性，从而引起神经系统、新陈代谢、皮肤黏膜、毛细血管等病变。但是确切的生物作用机理尚不清楚。

（三）临床中毒表现

路易氏剂对皮肤、眼睛、呼吸道、消化道均能引起明显的损伤，并可引起全身吸收中毒。路易氏剂中毒的特点是潜伏期短，甚至没有潜伏期；接触部位有明显的疼痛和烧灼感；病程发展快而猛烈，水肿、出血明显，恢复期较短。

1. 皮肤损伤　路易氏剂蒸气对皮肤的损伤比芥子气轻，其液滴态损伤比芥子气重。染毒后，皮肤有烧灼、刺痛、瘙痒感，几分钟至几小时内出现鲜红色红斑，水肿较重，伴有出血点。水疱通常在 12 小时内形成，周围红晕范围不大，疱液开始为淡黄色，后呈血性混浊，含微量砷。液滴态染毒严重的皮肤几分钟后可出现灰白色凝固性坏死。愈合较芥子气快，色素沉着不明显。

2. 眼睛损伤　特点是没有潜伏期，立即出现刺激和剧烈疼痛，症状发展快，多在 1 小时内出现，结膜水肿严重，常有出血点。液滴态染毒数分钟内即可引起严重的出血坏死性炎症，包括结膜出血、角膜坏死、甚至穿孔等，严重者可引起眼球萎缩和失明。

3. 呼吸道损伤　路易氏剂对呼吸道有强烈的刺激作用，症状出现快。轻度呼吸道中毒时，表现为鼻咽部及胸骨后疼痛、流泪、咳嗽、恶心及呕吐等症状；较重的呼吸道中毒常发生出血坏死性喉、气管及支气管炎，呼吸困难；严重呼吸道中毒时，除上述坏死性改变外可发生浆液性出血性肺炎，并有肺水肿。

4. 消化道损伤　误服路易氏剂染毒水或食物，可引起消化道出血性坏死性炎症。病程发展迅猛，很快出现剧烈呕吐、腹痛、腹泻及呕吐物带血，并有天竺葵味。严重者发生肺水肿和循环衰竭。

5. 全身吸收中毒　与三价砷中毒相似。与芥子气吸收中毒相比，路易氏剂对毛细血管损伤特别明显，引起广泛的渗出、水肿和出血，出现血液浓缩和休克等一系列症状。轻度中毒者，先兴奋后抑制，有无力、头痛、眩晕、恶心及偶尔呕吐症状，并出现心搏过速、血压升高和血液轻度浓缩，偶见蛋白尿。严重中毒症状发生迅猛，首先出现兴奋、流涎、心搏过速、呼吸短促、恶心和呕吐症状，以后中枢神经系统抑制、无力、腹泻、肺水肿和出血、血液严重浓缩、血压下降、休克。

（四）救治措施

1. 急救　原则与芥子气的洗消、急救措施相同。

（1）皮肤染毒：立即用5%二巯丙醇软膏涂擦染毒部位，5～10分钟后用水洗去。皮肤已出现红斑者，涂擦此软膏仍然有效。

（2）眼睛染毒：眼睛染毒后立即用3%二巯丙醇眼膏涂入结膜囊内，轻揉眼睑半分钟后，用净水冲洗半分钟。除严重的液滴态染毒外，在染毒后1分钟内处理，几天后可完全恢复。

2. 治疗　路易氏剂局部损伤的治疗与芥子气损伤相似。全身性吸收中毒的治疗原则如下。

应尽早使用二巯类抗毒剂，应用越早，效果越好。这类解毒剂主要有二巯丁二酸、二巯基醇及二巯丙磺酸钠。二巯丙醇主要用于局部皮肤、眼睛染毒后的消毒与治疗，可配成3%～5%的油膏局部使用；因该药副作用较大，一般较少用于全身吸收中毒的治疗。二巯丁二酸口服胶囊，给药方便、稳定性好，治疗路易氏剂全身吸收中毒效果较好；由于该药是口服剂型，对重度昏迷病人无效。二巯丙磺酸钠注射液可用于全身中毒急救。

第五节　窒息性毒剂

窒息性毒剂主要指可以损伤呼吸道和肺，并能引起肺水肿造成窒息的一类毒剂。该类毒剂包括氯气、氯化苦、光气和双光气等。氯气是第一次世界大战期间（1914—1918）德军首先使用的窒息性毒剂，从此揭开了现代化学战的序幕。但是由于氯气的色和味极易使对方发觉，很快就被无色、味小、典型的窒息性气体光气和双光气所替代。因此，本节仅以典型的光气、双光气为主阐述。

一、理化性质

（一）物理性质

光气、双光气的物理性质见表31-9-8。

表31-9-8　光气、双光气结构和主要物理性质

化　　质	光　气	双光气
化学结构	$COCl_2$（二氯化碳酰酯）	$ClCOOCCl_3$（氯甲酸三氯甲酯）
美军代号	CG	DP
状态（常温）	无色气体	无色或微黄液体
气味	烂稻草味或烂苹果味	（同光气）
沸点（℃）	8.2	127.5
凝固点（℃）	-118	-57
比重	1.43（0℃）	1.6（14℃）
蒸气压（kPa）	156.44（20℃）	1.37（22℃）
挥发度（mg/L，20℃）	6 500	35
蒸气比重	3.5	6.9
溶解度	难溶于水，易溶于有机溶剂，可作为其他毒剂溶剂	

双光气分子量为光气的两倍，分解后，一分子双光气可以生成两分子光气。由于双光气沸点明显高于光气，而挥发度却远远小于光气，所以光气归类为暂时性毒剂，而双光气则归类为半持久性毒剂；光气和双光气容易被多孔物质所吸附，如活性炭、硅胶甚至衣服等，故在光气毒区停留较久后，离开毒区时，不能马上脱下防毒面具。

（二）化学性质

1. 稳定性　光气常温下稳定；温度升高到150℃开始分解，800℃时完全分解，其产物为一氧化碳（CO）和氯气（Cl_2）。双光气受热到沸点开始分解，在300～350℃完全分解成光气，温度持续或再加高，就可生成CO和Cl_2。

2. 水解　光气很易水解为无毒盐酸和二氧化碳。所以光气不易污染水源和含水多的食物。而双光气在水中水解很慢，在低温水中，需几小时到一昼夜才能完全水解，故双光气可污染水源几小时以上。

3.与碱作用　光气、双光气与碱作用可生成盐和二氧化碳，所以氢氧化钠、碳酸氢钠溶液可销毁光气、双光气。

4.与氨、苯胺作用　光气、双光气与氨水作用可以生成脲和氯化铵等无毒物质，所以氨水可消毒光气、双光气。利用此原理可以检查容器是否有光气漏出：用浓氨水浸过的棉花往容器靠近，如有白烟（脲和氯化铵微粒）产生，表明有光气漏出。

二、毒理学特点

（一）呼吸道吸入毒性

光气、双光气主要是通过呼吸道吸入染毒。中毒特点是有较长时间的潜伏期和明显的累积作用。人嗅到光气的气味阈值为 $1\sim 5\ mg/m^3$，刺激黏膜阈值为 $4\ mg/m^3$。对人 LCt_{50} 为 $3\,200\ mg\cdot min/m^3$。光气比氯气毒性高 1 倍，即氯气对人 LCt_{50} 约为 $6\,000\ mg\cdot min/m^3$。

（二）其他途径的毒性

1.眼接触　$4\sim 8\ mg/m^3$ 的光气可引起眼瘙痒，再高浓度可以引起流泪、结膜炎。溅入眼内可致严重刺激。

2.皮肤接触　气态光气对皮肤危害不清。液态光气可以引起皮肤严重烧伤。

三、临床中毒表现

根据光气、双光气中毒程度，临床上可分为轻度、中度、重度以及闪电型中毒四类。轻度中毒症状很轻，分期并不明显，仅表现为消化不良和支气管症状，一周即可恢复。闪电型中毒极为少见，多发生在吸入毒剂浓度较高时，在中毒后几分钟内，可因反射性呼吸、心跳停止而死亡。中、重度中毒病情发展迅速而严重，其典型临床表现可以分为以下四期。

1.刺激期　眼有暂时的烧灼感、流泪、化学性结膜炎，呼吸道刺激症状包括轻咳、胸闷、胸骨后疼痛及呼吸变慢等。

2.潜伏期　刺激期过后，患者会出现安静而无症状的潜伏期，一般为 $2\sim 8$ 小时，有时长达 24 小时，此时肺内病变实际上是在发展中。劳累、寒冷、精神紧张，可以促进或影响肺水肿的发生；中毒后 4 小时内发生肺水肿症状和体征，是预后不良的可靠指征；还特别要注意那些表情淡漠而痛苦的患者，他们很可能将发生严重肺水肿。

3.肺水肿期　病人呼吸频率加快、紧张、胸闷，随之而来的则是咳嗽，口、鼻内溢出大量血性泡沫样液体，紫绀，肺部有明显干、湿啰音。X 线可帮助确诊。症状发展高峰在发病后 $1\sim 2$ 天内，肺水肿可持续 $1\sim 3$ 天。不积极治疗可死于中毒后 $3\sim 4$ 天。

4.恢复期　如果病情较轻，治疗措施得当，度过肺水肿期，病人可在 $2\sim 3$ 周内痊愈，甚至可不留任何后遗症状或体征，少数人可留有慢性支气管炎和支气管扩张。

四、救治措施

（一）救治原则

（1）在染毒区内应立即戴上防毒面具，防止继续吸入毒剂。伤员应由他人为之戴上面具。

（2）迅速离开染毒区，脱去面具或口罩以及染有光气的衣物。

（3）依中毒轻重分类，中毒较重者，应首先后送治疗。

（4）有中毒史但无任何症状的人员，在情况许可时应注意安静、保温、减少活动、严密观察 24 小时。

（5）有条件时，应尽早开始间歇给氧，使用激素和碱性合剂，以减轻炎症和解除平滑肌痉挛。

（6）呼吸停止时，应进行人工呼吸；心跳停止时，行心肺复苏术。

（二）防止肺水肿发生

对于已中毒，但症状不明显或有轻度呼吸困难表现者，应采取有效措施防止肺水肿，主要措施为：安静、保暖、吸氧和严格限制体力消耗，以减少机体对氧的消耗，改善呼吸、循环功能。可以给予 10% 葡萄糖酸钙、高渗葡萄糖和糖皮质激素。

（三）治疗肺水肿

对已形成的肺水肿治疗，虽然在研究中思路很多，但还没有实用、有效的药物推出。

目前，推荐到临床上应用的药物，仍属对症处理用药，如脱水剂、支气管解痉剂、抗生素、止咳剂、糖皮质激素、升压药及呼吸、循环兴奋剂等。

第六节 刺激性毒剂

刺激性毒剂，亦称控暴剂，是刺激眼睛和上呼吸道，引起流泪、喷嚏等强烈不适症状或受累器官的疼痛，导致中毒人员暂时性失能，从而达到骚扰对方和影响对方各种战术行动的一类毒剂。刺激性毒剂属于暂时、速效、非致死性毒剂，主要有苯氯乙酮（CN）、亚当氏剂（DM）、邻氯苯甲基丙二腈（CS）和二苯并（b，f）-1，4-氧杂䓬因（CR）。

一、分类

（一）催泪性毒剂

以眼刺激为主，极低浓度即能引起眼强烈疼痛、大量流泪、怕光和睑痉挛，高浓度对上呼吸道和皮肤也有刺激作用，主要代表有CN。

（二）喷嚏性毒剂

以上呼吸道强烈刺激作用为主，引起剧烈和难以控制的喷嚏、咳嗽、流涕和流涎，并有恶心、呕吐和全身不适。对眼也有刺激作用，因能致吐，故又称呕吐剂，主要代表有DM。CS和CR则兼有这两类毒剂的作用。

二、理化性质

（1）CS，即邻氯苯甲基丙二腈，为白色结晶，有胡椒味，不纯品为黄色。分子量188.62，易溶于丙酮和苯，半衰期为10分钟，遇高锰酸钾失去刺激性。

（2）CN，即苯氯乙酮，为无色结晶，有荷花味，分子量154.59，难溶于水，易溶于醇、苯等有机溶剂。在碱中煮沸或遇强氧化剂，失去毒性。

（3）CR，即二苯并（b，f）-1，4-氧杂䓬因，是新兴的一种刺激剂，呈淡黄色粉末，无味，难溶于水，易溶于乙醇、丙烯二醇、乙醚和苯等有机溶剂。CR不但不容易水解，反而在水中仍具有刺激作用，因此可用于水源染毒；CR可与乙醇钠、硫酸二甲酯作用，且生成物无毒，因此可用这些物质对其进行消毒作业。

（4）DM，即10-氯-5，10-二氢氮砷蒽，为金黄至暗绿色结晶，无味，不溶于水，略溶于有机溶剂。化学性质稳定，不受空气潮湿和雨雪的影响。加碱则加速水解，但产物仍具有喷嚏作用。与强氧化剂（如次氯酸钙）作用，生成物无刺激作用。

三、中毒途径及毒性

刺激性毒剂主要通过眼睛、呼吸道以及裸露的皮肤染毒。

刺激性毒剂CS、CN对人的吸入毒性参见表31-9-9，亚当氏剂对人的毒性参见表31-9-10。据估计，新兴的刺激性毒剂CR对人的LCt_{50}>100 000 mg·min/m^3。

表31-9-9 CS和CN对人吸入毒性估计值

	CS（mg·min/m^3）	CN（mg·min/m^3）
一分钟刺激限值	0.05～1	0.3～1.5
一分钟耐受限值	1～5	5～15
失能剂量	10～20	80
半数致死量或致死量	25 000～150 000 40 000～70 000	8500～25 000 11 000

表31-9-10 亚当氏剂对人的毒性估计值

浓度（mg/m^3）	毒性作用
0.04	刺激上呼吸道的最低浓度
0.1	多数人感到呼吸道刺激
0.5	刺激下呼吸道最低浓度
2～5	可耐受1分钟
8（1小时）或22（1分钟）	丧失战斗力
15 000～300 000（mg·min/m^3）	致死

四、临床中毒表现

（1）CS：接触眼后，立即引起流泪，眼结膜、角膜有烧灼感，眼睑痉挛，结膜充血。严重者导致结膜炎、眼睑炎。CS 呼吸道中毒后，鼻腔立即有辣味感，咽疼，大量流涕，喷嚏和咳嗽；自觉胸部发"紧"，甚至有短暂的呼吸困难；一般于中毒后 30 分钟，所有症状消失；如吸入到肺，可加重原有慢性呼吸道疾病，高浓度吸入可致肺水肿，一般不会有永久性肺损伤。皮肤接触 CS 后立即有烧灼感和刺痛，根据接触的剂量和时间不同，可出大小不等、轻重不一的红斑，甚至水疱，类似 Ⅰ、Ⅱ 度烧伤，有的可产生过敏性皮炎。

（2）CN：主要刺激眼睛，引起怕光和流泪，高浓度时也刺激上呼吸道，引起咳嗽、恶心等症状，还会刺激潮湿多汗的皮肤，使之出现红斑，甚至发生水疱。

（3）CR：对眼睛、鼻、咽喉及皮肤有强烈刺激作用，使人出现流泪、喷嚏和皮肤红斑等多种症状。

（4）DM：以上呼吸道为主，呈现难以抑制的喷嚏和鼻、咽部疼痛症状，脱离染毒区后刺激症状有一定后续性（因毒烟微粒在呼吸系统逐渐溶解而导致中毒症状逐渐加重，但大多在 1~2 小时后症状消失）。所以临床表现为鼻、咽部有辣椒样刺激感，呈烧灼样疼痛，反射性喷嚏、咳嗽不止和胸闷、胸骨后疼痛（故有"胸痛剂"之称）。大量流涕、流涎、流泪（对眼刺激性不如 CS 严重），高浓度的亚当氏剂可致肺水肿和砷中毒全身症状。

五、救治措施

（一）预防

防毒面具可以完全防护催泪性毒剂对眼和呼吸道的刺激作用。各种就便器材，例如风镜、多层纱布口罩等都可有不同程度的保护作用。用任何掩蔽物遮住裸露皮肤，例如雨衣、长袖衣服等都可以减少和减轻刺激性毒剂对皮肤的损伤。

（二）治疗

1.呼吸道刺激症状　症状剧烈时可采用吗啡等镇痛剂进行治疗。如一旦出现肺水肿，则应按肺水肿治疗原则积极治疗。

2.眼刺激症状　可用 2%碳酸氢钠溶液冲眼，同时适当选用消炎膏、可的松膏等预防眼部炎症。

3.皮肤　皮肤红斑通常不需处理，可在 1~2 小时消失，但是在毒剂浓度高、高温、高湿条件下，所出现的严重继发性红斑，短期内不能得到恢复，可用止痛、止痒外用药，如炉甘石洗剂、樟脑和薄荷霜等。对较大水疱，要抽出疱液，裸露皮肤，敷上抗生素。严重的皮肤损伤可按烧伤处理。

4.眼、咽、胸疼痛　疼痛症状不可忍时，可由医师根据病情给予适量镇痛剂。

5.砷中毒全身症状　DM 含砷，吸收后有砷中毒症状者可参照路易氏剂中毒治疗进行。

第七节　失能性毒剂

一、理化性质

毕兹化学名为二苯羟乙酸-3-喹咛环酯，为白色或微黄色无特殊臭味的结晶固体，熔点 165~166℃，属有机碱，难溶于水，易溶于苯、氯仿等有机溶剂，在多种溶剂中是稳定的。毕兹水解很慢，在潮湿空气中半衰期为 3~4 周，可使水源长期染毒。毕兹化学稳定性良好，受热不易分解。如将毕兹溶于二甲亚砜中，则将提高毕兹通过皮肤的渗透与吸收，大大提高其皮肤毒性。

二、中毒途径及毒性

毕兹可以通过呼吸道、皮肤及消化道染毒。吸收后，毕兹广泛分布于全身各组织，在脑内分布以尾核最高，壳核及大脑皮质次之，中脑、脑桥、延脑等较低，小脑和脊髓最低。

三、毒理学特点

毕兹是迄今最强的抗胆碱能化合物，其绝大部分失能效应是源于中枢和外周胆碱能神经被阻断。其作用机制类似于传统抗胆碱能药物阿托品，但对中枢神经系统的作用却比阿托品强大，可引起记忆力、解答能力、注意力和理解力等高级神经活动能力紊乱或丧失，并有一定程度的致幻作用。毕兹的外周效应与阿托品相同，能够抑制出汗，在炎热环境条件下可以引起中暑。

四、临床中毒表现

毕兹中毒的症状发展与剂量、染毒途径有关，也具有一定的个体差异性。根据症状的发展演变，可大体上分为以下四个时期。

潜伏期：中毒后 0.5～1 小时，以外周阿托品样反应为主，伤员出现口干、颜面潮红、心跳加快、瞳孔散大、视力模糊、眩晕、头痛、排尿困难及尿潴留等症状。

症状发展期：中毒后 1～4 小时，中枢症状开始出现，由轻及重，逐渐发展，表现为四肢乏力、头晕，继而出现运动障碍及思维感觉混乱，伤员的正常活动受到干扰，工作能力明显下降，注意力、近记忆力、理解力、判断力明显减退，思维活动迟缓，甚至对简单的加减法都不能正确完成。

症状高潮期：中毒后 4～12 小时，伤员完全处于谵妄状态，对周围环境不能做出正确反应，无法完成任何任务。

恢复期：中毒 12 小时后，症状逐渐减轻，在这期间伤员虽可表现为意识模糊，有盲目的行为，但仍能服从管理，2～4 天后可完全恢复。

五、鉴别诊断

怪异行为和精神错乱病人的鉴别诊断较多，包括焦虑反应和各种毒物的中毒反应，如致幻性吲哚类（例如 LSD）、大麻类（例如四氢大麻酚）、铅、巴比妥和溴盐中毒。现将毕兹的中毒鉴别诊断总结于表 31-9-11。

表 31-9-11　失能性毒剂毕兹的鉴别诊断简表

体征和症状	中毒原因
不安，头晕或眩晕；不能服从命令，精神错乱，怪异行为；走路蹒跚或跛行；呕吐。	抗胆碱能类（如，毕兹），吲哚类（如，LSD），大麻类（如，大麻酚），焦虑反应，其他中毒（如，乙醇、溴盐、巴比妥、铅）。
口干，静息时心跳加快，体温升高，颜面潮红；视力模糊，瞳孔散大，语言不清或无意识，幻觉行为；脱衣；喃喃自语和拾捡行为；木僵和昏迷。	抗胆碱能类
不恰当的笑和大笑，无理由的恐惧，心烦意乱，难于表达自己，感知障碍；易变的瞳孔和心率，血压，可能发生胃痉挛和呕吐。	吲哚类（某些方面类似精神分裂症）
欣快，轻松，漫不经心的白日梦状态，容易发笑，突然站立时的头晕和低血压。	四氢大麻酚类
颤抖，依恋或恳求，哭叫；回答清楚，安慰后减轻；神经质，幼稚，恐惧病史。	焦虑反应

六、救治措施

失能剂毕兹中毒的机制及临床表现与抗胆碱能药物东莨菪碱及阿托品中毒极为相似，其中毒救治原则同样适用于抗胆碱药物中毒的救治。

（一）早期使用抗毒剂

精神性失能剂毕兹的特效抗毒药是以毒扁豆碱为代表的可逆性胆碱酯酶的抑制剂。根据中毒症状的轻重，不同抗毒剂的使用剂量稍有不同，一般抗毒剂越早使用，效果越好。由于毒扁豆碱作用迅速而强烈，误用、过量或敏感者均可产生拟胆碱能样副作用，故应在医护人员的指导下用药。首次剂量可根据中毒症状的轻重，肌注 2～4 mg（诊断性治疗可减半），儿童用药酌减。30～45 分钟后无明显效果时，可重复给药 1 次，维持剂量可改为口服 2～5 mg。对于过量或产生明显副作用者，如心率低于 50～60 次/分钟，血压明显下降者，可肌注硫酸阿托品予以治疗。

（二）残余症状的治疗

失能剂毕兹中毒作用时间长，经抗毒剂治疗后，尚可留有残余症状，此时给予使用方便的毒扁豆碱片口服，毒扁豆碱片又称依色林片，每片含毒扁豆碱 2.5 mg 和适量赋形剂，首次口服 1～3 片，如无明显治疗效果和副作用，2 小时后可重复用药一次，如治疗有效，但病情反复，可间隔 4 小时，重复给药一次，根据病情逐渐减量。

（三）支持疗法

支持疗法主要用于极重度伤员经常出现的昏迷、高热、尿潴留、瞳孔散大及心率过快等症状的处理，对于昏迷不醒的伤员应加强护理，防止角膜溃疡和吸入性肺炎，维持营养与体液平衡，注意观察肾功能变化并防止膀胱过度充盈，必要时应及时进行导尿。极重度伤员可能出现抽搐、惊厥，此时可酌情使用安定剂，如安定和氯丙嗪等。中枢安定剂可加强毕兹的中枢抑制作用，甚至使患者进入麻醉状态，在应用时应密切监视呼吸系统的功能，如发现严重呼吸抑制，应立即进行人工呼吸。因不能排汗等散热功能严重障碍所致高热，应迅速使用冰袋、酒精擦浴等措施进行降温。另外支持疗法中应注意纠正缺氧和水及电解质的紊乱，可适当输氧和静滴碳酸钠、高渗溶液，如 2%甘露醇预防脑水肿和纠正酸中毒等情况。瞳孔扩大者可使用 0.25%毒扁豆碱溶液滴眼。心率过快者可给普萘洛尔（心得安）20 mg 口服予以治疗。

第十章

常见高毒化学品中毒的诊断与救治

第一节 剧毒鼠药

一、毒鼠强

（一）理化性质

毒鼠强，化学名：四亚甲基二砜四氨；为无味、无臭、轻质粉末，熔点 250～254℃，沸点高于摄氏 270℃。在水中溶解度约 0.25 mg/ml；微溶于丙酮；不溶于甲醇和乙醇。在稀的酸和碱中稳定（浓度至 0.1 mmol/L）。加热分解，在 255～260℃分解，释放出氮、硫的氧化物烟。亦在持续沸水溶液中分解。

（二）中毒途径及毒性

可经消化道及呼吸道吸收，不易经完整的皮肤吸收。

毒鼠强是一种 γ-氨基丁酸（γ-aminobutyric acid，GABA）的拮抗剂，与神经元 GABA 受体形成不可逆转的结合，使氯通道和神经元丧失功能，且尚无有效抗毒剂。

哺乳动物口服的半数致死剂量（LD_{50}）为 0.10 mg/kg。大鼠经口 LD_{50} 为 0.1～0.3 mg/kg。小鼠经口 LD_{50} 为 0.2 mg/kg；经皮下的 LD_{50} 为 0.1 mg/kg。

（三）临床中毒表现

临床表现为强直性、阵发性抽搐，伴神志丧失、口吐白沫、全身紫绀，类似癫痫发作持续状态，并可伴有精神症状，严重中毒者抽搐频繁几无间歇，甚至角弓反张。中毒者可因剧烈的强直性惊厥导致呼吸衰竭而死。

轻度中毒表现头痛、头晕、乏力、恶心、呕吐、口唇麻木、酒醉感。

重度中毒表现突然晕倒，癫痫样大发作，发作时全身抽搐、口吐白沫、小便失禁、意识丧失。

（四）中毒急救措施

目前尚缺乏明确的特效解毒剂，也无确切证据证实二巯丙磺钠对毒鼠强有解毒作用，主要采取对症支持治疗。对不能排除有机氟类杀鼠剂中毒者，在明确诊断前可使用乙酰胺。

1.清除体内毒物　①催吐：对于意识清晰、经口中毒<24 小时的患者应立即催吐。②洗胃：对经口中毒<24 小时的患者要进行洗胃。洗胃时使用清水即可，每次洗胃液量为 300～500 ml，直至洗出液澄清；中、重度中毒的患者洗胃后要保留洗胃管，以备反复洗胃和灌入活性炭。③活性炭：轻度中毒患者洗胃后立即给予活性炭 1 次，中、重度中毒患者在洗胃后最初 24 小时内，每 6～8 小时使用活性炭 1 次，24 小时后仍可使用，剂量：成人每次 50 g，儿童每次 1 g/kg，配成 8%～10%混悬液经洗胃管灌入。④血液灌流：中、重度中毒患者应早期进行血液灌流，可多次进行，直至癫痫症状得到控制。

2.镇静止痉　①苯巴比妥：为基础用药，可与其他镇静止痉药物合用。轻度中毒每次 0.1 g，每 8 小时肌内注射 1 次；中、重度中毒每次 0.1～0.2 g，每 6～8 小时肌内注射 1 次。儿童每次 2 mg/kg。抽搐停止后减量使用 3～7 天。②地西泮：癫痫大发作和癫痫持续状态的首选药物。成人每次 10～20 mg，儿童每次 0.3～0.5 mg/kg，缓慢静脉注射，成人的注射速度不超过 5 mg/min，儿童的注射速度不超过 2 mg/min。必要时可重复静脉注射，间隔时间在 15 分钟以上。不宜加入液体中静脉滴注。③其他：癫痫持续状态超过 30 分钟，连续两次使用地西泮仍不能有效控制抽搐，应及时使用静脉麻醉剂（如硫喷妥钠）或骨骼肌松弛剂（如维库溴铵）。

3.对症支持治疗 密切监护心、脑、肝、肾等重要脏器功能，及时给予相应的治疗措施。

二、氟乙酰胺

（一）理化性质
氟乙酰胺纯品为无臭、无味的白色结晶，挥发性小，易溶于水及有机溶剂，不溶于脂类溶剂。

（二）中毒途径及毒性
它可经消化道、皮肤、呼吸道吸收。在体内代谢排泄缓慢，易致蓄积中毒。急性中毒多因误服或误食由本品毒死的畜肉所致，属高毒类农药，人口服 LD_{50} 为 2~10 mg/kg。

（三）临床中毒表现
氟乙酰胺中毒后很快出现腹痛、呕吐、头晕等非特异性症状，除此外，最突出的是神经系统表现，多以癫痫样的抽搐为主，也有伴精神和行为异常者。

（四）中毒急救措施
（1）皮肤污染者，用清水彻底清洗，更换受污染衣服。

（2）口服中毒者立即催吐，继之用 1∶5 000 高锰酸钾溶液或清水彻底洗胃，再用硫酸镁或硫酸钠 20~30 g 导泻。洗胃后给予牛乳或生鸡蛋清或氢氧化铝凝胶。

（3）给予特效解毒剂乙酰胺，成人每次 0.5~5.0 g，每日 2~4 次肌注，首次量为全日量的一半。重症病人一次可给 5~10 g，一般给药 5~7 天。

（4）在没有乙酰胺的情况下，可用无水乙醇 5 ml 溶于 100 ml 葡萄糖液中，静脉滴入，每天 2~4 次。

（5）对症与支持疗法重点是控制抽搐发作，可选用安定或苯巴比妥钠等止痉药物。昏迷患者应注意防治脑水肿。心肌损害者用 1，6-2 磷酸果糖静脉滴注，或用能量合剂。

第二节 剧毒农药

一、有机磷农药

（一）理化性质
有机磷农药大多呈油状或结晶状，工业品呈淡黄色至棕色，除敌百虫和敌敌畏之外，大多是有蒜臭味。一般不溶于水，易溶于有机溶剂如苯、丙酮、乙醚、三氯甲烷及油类，对光、热、氧均较稳定，遇碱易分解破坏，敌百虫例外，敌百虫为白色结晶，能溶于水，遇碱可转变为毒性较大的敌敌畏。市场上销售的有机磷农药剂型主要有乳化剂、可湿性粉剂、颗粒剂和粉剂四大剂型。近年来混合剂和复配剂已逐渐增多。

（二）中毒途径及毒性
有机磷农药可经消化道、呼吸道及完整的皮肤和黏膜进入人体。职业性农药中毒主要由皮肤污染引起。吸收的有机磷农药在体内分布于各器官，其中以肝脏含量最大，脑内含量则取决于农药穿透血脑屏障的能力。

体内的有机磷首先经过氧化和水解两种方式生物转化；氧化使毒性增强，如对硫磷在肝脏滑面内质网的混合功能氧化酶作用下，氧化为毒性较大的对氧磷；水解可使毒性降低，对硫磷在氧化的同时，被磷酸酯酶水解而失去作用。其次，经氧化和水解后的代谢产物，部分再经葡萄糖醛酸与硫酸结合反应而随尿排出；部分水解产物对硝基酚或对硝基甲酚等直接经尿排出，而不需经结合反应。

有机磷农药中毒的主要机理是抑制胆碱酯酶的活性。有机磷与胆碱酯酶结合，形成磷酰化胆碱酯酶，使胆碱酯酶失去催化乙酰胆碱水解作用，积聚的乙酰胆碱对胆碱有神经有两种作用。

1.毒蕈碱样作用 乙酰胆碱在副交感神经节后纤维支配的效应器细胞膜上与毒蕈碱型受体结合，产生副交感神经末梢兴奋的效应，表现为心脏活动抑制、支气管胃肠壁收缩、瞳孔括约肌和睫状肌收缩、呼吸道和消化道腺体分泌增多。

2.烟碱样作用 乙酰胆碱在交感、副交感神经节的突触后膜和神经肌肉接头的终极后膜上烟碱型受体结合，引起节后神经元和骨骼肌神经终极产生先兴奋、后抑制的效应。这种效应与烟碱相似，称烟碱样作用。

乙酰胆碱对中枢神经系统的作用，主要是破坏兴奋和抑制的平衡，引起中枢神经调节功能紊乱，大量积聚主要表现为中枢神经系统抑制，可引起昏迷等症状。

有机磷与胆碱酯酶结合形成的磷酰化胆碱酯酶有两种形式。一种结合不稳固，如对硫磷、内吸磷、甲拌磷等，部分可以水解复能；另一种形式结合稳固，如三甲苯磷、敌百虫、敌敌畏、对溴磷、马拉硫磷等，使被抑制的胆碱酶不能再复能，可谓胆碱酯酶老化。

胆碱酯酶不能复能，可以引起迟发影响，如引起周围神经和脊髓长束的轴索变性，发生迟发性周围神经病。

（三）临床中毒表现

1.急性中毒

（1）毒蕈碱样症状：早期即可出现，主要表现食欲减退、恶心、呕吐、腹痛、腹泻、流涎、多汗、视力模糊、瞳孔缩小、呼吸道分泌增多，严重时出现肺水肿。

（2）烟碱样症状：病情加重时出现全身紧束感，言语不清，胸部、上肢、面颈部以至全身肌束震颤，胸部压迫感，心跳频数，血压升高，严重时呼吸麻痹。

（3）中枢神经症状：头昏、头痛、乏力、烦躁不安，共济失调，重症病例出现昏迷、抽搐，往往因呼吸中枢或呼吸肌麻痹而危及生命。

（4）迟发性神经病：一般在急性中毒症状缓解后8~14天，出现感觉障碍，继而发生下肢无力，直至下肢远端弛缓性瘫痪，严重者可累及上肢，多为双侧。

2.慢性中毒 多见于农药厂工人。突出的表现是神经衰弱症候群与胆碱酯酶活性降低。有的有机磷农药可引起支气管哮喘、过敏性皮炎及接触性皮炎。

（四）中毒急救措施

1.清除毒物 立即使患者脱离中毒现场，脱去污染衣服，用肥皂水（忌用热水）彻底清洗污染的皮肤、头发、指甲；眼部如受污染，应迅速用清水或2%碳酸氢钠溶液冲洗。经口服者应及时反复彻底洗胃，一般可用1:5 000的高锰酸钾溶液（敌百虫不宜），每次洗胃液不超过500 ml，直到洗胃液没有浓药味为止。

2.特效解毒药物 迅速给予解毒药物，轻度中毒者可单独给予阿托品；中度或重度中毒者，需要阿托品及胆碱酯酶复能剂（如氯磷定、解磷定）两者并用。合并使用时，有协同作用，剂量应适当减少。敌敌畏、乐果等中毒时，使用胆碱酯酶复能剂的效果较差，治疗应以阿托品为主。

3.对症治疗 处理原则同内科。治疗过程中，特别注意要保持呼吸道通畅。出现呼吸衰竭或呼吸麻痹时，立即给予机械通气。必要时做气管插管或切开。呼吸暂停时，不要轻易放弃治疗。

急性中毒患者临床表现消失后仍应继续观察2~3天；乐果、马拉硫磷、久效磷中毒者，应延长治疗观察时间；重度中毒患者避免过早活动，防止病情突变。

二、氨基甲酸酯类杀虫剂

（一）理化性质

氨基甲酸酯类杀虫剂是一类结构中具有—NH（CO）O—官能团，毒性较有机磷农药小的有机杀虫剂，其能抑制昆虫体内乙酰胆碱酯酶，阻断正常的神经传导，使昆虫中毒死亡。根据其结构的不同，可以将氨基甲酸酯类杀虫剂分为四种类型。

（1）二甲基氨基甲酸酯：这类化合物都是杂环或碳环的二甲氨基甲酸衍生物，在酯基中都含有烯醇结构单元，氮原子上的两个氢均被甲基取代。这类品种有地麦威、吡唑威、异索威、敌蝇威和抗蚜威等。

（2）甲基氨基甲酸芳香酯：这类氨基甲酸酯杀虫剂是市场上品种最多的一类，氮原子上一个氢被甲基取代，芳基可以是对、邻和间位取代的苯基、萘基和杂环苯并基等。主要品种为西维因、仲丁威、灭害威、残杀威、除害威、速灭威、害扑威、叶蝉散和克百威等。

（3）甲基氨基甲酸肟酯：这类化合物是于1966年由Payne及其合作者报道的。由于肟酯基的引入而使此类化合物变得高效高毒。在这类化合物中，烷硫基是酯基中的重要单元。主要品种有涕灭威、灭多威、棉果威、杀线威和抗虫威等。

（4）酰基（或羟硫基）N-甲基氨基甲酸酯：这是一类新化合物，主要是在第二三类化合物基础上进行改进并使之低毒化的品种。在结构上，氮原子上余下的一个氢原子被酰基、磷酰基、羟硫基、羟亚硫酰基等集团取代，造成在昆虫和哺乳动物中不同的代谢降解途径，以提高其选择性。这类化合物合成难度较高，商品化的品种还不多。这类品种有呋线威、棉铃威和磷亚威等。

（二）中毒途径及毒性

氨基甲酸酯类杀虫剂主要经消化道、呼吸道和皮肤吸收中毒。吸收后主要分布于肝、肾、脂肪和肌肉中；主要在肝脏进行代谢，经水解反应、氧化反应或与葡萄糖醛酸结合而解毒；主要以原型或其代谢产物的方式经肾脏排泄。

氨基甲酸酯类杀虫剂可与乙酰胆碱酯酶的阴离子部位和酯解部位结合，形成氨基甲酰化胆碱酯酶，从而使其失去水解乙酰胆碱的能力，导致乙酰胆碱蓄积并出现相应的临床中毒症状。但氨基甲酰化胆碱酯酶易水解，胆碱酯酶活力恢复较快。

（三）临床中毒表现

口服中毒者可在 10～30 分钟内出现中毒症状，经呼吸道或皮肤吸收者一般在 2～6 小时内出现中毒症状。

（1）轻度中毒：有头痛、头晕、乏力、视物模糊、恶心、呕吐、流涎、多汗、食欲不振、瞳孔缩小等。

（2）中度中毒：除上述症状加重外，还出现肌纤维颤动。

（3）重度中毒：除上述症状加重外，并有肺水肿、脑水肿或昏迷任何一项者，可诊断为重度中毒。

（四）中毒急救措施

（1）迅速离开中毒现场，脱去污染衣服，用肥皂和温水彻底清洗污染的皮肤、头发和指甲，口服者 2% 碳酸氢钠反复洗胃，并用硫酸镁 50～60 ml 导泻。

（2）特效解毒药物：

1）轻度中毒者可不用特效解毒药物，必要时可口服或肌内注射阿托品，但不必阿托品化。

2）重度中毒者根据病情应用阿托品，并尽快达阿托品化。

3）单纯氨基甲酸酯杀虫剂中毒不用肟类复能剂。

（3）对症处理：原则与内科相同。

第三节 有毒工业物质

有毒工业物质（Toxic industrial materials，TIM）指的是在化学工业中使用或生产的可能对人体健康造成危害的原料、成品或半成品、废弃物以及其夹杂物等各种有毒化学物质。鉴于化学恐怖攻击多使用非制式化武，美国司法部公布的《应急反应人员化学和生物污染洗消装备选择指南》（Guide for the Selection of Chemical and Biological Decontamination Equipment for Emergency First Responders）认为工业毒性工业物质可能大规模使用于恐怖攻击，即可影响工业生产，也造成人民健康危害及心理威胁。

有毒工业物质用作恐怖攻击手段可能的因素如下。

（1）毒性工业物质的 LCt_{50} 低于 100 000 mg/（min·m³）（于哺乳类动物）。

（2）来源广，化学工厂有能力每年生产超过 30 t 的毒性工业物质。

（3）该有毒工业物质并未列入管制并且容易取得。

（4）该有毒工业物质大量制造及运输。

美国基于以上因素将 TIM 分为数个危险等级，用以指示这些物质的相对危险性，并评估遭受采用这些物质进行恐怖攻击的可能性。表 31-10-1 及表 31-10-2 列出高度及中度危险 TIM 物质，危险等级越高，表示 TIM 物质毒性更高或是很容易挥发至大气中，或该物质制造、储存或运输量大者。

有毒工业物质的恐怖攻击的主要目标可能是：①工业，如重要的化学工厂、输油、输气线路及重要的电力及水处理设施（储槽、港区等）；②运输，如公共运输设施运输转运站、桥、隧道等及载运化学品之槽车；③人口密集之场所及具代表性之公共建筑，如军事单位、政府及公共建筑物、医院、大型诊所或学校、体育馆或是室内大型运动场所、高耸建筑大楼或人口集中的建筑物、宗教场所如教堂或庙宇等。

已报道的化学恐怖事件中使用的工业毒物主要是氰化物、砷化物和重金属类毒物。其中，氰化物可参照前面介绍的全身中毒性毒剂，本节重点介绍砷化物和重金属类毒物。

表 31-10-1　恐怖攻击高度危险 TIM 物质

英文名	中文名	英文名	中文名
Ammonia	氨	Hydrogen bromide	溴化氢
Arsine	砷化氢	Hydrogen chloride	氯化氢
Boron trichloride	三氯化硼	Hydrogen cyanide	氰化氢
Boron trifluoride	三氟化硼	Hydrogen fluoride	氟化氢
Carbon disulfide	二硫化碳	Hydrogen sulfid	硫化氢
Chlorine	氯	Nitric acid	硝酸
Diborane	二硼烷	Phosgene	光气
Ethylene oxide	环氧乙烷	Phosphorus trichloride	三氯化磷
Fluorine	氟	Sulfur dioxide	二氧化硫
Formaldehyde	甲醛		

表 31-10-2　恐怖攻击中度危险 TIM 物质

英文名	中文名	英文名	中文名
Acetone cyanohydrin	丙酮氰醇	Methyl mercapto	甲基硫醇
Boron tribromide	三溴化硼	Nitrogen dioxide	二氧化氮
Carbon monoxide	一氧化碳	Phosphine Isopropyl	异丙基磷化氢
Carbonyl sulfide	硫化碳	Phosphorus oxychloride	氧氯化磷
Chloroacetone	苯基丙酮	Phosphorus pentafluoride	五氟化磷
Chloroacetonitrile	氯乙腈	Selenium hexafluoride	六氟化硅
Chlorosulfonic acid	氯磺酸	Silicon tetrafluoride	四氟化硅
Diketene	双烯酮	Stibine	锑化氢
1, 2-Dimethylhydrazine	1，2-二甲基联胺	Sulfur trioxide	三氧化硫
Ethylene dibromide	二溴乙烷	Sulfuryl chloride	氯化亚硫酸
Hydrogen Selenide	硒化氢	Tellurium hexafluoride	六氟化碲
Methanesulfonyl chloride	甲基磺酸氯	n-Octyl mercaptan	正辛硫醇
Methyl Bromide	溴化甲烷	Titanium tetrachloride	四氯化钛
Methyl chloroformate	氯甲酸甲酯	Trichloroacetyl chloride	三氯乙烯
Methyl hydrazine	甲基联胺	Trifluoroacetyl chloride	三氟乙氯
Methyl isocyanate	异氰酸甲酯		

一、砷化物

砷具有两性元素的性质，非金属性质更强些。单质砷的毒性极低或基本无毒，不溶于水。但砷的各种化合物，如氧化物、盐类及有机化合物均有一定的毒性，其中尤以三氧化二砷的毒性最大。

三氧化二砷，俗称砒霜，无臭，无味，纯品为白色结晶性粉末，易升华，微溶于水，易溶于碱，较难溶于酸，但又会溶于盐酸，生成三氯化砷或其他化合物。不纯的砒霜往往带有红色或红黄色的块状结晶或颗粒，其中含有少量的硫化砷，俗称红砷。农业生产和农村生活中常用于拌种、杀灭昆虫及灭鼠。在工业生产中也有着广泛的接触和应用，如：砷矿石或含砷矿石的开采和冶炼；玻璃制造、皮毛工业用氧化砷作消毒防腐剂、瓷釉、电镀、冶炼等。

（一）中毒途径及毒性

砷及其化合物可由呼吸道、消化道及皮肤吸收而进入人体。工业生产中的急性中毒，主要为吸入大量砷的氧化物。非生产性急性中毒多自消化道进入人体，如误服砒霜。在恐怖袭击多见以三氧化二砷进行投毒。

砷被吸收进入人体后，约有 80% 蓄积和分布于体内各组织，急性中毒主要分布在肝、肾、脾等内脏，慢性中毒则分布更广，并以指甲、毛发蓄积最多。毒性高的砷化合物在肝肾内结合迅速而牢固，比毒性低结合差的砷化合物排出缓慢，例如，三价砷的毒性较五价砷的毒性大，其排出比五价砷慢。砷主要自肾脏和消化道排出。另外，皮肤、汗腺、唾液、乳汁也可排出少量。

对砷化物的中毒机制研究表明，砷对体内含巯基的酶（-SH）具有很强的亲和力，尤其是丙酮酸氧化酶，二者结合生成丙酮酸氧化酶与砷的复合物，使酶失去活性，影响细胞的氧化和呼吸以及正常代谢功能，甚至可导致细胞死亡。此外，砷尚能损害细胞染色体，阻碍细胞的正常分裂。

三氧化二砷的成人中毒剂量为 10～15 mg，经口致死量为 100~300 mg，个别敏感者甚至 1 mg 可中毒，20 mg 可致死。砷化钙的致死量为 0.8~1.2 g。砷酸铅为 3~4 g。

（二）临床中毒表现

（1）主要表现为呼吸道及神经系统症状，多有咳嗽、胸痛、呼吸困难以及头痛、眩晕、全身衰弱等症状。重者可发生昏迷、血压下降和出现紫绀，甚至可因呼吸和血管舒缩中枢麻痹而死亡。恶心、呕吐、腹痛等胃肠道症状发生较晚也较轻。三氯化砷对呼吸道刺激性更强，可引起声门水肿，以致窒息死亡。

（2）由消化道引起的中毒，以急性肠胃炎症状为主。开始时，口内有金属味，以后可有上腹部不适、恶心、呕吐、腹痛、腹泻、水样黏液性大便或米汤样大便，有时混有血，并有口渴、肌肉抽搐等。重症者除以上症状加重外，可有极度衰弱、脱水而出现休克，并可发生中毒性心肌病、阿—斯综合征、中毒性肝病和急性肾功能衰竭，尚可发生中枢神经系统症状：兴奋、躁动不安、谵妄、四肢痉挛、昏迷等。可因呼吸中枢麻痹而死亡。部分患者中毒症状缓解后，可发生多发性神经炎，个别的可产生精神症状，如幻听或有咽下困难和发音障碍等。

吸入或接触三氧化二砷，也是急性砷中毒的原因。急性砷中毒的第一症状是呼吸道或皮肤受到严重刺激，其后便是长期的神经系统问题。

（三）中毒急救

经口急性中毒，立即进行催吐，用微温水或生理盐水、1%硫代硫酸钠溶液等洗胃（虽已口服超过 6 小时或已呕吐，仍应小心地洗胃）。然后给服新鲜配制的氢氧化铁解毒剂（12%硫酸亚铁溶液与 20%氧化镁混悬液，在用前等量混合配制，用时摇匀），使其与砷结合成不溶性的砷酸铁，每 5~10 分钟服一匙，直至呕吐，停止给药。如无此药，可给活性炭悬液、牛乳或蛋清水等，再用硫酸钠或硫酸镁导泻。必要时应用血液透析。同时迅速选用特效解毒剂，如二巯基丁二酸钠，二巯基丙磺酸钠、二巯基丙醇及青霉胺等（剂量及用法同汞中毒）。静脉补液促进毒物排泄并纠正水和电解质失衡。对胃肠道症状；神经炎；惊厥以及肝、肾损害等，都应给予对症治疗。如有严重溶血，可以换血。腹部及肌肉剧烈疼痛时，可用葡萄糖酸钙静脉缓注。

二、汞及其化合物

（一）理化性质

汞（Hg）可以单质汞和汞化合物两种形态存在。汞化合物又分为无机汞化合物和有机汞化合物。单质汞是在常温下呈液态的金属，为银白色、有金属光泽，熔点为-38.87℃，沸点为 356.6℃，在常温下即能蒸发，蒸发量随温度升高而增加。

汞可与许多金属制成合金，俗称汞齐。汞齐加热时又能产生汞蒸气。汞的无机化合物有低汞和高汞化合物，常用于制造炸药、瓷器、有机合成（硝酸汞）、制药、消毒（用甘汞、升汞）、防腐涂料（用砷酸汞）等。汞与烷基、芳香基等结合而生成有机汞化合物，有机汞广泛用于农药与医药，如有机汞农药有：西力生（氯化乙基汞）、赛力散（醋酸苯汞）及谷仁乐生（磷酸乙基汞）等。

（二）中毒途径及毒性

汞及其化合物可通过呼吸道、消化道和皮肤吸收，以呼吸道吸入其蒸气或粉尘为主要途径，皮肤可吸收少量，金属汞经消化道吸收甚微，无机汞在肠道约吸收 10%，但有机汞约可吸收 90%。汞蒸气吸入后，迅速弥散到各个器官和组织，并可通过血脑屏障进入脑组织，以后逐渐转移到肾脏，肾内蓄积量比其他脏器高 150 倍。但脑中仍有较高浓度。脑内汞分布以脑干最高，其余依次为小脑、大脑皮质和海马回。无机汞吸收后随血流分布到各器官，最后亦以肾脏中含量最高，均集中在皮质。金属汞在血液遇到游离酸或氯化钠时，易溶解成为二价汞盐而加剧其毒性。汞经肾脏排出约 70%，经消化道排出约 20%，经唾液和乳腺也可排出少量。

汞离子进入人体后与巯基有很强的亲和力，能形成汞盐。一些参与体内物质代谢的重要酶，如细胞色素氧化酶、琥珀酸脱氢酶和乳酸脱氢酶等，其活性中心是巯基，汞与其巯基结合可使酶失去活性，因而阻碍机体正常代谢。由于上述作用，亦使细胞膜功能和结构发生改变，以致细胞膜受损。汞离子进入细胞内也抑制呼吸酶，阻碍了细胞的呼吸，造成组织细胞的损害。汞还改变核糖核酸的生化特性，使神经细胞核糖核酸代谢发生障碍，导致神经细胞中核糖核酸含量明显减少。汞对蛋白质合成亦有一定影响。汞还可与氨基、羧基、羟基、磷酰基结合，从而抑制一系列的酶。

汞的无机盐经消化道吸收而致急性汞中毒者，主要有消化道黏膜的腐蚀性病变，如水肿出血和坏死等。此外，汞离子还可以从唾液排除，与体内的硫形成硫化汞沉积于黏膜，刺激齿龈、口腔颊部和舌黏膜而发生炎症和溃疡。

汞所引起的病理变化，主要为肾退行性病变、肝细胞浊肿和肝小叶坏死及心肌变性等。

人一次吸入加热 2.5 g 汞所产生的蒸气可以致死，吸入汞浓度 1.2～8.5 mg/m³ 可致急性中毒。无机汞的毒性取决于其溶解度，硝酸汞对成人经口致死量为 0.05～0.25 g，升汞致死量为 0.1～0.5 g，氯化高汞为 1～2 g，氯化亚汞为 5～10 g。碘化亚汞的毒性最低，大白鼠经口致死量为 110 mg 每千克体重。

（三）临床中毒表现

急性汞中毒是由于在短时间内吸入大量汞蒸气而引起，误服汞的化合物亦可经消化道中毒。临床上主要表现为消化系统、泌尿系统和神经系统症状。①消化系统症状：恶心、呕吐、食欲不振、腹痛、腹泻，经消化道侵入时，有剧烈呕吐及腹部剧痛，呕吐物中有血液，大便为黏液便或血便，并含有大量脱落的肠黏膜。②有明显的口腔症状：口中有金属味、流涎、齿龈黏膜肿胀、疼痛、充血或形成溃疡，炎症可波及舌下腺、颌下腺、耳下腺及耳咽管。③泌尿系统症状：由于肾小球及近端肾小管坏死，可致"汞毒性肾病"，患者主诉腰背部疼痛，出现尿少、蛋白尿、尿中有红细胞和管型等变化，严重者可发生急性肾功能衰竭。④神经系统症状：头痛、倦怠、嗜睡或兴奋、全身极度衰弱，重者陷入昏迷，最后休克而致死。急性中毒还能引起多发性神经炎而出现四肢疼痛、运动失调、麻痹等症状。

其他吸入大量汞蒸气可造成腐蚀性气管炎、支气管炎或肺炎，出现发热、咳嗽、呼吸困难等症状。部分病人可出现汞毒性皮炎，有红色斑疹、丘疹，以躯干及四肢为最多，有融合倾向，严重的有剥脱性皮炎。

（四）治疗

依照（GBZ 89—2007）《职业性汞中毒诊断标准》，治疗原则如下。

1.急性中毒　迅速脱离染毒现场，脱去污染衣服，静卧，保暖。

（1）驱汞治疗：用二巯基丙磺钠或二巯丁二钠治疗。

（2）对症治疗。

2.慢性中毒

（1）驱汞治疗：用二巯基丙磺钠或二巯丁二钠、二巯丁二酸治疗。

（2）对症处理。

第十一章

重大化学突发事件典型事例回放及应急救援分析

第一节 松本沙林事件和东京地铁沙林毒气事件

一、松本沙林事件

松本沙林事件（日语：松本サリン事件）是指发生于日本长野县松本市的恐怖袭击事件，日本警察厅称为"松本市内における毒物使用多数殺人事件"。9名凶徒于日本时间1994年6月27日黄昏至6月28日清晨在长野县松本市北深志的住宅街内散布沙林毒气，导致8人死亡，660人受伤。

发动袭击的是奥姆真理教。1994～1995年，奥姆真理教教徒在原教主麻原彰晃的指使下，策划制造了多宗沙林毒气事件。

根据东京地方裁判所综合9名当日散布沙林的被告的证言，松本沙林事件发生前，奥姆真理教于长野县松本市的教团被业主要求收回土地，双方提出诉讼。原教主麻原彰晃自知官司胜算不高，因而指使信徒对长野地方裁判所松本分部的法官和团部周围的居民下毒手，到松本市内散布毒气。但麻原彰晃则一直否认与事件有关。

日本作家河野义行是事件中第一名报案者，一度被日本警方视为头号嫌疑犯。长野县警察于其住所内搜出少量农药（Fenitrothion）及写真药品（氰化钾，氰化银），更使其嫌疑加深（后来警察科学调查证实这些农药无法制造沙林）。大众传播及警方情报外泄令河野义行几乎被认定为犯人。直至翌年东京地铁沙林毒气事件，发现两次事件主谋均为奥姆真理教，河野义行才被宣布无罪。事后，时任日本国家公安委员会委员长野中广务代表长野县警察公开道歉。

事件中7名受害者的8名家属代表1995年8月联名控告奥姆真理教，并索赔5亿4500万日圆。由于法院1996年12月决定先受理对麻原彰晃的刑事诉讼，松本沙林毒气事件的索赔诉讼因此中断了3年10个月。2000年10月，松本沙林事件赔偿诉讼重新被受理。东京地方法院最终做出的判决赔偿总额为4亿6700万日圆（约3700万美元），其中的1亿日圆由策划实施松本沙林事件的9名被告支付。

二、东京地铁沙林毒气事件

东京地铁沙林毒气事件（日语：地下鉄サリン事件），是指日本时间1995年3月20日早上于日本东京的营团地下铁（今东京地下铁）发生的恐怖袭击事件。发动恐怖袭击的人在营团地下铁三线共五列列车上施放沙林毒气，造成13人死亡及约6300人受伤，毒气事件策划者、奥姆真理教教主麻原彰晃及执行任务的5名教徒先后被判死刑，但至今仍未行刑；另3名施袭者则判处无期徒刑，而事发至今仍有2名疑犯在逃，可能还逍遥法外。东京地铁沙林毒气事件也是日本自第二次世界大战结束后最严重的恐怖攻击事件。

（一）背景资料

发动袭击的是一个名为"奥姆真理教"的新

兴宗教组织，因松本沙林毒气事件及坂本堤律师一家杀害事件等面临被取缔。其信徒于是决定袭击日本的政治心脏，向政府先行报复。

受袭的三条地铁均经过日本的政治机关密集的霞关（大量政府部门的总部所在地、邻近皇宫）及永田町（国会、首相府及当时执政党自由民主党的总部）地区。

（二）袭击

1. 千代田线 A725K 列车　由林郁夫和新实智光两人组成的袭击小组负责，他们于前往车站途中购买日本共产党发行的《赤旗报》与创价学会发行的《圣教新闻》用来包裹装有沙林毒气的容器。林郁夫戴着感冒和流感季节时日本常用的外科口罩。林郁夫于 7 时 48 分在常磐缓行线绫濑站登上由我孙子站开出，直通千代田线往代代木上原站的 A725K 列车的第一节车厢，之后于新御茶之水站戳穿装有沙林毒气的容器并离开车站。

沙林毒气泄漏后，这列火车直到 4 个站之后的霞关站才停止运行。沙林毒气包被霞关站的工作人员移除。这次袭击造成 2 人死亡，231 人重伤。林郁夫被判无期徒刑，由于他事后主动供述事件的始终和对事件表示后悔，并协助指控麻原，终令控方主动由请求死刑改为请求终身监禁。他也是 5 个实际施袭者中唯一未被判死刑的，新实智光则因同时涉及杀害坂本一家而被判死刑。

2. 丸之内线 A777 列车　由广濑健一和北村浩一两人组成的袭击小组负责，他们于早上 6 点离开位于涉谷的奥姆真理教总部，驱车前往四谷站。广濑健一登上丸之内线往荻洼站的 A777 列车的第三节车厢，然后于新宿站转搭 JR 埼京线列车，并于池袋站下车，并购买一份体育报来包裹装有沙林毒气的容器。

当他想施放沙林毒气时，因为广濑健一放下报纸包裹所产生的声响引起了一个女学生的注意。为了避免进一步受到怀疑，他在茗荷谷或后乐园站下车并更换车厢。然后他于御茶之水站使用雨伞戳穿装有沙林毒气的容器，900 ml 的沙林毒气于是完全释放在车厢中，他搭乘北村浩一等候在外的汽车离开车站。

在经过 14 个车站之后，两名严重受伤的乘客于中野坂上站被移出车厢，而车站值班员澄男西村将装有沙林毒气的容器移除（其中 1 名乘客最终死亡）。虽然有两名严重受伤的乘客被送往医院，但是该列车并没有即时停止服务并于荻洼站折返，最后于新高圆寺站停止服务。

这次袭击造成 1 人死亡，358 人重伤。广濑于 2000 年被判死刑，2004 年上诉无效，2009 年决定放弃上诉。而北村则被判无期徒刑。

3. 丸之内线 B801 列车　霞关站是毒气事件袭击目标之一。由横山真人和外崎清隆两人组成的袭击小组负责，横山真人在途中购买《日本经济新闻》来包裹装有沙林毒气的容器。横山真人戴上假发与眼镜变装，于上午 7 时 39 分在新宿站登上丸之内线往池袋站的 B801 列车的第五节车厢。后来于四谷站将装有沙林毒气的容器戳穿。

列车于上午 8 时 30 分到达池袋站后，于 8 时 32 分折返继续运行至新宿站，乘客开始发病后于后乐园站告知车站人员，站长中途于本乡三丁目站自行用拖布清理地板，列车则回到新宿站后再次折返。沙林毒气散布后 1 小时 40 分（9 时 27 分），该列车才于国会议事堂前站停驶。

由于只戳穿一个洞，沙林毒气的扩散速度没有其他列车的快。所以虽然此列车是 5 列"有毒列车"中最后被发现的一列，但只造成约 200 人重伤，未造成任何乘客死亡。

横山于 1999 年被判死刑，外崎则判无期徒刑。

4. 日比谷线 B711T 列车　由丰田亨和高桥克也两人组成的袭击小组负责，他们于早上 6 时 30 分离开位于涉谷的奥姆真理教总部，并购买《报知新闻》来包裹装有沙林毒气的容器。丰田亨于上午 7 时 59 分登上日比谷线由中目黑开出往东武动物公园站的 B711T 列车的第一节车厢，之后于惠比寿站戳穿装有沙林毒气的容器并离开。

在两站之后的六本木站，第一车厢的乘客开始觉察到自己受到沙林毒气的影响，并开始打开窗户。乘客于三站之后的神谷町站陷入恐慌，部分人被即时送往医院，列车第一车厢的乘客被疏散。最后列车于霞关站停驶。

这次袭击造成 1 人死亡，532 人重伤。

丰田被判死刑，负责接应的高桥克也到目前仍然在逃。

5. 日比谷线 A720S 列车　小传马町站是毒气事件中死亡人数最多的地铁站，由林泰男和杉本繁郎两人组成的袭击小组负责。与其他的攻击小组不同，林泰男携带 3 个沙林毒气包搭上列车，而不是两个。据称，林泰男是为了消除其他人的猜疑并证明自己对于组织的忠诚才携带 3 个沙林毒气包。林泰男于上午 7 时 43 分在上野站登上日比谷线北千住站开出往中目黑站方向列车的第三节车厢，后于秋叶原站戳穿装有沙林毒气的容器，并于 8 时 30 分回到奥姆真理教总部。

因林泰男携带的毒气包最多，再加上他在容器上戳穿了多个洞，乘客立刻受到沙林毒气的影响。在下一站（小传马町站）有一位乘客注意到沙林毒气包，于是将它踢出车厢，但此举却导致 4 名等候列车的乘客死亡，部分具挥发性的沙林液体仍然留在车上。后来列车于行驶 5 站后，有人于 8 时 10 分左右在八丁堀站（东京都）按住紧急按钮，于是列车紧急于筑地站停车，列车车门开启后大量该列车的乘客及等候列车的乘客昏倒于月台上，列车于是即时停止服务。

这次袭击造成 8 人死亡，超过 2 475 人重伤，为死伤最严重者。原本政府以为是发生爆炸事件，因此媒体都这样报道。最后车站服务员认为这次事件不是爆炸，而是化学武器攻击。后来林泰男被判死刑，杉本繁郎被判无期徒刑。

其余营团地下铁（现东京地下铁）中，银座线、东西线及半藏门线也有伤者出现。

（三）伤员中毒及救治情况

在沙林毒气袭击车站当天，救护车总共运送 688 名患者前往医院，接近 5 万余人则通过其他途径到达医院。医院照顾 5 510 名患者，其中 17 人重伤，37 人有严重视力伤害，984 人有中度视力伤害。这些人大多数的医院报告是出现"焦虑问题"。

中午过后，受到毒气轻微影响的民众视力逐渐恢复，并纷纷出院。其余患者大多于翌日出院返家，在一个星期内只有少数病危病人依然留在医院。攻击当天的死亡人数为 8 人，死亡人数最终上升至 13 人。

地铁沙林袭击发生后 6 个月，Kadokura 等人（2000）调研了 408 名受害者，结果发现按照《诊断和统计手册》第 4 版（the 4th edition of The Diagnostic and Statistical Manual，DSM-IV）标准（American Psychiatric Association，1994），其中 32 名受害者（7.8%）为创伤后应激障碍（posttraumatic stress disorder，PTSD）。在事件发生后 2 年，圣卢克国际医院（St. Luke's International Hospital，1997）开展的研究表明在所调研的 276 名受害者中仍有 6 名（2.2%）受害者为 PTSD。

三、处置工作经验及启示

事发不久，东京警视厅长官及防化专家及时赶到现场，防化专家在地铁站及列车上发现的 6 个内盛有毒液体的容器中检出神经性毒剂沙林。事发当天，时任日本首相村山富市即指示警视厅成立"东京都地铁毒气特别调查本部"，负责对此案进行侦破。日本警视厅调集 1 万多名警察维持秩序，并命令全国的警察组织加强对公共交通、公众集会等公共场所的保卫警戒。各相关部门迅速赶到出事地点，组织抢救并处理现场；防化专家和医疗队立即到达现场，将中毒者送往 100 多家医院进行救治。

地铁作为城市交通的主动脉，客流量大，人员密集；一旦遭受恐怖袭击，社会影响巨大，备受恐怖分子青睐。针对地铁的恐怖袭击事件具有如下特点：①人流量巨大，难于疏散；②化学毒剂毒性强，易于藏匿，释放方便；③地铁空间相对封闭，毒剂作用时间持久危害巨大；④乘客的安全防范和逃生意识差异比较大。

从这一事件中我们应汲取如下教训：①严格对毒剂毒物的管理，避免毒剂中毒事件的发生；②加强对公共场所及重要设施（地铁、车站、机场、大型地下建筑等人员稠密处）的警卫保护，严防犯罪分子在这些地点作案；③建立强有力的化学事故应急救援组织，并贮备一定量的救援器材、物资和药品。

第二节 "8·4"齐齐哈尔芥子气泄漏中毒事件

一、事件回放及特点

2003年8月4日凌晨4时许,齐齐哈尔龙沙区北疆花园建筑工地作业时,挖掘机挖出5个生锈的金属桶(高75 cm,直径45 cm),其中1个被当场挖破,桶内液体喷溅到司机身上并喷洒到泥土中,但未引起在场人员的注意。随后,金属桶被两个收购废品的商贩廉价收购并将其切割,后转卖给了一家废品收购站,又被和其他废品一起运往大庆。后被追回,送至当地化工厂进行处理。期间,施工现场受污染的泥土被附近一家农户拉回家中使用,也有部分被学校使用。结果,施工队部分工人、废品收购商贩及其他不慎接触毒剂的人员,均呈不同程度的中毒症状。8月4日21:50,首批患者李贵珍等5人因眼部红肿、充血、流泪和皮肤红斑、水疱至203医院急诊,以可疑化学毒剂中毒收治。

二、伤员中毒及救治情况

总计有44名中毒患者,其中男性39人,女性5人;最大的53岁,最小的8岁;皮肤损伤43例(有31例四肢受损,20例阴囊受损,10例躯干受损,5例外阴受损,10例臀部受损,2例其他部位受损);眼损伤32例(其中8例重度);呼吸道损伤15例;全身吸收中毒表现者共18例。(孙景海等,2003)

最重的患者李××,男性,33岁,重度芥子气中毒,伴呼吸道吸入性损伤,全身皮肤损伤面积达95%,深Ⅱ度损伤达65%,并出现骨髓抑制。于8月21日晚20:55因多脏器功能衰竭死亡。其余中毒患者伤愈出院。

中毒患者出院4年随访发现,4年内患者自我评价逐渐好转,免疫力降低、易感冒和疲劳症状逐渐改善;皮肤无癌变;暂未发现对造血功能、生殖功能有明显影响;肝脏损害可复发并与变态反应有关;对循环系统有一定影响,主要为传导系统改变;对免疫系统早期影响明显,远期影响暂不明显;对脂类代谢影响明显,治疗效果不佳。

三、处置工作经验及启示

1.芥子气在我国的现实与潜在威胁依然存在,必须时刻警惕,认真做好宣教工作 芥子气是日军遗弃在我国的主要化学战剂,因其化学性质稳定,现在仍具有杀伤作用;芥子气合成简单,容易被恐怖分子非法利用;芥子气也是我国周边一些国家与地区装备的主要战剂。

通过电视、广播、报纸、网络、专刊、地方法规等途径,普及芥子气、路易氏剂等毒剂的防护、洗消、救治常识,提高公民健康防护意识。

2.加强芥子气中毒救治药物的研究 迄今,对芥子气中毒而言尚无特效的救治药物,世界各国都在竞相研究,以求有所突破。目前主要集中在皮肤防护剂及洗消剂的研究、中毒治疗药物的研究以及基于皮肤组织检测的快速诊断芥子气中毒的方法研究。

第三节 博帕尔事件

一、事件回放

位于印度西北方博帕尔(Bhopal)镇中,隶属美国联合碳化公司(Union Carbide Company, UCC,现已被陶氏化学收购)的农药制造工厂,在1984年12月3日清晨发生了一起严重的外泄事故,大约有45 t的剧毒性气体——异氰酸甲酯(methyl isocyanate, MIC)完全未经过处理,由工厂储槽中直接排放至大气中,40分钟之内毒气扩散到住有20万居民的地区,并立即造成附近居民2 000多人死亡及 2 万人中毒，20 多万博帕尔居民因而永久残废，现在当地居民的患癌率及儿童夭折率，仍然因这起灾难远比其他印度城市为高。

MIC 是一种相当活泼且有剧毒性的化学物质，挥发性高、易燃，并可与酸、碱及各种有机化学物质发生剧烈反应，与水反应会放出大量的热而沸腾，为禁水性物质，在操作过程中绝对不能和水接触。

事发前一天，一名清洗管线工人意外将用于清洗管线的水注入一座存有 50 余立方米 MIC 的不锈钢地下储槽中，水与槽内化学物质发生激烈的放热反应，致使槽内温度急速上升而沸腾，造成储槽内压力增高，超出安全阀额定压力，导致安全释压阀开放，经由洗涤塔 33 m 高的烟筒排放至大气中。

所释放的大量 MIC 迅速扩散至附近居民众多的住宅区，致使很多民众吸入后根本来不及躲避，即使能在惊惶中侥幸逃出也鲜有不受到伤害的：多数出现失明、皮肤溃烂、肺部呼吸道灼伤、神经系统损伤等表现。MIC 泄漏从凌晨 0：15 持续到 1：00 左右，历时 45 分钟，直到储槽压力降至额定压力之下，安全阀才恢复关闭状态。排出的 MIC 总计约 23 t，酿成史上空前绝后的大灾难。

二、伤员中毒及救治情况

资料显示，这次事故直接中毒人数超过 50 万人（当时博帕尔市区的人口约 80 万），3 天内死亡人数超过 8 000 人；由于相关责任人没有履行起码的医疗救助、环境清理等责任，在博帕尔，至今尚有 12 万人忍受各种中毒引起的急慢疾病的折磨，直接致死 2 万余人，间接致死 55 万余人，永久损伤 20 余万人，另外还有大量的新生儿中存在不同程度的生长障碍和发育异常。

导致出现这一灾难的原因主要有：①出于节省成本的考虑，工厂关闭了冷却设备和洗涤系统，使得安全设施形同虚设，完全没有发挥其应有的功能；②事件发生后，该工厂没有及时向居民提供任何逃生信息。

三、处置工作经验及启示

由于这次大灾难，世界各国化学集团改变了拒绝与社区通报的态度，亦加强了安全措施。但亦因此事件，很多环保人士以及民众，都反对将化工厂设于邻近民居的地点。新化工厂的设置，多数都会引发民众的抗争。

在灾难发生后，死难者家属代表分别向印度和美国法院提出赔偿诉讼。由印度政府代表死难者向印度最高法院提出赔偿要求，最后裁定美国联合碳化物集团以及联合碳化物（印度）有限公司需要赔偿 4.7 亿美元。由印度政府成立基金，分配给各死难者。

但官司仍未完结，现时美国纽约的法院，仍在审判美国联合碳化物集团一切法律责任的继承者兼母公司——美国陶氏化工是否有责任为博帕尔灾难进行善后工作。

此一事件，不但造成 UCC 无法估计的惨痛损失，更付出了庞大的社会成本。而于事件发生后美国立即制订了两项重大法案即《紧急应变计划与社区知情权法》(Emergency Planning & Community Right-To-Know Act of 1987)及《清洁空气之化学制程安全修正案》(Chemical Process Safety Amendments to the Clean Air Act of 1990)，而工业界则是发展出"自护制度"，想借由此制度来降低类似因人为疏失而产生的灾害造成的损失。

第四节 淮安液氯泄漏事故

一、事件回放

2005 年 3 月 29 日傍晚 6 时许，京沪高速公路淮安段上行线 103K+300M 处发生一起交通事故，一辆严重超载的槽罐车（载有约 40 t 液氯）与一辆货车相撞，导致槽罐车阀门连根撞断，液氯大面积泄漏。由于肇事的槽罐车驾驶员逃逸、货车驾驶员死亡，从而延误了最佳抢险救援时机，加之事发时当地风速很小，为 0.4~0.8 m/s，氯气不易扩散，地面浓度极高，造成了公路旁 3 个乡镇（淮安市淮阴区王兴镇高荡村、涟水县蒋庵办事处官荡、北荡等村）村民重大伤亡。到晚近 9 点出现村民氯气中毒死亡情况。至晚 9 时许，消防官兵才用木塞将槽罐法兰孔堵住，但氯气仍有泄漏。由于氯气浓度太高，周围 500 m 内人已无法进入，致使部分重伤人员未能得到及时救治。到 3 月 30 日下午 5 时，中毒死亡者达 27 人，送医院治疗 285 人，组织疏散村民群众近 1 万人，受灾农田 2 万多亩。事故造成京沪高速公路宿迁至宝应段关闭 20 个小时。30 日上午，消防官兵将槽罐车转移至临时筑就的含氢氧化钠溶液的土水池内。但是由于池水较浅，槽罐车未能全部浸入水中，尤其是法兰孔离水面较近，致使氯气不能与氢氧化钠充分反应，仍有少量氯气逸入空气中。在 31 日下午，由于木塞突然脱落，大量氯气从法兰孔喷出，使得逸入空气中的氯气成倍增加，直至晚 10 时许，消防官兵才将槽罐中的液氯处理完毕。4 月 1 日上午，槽罐车被运离事故现场。当日傍晚，距事发地点 500 m 以外的村民返回，4 月 2 日，对距事发地点 300 m 以内的农田和农居喷洒食碱水；4 月 3 日，受影响的全部村民返回。

二、处置工作经验及启示

此次事故，作为交通安全引发的突发性化学品泄漏事故，死亡人数之多、损失之大、影响范围之广，为新中国成立以来所罕见。事故的教训非常深刻。

（1）化学危险品运输管理不到位。氯气属于高危险化学品，对司机和运输车辆有着严格的规定和要求，此次事故存在的突出问题之一是严重超载，该槽罐车核定载重量为 10 t，实际装载 40 t；其二，驾驶员素质太差，事故发生后，私自逃逸，未及时报案，丧失了最佳的抢救时机。

（2）高速公路管理不到位。对危险化学品运输车辆的准入条件控制不严格；治理超载不到位，尤其是危险品超载；对高速公路沿线居民疏于进行化学危险品危害知识的宣传教育，事故发生后，附近村民没有意识到危险，没有及时疏散，甚至有人还跑来看热闹。

加强危险化学品运输管理，提高危险化学品安全事故应急处置能力，普及化学危险品安全知识教育是防止这类事件再次发生的当务之急。

第五节 松花江污染事件

一、事件回放

松花江污染事件是 2005 年 11 月 13 日下午 2 时至 3 时左右在中国吉林省吉林市中石油所属的吉林石化公司 101 双苯厂一个化工车间发生的连续爆炸引起的，本次事故导致 5 人死亡，另有 1 人失踪、2 人重伤、21 人轻伤，数万居民紧急疏散。爆炸造成约 100 t 化学物流入经过的松花江，主要污染物为苯和硝基苯，导致松花江江面上产生一条长达 80 km 的污染带向下流动，苯含量一度超标 108 倍。污染带先通过了吉林省的多个市县（包括松原市）；之后污染带进入黑龙江省境内，其省会哈尔滨市几乎是首当其冲。过了哈尔滨之后，污染带继续从南向北移动，并且流经佳木斯市等黑龙江省的多个市县，然后在松花江口注入黑龙江。污染带沿黑龙江向东流动，先经过俄罗斯的犹太自治州，然后进入哈巴罗夫斯克边疆区，并且流经哈巴罗夫斯克（伯力）、共青城、尼古拉耶夫斯克（庙街）等城市，最后注入太平洋。这是一起严重的工业灾难。

此次事件造成了哈尔滨市自来水停供五天，为了应对停水危机，哈市周围各市用卡车给哈市运送了几万吨饮用水，全国也给哈市运送了几千吨活性炭。同时，哈市政府决定将饮用水价格固定在 11 月 20 日的水平，以防止商家抬高价位。哈市还在已有的 918 个深水井的基础上，又凿出 95 个深水井。哈市 15 家医院随时准备收治中毒病人。至 11 月 27 日晚，哈尔滨部分地区恢复自来水供应。

除了国内多地受累以外，此次事件还影响到国外地区，11 月底至 12 月初时，污染带抵达黑龙江，并将直接影响到俄罗斯的哈巴罗夫斯克市（伯力）。为了应对危机，中俄有关部门建立了热线。伯力市也决定在污染带抵达时停水，俄有关方面紧急空运 50 t 活性炭到受污染水威胁的城市。11 月 26 日，时任中国外交部部长李肇星约见了俄罗斯驻华大使，向俄方通报了松花江污染的有关情况并表示歉意。

12月1日，中国国家环保总局（现国家环境保护部）副局长王玉庆严责吉林市的官员，在发生污染事件中没有及时上报，将调查是谁下令隐瞒事件。

12月2日，国家环保总局局长解振华因污染事件提出辞职，获国务院批准。中国国家林业局局长周生贤接替解振华，出任环保总局局长一职。

12月5日，中国石油天然气集团免去吉林石化分公司总经理、党委书记于力的职务。双苯厂厂长申东明、苯胺二车间主任王芳也被免职，接受调查。

12月6日，国务院调查组在北京成立，国家安全生产监督总局（现国家安全生产监督管理总局）局长李毅中任调查组组长。同时，吉林市主管安全及环保工作的副市长王伟被发现死于家中，死因未明。爆炸后，王伟曾赴现场指挥抢险救灾，并向媒体强调该次爆炸并没有造成污染。

12月9日，哈尔滨二十多家饭店和浴池联名起诉吉林石化公司。联名起诉书代表黑龙江人民要求吉林石化负责治理松花江的清污费用，并赔偿各企业、商户在哈尔滨大停水期间造成的损失。

2006年11月，国务院同意给予中石油集团公司副总经理、党组成员、中石油股份公司高级副总裁段文德行政记过处分，给予吉化分公司董事长、总经理、党委书记于力，吉化分公司双苯厂厂长申东明等9名企业责任人员行政撤职、行政降级、行政记大过、撤销党内职务、党内严重警告等党纪政纪处分；同意给予吉林省环保局局长、党组书记王立英行政记大过、党内警告处分，给予吉林市环保局局长吴扬行政警告处分。

二、处置工作经验及启示

由此次事件可以看出，针对我国处理突发性水污染事件的现状，目前亟待解决的问题主要有以下三个：①如何建立有效的应急处理与协调机制？②如何建立及时、准确的信息报告系统？③如何建立职能部门之间高效的沟通与协调机制？

为了避免和应对今后出现类似问题，相关机构与组织应高度重视应急处理机制的建设，建立突发性水污染事件预警预报系统，建立重要流域突发性水污染事件应急处理系统，组建现场快速反应处理系统，建立、完善安全供水应急方案和危险源的管理系统，做到有备无患。

第六节 新安江苯酚事件

一、事件回放

2011年6月4日晚22点55分，一辆装载有31 t苯酚的槽罐车在从上海开往龙游途中，于杭新景高速公路新安江高速出口处发生抛锚，在紧急抢修作业时，被一辆重型货车碰撞，导致槽罐车严重破裂，大量苯酚泄漏。恰逢当地暴雨，在高速交警赶到现场时，罐车内的大部分苯酚已随地表水流入新安江，造成了严重的水体化学品污染事件。

二、处置工作经验及启示

事故发生后，杭州市和建德市政府高度重视，环境保护部华东督察中心、浙江省环保厅、浙江省水利厅、杭州市环保局等部门积极作为，主要负责人也都在第一时间赶赴现场，指导事故现场处置工作。6月5日，杭州市政府启动了杭州市突发环境事件应急预案，由市应急办、环保、林水、卫生、安监、经委、公安、交警、城投、城管办、港航等相关部门及沿线各政府和管委会负责人组成的应急指挥部和专家组，前往现场统一指挥协调事故应急处置。

根据专家组的意见，应急办确定沿线各自来水厂进水挥发酚最高允许浓度为0.005 mg/L。为确保居民饮用水安全，桐庐县政府决定桐庐境内富春江沿线桐庐自来水厂、桐庐七里泷水厂于6月5日晚21：10开始暂停取水；富阳市政府决定，富阳境内富春江沿线江北水厂、江南水厂、东梓自来水于6月6日凌晨1：00开始停止取水。以上5个水厂总计供水能力约为30.9万吨/日，共计涉及55.22万居民用水。根据杭州市政府应急办的要求，新安江及下游沿线各自来水厂即日起开展挥发酚指标的检测，密切关注水质变化情况。

在专家组的指导下，建德市采取了一系列应对措施：一是对事故现场予以清理。对泄漏的苯酚用沙包筑坝拦截，用活性炭进行吸附处置，防止污染进一步扩散。截至6月5日中午12时，发生交通事故的现场已清理完毕。二是与华东电网有限公司协商，新安江电厂、富春江电厂同步加大泄洪水量，加速水体更新。三是建立监测结果信息报送网络，做到信息公开透明。

随着应急措施的迅速落实到位，6月8日7时，杭州环保部门公布的应急监测结果显示：除事故入江口水样的挥发酚含量仍有0.194 mg/L，为劣V类水质外，其下游各取水口挥发酚浓度均已经低于专家组设定的0.005 mg/L安全值，达到一类水标准。为此，包括建德在内的沿线各自来水厂已经陆续恢复取水，居民饮用水供应恢复正常。

受事故影响，在本次事故初期，杭州主城区各大超市曾发生一波矿泉水、纯净水抢购高潮。杭州市政府和环保部门等相关职能部门，以公开信息和透明的处理程序，在第一时间召开新闻发布会，在政府部门网站即时发布水质变化监测结果，及时消减了公众对信息不确定性的恐慌情绪，再一次凸显了"危机中消息透明化"的重要作用。

第七节 俄罗斯剧院人质解救事件

一、事件回放

2002年11月23日晚间，50多名车臣恐怖分子持枪潜入莫斯科轴承厂文化宫，劫持了现场约700多名观众以及100多名演职人员，其中外国公民大约有75人，包括4名美国人。绑匪要求俄罗斯从车臣撤军，否则将枪杀所有人质，炸毁文化宫大楼。通过谈判，绑匪释放了150~200名人质，包括儿童、孕妇、穆斯林以及外国人。在26日早晨5：30分左右，在谈判失败后，绑匪开始枪杀人质，并扬言将不断定时枪杀人质，一名女人质首先遭殃。目睹叛军杀人的750名人质，顿时陷入惊恐万分，四处逃散，先有两名妇女冲出剧院，过后又陆续传出惊人的枪响。在11月26日早上6时，俄罗斯特种部队展开营救行动，在冲入文化宫剧场之前，首先通过事先挖开或凿开的排污管道和暖气输送管道，向剧场内释放"催眠气体"，以使绑匪全部或部分丧失战斗力、使人质避免出现混乱局面和误伤情况。经过近1小时作战，总共击毙了50名绑匪，其中男性32人，女性18人，另有3名匪徒被抓获。解救出了750名人质，但其中有119人死亡，45人病危；特种部队有一些官兵负伤，但没有"减员"。

二、处置工作经验及启示

事后，根据俄罗斯内务部披露的相关信息推测，该"催眠气体"系芬太尼衍生物，该化合物在攻击行动开始之前施放，可以使身上绑满炸药的恐怖分子失去抵抗能力，没有丝毫的机会枪杀人质、引爆布满剧院的爆炸物。

这种看似安全的新式防暴武器，在这一次行动中为什么还直接导致119人死亡呢？据有关专家分析，究其主要原因有以下3点。

第一，特种部队从未在实战条件下使用过这种先进武器，因此在施放时，没有掌握其准确剂量。

第二，没有充分估计到这些被劫持的人质身体承受极限。要知道，这800多名人质已经接连58个小时没有正常饮水、用餐，躯体僵持在一个动作上，大多体内血液循环不畅、心力衰竭。因此，相当多的人当时已无法承受在正常状态下能够承受的暴露剂量。

第三，对超量使用"芬太尼"可能引起的严重后果估计不足，与医疗机构的沟通协调不够，导致在抢救过程中，医疗机构派出的救护车供不应求，特别是投入的担架数量太少，许多人质就是在被抢救人员匆忙间"背"出剧院时，因胸、肺受到压迫而窒息死亡；还有的严重中毒人质在现场没有及时得到有效抢救，且被放置于没有任何医疗救护设施的大巴上，在送往医院的途中死亡。此外，收治人质的多家医院由于没有接到有关人质因何种原因中毒和采取用何种救治措施才能恢复身体机能的相关通报，故难以及时采取针对性治疗措施进行抢救。

第八节 江苏响水化工厂爆炸谣言

一、事件回放

2011年2月10日凌晨2时许，江苏响水县有人传言称：陈家港化工园区大和化工厂出现氯气泄漏，随时可能发生爆炸，导致陈家港、双港等镇区万余名群众陆续产生恐慌情绪，并冒着严寒和大雪离家外出逃命。在逃离过程中，由于道路湿滑且马路拥堵，发生多起事故，其中包括一起三轮车翻车落水事故，导致一家老小4口人死亡。2月12日，响水县政府新闻发言人周厚良表示"经调查，这是一起由谣传引起的群众恐慌事件。"13日，响水县政府通报，事件中两名犯罪嫌疑人被刑事拘留、两名违法行为人被行政拘留。据称，2月9日晚10时许，犯罪嫌疑人刘某在给响水生态化工园区某工厂送土过程中，发现工厂车间冒热气，疑为氯气泄漏，后告之桑某，谣言由此传播出去。

二、处置工作经验及启示

一则谣言何以引发上万人逃亡，究其原因，主要有以下两个方面。

一方面，恐慌心理是"谣言"诱发上万人逃亡的关键所在。当地群众长期生活在重化工污染的阴影之中，加之近年来事故频发，如2007年园区内发生爆炸事故，致8人死亡；最近的一次事故就发生在两三个月之前，即2010年11月23日，园区内的某化工公司发生氯气泄漏，导致30多人中毒。当地居民已然成为惊弓之鸟，一直在提心吊胆地生活，有村民表示："一听说化工厂要爆炸，不管是不是谣言，先跑再说，保命要紧，而且大家确确实实闻到了刺鼻味道。"

另一方面，当地政府未能及时有效应对，导致谣言走在了真相前头，是此次事件发生的另一重要因素。据报道，2月9日晚上11时，不少村民就在传化工园"又"发生氯气泄漏，已经开始引发大逃亡，但当地却连110的报警电话都打不通。直到第二天早上6点，当地政府才通过手机短信、网络等手段向社会辟谣。

发生在江苏响水县的这起事件，不仅让人意识到了"谣言之害猛于虎"，更发出了一个警醒：与防范谣言同样重要的，是消除群众的恐慌根源。

附　录

常见化学毒物的中毒与急救

一、氨气

1.氨气重要的物化性质

熔 点	-78℃	沸 点	-33℃
毒 性	有毒	气 味	刺激性恶臭
燃烧性	难以点燃	爆炸性	有，爆炸极限16%~25%
水溶性	53%	腐蚀性	有腐蚀性

2.氨气中毒现场急救措施　①立即戴上防毒面具，迅速脱离毒区；②脱掉污染衣服，用清水冲洗受污染皮肤和眼睛（冻伤处除外）；③吸入酸性喷雾剂或3%硼酸，安静、保温，必要时吸氧。

3.急救药品种类　①酸性喷雾剂；②硼酸；③庆大霉素；④地塞米松；⑤氨茶碱；⑥1%普鲁卡因。

4.急救器材　①供氧设施，主要供重度以上伤员使用；②防毒面具或浸水口罩。

5.现场处理　①救护人员应使用自给式呼吸器并穿戴隔绝式化学防护服；②堵漏，用雾状水吸收氨气，用大量水喷淋容器壁，若用硼酸溶液或稀醋酸溶液则更有效；灭火时用干粉或者二氧化碳灭火剂。

二、氯气

1.氯气重要的物化性质

熔 点	-102℃	沸 点	-34℃
毒 性	有毒	气 味	黄绿色，有强烈刺激味
燃烧性	有助燃性	爆炸性	与易燃气体混合易爆炸
水溶性	0.70%	腐蚀性	有腐蚀性

2.氯气中毒现场急救措施　①立即戴上防毒面具，或用浸有碱液或水的纱布、口罩、毛巾等掩盖口鼻，迅速脱离毒区；②脱掉污染衣服，用清水冲洗受污染皮肤和眼睛（冻伤处除外）；③吸入碱性喷雾剂或3%碳酸氢钠，安静、保温，必要时吸氧。

3.急救药品种类　①碱性喷雾剂或碳酸氢钠；②碳酸氢钠；③庆大霉素；④地塞米松；⑤氨茶碱；⑥1%普鲁卡因。

4.急救器材　①供氧设施，主要供重度以上伤员使用；②防毒面具或碱性口罩。

5.现场处理　①救护人员使用正压自给式呼吸器并穿戴隔绝式防护服；②堵漏，将钢瓶浸入石灰水中；用雾状水冲洗，扑灭火灾。

三、氮氧化物

1.氮氧化物重要的物化性质

熔 点	-11℃	沸 点	21℃
毒 性	剧毒	气 味	刺激味
燃烧性	能使可燃有机物自燃	爆炸性	无
水溶性	不溶	腐蚀性	强腐蚀性氧化剂

2.氮氧化物中毒院前急救措施　①迅速将患者移离现场至空气新鲜处；②用清水冲洗受污染皮肤和眼睛；吸入可的松喷雾剂；③静卧、保温，立即给氧，保持呼吸道通畅，对密切接触者观察24~72小时。

3.急救药品种类　①可的松喷雾剂；②氧气。

4.急救器材　供氧设施。

5.现场处理　①救护人员使用正压自给式呼吸器；②将氮氧化物引流入氢氧化钠和熟石灰的混合液中；③沿地面通风，不可用雾状水清除空气中氮氧化物（会生成腐蚀性更强的硝酸和亚硝酸）；④用二氧化碳、干粉灭火剂灭火。

四、氯化氢

1.氯化氢重要的物化性质

熔 点	-110℃	沸 点	-85℃
毒 性	有毒	气 味	有强烈刺激味
燃烧性	无	爆炸性	无
水溶性	30%~33%	腐蚀性	有水（汽）时腐蚀性很强

2.氯化氢中毒现场急救措施　①立即戴上防毒面具，或用浸有碱液或水的纱布、口罩、毛巾等掩

盖口鼻，迅速脱离毒区；②脱掉污染衣服，用清水冲洗受污染皮肤和眼睛（冻伤处除外）；③灼伤处用5%碳酸氢钠洗涤，眼用2%碳酸氢钠或生理盐水再冲洗，用可的松眼药水滴眼；吸入碱性雾化剂；④神志不清应进行人工呼吸或间断输氧。

3.急救药品种类　①碱性喷雾剂或碳酸氢钠；②氧气瓶供氧；③可的松眼药水滴眼。

4.急救器材　①供氧设施；②防毒面具及浸水或浸碱口罩；

5.现场处理　①救护人员使用正压自给式呼吸器并穿戴隔绝式防护服；②收集漏液，用碱液中和，用大量水冲洗，用雾状水清除空气中的蒸气；③通风，雾状水灭火。

五、氟化氢

1.氟化氢重要的物化性质

熔　点	-83.4℃	沸　点	19.4℃
毒　性	剧毒	气　味	有强烈刺激味
燃烧性	不燃烧	爆炸性	无爆炸性
水溶性	无限大	腐蚀性	很强

2.氟化氢中毒现场急救措施　①立即戴上防毒面具，迅速脱离毒区；②脱掉污染衣服，用清水冲洗受污染皮肤；③吸入碱性喷雾剂或3%碳酸氢钠，静卧24小时，必要时吸氧；④呼吸停止时施行人工呼吸；⑤眼损伤以清水冲洗10分钟以上。

3.急救药品种类　①碳酸氢钠；②庆大霉素；③地塞米松；④氨茶碱；⑤1%普鲁卡因；⑥25%葡萄糖；⑦10%葡萄糖酸钙；⑧氧气，主要供重度以上伤员使用。

4.急救器材　①供氧设施；②人工呼吸机。

5.现场处理　①救护人员使用正压自给式呼吸器并穿戴隔绝式化学防护服；②液体泄漏时用纯碱或石灰中和后再用水洗，蒸气用雾状水或苏打水吸收并加强通风。

六、硫化氢

1.硫化氢重要的物化性质

熔　点	-85℃	沸　点	-60℃
毒　性	有毒	气　味	臭皮蛋味
燃烧性	易燃，自燃点292℃	爆炸限	4%~46%
水溶性	0.5%（20℃）	腐蚀性	有腐蚀性

2.硫化氢中毒现场急救措施　①迅速脱离毒区，立即佩戴防毒面具；②安静、保暖，保持呼吸道畅通，必要时吸氧；③窒息者立即施行人工呼吸；④用清水或2%碳酸氢钠溶液冲洗眼睛。

3.急救药品种类　①碳酸氢钠；②氧气瓶供氧，主要供重度以上伤员使用。

4.急救器材　①供氧设施；②防毒面具；③人工呼吸器。

5.现场处理　①救护人员应佩戴正压自给式呼吸器；②进行强制通风；③用雾状水或者石灰水进行消毒；④防止产生火花。

七、二氧化硫

1.二氧化硫重要的物化性质

熔　点	-72.7℃	沸　点	-10℃
毒　性	剧毒	气　味	窒息性特臭
燃烧性	无	爆炸性	无
水溶性	8.5%（25℃）	腐蚀性	有腐蚀性

2.二氧化硫中毒现场急救措施　①立即佩戴防毒面具，或用浸有碱液或水的纱布、口罩、毛巾等掩盖口鼻，迅速脱离毒区；②用3%碳酸氢钠溶液冲洗眼睛并漱口；③安静、保暖，保持呼吸道畅通，必要时给氧；亦可吸入碱性气雾剂或3%碳酸氢钠溶液。

3.急救药品种类　①碳酸氢钠；②氧气瓶供氧，主要供重度以上伤员使用。

4.急救器材　①供氧设施；②防毒面具或碱性口罩。

5.现场处理　①救护人员应佩戴正压自给式呼吸器，穿隔绝式防护服；②堵漏，将钢瓶浸入石灰水中，用雾状水扑灭火灾，并不断向钢瓶浇水进行冷却。

八、二氧化碳

1.二氧化碳重要的物化性质

熔　点	-56℃（5.2 atm）	沸　点	-78.5℃升华
毒　性	有毒	气　味	无
燃烧性	无	爆炸性	无
水溶性	17%~33%	腐蚀性	无

2.二氧化碳中毒现场急救措施　①迅速脱离毒区，将患者移至空气新鲜处；②保持呼吸道畅通，尽快吸入氧气；③对呼吸和心搏骤停的患者，应立即进行人工呼吸和体外心脏按压术。

3.急救药品种类　氧气。

4.急救器材　供氧设施。

5.现场处理　①救护人员佩戴正压自给式呼吸器；②通风。

九、二硫化碳

1.二硫化碳重要的物化性质

熔　点	-110℃	沸点	46℃
毒　性	剧毒	气　味	刺激性臭萝卜
燃烧性	易燃，自燃点125℃	爆炸限	1.3%～50%
水溶性	0.22%	腐蚀性	无腐蚀性

2.二硫化碳中毒现场急救措施　①迅速脱离毒区，立即佩戴防毒面具；②迅速脱掉污染衣物，用清水冲洗污染皮肤后用酒精擦洗；③眼部污染用清水冲洗；④对呼吸困难者输氧，对呼吸停止者施行人工呼吸。

3.急救药品种类　①大量净水；②氧气瓶供氧，主要供重度以上伤员使用；③10%葡萄糖；④维生素B；⑤安定；⑥苯巴比妥钠。

4.急救器材　①供氧设施；②人工呼吸机；③防毒面具。

5.现场处理　①救护人员戴正压自给式呼吸器，穿隔绝式防护服；②防止产生火花；③堵漏，用碳酸氢钠溶液处理泄漏物；④通风，用雾状水消除空气污染。

十、一氧化碳

1.一氧化碳重要的物化性质

熔　点	-205℃	沸点	-191℃
毒　性	有毒	气　味	无
燃烧性	易燃，自燃点609℃	爆炸限	12.5%～74.2%
水溶性	不溶	腐蚀性	无腐蚀性

2.一氧化碳中毒现场急救措施　①迅速脱离毒区，必要时佩戴有金属氧化剂罐（霍加拉特罐）的过滤式防毒面具或给氧面罩；②保暖，保持呼吸道畅通，必要时给氧；③呼吸、心跳停止时施行心肺复苏术。

3.急救药品种类　氧气，主要供重度以上伤员使用。

4.急救器材　①供氧设施；②有金属氧化剂罐的过滤式防毒面具；③人工呼吸机；④心脏除颤器。

5.现场处理　①救护人员佩戴正压自给式呼吸器或有金属氧化剂罐（霍加拉特罐）的过滤式防毒面具；②迅速通风或用40%氧化铜溶液进行喷雾；③防止产生火花。

十一、丙烯腈

1.丙烯腈重要的物化性质

熔　点	-83.7℃	沸点	77.3℃
水溶性	7%	腐蚀性	无腐蚀性
燃烧性	易燃，自燃点481℃	爆炸限	3.1%～17%
毒　性	剧毒	气　味	有刺激味

2.丙烯腈中毒现场急救措施　①立即佩戴防毒面具，面罩内吸入亚硝酸异戊酯2～4支或肌注4-二甲基苯酚（4-DMAP）0.2～0.25 g；②迅速脱离毒区，边撤离边抢救；③皮肤、衣服污染者应立即冲洗、脱掉污染衣物；④对呼吸或心跳停止者施行人工呼吸和体外心脏按压术。

3.急救药品种类　①4-DMAP注射液（0.2g/支）或者选用亚硝酸异戊酯；②严重中毒者注射硫代硫酸钠；③氧气瓶供氧，主要供重度以上伤员使用。

4.急救器材　①供氧设施；②心脏除颤器；③人工呼吸机；④防毒面具。

5.现场处理　①救护人员戴正压自给式呼吸器、穿隔绝式防护服；②对污染地面应立即用水冲洗或用碱液消毒；③堵漏，将钢瓶浸入石灰水中，采用雾状水扑灭火灾。

十二、二异氰酸甲苯酯

1.二异氰酸甲苯酯重要的物化性质

熔　点	20℃	沸　点	250℃
毒　性	剧毒	气　味	有强烈刺激味
燃烧性	有，自燃点620℃	爆炸限	0.9%～9.5%
水溶性	与水生成CO_2	腐蚀性	无腐蚀性

2.二异氰酸甲苯酯中毒现场急救措施　①立即戴上防毒面具，迅速脱离毒区；②脱掉污染衣服，用大量清水冲洗后再以酒精洗患部皮肤；③用清水冲洗眼睛15分钟；维持呼吸功能，必要时吸氧。

3.急救药品种类　①95%酒精；②大量净水；③氧气瓶供氧，主要供重度以上伤员使用；④氨茶碱；⑤25%葡萄糖；⑥地塞米松或者氢化可的松。

4.急救器材 ①供氧设施；②防毒面具或碱性口罩。

5.现场处理 ①救护人员戴防毒面具并穿全身防护服；②用含三乙醇胺的粉剂或干沙土处理液体；③用50%酒精、40%水和10%浓氨水混合溶液处理蒸气，亦可用含有洗涤剂的10%浓氨水混合溶液处理；④雾水灭火，消防员穿橡胶服、长筒靴、面具或给氧呼吸器。

十三、硫酸二甲酯

1.硫酸二甲酯重要的物化性质

熔 点	-31℃	沸 点	189℃
毒 性	剧毒	气 味	无，刺激眼睛
燃烧性	易燃，自燃点191℃	爆炸性	无
水溶性	2.80%	腐蚀性	有腐蚀性

2.硫酸二甲酯中毒现场急救措施 ①迅速脱离毒区，立即佩戴防毒面具；②迅速脱掉污染衣物，用净水或4%碳酸氢钠溶液冲洗皮肤；③用净水或者2%碳酸氢钠溶液冲洗眼睛；④镇静、保暖，保持呼吸道畅通，必要时给氧。

3.急救药品种类 ①碳酸氢钠；②大量净水；③氧气瓶供氧，主要供重度以上伤员使用。

4.急救器材 ①供氧设施；②防毒面具或碱性口罩。

5.现场处理 ①救护人员戴防毒面具，穿隔绝式化学防护服；②堵漏，用干沙土吸收漏液，用氨水、烧碱液中和；③用雾状水及通风的办法消除空气污染。

十四、有机磷农药

1.常见有机磷农药 敌敌畏、甲拌磷、乐果、内吸磷、对硫磷、久效磷、敌百虫、马拉硫磷、甲基内吸磷等。

2.有机磷农药中毒现场急救措施 ①立即戴上防毒面具或更换失效面具，迅速脱离染毒区，脱去污染衣服，用肥皂水（忌用热水）彻底清洗污染的皮肤、头发、指甲；眼部如受污染，应迅速用清水或2%碳酸氢钠溶液冲洗。②出现中毒症状时，立即肌注抗神经毒自动注射针或抗神经毒注射液1支，对严重中毒患者可注射2～3支。③给氧，呼吸停止时给予人工呼吸，心跳停止时进行体外心脏按压术。

3.急救药品种类 ①抗神经毒自动注射针或抗神经毒注射液；②其替代品：氯解磷定注射液、盐酸戊乙奎醚注射液、阿托品；③碳酸氢钠；④氧气。

4.急救器材 ①防毒面具；②人工呼吸机；③个人消毒手套；④心脏除颤器；⑤供氧设施，主要供重度以上伤员使用。

5.现场处理 ①救护人员应戴防毒面具并穿隔离式防毒衣；②用三合二或次氯酸钙水溶液对地面或装备进行消毒。

十五、甲醇

1.甲醇重要的物化性质

熔 点	-97.4℃	沸 点	64.6℃
毒 性	有毒	气 味	略有酒精气味
燃烧性	易燃，自燃点446℃	爆炸限	6%～36.5%
水溶性	无限互溶	腐蚀性	无腐蚀性

2.甲醇中毒现场急救措施 ①迅速脱离毒区，立即佩戴防毒面具；②迅速脱掉污染衣物，用净水或肥皂水冲洗皮肤；③用净水或者2%碳酸氢钠溶液冲洗眼睛；④镇静、保暖，保持呼吸道畅通，必要时给氧。

3.急救药品种类 ①碳酸氢钠；②大量净水、肥皂水；③氧气瓶供氧，主要供重度以上伤员使用。

4.急救器材 ①供氧设施；②防毒面具或碱性口罩。

5.现场处理 ①救护人员戴正压自给式呼吸器或者防毒面具，穿隔绝式防护服；②堵漏，用干沙土吸收漏液，用雾状水及通风的办法消除空气污染；③防止产生火花。

十六、甲醛

1.甲醛重要的物化性质

熔 点	-92℃	沸 点	-19.4℃
毒 性	剧毒	气 味	有刺激味
燃烧性	易燃，自燃点430℃	爆炸限	7%～73%
水溶性	无限互溶	腐蚀性	无腐蚀性

2.甲醛中毒现场急救措施 ①迅速脱离毒区，立即佩戴防毒面具；②迅速脱掉污染衣物，用净水

或肥皂水冲洗皮肤；③用净水或者2%碳酸氢钠溶液冲洗眼睛；④镇静、保暖，保持呼吸道畅通，必要时给氧。

3.急救药品种类　①碳酸氢钠；②大量净水、肥皂水；③氧气瓶供氧，主要供重度以上伤员使用。

4.急救器材　①供氧设施；②防毒面具。

5.现场处理　①救护人员戴正压自给式呼吸器或者防毒面具，穿隔绝式防护服；②堵漏，用干沙土吸收漏液，用雾状水及通风的办法消除空气污染；③防止产生火花。

十七、甲苯

1.甲苯重要的物化性质

熔　点	-95℃	沸　点	110.6℃
毒　性	有毒	气　味	特殊芳香气味
燃烧性	易燃，自燃点480℃	爆炸限	1.27%～7%
水溶性	不溶	腐蚀性	无腐蚀性

2.甲苯中毒现场急救措施　①迅速脱离毒区，立即佩戴防毒面具；②迅速脱掉污染衣物，用清水冲洗污染皮肤和眼睛；③吸氧、保暖；④对呼吸或心跳停止者施行人工呼吸和体外心脏按压术。

3.急救药品种类　①大量净水；②氧气瓶供氧，主要供重度以上伤员使用；③10%葡萄糖；④维生素C；⑤非那根；⑥山梗茶碱。

4.急救器材　①供氧设施；②心脏除颤器；③人工呼吸机；④防毒面具或隔离式带氧面具。

5.现场处理　①救护人员戴正压自给式呼吸器，穿隔绝式化学防护服；②堵漏，用干沙土吸收漏液，用水及水蒸气冲洗；通风排气；③防止产生火花；④用二氧化碳或泡沫、1211灭火剂，不能用水灭火；可用沙土或湿席子覆盖灭火。

十八、二甲苯

1.二甲苯重要的物化性质

熔　点	-47.9℃	沸　点	138.8～144℃
毒　性	有毒	气　味	特殊芳香气味
燃烧性	易燃，自燃点464℃	爆炸限	1%～7%
水溶性	不溶	腐蚀性	无腐蚀性

2.二甲苯中毒现场急救措施　①迅速脱离毒区，立即佩戴防毒面具；②迅速脱掉污染衣物，用清水冲洗污染皮肤和眼睛；③吸氧、保暖；④对呼吸或心跳停止者施行人工呼吸和体外心脏按压术。

3.急救药品种类　①大量净水；②氧气瓶供氧，主要供重度以上伤员使用；③10%葡萄糖；④维生素C；⑤非那根；⑥山梗茶碱。

4.急救器材　①供氧设施；②心脏除颤器；③人工呼吸机；④防毒面具或隔绝带氧面具。

5.现场处理　①救护人员戴正压自给式呼吸器，穿隔绝式防护服；②堵漏，用干沙土吸收漏液，用水及水蒸气冲洗；通风排气；③防止产生火花；④用二氧化碳或泡沫、1211灭火剂，不能用水灭火；可用沙土或湿席子覆盖灭火。

十九、苯

1.苯重要的物化性质

熔　点	5.5℃	沸　点	80.1℃
毒　性	有毒	气　味	特殊芳香气味
燃烧性	易燃，自燃点555℃	爆炸限	1.4%～8%
水溶性	0.1%（20℃）	腐蚀性	无腐蚀性

2.苯中毒现场急救措施　①迅速脱离毒区，立即佩戴防毒面具；②迅速脱掉污染衣物，用清水冲洗污染皮肤和眼睛；③吸氧、保暖；④对呼吸或心跳停止者施行人工呼吸和体外心脏按压术。

3.急救药品种类　①大量净水；②氧气瓶供氧，主要供重度以上伤员使用；③10%葡萄糖；④维生素C；⑤非那根；⑥山梗茶碱。

4.急救器材　①供氧设施；②心脏除颤器；③人工呼吸机；④防毒面具或隔离式带氧面具。

5.现场处理　①救护人员戴正压自给式呼吸器，穿隔绝式化学防护服；②堵漏，用干沙土吸收漏液，用水及水蒸气冲洗；通风排气；③防止产生火花；④用二氧化碳或泡沫、1211灭火剂，不能用水灭火；可用沙土或湿席子覆盖灭火。

二十、苯乙烯

1.苯乙烯重要的物化性质

熔　点	-33℃	沸　点	145.2℃
毒　性	有毒	气　味	芳香，有刺激
燃烧性	易燃,自燃点490℃	爆炸限	1.1%～6.1%
水溶性	不溶	腐蚀性	无腐蚀性

2.苯乙烯中毒现场急救措施　①迅速脱离毒区，立即佩戴防毒面具；②迅速脱掉污染衣物，用

清水冲洗污染皮肤和眼睛；③用肥皂水洗净皮肤；④维持呼吸功能，必要时吸氧。

3.急救药品种类　①大量净水和肥皂水；②氧气瓶供氧，主要供重度以上伤员使用；③10%葡萄糖；④维生素C；⑤安定；⑥苯巴比妥钠。

4.急救器材　①供氧设施；②人工呼吸机；③防毒面具。

5.现场处理　①救护人员戴正压自给式呼吸器，穿隔绝式化学防护服；②防止产生火花；③堵漏，用干沙土吸收漏液并埋掉，用洗涤剂与水刷洗进行乳化后再用大量水冲洗；通风，用雾状水消除空气污染。

二十一、氯乙烯

1.氯乙烯重要的物化性质

熔　点	-153.7℃	沸　点	-13.8℃
毒　性	有毒	气　味	略带芳香气味
燃烧性	易燃，自燃点472℃	爆炸限	3.6%～33%
水溶性	难溶	腐蚀性	无腐蚀性

2.氯乙烯中毒现场急救措施　①迅速脱离毒区，立即佩戴防毒面具；②迅速脱掉污染衣物，用清水冲洗污染皮肤和眼睛；③静卧、保暖，维持呼吸功能，必要时吸氧；④对呼吸或心跳停止者施行人工呼吸和体外心脏按压术。

3.急救药品种类　①大量净水；②氧气瓶供氧，主要供重度以上伤员使用。

4.急救器材　①供氧设施；②心脏除颤器；③人工呼吸机；④防毒面具或隔离式带氧面具。

5.现场处理　①救护人员戴正压自给式呼吸器，穿隔绝式化学防护服；②漏液用干沙土围成堤，蒸气用雾状水或者通风的办法消除；③防止产生火花；用二氧化碳或泡沫、1211灭火剂，不能用水灭火；可用沙土或湿席子覆盖灭火。

二十二、二甲胺

1.二甲胺重要的物化性质

熔　点	-92.19℃	沸　点	6.88℃
毒　性	有毒	气　味	强刺激、类似苯的气味
燃烧性	遇明火、氧化剂着火	爆炸性	爆炸极限 2.8%～14.4%
水溶性	易溶	腐蚀性	有

2.二甲胺中毒现场急救措施　①立即戴上防毒面具，迅速脱离毒区；②脱掉污染衣物，大量水冲洗眼及皮肤，然后用1%～2%醋酸擦洗皮肤，再用清水冲洗；③呼吸困难时施行人工呼吸或吸氧，安静、保温。

3.急救药品种类　①醋酸；②氧气。

4.急救器材　供氧设施。

5.现场处理　①救护人员使用正压自给式呼吸器；②用水帘挡住漏出气云，通风；③切断火源，用干粉、泡沫、二氧化碳灭火剂灭火。

二十三、原油

1.原油重要的物化性质

熔　点	-45.6℃	沸　点	℃
毒　性	低毒	气　味	汽油臭
燃烧性	易燃烧	爆炸限	1.1%～6.4%
水溶性	不溶	腐蚀性	无腐蚀性

2.原油中毒现场急救措施　①迅速脱离毒区，擦掉皮肤上的油液；②迅速脱掉污染衣物，用肥皂水冲洗皮肤；③用大量净水冲洗眼睛；保持呼吸道畅通，必要时给氧。

3.急救药品种类　①大量肥皂水、净水；②氧气。

4.急救器材　供氧设施。

5.现场处理　①用干沙土吸收残液，通风排气；②用干粉、泡沫、1211、二氧化碳灭火剂或者黄沙灭火；③不准穿带铁钉的鞋，铁器不准撞击，严禁产生火花。

二十四、汽油

1.汽油重要的物化性质

熔　点	-60℃	沸　点	45～205℃
毒　性	低毒	气　味	煤油臭
燃烧性	极易燃烧	爆炸限	1.3%～7.1%
水溶性	不溶	腐蚀性	无腐蚀性

2.汽油中毒现场急救措施　①迅速脱离毒区，必要时佩戴防毒面具；②迅速脱掉污染衣物，用净水或肥皂水冲洗皮肤；③用净水或者3%碳酸氢钠溶液冲洗眼睛；④保持呼吸道畅通，必要时给氧。

3.急救药品种类　①碳酸氢钠；②大量肥皂水；③抗生素眼膏；④氧气瓶供氧，主要供重度以上伤员使用。

4.急救器材 ①供氧设施；②防毒面具。

5.现场处理 ①救护人员戴正压自给式呼吸器，穿隔绝式防护服；②收集漏液密封，用干沙土吸收残液；③加强通风，严格防止产生火花；④着火时用水喷淋容器壁，应该选择干粉、泡沫或者二氧化碳灭火剂扑灭火灾。

二十五、溴甲烷

1.溴甲烷重要的物化性质

熔　点	-63.7℃	沸　点	4℃
毒　性	剧毒	气　味	稍有芳香气味
燃烧性	不易自燃 530.7℃	爆炸限	10%～16%
水溶性	1.5%（20℃）	腐蚀性	

2.溴甲烷中毒现场急救措施 ①迅速脱离毒区，立即佩戴给氧防毒面具；②迅速脱掉污染衣物，用清水冲洗污染皮肤和眼睛；③用 2%鞣酸溶液洗涤并湿敷皮肤；呼吸困难者给氧；④对呼吸或心跳停止者施行人工呼吸与体外心脏按压术。

3.急救药品种类 ①大量净水；②2%鞣酸。

4.急救器材 ①供氧设施；②人工呼吸机；③防毒面具。

5.现场处理 ①救护人员戴正压自给式呼吸器；②堵漏，用干沙土吸收漏液；③用氢氧化钠、苏打稀溶液进行消毒；④通风，用雾状水消除空气污染。

二十六、强酸（硫酸、硝酸、盐酸）

1.急救措施 ①皮肤接触：立即脱去污染的衣着，用大量流动清水冲洗至少 15 分钟，然后涂抹碳酸氢钠。②眼睛接触：立即提起眼睑，用大量流动清水或生理盐水彻底冲洗至少15分钟。③吸入：迅速脱离现场至空气新鲜处。保持呼吸道通畅。如呼吸困难，给氧。如呼吸停止，立即进行人工呼吸。④食入：用水漱口，给饮牛奶或蛋清。⑤注意：防止皮肤直接接触。用棉布先吸去皮肤上的硫酸，再用大量流动清水冲洗，最后用 0.01%的碳酸氢钠（或稀氨水）浸泡。切勿直接冲洗。

2.急救药品种类 碳酸氢钠或稀氨水。

3. 现场处理 ①迅速撤离泄漏污染区人员至安全区，并进行隔离，严格限制出入。②应急处理人员戴自给正压式呼吸器，穿防酸碱工作服。③不要直接接触泄漏物。④尽可能切断泄漏源。⑤小量泄漏：用沙土、干燥石灰或苏打灰混合；也可以用大量水冲洗，洗水稀释后放入废水系统。⑥大量泄漏：构筑围堤或挖坑收容，用泵转移至槽车或专用收集器内，回收或运至废物处理场所处置。

二十七、强碱（氢氧化钠、氢氧化钾、氧化钠、氧化钾）

1.急救措施 ①皮肤接触：立即脱去污染的衣着，用大量流动清水冲洗至少 15 分钟，然后涂以1%醋酸；②眼睛接触：立即提起眼睑，用大量流动清水或生理盐水彻底冲洗至少 15 分钟。③误服者禁止洗胃，可立即予牛奶、食用醋或鸡蛋清 200 ml。

2.急救药品种类 1%醋酸或食用醋。

3.现场处理 ①迅速撤离泄漏污染区人员至安全区，并进行隔离，严格限制出入。②应急处理人员戴自给正压式呼吸器，穿防酸碱工作服。③尽可能切断泄漏源。④小量泄漏：用沙土混合；也可以用大量水冲洗，洗水稀释后放入废水系统。⑤大量泄漏：构筑围堤或挖坑收容，将其转移至专用收集器内，回收或运至废物处理场所处置。

参 考 文 献

1. 王谦，陈文亮.非战争军事行动应急管理.北京：人民军医出版社，2009.
2. 佚名.核化生防护大辞典［M］.上海：上海辞书出版社，2000.
3. 贺福初.军事医学概论［M］.北京：科学出版社，2011.
4. 周金黄，杨进生.化学武器防护医学［M］.上海：上海科学技术出版社，1992.
5. 毛秉智，丁日高，李劲松.核化生武器损伤医学防护技术手册［M］.北京：人民军医出版社，2004.
6. 陈冀胜. 化学、生物武器与防护装备［M］，北京：原子能出版社，2003.
7. Ramesh C. Gupta. 2009. Handbook of Toxicology of Chemical Warfare Agents. Academic Press，USA.
8. American Psychiatric Association. Diagnostic and Statistical Manual of Mental Disorders, 4th edn. American Psychiatric Press，Washington，DC，1994.
9. 中国国家标准化管理委员会.GB 7794—87 职业性急性有机磷农药中毒诊断标准及处理原则.［S］.北京：中国标准出版社，2005.
10. 中国国家标准化管理委员会.GB16372—1996 职业性急性氨基甲酸酯杀虫剂中毒诊断标准及处理原则.北京：中国标准出版社，2005.
11. 中国国家标准化管理委员会.GBZ 89-2007 职业性汞中毒诊断标准. 北京：中国标准出版社，2005.
12. 洪肇嘉. 有毒工业材料人为及意外事故之防救策略［J］.第四届"恐怖主义与国家安全"学术研讨会，2008，241-250.
13. 孙玉波，李铁虎，杨林松.化学恐怖威胁源特征研究［J］.化学通报.2011，74（7）：659-664.
14. 徐桂芹. 2000- 2009年全国职业中毒状况规律分析和对策探讨［J］.中国安全生产科学技术，2011，7（5）：96-100.
15. 伍彬彬，李竞，冀铮，等.毒气泄漏事故监测预警系统的研究［J］.中国安全生产科学技术，2011，7（5）：52-54.
16. 桑海泉.危险化学品生产储存运输安全监控系统研究与应用［J］.中国安全生产科学技术，2010，6（6）：57-60.
17. Jerkute J，Ingolfssona. Transport risk models for hazardous materials：Revisited［J］. Operations Research Letters，2009，33（1）：81-89.
18. JPeter NJ，Kroger. Risk analyses of transportation on road and railway from European perspective［J］. Safety Science，2010（2）：337-357.
19. 付跃强，刘卫东. 突发事件预防控制系统结构及研究现状分析［J］.科技进步与对策，2007，24（1）：198-200.
20. 李健和，马振超，梅建明，等. 俄罗斯反恐预警机制研究［J］.中国人民公安大学学报（社会科学版），2008（4）：1-6.
21. 谢剑炜，郭磊.应对突发性化学事件的安全预警、现场检测与应急处置技术前景分析技术预见报告［M］. 北京：科学出版社，2008.
22. 郭磊，刘勤，房彤宇，等. 化学毒剂侦检的现状与前景［J］. 中国科学C（生命科学），2011，41（10）：849-855.
23. Qin Liu，Kuitunen ML.Organic Samples. Recommended operating procedures for CWC-related analysis［M］. Paula Vanninen Ed. University of Helsinki. 2011.
24. Chunzheng Li，Jia Chen，Qin Liu，et al. Simultaneous quantification of seven plasma biomarkers of sulfur mustard by ultrahigh performance liquid chromatography-isotope dilution tandem mass spectro metry［J］. J. Chromatogr. B，2013：917-918.
25. Yi Bao，Qin Liu，Jia Chen，et al. Quantification of nerve agent adducts with albumin in rat plasma using liquid chromatography-isotope dilution tandem mass spectrometry［J］. J. Chromatogr.

A，2012：164-171.

26.李春正，陈佳，钟玉环，等. 同位素稀释—高效液相色谱—质谱联用技术检测大鼠血浆中的芥子气水解产物[J]. 分析化学，2012，40（10）：1567-1572.

27.Yuxia Wei，Lijun Yue，Qin Liu，et al. A sensitive high performance liquid chromatography-positive electrospray tandem mass spectrometry met hod for N7-[2-[（2-hydroxyethyl）thio]-ethyl]guanine determination[J].J.Chromatogr. B，2011：1707-1712.

28.Zhiyong Nie，Qin Liu，Jianwei Xie. Improvements in monitoring the N-terminal valine adduct in human globin after exposure to sulfur mustard and synthesis of reference chemicals[J]. Talanta，2011：1154-1159.

29.Lake，William A，Fedele，Guidelines for Mass Casualty Decontamination During a Terrorist Chemical Agent Incident.US Army Soldier and Biological Chemical Command（SBCCOM），2000.

30.Department of Health and Human Services，Agency for Healthcare Research and Quality. The Decontamination of Children： Preparedness and Response for Hospital Emergency Departments [DVD]. Rockville，Md：AHRQ；2006.

31.Bide RW，Burczyk AF，Risk DJ. Comparison of Skin Decontaminants for HD：Canadian Reactive Skin Decontamination Lotion，Canadian Decontaminating Mitt and US Skin Decontaminant Kit. Medicine Hat，Alberta，Canada：Defence Research Establishment；2 nd.

32.Hanssen KA，Doxzon BF，Lumpkin HL，et al.Evaluation of decontamination systems challenged with nerve agents. In：Proceedings of the 25th Army Science Conference，27-30 November 2006 [CD-ROM].

33.US Army Soldier and Biological Chemical Command. Guidelines for Cold Weather Mass Decontamination During a Terrorist Chemical Agent Incident. Revision 1st. Aberdeen Proving Ground，Md： SBCCOM； 2003.

34.Torngren S，Persson SA，Ljungquist A，et al. Personal decontamination after exposure to simulated liquid phase contaminants：functional assessment of a new unit [J] J. Toxicol Clin Toxicol，1998，36：567-573.

35.Cooper GJ，Ryan JM，Galbraith KA. The surgical management in war of penetrating wounds contaminated with chemical warfare agents. [J] R Army Med Corps，1994（140）：113-118.

36.孙承业. 急性毒鼠强中毒的诊断与治疗原则[J]. 中华预防医学杂志，2005，39（2）：98.

37.黄枝宁. 急性氟乙酰胺中毒及其治疗原则[J]. 中国地方病学杂志.2002，21（2）：160-161.

38.孙景海，庞庆新，闵新歌，等. 44例芥子气中毒患者染毒情况分析[J]. 解放军医学，2003，28（12）：1131-1133.

39.孙景海，李刚，周景艳，等. 8·4芥子气中毒患者出院4年随访调查[J]. 解放军预防医学，2009，27（5）：357-358.

40.Kadokura M，Ogawa Y，Shimizu E，et al. PTSD in the Tokyo subway attack：a questionnaire survey 6 months after the attack[J]. Rinshoseishin-Igaku，2000，29：677–683.

41.St. Luke's International Hospital. Clinical symptoms in victims of Tokyo subway attack：An investigation 2 years after the attack [J].Nippon-Ijishinpo，1997，38（28）：42–48.

42.杨伟利. 印度博帕尔毒气泄漏事件[J]. 环境，2006（1）：100-101.

43.袁明豪，姚志宏，游逸骏，等. 重大化灾回顾系列（八）：印度波帕（Bhopal）异氰酸甲酯（Methyl Isocyanate）外泄事件之探讨[J]. 化工，2004，51（1）：270-283.

44.崔伟中，刘晨. 松花江和沱江等重大水污染事件的反思[J]. 水资源保护.2006，22（1）：1-4.

45.沈彬. 谁才该对响水"谣言"负责？[J]环境教育，2011（2）：2-3.

46.张帆，刘子融. 莫斯科人质危机事件的经验教训[J]. 公安研究，2003（2）：86-89.

47.付庆熙. 新安江苯酚泄漏，杭城用水"虚惊". 中国经济导报/2011年/6月/9日/第A02版.

48.翁国娟. 应对城市突发环境事故还要靠联防联治-新安江苯酚污染阴霾驱散. 中国化工报/2011年6月9日第006版.

第三十二篇

重大自然灾害应急医学救援

第一章

概 述

第一节 自然灾害引发的卫生问题

自然灾害是指给人类社会带来重大破坏效应，造成大量人员伤亡、财产严重损失、生产环境严重破坏的自然事件，由飓风、暴风雨（雪）、龙卷风、海啸、洪水、地震、火山爆发、山体滑坡和雪崩等引起，严重自然灾害造成的社会和经济损失更大。由于人们的社会活动、经济生活与大自然有着密切的关系，自然灾害的发生必然引起社会和人员的损失和伤亡，因而引起一系列卫生方面的问题。世界卫生组织（WHO）根据各国抗击自然灾害的经验和教训，将其概括为社会的恐慌反应、流行病发生、人群迁移、不良气候暴露、食物和营养缺乏、水供应困难、环境恶劣、精神卫生问题和卫生服务机构破坏等方面的问题。

根据自然灾害造成直接死亡人数和经济损失程度，我国将灾害分为五级。A级为巨灾；B级为大灾；C级为中灾；D级为小灾；E级为微灾。准确判断灾害程度和解决引发的卫生问题是关系到减少损失、保护人们健康的重要工作。

一、灾害发生后的卫生问题

灾害发生后引起的卫生问题是指由灾害直接或间接引起，一般都需要经过一系列卫生策略和治理措施解决的问题。不同的灾害引发的卫生问题不同，程度上也有区别，共同的特点有：①突发性。公共卫生设施严重毁坏，公共卫生服务环节被打乱，灾害引发的卫生问题很难预测、防范。②广泛性。灾害波及面广，社会生活、生产环境被破坏，安全的饮用水和食物很难保障。③持久性。公共卫生设施恢复慢，危害因素影响持久。④普遍性。灾区面积大，受灾人数多，灾民和救灾人员都受到影响。⑤继发性。灾害引发的卫生问题直接影响人员身体健康，容易引发传染病流行，伤病重叠从而影响救灾质量。

（一）社会恐慌反应和精神卫生问题

自然灾害，特别是严重灾害发生后，恐慌成为人们首先出现的共同反应。灾害现象直接的惊吓、社会上的流言和不准确的信息，影响人们的情绪；政府和救灾领导者受到的压力会引起人们的担心；灾民暴露在意想不到的恶劣环境中，陌生、危险、生存压力、失去亲人、焦虑、烦躁、悲观失望、郁闷经常出现，而且不良情绪会相互影响。有时在灾害救援的紧急阶段，不加选择地使用镇定类药物，也会引发精神性问题。

（二）不良气候暴露的影响

灾害发生后引起不良气候，直接影响灾民的情绪，恶劣气候还会损害救援人员和灾民的健康。在寒冷或炎热气候地区发生的自然灾害，往往会加大灾害对人们健康的影响，如发生冻伤、中暑和高原缺氧等。长期雾霾天气或人员居住密集导致微小气候质量不好，也容易引发呼吸道疾病。

（三）人群迁移带来的问题

严重的自然灾害往往会造成房屋严重损坏，受灾人群被迫迁移，居无定所，只能逃生或投靠亲友；有的临时住所也不安全，有的灾害发生地较远、偏僻，公共卫生服务覆盖不到，水和食物安全受到影响；灾民可能短时间内多次搬迁，生活不稳定，面临许多卫生方面的问题，容易导致灾民情绪不稳定，心理不安，加重精神创伤；人群迁移还会导致传染病和地方病流行。

（四）水供应和环境卫生问题

自然灾害发生后，饮用水供应和排水系统遭到破坏是常见的。在灾后的复杂情况下，水往往是唯一的可以维持生命的资源。在饮用水供应瘫痪或无法得到满足时，灾民求生的渴望导致他们在饥渴时往往顾不上水的质量，这样还会造成传染病的流行；排水系统毁坏，人畜粪便污染环境，增加疾病暴发的危险；生活环境的破坏，蚊蝇滋生，媒介动物、畜禽尸体腐烂，有害毒物泄漏，将严重影响环境的质量，威胁灾民和救灾人员的健康。

（五）食品和营养卫生问题

灾害发生后，由于受灾地区食物生产储存和分配系统的破坏，食物供应量减少，外地援助困难，如在严重地震、洪水灾害情况下，外地支援食物渠道少，运输不方便，捐赠食品监督不及时，影响食品安全；在灾区受灾人员饥饿、疾病、体力不支的情况下，营养问题突出，常发生营养缺乏病，尤其是婴幼儿、老年人和伤病员。

（六）疫病发生与流行的问题

由于灾害的影响，生活卫生设施遭到破坏、安全饮用水和排水系统被破坏、环境不良、病媒生物滋生、增加传染病发生的概率，以致发生肠道传染病、虫媒传染病、呼吸道传染病流行。

（七）卫生机构破坏的问题

自然灾害对卫生机构和公共卫生设施造成破坏，会对依赖卫生机构服务的人群带来直接的健康威胁。特别是受灾初期，医疗卫生和疾病预防控制机构也受损失，医疗防疫能力减弱，缺医少药，饮水、饮食安全得不到及时监督监测，影响灾民的身体健康。

二、解决卫生问题的策略和原则

解决灾害引发的卫生问题是灾害救援中的一个长期复杂的系统工程。其基本策略和原则应该体现预见性、科学性、系统性和公共参与性，以尽快减轻危害、尽早恢复正常社会生活秩序、满足基本卫生要求为主要目标，按阶段可分为灾害前的应急准备、灾害发生后紧急措施和灾后恢复期的工作。这些问题的解决是由国家、军队和地方灾害防控组织系统按职责分工不同完成的。

（一）灾害前的准备

灾害发生前的准备工作是指社会灾害预防工作，是自然灾害预防的社会系统工程，主要是灾害预防和应对措施。包括政策法规、预防与准备、计划与预案、普及教育与训练等，这些应对措施的好坏会直接或间接影响灾害引发卫生问题的严重程度。

（二）灾害发生后的紧急措施

1. 及时判断灾区灾情　灾害性质、程度、发生时间、次生灾害发生的状况，伤亡人数，财产损失等的紧急判断和评估。

2. 评估灾区卫生学状况　灾害对卫生设施破坏情况，包括水源、饮食卫生、环境卫生、医疗卫生机构等。

3. 快速拟定灾区应急响应措施　包括生命、财产抢救、供水、供电恢复；卫生防疫防护措施等。

4. 提出和组织实施解决卫生问题的初步措施

5. 评估落实措施效果　对紧急应急措施初步效果进行评估，为下一步应对提供参考意见。

（三）灾害恢复期的工作

灾害发生后，经过紧急卫生措施，受灾地区达到初步稳定后，可结合灾区重建逐步恢复公共卫生设施，落实卫生制度，进一步解决遗留的卫生问题。

1. 紧急措施的监测和评估　紧急卫生措施采取后的效果、连续监测情况、评估意见。

2. 灾区重建的卫生学指导　从实际出发对灾区重建给予卫生学和居民健康的指导性意见。

3. 恢复期疾病预防与控制

4. 健康教育与心理卫生指导　结合救灾情况，对不同人群实施卫生宣传、健康教育、心理咨询和干预措施等。

5. 总结经验教训　系统收集相关卫生资料、总结经验，归档留存。

三、解决卫生问题的基本方案

不同灾害带来不同的卫生问题，解决这些问题有不同的方法和措施，综合起来主要包括灾害损失程度的评估；大量伤员的急救策略与实施；紧急卫生治理措施的落实；传染病与伤病防治；物资管理及运输；媒体宣传和健康教育及心理安抚等。

（一）灾害损失程度的评估

自然灾害发生后，应当迅速组织相关部门进行灾害损失和卫生需求评估，内容包括：受灾位置和范围及交通状况；供排水系统及公共卫生设施状况、食物生产贮存设备和建筑物受损情况；受害人群数量，伤亡失踪人数；受灾地区医疗卫生机构受损程度，综合自救能力和防疫能力的判断；宣传教育及灾民精神卫生情况等。

（二）大量伤病员急救策略

组织社会多方力量，展开现场急救工作。积极进行自救互救，迅速搜寻伤员，及时救治。大量伤员出现时，采取国际上通用的四色标签分类方法实施紧急救治，红色代表应高度优先治疗或转运；黄色代表中度优先；绿色代表能走动的患者；黑色代表已死亡或临终患者。突发公共卫生事件发生时，应迅速组织调查和应急处置。

（三）紧急卫生措施

（1）供水系统安全状况的快速评估：快速修复饮用水供应设施，实施卫生监督，保证饮用水卫生安全。

（2）饮食卫生监管：加强对厨房和临时食品加工的卫生指导，对餐具、食具进行消毒，防止食品污染、霉变，预防食物中毒和营养缺乏病的发生。

（3）环境卫生治理：包括个人卫生、排泄物处理、人畜尸体消毒处理、临时居住地卫生管理等。

（4）传染病防控：包括预防接种和预防服药，消杀灭处理，急性病人的早发现、早报告、早治疗和重点伤病防治等。

（5）物资管理及运输：包括保障药品器材的供应和补充，防寒衣被和食品供应等。

（6）媒体宣传和健康教育：指挥部利用各种媒体，实施卫生宣传和健康教育，消除恐慌，传授卫生知识和开展心理卫生服务。

第二节 灾区快速卫生评估

灾区快速卫生评估是对灾害发生后的灾情以及由灾害引发的卫生问题及如何解决这些问题的确定性描述。及时、准确的评估，对制订卫生防病策略和措施起到决定性作用。

一、评估定义与目的

（一）定义

词典中对"评估"的解释是："对某事物的评议和估价"，卫生评估就是对卫生情况的评议和估价。灾区快速卫生评估是短时间内对灾区卫生情况的评议和估价。换句话说就是，灾害发生后，尽快地对灾区受害状况、医疗救援、基本卫生状况、灾民卫生需求及人群潜在性健康威胁因素进行确定性描述。

（二）快速评估的目的

（1）在紧急状态下掌握灾区受灾情况，了解卫生问题对人群健康的危害。

（2）确定解决卫生问题的政策、策略和干预措施。

（3）指导卫生防病计划、方案的制订与落实。

（4）将快速评估信息及时送达救灾指挥部和相关部门及新闻媒介。

二、快速评估队伍组成和准备

（一）评估队伍组成

根据工作量确定人员数量，可进行适当编组。成员应该有带队领导，公共卫生或流行病学专家，水和食品卫生、环境卫生专家，后勤相关人员，评估人员分工，明确任务和责任。

（二）计划和相关器材物资准备

（1）制订计划和时间安排表。

（2）设计和准备与方案一致的调查表。

（3）必要的器材。水、食品理化检测箱设备、电脑、天平及必需实验室用品、医疗防疫药品等。

（4）车辆及相关证件。

（5）通信器材，包括手机、卫星电话等。

（6）个人生活物资。

三、快速评估程序

灾区快速卫生评估，是一个收集新资料、对照以前资料，形成新的政策、措施的连续过程。快速评估的基本程序包括以下四点。

（一）评估计划方案

（1）卫生评估队伍组成、分工，制订调查评估方案。

（2）卫生流行病学背景资料。

（3）国家及地区相关背景资料。

（二）现场调查

调查对象包括灾区自然地理、政治、民俗、环境、卫生及卫生资源情况。应对灾区受灾情况、伤亡人员、救治情况、发病情况进行专题调查，对特殊问题进行个别调查。

（三）综合分析

根据收集到的各种资料和现场调查情况，进行综合性系统分析，准确描述下列内容。

（1）灾区政治、经济人口和民俗等情况。

（2）自然灾害发生程度、受灾面积、伤亡人员，发病情况。

（3）卫生资源情况，包括医疗卫生和疾病控制单位、人员、药品供应，灾区医疗救援、卫生防病情况。

（4）急需采取的卫生措施。

（5）提供社会各部门和媒体优先采取的活动和措施。

（四）撰写评估报告

初步评估报告完成后立即上交领导机关和相关部门。随着灾害救援过程发展，不断出现新的情况，再进行的评估，从这个意义上讲评估也是阶段性的、连续性的评议估计的过程。即：初步调查→灾害卫生评估→决定立即进行的措施→出现新的情况→再评估→再做决定的循环过程。

四、评估资料收集方法

紧急情况下的快速评估不可能按部就班进行，可先进行初步调查得出初步评估，确定紧急采取的措施。在陆续的工作中进一步补充，但资料收集和分析必须系统、真实、全面。

（一）回顾性资料的收集

对灾区基础卫生和其他信息进行回顾调查收集，也可向有关部门索取。包括以下要素。

（1）国家和灾区地理环境特征，定居点、水源、交通和卫生机构。

（2）灾害人群规模、分布及优先考虑的保证健康的措施。

（3）灾害发生前和紧急状态期间，医疗卫生和疾病预防控制机构运转及展开情况。

（4）紧急状态反应时所需药品、器械、物资分发使用情况。

（5）灾区治安状况，群众情绪等。

（二）灾区视察

灾区视察可根据实际情况做一般调查和重点考察。调查了解灾民居住、环境卫生、食品卫生、饮用水卫生、排污系统、垃圾收容处理、公共活动场所，医疗点及人员发病等情况。

（三）专题调查

根据灾区救援的需要在得到上级比准后可进行专题调查。这些调查必须有专业人员进行科学设计、抽样，明确调查目的和方法，进行专门培训，保证资料真实、准确，有使用价值。

五、资料收集内容

灾区快速卫生评估需要收集大量的相关资料，主要内容包括以下几点。

（一）健康背景资料

（1）灾区居民主要的健康状况和营养问题。

（2）灾区公共卫生规划执行情况，居民免疫状态，如免疫接种覆盖率。

（3）卫生保健机构工作人员及工作情况等。

（4）重要的卫生、健康信息，如卫生知识、卫生习惯等。

（5）地区卫生、流行病学相关资料，医学地理，主要传染病、地方病情况。

（二）人口学资料

（1）地区人口资料：总人口数、性别比、5岁以下儿童数、家庭数及平均人口数、人口流动情况。

（2）民族状况，民族风俗。

（3）职业分布情况。

（4）特殊人群状况：高危人群、孕妇、哺乳期妇女、无伴及留守儿童、残疾和受伤者、老年人数。

（三）死亡率

（1）某一时期（如一月）的总死亡率。

（2）同时期5岁以下儿童死亡率。

（3）死亡的主要原因。

（4）粗死亡率，每天（周）每10 000人中死亡率。

(5）年龄别死亡率。
(6）死因别死亡率。

（四）发病率

(1）一般伤病情况。
(2）实质性发病情况，如腹泻、呼吸道感染、流行区疟疾等。
(3）有可能导致流行的疾病，如麻疹、流感、霍乱、腹泻性疾病、脑膜炎、出血热等发病情况。

（五）卫生机构和基础设施

(1）现有卫生机构数量、名称、类型。
(2）医疗防疫工作运转情况（包括医疗救援和卫生防疫力量数质量）。
(3）医疗、防疫机构受损情况，目前能提供应急救援和防疫人员数量规模。
(4）每天接诊病人平均数，并与半年前比较。
(5）基本药物供应和疫苗冷链供应情况。
(6）灾区供水供电状况。
(7）灾区厕所，废物、垃圾处理情况。

（六）居民营养及食品供应

(1）每人每天可获得的卡路里数。
(2）食品定量分布频率。
(3）供应定量食品周期。
(4）食品卫生监督情况。
(5）粮食供应情况。
(6）营养不良发生率（特别是5岁以下儿童）。
(7）方便食品来源及质量。

（七）水供应情况

(1）每人每天用水数量（L）。
(2）获得生活用水的时间。
(3）水的来源和水质状况。
(4）供水点的数量和类型。
(5）储水设施破坏情况。
(6）水的运输方式。
(7）方便水供应情况及质量。
(8）食品加工、供应情况。
(9）药品、器材储存情况。

（八）环境卫生

(1）气候、温度、湿度。
(2）地形地貌、排水系统状况。
(3）居住地卫生状况。
(4）衣服被褥供应及灾民可获得性。
(5）公共场所卫生状况。

(6）媒介（节肢动物、哺乳动物）种类、密度。
(7）现有排泄物处理设施和每个厕所服务的人数。
(8）清洁和消毒剂的可获得性。

（九）协调工作

(1）国家、地区组织的有关活动情况。
(2）灾区政府反应能力。
(3）卫生、水和环境卫生部门或临时性指挥部门的协调情况。
(4）食品、方便饮水机构、供应点数量、供应方式、受益人群的协调情况。
(5）财力、物资及实施能力还有什么需求。
(6）灾区卫生防病开展了哪些工作。
(7）灾民心理状态，社会治安状况。
(8）当地通信情况，当地媒体传播方式，功能状态。
(9）军民救灾情况，包括政府社会救灾，志愿救灾和地方、军队医疗救援，卫生防疫保障情况。

六、快速评估报告的表达

快速调查和资料收集以后，经过专家共同研究系统分析，提出基本情况和风险评估，情况紧急时可先将主要问题进行简单快速评估，然后进行系统评估。通过识别和分析风险发生概率及可能后果，确定风险级别及控制风险措施，形成全面评估报告，提供给上级指挥部及相关部门，报告应该包括下列内容。

(1）评估报告题目。
(2）概述。
(3）调查时间、地区、人群。
(4）资料收集范围、种类、内容。
(5）调查形式、基本内容、结果。
(6）基本情况分析：提出风险来源、分析风险事件可能产生的影响。包括：公共卫生风险识别、判断，流行病风险识别、判断。
(7）提出避免风险的策略和卫生防病对策措施，需要增加的人力和物力。
(8）结束语。
(9）参与调查和评估人员及时间。

第三节 自然灾害应急救援中的卫生防病工作

自然灾害应急救援中的卫生防病工作是解决灾害引发卫生问题的主要途径，是保障灾民和救灾人员身体健康的必要措施。灾害和疾病是紧密相连和伴随的，俗话说"大灾必有大疫"就是这个道理。但是经过平时卫生应急的准备、灾后及时准确的评估、科学防治措施的落实，"大灾之后无大疫"也是完全可能的。如1998年抗洪抢险、汶川地震等自然灾害救援都是灾害救援卫生防病的成功例子。

一、灾害救援中卫生防病工作特点

虽然自然灾害发生有其突然性和不可预测性，灾害与疫病伴随，而且灾害影响会延续很长时间，给灾民和救灾人员带来许多健康问题。但是，从近年来多次抢险救灾的实践来看，只要抓住灾害救援中卫生防病的特点，就能掌握防病工作主动权，实现"确保大灾后无大疫"的目标。

（一）灾害突然发生，卫生防病任务紧迫

自然灾害的发生有一定的规律，但是人们准确预测很难，特别是地震、洪水、山火等灾害，往往发生突然，灾害在短时间内迅速发生，社会影响和伤害很大。灾害初期以抢救生命为首要工作，加之交通、运输等原因，卫生防病顾不过来，防疫人员在第一救灾时间很难赶到现场，卫生防病计划方案、药材物资保障不能及时到位，灾害初期灾区较为忙乱，伤病重叠，往往对灾害引发的卫生问题估计不足。根据多年抗灾救援卫生防病的经验教训，卫生防病工作必须突出一个"早"字，体现一个"防"字。卫生防疫人员要随救灾队伍先期到场，熟悉灾情、疫情，掌握灾区卫生状况和发展趋势。

（二）灾区环境恶劣，卫生问题多

灾害发生后，大量人员在短时间内暴露在恶劣环境下，伤员、病员混杂一起，自然环境和生活、卫生设施遭到破坏，灾区人员惊恐地生活在恶劣卫生环境中；一些传染病中间宿主大量迁移进入灾民生活圈，容易传播疾病；居住地水源受到损坏，水体被污染，排水系统被不同程度破坏，加重环境卫生问题，用水安全得不到保证。灾区出现大量灾民，人口密度增加，居住狭小，卫生条件差，增加传染机会；气温、潮湿等因素导致食品污染和霉变，容易发生水源性和食源性疾病；医疗和卫生防病机构常受到破坏，卫生监督监测和疾病防控措施不易落实，群体免疫力下降，救灾人员进入及易感人群增多，发生传染病流行的机会增加；灾区人民突然面临严重灾害会精神恐惧，卫生宣传、健康教育和心理安抚工作量大。

（三）灾民伤病混杂，防病措施落实难

自然灾害发生后，在短时间内发生大批伤员，次生伤害时有发生，特别是洪水和地震灾害，破坏广泛，人们衣食住行受到破坏和干扰，灾民和救援人员伤病混杂，人员防病意识淡薄。

卫生防疫骨干少，信息沟通不畅，工作面广，路途遥远，现场监督指导不及时，防疫药品短缺，使用不规范；卫生制度落实困难，难以形成全覆盖的卫生防病体系，遇有疫情发生应急处置任务重，压力大。

（四）疫区信息不畅，组织协调难度大

严重自然灾害，特别是大面积洪涝和地震灾害发生后，通信、交通中断，信息沟通不畅，外界一时无法了解灾区现场情况；信息盲点多，灾情、伤情、疫情不详，给医疗救援和灾区卫生防病带来极大的困难；卫生防病组织协调不容易落实。由于信息不畅，容易增加灾民的不安与恐惧。

（五）防病任务重，防疫力量需求大

自然灾害发生后引发大量的、不可预测的卫生问题需要处理，当地卫生防疫、防护机构恢复需要一定的时间，外地卫生防疫力量初到灾区，一时不容易掌握情况，卫生防病、防护任务繁重，卫生监督监测、环境卫生处理、有害生物控制、传染病防控、有毒有害物质监测、健康教育与心理安抚、卫生法规制度的拟订、防疫措施的有效实施，都需要大量的专业人员去落实。既要有卫生流行病学专家，还要有大量的普及卫生防病知识、指导卫生防疫措施落实的技术人员。

二、灾害救援中卫生防病工作内容

（一）掌握卫生流行病学情况

掌握灾害发生地区卫生流行病学情况是做好卫生防病工作的基础性工作。一般情况下，自然灾害突然发生，往往不能对灾区进行系统的卫生流行病学侦察，可借助平时了解掌握的资料进行梳理，再查阅相关资料。收集灾区卫生流行病学本底情况，掌握可能对灾区居民和救援人员健康造成影响的因素，为制订卫生防病计划、方案提供依据。时间允许时，也可在救援部队到达之前，派人随前线指挥组到灾区进行卫生流行病学的补充侦察，并对部队进驻灾区提供防疫防护参考意见。

（二）及时卫生评估，掌握真实情况

自然灾害发生后，及时掌握情况，对灾害引发的卫生问题进行评估是做好灾区卫生防病工作的基础，也为救援人员提供卫生防病参考。这种评估是需要在短时间内做出的快速评估，以便为救灾和防病指挥者决策提供依据。随着救援的进展和不断出现的新问题，卫生防病工作者还要随时进行阶段性卫生学评估，以便随时调整防病策略。卫生评估通常以书面形式正式报告，紧急情况下，可先行口头报告，再递交文字材料。

（三）卫生监督、监测与处理

灾区饮水、食品卫生安全和环境卫生是卫生监督监测的主要内容。一是要掌握灾区水源供应系统破坏情况、污染程度。主要对饮用水的物理、化学、毒理和微生物指标进行检测，对捐赠和购买的方便水进行监督检测，提供安全评价。二是要掌握灾区食品供应情况，有无污染。对食品加工场所和方便食品质量进行监督检测，指导灾民和救援部队注意饮食卫生，预防食物中毒发生。三是做好环境卫生监督监测和综合性卫生治理，提出环境卫生治理意见，指导做好污水污物和垃圾及人、畜尸体的处理。

（四）疫情监测与疾病防控

严重自然灾害发生后引发的卫生问题，会引起疾病发生和传染病的流行。炎热季节可发生中暑，寒冷季节可发生冻伤，高原地区可发生高原缺氧疾病，还可因卫生条件差，用水、换衣问题而出现皮肤性疾病。主要传染性疾病如呼吸道传染病、消化道传染病和虫媒传染病发生流行。因此，疫情监测报告和疾病防控是灾区救援中卫生防病的重点。可通过疾病症状监测居民点、医疗点，重点监测发热、腹泻病人，利用方便快捷通信工具进行疫情报告。指导灾区人员落实消杀灭等综合性防治措施；做好预防接种和预防服药；发生传染病流行时，搞好调查和疫情处理，并组织开展群防群控工作。

（五）健康教育与心理安抚

灾区救援中卫生防病工作涉及面广，人员多，而且人员交流频繁，及时进行卫生宣传、健康教育，指导个人卫生习惯养成和心理安抚，消除心理障碍，是减低健康危害，促进灾民健康的重要工作。要坚持预防为主、群防群控的大卫生观念。利用一切可利用的宣传媒介，有针对性地把卫生防病知识、办法教给群众，指导灾区人员养成健康卫生行为，遵守卫生防病制度，对重点人员提供心理卫生服务。

（六）建立卫生防病工作体系

灾区救援工作往往持续时间很长，特别是严重自然灾害往往导致生态环境毁坏、房屋倒塌、公共生活设施被破坏、医疗卫生防疫机构也常受到损失、救治防疫能力不足。建立和恢复卫生防病体系是做好卫生防病工作的基础。协助当地卫生部门，尽快恢复疾病预防控制机构；参加救援的医疗队、防疫队，可替代或者补充到体系之中，结合灾情、疫情进行技术培训和经验交流，留下不走的"防疫队"，修订卫生防疫、防护法规制度和技术方案。建立畅通的疫情报告渠道，实现早发现、早报告、早治疗。在组织和技术体系上，保证卫生防病工作落实。

三、应急救援中卫生防病工作应注意的几个问题

灾区卫生防病工作贯穿于灾区医学救援和灾区重建的始终。不同的灾害造成不同的卫生问题，在灾害救援的不同阶段，卫生防病的重点也不同，防病策略和措施也有所区别。应注意抓好以下几个问题。

（一）调动领导的积极性

在抗灾救援过程中，各级建立指挥机构，领导重视，身临一线，指挥灾区救援和卫生防病工作。卫生防病工作人员要善于调动各级领导和部门的积极性，及时汇报情况，当好参谋，提高领导"大

卫生观"意识，善于利用行政干预，推动工作开展。

（二）发挥专业人员的骨干作用

灾害救援的卫生防病具有工作量大、服务范围广、持续时间长、专业性强的特点，需要大量的卫生防疫技术人员。在统筹和实施工作中建立卫生防病网络，军民结合，形成系统，防治结合，科学防控。发挥专业人员的骨干作用，一方面要统一技术规范，及时下发执行；另一方面要抓好技术培训，可以利用召开现场会、办学习班的办法推广新技术、新方法。

（三）提高群众卫生防病的自觉性

严重自然灾害波及地域广、受灾人数多。卫生防病工作既有技术性的要求，同时也是人人参与的群众性卫生工作。在相同的自然条件下，灾民和救援人员都要参与卫生防病中来，他们既是受益者，也是群众性卫生工作的主人。因此，在灾区卫生防病工作中要善于调动广大群众参与卫生防病的自觉性，利用多种媒体、各种宣传教育方式，把卫生防病知识教给群众，提高群众参与意识，自觉遵守灾区卫生防病制度，养成良好卫生习惯，积极参与有利于灾区重建的各种健康活动。

（四）灾区卫生防病与灾区重建工作相结合

严重自然灾害对地区城乡建设和生态环境破坏性很大，而灾区卫生防病工作又与基础性卫生设施建设有着密切的关系，是一个长期的系统工程。制订卫生防病的规划、计划要与灾后重建和社会经济发展相适应，与社会精神文明建设和生态发展相适应，避免"过时"工程和重复建设。做好顶层设计，统筹规划卫生设施建设，使卫生防病措施落实与城乡基础卫生建设同步进行。

（五）要加强医学救援卫生防病工作的信息化管理

灾害医学救援中的卫生防病工作，始终贯穿着信息的发生、传递和利用，是一个信息化管理过程。卫生防病工作中信息利用的好坏直接影响救治和防病工作质量。一方面是要建立与卫生防病实际吻合的信息化硬件网络，利用各种传递系统、各种渠道，保证卫生防病信息能使基层单位和个人及时获得，准确判断，快速传出，形成有价值、可利用的信息资源。如灾情、疫情、卫生监测、环境监测等各种数据的采集等。另一方面要充分利用好各方面的卫生防病信息资料，进行分析评价，形成新的决策意见，再指导医学救援和卫生防病工作。再则注意经验总结、信息交流和整理归档工作。

第四节 救灾部队的卫生保障

军队参加国家和地方抢险救灾是人民军队的职能所在，是军队执行非战争军事行动任务的重要工作。军队参加抢险救灾的种类很多，规模大小不一，地区和季节的差别很大。救灾部队卫勤工作担负着双重任务，既要对灾区人民群众实施相应的医学救援和卫生防病，还要保障部队。具有救援任务重、卫生防病形势严峻、药品保障难度大、救灾部队单位多、协调困难等特点。只有搞好救灾部队的卫生保障工作，才能提高救灾部队的救灾能力，保证救灾任务的完成。

一、军队抢险救灾时的卫生勤务指挥方式

军队参加抢险救灾行动按照自然灾害严重程度和部队参加规模，分为四种类型。

（一）重特大自然灾害

重特大自然灾害发生后部队出动单位和人员很多。一般由总后卫生部领导作为军队应急处置领导小组成员参加组织指挥工作。如1998年抗洪抢险期间，总后卫生部成立卫勤指挥协调组，并向灾区一线派出卫生防病指挥协调组，靠前指挥。2008年，四川汶川抗震救灾期间，总后卫生部启动卫生应急机制，成立全军抗震救灾卫勤保障指挥组，总后卫生部领导参加灾区军队联合指挥部卫勤组织，协调军地行动，加强卫勤指挥效能，确保医学救援和卫生防病工作的顺利开展。

（二）重大自然灾害

军队一般受军委委托参加重大自然灾害的抢险救灾工作，总后勤部成立专项应急指挥小组，后勤首长任组长，总后卫生部启动全军卫生应急机

制，建立专项卫生指挥协调组织，在应急指挥领导小组领导下，协调总部各二级部和国家、地方相关部门开展工作。涉及全军部队行动、活动和管理的文件、指示，由总参应急办协调，四总部联合下发以指挥部队救灾的医疗防疫工作。参加救援的各大单位成立领导小组，组织协调卫勤指挥工作。

（三）较大自然灾害

自然灾害限定在省（自治区、直辖市）一定范围内，需要由省（自治区、直辖市）一级调集省内救援力量，军区（军兵种）组织部队参加救援，一般以军区（军兵种）卫勤组织指挥为主，总后卫生部派出有关领导和医疗防疫专家指导部队卫生保障工作。

（四）较小范围的自然灾害

一般伤亡和损失较小，部队参与救援人数少，单位不多，时间短。由军区联勤部卫生部负责领导，具体由联勤部分部或集团军卫生处组织协调参与救灾部队的卫生保障工作。

二、军队抢险救灾时的卫勤应急保障体系

根据国务院和中央军委统一安排，军队卫生系统加入国家、省市自治区两个级别的医疗、防疫、"三防"应急救援力量，主要参与完成国际、国内自然灾害、"核化生"等突发事件的应急救援工作。

（一）国家级医疗救护和防疫防护救援队

由国务院和中央军委指定，由总部直属医院、军事医学科学院、军医大学附属医院、各军区医院和疾病预防控制中心组成应急医学救援队和三防医学救援队。

（二）省级医疗、防疫防护救援队

由各省（自治区、直辖市）政府与各军区（军兵种）联合指定。主要担负省（自治区、直辖市）范围内重特大自然灾害的医学救援和卫生防疫防护工作。

（三）部队医疗救护队

由国家、军队指定的，伴随部队参加抢险救灾医疗防护和卫生防疫工作的，由军以下部队医疗和卫生防疫机构筹组的医疗救援分队和防疫分队。

三、救灾部队卫生保障工作的原则

部队参与国家和地方自然灾害的医学救援和卫生防疫工作中，不论规模大小、时间长短、人数多少，都要按照军队和国务院的统一领导和有关规定实施科学救援和防病。坚持"预防为主、防治结合、三军联勤、军民联合、靠前指挥、加强一线"的原则。

（一）在医学救援和卫生防疫保障过程中，要始终贯彻"预防为主，防治结合"的原则

在救灾初期，以抢救生命为主，以尽快脱离生命危害为基本要求，避免灾民新的损害和卫生威胁，积极创造进一步医疗救援和符合卫生学要求的环境和心理条件。救灾后期，则主要是以卫生防病、身体康复为主的救治和防病工作。

（二）注重"三军联勤"，强调军民联合协调

军队参加抢险救灾的医疗救护和卫生防疫工作，情况复杂，涉及军队系统各部门，隶属关系不同。要强调"三军联勤"、顾全大局、听从指挥、协调配合，决不能各自为战、自以为是。务必达到军地结合、三军一体、联合组织，资源统一调配，工作协同配合，信息高效利用的效果。

（三）靠前指挥、加强一线。在卫勤力量的配属方面，要加强一线部队的救治和防疫能力

采取建制保障与区域保障相结合，以区域保障为主；军队自我保障与支援地方保障相结合，以支援地方为主；划区定点保障与机动巡回保障相结合，以定点保障为主。力争做到连续无缝衔接，保障环节紧紧相扣。

四、救灾部队卫生保障的组织程序

救灾部队卫生保障的组织实施就是卫生保障的程序化落实，不论是建制保障还是支援保障，都必须完成基本模式的转换和过程连续性操作，具体程序如下。

（1）接受命令：启动应急机制，实施任务转换。接到上级指令后，迅速启动应急机制，收拢人员，明确任务，按要求进入任务转换状态。

（2）及时修改预案，调整人员，清点装备、物资，做好随时出发准备。

（3）参加指挥组，进行卫生流行病学侦察，或者补充卫生流行病学资料。

（4）部队开进过程中的医疗、卫生防病工作。

（5）到达部队欲进驻地域，接洽指挥关系，立即投入抢险救灾工作。

（6）按上级要求和实际情况，安排宿营地，尽量选用现成的房屋如机关、学校、公共场所宿舍。如需在野外安置时，按照卫生学要求设置营地。

（7）接洽供应关系，保证饮用水和食品安全供应，保持医疗后送畅通。

（8）做好本部卫生防病工作。根据季节不同和当地条件，注意饮食卫生，环境卫生和驻地媒介昆虫动物防治，预防和控制经呼吸道、肠道和生物媒介传播的疾病流行。

（9）开展健康教育和心理安抚工作。

（10）应急卫生防病技术培训交流，进一步修改完善预案；注重信息交流，整理并保存好卫生工作资料，做好技术性总结。

第二章

灾民收容与安置

重大自然灾害顷刻间夺走无数人生命的同时，也使幸存者失去了赖以生存的家园和物质基础，不仅给国民经济带来沉重打击，也给人民的生命健康和物质生活带来巨大不幸。一定时间内灾民居无定所、衣食无保，特别是在夏季高温或冬季寒冷的情况下，如不能及时有效救援，则会造成广泛的不满和怨恨，增加不稳定因素，有时还会引起大的社会动荡。客观地讲，自然灾害的破坏性是局部的，但它的影响力往往是以一个国家或民族为基本单位的。因此，做好灾民收容与安置，搞好收容与安置的卫生保障，确保灾民身体健康和生活方便，对国家政治与社会稳定具有特别重要的意义，也是重大自然应急医学救援的重要组成部分。

第一节 重大自然灾害发生后面临的主要困难

一、灾民伤情复杂

重大自然灾害发生后，灾民中可能出现挤压伤、冲击伤、刃器伤、烧伤、毒剂伤、放射伤、炸伤、复合伤等，在特殊条件下，如何及时抢救伤员，减少伤亡，减轻痛苦，转移现场，安全后送，防治并发症和后遗症等，成为灾害救援的主要问题。

二、居住条件恶劣

房屋等各种建筑物坍塌是自然灾害造成的直接后果，特别是高强度地震、海啸、洪水等重大自然灾害发生时，几乎所有房屋坍塌，居住环境条件异常恶劣，尤其在严寒季节或严寒地区、炎热季节或炎热地区将十分突出，也会成为后续卫生学状况的重要影响因素。

三、饮用水卫生问题

生活饮用水系统瘫痪，正常供应中断，饮水量难以保证，饮水污染等将是重大自然灾害可能带来的卫生学问题，也属于次生灾害。优先解决供水问题将是重建工作的主要目标，可采取启用备用水井、利用水车拉水等措施加以解决，但必须保证水质卫生。

四、饮食卫生问题

加工场所破坏，原料供应中断，缺乏合格用水，生活供应渠道杂乱，管理难度大，无正常加工、贮存和冷藏场所、设备，缺乏烹调、消毒设备等均可致细菌等污染，特别是在炎热季节，肠道传染病与食物中毒等可随时发生。

五、大气污染问题

现代建筑采用许多易燃材料，一旦燃烧起来，大多会释放出有毒成分，导致现场人员窒息和救援人员难以迅速接近。特别是各种复杂化合物燃烧导导致的有毒烟雾、毒气等，还会引起较大范围的空气污染。

六、尸体处理问题

重大自然灾害将会导致大量人员和动物死亡，尸体被废墟等掩埋后，如不能及时清理和无害化处理，一旦腐烂，将会导致苍蝇滋生、溢出臭气，给疾病传播创造条件。

七、心理应激问题

重大自然灾害发生后的情绪紧张、恐惧、疲劳、创伤、非正常饮食等均为强烈的刺激原，应激是一种全身性的适应性反应，在生理学和病理生理学中都有非常重要的意义，特别是一些心理上没有自制能力的人，可能会出现认识障碍，思路不清、行动迟缓或者麻木，错过有利的逃生机会。其中强烈心理刺激者可能会产生一系列生理反应，也可能使部分人的性格及生活态度在某种程度上发生持久的改变。

八、人口大量流动

人口大量流动是一切自然灾害的基本特征，人口流动具有盲目性、无序性、时效性，重大自然灾害造成的人口大量流动更具有突发性、短暂性的特点，流动人口的大量聚集和无序的分散致使人与人之间的接触更加广泛，各种传染病病人和病原携带者与其他人群密切接触，传染病流行的可能性增加，流动人口的正常生活节律如休息与睡眠不能得到保证，饮食无规律等造成和加重疲劳，加之重大自然灾害造成的心理生理紊乱、损伤等严重降低了机体的抵抗力，疾病发生的概率增加。

九、发病率突然增加

由于重大自然灾害引起各种卫生学问题，因此疾病发病率可能增加，常见的有外伤、创伤后应激障碍、普通感冒、急性胃肠炎、皮炎、体癣、冻伤、中暑、慢性疲劳、气管炎、哮喘、焦虑症等常见病、多发病，细菌性痢疾、甲型肝炎等肠道传染病，流感、流脑等呼吸系统疾病，出血热、疟疾、乙型脑炎等虫媒传染病等。

十、通信和交通中断

通信中断将严重影响重大自然灾害后的卫生勤务保障。造成的直接卫生问题是不能准确掌握疫情、不能正确评估重大自然灾害后的医疗卫生状况、不能及时有效地发布卫生决策信息、卫生防病措施难以落实。交通中断将妨碍各种卫生勤务保障的实施，如伤病员不能及时医疗后送、生活供应中断、原行政管理系统不能正常工作、延误其他各种问题的解决。

第二节 临时收容与安置的卫生问题

面对自然灾害带来的诸多问题与困难，为失去家园的灾民紧急提供临时住处，是自然灾害发生后必须迅速启动的工作之一，也是保障灾民身心健康的重要措施。特别是在高温酷暑的夏季和天寒地冻的冬季，必须充分利用一切可以利用的条件，想方设法为灾民提供遮风挡雨、防晒御寒的居住之处——临时收容与安置场所。同时，临时收容与安置时必须高度重视卫生问题，制订切实可行的预防措施，防止疾病传播与流行。做好自然灾害后的临时收容与安置工作需要注意以下几点。

一、临时收容与安置的分类与定义

（一）一类临时收容与安置

指在已有房屋的室内提供住宿条件的临时安置点，如商场、学校、宾馆、旅社等。

（二）二类临时收容与安置

指在较大建筑物空间室内集中安排受灾群众生活的临时安置点，如：礼堂、体育馆、体育场、工厂厂房、车间等。

(三) 三类临时收容与安置

指重大自然灾害发生后，已有房屋全部损毁，需在室外或野外相对集中安排的临时安置点，如公路旁、堤坝上、空旷地搭建的帐篷、简易房等。

二、临时收容与安置面临的主要卫生问题

(一) 死亡、伤害和疾病的发生骤增

不论地震、泥石流、火山爆发，还是暴雨洪涝、海啸、台风以及冰雹、雪灾、异常气候等，各种自然灾害都会不同程度地导致人员伤亡，因此，突发性的人员伤亡是许多灾难的共同特征，也是临时收容与安置时面临的最大困难。不同的自然灾害引起的伤害与疾病也有各自的特点。

1. 地震的伤害　主要是建筑物破坏对人的伤害。地震初期的人员伤亡，98%以上是房屋倒塌直接造成的。人体受倒塌建筑物、室内设备、家具等的直接砸、压、挤、埋的机械力学损伤占95%~98%。伤情分析发现，头面部、胸背部、腹部、骨盆部、四肢、脊柱等部位均可受伤，颅脑伤是震伤中死亡率最高的，颌面五官伤常造成严重功能障碍，可因血块和伤组织堵塞呼吸道导致窒息。四肢伤的发生率几近人体各部位伤总发生数的半数，且常伴有周围神经损伤和血管损伤。胸肋部和骨盆部夜间发生比例较白天高。腹部伤的发生率较低，但往往可因内脏大出血而早期死亡。骨盆部伤往往伴有膀胱和性器官伤。按伤病数量统计，骨折，包括四肢骨折、脊柱骨折、骨盆骨折和多发性骨折占第一位；软组织损伤，包括周围神经损伤占第二位；挤压综合征占第三位。另外，完全性饥饿、休克与地震伤感染往往也是地震死亡的最主要原因，还有地震中容易出现的土埋窒息、淹溺、烧伤、冻伤等。一般来说，地震所造成的伤亡，其严重程度主要取决于地震震级的大小，距离城市或人口稠密地区的远近以及这些地区的抗震防灾能力；其次还与地震发生的季节、时刻、自然地理环境与天气气候等因素有关。有时还与震前发布的预报或警报是否成功有关。

2. 暴雨洪涝的伤害　主要表现为淹溺、毒蛇咬伤、电击伤、蚂蝗叮咬、机械性损伤和土埋窒息等。溺水是洪涝灾害直接威胁群众生命的最严重、最常见的伤害，特别是特大洪涝灾害，来势凶猛，人们来不及逃避落水而被淹溺，尤其是老人和儿童更易受害。溺水致死的原因主要是人体被洪水卷入深水中或落入江河、湖泊中，水进入呼吸道或有反射性的声门紧闭，空气不能进入肺内发生窒息急性缺氧死亡。洪涝灾害多发生在夏秋季，也是毒蛇繁殖和活动最为频繁的季节，特别是洪涝灾害发生后，大批灾民寄居野外，易被毒蛇咬伤。电击伤也是洪涝灾害较为常见的伤害，当洪涝灾害发生时，高压输电设备及各种建筑物内电气设备易被洪水淹没或冲毁，当人接触洪水或在屋檐下躲雨时，易触电或遭雷击，从而出现电击伤。洪涝灾害发生时，蚂蝗易于繁殖活动，叮咬灾民时有发生。水灾时各种民房农舍及城镇建筑物受洪水冲刷倒塌而致人受伤，或在野外也可能被山石、土方、树木等砸伤或掩埋，从而出现机械性损伤，特别是被泥石流或山体滑坡以及土墙倒塌掩埋，可能还会出现窒息，甚至死亡。另外，特大洪涝灾害还会使灾民造成完全性饥饿，若不能及时获救，最终会全身衰竭而死亡。还有，水灾后由于人畜尸体腐烂、粪便外溢、蚊蝇滋生、水源污染严重以及食物缺乏、衣着短缺、居住条件简陋拥挤、灾民抗病能力普遍降低等，极易出现传染病疫情。

3. 台风的伤害　台风对人员生命的直接威胁有砸伤、淹溺、土埋窒息和电击伤。继发灾害还有环境严重污染、卫生设施破坏、饥饿和营养不良，特别是精神上的创伤。这都使灾民抗病能力下降，容易导致各种疾病，包括各种营养缺乏病后继发严重感染、心血管、呼吸道及胃肠道疾病。台风多在夏秋季发生，受灾后还可能引起各种传染病的暴发流行。

4. 泥石流的伤害　可造成人体各部位的不同伤害，如外伤、骨折、挤压伤、掩埋、呼吸窒息、死亡等，特别是外伤和呼吸道梗阻导致的窒息与缺氧，是泥石流伤害的集中表现。

5. 火山爆发的伤害　火山爆发是地球内部的灼岩浆在强大压力的作用下被"挤"出来，它将沿着地壳的薄弱地带冲出地面，释放出巨大能量，有巨大的破坏力。以前往往认为，在火山爆发灾难情况下，熔岩可在短暂时间内将一村镇吞没，造成的要么是死亡、要么是生存，不存在伤员问题。但就既往事件资料分析发现，其实不然，火山爆发除直接造成人员死亡外，其危害往往还表现出三个基本特

点：一是火山砾撞击或建筑物坍塌造成的骨折及其他外伤；二是皮肤烧伤经及热蒸气引起的呼吸道伤；三是暴露于含有大量火山灰空气人员的呼吸道问题。另外，火山爆发时地下室或山谷低洼处有二氧化碳蓄积，进入这些地方的人员可能受到二氧化碳一类有毒气体的毒害。饮水也可能受到有毒物质的污染，引起当地居民的健康问题。

6.冰雹的伤害　冰雹对人的直接伤害主要是外伤、淹溺和冻伤，特别是外伤，可有头皮损伤、颅骨骨折、颅脑闭合伤、颌面伤等。冰雹很少引起严重的继发性灾难，只有特大冰雹可能会对人畜造成伤亡，给精神上造成创伤。应该注意的是，要防止外伤继发感染，高度关注心血管、呼吸系统和消化系统疾病的发生。

7.海啸的伤害　强烈的海啸，破坏性大，波及地区广，短时间内会造成大批伤员和多种健康问题。大量的海水涌来，可产生各种程度的淹溺病人，溺水是破坏性海啸所引起损害中最常见的一种；在巨浪的冲击和海水的浸泡下，可有大量建筑物倒塌，伤员会成批出现，尤其是挤压伤员；由于公共卫生系统的破坏，人群密集，可导致多种传染病的流行，特别是介水传染病的流行；也可造成精神创伤病员增加等。

另外，雪崩、异常气候、雷电灾难等自然灾害的伤害，也有其各自的特点和规律。

（二）生活饮用水供应困难

许多自然灾害都具有突发性、难以预知、成灾广泛、破坏严重、容易发生次生灾害和衍生灾害等特点，特别是其对环境和生活设施的破坏，往往使水源被毁，水厂被损，供水管网线路断裂，生活饮用水供应中断，给灾民的生活带来许多困难。无水可饮、无水做饭、无水洗漱、无水洗衣……水是生命之源，没有了水，一切生活无法保证，给灾民临时收容与安置增加了难度。

（三）饮食卫生难以保证

重大自然灾害发生后，往往是粮食、蔬菜、肉、蛋、奶等食物原料损毁殆尽，生活饮用水供应中断，食品加工厂、食堂、饭店等食品加工场所严重破坏，煤气、煤炭、石油等燃料缺乏，临时收容与安置场所基本的三餐供应难以保证，加上餐具、炊具无法正常清洗消毒，特别是断电造成的冷藏冷冻设施不能正常运转，使饮食卫生难以保证，很容易发生食源性疾患。

（四）居住环境条件极差

墙倒屋塌、家破人亡、财物全无是重大自然灾害的基本特征，能够找到一个遮风挡雨场所实属万幸，特别是在地震、洪水、台风、海啸、火山爆发等自然灾害发生的初期，幸运存活下来的灾民大多还未醒过神来，体力透支，缺吃少喝，精神恍惚，在缺少椅凳的情况下，往往喜欢席地而卧，尤其是在简易的帐篷或板房内，经常是相拥而住，一个帐篷内大都居住有6～8人，多的达15～20人。夏季湿度大，温度高；冬季风大气燥，天寒地冻，很容易出现中暑、湿疹、冻疮等，伤口也容易感染。

（五）公共卫生设施不足，排泄物与废弃物无害化处理困难

经过重大自然灾害的洗礼之后，往往是一片狼藉，废墟遍野，居住家园倒塌，生活饮用水供应中断，污水排放设施和厕所也会遭到严重破坏，拉屎撒尿无去处，生活垃圾无法正常收容与处理，因此，短时间很容易出现随地大小便、随手乱丢垃圾等现象，也为蚊蝇滋生和疾病传播创造了条件。

（六）灾民机体抵抗力下降

突然间的变故，骤然间无家可归，断电断水，缺乏食品和衣被，生活无着落、没规律，营养不足，加上四处奔波搜寻亲人、失去亲人和财产、自己受伤等精神创伤，而使机体抵抗力普遍下降，时刻面临疾病威胁。

（七）心理卫生问题严重

突发性的自然灾害，经常导致失去亲人或自己受伤，没有任何心理准备的打击，再加上次生灾害与衍生灾害的威胁，人们会产生不同程度的恐惧、担心、恐慌、悲伤、愤怒、失眠、易惊易醒、沉默、忧郁等精神心理上的变化，从而使机体抵抗力降低，也为临时收容安置增添了许多不确定因素。

（八）卫生防疫困难增大

许多自然灾害，诸如地震、火山爆发、洪涝、泥石流、台风等，顷刻之间可使千百万人丧生或受伤，可使灾区居民瞬间失去原有的生活条件，连起码的衣、食、住、行等物质生活条件也很难保证，由于社会组织机构破坏和功能的瘫痪，灾民食、住简陋，体质下降；城市给排水系统和环卫设施严重破坏，卫生状况急剧恶化；夏天人畜尸体腐烂，污水、垃圾、粪便无人管理，形成大量的传染源；灾后常伴有恶劣的异常天气，可能加重环境卫生恶化，降低了人们的抵抗力，为疾病的流行和传染病

暴发提供条件的同时，有效增加了卫生防疫工作的难度，特别是历史上"大灾之后必有大疫"的惨痛教训，值得高度警惕。

（九）医疗设备和药品器材不足

重大自然灾害同样也会导致医疗卫生单位的损毁，特别是灾害发生后的初期，由于外援力量未到，本地许多医疗设备、药品器材都还在被损毁的单位内，而且停电停水，许多手术器械无法及时消毒。加之需要救治的伤病员多，消耗量大，供需矛盾异常突出。

三、临时收容与安置的卫生保障措施

（一）切实加强食品卫生监督管理

1. 工作重点　保证受灾群众的饮食卫生安全是卫生监督的工作重点；提供足够的食物；对救援食品进行卫生监督和管理；对灾区原有食品进行清理与卫生质量鉴定和处理；加强食品卫生知识宣传，加强食物中毒的预防工作。

2. 工作措施与要求

（1）一类安置点：

1）直接入口的食品（如糕点、饼干等）应该是定型包装食品。

2）食堂应证照齐全，食堂供餐能力与就餐人数相适应。

3）用于原料、半成品、成品的容器、工具须分开。食品原料、半成品、成品应当分开存放，防止交叉污染。

4）不使用腐败变质、霉变、超过保质期的食品和其他禁止食用的食品。

5）所有现场加工的食物要烧熟煮透。食物要现吃现做。

6）餐具、用具使用前要清洗消毒；清洗消毒水池或容器不得另作它用；消毒后餐用具应贮存在清洁的专用保洁柜内。

7）库房存放食品应当隔墙离地；冷冻、冷藏设施能正常运转；食品或原料不能与非食品存放在同一场所；有毒有害物质专人保管。

8）加工人员操作时应当穿戴清洁的工作衣帽，配餐工作人员应当戴口罩；加工人员操作前及接触不洁物品后应当洗手；不留长指甲或涂指甲油、戴戒指。

（2）二类安置点：

1）直接入口的食品（如糕点、饼干等）应该是定型包装食品。

2）集体配（送）餐的单位应证照齐全，加工场所必须符合有关卫生要求，其供餐能力与生产能力相适应。

3）盛装、分送集体用餐应有专用密闭容器，送餐车辆应为专用封闭式，车辆内部结构应平整、清洁。

4）所有提供的食物要烧熟煮透。

5）避免购买和食用摊贩销售的未包装的熟肉和冷荤菜。

（3）三类安置点：参照二类安置点执行。

3. 部门分工

（1）依据《食品安全法》规定，卫生部门负责食品安全协调和餐饮卫生监管等工作，受灾群众达400人以上的一类安置点应配备2名卫生监督员，受灾群众400人以下的居民安置点配备1名卫生监督员，负责食品安全监督。

（2）军需（农业）部门负责畜牧、水产、蔬菜等食品安全监管。

（3）卫生（技监）部门负责食品生产企业的监管。

（4）军备管理（工商）部门负责食品流通领域的食品安全监管。

（5）政治（民政）部门负责捐赠食品的接收和管理。

（二）搞好饮用水的卫生与供应

1. 工作重点

（1）一类场所供应开水。

（2）二类场所尽量供应开水或提供饮水机，若不能供应开水或饮水机，则供应瓶装矿泉水。

（3）三类场所尽量供应开水，若不能供应开水，则供应瓶装矿泉水；若均无法提供，则应采取饮水消毒。

2. 工作措施与要求

（1）一类场所，开放安置点设置开水房，24小时为受灾群众集中提供开水，如无开水房则每100人提供1台饮水机。

（2）二类场所，在安置点区域内每300人设置1台集中式大型电烧水壶或每100人设置1台小型饮水机，若均不能提供则至少需要提供每人每天4瓶矿泉水供饮用。

（3）三类场所，在户外距离集中安置帐篷 100 米外搭建专门场所使用液化气等设备烧制饮用开水，或者每人每天提供至少 4 瓶矿泉水；若都无法实现，则最好采用深井水，实行饮水消毒。实施饮水消毒措施需要至少每日两次对井水中余氯进行监测，两次检测时间间隔须达到 6 小时，检测标准为井水余氯含量要达到 0.3 mg/L。

3. 部门分工

（1）一类场所，由安置点（如学校、宾馆）负责落实开水房开水的提供，并派出专门人员负责开水房间的管理和运转；若无开水房则由当地民政部门负责提供饮水机，由安置点按照每 10 台饮水机派出 1 名管理人员的标准对各饮水点供水情况进行管理。

（2）二类场所，由营房（民政）部门按照配置标准负责提供集中式大型烧水壶/小型饮水机/瓶装矿泉水，由安置点/志愿者每人负责 1 台大型电烧水壶/ 10 台小型饮水机的管理和运转。

若未能提供上述烧水设施，则由营房（民政）部门负责提供矿泉水，由安置点派出专人对领用情况进行每日登记。

（3）三类场所，由营房（燃气）部门提供燃气和灶具，当地居（村）委会派出人员轮流值班负责烧制开水，同时应防止 CO 中毒事件和火灾发生；若未能提供烧水设施，则由民政部门提供瓶装矿泉水；若二者在特殊条件下实在不能实现，由水利部门负责选址、打造水井，由当地居（村）委会派出人员对水井进行管理，由专业人员负责对井水进行消毒或消毒技术指导，由卫生监督部门负责至少每日 2 次水质监测。

（三）加强环境卫生管理

1. 工作重点

（1）一、二类场所：打扫卫生，及时清理、运输生活垃圾，保持公共厕所卫生，防治媒介生物侵袭。

（2）三类场所：打扫卫生，及时清理、运输生活垃圾，设置临时厕所和垃圾集中堆放点，做好粪便和垃圾的消毒、清运等卫生管理，防治媒介生物侵袭，禁止人畜混居。

2. 工作措施与要求

（1）一类场所：同房间受灾群众轮流值班负责清理房间内生活垃圾，每 20～30 名受灾群众配置 1 个垃圾桶，150～200 名受灾群众配置 1 名工作人员负责公共场地及厕所卫生的即时清理工作；落实 500 m^2 配置 1 个灭火器的要求，防止次生灾害的发生。

（2）二、三类场所：充分利用现有厕所，按人口密度合理布局，若仍不能满足需要则需构建临时厕所，以强化粪便处理。厕所数量应与安置点人数相适应，一般按每 45 人 1 个蹲位配置。应急临时厕所模式，可选择粪便与尿液分别收集的措施，尿液及时排放，粪便每日施加生石灰或漂白粉消毒。

根据季节特点和受灾群众聚集点的实际情况，每 20～30 名受灾群众配置 1 个垃圾桶，每 50 名受灾群众配置 1 名工作人员负责公共场地的垃圾清理及公共厕所或临时厕所卫生清理工作；要对室外随时清扫，垃圾及时清理，每 500 名群众配置 1 名工作人员，每天负责 1 次垃圾和粪便消毒工作。

3. 部门分工

（1）一类场所：组织发动受灾群众自行打扫房间内卫生；公共场所卫生由安置点派出人员负责清理并检查督促各安置房间内卫生清理工作；由民政部门负责提供蚊帐、被褥等相关物品。集中垃圾堆放点的垃圾清运工作由环卫部门负责。

（2）二、三类场所：由安置点负责配置 2 名工作人员负责公共场所和厕所的垃圾打扫和清理工作；由专业人员负责垃圾和粪便的消毒工作。集中垃圾堆放点的垃圾清运工作由环卫部门负责。

（四）开设临时医疗服务点

1. 工作重点

（1）为身体不适的受灾群众提供及时有效的诊断和治疗。

（2）开展症状监测以及传染病监测工作。

2. 工作措施与要求

（1）根据医疗卫生部门和安置点实际情况，每 500 名受灾群众配置 1 名医务人员。

（2）对就诊的受灾群众进行基础治疗以及症状/诊断结果登记。

（3）每日汇总当日就诊受灾群众信息。

3. 部门分工　基础信息主要由卫生部门主动进行收集。其中，各受灾群众安置点的人数、年龄、性别结构数据初始一次性收集后，可根据安置情况向相关部门获取信息。正常运转的医疗机构、受灾群众安置点医疗站、流动医疗队、流动和固定防疫队等的相关信息发生变化后，则由疫情信息收集的联系人实时报告。

(1) 法定传染病疫情报告。

1) 尚在正常运转的医疗机构的医务人员，按照《传染病防治法》及相关报告规范进行报告。

2) 受灾群众安置点的固定和流动医疗点的医务人员，如发现法定报告传染病，则按规定填写法定传染病报告卡，收集汇总后每日通过适宜方式将信息报告给所属县（市、区）卫生部门（如传真、电话、电子邮件或纸质版），由县（市、区）卫生部门进行网络直报或以其他方式上报。

3) 为了保证监测系统能够掌握每个受灾群众安置点的传染病或因病死亡发生情况，在未设固定医疗点的安置点，应当由指挥部或指挥中心的疾病监测组指定人员每天在安置点询问了解疾病症状和发生人数等，向当地卫生部门报告。

(2) 临床症候群监测。受灾群众安置点及流动医疗点填写临床症候群监测表，并将信息报告给所属县（市、区）卫生部门。

(3) 疑似传染病相关死亡、疑似传染病聚集性病例报告。正常运转的医疗机构、受灾群众安置点及流动医疗点的医务人员发现疑似传染病相关死亡、疑似传染病聚集性病例后，立即将信息上报给属地县（市、区）疾控中心，由当地卫生部门进行核实确认，如符合突发公共卫生事件标准，则按照突发公共卫生事件报告管理规范进行网络直报。

（五）积极开展健康教育

1.工作重点 对饮水、饮食、环境卫生、个人卫生、防病知识、心理卫生等各方面进行宣传教育。

2.工作措施

（1）受灾群众安置点负责借助广播、电视或者可移动音响设备对受灾群众定时循环播放，进行个人卫生宣传以及防病知识健康教育。

（2）对于一类安置点，卫生部门制订室内卫生要求，内容可包括：个人垃圾及时清理、个人单独使用毛巾、开窗通风等。

（3）对二、三类安置点，还需要加强粪便管理等相关内容。

（4）卫生部门按照每 100 名受灾群众印制 1 套宣传画报，每 5 名群众印制 1 套宣传单的标准，加强健康教育工作。

（六）做好心理救援与危机干预

1.工作重点

（1）综合应用基本干预技术，并与宣传教育相结合，提供心理救援服务；了解受灾人群的社会心理状况，发现可能出现的紧急群体心理事件苗头，及时向上级报告并提供解决方法；通过实施干预，促进形成灾后社区心理社会互助网络。

（2）目标人群：心理危机干预人群可以分为四级。干预重点应从第一级人群开始，逐步扩展。一般性宣传教育要覆盖到四级人群。

第一级人群：灾难亲历的幸存者。

第二级人群：灾难现场的目击者（包括救援者）。

第三级人群：与第一级、第二级人群有关的人。

第四级人群：后方救援人员、灾难发生后在灾区开展服务的人员或志愿者。

2.工作措施

（1）每 500 名群众配置 1 名心理救援医生（医疗部门负责），心理救援协调组应该积极与救灾指挥部保持密切联系与沟通，协调好与各个救灾部门的关系，保证心理危机管理工作顺利开展。在心理危机管理中发现的问题，应及时向救灾指挥部汇报并提出对策，以使问题得到及时化解。

（2）对灾难中的普通人群进行妥善安置，避免过于集中。在集中安置的情况下建议实施分组管理，最好由熟悉的灾民一起组成，并在每个小组中选派小组长，作为与心理救援协调组的联络人。对各小组长进行必要的心理危机管理培训，负责本小组的心理危机管理，以建立起新的社区心理社会互助网络，及时发现可能出现严重应激症状的人员。

（3）依靠各方力量参与。建立与当地民政部门、学校、社区工作者或志愿者组织等负责灾民安置与服务的部门及组织的联系，并对他们开展必要的培训，让他们协助参与、支持心理危机管理工作。

（4）利用大众媒体向灾民宣传心理应激和心理健康知识，宣传应对灾难的有效方法。

第三节 安置点的选择与要求

地震、海啸、泥石流、洪水等重大自然灾害发生后，原有的居民驻地可能会遭受毁灭性破坏，如

1976年唐山大地震和2008年"5·12"汶川特大地震，震中几乎100%的建筑损毁，市政设施全部瘫痪，原有的公共和社会系统已不可能为灾民提供生存的基本用水、食物、住处以及卫生、环境等系统，特别是在废墟下依然掩埋着大量遇难者的尸体的情况下，灾区群众的安置必须另择地点进行。为保证灾民一定时期内生活需要，安置地点的面积应能满足安置人数的需要，安置点应环境可靠，交通方便，水文地质条件优良，公共服务配套，供排水系统合理，符合环境保护的相关要求。

一、地点的选择

（一）原则

必须选择对人群健康和安全有保障的场所或地点。一般情况下，能建立安置点的地方可能有很多，可以是一块大面积的自发聚集地，也可以是一个有组织的、在农村地区的安置区域，甚至是一个面积很有限的灾民群居地。如果没有希望在短期内进行灾民的转移，对于受灾民众需求的规划就应涵盖长期的展望，因为一些临时安排一旦确定有可能很难改变。因此，所作决定应当综合专家的建议以及灾民的意见。

（二）基本要求

（1）尽可能靠近主要公路，有地方性的道路网并能与全国性的道路网相连接，保证可以乘车辆抵达，或者靠近交通枢纽，能提供物资和服务（如食品、燃料、灾民安置物资和国家社区服务等）的地方。

（2）地形良好，地势较高，便于排水，不易积水，不会被洪水淹没。

（3）土壤未被污染，远离有水和媒介生物相关疾病的地区，如伤寒、副伤寒、疟疾等。

（4）土地起伏适合于建筑，并有充分的斜坡，最好有2%～4%的坡度，以便于地面水的流出和建设排水设施。

（5）附近有良好的水源，并有使污水流出的地方。有河流污染的应位于污染源的上游。

（6）背风向阳，周围无明显的空气污染源或位于空气污染的上风向。

（7）土壤适合于绿化。

（8）山区注意避开山口，选择没有可能发生山洪、堰塞湖、山崩、泥石流等危险的地方。

（9）不能靠近工业区或被地震破坏了的既往工业区，城镇注意避开高层建筑物或工业废水、废气排放口及存放易燃、易爆等危险品的仓库附近。在工业区和住宅区之间必须有足够的地方设立防御带。

（10）地基牢固，避免在多岩石和不透水土壤处设安置点，不应在斜坡、狭窄山谷和沟壑处设安置点。

（11）安置点的地下不存在有用的矿藏。

（12）有富余的预备地面以便扩大灾民安置。

（13）为熟悉灾民来源地和当前安置地的情况，最好按原来居住状况进行安置。保持原来建制，按户编号，干群之间、各户之间相互了解，许多卫生问题可以有组织有领导地解决。

二、环境要求

重大自然灾害对环境的损害是严重的，往往造成房屋倒塌、供电中断、水源及供水系统破坏、交通中断、通信中断等，因此，在选择临时安置地点时，一定要特别注意环境方面的要求。

（1）出于安全原因，为减少因洪水或道路问题使避难所与外面隔绝的危险，安置点至少应有两条进出道路。

（2）居住点之间应有8 m的间隔，这样人们可自由通行，不被固定帐篷的桩子和绳索绊倒。这种间隔距离也有助于防止火灾蔓延。如果空地不够，不能满足此要求，那么居住点的间距至少应两倍于每个居住点的高度，且决不能小于2 m。间距大于8 m，可能导致随意排便，因此应予避免。

（3）应有针对恶劣气候条件（如暴雨、暴风等）的基本自然防护能力。

（4）对像帐篷这样的临时安置点，一般应有自然通风。

（5）为便于管理和控制传染病，安置点可容纳人数不应超过10 000～12 000人，或把安置点再分割成独立小区，每小区不应超过1 000人。

（6）应在周围以及道路两侧挖掘排水沟，特别在有暴发洪水危险时。

（7）要注意把水从避难所、厕所、临时医疗点等处引开。

（8）为控制昆虫滋生，对难以排干的死水区可采取回填方式，也可用聚苯乙烯球或薄油层覆盖。有条件的可使用专业杀虫的药物（如安倍）对池塘、水坑进行处理。小水面也应适当排水，以免形成水洼。

三、服务设施

（一）水的供应

在选址过程中最重要的准则是通年都有充足的水源。选择安置点最重要的标准就是接近安全的水源，安置点备用水源按照优先顺序考虑如下备用水源：①深井水；②浅井水；③雨水；④地表水。

如果一个地点的水源只能通过钻井、挖掘或者搬运的方法解决，该点将不在考虑之列。钻井可能不能实现或者不能提供足够的水，任何需要长期搬运水的地点都不应在选择范围内。选址的一个先决条件就是要有对水源的专业评估。

在确实有水源供应的地点，排水问题又变成了关键的选址标准。因此为了保证有效的排水，整个地点应当超过洪水位，高于水平面至少 3 m，最好选择略微倾斜的地点。平坦的地点可能会有污水和暴雨排水的严重问题。沼泽以及可能变成沼泽的地点或者在雨季积水的地点也应当避免。当地的分水岭可以优先考虑。对水源应采取下列保护措施。

（1）禁止人或动物进入水源地区，如有必要，应设置隔离墙和看守人。

（2）保证垃圾、粪便处理场距离水源有一定的安全防护距离。

（3）禁止在河流或溪水取水点上游洗浴、游泳、清洗、饲养动物。

（4）为保证水源不被污染，应提高水井的质量，包括溢水的排泄及渗水坑等，应与水井保持一定的安全距离。

应按照相应标准对饮用水源进行消毒，并每日对残余氯量进行监测。联合国难民事务高级官员建议每人每天家用洁净水最少为 15 L。一旦用水基本需要得到满足，则应逐步改善并保护水源。一般每 250 人至少应有一个供水点。

（二）食品的供应

灾害期间临时安置点的食品供应要加强卫生监督管理，控制好食物原料采购、制作、运输、储存、分发五个环节，加强对外源食物的宏观控制、做好灾害初期及后期的食品卫生工作，严防食源性疾病。

（1）建立外购、外援食物的卫生质量检查制度。对符合卫生要求的食物做好卸货、储存、转运、分发的卫生指导。

（2）要科学制订灾民粮食分配和食物分发规划，合理分配食物，特别要注意重灾区和非计划供应灾民的粮食供给。

（3）把好食物分发关。分发食物时应尽量采用小包装，少量多次分发。注意不要使无包装的食物在食用前被脏手及不洁工具污染。

（4）把好食物运送关。根据食物的性质，采取相应的防止污染的措施，注意食物运输过程中的防腐、防雨、防蝇、防尘等，所用的各种运输工具都必须经过洗刷消毒处理。不使用化工专用车、垃圾车和近期内运过毒物的车辆等运送食物。注意上无棚顶，下无架垫的食物运输极易被污染及受潮。

（5）把好食物储存关。临时储存食品的场所应保持干燥、清洁，不放杂物，食品隔墙离地存放，注意通风、防虫、防鼠、防蝇、防尘、防霉变。

（6）防范营养缺乏症。要给受灾群众合理调整饮食，补充蛋白质、热量、维生素和矿物质。重度营养缺乏者需静脉给予葡萄糖、水解蛋白、氨基酸及维生素等营养物质。

（7）预防食物中毒。在灾区提倡尽量使用煮、炖等充分加热的烹调方式，不吃生冷食物，不喝生水和不清洁的水。尽量不要吃剩饭剩菜，或在确定未变质的情况下彻底加热后再食用。

（三）排泄物与废弃物的处理

良好的环境卫生条件是防止腹泻病发生的重要因素，安置点排泄物与废弃物包括粪便、污水和固体垃圾等，处理要点如下。

（1）临时安置点应至少为每 20 人提供 1 处厕所，而且厕所应该建立在灾民都容易接近的地方，并宣传鼓励人们使用。

（2）厕所应该设置在至少与水源相隔 30 m 的地方，如果取水点在厕所上游，可适当缩短距离，但要控制抽水率，避免地下水倒灌回取水点。

（3）公共厕所要求位于安置点的下风向，以避开公共厕所的气味。

（4）在健康教育中，应强调随意大小便的危害性。

（5）为灾民安置地区配备集中垃圾箱回收处理站，并组织人员定期在安置点回收生活垃圾。

（6）专业人员对集中收集的排泄物和废弃物进行妥善处理，避免造成二次污染。

（四）医疗卫生服务

为方便灾民就医，根据安置点实际情况，按照每1 000名受灾群众配置不少于1名医疗卫生人员的标准，建立临时医疗点或派出巡回医疗队，做好安置点基本医疗卫生服务。

1.认真做好检伤分类和医疗后送处理　注重检诊、分诊和转诊环节，简单地清创处理后，及时将重症患者转到有条件的医院，做进一步检查、诊断、治疗。将孕妇安排在孕妇室；将初产妇和哺育照料婴幼儿的妇女安排在母婴同室；将老年患者安排在固有建筑房屋内，实行特殊治疗和护理。根据季节特点，对适龄儿童及时进行甲肝、乙脑疫苗紧急预防接种，以增强免疫力、抵抗力。

2.规范医疗服务　医务人员要及时转变观念，加强有菌观念、无菌操作的意识。医护人员衣帽整洁，在每一个诊断桌上，都放置一瓶免洗手消毒液备用，在处置伤员前、后都要用免洗手消毒液进行洗手处理，防止发生交叉感染。在处置伤员时，严格遵守无菌操作规程，严格执行有关技术操作规范和工作标准，有效防止感染的发生。特别是较深的伤口，要清创彻底。

3.加强治疗室、换药室等工作场所的消毒　室内每日用紫外线照射一次，1小时/次。地面用含氯1 500 mg/L的消毒液喷洒地面2次/天。所用的医药器械都要经过严格的消毒方可使用。包括听诊器和血压计都要紫外线照射1次/天，1小时/次。

4.所用的消毒器械、一次性医药用品和器具，应当符合国家有关规定，使用前要认真查验"三证"和有效期

5.由于临时灾民安置点存在较多的潜在感染易感因素，对伤口的处理比平时消毒的次数要多一些，面积要宽一些。由于重大自然灾害后伤员普遍伤口污染重，且易感因素多，故患者都要常规口服抗感染药。有开放性伤口的患者，都要及时注射破伤风抗毒素

6.强化疫情监测和报告，及时发现和处置各类疫情和突发公共卫生事件

7.做好安置点消杀、灭虫和环境卫生工作

8.加强饮水和食品安全、保障临时安置点受灾群众饮食安全

9.加强健康教育，宣传防病知识　对不同年龄、文化、民族的灾民，用不同的方式方法，讲解疾病与卫生的关系，让他们学会自我保护。要求经常打开帐篷的门、窗，使空气流通，增加健康、卫生和防病意识。教导灾民不吃生、冷食物凉拌菜，不喝生水，喝烧开的水或瓶装矿泉水，以减少肠道传染病发生，保持较强的抵抗力。教育和引导灾民养成爱清洁、讲卫生的良好习惯，不乱扔垃圾，不随地吐痰，不随地大小便，爱护环境，减少蚊蝇滋生，避免疫情流行。

10.开展心理干预，消除恐慌情绪　尽量多接触灾民，与灾民谈心，告之恐惧、担心、内疚、愤怒、失眠、恶梦、易惊醒等这些反应，是一个正常人在遭遇到这样大事的正常反应。好的情绪有利于抗病能力的充分发挥。不必刻意地克制自己的情感，可以采取适当的方式方法宣泄、释放压抑的情绪，以减轻心理压力。

四、土壤与植被

土壤应当能够允许吸收水分和保存居住垃圾。岩石和不具渗透性的地点应当避免。如果可能，应选择适合做菜地或者农耕用地的地方。

此地的地表应当很好地被覆草或灌木、树木覆盖，因为植被可以提供遮蔽，减弱侵蚀和沙尘。在建造安置点的过程中，应当注意尽量减少对植被和地表土壤的破坏。如果使用推土机，应当避免将地表土壤铲离安置点区域。如果必须使用木材作为家用煮食燃料，木材的来源不应来自安置点当地的植被，应当尽快寻找替代燃料，以避免造成对附近的木材不可挽回的损耗。

五、其他

灾民安置地必须没有重大环境卫生危险，如疟疾、丝虫病或者血吸虫病等。气候条件应当适合通年居住。例如，在旱季的一个合适的地点可能在雨季就不能使用。日常的微风是有益的，但强风有可能损坏紧急和临时房屋，特别是帐篷。如果条件允许，灾民们不应当被安置在一个气候条件与他们所习惯的气候截然不同的区域。

另外，还有土地使用权问题，安置点所用土地，应避免影响当地居民所拥有的使用权，如被用来放

牧或者有其他用途。安置点通常设立在政府提供的公共区域内。

第四节　安置点的建设与管理

聚居是人类生存的需要，它包含：要有"蔽风雨，御寒暑"的庇护所，发展为构建房屋；要有适应群居生活的聚居地，发展为建设人居环境。中国人向来十分重视人居环境的建设。古人对于城市、村庄、宅院的选址就注重环境优美，且遵循具有生态学意义的"后靠青山，前有流水"的典型环境模式，并强调"天地人合一"，建房盖屋非常注重对环境的保护。"人之居处，宜以大地山河为主""村乡之有树木，犹如人之有衣服，稀薄则怯寒，过厚则苦热"等，都表明了自然环境对村落、民居的重要性。因此，作为受灾群众居住和从事生产活动聚居点——安置点的建设与管理而言，也应崇尚自然、尊重环境、天地人和谐，努力创造出诗画境界。

一、安置点规划的原则和要求

（一）安置点规划的原则

安置点的规划应该坚持尊重土地、人、风俗习惯的三大原则。即：尊重自然，使人在谋求自我利益的同时，保护自然过程和格局的完整性；尊重人，包括作为一个生物人的需要；尊重风俗习惯，关怀个人、家庭和村落与土地的精神联系和寄托。安置点规划的具体原则是：全面规划、合理布局、节约用地、统筹安排、有利于可持续发展。

安置点的规划应以县的区域规划为依据，根据灾后经济发展计划和当地自然资源条件，对土地利用、水利、交通和村镇居民点的分布做出全面的规划，并对山、水、田、林、路、村做出统一规划，根据有利生产、方便生活的要求，远期与近期结合，使灾后建设与产业发展、文教卫生和公共服务设施的建设结合起来，尽快改善和提高灾后居住条件和物质文化生活水平。

（二）安置点规划的要求

安置点的功能由三个部分组成：一是居住功能，为受灾群众提供生活和休息场所；二是保障功能，配备与居住功能相配套的各种社区服务设施，如幼儿园、学校、卫生所、银行、邮局、商店等；三是产业发展和服务功能。在规划中应注意以下几点。

1.节约土地和资源　规划应通过区域空间调整，提高土地利用的合理性，通过适当的能源和废物管理，保护区域生态环境，保护生物的多样性。倡导循环经济的运作模式，采取技术和管理等措施实现对灾后资源的合理利用。

2.与产业发展相协调　灾后经济发展应当建立在区域经济发展的基础上，并注重家庭生产与集体经济发展相结合。因地制宜进行山、水、田、林、路综合治理，建立高效、低耗、低污染的生产体系，提高产业发展的规模效益，促进灾后社会、经济、文化、环境、生活、生产的可持续发展。

3.延续原有地域的人文特色　特别是对一些地方民族特色发源地的村镇，其地域文化传承着远古社会、经济、信仰、风俗的原始基因，积淀着一个民族的精神。在安置点规划中，应保持传统村落原有的自然和地域特色，突出民族特点和地方风格，创造具有特定景观及文化内涵的村落空间。

二、安置点的布局与建设

（一）安置点的布局原则

（1）安置点布局的基本原则是将灾民组织成小社区或者村落，每个区或村落1 000人左右，各自包含分散的社区服务。

（2）集中服务的位置取决于具体情况和实际可用的面积。如果有空地，可以将集中服务设置在安置点的中心位置。如果面积紧张，将集中服务设置在安置点的入口处附近比较好。这样可以避免卡车在密集的安置点中穿行。不管布局如何，出于安全原因，仓库必须设在管理办公室附近。

（3）通过平行街道把区域划分成正方形或者长方形的、线状或者格状的布局是比较常用的。这样的设计简单，可以迅速实施，可以允许人口高密度居住。但是由于环境卫生方面的问题和疾病通常也与人口密度成正比，所以应当尽量避免人口密度过高。此外，刻板的格状设计也使得灾民居住不习惯。

（二）安置点的建设

1. **居住区** 包括各户住宅、院落、公共建筑、绿地和各户间通道，应布置在安置点自然条件和卫生条件最好的地段。

2. **厕所** 每20人共用至少一个厕所。厕所距离任何房屋的距离不应当少于6 m，也不应超过50 m。应当预留足够的面积用于置换厕所。如果公共厕所不可避免，应当有路通向它们以便于维护。为了避免污染水源，雨水与污水都应当有各自有效的排水系统。

3. **水的输送** 如果可能，任何一间房屋到水源输送点的距离不应当超过100 m或者步行几分钟的距离。水通常由水泵抽取到高处，以便利用水往低处流的特性输送。

4. **道路与路径** 其他安置点应当可以通达本安置点，并且有耐风雨的道路和路径连通不同的区域和设施。道路应当修建于水位之上，并且有可靠的排水系统。如果安置点有相当多的车辆出入，应当与人行道分开。

5. **消防** 在一个灾民安置点的建筑区域，大约每300 m要修一条宽50 m的防火道（一个没有建筑的区域）。防火道可以用来种植蔬菜或者用于娱乐。如果面积允许，各个房屋之间的距离要足够远，以防止着火的房屋在倒塌时碰到相邻的建筑。当地的主要风向也是一个应当考虑的因素。

6. **管理与社区服务** 紧急情况突发伊始，很难预见有可能需要的所有管理和社区服务。在面积有限的地方，低估将来公共需求的空间是灾民安置点的常见问题。因此，如果面积允许，应当预留空地以备将来这些服务扩展所需。下列管理与社区服务是必需的。

（1）尽可能集中的：
1）安置点管理办公室。
2）必要服务协调办公室（保健、物资供给、供水、教育）。
3）仓库。
4）首次登记/健康筛查区。
5）寻人服务。
6）治疗供给中心（如果需要）。

（2）尽可能分散的：
1）沐浴和洗涤区。
2）社区服务（保健中心，社会服务中心）。
3）辅助供给中心（如果需要）。
4）教育设施。
5）其他（如为残障人士或者孤儿提供服务的）机构。

三、注意事项

（1）在紧急情况发生伊始，立即提供重要物资和服务比耗费精力去改变灾民自发的安排更加重要。

（2）在进行安置点规划时，应当考虑到可能的人群扩张带来的需求压力。

（3）在规划安置点时应当首先考虑不同家庭的特点和需求，尽可能顾及社区的愿望，特别是女性主持的家庭的需求。

（4）一个灾民安置点不是一个自然形成的社区，需要提供详尽的关怀，以满足特殊需求。

（5）安置点的整体布局和其他外观应当针对家庭、村落或者民族群体，采取以社区为基础的手法。

第五节　安置点的卫生服务

对于失去家园的灾民来讲，安置点就是他们的家。一定时期内他们将在此居住、生活，因此，安置点的卫生服务保障十分重要，其工作质量不仅直接影响到灾民的生活质量，还关系到党和政府对灾民关爱政策落实的好坏，必须全面谋划、周密思考、严密组织、狠抓落实，妥善安排受灾群众的日常生活，及时诊治灾民疾患，防止传染病、食物中毒等各类突发事件的发生，为早日重建家园、恢复生产提供有力保证。

一、医疗救治服务

（一）服务重点

（1）身体不适的、受伤需紧急处置的。
（2）安置点居住有轻伤、小病的。

(3) 被从废墟中紧急救出、伤情较轻的。
(4) 老弱病幼及孕妇。
(5) 症状监测以及传染病监测工作。

（二）主要措施及要求

（1）固定或流动医疗点要指定 1 名医师作为临时安置点的联系人，并将联系人和联系电话告知安置点居民。

（2）实行首诊负责制。固定或流动医疗点医务人员对于能够就地处理的疾病应当积极予以处置，对不能处理的要负责与上级医院联系，负责做好转诊工作。

（3）固定或流动医疗点的医务人员要按照疾病预防控制机构要求，做好传染病的报告和症状监测工作。重点掌握发热、腹泻等症状患者的发病情况，发现异常情况或甲肝、痢疾、乙脑等传染病疫情后，要立即报告所在地疾病预防控制机构。

（4）根据安置点实际情况，每 500 名受灾群众配置 1 名医务人员。

（5）开展门诊医疗服务，对上门求医者进行医疗诊治和护理。

（6）开展巡诊医疗服务，对需要医疗服务的患者上门实施医疗诊治和护理。

（7）开展急诊医疗服务，在群众性自救互救基础上，对需要医疗救治的伤员进行急诊医疗护理。

（8）组织医疗后送，对严重威胁生命的重伤员，如窒息、骨折、大出血、昏迷等伤病员，在先行抢救的基础上，及时组织医疗后送。

（9）组织现场急救培训，对医疗队员和其他医务人员进行现场包扎、止血、固定、人工呼吸、搬运、尸体处理的防护和卫生防疫知识培训。

（10）每日汇总当日就诊受灾群众信息。

二、食品卫生管理

（一）服务重点

（1）将受灾群众的饮食卫生安全作为卫生监督的工作重点。

（2）为安置点灾民提供足够的食物。

（3）对救援食品进行卫生监督和管理。

（4）对灾区原有食品进行整理与卫生质量鉴定。

（5）加强食品卫生知识宣传，做好食物中毒的预防工作。

（二）主要措施及要求

（1）直接入口的食品（如糕点、饼干等）应该是定型包装食品。

（2）食堂或集体配（送）餐的单位应证照齐全，加工场所必须符合有关卫生要求，其供餐能力与就餐人数相适应。

（3）用于原料、半成品、成品的容器、工具须分开。食品原料、半成品、成品应当分开存放，盛装、分送集体用餐应有专用密闭容器，送餐车辆应为专用封闭式，车辆内部结构应平整、清洁，防止交叉污染。

（4）不食用腐败变质、超过保质期的食品和其他禁止食用的食品。

（5）所有现场加工或提供的食物要烧熟煮透。食物要现吃现做。

（6）餐具使用前要清洗消毒，清洗消毒水池或容器不得另作他用，消毒后餐用具应贮存在清洁的专用保洁柜内。

（7）库房存放食品应当隔墙离地，冷冻、冷藏设施能正常运转，食品或原料不能与非食品存放在同一场所，有毒有害物质专人保管。

（8）加工人员操作时应当穿戴清洁的工作衣帽，配餐工作人员应当戴口罩；加工人员操作前及接触不洁物品后应当洗手，不留长指甲或涂指甲油、戴戒指。

（9）避免购买和食用摊贩销售的未包装的熟肉和冷荤菜。

三、饮水卫生管理

（一）服务重点

（1）饮用水水源的保护。

（2）为安置点灾民提供开水供应，若不能供应开水或饮水机，则供应瓶装矿泉水。

（3）如无法提供开水或瓶装水的，做好饮用水消毒处理。

（二）主要措施及要求

（1）设置开水房：开水房保证 24 小时为受灾群众集中提供开水。

（2）配备饮水机：无开水房的安置点，每 100 人设置 1 台饮水机，或在安置点区域内每 300 人设置 1 台集中式大型电烧水壶。

（3）若条件不允许，可在户外距离集中安置帐篷 100 m 外搭建专门场所使用液化气等设备烧制饮用开水，或者每人每天提供至少 4 瓶矿泉水供饮用；若都无法实现，则最好采用深井水，实行饮水消毒。实施饮水消毒措施需要至少每日两次对井水中余氯进行监测，两次检测时间间隔须达到 6 小时，检测标准为井水余氯含量要达到 0.3 mg/L。

（4）清理供水的水源地，划出一定范围水源保护区，严禁在此区域排放粪便、污水与垃圾。利用井水为饮用水水源的，水井应有井台、井栏、井盖，井的周围 30 m 内禁止设有厕所、猪圈以及其他可能污染地下水的设施。取水应有专用的取水桶。

（5）在卫生防疫人员的指导下进行饮水消毒。

（6）加强饮用水卫生检测和监督监测工作，增加对集中式供水管网末梢水监测数量和频次，各地要根据本地区灾后饮用水卫生状况，开展饮用水重点控制指标的监测，及时发现危及群众健康的水质污染情况。对采取井水或山泉水等分散式供水的安置点，卫生部门要加强饮用水消毒指导和水质监测工作，实施饮水消毒措施，至少每日 2 次对余氯进行监测，并做好记录。

四、环境卫生管理

（一）服务重点

（1）打扫卫生，及时清理、运输生活垃圾，保持公共厕所卫生。

（2）若无公共厕所，设置临时厕所和垃圾集中堆放点，做好粪便和垃圾的消毒、清运等卫生管理，防治媒介生物侵袭，禁止人畜混居。

（二）主要措施及要求

（1）房间内有厕所：同房间受灾群众轮流值班负责清理房间内生活垃圾，每 20～30 名受灾群众配置 1 个垃圾桶，每 150～200 名受灾群众配置 1 名工作人员负责公共场地及厕所卫生的即时清理工作；落实 500 m² 配置 1 个灭火器的要求，防止次生灾害的发生。

（2）房间内无厕所：充分利用现有厕所，按人口密度合理布局，若仍不能满足需要则需构建临时厕所，以强化粪便处理。厕所数量应与安置点人数相适应，一般按每 45 人 1 个蹲位配置。应急临时厕所模式，可选择粪便与尿液分别收集的措施，尿液及时排放，粪便每日施加生石灰或漂白粉消毒。

（3）根据受灾群众聚集点的实际情况，每 20～30 名受灾群众配置 1 个垃圾桶，每 50 名受灾群众配置 1 名工作人员负责公共场地的垃圾清理及公共厕所或临时厕所卫生清理工作；要对室外随时清扫，垃圾及时清理，每 500 名群众配置 1 名工作人员，每天负责 1 次垃圾和粪便消毒工作。

五、开展健康教育

（一）服务重点

对饮水、饮食、个人卫生、防病知识等各方面进行宣传教育。

（二）主要措施

（1）受灾群众安置点负责借助广播、电视或者可移动音响设备对受灾群众定时循环播放，进行个人卫生宣传以及防病知识健康教育。

（2）制订室内卫生要求，内容可包括：个人垃圾及时清理、个人单独使用毛巾、开窗通风等。结合安置点实际情况，需加强粪便管理等相关内容。

（3）每 100 名受灾群众印制 1 套宣传画报，每 5 名群众印制 1 套宣传单的标准，加强健康教育工作。

六、环境消杀灭

（一）服务重点

（1）安置点居住地环境。
（2）安置点食堂、饮食供应点。
（3）安置点厕所、垃圾点等。

（二）主要措施及要求

（1）要定期开展消毒杀虫工作，厕所与垃圾应每日消毒一次，有效氯 5 000 mg/L；环境 3～5 天消毒一次，有效氯 1 000～2 000 mg/L。

（2）开展大范围的灭蚊蝇工作，安置点厕所与垃圾使用速杀型杀虫剂（如敌敌畏）灭蝇，前期 1～2 天喷药一次，后期 3～5 天喷药一次。

（3）室内可不必经常喷药，可采用拟除虫菊酯类杀虫剂（高效氯氰菊酯）作物表滞留喷洒，2～3 周一次。

（4）当居住人员反映有鼠类活动时，使用捕鼠器械（如鼠夹、鼠笼）灭鼠，鼠密度过高时，由卫生防疫人员使用抗凝血灭鼠药物灭鼠，在灭鼠同时，即死鼠高峰期之前要加强一次杀虫处理（灭蚤）。

七、心理干预服务

（一）服务重点

（1）综合应用基本干预技术，并与宣传教育相结合，提供心理救援服务；了解受灾人群的社会心理状况，发现可能出现的紧急群体心理事件苗头，及时向上级报告并提供解决方法；通过实施干预，促进形成灾后社区心理社会互助网络。

（2）目标人群：本次心理危机干预人群分为四级。干预重点应从第一级人群开始，逐步扩展。一般性宣传教育要覆盖到四级人群。

第一级人群：灾难亲历的幸存者。

第二级人群：灾难现场的目击者（包括救援者）。

第三级人群：与第一级、第二级人群有关的人。

第四级人群：后方救援人员、灾难发生后在灾区开展服务的人员或志愿者。

（二）主要措施

（1）每500名群众配置1名心理救援医生（医疗部门负责），心理救援协调组应该积极与救灾指挥部保持密切联系与沟通，协调好与各个救灾部门的关系，保证心理危机管理工作顺利开展。在心理危机管理中发现的问题，应及时向救灾指挥部汇报并提出对策，以使问题得到及时化解。

（2）对灾难中的普通人群进行妥善安置，避免过于集中。

（3）在集中安置的情况下建议实施分组管理，最好由熟悉的灾民一起组成，并在每个小组中选派小组长，作为与心理救援协调组的联络人。对各小组长进行必要的心理危机管理培训，负责本小组的心理危机管理，以建立起新的社区心理社会互助网络，及时发现可能出现严重应激症状的人员。

（4）依靠各方力量参与。建立与当地民政部门、学校、社区工作者或志愿者组织等负责灾民安置与服务的部门及组织的联系，并对他们开展必要的培训，让他们协助参与、支持心理危机管理工作。

（5）利用大众媒体向灾民宣传心理应激和心理健康知识，宣传应对灾难的有效方法。

第六节　长期安置应注意的卫生问题

长期灾民安置点是受灾群众集中固定居住之家园，为了使长期居民安置点的生活条件、居住条件、卫生设施等逐步得到改善并达到最合理的标准，及时组织开展自然灾害卫生评估，积极开展卫生服务保障，搞好长期安置点的建设与管理，想方设法解决长期安置中的问题十分重要。

一、灾害卫生评估必须及时准确

在自然灾害发生后的各阶段，卫生部门均需采取适当方式不断开展卫生学评估工作，以及时了解灾区居民的卫生状况并分析其需求，为决策部门确定救灾防病工作的策略和措施提供参考依据。特别是自然灾害发生后的安置阶段，灾后快速卫生评估是在自然灾害后的最短时间内开展的，对及时了解灾区基本公共卫生状况、分析灾区居民首要卫生需求、及时调整安置卫生保障极为关键。

（一）正确选择评估方法

（1）根据实施的时间，可分为灾后紧急救援期的评估、持续救援期的评估和重建恢复期的评估。

（2）根据评估的内容和详细程度可分为专题的细致评估和全面的粗略评估。

（3）根据评估对象的不同还可分为针对个体的评估和针对群体状况的评估等。

不同类型的评估各具特点，用于满足不同的实际需求。一般来说，灾后的快速卫生评估由于其紧迫性，更为注重信息的及时性和全面性，对准确性和细致程度的要求相对较低，因此，快速评估一般要求在灾后紧急救援期完成，不需详细针对某一卫生学专题而要求全面粗略掌握灾区的卫生状况，一般针对群体而非个体，即多为对灾民安置点而非灾民个体进行调查。

（二）及时明确评估目的

自然灾害发生后，灾区居民的生活状况，包括卫生状况发生极大改变，疾病的发生风险增加。灾害发生后进行的快速评估旨在尽快确定灾区最主要的公共卫生威胁和隐患，使采取的卫生应急措施与灾区的实际需求尽量相一致，从而有效开展紧急救援期的救灾防病工作。

（三）科学选定评估对象

灾后时间紧迫且人力等资源极其有限，因此快速评估不适宜采取入户（帐篷）逐个调查的方法，评估者应当采取实地考察和知情者（如安置点管理员）访谈的方法。

从我国近年来自然灾害的灾后救援工作实践来看，灾民大规模转移安置是灾民紧急救援期和持续救援期的主要安置方式。因此在灾民安置点开展快速评估能够反映绝大多数灾民的状况，具有较好的代表性。

（四）客观确定评估内容

由于灾后基本生活状况和卫生条件均发生重大变化，而快速评估的直接目的是在灾害发生后尽快确定灾区最主要的公共卫生威胁和隐患。因此，灾后快速评估必须全面、客观，以便于全面了解灾区居民的卫生状况和具体需求。

（1）灾民的居住情况。
（2）饮食与饮用水卫生情况。
（3）环境卫生情况。
（4）既往疾病及相关危险因素。
（5）媒介生物情况。
（6）医疗和公共卫生服务情况。
（7）灾民健康需求等情况。

（五）充分做好评估准备

（1）熟悉快速评估工作工具。
（2）修订评估方案。
（3）建立评估队伍并开展必要培训。
（4）携带必要的野外生存装备和物资，注意人身安全。

（六）正确使用评估结果

灾后公共卫生状况与需求快速评估的最终目的是为了以评估为依据制订救灾目标与行动计划，并制订灾后紧急救援阶段的公共卫生干预措施。因此，评估的结果必须及时呈报和发布才能发挥其应有的作用。首先必须尽快地呈报当地政府（救灾指挥部）等相关决策部门，便于其及时掌握信息、制订或调整救灾防病措施。同时，在当地救灾指挥部门的安排下，评估结果可以适当方式进行网络或新闻媒体的发布，以尽快争取其他地区的物资、人力和财政等资源的支持。

二、灾后健康教育必须突出重点

（一）明确自然灾害健康教育工作目标

（1）及时向公众传播普及卫生防病知识。
（2）引导公众正确地参与健康教育工作，防范公众心理恐慌，维护社会稳定。
（3）帮助受灾群众进行心理修复。
（4）指导公众采纳预防疾病和保护健康的生活方式和行为，提高个人和和群体预防保健的能力。

（二）开展自然灾害健康教育需求评估

健康教育需求评估目的在于明确哪些问题是灾害期间最严重、最急需且能通过健康教育方法解决的问题，进而确定健康教育策略、内容和方法。健康教育需求评估包括以下3方面内容。

1.社会学评估　不同的自然灾害对群众健康的影响是不同的，故应首先根据自然灾害的类型，评估灾害带来的危害健康相关因素。其次，通过收集灾区居民的收入情况、日常生活必需品、食物供给、居住环境和条件等信息，掌握居民接受健康教育的可行性和针对性。同时，要研究灾区人口构成、心理状况、受教育程度，当地习惯的娱乐和交流方式，地方习俗等，确定针对性的健康教育活动形式。此外，还要了解当地卫生政策、卫生服务水平和资源，确定健康教育可利用的政策和资源。

2.流行病学评估　主要了解灾区健康危险因素流行状况、传染病发病状况、环境卫生状况等，确定健康教育内容。

3.行为学评估　通过了解灾区居民卫生相关知识、态度和行为情况，如饮水及饮水消毒、饮食及剩饭菜处理、对居住环境的态度、厕所及改善的可行性、传染病预防行为、有害生物防护行为、参与救灾防病态度及行为、日常卫生习惯等，确定健康教育与行为干预相关的内容。

（三）灾害后健康教育原则

1.政府主导，多部门合作，全社会参与　依据《中华人民共和国传染病防治法》，各级政府负有组织开展灾区健康教育的职责。政府各有关部门在各自职责范围内负责救灾防病健康教育管理、传播等工作。卫生部门在同级政府领导下，统一监督管理救灾防病健康教育工作，负责调查研究、制订计划、监督指导、提供有关信息及沟通协调等。卫生部门健康教育机构（人员）负责救灾防病健康教育的业务技术指导和传播材料的制作和下发。居民（村民）委员会负责灾区健康教育各项传播活动的落实，并协助卫生部门做好监测评价。

灾区健康教育的主体不只是健康教育机构或卫生部门，还包括政府、社会有关部门、单位及人员。灾区健康教育的内容不仅仅是卫生防疫知识，还包括救灾防病工作动态、经验教训、典型事例等。灾区健康教育的方法，不仅仅是传播、教育和干预，还包括沟通和协调等。

2.有的放矢，务求实效　在灾区健康教育需求评估的基础上，制订适宜的健康教育计划，有计划地开展符合灾区实际和居民需求的健康教育活动。

（四）灾害后健康教育组织分工

依据《突发公共卫生事件应急条例》《传染病防治法》《食品安全法》和《国家突发公共卫生事件应急预案》等法律、法规及相关政策性文件，各级政府负有组织开展灾区健康教育的职责。政府各有关部门在各自范围负责救灾防病健康教育管理、传播等工作。

1.各级政府的职责　各级政府要统一指导、监督、管理救灾防病健康教育工作，负责政策制订、资源筹集和社会动员。

2.卫生部门　各级卫生部门在同级政府领导下，负责调查研究、制订计划、监督指导、提供有关信息及沟通协调等。

3.宣传部门　宣传部门负责进行有利于救灾防病的舆论引导，传播救灾防病知识，促进风险沟通，促进全社会关心、支持救灾防病。灾区电台、电视台健康知识节目播出时间每天不少于60分钟。由政府督促，广电部门负责，尽快恢复洪涝灾害初期被毁的灾区有线广播，并运用广播进行健康教育。

4.灾民临时安置点　由政府指令灾区各灾民点确定1~2名专人负责健康教育工作。具体工作如下。

（1）设置宣传栏并且根据灾民点主要健康问题及时更换内容。

（2）张贴健康教育材料。

（3）组织居民收看救灾防病音像资料等活动。

（4）对居民危害健康行为，特别是相关危害健康行为进行干预。

（5）由各行政村负责，建立起卫生责任区制度，及时清理环境、厕所、禽畜圈卫生。

（6）由各行政村负责，组织村干部和医生、教师等成立救灾防病领导组，不定时监督、检查、干预居民健康相关行为。

（7）各级医疗队和当地政府密切配合，做好健康教育工作，并在居民点组织开展多种形式的宣传咨询活动。

5.灾区正常上课的学校　对学生进行救灾防病知识技能培训，并且开展学生包户教育。

（五）长期安置健康教育重点

灾害的发生更具有突然性和偶然性，灾区居民多是无计划地仓促离开原居住地。此类灾区健康教育任务最重。一是因为居民的灾害准备不足，包括应对灾害的心理准备和知识行为准备；二是因原居住环境被破坏，引起生活困难，甚至缺乏生活必需品；三是各方面服务开展仓促，难以规范有序。此类灾区形成后，应当立即进行健康教育需求评估，同时开展符合灾区实际的、灾区居民需要的健康教育活动。

自然灾害会带来各种各样的健康和卫生问题，由于时间和资源的限制，不可能一下解决所有问题。因此在健康教育需求评估的基础上，找出当地最主要的健康问题及其影响因素，按照问题的严重性、有效性、迫切性、资源的可及性等因素，确定优先解决的问题，即健康教育干预内容。

三、心理危机干预必须适时有度

（一）正确认识灾后心理危机表现

情绪不稳，容易出现震惊、愤怒、内疚、易怒等情绪反应，也有部分人的情绪会处于压抑状态，表现得麻木不仁，看似没有波澜，但其实他们的问题更加严重；思维紊乱，注意力无法集中，记忆力下降，经常做噩梦，总是记起灾难场景以及与它有关的人和事；人际交往上也出现障碍，变得沉默寡言，闭门不出，不愿意与亲友交谈，过度保护自己。躯体上也会表现出病征，比如失眠，始终紧张，某个器官无故疼痛，食欲下降等，均为灾害后心理危机的表现。

（二）客观确定心理援助对象

主要可分三类：遇难者家属、旁观者（包括幸存者、目击者）和外围人群（包括官员、记者、遇难者同事以及通过媒体间接体验到灾难冲击的一类人）。具有心理危机的易感因素者包括妇女、老人、儿童以及危机事件救援人员和与患者有密切接触的一线医护人员、应急服务人员、志愿人员。因此，他们是我们心理干预的重点人群。

（三）科学选定危机干预时间

危机干预一般在危机发生后的数个小时、数天或是数星期内展开。危机干预工作者一般必须是经过专门训练的心理学家、社会工作者、精神科医生等。海啸期间，需要心理干预的人群范围很广泛，既包括身体有创伤的人，又包括身体没有明显创伤的人，他们容易出现心理问题。另外，不愿公开就医的人和有担心恐惧的普通大众也需要心理上的援助。

（六）心理危机干预的方法和原则

危机干预的方法有多种形式。危机心理咨询与传统心理咨询不同，它的发展有自身特殊的规律，需要使用立即性、灵活性、方便性、短期性的咨询策略来协助人们适应与度过危机，尽快恢复正常功能。因此，心理支持性团体在危机干预中得到广泛应用。在灾害发生后，受灾面大、影响范围广，所以心理干预应以群体干预方法为主。

四、风险沟通必须畅通无阻

风险沟通是指在危机发生后，在政府部门、组织、媒体、公众之间进行的信息交流过程。通过风险沟通帮助公众克服心理上的恐惧和不安的作用，一方面可以减少和规避风险，平息不良影响，控制和消除突发事件的危害，另一方面可以创造必要的信息环境与舆论氛围，塑造和维护良好的政府形象。

风险沟通贯穿整个危机的过程中，即灾害前、灾害时期以及灾害后。灾害前，首先要预见不同灾害时期可能出现的各种问题，做情境应对沟通分析，制订沟通预案。在灾害发生阶段，政府和新闻媒体两家作为主要的合作方，应及时向公众、社会和利益相关者以及相关部门通报、传达公共卫生问题和有关疾病的流行情况、个人风险、预防措施、使公众能及时认识到疾病风险、防治知识并采取适当行动。灾害后期，发布政府的相应行动信息并回答公众有关的疑问及问题，强调及时传递相关疫情、措施、策略，包括公众的个人防治措施细节。

（一）明确风险沟通的目的

第一，增进公众及媒体对自然灾害发生后主要的公共卫生问题和疫情流行状况、控制与防治措施进展的了解。第二，保持、增进卫生部门与公众和媒体的信任关系。第三，要强调公众对自然灾害中可能出现的危险认知，普及相关知识。告诉公众有关风险的知识，增进他们对风险的认识和接受度，并且使原先不接受风险的人转而接受风险。第四，行为引导方面，就是通过加强个别或群体的行为干预降低风险。第五，降低公众恐慌与焦虑，增进公众对危机的理解，促进公众应对能力的提高。

（二）掌握风险沟通的基本原则

在风险沟通时，强调及时、公开、透明三原则。及时就是在第一时间主动告知自然灾害信息和潜在的风险问题，提醒公众做好准备。公开、透明就是坦承布公、信息透明。尊重事实依据采取应对措施，对公众提供足以做出适当行动的信息。信息不明确或一些信息不能发布的时候，要告知公众理由，同时要告知公众疫情发生的不确定性及应对是一个渐进的过程，争取他们的理解和支持。

有效开展健康教育将有助于公众了解、认知风险，提高公众对风险的认知水平和接受度，健康教育是风险沟通的手段之一，如健康教育中的信息传播、行为干预和心理干预等。

（三）认识风险沟通的基本类型

1. 政府沟通　主要是指以政府为中心的信息传播。内容主要包括应对和解决事件的资源和能力、处理事件的指挥能力及应对策略、控制形势的时机、救助计划的开展、义务履行和经济贸易等问题。与政府沟通的方式主要包括：当面沟通、书面沟通、电话沟通。

政府部门应与媒体合作，负责向公众及利益相关者提供清晰、准确、有科学依据的信息，这是建立信任与信心的基础；信息混淆可能损害公众对政府的信赖，导致公众的担忧与焦虑，阻碍防疫措施的落实，政府与媒体统一协调，密切合作，信息制定及发布对避免这种情况的产生是至关重要的。

各级卫生行政部门要建立新闻发言制度，确定新闻发言人，新闻发言人代表政府向社会发布自然灾害的相关信息和风险沟通，因此，在风险沟通中要坚持信息准确、发布及时，对受灾者表示同情和关注。作为卫生部门新闻发言人，在报告和发言的时候，要把同情和关注结合到信息发布内容中。为什么这样做？这样做能够促使公众理解政府，让公众相信政府能够设身处地地为大家现在出现的问题找到可行的解决方法，这是非常重要的。同时要能够在采取措施后（如消毒、监测、隔离、转移、或住临时住所）提供一些人性化服务，这样公众能够理解配合政府的工作。

2.组织内部沟通　危机事件发生后，经常出现组织发出的各种信息互相矛盾的情况，公众向组织寻求帮助却不知道由哪个部门负责等，这些混乱状况的产生与组织内部沟通不够有关。组织内部沟通应当包括以下几个方面。

（1）当地卫生行政部门：关注事件的控制措施、影响范围、人力调配、信息发布等。

（2）医疗机构和疾病预防控制机构的专业人员：关注要点包括个人安危、家庭安危、可利用处理事件的医疗资源及处理方法等。

（3）事件区域内的其他应急人员：关注要点包括个人安危、家庭安危、解决事件的足够应急资源、事态进展。

（4）上级卫生行政部门：关注事件的定性及控制难度，采取的措施、事件进展、公众反应等即时信息。

在一个突发事件当中，内部的信息传播应被赋予优先权。内部工作人员是重要的受众，他们需要特定而又及时的信息。可以通过以下方式进行沟通：

1）召开全体会议或远程电视电话会议。

2）内部网站发布消息。

3）在电子滚动屏上发布相关消息（内容要简明扼要）。

4）编写、印制简报。

5）对相关人员开展远程网络视频培训。

有时候一些问题看似跨部门沟通不良，其实是部门内部沟通出了问题。因此，应注重部门内管理人员、专业技术人员间，以及上下级间的沟通，优化信息传递流程。

3.部门沟通　自然灾害发生后涉及相关政府部门，如农业、工商、质检、药监、航空、铁路等多部门相关事件时，按职责归口处理，如系卫生部门职责则以卫生部门为主进行信息发布。并于信息发布前与相关行政部门沟通，争取配合，更好地处置突发事件。如系其他部门负责，卫生部门及时主动提供协助。其他相关组织还包括工业、贸易、生产领域的公司以及邻国和国际机构。其中，工业、贸易、生产领域的公司关注要点包括经济问题、有关的政策；邻国和国际机构关注要点包括已经采取的解决措施、替代的方案、事态进展。

部门沟通的主要方法是开部门协调会，建立部门信息互通机制等。

4.媒体沟通　媒体沟通是风险沟通中最常见的，因为媒体具有覆盖面广、传播速度快、权威性强、大众的信赖度较高等特点，一旦出现突发公共卫生事件，如果与媒体沟通得好，能起到好的作用，否则相反。作为媒体，它在风险沟通中起着非常重要的作用。随着风险逐步升级，有效的信息传递有助于预防不必要的恐慌。风险沟通的基本思想是当存在不确定的健康风险时，公众需要了解已经明确和尚不明确的信息以及能帮助他们采取保护自身和他人健康行动的建议。

卫生行政部门要及时向媒体提供最新政策、信息、措施、资源等相关内容；卫生技术部门要及时向媒体通报基本信息、预防知识、健康教育、风险预防等内容。

公众对不同渠道沟通信任度不同，在大众媒介渠道（电视、广播、网络、报纸）中，对电视的重要程度评价最高，其次是报纸和网络，尤其信任专业媒体。所以我们要充分利用电视媒体和卫生专业网络。如卫生部网站（www.moh.gov.cn），各省卫生行政部门也建有官方网站。网络的最大特点是更新快，因此网络信息要抢时间，第一时间上网。

在媒体沟通中，不同级别的人向公众报告风险事件时的自信程度不同，公众对报告人的信任程度也可能随之改变。经验表明，专业知识和可靠性是公众对信息来源信任的两个重要原因，因此，在选择向公众报告风险事件机构或人员时，应充分考虑报告人或受采访人在其专业中的权威性和专业性。

5.公众沟通　公众沟通的目的一是通过目标人群进行风险信息的传播，以使得沟通对象对风险有正确的认识，并使其采取有效的预防、治疗和控制措施，以将该风险对公众和社会的危害降到最低。二是对维持社会稳定，避免经济及社会秩序混乱发生作用。

开展面向公众的风险交流，通过沟通，获取公众理解与支持，为政策、行动与措施的落实提供强有力的支持，同时动态监测媒体报道及收集公众信息反馈是及时了解需求、问题、障碍以及调整传播策略的重要手段。只有明确重点沟通人群，根据其需求制订相应信息，做到有的放矢，才能达到较好的风险沟通效果。

（1）受众群体应当包括以下几个方面。

1）紧急事件区域内的公众：一般指处于突发事件范围内、直接受到影响的人群，如事件受害者、现场目击者等，是需要直接改变行为的人群。他们关注的主要内容包括个人安危、家庭安危、家庭财产、事件描述。

2）近邻事件区域的公众：一般指处于事件范围相邻区域的人群。他们关注的主要内容包括个人安危、家庭安危、家庭财产、事件描述、正常生活是否受到影响。

3）事件波及人员和参与处理人员的家属：关注要点包括个人安危、事件危及人员和工作人员的安危。

4）没有直接参与处理事件的医务人员：他们关注的主要内容包括参与事件处理的医务人员的技术和训练、医疗建议、可获得的必要的医疗设施和装备、对病人有用的信息。

5）关心事件发生发展的一般公众：他们关注的主要内容包括事态进展和各种努力的效果。

（2）确认公众沟通的需求。确认公众的信息需求、认知需求、情感需求和信任需求。

（3）确认公众沟通的方式。

1）通过媒体沟通：现场新闻发布会、新闻通气会、向媒体发放新闻稿、与媒体进行联合采访、通过政府网站发布。

2）直接对公众沟通：手机短信、开通电话咨询热线、发放宣传页。

由于个体的环境风险知识很少来自直接经验，绝大部分靠信息的传播与沟通，因此选择恰当的渠道进行风险沟通是非常重要的。当对某种沟通渠道不信任但又不得不依赖它时，公众就容易产生心理困惑，引发信任危机。

以下建议将有助于建立起公众的信任：

a.创立友好的氛围：为沟通双方建立一个人道的、互动的、有益的和容易接近的氛围。

b.保持谦恭：对沟通对象保持周到、谦恭的态度。

c.公开与诚实：为沟通对象提供直接、完全的答复，减少术语的使用。

d.承认自己对于一些事情还并不了解：即使是专家也并非无所不知，专家有时候也不知道问题究竟出在哪里。

e.兑现自己的承诺。

f.敢于承认错误并道歉。

g.尊重对方并设身处地考虑问题：关注公众所关心的焦点问题以及对风险事件的看法、价值观等。

h.强烈的社会和道德责任感：不应局限于本组织的权利与义务，还应强调社会和道德意识，使风险沟通在更宏观的利益框架下进行。

（四）风险沟通中的注意点

1.把握与公众沟通的尺度　事件发生后，医务工作者难以在事件发生的不同阶段把握与公众沟通的尺度及在什么时间、什么地点、由谁发布、针对哪些公众、发布什么信息的原则和技巧。

2.把握与媒体沟通的尺度　多数媒体能够根据我们提供给他们的信息，报道事件的真实情况；但是，也有个别媒体报道出的信息与我们提供的信息大相径庭。

3.建立信息发布平台　建立政府、专业机构和媒体向公众发布信息的平台，避免政府、专业机构和媒体之间发布的信息不一致，甚至信息混淆。

五、营养与食品卫生监督必须严格

自然灾害，包括洪涝灾害、干旱灾害、地震灾害、雨雪冰冻灾害及台风灾害等，给受灾地区的人类生态环境造成重大破坏，导致灾区正常的食品安全保障体系陷于瘫痪，使得灾民在短时期内集中暴露于多种、高水平的食源性危险因素，严重威胁灾民的身体健康。因此，搞好长期安置食品卫生工作是整个救灾防病工作的重要组成部分，也是确保大灾之后无大疫的重要前提条件。

（一）正确认识灾害对食品卫生及营养状况的影响

1.食物供给几近瘫痪　由于食物生产资源、食物库存资源和交通运输设施均受到不同程度的破坏，使得灾区的食物供给安全变得很脆弱，解决灾民的温饱问题是首当其冲的。

2.食品污染风险加重　主要来自两个方面，一是灾害本身的直接影响，如水淹造成的食物腐败、变质，厂房倒塌或进水造成的有毒有害物质扩散而污染食物，大量淹死、砸死、病死的畜、禽、鱼类等污染食物；另一方面是衍生灾害的影响，如灾区在有限的空间内集中了大量的灾民和救灾军民，加之缺乏基本的生活、饮水、居住和环境卫生设施，使得食品暴露于更多的污染因素。

（1）生物性污染。自然灾害造成人、畜、禽粪便、生活垃圾及淹死动物的腐败产物等污染物严重泛滥，因此，灾后的生物性污染主要是各种肠道致病病原体和寄生虫卵。

（2）化学性污染。主要是农药、化肥、鼠药、化工产品和金属物品腐蚀锈变的重金属以及工业"三废"泛溢引起的有机和无机化合物等化学物质的污染。化学性污染的种类和程度与灾害地区的上述化学物质的品种、存放条件、化学物质释放以及平时工业"三废"治理情况等因素有关。

（3）粮食霉变。无论是洪涝灾害还是地震等其他灾害（除了干旱），粮食霉变都是重要的食品卫生问题。

3.食源性疾病容易流行

（1）急性肠道传染病。灾害发生后，由于灾区的食品卫生在短期内难以保障，灾民发生痢疾等肠道传染病的风险大大增加。

（2）食物中毒。因食用赤霉病麦；误食化学性物质；食用淹死、病死或死因不明的家畜、家禽和水产品；采食野生蘑菇，从而引发毒蕈食物中毒或劣质、变质食品充斥灾区市场等，可导致食物中毒发生。

4.灾民营养状况趋于恶化　灾害对居民营养健康状况的影响主要表现在两个方面，一方面是食物供应的量不足，灾民的食物消费水平和消费的食物种类较平时明显减少，膳食结构也不合理，动物性食品和豆类制品摄入严重不足，蔬菜消费水平大幅下降，可能会导致灾民的能量、蛋白质和一些微量营养素的摄入不足；另一方面，由于生活环境条件的恶化，灾民的自身抵抗力下降，感染各种疾病的概率增加。

（二）自然灾害发生后的食品卫生特点

（1）食物资源严重缺乏，食品供给安全是重中之重。

（2）大量食物受淹、被毁，这些食物资源的安全性需要进行甄别鉴定。

（3）存在大量各种死因的畜、禽和水产品，需要进行处理。

（4）变质和受污染的食品亟待销毁。

（5）霉变粮食需要鉴定、处理。

（6）防止现有食物资源和援救食物的污染、变质。

（7）灾民生活环境条件恶劣，各种疾病发病增加，自身抵抗力下降。

（8）灾民缺乏食品卫生知识和健康防病知识。

（9）灾民缺乏安全清洁的饮用水。

（10）灾民缺乏基本的食物烹调和贮存条件。

（11）灾区的食品卫生监管体系不健全，食品市场问题多。

（三）食品卫生工作原则

1.预防食物中毒　重点应是预防、控制急性食物中毒发生和食源性疾病传播，做好食品污染事故的防范工作，在此基础上，确保灾民的基本食物消费水平，以满足他们的能量和营养素摄入需求。

2.搞好卫生监督　在食物资源已被破坏、食物严重缺乏的情况下，对食品卫生的要求只能酌情降低，甚至只能有一个最低安全要求。

3.确保食品安全　食品卫生管理及监督的首要任务是保证灾民能吃到基本安全的食品，切断食源性疾病的主要传播途径，以减轻或消除灾害对灾民健康的危害。

4.消除各种食品卫生隐患，力求做到"大灾之后无大疫"

（四）营养与食品安全保障

1.加强食品卫生的监督与管理　迅速将食品安全监管部门和食品卫生专业技术人员集中起来，在救灾防病机构的统一领导下，恢复、重建食品卫生监管体系，掌握灾情和疫情的发生、发展情况，承担起灾区的食品卫生工作。重点做好自救食品和援救食品的卫生监督与管理，同时加强对灾区食品市场的监督检查力度，杜绝假冒伪劣、有毒有害和腐败变质食品流入灾区。

加强对食物中毒和食源性疾病的疫情监测，在安置点建立疾病监测点，重点是监测胃肠道症状和发热病人，及时发现疫情并采取措施；同时，做好疫情的预警预报。

建立援救食品的登记检查制度，对品名、数量、来源、产地、批次、生产日期、保质期、贮存条件做好登记，并酌情进行样品抽检和卫生质量评价，建立符合贮存条件的临时贮存场所。建立食品市场经营单位和个人的登记注册制度，强化索证管理，不具备冷冻、冷藏设备的食品生产经营者，不得经营易腐易变质的食品，不得销售隔餐隔夜的餐饮食品。逐步恢复、规范灾区食品市场的卫生许可制度，取缔无证经营的摊点。

2. 大力开展食品卫生宣传工作 广泛深入地开展食品卫生、饮水卫生、环境卫生、肠道传染病防治等健康知识的宣传普及，提高灾民的自我保护意识和能力，动员灾民自己起来与疾病做斗争，实现大灾之后无大疫。

可采取以下几种宣传方式：会议宣传、广播电视宣传、卫生宣传队巡回宣传、张贴散发传单和宣传画、建立卫生宣传栏、举办卫生知识讲座、编排卫生知识小册子和小报等。

主要内容包括：不吃腐败变质的食物；不喝生水；饮水要消毒；不生吃水产品；肠道传染病防治；不吃淹死或死因不明的家禽、家畜；不吃霉烂变质的粮食；防治赤霉病麦中毒；不使用污水洗涤蔬菜瓜果和碗筷；生熟食品要分开；隔餐隔夜的剩饭剩菜的卫生问题；不举行聚餐活动，防止食物中毒等。

3. 食品卫生工作的各项具体措施

（1）灾后食物的利用与处理：食物是重要的资源，应尽一切努力，收集尽可能多的食物，这就需要根据经验对可疑食物一件一件地检查，并分成可利用的和不可利用的。最好将判定为不宜再供食用的食品进行焚烧。如不可能焚烧，也应销毁后深埋，并严格管理，防止人们在处理现场拣食废弃食物。

1）不能利用的食物：

a.凡在自然水域内自行死亡的鱼类、贝甲类和鸭鹅类等水禽，一般都有中毒嫌疑，不能食用。特别当大批成群急性死亡时，应考虑水域已受剧毒毒物污染，应加强监督监测，以免危害扩散。

b.装在可渗透的包装袋内的食物受洪水或强外力灾害的损坏，特别是接触了非饮用水后，该食物不宜再供食用。

c.地震中被砸死或其他原因致死的畜禽肉及灾害时甩出、抛洒、丢弃的食物，其有毒有害的可能性较大，不宜贸然食用。

d.冷藏食物在高于冷藏温度一段时间后，不宜再供食用。

e.明显烧焦的食物不宜再供食用。

f.由于灾害所致食物固有感官性状发生明显改变的食物，不宜再供食用。

2）可以利用的食物：

a.罐头食品：罐头类食品在被洪水淹过后，或被压埋在倒塌建筑物下，可彻底洗刷罐头表面，除去污泥，经清洗后，浸泡在含200 ppm有效氯的消毒液中，再用清水冲洗后干燥。应特别注意保留标签或重新贴上标签。经过这些处理后可供食用。但应仔细检查，确认罐头没有发生破损和渗漏。

b.桶装的啤酒、酱油、食醋等：可通过用清洗剂彻底刷洗表面后利用这些食品。但应仔细检查，确认没有发生过渗漏。

c.食物没有受到灾害因素的影响或影响不大，其外包装和固有感官性状基本未变，经抽样检验合格后可供食用。

（2）大宗食物和粮食受淹后的处理措施：

1）凡有严密包装、无渗透污染可能的食品，如罐装、瓶装、铝箔装的食品，可先清洗外表，再消毒后供食用。有渗透污染可能的，应开启包装抽样检验，无异常的可经加工后食用。

2）被水浸泡过的非密闭玻璃容器内的食物一般不宜再食用。如为真空盖玻璃容器，可彻底清洗和消毒表面，然后将食物取出，重新加热消毒，并重新包装。这种处理只适用不受再加热影响的食品。

3）凡散装的食物成品，有受水浸或水溅可能的，不能再供食用。

4）凡受过水浸或受潮但未霉烂变质的原粮或成品粮应先行烘干或晒干，再加工去除表层后可供食用；或指定专用场所，按规定要求经反复淘洗多次后可供食用。已经加工成的粮食制品，浸水后一般不再食用。但如该地区及其附近有污染源扩散污染可疑时，应首先抽样检验，确认无毒物污染后，才可按上述规定处理。

5）受过水浸的叶菜类和根茎类农作物，只要没有腐烂，一般可用清洁水反复浸洗多次后食用。但如有工厂毒物污染可疑时，应先抽样检验，确认无毒物污染后，方可按规定处理食用。

6）受过短时间水浸而残存的食糖、食盐，如无工厂毒物污染可疑，可再加工后供食品企业加工食品时使用，但不得再制作为零售小包装进入流通市场。

7）受过水浸的冷藏、腌制、干制的畜禽肉和鱼虾等，如未变质又无毒物污染可疑的，可经清洗、熟制后食用，不应再继续贮存。

(3) 霉变小麦的处理：如果灾区小麦霉变严重，灾民食后则易发生霉麦中毒。但救济粮一旦供应不上，灾民还可能继续食用霉变粮食，应采取应急措施。可将霉麦分为三类，即：

1) 霉变粒在 6%以内，包括赤霉病麦粒 4%以内的可以收购和食用，这一标准与小麦质量标准一致，也与赤霉病麦急性中毒限量 3%~6%以内一致。

2) 霉变率 50%以上的霉麦，灾民食后多数引起中毒，感官性状恶劣，定为禁止食用界限。

3) 霉变率在 6%~50%之间的霉麦经过多种除霉去毒方法处理后，可以消除大部分毒素，定为条件可食。

(4) 被埋食物的清挖、检验、鉴定和处理：

1) 食品厂、库、店中的食物，因房屋倒塌，而被损毁或污染。应尽快清挖、整理、检验、鉴定和适当处理，凡能食用或清除污染物后或进行无害化处理后能食用的，应立即按规定的安全食用方法分发食用，作为救灾食物的一个重要来源。

2) 清挖食物前，应先组织食品卫生及有关人员对现场进行调查，了解被埋食物的种类、数量、包装、储存方式及位置、建筑物结构等情况，查看周围环境的污染情况。根据调查情况，综合分析后提出初步处理方案，首先采取防止食物污染和变质的措施。

3) 清挖处理食物的顺序为：冷冻冷藏厂、库中贮存的食物，直接入口食物，其他各种食物。

4) 无论是食品厂、库、店中清挖出的食物，还是居民家中清挖出的食物，都要经过检验、鉴定和处理，确认安全后方可食用。

(5) 预防控制食物中毒：

1) 预防食物中毒，应做好以下几方面工作。

a.提倡采用煮、炖、烧等长时间加热的烹调方式，不吃生冷食物，不喝生水。尽量不吃剩饭剩菜，或在确定未变质的情况下彻底加热后再食用。

b.加强卫生宣传，防止发生因误食一些类似盐、糖等的化学药品而造成食物中毒。

c.加强卫生宣传，防止发生因误食毒蘑菇等有毒动植物而造成的食物中毒。教育群众不要食用病死、淹死、砸死及死因不明的畜禽及水产品，不要食用被水浸泡过、来源不明的直接入口食品。

d.防止农药、化学药品对食品的污染：调查粮库、农药库情况及灾民家庭农药存放地点及其包装破损情况。一旦发现可能污染原，应立即采取措施，并做出明显标记，以防发生急性中毒。

2) 发生食物中毒后的处理措施：按卫生部《食物中毒事故处理办法》的要求，及时向卫生行政部门报告食物中毒发生的时间、地点、中毒人数及原因，同时采取紧急救治措施。

卫生行政部门接到报告后，应立即组织卫生专业人员赴现场开展流病调查和救治病人，查明中毒原因、采取相应措施、控制事态发展。

抢救病人的原则：排毒（催吐、洗胃、导泻、灌肠）、对症治疗、特效药物、支持疗法。

3) 对中毒食物的处理：对导致中毒的食物或可疑中毒食物采取临时控制措施，病原需要通过实验室检验进行确定；导致细菌性食物中毒的液体食物应加适量的漂白粉混合后销毁；导致细菌性食物中毒的固体食物应加水煮沸 15 分钟，量少的掩埋，量大的烧毁；对导致动植物、化学性食物中毒的食物应深埋，不得用作工业原料或饲料。

(6) 保障食物供给，防范营养素缺乏症：由于灾害期间食物资源匮乏，容易引起营养素缺乏症。尽管我国目前的救灾抗灾机制与能力在不断完善与增强，但突发性的灾害事件仍然会使灾区正常的食物保障体系及灾区与外界的交通联系陷于瘫痪，造成食物资源紧急匮乏。

紧急调集一切可能的运输工具向灾区运送救援食物，并立即着手恢复灾区与外界的交通联系，建立食物运送通道。

立即组织对灾区现有的食物资源和食物状况进行调查，在确保基本卫生安全的前提下，尽可能地加以利用，以保证灾民基本的能量摄入需求。

在食物分配与配给过程中，要优先满足儿童、孕妇、乳母、老人等营养素缺乏症易感人群的需求。

提倡坚持婴幼儿母乳喂养，不要向具备母乳喂养条件的家庭提供婴幼儿配方乳粉救济。但针对无法进行母乳喂养或母乳不够的情况，应该保障婴幼儿配方乳粉救济。

4.安置点食品卫生工作的各项具体措施

(1) 安置点的饮食卫生管理：清除安置点、集体食堂及餐饮业临时场所及其周围环境中存在的垃圾、污物，搞好环境消毒。

供给清洁饮用水。对未经卫生检测或疑有轻度污染的新的水源水，要加氯消毒后才能作为临时饮用水水源；对已确认或可疑被有毒有害物质污染的水源，不得作为饮用水水源。对灾民家用的池、缸、桶等贮存的饮水一律要求加氯消毒；提倡不饮用生水。

1）采取统一灭鼠措施，降低鼠密度：食物原料和食品应符合相应的卫生标准，或是经食品卫生监督机构鉴定为可食的方可食用；条件可食食物必须按照程序严格进行无害化处理后方可被食用。

灾民中一旦发现肠炎、痢疾等肠道传染病，应做到早诊断、早报告、早隔离、早治疗，以减少传播、扩散的机会。

2）集贸市场及街头食品的食品卫生管理：针对灾后水淹、压埋食物和病死畜禽广泛存在的特点，结合灾区环境卫生差，昆虫、老鼠多，饮用水源可能受到污染等问题；应把集贸市场、街头食物摊贩的卫生管理作为灾后市场卫生管理的重点。

1）经营场所的卫生要求：

a.选择地势较高，周围环境经过清理的场所作为街头食品的集中经营地。

b.经营场所内要求地面平整，有上下水设施，有密闭的垃圾污物存放容器。

c.摊点布局合理，有相应的食品制作、加工和销售的亭、台、棚及防雨、防晒、防尘设施，并符合卫生要求。

2）生产经营过程的卫生要求：

a.持有有效的卫生许可证、营业执照、健康证明，亮证经营。

b.食品与食品辅料必须新鲜、清洁、无毒无害，色、香、味正常，符合相应的卫生要求。

c.只加工简单的饭菜，即做即食，不存放，不制作、销售冷荤类食品；各种食品原料、半成品、加工用具、餐饮具要做到防污染、防蝇、防鼠、防霉和消毒。

d.制作肉、蛋、鱼及其他易腐食品，应烧熟煮透，生熟分开；隔餐隔夜食品必须冷藏，且出售前必须彻底加热。

e.饮料销售应加强索证管理，杜绝假冒、伪劣产品流入。销售需要冷藏的食品应具备冷藏设备。

f.无定型包装的直接入口食品，应当具备清洁外罩或覆盖物；出售时使用专用销售工具，并具备清洁无毒的包装材料。

g.餐饮制售要具备餐饮具清洗消毒条件或使用符合卫生要求的一次性餐饮具。

h.从业人员必须穿戴清洁的工作衣帽上岗，保持个人卫生。

3）禁止销售下列食物：

a.利用变质的食物原料、霉变粮食及病死、毒死、淹死、压死或死因不明的畜、禽、水产品加工制作的食品。

b.腐败变质、油脂酸败、霉变、生虫以及色、香、味、形异常的食品。

c.使用非食用化学品泡发的水产品、动物内脏加工制作的食品。

d."三无"食品或超保质期食品。

e.使用非食品添加剂或超范围、超剂量使用食品添加剂加工制作的食品。

f.使用未经兽医检验或检验不合格的畜禽肉加工制作的食品。

g.使用"三精"（色素、糖精、香精）制作的水"饮料"。

h.其他不符合卫生标准或卫生要求的食物。

（3）指导生产自救，提高营养效益：①灾区的生产自救是改善灾区食物供应，提高营养效益，防止营养缺乏病的根本途径。②洪涝灾区多水，可捕捞鱼虾，增加动物性蛋白的食物来源。③水退或旱情缓解后，应因地制宜种植多种速生、高产、高热能作物，如荞麦、绿豆、胡罗卜等，以争取在较短的时间内，为灾民提供更多的食物和热量。④提倡各种杂豆与谷类食物混食，充分利用粮豆类蛋白质互补作用，以提高膳食蛋白质的生物利用率。⑤值得关注的是在第二年青黄不接时期的食物供给和相关健康教育，防止再次出现营养素缺乏症和因食用野生植物而发生的食物中毒。

（五）援救食品的卫生管理与监督

1.明确监管机构及其职责　援救食品的质量安全监管职能机构，应在地方政府的统一领导下，在各自的职责范围内，负责援救食品的登记、报验受理、抽样、检验、评价及援救食品贮存、分发、消费过程的卫生监督。

2.确立监管程序　援救食品的监管程序为：登记、受理、检验、评价、发放、追踪。每批各类各种援救食品都必须认真做好受理登记，包括来源地、包装状况、批号、保存期限、运输方式、运达时间等；援救食品不同于普通食品，要求在最短的时间内分发到灾民手中，感官检查能够判定质量的就不做实验室检验，如确需实验室检验的，也应选择针对性的指标，并尽可能缩短检验周期；由于检验、评价过程的简化，所以要强化援救食品贮存、分发、消费过程的卫生监督，以防止食源性疾病的发生。

3.把好"五关",严防援救食品的污染和相关食物中毒的发生　对集中生产、集中运送、集中分发的援救食品,应从以下5个方面严把质量关。

(1) 援救食物选择关:可选择清洁的饮用水、直接入口定型包装主食、干燥或水活性低的主副食物、清洁新鲜的瓜果蔬菜等;新鲜的肉、蛋、鱼类等易腐食物不宜作为援救食品。

(2) 食物制作关:在应急过程中,援救食品生产企业任务重、人手紧、生产设备超负荷运转,往往为赶任务可能会忽视食品卫生操作规程,导致食品卫生质量下降,如面包外焦里生、方便面熟化达不到工艺要求、饮料生产消毒不严等现象。因此,要加强监管,严格规范生产加工过程的卫生操作。

(3) 食物的运送关:对运输工具应进行检查。根据食物的性质,采取相应的防止污染、变质的措施,注意食物运输过程中的防腐、防雨、防蝇、防尘等,所用的各种运输工具都必须经过洗刷消毒处理。不得使用运输过化学品、生活垃圾等有毒有害物质的车辆来运送食物。

(4) 食物贮存关:由于援救食物短时间内集中到达灾区,食物存放是一个亟待解决的问题,应依据有关规定要求来选择临时食物贮存场所,贮存场所要地势高,内部保持干燥、清洁,周围环境无污染源,食物离墙离地存放,注意通风、防虫、防鼠、防蝇、防尘、防霉变等。

(5) 食物的分发关:分发食物时应尽量采用小包装,少量多次分发。注意不要使无包装的食物在食用前被污染。卫生部门应参与援救食物分配的计划制订和分发过程,合理分配食物,要优先满足重点人群的食物需求。同时,给予合理烹调方法、食用方法和食物贮存方法的指导。

六、居民膳食危险因素监测必须全面

1.健康状况监测　选择一定数量的5岁以下儿童测量身高、体重和血红蛋白(Hb),以评价灾害对儿童健康的影响。

2.膳食状况监测　选择一定数量的灾民进行膳食调查,以评价灾民的食物消费量、膳食结构及营养素摄入水平。同时,要对灾区总食物供给量进行监测,以确保食物供给安全。

3.食品污染监测　根据条件,选取重点食品开展重点污染物指标的检测,以评价食品的卫生质量。

4.食物中毒监测　做好食物中毒事故的调查、报告、分析,以查明原因,控制事态,发出预警,杜绝再次发生。

5.食源性疾病监测　在做好肝炎、痢疾、伤寒、霍乱、腹泻等消化道传染病的疾病监测的基础上,积极开展疫情的预测、预警、预报。

七、食品安全风险评估必须真实

食品安全状况快速评估可以反映灾害造成的人类生态环境的破坏对食品卫生质量的影响,以及所采取的食品安全措施是否有效。此类评估需要经常性开展。

根据"健康状况监测"可以了解灾害对灾民健康的影响程度,并结合"膳食状况监测"的结果,如果监测人群出现营养素缺乏症或潜在性营养素缺乏症,则可能与肠道传染病控制不力和食物供给不足或不合理有关,应及时调整救灾方案与措施。

如监测到了特殊污染物应及时报告救灾指挥部和地方政府,并进一步了解在食物中的污染水平和污染范围,以及人群的暴露水平,确定危害的危险性等级,提出相应的危险性控制措施,供政府采纳。同时,开展对灾区食品污染指数的预警预报。

通过"食物中毒监测"和"食源性疾病监测"可以动态掌握有关食源性疾病的疫情,及相关控制措施是否有效,它综合反映了食品卫生与食品安全措施的效果。应及时将监测结果所反映的问题分解到各项救灾防病措施中去,使之不断完善有效,确保"大灾之后无大疫"。

灾区卫生行政部门负责协调组织有关部门对辖区食品安全风险进行评估,及时发布评估信息和食品安全风险警示信息;协调质量监督、工商行政管理、食品药品监督管理部门按照法定权限和程序切实履行职责,共同做好灾区食品安全监督管理工作,并组织疾病预防控制机构会同有关部门对食品安全事故进行调查处置。

第七节 救灾部队野营卫生

野营是部队离开了固定的营房，在野战条件下或是近似野战条件下进行军事训练、演习以及执行紧急特殊任务时的临时性居住场所。部队参加救灾行动，就是运用武装力量控制、减轻和消除各种自然灾害、事故灾难、公共卫生事件等引起的严重社会危害的一系列应对活动，主要是消除灾害源、抢救人员和保护重要物资、保卫重要目标等。

一、部队参加救灾行动的主要特点

1. 突击性强　灾情、险情、疫情、重大事故一旦发生，就会直接威胁人民生命财产安全。"灾情就是命令，时间就是生命"，军队临危受命、情势紧急，必须争分夺秒。军队执行这些急难险重任务往往是在灾区局面难以控制的情况下受命紧急介入，通常需要远程机动、长途奔袭、连续突击、协力抗灾。

2. 协调复杂　抢险救灾行动通常是军地各种抢险救灾力量协同行动，关系复杂，协调任务重；救援部队分散作业，点多、线长、面广，指挥控制困难；灾情突发、次生灾害多，且变化无序，突击性任务多，部署调整频繁。

3. 专业性强　有些抢险救灾行动专业性强，要求救援官兵必须具备一定的专业知识和技能，有时甚至需要动用特种专业部队，应根据灾害和险情的性质、特点、规模，因情组织，科学指导，提高救援效率。

4. 环境险恶　灾情和险情现场既对人身安全构成直接威胁，又给处置行动带来极大的阻碍和困难。因此救灾部队面临生活设施缺乏，受地理、气候和自然疫源地等不良环境影响大，在救灾行动中体力消耗大，物资供应不足等问题，给救灾部队卫生防病工作带来很大困难。因此，因地制宜地做好救灾部队野营条件下的卫生保障工作，是救灾任务顺利完成的重要保障。

二、野营地的选择

野营地的选择，要在便于执行救灾行动的前提下，根据野营的方式、时间、季节气候条件和环境卫生状况等全面衡量确定。部队卫生人员在参加营地侦察时，应从卫生学的要求提出建议。一般要注意以下几点。

（一）进行营地的卫生流行病学侦察

要尽量避开自然疫源地，在万不得已时，要采取特殊的防疫措施后才能进驻。并应了解驻地居民的地方病和生活卫生习惯，有针对性地提出卫生防病要求和建议。

（二）营地选择

要尽量选择在地势较高而干燥、地下水位较低、阳光充足、空气新鲜、坡度不大的山坡上，以利雨水排除。靠近河川的营地位置要高于历年河道洪水上涨最高记录的位置，避免发生意外事故。周围不应有沼泽地带，要远离引起土壤、空气、水源污染的各种污物处理场和工矿区。要选择水质好、水量充足的地点宿营，选用河水水源时应尽可能地选在居民点上游处做采水点。要靠近公路和军事运输线，以便于生活必需品的补给，使营地有良好的水源和方便的交通。

（三）营地要有足够的面积

营区面积要适宜野战营舍的展开，防止过分密集而导致卫生状况的恶化。营地布局要符合卫生学的要求，厨房、厕所、污染处理场和停车场等，要与野战营舍保持足够的距离，并注意风向和地势的影响。

（四）宿营地点的设置

夏季应设于通风遮荫处，但不宜在高树下，以防雷电击伤；冬季应设于向阳避风处，应避开山口、风口；在森林宿营要注意防火，防止有害昆虫、动物的袭扰；在草原沙漠宿营，最好选在牧民住过的地点，因其易于寻找水源和燃料。

三、居民点宿营的卫生要求

救灾部队借住民房，不仅能获得人民群众在生活条件上的支持，而且在解决冬季防寒保暖上比较有利；但在卫生防病上，往往会产生不利的影响。因此，居民点宿营，主要应注意以下几点。

（一）对进驻的居民点要进行卫生侦察

条件允许时，首先选择居民区的机关、学校、库房等公用住房，宿营卫生较易管理；借住群众住房都应进行卫生整顿，必要时可进行消毒灭虫；禁止入住传染病流行的村庄，禁止借住有传染病人的住房或使用其家具。

（二）搞好室内卫生

进驻民舍前，要进行卫生整顿。进住后，要保持室内卫生，注意居住密度不要过分拥挤，经常通风，被褥、铺草要经常曝晒。冬季生火取暖时，特别要注意防止 CO 中毒，可设通气孔或在窗上安装风斗。

（三）与群众协同搞好环境卫生

加强水源卫生防护，实施净化、消毒处理；野营厨房要设在取水方便、环境卫生好、清洁通风的房屋内，使用前要彻底进行卫生整顿，要搞好食品卫生管理，注意防鼠、防蝇。根据需要，宜以班排为单位挖临时厕所，便于无害化处理，注意厕所的位置和风向的影响，离开时予以掩埋；野营的垃圾、污水要合理地收集和处理。要注意搞好环境卫生清扫工作。

四、野战营舍的类型及其卫生要求

救灾部队往往需要在野外宿营，由于地理气候、宿营方式、时间的不同，其卫生要求也有差异。

（一）移动板房

救灾部队野外居住时间较长时，可选用国内外生产的移动板房。该板房地面铺木板、油毛毡或用水泥抹平，有防潮、防暑、防寒作用，门窗较大通风采光较好，内部小气候比帐篷好，是野外条件最理想的居室。我军研制的 93 型拼装式活动房是采用玻璃纤维水泥复合板拼装而成，无支撑骨架，使用面积 $38.5 m^2$，平战时都比较适用。

（二）帐篷

是部队装备的制式野战营舍，较便于部队在机动救灾条件下设营。

1. 寒区用帐篷

（1）84 型班用寒区帐篷：是根据寒区作战的实际需要设计的。采用焊接钢管骨架，三层篷布组成外层为涤纶有机硅防水帆布，中间保温层为 5~6 mm 厚的丙纶涤纶毡，内层为纤维白平布。它比原来的棉帐篷具有更好的防雨、防霉和保暖性能。帐篷长为 3.9 m，宽 3.4 m，侧墙高 1.75 m，顶高 2.7 m。采用双层帆布床，可住 12 人。并配备野战取暖炉，可以烧煤兼烧柴。当外界气温为 -20℃ 以下时，篷内可保持 12~13℃，内外温差达 33℃。并具有使用寿命较长、造价较低、便于运输携带的优点。

（2）SNZ93-10 班用棉帐篷：是适合寒区部队野营需要的骨干住房装备之一。该帐篷设有 6 mm 厚合成纤维毡保温层，备有地布，防寒性好。可住 10 人，使用面积 $20 m^2$，顶高 2.6 m，侧墙高 1.4 m。

2. 热区用帐篷

（1）81 型班用单帐篷：供热区部队野外住宿和办公用。中柱、墙柱采用焊接钢管，篷布为有机硅防水维纶帆布，使用面积约 $23 m^2$，可住 12 人。虽然设有天窗和较多的墙窗，有利于通风防暑，但单层篷布防日晒、过热的效果较差。

（2）81 型 6 人单帐篷：供热区部队住用和战时指挥用，系长方形二坡顶式，篷内有一层白布顶棚，与篷顶布组成一个空气隔热层，两山墙尖处各开一扇天窗，有利于通风防暑。此种帐篷较有利于热区防日晒。

（3）型便携式 5 人单帐篷：该帐篷为支杆式结构，迷彩伪装防水涤纶篷布，使用面积 $6 m^2$，顶高 1.94 m，侧墙高 0.97 m，适用于开设野战指挥所或临时办公住宿。

除以上制式帐篷外，还可以利用雨布搭成人字形帐篷，以避风雨。

架设帐篷要选地势较高和干燥地点，夏季要在通风阴凉之处，冬季要选向阳避风之处。架设帐篷的地面用干土垫高 10 cm，要修平踏实，清除周围的杂草、树丛，使用杀虫剂、驱避剂；帐篷周边用土围严、四周要挖排水沟。帐篷之间要保持适当距离，一般前后至少 5 m，左右相距 2.5 m。夏季应拉大间距，以利通风；冬季可适当密集，以利保暖。帐篷内居住人员密度要适宜。晴天要掀开门窗或周边换气。有条件时最好在帐篷内架设板铺，睡地铺应铺稻草，铺草要定期曝晒。不要在帐篷内洗衣、晾衣物，以保持干燥。热区夏季为了防日晒，可在帐篷顶上覆盖稻草、树枝叶，可以改善帐篷内的微小气候。要随时注意保持帐篷内的清洁卫生。

（三）茅屋和窝棚

这是利用弓形钢板或就便器材搭制的较好的野战营舍，在防热、防寒、防风、防雨雪的性能上，均优于帐篷,适于比较长期的居住。但构建比较费料、费时。在热区常就地利用竹木做梁架,搭成顶部两面斜坡或一侧斜坡草房,四周设有通风良好的门窗,顶上覆盖茅草,屋内架设高铺,在防暑热、防风雨上都是比较好的野战营舍。在寒区和冬季,通常可用竹木做支架,顶上覆盖茅草,搭成两面斜坡形的窝棚。两侧斜坡埋于地面下,前后用草廉、木料、泥土、雨布等堵实,保暖性能好。为了防雨,茅草屋顶的厚度应不少于 20~25 cm,斜坡的角度宜超过 45°。根据实际情况,也可以利用木、茅草等搭成简单的圆形茅屋。中心立一个总支柱,周围用支架围一上尖下宽斜坡形,覆盖茅草即成圆形茅屋,防风雨、保暖性能均较好。一个直径 5 m 的茅屋,可容纳 12~16 人。直径过大,构建较困难。有些地区,也可利用高粱秸捆,搭成简易的小窝棚,防风、保暖性能也较好。

(四) 风障和草棚

这是一种最简单的临时性营舍。埋两个立柱,即可搭成一面挡风的屏障。寒区冬季可把斜坡埋在地下,三面挡实,有利于抵御风寒;热区夏季,可把四周敞开,或搭成草棚,以挡日晒,而有利于通风。还可以利用雨布、芦席等其他就便器材,搭成简易棚帐,以避风雨。

(五) 平台

在热带地区,为了让部队能够离开潮湿的地面睡觉,可用树木、藤、竹、茅草等材料,搭成高 1.5 m 的平台。利用原有树木,白天可以遮挡太阳,晚上可以挂蚊帐防蚊。

(六) 雪窝

寒区冬季可以构筑雪窝。宜选避风处,先用柔软树条编成架子,再搭上带叶的树枝,然后盖一层 20~30 cm 厚的雪,垒成雪窝后,要洒水,使雪团更紧密地冻结在一起。或在雪地先向下掘出积雪,将冻雪割成大雪块,块块叠加,向颈部缩小,构成锥状体。顶上空隙(锥尖)用切成内小外宽的斜边体封顶。因雪中含有空气,有保暖作用,住人后加上人体散热,可使雪窝内外温差达 10℃以上。

五、特殊地区野营

(一) 寒区野营

重点是做好防寒保暖,预防虫媒传染病。在居民点内宿营,一般防寒保暖条件较好。但进驻民房时,一定要进行消毒和灭虱工作。居民点外野营,一定要做好防寒保暖工作。野营地要选避风向阳的地方。山谷、洼地,有利于避风。森林内野营,能御风寒,又利于隐蔽和取用木材及燃料,但要注意防火、防有害动物和昆虫。帐篷等临时营舍内,可用火炉、火堆取暖,较长时间野营最好采用地火龙,挖一 0.8 m 深坑,炉子放在坑内,沿地面筑一斜坡烟道,保温效果好,但要预防漏烟和 CO 中毒。要注意搞好野营的个人卫生,督促战士每晚用热水洗脚,每 7~10 天争取洗一次澡,实在困难时可用热水肥皂进行全身擦澡,更换内衣;如发现生虱现象,要及时采取灭虱措施。

(二) 热区野营

热区气候炎热潮湿,有害昆虫动物多,注意防中暑和虫媒传染病。野营地要选择在地势高、干燥、排水通风良好的地方,要尽量清除临时营舍周围的杂草和积水。椰子林土地一般比较干燥,没有青苔,有良好的树叶隐蔽遮阳,较适于作为营地;芒果树林也比较好,但开花时蚂蚁较多。热区露营要就地取材搭高铺、挂蚊帐,注意预防有害昆虫叮咬;要加强饮水、饮食卫生管理,预防食物中毒、肠道传染病、经常洗澡及注意预防皮肤病。

(三) 高原野营

高原寒冷、低氧,气候多变,一般卫生条件较差。通常选居民点外野营。在有条件时,经当地政府同意,可短期借住寺庙或在寺庙和居民点附近的"林卡"(园林)宿营较好。野营地应选在地势平坦、土质干燥、避风处;夏秋温暖季节,注意避开冰川、山洪地带,要清除营地周围 20~30 m 以内的杂草,最好在主要风向一侧筑防风墙。注意预防高原适应不全症的发生,要和寒区野营一样,做好防寒保暖和野营卫生,预防虫媒传染病。

无论采取何种方式野营,均需加强卫生管理和宿营警戒。要做好饮水与饮食卫生管理,要保持室内与环境卫生、讲究个人卫生,执行任务结束返回营房时,应及时组织个人卫生整顿,防止将虱、臭虫等带回营房。

第三章

灾区饮用水安全

第一节 自然灾害对饮用水的影响

自然灾害是人类赖以生存的自然界中所发生的异常现象，它对人类社会所造成的危害往往是触目惊心的。很多自然灾害发生时，会对水源产生一定程度的破坏，如地震使城市集中式供水管网（净水设施）遭受破坏；洪灾易引起饮用水水源受到污染，造成供水系统的损毁；长期、大面积的严重干旱使得饮用水源枯竭，导致安全饮用水短缺；泥石流使供水设施和污水排放设施遭到不同程度的破坏；台风、雨雪冰冻灾害等造成供水中断、供水设施破坏等。

一、水源污染特点

自然灾害破坏了人们原有的生活居住环境，主要表现在房屋住所、饮水水源、供水管网、排水系统等基本生活设施遭到破坏，甚至迫使人们迁移到临时住所或者投亲奔友。生活环境的恶化不仅使得人们缺少安全的饮水和食物，而且日常的人畜粪便及垃圾、污水难以正常处理，加上环境卫生状况恶化，可造成鼠、蚊、蝇等病媒生物的增加，使水源污染加重，这都增加了疾病传播的风险。

灾害发生期间，居民的厕所、牲畜栏被破坏后，如遇到气温高、日照强烈，有机物腐败分解，可造成各类微生物繁殖、污染严重；灾害发生突然，一些工业发达地区的工业废水、废渣、农药等来不及搬运和处理，或者个别地区储存有毒化学品的仓库被破坏，可造成化学污染。

饮水卫生是传染病传播和易导致疾病流行传播的重要影响因素。腹泻病是自然灾害期间受灾人群发病和死亡的主要原因，其中大多数与缺乏安全水、排泄物处理设施不足和卫生条件差等有关。灾害期间与水相关的疾病见表32-3-1。

表 32-3-1 灾害期间与水相关的疾病

缺水和个人卫生差引起的疾病	皮肤感染：疥疮、脓疱病
	眼部感染：结膜炎、沙眼
	虱传播疾病：斑疹伤寒、回归热、战壕热
水的生物学质量差引起的疾病	由粪便污染引起：霍乱、伤寒、其他腹泻病、甲型肝炎、戊型肝炎、血吸虫病
	由某些哺乳动物的尿引起：钩端螺旋体病
水化学质量不合格发生的疾病	中毒
水栖昆虫媒介引起的疾病	疟疾、登革热、盘尾丝虫病、黄热病、乙型脑炎、麦地那龙线虫

二、饮用水卫生要求

在灾区由于饮水水源易遭受严重的生物和化学污染，加上灾害特殊的情况，供水消毒设施受到不同程度破坏，净化消毒药剂供应不足，燃料来源困难，无法供应安全卫生饮水和开水，甚至不得不喝受污染的水。受灾区居民居住拥挤，环境卫生条件差，容易感染水致肠道传染病，因此在灾害期间饮水卫生要遵循以下原则：防止灾区水肠道传染病暴发流行，防止化学污染引起急慢性中毒，对灾民身体健康不造成危害。鉴于此，供应安全卫生的饮用水是首要的任务，为此，各灾区应创造条件，尽可能执行国家《生活饮用水卫生标准》（GB5749—

2006），对微生物污染严重的水源，饮水中余氯可采用世界卫生组织的推荐值 0.7 mg/L。对水源选择和处理条件受到限制的灾区，可适当放宽"感官和一般化学指标"的要求，采用爱卫会和卫生部批准《农村实施<生活用水卫生标准>准则》，水质应达到二级以上，特殊情况容许按三级要求处理。[1]

表 32-3-2 灾害期间饮用水卫生要求推荐值[1]

项目	二级	三级	项目	二级	三级
感官性状和一般化学指标			毒理学指标		
色（度）	20	30	氟化物（ml/L）	1.2	1.5
混浊度（度）	10	20	砷（ml/L）	0.05	0.05
肉眼可见物	不得含有	不得含有	汞（ml/L）	0.001	0.001
pH 值	6～9	6～9	镉（ml/L）	0.01	0.01
总硬度（ml/L 以 $CaCO_3$ 计）	550	700	铬（六价）（ml/L）	0.05	0.05
铁（ml/L）	0.5	1.0	铅（ml/L）	0.05	0.05
锰（ml/L）	0.3	1.5	硝酸盐（ml/L 以 N 计）	20	20
氯化物（ml/L）	300	450	细菌学指标	200	500
酸盐（ml/L）	300	400	细菌总数（个/ml）	11	27
溶解性总固体（ml/L）	1 500	2 000	游离余氯接触 30 分钟后出厂水	不低于 0.3	不低于 0.3
			末梢水	不低于 0.05	不低于 0.05

注：微生物污染严重的水源，饮用水中余气接触 30 分钟后不低于 0.7 mg/L

第二节 水源选择、防护与供水保护

自然灾害期间，灾民需要及时获得水供应，以维护健康和降低疾病流行的危险性，如果灾民需要居住在临时居住点或营地，水供应是选择地点时要考虑的重要事项。在对临时居住点或营地快速评估期间，防止现存水源受到污染十分重要，如果人群已转移到水源附近，应立即采取保护水源的措施。总之，必须要为灾民提供足量的安全饮用水，做好饮用水水源地的选择与保护。

一、水源的选择

自然灾害发生后应迅速对原有水源卫生状况进行评估，集中式供水的水源地受到破坏或污染严对于被淹没了的水井或供水构筑物应停止采水，待水退后经彻底清洗消毒后方可继续采水。

水源分为两大类：地表水源和地下水源。地表水源包括江河、湖泊、海水和水库；地下水源包括承压水、潜水等。水源的选择原则是水量充足、水质良好、便于防护、经济技术合理。提供足够的水是首要目标，然后再考虑水质量的问题，足够较低质量的水优于很少量高质量的水。选择顺序是优先选择泉水、深井水、浅井水，其次才考虑河水、湖水、塘水等。如条件许可，最好的办法是就地打机井或手压井，水源周围要保持清洁卫生，附近没有厕所、畜圈、垃圾及废水排出口，应避免在低洼地或过去是污染源的地方取水。

1.来源：环境与健康相关产品安全所信息室，改编自《洪涝期间饮用水卫生要求推荐值》

在内涝地区，应划出水质污染较少的水域作为饮用水取水点，禁止在此区域内排放粪便、污水与垃圾；流动的洪水地区，应在上游水域选择饮用水水源取水点，并划出一定范围，严禁在此区域内排放粪便、污水与垃圾。

只有河、塘、湖水可作水源时，要选择位置适当的上游河段或水塘，取水点要向河中心伸延一些，有条件的地方宜在取水点设水码头，也可在岸边挖砂滤井取水。水塘选定后，只能专供饮用水，不得做他用。

二、水源的防护

要做好饮用水水源的防护工作，首先在灾前应做好充分准备，防止有毒有害物的污染。对于有毒有害的化学物品，应尽可能在自然灾害形成前，迅速将其转移到安全地带，一时无法转移的应加强保护，防止扩散或外溢；对于露天堆放的含有有毒有害物质的废渣或废水池，也应及时清运到安全地带，或加高加固围堤；对于放射性物质，应妥善使用和管理放射源，采取有效措施，防止含放射性的固体废弃物和废液污染水体；应突击迁移水源防护带沿岸的粪坑，清除垃圾堆并对厕所内的粪便进行无害化处理。

其次是饮用水源要防止人为污染。集中式供水的饮用水水源应按照《生活饮用水集中式供水单位卫生规范》的要求划定水源保护区，禁止在此区域排放粪便、污水与垃圾，深井的井室、河水取水点及防护带内有专人值班防护，无关人员不得进入；泉水要注意出水口的卫生防护，清除出水口周边杂草、污物，在泉眼处建水池，进行消毒，加盖加锁；河水要分段使用，上段作为饮水水源的，应设有明显标志及禁止事项的告示牌，即不得停靠船只，不能有游泳、捕鱼和打捞等可能污染水源的活动；大口井要建井台、井栏、井盖，备有专用的公用水桶；井的周围 30 m 内禁止设有厕所、猪圈以及其他可能污染地下水的设施；机井或手压井周围要保持清洁，防止污水沿井壁下渗，污染浅层地下水，周围 30 m 内不得有厕所、畜圈、垃圾及废水排出口，应避免在低洼地或过去是污染源的地方取水。

总之，不同类型的水源或不同的给水方式水源卫生防护的措施虽不完全相同，但其基本原则均为控制环境污染、搞好水源和给水设施的基本建设、加强水源的卫生管理和卫生监督，按照生活饮用水卫生标准或生活饮用水卫生规范的要求做好水源卫生防护。

（一）地表水水源卫生防护

地表水水源卫生防护必须遵守以下规定。

（1）取水点周围半径 100 m 水域内，严禁捕捞、网箱养殖、停靠船只、游泳和从事其他可能污染水源的任何活动。

（2）取水点上游 1 000 m 至下游 100 m 的水域内不得排入工业废水和生活污水；其沿岸防护范围内不得堆放废渣，不得设立有毒、有害化学物品仓库、堆栈，不得设装卸垃圾、粪便和有毒有害化学物品的码头，不得使用工业废水或生活污水灌溉及使用难降解或剧毒的农药，不得排放有毒有害气体、放射性物质，不得从事放牧等有可能污染该水域水质的活动。

（3）以河流为水源的集中式供水，根据实际需要，可把取水点上游 1 000 m 以外的一定范围河段划为水源保护区，严格控制上游污染物排放量。

（4）受潮汐影响的河流，其生活饮用水取水点上游及其沿岸的水源保护区范围应相应扩大。

（5）作为生活饮用水水源的水库和湖泊，应根据不同情况，将取水点周围部分水域或整个水域及其沿岸划为水源保护区。

（6）对生活饮用水水源的输水明渠、暗渠、管道，应重点保护，严防污染和水量流失。

（7）分散式给水、江河水采取分段或分时取水，湖、塘可采取分湖、分塘取水。

（二）地下水水源卫生防护

地下水水源卫生防护必须遵守以下规定。

（1）生活饮用水水源保护区、构筑物的防护范围及影响半径的范围，应根据生活饮用水水源地所处的地理位置、水文地质条件、供水的数量、开采方式和污染源的分布来确定。

（2）在单井或井群的影响半径范围内，不得使用工业废水或生活污水灌溉和使用难降解或剧毒的农药，不得修建水厕所、渗水坑，不得堆放废渣或铺设污水渠道，并不得从事破坏深层土层的活动。

（3）工业废水和生活污水严禁排入渗坑或渗井。

（4）人工回灌的水质应符合生活饮用水水质要求。

（5）水井 30 m 范围内不得有污染源，防止从井口污染。浅井构筑应符合卫生要求，钻井口井管接头要严密。

三、供水保护

灾害发生期间，灾民可采取一系列措施对供水进行保护。把饮用、洗澡、牲畜饮用等按照不同用途的水分开使用，通过建围栏的方式将排便区设置在距水源一定距离外以防止粪便污染水源等。对于救灾人员，需要对供水进行规划和管理，以减轻灾害对灾区人民造成的健康危害。正确区分集中式供水系统（如城建部门建设的各级自来水厂）和分散式供水方式有助于进行供水保护，集中式给水是指由水源集中取水，然后集中对水进行净化和消毒，再通过配水管网将水送到用户的供水方式；分散式给水是用水者分散地由水源直接取水。城市地区一般采用集中式供水方式，农村地区一般采用分散式供水方式，不过城市和乡村的差别并不显著，都是基于技术水平与管理、维修及防护的机制对供水防护进行安排。无论是城市供水还是农村供水受影响，都需要通过卫生检测来确定主要的健康危害。

农村地区供水分散、技术简单，且常有替代水源，通常比城市地区对抗灾害引起的断水能力强。但如洪水、干旱等一些特定的灾害，对农村地区的影响大于城市地区。

供水系统如果暴露在大量危害因素之下，可能会受到破坏或被污染，但若采取一些保护措施，可避免灾害对供水产生的影响或减少其对供水系统损毁的程度。下面介绍几种改善现有供水的措施，以提高水源抵御灾害破坏的能力。

（一）集中式供水保护

1.对集中式供水的损毁方式　在集中式供水保护中，要考虑森林火灾、化学污染等对集水区的危害，干旱、地震、污染、滑坡等对水库的危害，洪水、地震、火灾、爆炸、氯气泄漏等对泵水和处理车间的危害以及地震、洪水等对供水分配系统的危害。供水系统中如有任何一个环节受到破坏，都可能对灾区人民造成危害。

2.集中式供水保护方式　在保障灾区饮用水安全过程中，水源位置选择和供水系统设计是集中式供水保护中的关键问题。集中式供水保护需对供水分配系统的薄弱环节予以加固，区分供水分配网络、水处理系统和抽水设备的可能破坏部位。地势低洼、易受洪水侵袭的设施可以提升高度或用堤坝加以防护，如有必要可以配备备用发电机、预先准备替代水泵和管道以进行应急维修。水泵、管道和设备的类型（包括生产厂家、型号等）应尽量标准化，以便在灾害发生时从未受影响的城市调来备用品和设备，用于救援。

日常对相关人员进行培训和在灾害发生前采取应急供应措施等，有助于应对较长时期的水源短缺、电力中断和化学药品短缺等。通过应急训练对救援人员进行严格培训，从卫生与环境观点考虑供水系统的完整性，提高评估供水系统的能力来对集中式供水进行保护。

（二）分散式供水保护

1.对分散式供水的损毁方式　自然灾害对分散式供水的损毁方式很多，如热带风暴破坏顶部集水系统。依靠水道供水的人们容易受到慢性和急性杀虫剂的毒害，或因水道流经工业区而受到有毒化学品排放的影响。暴发洪水时，水泵、泉水集水池蓄水池易受到破坏；无序分布的水道易被洪水冲坏，以致水源中断；洪水发生时地下水的浅水井比钻孔井更易受污染；近河水井会受到污染或被沙土填平。干旱时候，浅井等水源会更快干涸；水源承受的压力会越来越大，许多水源得不到防护。山体滑坡可破坏山坡的泉水。地震、山体滑坡期间，所有供水管道系统易被破坏中断。

2.分散式供水保护方式　作为分散式供水保护计划的一部分，可以对危害地域进行标图，标出水质、与用户的距离等。一般情况下对供水设施的改进，可能给水源带来危害或有助于对分散式供水的保护。有时对设计的简单修改就能保护水源免受自然灾害或工业事故的破坏，如柔性塑料管的抗地震能力强于刚性管；一些基本的改进措施也能防止临近水塘的渗漏，如将水井的栏墙增高、配备井盖和围绕井口的向外倾斜的混凝土挡板，能使水井免受洪水污染和其他水流入井中，还能防止瓦砾和动物落入井中造成污染。此外，如果有毒物可能会威胁地表水或地下水，最好不要再用此水源，此时最好选择其他水源。

灾民使用不同来源的水，他们将一定来源的水作为饮用水，其他来源的水用作洗涤、洗澡、动物饮用和灌溉用水。在灾害发生之前水源有受到破坏的可能或存在危险时，有关人员应考虑替代饮用水源的问题。灾区当地有关人员应当定期视察替代水源，检验水质状况。一些地方若近期对供水进行了改进（如废弃了原来的水源等），相关人员应该讨论对旧供水点进行最低限度的维修并加以保存的可能性，以便在灾害期间必要的情况下将废弃的水源利用起来。

为确保分散式供水的安全，要有适合当地的应急计划，包括储备化学药品用于水源消毒；用围栏把水源围起来防止动物进入等。根据实际经济情况，在保证饮用、做饭和个人卫生用水的情况下，也可考虑为家畜、小规模工业或农田灌溉提供替代或储备用水。

（三）应急撤离的供水保护

灾害发生前如证实当地存在危险需进行应急撤离的供水保护，需要考虑撤离的可能性、可能的撤离人数、撤离路线和目的地。准备措施包括：确定撤离路途和临时安置点的水源；预先设置轻型供水设备所用的材料（水泵、折叠式蓄水池、管道和水龙头）和补给（燃料和水处理化学药品）；对专业人员进行培训；有效利用撤离沿途的水源通路。在人群大规模转移时，人员和设备在拥挤的道路上行进非常困难，需要建立供水保护的应急反应能力。

第三节 饮用水评估

灾害发生后，要采取快速而有效的行动来拯救生命，保证灾区人民健康和稳定灾区局势。不过在救援过程中，对饮用水进行评估也至关重要。对损害与可用水源、用水需求进行评估，有助于救援人员把资源用在最需要的地方。

一、水源损害与可用水源评估

在城市地区，为满足人群的紧急供水需求，在灾后应该对整个供水系统的状况做一彻底评估。评估应考虑到以下几种损害：水源污染与自然水入口损害；水处理工作受到损害（包括结构受损、机械受损、动力不足和洪水污染）；泵站受损；水分配网络水压不足造成回流，在同一地点废水、供水主管道均受损导致在水压减少的地方污水渗入供水管道；家庭或公共建筑物中的管道维护差产生倒虹吸现象；对污染水源消毒无效果或在整个供水系统中没能保持适量残留氯等损害。

在农村地区，由于装置简单，损害和资源评估也相对简单，但需要下述水资源信息：所有水源现在是否完好，供水不足的原因（如溪流和水井干涸、蓄水罐受损或被堵塞、顶部集水装置遭破坏等）；备用水源及其状态；污染指标（即水中有人或动物的尸体、水变色、浊度高、异味、变咸、人群中发生腹泻或其他与水有关的疾病等）及污染原因。尽管比城市评估简单，但由于农村地区较城市地区偏远，要完成农村的损害与可用水源评估往往需要更长的时间。

二、用水需求评估

在评估损害和水资源的同时，通常由相关人员对尚未满足的用水需求进行评估。一般情况下，工程人员可能更专注于评估基本设施受到的破坏程度，而环境卫生人员则专注于评估尚未满足的用水需求的程度。把两方面的评估很好地整合起来可以为救援人员提供完整的资料。

对未满足用水需求的评估需确定：供水不足或供应污染水影响的人群数量；不同用途所需水量（即饮用水、其他家庭用水、农业用水、牲畜用水和工业用水）；用水的频度；是否需要另外的处理、储存和分配设备。

用水需求和资源评估模式包括规划灾害条件下供水系统时涉及的所有问题（如图 32-3-1）[1]，它为灾区人民应急提供了一个有效评估方法，对救灾人员有一定的帮助指导作用，这种评估方法适用于任何一个地区。

受灾后，灾民对水量的需求会也随时间发生变化。如在某个地区发生灾害后，救灾用水的需求就会大幅增加，当储存在处理和供水系统中的水用完后，需求和供水能力之间就会出现缺口。

1.王作元.突发事件与灾害中的卫生对策[M].北京：人民卫生出版社，2005.

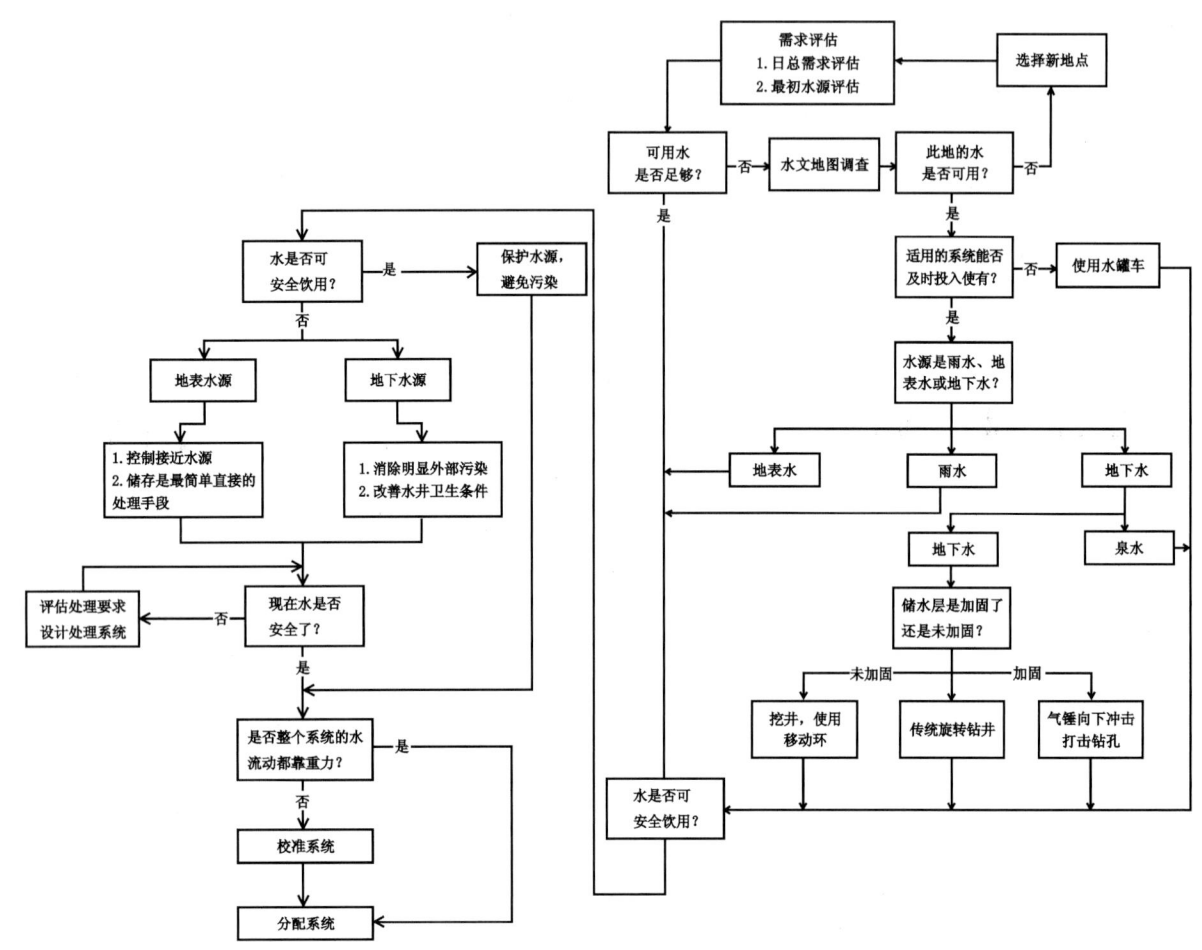

图 32-3-1 用水需求与资源评估模式

三、灾害条件下的用水量

灾害发生期间，没有足够的水来满足基本用水需求，在这种情况下，为幸存者提供最低标准的安全饮用水极为重要。灾害发生期间和发生后期，供水不足与水源受到污染通常是危及灾民健康的首要原因。下面介绍一下灾害条件下幸存者所需的最小水量。

（一）影响用水需求的因素

灾害条件下维持生命和健康所需的水量随气候、受灾人口的平均健康状况以及身体素质而变化，人们的期望也影响着水的需求量。与习惯生活在城市地区的居民相比，农村地区的居民对最低用水量的期望要低得多。因此，农村地区或贫穷社区的用水量可能要小一些。

（二）Sphere 全球标准

一些救援机构编制的《全球人道主义宪章和灾害救援最低标准》（2004 年）规定了灾害条件下灾民应接受的最低服务标准，所有的人都应"平等地享有获得足量的、安全的饮用水、炊事用水、个人及家庭生活卫生用水的权利"，且公共取水点应设置在"距离居民区足够近的地方，以满足最低用水需求"。

多数大型救援机构及其捐助者都已将"全球标准"视为合理救援服务的基础。"全球标准"中还描述了与标准执行有关的一些指标（包括水量标准）。这些指标不像标准本身那样具有很强的约束力，只是就标准的合理解读给出了一些建议。

在制订灾害救援策略时，要在一般和特殊需求一致的基础上设置目标。联合国难民事务高级专员公署规定，短期应急条件下饮用、烹调和卫生用水的最低限额为每人每天 7 L 水。不过在大多数情况下，用水需求要高得多，如下所述：普通群众：每人每天15~20 L；操作污水处理系统的人员：每人每天20~40 L；大型饲养中心工作人员：每人每天20~30 L；现场医院和急救中心工作人员：每人每天40~60 L；随人群撤离的家畜与灾民：牛或骆驼每头每天30 L，山羊或其他小型家畜每只每天15 L。

针对应急供水问题，全球计划达成了广泛共识的供水标准，每人每天需要3~5 L水用于饮用和烹调，灾害条件下的供水可参照全球计划的供水标准执行。

（三）个人用水量

人类的很多活动都要用水，但不同活动的重要性不同，有些活动比其他活动对灾民来说更重要。例如，灾民每天需要饮用几升水，这比个人卫生或清洗衣物用水更重要，但是人们仍然想要而且必须通过洗护来预防皮肤病以及满足其他生理需求。也就是说，用于保护卫生的用水重要，但与饮水相比就要首先满足灾民生活饮用的水。水的其他用途可以带来健康和其他好处，但是其需求迫切程度低于饮用水，如图32-3-2[1]所示。

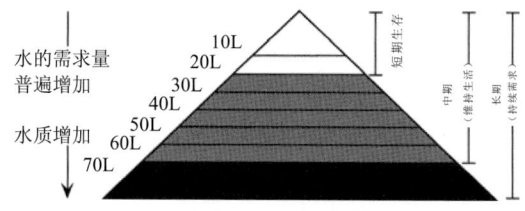

图32-3-2 用水需求层级图

（四）用水需求的侧重点

人们有时会有预想不到的需求，在某些文化中水最重要的用途可能是在祷告之前洗手洗脚，还有人可能会有非常特殊的需求，比如清洁肛门。因此，须同人们交流以了解他们对水的首要需求。

女性和男性可能有所不同，女性会关心基本家庭用水需求以及经期清洁用水，而男性可能更关心牲畜用水。在评估过程中还需考虑浪费、溢出与泄漏。"全球标准"建议将满足基本生存需求为目的的用水量作为计算用水需求的基点（见表32-3-3）。

表32-3-3 （人均）生存用水需求简表

需求类别	水量	注释
生存（饮用水与食物）	2.5~3Lpd	取决于气候与个人生理状况
基本卫生活动	2~6 Lpd	取决于社会与文化习惯
基本炊事需求	3~6 Lpd	取决于食物类型、社会与文化习惯
合计	7.5~15 Lpd	Lpd：升/日

来源：根据Sphere组织数据修改

人们不一定从同一水源获取所有用水，可以喝瓶装饮用水，而用河水洗衣服。对于不同的用途，一般而言，用水量越多，对水质的要求会有所下降。擦地用的水不必有饮用水的水质，浇灌粮食作物的水的质量要求则更低。

卫生设施的类型对用水需求影响很大。像抽水马桶，就需要大量的水（每人次用水量可达7 L）。坑式厕所或简易的倒水冲洗式厕所的用水量就要少得多。

即便水量充足，还可能存在其他使用限制，比如打水的路上和排队过程都要花费时间。如果打水时间超过30分钟，打到的水量就会减少（见图32-3-3[1]）。可以在取水点附近提供盥洗和洗衣设施，减少运水的麻烦。

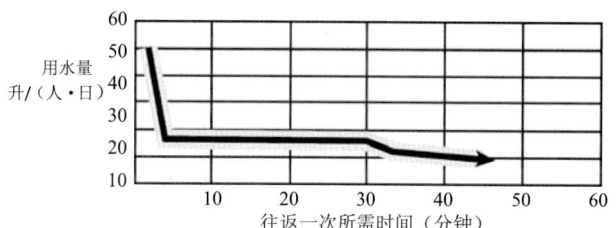

图32-3-3 取水路上耗时与家庭用水量的关系

灾害条件下很多其他服务也需要水，特别是卫生保健服务。灾区人民可能还需要水来进行宗教活动以及农业生产。如何利用有限的水资源由用水者决定而不是由供水者决定，如果人们觉得把水给牲畜喝比用来洗衣服更重要，他们就会做相应的分配。总之，要保证有足够的水满足人们的首要需求，而且余下的部分应足够应对紧急情况。

灾害发生初期，可能无法满足灾区所有的用水需求。应采用分阶段的方法，最初的工作重点要放在满足生存需要上，可以在资源允许的情况下逐步改善供水服务状况。

（五）计算用水量

计算紧急情况下的总用水量要做大量假设，由于缺少基本信息而且情况变化非常快。下面事例中描述了总用水量的估算方法以及要做的假设类型。需要注意的是，这仅仅是估算，实际需求可能会高于或低于估算值很多，所以在实际供水时要尽量保证机动性。

1.来源：水中氯含量的测定，世界卫生组织.

计算事例：一个有 5 000 灾民（包括 1 000 名小学学龄儿童）、25 名救援机构人员、75 头牛的灾区需要多少水？灾区内有一家未配备住院设施的小型保健中心。每个家庭有一个坑式厕所。目前设有一个喂食中心，待人口健康状况稳定后，后期将建造一所小学。

决定：

（1）不提供农作物用水。

（2）救援及护理人员在紧急响应初期会常驻灾区，但后期可以撤离灾区，因此计算时通常不将其考虑在内

（3）假设因溢出、泄漏和浪费会造成 10%的损耗。

阶段 1：生存供水（L）

家庭用水：5 000×7.5=37 500

喂食中心（幼儿估算人数）：500×30=15 000

护理人员：500×15=7 500

救援人员：25×30=750

保健中心：（假设日访问量为 250 人次）：250×5=1 250

牛：75×20=1 500

合计：=63 500

加上 10%损耗：=6 350

（近似值）Lpd：=69 850

阶段 2：长期需求（L）

家庭用水（假设人口数保持不变）：5 000×15 =75 000

工作单位（仅考虑每日办公用水）：25×5=125

学校：1 000×3=3 000

保健中心：250×5=1 250

牛（数量可以有所增加）：100×30=3 000

合计：=82 375

加上 10%损耗：=8 237

（近似值）Lpd：=90 612

第四节 灾害条件下的供水处理

灾害条件下把未经处理的水变为饮用水，所需的处理过程取决于水的物理、化学和生物学特性。高浊度和严重污染的地表水通常需要进行预处理，以准备下一步的消毒。下面介绍的预处理过程包括储存和自然沉淀、混凝沉淀以及粗滤。

一、储存和自然沉淀

水中比重大的悬浮物在重力作用下可逐渐沉淀，称为自然沉淀，简单地将水存放在储水罐几个小时就能改善水质，悬浮物沉降的速度与其颗粒大小、密度、水温有关。悬浮物沉到储水罐底部可带走一部分病原体，借助病原体的自然死亡，水质也有一定程度的改善。水储存后的自然沉淀也可以集中进行，作为管道供水的预处理，在这种情况下，应采集水样并进行检验。在灾害中，一般不可能为特定情况去设计和建造储水罐，但在使用现有的水罐过程中，应考虑浊水的水质、所需预处理的程度、预处理的水量，组成一个有效的自然沉淀水处理系统。

在一般家庭条件下，也可采取储存和自然沉淀的方式进行水处理，任何大的、洁净、有盖的容器都可用来进行水沉淀。经过 24 小时的自然沉淀（时间越长越好），相对澄清的水就可从容器顶部倒出或取出加以利用，如果用水匮乏，剩余的沉积水可用于洗涤，获得的澄清水在进行氯化消毒后可饮用。

二、混凝沉淀

天然水中的细小颗粒，特别是胶体微粒，难以自然沉淀，在灾害期间也是水混浊的主要根源。因此需加混凝剂进行混凝沉淀，才能加以去除，此过程称为混凝沉淀。在此过程中，加入硫酸铝（明矾）、氯化铁、硫酸铁或天然凝结剂等，使简单沉淀不易去除的黏土之类的胶状微粒结合在一起，形成较重的粒子。所需混凝剂的量取决于水中微粒的性质和含量、水温、水的 pH 值、水中有机物含量、混凝剂种类和投加方法等。

一旦确定了混凝剂的使用量，就可建立一个简单的量化系统，第一阶段先将混凝剂与待处理的水快速混合，再置于处理罐。第二阶段，缓慢搅拌 30 分钟，以利絮凝。之后从水罐上部取出澄

清水，需要注意的是批量处理时可能需要 8 小时微粒才能沉淀到罐底，水才可分配使用。第一阶段的混凝较彻底，沉淀速度最快，沉淀时间的长短取决于待处理水的浊度和量。最后需要清除水罐底部的淤泥，而且清除的淤泥不能污染水源或农田。

在条件允许的情况下可以使用混凝剂投加设备和反应设备，混凝剂投加设备包括计量设备、药物提升设备、投药箱、必要的水封箱及注入设备等。其投加方式有：泵前投加（药液投加在水泵吸水管或吸水喇叭口处）、水射器投加（利用高压水通过水射器喷嘴和喉管之间真空抽吸作用，将药液投入）、高位溶液池重力投加（将溶液池建在高处，利用重力作用，将药物投入水中）、泵投加（直接采用计量泵或柱塞泵，泵上装有调节器并刻有标度显示流量，由调节器调节柱塞行程以调节药液投量）。

反应设备有水力搅拌和机械搅拌，其作用是使凝聚颗粒形成较大的密实絮凝体。要求水流有适当的流速和紊流，以利于颗粒物的相互碰撞，并可防止絮凝体过早沉淀。

三、粗过滤

粗过滤是把过滤和沉淀结合起来的一种处理过程，用于降低携水的浊度。如果水的浊度被有效降低（最好低于 5 NTU，但 20 NTU 也可以），经过澄清的水可通过快速沙过滤（或慢速沙过滤、直接消毒等）做进一步处理。粗过滤器使用较粗糙的介质（粒径 5~25 mm），可采用水平流动或垂直流动的形式。这种过滤有许多优点，如简单易行，不需要任何药剂，制水成本低，效果好等。可用沙、无烟煤、煤渣、布（毛巾、床单等）、木炭等作滤料制作粗过滤的简易过滤器，过滤器可用木桶、汽油桶或塑料桶制成。采用的滤料均须先清洗干净，棉花、布等则应经煮沸或漂白粉液消毒后方可应用。常用的简易过滤器有以下几种。

（一）沙过滤器

是最常用一种过滤器，构造简单，如正确构筑与使用可获得良好净水效果。

采用滤料为 0.3~1 mm 直径的沙或 0.5~2 mm 直径的煤渣、无烟煤、矿渣或花岗石。滤层厚度沙为 30 cm 以上，其他滤料为 40 cm 以上。装填时在过滤器底部铺上 12 cm 小碎石，上铺两层麻布或棕皮，上面放沙，可粗细沙混装或粗细沙分装，粗沙在下，细沙在上，沙上再铺一层麻布或棕皮，最上面再铺 10 cm 碎石或沙上放一木板，以防进水时冲动沙层。

需过滤的原水浊度不宜大于 50 度，如在 50~250 度可用粒径 1~15 mm 的碎石、煤渣等组成粗滤器，原水先经粗滤器再进入砂过滤器。或先将水混凝再过滤也可。一般初滤过 15~20 分钟的水弃去不用。滤速应控制在 0.5 m/h 以下，最大滤速不超过 1 m/h。使用时应经常保持滤层上有水，以防水放尽使沙层干裂。

沙过滤器使用良好时，可去除 90% 悬浮物，去除 70%~95% 细菌。去除 60%~70% 放射性物质，但不能完全去除血吸虫尾蚴。据试验用 60 cm 厚煤渣则可将尾蚴 100% 去除。

沙过滤器缺点是笨重，移动运输不便，不能除色味，滤水率较低。

（二）砂炭过滤器

将 1~3 mm 的木炭颗粒装在过滤器内，厚 25~30 cm，上放 20~25 cm 细沙，其他同沙过滤器。沙炭过滤器滤速较快可达 1.6 m/h，直径 0.8 m 过滤器每小时出水约 800 L。沙炭过滤器有脱氯及去除色、嗅味作用。但木炭使用一段时间即需要更换是其缺点。

（三）布过滤器

构造简单，形式很多，有圆锥形袋、手风琴状布囊、口袋，用铁丝或钻孔罐头作支架，外面套上布袋等。布料可用白布、卡其布、绒布等，天鹅绒还有隔滤阿米巴包囊的作用。

使用时先将水混凝后再倒入布过滤器，待布上布满一层絮状物薄膜时，滤的水可澄清，去色。布滤过器轻便、易携带，清洗容易，缺点是易堵塞，去除浊度、细菌效果不如其他过滤器。

（四）布炭过滤器

将布过滤器做成手风琴状布囊，另用布袋包装厚 30~35 cm，粒径 1~3 mm 木炭，两者用树枝或带孔隔板分开。

布炭过滤器滤水率高，可达 3 m/L，有去除浊度、色、嗅味、脱氯作用，可用在超滤消毒法、氯矾消毒法之后。缺点是易堵塞，炭需常更换。

四、消毒

一个饮用水质量较好的社区在受到灾害侵袭后，情况会发生变化：灾害往往会破坏现有的供水设施，导致供水受污染或污染加重；有时人们被迫搬迁到新的地方生活，而且要饮用来自新水源的水，但是却对其中的污染物缺少自然免疫力；灾害经常会影响人们的身心健康，使其更容易感染疾病。因此，为所有灾民提供安全饮用水是很重要的。提高饮用水水质的方法多种多样，这些处理过程大多数都是为了对水进行最后一步处理——消毒做准备。

消毒不应仅用作保护水源免受污染的替代措施，而且要始终保护水源以降低水的污染，并减少不完全或不可靠消毒程序带来的健康危险。

在一般情况下，有多种水消毒方法可供选用，但在灾害发生情况下，由于可能会严重污染水质，最好对所有应急供水进行氯化消毒。在此将阐释消毒的重要性、采用氯化消毒的原因、消毒原理、余氯测试方法以及测试的地点和时间。

很多受灾群众所感染的疾病都是由饮用水中的微生物引起的。消毒就是要去除这些病原体，防止疾病传染。目前最常用的消毒方法是氯化消毒。表32-3-4列出了氯化消毒的优缺点。[1]

表32-3-4 氯化消毒的优缺点

优点	缺点
1.氯作为消毒剂可以有几种存在形式：粉末、颗粒、片状、液态、气态。	1.含氯消毒剂是一种强氧化剂，使用时要小心，而且要避免氯熏。
2.通常可以很容易地找到某种相对便宜的氯消毒剂。	2.不能有效渗透淤泥以及水中悬浮的有机微粒。
3.易溶于水。	3.稍微过量就会使水的味道很差，人们可能因此而不再使用该水源。
4.水中残余的氯可以继续消毒（多数消毒方法能有效杀死微生物，但是不能在供水系统中起到防止二次污染的作用。	4.去除某些有机体需要较高的氯浓度和较长的接触时间。
5.氯的优势在于它不仅是一种有效的消毒剂，而且水中残余的氯可以保护消毒点下游的供水水质。	
6.可杀灭多种致病微生物。	

氯化消毒的原理：加入水中的氯会破坏微生物膜，并将其杀死。不过只有当氯与这些生物体直接接触时才能发挥作用，如果水中有淤泥，氯就无法接触到存在于淤泥中的细菌。氯能对水进行消毒，但却起不到净化水质的作用，有些污染物是氯无法去除的，不过虽然它不能去除所有的微生物，但它能杀死绝大多数的微生物，因此仍被视为目前可利用的最有效的应急消毒剂。氯不能除水中的化学污染物，去除化学污染物需要专业知识和设备。氯在温度大于等于18℃时欲杀死生物体至少要使氯与水接触30分钟，如果水温更低，就要延长接触时间。因此，通常是在水进入储水罐或长输管道时就加入氯，从而使氯在水到达用户家庭之前发挥化学作用。水的浊度和酸碱度（pH值）对氯化消毒的功效有重要影响，浊度应小于5 NTU，pH值应在6.8～7.2。

如果加入足量的氯，在所有可以被去除的有机体都被杀死之后还将有一些氯残留，残留的部分叫做游离氯。如果没有扩散或用于去除新的污染物，游离氯会一直在水中，所以如果经过测试发现水中含有一些游离氯，就证明水中最危险的微生物已经被除去，应该可以安全饮用了，这一过程叫做余氯的测定。

余氯最快、最简单的测试方法是利用比测仪进行dpd（对二乙氨基苯胺）指示剂测试。在试样水中加入dpd片剂，水会变红，与比色表上的标准颜色对比，通过测定水中色彩的强度来确定氯的浓度。颜色越深，水中氯的浓度越高。

分析水中余氯所需的工具有很多种，图32-3-4中所示就是其中一种，这种比测仪较小，方便携带。[2]

持续氯化最常用于管道供水系统中，对于其他供水系统进行定期氯化消毒是很难的，而且通常要等到修理与维护完成后才能进行。通常在以下时间或位置测试氯残留余氯：将氯加入水中之后马上测试，以确定氯化在进行；在离氯化点最近的用户出水口处测试，以确定余氯量在可接受范围内；在供水系统中离氯化点最远的位置测试，这些位置的氯残留量可能是最少的。如果发现氯含量低于最低标准，可能需要在系统的某个中间位置添加更多的氯。

水中余氯量会随昼夜而变化。假设管道系统始终处于有压状态，白天系统中的残留氯通常要比晚上多，这是因为夜晚水要在系统中停留更长时间（此时需求量减小），所以更容易受到污染，对污

---

[1].来源：改编自Davis 和 Lambent（2002）

[2] 来源：水中氯含量的测定，世界卫生组织

染物进行消毒就会使残留氯减少。应定期检查氯残留情况，如果供水系统是新建的或者是经过修复的，每天都要检查，直到确定氯化正常进行为止，之后每周至少要检查一次。

氯化消毒的重要优点在于给药简单、易于测量，并在处理过的水中含有一定量余氯，以防止水在家庭中受到污染。在卫生条件差的情况下，这尤为重要。氯气在城市水处理厂中广泛应用，但需小心存放并由良好培训的人员操作，给药设备也是如此。对应急水处理装置而言，常用固体或液体形态的氯化合物，因为其易于储存和使用，用简单的工具，如勺或桶，就可投放。

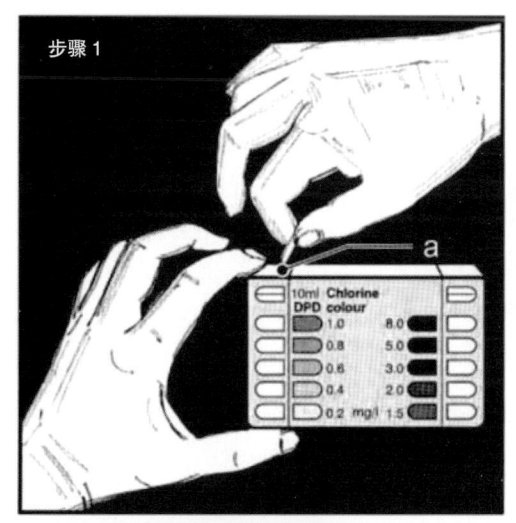
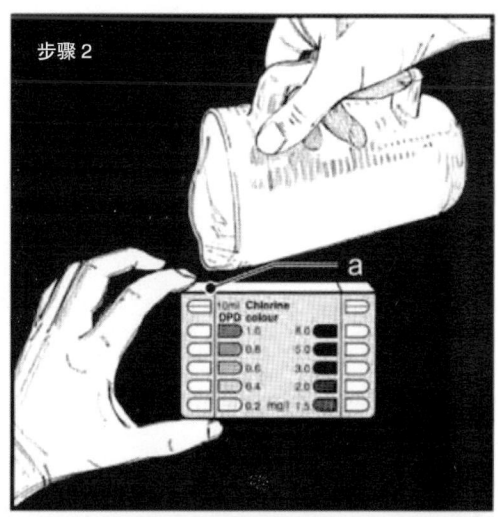
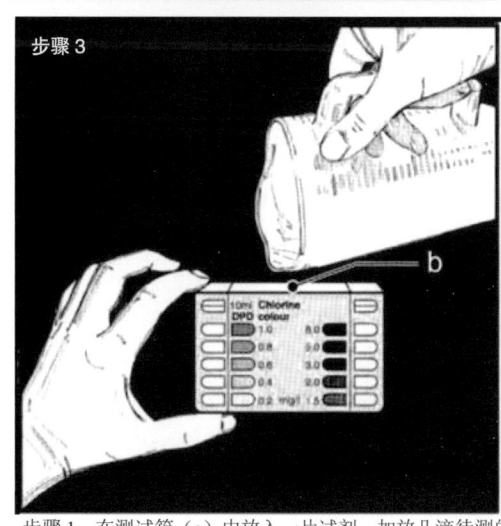
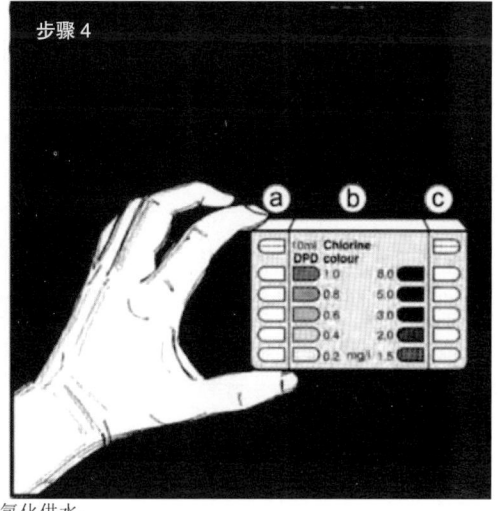

步骤1：在测试箱（a）中放入一片试剂，加放几滴待测的氯化供水。
步骤2：将试剂压碎，向测试箱（a）中注入待测的氯化供水。
步骤3：在第二个测试箱（a）中加入更多的待测氯化水（不含试剂），作为比色的的空白对照。
步骤4：通过将测试箱（a）中待测供水的颜色与容器［箱（b）］上的标准颜色对比来确定残留氯量（R），以每升水所含氯的毫克数（毫克/升）为计量单位。注意：若所用的氯残留浓度更高，需要使用箱（c）。

图 32-3-4　利用比测仪确定水中余氯的步骤

在灾害或紧急情况发生时，水消毒最常用的氯化合物是粉末状或粒状的次氯酸钙。使用最多的一种次氯酸钙形式是高级漂白粉（HTH）。次氯酸钙应存放在干燥、密封的抗酸容器中，置于阴凉、良好通风的处所，以保持其消毒效力。所有浓氯化合物，包括 HTH 和浓氯溶液，都释放氯气。氯气有毒，能灼伤眼睛和皮肤，并能引起火灾和爆炸。所有浓缩氯化合物应由经过培训的身穿防护服的人员进行小心操作。

五、对污染水井和水罐的消毒

（一）缸（桶）水消毒处理

自然灾害发生后，若取回的水较清澈，可直接消毒处理后使用。若很混浊，可经自然澄清后（如澄清效果不佳,可使用明矾进行混凝沉淀和滤沙过滤)再进行消毒。常用的消毒剂为漂白精片或泡腾片。先将漂白精片或泡腾片压碎放入碗中,加水搅拌至溶解,然后取该上清液倒入缸(桶)中,不断搅动使之与水混合均匀,盖上缸(桶)盖,30 分钟后测余氯不低于 0.3 mg/L 即可使用。若余氯量达不到,则应增加消毒剂量,缸(桶)要经常清洗。同时应注意:漂白粉精片和泡腾片易吸水潮解,应保存于密封塑料袋或玻璃瓶中。

(二)手压井的消毒

手压井一般只需经过消毒处理,水质即可达到生活饮用水卫生标准的基本要求。消毒方法同缸(桶)水消毒处理。

(三)大口井的消毒

1.**直接投加法** 投消毒剂前先测量井水量及计算投药剂量,水井一般为圆筒状,即:

井水量(吨)=井水深(米)×0.8×[水面直径(米)]^2

$$漂白粉的投加量(克) = \frac{井水量(吨) \times 加氯量(mg/L)}{漂白粉有效氯含量\%}$$

加氯量应是井水需氯量与余氯之和,最好能通过检测找出数据,但实际工作中不易做到,可根据井水水质按经验值处理:一般清洁井水的加氯量为 2 mg/L,水质较混浊时增加到 3~5 mg/L,以保证井水余氯在加氯 30 分钟后保持在 0.7 mg/L 左右,有条件的地区可进行水质细菌学检验。

投加的方法是根据所需投药量,放入容器中,加水调成浓溶液,澄清后将上清液倒入水桶中,加水稀释后倒入水井,用水桶将井水震荡数次,使之与水混匀,待 30 分钟后即可使用。井水的投药消毒至少每天 2 次,即在早晨和傍晚集中取水前进行。

2.**持续消毒法** 将一定量(约 500 g)的漂白粉或漂粉精片(有效氯 60%~70%,0.2 克/片),装入开有若干个小孔的饮料瓶中,加水搅拌后放入井中,利用取水时的震荡作用使药液流出,达到持续消毒的目的。该法操作简便节省人力和药量,水中余氯较稳定,一次投药可维持数天,但应每隔 3~5 天捞出饮料瓶检查是否阻塞,随时添加消毒剂,饮料瓶上的小孔数应根据保持余氯量在 0.7 mg/L 左右而定,并同时系一空瓶,使药瓶漂浮在水面下 10 cm 处。若水井较大,可同时放数个持续消毒瓶。

3.**过量氯消毒法** 适用于水井被洪水淹没;新井开始使用前、旧井修理或掏井后;井水大肠菌值显著变化;在肠道传染病疫点并疑与水有关和水井落入脏物等情况下。

方法是:先将井水掏干(若井水中查出致病菌,应先消毒后再掏干),清除井壁和井底的污物,用 3%~5%漂白粉溶液(漂粉精减半)清洗后,再按加氯量 10~15 mg/L 投加漂白粉(或漂粉精)即每吨水加 40 g 干漂白粉计,等待 10~12 小时后把井水打完,待再来水即可消毒取用,必要时经细菌学检验合格后方可使用。

蓄水池(箱)的清洗消毒可参照此法。

4.**运转正常的自来水厂的水质处理及消毒** 在洪涝灾害期间,这类水厂应根据源水水质的变化,及时使用或加大混凝剂和消毒剂的使用量(常用的混凝剂有聚合氯化铝、聚合硫酸铁、硫酸铝、明矾等),以保证生活饮用水符合国家标准,并保证出厂水的余氯在 0.7 mg/L 左右。在此重点介绍漂白粉消毒方法。

漂白粉溶液的配制:在装有漂白粉的溶药缸中加入少量水,调制成无块浆糊状,然后加水搅拌成 10%~15%的溶液,即一包 50 kg 的漂白粉需用 400~500 kg 的水配制。再将该溶液放入投药缸,用水调成 1%~2%浓度(第一次配制后的漂白粉渣仍有有效氯,可用水搅拌 1~2 次继续配制)。

漂白粉的投加:可分为重力投加和压力投加两种方式。重力投加即将漂白粉溶液投加于水泵吸水管或清水池中,若在清水池投加必须经 4~24 小时澄清;若在泵前投加则不必澄清。深井水加氯可在加药缸底部上约 20 cm 处打孔装上水笼头(调节加氯量),通过食用塑料管沿井壁直接投入到水井中。压力投加即将药液向压力管道投加,要经常检查投药缸的液面变化是否正常,管道是否通畅,尽量避免药渣流入管道而发生堵塞。

5.**被淹没的自来水厂的水质处理及消毒** 被淹期间不能制水,在水退后先清出构筑物内的淤泥后清洗并排空污水,对管道进行彻底的消毒和清洗,向管道中投加消毒剂,保证水中游离性余氯含量不低于 1 mg/L,浸泡 24 小时以后排出。清水冲洗后方可使用。对于覆盖范围较大的配水系统,可以采用逐段消毒、冲洗的方式。

6.**使用一体化净水设备** 自然灾害发生后,可使用一体化净水设备对原水进行处理和消毒。对于使用的一体化净水设备要求每小时可产水 2~5 t,对水源水质要求不高,可直接以沟塘水、河水等地表水和地下水为水源。可有效去除胶体、悬浮物颗粒、溶解盐类、有机物以及微生物，效果可靠。

六、其他消毒方法

把水加热烧开也可杀死大部分病原体。在煮沸前应用干净布把浊物滤掉，以除去较大的微粒。随着海拔高度的提升，水的沸点会降低，海拔每增加 500 m，水的煮沸时间应延长 1 分钟。

在灾害发生情况下中，家庭可把水储存在洁净的玻璃容器中，直接放在阳光下暴晒 1 天，少量水时可用此方法进行消毒处理。如在玻璃瓶顶部留一定空间并适当晃动，使水中充氧，可提高消毒效果。灾害发生情况下消毒过程很难达到 WHO 建议的最佳消毒要求，尤其是对于病毒、原生动物胞囊或卵囊等抵抗性强的病原体。总之，完善水处理过程可以大大减少病原体数目，从而极大减少介水传染病的发生概率，甚至可以消除介水传染疾病。

第五节 水质快速检测

灾害发生后，需要快速检验法对饮用水的污染情况进行监测，以及时发现问题，预防事故发生。快速检验的重要意义在于防止急性中毒，防止传染病发生，提出水源选择和水源水短期饮用是否安全的意见。同时，快速检验对于评价水的处理效果，并为水的处理提供有关数据也有一定的实际意义。快速检验有利于及时发现高浓度的污染源，从而避免严重的污染事故，还可作为水污染的预警手段。

一、一般化学性状检验

（一）pH 值

pH 值对水质的变化、生物繁殖的消长、腐蚀性、水处理效果均有影响，是最重要的水质检测项目之一。水的 pH 值过低，可腐蚀管道，影响水质，且可使水中大部分金属盐长时间处于溶解状态，使毒性增加，但 pH 值低的水有利于消毒。水的 pH 值过高又可析出溶解性盐类，使水的感官性状恶化，且不利于消毒。

检验水的 pH 值方法很多，最简便易行的是广泛 pH 值试纸法。

（二）氨氮

氨氮的浓度与有机物的含量、溶解氧的大小有着相关性，标志着水污染的程度。氨氮水平高于地理学水平是排泄物污染的一个重要指示，说明水受到有机物新近污染，也可能有病原体随同有机物进入水中，因此水是不安全的。同时，氨氮是水质富营养化的重要因素。

水中的氨氮常用纳氏试剂进行检验。在配制试剂与测定过程中，均应注意防止氨的污染。

（三）亚硝酸盐氮

水中亚硝酸盐氮的存在表示有机物分解还在进行，水中微生物仍很活跃，致病菌可能仍未死亡，这种水仍是不安全的。洁净的饮用水中不应含有亚硝酸盐氮或仅有微量。

亚硝酸盐在水中受微生物等作用而很不稳定，采集后应尽快检验。检验水中亚硝酸盐可用格氏试剂。

（四）余氯

余氯的检验可采用邻联甲苯胺法，该法既可测得游离性余氯，又可测得总余氯（即游离性余氯和化合性余氯之和）。其原理是在酸性条件下，余氯可与邻联甲苯胺反应生成黄色联苯醌式化合物。与标准色板比色，可测出余氯的大致含量。

二、无机毒物的检验

（一）砷、氰、汞、磷化锌检验

砷、氰、汞、磷化锌均具有很强的毒性，水中检出任何一种毒物，均不适合饮用。上述四种毒物在一定条件下均可转变成挥发性形式，可以用打气显色法同时测定，也可分别进行测定。

1. 多种毒物的联合检验　控制不同条件，把上述四种毒物转变成挥发性组分的形式，以空气作载体，将它们分别与有关的试剂或试纸接触显色。可采用溴化汞试纸法检验砷、水合茚三酮法检验氰、碘化亚铜法检验汞、溴化汞试纸法或硝酸银法检验磷化锌。

2.分别测定法　砷化物采用 $HgBr_2$ 试纸法进行检验；水中氰化物的快速检验方法中普鲁士蓝法、水合茚三酮法效果比较理想；用 CuI_2 法检验汞；用 $HgBr_2$ 试纸检验磷化锌。

（二）六价铬

六价铬的检验常用二苯碳酰二肼（又称二苯胺基脲）比色法，在酸性溶液中，二苯碳酰二肼与六价铬作用生成紫红色的配位化合物，颜色深浅与六价铬的含量成正比。

（三）重金属铅、钡

可用玫瑰红酸钠法检验铅、钡，其原理是在酸性溶液中，铅、钡离子与玫瑰红酸钠反应，生成红色的玫瑰红酸铅（钡）沉淀；硫化氢—对苯二酚法检验铅的原理是重金属试剂可与铅生成黑色的硫化铅沉淀。

三、细菌检验

细菌检验的原则是建立一个"粪便指示"微生物指标，可将其存在的水平作为粪便污染程度的指标。由于温血动物常排泄耐热型（粪便）大肠杆菌这种微生物，因此如在水中检测到该细菌存在，则暗示存在粪便污染。检验时如发现有总大肠杆菌群中任何一种细菌的存在，都可作为水处理系统有效性的一个指标。总大肠菌群的许多类型是天然存在的，它们的存在并非来自于粪便污染，但是它们的存在表明处理过程并没有清除或杀灭所有细菌。其他粪便指示细菌包括粪便链球菌、肠道球菌。

细菌现场检验箱通常使用薄膜过滤技术，待测体检的水经薄膜过滤，水中细菌被薄膜截留在表面。然后将薄膜置于适宜的介质中恒温培养 18 小时，恒温箱由电池提供动力。在此期间，耐热容易进行，但是由于泥土、藻类等（在暴风雨和洪水过后可能会大量悬浮）造成的高度混浊会干扰检验结果，所以在这些情况下通常只分析小体积样品。

四、细菌标准

灾害发生初期，水质很难达到常规的细菌标准。WHO 给出平时的微生物标准是每 100 ml 水中不得检出大肠杆菌，这一标准一般通过化学消毒就可以达到。但在灾害发生初期很难达到规定的标准，根据对健康的影响程度，可把水质分成几级，根据当时情况进行使用：

——0 个大肠菌群/100 ml：符合准则；
——1～10 个大肠菌群/100 ml：可容许；
——10～100 个大肠菌群/100 ml：需要处理；
——超过 100 个大肠菌群/100 ml：未经适当处理不能使用。

需要注意的是单一的大肠菌群指标并不能反映水质的全部水平。一些如病毒等粪便病原体抵御水处理（例如氯处理）的能力可能比细菌指标更强。

五、卫生监测

可以通过卫生监测来评估粪便污染水源的可能性。这通常比单纯的细菌检测更可靠，因为通过卫生检测可以了解为了保护水源需要做什么，还因为粪便污染是变化的，水样只代表了采样时的水质。可以把细菌、物理及化学检验结合起来，这样可以使救援队评估污染，更重要的是为灾后监测水源提供基础。

虽然能够进行细菌检验，但并不能立刻得到结果。因此，对污染危险的即时评估应建立在综合指标之上，如是否接近粪便（人或动物）污染源；颜色和气味；死鱼或死动物的出现；尘灰等外来物的出现；化学或放射性危害的存在，或上游存在废水排放点。集水标图包括确认水源和污染路径，是评估水源污染可能性的重要手段。

第六节　饮用水运输、储存中的卫生问题

在突发灾害初期，正常供水中断，临时被集中的灾民突然增多。由于环境遭到严重破坏，水源混浊度高；受人畜粪便、垃圾、尸体污染，各种杂物进入水体，细菌滋生，水质感官性状恶化，可能导致肠道传染病，如霍乱、伤寒、细菌性痢疾、感染性腹泻等的暴发流行。要防大疫，必须保障灾区饮水安全。

瓶装水运输方便，水质安全，可用来解决应急饮水问题。如用设备送水，在运水前都必须对盛水

容器进行彻底的清洗和消毒，待运水的余氯含量至少要达到 0.5 mg/L，运水人员要专职且身体健康，分水时要有专用的清洁用具，待运水储存不得超过 2 天，中间加一次漂粉精片，加量按 20 片/吨水或等效的其他消毒剂，并进行水质检测，防止运送的水受到二次污染，以确保运送水的卫生质量。供水量可参考如下：临时救援而设的门诊和医院每人每天 40～60 L，集中居住的庵棚、帐蓬等每人每天 15～30 L，最低不应低于 3～5 L。

在道路交通情况允许的条件下，水罐车送水也是较好的方式之一。水罐车空间密闭，相对卫生安全，且使用方便。水罐车供水需由专人负责，并注意饮水消毒，确保水质卫生。另外，在水源地可使用水质处理设备直接取水，进行净化处理后供人临时取用。用水的用量与清洁度之间、清洁度与发病率之间有密切的相互关系，应设法逐渐增加饮用水的供应量。水罐车运水是在灾害发生初期向缺水区快速运水的一种方法。

一、水罐车

尽管成本高，在短期内，还是可以通过专门建造水罐车（一般容量为 2 000 L 水）、水罐拖车或普通的载罐卡车来输送水。如果不能得到专门建造的水罐车，那么可把刚性水罐或软的橡胶、塑料水罐牢固放在平板卡车上。软的橡胶或塑料袋放在地面上作为水罐也很方便，很容易把水灌入其中，但在装满水后移动困难，尤其在路况差的道路上更是如此。水罐车要从最安全的水源取水，并经消毒处理。

对当地可以利用的水罐车（例如牛奶厂、酿酒厂和瓶装厂的罐车以及消防队暂时不用的罐车）应当登记造册，以便需要时使用。在运水前，借用的水罐车必须进行彻底清洗和消毒。

当用水罐车运水时，对注水和在分配点储存都要做出安排。水罐车中的水应尽量迅速卸载到特定分配点的较小储存罐中，而不是卸载到单个水容器中，这样会浪费很多的时间。当水罐车注满水后，应加入正确剂量的氯，这样在运输途中就可进行氯消毒，运输中需要对水中的氯水平进行监测。水罐车运水是一种代价较高的选择，需加强管理和监测。

（一）设备

水罐材质应该是不锈钢或其他适合储存饮用水的材料。水罐入口应足够大，最好能允许人进入其中进行清洁。此入口必须要盖上防尘的、可锁的盖子。还应该有一个换气孔，末端安装过滤网，防止灰尘、昆虫、鸟类以及其他有害生物进入水罐。多数水罐都配有水泵，以加快装水和卸水速度。应定期对这些部件进行检查，作为车辆总体维修项目的一部分，确保部件能高效运转。车辆可能需要一个安全的储存容器来存放水泵所需的燃料。软管及相关联结部件应存放在密封容器内，以防受到污染。车辆应配有氯测试工具箱，并对司机进行操作培训。

（二）水罐车清洁

每次大修后、使用前都必须对水罐进行清洗，如要用到水泵，也要清洗，而且至少每三个月清洗一次。

（三）水罐车消毒

一般对水罐中的水进行氯化消毒，防止罐内滋生有机物，以确保这些水可以安全饮用。通常在水罐装满水的时候进行氯化，具体需要多少氯取决于水质，但要保证残余浓度至少为 0.5 mg/L。

二、存储罐

水通过水罐车或泵应输送到储存罐，储存罐的大小取决于用水人数、水源可靠性和水处理系统。一般对少于 2 000 人的群体，储水量应等于一天的用水量。对较大人群，每人储水量可少一些，但绝不能少于每日用水量的 1/6。然而，储水量还取决于一些其他因素，诸如水源和泵设备的安全性、可靠性、成本和用水高峰。当水罐水位被提升到 10～20 m 高，依靠重力就可实现安置点的水分配。也可使用事先造好的塑料、橡胶枕头形罐和葱头形罐或带有橡胶垫的钢罐，因为这些容器安装简单快速，或者也可以使用钢筋混凝土罐或砖石罐。

三、水的输送与分配

为了输送和分配用水，通常使用重力水流和用泵抽水两种方式。重力水流是首选方式，因为它避免了对泵和动力的依赖，可降低成本、减少工作量和因故障与燃料短缺导致的断水危险。如果没有天然斜坡，储水罐可建在有结实地基的土台上，储水罐四周要有足够的边缘地，以免由于侵蚀而坍塌。如果用泵分配水，要有备用泵和燃料储备，以备燃料供应中断时急需。

在灾害条件下，通常使用聚乙烯管和未增塑聚氯乙烯管（uPVC）作为主线水分配管，一般使用直径在75~150 mm的管子。聚乙烯管可做成50 m或100 m长的蛇形管，用时可快速铺设。聚乙烯管还具有坚固、柔韧的优点，因此可在短时间内铺设在地表面。不过聚乙烯管比uPVC管贵，且在一些国家没有。这两种型号的水管都应埋于沟槽中，以减少破损危险（尤其是uPVC管更易被损坏），减少阳光照射以免变质。在应对灾害过程中快速铺设uPVC管，采用推进连接时，必须将管道埋藏以免水压将其冲开。要注意保护塑料管，在埋藏前不要让车辆压坏。如果有可能，不要在溪谷和山体易滑坡的地方铺设管道，以免被冲走或毁坏。如果无法避免，这些障碍应使用钢管跨越，并用适宜缆绳或构件加以保护

末端用直径32 mm或50 mm的聚乙烯管接在水龙头上。在灾区一般取水点按如下方式分布：任何人到取水点的步行距离都不应超过500 m，每140~200人需要1个水龙头，每个取水点可有多个水龙头（如6个）；较小的最终端供水点要更接近群众；水龙头应高于地面0.6~1.0 m，以便容器接水，同时尽可能使水龙头具有自动关闭功能；通常供水网络在水龙头处应能提供5~10 m的剩余水压；供水网络上要安装多个直径50 mm的阀门，以便消防水管连接；需要对水龙头进行定期检查，以免滥用和损坏。

应提供分开的洗衣区和洗澡区，饮用水龙头前不允许洗衣服和冲澡。如果这些区域离供水点较远，则应安装供水管，否则人们会去供水点进行洗刷。供水点、洗衣区和洗澡区应有良好的下水，并安排用户定期清洗设备，报告泄漏和损坏情况。

四、盛水容器

家庭需要盛水容器，最好是细脖容器，以便搬运、储水、防止蚊虫和污染。扁平容器适宜在农村使用，且价格便宜，但它有运输成本高的缺点，特别是需短时间内大量输入时运输成本更高。许多机构使用折叠式水容器，折叠后体积小而使运输成本大为降低，但它们也有不坚固、不耐用的缺点。一些机构也用可叠放的水容器，该容器带有按扣盖，盖上有一个小开口。总之，各家庭或机构应根据自身的情况选择合适的盛水容器。

第七节 污水的收集与处理

污水处理的首要原则是无害化，即降低污水中有害物质和病原体的数量和毒性。根据灾民临时住所的实际情况，合理布设垃圾收集站点，收集垃圾的容器按每25人左右提供一个容器并加盖，容积为50~100 L。必须要有专人负责垃圾的收集、运送和处理，垃圾要做到及时清理，集中堆放处理，日产日清，不得任意倾倒。临时住所要修建污水沟，生活污水应定点倾倒，并远离饮水水源。及时对垃圾站点与污水倾倒处进行消毒杀虫，经常喷洒消毒杀虫药如漂白粉、生石灰、敌百虫等，防止蚊蝇滋生。传染性垃圾必须消毒处理，有条件的可采用焚烧法处理。

一、高温堆肥

高温堆肥是将人粪尿、禽畜粪尿和秸秆等堆积起来，使细菌和真菌等大量繁殖，细菌和真菌等可以将有机物分解，并且释放出能量，形成高温。高温堆肥过程中形成的高温可以杀死各种病菌和虫卵。

在平地上选宽2 m，长6~10 m的地基，在地面上挖宽16 cm、深12 cm的"卅"形沟，沟的间距1.5 m，在沟上盖秫秸把，然后把混匀的堆料（垃圾、人畜粪尿、土、水各四分之一）堆在沟上，做成底宽2 m（不要堵住通风道口），堆高1.5 m，顶宽1.5 m的堆，最后用泥封好。第二天即可升温，第四天温度可高达50~60℃，20天左右就能腐熟，达到无害化的目的。

如果条件差，可将混匀的堆料制成不湿不干，用铁锹一拍成饼、一抖即散的堆料，放在平地上用泥封好。

二、坑式堆肥

坑深 1 m 以上，直径 1.2 m，坑沿四周砸出土梗，防止雨水流入，堆料入坑，坑口最好用秸秆铺上，用土压严，可每日向其表面喷洒杀虫剂 1~2 次或洒一层生石灰，以防生蛆。

三、密封发酵法

选择运输方便的地方，建造不透水的储粪池或粪缸。把粪尿贮存在用不透水材料（砖、水泥或三合土夯实）制成的贮粪便池或缸中，加盖密封 3 个月左右。

第八节 救灾部队饮用水卫生保障

一、救灾部队的水量要求

救灾部队供水除饮用、烹调、卫生需要外，还有医疗、车辆、武器洗消用水等。我军供水标准见表 32-3-5。[1]

表 32-3-5 我军平战时每人每天最低供水量标准

用途	平时驻营房	野营期间	野战条件		
			一般情况	供水困难	极端困难
饮用	2.5~4	2.5~4	2.5~4	2.5~4	1.5~3
烹调用	4.5	4.5	2~4	1~1.5	
炊事用	1.5~2	1.5~2	1.5~2	0.5	
洗漱用	10	8	4~6	0.5~1	
洗澡用	10	8			
洗衣用	5	3~6			
公用及其他	15				
合计	50	30	10~15	4~6	1.5~3

二、救灾部队的水源卫生侦查

水源卫生侦查的内容包括卫生地形学调查、流行病学调查、水质检验、水量测量、水源综合卫生学评价和撰写水源卫生调查报告。其目的主要是选择可利用的水源，制订水源防护措施与改善方案，解决部队在救灾过程中的给水安全问题，保护官兵健康和战斗力。其重点是解决水源是否遭受污染、水质是否符合战士饮水卫生标准以及水量是否充足等问题。

（一）卫生地形学调查

主要调查水源有无污染的可能，发现传染源时应查明污染来源与污染途径。

应特别注意调查水源附近有无粪坑、污水渗坑、漏水厕所、垃圾堆、医院、屠宰场、牲畜圈、菜地、污水与工业废水排出口及污水灌溉等，还应注意水源是否被人为污染。发现污染源后，还应查明污染源的性质、能否侵入水源、水源所处的地形特点与气象条件。

（二）卫生流行病学调查

调查在水源附近有无介水传染病的传染源（霍乱、伤寒、钩端螺旋体等）、有毒有害物质污染与中毒情况（工农业废水中有毒有害物质等情况），以及地方病（地方性氟中毒、大骨节病等）的流行情况。此外，还要调查附近居民的生活和卫生习惯，包括居民的卫生情况、个人卫生习惯、污物的收集与处理方法等。

（三）水质检验

水质检验的重点是检测水源是否存在有毒有害物质，根据水源卫生调查的任务和条件，确定水质检验项目、检验方法及采样的时间、次数和方法。一般采用现场检测与实验室检验相结合的方法进行调查。

（四）水量测定

为判断水源水量能否满足救灾部队需要，需对水源供水能力进行测定，了解水源实际可供应人数，根据救灾部队实际人数及用水量对水量是否充足做出评价。集中水源水量测量可参照如下测定方法进行。

1. 井水水量测定　井水量可分为容水量与涌水量，井容水量指井内的贮水量；井涌水量是指单位时间内由井底含水层流入井内的水量，测量时先用水泵把水汲出，记录水位下降高度和井水恢复到原位的时间。几个公式如下：

---

[1].资料来源：《军队供水工程》

（1）方井容水量（m³）=井口（m）×井口宽（m）×水深（m）

（2）圆井容水量（m³）=井半径²（m²）×水深（m）×3.14159=井直径²（m²）×水深（m）×0.8

（3）圆井涌水量（m³/h）=井直径²（m²）×水位下降高度（m）×0.8÷井水恢复到原水位时间（小时）

2. 河水流量测定　河水流量的测量方法是测出河宽、河最大深度和水流速度，公式如下：

（1）河床类似三角形：河水流量（m³/s）=河宽（m）×河最大深度（m）×流速（m/s）×0.5

（2）河床类似梯形（如水渠）：河水流量（m³/s）=[河宽（m）+河底宽（m）]×水深（m）×流速（m/s）×0.5

3. 湖、水库、塘水量

水量（m³）=平均长度（m）×平均宽度（m）×最大水深（m）×3.3

三、救灾部队的水源选择

救灾部队在执行救灾任务时，选择良好水源，保障饮水安全至关重要。通常根据水源卫生侦查的结果，参照选择水源的一般原则，选择灾害条件下的给水水源。具体可遵循以下4条原则。

（一）尽量利用驻地原有水源

驻地原有水源包括城镇集中式给水水源及农村分散式给水水源。当水源水量不足以供应部队需要时，可考虑工农业供水水源（如农田的机井等）。

（二）选择水源时应考虑净水能力

如果救灾部队只有消毒剂，则应选用感官性状较好的水源水；若救灾部队带有混凝、过滤的装置则可采用混浊度较高的水源；若有深度净化装置，污染较严重的水源水也可使用；有除铁、除氟装置或药剂时，还可选用高铁或高氟水源；灾区内受核化生武器污染的水源不能使用，除非无其他水源又有检验、净化装备时，才可使用。

（三）满足军事需求与取用方便

为满足军事需求，救灾部队选用河水作为水源时，最好选上游在我军控制范围的河流，以保证部队饮水安全。此外，最好选择离驻地较近，交通方便，容易采水、管理和防护的水源。

（四）因地、因时制宜

根据救灾时灾区情况决定选择水源。如果救灾时间较长，可以选择较好的水源；如果救灾时间较短或灾区情况紧急，因停留时间短或救灾行动急迫，只能遇到什么水源就用什么水，如缺水区可选择降水，必要时可选用雨水、冰、雪水、水坑水作为水源，但应加强净化消毒。

四、野战给水站和配水站

救灾过程中，救灾部队可以利用野战给水站和配水站进行水供应。

（一）野战给水站

野战给水站是指在野战条件下设置的有取水、净水、贮水、配水等设施及附属设备的集中式供水机构和场所。在灾区的一定区域内，可由给水部（分）队将符合卫生要求的用水分配、运送供救灾部队使用。

给水站通常有管井、浅井等集水构筑物或取水构筑物、泵站、净化消毒设施、清水池、配水站、化验室、卫生防护警戒区以及掩蔽部、观察哨、道路、防御等附属工程措施。精华消毒设施宜采用制式器材或机动净水设备。供水量小的临时给水站也可使用就便器材构筑净化措施。

（二）配水站

配水站是专门贮水和配水的机构和场所，使用由运水车或野战输水管送水。站内配备有贮水设备、水泵、配水器材等，必要时还配备有净化、消毒或特殊处理设备。

（三）贮水、输水、运水器材

贮水除固定贮水池外，多用橡胶、帆布、尼龙制成软体贮水设施。我军有各种型号的贮水设施如大至6 000 L贮水罐，小至100 L的水袋。运水有水槽车、拖式水槽车、也有人背的背水袋，亦可用胶管或玻璃钢管输水。所有贮水、运水、输水器材均应注意定时清洗、消毒。

（四）给水站和配水站的卫生监督

对给水站的水源选择、保护、构筑物的构筑，取用水管理、水的分配和运输进行卫生监督；系统地监督采水、净化、消毒、特殊水质改善、贮水过程是否合乎卫生要求；进行水质检验，对净化消毒后水质做出卫生学评价；对工作人员进行健康检查，如发现有肠道传染病患者或带菌者应立即调离。

五、野战净水器材

灾区条件艰苦，供水由于水源、净化处理条件和设备等限制，需采取应急的处理方法，要求简便、有效、快捷，尽可能利用现有的器材和药品。在这种条件下，野战净水器材也可以应用于救灾部队。

（一）野战水处理装置

野战水处置装置是指供野战条件下使用的各种类型机动净水装置。我军已研制出各种型式机动净水设备十余种，下面简要介绍几种。

1.WCB-1型水深度净化消毒机 该机是一种小型可移动一体化净水装置，净化系统由混凝沉淀、过滤设备组成，消毒系统用次氯酸钠发生器，深度净化系统由颗粒活性炭滤柱和电热消毒器组成。根据水质情况，各单元可以分开独立使用或联合使用。该装置能改善水的物理性状、杀灭细菌及去除一定浓度化学毒物，效果较好。有各种型号适于连、营使用。

2.多功能净水装置 该装置采用多种新技术，由电解絮凝发生器、层析分离器、过滤器、二氧化氯发生器、深度净化器组成。可根据水质水量情况，单元或配套使用。具有除铁、除氟、净化和消毒多种功能。操作简便、制水快、滤料可就地取材。适于连、营使用。

3.LY-1000型净水装置 为我军研制的一种新型机动净水装置，设计较新颖。该装置由弹性变孔隙滤料组成的NF过滤器、臭氧发生器、加注器、潜水泵组成。前三者组装于带有滑轮的台架上，便于移动。净水装置要求原水浊度小于300度，短时不大于1 000度。产水量0.5～1.0 m³/h，工作周期多在2小时左右，最长可达7小时。清洗净水器可用卷压方法将污泥挤压出来，再用清水清洗。该装置重量轻，使用方便，适应性强，效果好，但清洗不够方便，消毒后无余留药剂，难以监测是否安全消毒。适于连、排使用。

4.微絮直接过滤器 该过滤器结构简单，壳体由不锈钢构成，内径40 cm，高2.2 m，内装双层滤料无烟煤和陶粒。使用时泵前投加混凝剂聚合氯化铝3～10 mg/L或助滤剂聚丙烯酰胺0.01～0.03 mg/L，直接过滤后投加氯制剂消毒即可。滤速平均14 m/h，产水量1.5～1.75 m³/h。该法操作简单，投药量小，成本低，效果好，适于连、排使用，但投药量要求准确，只适于浊度100度以下原水（短时可到250度）。

5.H-Y84型饮用水净化消毒装置 该装置是采用物理方法将水净化消毒，主要由一级滤器、二级滤器、消毒器和电控系统组成，整机底部装有4只胶轮，便于移动。原水由水泵吸入，经纤维织物、丝网和聚丙烯多孔管组成的一级滤器去除较大的悬浮物，再经PAC-4复合滤棒组成的二级滤器将细小悬浮物去除和吸附部分有机物，被净化的水最后通过紫外线灯管消毒。一级滤器的滤芯外还装有环形刷，冲洗时拉动环形刷，可提高冲洗效果。该装置轻便易于移动，操作方便，不需添加任何药剂，产水量0.5～1 m³/h，可供100～150人使用。但原水浊度不宜超过30～40度。

6.野战班用净水器 该装置主要是由滤头、手动泵和滤芯组成。滤头主要由孔密度为24个/cm²的多孔不锈钢片制成，孔直径为1 mm。手动泵主要由泵壳、活塞和泵杆组成，在其进水口处设计有单向阀。滤芯由功能性过滤材料、吸附材料及灭菌材料复合而成。该净水器有良好的除浊、除菌效果。

7.野营多功能净水车 该装置根据多层次膜分离原理及旋流分离器等专利技术研制而成，集水净化和淡化多种功能于一体，适用于多种水源，适应性强。

该装置能将江河、湖泊等地表水净化成生活饮用水，超净化为直饮水，将苦咸水、海水淡化为饮用水，用于部队野营供水保障，提高部队生存能力、战斗力和救灾部队的救援能力。

（二）个人饮水消毒

为适应救灾部队单兵在灾区消毒饮水的需要，个人饮水消毒剂异常重要。以下为我军常用个人饮水消毒剂。

1.漂白粉（精） 取漂白粉10 g加至一军用水壶内，振摇1分钟，静置15分钟备用。用滴管或针筒向每军用水壶内加消毒液1～2 ml，摇匀，30分钟后可饮用。亦可在每军用水壶内加漂白粉精一片（含有效氯4 mg），如消毒后氯味较大，可在一军用水壶水内加入压碎维生素C（100 mg/片）4片，摇匀即成脱氯液，向每壶消毒过的水内加入2水壶盖的维生素C液，即可将氯味脱去。

2.有机碘片 我军曾研制有机碘片用于饮用水消毒，每片含三碘化二硝酸六脲铝30 mg。每军用水壶水加1片，摇匀，10～15分钟可饮用。有机碘片性质稳定，效果好，但会使水具有颜色和碘味。美军使用的有机碘片称为globaline，其色、味亦可用维生素C去除。

3.69-1、811型个人饮水消毒片　69-1系我军20世纪60年代所研制，主要成分为氯溴异氰脲酸，每片重约30 mg，其中含有效氯1～2 mg，溴16～18 mg。该片剂消毒快，效果好，密封防潮可储存4年以上。每军用水壶加1片，摇匀，5分钟后可饮用。已在部分军队中推广使用。缺点是消毒后异味较大，可加入一片50 mg维生素C片将异味去除。现已有改进的811型饮水消毒片，效果较好，基本解决了异味问题。

4.双层个人饮水消毒丸（片）　为解决饮水消毒片的异味，近年又研制了双层个人饮水消毒丸（片）。外层为二氯异氰尿酸钠，含有效氯24～32 mg，内层为亚硫酸钠，两层间为虫胶隔膜。片剂则含氯溴异氰尿酸钠，每军用水壶水加1丸或1片，振摇1分钟，10分钟后可饮用，此丸（片）剂有消毒及脱味效果。

5.碘酒或碘液　在紧急情况又无其他消毒剂时可用2%碘酒或碘液（2 g碘加1.4 g碘化钾）进行饮水消毒。方法是每壶（升）水加2%碘酒或碘液8～10滴（约20滴合1 ml），10～15分钟后即可饮用。此法简便，但会使水具有色、味，且遇淀粉会变成蓝色，亦可用2水壶盖维生素C液脱色。

6.88-1型和89型个人饮水消毒管　主要内容为接触消毒剂，即将碘、溴、银等消毒剂载附于不溶性载体上（如颗粒活性炭、离子交换树脂等）而形成的药剂。水通过此药剂的滤柱时，水中微生物即可被杀灭。

88-1型个人饮水消毒管由进水口、聚丙烯纤维、载银树脂、载银活性炭和吸嘴组成。长18 cm，重20 g，可消毒水380 L，能去除大肠杆菌、大肠杆菌噬菌体。89型则内装碘树脂，可消毒水100 L。但原水浊度如大于15度须先经处理，用前须先用清水浸泡消毒管5分钟，吸引时速度不宜过快，否则将影响效果。

第四章

灾区食品安全

第一节 灾区食品安全的意义

洪涝、干旱、地震、雨雪冰冻及台风等自然灾害给灾区的生态环境造成极大的破坏。灾害期间，食品正确储藏及制备条件无法保证、食品污染风险加重、食品供给链中断等，导致灾区正常的食品安全保障体系陷于瘫痪。灾区生活设施、条件等严重破坏导致灾民营养均衡无法保证，膳食结构不合理，机体免疫力下降。灾民和救援人员在短时期内集中暴露于多种高水平的食源性疾病危险因素，身体健康受到严重威胁。这在很大程度上影响了救灾工作的效率和效果。因此，搞好灾区食品卫生工作、保证灾区食品安全是整个防病救灾工作的重要任务之一。

一、灾害对灾区食品卫生状况及居民营养健康状况的不利影响

（一）食物供给不能满足需求

由于食品生产、库存资源和交通运输设施均受到不同程度的破坏，救援食品也因为灾区客观条件而无法保质保量地送达和派发，灾区的食品供给安全相对脆弱。

（二）食品污染风险加重

灾区的食品污染主要有两方面来源。首先是灾害本身的直接影响，如水淹造成的食品腐败变质，厂房倒塌造成的有毒有害物质扩散而污染食品，大量淹死、砸死、病死的畜、禽、鱼类等污染食品；另一个重要方面是灾害发生之后的衍生影响，比如灾区在有限的空间内集中了大量的灾民和救灾军民，又缺乏基本的生活、饮水、居住和环境卫生设施，食品、食品容器和餐具没有条件充分洗净、消毒，运输和分发救援食品的车辆不是专用车，食品暴露于更多的污染因素等均可导致食品污染。

（三）食源性疾病流行

灾区食源性疾病以急性肠道传染病和食物中毒为主。灾害发生后，由于灾区的食品卫生在短期内难以保障，加之特殊环境下平时隐藏的病原体如条件致病菌等大肆扩散，免疫力低下的灾民发生痢疾、伤寒、甲肝等肠道传染病的风险大大增加。另外因食用变质稻麦；误食化学性物质；食用淹死、病死或死因不明的家畜、家禽和水产品；采食野生蘑菇或劣质、变质食品充斥灾区市场等，均可能导致食物中毒。2008 年汶川地震发生后，5 月 15 日～6 月 14 日绵阳市医疗机构和医疗小组监测点有 9 个报告单位，共监测就诊 468 376 人次。报告监测发热 613 人次，腹泻 6 690 人次、感冒 66 992 人次、其他 194 009 人次，灾民发热、腹泻和感冒罹患率分别为 1.309‰、1.430‰ 和 14.303‰，提示可能有食源性疾病发生。

二、灾害期间的食品卫生特点

综上所述，灾害期间的食品卫生工作主要有以下特点。

（1）食品资源严重缺乏，供给安全需重点把关。

（2）大量食品受淹、被毁，这些食品资源的安全性需要进行甄别鉴定。

（3）存在大量不同死因的畜、禽、水产品，需要鉴定处理。

（4）防止现有食品资源和救援食品污染、变质。

（5）灾民生活条件恶劣，自身抵抗力下降，

各种疾病发病率增加。

（6）灾民缺乏食品卫生知识和健康防病知识。

（7）灾区缺乏安全清洁的饮用水及生活用水。

（8）缺乏基本的食品烹调和贮存条件。

（9）灾区的食品卫生监管体系不健全，食品市场问题多。

食品卫生是保证灾民和救灾部队身体健康、救灾工作顺利进行的前提。因此，搞好灾区的食品卫生工作，保证灾区食品安全是整个防病救灾工作的重要组成部分，也是确保大灾之后无大疫的重要前提条件。认真做好灾害期间的食品卫生工作，及时采取积极有效的防控保护措施，能够有效预防控制食品中毒，防止疫情扩散和蔓延，保护公众健康，维护社会稳定。依据《中华人民共和国食品安全法》《突发公共卫生事件应急条例》和卫生部《食品中毒事故处理办法》等相关法规，严格管理食品很有必要。

第二节 食品安全控制措施

一、灾害食品卫生工作原则

中国疾病预防控制中心《自然灾害卫生应急工作指南（2010版）》指出，灾区食品卫生工作原则如下。

（1）重点应是预防控制食源性疾病传播和急性食物中毒的发生，做好食品污染事故的防范工作，在此基础上，确保灾民的基本食品消费水平，以满足他们的能量和营养素摄入需求。

（2）在食品资源被破坏、食品严重缺乏的情况下，对食品卫生的要求只能酌情降低，甚至只能有一个最低安全要求。

（3）食品卫生管理及监督的首要任务是保证灾民能吃到基本安全的食品，切断食源性疾病的主要传播途径，以减轻或消除灾害对灾民健康的危害。

（4）消除各种食品卫生隐患，力求做到"大灾之后无大疫"。

在应急和灾害中，食品安全部门应该检查食品供应的所有环节，从生产、加工制作、运输、分配和销售，到家庭和招待会的饮食服务准备。评估哪些食品供应渠道会有负面影响，确定保护消费者的优先措施（如公众教育等）。

二、平时对救灾食品卫生工作应急的准备

大多数灾区食品安全控制措施要求在灾害发生前就计划和准备好。举例说，适合大规模供餐的地点（如学校厨房）、装备、供应和操作培训，这些均应成为应急准备计划的一部分。在这方面，需要从国家到地方的共同应对体系。

首先，国家和省级食品安全管理部门及食品监督检验机构，应建立健全应急突发事件的运行机制，制订应急工作方案，做好组织落实。平时做好救灾人员的业务知识和技能培训，发生灾害时能够及时组织精悍的救援队伍，使拟赴灾区的人力、物力处于常备状态。

国家和省级食品监督检验机构还应配备救灾工作所需的装备和条件。组织人员配备，应为平时的2~4倍，工作人员素质要高于平时水平。要配备能高效率进行食品卫生监督监测与管理的装备。主要有交通工具、帐篷、能活动转移的食品卫生检验室和仪器设备（以快速检测设备为主）、器材、药品试剂、临时发电配电设备、液化石油气等。能够快速进行微生物、理化、毒理学检验。检验鉴定方法可以感官鉴定为主，结合快速检验和标准方法检验进行判定。监督监测和管理工作要符合法律、法规、标准的规定，但为保证救灾的急需，可以简化程序。要配备工作所需的通信器材，如对讲机等以及供食品卫生知识宣传用的材料和器材设备等。

另外，在乡（镇）和城市街道要组织专职或兼职食品卫生监督管理人员，在村和居民委员会要设兼管此项工作的人员，对这些人员要进行充分的应急培训，以适应救灾时食品卫生工作的需要。

三、加强灾区食品卫生的监督与管理

灾害发生后，应迅速将食品安全监管部门和食

品卫生专业技术人员集中起来，在救灾工作组的统一领导下，恢复、重建食品卫生监管体系，掌握灾情和疫情的发生、发展情况，承担起灾区的食品卫生保障工作。

应重点做好食品的卫生监督与管理，同时加强对灾区食品市场的监督检查力度，杜绝假冒伪劣、有毒有害或腐败变质的食品流入灾区。灾后可能出现一段时间的食物短缺，一些不法分子会乘机将超期、变质或伪劣食品在灾区销售。如上世纪90年代初的山西雁北地震后就发现过出售超期、变质的罐头、饼干、方便面、饮料以及未经卫生检验的畜肉的违法行为。据不完全统计，在当地五个灾区县乡（镇）共查封变质食品320 kg，变质罐头、饮料四百余瓶。

加强对食源性疾病和食物中毒的疫情监测，迅速在灾民和救灾部队集中居住地建立疾病监测点，重点监测胃肠道症状和发热的病人，及时发现疫情、采取措施；同时做好疫情的预警预报和追踪工作。

建立援救食品的登记检查制度，对品名、数量、来源、产地、批次、生产日期、保质期、贮存条件做好登记，并酌情进行样品抽检和卫生质量评价。在灾区建立食品市场经营单位和个人的登记注册制度，在满足救灾供应急需的前提下加强规范监管，强化索证管理，不具备冷冻、冷藏设备的食品生产经营者，不得经营易腐易变质的食品，不得销售隔餐隔夜的餐饮食品。逐步恢复、规范灾区食品市场的卫生许可制度，取缔无证经营。

构筑符合食品贮存条件的临时贮存场所，并派专人看管，对食品的再加工和运输派发环节同样加强监管。

四、对灾区各类食品应分别采取相应的安全控制措施

（一）对现有食品

现有灾区食品是灾民在灾害发生后能够最早得到的营养补给，但同时也是最应当严加检验和控制的一类食品。食品在灾害中受到不同程度的损毁或污染，不能保证其安全性。另外灾民在营养缺乏的情况下容易饥不择食，对现有食品不能够理智地加以选择，一旦误食就易导致食物中毒等的发生。所以必须首先对现有食品受损程度与类型进行评估。确保未受影响的食品受到适当保护，将其转移到干燥地点，远离墙壁和地板，不暴露于其他污染源，不保存在细菌滋生的条件下。如被水淹过的仓库，其高湿环境有利于霉菌和细菌在食品中的繁殖。对受到影响但可挽回的食品做出分离与修复的处理，并在处理后再次检验是否可食用。如农田受到污染，应该迅速评估受污染的作物，并采取一定措施，如延缓收割、彻底煮熟等，以减少粪便病原菌的传播风险。当在污染区放牧或养鱼水体和浇菜用水被污染的时候，要对产生的风险进行分析和评估，以决定采取何种措施，来避免绦虫或寄生虫病的扩散，以及沙门菌和霍乱引起的疾病。对无法挽回的食品，如果可行，可用作动物饲料，否则应予以销毁，防止灾民误食。另外，在食品商业网点恢复前，应进行监督、确保他们恢复了能力，以确保食品安全。

（二）对外来食品

救援食品是灾区另一大食物来源，应当同样加以充分监督检查。灾害过后来自各地的救援食品大批进入灾区，食品质量和类型参差不齐。应当掌握食品来源和类型，同时严格控制质量，杜绝假冒伪劣、有毒有害和腐败变质或不适宜灾民食用的食品流入灾区。

（三）对临时制备的食品

灾害期间临时制备食品，从原料购置到食品供应的各个环节均有可能不甚规范，应当在每个环节都采取严格措施控制质量，具体见表32-4-1。

（四）对死因不明的家禽家畜、鱼类、甲贝类的管理

在灾害期间内自行死亡的家禽家畜、鱼类、贝甲类等，一般都有中毒嫌疑，不能供食用。特别是当遇到大批成群急性死亡时，应考虑环境或水域已受剧毒物质污染，应及时进行监测评价，以免再生后患，对受污染地区也应采取相应管理措施。

例如，洪涝灾害后极易发生人畜共患的炭疽病。一旦发现应采取如下措施。

（1）对疫点进行封锁消毒，对污染的场所、工具、容器进行彻底消毒。

（2）立即追回散落于群众手中的炭疽病死畜肉，对肉尸深埋或焚烧处理。

（3）对有接触史的人群接种炭疽病疫苗，以提高机体抗体水平。

（4）对误食炭疽病死畜肉的群众用抗生素预

防治疗并进行 14 天医学观察。

（5）对污染的毛皮、骨头焚烧处理。

表 32-4-1　确保食品安全的控制措施

环节	危害来源	措施
供应/购买	为加工食品原料污染	从可靠供应者处获得食品 明确生产与运输的条件
	即食食品污染	从可靠供应商处购买 要求准备食品过程中应用 HACCP 系统
接受食品	病原菌污染的高风险食品	控制运输条件（温度和时间）
储存	进一步污染	储存食品要包装好或用密封的容器储存 控制仓库内害虫、鼠类
	细菌生长	控制温度和储存期限，轮流储存
制备	经过手或其他途径的进一步污染	加工食品前洗手 防止通过表面、烹调器皿的交叉污染 生熟食分开 使用开水，特别当食品不再进一步加工时
	细菌生长	限制食品在室温下的暴露时间
烹调	残余病原菌	确保食品经过了彻底烹调［即所有部分都应至少达到70℃，尤其是最厚的部分和（或）中间部位］
冷却和冷藏	残余细菌或其胚芽的生长，产生毒素	尽快把食品冷却到 5℃以下，即把食品放在浅盘中，保存在冷到寒冷的温度下 避免塞满冰箱或冷藏间 在长时间冷藏过程中，监控温度波动，必要时采取措施
	来自不同的污染源	正确覆盖食品，避免直接或间接的与生食和非饮用水接触 用清洁器皿装烹调过的食品
热处理	残余细菌或其胚芽的生长，产生毒素	确保食品保持在热的状态（即超过60℃）
重新加热	残余细菌	确保食品被充分重新加热
供应	细菌、胚芽生长，产生毒素污染	确保食品被充分重新加热 避免接触生食、不干净器皿和非饮用水 不要用手接触食品 趁热供应食品

（五）对农药、化学药物的管理

调查了解粮库、农药库受淹情况，灾民家庭农药投放地点及其包装破损情况。将此类物品远离食物保存。如发现有农药、化肥及其他化学污染来源，必须立即切断污染，做出明显标记，对受污染食品分类采取去毒处理措施，以防发生急性食品中毒。

五、加强参与食品加工、供应的工作人员和志愿者的健康管理

所有食品加工供应的参与人员都应对他们的责任以及遵守食品安全生产原则的重要性有深刻的认识。食品操作员与监督员都应接受食品安全处理培训和危害分析关键控制点（HACCP）系统培训。以便他们慎重分析优势条件和潜在危险，以对相应情况采取安全措施。HACCP 系统是识别、评价和控制对食品安全具有重要意义的危害的体系。系统可应用于任何特定的食品制备活动，以此确定与食品或操作有关的危害，并确定控制措施，对灾害条件下的食品安全控制具有重要的指导意义。

参与食品制备的员工和志愿人员不能有下列疾病或症状：甲型或戊型肝炎、活动性肺结核、肠伤寒、黄疸、腹泻、呕吐、发烧、咽喉疼（并发烧）、可见的感染性皮肤损伤（烫伤、刀伤等）或耳、眼、鼻分泌物等。要求所有人员随时向其监督员报告是否具有上述症状。

六、食品商业网点检查

灾害发生后，应该及时检查食品工业和饮食业网点，要采取措施确保受影响的食品不进入市场。只有在满足安全食品生产和制备的条件下，商业活动才能恢复，即食品原材料来源可靠；食品生产和制备场所已清洁和消毒；供电、供水和卫生状况已恢复；生产、储存等设备已经正常运转；员工已经过适当培训等。

而且，仍应定期检查市场，确保流入市场的食品安全。若有紧急条件下未能完全保证合格的食品，必须适当标明并通知消费者为了保证安全应采取的措施。

第三节 灾害期间食品安全监测

救灾期间,应当建立应急监测系统,随时对食品安全和灾民的饮食状况进行监测,以便随时调整,制订更为合理的救灾预案。

(一)膳食状况监测

灾害期间或灾后,选择一定数量的灾民户进行膳食调查,以评价灾民的食品消费量、膳食结构及营养素摄入水平。同时,要对灾区总食品供给量进行监测,以确保食品供给安全合理。如果监测人群出现营养素缺乏症或潜在性营养素缺乏症,则可能与肠道传染病控制不力和食品供给不足或不合理有关,应及时调整救灾方案与措施。

(二)食品污染监测

灾害期间应该根据条件,选取重点食品开展重点污染物指标的检测,以评价食品的卫生质量。如监测到了特殊污染物应及时报告救灾指挥部和地方政府,并进一步了解在食品中的污染水平和污染范围以及人群的暴露水平,确定危害的危险性等级,提出相应的危险性控制措施,供政府采纳。同时,开展对灾区食品污染指数的预警预报。

(三)食品中毒监测

做好食品中毒事故的调查、报告、分析,以查明原因,控制事态,发出预警,杜绝此类事件再次发生。

(四)食源性疾病检测

在做好肝炎、痢疾、伤寒、霍乱、腹泻等消化道传染病疾病监测的基础上,积极开展疫情预警。动态掌握有关食源性疾病的疫情及相关控制措施是否有效,它综合反映了食品卫生与食品安全措施的实施效果。应及时将监测结果所反馈的问题体现到各项防病救灾措施中,使之不断完善,力求做到"大灾之后无大疫"。

灾区卫生行政部门应负责协调组织有关部门对辖区内食品安全风险进行评估,及时发布评估信息和食品安全风险警示信息;协调质量监督、工商行政管理、食品药品监督管理部门按照法定权限和程序切实履行职责,共同做好灾区食品安全监督管理工作,并组织疾病预防控制机构会同有关部门对食品安全事故进行调查处置。

二、灾害期间食品安全监测方法

(一)食品卫生监测技术要求

(1)检验室应符合有关环境条件要求。

(2)监测用计量测试仪器设备必须准确可靠,定期校正,使其处于正常的工作状态。

(3)检验操作人员应掌握仪器的性能、剂量验证方法、维护保养等方面的基本知识。

(4)使用的标准物必须符合标准物质的规定,专人保管,保证不变质失效。

(5)在检验过程中严格控制有关影响因素,以符合计量认证规定。

(二)监测项目的确定

(1)优先选择国家和军队食品卫生标准中要求控制的污染物。

(2)从监测的目的出发,选择最主要、最迫切、最普遍存在的污染物。

(3)根据污染物的性质,应选择危害程度严重、影响范围广的污染物,剧毒和强毒性的污染物优先监测。

(4)结合灾区特点和已有的食品安全资料,相应增加或减少检测项目。

(三)采样

(1)采集样品要有代表性,要从食品总体的各个部位、层次采集,样品量与其总体构成比例一致。在生产、流通和销售中的批量食品均应抽样检验。

(2)生产或库存中抽样不得少于检验需要量的 5 倍,在用户和销售中抽样不得少于 2 倍。微生物检验采样量不少于 500 g。

(3)根据样品的性质选用适宜的工具和容器,微生物检验样品一般用广口瓶,所有用具和容器均应灭菌。

(4)样品立即贴标签密封,及时送检。冷冻食品的样品必须继续保持冷冻状态,非冷冻食品在 0~5℃保存。

(5)做好与样品相关的各项记录,包括工艺流程、卫生状况、生产状况、生产日期和批号等。

（四）检验方法

对食品的安全监测应当从感官、理化、微生物等多方面进行。因救援时间紧迫，所以救援期间的卫生监测应当简便、快速、直观。所用的监测设备应当便携且操作简单。我军现在使用的食品理化检测箱、食品微生物检测箱以及 3M Clean-Trace 卫生检测系统等新型检测设备均能够满足这些要求（见本章第九节）。

三、常见食物卫生质量的感官鉴别

（一）畜禽肉品

首先看其外观、色泽，特别应注意肉的表面和切口处的颜色和光泽，有无色泽灰暗、瘀血、水肿、囊肿和污染等情况。其次是嗅肉品的气味，不仅要了解表面的气味，还应感知其切开时和试煮后的气味，注意是否有腥臭味。最后，用手指按压触摸以感知其弹性和黏度，结合脂肪以及试煮后肉汤的情况，综合判定其肉品质量。

（二）粮谷类

肉眼感知粮谷类颗粒的饱满程度，是否具有固有的正常色泽，有无霉变、虫蛀、杂物、结块等现象；鼻嗅和口尝体会谷物的气味和滋味是否正常，有无异臭异味。

（三）水产品

先观察其眼球是否饱满突出，鱼鳃是否鲜红，然后检查其全身和鳞片，用一块清洁的吸水纸浸吸鳞片上的黏液来观察和嗅闻，鉴别黏液的质量。必要时用竹签刺入鱼肉中，拔出后立即嗅其气味，或者切割成小块鱼肉，煮沸后测定鱼汤的气味与滋味。

（四）豆制品

观察其色泽、组织状态，嗅闻其气味并品尝其滋味，其中应特别应注意其色泽有无改变，手摸有无发黏感觉以及发黏程度如何。不同品种的豆制品具有本身固有的气味和滋味，一旦豆制品变质，即能够通过口鼻感觉到。

（五）植物油脂

裸眼观察油脂色泽是否正常、有无杂质和沉淀物，鼻嗅是否有霉、焦、哈喇味，口尝是否有苦、辣、酸或其他异味。另外也可进行加热试验，如油脂酸败则油烟浓重而呛人。

（六）饮料

主要依据色泽、组织状态、气味和滋味四项指标。对于液体饮料，应注意其包装封口是否严密、有无漏气，倒置后有无悬浮物或沉淀物，其颜色深浅是否符合正常要求；鼻嗅和口尝是否酸甜适度、清凉爽口、有无令人不愉快的气味和滋味。对于固体饮料，则应注意包装是否完好、颗粒是否均匀、组织是否细腻，有无结块和超期变质现象。

（七）蔬菜

从色泽上看，各种蔬菜都有其固有的颜色，有发亮的光泽，以示成熟度和新鲜度。从蔬菜气味看，多数都具有清香、甘辛香、甜酸香等气味，不允许有腐烂变质的亚硝酸盐味和其他异常气味。从蔬菜滋味看，因品种不同而各异，多数滋味甘淡、甜酸、清爽鲜美，少数具有辛酸、苦涩的特殊风味以刺激食欲；如失去本身原有的滋味即为异常。由于各种客观因素或非正常因素造成的蔬菜形态异常主要表现为：蔫萎、枯塌、损伤、病变、虫蚀等。

（八）乳及乳制品

主要是裸眼观察其色泽和组织状态，嗅其气味，尝其滋味。对鲜乳而言，应注意色泽是否正常、质地是否均匀细腻、滋味是否纯正以及乳香味如何。同时应留意杂质、沉淀、异味等情况。对乳制品而言，除注意上述鉴别内容外，还应针对性地观察酸乳有无乳清分离，奶粉有无结块，奶酪切面有无水珠和霉斑等情况，必要时，可以将乳制品冲调后进行鉴别。

（九）蛋及蛋制品

鲜蛋的鉴别分为蛋壳鉴别和打开鉴别。前者包括眼看、手摸、耳听、鼻嗅等方法，也可借助灯光透视进行；后者是将鲜蛋打开，观察其内容物的颜色、稠度、形状，有无异味等。蛋制品的感官鉴别指标主要包括：色泽、外观形态、气味和滋味等。同时应注意杂质、异味、霉变、生虫和包装等情况，以及是否具有蛋品本身固有的气味和滋味。

第四节 分散式食品加工关键点控制

一、HACCP 管理方法

危害分析关键控制点（Hazard Analysis Critical Control Point，HACCP）是识别、评价和控制对食品安全具有重要意义的危害体系。HACCP 管理方法是一个系统的方法，它覆盖食品从原料到餐桌的加工全过程，对食品生产加工过程中可能造成食品污染的各种危害因素进行系统和全面分析，从而确定能有效预防、减轻或消除危害的加工环节（称为"关键控制点"），进而在关键控制点对危害因素进行控制，并对控制效果进行监控，当发生偏差时予以纠正，从而达到消除食品污染的目的。已证明 HACCP 作为管理体系对许多食品加工过程，特别是对消除危害的步骤（如低酸食品的罐装，烹调以消除沙门氏菌和单核细胞增生李斯特菌等）非常有效。该方法主要流程如下。

（一）制作产品加工流程图

产品的加工流程图是对产品生产过程清晰、简明和全面的说明。流程图应包括整个食品加工操作的所有环节，在制订 HACCP 计划时，应按照流程图的环节进行危害分析。流程图由 HACCP 工作组绘制。

（二）现场确认流程图

HACCP 工作者应在现场对操作的所有阶段和全部加工时段，对照加工过程对流程图进行确认，必要时对流程图做适当的修改。

（三）危害分析

列出每个环节的所有潜在性危害，进行危害分析，并认定已有的控制措施。HACCP 工作组应自最初加工开始，对加工、销售直至最终消费的每个环节，列出所有可能发生的危害，并进行危害分析，以确定哪些危害对食品卫生安全来说是至关重要而必须进行控制的。进行危害分析时，应考虑危害发生的可能性即对健康影响的严重性；危害出现的性质和规模、有关微生物的存活或繁殖情况；毒素、化学物质或物理因素在食品中的出现或残留以及导致以上情况出现的条件。HACCP 工作组还必须考虑针对所认定的危害已有哪些控制措施，控制一个具体的危害可能需要采取多个控制措施，而一个控制措施也可能用于控制多个危害。

（四）确定关键控制点

进行危害分析时，确定某一环节是否为关键控制点可以考虑以下几个因素：这一环节有影响终产品卫生安全的危害存在；在该环节危害可以采取控制措施减小或消除危害；在后面的加工环节里没有控制措施。如果加工环节同时满足以上三个条件就可以初步确定该环节为关键控制点。另外还应注意，不能对控制措施的实行情况进行监控的加工环节，无论其措施如何有效，都不能将其确定为关键控制点。如果在某一环节上对一个确定的危害进行控制对保证食品卫生安全是必要的，然而在该环节及其他环节上都没有相应的控制措施，那么对该环节或其前后的环节的生产或加工工艺必须进行修改，以便使其具有相应的控制措施。

（五）建立每个关键控制点的关键限值

对每个关键控制点所采取的控制措施必须制订关键限值及加工工艺参数。一旦发生偏离关键限值的情况，就可能有不卫生、不安全的产品出现。某些情况下，在一个具体环节上可能会有多个关键限值。关键限值所使用的指标应可以快速测量和观察，如温度、时间、湿度、pH 值、水分活性、有效氯以及感官指标，如外观和质地。

（六）建立监控程序

通过监控程序可以发现关键控制点是否失控，还能提供必要的信息，以及时调整生产过程，防止超出关键限值。当监控结果提示某个关键控制点有失去控制的趋势时，就必须对加工过程进行调整，调整必须在偏差发生以前进行。对监控数据的分析评价并采取纠正措施必须由 HACCP 工作组的专业人员进行。如果监控是非连续进行的，那么监控的频率必须充分确保关键控制点在控制之下。

（七）建立纠偏措施

在 HACCP 系统中，对每一个关键控制点都应当建立相应的纠偏措施，以便在监控出现偏差时实施。所采取的纠偏措施必须能够保证关键控制点重新得到控制。纠偏措施还包括对发生偏差时受影响食品的处理。出现偏差和受影响食品的处理方法必须予以记录和保存。

（八）建立验证程序

通过验证和审查，包括所有抽样及化验分析，可确定HACCP是否正确运行。验证的频率应当足以确认HACCP系统在有效运行。验证活动可以包括审核HACCP系统及其记录、审核偏差以及偏差产品的处理、确认关键控制点得到良好的控制等。

（九）建立文件和记录档案

有效和准确的记录是实施HACCP系统所必需的。HACCP系统的实施程序应当用文件来加以规范，文件和记录必须与食品操作的性质和规模相适应。文件内容可包括危害分析过程、关键控制点、关键限值；记录包括对关键控制点的监控记录、偏差记录及纠偏措施记录、HACCP系统修改记录等。

二、以地震灾害为例，食品加工企业食品卫生关键点控制

2008年汶川地震后，科技部抗震救灾技术支撑专家组食品安全小组就地震灾后恢复重建的食品生产企业提出《地震灾害地区食品加工企业食品卫生技术要点》，对食品卫生关键点控制给出了具体的要求。以该要求为基础，地震灾区食品加工卫生关键点控制详细列举如下。

（一）地震灾区食品加工企业分类

地震灾后食品加工企业可以分为新建企业和恢复重建企业两类。

1.新建企业　即为保证灾区食品供应新建的食品生产企业，建设要求可采纳本要点。

2.恢复重建企业　即地震前已经存在，但受地震影响破坏较轻或无破坏的食品生产企业，可依据《食品生产企业通用卫生规范》等卫生标准和相关规定恢复重建。

（二）地震灾区食品加工企业设计与设施卫生技术要求

1.设计

（1）凡地震灾后重建的工程项目，有关食品卫生部分均应按本规范要求和相应类别食品企业卫生规范的有关规定，进行设计和施工。

（2）各类食品加工企业应将恢复重建的总平面布置图、生产工艺规程以及其他有关资料，报当地卫生监督机构备查。

（3）不同地区食品加工企业可采取适合于本企业生产的采暖方式，但采暖不得影响食品的质量和卫生要求。

2.选址

（1）地势平坦，干燥，易于排水。

（2）周围无粉尘、有害气体、放射性等污染源，无昆虫滋生地。

（3）环境整洁，卫生状况良好。

（4）水源供应充足，水质符合《生活饮用水卫生标准》（GB5749—2006）等要求。

3.布局

（1）布局要合理，划分生产区和生活区，生产区应在生活区的上风向。

（2）建筑物、设备布局与工艺流程三者衔接合理，能满足生产工艺和产品卫生要求。

（3）各工序应连续进行，内外包装分开，原料、半成品与成品应能防止交叉污染。

（4）厂区道路通畅，应采用便于清洁的混凝土、沥青及其他硬质材料铺设。

（5）厂房之间、厂房与外缘公路应保持一定距离，符合各类食品厂卫生规范。

（6）给排水系统应能满足生产需要，污水排放必须符合国家标准。

（7）废弃物存放设施应密闭，远离生产车间。

（8）设置密闭的废弃食用油脂盛放容器，按规定管理废弃食用油脂。

（9）应设置与生产相适应的原料库、成品库及冷藏库。

（10）锅炉烟囱和粉尘排放应符合《锅炉烟尘排放标准》（GB3841—1）的规定，锅炉房应位于生产区下风向。

4.设施与设备卫生

（1）生产车间人均占地面积（不包括设备占位）$\geq 1.5m^2$，高度符合生产需要。

（2）车间洁净级别能满足产品加工工艺的卫生要求，没有净化的内包装车间应设置足够并有效的空气消毒设施。

（3）车间地面应防水、防滑、易清洗消毒，有1%～2%的坡度并设有排水处。

（4）墙壁应防水、防潮、易冲洗消毒，有2m以上墙裙。

（5）天花板应防水、防霉、隔热，表面涂层不易脱落。

（6）门、窗严密，有防蝇、防尘、防鼠设施，防护门为双向弹簧门，位置合理。

（7）生产车间、仓库通风良好。

（8）生产车间有充足的自然采光或人工照明，采光系数不低于标准。

（9）位于工作台、食品和原料上方的照明设备应加防护罩。

（10）有能满足生产工艺和卫生要求的生产设备。

（11）凡接触食品的设备、管道、工具必须符合卫生要求。

（12）运输工具和各种容器应符合卫生要求。

5.卫生设施

（1）设男女更衣室，面积与员工人数相适应，并配有足够的衣柜和鞋柜（架）。

（2）卫生间为水冲式，位于生产车间以外。

（3）内包装车间与直接入口食品生产车间入口处应设有更衣、洗手消毒的预进间，直接入口食品生产车间入口处应设泡鞋池或鞋底洁净设施。

6.检验设施与能力

（1）配备相应检测仪器、设备与设施。

（2）配备经过专业培训的检验人员。

（3）保证每批产品经检验合格后出厂，并有检验记录。

（4）建立完善的质量控制体系，能对产品生产的全过程进行有效的质量控制。

（三）地震灾区食品加工企业原料采购、运输卫生要求

1.原料采购

（1）采购原材料应按该种原材料质量卫生标准或卫生要求进行。

（2）购入的原料，应具有一定的新鲜度，具有该品种应有的色、香、味和组织形态特征，不含有毒有害物，也不应受其污染。

（3）某些农、副产品原料在采收后，为便于加工、运输和贮存而采取的简易加工应符合卫生要求，不应造成对食品的污染和潜在危害，否则不得购入。

（4）盛装原材料的包装物或容器，其材质应无毒无害，不受污染，符合卫生要求。

（5）重复使用的包装物或容器，其结构应便于清洗、消毒。要加强检验，有污染者不得使用。

2.运输

（1）运输工具应为专用，符合卫生要求，应备有防雨防尘设施，根据原料特点和卫生需要，还应具备保温、冷藏、保鲜等设施。

（2）运输作业应防止污染，操作要轻拿轻放，不使原料受损伤，不得与有毒、有害、污染物品同时装运。

（3）建立卫生制度，定期清洗、消毒、保持洁净卫生。

3.贮存

（1）应设置与生产能力相适应的原材料场地和仓库。

（2）原料场地和仓库应设专人管理，建立管理制度，定期检查质量和卫生情况，按时清扫、消毒、通风换气等。

（四）地震灾区食品加工企业生产过程卫生技术要求

1.管理制度

（1）应按产品品种分别建立生产工艺和卫生管理制度，明确各车间、工序、个人的岗位职责，并定期检查、考核。具体办法在各类食品厂的卫生规范中分别制订。

（2）各车间和有关部门应配备专职或兼职的工艺卫生管理人员，按照管理范围，做好监督、检查、考核等工作。

2.生产过程卫生要求

（1）按生产工艺的先后次序和产品特点，应将原料处理、半成品处理和加工、包装材料和容器的清洗、消毒、成品包装和检验、成品贮存等工序分开设置，防止前后工序相互交叉污染。

（2）各项工艺操作应在卫生良好的情况下进行。防止变质或受到腐败微生物及有毒有害物的污染。

（3）生产设备、工具、容器、场地等在使用前后均应彻底清洗、清毒。维修检查设备时不得污染食品。

（4）成品应有固定包装，经检验合格后方可包装；包装应在良好的状态下进行，防止异物带入食品。

（5）成品包装完毕，按批次入库、贮存，防止差错。

（6）生产过程的各项原始记录（包括工艺规

程中各个关键因素的检查结果）应妥为保存，保存期应较该产品的商品保存期延长六个月。

3.个人卫生要求

（1）卫生教育：所有食品加工的从业人员必须接受卫生安全教育，定期接受《中华人民共和国食品卫生法》等相关食品卫生法律、法规的培训。

（2）健康检查：从事食品加工的从业人员每年至少进行一次健康检查，必要时接受临时检查。新参加或临时参加工作的人员，必须经健康检查，取得健康合格证明后方可上岗工作。

（3）个人卫生：从业人员进车间前，必须在更衣室穿戴整洁干净的工作衣、帽、靴、鞋，工作服应盖住外衣，头发不得露于帽外，并对双手进行清洗消毒。

直接与原料、半成品和成品接触的人员不得戴耳环、戒指、手镯、项链、手表，不准化浓妆、染指甲、喷洒香水进入车间；手接触脏物、进卫生间、吸烟、用餐后，都必须洗净双手才能进入车间；操作人员手部受到外伤，不得接触食品或原料，经过包扎治疗戴上防护手套后，方可参加不直接接触食品的工作。

从业人员不准穿工作服、鞋进卫生间或离开生产加工场所；生产车间不允许带入或存放个人生活用品。

凡进入生产车间的人员（包括管理人员、参观、监督检查人员）均应遵守本技术要点的有关规定。

（五）地震灾区食品加工企业卫生管理技术要求

1.机构

（1）食品厂必须建立相应的卫生管理机构，对本单位的食品卫生工作进行全面管理。

（2）管理机构应配备经专业培训的食品卫生管理人员。

2.职责（任务）

（1）宣传和贯彻食品卫生法规和有关规章制度，监督、检查本单位的执行情况，定期向食品卫生监督部门报告。

（2）制订和修改本单位的各项卫生管理制度和规划。

（3）组织卫生宣传教育工作，培训食品从业人员。

（4）定期进行本单位从业人员的健康检查，并做好善后处理工作。

3.清洗和消毒管理

（1）应制订有效的清洗及消毒方法和制度，以确保所有场所清洁卫生，防止污染食品。

（2）使用清洗剂和消毒剂时，应采取适当措施，防止人、食品受到污染。

4.有毒有害物管理

（1）清洗剂、消毒剂、杀虫剂以及其他有毒有害物品，均应有固定包装，并在明显处标示"有毒品"字样，贮存于专门库房或柜橱内，加锁并由专人负责保管，建立管理制度。

（2）使用时应由经过培训的人员按照使用方法进行，防止污染和人身中毒。

（3）除卫生和工艺需要，均不得在生产车间使用和存放可能污染食品的任何种类的药剂。

5.污水、污物的管理

（1）污水排放应符合国家规定标准，不符合标准者应采取净化措施，达标后排放。

（2）厂区设置的污物收集设施，应为密闭式或带盖，要定期清洗、消毒，污物不得外溢，应于24小时之内运出厂区处理。做到日产日清，防止有害物集聚滋生。

6.卫生设施的管理　洗手、消毒池，靴、鞋消毒池，更衣室、淋浴室、卫生间等卫生设施，应有专人管理，建立管理制度，责任到人，保持良好状态。

7.健康管理

（1）全体工作人员，每年至少进行一次体格检查，没有取得卫生监督机构颁发的体检合格证者，一律不得从事食品生产工作。

（2）对直接接触入口食品的人员还须进行粪便培养和病毒性肝炎带毒试验。

（3）凡体检确认患有以下疾患者均不得从事食品生产工作，包括：

1）甲型、戊型肝炎患者和病毒携带者。

2）活动性肺结核。

3）肠伤寒和肠伤寒带菌者。

4）细菌性痢疾和痢疾带菌者。

5）化脓性或渗出性脱屑性皮肤病。

6）其他有碍食品卫生的疾病或疾患的人员等。

第五节 临时食品供应中心管理

灾区设立的临时食品供应中心是灾民直接获取食品的地方，承担着保证灾民食品安全、营养均衡的重要任务。对灾害期间临时安置点的食品供应要加强监管力度，把好食品制作、运输、储存、分发等各个环节，加强对外来食品的宏观控制，能够减少大规模食物中毒或食源性疾病流行的风险。

一、一般人群临时食品供应管理

首先应当把好食品分发、运送、储存三个环节。分发食品时应尽量采用小包装，少量多次分发。注意不要使用无包装的食品。科学制订灾民粮食分配和食品分发规划，合理分配食品，特别要注意重灾区和非计划供应灾民的粮食供给。运送时根据食品的性质，采取相应的防污染的措施，注意食品运输过程中的防腐、防雨、防蝇、防尘等工作，所用的各种运输工具都必须经过洗刷消毒处理。不使用化工专用车、垃圾车和近期内运过毒物的车辆等运送食品。注意上无棚顶、下无架垫的食品运输极易被污染及受潮。临时储存食品的场所应保持干燥、清洁，不放杂物，食品隔墙离地存放，注意通风、防虫、防鼠、防蝇、防尘、防霉变。

建立外源食品的检查制度，对符合卫生要求的食品做好卸货、储存、转运、分发等环节的卫生指导。

要给受灾群众合理调整饮食，充分利用食品资源，补充蛋白质、热量、维生素和矿物质，防范营养缺乏症。重度营养缺乏者需静脉给予葡萄糖、水解蛋白、氨基酸及维生素等营养物质。

在需要集中配送食品的地方，每 200～300 个家庭（1 000～1 500 人）就应建立一个厨房，并指定专门监督员，以确保每个中心的食品安全。厨房与就餐区应为坚固、有很好屋顶、有很好通风设备的建筑，应该有好的出入口，并有候餐处。

临时食品供应中心的应有设备和条件如下。

（1）供水：厨房用水必须是安全水。在灾后管道供水无法保证安全性，应尽快地对水进行检测，如果有可疑，应在中心进行水的氯消毒。

（2）员工和顾客使用的卫生间：在大规模食品供应中心，应把员工和就餐者的安全排便设施分开。至少要为每 50 名员工或就餐者提供一处卫生间。任何时候家庭与公共卫生间都应保持清洁，通常要提供肛门清洗材料。

（3）洗手设备：要为接触食品员工提供足够数量的带肥皂、指甲刷和清洁毛巾的洗手池。这些东西配备的位置应在卫生间附近。

（4）处理液体废物的设备：如果不排入公共下水道，废水应通过其他卫生途径处理，如渗水井或加盖的污水坑。另外注意配备油脂清除器或滤网并正确维护，以免堵塞管道。

（5）处理固体垃圾的设备：固体垃圾必须立即放入垃圾箱中。垃圾箱装满后不应留在准备和烹调食品的地方，而应密封并运到外面等待收集和处理。

（6）水池、桌子与切割案板：所有的设备应尽可能保持清洁。在准备与供应食品时，需直接接触食品的设备表面，必须保持彻底清洁，每餐后都用强氯液消毒（100 mg/L）。

（7）洗碗设备：食用与做饭用器具必须分开，用不同的水池清洗。食用器具上的油脂或食品残渣都应除掉并放入垃圾袋中，然后，器具放在水池中用热水或去污剂涮洗，再用水冲洗。随后，将这些器具放在金属篮子中，泡入沸水中消毒 5 分钟，也可浸入消毒液中，最好是热的（即每升水中含 100 mg 氯的次氯酸钠或次氯酸钙的溶液中），30 秒。如果没有清洁的布，可不擦干，把篮子或托盘放在无灰尘的地方晾干即可。

（8）使用的烹调及冷藏设备：无冷藏设备时，易损或易腐烂的食品必须当日购买，并尽快烹制与食用。集中制冰可使临时冷藏箱用来短期储存一些易腐烂的食品。也可以使用以煤油为动力的冰箱，或用便携式发电机为电冰箱提供动力。员工力求为每餐提供足够食品，避免储存加工过的食品。

（9）合理布局，避免交叉污染：要合理安排食品准备间的布局，避免好的食品受到交叉污染，如来自生食，特别是动物制品的交叉污染。

（10）适用的就餐器具：如果用后彻底清洗和消毒过，普通的杯、盘和刀具就可以使用。如有受灾者路过时，可使用一次性盘、杯。

（11）控制啮齿类动物和其他害虫：消灭苍蝇的有效器具或方法包括灭蝇器、厨房加纱窗、及时处理废物和废水等。利用喷雾器灭蝇没有必要，因为其中的有毒物质也有可能污染食物。如果在食品储藏间和厨房使用灭鼠药，必须要标明，并仔细监督其使用。绝不应将其放在准备食品用的案板上，也不能放在任何可能落入食品中的地方。

（12）食品安全信息：在食品准备间的出入口，应挂有进行食品安全教育的宣传画。

二、特殊人群临时食品供应管理

在上述管理要求的基础上，在向体弱和中等营养不良的人群提供每日膳食补给品的辅助食品分配中心，可以采取大规模的熟食准备方式。

对治疗或强化的喂养阶段儿童而言，食品安全最为重要。除了集中食品供应中心所要求的一般食品安全外，还要求采取特别的措施。为了制备治疗性营养病人所需的食品，需要有一个专门的地方。为了保证最佳卫生条件，要有一个足够50名儿童及他们父母或监护人使用的喂养中心。如果还需要更多地方，再额外提供。需采取的特别措施包括：确保脱水食品不提前复原，剩余食品不能储存留做下餐用；保证生食充分烹调，待冷却到可吃时，立即进餐；保证为婴儿及儿童提供安全饮用水，准备辅助食品也用安全饮用水，如有怀疑，可在用前将饮用水煮沸；助工或父母在给婴儿或儿童喂食和护理前要洗手，并清楚准备安全食品的原则，每次餐后，杯、勺、盘都要清洗等。

第六节　救援食品管理

食品救援是一种特殊条件下的食品流通过程，因其在灾害的特殊条件下进行而更易产生特异的食品卫生问题。救援食品的安全卫生可能发生的问题包括：食品来源广泛，参差不齐；灾害期间人们的食品卫生意识后移；受灾地区食品卫生监督能力下降，救援食品的卫生管理工作薄弱，救援食品不属于严格概念的商品而不方便监管；灾区附近交通不畅使食物运输困难，远距离长时间的运输易使食物变质；救援食品的生产、储存、分发（相当于销售环节）同样处于异常状态等。救援食品可能是灾区食品的主要来源，其卫生质量合格与否直接关系着灾民的饮食安全和膳食结构，所以科学管理救援食品是灾区食品安全控制的重要组成部分。

一、救援食品主要类型及特点

（一）含水较多的熟食

含水量较大的食品在灾区病原体污染机会多、储藏方法难以保证的特殊条件下，很容易腐败变质。例如唐山大地震后全国各地运到灾区的救灾食品中有相当一部分是含水量较大的熟食品，如馒头、烙饼或是带馅的熟面制品；包装形式多为筐装、袋装、箱装，均为散装，运输工具多为汽车、飞机；由灾区临时组织机构和负责救灾的解放军分发，有些为飞机空投到灾区居民集中地点。由于正值盛夏，这些食品从最初的分散加工到最后的分发时间间隔较长，又没有冷藏条件，微生物污染机会多、环节多、繁殖快，食品很快腐败变质。致使灾区人民打开包装物时，食物多已发霉变质，不能食用。变质较轻的，为了解决食品急需，经彻底加热后食用，没有引起食源性疾患。这说明含水量较大的食品不宜在气温较高条件下作为救援食品。

（二）干燥食品或水分活性低的食品

饼干占救援食品的绝大部分，品种有甜味、咸味的和 09 式压缩干粮。普通饼干多为纸箱装，也有的具有塑料袋内包装和瓦楞箱外包装；09 式压缩干粮的基本包装由 3 层组成，由外到内分别为：绿色纸盒、银色铝箔真空包装、无色透明包装膜，能够有效地保持干粮隔绝空气、湿气，因此能够较长时间地保持干粮不变质。虽然饼干的运距长，时间久，但发放给人们食用时，卫生质量都很好，无发霉、变质现象，基本都可以食用。只有个别情况下用单纯纸箱装普通饼干被雨淋、水浸过的,因没有防水包装而发生变质、发霉。总之,此类食品含水量少,包装严密,便于运输、贮存,不适于微生物生长繁殖,具有良好的防污染、防水性能,是适宜的救援食品。

(三)其他食品

1. 瓜果类　在天气炎热、饮水缺乏的情况下,救援的水果和瓜类食品,能够有效地补充灾民的水分和维生素等营养,但筐装未经洗净消毒的瓜果,因灾区缺乏清洁水会造成吃前难以洗净、消毒的困难。

2. 罐头食品　在救援食品中罐头属定型包装食品,其卫生质量最有保证,食用方便。但在唐山大地震中也发生过一起食品中毒。原因是罐头泄漏,被细菌污染并大量繁殖,造成细菌性食物中毒。这说明,运输和贮存过程中,对罐头食品应防止碰撞、挤压造成变形或泄漏。

3. 其他定型包装食品　此类救援食品数量较少,因卫生防护条件好,没有发现卫生质量问题。

二、救援食品的选择原则

灾区不能对救援食品照单全收,而是应该有选择、有标准地选取安全的、灾民急需的食品。

1. 直接入口的定型包装的食品　如罐头食品、瓶装饮料、饼干等袋装密封食品等,这些食品的防污染作用和卫生质量稳定性较好。

2. 非定型包装或包装不严密的食品应为水活性值较低的食品　水活性值(aw)应在 0.90 以下以控制普通细菌的生长发育,延长在常温下可保存时间,在预防食源性疾患方面,也有一定价值;水活性值在 0.80 以下的食品更好,它不仅能抑制普通细菌繁殖,而且能抑制酵母和霉菌的繁殖;水活性值在 0.60 以下的食品最为安全,因为在此条件下,几乎所有微生物都不能生长繁殖。这样的食品多为干燥食品,基本没有引起食源性疾病的可能。对这些食品,要求具有防水、防潮、防污染严密牢固的包装容器。不同食品的水活性见表 32-4-2。

表 32-4-2　某些食品的水分活性 (aw)

品　名	aw	水分 (%)	食盐 (%)
生鲜肉类、鱼肉	0.99		
含 40%糖或 7% (1.00～0.95) 食盐的食品,如肉制品、软面包	1.00～0.95		
含 55%糖或 12%食盐的食品,如干火腿	0.95～0.91		
火腿香肠、腊肉 (0.935～0.89) 等肉制品	0.935～0.89		
竹荚鱼干	0.96	68	3.5
咸鲑鱼	0.886	60	11.3
半晒干沙丁鱼	0.800	55	13.6
含 65%糖或 15%食盐的食品,如腊香肠	0.91～0.87		
干虾	0.642	23	
含 15%～17%水分 (0.87～0.80) 的小麦粉、米、豆等	0.87～0.80		
含 26%食盐的食品,含 15%～17%水分的果酱	0.80～0.75		
含 15%～20%水分 (0.65～0.60) 的干果	0.65～0.60		
含 12%水分的面类	0.50		

3. 清洁的果瓜蔬菜　瓜果蔬菜能提供维生素等营养素,而且含水量多,能够缓解缺乏饮用水的困难。尤其在炎热的气候条件下,瓜果蔬菜是比较好的救灾食品。由于灾区缺乏清洁水,很难做到洗净、消毒。所以,最好在洗净消毒后经严密清洁包装或在清洁消毒的容器中运往灾区,在灾区直接食用。为保证消毒的全面进行,在分发瓜果蔬菜的同时要向灾民提供消毒药品,并具体指导消毒方法。向灾民和抗灾人员提供小包装的复合维生素可以缓解灾区因蔬菜缺乏而造成的维生素缺乏。

4. 其他不易被污染和微生物不易生长繁殖的食品　如鲜活的动植物食品,如蛋类、生大蒜具有防治肠道传染病的作用,非常适于灾区人员食用。但食用时应当有洁净的水源。

5. 清洁的饮用水　在集中式给水恢复前,灾区要有清洁水的供给,防止灾区人民饮污水。灾后初期多用车送水,要求水源水符合生活饮用水卫生标准,盛水的罐车或密闭容器经清洁且须消毒后使用。放水管应加防护，不能拖放在地面上。用户应消毒后饮用。

6.常用的饮具、食品容器和餐饮具也应作为救灾物资与救援食品一起运往灾区 根据实际需要提供这些物品，对灾区而言，食品卫生与救援食品一样是很重要的，其卫生质量必须合格。

三、不适宜用作救援的食品

（1）鲜肉类、鱼类及其熟肉、熟鱼、贝类食品，冷冻鲜肉、鱼类食品：这些食品在缺乏冷冻、冷藏设施的条件下，微生物污染途径和机会多，生长繁殖快，易发生腐败变质导致食源性疾病。

（2）水活性值较高的非定型包装食品：如馒头、烙饼、包子、面包等。这类食品卫生防护条件差，微生物容易繁殖，在温度较高的条件下，腐败变质较快。

（3）超过保质期的食品；卫生质量和包装条件等配方、原料、生产卫生条件可疑的食品；一切不符合食品卫生标准的食品等。

四、救援食品的卫生要求及监督检测管理

我国涉及救援食品的法律法规主要有《中华人民共和国公益事业捐赠法》《中华人民共和国食品卫生法》《突发公共卫生事件应急条例》等。救援食品从制作、运输、储存、发放、追踪等各个环节都要有严格的卫生要求，需要完善的监督机制。

（一）救援食品产地食品卫生监督机构的职责

救援食品的安全保障首先应做好救援食品来源地的食品卫生监督工作。

1.严把食品制作关 在应急过程中，救援食品生产企业任务重、人手紧、生产设备超负荷运转，为赶任务往往可能会忽视食品卫生操作规程，导致食品卫生质量下降，如面包外焦里生、方便面熟化达不到工艺要求、饮料生产消毒不严格等现象。因此，要加强监管，监督救援食品的生产单位严格按照国家食品卫生法律法规和标准进行生产，实行HACCP管理方式，达到良好生产规范（GMP）要求。灾区人员的健康水平有所降低，对疾病的抵抗力下降，更要求救援食品的卫生质量有保障。为满足运输、储藏和分发的特殊需要，救援食品的包装要牢固，防水、防污染性能要可靠。

2.救援食品的检验 救援食品须经产地食品卫生监督机构检验鉴定合格，生产单位的检验部门检验合格，并具有检验合格证明之后再起运。

3.加强运输过程的卫生管理工作 救援食品的生产装运特点是时间紧、批量大，有的距离远，产运销情况复杂，灾区急需。因此，发生食品卫生质量问题的机会较多。救援食品的运输工具和装运容器应经起运地食品卫生监督机构监督检查合格，签发合格证件后才能装运。并根据食品的品种及特点，提出运输条件、时间等特殊要求。要根据食品性质采取相应的防止污染措施，如防腐、防晒、防蝇、防尘等，对直接入口的食品应特别注意这些措施。装运食品的人员应健康，不是传染病患者或病原携带者，并保持良好的个人卫生状况。

（二）灾区食品卫生监督机构（组织）的职责

（1）对具有产地食品卫生监督机构或生产单位检验和运输合格证明的食品，经审核证件无误、现场勘验、感官检查未发现卫生质量问题时，批准分发作为救援食品。

（2）对不具备检验合格证明的食品，要经现场勘验、感官检验、审核以及必要的调查和检验，证明符合相应卫生质量标准要求后，才能判定批准作为救灾食品，并出具书面证明。

（3）对运达灾区的一切食品进行审查鉴定，对运输工具、容器进行检查、审核。对一切不符合卫生标准要求和已被污染的食品，不准作为救援食品，应监督销毁，进行无害化处理或其他适当的处理，并按法律程序规定出具监督文书。

（4）卫生部门应参与援救食品分配的计划制订和分发过程，合理分配食品，要优先满足重点人群的食品需求。同时，给予合理烹调方法、食用方法和食品贮存方法的指导。

援救食品的监管程序为：登记、受理、检验、评价、发放、追踪。每批各类援救食品都必须认真做好受理登记，包括来源地、包装状况、批号、保存期限、运输方式、运达时间等。援救食品不同于普通食品，要求在最短的时间内分发到灾民手中，感官检查能够判定质量的就不做实验室检验，如确需实验室检验的，也应选择针对性的指标，并尽可能缩短检验周期。由于检验、评价过程的简化，所

以更要强化援救食品贮存、分发、消费过程的卫生监督，以防止食源性疾病的发生。当需要大量食品，而食品的安全问题又不那么严重时，也可以考虑有条件接受略低于标准的食品。

第七节 食品临时库房管理

食品临时库房是灾区特有的食品保藏设施。灾害发生时平时的库房遭到破坏，加之需要设施临时储藏大批救援食品，所以临时库房是食品安全保藏的重要场所，其设计、食品摆放、消毒杀虫措施必须符合相关卫生要求，并设专人管理。

临时库房应当建在地势平坦、远离污染及不易再次发生灾害的位置。仓库结构应有良好的屋顶和通风。

食品袋不能直接放在地板上或紧靠墙面，地板上应铺好垫子、木板、大树枝、砖或清洁干燥的塑料袋或塑料布等，然后再把袋子放在上面。食品袋应距墙 40 cm，离地 10 cm。袋子应码放稳当而不宜堆得太高，以免掉袋伤人。受损袋子应重新包装，存放处应与未损袋分开。因此，应该储备一些质量良好的空袋子以备急需。袋子应两两交叉摆放，以利通风。若食品袋潮湿，储存前应先在阳光下晒干。洒出的食品应当打扫干净，并立即处理，以免招来昆虫、老鼠等。仓库中洒漏的烹调油应立即清除干净，避免员工滑倒而受伤。

尽量不要使用含氰化物杀虫剂，如确需使用应注意避免污染食品。燃料、杀虫剂、漂白粉及其他化学品不得与食品一起存放。

另外，灾害发生后容易出现恶劣天气或临时断电等情况，对此，临时库房应当有相应的应对措施。如，在冰箱和储藏室里存放一个温度计，以观测断电情况下，非低温环境所导致的食物变质；提前冰冻一部分水，以维持断电后的食品储存；提前冷冻一些暂时不需要的物品，如剩菜、牛奶以及新鲜的肉制品等。库房管理员还应每日查看所存食品是否变质、冰箱及冰柜等食品储存设备是否运行良好、库房卫生是否达标等。

第八节 食品安全健康教育

对公众进行食品安全教育在任何时候都是重要的，但在灾害应急中尤其重要。在这种情况下，可能的生食污染、环境污染以及基本卫生服务的中断，都会增加食源性疾病的流行风险，也增加了其对健康影响的严重程度。因此，有必要强化卫生教育活动，在灾区广泛深入地开展食品卫生、饮水卫生、肠道传染病防治等健康相关知识的宣传普及，提高灾民的自我保护意识和能力，动员灾民自己起来与疾病作斗争，做到大灾之后无大疫。

可采取以下几种宣传方式。

（1）会议宣传。充分利用各单位、各系统和电话会议、群众集会的机会，宣传食品卫生知识，发布食品卫生监测情况，指导食品卫生工作。

（2）组织小分队到灾区巡回宣传。

（3）广泛张贴和散发标语、口号、传单、宣传画等。并利用画廊、黑板报宣传食品卫生知识。

（4）充分利用广播、电视宣传，在灾害期间每天都要安排"食品安全与健康"专题知识节目。

（5）编排专门小册子和卫生小报。

安全教育内容主要包括：如何鉴别食品的可食用性；如何处理受污染、不安全的食品；不吃腐败变质的食品；不生吃水产品；不吃淹死或死因不明的家禽家畜；不吃霉烂变质的粮食；防止赤霉病麦中毒；不使用污水洗涤蔬菜、瓜果和碗筷；生熟食品要分开；隔餐隔夜的剩饭剩菜的卫生问题；不喝生水；饮水要消毒；肠道传染病防治方法；不举行聚餐活动，防止食品中毒等。

第九节 救灾部队食品安全保障与饮食卫生管理

救灾部队承担着灾区救援、灾区恢复重建的重要任务，一旦救灾部队发生食品安全相关事件（如食品中毒等），不仅直接造成部队的"非战斗性减员"，而且会给救灾部队官兵及灾区居民造成巨大的心理创伤，其后果不堪设想。救灾部队食品卫生监督既是一项极其艰巨的业务工作，又是一项光荣的政治任务，必须按照以下原则来采取措施以保证救灾部队的食品安全：首先，必须充分认识救灾部队食品卫生安全监督的重要性和必要性，强化自身业务建设，提高救灾部队食品卫生保障水平；其次，在对任务部队饮食卫生状况深入调查的基础上，针对灾区环境特点、灾区和救灾部队的实际情况，制订各种针对性的食品卫生安全保障预案，做到事前有方案、事中有监督、事后有总结；最后，还须加强与当地医疗卫生机构和其他救灾医疗卫生机构的技术交流与合作，及时互通情报，资源共享，力争在食品卫生安全保障上主动作为。

一、灾害对救灾部队食品安全保障的影响

1.救灾部队宿营环境复杂、恶劣、多变　灾害摧毁了当地公共基础设施与保障体系，紧急奔赴灾区的部队大都只能选择地域开阔的广场、绿地或耕地等作为大部队宿营地，其周围环境复杂多变，如周围存在大片的稻田、垃圾、粪便堆积较多，为蚊蝇等病原媒介生物的滋生提供了场所。部分救灾部队因救灾特殊需要，常常就地搭设各种简易营舍，有的甚至露宿街头、耕地或森林等处，且随着救灾工作的推进和任务部队任务的转换，宿营地转换频繁。

2.饮用水源受到不同程度污染　强烈灾害破坏了原有水源和城镇供水系统，居民生活饮用水受到不同程度污染。

3.食品保障难度增加　因救灾任务的紧急性，任务部队携带的各种食品储藏设备（如冰箱、冰柜等）较少，到达灾区后又无法及时得到补充，加之灾区气候炎热潮湿，很多食品都不能及时按保藏要求储存保藏。救灾部队大都在驻地搭设简易操作棚，操作棚顶部由防雨蓬布（如彩条布，防水布等）构成，其四面开放，地面铺设适当碎石。食品加工大多采用野战炊事车或野战炊事方舱，有的任务部队在执行任务期间甚至就地取材，自行加工食品，所以加工环境条件差。强烈灾害不仅使当地原有粮、肉、蛋等主副食储备库毁坏，使大量食品被掩埋和污染，还使得当地主、副食生产陷于瘫痪，加之大量交通道路毁坏，灾害发生早期外地救灾食品也难以如期运至灾区，使得任务部队饮食保障难度增加。

4.就餐环境差，进餐时易造成食品污染　救灾部队大都无统一的就餐餐厅与桌椅板凳，大都席地而坐，就地进餐，极易造成食品污染。

二、救灾部队营养保障措施

（一）军用口粮

军用口粮是部队行军作战时，在没有条件进行烹调的情况下，可供官兵携带与食用并能维持作战能力的制式食品。对军用口粮的技术性能要求是体积小、重量轻、耐储存、便于携带和运输。军用口粮是战时饮食保障的一种特殊形式，对保证部队的战斗力有重要作用。

军用口粮主要有军事上的实用性、稳定性、安全性以及较好的接受性几个特点。首先是军事上的实用性，它需适应现代战争机动性大的特点，应便于分发和运输，口粮包装耐长途及各种困难条件下的运输，甚至用降落伞空投也能保证 75% 的完好率。营养配方应是平衡膳食，提供的营养素及能量应基本满足官兵的需要。稳定性指口粮在非冷藏条件下，能储存两年不变质。安全性指口粮中的食品及原料要符合食品卫生学要求，不能混入有霉烂变质的食品。加工制作时要有严格的卫生要求，制成后的口粮要清洁或消毒，确保食用后不会发生食品中毒。包装材料应能严密保护食品，并具有防氧化、防潮、防虫咬的作用，而且还要能够保护食品不受放射性灰尘、化学毒剂、微生物或其他毒物的污染，表面受到污染后也应易于洗消。最后同样要求有较好的接受性。军用口粮应接近官兵平时的饮食习惯，味道好。根据部队战时所处的情况不同，军用口粮的种类也不同。

1. 通用口粮　即单兵作战口粮，它是陆军步兵快速机动、激烈战斗和没有条件烹调时携带和食用的一人一天的食品。以压缩干粮为主，必要时增加副食罐头。09 式压缩干粮具有体积小、重量轻、营养全面、耐久储、口感较好的特点。原料包括：小麦粉、棕榈油、白砂糖、低聚麦芽糖、大豆蛋白粉、代可可脂、全脂奶粉、高麦糖浆、葡萄糖、食盐、复合矿物质、复合维生素、牛磺酸。热区可用玉米粉、米粉、红薯粉代替。一般一餐一盒 250 g，全天三餐 750 g，能量超过 4 000 kcal，能够达到一个人在重度军事劳动中每天消耗的体能值。为了调节口味，压缩干粮可做成椒盐味的，并可补充山楂片 10 g 及肉干 50 g 或香肠、罐头等。

2. 简易口粮　是指部队在野战条件下或远离营房执行任务时，在无制式口粮补给或制式口粮数量不足的情况下，利用本伙食单位、当地小作坊或使用居民炊具，就地取材，加工成便于携带、食用的食品。如炒米、炒面、粉状混合干粮、香糕、烧饼、大饼、快速发酵馒头、面包、盒饭及米糕等。

3. 救生口粮　多为特殊军、兵种使用。如飞行员救生日粮，海军用的救生口粮。这种救生口粮使用时间短，一般为 2～3 天。能量在 4 184～8 368 kJ（1 000～2 000 kcal）之间。口粮质量较高，营养成分平衡，包装坚固，使用方便。在危急情况下，水比食品更为重要。因此，救生口粮中蛋白质过高，其代谢产物如尿素的排出增加，可使机体水分排出增加，机体失水则更为严重。一般认为蛋白质占总能量的 7%～8%为好。

4. 集体作战口粮　主要由脱水米、脱水面条、脱水蔬菜、副食罐头、调料和汤料等组成。集体作战口粮要接近战士平时饮食习惯，营养比较完整，稍加烹调即可食用。目前，我军有陆军集体口粮、渡海作战集体口粮和潜艇远航集体口粮。

（二）野生食品资源利用

救灾时由于运输困难，后勤保障难以保证，在紧急情况下可因地制宜、就地取材，利用当地野生食品资源。

在特殊情况下，采用对人体无害并含有一定量的营养素，可充当蔬菜、主食或制作油料以供人们食用的植物称为野生可食植物。我国野生植物资源丰富、种类多、分布广、蕴藏量大，且富含各种营养素。民间有食用野生植物的丰富经验。救灾时由于运输困难，蔬菜供应不足，副食单调，经常发生各种维生素缺乏病，在这种情况下，利用野生可食植物来改善生活，提高营养，临时充饥，对保障部队官兵的健康有一定的意义。

野生植物的营养价值丰富，经过适当处理可作为人们的主副食品。如紫苜蓿蛋白质高达 40%（以粉重计），其蛋白质中氨基酸成分比较平衡。再如印度锥栗、滇白栋、野山药、马蹄蕨等含有丰富的淀粉，经过适当处理，就能作为代粮植物，用来充饥。还有许多野生植物的果实和种子里含有丰富的脂肪，如猪油果，其种仁内脂肪量高达 70%～80%。山核桃、山枇杷、油茶等的种仁中也含有大量油脂，可以榨取食用。野生植物中矿物盐含量也很丰富。我国在西藏地区分析了 74 种野生植物，其中含钙量超过一般蔬菜者占 38%。野生植物中含有丰富的胡萝卜素、硫胺素、核黄素和抗坏血酸，其含量有的远远超过一般蔬菜，如紫苜蓿、滑板菜、刺觅菜和竹叶等。紫苜蓿眼草等核黄素含量也很高。富含抗坏血酸的植物也很多，其中每百克果实或叶中超过 1 000 mg 的有余甘子、猕猴桃、野蔷薇、酸枣、刺梨等。

野生植物的加工方法极为重要。加工的目的主要在于除毒和去苦味，并尽可能地保存其营养价值。野生植物常具有苦涩味，其苦涩味多来源于植物中所含的单宁、灰分、糖苷类以及某些挥发油等。食用方法有生吃、凉拌，直接炒食；煮浸后炒食；用石灰水或草木灰水处理后再食用；制成干粉或干菜备用；加工成淀粉；提取叶蛋白及水煎等。

利用野生植物必须与有毒植物鉴别。一般来说，凡有下列特征者不可食用：呈显著的特殊形状和色彩者；分泌白浆、黄浆或酱色浆汁的植物以及树木汁流出后在空气中迅速变黑的植物；具有苦味、涩味、杏仁味或麻嘴的植物；当地居民当作药用的植物；野生蘑菇、野豆、种子或种仁等；长有大花的根瘤植物等。这些特征并不能包括所有的有毒植物，最好还是按照各地区可食性野生植物图谱进行采集和处理，或询问当地居民。

（三）维生素制剂的应用

野战条件下，部队不易及时得到新鲜蔬菜供应，使口粮中维生素供给不足。此外，行军作战时，体力负荷大，精神高度紧张，物质代谢加速，机体对营养素需要量增加，故野战条件下容易发生营养素缺乏病，尤其是维生素缺乏病较为常见。战争经验证明，使用维生素制剂，在战时是一种简单而有效的办法，故战时必需备有大量的、符合标准的维生素制剂。当用于预防时，应教育部队注意保存，按时服用。我军成功研制长效核黄素油混悬液和长效硫胺素油混悬注射液。核黄素油混悬注射液每毫升含核黄素月桂酸酯 150 mg，一次肌内注射 1 ml，在 3 个月内可以防止核黄素缺乏症。用于治疗，大多数患者 3~5 天内痊愈。硫胺素油混悬注射液每毫升含四苯硼酸硫胺素 150 mg，每次肌内注射 1.5 ml，3 个月内尿中排出量仍然保持较高水平。我军进行了一次性大剂量维生素 A 补充实验研究，每人一次口服维生素 A10 万国际单位，可维持受试者 30 天内暗适应正常。维生素制剂的应用为预防部队官兵发生核黄素、硫胺素、维生素 A 缺乏病，提供了新的途径。

三、野战食品的卫生检验

野战食品卫生质量检验是部队战时食品卫生工作的重要内容之一。它的任务是经常或根据特殊需要确定食品中是否存在有害因素，阐明有害因素的性质、来源、作用及危害，并根据检验结果做出"可食""条件可食""不可食"的结论。通过食品卫生质量鉴定，确保食用者的安全，维护官兵健康，提高部队战斗力。

（一）感官检验

即通过感觉器官对食品的色、香、味、外观等状态进行检查。感官检查能发现极为细微的卫生质量变化，是对食品最为直观的检验。

感官检查一般应在现场进行。检查中应注意如下要求。

（1）检查颜色时，要有充足的自然光线，最好不在灯光下进行。

（2）检查气味时，要由弱到强，逐次进行，如发现有缺陷，应休息一段时间后再进行检查，防止嗅觉疲劳后出现假象。如环境温度太低，可适当加温或取少量样品在手上摩擦，以增加气味的挥发。

（3）在进行味觉检查时，也应由弱到强，逐次进行，每次检查后漱口，对可能有剧毒或被感染的食品，则不应入口。

（4）为降低感官检查的主观性误差，应由多人同时进行，最好由一名不参与检查判定人员将样品编号，不记名累计综合检查结果。

（二）食品理化检验

利用常规理化方法检验一般污染物，我国已有统一方法和标准。但在特殊情况下食品可能受到某些意外污染，如粮食运输时沾染了某些化工原料。这种污染偶然性很大，一般无常规检验方法和卫生标准可参考。在这种情况下可通过现场调查或资料查询，初步确定污染物后，再进行专项研究。

根据部队在战时条件下的特点，我军已研制出便携式食品理化检验箱，可检验肉、禽、蛋、乳、水产品、粮食、糕点、食用植物油、豆制品、酒、饮料、酱、酱油、食醋、蔬菜、水果、酱腌菜、罐头等 18 类食品中所规定的理化检查项目，包括比重、pH、总酸、游离酸、挥发性盐基氮、过氧化值、亚硝酸盐、有害色素、甲醇、敌鼠、安妥、磷化物、生物碱、巴比妥类、桐油、矿物油、砷、汞、铅、氰化物、黄曲霉毒素、有机磷农药等。其定性和定量实验都符合国家食品卫生法的要求，检验方法在保持灵敏度、稳定性和可靠性的前提下进行了简化、改良，达到食品卫生评价标准要求，且各检验项目基本能在 30 分钟内完成。该检验箱已作为一种野战卫生装备进行配发。

（三）食品微生物学检验

利用常规细菌培养方法，检验抽样食品中细菌总数、大肠菌群、有害致病菌，了解食品污染情况，与卫生标准比较以判定食品的清洁度。

为适应野战食品卫生检验的需要，我军研制出食品细菌学检验箱，它可检测食品中的细菌污染指标，如菌落总数、大肠菌群、肠道致病菌（沙门菌和志贺菌等）、葡萄球菌和嗜盐性弧菌等。该检验箱具有项目齐全、方法先进、结果准确可靠、操作简便、实用性强等特点，已作为一种野战卫生装备进行配发。

另外我军已开始使用基于对三磷酸腺苷（ATP）测定的 3M Clean-Trace 卫生检测系统。ATP 是所有动物、蔬菜、细菌、酵母及霉菌细胞的能量分子。食物残留也富含 ATP，并为微生物的生长提供营养成分。3M 采用的检测法便于使用；仅需采集样品，将检测试剂盒中的荧光素酶与样品中的 ATP 混合，然后用发光测量计测定从荧光素酶及样品混合物中发出的光量，借此就可以估计样品中的生物品含量水平。它具有积极的实时监测、结果可靠、直接或间接的危险评估、容易使用、结果判读简单等突出优点。

（四）简易动物试验

所用的动物试验以能立即取得结果为原则。如大（小）鼠、猫、狗、鸡、猪、兔、鱼、蛙等可用作试验动物。如有选择余地时，则以杂食类大动物为好，如条件许可，动物数目可尽量多些；如限于条件，小动物 3 只，大动物 1~2 只也可，但必须设对照。

给予可疑物质的途径应尽量采用经口方法，如不适于经口时，也可用腹腔注射，避免采用可能破坏可疑物质的处理方法如煮沸等。给予剂量应为动物可以耐受的最大数量，可相当于中毒人员的可能摄取量的 100 倍（按千克体重计算）。可疑物质给予后，要注意观察动物在 24 小时内的反应，特别是 12 小时内的反应；还要注意观察相当于人体中毒潜伏期内所发生的反应。不论动物反应情况如何，都应连续观察 3 天，经过以上检验，对食品卫生做出鉴定结论和食品处理意见。

（1）正常食品：符合食品卫生质量标准，可以食用。

（2）条件可食食品：需经一定方法处理或在一定浓度下可以食用。例如对人没有严重危害的病畜肉，经高温无害化处理后可以食用；有些食品中某些有害物质含量已达到最高容许含量或略有超过，如掺入大量正常食品可将有害物质稀释，使浓度降至容许含量以下，亦可供食用。但此种物质必须无明显蓄积毒性，而且该食品可在短期内消费完毕，不存在慢性毒性问题。

（3）禁止食用食品：对人体有明显危害的食品，应予以销毁。

四、加强饮食卫生管理

加强对食堂炊事员和食堂管理人员的教育，通过教育使饮食相关从业人员充分认识搞好任务部队食品卫生工作的重要性。

（一）严把食品采购、运输、加工和储藏关

严把食品采购、运输、加工和储藏关，将食品卫生保障的各项具体措施落实到食品采购、运输、加工和储藏的各个具体环节，重点抓好以下工作。

（1）食品采购时尽可能选择当地知名度高、信誉好的商家作为供货单位，并与供货方签订责任书，明确各自的责任与义务，严禁采购变质食品、过期食品、假冒伪劣食品和不明确的当地山野菜及名优土特产。

（2）确保食品安全运输。食品运输尽可能做到冷藏运输，加强运输车辆的消毒，运输途中要加强警戒，严防运输途中被污染或投毒。

（3）在确保不改变食品原有独特风味的基础上，食品保藏尽可能做到分类低温冷藏或储藏，做好防蝇、防鼠和防病虫害工作，严格执行库房管理制度，分发做到先进先出、后进后出，及时清理和销毁变质食品和可疑食品，另外，加强库房安全警戒，派专人负责看管，严防投毒。

（4）严格遵守《食品安全法》和食品加工操作规范。食品加工场所按加工食品的特点，设立相互独立的加工区，在现实情况无法独立分区时，也要按加工食品的类型划分其相对独立的功能区，做到生熟分开、主副食分开，食品加工所用刀、墩、板和食品容器严格做到生熟分开、主副食分开和及时清洗消毒，保持操作区和炊具光、洁、涩、干。

（二）搞好食堂和就餐场所内外环境卫生

（1）加强食堂和就餐场所周围环境卫生管理，将食堂置于地势较高、通风良好、阳光充足和干燥的地段，使其远离卫生间、垃圾场和人员活动频繁区，定期打扫周围环境，做好消毒、杀虫和灭鼠工作。

（2）及时清理食堂和就餐场所垃圾、废物和剩饭剩菜，保持其清洁卫生，创造一个整洁的食品加工和就餐环境。

（3）加强水源管理，将水源置于地势较高、排水较好的地段，使其远离卫生间、垃圾场、污物池和人员活动频繁的场所，及时清理和消毒水源周围，加强水源警戒，严防人为投毒等污染水源。

（三）加强食品卫生执法监督

根据救灾部队隶属关系，与各保障部队分管后勤工作的领导逐级签订食品卫生保障协议，明确各自的责任与义务，将食品卫生工作落实到日常工作生活的方方面面，不仅使每个食品加工和管理人员成为食品卫生的模范执行者，而且成为食品卫生的监督者。定期、不定期深入各任务部队检查指导工作，重点抓好食品加工点及就餐场所内外环境和食品的采购、运输、储藏、加工等环节的监督检查与指导。

五、加强对任务部队广大官兵的宣传教育

针对抢险救灾部队的任务、环境特点和常见病、多发病、传染病疫情，制作、编印卫生防病宣传品下发部队，并开展多种形式的卫生宣传，增强官兵自我保健意识。使卫生防病贯穿于任务部队日常工作生活，使之成为每个人的自觉行动。

首先，救灾部队集体食堂饭菜必须现做现吃，烹调方法以煮、蒸等彻底加热的方法为主；不得加工冷荤、凉菜类食品。严禁使用曾装运过农药、化肥等化学物质和其他污染物的容器盛装食品。倒塌建筑物中清挖出来的肉类、水产品、蛋类等食品必须经鉴定后方可食用；清挖出的炊具、食品容器和餐饮具，应彻底洗刷干净、消毒后再用。严禁食用水浸、霉变和污染的食品；不得食用病死、毒死、死因不明和砸压致死的家畜、家禽、鱼虾。严禁吃保质期和储藏情况不明确的食品和当地山野菜及土特产等食品。不得采食野生蘑菇和其他野菜，以防中毒。严禁饮用未经处理的生水。炊事人员中发现传染病人和病原携带者时，必须立即停止其接触食品的工作，并进行隔离、治疗。提倡吃生蒜，发挥其在防治肠道疾病中的作用。

第五章

灾区环境卫生

灾区环境卫生工作是灾后卫生防疫工作重要组成部分。一方面，由于自然灾害的破坏，如在洪涝和泥石流灾害期间，洪水淹没厕所、粪池及猪、牛禽畜圈，污染了水源，病原微生物随之散布。灾害造成了大量动物和人员的死亡，在夏季处理不及时，尸体易腐臭，会形成蚊蝇滋生地，增加病原传播机会。另一方面，在地震、海啸等灾害中，特别是人口密度大的城市，灾后现有公共卫生设施被严重破坏，短期内涌现出大量灾民，环境卫生条件差，卫生制度难以落实，这使得原已紧张的保障设施更增大了压力，一旦生活垃圾、人畜粪便、建筑瓦砾、化学危险品及医疗等废弃物处理不当，会严重危害灾民和救灾人员的健康。

第一节 灾区排泄物处理策略

在灾区，排泄物主要是指人畜粪便、尿液、污水和固体垃圾。在救援和恢复重建期间，这些废弃物如何处理及其效果好坏与灾区人员健康密切相关。

一、灾区排泄物的危害

（一）粪便

在灾区，人畜粪便是不可避免产生的生理性排泄物。粪便上往往携带一系列的致病微生物，包括病毒、细菌、寄生虫的卵和幼虫等，这些微生物可以经消化道、接触途径进入体内，从而引起腹泻、霍乱和伤寒等肠道传染性疾病，这是在灾难中引起人畜疾病和死亡的主要原因。灾害初期，卫生防疫保障措施的缺失，会增大病原微生物在生物体之间的扩散。同时，高密度媒介害虫亦会增加接触性消化道传染病的传播风险。灾民与被粪便污染的土壤、污染的水接触，又会增大导致寄生虫感染的概率，如钩虫病、血吸虫病等。

（二）尿液

尿直接致病的机会少，但污染环境，容易引起蚊蝇滋生，间接传播疾病。

（三）污水

污水主要包括居民生活（用于做饭、洗澡和洗衣）产生的废水和灾区工矿废水。主要危害在于污水积聚形成有机污染水坑，可能成为蚊蝇滋生地，从而导致虫媒传染病的流行。如果治理不及时，会破坏生活环境以致污染水源。

（四）固体垃圾

建筑物垃圾、破坏的设施用具、尸体和医疗垃圾都属于固体垃圾。可以通过携带病原微生物的鼠、狗、猫或其他动物媒介与之接触，造成疾病的流行。存有少量雨水的固体垃圾，是蚊蝇滋生地，为中后期传染病的流行提供了媒介。无机垃圾，如燃料灰、空农药容器在特殊条件下也可能对健康有害。

二、处理策略

依据不同地域实际灾情，本着"急者治其标，缓者治其本"的原则，处理分清轻重缓急，不同阶段有所侧重，采取综合性治理方法。

（一）应急处理

在灾后短时间内，以抢救生命为主。环境卫生应急处理，主要是规避和减少环境变化所带来的风险，采取临时性措施，避免或减少污染，重点是做好水源、食品保护工作。启动应急预案，对设置的临时厕所做好粪便、垃圾的监督管理、消毒、清运等卫生管理措施。受灾地区排泄物处理的立即响应措施包括以下三点。

（1）通过媒体、社区宣传指导灾民在统一规划或指定的地点排便，并告知后期污物处理方法。

（2）有可能污染水源和食物链的地方禁止大小便。

（3）在下游水资源必须使用时，应该阻止人们向河流和溪流中排放污染物。只有在极端情况下，作为一种临时措施，可以直接向河流或海洋倾倒垃圾。

（二）逐步改进

详细评估现有设施的损坏情况、人群可能的动向和发展需求。对建筑垃圾和固体垃圾进行有效清理和处置，按灾害发生地的实际情况妥善处理人和动物尸体。教育公众养成良好卫生习惯。

（三）综合治理

灾害稳定期，逐步恢复或重建卫生保障系统，基本卫生条件得到逐步改善，个人卫生习惯逐渐恢复，传播媒介被深入控制，应结合排污系统的重建，对排泄物进行综合治理。治理中值得关注的是消毒处理时，消毒剂浓度要适量，过量使用或滥用会对水源和土壤造成二次污染。

第二节 环境卫生快速评估

灾害除了对人类自身造成伤害外，还会对人类赖以生存的环境与设施造成巨大的破坏。因此，快速正确对环境卫生进行评估是灾区快速卫生评估的一个重要部分。为了明确灾后环境卫生主要问题和需求，应组织防疫专家或者环境卫生专家，在短时间内对灾区环境状况、污染源分布、污染程度及可能对人群的危害进行评估，以确定救灾防疫工作重点和干预策略，从而合理统筹调配救援力量，实施科学治理。由于没有办法指定一个通用的应急环境卫生措施优先顺序，因此，要结合基本环境卫生和流行病原则，进行合理评估。

一、快速评估的内容

快速评估的内容应该涵盖灾区在短期内需要解决的关键问题。

（一）灾区环境状况准确概括

在应急阶段，环境卫生措施的总目标可以用健康指标来描述，优先考虑粗死亡率与环境卫生有关的关键疾病的发生与流行状况。也可用从灾民安置点、救援人员居住地的环境卫生情况、临时厕所设置及排泄物处理情况、固体废物处理、虫媒滋生情况、遇难者遗体掩埋区对环境的影响等方面加以描述。

（二）污染源的情况及危害

一是明确灾区排污损坏情况，如现有粪便如何管理；受灾人数及未来可能的人群流动；地面状况；建筑材料和工具的可用性。二是了解固体废物的处理情况，如受灾人群产生的废弃物数量；产生废弃物的种类和比例。三是掌握灾区污染源对灾民的危害程度、影响时间。

（三）需要建设的临时设施

在应急阶段应修建简易厕所；灾害早期和恢复期提供废弃物收集、转运、储存和销毁的设施。

二、快速评估的程序和方法

在灾情发生时，卫生防疫人员要主动调查，多途径地收集相关信息，及时、准确地评估和描述事件发生时的形势变化和环境卫生状况。

（一）专题访谈

对提供信息的关键人员进行开放性访谈。访谈对象包括：当地的卫生系统负责人、救援队伍中的随队军医等，由被访谈者独立发表意见。

（二）受灾群众调查

根据灾区受损轻重，随机抽取有代表性的受灾群众进行访谈。内容可以包括受灾情况、亟须解决的事情、情绪状态、物资保障等内容。

（三）现场观察

灾害会破坏环境和卫生基础设施，如供水和污水处理设施、垃圾处理设备，对环境卫生造成不同程度影响。依据影响结果，救灾防疫人员分别对水源地、灾民安置点、救援人员驻地、遇难者遗体处理过程和医疗点等进行实地了解，调查蚊蝇密度，对垃圾、污物、粪便处理情况逐一登记。

（四）现场检测

环境卫生专家利用检测仪器，现场采取代表性样本，对包括水源、食品、土壤等项目进行测量和检验，观察其化学、毒物、生物指标是否符合安全标准。

（五）汇总分析

访谈、调查结束后，综合关键人员的专题访谈、受灾群众的调查信息、现场观察及采集检验的结果等多方信息，对调查结果进行分析。针对灾后应急阶段环境卫生工作特点，专家对灾后各类传染病暴发或流行的风险进行评估，找出最突出、最亟待解决的问题，影响灾民生活和危害健康的首要问题，提出具体的卫生防疫措施，及时向上级及相关部门报告。

第三节 灾区粪便处理

灾区粪便主要是人畜粪便。粪便中含有大量的病原体，可以通过多种途径进入人体，做好灾区的粪便处理，对于控制肠道传染病的传播具有重要意义。粪便管理要遵从隔离、控制和无害化处理的原则。

一、管理措施

（一）应急管理措施

在应急阶段，首要的是必须在第一天准备好放置排泄物的场所。控制随地大小便，有些地点严禁大小便。对粪便的管理方法是选取稍高地点挖一圆形土坑，用防水塑料膜作为土池的衬里，把薄膜向坑沿延伸20 cm，用土压住，将粪便倒入池内储存发酵。

（二）因地制宜采取粪便处理技术

1. 密闭贮存　可利用大型贮粪池或小型粪缸。粪便经密闭贮存、厌氧发酵，具有良好的卫生效果。

2. 混合堆肥　在地势稍高的堆肥场地上，将粪便与垃圾混合或分层堆成长条堆，外覆宽幅白色塑料薄膜，进行无害化处理。四周挖排水沟以防雨水浸泡、冲刷。

（三）特殊处理

在困难情况下，为保护饮用水源，可采用较大容量的塑料桶、木桶等收集粪便，等灾害过后运出处理。

（四）传染病病人粪便管理措施

集中治疗的传染病人粪便必须用专用容器收集，经消毒处理后，集中掩埋。

（五）规范管理

灾民生活区和人群活动地域建立临时厕所，严禁在有可能污染水源和食物链的地方（如沿河两岸、河床上、距水井或机井30 m范围内、距水龙头10 m以内、在准备收集雨水的集水处或上方、水源上坡30 m或下坡10 m以内、任何储水箱或水处理厂10 m之内）大小便。同样，公路两旁、医院附近、食品储存区、食品准备区以及种植有供人们食用农产品的农田里也应设立明显标识，禁止倾倒排泄物，防止人畜在此大小便。

二、厕所的修建

（一）修建数量

厕所修建数量应与安置点人数相适应，按人口密度合理布局。最好每户家庭一个厕所，最次是每20个人有一个厕所，或者每百个人一个厕所，一般按30~45人一个蹲位配置。

（二）位置选取

厕所与水源的距离都不得少于30 m。水源（取水点）应该位于厕所上游，在裂隙、沙质、石灰岩等不同的岩体地带，这个距离还要大大延长。因为污染物容易沿着岩体坡度流下，尤其是便坑底部距离地下水蓄水层不到2 m的地方。厕所离住户的距离不应超过50 m以方便用户使用，但不能少于6 m以避免臭味及蝇虫等的影响。

（三）厕所标准

修建的临时厕所在满足数量要求的基础上，应符合以下标准。

（1）应能防止粪便污物外溢。

（2）不污染周围环境，尤其不能污染水源。

（3）不利于蚊蝇滋生。

（4）发生肠道传染病的病例或流行时，粪便必须有专人负责进行及时消毒处理。

（四）厕所规格

根据不同地面条件（岩石或是沼泽、高水位）、天气条件（炎热、干燥）、用水条件来选择应急条件下不同的临时厕所搭建，并注意考虑洗手设备和照明装置的安装。

1. 厕所的建造

（1）排便区：排便区应有足够面积，不包括通道，人均占有 0.25 m² 的面积，男女不同区域。排便区应位于适当的地方，与其他营地的距离要在 30 m 以上。土壤足够松软，以便挖土覆盖。人员就便时，应被引导到一个长条形排便区，此长条区大约宽 1.5 m。当一个长条区用完后，再开启另一个长条区，通常从进口入，从另一个出口离开。当一个长条区用完后，用土壤覆盖，土厚不少于 10 cm。

（2）浅沟式厕所：可以掩埋粪便，远比排便区优越。每百人需 3~5 m 长的浅沟。每次排便后，应铲足够的土覆盖粪便。可在沟两边放上木板，以便稳定立足并防止塌陷。当沟中粪便距地面大约 30 cm，或沟已使用一周，都应该把沟填平、压实，做上标记供以后识别。同时，应挖掘和使用新沟。

（3）深沟式厕所：它比浅沟厕所更长、更宽。一般每个深沟最多有 6 个隔间，每个小隔间宽 90 cm，高 80 cm，每天可供 50 人左右使用，可以使用 1~3 个月。

（4）简易蹲坑厕所：在低密度、应急安置时间较长时可选用简易蹲坑厕所，可人工挖掘或机械钻孔。使用时，设置挡板、屏风、盖子等设施，遮风挡雨并提高其私密性。

2. 其他类型厕所　以简易蹲坑厕所为设计基础，适当改进。修建时配以单向通风或加盖，以减少臭味和媒介繁殖的改进通风蹲坑厕；无足够地方挖掘新坑时，修建防水型双坑式厕所。若有条件，应尽量采用水冲式厕所、无害化厕所，这类厕所不必在现场对粪便进行消毒处理。厕所应建有围栏和顶盖，避免雨水漫溢粪便污染环境。

（五）设施管理

在应急中，设施管理是保障公共卫生设备有效运转的主要因素。应急时，可选择简易便器或给灾民分发大型容器对粪便和尿液分别进行收集。同时集中采购生石灰或漂白粉等消毒剂每日对粪便施加消毒，及时驱避苍蝇，减轻臭度，以改善居住环境卫生状况。在灾区粪便处理规划中，从评估、修建、管理到设备淘汰与移交，都要有专门管理部门负责。

第四节　固体垃圾处理

固体垃圾的安全处置是灾后保障人民群众生命健康的重点工作之一，要结合灾区管理和灾后恢复重建实际进行综合治理。

一、固体垃圾分类

根据各类废物对灾民、救援人员及生态环境的危害程度和处置的紧急程度，可将灾区的固体废物分为以下三类。

（一）易腐有机物和传染性污染物

包括灾害后大量的生活、生产资料转化的废物，灾后抢险和复苏过程的生活垃圾和医疗废物，以及人畜尸体等。

（二）有毒有害化学污染物

灾害有可能造成有毒有害化学品相关工矿企业及仓储库房的损毁，并形成相当数量的有毒有害危险废物。

（三）建筑废物垃圾

灾害造成的房屋倒塌、损坏及道路等市政设施的损毁所产生的建筑废物。

二、固体垃圾的处理

针对灾后不同时期、不同废物的污染特性，采取"应急措施"和"临时设施"解决灾后固体废物的处置问题。

（一）垃圾储存

通常情况下，家庭为单位的垃圾量少，要装在指定的垃圾袋中。据经验估计，每 25~50 人应设有一个垃圾箱，容积为 50~100 L，可以容纳两天的垃圾量。每 10~20 个家庭应该设一个带盖垃圾箱，容积为 100~200 L。每千人的群体 1 天产生的固体垃圾在 2~4 m³ 之间。垃圾箱应与住处保持 15 m 远的距离，并注意封闭。

（二）垃圾的收集与运输

按照灾民临时居住地点、人群多少确定专人负责收集垃圾。一般每千人中，应指定 3 人从事垃圾清理工作，负责清扫街道、公共场所、收集垃圾箱、运至处理点。厨房垃圾，当日收集，日产日清；集体垃圾每星期至少清理一次。

（三）垃圾处理

1. 卫生掩埋　卫生掩埋是处理垃圾的最好选择。在低密度安置点，产生的垃圾量较少，可以挖垃圾掩埋坑。大多数情况下，掩埋坑应满足以下条件。

（1）远离人员居住地。
（2）方便处理，如易接近地点。
（3）位于空地上，地势为有点斜坡的自然凹地。
（4）位于居住地的下风方向。
（5）避免污染地面水和地下水。
（6）不能位于受山体滑坡或地震影响的地区。

2. 焚烧　焚烧垃圾，可以减少掩埋垃圾的体积。但产生的烟雾会造成空气污染，对健康有害，而且需要大型焚化炉和大量燃料。如确实需要用焚化炉，应满足以下条件。

（1）应远离居民区。
（2）位于当地流行风下风向。
（3）焚烧炉应建在混凝土或坚硬防潮的地基上。
（4）垃圾灰和燃烧的残余物应用 40 cm 厚的土壤覆盖掩埋。

3. 废物的循环利用　收集转运后的垃圾，应进行简单的分类以循环利用。对有机垃圾可实行无害化处理，将垃圾与清空厕所和化粪池得到的烂泥一起发酵。

4. 特殊处理　灾害导致的建筑物坍塌，会产生大量的瓦砾，远远超过固体垃圾处理的接纳能力。这种垃圾的危害是阻断排水渠道，导致洪水和废水溢出，从而妨碍应急救援。救援人员要对瓦砾进行分类，循环利用。如金属部分，主要为钢和铁，熔化后可重新利用；混凝土可以粉碎，用来修马路；木材可用作燃料。

第五节　污水处理

污水（sewage；waste water）通常指受一定污染的、来自生活和生产的废弃水。灾区污水主要有生活污水、医院污水、雨水、人畜尸体受雨水冲刷和灾区环境洗消后的废水，以及工业、制造业或厂矿等因灾害导致的污水泄漏。

一、灾区污水的分类

灾区污水主要来源于生活污水、医疗污水和灾区工矿受灾产生的工业污水。根据污染杂质的不同，灾区水污染主要分为化学性污染、物理性污染和生物性污染三大类。灾区污水的主要来源有：未经处理而排放的工业废水，未经处理而排放的生活污水，堆放在河边的工业废弃物和生活垃圾、农田污水、水土流失、矿山污水等。

二、灾区污水的总体评估

首先应对污水的性质和规模、灾后污水处理系统破坏的情况以及如何修缮恢复其功能进行总体评估。主要观测指标包括：污水产生量，即在一天和较长时间内污水产生量的变化；污水性质，包括水温、颜色、气味、悬浮物以及是否易被粪便污染等指标；污水来源；可能出现损害和危险的地点；可能决定污水处理方法选择的土壤、地形、气候和其他的因素。在许多应急情况下，虽然通过各种手段努力限制污水的产生量足以使污水管理问题处在可控之下，但是，仍然需要特定的污水处理措施，以避免灾区水体被污染，确保受灾群众饮水安全。

三、灾区污水处理的主要措施

灾区受到客观条件的限制，其污水处理的主要技术手段是把经过或未经处理的污水排放到水道中，使其渗入土壤，或用来灌溉（在这种情况下，大多数污水是经过了渗透、挥发和蒸腾处理的）。

（一）将污水排入水道

如果灾后排污系统没有遭到破坏，最好的处理方法就是直接通过管道或明渠把污水排入附近存在可以接受这种类型和数量污水的下水道中。可把现有排水网与处理和排放污水的设备连接起来。在只产生少量轻微污染污水的地方（如在取水点有水的溢出），直接排入下水道，不会对环境产生明显影响。

（二）渗透

在有大量水溢出或积有使用过的水的地方，如在配水箱和水龙头下、浴室和洗衣房外或靠近公共厨房的地区，应该搭建渗水设施，方便污水渗入土壤中。

最简单的技术是建立一个渗水井（或渗透坑），即挖一个深度大于1.25 m、宽度大于1.25 m的深坑，里面放满石头，通过管子把污水引入坑的中心，这样可使水渗透到周围土壤中。渗水井上面要做非永久密封层（油帆布、塑料或金属），以阻止昆虫繁殖。

在应急情况中，渗水坑可以简单地由管道组成，管道内充满碎石和沙砾，污水直接引入其中。渗水坑中的水位不能超过地面，以限制害虫繁殖。

渗水坑只能处理少量污水，因为它提供的土壤渗透表面较小。通常用来处理化粪池流出物的渗水沟，是把有孔管道铺在沟底的沙砾上，通过一系列的平行沟，解决这个问题。

（三）蒸发和蒸腾

在土壤渗透性低的地方，渗透方法不是很有效，在此情况下，可把污水用作灌溉用水加以处理。即使渗透方法可行，在缺水地区，也可用污水灌溉菜园。在营养康复中心、保健中心或学校周围等地方，可以考虑长期使用这样的系统。

可以用简单的漫灌方式浇园，也可先把水收集到水池中，然后再引到地里。必须注意在正常情况下，要使漫灌的地和水池保持干燥，以免蚊蝇滋生。

不用作灌溉的较简单污水处理方法是，让污水流入浅的洼地中，进行简单的蒸发处理。另外，从取水点溢出的污水（不含肥皂），可供家畜饮用，但必须注意不要在供水点周围造成泥泞地和污染区。

（四）油脂清除措施

无论选择哪种处理方法，来自厨房和洗衣房的污水都应首先进行油脂清除。如果含有脂肪的热水流入适量冷水，脂肪就会凝固并上升到表面，然后可被撇去。也可使用油脂清除器，在油脂清除器入口处装一个滤网，截住大的颗粒，防止堵塞渗水坑入口。第一层隔板可以阻止来自扰乱油脂层的水，第二层隔板的作用是阻止污水将油脂带走。油脂清除器在减少污水中的沙子和肥皂方面，也同样有效。

第六节　医疗废物处理

灾区医疗废物，是指灾区医疗卫生机构和临时救护站在开展医疗、预防、保健以及其他相关活动中产生的具有直接或者间接感染性、毒性以及其他危害性的废物。医疗废物处理，是指有关人员对医疗卫生机构产生的对人或动物及环境具有物理、化学或生物感染性伤害的医用废弃物品和垃圾的处理流程。

一、医疗废物的种类

我国《医疗废物分类目录》将医疗废物分为五类。

（一）感染性废物

是指携带病原微生物具有引发感染性疾病传播危险的医疗废物，包括被病人血液、体液、排泄物污染的物品，传染病病人产生的垃圾等。

（二）病理性废物

是指在诊疗过程中产生的人体废弃物和医学试验动物尸体，包括手术中产生的废弃人体组织、病理切片后废弃的人体组织、病理蜡块等。

（三）损伤性废物

是指能够刺伤或割伤人体的废弃的医用锐器，包括医用针、解剖刀、手术刀、玻璃试管等。

（四）药物性废物

是指过期、淘汰、变质或被污染的废弃药品，包括废弃的一般性药品，废弃的细胞毒性药物和遗传毒性药物等。

（五）化学性废物

是指具有毒性、腐蚀性、易燃易爆性的废弃化学物品，如废弃的化学试剂、化学消毒剂、汞血压计、汞温度计等。

二、灾区医疗废物处理目的、原则与要求

（一）灾区医疗废物安全处置工作的目的

目的是防止医疗废物在收集、暂存、运送和处置过程中造成疾病传播，保护人体健康和生态环境安全。

（二）灾区医疗废物处置应遵循的原则

适当分类收集，妥善贮存运送，就地集中处置，确保环境安全。

（三）灾区医疗废物处置要求

1.分类收集　医疗卫生机构、临时救护站等应当根据《医疗废物分类目录》对医疗废物实施分类收集管理。黄色袋子表示化学废物（药物、化学溶剂、化学产品容器等）；黑色袋子表示普通废物（纸、纸板、玻璃或类似物品）。要用容积为 2～5 L 的密封塑料容器或不透明的玻璃瓶来装锋利物品。

2.暂时贮存与运送　医疗废物产生点应远离居民安置区、饮用水水源设立暂时贮存场所和贮存容器，设专人管理，不应露天存放。

暂时贮存场所和贮存容器应使用 0.2%～0.5% 过氧乙酸或含有效氯 500～1 000 mg/L 的含氯消毒剂喷洒墙壁或地面，每天上、下午各一次。

医疗废物运送应使用符合国家环境保护标准规定的专用车辆。暂不具备条件的，可使用防遗撒的封闭式厢式货车或其他车辆，并在车辆的显著位置粘贴或喷涂医疗废物转运车辆警示标志。运送车辆每次卸载完毕后应使用 0.5% 过氧乙酸喷洒消毒。

3.安全处置　医疗废物应就地安全处置。安全处置应优先采用集中处置的方式，包括集中焚烧处置、高温蒸气集中处理、微波消毒集中处理、化学消毒集中处理等。无法采用集中处置的农村地区和偏远地区，可采用消毒后就地填埋的方式处置。

4.个人防护　医疗废物的收集、运送及处置装置操作人员应采取必要的卫生防护措施，穿戴工作服、防护手套和口罩。每次运送或处置操作完毕后立即进行手部清洗和消毒，手部消毒用 0.3%～0.5% 碘伏消毒液或快速手部消毒剂揉搓 1～3 分钟。

5.登记记录　医疗废物暂时贮存时间不得超过 2 天。处理后，专职人员应当对临时贮存地点、设施及时进行清洁和消毒处理，并做好记录。

三、灾区医疗废物处理方法

（一）集中焚烧

医疗废物集中焚烧处置适用于除化学性废物以外的所有医疗废物。对于灾区医疗废物，应重点收集和处置感染性废物、损伤性废物和病理性废物。焚烧处置设施的要求依照国家环境保护标准《医疗废物焚烧炉技术要求》（GB 19218—2003）执行。

焚烧法是一种高温热处理技术，即以一定的过剩空气量与被处理的有机废物在焚烧炉内进行氧化燃烧反应，废物中的有害有毒物质在高温下氧化、热解而被破坏，是一种可同时实现废物无害化、减量化、资源化的处理技术。焚烧的主要目的是尽可能焚毁废物，使被焚烧的物质变为无害物质并最大限度地减容，尽量减少新的污染物质产生，避免造成二次污染。对于大、中型的废物焚烧厂，能同时实现使废物减量、彻底焚毁废物中的毒性物质以及回收利用焚烧产生的废热这三个目的。焚烧炉是常用于医疗及生活废品、动物无害化处理的一种无害化处理设备。

如果条件允许，可使用现成设计方案，建立性能良好的砖制焚化炉。一个单室砖焚化炉，焚烧温度为 300～400 ℃，可消灭 99% 的微生物，会极大地减少垃圾的体积和重量。当医疗废物焚烧处置设施处理能力不足时，可采用现有水泥窑等工业炉窑或生活垃圾焚烧处置设施进行焚烧。运抵的医疗废物应及时处置。处置场所应设置独立的医疗废物处置区，单独处理医疗废物，处置区应按照规定进行消毒。

（二）消毒处理

医疗废物集中消毒处理可采取高温蒸气集中处理、微波消毒集中处理和化学消毒集中处理。消毒处理后的废物可按照一般固体废物进行最终处置。

1.高温蒸气集中处理　适用于感染性废物和损伤性废物的处理。采用该方法时，应满足国家环境保护标准《医疗废物高温蒸气集中处理工程技术规范》（HJ/T 276—2006）的规定。

2.微波消毒集中处理　适用于感染性废物、损

伤性废物、病理性废物的处理。采用该方法时，应满足国家环境保护标准《医疗废物微波消毒集中处理工程技术规范》（HJ/T 229—2006）的规定。

3.化学消毒集中处理　适用于感染性废物、损伤性废物和病理性废物的处理。采用该方法时，应满足国家环境保护标准《医疗废物化学消毒集中处理工程技术规范》（HJ/T 228—2006）的规定。

（三）就地处置

不具备集中处置医疗废物条件的重灾区、农村地区和偏远地区，可就地处置医疗废物。就地处置医疗废物应遵循的基本原则为：使用后的一次性医疗器具和容易致人损伤的医疗废物，应当消毒并做毁形处理；能够焚烧的，应当及时焚烧，焚烧后的残余物及时填埋；不能焚烧的，如化学性废物等，采取集中深埋的处理方法。深埋前，用含有效氯 1 000 mg/L 的含氯消毒剂浸泡消毒 30 分钟。填埋场地应远离居民安置区、饮用水水源，设置医疗废物专用警示标识明确填埋范围。

第七节　尸体处理

灾害后如有大量死亡情况，尸体对地面、空气、水源、环境的污染极为严重。如果尸体腐烂、苍蝇滋生，会污染饮用水源，传播鼠疫或伤寒，引起蚤和虱的传播，成为传染病传播的媒介。因此对灾区尸体的及时处理，具有很重要的卫生意义。

一、尸体处理的要求

（一）尸体处理的一般要求

对逝者处理时必须给予充分尊重并及时就地清理和尽快掩埋处理，必须辨明身份而不能马上处理者，存放时间应尽量缩短。

（二）尸体暂时存放地的要求

存放地点应远离水源，避开人员活动区，避开低洼地。存放时间在平均气温低于20℃的情况下，自然存放不宜超过 4 天，放入存尸袋的可适当延长存放时间，但应在尸体上下洒盖漂白粉，降低尸体腐败的速度，减少异味，尸体出现高度腐烂时应及时进行火化或掩埋处理。条件许可的情况下可适当集中存放以便于管理。

（三）尸体包裹要求

（1）首选统一制作的裹尸袋。

（2）可因地制宜选用逝者生前使用的被褥等进行包裹。

（3）在尸体高度腐烂时在裹尸袋内要加棉织物吸收液体，并适当喷洒漂白粉或其他消毒除臭剂。

（4）尸体的包裹要尽量严紧结实。

（5）对轻度腐烂的一般性尸体，无须进行消毒除臭处理，为减轻周围环境的臭度，在尸体周围环境可适当喷洒消毒除臭剂。

（四）尸体的运输要求

（1）要求有专门的尸体运输车辆。

（2）尸体装车前要在车厢里衬垫液体吸收物，液体吸收物清除前需对液体吸收物与车厢用漂白粉等进行消毒处理。

（3）尸体运输尽量选择人群较少的路线。

（五）尸体的掩埋要求

（1）火化处理场可运行的情况下，首选火化处理的方法。

（2）对甲乙类传染病死亡者，应在彻底消毒后，以最快速度运出火化或者 2 m 以下深埋。

（3）对高度腐烂的尸体应进行消毒除臭处理。

（4）尸体埋葬的场所应由当地政府指定，不得随意乱埋。

（5）选用土葬，应尽可能选择 2 m 以下深埋的方式；埋葬人数集中量大时或有特殊原因不能选择深埋方法时，如为避免对地下水的污染等，经现场卫生专家集体决定可选用浅埋（1 m）的方法。

（6）在城镇、村外选择好埋尸地点；在便于运输又不影响城镇、村容的地点选择尸体掩埋地。应选择土壤结构结实、地下水位低的场所；掩埋场所还应选择地势较高的地点；埋葬地点必须远离水源地；尽量选择人口密集区的下风向。

（六）尸体存放场所消毒要求

尸体清理后需要对其存放场所进行消毒处理，可选用漂白粉液喷洒。

（七）尸体清理工作人员防护要求

一般尸体的清理、运输人员要有一定的防护意识和卫生防护设备，要戴医用防护口罩、穿着工作服、戴手套、穿胶鞋。尽量避免意外擦伤，出现外伤时需要及时进行医疗处理，应勤洗手并注意个人卫生。

（八）动物尸体处理要求

对环境清理中清出的家畜家禽和其他动物尸体应用漂白粉或生石灰处理后进行深埋处理。

（九）礼仪方面的要求

处理灾害与死亡的心理损伤非常重要，对灾区重建具有深远影响。灾害发生后，一般对死者适用的追悼仪式都顾不得了。同时出现大量死亡，又没有预先警报，许多受害者过去都很健康，特别是一家人死了几个，这都超过了人们的正常承受能力，会给幸存者带来深深的甚至是终生的创伤。基于这些原因，埋葬仪式或其他对死者的处理形式都应尽可能计划得完美正规。许多这种仪式都是宗教性的，并且会涉及整个社区或所有家庭成员。不论何种形式，这些仪式都是墓葬过程的重要部分。

事实上，对死者的追悼仪式是灾害恢复周期中恢复阶段的开始。部队救援组织应该与灾区临时负责机构合作，建立完整的丧葬仪式。如果需要，家庭可以单独举行仪式，集体丧葬仪式可以使灾区人民更好地团结在一起，以应对灾害。

二、尸体处理程序与方法

（一）死亡确认

越早确认尸体，能使丧失亲人的人保持精神健康。悲痛会取代焦虑和心神不定，并开始接受死亡的事实。迅速辨认和处理尸体，能使亲人和朋友不致笼罩在因尸体腐烂带来的意外结果之中。

当有很多死亡尸体时，辨认起来会很困难：1 000具未经辨认的尸体，需要2 000 m²的适当展示空间，如果一个人徒步走过一排尸体，需要步行800 m。如果尸体快速腐烂，处理和辨认会十分困难，所以最好是先快速掩埋尸体，以后再把尸体挖出，用法医学技术再行确认。但是，如果具备保存尸体条件的话，即具备冰、电和防腐液，并不提倡快速掩埋。

如果由非家庭成员或朋友来确认尸体，会是一个较长的过程。如果灾害发生地区，死者携带着能确认身份的东西（即信用卡、身份证、驾驶证等），一支专业队伍每小时可处理100具尸体。在部分地区，人们不带这些东西，这样辨认起来就需要较长时间，可考虑尽快掩埋尸体。

如果可以确认死亡，检查医生应该开出死亡证明。要有官方的死亡记录，并把标记条系在尸体上。个人财物应该转交给他的亲人。

（二）尸体回收

死尸的邻近地区会受到严重干扰，因为尸体最终会发出气味。所以应该根据习惯，尽快将死尸埋葬或火化，或立即放到停尸房，一般人员不准接近；尸体单独放置，以便家属和朋友辨认，最后由医学专家确定死因。必须小心处理尸体，以帮助家属和朋友处理其后事。

灾害后搜寻幸存者时，搜寻和营救队成员不可避免地要处理受过创伤的尸体。负责管理尸体回收的工作人员必须认识到，队伍成员可能处在极度悲痛之中，回收尸体要根据可能性而定。

（三）尸体的处理方法

1.尸体的土葬法　除非死亡数目太大或由于气候和其他原因不能进行，否则可以选择单个坟墓掩埋方法。单个坟墓可以手工去挖，每具尸体占地 0.6 m×2 m，坟丘应高出地面 0.75 m，其面积亦应大于坟穴的面积。如果尸体数量太大或在需要的情况下，可用机器挖沟，把尸体头脚相连埋入，以节约空间。一座集体合葬坟墓，最多不可埋葬超过 100 具尸体。尸体叠放不得超过两层，两层之间要加 0.4～0.5 m 厚的土层，土层上覆盖树枝、树叶，然后再放第二层尸体。上层尸体应距离地面1 m以上。

一般情况下，埋葬尸体可不进行消毒处理。在选择墓地或构筑坟墓时，要照顾到观瞻，并适时填土栽花、植树与种草。

2.尸体的火葬法　除土葬外，如有条件还可采用火葬。火葬对于尸体的无害化处理比较彻底，还有助于预防灾区疾病流行。

在灾区对尸体火葬，应就地取材，因地制宜地实施。焚烧的燃料包括汽油、煤油、煤焦油、干树枝、木柴等。

焚烧方法：①可就地挖成棱锥状坑，坑的每个角里设通风管道，距离坑底约80 cm 高处安放 2～3根炉条，在坑的一侧挖小沟通向炉条；炉条上先铺干树枝或干柴并洒上汽油或煤油，摆上尸体，尸体上再放浸过汽油或煤油的干树枝。一般经过 12 小时的焚烧，可使尸体成为灰烬。②临时焚烧炉：炉体用砖砌成，埋于地下，炉高 3.5 m，截面为 1.14 m×2.13 m。在炉中共放 8 具尸体，尸体上洒满煤油，在最上层尸体上面再铺上烧柴直至炉上缘。焚烧 8 具尸体约需 2 捆烧柴和 8 kg 煤油。

3.尸臭的消除方法　腐败的有机物散发出对人嗅觉有不良刺激性作用的气体，其成分主要有硫化氢、甲烷、氨、二氧化碳、硫醇、胺等。消除尸臭主要采用气味掩盖、物理除臭和化学除臭等方法。

（1）气味掩盖：利用芳香类化合物及焦木酸等物质的强烈气味掩盖臭气，或用樟脑、桉油等植物油中和臭味。

（2）物理除臭：利用活性炭、滑石、硅胶等吸附臭气物质或用表面活性剂吸收除臭。也可戴除臭口罩，使用空气清新器、小型脱臭装置和除臭机进行除臭。

（3）化学除臭：由于臭气物质分子中都含有硫、氧、氮元素，化学活性较强，很容易进行氧化还原、中和、加成、聚合等化学反应。通过化学除臭剂与臭气的成分发生化学反应使其成为挥发性低的无臭物质。如国外用二氧化氯的碱性水溶液除去厕所、垃圾场等的臭气（不包括氨）；含月桂酸酯、甲基丙烯酸酯、丙烯酸钠等有效成分的除臭剂，对硫化氢、硫醇、氨的消除效果较好；马来酸及其衍生物对硫醇、硫化氢也有较好的除臭效果。我军研制的"821-1 型"除臭剂，以 1∶20～1∶30 的浓度，直接洒在尸体上，臭味立即减轻。其对重度腐烂尸体有效作用时间为 2～4 小时；一般腐烂尸体可维持 8～10 小时。

第八节　消毒剂的合理使用

大面积的自然灾害对生活环境、饮水、食物造成广泛污染，同时由于灾害改变人们的生活环境，群众长时间处于疲劳状态，抗病能力下降，因此，自然灾害后及时合理地进行消毒是一项极为紧迫的工作。

一、灾区常用消毒剂的种类

一般消毒剂按照其对微生物的杀灭种类和效果可分为灭菌剂、高效消毒剂、中效消毒剂、低效消毒剂。灭菌剂可杀灭一切微生物使其达到灭菌要求，包括甲醛、戊二醛、生石灰、乙醇等。高效消毒剂可杀灭一切细菌繁殖体（包括分枝杆菌）、灭亲脂病毒（有脂质包膜病毒）、亲水病毒、真菌及其孢子等，对细菌芽孢也有一定杀灭作用，达到高水平消毒要求，包括含氯消毒剂、臭氧、过氧化氢、过氧乙酸、二氧化氯、环氧乙烷、含溴消毒剂等。中效消毒剂仅可杀灭分枝杆菌、真菌、病毒及细菌繁殖体等除细菌芽孢以外的微生物，达到消毒要求，包括含碘消毒剂、醇类消毒剂、酚类消毒剂等。低效消毒剂仅可杀灭细菌繁殖体、亲脂病毒和部分真菌，达到消毒剂要求，包括季铵盐类消毒剂、双胍类消毒剂、金属离子类消毒剂及中草药消毒剂。

二、灾区常用化学消毒剂的性能及配制方法

根据化学消毒剂的成分和性质分类，灾区常用化学消毒剂主要有卤素类、醛类、过氧化物类、醇类、双胍类、季铵盐类消毒剂。

（一）卤素类消毒剂

1.含氯消毒剂　含氯消毒剂是指溶于水后能产生次氯酸的消毒剂。其品种较多，可分为有机化合物类和无机化合物类，灾区最常用的有漂白粉、次氯酸钠、次氯酸钙、二氯异氰尿酸钠、三氯异氰尿酸等。含氯消毒剂是高效消毒剂，适用于餐饮具、物体表面、环境、水、疫源地等消毒。

（1）主要种类：

1）漂白粉（bleaching powder）：主要成分是次氯酸钙，有效氯含量25%～36%（一般按25%计）。漂白粉为白色颗粒状粉末，有氯臭味，可溶于水，在光照、热、潮湿环境中极易分解，需密封放阴凉干燥处保存，对物品有漂白作用，对金属有腐蚀作用。

2）三合二（dibasic tri-calcium hypochorite）：为三分子次氯酸钙和两分子氢氧化钙的复合物。含有效氯56%～60%，易溶于水、易潮解、较漂白粉

稳定，所用浓度为漂白粉的一半。

3）次氯酸钠（sodium hypochlorite）：纯品次氯酸钠为白色粉末，容易吸潮变成灰绿色结晶，在空气中不稳定，有明显的氯味。工业次氯酸钠的水溶液为浅黄色半透明液体，有氯气味，有效氯含量大于10%。

4）次氯酸钙（calcium hypochlorite）：即漂白粉精，白色粉末，比漂白粉易溶于水且稳定，含杂质少，受潮易分解。有效氯含量为80%~85%。用法同漂白粉，使用浓度为漂白粉的1/3，也可与表面活性去污剂制成食具洗消剂。

5）二氯异氰尿酸钠（sodium dichloroisocyanurate）：即优氯净，有效氯含量大于60%，白色晶粉，性质稳定，即使贮存于高温高湿条件下，有效氯也丧失极少。溶解度为25%，水溶液的稳定性较差。

6）三氯异氰尿酸（trichloroisocyanuric acid）：白色结晶，有较强的氯味，有效氯含量大于89.7%，25%时溶解度为1.2%。

（2）使用方法：

1）浸泡法：将待消毒的物品放入装有含氯消毒剂溶液的容器中，加盖。对被细菌繁殖体污染的物品消毒可用含有效氯500 mg/L的消毒液浸泡10分钟以上；或用含有效氯2 000~5 000 mg/L的消毒液浸泡30分钟以上。

2）擦拭法：对大件物品或其他不能用浸泡法消毒的物品用擦拭法消毒。

3）喷洒法：对一般污染的物品表面，用1 000 mg/L的消毒液均匀喷洒，作用30分钟以上；用含有效氯2 000 mg/L的消毒液均匀喷洒，作用60分钟以上。喷洒后有强烈的刺激性气味，人员应离开现场。

4）干粉消毒法：用于对排泄物的消毒，将含氯消毒剂干粉加入排泄物中，消毒剂用量约为排泄物的1/5，略加搅拌后，作用2~6小时；用于对医院污水的消毒时，可将干粉按有效氯50 mg/L用量加入污水中，并搅拌均匀，作用2小时后排放。

（3）使用注意事项：

1）粉剂应于阴凉处避光、防潮、密封保存；水剂应于阴凉处避光、密闭保存。所需溶液应现配现用。

2）配制漂白粉等粉剂溶液时，应戴口罩、橡胶手套。

3）未加防锈剂的含氯消毒剂对金属有腐蚀性，不应用于金属器械的消毒；加防锈剂的含氯消毒剂对金属器械消毒后，应用无菌蒸馏水冲洗干净，并擦干后使用。

4）对织物有腐蚀和漂白作用，不应用于有色织物的消毒。

5）餐具消毒后，应及时用清水冲洗。

6）消毒时，若存在大量有机物，应提高使用浓度或延长作用时间。

7）用于污水消毒时，应根据污水中还原性物质含量适当增加浓度。

2.含碘消毒剂 含碘消毒剂是一类用含碘物质制成的消毒剂，灾区临床上常用的有碘酊和碘伏。此类消毒剂主要利用碘元素本身的杀菌作用，可直接卤化菌体蛋白，与蛋白质的氨基结合，破坏蛋白质和酶。含碘消毒剂适用于手、皮肤、黏膜等的消毒。

（1）碘酊（iodine tincture）：将碘溶于乙醇或异丙醇形成的制剂。2%碘酊配制方法为：碘化钾（或碘化钠）15 g溶于500 ml 95%乙醇溶液，再加入碘20 g，加水至1 000 ml。碘酊主要用于皮肤、伤口的消毒，涂擦作用1分钟，然后用乙醇拭净。碘酊易挥发不稳定。

（2）碘伏（indophor）：碘伏是以表面活性剂为助溶剂的不定型络合物，又称碘络合物，具有持久的杀菌作用。碘伏属于中效消毒剂，具有中效、速效、低毒，对皮肤黏膜无刺激并无黄染，稳定性好等特点，临床上主要用于皮肤及伤口的消毒。碘伏应于阴凉处避光、防潮、密封保存；碘伏对二价金属制品有腐蚀性，不应用于相应金属制品的消毒；消毒时，若存在有机物，应提高药物浓度或延长消毒时间；避免与拮抗药物同用。

（二）醛类消毒剂

灾区常用的有戊二醛（glutaraldehyde, glutaric dialdehyde）。戊二醛呈无色或淡黄色液体，挥发性低，有醛的气味。戊二醛属高效消毒剂，可杀灭各种微生物，被世界卫生组织推荐作为肝炎病毒污染物消毒剂。常用的灭菌浓度为2%，适用于不耐热的医疗器械和精密仪器等消毒与灭菌，不得用于伤口黏膜消毒。

醛类消毒剂的使用方法主要有灭菌和消毒两种，二者均使用浸泡法，将清洗、晾干待处理的医疗器械及物品浸没于装有戊二醛的容器中，加盖，浸泡后，无菌操作取出，用无菌水冲洗干净，并于无菌擦干后使用。区别在于浸泡时间不同，前者浸泡10小时，后者一般浸泡20~45分钟。

（三）过氧化物消毒剂

灾区常用的过氧化物类消毒剂有过氧乙酸、过氧化氢、二氧化氯和高锰酸钾等。

1. 过氧乙酸（peracetic acid，PAA） 别名过醋酸，为无色透明弱酸性液体，易挥发、有刺激性酸味，腐蚀性强，有漂白作用。性质不稳定，遇热易分解。可杀灭细菌繁殖体、真菌、病毒、分枝杆菌和细菌芽孢。具有广谱、高效、低毒、对金属及织物有腐蚀性、受有机物影响大、稳定性差等特点。适用于耐腐蚀物品灭菌、环境及空气等消毒。市售浓度为16%~20%，若含量超过45%，剧烈碰撞或加热可爆炸，原液浓度低于12%时禁止使用。

（1）消毒液配制方法：过氧乙酸一般为二元包装，A液为冰醋酸液和硫酸的混合液，B液为过氧化氢，使用前按产品使用说明书要求将A、B两液混合后产生过氧乙酸，在室温下放置24~48小时后即可使用。

（2）使用方法：

1）喷雾法：适用于对室内空气和物体表面进行消毒，用气溶胶喷雾器将浓度为0.1%~0.5%的过氧乙酸，以20 ml/m^{3}的用量进行消毒，作用1小时。

2）浸泡法：将清洗、晾干的待消毒物品浸没于装有0.2%~0.5%过氧乙酸的容器中，加盖，浸泡30分钟。

3）擦拭法：适用于大件物品或其他不能用浸泡法消毒的物品，用0.2%~0.5%过氧乙酸擦拭作用30分钟。

4）喷洒法：适用于对一般污染表面的消毒，用0.2%~0.4%过氧乙酸喷洒作用30~60分钟。

2. 过氧化氢（hydrogen peroxide） 又叫双氧水，是一种强氧化剂。属高效消毒剂，具有广谱、高效、速效、无毒、对金属及织物有腐蚀性等特点。杀菌作用受有机物影响很大。过氧化氢容易被热、过氧化氢酶等破坏，最终产物是氧和水。过氧化氢适用于丙烯酸树脂制成的外科埋植物、隐形眼镜、不耐热的塑料制品、餐具、服装、饮水和空气等消毒和口腔含漱、外科伤口清洗。市售浓度为26%~28%。

3. 二氧化氯（chlorine dioxide） 在常温下为黄绿色气体，溶于水后可制成无色、无味、透明的液体。二氧化氯属高效消毒剂，具有广谱、高效、速效杀菌的特点。对金属有腐蚀性，对织物有漂白作用，消毒效果受有机物影响很大，二氧化氯活化液和稀释液不稳定。二氧化氯适用于医疗卫生、食品加工、餐饮具、饮水及环境表面等消毒。

（1）消毒液配制方法：二氧化氯消毒剂一般为二元包装，A液主要是亚氯酸钠，B液为活化剂，成分一般为枸橼酸，使用前将A和B液混合生成二氧化氯溶液，稀释至所需要的浓度使用。二氧化氯溶液不稳定，应现配现用。

（2）消毒方法：

1）浸泡法：将清洗、晾干的待消毒或灭菌物品浸没于装有二氧化氯溶液的容器中，加盖。对细菌繁殖体污染物品的消毒，用100~250 mg/L二氧化氯溶液浸泡30分钟；对肝炎病毒和结核分枝杆菌污染物品的消毒，用500 mg/L二氧化氯浸泡30分钟；对细菌芽孢污染物品的消毒，用1 000 mg/L二氧化氯浸泡30分钟。

2）擦拭法：对大件物品或其他不能用浸泡法消毒的物品用擦拭法消毒。消毒所用浓度和作用时间与浸泡法相同。

3）喷洒法：对一般污染的表面，用500 mg/L二氧化氯均匀喷洒，作用30分钟；对肝炎病毒和结核杆菌污染的表面，用1 000 mg/L二氧化氯均匀喷洒，作用1小时。

4）饮水消毒：在源水中加入5 mg/L的二氧化氯，作用5分钟，使大肠杆菌数达到饮用水卫生标准。

4. 高锰酸钾（kalium hypermanganicum，$KMnO_4$） 又称过锰酸钾，为强氧化剂，可溶于水，0.1%水溶液，30分钟可杀灭细菌繁殖体。可用于浸泡水果、蔬菜、餐具。在消毒浓度下，对人体无毒害作用。

（四）醇类消毒剂

灾区常用的醇类消毒剂是乙醇（ethylalcohol），又称酒精（ethanol），为无色透明液体。属中效消毒剂，可杀灭不形成芽孢的细菌、分枝杆菌、病毒，但所有浓度对细菌芽孢均无效。乙醇具有速效、无毒、对皮肤黏膜有刺激性、对金属无腐蚀性、受有机物影响很大、易挥发、不稳定、易燃等特点。适用于皮肤、环境表面及医疗器械的消毒等。

（五）胍类消毒剂

灾区常用的胍类消毒剂是氯己定，又名洗必泰，为白色的结晶粉末，无臭、味苦、难溶于水。属低效消毒剂，具有速效杀灭繁殖体、抑菌能力强、对皮肤黏膜无刺激性、对金属和织物无腐蚀性、稳定性好等特点。醇类可加强其杀菌作用，肥皂、有机物可减弱其杀菌作用。适用于外科洗手消毒、手术部位皮肤消毒、黏膜消毒等。常用的消毒方法有浸泡、擦拭和冲洗等方法，也有制成喷剂使用的。0.5%洗必泰乙醇溶液可用于皮肤消毒，0.1%洗必泰溶液可用于阴道冲洗。

（六）季铵盐类消毒剂

此类消毒剂也是一种阳离子表面活性剂，灾区常用的是苯扎溴铵，又称新洁尔灭，具有芳香味，呈淡黄色胶状，易溶于水，振摇可产生大量泡沫。属低效消毒剂，对化脓性病原菌有良好的杀灭作用，对革兰氏阳性菌的杀灭作用要大于阴性细菌，不能杀灭结核菌和细菌芽孢，也不能灭活肝炎病毒。苯扎溴铵适用于手、皮肤黏膜的消毒和物体表面的消毒。5%浓度可杀灭细菌繁殖体。苯扎溴铵极易被多种物体吸附，因此浸泡液的浓度可随消毒物品数量增多而逐渐降低，应该及时更换消毒液；不得与肥皂或其他阴离子洗涤剂合用；不宜消毒粪、尿、痰等。

三、灾区各种消毒对象的处理

（一）一般用具

0.2%过氧乙酸、2%漂白粉上清液、0.5%新洁尔灭或洗必泰溶液，浸泡或擦拭，作用30分钟。

（二）食具

首选蒸煮15分钟，在无燃料条件时也可用含氯消毒剂，有效氯250 mg/L，作用15分钟，然后用洁净水冲洗。

（三）墙壁、地面

用浓度为5000 mg/L的有效氯喷雾或喷洒，作用2小时。用量：土质地面1 000 ml/m²、土质墙200 ml/m²，水泥地面300 ml/m²。

（四）粪便

稀便，漂白粉加入量为稀便量的1/5，作用2小时；干便，加入2倍量的10%漂白粉上清液，搅拌均匀，作用4小时。

（五）呕吐物

加入1/5量的漂白粉，搅匀，作用2小时。

（六）污水

加氯量为50~200 mg/L，作用30分钟后，余氯应保持5 mg/L。

（七）衣服、被褥

80℃热水浸泡15分钟，白色织物可用2%漂白粉上清液或0.2%过氧乙酸浸泡30分钟，然后用清水漂洗。

（八）家具

0.2%过氧乙酸、0.5%洗必泰或0.5%新洁尔灭擦拭，作用30分钟。

（九）畜舍

10%漂白粉上清液喷雾（200 ml/m²）或喷洒1 000 ml/m²，作用2小时，如疑有炭疽菌污染则可用20%漂白粉上清液喷雾，作用4小时。

（十）饮用水

井水加漂白粉4 g/m³，混浊湖水加漂白粉12 g/m³，混浊池塘水加漂白粉18 g/m³，作用30分钟后；余氯应达到0.7 mg/L。

（十一）手

有效氯250 mg/L作用3分钟，或0.2%洗必泰、0.5%新洁尔灭作用3分钟。红眼病流行时，手的消毒可用0.5%过氧乙酸擦洗3分钟。

（十二）手巾、毛巾、脸盆、门把手

分别煮沸15分钟，或含氯消毒剂500 mg/L作用10分钟，或0.5%过氧乙酸浸泡或擦拭，作用10分钟。

（十三）瓜果、蔬菜

0.1%高锰酸钾浸泡30分钟，或含氯消毒剂100 mg/L作用30分钟。

四、救灾过程中消毒剂的安全运输和保存

灾害发生后，由于救灾需要，往往需从各地紧急调运大量消毒剂送往灾区，然而，由于漂白粉、漂白粉精、优氯净等消毒剂均属于强氧化剂，遇光、热、潮湿空气、水或者酸等分解释放有毒气体——氯气，氯气与乙炔、氢气等可燃气体混合可爆炸，或者引起油脂等可燃、易燃物质燃烧爆炸。为确保消毒剂安全运输到灾区，保证灾区灾后防病工作的正常开展，需注意以下几点。

（一）装卸动作轻柔

在装卸过程中，要轻装轻卸，防止包装及容器损坏。应检查漂白粉等消毒药的桶盖有无损坏，桶盖是否严密，有无刺激性气体泄漏，如有问题，更

换完好的桶盖，保证包装严密。

（二）运输防水防震

运输过程中，防止漂白粉被雨水淋湿；减少碰撞、震动、撞击和摩擦，防止过热；尽量保持货箱或仓库的通风，防止氯气的积聚。工作场所严禁吸烟。

（三）不得混装混放

无论在运输还是存放过程中，漂白粉等强氧化性消毒药应单独存放或运输，切忌混放混运；尤其是在当前运往灾区的过程中，由于灾区同时需要消毒药和杀虫药，为节约开支，很可能将漂白粉和杀虫剂混装或混合存放，而大多杀虫剂，如敌敌畏乳油、杀虫气雾罐等，多是由煤油、丙烷等易燃有机溶剂加工而成，与漂白粉混放，存在较大的安全隐患。

（四）铁路运输注意事项

铁路运输时应严格按照铁道部《危险货物运输规则》中的危险货物配装表进行配装。运输时单独装运，运输过程中要确保包装袋不泄漏、不坠落、不损坏。运输时运输车辆应配备相应品种和数量的消防器材。严禁与酸类、易燃物、有机物、还原剂、自燃物品、遇湿易燃物品等并车混运。运输时车速不宜过快，不得强行超车。运输车辆装卸前后，均应彻底清扫、洗净，严禁混入有机物、易燃物等杂质。

（五）储存环境适宜

储存于阴凉、干燥、通风的库房。包装要求密封，不可与空气接触。应与还原剂、酸类、有机物、易燃或可燃物等分开存放，切忌混储。不宜大量储存或久存。

（六）建议单独使用

使用过程中，禁止与还原剂、酸、碱、易燃或可燃物等混合使用，尤其禁止与敌敌畏等杀虫剂混合配置使用，以免发生燃烧爆炸。

（七）慎用水灭火

漂白粉等燃烧爆炸事故应急处理中，慎用水灭火，因漂白粉遇水产生大量剧毒氯气，可引起中毒。

五、灾区与疫区的消毒

（一）灾区消毒

我国频发洪涝灾害和地震、地质灾害，为防止灾后出现大的疫情，灾区的消毒工作切不可掉以轻心。灾后卫生防疫的核心问题是缺乏安全的食物和饮用水，加上人体抵抗力下降、卫生设施损坏和缺乏药物等因素，极易暴发消化道传染病，如细菌性痢疾、甲型肝炎、霍乱、伤寒和感染性腹泻等。除灾区群众外，救灾部队官兵往往也受到这些疾病的威胁，灾后防病关键在预防，如尽快提供安全的饮用水和食物，及时清运及掩埋人畜尸体、垃圾和粪便，迅速恢复基层医疗卫生服务，在这些工作的基础上，加强预防性消毒，才能有效地防止疫情的发生和扩散。重点对饮用水、餐饮具、日常用品及各种污染源加强预防性消毒。根据以往经验，消毒药品首选高效的含氯消毒剂，如二氧化氯或"优氯净"，其优点是既可用于环境和物品消毒也可用于饮用水和餐饮具消毒，且便于运输和保存，消毒效果可靠。需要注意的是，灾区并非疫区，进行预防性消毒时须防止"过度消毒"和"无效消毒"，如使用洒水车进行街道喷洒消毒或利用大型喷雾器进行室外空气喷雾消毒，这些不必要的消毒措施，既浪费宝贵的人力物力，又容易造成环境和水源的污染，得不偿失。如果灾区发生了传染病疫情，即转为疫区消毒。

（二）疫区消毒

发生传染病疫情的疫区原则上需进行疫源地消毒，具体的消毒时机、消毒方法和消毒部位视疾病类型和疫区环境而定。发生烈性传染病疫情时，对传染源要按照卫生检疫要求严格处理，加强隔离和疫源地消毒，当传染源仍然存在时，进行随时消毒；当传染源已不存在时，进行彻底的终末消毒。若是呼吸道传染病，室内保持空气流通，终末消毒时可采用密闭后熏蒸消毒或气溶胶喷雾；若是消化道传染病，所有日常物品表面、地面和离地 2 m 以下墙壁可气溶胶喷雾或擦拭消毒，患者呕吐物、排泄物需浸泡消毒后排污；一次性医疗用品和垃圾可浸泡消毒或严格管理下集中焚毁，非一次性医疗用品一般可采用高压蒸气灭菌；染病死亡的动物尸体需无害化处理，可挖深坑消毒后掩埋或焚毁。总之，一切可能被病原体污染而又有现实的传染可能性的物品必须消毒，否则，不必消毒。烈性传染病疫区的消毒必须采用适宜浓度的高效消毒剂（如含氯或过氧化物类消毒剂）消毒或灭菌能力强的物理消毒方法。

第六章

自然灾害后病媒生物的控制

第一节 有害病媒生物控制策略

控制病媒生物是灾后减灾的重要内容之一，历史经验所告诫人们的"大灾之后防大疫"，多半是来自于灾后发生过虫媒传染病惨痛的教训中得出的经验。自然灾害又可分成原生灾害、次生灾害和衍生灾害。原生灾害是致灾因子直接造成某类承载体的破坏与伤亡，如地震、洪水，这些起主导作用的灾害称为原生灾害或直接灾害；次生灾害或间接灾害是由原生灾害所诱导出来的灾害，如地震后、洪涝后的建筑设施等环境基本结构的破坏，导致传染病媒介生物的滋生地增多，从而引起虫媒传染病的风险增加，因此，防止次生灾害与衍生灾害的发生与蔓延，往往比预防原生灾害更加艰巨和重要，同样也是减灾的重要内容之一。

一、自然灾害后的有害病媒生物控制策略

任何自然灾害发生后，对有害生物，特别是病媒生物的控制，应该科学地采取综合控制的策略，避免过度防疫、过度依赖化学杀虫剂。综合控制的概念是：从有害病媒生物及其灾后的环境和社会条件的整体观点出发，进行灾区有害病媒与环境状况的危害分析，寻找关键控制点，以有效、经济、简便、安全、对环境无害的原则，因地因时制宜地对病媒生物种类，综合采用合理的环境治理、化学防治或其他有效手段，组成一套系统的控制措施，把病媒生物种群控制在一个不足引起虫媒传染病发生的水平，在局部场所争取予以清除，以达到除害灭病或减少骚扰的目的。

综合控制方法包括环境、物理、生物、化学、遗传方法以及法规控制方法的组合。它所强调的是因时因地制宜地选择控制方法，也就是说，任何单一方法不能适应繁杂而种类丰富的有害病媒生物的防治，需要我们进行适时的危害分析，加强对关键部位的控制，综合运用各种适当的方法。

二、灾害发生后环境对有害病媒生物的影响

一切生物都必然依存各自的环境繁衍生息。环境的变化会对病媒生物生存有正负两方面的效应，这就是抑制和促进。自然灾害中，不同的灾害类型造成的环境变化也大为不同，而与虫媒传染病最紧密相关的灾害是洪涝灾害和地震灾害。

（一）洪涝灾害与疾病媒介

历史上洪涝灾害发生后，霍乱、伤寒、痢疾和甲、戊型肝炎都曾经发生过大流行，钩端螺旋体病、血吸虫病、出血热、疟疾、乙型脑炎、轮状病毒、鼠疫、炭疽等传染性疾病多数直接或间接与洪涝灾害有关。其中：钩端螺旋体病、血吸虫病是直接接触水传染的疾病；疟疾、乙型脑炎是虫媒（蚊虫）传染病，间接与水有关；出血热、鼠疫是因水灾引起了鼠类的迁移，也间接与水有关。洪涝对这些疾病的影响一是造成最大限度的病原扩散，二是由于洪水的冲刷，使病原得到一定的稀释。在此情况下，疫情波动可能不大，但在洪灾之后，重建家园之时，上述传染病均有可能呈上升趋势，因此，"大灾之后无大疫"和"大灾之后防大疫"的任务首先就是要控制疾病的传播媒介，切断传播途径。

（二）环境治理对防治虫媒传染病非常重要

灾害发生后，基本设施的破坏，使得疾病媒介的滋生环境增加，受污染的环境为疾病病原体提供

了繁殖场所。因此消灭疾病媒介首先要治理其滋生地，重点要做好洪灾期间厕所的建立及洪灾期间垃圾粪便的处理工作。

1.有害病媒生物快速评估　对有害病媒生物进行控制，首先要对病媒生物进行危险性的评估。灾害发生后，与疾病传播相关的重要的病媒生物有三类，这就是：蚊类、蝇类和鼠类，为对它们进行评估，首先要对其基本生态习性有所了解。

2.灾害发生后的主要病媒生物生态习性

（1）蚊虫：它不仅骚扰人类休息和工作，更能通过吸人（动物）血液传播多种疾病如疟疾、淋巴丝虫病、乙型脑炎和 1～4 型的登革热等病。这四种传染病在我国仍有发生流行。因此，在洪涝地区更应严密监视。

蚊虫的一生——卵、幼虫和蛹三个虫态皆在水中生长发育，仅有成虫在陆地上找寻机会吸血后卵巢发育，将卵再产在水中。倘若没有水，蚊虫就不能存在。水体增多扩大了幼虫、蛹生长发育环境，为蚊虫滋生提供了良好条件；再者，水灾期间人群劳累，有时野宿，防护条件差，给蚊虫造成吸血机会，通过蚊虫大量繁殖，虫口密度上升，会导致蚊媒病的发生。水灾过后的小型积水是供蚊幼虫生长的最佳场地，应及时彻底清除，以防后患。

（2）蝇类：蝇类体上生满宗毛，飞到垃圾、粪便等污物上黏满细菌，病毒，病原体，又飞到洁净的食品上，将身上黏的病原体传染在食物上，蝇类有一特殊的恶习，即边吐、边吃、边排泄，将病菌吃进又吐或排泄在洁净物上，蝇类用机械方式传播病原，往往造成肠道传染病的流行。

蝇的卵、幼虫、蛹生长在潮湿而且有食物的滋生地内，暴雨后洪涝不仅直接威胁成蝇的存活，水使蝇类滋生地受到浸泡，不利于产卵，更不利于幼虫成长和蛹的孵化，在洪涝地区人群的家禽、家畜都聚居在堤上高处，周围的水、粪便、垃圾不能及时清运，生活环境恶化，为蝇类提供了良好的繁殖场所，促使成蝇密度猛增，蝇与人群接触频繁，蝇媒传染病发生的可能性很大。

（3）鼠类：鼠类对人类的危害较为严重，它们不仅偷吃粮食（食品），咬坏物品，有时导致重大事故发生，是多种传染病的主要传染源，如鼠疫、流行性血热和钩端螺旋体病。鼠类平时居住在洞内或隐蔽处，与人接触多的为家鼠，有的专居野外的野鼠，它们很少进入家屋，当人在野外劳动时才有机会与它们接触。家栖鼠与野鼠的体外寄生虫也不完全一样，它们传病种类也不完全相同。

水灾对鼠类不利影响很大，不仅直接淹死大批个体，而且破坏了它们正常的觅食，严重干扰其生存的环境，当洪水到来时，大面积内的鼠向高地上跑，在很小面积的高地上，其鼠密度超过了正常的负荷，必然形成四处扩散的强大压力。虽然在个别地区上鼠密度很高，但在大面积上的平均密度，将远远低于灾前，涝涝期间由于鼠群皆往高地迁移，因此，家栖鼠、野鼠混杂接触，与人接触机会也多，有可能造成鼠源性疾病暴发和蔓延。

3.主要病媒生物的危险性评估　要根据历史资料和往年灾区的虫媒传染病本底资料，同时对灾害发生后的灾区病媒生物的密度变化、病原检测甚至临床病例，进行综合分析和评估，预测虫媒传染病的发生与否概率，以起到无病防病、有病治病及虫媒传染病预警的作用。

媒介监测不仅要掌握病媒生物的种群、密度、分布等生态学数据，同时也要包括病原体的分布和感染病例的调查。

媒介监测的要点在于：①侦察媒介的出现并确认其消失时间；②定量测定媒介的密度和人与媒介的接触（即使经验式的定量也可）；③鉴于化学防治的重要性，监测中还应包括媒介和宿主对杀虫剂、除螨剂和灭鼠剂的敏感性测定，将其作为整体监测工作的一个组成部分。

媒介监测技术项目多，复杂程度各不相同，但应满足三个条件：①简便可靠；②测得的参数应在生物学和流行病学切实可用；③长期反复使用，经济支出与其提供资料的价值应基本相当。据 WHO 报道，已有适合进行体虱、按蚊和伊蚊等媒介使用的监测技术资料出版（WHO，1971b，1971c，1971d），使用这些技术可为 WHO 国际媒介监测组织提供信息，下一步应对各种媒介或潜在媒介提供切实可行的监测规程。

国际上重要媒介昆虫的监测种类主要是蚊虫，其原因是它可传播疟疾、丝虫病和若干病毒病。其中"人—媒介"接触指数和媒介感染率两项参数易于标准化，可供国际监测使用。对埃及伊蚊的监测原则上是检查其室外滋生场所。"人—蚊"接触程度则以刺叮率衡量，此率亦可作为成蚊密度观测的指针。侦察该蚊密度可用"幼虫户指数""容器指数""布雷图（Breteau）指数"等。

对于怀疑存在啮齿动物鼠疫的地区，必须进行正规的鼠类及其体外寄生虫检查。对于存在自然疫源地和人间鼠疫发病史的地区，必须结合长期定期的鼠疫媒介监测工作。监测工作包括：①进行生态学研究以阐明媒介蚤及其宿主的自然史；②进行野鼠、家栖鼠、人群及其媒介蚤类的流行病学研究；③有计划地搜集可供统计处理的数据，以备系统分析之用。其中包括总蚤指数、分种蚤指数、洞指数、巢指数、户指数。

第二节　病媒生物监测方法

一、蚊类监测

（一）埃及伊蚊

埃及伊蚊是黄热病的主要媒介蚊种，它分布于全世界大多数地区，在我国南部沿海地区亦有分布。

1.叮咬率　将3人编为1组，在一定的暴露时间内，从身上相互收集蚊子的数量来计算。所有在人身上停留过的蚊子，都假定其叮咬过人而收集在玻璃管中，结束时进行鉴别并计数。叮咬计数场所应选在阳光不直晒的避风处，类似帐篷的隐蔽处最妥。时间最好是在傍晚或晚上，清晨亦可。时间为3小时，一次总共9小时。结束时应观察各类蚊子的数量，并记录其性别，除去不咬人的雄蚊，统计结果便是当地某人群的叮咬率。每次监测时间最少不得低于1小时，调查时随身携带电动吸蚊器或吸蚊管、记录本。记载当天气象情况、调查情况等。

2.埃及伊蚊幼虫密度估计　监测城市埃及伊蚊密度时常以蚊子繁殖密度来表示。可以通过室内外盛水容器中的埃及伊蚊的数量来估计。调查50栋房屋和他们的附属建筑物中所有的盛水容器，按下列三个指数进行监测。

（1）房屋指数（HI）：有幼虫的房屋的百分比=有幼虫的房屋数/检查房屋数×100%。

（2）容器指数（CI）：有幼虫的盛水容器的百分比=有幼虫的盛水容器数/被检查房屋的盛水容器数×100%。

（3）布雷图指数（BI）：每百间房屋中有幼虫的盛水容器数=有幼虫的盛水容器数/检查100间房屋数=容器幼虫指数。

3.风险指数

（1）当BI<5，HI<4，CI<3时不危险。

（2）当BI>50，HI>35，CI>20时危险。

（3）当5<BI<50时，如果还有复蚊亚属和其他野生媒介，这个密度足以引起一次黄热病暴发，因此很危险。

（二）白纹伊蚊

1.在白纹伊蚊幼虫滋生地放50～100只竹筒或罐，每周观测一次，分析其密度

容器指数=阳性容器数/检查容器数。

诱器密度指数=幼虫总数阳性诱器数。

2.成蚊　将帐顶面积80 cm×80 cm,帐高150 cm,帐底面积150 cm×150 cm的梯形帐悬空挂起30～40 cm，扯平，在滋生地定时、定人、定点于帐中捕捉1小时。刺叮指数=只/（人·小时），其他蚊种可按此监测。

3.其他蚊虫监测方法

（1）人工小时法：以1个人在1小时内所捕获的蚊数作为计算的密度单位，用只/（人·小时）表示。如人房4间，1人可在每间房捕蚊15分钟，所获成蚊总数即人房的只/（人·小时）。另外，又在畜舍4间，每间捕蚊15分钟，即畜舍的只/（人·小时）。不同蚊种的数量即这个单位时间内的各自的密度。选具代表性的人房、畜舍、用电动吸蚊器或吸蚊管，捕捉时间可固定在早晨5～7时或晚上18～20时。

（2）紫外灯诱捕法：使用3 000～4 000 A光谱频段的紫外线诱蚊灯，按生态环境选点，悬挂1～3盏不等。将灯挂在离地面1.5～2 m处，风速应小于2 m/s，放置干湿度计并记录。定期（每旬一次，每次通宵）日落时挂灯，翌晨日出时收灯，同时记录干湿度、风力等。所获蚊虫带回实验室，麻醉后进行分类、记数、鉴定等工作。此法适用于室外监测。

（3）全捕法。选代表性人房2～4间，蚊帐50顶，畜舍一处，定期（5或10天）于晚上18～20时，将以上场所内的蚊虫全部捕捉，然后带回实验室分类，记数统计，求出密度，并绘制曲线图表。

（4）勺捞法。勺捞法是对各类蚊幼虫的滋生

场所进行监测。水勺用铝或塑料制成，必须定时、定人、定勺数调查。一般每隔 10 m 捞取 1 勺，水体面积超过时，可捞取 1~3 勺。采得之幼虫携回实验室进行分类、统计，逐旬绘制曲线图表。其密度计算公式如下。

幼虫密度＝各期幼虫总数＋蛹总数勺数。

小型滋生地等可用吸管、吸瓶、小水勺（100 ml）采集，也可直接以采集的幼虫总数表示密度。

二、蝇类监测

1. 诱蝇笼捕集法　用 25 cm×25 cm×40 cm 的圆柱形蝇笼，选混合诱饵置于蝇类活动处，定点早放晚收，将捕到的蝇杀死分类计数（只/笼），逐一累计，统计出不同季节的主要蝇种数量，画出曲线图。

2. 人工小时捕打法　一人手持蝇拍在监测场所连续捕打 15 分钟，并计数 [只/（人·小时）]。

3. 人工小时观察法　一手持计数器，按一定顺序查找蝇类，15 分钟，并计算出每小时观察的蝇数 [只/（人·小时）]。

4. 黏蝇纸法　用一定大小、一定数量的黏蝇纸（有条形、卷形或长筒形）悬挂于监测场所，每小时收集黏在纸上的蝇数（只/张）。

5. 毒蝇法　在混合诱饵内加入 0.1%敌百虫溶液，混匀后装入碟中，布放在蝇类活动场所，每小时收集碟中的蝇数（只/张）。

6. 勺捞记数法　在稀粪坑处，以 500 ml 长柄勺，连捞 5 勺并记录每勺蝇蛆数，求平均数（只/勺）。

三、鼠类监测

鼠类监测目的包括掌握鼠类种群（或某鼠种）的数量及密度和在不同时间的变化动态，掌握鼠类种群的组成（即各鼠种的组成）、性别、年龄构成比、怀孕率等，了解鼠类造成危害程度，客观分析影响鼠类数量和鼠种组成的因素。

常用的鼠类监测方法有以下几种，为使监测调查方法更接近实际情况，要求调查中同时采取两种或两种以上方法。

（一）夹夜法

调查中规定一律采用长 12.5 cm、宽 7 cm 的二号铁板鼠夹。在室内一般每间房放 1 个，大房间（>20 m²）可放 2 个。应在傍晚将夹子按墙脚根布放，垂直于墙壁，放食饵的一端近墙，鼠夹离墙脚 5 cm，以免影响鼠类正常通过路线，或布放在家具底下或较隐蔽处，次晨收夹。计算每 100 个鼠夹所捕获的鼠数，用"%"表示密度，亦即捕获率。在野外，可沿一定路径，每隔 5 m 布夹 1 个，经一夜收回，计算捕获率。鼠夹可按直线、折线或沿地形、田埂等布放，两列鼠夹间隔在 50 m 以上。在多数情况下，每个调查区域布夹 300 个已足够，但不能少于 100 个，否则准确性不高。

凡鼠夹上仅夹到鼠毛、鼠尾和鼠足等非致命性部位的，均不计在捕获鼠数内。

（二）食饵消耗法

在调查地区内，布放一定数量、同一规格的食饵，经过一定的时间后，计算食饵消耗量（或消耗率），作为鼠密度指标。在具体做法上也有粗、细之分。前者，即将每一个食饵堆固定粒数，凡被盗食及拖食的食饵堆（不计被盗食或拖食的粒数），均列为被盗食堆数。从布放总堆数与被盗食总堆数中计算其盗食率，作为鼠密度指标；后者，多在比较两种诱饵的引诱力或鼠类对它的适口性时采用，是一种比较精细的办法。即将每一食饵堆定量，经一定时间后计算消耗量（率）。由于食饵在室内或大田中，其水分会自然消失，偶也有水分增加的。为了更精确计算其消耗量，就必须设置食饵水分自然增减对照组，校正食饵消耗量。

（三）粉迹法

也称足迹法，是一种常用鼠密度调查方法。主要用于室内老鼠数量的调查。在调查地区内，布撒一定数量、大小相等的粉块。鼠跑过后，留下足迹，经过一定时间后，根据留有鼠类足迹的粉块数和布放粉块数，计算阳性率。此法不受调查食物多寡影响，但阳性率高低在一定程度上可能受不同鼠种及其活动路线差别的影响。粉迹法比较灵敏，一般情况下，此法所得结果，即阳性率常比在同一场所内使用鼠夹法和食饵法调查所得的捕获率和盗食率高。

在室内调查时，一般亦以一室（15 m² 左右）撒粉 2 块，在紧靠墙根处撒上 20 cm×20 cm 粉块（滑石粉、细白灰等），布粉总数不少于 300 块为好。晚上撒，早晨检查，发现鼠迹即为阳性块，按每百块（去除破坏）中发现阳性块数计算阳性率：

阳性率（%）＝阳性粉块数布撒粉块数×100%。

撒粉时，应注意撒得均匀一些，厚薄适当，以能灵敏记下走过鼠类足印为度。检查结果时，须区分鼠和鸟的足印。调查灭效时，因粉迹法既不影响老鼠的数量，也不干扰它的活动，只要灭鼠前后的调查时间和地点相同，其结果误差就不会象鼠夹法和查洞法那样大。

（四）查掘开洞法

在投药前，应普遍堵洞一次。堵洞应力求严实，最好在鼠的活动高峰前（如家栖鼠在傍晚，黄鼠在清晨）进行。每个样方 24～48 小时后分别计算堵洞数和掘开洞数。

本法尤其适用于独居生活的野栖鼠类（如黄鼠）的调查。

（五）鼠征检查法

此法主要用于室内。通过对鼠洞、鼠粪和鼠咬痕的检查，从侧面反映调查地的鼠患程度，作为鼠情调查和灭效考核的一个参考指标。

在查找鼠洞时，需区别旧的、废弃的鼠洞和现用鼠洞，这对从事灭鼠工作不久的人员来说可能会有一定困难，但根据洞口的积尘、灰土或足迹，通过不断实践是可以逐渐掌握的。

鼠粪是一个十分重要的鼠征。因为一只老鼠在一天中要排几十粒粪便，而且老鼠随地拉屎，因此鼠粪在鼠栖息和活动场所、取食饮水点和跑道上到处可见，从而是鼠患检查时最易看到的鼠征。根据鼠粪颜色、光泽度、硬度可以区别新旧鼠粪。新近排出的鼠粪有光泽、发黑色、质软；陈旧鼠粪暗淡或霉变，发灰白色或褐色，质硬。新鲜鼠粪的存在表明调查地有鼠，仅有陈旧鼠粪的，表明过去有过老鼠。当然，鼠粪的颜色和硬度还受鼠粪摄入的食物品种、调查地温度、湿度影响。鉴别时，要考虑诸因素，加以综合分析，做出客观判断。鼠咬痕也是常见鼠征，鼠类有啃咬的习性，在有鼠存在的环境中，各种物品上，如木质家具、纸箱、肥皂、食品、电线包皮、塑料制品上常常可以看到鼠咬痕，不过判别新旧鼠类咬痕时，要结合当地具体情况，也可通过询问当地人员获得更为确切详细的情况。

凡是房间内发现新的鼠洞（即现在仍为鼠类利用的鼠洞）或新鼠粪或新的鼠类咬痕的，均作为鼠征阳性房间，阳性房间数除以调查房间数为鼠征阳性率（%）。

鼠征阳性率（%）＝鼠征阳性房间数/抽样检查房间数×100%。

调查地区内抽查房间数一般不得少于 300 间。随着调查地区范围扩大，调查房间数也要相应增加。反之在房间较少的口岸，调查房间可适当减少。

除了上述 5 种方法外，有时还可通过直接观察法统计鼠密度。例如，在家栖鼠很多的粮库、厨房里，观察者隐蔽好，统计同时出现在地面上的老鼠的总数，按最多的那次计算。如果老鼠是通过一个门缝出入的，也可统计半小时内进出这个门缝的老鼠总数。在野外，同样可用这个办法统计白天活动的老鼠，看清在一定范围里最多可见到几只，或朝着一个方向走 1 000 m，总共见到几只老鼠。采用这个方法虽见到了老鼠，也查到了数目，却仍然是相对数字，不是实际鼠数，所以误差较大。

（六）调查中注意事项

目前在鼠情调查和灭效考核中，上述前三种方法使用最多，调查面积不大时，最好能全面进行调查，否则，只能抽样调查，即确定调查点（亦称样方或样地）进行调查。

第三节　杀虫剂的合理使用

杀虫剂杀虫是指应用天然的或人工合成的化学药物对有害病媒生物进行杀灭的防治方法。由于化学防治的快捷方便性，在突发性事件重大疫情处理及自然灾害除害灭虫时，化学防治更加显示出其他方法不具备的优越性。但不合理地使用化学杀虫剂，往往会对人类环境造成污染，引起昆虫抗性增加，带来很大的副作用。如何科学合理使用化学杀虫剂是在灾害发生后进行病媒生物控制中必须关注的问题。

一、适宜应用在病媒生物控制中的化学杀虫剂

化学杀虫剂中只有部分的有效成分是适宜于

应用在病媒生物控制中的。国家按照化学杀虫剂的毒性大小将其分成高毒、中等毒和低毒三个等级；按照其结构理化性质可分为有机氯、有机磷、氨基甲酸酯类、拟除虫菊酯类以及昆虫生长调节剂、驱辟剂等几大类，对于病媒生物控制中使用的杀虫剂，国家规定：禁止使用高毒性的杀虫剂，根据世界卫生组织（WHO）推荐以及我国农药检定部门登记过的品种，可用于卫生杀虫剂的原药成分见表32-6-1[1]。

表32-6-1 可用作卫生杀虫剂的原药成分名单

中文名称	英文名称	商品名或其他名称
一、拟除虫菊酯类		
1.胺菊酯	tetramethrin	
2.右旋胺菊酯	d-tetramethrin	
3.右旋苄呋菊酯	d-resmethrin	
4.炔呋菊酯	d-trans-furamethrin	
5.丙炔菊酯	prallethrin	
6.丙烯菊酯	allethrin	
7.右旋丙烯菊酯	d-allethrin	
8.右旋反式丙烯菊酯	d-t-allethrin	
9.氯菊酯	permethrin	
10.氯氰菊酯	cypermethrin	
11.顺式氯氰菊酯	alphacypermethrin	
12.高效顺反式氯氰菊酯		
13.溴氰菊酯	deltamethrin	
14.右旋苯醚菊酯	d-phenothrin	
15.右旋苯氰菊酯	d-cyphenothrin	
16.氟氯氰菊酯	cyfluthrin	百树菊酯
17.甲醚菊酯	methothrin	
18.氰戊菊酯	fenvalerate	
19.戊菊酯		
20.三氟氯氰菊酯	lambda-cyhalothrin, locythrin	
21.烯炔菊酯	emprnthrin	
22.醚菊酯	etofenprox	
23.氯烯炔菊酯		
24.乙氰菊酯	cycloprothrin	杀螟菊酯
二、有机磷类		
25.敌百虫	trichlorphon	
26.倍硫磷	fenthion	
27.双硫磷	temephos	
28.马拉硫磷	malathion	
29.辛硫磷	phoxim	
30.地亚农	diazion	
31.毒死蜱	chlorpyrifos	
32.蝇哑磷	quinaphos	
33.胺丙畏	propetaphos	
34.杀虫畏	tetrachlorvinphos	
35.皮蝇磷	fenchlorphos	
36.溴硫磷	bromophos	
37.碘硫磷	iodfenphos	
38.杀 磷	fenitrothion	
39.敌敌畏	dichlorvos	
40.甲基嘧啶磷	methyl-pirimiphos	
41.乙酰甲胺磷	acephate	
三、氨基甲酸酯类		
42.甲萘威	carbaryl	
43.恶虫威	bendiocarb	
44.二氧威	dioxacrb	
45.混杀威	landrion	
46.速灭威	MTMC	
47.猛扑因	4-benzothienyl	
48.双乙威	methylcarbamate	
49.双丙威	Hooker-1422	
50.乙苯威	BASF-2350	
60.残杀威	propoxur	

1.农业部农药检定所，1994.

续表

中文名称	英文名称	商品名或其他名称
61.仲丁威	BPMC	
四、其他		
62.灭幼脲1号		敌灭灵
63.灭幼脲2号		
64.灭幼脲3号		
65.苏云金杆菌	bacillus thuringensis	
66.球状芽孢杆菌	bacillus sphaericus	
67.对孟烷-3,8-二醇		
68.对孟烷-1,2-二醇		
69.防蚊叮（癸酸）		
70.野薄荷精油		
71.蜗螺杀	trifenmorph	
72.贝螺杀	niclosamide	
73.避蚊胺	deet	
74.避蚊油	dimethl phthalate	
75.蚊蝇醚	pyriproxyfen	
76.伏蚁腙	hydramethlnon	
77.三氯杀虫酯	benzethazet	7504

二、杀虫剂剂型及应用

（一）剂型

大多数的杀虫剂原药是不溶于水的。因而在应用于现场之前必须先配成一定的剂型才能使用。原药有固体、液体两种，固体称原粉，液体称原油。在剂型的加工上，国外从数量和质量上均领先于我国，美国原药约1 000种，制剂种类达4万种，原药制剂比为1∶40；日本原药300种，制剂约1 600种，原药制剂比为1∶8；我国原药约156种，制剂780种，原药制剂比为1∶5。液体制剂与固体制剂在日本为2∶8，我国为8∶2。由此可以看出，我国农药加工方面和国外相比有相当一段差距。常用的杀虫剂剂型有粉剂、可湿性粉剂、胶悬剂、乳油、油剂、酊剂、乳剂、水剂、烟剂、气雾剂、毒饵等。

各种剂型均有其特点和制作工艺，在使用时也略有不同。

1.粉剂（Dust） 用农药原药和填料经机械粉碎而制成的粉状混合物制剂。它不易被水湿润，也不易分散和悬浮，所以不能加水喷雾使用，只能用喷粉、洒粉的方法使用。用于杀灭蝇幼虫、蟑螂、虱子、蚤类等爬行害虫。

2.可湿性粉剂（wettable powder，wp） 将原药、湿润剂填料等经机械粉碎而制成的粉状混合物制剂。它易被水湿润，可分散和悬浮于水中，加水稀释供喷雾施用。常见的有奋斗呐、凯素灵等。

3.可溶性粉剂（water soluble powder，wsp） 以水溶性农药原药、水溶性填料及少量吸收剂制成的水溶性粉状制剂，加水稀释后使用。如80% wsp敌百虫。

4.乳油（emulsifiable concentrate） 以原药乳化剂、溶剂制成的单相液体。加水可乳化为乳液-乳剂。如DDV乳油等。

5.悬浮剂（suspension concentrate SC） 用不溶于水的固体农药原粉，表面活性剂和水经超微粉碎工艺制成一种流动性浓悬浮糊剂，与水混合形成稳定的悬浮液，介于可湿性粉剂与乳剂之间，并具有两者特点的剂型。有效成分含量一般为20%～50%，原药粒径为0.5～5 U，悬浮率为90%，这也是近几年来新发展的剂型。主要产品有德国艾格夫公司的克敌（2.5%溴氰菊酯）、日本三井东压的醚菊酯、我国生产的5%卫害净等。

6.其他发展的喷洒剂的剂型 还有悬乳剂（suspomulsions，suspension emulsions，SE）、微乳剂（Microemulsion，ME）、浓乳剂（Concentrated emulsion，CE）、水分散性颗粒剂（water dispersible granulation，WDG）、水乳剂（Emul sion water，EW）、微胶囊悬浮剂（Capsule suspension，microcapsule suspension，MC）、固体水悬剂（wafer-dipersible solid concontrate）等。

上述除了粉剂之外，其他剂型均需加水或直接喷雾，因而我们也称之为喷射剂，除了喷射剂型，还有如下最常用的几种剂型。

7.气雾剂（aerosol） 用农药原药和常温下为气体的低沸点发射剂（丙丁烷，氟利昂等）为溶剂制成的溶液，贮于高压容器内，施用时打开阀门，溶液从喷嘴喷出，成微粒分散于空气中形成雾状的制剂。气雾剂近年来发展很快，我国 1996 年生产量达到 4 亿 1 千万罐，人均可达 0.3 罐，美国 1994 年统计，生产量达 30 亿，人均达 15 罐。市场上品种繁多，质量不一。

8.烟剂（smoke generation） 由杀虫有效成分与可燃物质、助燃剂、降温剂等成分配制而成。点燃后燃烧发烟，无明火，杀虫剂有效成分蒸发气化或升华，形成气溶胶散发于空气中，达到杀虫目的。烟剂由于颗粒小、比表面积大、穿透力强、均匀分布于空间、杀虫效果好、省时又省力，因而近几年来又重新引起人们的极大兴趣，如 YE-A 型烟雾杀虫弹广泛用于卫生害虫蚊蝇、蟑螂、蚤、螨及图书文物害虫、蔬菜害虫的防治。毒饵（Baiting）以有胃毒作用的杀虫剂和害虫喜食的饵料配制而成。常用于蟑螂、蚂蚁、蝇类的防治。

9.蚊香及电热蚊香 蚊香是将杀虫剂有效成分与添加剂、木粉等材料拌和成型、干燥制成，常见的有各种盘式蚊香，近几年来盘式蚊香制造工艺也有所改进，有些地方采用涂药方式来制造。电热蚊香又称电气蚊香，它们的工作原理是在电气蚊香基片上滴加含有杀虫剂有效成分的电气蚊香原液，使用时蚊香片放置在专用的电加热器上，温度升高使杀虫有效成分挥发起到驱蚊作用。蚊香和电气蚊香相比，后者燃烧无烟灰，近年来发展较快，品种繁多，作为一种室内使用防止蚊虫叮咬的剂型，在卫生杀虫剂中有很大比例。

为了延长杀虫药在使用过程中的滞效期，还可将杀虫药同其他的材料如树脂类、高分子化合物、石膏粉、油漆等采用一定工艺制成微胶囊，以期延缓杀虫剂的释放或挥发。

10.泡腾剂 这是新近研发的一种半定量释放药剂的剂型，剂型为固体，便于运输，含药量已知，使用时只要根据所需浓度和控制对象，投入到一定量的水中，药剂自然泡腾溶解、释放。免除了烦琐的计算和携带计量工具的不便。

（二）杀虫剂应用时的几个重要术语

1.喷雾（spraying） 将可用水稀释或不经稀释的油剂、酊剂等剂型的杀虫药，通过一定的喷雾器具将其喷洒于靶标的施药方法。根据喷出雾滴的大小，可将其分为以下几种喷雾方式（表 32-6-2）。

2.滞留喷洒（residual sprays） 将有滞效的杀虫剂喷洒在室内物体表面、室外植被或医学昆虫栖息场所，使医学昆虫在活动栖息时接触到杀虫剂而中毒死亡。喷雾时使用粗雾滴即常规喷雾法。

表 32-6-2 喷雾方式与雾滴大小的关系

喷雾方式	雾滴尺寸分类	雾滴的容积中径 VMD（μm）
超低容量喷雾	气雾滴	<50
	弥雾滴	50～100
低容量喷雾	细雾滴	101～200
高容量喷雾	中等雾滴	201～400
常规喷雾	粗雾滴	>400

3.空间喷洒（space sprays） 或称空介喷洒，指将杀虫剂直接喷洒于空气中，害虫碰撞接触到杀虫剂雾粒时中毒死亡的方法。喷雾方式使用超低容量喷雾法，此法可以在害虫种群密度较高时短时内进行快速杀灭，省时省药。

好马要备好鞍，才能发挥千里马的潜力，杀虫剂使用也是一样的道理，杀虫常用器械应与药械配套。优良的药剂的发挥需要靠优良的施药设备。我们倡导"四位一体"的施药方法，即"人—器械—药物—防治对象"，就像"人—枪—子弹—靶标"的关系一样，这个防治链中，每个环节都需要调试到最佳状态，才能最大可能地命中目标。

如何科学合理地选择和应用药械，新近修订的《军队卫生害虫综合技术规范》中有详细的指导。杀虫药剂达到杀死最大量的害虫，其关键在于提高药剂分散的均匀度。喷雾粒谱是衡量药械质量的重要指标之一。在选用杀虫器械时，应了解喷雾粒谱的范围及其均匀度。在同类产品中尽可能选用喷雾粒谱较均匀的品种。喷雾粒谱的质量除取决于器械性能外，与药剂配方也有关，其原理见上文。一般而言，当前杀虫器械中以超低容量喷雾器所喷粒谱较为整齐，多数粒径为 10～75μm。通常的压缩式喷雾器所喷的粗雾，粒径分散于 50～400μm 之间。喷烟机和气雾喷射的粒径在 1～50μm 之间。烟剂的粒径最小，为 0.3～2.0μm。喷雾粒径不同对杀虫剂的实际作用影响很大，在选择室内外杀虫手段时应慎重考虑。

尽管化学防治是使用最广泛的杀虫方法，但如果使用不当，滥用杀虫剂，不仅造成人力物力的浪费，降低防治效果，而且会加速害虫抗药性的增加和环境污染，对人类造成极大危害。因而在使用化学杀虫剂时，必须做到科学选择，合理应用。

第四节 鼠类控制方法

自然灾害后，主要应对家栖鼠进行控制，在控制方法上，仍然要采取综合控制措施。其要点如下。

一、环境改造

被灾害破坏的环境是鼠害发生的根本原因所在，废墟给鼠类提供了生存的基本条件，即食物来源和隐藏筑巢场所。消除了这两个生存的基本条件，鼠类即无法生存，只能死亡或迁移到其他地方。此法若持之以恒是根治鼠患之良策，但也是最容易被人们忽视的。具体做法就是要经常打扫环境卫生，减少可能被鼠类利用的食物和筑巢的废弃垃圾。垃圾要放在带盖的桶或箱内。喂鸡、鸭的饲料不要放置过夜。家庭、商店的食物要保存在缸或其他防鼠的容器内，防止鼠类窃食。鼠类需要隐藏场所以营巢筑巢、防御恶劣天气和天敌。经常不打扫而杂乱无章的房屋、垃圾堆、杂草丛生的场所等是鼠类最好的栖息场所。如果我们注意消除这些可能被鼠类利用的条件，鼠害就可以大大减少。鼠害严重的地方，应先用毒饵或鼠器灭鼠，随之打扫卫生，改造环境，修建防鼠设施。这样才能使灭鼠效果持久。

二、防鼠建筑

旧房屋的改进和新建筑物的设计要符合防鼠要求，使鼠类无法进入。防鼠建筑的另一个作用是阻止鼠类在大型建筑物中流窜，使灭鼠措施容易奏效。外墙周围要用水泥抹光 1 m 高，内墙 20 cm 高。水泥地面应有 10 cm 厚。室与室之间的间隔不留夹层和空隙。所有的管道进出孔周围要用水泥封死。门的下部最好用铁皮保护。下水道和阴沟损坏要及时修理。褐家栖鼠和黄胸鼠能通过 10 cm 的孔隙，小家栖鼠能通过 6 cm 的孔隙。

三、灭鼠剂灭鼠

鼠害的最终解决是靠环境改造和防鼠建筑，但在灾区限于条件很难实现，因此使用灭鼠剂仍是综合控制的主要组成部分。

（一）灭鼠剂的种类

灭鼠剂分急性和慢性两大类。磷化锌、氟乙酸钠和灭鼠优属于急性灭鼠剂。这一类灭鼠剂作用快，直接投放，不用诱饵，控制野鼠比较经济，是灭野鼠的主要方法。它们对家栖鼠的效果比较差，主要原因是作用太快，鼠类往往在还没有吃够致死量之前就出现不适症状，进而厌食或拒食毒饵，达不到预期效果。这种拒食性可持续长达半年之久。先投放 3~7 天无毒饵料，使鼠失去警惕性后再改用毒饵，可提高灭鼠效果。即使如此，一般也只能得到 60%~70% 的毒杀率。由于前饵的使用往往不被群众所理解，实际上几乎都是直接投放，其效果就更低，鼠密度很快又恢复到灭鼠前的状态。而且大多数急性灭鼠剂没有特效的解毒剂，使用时对人畜不安全。

抗凝血灭鼠剂如杀鼠灵、敌鼠和大隆等属于慢性灭鼠剂。这一类灭鼠剂作用缓慢，症状轻，鼠类容易吃够致死剂量，不会引起拒食性。此类药物有累积毒力，多剂量慢性毒力远比单剂量急性毒力大。采用低浓度的毒饵，让鼠类反复取食，既能充分发挥其毒力，又符合鼠类摄食行为，且能减少其他动物误食中毒的危险。抗凝血灭鼠剂有特效解毒剂——维生素 K_1，使用安全，是防治家栖鼠最好的一类灭鼠剂。

（二）常用的急性灭鼠剂

1.磷化锌　是一种作用快速的广谱灭鼠剂，遇酸分解产生剧毒的磷化氢，中毒动物死于心力衰竭和肾损害。磷化锌具有强烈的蒜臭味和脏黑色。这对鼠类有一定的引诱力，而对其他动物却起警戒驱避作用。它是急性灭鼠剂中效果好而又比较安全的一种灭鼠剂；缺点为有二次中毒的危险，鸡对其特别敏感，容易中毒，鼠容易产生拒食性。

2.灭鼠优　为 N-（3-吡啶甲基）-N-（4-硝基苯基）脲。本品是一种对鼠类具有选择性毒力的灭鼠剂。褐家栖鼠对灭鼠优最敏感，LD_{50} 仅 4.7 mg/kg。对其他动物毒性很低，LD_{50}（mg/kg）：狗为 1 000，猫为 100，猴为 2 000~4 000，鸡为 710。灭鼠优的作用比较缓慢，潜伏期较长 2～6 小时，故鼠类有时间吃够中毒的剂量，灭鼠效果较好。有特效解毒剂——蒇酰胺和胰岛素，是目前比较安全的一种灭鼠剂。毒饵使用浓度为 0.25%～1.0%。毒粉用 5%～10%。其优点是对鼠类有选择性毒力，无二次中毒危险；缺点为容易产生拒食性。

（三）常用的慢性灭鼠剂

1. 杀鼠灵　杀鼠灵的作用机制是阻止肝脏综合生产凝血酶原，损害毛细血管壁，增加通透性。中毒动物死于内出血。维生素 K_1 是特效解毒剂。毒饵使用浓度为 0.005%～0.05%，杀鼠灵钠盐毒水浓度为 0.025%～0.05%。毒粉浓度为 0.5%～1.0%。市售的剂型有 0.5%和 2%的杀鼠灵母粉。

2. 敌鼠　即 2-二苯基乙酰基-1，3-茚满二酮。本品的作用机制和使用方法同杀鼠灵。对黄胸鼠的毒力比杀鼠灵稍大，但对其他动物的安全性稍差，我国生产的是敌鼠钠盐，微溶于水。

3. 杀鼠迷　即 3-(α-萘满基)-4-羟基香豆素。本品和杀鼠灵一样是目前应用最广泛的一种抗凝血灭鼠剂。它的适口性超过杀鼠灵。据试验，0.03%～0.05%杀鼠迷毒饵的适口性优于 0.025%毒饵。杀鼠迷没有水溶性的盐类。毒饵浓度为 0.037 5%，毒粉浓度为 0.75%。

4. 杀鼠隆　即 3-［3-（4-溴联苯基）-1，2，3，4-四氢萘基］-4-羟基香豆素。本品为第二代抗凝血灭鼠剂。它的急性毒力非常强大，对所试的各种啮齿类动物 LD_{50} 都低于 1mg/kg。是目前效力最强大的灭鼠剂。兼有急性和慢性毒饵的优点，单剂量投毒对多种鼠类都能达到防治的目的，且能毒杀对第一代产品有抗药性的鼠类。毒饵试验浓度为 0.005%。市售产品有 0.1%的母粉和 0.25%的母液。

（四）急性灭鼠剂毒饵的使用方法

调查有鼠活动的场所和鼠种，选定投饵点。点距：对褐家栖鼠和黄胸鼠为 5 m，对小家栖鼠为 1～2 m，每点放毒饵盘 1 个。每盘先放无毒前饵 10～20 g。每日检查消耗量，补充新的饵料。完全吃光的加倍补放。5～6 天后改投毒饵。其量为各盘前饵消耗量之半。毒饵连续投放 2 日。第三天将所有剩余毒饵收集，深埋或焚烧销毁。

控制野鼠可直接投放毒饵，不放前饵。在鼠洞容易发现的地方，可见洞投毒饵 1～2 g。其他场所可等距投毒饵，每隔 5～10 m 投毒饵 5～6 g。

（五）慢性灭鼠剂毒饵的使用方法

投毒饵点的选定和间隔距离同急性毒饵使用方法。不用前饵，直接投放。通常每点投放 50～200 g 毒饵。每周补充毒饵 1 次。鼠密度高时，最好在第一周检查补充毒饵。全部吃光的加倍投放。若有 1/4 的投饵点完全吃光时，说明投饵点太少，需增加投饵点。一般连续处理 5～12 日可达到防治目的。投毒饵第 2～3 天，毒饵消耗量最多，鼠尸出现高峰在第 6～7 天。第 10～15 天可完全控制鼠患。在投毒饵期间每个饵点要有足够的毒饵供鼠取食，这是抗凝血灭鼠剂有效使用的关键。毒饵消耗停止 1 周后，将所有的剩余毒饵收集销毁。干净的留待以后再用。在条件允许时，将所有的投饵点改放无毒饵料 5 g。每周检查 1 次，将有鼠取食过的饵点改换毒饵，以杀灭从外围迁入的鼠类。这样可以长期保持已取得的效果，而且要比鼠密度回升之后再全面处理安全经济。

使用抗凝血灭鼠剂毒饵失败的原因主要有：①投放的毒饵量不够；②毒饵质量差，鼠类拒食；③投饵点选择不当，鼠类不容易发现；④处理的面积太小，不断有鼠从外围迁入；⑤毒饵消耗量下降不明显，甚至有增高的趋势，可能产生抗药性。首先应考虑前四个原因。若都不成立，再考虑抗药性问题。

（六）毒粉灭鼠

鼠类有修饰行为，经常用舌舔爪整理腹毛，毒粉灭鼠就是利用它的这种行为。将毒粉洒布在鼠洞口和鼠道上。待鼠类走过时，毒粉附着在它的爪和腹毛上，通过修饰行为舔进吞下中毒。常用的毒粉有 10%～20%磷化锌，5%～10%灭鼠优，0.5%～1.0%灭鼠灵或敌鼠。防治小家栖鼠可用 20%滴滴涕粉剂。洒布的毒粉带要求 2 mm 厚，每日检查鼠类活动情况，同时用毛刷将毒粉带抹平。连续 2 天没有鼠迹后，将毒粉彻底清除销毁。毒粉灭鼠的优点是不受鼠类摄食行为的影响，效果好；缺点是鼠类在未死前会污染食物和水源，不安全，而且用药量大，不经济。存放食品的地方不能使用毒粉。

（七）毒水灭鼠

家栖鼠缺水是不能生活的。褐家栖鼠尤其如此。1 只成年褐家栖鼠每天需要 10～25 ml 饮用水。在缺水的仓库，水比其他食物更有引诱力。采用毒水灭鼠的效果往往比谷物毒饵好。使用毒水不仅可以节约粮食，而且安全，不致被鼠拖走污染食物和水源。常用的毒水有 0.025%杀鼠灵钠盐、0.025%敌鼠钠盐、0.35%氟乙酸钠等。毒水必须加红色作为警戒色以防意外事故。加 2%～5%食糖可提高引诱力。毒水最好放于特制的毒水瓶中，防止蒸发和泼洒。

（八）器械捕杀灭鼠

捕鼠器是一种常用的灭鼠方法，常用的捕鼠器主要有木板夹、铁板夹和各种捕鼠笼，但是比使用毒饵更需要技术和劳力。捕鼠器适用于不能使用毒饵、鼠类容易死于难以清除的角落引起尸臭以及需要捕鼠做流行病学和生物学调查的地方。使用捕鼠器要有一定的技巧和经验。首先，要选择合适的捕鼠器。这里要注意两点：①捕鼠器的大小要适当，用鼠夹捕打小家栖鼠可在打鼠弓上加一道铁丝；②活门要灵敏：刚断奶的小家栖鼠体重只有 5～6 g，灵敏度差的鼠夹效果不好。

使用捕鼠器时，诱饵起很大的作用。常用的诱饵有饼干、花生米、向日葵籽、肉皮和水果等。诱饵必须牢固地钩在诱饵钩上，也可以用线固定。用芝麻酱、花生酱或面粉涂抹活板，也能收到良好的效果。家栖鼠喜欢在黑暗的角落沿墙基活动。捕鼠器最好放在鼠洞口活鼠道附近。但不要直接放在鼠道上，以免吓退鼠类。捕鼠器要和鼠道呈直角安放，打鼠弓的一端靠近鼠道。在狭窄的场所可以用两个鼠夹并放。这样可以捕打来自两个方向的鼠。捕杀黄胸鼠时，还可将鼠夹固定在鼠经常攀登的柱梁、屋架和窗户上。

一般捕鼠器的间隔为 5～10 m。小家栖鼠的活动范围很小，捕鼠器的间隔不要超过 2 m。捕鼠器的效果和所用的数量有很大关系。一次短期（2～3 天）放置密集的捕鼠器，农场或大型建筑物要放 50～100 个。即使如此，也不可能把一个地区的鼠捕尽。一般只能捕杀 1/3 的个体。残留的个体很警惕，会回避捕鼠器。这时最好更换其他灭鼠方法，或将捕鼠器加以伪装，诱使鼠类上钩。捕鼠器安放后，每日要检查，清除被捕鼠尸，更换诱饵。连续几天捕不到鼠的捕鼠器要更换位置。捕鼠器要保持清洁，太脏的要用水冲刷干净，切不可用火烧，否则会使捕鼠器失灵或损坏。捕鼠器上有人味、鼠味或鼠血等不会影响捕鼠效果。

出于经济上的考虑，捕鼠器一般不适于大规模的灭鼠行动。只适于家庭、办公室捕杀少数迁入的或毒饵灭鼠后残存的拒食毒饵的个体。

（九）熏杀剂灭鼠

经呼吸道吸入使鼠类致死的化合物称为熏杀剂。这一类化合物包括：①在空气中吸收水分放出毒气的化合物，如氰化钙和磷化铝等；②低沸点的有毒液体，如氯化苦和溴甲烷等；③压缩气体，如氢氰酸和二氧化硫等；④烟剂，如一氧化碳烟炮。常用的熏蒸剂见表 32-6-3。

表 32-6-3 常用熏杀剂的用量和作用时间

熏杀剂	用量（mg/L）	作用时间（h）
氢氰酸	5	4
氰化钙	5～7	4
磷化铝	6～12	4～7
氯化苦	10～30	48～72
溴甲烷	5～10	6～12

熏杀剂主要用于防治仓库、船舶等密闭场所的鼠患，是海滩检疫船舶灭鼠的主要方法。该法也可用于野外的鼠洞，毒杀褐家栖鼠、黄鼠、田鼠和旱獭等。熏杀剂的优点是效果好、不受动物摄食行为的影响兼有杀灭体外寄生虫的效果，可用于处理疫区以控制兽疫流行；缺点是使用范围局限、容易发生事故、操作人员要受专业训练、费用昂贵。

烟剂是熏杀剂的一种特殊剂型，使用操作安全，能迅速扩散到洞底，效果好，来源容易，可就地取材。烟剂配方种类繁多，但有效成分主要是燃烧过程中产生的一氧化碳。例如木屑 45%，硝酸钾 55%，按重量计算的混合物，燃烧产生的气体一氧化碳含量平均为 23.4%，足以使鼠洞或密闭空间的鼠类窒息而死亡。

第五节 病媒生物控制效果评价

目前国内尚未有关于灾后病媒生物控制效果与虫媒传染病之间的相关分析和评估资料。灾害发生后，病媒生物控制并不能因为灾害而放宽标准，反而由于环境的恶化，更要提高控制标准，才能更有效地抵御环境对病媒生物的"恩赐"。因此，可参考国家发布的标准，进行控制效果的评价，但常规的病媒生物控制标准是否能完全实现，或者能否降低虫媒疾病的风险，都是一个未知数。各种媒介生物控制标准如下。

一、鼠类控制标准

1.夹夜法　在室外选择 5 个点，每点布放 100 个标准鼠夹（2 号钢夹），每隔 5 m 布放 1 夹，捕获率不超过 1%。

2.粉迹法　调查 100 个房间，每个房间布放 20 cm×20 cm 白石灰或滑石粉方块，15 m^2 以上房间布放两块，一夜后阳性粉块不超过 3%；有鼠洞、鼠粪、鼠咬痕等鼠迹的房间不超过 2%；重点单位防鼠设施不合格处不超过 5%。

3.不同类型的外环境累计 2 000 m，鼠迹不超过 5 处

二、蚊类控制标准

（1）居民住宅、单位内外环境各种存水容器和积水中，幼蚊及蛹的阳性率不超过 3%。

（2）用 500 ml 收集勺采集城区内大中型水体中的幼蚊或蛹阳性率不超过 3%，阳性勺内幼虫或蛹的平均数不超过 5 只。

（3）特殊场所白天人诱蚊 30 分钟，平均每人次诱获成蚊数不超过 1 只。

三、蝇类控制标准

（1）重点单位有蝇房间不超过 1%，其他单位不超过 3%，平均每阳性房间不超过 3 只；重点单位防蝇设施不合格房间不超过 5%；加工、销售直接入口食品的场所不得有蝇。

（2）蝇类滋生地得到有效治理，幼虫和蛹的检出率不超过 3%。

四、灾区临时厕所卫生标准

灾区的临时厕所是很大的卫生问题，也是引起虫媒传染病的重要发源地，由于目前没有统一的灾区临时厕所标准，我们暂且参考城市水冲式公共厕所卫生标准值中的的三类标准来评估，其指标见表 32-6-4。

表 32-6-4　灾区公共厕所卫生标准值

编号	卫生指标	水冲式公共厕所类型		
		一类	二类	三类
1	成蝇（只）	0	<3	<5
2	蝇蛆（尾）	0	0	0
3	臭味强度（级）	<1	≤2	≤3
4	氨（mg/m^3）	0.3	1.0	3.0
5	硫化氢（mg/m^3）	0.01	0.01	0.01

第七章

灾区传染病预防与控制

自然灾害不仅导致大量人员伤亡，而且会引起民众的极大恐慌。尤其灾后受累人群突然改变了居住与生存环境，不少人员成为难民或流动人口，使他们缺乏基本的卫生保健，从而导致传染病的威胁增加，流行的危险性上升。因此，灾区传染病预防与控制工作自然突显了出来，确保灾区"大灾之后无大疫"越来越受到各级政府和有关部门的高度重视。

第一节　灾区传染病防控的重要性

20世纪70年代以来，传染病再度成为威胁人类生命健康的重大公共卫生问题。一些已经被控制甚至有望消除的旧有传染病，如霍乱、疟疾、白喉等死灰复燃，一些新发传染病如艾滋病、埃博拉出血热、严重急性呼吸综合征（SARS）等不断出现并加入到肆虐人类的病魔行列中。我国自新中国成立至今的半个多世纪中，尽管在传染病的预防和控制方面已经取得了前所未有的巨大成就，但由于种种原因，传染病依然是引发我国突发公共卫生事件次数最多、涉及面最广、影响最深、危害最大、后果最为严重的问题之一。大环境的诸多因素造就了传染病的有增无减，给自然灾害中传染病的发生与流行提供了条件，也使灾区传染病的威胁更加成为现实，灾区民众因此将受到疫病的极大困扰。所以，做好灾区传染病的防控工作意义非常深远。

一、能有效降低灾害损失

自然灾害给人类带来的损失巨大，包括土地流失、物资损毁、生产停滞、精神创伤、死亡威胁、伤残困扰、疫病暴发、饥饿难耐等。就灾后传染病的威胁来讲，一旦灾后出现了传染病疫情，各级政府对卫生的投入明显增加，患者住院与诊疗的费用增大，开展疫情控制的成本上升，民众自救的能力下降，灾害损失更加严重。如果我们在灾害发生前、灾害刚出现时及灾害中自始至终采取各种有效的传染病防控措施，杜绝疫情的发生，使灾区民众免受传染病带来的痛苦和诊疗负担，自然能有效降低灾害损失。

二、能稳定灾区民众情绪

自然灾害会给人们带来巨大的精神创伤，尤其亲人的死亡或失踪、家业的损毁和破坏、疾病的痛苦与困扰等，都使人们心理承受着巨大的精神压力。有人情绪失控，闹出不少出格的举动；有人甚至埋怨政府，严重影响了社会的安定。在这种情况下，如果加上传染病防控不力，引发某种疫情的暴发或流行，更加影响灾区民众的情绪，容易出现恐慌和绝望情绪。如果我们在灾害中始终坚持"预防为主"的方针，动员灾区群众积极参与各项卫生防疫措施的落实，确保灾后不发生疫情，自然对安抚灾民情绪、维护社会稳定有着十分积极的正面意义。

三、能提高民众健康水平

做好灾区传染病预防与控制工作，不仅能降

低灾害损失、安抚灾民情绪、维护社会稳定，同时对于提高民众卫生知识水平，确保人们身心健康同样有着显而易见的作用。灾害发生以后，在疫病防控工作上，有各级政府、领导的高度重视，有多部门的密切协同，有卫生行政机关的严密组织，有卫生防疫保障人员的辛勤劳动，有民众及救灾官兵的积极参与，上下共同努力，严防疫情的发生。其整个疫病防控过程，都把普及传染病的预防知识放在首位，教育民众自觉搞好个人卫生、饮水卫生、饮食卫生、环境卫生，自觉消除病媒生物的危害。总之，把灾区传染病防控工作做扎实了，民众的健康自然有了保证，整体健康水平自然提高。

四、能恢复基层卫生工作

自然灾害发生以后，乡村的卫生服务站、门诊部、卫生院、防疫站、疾控所（室）等基层卫生机构同样受到了很大的损失，恢复基层卫生保障较困难，加上灾区严峻的卫生防病工作形势，只有动员各方面的力量积极开展疾病预防与控制工作，才能促进基层卫生工作的恢复。灾后，一线卫生工作者除直接面对灾区民众外，还在诊疗病人、改善民众生活饮用水质、把住饮食卫生关、开展媒介生物防治等工作中发挥着重要作用。尤其是传染病的防控工作使他们进入了十分紧张的工作状态，往往是满负荷地运转，也加速了基层卫生工作的恢复。

第二节 灾区传染病的流行风险

自然灾害的影响十分广泛，由于灾害改变了人们的生存环境，损坏了生活必需的基础设施，加上大量人员外流以及卫生保障的可及性差，物品供应和后勤工作的中断，特别是灾害中出现的居无定所、饮水困难、食品短缺、环境问题等，都大大增加了灾区传染病暴发与流行的风险。

一、住处改变，是灾区传染病流行风险之一

大的灾害发生后，受累的人群往往只得离开家园，暂时再次定居。他们可能居住在难民营或分散在当地人群中（在城市或农村社区中，或亲戚、朋友家）。越过国境的人员称为难民，而在国内流动的人群称为"国内流动人口"。在难民营再次定居的人员可导致人口密度增加、居住条件差（面积过小、十分拥挤）甚至缺乏基本的卫生保障。在国内的流动人口，有的住在学校、广场、运动场、娱乐场等收容所，生活条件同样较差。在这些状况下，传染病的威胁增加，疫病流行的危险性上升。

二、环境污染，是灾区传染病流行风险之二

灾区环境污染十分严重。①死亡的人、畜、家禽及野生动物尸体由于没有及时清理或掩埋，其腐烂过程中，大量的细菌、病毒生长繁殖，加上媒介生物的传播，容易引发疫病流行；②大量的人、畜粪便及污水外溢，直接对大片生活环境构成威胁；③每天产生大量的垃圾和漂浮物，污染水源和食物；④灾害时可能有大量尘土、尘埃，甚至下起冰雹、酸雨等，都对环境构成污染。多种因素，使灾区环境令人担忧，造成传染病流行的可能性大增。

三、水质问题，是灾区传染病流行风险之三

水质问题是灾后传染病发生与流行的重要影响因素。灾难发生以后，最先影响人们生活的就是劣质的水，特别是洪涝灾害发生以后，灾区的地面水遭受了严重污染，不仅水体的混浊度大，而且水中细菌总数与大肠菌数都大大超标。灾后人们往往

缺乏改善水质的条件，且救灾机构又无法保证日常饮用水供应，就近就便使用被污染的水成为不少人无奈的选择，尤其对于那些没有采取任何洁净措施者来说，这种情况下腹泻病成了受累人群发病和死亡的主要原因。

四、饮食不洁，是灾区传染病流行风险之四

一方面，灾区饮食不洁的问题很普遍，人们除了缺乏必要的卫生条件外，防病意识淡薄，"不干不净，吃了没病"的观念在很多人心里存在，以致灾区容易发生传染病或引起流行。另一方面，当人群的营养需求因灾难得不到满足时，会导致营养缺乏，如缺铁性贫血、糙皮病、维生素缺乏症等疾病的发生，传染病发病率也出现明显上升，尤其在婴幼儿等脆弱人群中，这些都可进一步恶化人群的营养状态，降低抗病能力，引发疾病流行。

五、知识匮乏，是灾区传染病流行风险之五

灾难发生以后，人们往往表现出多种多样的脆弱性，过去已经习惯的生活方式被毁于一旦，对生计和收入的缺失一下无法接受，对灾后的贫穷（包括无房居住、吃不饱、穿不暖等）束手无策。当然，面对传染病的威胁其脆弱性更加突出，不少人心中没底，防病知识极度匮乏，而且不少边远地区的民众文化知识水平偏低，防病知识信息闭塞，包括灾后个人卫生、饮食饮水卫生、环境卫生等，对应该注意什么无法回答，以致灾民自觉参与防病工作的能力弱，使传染病的发生与流行成为可能。

六、防控不力，是灾区传染病流行风险之六

可以想见，灾难对基层卫生机构和专业人士同样带来了很大冲击。灾后第一时间的卫生检疫、疾病监测、健康教育、媒介生物防治等工作无法及时有效落实。如果灾难地点偏远、地域广泛、道路损毁严重、救灾条件和能力有限、救灾医疗与防疫力量无法深入、卫生防疫药品器材无法迅速分发到一线，这些都将极大削弱灾区疫病防控的能力和效果，使传染病的流行风险增加。

除以上因素外，灾区传染病流行风险还可能来自生物武器和生物恐怖袭击。敌对分子为了达到他们不可告人的目的，有可能借机发动这类袭击。尤其随着分子生物学和遗传工程学理论的突飞猛进，生物战剂的研究又进入了一个新的领域。恐怖分子发展可能的"基因武器"；广泛研究新型传染病的病原体，深入研究真菌毒素效应；加强施放工具与方式的研究，以达到更大的杀伤效果，这些都有可能使灾区突发新的传染病。

第三节 灾区传染病流行的快速评估

灾区是否发生了传染病流行？这是各级领导和卫生行政机关十分关注的问题。当基层反映或报告灾区可能发生了某种传染病流行以后，上级需要迅速派出专业技术人员，深入可疑传染病流行的区域，进行现场调查、分析和研究，通过各种行之有效的方法，对其快速评估，得出准确的判断和结论，以便迅速采取较大范围的应对措施，有效控制疫情的发展。

一、传染病流行的过程

对灾区传染病流行进行快速评估，首先必须认识和掌握传染病流行的基本规律。而传染病流行过程又是传染病流行规律的核心内容。

传染病流行过程是一个连续传播的过程：病原体从感染者体内排出，经过一定的传播途径，侵入

新的易感者体内，形成传染病新的感染者，新感染者又排出病原体，再侵入到其他易感染者而造成新的感染。简言之，传染病的流行过程就是传染病在人群中发生、传播、终止的过程。

要实现传染病的流行过程，必须具备传染源、传播途径和易感人群这三个基本条件，或称三个基本环节，以及能够影响这三个环节的两个因素（即社会因素和自然因素）。从生态学的观点看，三个环节同时并存，并在两个因素的作用下彼此相互联系起来时，传染病才可能发生和流行。相反，若通过两个因素的干预，中断三个环节中任何一个环节则传染病的流行过程即被中止，传染病的流行就会得到控制。这是我们对灾区传染病流行进行快速评估的基本常识。

二、快速评估的组织

上级卫生机关或医疗卫生单位，在得知灾区可能发生传染病流行的信息后，必须迅速做出反应，有组织、有计划地紧急投入到快速评估工作中。

1.迅速拟制灾区传染病流行快速评估工作计划　包括指导思想、目的、工作内容、人员抽组、方法步骤、注意事项、工作要求等。

2.迅速组织快速评估队伍　由流行病学、公共卫生学、营养学、环境卫生学等方面的专家和行政管理、后勤保障人员等多人参加，并指定1～2名负责人。

3.做好快速评估前的准备工作　包括拟制快速评估清单和评估时间表、明确评估队伍的任务、获得必要的器材装备（电脑和实验室用品等）、开写组织证明、安排车辆和油料、建立通信联系、告知地方有关部门或领导等。

4.掌握快速评估队伍信息　包括到达现场的时间、工作进展情况、初步评估结果、专家们的安全与身体情况、后续工作等。

三、快速评估的目的

对灾区传染病流行快速评估的目的有以下几点。

1.迅速查明传染病个案病例发病的原因及可能的传播范围　必须认真开展个案调查，目的是明确诊断，查明传染源、传播途径及传播范围，以便及时处理疫源地，防止疾病蔓延。

2.迅速查明传染病流行的原因、强度和影响流行的因素　在个案调查的基础上，判定流行原因，并对现患病例进行综合分析，根据同种传染病的发病人数、范围，确定该病的流行强度（散发、暴发、流行等）及影响流行的社会与自然因素。

3.评价防控措施的效果　针对调查核定的传染病，采取针对性强的卫生防疫措施，并经过一定时间的落实后，评价传染病的控制效果。

4.为领导和卫生行政机关提供防控决策的依据　以书面形式及时报告。

四、快速评估的内容和方法

（一）收集各种资料

1.收集灾害发生前的相关信息资料　包括灾区地图、气象、水文、人口、疾病谱、交通路线图、民众文化生活水平、卫生资源、卫生保障条件等资料。

2.收集灾害发生后的相关信息资料　包括受灾范围、灾害损失、人员伤亡情况、灾民居住环境条件与生活来源、日常发病情况、灾后卫生治理情况、卫生机构恢复情况、卫生救治力量和卫生装备展开情况、卫生防病工作的难点和存在问题等。

3.收集与此次可疑传染病流行有关的所有信息资料　包括流行区人口分布、人群的一般状况、住院病人的诊疗资料、医疗机构的检验设备及条件、民众对这起疾病流行的反应、各项卫生防疫措施的落实情况等。

（二）进入现场察看与访谈

1.视察可疑传染病流行区域的情况　包括流行区的道路、水源、居民居住环境、整体排水系统、媒介生物滋生条件、医疗机构等。

2.访问关键的信息提供者　对当地的关键人员和受累人群进行访谈，包括与村庄和社区的领导人、地区管理人员、其他政府官员、卫生工作者、当地的应急反应机构人员、受累人群中的个体等进行座谈了解，听取他们的反映。

3.察看患者收治环境　包括察看收治地点、隔离条件、污水处理情况、卫生力量、技术水平、保障条件等。

（三）快速展开调查

调查与分析是认识疾病在人群中发生的两个

密切联系、不可分割的阶段。其中调查是查明疾病在人群中的一切现象，是掌握材料进行分析的基础；分析是鉴定材料，并且加以归纳和概括，又可为进一步调查提供线索。只有调查与分析相结合，才能认识疾病在人群中发生、发展及形成的原因。

1. 初步调查　强调快速，是对传染病流行状态的基本评估。其方法步骤如下。

（1）核实诊断。对报告的病例，根据临床表现、流行病学特点及实验室检查结果核实诊断。只有及早确定诊断，才能有目的地进行流行病学调查，对一时尚不能确定诊断的疾病，至少要确定属于哪一类疾病，以便采取措施。

（2）确定是否暴发或流行。如果疾病的罹患率显著超过该地区或单位常年同期的发病水平，即可以确定为流行，如果全部或大部分病例都集中在该病的最长潜伏期内发病，就可以确定为暴发。

（3）初步了解疾病的发生原因与分布情况。在进行核实诊断的同时，通过与有关人员开座谈会或走访的方式，了解疫情的一般情况。如暴发单位的人员数、伙食单位数、饮用水来源、居住条件、托儿机构、疫情发生时间、首例病人出现时间、病人高峰出现时间、疫情目前情况、过去同类事情发生的情况、疫情的单位分布情况、附近单位或邻近地区的发病情况及病人分布情况等。

（4）提出初步假设。根据初步调查收集的资料，提出暴发或流行的可能原因、传播途径及有关影响因素的假设，提出初步处理措施并付诸实施。同时制订个案调查表进行深入调查。

2. 深入调查　在采取了初步措施后，为了进一步验证假设，要根据初步调查结果组织深入调查。

（1）迅速进行个案调查。个案调查是指对个别发生的病例（也可以是病原携带者、健康人群等）、病例周围环境所进行的流行病学调查。由于每一个传染病病例都形成一个疫源地，所以对传染病的个案调查又可称为疫源地调查。对单个病例进行流行病学调查本身是流行病学调查与分析的基本类型，是各种流行病学调查方法的基础及组成部分，也是医务人员尤其卫生防疫人员在灾区传染病流行快速评估中的一项重要工作。

个案调查的目的：①查明病例发病原因及可疑的传播范围，明确诊断、查明传染源、传播途径及可能的传播范围，以便及时处理疫源地，防止疾病蔓延。②进行疾病监测，疾病监测资料一个重要的来源就是个案调查资料。③总结疾病的分布特征，通过个案调查积累资料，从中总结疾病的分布特征，预测疾病的流行趋势。

个案调查的内容：通常由专用的调查表所规定。包括：①一般情况。如姓名、性别、年龄、职业、单位、职务、住址等。当某病的个案调查资料积累起来后，这些项目的汇总可以显示该病病人的人群分布特点。②临床表现。初步诊断、发病时间、症状、体征、病程、治疗经过和转归等。③实验室检查结果，包括常规检查与特异性检查结果。④流行病学资料。重点了解既往病史、接触史、预防接种史、卫生习惯，可能受染的时间、地点、方式、传染源、传播途径及接触者等。⑤结论。⑥调查员签名、调查日期。

个案调查的方法：①询问。按照调查表的项目，通过对病人、病人家属或其他能提供情况的人进行询问，以获取必要的资料。②现场观察。根据病种对病人周围环境及疫源地进行实地观察。如对肠道传染病主要调查水源、食品供应及个人卫生、粪便与污水（物）处理、环境卫生、病人的活动范围等；对呼吸道传染病主要调查居民环境、人员往来情况。③采样检验。对被调查者或环境采集有关标本进行检验，其检验内容根据病种而定，如血清学、病原学、病媒昆虫、卫生学等。

个案调查中，如属传染病流行，病人太多时，可以抽样调查。为了追查到传染病暴发的原因，对第一批病例要尽可能一个不漏地进行个案调查。调查中要查清病人的实际发生数；掌握发病的时间、单位及人群分布；详细调查各种流行因素；查明曾经采取的防疫措施、措施的执行情况及效果等。

（2）抓紧进行对照调查。对人群中的非患病者也应进行个案调查（人数太多可做抽样调查）。还应对附近未发病单位的人员进行调查。目的是与病例做比较分析，从有关因素的差异中寻找传染病暴发原因。

（3）进一步收集相关资料。如对人口资料进行收集，在计算罹患率时，必须有暴露人口数（即有可能接触可疑致病因子的人数），所以在调查时，要收集该单位的人口数、暴露人口数等资料。

（4）同时进行环境调查。为了分析环境因素，应对发病单位或地区的环境卫生、饮食卫生、水源、污物处理等做详细的调查。同时，根据具体情况收集其他一些资料，如卫生服务条件、居民的风俗习惯和生活习惯、气象、水文、地理情况等。

（5）加快实验室检查。对病人、接触者、可疑传染源、可疑的传播因子等，采集标本，进行病原学、血清学及卫生学检查。

（四）快速整理资料

对疾病的临床表现、流行病学特点及实验室结果进行快速整理描述。在对资料进行整理前要核实资料，主要是对调查表逐一进行检查，凡有缺项或有逻辑错误的，要设法补齐与修正，并根据诊断标准逐一衡量，根据不足的病例只能作为可疑病例。资料经核实后，将个案调查表或调查登记表按病例的临床特点、病人的发病时间、单位、病人特征或对可疑因素的暴露情况进行分组，做统计学描述和分析。

1.临床表现　根据个案调查结果，统计出该次暴发病例各种临床表现的百分比。

2.时间分布　根据病种的潜伏期选择某单位时间（如小时、日、旬等，潜伏期短的疾病如食物中毒，应以小时为单位，反之以日或旬为单位），计算出每单位时间内的发病数、罹患率或百分率，绘制成时间分布图（也称流行曲线图），作图时以时间为横坐标，纵坐标为病例数或发病率。

3.地区或单位分布　统计各单位的罹患率，并将病例（或各单位的罹患）按发病地点（根据病例分布范围可按行政区划、单位、宿舍、食堂、家庭等划分）绘制成地区分布图，比较病人的地区分布特征（分散或集中）及罹患率的差异；还可以同时标明病人的发病日期，进一步分析病例和时间及地区分布上的关系；在进行地区描述时，要注意病例分布与供水、食品供应、河流、交通路线的联系。准确描述疾病的地区分布，有助于判断传播途径、追溯传染源、找出流行因素。

4.人群分布　将病例按年龄、性别、职业以及有无暴露等情况进行分组，计算各组的罹患率，比较各人群组的发病差异。

5.实验室检查结果　归纳实验室检查结果，并且将实验室检查结果按病人、正常人、环境等整理后进行统计学分析。

（五）快速分析判断

根据病例的分布及其他有关资料，对暴发（或流行）的原因、传染源及传播途径等迅速做出判断。

1.流行曲线特征分析　分析疾病的流行曲线有助于疫情分析、传播途径及传染源的判断以及防疫措施效果的评价。

如果病例绝大部分分布于该病的最长潜伏期内，发病高峰与该病的平均潜伏期基本一致，可判断该疫情是由共同媒介一次暴发所致，主要见于食物中毒等，有时也可见于一些自然疫源性疾病。菌痢、伤寒、甲肝等肠道传染病因为容易发生接触性传播，因此常常在该病的最长潜伏期后仍有一些病例出现，流行曲线出现"拖尾"现象；如果由共同媒介间隔一定时间引起两次或两次以上的共同暴露时，流行曲线可呈双峰或多峰型；由共同媒介持续污染或持续暴露于不同的传播媒介时，病例不断出现，时间分布远远地超过该病最长潜伏期，流行曲线不规则；如果病原体污染只局限于局部地区，发病曲线可能呈左偏态分布（病例逐渐减少），当污染的范围扩大时，病例的时间分布可能呈右偏态分布（病例逐渐增多）；当主要通过人与人接触传播或通过节肢动物传播时，流行曲线的持续时间较长而且峰的幅度较低。

根据流行曲线还可以推算暴发的受染日期（暴露日期）。对于由共同媒介一次性暴露引起的疫情暴发，可从流行曲线的高峰倒推该病的一个平均潜伏期，或从首例病例倒推该病的一个最短潜伏期。

2.地区（单位）分布分析　比较不同地区或单位之间病例分布的差异，有助于判断传播途径、追查传染源、查明流行因素。

3.病人特征分析　按病人的年龄、性别、职业、职务等分析罹患率，可以阐明易感者，结合不同人群的生活和工作特点，也有助于判断传播途径、追查传染源、分析流行因素。

4.传播途径和传播因子的判断　主要根据暴发或流行的分布特征，结合可能的受染日期，参照不同传播途径的流行病学特征来分析和判断。

食物传播：①发病较突然，病例通常集中发生在该病的一个最长潜伏期内，有些人与人之间传染性强的疾病也可有拖尾现象；②病人常常分布在同一伙食单位，在可疑的受染日期内病人有共同暴露史，对可疑的餐次或可疑为传播因子的食物，"病者必吃，不吃不病"，或者吃者发病率显著高于未吃者；③停止可疑食物的供应，暴发很快终止；④炊事员、食物加工者、采购人员或其他帮厨者中发现有病人或带菌者；⑤食物在采购、运输、保管、加工、销售等过程中受到污染；⑥可疑食物查到与病人同型别的病原体。

分析的思路是：①提出可能的途径；②排除其他途径，确定食物传播；③确定致病餐次；④确定致病食物；⑤查明污染原因；⑥实验室结果证实。

饮水传播：①病例逐渐出现，病例大部分集中在该病的1～2个潜伏期内，拖尾现象较明显；②病例分布与供水范围一致，病人有饮用同一水源的历史；③污染水源停止使用或对水源消毒后经该病一个最长潜伏期暴发平息；④水源受到污染或有被污染的可能；⑤在受染期气象可能有变化，如降雨量增加、融雪等，影响了地面水的质量。

日常生活接触传播：①病例的时间分布常常超过该病的一个最长潜伏期；②流行趋势常常缓起缓落；③病例在局部单位（如宿舍、家庭、托儿机构等）中有聚集性分布；④病人之间有明显的接触史；⑤发病单位卫生条件差，日常生活用品污染较严重。

飞沫空气传播：①病例分布可超过该病的一个最长潜伏期，但潜伏期短的疾病，如流感来势也凶猛；②暴发前常常有散在病例发生；③单位分布广泛，与伙食单位、水源的分布无关；④罹患率与居住的拥挤程度有关；⑤病人中儿童、老人多于壮年；⑥发病多见于冬春季节。

节肢动物传播及经疫水传播：①病人有到疫源地活动的历史；②病人分布与宿舍、伙食单位、水源分布无关。

5.追查传染源　对于食物性或水源被污染所造成的暴发，追查传染源有利于防止类似事件的发生。例如，如果一个炊事员患了慢性菌痢，疾病发作时，排菌量多，如不注意卫生，则很容易造成其所在的伙食单位菌痢暴发。如果在暴发后能查出该病人是传染源，及时对该病人做适当的处理，能避免因同样原因再次导致痢疾的暴发。

追查传染源时，一般的思路是：①确定该次暴发的传播途径和传播因子；②确定受染日期；③追查在受染日期内可能污染传播因子的人员；④对可疑的传染源进行血清学和病原学检查。

6.评价防疫措施的效果　根据调查结果提出和采取措施后，经过该病的一个最长潜伏期不再出现病例或病例明显减少，说明措施有效，同时说明调查与分析结果正确。但在评价措施时要注意，如果此次疫情是共同传播媒介一次暴露引起的暴发且病人之间又没有接触传播，则发病率的下降可能与该措施无关。

五、快速评估的结论与报告

对灾区传染病流行进行快速评估需要迅速、果断、准确地做出结论。调查和处理完毕后应根据调查和分析结果对该次暴发（或流行）的原因、传播途径、传播因子、传染源、影响暴发的因素、防疫措施的效果等，快速做出结论性评估，并形成书面调查报告呈报上级机关。

传染病流行快速评估的报告内容一般包括以下六点。

（1）前言（即一般情况：根据什么、为了什么、什么时间、哪里组织、多少专家参与、对什么地方、采取什么方法、进行了什么工作、结果怎样等）。

（2）临床特点（包括患者表现出的症状、体征和实验室结果）。

（3）疫情经过及流行病学特点。

（4）暴发（或流行）的原因、传播途径、传播因子、传染源。

（5）所采取的措施及效果。

（6）建议。

灾区传染病流行快速评估报告需要做到：①使用通俗的语言和图片，使复杂的资料和动态的展示图表易于理解；②其结果应按标准的格式展示，使之能与其他的灾害评估进行比较；③对需要实施的组织措施应提出明确的建议，给出最优先的需求；④报告应分发给所有与应急反应有关的机构；⑤报告应做到快速，最好在3～4天内定稿和分发。

第四节　灾区传染病监测

自然灾害发生以后，需要对灾区实施传染病的监测，通过对灾区特定的环境和人群进行流行病学、血清学、病原学、临床症状及影响人体健康因素的调查研究，预测传染病的发生、发展和流行规律，及早发现传染病或传染源，及时采取有效的预防控制措施，防止传染病在灾区发生和流行，保护灾区民众的健康。

一、灾区传染病监测的任务

对灾区进行传染病监测的根本目的是为及时发现受灾群众中传染病暴发（或流行）的苗头。因此，其监测任务包括以下五点。

1. 对灾区实施卫生流行病学侦察 了解掌握灾区的人口、民族、气象、水文、地理、居民居住环境、卫生资源、保障条件、道路与交通状况等。

2. 预测、预报灾区民众和救灾人员中传染病发生和流行的趋势 了解灾难发生前受灾地区人口中传染病发病率与流行情况，列出传染病疾病谱，并明确灾区是否属于自然疫源地，尤其哪种传染病高发等。

3. 掌握灾区各级救治机构门诊发病情况、疾病预防控制机构疾病监测情况和民众反映的疾病流行动向

4. 有目的地调查了解灾区水源水质状况、食品卫生保障条件、灾区外围民众中传染病的流行情况等，关注并及时发现最有可能引发传染病流行的重要因素

5. 提出灾区卫生检疫与卫生防疫措施，并督促落实

二、灾区传染病监测的内容

（一）拟制监测计划

组织灾区传染病监测工作的卫生机关，迅速根据灾区的实际情况，拟制传染病监测计划，包括监测目的和指导思想、监测技术力量组成、时间安排、监测内容、方法与步骤、监测报告等，一一通过文字形式表达出来，并将计划报上级审定，尔后印发给参与监测工作的人员，供他们在工作时参考。

（二）收集监测资料

凡是与灾区传染病流行有关的各种资料信息都不放过，包括灾区卫生流行病学侦察资料、灾前与灾后民众发病情况、灾区卫生资源与民众卫生保障条件情况、实验室各种检测数据等。

（三）视察监测现场

深入灾区一线，现场查看民众居住环境、供水、食品保障、医疗条件等情况。

（四）分析监测结果

在掌握相关监测资料的基础上，通过数据和现实情况，分析判断灾区遭受传染病流行威胁的可能性、灾区是否已经发生了传染病流行、灾区需要采取的卫生防疫措施等。

（五）起草监测报告

通过分析研究，对灾区传染病监测有了较明确的结果后，需要将其形成完整的监测情况报告。包括导语（依据、什么时间、谁组织、谁参加、在什么地方、进行了什么工作、完成任务如何）、基本情况（这次监测的内容、方法、获得的信息）、监测结果（通过图表反映）、采取的防控措施、建议。

三、灾区传染病监测的方式

（一）被动监测

灾区基层医疗卫生单位或疾病预防控制机构的专业人员，按照既定的报告程序和要求，向上级公共卫生机构（县、区级疾病预防控制机构）常规报告传染病监测数据，报告接收单位被动接受报告的方式称为被动监测。

这种被动监测方式虽然报告的完整性差，易出现漏报现象，但在灾害发生以后，基层卫生组织只要能够将传染病疫情信息予以上报，其被动监测意义较平时更大，更能发挥疾病监测的作用。上级希望在灾害发生以后，有条件的基层卫生单位仍然能够按照平时的传染病报告程序和时限，将 3 类 39 种法定传染病、卫生部决定列入乙类和丙类传染病管理的其他传染病、省人民政府决定按照乙类和丙类管理的其他地方性传染病及其他暴发（流行）或原因不明的传染病、不明原因肺炎病例和不明原因死亡病例等重点监测疾病，予以上报，以便采取针对性强的卫生防疫措施，控制疫情的发生与发展。

自然灾害中，被动监测方式的适用性往往比较低，尤其是灾害发生的初期，灾区的供电、通信和互联网络可能处于中断状态，当地卫生防疫机构遭受破坏，卫生防疫人员及设施可能遭受不同程度的损失，甚至瘫痪，按照既定的报告程序向公共卫生机构进行常规传染病监测数据报告的做法几乎不

可能实现。在通信未恢复前可以先通过手工纸质记录、人工传递报告的方式进行被动监测。即使在交通中断，无法向上一级报告疾病监测信息的情况下，小范围（如一个镇区或几个自然村）内开展的疾病监测对当地灾区的灾后卫生防疫和疾病控制同样也是非常有意义的。

灾后一旦供电、通信和互联网络恢复，就要尽快恢复法定传染病疫情和突发公共卫生事件的网络直报工作，严格按照有关规定的时限和要求做好网络直报、审核和订正等被动监测工作。卫生防疫人员要执行 24 小时疫情值班制度，灾民安置区的各类医疗点要指定专人负责接听疫情报告电话，疾控部门要通过电话加强对各级各类医疗机构，特别是乡镇卫生院和灾民安置区的医疗点传染病疫情和突发公共卫生事件的主动监测，各级各类医疗卫生机构及乡镇卫生院和灾民安置区的医疗点要加强与疾控机构的信息互通，每天将辖区内传染病疫情和突发公共卫生事件监测工作情况进行通报。

（二）主动监测

主动监测是指根据疾病预防控制的特殊需要，由公共卫生人员定期到责任报告单位收集传染病报告，进行病例搜索并督促检查报告质量的监测方式。我国疾病预防控制机构开展的传染病漏报调查就属于主动监测。自然灾害发生以后，主动监测应与被动监测同时进行，才能起到较理想的监测效果。主动监测包括对人群的监测和对病媒生物、宿主动物的监测。

1. 人群监测　由卫生防疫人员主动到灾民和救援人员中进行入户调查，向灾民和救灾人员询问相关症候群的发生情况，开展主动的症状监测。监测的关键症状要与医院或医疗点确定的症状监测相一致。事先要做好统一的病例定义并对调查人员进行统一培训，建立统一的症状监测登记表。以人群为基础的主动症状监测和以医院或医疗点为基础的症状监测形式相互补充，对传染病暴发进行早期探查和预警，具有非常现实的意义。

2. 病媒生物、宿主动物的监测　病媒生物和宿主动物监测是传染病主动监测方式中应对潜在自然疫源性疾病发生的重要环节。自然灾害发生以后，开展病媒、宿主动物的监测，既可以为评估灾区传染病流行风险提供依据，又可以评价灾区卫生防疫措施的效果，与疾病监测关系密切，是疾病监测的重要补充。根据现场快速评估、历史资料回顾和人群访谈的结果，确定当地敏感的病媒生物和宿主，如蝇、蚊、鼠等。根据不同的病媒生物和宿主动物采用不同的监测方法，如蝇可采用目测观察法、蚊可以采用人诱法、鼠采用目测法或诱捕法等进行连续监测。

（三）医院监测

优势在于可以有充足的医疗条件进行必要的检查和实验室检测，从而在聚集性病例发生时能够迅速准确地判断病原体性质和病例的临床指征，为诊断和判断传染病流行状况以及及时隔离治疗提供准确依据。灾害发生以后，灾区民众在医院就诊的情况，尤其是将确诊的传染病病例进行直报，对于上级公共卫生机构了解掌握疫情动态具有可靠的帮助，灾害中应予以密切关注，尽可能发挥作用。

（四）实验室监测

就是按照一定的规范和要求收集、报告传染病实验室检测的数据和资料（如血清学、分子标志物、病原分离或鉴定结果等）。在条件允许的情况下，灾区应想方设法设立应急实验室检测，及早进行病原学应急检测。通过收集应急实验室的检测结果登记，结合流行病学调查资料，可以弄清各种暴发疾病的原因，从而为采取正确的控制措施提供科学依据。

（五）症状监测

就是通过连续、系统地收集和分析特定的传染病临床症候群发生频率的数据，及时发现传染病在时间和空间分布上的异常聚集，以期对传染病、原因不明传染病的暴发进行早期探查、预警和快速反应的监测方法。

症状监测采集的是做出疾病诊断并报告给公共卫生机构前的某一组（类）或多组（类）症状信息（如就诊主诉、急诊呼叫、入院状况），而不是疾病诊断，因而与常规监测相比，有可能较早地发现灾区传染病发病信息，为启动有效的应对措施赢得最宝贵时间。

症状监测不仅可以在灾区传染病的早期预警中发挥作用，还可以在灾区新发传染病预警中起作用。由于新发传染病缺乏背景资料，传统疾病监测系统难以发挥作用，因此症状监测成为常用的早期预警手段，多通过监测重点或特异性症状、特定流行因素等发现聚集性病例或可疑事件。如对动物源性或媒介传播新发传染病、动物死亡或媒介携带病原信息进行监测均可有效预警疾病的发生与流行。

灾区症状监测的实施要点是监测之初需根据当地的传染病报告情况及对灾害中可能发生传染病的风险进行评估，来确定监测的关键症状。如对发热伴出血、发热伴皮疹、腹泻伴血性便、腹泻伴水样便、感冒样病症等进行监测。事先必须做好统一的病例定义和培训，建立统一的症状监测登记表；每个医院或医疗点要确定专人负责登记表的收集汇总和质控，疾控部门要每天派专人负责到医院或医疗点收集统计登记情况。

症状监测也有不完善之处，如开展症状监测存在基线的确定、警戒值的确定、技术与政策支持等难点，及时性、敏感性和阳性预测值之间的矛盾也是症状监测的难题。因此，症状监测必须辅以强大的实验室监测力量才能充分发挥作用。科学有效的症状监测应做到流行病学监测数据与实验室诊断数据、疾病临床相关数据与人类行为相关资料等互为补充，注重传染病与非传统监测数据源的系统整合。

四、灾区传染病监测的实施

自然灾害发生以后，传染病监测工作应引起各级部门的高度重视，并迅速按照传染病监测的基本程序（收集、整理、分析资料；预测、预报流行趋势；提出检疫措施并检查其效果）开展工作。

（一）设立监测队伍

灾害发生以后，各级疾病监测机构应迅速恢复并迅速投入工作。主要承担起灾区传染病监测方案的制订、数据的收集、数据的分析解释和监测报告的撰写，负责向上级卫生机关或疾病预防控制机构报送或反馈监测信息。必要时组织监测数据分析会商会议，研究判定疫情形势，提出控制措施建议。

（二）确定监测方式

根据灾区的实际情况，结合其灾害性质、季节特点、地理区域特点以及当地既往传染病疾病谱和流行水平，确定应急监测病种、临床症候群和应采取的监测方式等，并随时根据灾区疾病进展和需要，适时进行调整。被动监测、主动监测、医院监测、实验室监测和症状监测等通常结合使用。

（三）明确报告事项

灾区传染病监测报告极为重要，应确定报告人、报告方式、报告内容和报告收集方式等。根据灾区卫生防疫保障对象的不同确定不同类型的报告人、联络人及报告方式。传染病监测的报告频率为立即报告、日报、周报和月报，报告方法可为纸张、电话、传真、电子邮件或网络直报等。

（四）信息汇总分析

疾病监测组织和人员应每日对监测信息进行分析会商，研究提出防控建议，及时向上级报告。

疾病监测的根本目的是分析疫情发生的原因、预测疫情发展趋势，因此对监测信息的分析和利用十分重要。在按照既定传染病种类进行被动监测的情况下，按照疾病种类进行疫情分析和判别，分析这些传染病在时间、空间、人群等的分布情况，比较不同时间、地区、人群的差别，从而确定高危人群。此外可以及时发现可能暴发疾病的迹象，发现疾病发生的原因，提出传染病流行和暴发的预警，并为下一步采取应对措施和策略提出建议。

在灾区传染病监测数据汇总分析中，首先要确定监测的人口，是全体灾民还是高危人群？以哪个人口数据为分母？其次要把握好病例定义，使其简单、明了、稳定、标准和通用。一般从传染病表现、流行病学标准、病例的分类三方面考虑。其中传染病临床表现包括症状、体征、临床检查、实验室检测、治疗反应等。流行病学标准包括时间、地点、人、特殊的宿主特征、与其他病例的关系。病例的分类包括确诊病例、临床诊断病例、疑似病例、可疑病例等。病例定义还取决于资源（人、实验室、交流、发送）和疾病控制目标（有限控制、良好控制、消灭或根除）。

需要指出的是，任何形式的传染病监测，在利用其数据信息进行分析时都要充分考虑到本底数据的影响。比如地震灾害造成的大量死亡往往加重了人们对于疾病暴发的忧虑，人们常常会误解自然灾害与传染病之间的关系。然而，灾后疫情暴发的风险主要是与人口迁移、清洁的水源、卫生设施条件、人群密度、人群本身的健康状况以及医疗服务是否适当等密切相关，并与当地的疫病生态相互作用，并最终影响传染性疾病暴发的风险以及感染人群的死亡率，因为过度忧虑导致对传染病的过分估计是灾害后传染病监测发生误判的最常见现象。

（五）反馈监测情况

疾病监测后需要进行信息反馈，反馈的方式可以是报告、快讯、简报、杂志、网站或网页及其他方式等。需要强调的是，向基层和数据报告人反馈监测结果更为至关重要。

第五节 灾区传染病的免疫预防与药物预防

灾区传染病的免疫预防与药物预防，是为保护灾区易感人群身体健康而采取的两种有效防疫措施，是灾区传染病预防与控制过程中的重要工作，也是多年来人类与疾病做斗争所总结出来的重要防病工作经验。

一、灾区传染病的免疫预防

灾区传染病的免疫预防也称为灾区传染病的应急预防接种，是将抗原或抗体等生物制品接种给人体，使之产生对某种传染病的特异免疫力。自然灾害发生前后，有计划地进行预防接种，是提高灾区民众和救灾人员抗病能力、控制和消灭传染病发生与流行的重要措施。

（一）灾区的应急预防接种

1.应急预防接种的含意　应急预防接种也称为紧急接种，其含意有狭义和广义之分。

狭义的应急预防接种是指灾区发生某种传染病流行时，接种疫苗来控制疾病的流行。一般认为接种后产生抗体快，疾病潜伏期较长的疾病进行这种应急预防接种。如麻疹、流行性腮腺炎、流行性脑脊髓膜炎、白喉、病毒性肝炎和脊髓灰质炎等在人群中流行时，均可进行应急接种，以建立免疫屏障控制并终止疫情。

广义的应急预防接种是对进入灾区（疫区）的人员和在传染病流行前（当得知受灾地区可能会发生某种传染病流行前或有可能遭受生物恐怖袭击前）紧急接种生物制剂，通过主动或被动免疫途径使人员快速获得免疫力，以控制病原体的侵袭。广义应急预防接种在部队或其他人员进入灾区救灾中更具有指导意义，如部队进入的灾区是甲型肝炎流行区，这些官兵或卫生防疫人员在进入前应肌注丙种球蛋白；对进入林区救灾的人员接种森林脑炎疫苗等均属于应急接种。

2.应急预防接种的种类　因接种的生物制品种类不同，应急预防接种可以分为三种。

（1）人工自动免疫。是将病原体或其代谢产物应急接种于灾区人群，使其自动产生特异性免疫力。人工自动免疫的生物制品包括：灭活疫苗、减毒活疫苗、组分疫苗（也称亚单位疫苗）、基因工程疫苗和类毒素等。

（2）人工被动免疫。是指将含有抗体的血清或血清制剂接种于灾区人员，使其立即获得抗体而受到保护。人工被动免疫的生物制品有免疫血清和免疫球蛋白。

（3）被动自动免疫。即先接种被动免疫制剂，迅速获得免疫力，然后再接种自动免疫制剂，获得持久的免疫力。是灾区用于保护婴幼儿、年老体弱者和特殊情况下采用的方法。

3.应急预防接种的方法　各种生物制品的接种方法是不同的，同一生物制品也有不同的接种方法。大体分为：口服、注射（包括皮下、皮内、肌内）、皮上划痕、气雾吸入等，确定接种方法是以自然感染的机理及能使机体产生最好免疫效果且反应又轻为原则。

灾区应急预防接种的方法主要有上皮划痕、注射（皮下注射、皮内注射、肌内注射）、口服和喷雾吸入等四种。

4.应急预防接种的禁忌　预防接种通过接种抗原刺激肌体，使肌体产生特异性抗体来对付细菌、病毒。疫苗虽经灭活或减毒处理，但毕竟是一种蛋白或具有抗原性的其他物质，对人体仍有一定的刺激作用。有时候，身体出现了某些特殊情况，就不适合进行预防接种，我们称这种情况为"禁忌证"。每种疫苗所含抗原不同，禁忌证也会不同。禁忌证一般分为两大类，一类是暂时禁忌证；另一类是绝对禁忌证。正在发热或患一般疾病的急性期属于"暂时禁忌证"，可以在疾病康复后补种。但是如果有免疫功能缺陷或是严重过敏体质，就属于"绝对禁忌证"，接种疫苗可能发生异常反应，甚至危及生命，所以绝对不可接种疫苗。

5.应急预防接种的反应及处理原则

（1）一般反应。是接种疫苗24小时内局部出现的红肿热痛等炎症反应，可同时伴有发热、头晕、恶心和腹泻等全身症状。一般反应多数不需做任何处理，接种后1~2天自然恢复。少数反应较强者可对症处理，局部可热敷。如果接种疫苗反应较强者超过 5%，则该批疫苗应停止使用，并将情况上报有关部门。

（2）异常反应。是预防接种后发生的严重反应，常见的有局部脓肿、晕厥、过敏反应等。这类反应发生率低，但后果较严重，有的要抢救治疗并进行必要的调查。

1）局部脓肿：局部脓肿可分为有菌性和无菌性两种，前者是由于疫苗染菌、接种针具或皮肤消毒不彻底所致。后者是疫苗中的吸附剂吸收缓慢，引起局部结缔组织增生，液化坏死形成。对有菌性脓肿，要抗感染治疗，局部外敷鱼石脂或消炎止痛软膏。若脓肿形成可用大号针头抽脓，并向脓腔注入抗生素，也可切开引流。对无菌性脓肿，轻者只需局部热敷，促进吸收。如有脓肿形成，可用大号针头抽脓，如有继发感染，可用抗生素治疗并进行切开清创。

2）晕厥：俗称晕针，是由于精神紧张、恐惧等心理因素引起的一过性脑缺血反应。轻者心慌、恶心、胃肠不适、手脚麻木。重者可呼吸急促、脉搏缓慢、血压失常、肌肉松弛等，可短时丧失意识。预防接种时，应加强宣传教育，消除恐惧心理，保持工作空间的秩序和空气流通。晕针者应平躺，头部放低，刺激人中或合谷穴，苏醒后可适量饮用温糖水。

3）过敏性休克：是严重的异常反应，处理不当会危及生命。接种后即刻或数分钟内出现全身发痒和广泛性红疹及全身荨麻疹。呼吸道症状表现为胸闷、呼吸困难、紫绀，严重者窒息死亡。胃肠道症状表现为恶心、呕吐、腹痛。循环系统表现为血压下降、四肢发凉、心率减慢等。过敏性休克是一种速发性超敏反应，几乎所有疫苗都可能引起。发生过敏性休克时，要立即使病人平卧、头部放低、注意保暖，皮下或静脉注射肾上腺素 1 ml，必要时重复注射。血压下降者可静滴去甲肾上腺素，喉头水肿障碍呼吸者可行气管切开，同时肌注抗组胺类药物。

4）过敏性皮疹：接种疫苗后，某些过敏体质者可发生过敏性皮疹。皮疹大小不一、色淡红、四周发白、边缘不齐、可相互融合成片。多见于耳后、颜面和四肢，少数可见斑丘疹。治疗上以抗过敏治疗为主，可口服阿司咪唑（息斯敏）、马来酸氯苯那敏（扑尔敏）和苯海拉明等，也可局部涂抹皮炎平软膏等。应避免过分抓伤造成破溃并引发感染。

此外，尚有血液病、变态反应性脑膜炎和精神异常等异常反应，但极为少见。

（3）偶合其他疾病。偶合疾病与预防接种无关，但因为时间上的前后而被误认为是由预防接种引起。遇到此种情况应向病人和家人做好解释说明工作，同时请有经验的医师进行权威性的判断。

6.应急预防接种的注意事项　灾害发生前后进行针对性的预防接种十分重要，同时也给其组织与实施提出了严格的要求。

（1）接种前要制订好计划。确定接种人员、人数和顺序，要布置好接种场所，进行人员分工，以保证接种工作顺利进行。

（2）接种时要确保安全。①接种场所必须备有肾上腺素等急救药物，以免发生过敏性休克时延误抢救时机，造成意外死亡。②疫苗等生物制品开瓶前要仔细检查，观察是否有沉淀、异物、变色、混浊、长霉等现象。发现这些现象者均不能使用；注意生物制品使用说明和有效期等；疫苗开瓶后，活疫苗超过半小时，灭活疫苗超过 1 小时，应将疫苗废弃。③接种前要了解接种对象的健康状况，严格掌握禁忌证。④接种时要严格消毒、无菌操作，并做到"一人一针一管一用"。

（3）注意疫苗的冷链管理。疫苗从制造到使用，都是在持续的保冷状态，这一保冷系统称为冷链。它是保持疫苗效能所必需的条件。灾区由于条件有限，不能对疫苗有效地持续保冷，故应在疫苗领回后尽快使用。有条件者在使用前应持续保冷。

（二）灾区的计划免疫工作

计划免疫工作是根据传染病流行病学特征、疫情和人群免疫水平的监测，按照科学的免疫程序有计划、适时地进行基础免疫和加强免疫。目前，我国计划免疫工作的主要内容是对 7 周岁和 7 岁以下的儿童进行卡介苗、脊髓灰质炎三价疫苗、百日破混合疫苗、麻疹疫苗和乙型肝炎疫苗的基础免疫，以及随后间隔一定时间的加强免疫。自然灾害发生以后，灾区的计划免疫工作受到了极大影响，政府和各级卫生部门需要想方设法在灾后恢复这项工作。

1.计划免疫机构的迅速恢复　灾后基层医疗卫生机构的恢复和工作运转极为重要，用于儿童计划免疫的疫苗供应、冷链系统的建立同样不可缺少。尤其灾后需要打破常规，当人群聚集在城市、乡镇等收容所时，上级医疗卫生机构就应迅速建立儿童计划免疫的正常运转机制，开设接种点，并向灾民告示，以保证适龄儿童基础免疫和加强免疫的正常获得。

2.计划免疫程序的继续执行　儿童计划免疫最重要的是必须严格按照免疫程序进行接种，什么时间该接种什么疫苗，什么时间需要加强，都是按照计划免疫程序设定好的。灾后医疗基础条件具备后，就应积极开展计划免疫工作，使来自基层的符合接种条件的儿童能够按照程序及时接种。

二、灾区传染病的药物预防

灾区传染病的药物预防也称为灾区传染病的预防服药。即自然灾害发生前后，给灾区传染病易感的人群服某种药物，防止传染病在该受灾人群中发生和传播。一般多在灾区传染病有流行趋势的紧急情况下，采用药物预防保护灾区民众。当灾区有传染病暴发流行时，也可对接触者或易感者进行药物预防。

药物预防实施简便、见效较快。但它是一种非特异性预防措施，预防效果持续时间较短，需要多次重复给药，将增加经济消耗和负担，且极易产生耐药菌株。由于病原体发生变异，毒力改变，药物预防的效果有时难以保证。此外，药物预防对绝大多数病毒性传染病无效。因此，药物预防在实际应用上受到一定的限制。几种主要传染病的药物预防方法见表32-7-1。

表32-7-1　常见传染病的药物预防方法

疾病	药物	途径	用法与剂量	说明
鼠疫	链霉素	肌注	每日1g，连续5天。必要时延长至7～9天	
	磺胺嘧啶	口服	首次2g，以后每6小时0.5g，连用5天，必要时延长至9天	
	磺胺多辛（周效磺胺）	口服	首次2g，以后每3天1次，每次1g，连服3次	
霍乱	多西霉素（强力霉素）	口服	首次0.2g，以后每日1次，每次0.1g，连用3天	疫区内发病者和接触者均可用
	四环素	口服	首次0.5g，以后每6小时1次，每次0.25g，连用3天	
结核病	异烟肼	口服	成人300mg/d，儿童5～10mg/（kg·d），连用6个月	适用于痰涂片阳性的结核菌素阳性接触者和结核菌素反应强阳性者
流脑	磺胺嘧啶	口服	成人4～6g/d，分2次服用，连续3～5天，儿童100mg/（kg·d），用法同成人	适用于密切接触者或疾病暴发后的村镇、学校、军营中的未病者
流感	金刚烷胺	口服	200mg/d，分2次服用，连续7～10天	只对甲型流感有效，长期服用会出现眩晕和共济失调等现象
猩红热	磺胺嘧啶	口服	0.5克/次，每日3次，连服3天	
	苄星青霉素	肌注	120万U一次性肌内注射	
Q热	四环素	口服	首剂0.5g，以后每6小时0.25g，连服7天	
钩体病	长效青霉素	肌注	50万U一次性肌内注射	近一两年有过暴发流行地区的重点人群可用此法预防发病，也可降低带菌率
菌痢	呋喃唑酮	口服	每次100mg，每日3次，服7天	
恙虫病	多西霉素	口服	200毫克/次，1周1次，连服7周	在流行季节进入疫区或野外工作时服用

第六节　灾区传染病暴发的控制

灾区一旦出现了传染病暴发的苗头或经过传染病流行的快速评估，确定已经发生了某种传染病的暴发流行。那么，"疫情就是命令，疫区就是战场"。灾区的各级政府、部门和各级疾控、医疗卫生机构以及灾区的广大人民群众等都应紧急行动起来，采取一切可行的卫生防疫与医疗保障措施，坚决、果断控制疫情的发展，并确保患者得到及时、有效的救治。

一、灾区政府和卫生行政机关的应急防控决策

灾区传染病暴发属于国家突发公共卫生事件，由政府主导的疫情控制组织管理体系应立即运作起来，依照《中华人民共和国突发事件应对法》《中

华人民共和国传染病防治法》和《突发公共卫生事件应急条例》，迅速决策，处置疫情。

（一）迅速启动灾区传染病暴发应急处置预案

灾区各级卫生行政机关按照相应传染病的应急处置预案迅速投入防控行动。

（1）迅速建立灾区传染病监测系统，确保早期预警传染病发病率上升的信息传递。

（2）制订灾区传染病暴发的反应计划，包括所需资源、卫生防疫技术保障、医疗救治能力评估、隔离中心的建立和在灾民中进行的防控活动等。

（3）灾区所有疾控和医疗卫生部门都有与暴发疫情有关的传染病标准防控方案和治疗方案，并对所有工作人员进行培训。

（4）对暴发疫情优先考虑的传染病，应储备和发放必需的卫生防疫与治疗药材，包括实验室采样盒、消杀灭药品与器材、免疫接种物品、常用预防与治疗用药等。

（5）确定有资质的实验室对暴发传染病确诊。

（6）如果需要进行群体性免疫接种，要确定相关疫苗的来源，提供足够的接种器材，并建立可用和安全的冷链系统。

（7）对非疫苗可预防的传染病，应确定其防疫与治疗药材的来源，尽可能保证一线需要，防止暴发扩散。

（8）组织卫生防疫和医疗技术骨干以及专家队伍，深入疫区进行现场卫生防病指导和医疗会诊。

（9）针对暴发的传染病，组织开展广泛性的宣传教育活动，普及卫生防病常识。

（10）迅速建立暴发疫情值班工作室，落实24小时值班与工作报告制度，协调各方面的情况和关系，办理暴发疫情日常事务。

（11）及时汇总上报与暴发疫情有关的各类情况报告。

（二）迅速召开暴发疫情控制协调会议

根据暴发传染病的疫情态势，确定参加会议的部门和人员，共商防控大计。

（1）通报疫情情况和当前采取的防控与救治措施。

（2）分析发生疫情的原因、查找防控漏洞和医疗工作中存在的问题。

（3）提出紧急控制疫情的各种技术规范和各种专业问题的解决方案。

（4）部署领导、部门、专业机构和灾区民众共同战胜疫情的工作要点。

（5）确定疫区管控的范围、时间、执行机构和保障措施。

（三）迅速派出专业骨干队伍开展一线防控与诊疗工作

由于灾区基层疾控与医疗卫生机构同样受到了灾害冲击，一时恢复困难，急需上级补充卫生专业技术力量。这些骨干到达工作点后，应迅速开展下列工作。

（1）迅速开展传染病暴发疫情的监测工作，每天准确报告监测结果。

（2）迅速指导灾区民众开展与暴发疫情有关的卫生防疫措施的落实，包括灾区环境卫生治理、饮食饮水卫生常识、病媒生物防治技术、污水污物处理要点、免疫预防接种技术等措施。

（3）迅速参与暴发疫情的调查、分析、判定和防控工作。

（4）迅速参与传染病患者的检查、诊断和治疗工作。

（5）迅速对灾区民众开展卫生防病常识教育。

（6）迅速反映灾区卫生防病与医疗救治工作存在的问题和解决问题的建议。

（四）检查督导和协调各项工作的落实

灾区暴发传染病疫情后，政府领导、相关部门和上级卫生行政机关，应迅速组成督导组，到灾区各防控与救治工作点进行现场检查指导，迅速协调解决一线的问题。

（1）了解掌握暴发疫情的监测数据、每天新发病例数。

（2）了解掌握灾区各项卫生防疫措施的落实情况，包括传染源的管理、切断传播途径的办法、保护易感人群的措施、疫情监测报告系统的建立、患者的救治等。

（3）了解掌握灾区各类卫生防疫药材与一线基本医疗药物的筹措、补充情况。

（4）了解灾区民众对基层卫生需求的反映和灾后卫生工作的建议。

（5）了解灾区卫生工作的其他问题。

二、灾区疾控和医疗卫生单位的应急处置行动

自然灾害发生以后，灾区的各级疾病预防控制

机构和各级各类医疗卫生单位都担当了保障灾区民众生命安全和身心健康的重任，尤其当灾区发生了传染病暴发疫情以后，这两方面的力量都是控制疫情发展的坚强后盾，并在其中发挥着不可替代的作用。

（一）灾区各级疾控机构的应急行动

灾区暴发疫情后，首先应对的就是基层疾控机构，包括基层的防疫站、防检所、防疫队和县级疾病预防控制中心等都将紧急投入到控制疫情的工作中。

（1）基层防疫人员应先行个案调查，初步查明发病原因、发病人数、流行特点和规律，采样送检、抓紧诊断，配合做好隔离病人与救治患者等前期工作，并及时报告相关情况。

（2）上级疾控机构派往疫区的暴发疫情控制小组到一线后，同样迅速开展调查工作，以达到确定暴发、确定所有病例和密切接触者、确定流行传播类型、估计进一步传播的可能性、确定控制措施是否有效的目的。其工作步骤如下：

1）根据时间、地点和人群分布确定暴发的程度。病例发生的时间（日期用流行曲线表示）；病例居住的地点（用标点地图表示）；病人的人群分布（用年龄表表示）。

2）确定暴发的严重程度。有多少病例住院？有多少病例发生并发症？在全部病例中死亡病例所占的比例（病死率）是多少？

3）绘制流行曲线图，如按发病日期的病例分布图。这有助于说明暴发开始发生在何地、如何发生、疾病传播的速度、暴发的阶段（早期、中期或后期）以及控制措施是否有效。

4）绘制病例年龄分布和疫苗接种情况的图或表；应根据病例一览表绘制图表。这方面的信息可用于确定不可预防的病例（如在疫苗规定的接种年龄前发生麻疹）。如果获得人口资料，则可计算年龄别罹患率。

5）必要时，对疫苗效果进行评估。发生疫苗可预防的疾病，如麻疹时，应计算疫苗效果和疫苗可预防病例的比例。根据疫苗接种的历史资料，可将接受疫苗而未能产生保护作用（免疫失败）的人群和未接受免疫的人群分别列表。

6）绘制标点地图。疫区地图应标出所有病例和死亡者位置。暴发控制小组可根据地图确定疾病聚集的地区。通过对这些地区的进一步调查，可查明传染源或传播方式。

（3）迅速采取相应的卫生防疫措施，开展卫生防疫宣传教育，普及卫生防病常识，让疫区群众自觉参与到防病大军中来。

（4）及时向上级报告疫情情况，提出防控工作建议。

（5）检查督促灾区民众卫生防疫措施的落实。

（二）灾区各级医疗卫生单位的应急行动

基层医疗卫生单位在灾区暴发疫情时同样起着急先锋的作用，其基层卫生工作者首先面对传染病患者，从接诊病人到参与救治以及送检、送院隔离治疗和落实防疫措施，都是暴发疫情控制工作中的主力军。

（1）当发现短时间内有多例症状或体征相似的患者前来就诊时，应引起高度警惕，迅速按照传染病疫情进行询问、检诊、隔离观察，并进行初步诊断与对症治疗，尤其注意对病人排泄物进行采样送检，为进一步明确诊断创造条件。

（2）当初步判断为传染病暴发后，应通过各种方式迅速将疫情予以上报，请求政府领导和上级卫生部门或疾控机构予以支持和重视。

（3）根据可能发生的传染病病种，迅速提出针对性强的卫生防疫措施，并在疫区内广泛宣传予以实施。

（4）上级医疗卫生单位应迅速对疫区内的传染病患者做出妥善隔离治疗计划，并对下级医疗卫生机构实施技术支持和指导。

（5）想方设法筹措和请领足量的与控制疫情有关的卫生防疫与医疗保障药材。

（6）落实24小时门诊值班制度，开展疾病监测登记统计工作，随时掌握疫情动态。

三、灾区民众和疫区高危人群的应急防疫响应

灾区发生传染病暴发后，处在疫区范围内的民众，尤其是与传染病患者有过密切接触的亲人、朋友、同事、同学等高危人群，如何积极响应政府的防控号召，自觉投身到抵御疾病侵袭、阻止疫情发展的行动中来，对于有效控制传染病疫情至关重要。

（一）保持良好的心态应对疫情

（1）相信政府、卫生部门有能力控制疫情。

（2）对可疑的传染病不惧怕、不恐慌、不相信封建迷信。

（3）积极配合上级的调查、检查、隔离、治疗。

（二）积极参与各项卫生防疫措施的落实

（1）参与服预防药、打预防针。

（2）参与血液采样、排泄物标本留验，配合病因调查。

（3）参与卫生大扫除活动，消灭自家的卫生死角。

（4）参与消灭媒介生物昆虫的活动，努力降低"四害"密度。

（5）自觉接受卫生常识教育，了解掌握所患传染病的基本卫生防疫措施，改变不良的生活习惯和不卫生的行为。

（6）执行上级提出的其他卫生防疫要求。

（三）身体出现不适的症状或体征应尽早到医疗卫生机构就诊

这是早期发现传染病患者的重要环节，需要大家密切配合。早就诊既是对自己负责，也是对别人负责。

（四）及时报告自己、家人和身边同志发病的情况和相关信息

这有利于配合上级调查了解疫情情况、有利于上级采取有效的隔离治疗措施、有利于及早使病人得到有效的治疗和早日康复。

四、按照有效控制传染病发展的常规措施落实

（一）落实管理传染源的措施

1.早期发现和早期诊断传染病患者　通过传染病监测早期发现患者，进行及时诊断，是灾区控制传染病传播的首要措施。确诊应根据临床表现、实验室检验和流行病学调查分析等综合判断。

（1）临床表现。患者的临床表现是传染病诊断的重要依据。传染病的病程具有一定的规律性；不同的病有不同的热型、症状与体征；很多的病有皮疹、黏膜疹，其分布、外观、出现的时间和顺序等，各具特点；很多的病有特殊症状，如脑膜炎的颈项强直、恙虫病的焦痂、白喉的假膜等。

（2）实验室检验。包括临床检验、病原学检验和血清学检验。实验室检验是诊断传染病的可靠依据，但有时需要一定的时间，或在病程晚期才出现阳性结果，而不能作为早期诊断的方法，当出现阴性结果时也不能否定诊断。

（3）流行病学调查分析。细致地掌握流行病学资料，如患者的发病日期、地点；最近到过的地方；与传染病人或动物的接触史、既往史；预防接种史；该病的季节性；当地流行情况及患者的年龄、工作性质等，结合临床表现，对传染病的诊断与鉴别诊断意义很大。

2.早期隔离和早期治疗患者　隔离是控制传染病传播的重要措施，特别是流行性斑疹、伤寒、回归热、霍乱等，早期隔离患者可有效地制止蔓延；甚至像肺鼠疫，如能及时把全部患者严格隔离，在6～10日内就可扑灭疫情。对传染病患者应尽可能就近隔离，减少运送途中传播机会，并根据病种和收容条件的不同，组织不同方式的隔离。尤其对鼠疫、霍乱患者或疑似患者，必须就地组织隔离、治疗，禁止转运。

隔离传染病患者，不论采取何种隔离方式，都必须严格要求，防止向外传播与交叉感染。隔离室应严格遵守隔离、消毒、探视等各项制度。隔离期限应根据各病的传染期决定，通常在患者临床症状消失后，经过2～3次病原学检查，每次间隔3天，结果阴性者可停止隔离。

对早期患者合理地采取特效疗法，不但有利于早期治愈，减少并发症与降低病死率，还能早期终止其传染性，防止从急性转为慢性或成为病原携带者。此外，也应注意一般性的治疗，如对症疗法（给氧、输液等）、饮食疗法、加强护理等，并注意防止并发症与继发性感染。

3.把住病原体扩散的其他环节

（1）传染病患者的后送要求。对接触、飞沫传播的不同种类的传染病患者或传染病员与其他普通病员，不得利用同一交通工具运送。传染性不大的或无传染性的传染病员和其他病人同车后送时，也应避免病人间互相接触。应派卫生人员护送，并携带急救与消毒药品以及盛放污物的容器，防止污染所经过的地区。到达目的地后应由接收单位对运输工具、病员用具进行消毒，对护送人员进行卫生处理。

（2）传染病患者的出院要求。对病已痊愈，已无传染性，且实验室检测符合出院标准者，经卫生整顿后即可出院。有些传染病员（如细菌性痢疾、

病毒性乙型肝炎等）出院后，应定期到就近医疗卫生机构复查，并指导其遵守各项卫生制度。

（3）传染病死者的处理要求。传染病死者的尸体，尤其是因患鼠疫、霍乱、炭疽等死亡者，最好采用火葬处理。如埋葬时，应选远离水源和公路的地点深埋（不少于2m）。尸体应进行严格消毒。运送车辆与接触过尸体的用具，须在埋葬地进行消毒。病室与停放过遗体的地方应行终末消毒。

4.接触者的检疫　对曾与传染病员接触并可能受染的接触者所进行的管理措施称为检疫。检疫的目的在于防止接触者在潜伏期内成为传染源向外传播，同时给予适当的处理，以防止发病或减轻病情，有利于早期诊断、隔离与治疗。灾区暴发传染病疫情时，应立即仔细询问病员及其他有关人员，检查同村或家庭中以及其他一切与病人有过接触的人。

根据传染病的性质，检疫的方式分为医学观察、留验和集体检疫3种。

在检疫期内，对接触者除逐日进行医学观察外，应根据传染病的性质，采取卫生处理、自动或被动免疫、药物预防、病原学检查、免疫学与血清学检查、卫生教育等措施。

检疫的期限，一般为该病的最长潜伏期。

5.控制动物传染源　根据疾病的性质与来源动物的经济价值，分别采取措施。对有经济价值的家畜，如患布鲁氏菌病、钩端螺旋体病或血吸虫病的家畜予以隔离治疗。有时应立即宰杀并焚化尸体，如患炭疽病、开放性鼻疽等的病畜。重点对传染病源的野生动物，如狼（狂犬病）和能传播多种疾病的鼠类，必须采取科学的消灭控制措施。

（二）落实切断传播途径的措施

切断传染病传播途径是控制传染病传播的重要环节，对不同传播途径的传染病分别采取有效的控制措施。

1.呼吸道传染病传播途径的控制

（1）隔离病人，防止与他人接触。

（2）流行期间暂停聚会和集体娱乐活动，不串门。

（3）保持室内通风，空气清新，必要时采取空气消毒措施，如紫外线照射、3%过氧化氢溶液或2%过氧乙酸喷雾消毒、食醋蒸熏等。

（4）病人衣物和排泄物消毒处理。

2.肠道传染病传播途径的控制

（1）严格饮用水管理。尤其加强对水源和出水口的卫生管理，防止污染。饮用水必须消毒，保证开水或合格的桶装水、瓶装水供应。做到生活用水与饮用水分开。

（2）严格粪便和排泄物的无害化处理。按照要求管好人畜粪便，灾区如果是霍乱流行时尤其要严格管理、消毒，无条件时要深埋。

（3）加强食品管理。把好"病从口入"关，暴发肠道疫情时禁止吃生冷食品，防蝇、防污染。饮食从业人员要定期体检，有可疑感染或带菌者要调离。

3.血源性传染病感染途径的控制

（1）血源性感染途径的传染病，包括分泌物、痰、黏液等带病原物质都有可能经机体破损处、微量血污染等途径获得感染，因而要保护机体免受感染。

（2）对供血血源要严格检测，排除一切可能随血液传播的病原体。

（3）凡用作外科各类手术用器械，包括注射针头均应严格灭菌消毒。

（4）避免与这类传染病的病人、带菌者密切接触。

4.虫媒传染病传播途径的控制　媒介生物的控制在疾病防控过程中具有十分重要的作用。如疟疾作为一种虫媒传染病受到广泛关注，苍蝇在腹泻的传染过程中起着重要的作用。

虫媒传染病的控制要注意各方面的共同努力，包括居住地选择及规划（供水、粪便处理、固体垃圾处理及排水系统等）、环境的改造、卫生防疫保障、医疗服务等。虽然媒介传播疾病特征复杂，处理媒介相关的问题常常需要专家参与，但只要弄清了疾病、传病媒介与被感染者之间的相互作用，便可找到很多简便有效的控制措施。要在了解灾情、疫情、虫情的基础上，选定媒介生物防治的范围。

（1）制订防治策略。应根据灾区发生的具体疫情、传病媒介的滋生场所、季节变化等提出适合当地的防治办法。

（2）积极开展媒介生物的调查研究。掌握当地各种媒介生物的种群数量、种群组成、分布、密度、季节消长、生活习惯、媒介带毒率以及当地的环境特征，探索防治新技术、新方法。

（3）整治环境，综合防治，建立媒介生物防护区。

（4）加强对蚊、蝇等成虫的控制。

（5）注意个人防护。

5.消毒措施

（1）预防性消毒。在怀疑曾有传染源存在的情况下，认为外环境中有被污染的病原体存在，或在外环境中有传递病原体的媒介节肢动物存在时，所施行的消毒称为预防性消毒。在灾民或救灾人员批量进入某驻地前常采取此消毒措施以切断可能存在的传播途径。

（2）疫源地消毒。指在传染病存在的情况下进行的消毒措施。包括：①随时消毒。在传染病存在时，随时对其排泄物、分泌物以及其他被污染的物品进行消毒，这在传染源存在的疫源地内，是不容忽视的重要措施。②终末消毒。是当传染源从疫源地被移走（住院、隔离）后，在疫源地内进行的最后一次彻底的消毒，以消灭尚遗留在疫源地内传播媒介上的病原体。并非所有传染病都需进行终末消毒，需要进行终末消毒的传染病，其病原能在外环境中存活一段时间，主要有如下几种：①肠道传染病：霍乱、伤寒与副伤寒、痢疾、病毒性肝炎、脊髓灰质炎等；②呼吸道传染病：肺鼠疫、白喉、肺结核、猩红热等；③自然疫源性疾病：炭疽、鼠疫、布氏杆菌病等。

（三）落实保护易感人群的措施

当灾区有传染病暴发疫情后，针对易感人群的措施分为三个方面：①加强身体锻炼，增强对传染病的非特异性抵抗力；②预防接种，提高人群特异抵抗力；③药物预防和个人防护。其中预防接种和药物预防在本章第五节中做了详细介绍，可供参考。个人防护应根据不同的传染病采取各不相同的个人防护措施。

（四）落实疫点和疫区的处理措施

1.疫点、疫区的划分　将传染源及其排出的病原体向周围所能波及的地区称为疫源地。每个疫源地可以只有一个传染源，也可同时存在一个以上的传染源。同样一个传染源可以只有一个疫源地，也可有一个以上疫源地。一般把范围较小的疫源地或单个疫源地称为疫点。较大范围的疫源地或若干疫源地连成片时称为疫区。

疫点和疫区的划分主要与传染源的活动及疾病传播方式有关。通常以病家及与病家密切相关的若干个住户、有传染源活动的一个或若干个办公室、列车或汽车的车厢、同一航班、同一病区等为疫点。如果传染源已经在更大范围内活动造成传播危险，或在一个较大范围内出现了数个传染源，或出现了暴发、流行时，则可根据《中华人民共和国传染病防治法》第二十五条、第二十六条的规定，由县级以上地方政府报经上一级地方政府决定，将这个范围如一个乡、一个街道、一个小区甚至一个城市等宣布为疫区，对出入疫区的人员、物资和交通工具实施卫生检疫。

2.疫点、疫区的处理措施　处理措施除前述针对传染病流行的三个环节外，还包括对周围环境的卫生处理等。

（1）疫区的检疫。需要根据不同疾病有针对性地确定检疫级别。

甲类传染病暴发、流行地区。根据疫情状态及需要，经县级以上地方政府报请上一级政府批准，可以对该疫区实施封锁。如要封锁大、中城市的疫区或跨省、自治区和直辖市的疫区以及封锁疫区导致中断干线交通或封锁国境时，必须由国务院决定。解除疫区封锁由原定宣布实施疫区封锁的机关宣布。

被封锁的疫区要实行下列检疫措施：①严格隔离、治疗病人，限制或停止集市、集会、影剧院演出以及人群聚集等活动；②必要时停工、停业、停课、切断被病原体污染的公共饮水来源；③实施彻底的消毒、杀虫和管理患病动物；④认真追索和登记所有接触者并留验；⑤必要时对该区的易感人群开展应急的自动免疫、被动免疫或药物预防；⑥对必须离开封锁区的人员，在他们到达目的地后，立即接受就地医学观察；⑦限制对该病易感者进入封锁区，必须进入者，要采取人工自动免疫或药物预防等保护措施；⑧封锁区内的物资和交通工具，经检查和卫生处理后，保证消灭了病原体、病媒昆虫和染疫动物时方允许其离开；⑨不经严格处理，死者尸体一律不得外运；⑩在病人继续存在的情况下，要对其排泄物、分泌物及其污染物品进行随时消毒，当病人住院、死亡后应对疫区进行全面彻底的终末消毒。

乙类、丙类传染病暴发、流行地区，不对疫区采取封锁措施。对乙类传染病病人，需要住院治疗者都应动员其在传染病医院（科）或临时隔离病房进行隔离治疗。对病原体所污染的环境和各种物品进行彻底消毒。虫媒传染病和动物源性疾病应彻底杀虫、灭鼠。丙类传染病病人，如无并发症，则不需住院治疗，可在医护人员指导下进行自家隔离治疗，但须指导患家做好通风和食具消毒。一旦发生流行性感冒流行时，可在工厂、机关、学校内设立临时隔离病房，室内进行经常性消毒。

此外，根据《中华人民共和国传染病防治法》的规定，在有传染病暴发流行时，当地政府报经上一级地方政府决定，可采取以下紧急措施：①限制或停止集市、集会、影剧院演出或其他人群聚集的活动；②停工、停业、停课；③临时征用房屋、交通工具；④切断被传染病病原体污染的公共饮用水源。

（2）尸体的处理措施。按照管理传染源的措施中对传染病死者的处理要求执行。

3.疫区解除的条件　在疫区实施了一系列措施之后，同时具备下列三个条件，才能由原宣布单位宣布解除疫区。

（1）传染源已经消除。患传染病的病人已隔离、治愈、死亡或移至他处，病原携带者基本被查清并治愈，患传染病的动物被消灭和治愈，病死者尸体被焚化或深埋。

（2）传播途径已被切断。被病人或患病动物所污染的环境以及各种物品被彻底消毒，疫区内的有关病媒昆虫被消灭。

（3）没有新病例发生。经过全面巡诊建议后，在其相应传染病的一个最长潜伏期内未再发生新的继发病例和病原携带者。

第七节　灾区常见传染病的预防措施与控制策略

由于自然灾害发生的时间、地点、原因各异，因此可能发生的传染病疫情很不确定。从多年来的情况分析，我国自然灾害中常见的传染病主要有鼠疫、霍乱、流行性感冒、细菌性痢疾、伤寒与副伤寒、其他感染性腹泻、病毒性肝炎、血吸虫病、钩端螺旋体病、流行性脑脊髓膜炎、麻疹、肺结核、疟疾、登革热、恙虫病、流行性乙型脑炎、流行性出血热、流行性斑疹伤寒、急性出血性结膜炎、疥疮等。为有效预防和应对这些疾病的发生和流行，现逐一予以介绍。

一、鼠疫

鼠疫是由鼠疫耶尔森氏菌（yersinia pestis，简称鼠疫杆菌）引起的流行于野生啮齿动物的一种自然疫源性烈性传染病，是国家法定管理的甲类传染病。鼠疫传染性极强，病死率高，按临床可分为4型：腺鼠疫、肺鼠疫、败血型鼠疫和轻型鼠疫。还有其他型（包括皮肤鼠疫、脑炎型、肠炎型等），但比较少见。

人被感染鼠疫杆菌的蚤叮咬或直接接触染疫动物，鼠疫杆菌便可侵入皮肤、黏膜，后经淋巴管至所属淋巴结，鼠疫杆菌的内、外毒素等毒力决定因子可引起器官和组织内出血和实质性损伤，导致淋巴结炎，成为临床上的腺鼠疫；继之侵入血液循环，引起全身感染而成为继发性败血型鼠疫；通过血行侵入肺脏成为继发性肺鼠疫；如果细菌经呼吸道感染，则引起原发性肺鼠疫。

鼠疫的主要临床特征：其潜伏期最短24小时，最长不超过9天，一般多为3～5天。起病急，一般多无前驱症状，突然恶寒、战栗、体温上升至39℃以上，伴有头昏、头痛，有时发生中枢性呕吐；颜面潮红、结膜充血、急躁不安、步态不稳、舌苔厚、脉细速、偶见缓脉；肝脾肿大有压痛、心脏扩大、有时可听到收缩期杂音；痛性淋巴结肿大，有出血倾向、面色青紫、表情痛苦、皮肤可出现出血性皮疹等，常由于心力衰竭而死亡。

人对鼠疫普遍易感，且无性别、年龄和种族的差异。自然感染后可获得较稳定的免疫力。

自然灾害中对鼠疫的预防与控制策略应坚持三项原则：主要措施与综合措施相结合；领导群众与专业队伍相结合；组织工作与技术措施相结合。其具体预防与控制策略如下。

（一）预防措施

1.加强疫情监测和预报　灾区各级疾病预防控制机构和各地鼠疫防治机构要对鼠疫疫情（动物疫情和人间疫情）、可疑疫源和必要的地区进行监测与疫源调查，迅速完成定点、定时、定量和抽样性的调查任务，形成鼠疫评估报告，并按照疫情直报的规定，及时、准确地预报。

2.灭鼠灭蚤，消灭或改造疫源地　这是有鼠疫流行的灾区预防鼠疫的一项根本性措施。经验表明，消灭野生啮齿动物、降低野鼠密度，可防止鼠间鼠疫的流行，从而防止人间接触感染；对疫源地进行无害化处理，破坏鼠的自然滋生地，从而降低鼠密度；消灭蚤这种主要传播媒介，可有效切断传播途径，从而控制和预防流行。

3.强化预防接种　鼠疫菌苗预防接种，应在当地流行前 1～2 个月内完成。预防接种的有效期，从接种后第 7 天至 6 个月，如超过时应进行第二次预防接种。预防接种的范围应根据灾区疫区分布的情况来确定。历史疫区连续 5 年未发现病人和无染疫动物的地区可暂停进行预防接种，但对该区内从事狩猎或灭鼠人员，或经常接触疫源动物的人员，仍需进行预防接种。

4.加强卫生检疫工作　做好疫区、边境、港埠和交通要道的卫生检疫，以防输入性疾病的发生。

5.大力开展卫生防病宣传教育，使大家了解鼠疫防疫知识，提高自我防控能力

（二）发生疫情时的控制策略

1.迅速开展疫情的初步调查与分析判断　向发病区域的领导、医生及相关人员了解疫情的发生经过及发展情况，根据病人发病前 10 天内，曾到过鼠疫疫源地或与鼠疫病人、动物及其制品有接触史，突然发病，病情迅速恶化，并具有急性淋巴结肿胀或呼吸困难、毒血症等症状，对疫情做出初步诊断，分析流行趋势，实施严密隔离病人和疑似病人、封锁疫点、管理疫区等防疫措施。

2.一旦确诊，及时按甲类传染病报告疫情，迅速封锁疫区

3.隔离治疗病人和疑似病人　对患者和疑似患者分别进行严密隔离，至症状体征消失后 7 天（腺鼠疫）及局部分泌物、血或痰培养 6 次阴性（肺鼠疫）；接触者医学观察 9 天；曾经预防接种者检疫 12 天。

4.彻底消毒和焚烧患者的分泌物、排泄物和污染物；病故者尸体应用尸袋严密包扎焚烧

5.抓紧规范治疗　使用抗生素和磺胺制剂，首选链霉素。对重症病人，常联用链霉素和四环素、卡那霉素、氯霉素或磺胺类药物。且在抗菌治疗中需要早期、足量、联合选用有效抗菌药物（如链霉素、庆大霉素、四环素、氯霉素，亦可选用第三代头孢菌素）、对症治疗（镇静止痛剂，中毒症状重者可给予肾上腺皮质激素）、支持治疗（高热量易消化半流食、按需补液、输血或输血浆）。

6.搞好防护　医护人员必须穿防护服和高筒靴，戴面罩、厚口罩、防护眼镜、橡皮手套等。连续 6 天预防性服用磺胺嘧啶（1.0 g，2 次/日）、四环素（0.5 g，4 次/日），进入疫区前 10 天注射鼠疫疫苗。

二、霍乱

霍乱是由霍乱弧菌（vibrio cholerae）引起的烈性肠道传染病。以发病急、传播快、波及范围广、危害严重为主要特征，可以出现散发、流行、暴发甚至世界性大流行，是国际检疫传染病之一，也是我国法定管理的甲类传染病。

临床表现以腹泻、呕吐为主。潜伏期数小时至 7 天，平均潜伏期为 1～3 天。病人在潜伏期末即可排菌，具有传染性。病程一般分为 3 期，即泻吐期、脱水虚脱期和反应期或恢复期。临床类型包括：典型、轻型和重型，但以轻型病例居多。典型病例以突然性、无痛性腹泻开始，起初为黄色水样便，内有食物残渣与粪便，此后变为灰白色米泔水样便，内含大量霍乱弧菌，无粪质。少数病人为洗肉水样便。腹泻次数多，便量大，好似从肛门喷出，无里急后重。腹泻后数小时开始呕吐，呕吐好似从胃里冲出，呕吐物开始多为食物，以后转为米泔水样物。呕吐次数较腹泻次数少，少数病例可无呕吐。

由于严重腹泻和呕吐引起水、电解质大量丢失，可逐步出现脱水和周围循环衰竭。病人烦躁不安、口渴、眼窝凹陷、腹下陷呈舟状、皮肤皱缩、指纹陷瘪，似"洗衣工手"。严重脱水者可导致循环衰竭，甚至休克死亡。

霍乱传染源主要是霍乱病人和病原携带者。其传播途径与其他肠道传染病相同，均为粪—口途径。可以经水、食物、日常生活接触和苍蝇机械携带传播。经水传播是导致霍乱暴发和流行的主要途径，其次为食物源传播。

由于霍乱在自然灾害时，尤其是洪涝灾害时容易引发流行，对人民的健康危害极大，并且对灾区人民正常的生产、生活和社会安定都将造成影响，所以一旦出现暴发或流行，应及时设法予以控制。

（一）预防措施

1.保护好水源，定期进行饮用水消毒，改善饮用水质量　自然灾害造成地面水污染时，应采取积极措施（消毒、封锁疫区等），减少霍乱感染的

危害。

2.做好粪便无害化处理，解决好粪便储存、污水污物和垃圾处理　厕所、畜圈应符合有关卫生标准，远离水源，定期清扫、消毒。自然灾害时，需挖简易厕所或土坑处理粪便或排泄物。简易厕所应离房屋至少10 m，每次使用后应盖一次土，在霍乱疫区，每天应撒一次生石灰。

3.对食品进行经常性的卫生检查和管理，灾区有疫情发生时，应避免吃凉拌菜　集中开伙时，加工食品时要严格生熟分开，公用食具应洗干净并保持干燥，落实分餐制。炊事员身体要保持健康，注意个人卫生，凡发现有霍乱病例应立即停止工作，及时隔离治疗。

4.积极开展群众性的爱国卫生运动　因地制宜，采取多种形式，消灭卫生死角，降低苍蝇、老鼠等病媒生物的密度。

5.门诊筛查　各级医院、门诊部应设立肠道门诊，有专职医护人员，建立严格的消毒隔离制度，对所有腹泻病人进行登记和采粪便检查。发现霍乱病人及时隔离治疗，防止疫情扩散。

6.开展健康教育，普及防病知识，提高人民群众的自我防护能力　把讲卫生变成自觉行动，做到不喝生水，不吃生冷不洁和腐败变质食物，饭前便后洗手，碗筷专用，不随地便溺，不乱倒垃圾，自觉动手搞卫生，发现吐泻病人要赶快报告并及时就医，病人的吐泻物不可乱倒，要及时消毒处理。

7.加强卫生检疫和交通检疫　对来自霍乱疫区的人员应加强监测，发现疑似病人和接触者时，应按规定进行隔离或留验。对来自疫区交通工具上的饮用水、食品和卸下的垃圾污水等加强卫生监督和消毒处埋。

8.加强监测工作　自然灾害期间，可根据当地实际情况，在开展疫情监测的同时，加强对生活饮用水和江、河、湖、塘水以及水产品、海产品的霍乱弧菌监测工作。

9.预防性服药　灾区有疫情流行时，为了保护易感者，可选用四环素、强力霉素、氟哌酸等服用2天。

（二）发生疫情时的控制策略

1.迅速开展疫情初步调查　向发病区域的领导和卫生人员等了解疫情的基本情况、灾区过去有无霍乱病人，并检查重点病人，查看化验记录、诊疗经过等。根据病人剧烈吐泻、脱水、腓肠肌痉挛及霍乱流行期间有明确接触史等，对疫情做出初步判断。立即上报上级卫生部门，并向发病周围民众通报情况，与基层政府组织共同实施封锁疫点、隔离救治病人等应急防疫措施。

2.按甲类传染病及时报告疫情　封锁疫区（至末例患者隔离治疗、疫源地终末消毒5天后）。

3.核实诊断，确定疫点和疫区范围　疾控机构接到疫情报告后，应迅速赶到疫情现场，根据霍乱诊断标准，进一步综合判断，与医疗卫生单位共同确定诊断。同时根据流行病学指征，迅速确定疫点和疫区范围。

4.搞好疫点的处理　本着"早、小、严、实"的原则，即时间要早、范围要小、措施要严、落到实处。

（1）隔离传染源。对病人、疑似病人和带菌者如条件允许一律就地分开隔离，以减少传播机会。

（2）切断传播途径。做好疫点内的随时消毒和终末消毒以及灭蝇工作。特别是病人的吐泻物及所污染的场所、物品等要彻底消毒。病人发病前5天内可能污染的地方和物品也应消毒处理。利用广播、电视或散发宣传单等形式，大力宣传卫生防病知识，增强灾区民众的防病意识。加强对饮用水的消毒和食品卫生管理，同时大搞环境卫生。

（3）保护易感人群。要认真调查密切接触者，并详细登记，同时进行检疫。要限制他们的活动，直至自最后接触之日起已超过5日或连续粪便检查2次（每日1次）均为阴性。必要时可给服药物，防止发病。

（4）及时发现、隔离治疗带菌者。在疫点内的人群中，通过病原体检查，发现带菌者应立即隔离治疗，直至停药后粪便检查连续2次阴性为止。

5.搞好疫区的处理　应认真落实疫点处理措施：加大卫生宣传力度，使灾区疫区的群众了解情况，掌握防病知识，共同努力控制疫情；要求群众不喝生水，不吃生冷食品和未烧熟煮透的海产品及水产品；加强饮用水消毒和粪便无害化处理工作；改善环境卫生，积极灭蝇；保护好地面水，阳性水源禁止游泳、钓鱼和饮用；停止大型集会和婚、丧等聚餐活动；不到疫区走亲访友，一旦发生腹泻，应立即去医院诊治。

6.注意疫点和疫区的解除要求

（1）疫点的解除。在病人和带菌者全部治愈后，疫点进行终末消毒，经过5天后再无新发病例、疑似病例和带菌者时,即可解除该疫点的管理。如期间发现了新病例或带菌者,应自最后一个病人或带菌者隔离之日算起再延长 5 天。

(2)疫区的解除。最后一个疫点解除后,再观察 5 天,如无新病人或带菌者出现,即可解除疫区管理。

7.规范治疗　及时补液及对症治疗(纠正酸中毒、休克、水电解质紊乱);抗菌治疗(复方新诺明 2 片,2 次/日、多西环素,每天 200 mg 顿服)。

8.掌握出院标准

(1)临床症状消失,停药后大便培养连续 2 次(每天 1 次)阴性时可以出院。

(2)症状消失后,如无粪便培养条件,须自发病之日起住院隔离已满 7 日以上时,方可出院。

三、流行性感冒

流行性感冒(简称流感)是由流感病毒引起的急性呼吸道传染病,多发生于冬春季,起病急,传播迅速。由于此病毒致病力强,极易发生变异,所以人类至今尚不能有效预防本病的流行。在全球范围内,几乎每年都有暴发和流行。

病人是本病主要的传染源,在潜伏期末即有传染性,病初 2～3 日传染性最强,排毒时间可延至病后 7 天。流感主要通过空气飞沫传播,具有高度传染性。也可由飞沫沾污用具、手、衣服而通过日常生活接触传播。人对流感病毒普遍易感,潜伏期数小时至 3 天,常见 1～2 天。临床特点:出现急起发热(畏寒、高热)、头痛、全身酸痛、乏力等中毒症状,而呼吸道症状较轻,部分病人出现消化道症状,婴幼儿、老年人及体弱者易并发肺炎等。

(一)预防措施

1.对灾区民众和保健人员进行基本的个人卫生教育,尤其强调无保护的咳嗽和打喷嚏以及手—口黏膜传播的危险,注意防护

2.自然灾害时期,凡门诊病人中上呼吸道感染者连续直线上升,应注意进行流感检查　对疑是感冒者进行血清学检查,即发病 3 日内双份血清进行血凝抑制实验和补体结合实验,抗体增加 4 倍为阳性。

3.加强公共场所的管理,要经常开窗通风换气,必要时实施行之有效的空气消毒措施　如紫外线照射、3%的过氧化氢溶液(20～30 mg/m³)40 分钟或 2%过氧乙酸(8 g/m³)30 分钟喷雾消毒,也可用 2 g/m³ 过氧乙酸加热熏蒸 2 小时,中草药消毒剂室内喷雾消毒。喷雾及熏蒸消毒时应注意消毒房间必须密闭,控制房间的相对湿度不低于 70%,温度保持在 20℃。消毒完毕后,开窗通风换气。病人用过的食具、衣柜、手帕、玩具等应煮沸消毒或阳光暴晒 2 小时,住过的房间用过氧乙酸 0.75 g/m³ 熏蒸消毒。

4.药物预防主要应用于已有流感流行趋势的群体中的重点人群　金刚烷胺盐酸盐 0.1 g,每日 2 次,连续 7～14 日,可抑制甲型流感病毒进入呼吸道上皮细胞,但对已经进入细胞的病毒无作用,对乙型流感病毒无效。该药副作用有兴奋、失眠、眩晕与共济失调等。孕妇、哺乳期妇女及有癫痫病史者忌用,有中枢神经系统疾病和老年动脉硬化症者慎用。

中草药预防:方剂很多,可因地制宜。如贯众 10 g,大青叶 15 g,板蓝根 15 g,银花 15 g,水煎服;贯众 9～15 g,泡水饮用;野菊花 9～15 g,当茶饮用,效果较好。

有条件者可用转移因子、干扰素预防。

5.预测到流感将广泛流行时,在流感发生前完成免疫接种　减毒活疫苗是我国目前用得较多的一种。具体方法是用 0.5 mg 疫苗经鼻腔喷雾接种(每侧鼻腔 0.25 mg)或气溶胶免疫法接种,可引起呼吸道轻度症状,10～15 天产生局部特异性抗体,免疫持续 6～10 个月。婴儿、孕妇及有严重心血管疾病、肺结核等疾病者禁用。由于流感病毒经常发生变异,故疫苗效果亦不够理想。

6.平时要合理膳食、保证睡眠、加强锻炼、养成良好的卫生习惯,避免过度劳累

(二)发生疫情时的控制策略

(1)及时进行疫情调查:向有关人员了解发病的开始和经过,并深入重点区域进行现场调查。根据病人发热等全身中毒症状、呼吸道其他症状及当地近期"上呼吸道感染"病人明显增多等流行病学资料,结合发病情况,对疫情做出初步判断,分析流行趋势,提出隔离治疗病人等防疫措施并付诸实施。

(2)向当地卫生部门报告疫情情况,如有可能,应报告实验室的病毒鉴定结果。

(3)就近隔离治疗患者或速送指定医疗点休

息治疗（解热镇痛、支持、抗病毒）。

（4）患者原住处及所乘车辆及时以乳酸或食醋熏蒸进行空气消毒。

（5）流行期间暂停集会和集体娱乐活动，不到病家串门。

（6）适时于流行期前接种流感疫苗；亦可服用金刚烷胺、甲基金刚烷胺或病毒唑滴鼻预防。

四、细菌性痢疾

细菌性痢疾（简称菌痢）是一种由志贺氏杆菌（shigella）和侵袭性大肠杆菌（EIEC）所引起的常见肠道传染病。发病机制主要是由其病原体侵入肠黏膜上皮所致。临床类型甚为复杂，包括急性典型、急性非典型、急性中毒型、慢性迁延型、慢性急性发作型及慢性隐匿型等，其中以急性中毒性菌痢危害性较大。

菌痢潜伏期数小时至 7 天，平均 1～3 天。常以发热、腹痛、腹泻、里急后重及黏液脓血便为主要临床特征。由于其菌型繁多、菌型间无交叉免疫、带菌者耐药菌株增加，其感染后免疫力不能持久，以及灾区的卫生条件差，民众在饮食卫生、水源保护、粪便无害化处理等方面存在着一些问题，使得自然灾害中细菌性痢疾的发病率仍然较高，并且有可能引发流行。

菌痢的传染源是菌痢病人和病原携带者。急性典型病人腹泻次数多，排菌量大，是流行季节的主要传染源。志贺氏菌随粪便排出后，可经日常生活密切接触、污染的水、食物传播或经苍蝇机械携带传播等。归结起来统称为粪—口传播途径。其中经污染食物或污染水源传播通常是引起灾区菌痢暴发的主要原因。

（一）预防措施

（1）切实把好"病从口入"关是切断传播途径的核心，是有效预防菌痢的关键之一。灾区要及时对饮用水进行检测和消毒处理，防止污染，并保证开水或安全洁净的桶装或瓶装水供应。

（2）教育民众养成良好的卫生习惯，不喝生水、不吃不洁净的食物和腐败变质的食物，饭前便后洗手，外出自带碗筷和水壶，不用被污染的水洗涤餐具、瓜果、蔬菜，避免手抓食物。

（3）管好饮食。集体开伙的单位，要对食品加工、储存、运输、销售各个环节进行经常性的卫生监督、管理，严格做到生食、熟食分开，落实分餐制，定期对食品服务人员进行健康检查，杜绝慢性菌痢病人或病原携带者上岗。

（4）做到人畜粪便无害化，畜圈、厕所应每日冲洗消毒。

（5）大力开展爱国卫生运动，消除卫生死角，尤其要彻底消灭苍蝇滋生地。

（二）发生疫情时的控制策略

（1）搞好疫情调查：向疫情地域有关人员了解发病经过，检查重点病人，查看化验记录、诊疗经过，根据典型的腹泻症状及大便镜检有脓细胞等对疫情做出初步判断，并分析流行趋势，推测流行原因，实施隔离救治病人、接触者医学观察等防疫措施。

（2）隔离治疗病人：病人是重要的传染源，一旦发生应迅速予以隔离治疗。隔离时间应根据粪便痢疾杆菌培养结果决定，一般连续 2 次（隔天）阴性方可解除隔离；如无细菌培养条件，须待症状消失 7 天后。治疗包括一般、对症和抗菌治疗等三种方法。为进行细菌培养和药敏试验，尽可能在给予抗生素前采集病人粪便标本送实验室备检。

（3）对污染水源、食物及疫源地进行科学、有效的消毒。

（4）将饮食、饮水从业人员中的带菌者调离岗位，彻底治愈。

（5）对病人的密切接触者和感染源暴露者进行医学观察，必要时服药预防。

（6）落实平时防疫措施，搞好饮食、饮水、环境和个人卫生。

五、伤寒与副伤寒

伤寒与副伤寒是由伤寒与副伤寒杆菌（甲、乙、丙型）引起，以持续发热、玫瑰疹、脾肿大为主要临床特征的急性肠道传染病。本病多见于夏秋季节，潜伏期 3～35 天，平均 10～14 天。临床表现为持续高热、相对缓脉、神经系统中毒症状、脾肿大、玫瑰疹及白细胞减少，少数病例可并发肠出血或肠穿孔。副伤寒症状较轻。

传染源主要是伤寒与副伤寒病人和病原携带者，病人在潜伏期末期即可排菌，在病程 2～4 周内传染性最强，恢复期后 2 周内仍有半数病例排菌。

其传播途径主要为水型、食物型传播，可以引起暴发流行，日常生活接触、医源性传播可引起散发病例。人群对伤寒、副伤寒普遍易感，以学龄儿童发病率较高，发病有夏秋季升高的现象。

针对其流行特征，对伤寒、副伤寒的预防采取综合措施，控制其传播及暴发是可以实现的。

（一）预防措施

（1）教育灾区民众注意饮食卫生，尤其关注洗手的重要性，强化食品卫生监督，把住"病从口入"关，是预防本病的关键所在。

（2）加大水源管理力度，保护、净化和氯化公用供水，提供安全的个人饮用水。

（3）做好粪便的卫生处理，达到无害化要求。保育员、饮食从业人员应定期做粪便培养，慢性带菌者不应从事上述工作。

（4）积极开展防蝇、灭蝇工作，消灭苍蝇滋生地，使用纱门、纱窗，喷洒杀虫剂并应用毒饵、捕蝇器等控制苍蝇密度。

（5）保护易感人群。流行地区密切接触者及家属可接种伤寒、副伤寒甲乙三联混合死疫苗或口服伤寒减毒活菌苗。

（二）发生疫情时的控制策略

（1）迅速调查疫情：向疫情区域内的领导和有关人员了解发病经过、整个灾区疫情情况，检查部分病人，查看临床化验记录，根据在伤寒与副伤寒流行区、病人持续高热、精神萎靡、特殊的中毒面容等临床表现和末梢血白细胞、嗜酸性粒细胞减少等，对疫情做出初步判断，分析流行趋势，推测流行原因，制订隔离治疗病人、保护易感人群等应急防疫措施并组织实施。

（2）当确定为伤寒与副伤寒暴发或流行时，应按要求向上级卫生部门和疾病预防控制中心报告。

（3）加强搜索作为传染源的病人或带菌者以及传播媒介（水或食物），有选择地排除可疑的污染食物。

（4）隔离治疗至症状消失后15天或粪便、尿液细菌培养连续2次阴性。抗菌治疗首选氯霉素，剂量为每天 $25\sim30$ mg/kg，体温正常后剂量减半。一般治疗：发热期应卧床休息，对症处理，一日三餐均为流食。注意纠正电解质紊乱；慎用水杨酸盐类；禁用灌肠和泻剂；禁用新斯的明类药物，并进行个案调查。

（5）对密切接触者进行医学观察，从停止接触之日起至少三周。

（6）对病人、带菌者的排泄物、用品进行随时消毒。传染源离开后应终末消毒。

（7）在有效监督下对可疑供水进行加氯处理，或者避免使用。

（8）对易感人群应组织应急预防接种。

六、其他感染性腹泻

其他感染性腹泻是指除霍乱、痢疾、伤寒和副伤寒以外的由病毒、细菌、寄生虫等引起的一组以腹泻为主要症状的疾病。引起其他感染性腹泻的病原体种类繁多而复杂，常见细菌类有鼠伤寒沙门菌、埃希大肠杆菌、空肠弯曲杆菌、耶氏菌、副溶血性弧菌等；主要病毒是诺沃克病毒、轮状病毒、肠腺病毒及冠状病毒、星状病毒、杯状病毒等；寄生虫性腹泻的病原主要是兰氏贾第鞭毛虫、隐孢子虫等。

其他感染性腹泻流行广泛，危害严重，是一个世界性的公共卫生问题。加强对本病的监督管理，及时扑灭疫情对于保障灾区人民的健康具有重要的意义。

（一）预防措施

其他感染性腹泻的预防有赖于安全水的提供和使用、良好的卫生条件和健康教育。

（1）保证饮用水安全：想方设法改善水质，保证开水或瓶装水、桶装水供应；向民众提供完善的供应、采集、运输和储存系统；宣传有关清洁水的重要性及正确使用水容器盖和家庭储水的要求。

（2）把住"病从口入"关：不吃不洁净的食物；加强生冷饮食、水产品的卫生管理，特别注意贝壳类海产品的消毒，水产品要煮熟再食用；注意经常用肥皂洗手，并掌握正确的洗手方法。

（3）加强疾病监测和管理，做到早发现、早诊断、早登记管理、早治疗。

（4）管好厕所、畜圈和病人排泄物，及时进行消毒。

（二）发生疫情时的控制策略

（1）对疫情进行初步调查与分析判断：向疫情地域领导和有关人员了解发病经过、临床表现，检查典型病人，查看化验记录和诊疗报告等，根据腹泻等临床表现及排除霍乱、痢疾、伤寒与副伤寒等，对疫情做出初步判断，并采取隔离治疗病人、切断传播途径等初步的防疫措施。

（2）迅速向上级报告疫情情况。

（3）就地建立临时隔离室收治病人：治疗原则上为支持疗法，主要是给予以口服补液为主的对症处理，对细菌性腹泻可给予抗菌治疗，病毒性腹泻给予抗病毒治疗。

（4）对炊管人员、给水人员、食品加工销售人员等了解大便情况，必要时做粪便检查，发现病人或感染者应立即调离岗位，彻底治疗。

（5）根据暴发或流行原因，采取相应措施，切断传播途径。

（6）发生暴发或流行时，应对发病单位进行集体检疫7天，时限从最后一例患者隔离之日算起，并做好随时消毒和终末消毒，防止疫点扩散。

（7）发现动物源性感染性腹泻时，应立即对饲养人员进行医学观察，化验粪便，检出患者与病原携带者。

七、病毒性肝炎

病毒性肝炎是由肝炎病毒引起的一组常见传染病。近年来，随着分子生物学技术的不断发展，对病毒性肝炎的研究日益深入。目前，病毒性肝炎至少可分为7型，即甲（HA）、乙（HB）、丙（HC）、丁（HD）、戊（HE）、己（HF）、庚（HG）型。

该组疾病传染性强，流行地域广阔，发病率高，一般患病后主要症状有全身乏力、食欲不振、厌油，常伴有恶心，甚至呕吐，以及上腹不适、腹胀、便秘、腹泻等。而且有些类型的病毒性肝炎，病毒携带者多，病情迁延不愈，较易转为慢性，少数类型会演化成肝硬化或原发性肝癌。

据统计资料，病毒性肝炎在法定报告传染病中居第3位，仅次于细菌性痢疾和流行性感冒，可见其对人类健康的严重危害，目前病毒性肝炎已构成影响社会生产力发展的严重公共卫生问题。自然灾害发生以后，该组疾病的发病率同样较高，既有散发又有暴发流行的可能，对灾区民众的健康危害极大。因此，有必要加大对该组疾病的预防和控制工作。

在7型病毒性肝炎中，甲型、戊型肝炎主要经粪—口途径传播，常通过日常生活接触、污染的水源、不洁食物而引起感染，甚至导致疫情的暴发流行；而其他几型肝炎则主要通过血液和血制品传播，也可接触传播或母婴传播。

（一）预防措施

就灾区群体来讲，预防工作的重点必须放在把好"病从口入关"上，严防肝炎病毒从口腔进入体内。根据多年来的肝炎防控经验，灾区整个群体和个人都应采取下列扎实有效的卫生防疫措施。

1. 群体预防肝炎"六必须"

（1）必须加强饮食、饮水卫生管理。被肝炎病毒污染的食物或水源，是导致肝炎暴发和流行的罪魁祸首。因此，强化饮食、饮水卫生管理是从"口"做起的关键。灾区的各伙食单位必须严把食品采购、储存、加工、制作和保管关。疫情流行期间，不得制作凉拌菜，不得采购咸鱼、海鲜及半成品（卤味、白切鸡、烧鹅等）；所有食物食前必须充分加热；伙房、食堂定时清扫，保持下水道通畅清洁；落实公用餐具消毒制和分餐制；伙房必须严格按照"生进熟出一条龙"流程操作，生熟食品、主副食品分开存放，流水洗手洗碗及防蝇防鼠设施完备；尤其要加强抹布的管理，每餐用完后必须洗净晾干。炊管人员要注意个人卫生，勤剪指甲、勤理发、勤洗工作服，养成良好的卫生习惯。要加强自备水源水质和二次供水水质的监测，对不符合生活饮用水卫生标准的水源必须采取治理措施，确保饮用水卫生安全。

（2）必须严格公用物品的消毒。肝炎疫情流行时，肝炎病毒可通过肝炎病人或病毒携带者的手污染公用物品，正常人触摸这些公用物品后，很有可能将肝炎病毒带入个人饮食具或食物上而感染发病。因此，必须严格公用物品的消毒。疫情点的作业区和公共场所（含会议室）的公用物品（包括救灾器材、办公用品、门窗把手、开关按钮等）应每天早晚派人用消毒液各擦拭1次。此外，肝炎病人活动过的区域，其地板也应用漂白粉液或过氧乙酸溶液拖地消毒。

（3）必须严格厕所的卫生管理。由于肝炎病毒主要通过病人的粪便排出体外，因此在肝炎流行期，必须严格厕所卫生管理，严防粪污对食物、水源和环境的污染。教育民众必须严格遵守厕所卫生制度，落实粪便消毒管理措施。特别要加强病人和隔离观察人员的粪便管理，厕所必须放有大桶消毒液，便后用消毒液冲厕所，以达到粪污无害化的目的。

（4）必须坚持服预防药。肝炎疫情流行期间，民众容易受到肝炎病毒的侵袭，在医务人员的指导下，适当服用维生素类、保肝护肝类、抗病毒类药物，同样是做好预防工作的重要措施。必要时可集体组织，按规定服用预防药。

（5）必须加强健康教育。预防病毒性肝炎从"口"做起，关键是要提高民众把住"病从口入关"的防病意识，要让大家时时想到不把病毒带入口。这就要求各级必须下大力开展形式多样的健康教育活动，使灾民了解病毒性肝炎的病因、传播途径、症状表现和预防措施，并明确肝炎是可防可控的。

（6）必须注意劳逸结合。肝炎流行期，适当降低工作强度，调剂好伙食，增强大家的抗病能力，同样显得尤为重要。因此要保证充足睡眠和营养素的补充。同时不得派遣隔离观察人员参与公共体力活动。

2.个人预防肝炎"六注意"

（1）注意勤洗双手。由于手需要到处触摸活动，人们无法看见手上是否黏有肝炎病毒，特别是灾害发生后，手接触外界公用物品的机会明显增多；处于肝炎流行期时，肝炎病毒在小范围内污染机会多，正常人的手上容易黏有肝炎病毒。因此，作为个人预防肝炎来讲，关键是要勤洗双手。外出活动回到家或宿舍，尤其是饭前、便后一定要认真用肥皂清洗双手，肝炎流行期便后洗完手还应在专业人员的指导下，用专门配制的消毒液泡手3~5分钟。

（2）注意饮食饮水卫生。不洁的饮食、饮水，极容易传播肝炎或其他肠道传染病。个人必须增强饮食饮水卫生意识，时时、处处做到不吃不洁食物，包括发霉、变味、不干净、不新鲜的食品，少吃或不吃凉拌食品，不喝生水。

（3）注意避免密切接触。肝炎流行期，人与人之间的密切接触，极有可能导致肝炎的互相传染，肝炎病毒主要通过排病毒者不干净的手或排泄物感染别人。因此，对于集体隔离观察的人员，要注意避免密切接触，不准进行密切的娱乐活动，不得打牌、下棋，相互间不得握手。

（4）注意保管好个人餐具、用具。不论平时还是肝炎流行期，都应有防病警觉性，避免肝炎病毒污染个人的餐具或用具，做到不请他人代为清洗和保管自己的餐具，不混用个人物品。凡个人用的碗筷、口缸、牙刷、牙膏、毛巾、水桶、脸盆、板凳等都应分开存放，自用、自洗、自保管。

（5）注意勤洗晒衣服、被褥。病毒或细菌在阴暗潮湿的室内成活时间较长，并且常附着在衣服、被褥上，尤其是肝炎患者或肝炎病毒携带者的内裤不注意及时清洗晾晒，极有可能附着肝炎病毒，这些病毒就可通过手或食物从口腔进入体内。因此，要勤洗勤换衣服，尤其内衣裤要洗净晒干再穿。被褥铺盖等要定期搬出户外晒晒太阳。

（6）注意休息。有的民众意识不到注意休息的重要性，特别是肝炎流行期，过度疲劳导致机体免疫力下降，肝炎病毒就会趁机而入，从而导致肝炎病的发生。再说个体休息好了，有精神，食欲才会增加，抗病能力自然就会增强。因此，强调从个体做起，切实保证充足的睡眠。

（二）发生疫情时的控制策略

1.迅速展开疫情调查　向有关人员了解发病经过，检查典型病人，查看化验记录和诊疗经过，根据食欲减退、恶心、厌油、肝区疼痛等临床表现和肝功能化验异常等结果，对疫情做出初步判断，采取隔离治疗病人、疫源地消毒等防控措施。

2.按照传染病报告要求，立即报告疫情

3.隔离治疗病人　症状体征较重者，应尽快送医院隔离治疗；轻症及仅ALT升高者可就地隔离治疗。隔离时间，自发病之日起15~20天。HA、HE目前尚无特异性治疗方法，主要是休息、改善营养、对症处理。

4.搞好消毒工作　根据流行病学调查结果，针对暴发和流行的原因，除隔离治疗病人外，还需对疫源地、水源、污染食物等进行有效的消毒。

5.加强对病人密切接触者和感染源暴露者进行检疫

6.切实落实平时的卫生防疫措施，搞好饮食、饮水、环境和个人卫生

7.有条件时，可组织对易感人群应急接种HA疫苗

八、血吸虫病

血吸虫病是一种血液吸虫感染，吸虫的雌雄成虫终生寄生于宿主的肠系膜或膀胱静脉，并成活多年而引起的一种严重寄生虫病。虫卵在其寄生或沉积的器官形成微小肉芽肿和瘢痕，所引起的症状与虫卵在人宿主体内的数量及部位有关，主要引起肝脏和肠道的症状和体征，包括腹痛、腹泻及肝脾肿

大等。

血吸虫的流行病学延续，取决于作为中间宿主适宜螺类（钉螺）的存在。人感染血吸虫是由于与含自由游动的血吸虫尾蚴（在钉螺体内发育而成）的疫水接触而获得。初次感染的患者，在暴露后2～6周，即虫卵刚开始沉积时和沉积初期可出现急性全身症状。人与人之间不传染。但慢性血吸虫病患者可通过尿或粪便排出虫卵到水中而传播本病。人群普遍易感，感染后产生的抵抗力差异大，且难以确定。

我国流行的血吸虫病是由日本血吸虫引起，其分布地区与钉螺的地区分布相一致。由于钉螺分布具有严格的条件，决定了血吸虫病分布具有严格的地方性。目前我国血吸虫病主要分布在长江两岸及长江以南11个省、市、自治区：江苏、安徽、湖北、湖南、江西、福建、广东、广西、云南、四川和上海市。

这些地区发生洪涝灾害时，血吸虫往往会对灾区民众和参与救灾的人员构成威胁。其感染方式主要有：①在疫水中游泳、泅渡、架桥和参加防汛、抢险救灾等活动，未做好预防工作而造成集体感染发病；②灾区民众从事农业生产劳动，常引起小批人群感染；③其他方式，如饮用生水或用生水漱口、日常生活接触疫水等。

一般血吸虫病的防治重点宜放在洪水后期，尤其是生产自救期间。

（一）预防措施

（1）对流行区人群开展有关血吸虫病传播方式和防护方法的教育。

（2）卫生处理粪便、尿，防止活虫卵排入有钉螺中间宿主的水体。

（3）最好能对感染日本血吸虫的牲畜、动物采取控制措施。

（4）改善灌溉和耕种条件，通过铲除杂草丛生的植被、排水、填埋等措施来减少钉螺的滋生地，并用灭螺药物杀灭钉螺和处理钉螺滋生地。

（5）避免接触疫水（如穿橡胶靴）。在短暂或偶尔接触疫水后，迅速用干毛巾用力彻底擦干皮肤表面以减少尾蚴侵入并立即涂70%的酒精以杀灭皮肤表面的尾蚴。

（6）饮用、洗涤和沐浴用水的水源应不含尾蚴或需经处理杀灭。杀灭尾蚴的有效措施包括用碘或氯处理水，过滤法及用水前静置48～72小时也同样有效。

（二）发生疫情时的控制策略

1. **开展疫情调查** 向灾区有关人员了解病人发病经过、主要临床特征、流行情况（人、畜感染状况，钉螺分布等）、寄生虫学诊断（粪便排卵）、免疫学诊断（环卵沉淀试验）等。根据在流行区有疫水接触史及临床表现，对疫情做出初步诊断，并实施加强防护、阻断传播等防疫措施。

2. **确诊为急性血吸虫病后，应立即住院治疗** 对症状重，体温在39℃以上或有严重毒血症的危重患者，在抗虫治疗前应予以一定的对症和支持治疗。适合使用抗血吸虫治疗时，用吡喹酮，成人按总量120 mg/kg计，分6天服完，体重超过60 kg者仍按60 kg计。一般病例可采用每次10 mg/kg，3次/日，连续4天的治疗方案。

3. **阻断传播** ①加强个人防护，提高血防意识：尤其采取各种措施防治尾蚴感染（如防护用具，涂擦防护药物皮避敌、紫香驱蚴灵等，口服药物吡喹酮预防等）。②对饮用水、粪便加强管理：要采取措施防止粪便污染水体，粪便要进行无害化处理，严禁用人、畜粪便施肥或直接倒入河塘中；应尽量饮用开水、自来水或深井水，严禁饮用生水，灾害期间要对疫水水源进行消毒处理。③消灭钉螺：有生态灭螺、药物灭螺、物理灭螺等多种灭螺方法，可根据实际情况选用。药物灭螺有五氯酚钠（用药量10～20 g/m³）、氯硝柳胺（用药量2 g/m³）或溴乙酰胺（用药量1 g/m³）。根据先重后轻、先近后远、先上游后下游的原则，有步骤地综合防治。

4. **控制传染源** ①对灾区民众进行血吸虫病检测，凡阳性者立即按40 mg/kg体重服用吡喹酮。②开展病畜查治，了解灾区牲畜的感染情况，采用粪便孵化和血清试验，对查出的病畜进行治疗，非必要动物可宰杀，病畜粪便要严格处理。③捕杀野生动物，对灾区的一些野生动物如野兔、野猫、野猪、刺猬和鼠类等进行捕杀，特别是鼠类数量大，带虫可能性大，应定期灭鼠。

5. 对撤离疫区的人员要进行全员血吸虫感染检查，对血吸虫病患者和感染者及时进行治疗

九、钩端螺旋体病

钩端螺旋体病（简称钩体病）是由一组不同血

清型的致病性钩端螺旋体引起的一种人畜共患性疾病。属于流行范围十分广泛的自然疫源性疾病，几乎遍及全球各地，以东南亚地区流行较为严重，我国以南方各地流行较为突出。主要传染源是猪和鼠类。自然灾害发生以后，如洪涝灾害中灾民或参与救灾的人员接触带钩体的鼠、猪尿污染的疫水而大批受染发病，对灾区民众和救灾人员有很大的威胁。

钩端螺旋体病潜伏期为2～28天，平均7～15天。根据其临床表现，主要分为4个类型：流感伤寒型、肺出血型、黄疸出血型和脑膜脑炎型。该病临床表现主要有三大症状和三大体征，三大症状：突起发病，畏寒发热，体温高至38～40℃，甚至更高；头痛身痛，使用解热止痛药不能缓解；全身乏力十分严重，行走困难。三大体征：结膜充血，时间长且呈显著放射性；腓肠肌触痛，有明显触痛点，重者拒按；淋巴结肿大。除主要症状和体征外，钩端螺旋体病还可有一些次要症状和体征，如一般胃肠道症状、呼吸道症状、皮肤黏膜出血倾向、神经精神症状、脾肿大、心悸、贫血等，严重者可有眼部并发症及一些后遗症。

（一）预防措施

1.向灾区民众说明该病的传播方式，避免在可能被污染的水中涉水或游泳

2.加强个人防护　当救灾需要非得接触疫水时，要扎紧裤脚（防止皮肤破损），易受染部位皮肤涂擦防护剂（如50%松香油、左旋咪唑硼酸酒精液等）。同时，也可应用长效青霉素（50万U，一次肌注）、庆大霉素、强力霉素预防。

3.严格生猪的管理　生猪是我国洪水型和雨水型钩端螺旋体病的主要传染源。对生猪的管理，首先应采用圈养积肥的方法，对带钩体的猪应予以淘汰；再者，还可用活疫苗免疫猪。

4.预防接种　目前我国已有普通菌苗、浓缩菌苗、外膜菌苗、脂质体菌苗和活菌苗，各地现场试验结果显示有很好的保护效果。如普通菌苗注射2针可降低发病率80%，浓缩菌苗注射1针发病率可降低92%，2针可降低98%。

（二）发生疫情时的控制策略

1.初步调查疫情　向疫情地域内的领导和有关人员了解疫情发生、发展情况，检查部分病人。根据病人在流行地区有流行病学暴露史及特殊的临床表现，对疫情做出初步判断，采取应急预防接种、疫源地处理和做好个人防护等卫生防疫措施，迅速控制疫情。

2.及时向卫生部门报告病例情况

3.及早诊治病人与疑似病人　对钩体病缺乏免疫力或感染后未及时休息治疗者，往往病情较重、病死率较高，应尽可能做到早期诊断、早期休息、早期治疗。其特效药物——青霉素疗效很好，为首选药物，至今未发现耐药钩体菌株。其他抗生素，如强力霉素、庆大霉素、四环素等均有效。

4.对暴露人群进行医学观察　对可能感染了钩体而尚未发病的暴露人群须进行医疗观察，并用长效青霉素（50万U，一次肌注）、强力霉素（100 mg，2次/日，共3天）等做治疗性预防，对降低发病率、减轻临床症状等均有较好作用，应及时采取。

5.应急预防接种　给易感者应急接种与当地流行菌型相对应的钩体菌苗。

6.严格疫源地管理　在疫源地做出明确标识，防止人员和牲畜接触。

7.对疫点进行消毒　如疫情暴发发生于饲养场、屠宰场、鱼或肉类加工厂，用含氯制剂消毒。如疫情为收割水稻的疫水引起，则收割前放水晒田2～3天，或用70%草木灰与30%石灰的混合物（60～75 g/m^2）消灭水中钩体。

十、流行性脑脊髓膜炎

流行性脑脊髓膜炎简称流脑，是由脑膜炎奈瑟氏菌（脑膜炎双球菌，neisseria meningitides）引起的急性呼吸道传染病。该病潜伏期最短2天，最长10天，常见7天。本病一般有3种临床类型：普通型、暴发型和慢性败血症型，此外还有不典型者，但其病情复杂，轻重不一。主要临床表现为突起高热、头痛、呕吐、皮肤黏膜有淤点、淤斑及颈项强直等脑膜刺激征。本病的脑脊液呈化脓性改变，所以也称该病为化脓性脑膜炎。

人是流脑唯一传染源，病原菌存在于流脑病人或病原携带者的鼻咽部，通过打喷嚏、咳嗽造成空气飞沫传播。其中病原携带者是流脑的主要传染源，由于带菌人数多，这些人可在人群中自由活动，不易被发现，对周围人群的危险性大于病人，其流行病学意义更大。本病新生儿少见，2月龄以后的婴儿即有发病者，6月龄至2岁婴儿的发病率最高，以后又逐渐下降，人群的易感性与抗体水平密切相

关。在偏远山区，一旦有传染病源进入，常可致暴发流行，男女发病率大致相同。

本病有明显的季节性，一般于冬春季发病，自 12 月份开始，到次年 3～4 月达高峰，5 月份下降，其他月份偶有发病。

（一）预防措施

（1）教育灾区群众，有流脑流行时应减少人与人，尤其正常人与病人的直接接触和飞沫感染暴露。

（2）改善灾民居住条件，其居住地点和工作场所，如灾民点、野外营房、学校、帐篷和船只等不要过于拥挤。

（3）搞好环境清洁卫生，保持室内阳光充足及空气流通，以减少病原菌的传播及消灭病原菌。

（4）对易感人群实施预防接种。其对象为 15 岁以下儿童、由农村进入城市的流动人口及刚入伍的新兵或免疫缺陷症者。所用菌苗为提纯多糖菌苗，剂量为 40 mg，只需接种一次。菌苗接种后抗体水平至少可维持 3 年，但儿童抗体水平下降较快。根据现场观察，其保护率可达 80%～90%，反应微弱，预防效果好。如果流行已开始，应急接种高纯度多糖菌苗可使流行停止。

（二）发生疫情时的控制策略

（1）重点是做好周密的监测，早期诊断。对全部病人及接触者进行调查和登记，查明实际发病数、发病时序、单位和人群分布等；追索最早发病的病人，进行详细的个案调查；收集驻地居民疫情资料，对流动人员居住环境、饮食饮水保障、驻地气候变化等进行认真调查；采取病人血液、脑脊液、尿液标本做进一步的实验室检验；根据个案和其他调查结果，分析临床、流行病学特点，确定传源源及引起暴发流行的原因，并及时上报疫情情况。

（2）早期隔离和治疗病人，以减少本病的传播。病人的隔离期限为临床症状消失后 3 天，但从发病之日起不得少于 7 天或连续 2 次细菌培养阴性方可解除隔离。对病人的治疗原则：普通型流脑抗感染及保持水、电解质平衡；暴发型流脑抢救以抗感染、扩充血容量、纠正酸中毒、脱水、强心为原则。首选药物为磺胺类药，磺胺嘧啶（SD）成人用量每天 4 g，小儿用量每天 100～200 mg/kg，加等量碳酸氢钠口服或静脉点滴或静脉注入，首次倍量，辅以青霉素，对磺胺、青霉素过敏者可用氯霉素静注，也可使用头孢霉素。同时注意对症治疗。

（3）对密切接触者应进行医学观察 7 天，同时给磺胺药，成人 4～6 g/d，分 2 次服用，连服 1 周。小儿按 75～150mg/（kg·d）计算。对于病原携带者也可用上述方法消除带菌状态。

（4）当流行菌株对磺胺敏感时，在疫区封闭的社区普服复方磺胺嘧啶（儿童 0.5 g，成人 1 g，每 12 小时 1 次，共 4 次），可降低带菌率和限制疫病的扩散。

（5）当灾区出现由 A 群、C 群、W-135 群或 Y 群引起的暴发时，很有必要考虑给受影响的所有年龄组接种菌苗。脑膜炎球菌菌苗对中止由 A 群和 C 群引起的流行非常有效。

十一、麻疹

麻疹是由麻疹病毒引起的急性全身发疹性呼吸道传染病。人类对麻疹普遍易感，未患过麻疹又未接种过麻疹疫苗，或虽接种过麻疹疫苗但免疫没有成功者，不论年龄大小，都能感染麻疹，但尤以婴儿、儿童和青少年易感。由于其传染性极强和病后免疫力持久，可以说麻疹是呈典型的周期性流行的儿童传染病，同时由于感染几乎 100%表现为显性，因此发病率甚高。在麻疹减毒活疫苗普遍推广使用后，麻疹的发病率逐年下降，改变了每隔数年流行一次的规律，大规模的流行已经得到控制。但由于受自然灾害诸多因素的影响，灾区引发麻疹疫情的可能性依然存在。

空气飞沫为本病主要传播途径，病人是唯一传染源。潜伏期 6～21 天，平均为 10～11 天，接受被动免疫者可延长至 28 天。从潜伏期末至出疹后 5 日内，眼结膜、鼻、咽、气管的分泌物、尿及血液中（特别是白细胞内）均含有病毒，有传染性。出疹后 3～4 天血中已检不出病毒。主要症状有发热、眼鼻流涕泪、咳嗽、喷嚏、口腔黏膜柯氏斑及全身皮疹等。

（一）预防措施

（1）加强呼吸道传染病的防病教育，有本病流行时，应限制儿童到人多的场所活动，注意室内通风和消毒。

（2）严格按照儿童免疫计划，接种麻疹减毒活疫苗，这是预防本病最有效的措施。偏远地区未接种过麻疹疫苗的易感人群可应急接种麻疹减毒活疫苗，尤其在潜伏期早期或感染后 3 天内接种疫苗能控制发病。灾区应急接种的范围视疫情可能扩散的范围和人群免疫水平决定。

（3）关注灾区疫情情况，如有麻疹流行，应注意防范。

（二）发生疫情时的控制策略

（1）对疫情进行初步调查与分析判断。向疫情地域内的有关人员了解发病经过，检查重点病人，查看诊疗记录，根据病人全身皮疹、口腔黏膜柯氏斑及发热、咳嗽和急性结膜炎等临床表现和灾区疫情情况，对疫情做出初步诊断，提出隔离治疗病人、易感人群应急接种疫苗等防疫措施并付诸实施。

（2）对全部病人及疑似者进行调查和登记，查明实际发病数、发病时序、单位和人群分布等。

（3）追索最早发病的病人，检出漏诊、误诊以及漏、误报，查明接触者并做登记。

（4）收集驻地居民疫情资料，了解暴露人群预防接种情况和抗体水平、灾区民众活动情况等流行因素。

（5）根据个案和相关调查结果，分析临床、流行病学特点，分析确定传染源及引起暴发或流行的原因。

（6）对患者必须尽早隔离，隔离至出疹后 5 天，若并发肺炎则延长隔离期至出疹后 10 天。

（7）对患者的治疗以对症治疗为主，同时加强护理和防治并发症。

（8）对密切接触者进行医学观察 21 天，若接受被动免疫可延长 7 天。

十二、肺结核

肺结核是由结核杆菌引起的慢性呼吸道传染病，占结核病的 80% 以上。从流行病学讲，肺结核具有传染源不易被发现、流行不易被控制、发病不易预防、复发不易被防止等特点。一般为散发，局部偶尔有暴发或流行。

结核杆菌进入机体后能否发病，主要取决于结核杆菌的毒力、数量及宿主的抵抗力，这些因素还影响疾病的发展和转归。人体抵抗力弱时结核病容易发展，反之即使感染后也不易发病或者发病较轻，易于痊愈。

肺结核的主要临床表现：起病缓慢，发热是病变活动的标志之一，初起低热，多表现为午后低热或活动后体温升高，病情急剧进展时，呈现稽留热或弛张热、盗汗，常在夜间熟睡或醒时全身出汗，病情加重或体弱时明显；同时还可出现消瘦、食欲下降、心悸、乏力、月经不调等全身不适和自主神经紊乱的症状。

呼吸系统症状主要为咳嗽、咳痰。早期干咳的同时有少量黏液痰，病变扩大至空洞形成时，痰呈脓性且量多，发展到支气管结核时，咳嗽加剧；部分病人有部位不固定、时隐时现、不受呼吸影响的钝痛，发展到结核性胸膜炎时，胸部呈针刺样痛，随咳嗽、呼吸加重；1/3 以上的病人有咯血，痰中带血丝，大咯血多为血管损伤所致，大咯血持续高热，提示病灶扩散，晚期可出现呼吸困难。

肺结核病人，特别是纤维空洞性结核病人是主要传染源。其传播途径主要经空气飞沫、飞沫核、尘埃由呼吸道吸入传播。人对结核杆菌普遍易感。但结核病的感染率并不代表患病率，小儿的感染率常随着年龄的增长而增高。卡介苗接种有相对好的免疫效果，保护作用可持续 10 年。

当前我国的结核病疫情仍很严重，有些地区结核病的患病率还相当高。结核感染率一般城市高于农村，个别地方还出现暴发流行。自然灾害后由于民众生活环境条件差，抗病能力下降，也容易引起本病局部流行。

（一）预防措施

（1）加强卫生知识宣传，提高人们自我保护的卫生意识，尤其要严禁随地吐痰，并对灾区群众要进行该病传播方式和控制方法以及早诊断重要性的教育。

（2）提高抗病能力。降低对结核菌的易感性主要靠提高人民生活水平，开展体育活动，增强体质。

（3）接种卡介苗。接种过卡介苗的人群比没有接种过的人群结核发病率减少 80% 左右。尤其新生儿和婴幼儿必须严格按照计划免疫程序接种卡介苗。强调新生儿出生 1 个月内完成初种，初种对象还包括未接种过卡介苗的儿童和青少年；复种对象为 7 岁及 12 岁儿童，即入小学时和小学毕业时各接种 1 次。

（4）牛奶要严格管理，淘汰病牛。牛奶用低温消毒灭菌，以防发生牛型结核菌病的流行。

（5）减少或消除那些增强感染危险性的社会环境，如过度拥挤。

（6）建立检出病例和治疗结核病的专门机构，

以减少传播。

(二)发生疫情时的控制策略

1.进行疫情的调查分析　向有关人员了解疫情的发生、发展情况，检查部分病人，查看化验记录等。根据病人特殊的临床表现和X线检查结果等对疫情做出初步判定，并实施控制传染源、保护易感人群等措施。

2.隔离治疗病人　痰液化验阳性者，必须住院隔离治疗；非活动性病人可不住院治疗，但在整个治疗过程中必须实施全面督导。加强营养、注意休息；做好祛痰、退热、止痛等对症治疗；严格抗菌治疗，根据病情选用合适的化疗方案，其原则为早期、联用、适量、规律、全程。

3.切断传播途径　①加强对病人痰标本等污物的处理，可采用压力蒸气灭菌法或彻底焚烧法，或使用10%的来苏儿溶液消毒1~2小时。②对病人居住的房间可选用通风、紫外线灭菌灯照射、20%甲醛液或者6%过氧乙酸液熏蒸消毒，营房或用具可用3%~5%石炭酸或0.5%~1%的肝炎净、2%~3%来苏儿溶液擦洗，食具应煮沸消毒。③肺结核暴发流行时，应加强室内通风，停止一切室内集体活动，必要时改为室外活动，并限制人员流动。

4.保护易感人群　对密切接触者进行X线检查，可疑者做进一步检查。对与痰阳性病人密切接触的成人，结核菌素试验阳性者，可服药预防。方法：异烟肼0.3 g，1次/日，疗程6个月或异烟肼0.3 g、利福平0.45 g，1次/日，疗程3个月。药物预防能减少感染者发病，用药须按适应证选择，不主张做大面积预防性治疗。

十三、疟疾

疟疾是由于疟原虫寄生于人体所引起的传染病，主要由受染的雌性按蚊叮咬而感染，俗称打摆子。疟疾迄今仍是世界上流行地区广、发病率较高、危害较严重的虫媒传染病。我国在新中国成立前，疟疾流行也很严重，新中国成立后，由于积极开展疟疾调查研究和防治工作，明显地降低了全国的发病率。

人体疟原虫有4种，即间日疟、恶性疟、三日疟和卵形疟原虫。各种疟原虫的分布，在全国范围内以间日疟最广，遍及全国；恶性疟次之，主要分布在南方高疟区；三日疟少见，散在全国各地；卵形疟最少，仅在云南、广东、贵州与四川有过报告。4种人体疟原虫中，还有不同的亚型或地方株。

疟疾的潜伏期，间日疟为10~20天，平均14天；恶性疟为9~16天，平均12天；三日疟为3~6周，平均28天。长潜伏期间日疟可长达6~10个月，受染后常在次年春季发病。因输血受染时潜伏期为3~40天，平均14天。

疟疾的临床表现因疟原虫种类与机体免疫状况而有差异。自然病程一般可分为初发期、潜隐期与复发期，初发期包括发作期和再燃。其典型发作具有周期性、间歇性的特点。每次发作可分为发冷、发热、出汗3个阶段。一般起病急骤，初发时可有低热、乏力、头痛等前驱症状。

(一)预防措施

(1)积极采取改善环境卫生的措施，填平或排空积水区，减少按蚊滋生地。杀幼虫剂和用食蚊幼虫鱼的生物学防治也有很好的控蚊效果。

(2)在适合地区使用滞留喷洒杀虫剂，尤其夜间对装有纱门纱窗的起居室和卧室用除虫菊或其他杀虫剂的液体或气雾胶制剂进行喷洒，杀灭成蚊。

(3)加强个人防护，防止按蚊叮咬。傍晚至黎明时分应穿长袖衫和长裤。暴露于媒介按蚊叮咬的人反复涂抹按蚊驱避剂于裸露皮肤。

(4)应询问献血者的疟疾史或可能的接触史。

(5)服药预防。在高疟区的传播季节内，定期服用小量抗疟药物，可推迟受染后的临床发作与控制复发，从而降低发病率。常用的预防药物有氯喹和乙胺嘧啶。

(二)发生疫情时的控制策略

1.做好疫情调查　向有关人员了解疫情发生、发展情况，检查部分病人及其化验和诊疗记录，根据病人在流行季节到过疟区及间歇寒战、高热等临床表现及血液涂片检出疟原虫等对疫情做出初步判断，分析流行趋势，制订和实施隔离治疗病人、暴露人群普服防疟药等应急防疫措施。

2.隔离治疗病人　病人应隔离在无蚊和防蚊设备的房间内。一般疟疾的治疗，常用磷酸氯喹与伯氨喹联合治疗。凶险型疟疾的治疗，首选蒿甲醚肌注，其次用青蒿琥脂，再次用盐酸喹宁静点滴。

3.治疗带虫者　方法同一般疟疾的治疗。

4.普服防疟药　暴发疫情后，疫区的所有人员普遍服用防疟药一个月，以后视当地疟疾流行情况而定。常用防疟药及服用方法：防疟片 1 号，每天 1 片，连服 2 天，以后每周 1 片；防疟片 2 号，每天 2 片，连服 2 天，以后每 10 天 2 片；防疟片 3 号，每月服 1 次，4 天顿服，或分 2 天服。

5.**防蚊灭蚊** 根据当地媒介按蚊的生态特点与季节变动，拟定灭蚊防蚊计划。按蚊滋生地复杂而广泛的地区，或媒介按蚊主要为家栖蚊种（如嗜人按蚊、微小按蚊）的地区，应以杀灭成蚊为主，适当结合控制滋生地。在滋生地局限、集中的地区，应以消灭幼虫为主。在疟疾流行区内，主要使用滞留喷洒来灭成蚊，结合使用速杀药。滞留喷洒适用于主要媒介按蚊以栖息室内为主的暴发性流行区，以及流行季节长且积水面积广的疟区，常用的药剂有奋斗纳可湿性粉剂、溴氰菊酯可湿性粉剂。防蚊主要是夜里挂好蚊帐，暴露部位皮肤涂擦驱避剂。

十四、登革热

登革热是由登革热病毒引起，由伊蚊传播的急性传染病。登革出血热和登革休克综合征是其严重临床类型。本病多见于热带与亚热带地区，近年来在亚洲、太平洋群岛及中、南美洲许多国家已造成严重的威胁。我国在上世纪 40 年代，东南沿海和长江中下游曾有本病的散发或流行。新中国成立后直到 1977 年未有本病发病的报告，1978 年 5 月广东佛山市突然发生本病流行，并波及邻近的 7 个县、市，流行持续 8 个月，患者约 2 万余人。1979 年 9 月广东中山县又发生了局部流行，患者约 500 人。1980 年初又在海南岛、雷州半岛和广西北部湾等地发生了严重流行，波及 13 个县市，且各地均出现了少数登革出血热病例。近些年来，登革热在我国多个省均有报告病例，且常发生局部流行。由于本病容易传播和流行，故在自然灾害中应注意预防。

典型登革热临床上因有剧烈头痛、关节痛、肌痛和发热，故过去又称"关节热"。本病潜伏期 2～15 天，一般为 5～10 天，在发病第一天体温可升至 39℃以上，有时畏寒，可有相对缓脉，发热持续 3～5 天后，迅速下降至正常或接近正常。经 1～2 天缓解后，体温又重新上升，但比第一次为低。典型病例的病程可持续 7～10 天。还有皮疹、浅表淋巴结肿大、白细胞减少，可有血小板减少等症状，病死率较低。

登革出血热和登革休克综合征的临床特征为高热、出血及休克，血小板减少，血液浓缩，病死率高。

本病经伊蚊传播，主要媒介为埃及伊蚊，其次为白蚊伊蚊。有明显的季节性，通常发生于媒介伊蚊密度较高的夏秋季。人群对本病普遍易感，不分性别、年龄均可发病。病后可获得对同型病毒的免疫力，免疫力持续 1～4 年，对异型病毒的免疫力则仅能维持 2 个月。

（一）预防措施

1.**加强宣传教育** 把有关登革热的发生、传播、早期症状、危害性及有关防治方法，尤其是防蚊灭蚊的措施，用各种形式大力宣传，以提高对登革热的自我防控能力。

2.**灭蚊是预防本病的主要措施** 首先应清除缸、罐、盆、石穴、树洞、断竹等处的积水，以清除蚊虫滋生地；不能清除者应加盖或加入少量食盐。在住室及其周围的草丛、树林、竹林等处喷洒菊酯类杀虫剂、马来硫磷、杀螟松等药物，有效降低伊蚊的密度。

3.**防蚊叮咬** 睡觉应挂蚊帐；室外作业也要在暴露皮肤涂驱避剂，以防伊蚊叮咬。

（二）发生疫情时的控制策略

1.**对疫情进行初步调查和分析判断** 通过座谈、询问等方式及时了解疫情发生、发展情况。检查部分病人，察看现场，进行初步的流行病学调查与临床化验。根据蚊虫叮咬季节，在流行区居住（或去过流行区）及特殊的临床表现，对疫情做出初步判断，制订隔离治疗病人、防蚊灭蚊等应急防疫措施。

2.**加强门诊、巡诊工作，做到早期发现病人、早报告、早隔离治疗** 在流行区、流行季节发现发热病人数异常增多时，应想到患登革热的可能。对疑似登革热病人，应进行病原学和血清学检查，及早确诊并掌握流行型别。

3.**隔离治疗病人** 对病人均应采取严格的防蚊隔离，隔离期限自发病日起不少于 5 天，对轻型和非典型病人也应采取防蚊隔离。目前还没有抗登革热病毒的特效药，主要是对症和支持治疗。

4.**加强防蚊与灭蚊工作** 根据媒介蚊的生态特点与季节变化，拟定灭蚊计划；对局限的蚊虫滋生地进行整治并予以消灭。防蚊措施主要是夜间挂蚊帐、暴露皮肤涂驱避剂。

十五、恙虫病

恙虫病是由恙虫病立克次体引起的自然疫源性疾病。鼠类为主要宿主，经恙螨幼虫叮咬传播。临床上以发热、原发性焦痂或溃疡、淋巴结肿大与皮疹为特征。早在公元 313 年，我国晋代医学家葛洪就已发现本病，当时称为沙虱热。1810 年日本新泽县发生恙虫病流行，认为该病就是沙虱热。1927 年从病人的血液中分离到立克次体，定名为恙虫病立克次体。第二次世界大战期间，东南亚国家以及非洲都有本病流行。近些年来，本病在我国东南沿海地区和部分岛屿上的民众中发病率较高，参加台风、海啸救灾的人员进入疫源地时，防护措施不力很容易引发本病。

病原体由恙螨幼虫叮咬处直接或经淋巴系统进入血液，在小血管内皮细胞与单核巨噬细胞中繁殖后，细胞破裂，释放出立克次体，立克次体死亡后所释放的毒素为致病的主要原因。在皮肤的恙螨幼虫叮咬处，局部充血、水肿，进而由于小血管炎与小血管形成栓塞，发生出血、坏死，形成焦痂；焦痂脱落，形成溃疡。因小血管内皮细胞中立克次体的寄生繁殖，引起弥散性小血管炎与血管周围炎，使管腔阻塞而发生皮疹。毒素被吸收后，可致发热、头痛等全身中毒症状。本病的病理变化较为广泛，可引起间质性心肌炎，脑膜血管充血，肝、脾肿大等。

恙虫病的潜伏期 4～20 天，一般为 7～14 天。发病多急骤，先有畏寒或寒战，继而发热，体温在 1～2 天内升至 40℃左右，多为弛张热，可有相对缓脉，伴有头痛、全身酸痛、乏力、食欲不振、颜面潮红、结合膜充血等。第 2 周出现持续性高热，可达 40℃以上，病情加重，常有谵妄、嗜睡等中枢神经系统症状。肝、脾可触及。有的患者有咳嗽、气急、轻度紫绀等肺炎症状。重症可出现血压降低。一般在第 2 周末热度渐退，在 2～4 天内降至正常。患者在恢复期极度衰弱，常需数周才能恢复。

（一）预防措施

一般应以个人防护为主，适当进行灭螨、灭鼠。

1. **广泛深入地进行卫生宣传教育** 使当地民众和救灾人员掌握本病的预防知识，自觉地进行防护。

2. **开展卫生流行病学侦察** 救灾人员进入疫源地前，应向当地卫生部门了解情况，及时掌握恙虫病疫情动态，包括历年的发病数或发病率、发病季节、可能受染地点和防治经验等。

3. **加强个人防护** 在野外救灾、训练、伐木、割草与行军通过丛林地区时，要扎紧袖口、裤管口，衬衣扎入裤腰内，把毛巾围在领口上，最好穿长布袜。

4. **做好灭恙螨和灭鼠工作** 在流行区应定期清除营房、训练场以及经常活动地区的杂草，清除垃圾、乱石堆，填平洼地，修建下水道等以消除恙螨和鼠害滋生地。

（二）发生疫情时的控制策略

1. **调查分析疫情** 了解疫情发生、发展情况，检查病人，察看临床化验记录及诊疗经过，根据病人到过疫源地和发热，有焦痂或焦痂脱落，形成溃疡等特殊临床表现，对疫情做出初步判断，分析发病趋势，制订个人防护与灭鼠等措施。

2. **落实基层医疗保障工作** 发生本病患者时，应立即送医院治疗，并进行流行病学调查，查明受染原因和地点，以便采取相应措施。本病患者不需隔离，接触者也不需检疫，对与患者在相同条件下作业的人员，应医学观察 2 周，以便早期发现患者。

3. **患者的治疗除卧床休息、补充水分、注意营养、保持皮肤清洁等一般对症治疗外，还可进行抗生素治疗** 氯霉素、四环素、金霉素等对本病均有良好疗效。

十六、流行性乙型脑炎

流行性乙型脑炎（简称乙脑）是由乙型脑炎病毒引起，经蚊类传播的中枢神经系统的急性传染病，也是一种人畜共患病。因流行地区广泛，后遗症严重，病死率高，对民众健康危害很大。乙脑病毒属虫媒病毒乙组，嗜神经性，在蚊叮咬时进入体内，随血液流至全身，其病变一般以脑底与中脑较重，使软脑膜、蛛网膜与脑内血管高度充血，可有小出血灶与血栓形成，病人出现脑膜刺激症状。

该病通过蚊虫传播，流行于夏秋季。潜伏期 4～21 天，一般为 10～14 天。临床可分为轻型、普通型、重型、极重型。起病大多急骤，体温在 1～2 日内升至 39～40℃或更高，剧烈头痛，常有恶心、呕吐。脑膜刺激征（颈项强直、克氏征与布氏征）阳性。重者常发生呼吸衰竭，并可留有神经系统后遗症。

本病的传染源主要是家畜，猪、牛、马、羊、驴、骡、狗等，鸡、鸭、鹅等家禽也起传染源的作用。本病具有自然疫源性，在无人居住的自然疫源地内，野鸟是蚊类感染病毒的重要来源。患者在潜伏期内和发病初期，可有短期的病毒血症而成为传染源，在隐性感染时也可成为传染源，但和动物相比较为次要。

乙脑只能通过蚊虫叮咬传播，许多属的蚊都能传播本病。我国地域辽阔，各地的地理气候条件不同，蚊种的分布和数量也不同，因而主要媒介有明显的地区差异。除蚊外，在福建曾从台湾蠛蠓分离出本病毒，且繁殖、活动季节与本病的流行季节相符；广东地区也有报告，因此台湾蠛蠓在一定地区也可能是本病的传播媒介。

人在感染乙脑病毒后仅少数人发病，多数呈隐性感染。本病主要发生于10岁以内的儿童，尤其2～6岁儿童发病率最高。

（一）预防措施

对本病的预防主要是做好灭蚊、防蚊、家畜管理和预防接种。

1. 抓好灭蚊工作　①做好灭越冬蚊工作，因此时成蚊数量少，栖息范围有限，较易见效。②在蚊大量繁殖季节与流行季节前应进行几次突击性灭蚊。③消灭稻田中的幼虫滋生，采用整地平沟、日灌夜排、浅水勤灌，使稻田时干时湿或施放农药。④消灭住房周围附近草丛、马厩、牛棚、猪圈内的成蚊，进行药物超低容量喷洒。

2. 抓好防蚊工作　工作和生活的居住场所安装纱门纱窗，夜间挂蚊帐，暴露皮肤涂驱避剂等。

3. 严格家畜、禽的管理　对猪圈、马厩附近的蚊滋生地，必须清除或定期用药物处理，严格控制蚊幼虫滋生。整顿畜舍内外环境，保持清洁，铲除杂草，特别注意猪圈附近不要有积水。修整和改建畜、禽舍，力求空气流通、光亮，以减少蚊子藏匿。

4. 进行免疫预防　流行季节前，对人群和畜群接种灭活疫苗。

5. 加强宣传教育，使大家懂得乙脑的发病过程、表现和预防知识

（二）发生疫情时的控制策略

1. 调查分析疫情　了解疫情发生、发展情况，检查部分病人，察看现场和临床化验记录及诊疗经过，根据在乙脑流行区、蚊虫叮咬季节、病人发热、头痛、嗜睡、颈抵抗、抽搐等特殊临床表现，对疫情做出初步判断，分析流行趋势，制订隔离治疗病人、防蚊灭蚊等措施。

2. 隔离治疗病人　病人均需住院隔离治疗，隔离至经对症治疗体温正常为止。目前尚无特效的抗病毒药物，但可试用利巴韦林、干扰素等药物。应积极采取对症措施及护理，重点处理好高热、抽搐和呼吸衰竭等危重症状，可降低病死率和防止后遗症的发生。

3. 对全部病人及其疑似病例进行个案调查　追溯最早发病的病人，查明实际发病数、发生时序、人群分布及其影响因素等；调查传播媒介蚊虫的密度、种类及家禽、家畜的感染情况。

4. 通过自报、互报、门诊、巡诊等方式，早期发现病人，检出轻症或不典型病例

5. 加强对动物传染源的管理　搞好牲畜饲养场所的环境卫生。

6. 大力开展灭蚊防蚊活动

十七、流行性出血热

出血热是一组由病毒引起的自然疫源性疾病。目前，世界各地已发现十余种病毒性出血热。按照病理改变与临床表现，可分为有肾综合征和无肾综合征两类出血热。根据传播途径又分为蚊媒、蜱媒、动物源性和传播途径未明的4组。在我国发现的出血热，除新疆出血热与登革出血热外，主要是流行性出血热。流行性出血热为肾综合征出血热。本病在我国流行广泛，迄今已有二十多个省、市、区报告有该病发生。且近年来疫区不断扩大，发病人数逐年增多，对民众的健康危害很大。

流行性出血热的潜伏期4～60天，一般2周左右。病人大都有发热、出血与肾脏损害三类症状。典型病例的5期病程明显，呈现发热期、低血压期、少尿期、多尿期和恢复期，但重症病人第二期或第三期可见重叠，轻症病人则可缺少低血压期和少尿期。另外，该病根据病情轻重可分为轻、中、重和危重四型。

由于不同型毒株的致病力不同，病例的临床表现也各有差异。但主要临床症状有：①发热及全身中毒症状：起病急，热性病容，有"三痛"症状（头痛、腰痛、眼眶痛）等。②毛细血管中毒症状：发热早期有"三红"症状（面、颈、上胸部充血潮红），

醉酒貌，结膜、咽部及软腭充血，有内疹，皮肤黏膜有细小的手抓样出血点。③体征：球结膜、咽部及面部水肿。④肾脏损害：尿中有蛋白，且进行性增多，并有红细胞、管型和膜状物，出现少尿倾向。⑤有典型的临床经过。⑥实验室检查：白细胞计数增多，异型淋巴细胞＞10%，血小板数下降，蛋白尿等。

本病的传染源主要是野生小型啮齿动物（姬鼠与田鼠等），特别是黑线姬鼠。传播途径主要有动物源性传播与虫媒传播两种学说。前者是指宿主动物及其排泄物直接或间接污染破损皮肤或黏膜而引起的传播，后者是指由革螨或恙螨引起的传播。人对本病普遍易感，任何年龄、性别和职业都可受染发病。

（一）预防措施

当前预防本病主要采取降低鼠类密度、灭螨、防螨和做好个人防护等综合性措施。

1. 加强灾区疫情监测　尤其灾害发生后进入灾区救灾的单位要对进入地区进行卫生流行病学侦察，以制订具体的预防措施。

2. 抓好灭鼠、防鼠工作　当灾区确定为该病的疫区后，应大力开展灭鼠活动，并注意做好防鼠工作。居民区和灾民点应保持整洁，定期整顿环境，消除鼠类栖息、繁殖场所，尤其是厨房、宿舍、仓库，要防鼠侵入，防鼠污染食物。必要时实施统一的药物毒杀，努力降低鼠密度。

3. 抓好灭螨、防螨工作　一般用敌敌畏乳油加热熏蒸住房，或用0.5‰～1‰敌敌畏乳剂喷洒地面、铺草。防螨可用驱避剂涂擦外露皮肤。

4. 广泛宣传预防本病的意义，自觉做好个人防护工作　包括不直接用手接触鼠类及其排泄物；不坐卧草地或草堆；救灾时应预防皮肤损伤，如有破损应及时包扎；在野外工作时要穿袜子，扎紧裤腿和腰带；皮肤外露部分可涂驱避剂，以防螨类叮咬等。

（二）发生疫情时的控制策略

1. 开展疫情调查，判定疫情情况　了解疫情发生、发展情况，检查部分病人，查看诊疗记录，根据病人有在疫区活动的情况、且疫情流行季节、有流行病学暴露史、特殊的临床表现，对疫情做出初步判断，采取暴露者医学观察，防鼠、灭鼠等防疫措施，迅速控制疫情。

2. 救治病人与疑似病人　病人作为传染源的可能性小，不需特殊隔离，但需及早诊断、及早治疗。对本病治疗尚无特效药物和方法，主要是对症疗法。病毒唑和干扰素对HFRSV复制有一定抑制作用，应尽早使用。

3. 应急预防接种　疫区所有人员应急接种肾综合征出血热灭活疫苗。

4. 对暴露者医学观察　对感染源的所有暴露者予以医学观察，必要时给予病毒唑和干扰素。

5. 抓紧防鼠灭鼠工作　当流行出现后，要立即广泛开展防鼠、灭鼠工作。

6. 抓紧开展消毒、杀虫活动　鉴于该病传播途径的多样复杂，应对室内空气和各种表面、可能被污染的食物和饮用水以及室外一定范围的地面、垃圾进行消毒。针对革螨与恙螨，可在室内和室外一定区域内进行药物杀虫。

7. 做好个人防护　疫区人员如需继续在可能受染场所活动，而又不能进行有效消毒、杀虫、灭鼠时，须做好个人防护，如扎紧裤脚、袖口、衣领，暴露皮肤涂驱避剂等。

十八、流行性斑疹伤寒

流行性斑疹伤寒是由普氏立克次体所致的急性传染病，也称虱媒斑疹伤寒，易引起大规模的流行。历史上，本病与战争、灾荒相伴随，故有"战争热""饥荒热"之称。我国近百年来不乏本病流行记载，如1897年四川因饥荒、1910年江西与重庆在水灾后的流行，上海在1938—1942年曾数度流行。近些年来，由于生活卫生条件的改善，生虱情况大大减少，并由于斑疹伤寒疫苗的应用，使本病发病率明显下降，基本上控制了本病的流行。但只要有虱子存在，在一定条件下，尤其是战争和自然灾害时，就有本病发生甚至流行的可能性。因此，仍然不能放松对本病的预防工作。

本病潜伏期5～21天，一般为10～14天。临床上以高热、头痛、全身性皮疹与中枢神经系统症状为特征。多突然发热，畏寒或寒战、高热；体温在1～2天内可达39～40℃或更高，一般为稽留热，有时可呈弛张热；剧烈头痛、颜面潮红、结合膜充血（酒醉貌）、鼻衄、全身肌肉酸痛，尤以腰、腿与腓肠肌痛明显，烦躁不安和极度衰弱等。严重病例可出现谵妄、狂躁，甚至意识丧失。一般在发病后3～4天可有脾脏肿大。病后5天发作皮疹，常见于胸上部、躯干两侧等。

患者是本病的唯一传染源，在潜伏期末血内就可出现立克次体，其传染性持续至退热后1~2日，传染期为18~21天。其传播途径主要由人虱传播，其中主要是体虱；头虱因吸血次数少，生活时间短，繁殖较慢，活动力弱，所以传播的作用较小；阴虱不传播本病。人对本病普遍易感，发病率的高低取决于同虱接触与受染机会的多少。

（一）预防措施

预防生虱是预防本病的最根本措施，灾区由于卫生条件差，各项卫生制度难以贯彻执行，所以防生虱更应引起大家的重视。

（1）密切注意民众中是否有生虱的情况和有无虱媒传染病的发生，以便引起警惕。

（2）养成良好的个人卫生习惯，经常换衣、洗澡和拆洗被褥。作为灾区来讲，要注意改善民众的生活条件，提供洗澡、洗衣设施。

（3）对居住条件易于生虱的人群，每隔适当间隙，用手或动力鼓风机将有效的滞留杀虫粉施于衣服及人身上。该杀虫剂必须对当地的虱子有效。

（4）对特别高危人群做预防性处理，衣物需要用滞留杀虫剂浸泡。

（5）可接种斑疹伤寒疫苗，降低发病率。

（二）发生疫情时的控制策略

1.开展疫情调查　了解疫情发生、发展情况，检查部分病人，查看诊疗记录，根据病人在疫区的活动史，尤其与有虱人员有过密切接触史，特殊的临床表现等做出初步判断，采取以灭虱为重点的卫生防疫措施，迅速控制疫情。

2.对病人的隔离不作要求，但必须对患者本人、衣物、住处及家里的接触者进行适当的灭虱处理

3.抓紧对患者的治疗　氯霉素、金霉素、土霉素、四环素和强力霉素对本病均有效。同时注意对症治疗和加强护理。

4.为迅速控制疫情，对所有接触者应用滞留杀虫剂做强制性处理　在寄生面广的地方，应对整个社区、乡镇所有的人进行滞留杀虫处理。

5.必要时进行群体性预防接种

6.广泛开展卫生防病常识教育，改变不良的生活习惯，自觉搞好个人卫生

十九、急性出血性结膜炎

急性出血性结膜炎是一种传染性极强的急性病毒性眼病，俗称"红眼病"。主要由肠病毒70型（EV70）及柯萨奇A24型病毒变异株（CA24V）引起。可暴发流行，其流行速度及传播范围可与流行性感冒相当，目前我国已将其列为丙类报告的传染病。

病人是本病的主要传染源，其次为前驱期病人。尤其急性期病人的分泌物中有大量病毒，症状消失后，其传染性消失。

本病的传播途径：①患眼—手或物—健眼。患眼排出的分泌物污染手、毛巾、手帕、脸盆、枕巾、被子等物品，直接或间接地接触健眼造成传播。②患眼—水—健眼。病毒通过污染公用水体环境而传播，是灾区暴发疫情的主要方式。

本病在儿童中发病率较低，而在青少年和壮年中发病率较高。常在夏、秋温暖季节流行，可能与该季节游泳、洗浴、出汗、揩脸机会多、传播快有关。其临床特点眼睛发红、发热、发痒、疼痛、怕光、流泪；分泌物（眼屎）多，早晨起床时分泌物可将上下眼睑粘住，但视力不受影响；有的病人还会感到头痛。

（一）预防措施

1.注意个人卫生　养成不用手揉眼的习惯，流行期间毛巾、脸盆要分开，不去浴池、游泳池活动。

2.加强环境卫生管理　尤其要加强医院、理发店、浴池、游泳池、旅馆等公共场所的卫生管理、消毒，流行或暴发期间，严禁病人出入公共场所，必要时可关闭游泳池和大浴池。

（二）发生疫情时的控制策略

1.进行疫情调查　了解疫情发生、发展情况，检查部分病人，查看诊疗记录，根据病人与病人之间的密切接触史，特殊的临床表现等做出初步判断，采取以隔离治疗病人为重点的防疫措施，迅速控制疫情。

2.隔离传染源　对急性患者必须尽早隔离。对病人用过的物品，严格消毒灭菌，市售普通消毒剂对此种病原均有较好的消毒效果。就耐热物品而言，经济方便的方法是煮沸20分钟消毒。

3.治疗病人　抗病毒药中 4%吗啉双胍（ABOB）1~2小时滴眼有良好效果，若配合内服效果会更好。抗生素无效，磺胺类仅在合并感染时用。中药口服液金银花、大青叶、蒲公英也有一定疗效。

4.密切注意疫情监测报告，一旦出现流行，应

尽快确定致病株

5.大力开展卫生防病宣传教育活动，疫情流行时，大家都要懂得基本的防感染措施

二十、疥疮

疥疮是由疥虫所引起的一种寄生虫病（即传染性皮肤病）。若不重视预防和治疗，在自然灾害中可引起广泛的接触传播，影响灾区民众的身体健康。疥虫即螨虫（又名"疥螨"），长 0.3~0.4 mm，黄白色，有足 4 对，分雌雄两种，交配后雄虫即死亡，其雌虫钻入皮肤角质层内挖掘隧道，并在隧道里产卵，一周后卵即孵化成疥虫。疥虫的习性是昼伏夜出，故疥虫晚间在温暖的被褥内活动频繁。由于疥虫侵袭人体皮肤后，疥虫的分泌物刺激皮肤，引起患者剧烈瘙痒。当雌疥虫离开人体后还能在衣服、被褥上存活 3~10 天。

疥螨的传播是通过皮肤到皮肤的直接接触，也可通过性接触传播，还可通过感染者刚污染的内衣、床上用品传播。潜伏期：初次暴露者出现搔痒前的 2~4 周；有病史者在重复暴露后 1~4 天出现症状。感染期：在未经治疗消灭虫体和卵之前有传染性。

得了疥疮以后，夜间奇痒难忍，影响睡眠，往往要搔破皮肤，直到血液渗出，方才休止。由于皮肤遭到破坏，平时藏在皮肤上或指甲缝里的细菌就会乘机侵入，形成脓疱，这就是民间常说的"脓窠疥"，有的人还会生疖子或脓疱疮，继发淋巴结肿大甚至个别人会引起急性肾炎。得了疥疮以后，如不及时治疗，病期就会拖延到几周或几个月。疥疮治愈后如不注意预防，以后还可能再次受到感染。一个人患了疥疮，常常会传染给其他人，危害甚大。

（一）预防措施

1.重视个人清洁卫生，勤洗澡，勤换衣 一旦发现流动人员患有疥疮则应及时隔离治疗并防止扩大传染。

2.强调不和疥疮患者共同使用床铺和衣物 疥疮患者所用的衣服、被褥必须煮沸消毒，不能煮的物品可以在强烈的日光下暴晒，以杀死疥虫。

3.普及卫生防病常识 让大家了解有关疥疮的传播方式，自觉做好防范工作。

（二）发生疫情时的控制策略

1.进行疫情调查 了解疫情发生、发展情况，检查部分病人，查看诊疗记录，根据病人与病人之间的密切接触史，特殊的临床表现等作出初步判断，采取以隔离治疗病人为重点的防疫措施，迅速控制疫情。

2.隔离病人 感染者在治愈前不应上学或上工，住院的病人和接触者在开始有效治疗后隔离 24 小时。期间患者所用过的衣服、枕套、床单、被套均应进行煮沸消毒，以杀灭疥虫。

3.规范治疗 主要外用药物是硫黄软膏。治疗前患者应洗澡除去痂皮，擦药时应擦遍全身，特别是疥疮好发部位要反复多擦几遍，要连续涂药 3 天后再洗澡、更衣，一周后若有新发皮疹仍继续涂药，务求彻底。除硫黄软膏外尚可采用苯甲酸苄酯乳剂外涂，若认真涂药，一次就可治愈，涂药后 48 小时再洗澡更衣。

4.追查病例的范围应扩大至整个家庭或集体居住的单位，必要时采用集体治疗

第八章

灾害风险沟通、健康教育和心理干预

第一节 灾害风险沟通

风险沟通是指于某些事件发生后，对于其带来的不利（包括潜在的、不确定性的）影响与利益团体、个人、机构间交换风险信息和意见的互动过程。在灾难救援中，风险信息的及时、准确的沟通，可以帮助公众克服心理上的恐惧和不安，争取其支持与合作，减少和规避风险，降低灾难的不良影响，维护政府、相关机构的公信力，为及早控制和消除灾难的危害，创造有利的信息与舆论环境。

一、风险沟通理论

对于风险沟通的理论和实践，美国学者在大量研究的基础上建立了四个理论模型，为分析信息的传递、风险认知形成等问题提供了基础，可以帮助我们更好地思考和评价风险沟通过程的有效性。

（一）信任决定理论

指出人们在负面情绪中容易产生对信息的不信任。值得注意的是，信任需要经过长时间的共同努力才有可能建立，却可以十分轻易地遭到破坏。信任的这种特点使得风险沟通过程中的信任建设变得相当困难，因此，维护已经建立的信任很重要。

（二）心理噪声理论

心理噪声理论探讨严重的风险事件给个体带来的强烈的心理冲击，就像在心理上形成了一种强烈的噪声背景。当个体面临突发性灾害时，会感觉受到某种形式或程度的威胁，容易产生害怕、担忧、恐惧等负面情绪。个体在这样的情绪背景下进行风险沟通，极容易对信息的选择和认知产生偏差，个体的注意广度也会受到干扰，对性质不同的信息发生辨别错误。

（三）负面优势理论

研究者发现当人们有压力时，他们会以负面的眼光看待世界，个体往往赋予负面信息更大的权重。负面优势理论在风险沟通上有两个方面的意义：①因为负面信息对于个体的影响更为深远，所以在呈现负面信息的时候，我们应当同时呈现大量正面的信息或解决问题的策略，以用来缓解负面信息对个体的心理冲击；②正是由于负面信息会吸引更多的关注，人们对它的记忆也更为持久，所以它的影响要远远高于正面信息。因此，与公众进行沟通时，风险沟通者应该谨慎应用负面言语，在描述风险事件时，应当尽量少用"不""没有"等负性词汇，因为这些负面言语的语义会被处于压力之下的人加以放大。

（四）风险感知理论

公众往往是依靠直觉对风险事件进行知觉和判断，这种依靠直觉的认识和判断被称为风险认知。对于风险事件的认知能够极大地影响到人们的情绪状态（如生气、焦虑、害怕等），从而进一步影响到个体的态度与行为，因而风险认知在风险沟通的过程中起着非常重要的作用。风险认知是测量公众心理恐慌的指标。从公众的风险认知水平可以评价心理恐慌的状态。

有三个方面的因素会参与影响公众风险认知的形成：①风险事件本身的特性；②受众个人特征，比如个体的某些人格特征或者认知偏差的影响；③两者的交互过程所产生的作用。风险事件往往引起公众心理状态的变化，严重时可能引起心理恐慌。风险沟通就是基于风险认知研究成果专门针对公众心理状态调节，属于风险管理中的一个特定领域。著名心理学家 Fischhoff 指出美国学术界与相关的政府机构用了20年的时间才完成了风险沟通在风险认知研究的基础上，从具体、单一到系统、全面的管理过程。而揭示公众对风险事件的认知偏差是风险认知研究对风险沟通管理的最重要的贡献。

二、风险沟通的基本原则

在风险沟通时，强调及时、公开、透明三原则。

及时就是在第一时间主动告知自然灾害信息和潜在的风险问题，提醒公众做好准备。

公开、透明就是坦承布公，信息透明。信息不明确或一些信息不能发布的时候，要告知公众理由，同时要告知灾难发生的不确定性及应对是一个渐进的过程，争取他们的理解和支持。

三、风险沟通的五个基本环节

1.沟通什么（what）

（1）对风险事件的说明与解释，介绍和分析潜在的风险因素，预测风险事件可能的发展趋势。

（2）推介政府的应对举措、展示政府的应对能力和到目前为止的成效。

（3）针对个体的指导，包括相关知识及个人应该采取的行为建议。

（4）有助于建立情感关联的信息，表达关切、同情、支持与帮助。

2.与谁沟通（to whom）　风险沟通中，需要识别利益相关者，了解他们对信息的需求，并寻找合适的渠道把这些信息传递给他们。一般说来，大众传媒是与公众沟通最快捷也最有效的手段。当然，通过媒体也可以和其他相关利益团体沟通。风险沟通中"对话"的双方主要是政府与目标受众。

3.何时沟通（when）　除了应在第一时间主动告知自然灾害信息和潜在的风险问题，提醒公众做好准备外，还应密切关注灾情、舆情的动态变化，当出现以下迹象时应及时再沟通：①媒体有误报或报道不够理性；②坊间有谣言；③网民讨论增多；④舆论情绪化，有舆论领袖发出质疑。

4.经由哪些渠道沟通（with what channels）

（1）大众媒体：包括报纸、电视、广播、门户网站手机短信等，一般以新闻报道的形式沟通信息，该渠道适用于全人群。

（2）社区与场所：包括居民社区、大中小学校、医院、交通枢纽及公共场所，一般以传单、宣传栏或有线广播、电视系统，讲座等形式交流信息，该渠道适用于普通社会公众，尤其是对流动人群比较适用。

（3）人际交流：包括会议、培训、研讨等政府内部传播渠道，也包括针对一般居民的入户个人咨询等，一般以对话的形式沟通，主要用于政府内部系统或者与学界、企业界沟通，亦可用于偏远、分散农村地区的居民。

（4）小媒介传播：简报、电子邮件、传单、手册、宣传画，一般以凝练的文字或形象的图画传递信息，对于目标公众较为适用。

5.反馈（feedback）　及时掌握沟通对象的反馈意见，是风险沟通的重要一环，这也是风险沟通区别于传统线性传播的关键。风险沟通是一种动态的双向行为，而双向的沟通对信息发送者来说应得到充分的反馈。只有风险沟通的主、客体双方都充分表达了对某一问题的看法，才真正具备风险沟通的意义。所以，不管是沟通什么样的信息，通过何种渠道进行沟通，风险沟通都需要重视沟通对象积极参与，需要主、客体双方最终达成共识。

四、风险沟通三个阶段

在灾难的不同阶段，风险沟通的内容和方式不同，对决策产生的作用也有所不同。

（1）灾难发生前：在这个阶段风险防范、管理的重点应放在发生前的预防，重点是强化风险意识和传播预防风险发生的相关知识，建立和完善突发公共卫生事件的预警监测体系，及时发现风险发生的苗子，及时按程序上报。目前关于公共卫生突发事件报告系统的建立、政府部门和卫生部门在处理公共卫生突发事件中合作机制的形成，以及在各种疾病高发时期的宣传教育工作都属于事件发生前的风险沟通。对于可能发生的涉及面比较大、影响深远的公共卫生突发事件，还应该通过媒体在民众日常生活中对风险的意识和知识进行宣传和教育。通过多向而不是单向的沟通，能够及时了解各方对相关知识和工作机制的认识，及时调整策略。

（2）灾难发生时：当事人应当持冷静态度，

采取有效措施，隔离风险，不让事态继续扩大，并迅速找出风险发生的原因，以最快的速度启动风险应变预案。在这个阶段风险沟通的渠道要畅通、信息传递要迅速，要能够根据事件的危害程度和相关利益者的反映采取恰当的方式和态度来进行沟通。

（3）灾难发生后：在这个阶段应对风险发生的原因及相关预防和处理的全部措施进行系统的调查，对风险管理工作进行全面评价，包括对预警机制系统的组织和工作内容、风险应变计划、风险决策。风险沟通的重点在于公众心理的恢复、突发事件处理的回顾和总结以及下一步的防范措施。

第二节 灾害期间的健康教育

一、灾害期间健康教育的作用与意义

健康教育是通过传播、教育和干预手段和措施，帮助人们控制致病行为模式、消除危害健康和生命安全的行为、养成和坚持促进健康的行为，预防疾病，促进健康，提高生命质量和健康水平的过程。

灾害有突发性、不确定性、社会性的特点，严重损害公众生命安全与健康，重大灾害会引起大量的人员伤亡、疾病暴发流行，甚至社会动乱，正常的社会经济秩序会受到明显影响，并会引发人们持续的心理危机和心理伤害，灾害带来伤害的严重程度与人们的行为密切相关，包括：①直接导致或加重伤害的行为；②引起灾害影响及规模扩大的行为；③引发次生灾害的行为。在灾害期间和救援中的健康教育是维护灾区稳定、群众和救援官兵安全和健康，帮助灾区群众度过灾难，防止灾害危害的加重或扩散，降低和减少灾难的损失的重要措施。在我国1998年的抗洪、2008年的抗震中，广泛开展了健康教育和健康促进活动，通过多种渠道、多种方式普及健康防病和应急救援知识，对增强民众和官兵自我防护意识，提高救援效率，服务灾后防疫发挥了重要作用。

二、健康教育在灾害不同阶段的功能

健康教育在灾害期间的功能与作用因灾害发生、发展过程的不同而不同。

在灾害即将发生时，健康教育工作的目标是及时地让民众和官兵了解相关的信息，提高防范意识，做好与防灾相关的装备、物资、食品、药品的准备。

在灾害发生期间，健康教育可以使民众和官兵对于灾害的发生和发展有进一步的认识，知晓正确的信息，了解自我保护和救助灾区群众的具体知识，建立起对于疾病和灾害群防群治的机制。

在灾害救援结束或接近尾声时，健康教育可以帮助受到冲击和影响的人群从疾病、伤害或其他特殊状态下尽快恢复过来，重新回到正常的工作生活当中。

良好的健康教育可帮助民众和官兵认识到自身所处灾害的阶段，使他们保持清醒理性的状态。在事件结束后，还可以进行反思，帮助他们看到哪些行为、生活方式或态度可以使其远离伤害，并能够对今后的健康行为和生活方式起指导作用。

三、灾害健康教育的原则

1.提前准备　制订灾害健康教育应急预案和教育方案、做好人才培训、搜集相关教育资料、建立信息交流和传播渠道。

2.反应及时　在灾害发生时，民众和救援官兵迫切需要得到有关信息，对事件进行迅速反应，保持正确的健康教育信息传播的时效性，有利于迅速稳定军心，提高救援的效率。

3.传播准确　在灾害期间的健康教育，应力求增强教育的科学成分，剖析灾害的本质，对灾害的信息进行认真核实，宣传的应对方法应有理有据。

4.内容实用　灾害中在环境恶劣，物资、水、电供应不畅等情况下，应针对不同干预对象，确定切实可行的健康教育信息，所有核心健康教育知识都应简洁明了，应对的方法必须是灾区和部队实际

条件允许，民众和官兵能够做到的。

四、灾害健康教育实施步骤与方法

灾害健康教育贯穿在灾害前、中、后的各个环节。

（一）灾害前的准备

1.建立完善的应急体系及物资、信息储备　完善的应急体系是应急健康教育工作的基础，必要设备、信息等储备是应急健康教育工作的保证；制订各类灾难健康教育预案，收集相关信息，建立信息资源库，做好灾难健康教育资料储备。

2.建立多部门的合作机制，保障信息交流畅通　在灾害中，健康教育工作不是独立开展的，平时应与应急预案流程中的其他部门保持密切联系，互通信息，以保证及时、有针对性地将正确的健康信息发布出去，达到最佳信息控制效果。

3.开展专业培训与演练　根据需要对相关人员开展应急健康教育知识、理论和技能培训，提高相关人员开展应急健康教育工作的能力。开展应急健康教育工作演练，以检验培训的实际效果，增强实践能力。

4.开展防灾救灾常识宣传活动　通过广播、闭路电视、自编报刊、信息网络、宣传版（画、廊）等方式开展防灾救灾健康教育传播活动，提高官兵应对灾害的意识和能力。

（二）灾害中的教育

针对灾害发生地区居民和救援官兵的卫生需求，确定健康教育的重点内容。

1.开展快速评估　灾害发生后，健康教育工作人员应与其他救援人员一样，在第一时间到达现场，对灾害信息进行分析、收集、整理、加工，根据灾害的性质、暴露的危险因素以及事态的发展，通过访谈、小组讨论、现场观察等形式进行快速评估，及时准确地找出灾害地区居民和救援官兵的健康需求，确定健康教育工作的重点内容。

2.确定目标人群、核心信息与传播策略　根据灾害的性质和快速评估的结果，分级确定健康教育工作的目标人群，确定有针对性的健康教育核心信息，制订相应的健康教育传播策略。

3.开展针对性的传播、干预活动　健康教育目标人群、核心信息、传播策略确定后，健康教育专业工作组要迅速调动一切可以利用的资源，通过各种途径开展多种形式的健康教育传播、干预活动。常用的健康教育传播、干预方法有以下几种。

（1）核心信息发布：及时地利用广播、电视、报纸和网络等大众媒体，迅速将核心信息覆盖到目标人群。

（2）制作、发放、张贴健康教育传播材料，如墙报、挂图、标语、传单等。

（3）利用讲座、培训对学校学生、单位职工、重点人群开展信息传播。

（4）利用热线电话开展免费咨询或救助、心理疏导、心理危机干预等。

（5）利用咨询、个别指导、小组培训等形式开展行为指导。

（6）其他经常可以利用的渠道还有大喇叭、黑板报等。

（三）灾害后的教育

灾害给人们的影响往往是深远的，健康教育者应该深刻地认识到这一点，应该紧紧抓住发生过的突发公共卫生事件，认真总结，举一反三，针对带兵干部、卫生专业人员和普通官兵开展形式多样的健康教育活动，为今后的防灾救灾工作做好准备。

第三节　灾难应急救援健康教育预案的编制

一、编制灾难应急救援健康教育预案的目的、意义

"凡事预则立，不预则废"，从 SARS 等灾难事件中得出的教训提醒我们，面对突发事件，必须做好预案和技术方案，才能从容处置，有备无患。健康教育贯穿于灾难事件的预防、应急控制、后续处理、降低危害、消除影响的整个过程，必须针对其各个环节，制订应急健康教育预案。

应急健康教育预案，是指根据评估分析或经

验，对潜在的或可能发生的突发事件的类别和影响程度而事先制订的健康教育方案。应急健康教育预案是有计划地开展应急健康教育准备工作和对策的重要环节。各级健康教育部门一般根据上级部门制订的突发事件应急准备的总体规划要求，结合本单位实际，针对不同任务，将应急健康教育专项工作深化、细化、具体化。

二、灾难应急救援健康教育预案内容要求

制定应急健康教育预案一般包括总则，组织管理，应急健康教育内容、对象、方法，不同阶段健康教育策略，工作步骤，保障措施等几大方面的内容。其中总则、组织管理等与一般的公共卫生处置预案相似，包含工作目标、适用范围、工作原则、组织机构、实施机构等内容。而应急健康教育预案作为应急健康教育的指导性方案，也有不同于其他公共卫生处置预案之处。

1.应急健康教育策略需分阶段实施　根据灾难事件的变化、发展，健康教育策略需分阶段实施。在灾难事件的发生期、持续期、结束期的不同阶段，官兵的健康需求、心理状态都会发生变化。在突发事件的发生期官兵以对突发事件如疫情的发生原因、发展趋势等疫情信息、个人的防控措施等需求为主；官兵的心理状态往往以恐慌为主。在突发事件的持续期官兵会继续关注个人的防护措施，同时更关注国家、部队采取措施后取得的成效。此期受谣言等负面消息影响较大，可能更多比例的人出现心理问题而需要心理干预。在突发事件的结束期官兵对突发事件的信息、防护知识的关注程度会下降，此期健康教育的重点应强调预防为主的观念，教育官兵将成功的防控措施常态化。

2.需包含健康教育评估的内容　在突发事件结束后，在进行健康教育效果评估的同时，要开展健康教育过程性评估。前者包括官兵健康知识知晓率、健康行为形成率等，后者包括对计划实施情况的评估，如宣传材料的发放数、不同健康教育形式的开展次数等，根据评估结果有针对性地对计划以及干预方法、策略等进行修订调整。

3.强调风险沟通　应急健康教育与风险沟通相互融合，互有补充，二者都是以传递信息作为主要的工作内容，只是在传播信息的侧重点、信息的互动方式上有所不同。随着突发事件的动态发展，应急健康教育要以风险沟通为手段和途径，及时了解突发事件的危险因素、民众的身体健康状况、心理发展动态等，在信息相互传递与沟通的基础上制订进一步的健康教育计划。

4.强调与媒体合作　广播、电视、报刊等传媒因其受众面广、影响范围大的特点，在应急健康教育中发挥重要作用。健康教育工作者要有计划地将突发事件的信息、健康维护知识提供给媒体，通过媒体传递给官兵。及时、适度的媒体信息发布，可以避免谣言等负面信息的影响，对于稳定官兵的心理状态，引导他们积极有效应对突发事件意义重大。

5.强调心理危机干预　在突发事件发生后，官兵个体、群体都会发生一定的心理问题。而官兵的心理状态情况对于他们采取有效的防护措施、对突发事件进行有效控制具有重要影响。在应急健康教育中除进行一般的健康知识传播外，应根据掌握的官兵心理状态情况，及时开展多种形式的心理危机干预。

6.对应急健康教育传播有翔实的计划　预案中要筹划应急健康教育采取的主要形式、主要内容；应急健康教育传播资料的数量、储存、调集、分发的方式与途径。

三、编制与管理灾难应急救援健康教育预案的注意事项

1.在预案的编制中要注重可操作性　一个完整的应急健康教育预案应当充分体现应对突发事件各环节的工作，这不仅要求应急健康教育预案内容完整，而且更讲求可操作性。一是讲究"明"。每个预案应当明确体现突发事件应对处置的各环节工作，一看就知道做什么、怎么做、谁负责，决不可模棱两可，含含糊糊。二是做到"实"。编制预案就是要实事求是、实际管用，这是健康教育预案编制的基本原则。三是力求"精"。编制健康教育预案在文字要求上应坚持"少而精"的原则，应内容翔实、表述准确、文字简练。

2.在预案类别上注重针对性　各类应急健康教育预案的功能和作用不同，健康教育预案编制的要求也各异，不能千篇一律，必须注重其针对性。一是政府总体应急预案应体现在原则指导上。政府总体应急预案是各级各部门应急预案体系建设的总

纲和依据。因此，编制应急健康教育预案时只能在分类分级、工作原则、预案体系、组织机构、运行机制、应急保障、监督管理等方面做出原则规定，不可能提出处置的具体办法。二是专项应急健康教育预案应体现在"专业应对"上。专项应急健康教育预案是政府及部门为应对某类或几类突发事件而制订的涉及数个部门职责的应急预案。因此，编制这类应急健康教育预案时，必须对灾难事件的具体类型级别、专门应急处置机构、应对方式及政策措施、具体处置程序等内容做出明确规定，而不能笼统、含糊。三是部门应急预案应体现在"部门职能"上。制订预案时，必须明确具体的、特定类型的突发公共事件的分级分类以及应对的组织机构、行动原则和处置措施等内容。尤其要突出主办部门职能职责及权限，落实岗位责任制，明确责任人及其指挥权限，做到各负其责，协同作战。四是基层单位应急预案应体现在"具体处置"上。编制预案时，强化各单位对各类危险源的防控和监管措施，明确灾难发生后应急健康教育的主要内容与开展方式。

3.在预案管理上要注重实效性 应急健康教育预案是根据以往的经验和可能出现的灾难事件的特点编制的，与实际发生的灾难情况可能存在一定的差距，因此，必须加强对应急预案的动态管理。一是深入进行应急预案的宣传解读。如果事件相关者对预案不了解、不熟悉，就会直接影响到应急预案实施的效果。二是要积极开展应急预案培训。通过培训使军政主官、医疗卫生干部以及应急救援人员提高在不同情况下实施救援和协同处置的能力。三是要结合健康教育预案加强应急演练。应急演练是应急准备的重要环节，通过演练可以检验预案的可行性和有效性，检验应急反应和应急救援能力，检验各部门之间的协调配合水平，从而提高预案的实用性。

四、附录 灾难应急救援健康教育预案选编——《军队灾难救援应急健康教育预案》

一、总则

（一）编制目的

指导和规范军队在执行抢险救灾行动中的健康教育工作，针对军队参加抢险救灾行动突击性强、环境险恶、专业性强、指挥复杂等特点，提高官兵的自我防范和保护意识，有效预防、及时控制和消除在执行抢险救灾行动中可能发生的健康危险，消除恐慌心理，最大限度地减少抢险救灾行动对官兵健康造成的危害，保障官兵身心健康与生命安全。

（二）编制依据

依据《中华人民共和国突发事件应对法》《国家突发公共卫生事件应急预案》《突发公共卫生事件应急条例》《军队参加抢险救灾条例》《突发公共卫生事件应急条例》《北京市突发事件总体应急预案》和《军队处置突发事件总体应急预案》，制订本预案。

（三）适用范围

本预案适用于部队执行解救、转移、疏散受困人员，保护重要目标安全，抢救运送重要物资，参加专业抢险，协助地方灾后重建，事故灾难救援等任务时，影响或者可能影响官兵身心健康的事件的健康教育应急处理工作。

（四）工作原则

1.预防为主，快速反应 宣传普及执行各种抢险救灾行动任务中的健康防护知识，帮助官兵树立科学观念和积极预防的态度，当发生或可能发生健康风险时，健康教育工作人员主动将健康风险及有关知识向官兵传递。当官兵执行任务中存在影响身心健康的风险和事件时，健康教育工作人员要反应迅速，做好应急宣传工作，及时将相关健康知识和事态信息传递给官兵。

2.因情施教，互动交流 根据灾害类别、抢险作业行动及手段等给官兵造成的健康风险，开展针对性强的健康教育工作。对官兵传播的健康信息应简单明了、通俗易懂，适合官兵的接受能力，要使大部分官兵能够理解；建立双向、互动、有效的官兵信息反馈渠道，避免谣言的产生，健康教育工作者应了解官兵的真实想法，做到有的放矢。

3.科学实用，灵活有效 应急健康教育工作所宣传的内容应该是有根据的、科学的，并能够正确引导官兵，必须根据抢险救灾行动当地、当时的条件给以实用性的指导；根据抢险救灾行动的特点，因地制宜地运用方便、有效、操作性强的沟通渠道，确保官兵及时、正确掌握健康知识和风险信息。

二、应急健康教育组织机构

（一）领导机构

参照《军队处置突发事件总体应急预案》的相关规定。

（二）技术指导机构

全军疾病预防控制中心（CDC）健康教育与健康促进中心负责全军应急健康教育技术指导。按照领导小组统一部署要求，制订工作方案，提供健康教育资料，及时开展相应的技术指导，并开展健康教育效果评估。各级健康教育机构按照"属地管理，就近施教"的原则，在专项预案的基础上，针对抢险救灾行动任务中风险较大的场所或重要防护区域，制定现场预案，对应急健康教育的各个方面做出具体而细致的安排。

三、应急健康教育内容、对象和方法

（一）应急健康教育主要内容

抢险救灾任务中的灾情、险情等险恶环境相关准确信息；抢险施救中涉及官兵安全及健康的风险信息和自救减压知识；抢险施救中对解救、转移、疏散出来的幸存者的简易救护和疏导知识；抢险救灾任务所在地常见病的相关防治知识普及和应用方法；抢险救灾任务所在地疫情暴发的可能性及防护方法；官兵发生可疑症状应采取的措施。

（二）健康教育对象

执行抢险救灾任务的官兵；任务所在地周围人群。

（三）健康教育方法

通过报刊、电视、广播、网络等媒介作为传达信息的主渠道；设计制作健康教育折页、传单、海报等软塑封资料；举办多种形式的健康咨询活动，利用机关事业单位、学校、社区、医院、工矿企业的宣传栏、黑板报等宣传阵地开展健康教育；开通24小时健康咨询热线为官兵及相关人群答疑解惑；利用卫生网站开展各种相关知识的健康教育；以手机短信的形式发送相关的信息；权威机构和人士的健康相关信息教育。

四、不同阶段的健康教育策略

根据抢险救灾任务性质、形势及官兵心理变化，以普及相关疾病防治知识为基础，及时调整宣传教育与信息沟通策略，制订有针对性的健康教育工作方案，及时组织更新相应的健康风险及科普宣传内容，通过各种途径，利用各种宣传手段大力开展健康教育工作。

（一）执行抢险救灾行动任务初期

快速有效地利用各种健康教育渠道宣传有关知识，制作必要的宣传资料，及时分发给官兵，有针对性地宣传普及灾情、险情等险恶环境相关准确信息、健康风险信息及自救减压知识、饮食饮水卫生知识、传染病预防，做好官兵的心理疏导工作。

（二）执行抢险救灾行动任务中期

实时更新灾情、险情、健康风险等相关准确信息和当地卫生状况，针对任务过程中出现的情况，加大自我健康防护和对幸存者的简易救护知识的宣传力度和频次。并将当地常见病的相关知识、疫情暴发的防护知识反复向官兵宣传。利用开会、用餐或休整时间与官兵交流，建立官兵信息反馈渠道，加强情感沟通和技巧，并针对官兵的心理特点和心理问题，加大心理疏导力度，如开设咨询热线、增加健康讲座次数等。

（三）执行抢险救灾行动任务后期

倡导健康行为，巩固前期和中期健康教育工作，鼓励官兵树立健康信念，提高官兵在执行抢险救灾行动中应对健康风险和防病的意识及能力，形成个体的健康认知和行为。

五、工作步骤

（一）确定抢险救灾行动任务性质、原因和处理办法

全军CDC健康教育与健康促进中心根据抢险救灾行动任务的性质、原因和处理办法确定开展健康教育的内容和方法，制订工作方案。按照属地管理原则，全军CDC健康教育与健康促进中心负责全军的健康教育指导，各大军区、各大单位健康教育机构根据工作方案，积极利用各种健康教育资

源，及时有效地开展本单位的健康教育工作。

（二）快速建立互动沟通渠道，并下发宣传资料

全军CDC健康教育与健康促进中心根据任务实际，制作应急宣传资料，一旦发生突发事件，立即将宣传资料快速发放到任务部队及周边人群手中，开展相应的咨询宣传工作。

（三）开展宣传效果评估

过程评估：包括对健康教育计划实施情况进行分析评估，对宣传资料的发放工作进行评估。及时做好健康教育资料发放对象、发放数量的记录和整理工作。快速分析健康教育开展情况及效果，根据评估结果有针对性地对健康教育计划以及信息沟通策略、心理干预方法进行修订调整。

效果评估：任务结束后，组织相关人员对应急健康教育工作进行绩效评估，完成阶段性工作总结和效果评价报告。综合建立的双向、互动的官兵信息沟通渠道反馈意见，掌握应急健康教育的方法、材料的可读性、官兵健康知识知晓率、健康行为形成率以及健康教育材料的发放数、当地报纸发表的文章数、广播与电视节目次数等应急健康教育工作过程中的问题和经验及改进办法。

六、保障措施

1. 经费保障　设立健康教育专项经费，为健康教育工作提供合理而充足的资金保障。
2. 技术保障　采取逐级培训，层层落实的原则，有计划地对我军各级健康教育机构的健康教育工作人员进行相关法律、法规、规范性文件及相关知识的培训。
3. 通信与交通保障　各级健康教育机构要根据实际工作需要配备通信设备和交通工具。
4. 传媒支持　加强与传媒单位的联系，并保持良好的合作关系，将最新的健康教育知识提供给传媒，增加正面报道，使官兵树立完成好任务和保障自身安全健康的信心。
5. 社会动员　积极发挥健康教育网络的作用，动员社会各界支持健康教育工作的开展，为非战争军事行动的健康教育工作提供良好的外部环境。

第四节　灾害救援中的心理干预

一、灾害对人心理的影响、危害

突然而至的灾害不仅带来巨大的经济损失和严重的人员伤亡，同时由于其突发性、不确定性、危害性，对人们的心理产生强大的冲击和压力，即应激。

所谓应激，是个体对察觉和认知的某种有重负或威胁的情境或事件做出的一种保护性的反应，其反应可能是积极的，如适度的情绪唤起，动机调整，注意力集中和思维活化等；也可能是消极的，如过度焦虑、紧张，情绪过分波动，认知功能紊乱和不适当的自我评价等。

面对灾害，由于每个人的先天素质，后天的创伤经历、应对能力，在突发事件受创程度、所处的角色以及获得的社会支持等因素不同，应激反应的程度也有所不同。若消极反应过度，有的人会出现短时的心理障碍，如急性应激障碍、急性反应性精神病，有的人可能会导致长期的心理创伤，如创伤后应激障碍。

在应激状态下易出现的非理性行为，会对社会秩序、日常生活、生产产生严重影响。如丧失对危机事件正确判断，轻信和传播流言、谣言；集群行为，出现逃避、抢购、暴乱行为，引发社会混乱。

灾害还会给人们的世界观、人生观和价值观以颠覆性的冲击，使人们习以为常的"人定胜天""人类是强有力的""命运在掌握之中""生活是可以预测的""生活是有意义的"等信念瞬间崩溃，导致另一极端信念的产生——"危险无处不在""无时不有""生活不能控制，命运不可预测""世界如此不合理、生活没有任何意义"，对人们未来精神和生活的重建造成消极影响。

在灾区需要心理干预的人群范围很广：包括伤员、幸存者；受灾人群；医护人员及救援人员；社会公众等。对于救援部队官兵而言，及时有效的心理干预，有利于缓解心理压力，保持积极情绪与理性行为，保障部队战斗力。

二、灾害期间心理干预的基本策略

（一）及时准确发布信息

灾害的不确定性、群体性、危害性导致灾害的影响较大，若正确的信息渠道不畅，极易造成人们的心理恐慌，产生各种猜测、流言或谣言。及时准确的权威信息发布，使当地民众和救援官兵了解事实真相，明确压力源，消除不必要的恐慌，有利于稳定社会心理，从而有序地解决灾难事件。

（二）开展大众健康教育

灾害发生后，开展广泛深入的健康教育和健康促进活动，普及相关知识，宣讲防护措施，使官兵增强心理应变能力和承受能力。健康教育的方式可灵活多样，除传统的印发科普资料、报告、讲座、咨询等，还可利用有线电视、广播、报刊、网络等现代传媒手段。

（三）开设心理咨询热线

心理咨询热线可以提供安全、隐秘、持续、个性、方便、广泛的心理服务，兼有专业性心理干预与健康教育的作用，可有效地帮助求助者缓解心理压力、舒解负性情绪、采取更适应性的应对方式，稳定心态。同时咨询热线也是收集民众和救援官兵心理信息一个有利工具。国内外研究资料均表明，心理咨询热线是突发事件期间，容易获得，并被广泛接受的心理干预方式。

（四）抽组专业小组现场干预

在发生重大灾难事件发生后，根据需要抽调经过专门训练的心理医生、精神科医生等人员，组成专业心理干预小组，赴现场开展现场干预。目的是在心理上全力支持他们，使他们产生信任感和安全感，消除或缓解其可能存在的各种心身症状，恢复健全的心理、生理和社会功能。

（五）事件后的心理普查、筛查及随访

对在灾难事件中躯体受到伤害或染病以及在负性或极端应激情境下实施救援的官兵、医务人员，1个月后进行心理普查，并建立心理健康档案；对上述人员尤其是应激反应症状重、性格有缺陷者，6个月内再进行重点筛查，预防和及早诊治创伤后应激障碍；对创伤后应激障碍的患者要做好随访治疗工作，并对他们的工作安排及退役后的安置提出意见。

三、灾害期间心理干预原则

（一）预防为主的原则

对所有在灾害中受影响的民众和救援官兵主动干预，及时对应激危险因素和人群进行的评估，争取早期干预。

（二）及时就近的原则

对出现较明显应激反应的个体，应及时、就近提供心理服务，对于受影响的群体干预亦应在 24~48 小时之间开展工作。

（三）正常化和个性化的原则

解释应激反应的正常性和规律性，不轻易贴疾病标签；心理干预应根据情境、时机、对象及其需求，采取不同的干预方法。

第五节　灾害现场心理干预流程和方法

一、筛查、评估

对灾害影响的民众和参加救援的人员进行心理评估。以临床观察（应激反应）指标进行筛查，在受影响人数多，而专业人员相对不足的情况下，可应用量表（事件影响量表，IES）对影响人群进行初步筛查，筛查阳性者由专科医生面谈后诊断。

筛查急性应激障碍、急性应激性精神病、创伤后应激障碍（PTSD）、适应障碍等应激相关障碍患者和心力交瘁症候群者。

（一）急性应激障碍的临床表现和诊断标准

1.临床表现

（1）反应性蒙眬状态：患者主要表现为意识清晰度下降、茫然，对周围环境不能清楚感知、定向困难、注意范围变得狭窄。多在强烈的躯体或心理应激1小时之内发生，患者以前并无任何其他精神障碍，常在数小时或数天内缓解。

（2）反应性木僵状态：临床表现以精神神经运动抑制为主，目光呆滞、情感迟钝、呆若木鸡、

不言不语、呼之不应、对外界刺激毫无反应。历时短暂，数分钟或数小时或数天，不超过 1 周。

（3）反应性兴奋状态：以强烈恐惧体验的精神运动性兴奋为主，情绪激越，活动过度，有时会冲动伤人、毁物。历时短暂，一般 1 周内缓解。

2.诊断标准　以急剧、严重的精神打击为直接原因，在受刺激后立刻（1 小时之内）发病。表现为有强烈恐惧体验的精神运动性兴奋，行为有一定的盲目性；或者表现为精神运动性抑制，甚至木僵。如果应激源被消除，症状往往历时短暂，预后良好，缓解完全。

（1）症状标准：以异乎寻常的和严重的精神刺激为原因，并至少有下列 1 项：①有强烈恐惧体验的精神运动性兴奋，行为有一定盲目性；②有情感迟钝的精神运动性抑制（如反应性木僵），可有轻度意识模糊。

（2）严重标准：生活起居、学习和工作、人际交往等社会功能严重受损。

（3）病程标准：在受刺激后若干分钟至若干小时发病，病程短暂，一般持续数小时至 1 周，通常在 1 个月内缓解。

（4）排除标准：排除癔症性精神障碍、器质性精神障碍、非成瘾物质所致的精神障碍及抑郁症。

（二）急性应激性精神病的临床表现与诊断

急性应激性精神病又称急性反应性精神病，也是急性应激障碍的一种亚型表现，它是由强烈并持续一段时间的精神创伤性事件直接引起的精神病性障碍。

1.临床表现　急性应激性精神病是由强烈并持续一段时间的心理创伤性事件直接引起的精神病性障碍，以妄想或严重情感障碍表现为主，症状内容与应激源密切相关，易被人理解。急性或亚急性起病，经过适当治疗，一般在 1 个月内恢复，预后良好。恢复后精神正常，一般无人格缺陷。

2.诊断标准

（1）症状标准：病前遭受强烈的精神刺激；以妄想或严重情感障碍为主，症状内容与精神刺激因素明显相关，而与个体素质因素关系较小。

（2）严重标准：生活起居、学习和工作、人际交往等社会功能严重受损；自知力严重受损。

（3）病程标准：病程短暂，仅少数病例超过 1 个月。消除病因或改换环境后症状迅速缓解。

（4）排除标准：排除癔症性精神病，以及其他非心因性精神病。

（三）创伤后应激障碍（PTSD）

1.常见临床表现具有以下特征性的三组症状

（1）再体验：反复闯入意识、梦境的创伤体验，或者面临相类似的情景（如在电视上见到地震的画面）时出现强烈的心理痛苦和躯体反应，如出汗、坐立不安、心悸或极度焦虑、恐惧，导致患者痛苦。

（2）警觉水平增高：高度焦虑警觉状态，难以睡眠，易激惹，难以集中注意力，过度警觉，出现躯体的自主神经紊乱症状。

（3）回避行为：回避与创伤事件有关的活动、地点、想法、感受或拒绝交谈与创伤事件有关的信息，对通常的活动失去兴趣，与他人相处无亲密的感觉，内疚、抑郁也很常见。

这三大类症状常常在创伤后数天或数周出现，一般不会超过事件发生后的 6 个月，极少数人也可能更迟出现。如果个体在经历事件后出现上述症状且持续至少 1 个月，导致个体严重的痛苦或者重要的功能损害，应该高度警惕可能患有 PTSD，此时可以根据诊断标准来进行诊断。

2.诊断标准

（1）症状标准：

1）遭受对每个人来说都是异乎寻常的创伤性事件（如严重的天灾人祸）。

2）反复重现创伤性体验（病理性重现），并至少有下列其中 1 项：不由自主地回想受打击的经历；反复出现有创伤性内容的噩梦；反复发生错觉、幻觉；反复感受触景生情的精神痛苦，如在目睹死者遗物、旧地重游或周年纪念日等情况下会感到异常痛苦和产生明显的心悸、出汗、面色苍白等生理反应。

3）持续的警觉性增高，至少有下列其中 1 项：入睡困难或睡眠不深；易激惹；集中注意困难；过分地担惊受怕。

4）对与创伤性刺激相似或有关的情境的回避，至少有下列其中 2 项：极力不想有关创伤性经历的人与事；避免参加引起痛苦回忆的活动，或避免到引起痛苦回忆的地方；不愿与人交往、对亲人变得冷淡；兴趣爱好范围变窄，但对与创伤经历无关的某些活动仍有兴趣；选择性遗忘；对未来失去希望和信心。

（2）严重标准：生活起居、学习和工作、人际交往等社会功能受损。

（3）病程标准：精神障碍在遭受创伤数日至数月后延迟发生，罕见延迟半年以上才发生的病例，符合症状标准至少已3个月。

（4）排除标准：可排除情感性精神障碍（心境障碍）、其他应激障碍、神经症、躯体形式障碍等。

（四）适应障碍

适应障碍的主要特点是在应激事件发生或生活环境改变时产生一定程度的心理痛苦、情绪障碍和行为方面的改变，一般不会出现精神病性症状。

1.临床表现　以抑郁心境、焦虑不安、烦恼、害怕等情绪方面的症状为主，感到不能应对当前生活或无从计划将来的生活，有无能为力感、惶惑不知所措，并可表现为适应不良的行为障碍和生理功能障碍。如出走、不工作、不与人交往等退缩行为，以及失眠、食欲不振、心慌、气短、胸闷、胸痛、头痛、腹部不适等与刺激因素相关的躯体症状。起病开始于应激事件发生后1个月内，符合症状标准至少已1个月，应激因素消除后，症状持续一般不超过6个月。

2.诊断标准　因长期存在应激源或处于困难处境，加上病人有一定的人格缺陷，产生以烦恼、抑郁等情感障碍为主，同时有适应不良的行为障碍或生理功能障碍，并使社会功能受损。病程往往较长，但一般不超过6个月。通常在应激性事件或生活环境改变发生后1个月内起病。随着时过境迁、刺激的消除或者经过调整形成了新的适应，精神障碍随之缓解。

（1）症状标准：

1）有明显的生活事件为诱因，尤其是生活环境或社会地位的改变，如移民、出国、新参加工作、入伍、退休等。

2）有理由推断生活事件和人格特质对导致精神障碍起重要的作用。

3）以抑郁、焦虑、害怕等情绪障碍为主，并至少有下列其中1项：①适应不良的行为障碍，如行为退缩、不注意个人卫生、睡眠和起居生活无规律等。②生理功能障碍，如睡眠不好、食欲不振等。③可见情感性精神障碍（但不包括妄想和幻觉）、神经症、应激障碍、躯体形式障碍或品行障碍的各种症状，但不符合上述障碍的诊断标准。

（2）严重标准：生活起居、学习和工作、人际交往等社会功能受损。

（3）病程标准：相关精神障碍开始于心理社会刺激（但不是灾难性的或异乎寻常的）发生后1个月内，符合症状标准至少已1个月。应激刺激因素消除后，症状持续一般不超过6个月。

（4）排除标准：可以排除情感性精神障碍、急性或创伤后应激障碍、神经症、躯体形式障碍以及品行障碍等。

（五）心力交瘁症候群

主要临床表现如下。

1.过劳　体能下降；身心极度疲劳，生理不适感，出现晕眩、呼吸困难、胃痛、紧张、无法放松等。

2.职业困惑　怀疑自己能力，怀疑自己的职业选择，感到绝望，出现厌倦感、耗竭感、自责、内疚和羞耻感。

3.创伤反应　恐怖的惨景不断地在眼前闪回，情绪不稳定，紧张、焦虑和抑郁，注意力不能集中，无法全神贯注地长期从事一个活动，饮食、睡眠障碍，有噩梦。

4.人际冲突　情感迟钝，与他人交流不畅；缺乏安全感、自制力和耐心；失去信任感，人际关系紧张；因心力交瘁、精疲力尽而易怒。

二、分类处置

（一）对于严重精神病患者直接送往专科医院确诊治疗

对于严重的反应性精神病、疑似精神分裂症（有幻听、妄想）等严重精神病患者可直接送往专科医院确诊治疗。

（二）对于急性应激障碍反应者实施紧急干预

对急性应激障碍症状，如目瞪口呆、快而浅的呼吸、战栗、肌肉紧张、过度烦躁、自言自语、动作杂乱无目的、哭泣不止、呆坐呆立、不避险等，实施紧急干预。

1.目标　安全、支持、恢复。

2.操作步骤

（1）就近找个安全的地方，帮助并指导患者使用腹式呼吸等身体放松技术，调整、控制过度激起的生理状态，停止快而浅的呼吸，促使其冷静下来，恢复理智。

（2）应用陪伴支持技术和心理疏导技术，在他们身边给予支持和疏导：倾听、安抚、照顾，了解他们的需求，告诉他们，他们的反应是正常的，症状多数会随着时间的流逝而消失。

（3）给予足够的睡眠、休息和营养。

（4）必要时给予药物。必须由有处方权的精神科和心理医生实施。对于焦虑症状明显者可试用小剂量的抗焦虑药；对于有严重抑郁情绪的病人给予抗抑郁剂；对于妄想、幻觉、兴奋激动者，可应用小剂量抗精神病药。药物治疗均从低剂量开始，不建议长期使用镇静催眠药。

（5）急性应激反应症状减轻时，应鼓励其面对应激情境（事件），恢复工作。

（三）及时防治创伤后应激障碍

对于有闯入性闪回体验、警觉性增高等创伤性反应者，可由经过培训的精神科医生或心理治疗专业人员进行眼动脱敏与再处理（EMDR）治疗。

确诊的PTSD患者的治疗应由精神科专业医师或者精神科医师与临床心理治疗医师共同进行。

治疗方案：病情不是很严重的PTSD患者，可以单独使用心理治疗的方法；病情比较重或者伴有其他精神障碍的患者，开始就应该使用心理学治疗合并药物治疗。心理学治疗最常用的方法有放松训练、暴露疗法、认知治疗；药物治疗包括抗抑郁剂和抗焦虑剂的使用，有些难治性的或者伴有其他精神障碍的PTSD患者，还要使用相应的其他药物如心境稳定剂或者非典型抗精神病药。

（四）对于受影响的人群实施集体晤谈（CISD）

对于重大应激事件的幸存者、遇难者的好友、事件的目击者、参与营救与救护人员，开展集体晤谈（CISD）。

1. 目标　公开讨论内心感受，进行支持、安慰，资源动员，帮助消化心理上的创伤体验，保持内环境稳定，预防创伤后应激障碍，找出需要进一步心理治疗的人。

2. 要求　由1~2名接受过CISD培训的心理、精神科医生指导，每一次晤谈参加人数不超过10人。

3. 实施时间　尽可能在经历或目睹应激情境（事件）后的24~48小时之间进行，整个晤谈过程持续2~3小时。

（五）适应障碍人员的治疗

对于适应障碍的人员，采用支持性心理治疗、认知行为治疗为主，必要时在精神专科医师指导下辅助用药。

（六）对于心力交瘁征候者强制休息

强制心力交瘁者休息，指出其因失去效率对作业不利，短暂休养后将有长足的改善，去除其离开工作活动的内疚，保证他可以再回到岗位上来。

三、心理康复治疗和适应性训练

（一）对象

对于急性应激反应症状经72小时干预未恢复正常社会功能者、通过集体晤谈发现需进一步诊治者、心理测验显示应激反应显著及应对方式有问题者。

（二）目标

经过休息、心理治疗和适应性训练，促进应激障碍者恢复；及早发现处置精神病患者。

（三）地点

在部队驻地就近的有心理或精神科医生的卫生机构开展。

（四）实施步骤

1. 了解病情、采集病史

2. 诊断与分类　对于疑似精神分裂症、有自杀倾向的抑郁症、器质性精神病患者可直接送往专科医院治疗。诊断为应激相关障碍者留治。因应激诱发的焦虑症、恐惧症以及较轻的癔症、疑似诈病者亦可留治。

3. 治疗　以集体治疗为主，在心理医生的指导下，每天以集体座谈的形式让患者互相交流、沟通感情，分别讲述自己的经历，自由的表达情感和适度的悲伤，给予他们支持与安慰，帮助他们认识到其反应是正常的，消除其孤独感和PTSD的恐惧感、罪责感、羞耻感等病理心理。应激症状严重者可酌情给予个别心理治疗。

4. 适应性训练　按照日常生活作息制度，组织活动，在病情稳定时分配他们适当的工作，检验他们完成工作的能力，做好回家和归队的准备。

5. 保证充足的睡眠和营养

6. 对症用药，不能自然入睡者时可给予适当的镇静剂，除非有过度的兴奋或暴力行为，一般不用抗精神病药

7. 癔症可以暗示治疗为主，适当地服用抗焦虑药

8. 经上述处置1周仍不能康复者送精神科专科医院进行进一步诊断与治疗

参 考 文 献

1. 张鸿祺，周国泰，张愈，等.灾难医学［M］.北京：北京医科大学、中国协和医科大学联合出版社，1993.
2. 马尔捷夫，阿格立茨，单奇格，等著.苏联公共卫生学［M］.霍儒学，川越，胡尚，等译.沈阳：东北医学图书出版社，1953.
3. 张雁灵.非战争军事行动卫生勤务学［M］.北京：人民军医出版社，2009.
4. 黄伟灿.非战争军事行动卫勤保障案例［M］.北京：人民军医出版社，2009.
5. 赵金垣.突发公共卫生事件应急条例与操作实施手册［M］.哈尔滨：黑龙江人民出版社，2003.
6. 杨克敌，衡正昌.环境卫生学［M］.北京：人民卫生出版社，2010.
7. 中华人民共和国环境保护部.地震灾区医疗废物安全处置技术指南（暂行）［S］.北京：中华人民共和国环境保护部，2008.
8. 巴斯克特 P，韦勒 P.灾害医学［M］.北京：人民军医出版社，1992.
9. 主皓，马纯钢，李锋，等.非战争军事行动卫生防疫［M］.北京：解放军出版社，2011.
10. Susan MB.高级灾难医学救援手册［M］.干建新，张茂，主译.杭州：浙江大学出版社，2007.
11. 肖振忠.突发灾害应急医学救援［M］.上海：上海科学技术出版社，2007.
12. 晁福寰.军队卫生防疫技术规范［M］.北京：人民军医出版社，2004.
13. 程天民.军事预防医学［M］.北京：人民军医出版社，2006.
14. 杨克敌.环境卫生学（6版）［M］.北京：人民卫生出版社，2007.
15. 孔繁叶，周祖木.紧急状态下传染病控制现场手册［M］.北京：人民卫生出版社，2006.
16. 张克荣.水质理化检验［M］.北京：人民卫生出版社，2006.
17. 曲久辉.饮用水安全保障技术原理［M］.北京：科学出版社，2007.
18. 梁好，盛选军.饮用水安全保障技术［M］.北京：化学工业出版社，2006.
19. 中国疾病预防控制中心.自然灾害卫生应急工作指南（2010版）.2010.
20. 世界卫生组织.紧急情况下的用水量.饮用水、清洁与卫生应急处理技术说明，2011.
21. 世界卫生组织.供水中氯含量的测定.饮用水、清洁与卫生应急处理技术说明，2011.
22. 世界卫生组织.用罐车运输安全水.饮用水、清洁与卫生应急处理技术说明，2011.
23. 柯跃斌，程锦泉，余淑苑，等. 地震灾害与饮水安全[J].中华预防医学. 2008，42（7）：479-481.
24. Wisner B，Adams J，著，王作元，黄相刚，王昕,译. 突发事件与灾害中的卫生对策(1版)[M].北京：人民卫生出版社，2005.
25. Australia Government Attorney-General's Department. Disaster Medicine. 2nd Edition，Australia，Emergency Management Australia，1999.
26. 吴坤. 营养与食品卫生学（6版）[M].北京：人民卫生出版社，2008.
27. 环境与健康相关产品安全所信息室. 洪灾防病指导手册.www.hygiene.cn.net.
28. 侯悦. 军队卫生学（4版）[M].北京：人民军医出版社，1998.
29. 糜漫天，王登高. 军队营养与食品卫生学（2版）[M].北京：军事医学科学出版社，2009.
30. 刘兵，周林，袁建，等. 震区任务部队食品卫生保障的做法与体会[J]. 中国食品卫生，2008，20（6）：495-497.
31. 王绪明，刘兵，施耀勇，等. 舟曲特大山洪泥石流救灾部队的食品卫生保障[J]. 职业与健康，2011，27（5）：524-525.
32. 张理，舒德峰，曹江涛. 自然灾害期间救援食品的安全管理问题及法律适用[J]. 中国食品卫生，2006，18（1）：41-43.
33. 国际食品微生物标准委员会.微生物检验与食品安全控制（1版）[M].北京：中国轻工业出版社，2012.
34. 李永清，刘昌弟，向定全，等. 5·12 汶川地震后绵阳市症状监测的分析[J].现代预防医学,2010,37(1):147-150.

35.中国人民解放军总后勤部卫生部.军队卫生防疫技术规范[M].北京:人民军医出版社,2004.

36.王登高,熊鸿燕.军队流行病学[M].北京:军事医学科学出版社,2009.

37.舒为群.军队环境卫生学[M].北京:军事医学科学出版社,2001.

38.中华人民共和国卫生部.消毒技术规范[S].北京:中华人民共和国卫生部,2002.

39. Connilly MA.紧急状态下传染病控制现场手册[M].北京:人民卫生出版社,2006.

40.中国疾病预防控制中心.地震灾区食品卫生、环境卫生和化学品泄漏现场工作指南.2008.

41.俞守义.常见传染病防治[M].北京:军事医学科学出版社,1998.

42.李春明,汪军武.疫情应急处理指南[M].北京:人民军医出版社,2002.

43.高舒民.流行病学概论[M].长春:长春出版社,1999.

44.陈友绩.军队流行病学[M].北京:人民军医出版社,1987.

45.世界卫生组织.自然灾害与预防(1版)[M].北京:人民军医出版社,2002.

46.世界卫生组织.紧急状态下传染病控制现场手册(1版)[M].北京:人民军医出版社,2006.

47.王海,陈文亮.非战争军事行动卫勤应急管理(1版)[M].北京:人民军医出版社,2009.

48.邱五七,侯晓辉,CHU Cordia.风险沟通和公共卫生[J].2010,1(1):26-29.

49.谢晓非,郑蕊.风险沟通与公众理性[J].心理科学进展,2003,11(4):375-381.

50.李杉杉,张晓丽.浅谈公共卫生危机中公众的心理压力与心理干预对策[J].卫生软科学,2006,20(6):1-5.

51.张漩.突发公共卫生事件对人群的心理影响及心理危机的干预机制[J].健康教育与健康促进,2009,10(4):5-12.

52.邱慧萍.灾难性危机事件的心理干预[J].江西农业大学学报(社会科学版),2004,3(1):134-136.

53.张玉茹.突发危机事件与危机干预[J].嘉兴学院学报.2004,16(4):124-126.

54.张玉茹.突发社会灾难的危机干预研究[J].河南师范大学学报(社会科学版),2004,31(1):93-95.

55.樊富珉."非典"危机反应与危机心理干预[J].清华大学学报,2003,18(4),32-37.

56. 苏孟.健康教育与健康促进在应对突发公共卫生事件中的作用[J].中国公共卫生管理,2005,21(5):5-9.

57.杨翔,王晓春健康教育在突发公共卫生事件应对体系建设的作用[J].中国地方病防治杂志,2004,19(5):15-22.

58.陆小军.从一起人禽流感疫情的处置谈突发公共卫生事件的应急健康教育工作[J].职业与健康,2010,26(15):22-30.

59.张强.常态与非常态下健康教育工作的策略探讨[J].健康教育与健康促进,2009,4(3):31-35..

60.田向阳.防控甲型H1N1流感的健康教育策略[J].中国健康教育,2009,25(8):40-47.

附录一　法律法规及应急预案
（一）法律法规

中华人民共和国突发事件应对法

（2007年8月30日第十届全国人民代表大会常务委员会第二十九次会议通过）

第一章　总　则

第一条　为了预防和减少突发事件的发生，控制、减轻和消除突发事件引起的严重社会危害，规范突发事件应对活动，保护人民生命财产安全，维护国家安全、公共安全、环境安全和社会秩序，制定本法。

第二条　突发事件的预防与应急准备、监测与预警、应急处置与救援、事后恢复与重建等应对活动，适用本法。

第三条　本法所称突发事件，是指突然发生，造成或者可能造成严重社会危害，需要采取应急处置措施予以应对的自然灾害、事故灾难、公共卫生事件和社会安全事件。

按照社会危害程度、影响范围等因素，自然灾害、事故灾难、公共卫生事件分为特别重大、重大、较大和一般四级。法律、行政法规或者国务院另有规定的，从其规定。

突发事件的分级标准由国务院或者国务院确定的部门制定。

第四条　国家建立统一领导、综合协调、分类管理、分级负责、属地管理为主的应急管理体制。

第五条　突发事件应对工作实行预防为主、预防与应急相结合的原则。国家建立重大突发事件风险评估体系，对可能发生的突发事件进行综合性评估，减少重大突发事件的发生，最大限度地减轻重大突发事件的影响。

第六条　国家建立有效的社会动员机制，增强全民的公共安全和防范风险的意识，提高全社会的避险救助能力。

第七条　县级人民政府对本行政区域内突发事件的应对工作负责；涉及两个以上行政区域的，由有关行政区域共同的上一级人民政府负责，或者由各有关行政区域的上一级人民政府共同负责。

突发事件发生后，发生地县级人民政府应当立即采取措施控制事态发展，组织开展应急救援和处置工作，并立即向上一级人民政府报告，必要时可以越级上报。

突发事件发生地县级人民政府不能消除或者不能有效控制突发事件引起的严重社会危害的，应当及时向上级人民政府报告。上级人民政府应当及时采取措施，统一领导应急处置工作。

法律、行政法规规定由国务院有关部门对突发事件的应对工作负责的，从其规定；地方人民政府应当积极配合并提供必要的支持。

第八条　国务院在总理领导下研究、决定和部署特别重大突发事件的应对工作；根据实际需要，设立国家突发事件应急指挥机构，负责突发事件应对工作；必要时，国务院可以派出工作组指导有关工作。

县级以上地方各级人民政府设立由本级人民政府主要负责人、相关部门负责人、驻当地中国人民解放军和中国人民武装警察部队有关负责人组成的突发事件应急指挥机构，统一领导、协调本级人民政府各有关部门和下级人民政府开展突发事件应对工作；根据实际需要，设立相关类别突发事件应急指挥机构，组织、协调、指挥突发事件应对工作。

上级人民政府主管部门应当在各自职责范围内，指导、协助下级人民政府及其相应部门做好有关突发事件的应对工作。

第九条　国务院和县级以上地方各级人民政府是突发事件应对工作的行政领导机关，其办事机构及具体职责由国务院规定。

第十条　有关人民政府及其部门作出的应对突发事件的决定、命令，应当及时公布。

第十一条　有关人民政府及其部门采取的应对突发事件的措施，应当与突发事件可能造成的社会危害的性质、程度和范围相适应；有多种措施可供选择的，应当选择有利于最大程度地保护公民、法人和其他组织权益的措施。

公民、法人和其他组织有义务参与突发事件应对工作。

第十二条 有关人民政府及其部门为应对突发事件，可以征用单位和个人的财产。被征用的财产在使用完毕或者突发事件应急处置工作结束后，应当及时返还。财产被征用或者征用后毁损、灭失的，应当给予补偿。

第十三条 因采取突发事件应对措施，诉讼、行政复议、仲裁活动不能正常进行的，适用有关时效中止和程序中止的规定，但法律另有规定的除外。

第十四条 中国人民解放军、中国人民武装警察部队和民兵组织依照本法和其他有关法律、行政法规、军事法规的规定以及国务院、中央军事委员会的命令，参加突发事件的应急救援和处置工作。

第十五条 中华人民共和国政府在突发事件的预防、监测与预警、应急处置与救援、事后恢复与重建等方面，同外国政府和有关国际组织开展合作与交流。

第十六条 县级以上人民政府作出应对突发事件的决定、命令，应当报本级人民代表大会常务委员会备案；突发事件应急处置工作结束后，应当向本级人民代表大会常务委员会作出专项工作报告。

第二章　预防与应急准备

第十七条 国家建立健全突发事件应急预案体系。

国务院制定国家突发事件总体应急预案，组织制定国家突发事件专项应急预案；国务院有关部门根据各自的职责和国务院相关应急预案，制定国家突发事件部门应急预案。

地方各级人民政府和县级以上地方各级人民政府有关部门根据有关法律、法规、规章、上级人民政府及其有关部门的应急预案以及本地区的实际情况，制定相应的突发事件应急预案。

应急预案制定机关应当根据实际需要和情势变化，适时修订应急预案。应急预案的制定、修订程序由国务院规定。

第十八条 应急预案应当根据本法和其他有关法律、法规的规定，针对突发事件的性质、特点和可能造成的社会危害，具体规定突发事件应急管理工作的组织指挥体系与职责和突发事件的预防与预警机制、处置程序、应急保障措施以及事后恢复与重建措施等内容。

第十九条 城乡规划应当符合预防、处置突发事件的需要，统筹安排应对突发事件所必需的设备和基础设施建设，合理确定应急避难场所。

第二十条 县级人民政府应当对本行政区域内容易引发自然灾害、事故灾难和公共卫生事件的危险源、危险区域进行调查、登记、风险评估，定期进行检查、监控，并责令有关单位采取安全防范措施。

省级和设区的市级人民政府应当对本行政区域内容易引发特别重大、重大突发事件的危险源、危险区域进行调查、登记、风险评估，组织进行检查、监控，并责令有关单位采取安全防范措施。

县级以上地方各级人民政府按照本法规定登记的危险源、危险区域，应当按照国家规定及时向社会公布。

第二十一条 县级人民政府及其有关部门、乡级人民政府、街道办事处、居民委员会、村民委员会应当及时调解处理可能引发社会安全事件的矛盾纠纷。

第二十二条 所有单位应当建立健全安全管理制度，定期检查本单位各项安全防范措施的落实情况，及时消除事故隐患；掌握并及时处理本单位存在的可能引发社会安全事件的问题，防止矛盾激化和事态扩大；对本单位可能发生的突发事件和采取安全防范措施的情况，应当按照规定及时向所在地人民政府或者人民政府有关部门报告。

第二十三条 矿山、建筑施工单位和易燃易爆物品、危险化学品、放射性物品等危险物品的生产、经营、储运、使用单位，应当制定具体应急预案，并对生产经营场所、有危险物品的建筑物、构筑物及周边环境开展隐患排查，及时采取措施消除隐患，防止发生突发事件。

第二十四条 公共交通工具、公共场所和其他人员密集场所的经营单位或者管理单位应当制定具体应急预案，为交通工具和有关场所配备报警装置和必要的应急救援设备、设施，注明其使用方法，并显著标明安全撤离的通道、路线，保证安全通道、出口的畅通。

有关单位应当定期检测、维护其报警装置和应急救援设备、设施，使其处于良好状态，确保正常使用。

第二十五条　县级以上人民政府应当建立健全突发事件应急管理培训制度，对人民政府及其有关部门负有处置突发事件职责的工作人员定期进行培训。

第二十六条　县级以上人民政府应当整合应急资源，建立或者确定综合性应急救援队伍。人民政府有关部门可以根据实际需要设立专业应急救援队伍。

县级以上人民政府及其有关部门可以建立由成年志愿者组成的应急救援队伍。单位应当建立由本单位职工组成的专职或者兼职应急救援队伍。

县级以上人民政府应当加强专业应急救援队伍与非专业应急救援队伍的合作，联合培训、联合演练，提高合成应急、协同应急的能力。

第二十七条　国务院有关部门、县级以上地方各级人民政府及其有关部门、有关单位应当为专业应急救援人员购买人身意外伤害保险，配备必要的防护装备和器材，减少应急救援人员的人身风险。

第二十八条　中国人民解放军、中国人民武装警察部队和民兵组织应当有计划地组织开展应急救援的专门训练。

第二十九条　县级人民政府及其有关部门、乡级人民政府、街道办事处应当组织开展应急知识的宣传普及活动和必要的应急演练。

居民委员会、村民委员会、企业事业单位应当根据所在地人民政府的要求，结合各自的实际情况，开展有关突发事件应急知识的宣传普及活动和必要的应急演练。

新闻媒体应当无偿开展突发事件预防与应急、自救与互救知识的公益宣传。

第三十条　各级各类学校应当把应急知识教育纳入教学内容，对学生进行应急知识教育，培养学生的安全意识和自救与互救能力。

教育主管部门应当对学校开展应急知识教育进行指导和监督。

第三十一条　国务院和县级以上地方各级人民政府应当采取财政措施，保障突发事件应对工作所需经费。

第三十二条　国家建立健全应急物资储备保障制度，完善重要应急物资的监管、生产、储备、调拨和紧急配送体系。

设区的市级以上人民政府和突发事件易发、多发地区的县级人民政府应当建立应急救援物资、生活必需品和应急处置装备的储备制度。

县级以上地方各级人民政府应当根据本地区的实际情况，与有关企业签订协议，保障应急救援物资、生活必需品和应急处置装备的生产、供给。

第三十三条　国家建立健全应急通信保障体系，完善公用通信网，建立有线与无线相结合、基础电信网络与机动通信系统相配套的应急通信系统，确保突发事件应对工作的通信畅通。

第三十四条　国家鼓励公民、法人和其他组织为人民政府应对突发事件工作提供物资、资金、技术支持和捐赠。

第三十五条　国家发展保险事业，建立国家财政支持的巨灾风险保险体系，并鼓励单位和公民参加保险。

第三十六条　国家鼓励、扶持具备相应条件的教学科研机构培养应急管理专门人才，鼓励、扶持教学科研机构和有关企业研究开发用于突发事件预防、监测、预警、应急处置与救援的新技术、新设备和新工具。

第三章　监测与预警

第三十七条　国务院建立全国统一的突发事件信息系统。

县级以上地方各级人民政府应当建立或者确定本地区统一的突发事件信息系统，汇集、储存、分析、传输有关突发事件的信息，并与上级人民政府及其有关部门、下级人民政府及其有关部门、专业机构和监测网点的突发事件信息系统实现互联互通，加强跨部门、跨地区的信息交流与情报合作。

第三十八条　县级以上人民政府及其有关部门、专业机构应当通过多种途径收集突发事件信息。

县级人民政府应当在居民委员会、村民委员会和有关单位建立专职或者兼职信息报告员制度。

获悉突发事件信息的公民、法人或者其他组织，应当立即向所在地人民政府、有关主管部门或者指定的专业机构报告。

第三十九条 地方各级人民政府应当按照国家有关规定向上级人民政府报送突发事件信息。县级以上人民政府有关主管部门应当向本级人民政府相关部门通报突发事件信息。专业机构、监测网点和信息报告员应当及时向所在地人民政府及其有关主管部门报告突发事件信息。

有关单位和人员报送、报告突发事件信息，应当做到及时、客观、真实，不得迟报、谎报、瞒报、漏报。

第四十条 县级以上地方各级人民政府应当及时汇总分析突发事件隐患和预警信息，必要时组织相关部门、专业技术人员、专家学者进行会商，对发生突发事件的可能性及其可能造成的影响进行评估；认为可能发生重大或者特别重大突发事件的，应当立即向上级人民政府报告，并向上级人民政府有关部门、当地驻军和可能受到危害的毗邻或者相关地区的人民政府通报。

第四十一条 国家建立健全突发事件监测制度。

县级以上人民政府及其有关部门应当根据自然灾害、事故灾难和公共卫生事件的种类和特点，建立健全基础信息数据库，完善监测网络，划分监测区域，确定监测点，明确监测项目，提供必要的设备、设施，配备专职或者兼职人员，对可能发生的突发事件进行监测。

第四十二条 国家建立健全突发事件预警制度。

可以预警的自然灾害、事故灾难和公共卫生事件的预警级别，按照突发事件发生的紧急程度、发展势态和可能造成的危害程度分为一级、二级、三级和四级，分别用红色、橙色、黄色和蓝色标示，一级为最高级别。

预警级别的划分标准由国务院或者国务院确定的部门制定。

第四十三条 可以预警的自然灾害、事故灾难或者公共卫生事件即将发生或者发生的可能性增大时，县级以上地方各级人民政府应当根据有关法律、行政法规和国务院规定的权限和程序，发布相应级别的警报，决定并宣布有关地区进入预警期，同时向上一级人民政府报告，必要时可以越级上报，并向当地驻军和可能受到危害的毗邻或者相关地区的人民政府通报。

第四十四条 发布三级、四级警报，宣布进入预警期后，县级以上地方各级人民政府应当根据即将发生的突发事件的特点和可能造成的危害，采取下列措施：

（一）启动应急预案；

（二）责令有关部门、专业机构、监测网点和负有特定职责的人员及时收集、报告有关信息，向社会公布反映突发事件信息的渠道，加强对突发事件发生、发展情况的监测、预报和预警工作；

（三）组织有关部门和机构、专业技术人员、有关专家学者，随时对突发事件信息进行分析评估，预测发生突发事件可能性的大小、影响范围和强度以及可能发生的突发事件的级别；

（四）定时向社会发布与公众有关的突发事件预测信息和分析评估结果，并对相关信息的报道工作进行管理；

（五）及时按照有关规定向社会发布可能受到突发事件危害的警告，宣传避免、减轻危害的常识，公布咨询电话。

第四十五条 发布一级、二级警报，宣布进入预警期后，县级以上地方各级人民政府除采取本法第四十四条规定的措施外，还应当针对即将发生的突发事件的特点和可能造成的危害，采取下列一项或者多项措施：

（一）责令应急救援队伍、负有特定职责的人员进入待命状态，并动员后备人员做好参加应急救援和处置工作的准备；

（二）调集应急救援所需物资、设备、工具，准备应急设施和避难场所，并确保其处于良好状态、随时可以投入正常使用；

（三）加强对重点单位、重要部位和重要基础设施的安全保卫，维护社会治安秩序；

（四）采取必要措施，确保交通、通信、供水、排水、供电、供气、供热等公共设施的安全和正常运行；

（五）及时向社会发布有关采取特定措施避免或者减轻危害的建议、劝告；

（六）转移、疏散或者撤离易受突发事件危害的人员并予以妥善安置，转移重要财产；

（七）关闭或者限制使用易受突发事件危害的场所，控制或者限制容易导致危害扩大的公共场所的活动；

（八）法律、法规、规章规定的其他必要的防范性、保护性措施。

第四十六条 对即将发生或者已经发生的社会安全事件，县级以上地方各级人民政府及其有关主管部门应当按照规定向上一级人民政府及其有关主管部门报告，必要时可以越级上报。

第四十七条 发布突发事件警报的人民政府应当根据事态的发展，按照有关规定适时调整预警级别并重新发布。

有事实证明不可能发生突发事件或者危险已经解除的，发布警报的人民政府应当立即宣布解除警报，终止预警期，并解除已经采取的有关措施。

第四章　应急处置与救援

第四十八条 突发事件发生后，履行统一领导职责或者组织处置突发事件的人民政府应当针对其性质、特点和危害程度，立即组织有关部门，调动应急救援队伍和社会力量，依照本章的规定和有关法律、法规、规章的规定采取应急处置措施。

第四十九条 自然灾害、事故灾难或者公共卫生事件发生后，履行统一领导职责的人民政府可以采取下列一项或者多项应急处置措施：

（一）组织营救和救治受害人员，疏散、撤离并妥善安置受到威胁的人员以及采取其他救助措施；

（二）迅速控制危险源，标明危险区域，封锁危险场所，划定警戒区，实行交通管制以及其他控制措施；

（三）立即抢修被损坏的交通、通信、供水、排水、供电、供气、供热等公共设施，向受到危害的人员提供避难场所和生活必需品，实施医疗救护和卫生防疫以及其他保障措施；

（四）禁止或者限制使用有关设备、设施，关闭或者限制使用有关场所，中止人员密集的活动或者可能导致危害扩大的生产经营活动以及采取其他保护措施；

（五）启用本级人民政府设置的财政预备费和储备的应急救援物资，必要时调用其他急需物资、设备、设施、工具；

（六）组织公民参加应急救援和处置工作，要求具有特定专长的人员提供服务；

（七）保障食品、饮用水、燃料等基本生活必需品的供应；

（八）依法从严惩处囤积居奇、哄抬物价、制假售假等扰乱市场秩序的行为，稳定市场价格，维护市场秩序；

（九）依法从严惩处哄抢财物、干扰破坏应急处置工作等扰乱社会秩序的行为，维护社会治安；

（十）采取防止发生次生、衍生事件的必要措施。

第五十条 社会安全事件发生后，组织处置工作的人民政府应当立即组织有关部门并由公安机关针对事件的性质和特点，依照有关法律、行政法规和国家其他有关规定，采取下列一项或者多项应急处置措施：

（一）强制隔离使用器械相互对抗或者以暴力行为参与冲突的当事人，妥善解决现场纠纷和争端，控制事态发展；

（二）对特定区域内的建筑物、交通工具、设备、设施以及燃料、燃气、电力、水的供应进行控制；

（三）封锁有关场所、道路，查验现场人员的身份证件，限制有关公共场所内的活动；

（四）加强对易受冲击的核心机关和单位的警卫，在国家机关、军事机关、国家通信社、广播电台、电视台、外国驻华使领馆等单位附近设置临时警戒线；

（五）法律、行政法规和国务院规定的其他必要措施。

严重危害社会治安秩序的事件发生时，公安机关应当立即依法出动警力，根据现场情况依法采取相应的强制性措施，尽快使社会秩序恢复正常。

第五十一条 发生突发事件，严重影响国民经济正常运行时，国务院或者国务院授权的有关主管部门可以采取保障、控制等必要的应急措施，保障人民群众的基本生活需要，最大限度地减轻突发事件的影响。

第五十二条 履行统一领导职责或者组织处置突发事件的人民政府，必要时可以向单位和个人征用应急救援所需设备、设施、场地、交通工具和其他物资，请求其他地方人民政府提供人力、物力、财力或者技术支援，要求生产、供应生活必需品和应急救援物资的企业组织生产、保证供给，要求提供医疗、交通等公共服务的组织提供相应的服务。

履行统一领导职责或者组织处置突发事件的人民政府，应当组织协调运输经营单位，优先运送处置突发事件所需物资、设备、工具、应急救援人员和受到突发事件危害的人员。

第五十三条　履行统一领导职责或者组织处置突发事件的人民政府，应当按照有关规定统一、准确、及时发布有关突发事件事态发展和应急处置工作的信息。

第五十四条　任何单位和个人不得编造、传播有关突发事件事态发展或者应急处置工作的虚假信息。

第五十五条　突发事件发生地的居民委员会、村民委员会和其他组织应当按照当地人民政府的决定、命令，进行宣传动员，组织群众开展自救和互救，协助维护社会秩序。

第五十六条　受到自然灾害危害或者发生事故灾难、公共卫生事件的单位，应当立即组织本单位应急救援队伍和工作人员营救受害人员，疏散、撤离、安置受到威胁的人员，控制危险源，标明危险区域，封锁危险场所，并采取其他防止危害扩大的必要措施，同时向所在地县级人民政府报告；对因本单位的问题引发的或者主体是本单位人员的社会安全事件，有关单位应当按照规定上报情况，并迅速派出负责人赶赴现场开展劝解、疏导工作。

突发事件发生地的其他单位应当服从人民政府发布的决定、命令，配合人民政府采取的应急处置措施，做好本单位的应急救援工作，并积极组织人员参加所在地的应急救援和处置工作。

第五十七条　突发事件发生地的公民应当服从人民政府、居民委员会、村民委员会或者所属单位的指挥和安排，配合人民政府采取的应急处置措施，积极参加应急救援工作，协助维护社会秩序。

第五章　事后恢复与重建

第五十八条　突发事件的威胁和危害得到控制或者消除后，履行统一领导职责或者组织处置突发事件的人民政府应当停止执行依照本法规定采取的应急处置措施，同时采取或者继续实施必要措施，防止发生自然灾害、事故灾难、公共卫生事件的次生、衍生事件或者重新引发社会安全事件。

第五十九条　突发事件应急处置工作结束后，履行统一领导职责的人民政府应当立即组织对突发事件造成的损失进行评估，组织受影响地区尽快恢复生产、生活、工作和社会秩序，制定恢复重建计划，并向上一级人民政府报告。

受突发事件影响地区的人民政府应当及时组织和协调公安、交通、铁路、民航、邮电、建设等有关部门恢复社会治安秩序，尽快修复被损坏的交通、通信、供水、排水、供电、供气、供热等公共设施。

第六十条　受突发事件影响地区的人民政府开展恢复重建工作需要上一级人民政府支持的，可以向上一级人民政府提出请求。上一级人民政府应当根据受影响地区遭受的损失和实际情况，提供资金、物资支持和技术指导，组织其他地区提供资金、物资和人力支援。

第六十一条　国务院根据受突发事件影响地区遭受损失的情况，制定扶持该地区有关行业发展的优惠政策。

受突发事件影响地区的人民政府应当根据本地区遭受损失的情况，制定救助、补偿、抚慰、抚恤、安置等善后工作计划并组织实施，妥善解决因处置突发事件引发的矛盾和纠纷。

公民参加应急救援工作或者协助维护社会秩序期间，其在本单位的工资待遇和福利不变；表现突出、成绩显著的，由县级以上人民政府给予表彰或者奖励。

县级以上人民政府对在应急救援工作中伤亡的人员依法给予抚恤。

第六十二条　履行统一领导职责的人民政府应当及时查明突发事件的发生经过和原因，总结突发事件应急处置工作的经验教训，制定改进措施，并向上一级人民政府提出报告。

第六章　法　律　责　任

第六十三条　地方各级人民政府和县级以上各级人民政府有关部门违反本法规定，不履行法定职责的，由其上级行政机关或者监察机关责令改正；有下列情形之一的，根据情节对直接负责的主管人员和其他直接责任人员依法给予处分：

（一）未按规定采取预防措施，导致发生突发事件，或者未采取必要的防范措施，导致发生次生、衍生事件的；

（二）迟报、谎报、瞒报、漏报有关突发事件的信息，或者通报、报送、公布虚假信息，造成后果的；

（三）未按规定及时发布突发事件警报、采取预警期的措施，导致损害发生的；

（四）未按规定及时采取措施处置突发事件或者处置不当，造成后果的；

（五）不服从上级人民政府对突发事件应急处置工作的统一领导、指挥和协调的；

（六）未及时组织开展生产自救、恢复重建等善后工作的；

（七）截留、挪用、私分或者变相私分应急救援资金、物资的；

（八）不及时归还征用的单位和个人的财产，或者对被征用财产的单位和个人不按规定给予补偿的。

第六十四条　有关单位有下列情形之一的，由所在地履行统一领导职责的人民政府责令停产停业，暂扣或者吊销许可证或者营业执照，并处五万元以上二十万元以下的罚款；构成违反治安管理行为的，由公安机关依法给予处罚：

（一）未按规定采取预防措施，导致发生严重突发事件的；

（二）未及时消除已发现的可能引发突发事件的隐患，导致发生严重突发事件的；

（三）未做好应急设备、设施日常维护、检测工作，导致发生严重突发事件或者突发事件危害扩大的；

（四）突发事件发生后，不及时组织开展应急救援工作，造成严重后果的。

前款规定的行为，其他法律、行政法规规定由人民政府有关部门依法决定处罚的，从其规定。

第六十五条　违反本法规定，编造并传播有关突发事件事态发展或者应急处置工作的虚假信息，或者明知是有关突发事件事态发展或者应急处置工作的虚假信息而进行传播的，责令改正，给予警告；造成严重后果的，依法暂停其业务活动或者吊销其执业许可证；负有直接责任的人员是国家工作人员的，还应当对其依法给予处分；构成违反治安管理行为的，由公安机关依法给予处罚。

第六十六条　单位或者个人违反本法规定，不服从所在地人民政府及其有关部门发布的决定、命令或者不配合其依法采取的措施，构成违反治安管理行为的，由公安机关依法给予处罚。

第六十七条　单位或者个人违反本法规定，导致突发事件发生或者危害扩大，给他人人身、财产造成损害的，应当依法承担民事责任。

第六十八条　违反本法规定，构成犯罪的，依法追究刑事责任。

第七章　附　　则

第六十九条　发生特别重大突发事件，对人民生命财产安全、国家安全、公共安全、环境安全或者社会秩序构成重大威胁，采取本法和其他有关法律、法规、规章规定的应急处置措施不能消除或者有效控制、减轻其严重社会危害，需要进入紧急状态的，由全国人民代表大会常务委员会或者国务院依照宪法和其他有关法律规定的权限和程序决定。

紧急状态期间采取的非常措施，依照有关法律规定执行或者由全国人民代表大会常务委员会另行规定。

第七十条　本法自 2007 年 11 月 1 日起施行。

中华人民共和国传染病防治法

(2004 年 8 月 28 日)

第一章 总 则

第一条 为了预防、控制和消除传染病的发生与流行，保障人体健康和公共卫生，制定本法。

第二条 国家对传染病防治实行预防为主的方针，防治结合、分类管理、依靠科学、依靠群众。

第三条 本法规定的传染病分为甲类、乙类和丙类。

甲类传染病是指：鼠疫、霍乱。

乙类传染病是指：传染性非典型肺炎、艾滋病、病毒性肝炎、脊髓灰质炎、人感染高致病性禽流感、麻疹、流行性出血热、狂犬病、流行性乙型脑炎、登革热、炭疽、细菌性和阿米巴性痢疾、肺结核、伤寒和副伤寒、流行性脑脊髓膜炎、百日咳、白喉、新生儿破伤风、猩红热、布鲁氏菌病、淋病、梅毒、钩端螺旋体病、血吸虫病、疟疾。

丙类传染病是指：流行性感冒、流行性腮腺炎、风疹、急性出血性结膜炎、麻风病、流行性和地方性斑疹伤寒、黑热病、包虫病、丝虫病、除霍乱、细菌性和阿米巴性痢疾、伤寒和副伤寒以外的感染性腹泻病。

上述规定以外的其他传染病，根据其暴发、流行情况和危害程度，需要列入乙类、丙类传染病的，由国务院卫生行政部门决定并予以公布。

第四条 对乙类传染病中传染性非典型肺炎、炭疽中的肺炭疽和人感染高致病性禽流感，采取本法所称甲类传染病的预防、控制措施。其他乙类传染病和突发原因不明的传染病需要采取本法所称甲类传染病的预防、控制措施的，由国务院卫生行政部门及时报经国务院批准后予以公布、实施。

省、自治区、直辖市人民政府对本行政区域内常见、多发的其他地方性传染病，可以根据情况决定按照乙类或者丙类传染病管理并予以公布，报国务院卫生行政部门备案。

第五条 各级人民政府领导传染病防治工作。

县级以上人民政府制定传染病防治规划并组织实施，建立健全传染病防治的疾病预防控制、医疗救治和监督管理体系。

第六条 国务院卫生行政部门主管全国传染病防治及其监督管理工作。县级以上地方人民政府卫生行政部门负责本行政区域内的传染病防治及其监督管理工作。

县级以上人民政府其他部门在各自的职责范围内负责传染病防治工作。

军队的传染病防治工作，依照本法和国家有关规定办理，由中国人民解放军卫生主管部门实施监督管理。

第七条 各级疾病预防控制机构承担传染病监测、预测、流行病学调查、疫情报告以及其他预防、控制工作。

医疗机构承担与医疗救治有关的传染病防治工作和责任区域内的传染病预防工作。城市社区和农村基层医疗机构在疾病预防控制机构的指导下，承担城市社区、农村基层相应的传染病防治工作。

第八条 国家发展现代医学和中医药等传统医学，支持和鼓励开展传染病防治的科学研究，提高传染病防治的科学技术水平。

国家支持和鼓励开展传染病防治的国际合作。

第九条 国家支持和鼓励单位和个人参与传染病防治工作。各级人民政府应当完善有关制度，方便单位和个人参与防治传染病的宣传教育、疫情报告、志愿服务和捐赠活动。

居民委员会、村民委员会应当组织居民、村民参与社区、农村的传染病预防与控制活动。

第十条 国家开展预防传染病的健康教育。新闻媒体应当无偿开展传染病防治和公共卫生教育的公益宣传。

各级各类学校应当对学生进行健康知识和传染病预防知识的教育。

医学院校应当加强预防医学教育和科学研究，对在校学生以及其他与传染病防治相关人员进行预防医学教育和培训，为传染病防治工作提供技术支持。

疾病预防控制机构、医疗机构应当定期对其工作人员进行传染病防治知识、技能的培训。

第十一条 对在传染病防治工作中做出显著成绩和贡献的单位和个人，给予表彰和奖励。

对因参与传染病防治工作致病、致残、死亡的人员，按照有关规定给予补助、抚恤。

第十二条 在中华人民共和国领域内的一切单位和个人，必须接受疾病预防控制机构、医疗机构有关传染病的调查、检验、采集样本、隔离治疗等预防、控制措施，如实提供有关情况。疾病预防控制机构、医疗机构不得泄漏涉及个人隐私的有关信息、资料。

卫生行政部门以及其他有关部门、疾病预防控制机构和医疗机构因违法实施行政管理或者预防、控制措施，侵犯单位和个人合法权益的，有关单位和个人可以依法申请行政复议或者提起诉讼。

第二章 传染病预防

第十三条 各级人民政府组织开展群众性卫生活动，进行预防传染病的健康教育，倡导文明健康的生活方式，提高公众对传染病的防治意识和应对能力，加强环境卫生建设，消除鼠害和蚊、蝇等病媒生物的危害。

各级人民政府农业、水利、林业行政部门按照职责分工负责指导和组织消除农田、湖区、河流、牧场、林区的鼠害与血吸虫危害，以及其他传播传染病的动物和病媒生物的危害。

铁路、交通、民用航空行政部门负责组织消除交通工具以及相关场所的鼠害和蚊、蝇等病媒生物的危害。

第十四条 地方各级人民政府应当有计划地建设和改造公共卫生设施，改善饮用水卫生条件，对污水、污物、粪便进行无害化处置。

第十五条 国家实行有计划的预防接种制度。国务院卫生行政部门和省、自治区、直辖市人民政府卫生行政部门，根据传染病预防、控制的需要，制定传染病预防接种规划并组织实施。用于预防接种的疫苗必须符合国家质量标准。

国家对儿童实行预防接种证制度。国家免疫规划项目的预防接种实行免费。医疗机构、疾病预防控制机构与儿童的监护人应当相互配合，保证儿童及时接受预防接种。具体办法由国务院制定。

第十六条 国家和社会应当关心、帮助传染病病人、病原携带者和疑似传染病病人，使其得到及时救治。任何单位和个人不得歧视传染病病人、病原携带者和疑似传染病病人。

传染病病人、病原携带者和疑似传染病病人，在治愈前或者在排除传染病嫌疑前，不得从事法律、行政法规和国务院卫生行政部门规定禁止从事的易使该传染病扩散的工作。

第十七条 国家建立传染病监测制度。

国务院卫生行政部门制定国家传染病监测规划和方案。省、自治区、直辖市人民政府卫生行政部门根据国家传染病监测规划和方案，制定本行政区域的传染病监测计划和工作方案。

各级疾病预防控制机构对传染病的发生、流行以及影响其发生、流行的因素，进行监测；对国外发生、国内尚未发生的传染病或者国内新发生的传染病，进行监测。

第十八条 各级疾病预防控制机构在传染病预防控制中履行下列职责：

（一）实施传染病预防控制规划、计划和方案；

（二）收集、分析和报告传染病监测信息，预测传染病的发生、流行趋势；

（三）开展对传染病疫情和突发公共卫生事件的流行病学调查、现场处理及其效果评价；

（四）开展传染病实验室检测、诊断、病原学鉴定；

（五）实施免疫规划，负责预防性生物制品的使用管理；

（六）开展健康教育、咨询，普及传染病防治知识；

（七）指导、培训下级疾病预防控制机构及其工作人员开展传染病监测工作；

（八）开展传染病防治应用性研究和卫生评价，提供技术咨询。

国家、省级疾病预防控制机构负责对传染病发生、流行以及分布进行监测，对重大传染病流行趋势进行预测，提出预防控制对策，参与并指导对暴发的疫情进行调查处理，开展传染病病原学鉴定，建立检测质量控制体系，开展应用性研究和卫生评价。

设区的市和县级疾病预防控制机构负责传染病预防控制规划、方案的落实，组织实施免疫、消毒、控制病媒生物的危害，普及传染病防治知识，负责本地区疫情和突发公共卫生事件监测、报告，开展流行病学调查和常见病原微生物检测。

第十九条 国家建立传染病预警制度。

国务院卫生行政部门和省、自治区、直辖市人民政府根据传染病发生、流行趋势的预测，及时发出传染病预警，根据情况予以公布。

第二十条 县级以上地方人民政府应当制定传染病预防、控制预案，报上一级人民政府备案。

传染病预防、控制预案应当包括以下主要内容：

（一）传染病预防控制指挥部的组成和相关部门的职责；

（二）传染病的监测、信息收集、分析、报告、通报制度；

（三）疾病预防控制机构、医疗机构在发生传染病疫情时的任务与职责；

（四）传染病暴发、流行情况的分级以及相应的应急工作方案；

（五）传染病预防、疫点疫区现场控制，应急设施、设备、救治药品和医疗器械以及其他物资和技术的储备与调用。

地方人民政府和疾病预防控制机构接到国务院卫生行政部门或者省、自治区、直辖市人民政府发出的传染病预警后，应当按照传染病预防、控制预案，采取相应的预防、控制措施。

第二十一条 医疗机构必须严格执行国务院卫生行政部门规定的管理制度、操作规范，防止传染病的医源性感染和医院感染。

医疗机构应当确定专门的部门或者人员，承担传染病疫情报告、本单位的传染病预防、控制以及责任区域内的传染病预防工作；承担医疗活动中与医院感染有关的危险因素监测、安全防护、消毒、隔离和医疗废物处置工作。

疾病预防控制机构应当指定专门人员负责对医疗机构内传染病预防工作进行指导、考核，开展流行病学调查。

第二十二条 疾病预防控制机构、医疗机构的实验室和从事病原微生物实验的单位，应当符合国家规定的条件和技术标准，建立严格的监督管理制度，对传染病病原体样本按照规定的措施实行严格监督管理，严防传染病病原体的实验室感染和病原微生物的扩散。

第二十三条 采供血机构、生物制品生产单位必须严格执行国家有关规定，保证血液、血液制品的质量。禁止非法采集血液或者组织他人出卖血液。

疾病预防控制机构、医疗机构使用血液和血液制品，必须遵守国家有关规定，防止因输入血液、使用血液制品引起经血液传播疾病的发生。

第二十四条 各级人民政府应当加强艾滋病的防治工作，采取预防、控制措施，防止艾滋病的传播。具体办法由国务院制定。

第二十五条 县级以上人民政府农业、林业行政部门以及其他有关部门，依据各自的职责负责与人畜共患传染病有关的动物传染病的防治管理工作。

与人畜共患传染病有关的野生动物、家畜家禽，经检疫合格后，方可出售、运输。

第二十六条 国家建立传染病菌种、毒种库。

对传染病菌种、毒种和传染病检测样本的采集、保藏、携带、运输和使用实行分类管理，建立健全严格的管理制度。

对可能导致甲类传染病传播的以及国务院卫生行政部门规定的菌种、毒种和传染病检测样本，确需采集、保藏、携带、运输和使用的，须经省级以上人民政府卫生行政部门批准。具体办法由国务院制定。

第二十七条 对被传染病病原体污染的污水、污物、场所和物品，有关单位和个人必须在疾病预防控制机构的指导下或者按照其提出的卫生要求，进行严格消毒处理；拒绝消毒处理的，由当地卫生行政部门或者疾病预防控制机构进行强制消毒处理。

第二十八条 在国家确认的自然疫源地计划兴建水利、交通、旅游、能源等大型建设项目的，应当事先由省级以上疾病预防控制机构对施工环境进行卫生调查。建设单位应当根据疾病预防控制机构的意见，采取必要的传染病预防、控制措施。施工期间，建设单位应当设专人负责工地上的卫生防疫工作。工程竣工后，疾病预防控制机构应当对可能发生的传染病进行监测。

第二十九条 用于传染病防治的消毒产品、饮用水供水单位供应的饮用水和涉及饮用水卫生安全的产品，应当符合国家卫生标准和卫生规范。

饮用水供水单位从事生产或者供应活动，应当依法取得卫生许可证。

生产用于传染病防治的消毒产品的单位和生产用于传染病防治的消毒产品，应当经省级以上人民政府卫生行政部门审批。具体办法由国务院制定。

第三章　疫情报告、通报和公布

第三十条　疾病预防控制机构、医疗机构和采供血机构及其执行职务的人员发现本法规定的传染病疫情或者发现其他传染病暴发、流行以及突发原因不明的传染病时，应当遵循疫情报告属地管理原则，按照国务院规定的或者国务院卫生行政部门规定的内容、程序、方式和时限报告。

军队医疗机构向社会公众提供医疗服务，发现前款规定的传染病疫情时，应当按照国务院卫生行政部门的规定报告。

第三十一条　任何单位和个人发现传染病病人或者疑似传染病病人时，应当及时向附近的疾病预防控制机构或者医疗机构报告。

第三十二条　港口、机场、铁路疾病预防控制机构以及国境卫生检疫机关发现甲类传染病病人、病原携带者、疑似传染病病人时，应当按照国家有关规定立即向国境口岸所在地的疾病预防控制机构或者所在地县级以上地方人民政府卫生行政部门报告并互相通报。

第三十三条　疾病预防控制机构应当主动收集、分析、调查、核实传染病疫情信息。接到甲类、乙类传染病疫情报告或者发现传染病暴发、流行时，应当立即报告当地卫生行政部门，由当地卫生行政部门立即报告当地人民政府，同时报告上级卫生行政部门和国务院卫生行政部门。

疾病预防控制机构应当设立或者指定专门的部门、人员负责传染病疫情信息管理工作，及时对疫情报告进行核实、分析。

第三十四条　县级以上地方人民政府卫生行政部门应当及时向本行政区域内的疾病预防控制机构和医疗机构通报传染病疫情以及监测、预警的相关信息。接到通报的疾病预防控制机构和医疗机构应当及时告知本单位的有关人员。

第三十五条　国务院卫生行政部门应当及时向国务院其他有关部门和各省、自治区、直辖市人民政府卫生行政部门通报全国传染病疫情以及监测、预警的相关信息。

毗邻的以及相关的地方人民政府卫生行政部门，应当及时互相通报本行政区域的传染病疫情以及监测、预警的相关信息。

县级以上人民政府有关部门发现传染病疫情时，应当及时向同级人民政府卫生行政部门通报。

中国人民解放军卫生主管部门发现传染病疫情时，应当向国务院卫生行政部门通报。

第三十六条　动物防疫机构和疾病预防控制机构，应当及时互相通报动物间和人间发生的人畜共患传染病疫情以及相关信息。

第三十七条　依照本法的规定负有传染病疫情报告职责的人民政府有关部门、疾病预防控制机构、医疗机构、采供血机构及其工作人员，不得隐瞒、谎报、缓报传染病疫情。

第三十八条　国家建立传染病疫情信息公布制度。

国务院卫生行政部门定期公布全国传染病疫情信息。省、自治区、直辖市人民政府卫生行政部门定期公布本行政区域的传染病疫情信息。

传染病暴发、流行时，国务院卫生行政部门负责向社会公布传染病疫情信息，并可以授权省、自治区、直辖市人民政府卫生行政部门向社会公布本行政区域的传染病疫情信息。

公布传染病疫情信息应当及时、准确。

第四章　疫情控制

第三十九条　医疗机构发现甲类传染病时，应当及时采取下列措施：

（一）对病人、病原携带者，予以隔离治疗，隔离期限根据医学检查结果确定；

（二）对疑似病人，确诊前在指定场所单独隔离治疗；

（三）对医疗机构内的病人、病原携带者、疑似病人的密切接触者，在指定场所进行医学观察和采取其他必要的预防措施。

拒绝隔离治疗或者隔离期未满擅自脱离隔离治疗的，可以由公安机关协助医疗机构采取强制隔离治疗措施。

医疗机构发现乙类或者丙类传染病病人，应当根据病情采取必要的治疗和控制传播措施。

医疗机构对本单位内被传染病病原体污染的场所、物品以及医疗废物，必须依照法律、法规的规定实施消毒和无害化处置。

第四十条 疾病预防控制机构发现传染病疫情或者接到传染病疫情报告时，应当及时采取下列措施：

（一）对传染病疫情进行流行病学调查，根据调查情况提出划定疫点、疫区的建议，对被污染的场所进行卫生处理，对密切接触者，在指定场所进行医学观察和采取其他必要的预防措施，并向卫生行政部门提出疫情控制方案；

（二）传染病暴发、流行时，对疫点、疫区进行卫生处理，向卫生行政部门提出疫情控制方案，并按照卫生行政部门的要求采取措施；

（三）指导下级疾病预防控制机构实施传染病预防、控制措施，组织、指导有关单位对传染病疫情的处理。

第四十一条 对已经发生甲类传染病病例的场所或者该场所内的特定区域的人员，所在地的县级以上地方人民政府可以实施隔离措施，并同时向上一级人民政府报告；接到报告的上级人民政府应当即时作出是否批准的决定。上级人民政府作出不予批准决定的，实施隔离措施的人民政府应当立即解除隔离措施。

在隔离期间，实施隔离措施的人民政府应当对被隔离人员提供生活保障；被隔离人员有工作单位的，所在单位不得停止支付其隔离期间的工作报酬。

隔离措施的解除，由原决定机关决定并宣布。

第四十二条 传染病暴发、流行时，县级以上地方人民政府应当立即组织力量，按照预防、控制预案进行防治，切断传染病的传播途径，必要时，报经上一级人民政府决定，可以采取下列紧急措施并予以公告：

（一）限制或者停止集市、影剧院演出或者其他人群聚集的活动；

（二）停工、停业、停课；

（三）封闭或者封存被传染病病原体污染的公共饮用水源、食品以及相关物品；

（四）控制或者扑杀染疫野生动物、家畜家禽；

（五）封闭可能造成传染病扩散的场所。

上级人民政府接到下级人民政府关于采取前款所列紧急措施的报告时，应当即时作出决定。

紧急措施的解除，由原决定机关决定并宣布。

第四十三条 甲类、乙类传染病暴发、流行时，县级以上地方人民政府报经上一级人民政府决定，可以宣布本行政区域部分或者全部为疫区；国务院可以决定并宣布跨省、自治区、直辖市的疫区。县级以上地方人民政府可以在疫区内采取本法第四十二条规定的紧急措施，并可以对出入疫区的人员、物资和交通工具实施卫生检疫。

省、自治区、直辖市人民政府可以决定对本行政区域内的甲类传染病疫区实施封锁；但是，封锁大、中城市的疫区或者封锁跨省、自治区、直辖市的疫区，以及封锁疫区导致中断干线交通或者封锁国境的，由国务院决定。

疫区封锁的解除，由原决定机关决定并宣布。

第四十四条 发生甲类传染病时，为了防止该传染病通过交通工具及其乘运的人员、物资传播，可以实施交通卫生检疫。具体办法由国务院制定。

第四十五条 传染病暴发、流行时，根据传染病疫情控制的需要，国务院有权在全国范围或者跨省、自治区、直辖市范围内，县级以上地方人民政府有权在本行政区域内紧急调集人员或者调用储备物资，临时征用房屋、交通工具以及相关设施、设备。

紧急调集人员的，应当按照规定给予合理报酬。临时征用房屋、交通工具以及相关设施、设备的，应当依法给予补偿；能返还的，应当及时返还。

第四十六条 患甲类传染病、炭疽死亡的，应当将尸体立即进行卫生处理，就近火化。患其他传染病死亡的，必要时，应当将尸体进行卫生处理后火化或者按照规定深埋。

为了查找传染病病因，医疗机构在必要时可以按照国务院卫生行政部门的规定，对传染病病人尸体或者疑似传染病病人尸体进行解剖查验，并应告知死者家属。

第四十七条 疫区中被传染病病原体污染或者可能被传染病病原体污染的物品，经消毒可以使用的，应当在当地疾病预防控制机构的指导下，进行消毒处理后，方可使用、出售和运输。

第四十八条 发生传染病疫情时，疾病预防控制机构和省级以上人民政府卫生行政部门指派的其他与传染病有关的专业技术机构，可以进入传染病疫点、疫区进行调查、采集样本、技术分析和检验。

第四十九条 传染病暴发、流行时，药品和医疗器械生产、供应单位应当及时生产、供应防治传染病的药品和医疗器械。铁路、交通、民用航空经营单位必须优先运送处理传染病疫情的人员以及防治传染病的药品和医疗器械。县级以上人民政府有关部门应当做好组织协调工作。

第五章 医疗救治

第五十条 县级以上人民政府应当加强和完善传染病医疗救治服务网络的建设，指定具备传染病救治条件和能力的医疗机构承担传染病救治任务，或者根据传染病救治需要设置传染病医院。

第五十一条 医疗机构的基本标准、建筑设计和服务流程，应当符合预防传染病医院感染的要求。

医疗机构应当按照规定对使用的医疗器械进行消毒；对按照规定一次使用的医疗器具，应当在使用后予以销毁。

医疗机构应当按照国务院卫生行政部门规定的传染病诊断标准和治疗要求，采取相应措施，提高传染病医疗救治能力。

第五十二条 医疗机构应当对传染病病人或者疑似传染病病人提供医疗救护、现场救援和接诊治疗，书写病历记录以及其他有关资料，并妥善保管。

医疗机构应当实行传染病预检、分诊制度；对传染病病人、疑似传染病病人，应当引导至相对隔离的分诊点进行初诊。医疗机构不具备相应救治能力的，应当将患者及其病历记录复印件一并转至具备相应救治能力的医疗机构。具体办法由国务院卫生行政部门规定。

第六章 监督管理

第五十三条 县级以上人民政府卫生行政部门对传染病防治工作履行下列监督检查职责：

（一）对下级人民政府卫生行政部门履行本法规定的传染病防治职责进行监督检查；

（二）对疾病预防控制机构、医疗机构的传染病防治工作进行监督检查；

（三）对采供血机构的采供血活动进行监督检查；

（四）对用于传染病防治的消毒产品及其生产单位进行监督检查，并对饮用水供水单位从事生产或者供应活动以及涉及饮用水卫生安全的产品进行监督检查；

（五）对传染病菌种、毒种和传染病检测样本的采集、保藏、携带、运输、使用进行监督检查；

（六）对公共场所和有关单位的卫生条件和传染病预防、控制措施进行监督检查。

省级以上人民政府卫生行政部门负责组织对传染病防治重大事项的处理。

第五十四条 县级以上人民政府卫生行政部门在履行监督检查职责时，有权进入被检查单位和传染病疫情发生现场调查取证，查阅或者复制有关的资料和采集样本。被检查单位应当予以配合，不得拒绝、阻挠。

第五十五条 县级以上地方人民政府卫生行政部门在履行监督检查职责时，发现被传染病病原体污染的公共饮用水源、食品以及相关物品，如不及时采取控制措施可能导致传染病传播、流行的，可以采取封闭公共饮用水源、封存食品以及相关物品或者暂停销售的临时控制措施，并予以检验或者进行消毒。经检验，属于被污染的食品，应当予以销毁；对未被污染的食品或者经消毒后可以使用的物品，应当解除控制措施。

第五十六条 卫生行政部门工作人员依法执行职务时，应当不少于两人，并出示执法证件，填写卫生执法文书。

卫生执法文书经核对无误后，应当由卫生执法人员和当事人签名。当事人拒绝签名的，卫生执法人员应当注明情况。

第五十七条 卫生行政部门应当依法建立健全内部监督制度，对其工作人员依据法定职权和程序履行职责的情况进行监督。

上级卫生行政部门发现下级卫生行政部门不及时处理职责范围内的事项或者不履行职责的，应当责令纠正或者直接予以处理。

第五十八条 卫生行政部门及其工作人员履行职责，应当自觉接受社会和公民的监督。单位和个人有权向上级人民政府及其卫生行政部门举报违反本法的行为。接到举报的有关人民政府或者其卫生行政部门，应当及时调查处理。

第七章 保 障 措 施

第五十九条 国家将传染病防治工作纳入国民经济和社会发展计划，县级以上地方人民政府将传染病防治工作纳入本行政区域的国民经济和社会发展计划。

第六十条 县级以上地方人民政府按照本级政府职责负责本行政区域内传染病预防、控制、监督工作的日常经费。

国务院卫生行政部门会同国务院有关部门，根据传染病流行趋势，确定全国传染病预防、控制、救治、监测、预测、预警、监督检查等项目。中央财政对困难地区实施重大传染病防治项目给予补助。

省、自治区、直辖市人民政府根据本行政区域内传染病流行趋势，在国务院卫生行政部门确定的项目范围内，确定传染病预防、控制、监督等项目，并保障项目的实施经费。

第六十一条 国家加强基层传染病防治体系建设，扶持贫困地区和少数民族地区的传染病防治工作。

地方各级人民政府应当保障城市社区、农村基层传染病预防工作的经费。

第六十二条 国家对患有特定传染病的困难人群实行医疗救助，减免医疗费用。具体办法由国务院卫生行政部门会同国务院财政部门等部门制定。

第六十三条 县级以上人民政府负责储备防治传染病的药品、医疗器械和其他物资，以备调用。

第六十四条 对从事传染病预防、医疗、科研、教学、现场处理疫情的人员，以及在生产、工作中接触传染病病原体的其他人员，有关单位应当按照国家规定，采取有效的卫生防护措施和医疗保健措施，并给予适当的津贴。

第八章 法 律 责 任

第六十五条 地方各级人民政府未依照本法的规定履行报告职责，或者隐瞒、谎报、缓报传染病疫情，或者在传染病暴发、流行时，未及时组织救治、采取控制措施的，由上级人民政府责令改正，通报批评；造成传染病传播、流行或者其他严重后果的，对负有责任的主管人员，依法给予行政处分；构成犯罪的，依法追究刑事责任。

第六十六条 县级以上人民政府卫生行政部门违反本法规定，有下列情形之一的，由本级人民政府、上级人民政府卫生行政部门责令改正，通报批评；造成传染病传播、流行或者其他严重后果的，对负有责任的主管人员和其他直接责任人员，依法给予行政处分；构成犯罪的，依法追究刑事责任；

（一）未依法履行传染病疫情通报、报告或者公布职责，或者隐瞒、谎报、缓报传染病疫情的；

（二）发生或者可能发生传染病传播时未及时采取预防、控制措施的；

（三）未依法履行监督检查职责，或者发现违法行为不及时查处的；

（四）未及时调查、处理单位和个人对下级卫生行政部门不履行传染病防治职责的举报的；

（五）违反本法的其他失职、渎职行为。

第六十七条 县级以上人民政府有关部门未依照本法的规定履行传染病防治和保障职责的，由本级人民政府或者上级人民政府有关部门责令改正，通报批评；造成传染病传播、流行或者其他严重后果的，对负有责任的主管人员和其他直接责任人员，依法给予行政处分；构成犯罪的，依法追究刑事责任。

第六十八条 疾病预防控制机构违反本法规定，有下列情形之一的，由县级以上人民政府卫生行政部门责令限期改正，通报批评，给予警告；对负有责任的主管人员和其他直接责任人员，依法给予降级、撤职、开除的处分，并可以依法吊销有关责任人员的执业证书；构成犯罪的，依法追究刑事责任：

（一）未依法履行传染病监测职责的；

（二）未依法履行传染病疫情报告、通报职责，或者隐瞒、谎报、缓报传染病疫情的；

（三）未主动收集传染病疫情信息，或者对传染病疫情信息和疫情报告未及时进行分析、调查、核实的；

（四）发现传染病疫情时，未依据职责及时采取本法规定的措施的；

（五）故意泄漏传染病病人、病原携带者、疑似传染病病人、密切接触者涉及个人隐私的有关信息、资料的。

第六十九条 医疗机构违反本法规定，有下列情形之一的，由县级以上人民政府卫生行政部门责令改正，通报批评，给予警告；造成传染病传播、流行或者其他严重后果的，对负有责任的主管人员和其他直接责任人员，依法给予降级、撤职、开除的处分，并可以依法吊销有关责任人员的执业证书；构成犯罪的，依法追究刑事责任：

（一）未按照规定承担本单位的传染病预防、控制工作、医院感染控制任务和责任区域内的传染病预防工作的；

（二）未按照规定报告传染病疫情，或者隐瞒、谎报、缓报传染病疫情的；

（三）发现传染病疫情时，未按照规定对传染病病人、疑似传染病病人提供医疗救护、现场救援、接诊、转诊的，或者拒绝接受转诊的；

（四）未按照规定对本单位内被传染病病原体污染的场所、物品以及医疗废物实施消毒或者无害化处置的；

（五）未按照规定对医疗器械进行消毒，或者对按照规定一次使用的医疗器具未予销毁，再次使用的；

（六）在医疗救治过程中未按照规定保管医学记录资料的；

（七）故意泄漏传染病病人、病原携带者、疑似传染病病人、密切接触者涉及个人隐私的有关信息、资料的。

第七十条 采供血机构未按照规定报告传染病疫情，或者隐瞒、谎报、缓报传染病疫情，或者未执行国家有关规定，导致因输入血液引起经血液传播疾病发生的，由县级以上人民政府卫生行政部门责令改正，通报批评，给予警告；造成传染病传播、流行或者其他严重后果的，对负有责任的主管人员和其他直接责任人员，依法给予降级、撤职、开除的处分，并可以依法吊销采供血机构的执业许可证；构成犯罪的，依法追究刑事责任。

非法采集血液或者组织他人出卖血液的，由县级以上人民政府卫生行政部门予以取缔，没收违法所得，可以并处十万元以下的罚款；构成犯罪的，依法追究刑事责任。

第七十一条 国境卫生检疫机关、动物防疫机构未依法履行传染病疫情通报职责的，由有关部门在各自职责范围内责令改正，通报批评；造成传染病传播、流行或者其他严重后果的，对负有责任的主管人员和其他直接责任人员，依法给予降级、撤职、开除的处分；构成犯罪的，依法追究刑事责任。

第七十二条 铁路、交通、民用航空经营单位未依照本法的规定优先运送处理传染病疫情的人员以及防治传染病的药品和医疗器械的，由有关部门责令限期改正，给予警告；造成严重后果的，对负有责任的主管人员和其他直接责任人员，依法给予降级、撤职、开除的处分。

第七十三条 违反本法规定，有下列情形之一，导致或者可能导致传染病传播、流行的，由县级以上人民政府卫生行政部门责令限期改正，没收违法所得，可以并处五万元以下的罚款；已取得许可证的，原发证部门可以依法暂扣或者吊销许可证；构成犯罪的，依法追究刑事责任：

（一）饮用水供水单位供应的饮用水不符合国家卫生标准和卫生规范的；

（二）涉及饮用水卫生安全的产品不符合国家卫生标准和卫生规范的；

（三）用于传染病防治的消毒产品不符合国家卫生标准和卫生规范的；

（四）出售、运输疫区中被传染病病原体污染或者可能被传染病病原体污染的物品，未进行消毒处理的；

（五）生物制品生产单位生产的血液制品不符合国家质量标准的。

第七十四条 违反本法规定，有下列情形之一的，由县级以上地方人民政府卫生行政部门责令改正，通报批评，给予警告，已取得许可证的，可以依法暂扣或者吊销许可证；造成传染病传播、流行以及其他严重后果的，对负有责任的主管人员和其他直接责任人员，依法给予降级、撤职、开除的处分，并可以依法吊销有关责任人员的执业证书；构成犯罪的，依法追究刑事责任：

（一）疾病预防控制机构、医疗机构和从事病原微生物实验的单位，不符合国家规定的条件和技术标准，对传染病病原体样本未按照规定进行严格管理，造成实验室感染和病原微生物扩散的；

（二）违反国家有关规定，采集、保藏、携带、运输和使用传染病菌种、毒种和传染病检测样本的；

（三）疾病预防控制机构、医疗机构未执行国家有关规定，导致因输入血液、使用血液制品引起经血液传播疾病发生的。

第七十五条 未经检疫出售、运输与人畜共患传染病有关的野生动物、家畜家禽的，由县级以上地方人民政府畜牧兽医行政部门责令停止违法行为，并依法给予行政处罚。

第七十六条 在国家确认的自然疫源地兴建水利、交通、旅游、能源等大型建设项目，未经卫生调查进行施工的，或者未按照疾病预防控制机构的意见采取必要的传染病预防、控制措施的，由县级以上人民政府卫生行政部门责令限期改正，给予警告，处五千元以上三万元以下的罚款；逾期不改正的，处三万元以上十万元以下的罚款，并可以提请有关人民政府依据职责权限，责令停建、关闭。

第七十七条 单位和个人违反本法规定，导致传染病传播、流行，给他人人身、财产造成损害的，应当依法承担民事责任。

第九章 附 则

第七十八条 本法中下列用语的含义：

（一）传染病病人、疑似传染病病人：指根据国务院卫生行政部门发布的《中华人民共和国传染病防治法规定管理的传染病诊断标准》，符合传染病病人和疑似传染病病人诊断标准的人。

（二）病原携带者：指感染病原体无临床症状但能排出病原体的人。

（三）流行病学调查：指对人群中疾病或者健康状况的分布及其决定因素进行调查研究，提出疾病预防控制措施及保健对策。

（四）疫点：指病原体从传染源向周围播散的范围较小或者单个疫源地。

（五）疫区：指传染病在人群中暴发、流行，其病原体向周围播散时所能波及的地区。

（六）人畜共患传染病：指人与脊椎动物共同罹患的传染病，如鼠疫、狂犬病、血吸虫病等。

（七）自然疫源地：指某些可引起人类传染病的病原体在自然界的野生动物中长期存在和循环的地区。

（八）病媒生物：指能够将病原体从人或者其他动物传播给人的生物，如蚊、蝇、蚤类等。

（九）医源性感染：指在医学服务中，因病原体传播引起的感染。

（十）医院感染：指住院病人在医院内获得的感染，包括在住院期间发生的感染和在医院内获得出院后发生的感染，但不包括入院前已开始或者入院时已处于潜伏期的感染。医院工作人员在医院内获得的感染也属医院感染。

（十一）实验室感染：指从事实验室工作时，因接触病原体所致的感染。

（十二）菌种、毒种：指可能引起本法规定的传染病发生的细菌菌种、病毒毒种。

（十三）消毒：指用化学、物理、生物的方法杀灭或者消除环境中的病原微生物。

（十四）疾病预防控制机构：指从事疾病预防控制活动的疾病预防控制中心以及与上述机构业务活动相同的单位。

（十五）医疗机构：指按照《医疗机构管理条例》取得医疗机构执业许可证，从事疾病诊断、治疗活动的机构。

第七十九条 传染病防治中有关食品、药品、血液、水、医疗废物和病原微生物的管理以及动物防疫和国境卫生检疫，本法未规定的，分别适用其他有关法律、行政法规的规定。

第八十条 本法自 2004 年 12 月 1 日起施行。

中华人民共和国食品安全法

（2009年2月28日第十一届全国人民代表大会常务委员会第七次会议通过）

第一章 总 则

第一条 为保证食品安全，保障公众身体健康和生命安全，制定本法。

第二条 在中华人民共和国境内从事下列活动，应当遵守本法：

（一）食品生产和加工（以下称食品生产），食品流通和餐饮服务（以下称食品经营）；

（二）食品添加剂的生产经营；

（三）用于食品的包装材料、容器、洗涤剂、消毒剂和用于食品生产经营的工具、设备（以下称食品相关产品）的生产经营；

（四）食品生产经营者使用食品添加剂、食品相关产品；

（五）对食品、食品添加剂和食品相关产品的安全管理。

供食用的源于农业的初级产品（以下称食用农产品）的质量安全管理，遵守《中华人民共和国农产品质量安全法》的规定。但是，制定有关食用农产品的质量安全标准、公布食用农产品安全有关信息，应当遵守本法的有关规定。

第三条 食品生产经营者应当依照法律、法规和食品安全标准从事生产经营活动，对社会和公众负责，保证食品安全，接受社会监督，承担社会责任。

第四条 国务院设立食品安全委员会，其工作职责由国务院规定。

国务院卫生行政部门承担食品安全综合协调职责，负责食品安全风险评估、食品安全标准制定、食品安全信息公布、食品检验机构的资质认定条件和检验规范的制定，组织查处食品安全重大事故。

国务院质量监督、工商行政管理和国家食品药品监督管理部门依照本法和国务院规定的职责，分别对食品生产、食品流通、餐饮服务活动实施监督管理。

第五条 县级以上地方人民政府统一负责、领导、组织、协调本行政区域的食品安全监督管理工作，建立健全食品安全全程监督管理的工作机制；统一领导、指挥食品安全突发事件应对工作；完善、落实食品安全监督管理责任制，对食品安全监督管理部门进行评议、考核。

县级以上地方人民政府依照本法和国务院的规定确定本级卫生行政、农业行政、质量监督、工商行政管理、食品药品监督管理部门的食品安全监督管理职责。有关部门在各自职责范围内负责本行政区域的食品安全监督管理工作。

上级人民政府所属部门在下级行政区域设置的机构应当在所在地人民政府的统一组织、协调下，依法做好食品安全监督管理工作。

第六条 县级以上卫生行政、农业行政、质量监督、工商行政管理、食品药品监督管理部门应当加强沟通、密切配合，按照各自职责分工，依法行使职权，承担责任。

第七条 食品行业协会应当加强行业自律，引导食品生产经营者依法生产经营，推动行业诚信建设，宣传、普及食品安全知识。

第八条 国家鼓励社会团体、基层群众性自治组织开展食品安全法律、法规以及食品安全标准和知识的普及工作，倡导健康的饮食方式，增强消费者食品安全意识和自我保护能力。

新闻媒体应当开展食品安全法律、法规以及食品安全标准和知识的公益宣传，并对违反本法的行为进行舆论监督。

第九条 国家鼓励和支持开展与食品安全有关的基础研究和应用研究，鼓励和支持食品生产经营者为提高食品安全水平采用先进技术和先进管理规范。

第十条 任何组织或者个人有权举报食品生产经营中违反本法的行为，有权向有关部门了解食品安全信息，对食品安全监督管理工作提出意见和建议。

第二章 食品安全风险监测和评估

第十一条 国家建立食品安全风险监测制度，对食源性疾病、食品污染以及食品中的有害因素进行监测。

国务院卫生行政部门会同国务院有关部门制定、实施国家食品安全风险监测计划。省、自治区、直辖市人民政府卫生行政部门根据国家食品安全风险监测计划，结合本行政区域的具体情况，组织制定、实施本行政区域的食品安全风险监测方案。

第十二条 国务院农业行政、质量监督、工商行政管理和国家食品药品监督管理等有关部门获知有关食品安全风险信息后，应当立即向国务院卫生行政部门通报。国务院卫生行政部门会同有关部门对信息核实后，应当及时调整食品安全风险监测计划。

第十三条 国家建立食品安全风险评估制度，对食品、食品添加剂中生物性、化学性和物理性危害进行风险评估。

国务院卫生行政部门负责组织食品安全风险评估工作，成立由医学、农业、食品、营养等方面的专家组成的食品安全风险评估专家委员会进行食品安全风险评估。

对农药、肥料、生长调节剂、兽药、饲料和饲料添加剂等的安全性评估，应当有食品安全风险评估专家委员会的专家参加。

食品安全风险评估应当运用科学方法，根据食品安全风险监测信息、科学数据以及其他有关信息进行。

第十四条 国务院卫生行政部门通过食品安全风险监测或者接到举报发现食品可能存在安全隐患的，应当立即组织进行检验和食品安全风险评估。

第十五条 国务院农业行政、质量监督、工商行政管理和国家食品药品监督管理等有关部门应当向国务院卫生行政部门提出食品安全风险评估的建议，并提供有关信息和资料。

国务院卫生行政部门应当及时向国务院有关部门通报食品安全风险评估的结果。

第十六条 食品安全风险评估结果是制定、修订食品安全标准和对食品安全实施监督管理的科学依据。

食品安全风险评估结果得出食品不安全结论的，国务院质量监督、工商行政管理和国家食品药品监督管理部门应当依据各自职责立即采取相应措施，确保该食品停止生产经营，并告知消费者停止食用；需要制定、修订相关食品安全国家标准的，国务院卫生行政部门应当立即制定、修订。

第十七条 国务院卫生行政部门应当会同国务院有关部门，根据食品安全风险评估结果、食品安全监督管理信息，对食品安全状况进行综合分析。对经综合分析表明可能具有较高程度安全风险的食品，国务院卫生行政部门应当及时提出食品安全风险警示，并予以公布。

第三章 食品安全标准

第十八条 制定食品安全标准，应当以保障公众身体健康为宗旨，做到科学合理、安全可靠。

第十九条 食品安全标准是强制执行的标准。除食品安全标准外，不得制定其他的食品强制性标准。

第二十条 食品安全标准应当包括下列内容：

（一）食品、食品相关产品中的致病性微生物、农药残留、兽药残留、重金属、污染物质以及其他危害人体健康物质的限量规定；

（二）食品添加剂的品种、使用范围、用量；

（三）专供婴幼儿和其他特定人群的主辅食品的营养成分要求；

（四）对与食品安全、营养有关的标签、标识、说明书的要求；

（五）食品生产经营过程的卫生要求；

（六）与食品安全有关的质量要求；

（七）食品检验方法与规程；

（八）其他需要制定为食品安全标准的内容。

第二十一条 食品安全国家标准由国务院卫生行政部门负责制定、公布，国务院标准化行政部门提供国家标准编号。

食品中农药残留、兽药残留的限量规定及其检验方法与规程由国务院卫生行政部门、国务院农业行政部门制定。

屠宰畜、禽的检验规程由国务院有关主管部门会同国务院卫生行政部门制定。

有关产品国家标准涉及食品安全国家标准规定内容的，应当与食品安全国家标准相一致。

第二十二条 国务院卫生行政部门应当对现行的食用农产品质量安全标准、食品卫生标准、食品质量标准和有关食品的行业标准中强制执行的标准予以整合，统一公布为食品安全国家标准。

本法规定的食品安全国家标准公布前，食品生产经营者应当按照现行食用农产品质量安全标准、食品卫生标准、食品质量标准和有关食品的行业标准生产经营食品。

第二十三条 食品安全国家标准应当经食品安全国家标准审评委员会审查通过。食品安全国家标准审评委员会由医学、农业、食品、营养等方面的专家以及国务院有关部门的代表组成。

制定食品安全国家标准，应当依据食品安全风险评估结果并充分考虑食用农产品质量安全风险评估结果，参照相关的国际标准和国际食品安全风险评估结果，并广泛听取食品生产经营者和消费者的意见。

第二十四条 没有食品安全国家标准的，可以制定食品安全地方标准。

省、自治区、直辖市人民政府卫生行政部门组织制定食品安全地方标准，应当参照执行本法有关食品安全国家标准制定的规定，并报国务院卫生行政部门备案。

第二十五条 企业生产的食品没有食品安全国家标准或者地方标准的，应当制定企业标准，作为组织生产的依据。国家鼓励食品生产企业制定严于食品安全国家标准或者地方标准的企业标准。企业标准应当报省级卫生行政部门备案，在本企业内部适用。

第二十六条 食品安全标准应当供公众免费查阅。

第四章 食品生产经营

第二十七条 食品生产经营应当符合食品安全标准，并符合下列要求：

（一）具有与生产经营的食品品种、数量相适应的食品原料处理和食品加工、包装、贮存等场所，保持该场所环境整洁，并与有毒、有害场所以及其他污染源保持规定的距离；

（二）具有与生产经营的食品品种、数量相适应的生产经营设备或者设施，有相应的消毒、更衣、盥洗、采光、照明、通风、防腐、防尘、防蝇、防鼠、防虫、洗涤以及处理废水、存放垃圾和废弃物的设备或者设施；

（三）有食品安全专业技术人员、管理人员和保证食品安全的规章制度；

（四）具有合理的设备布局和工艺流程，防止待加工食品与直接入口食品、原料与成品交叉污染，避免食品接触有毒物、不洁物；

（五）餐具、饮具和盛放直接入口食品的容器，使用前应当洗净、消毒，炊具、用具用后应当洗净，保持清洁；

（六）贮存、运输和装卸食品的容器、工具和设备应当安全、无害，保持清洁，防止食品污染，并符合保证食品安全所需的温度等特殊要求，不得将食品与有毒、有害物品一同运输；

（七）直接入口的食品应当有小包装或者使用无毒、清洁的包装材料、餐具；

（八）食品生产经营人员应当保持个人卫生，生产经营食品时，应当将手洗净，穿戴清洁的工作衣、帽；销售无包装的直接入口食品时，应当使用无毒、清洁的售货工具；

（九）用水应当符合国家规定的生活饮用水卫生标准；

（十）使用的洗涤剂、消毒剂应当对人体安全、无害；

（十一）法律、法规规定的其他要求。

第二十八条 禁止生产经营下列食品：

（一）用非食品原料生产的食品或者添加食品添加剂以外的化学物质和其他可能危害人体健康物质的食品，或者用回收食品作为原料生产的食品；

（二）致病性微生物、农药残留、兽药残留、重金属、污染物质以及其他危害人体健康的物质含量超过食品安全标准限量的食品；

（三）营养成分不符合食品安全标准的专供婴幼儿和其他特定人群的主辅食品；

（四）腐败变质、油脂酸败、霉变生虫、污秽不洁、混有异物、掺假掺杂或者感官性状异常的食品；

（五）病死、毒死或者死因不明的禽、畜、兽、水产动物肉类及其制品；

（六）未经动物卫生监督机构检疫或者检疫不合格的肉类，或者未经检验或者检验不合格的肉类制品；

（七）被包装材料、容器、运输工具等污染的食品；

（八）超过保质期的食品；

（九）无标签的预包装食品；

（十）国家为防病等特殊需要明令禁止生产经营的食品；

（十一）其他不符合食品安全标准或者要求的食品。

第二十九条 国家对食品生产经营实行许可制度。从事食品生产、食品流通、餐饮服务，应当依法取得食品生产许可、食品流通许可、餐饮服务许可。

取得食品生产许可的食品生产者在其生产场所销售其生产的食品，不需要取得食品流通的许可；取得餐饮服务许可的餐饮服务提供者在其餐饮服务场所出售其制作加工的食品，不需要取得食品生产和流通的许可；农民个人销售其自产的食用农产品，不需要取得食品流通的许可。

食品生产加工小作坊和食品摊贩从事食品生产经营活动，应当符合本法规定的与其生产经营规模、条件相适应的食品安全要求，保证所生产经营的食品卫生、无毒、无害，有关部门应当对其加强监督管理，具体管理办法由省、自治区、直辖市人民代表大会常务委员会依照本法制定。

第三十条 县级以上地方人民政府鼓励食品生产加工小作坊改进生产条件；鼓励食品摊贩进入集中交易市场、店铺等固定场所经营。

第三十一条 县级以上质量监督、工商行政管理、食品药品监督管理部门应当依照《中华人民共和国行政许可法》的规定，审核申请人提交的本法第二十七条第一项至第四项规定要求的相关资料，必要时对申请人的生产经营场所进行现场核查；对符合规定条件的，决定准予许可；对不符合规定条件的，决定不予许可并书面说明理由。

第三十二条 食品生产经营企业应当建立健全本单位的食品安全管理制度，加强对职工食品安全知识的培训，配备专职或者兼职食品安全管理人员，做好对所生产经营食品的检验工作，依法从事食品生产经营活动。

第三十三条 国家鼓励食品生产经营企业符合良好生产规范要求，实施危害分析与关键控制点体系，提高食品安全管理水平。

对通过良好生产规范、危害分析与关键控制点体系认证的食品生产经营企业，认证机构应当依法实施跟踪调查；对不再符合认证要求的企业，应当依法撤销认证，及时向有关质量监督、工商行政管理、食品药品监督管理部门通报，并向社会公布。认证机构实施跟踪调查不收取任何费用。

第三十四条 食品生产经营者应当建立并执行从业人员健康管理制度。患有痢疾、伤寒、病毒性肝炎等消化道传染病的人员，以及患有活动性肺结核、化脓性或者渗出性皮肤病等有碍食品安全的疾病的人员，不得从事接触直接入口食品的工作。

食品生产经营人员每年应当进行健康检查，取得健康证明后方可参加工作。

第三十五条 食用农产品生产者应当依照食品安全标准和国家有关规定使用农药、肥料、生长调节剂、兽药、饲料和饲料添加剂等农业投入品。食用农产品的生产企业和农民专业合作经济组织应当建立食用农产品生产记录制度。

县级以上农业行政部门应当加强对农业投入品使用的管理和指导，建立健全农业投入品的安全使用制度。

第三十六条 食品生产者采购食品原料、食品添加剂、食品相关产品，应当查验供货者的许可证和产品合格证明文件；对无法提供合格证明文件的食品原料，应当依照食品安全标准进行检验；不得采购或者使用不符合食品安全标准的食品原料、食品添加剂、食品相关产品。

食品生产企业应当建立食品原料、食品添加剂、食品相关产品进货查验记录制度，如实记录食品原料、食品添加剂、食品相关产品的名称、规格、数量、供货者名称及联系方式、进货日期等内容。

食品原料、食品添加剂、食品相关产品进货查验记录应当真实，保存期限不得少于二年。

第三十七条 食品生产企业应当建立食品出厂检验记录制度，查验出厂食品的检验合格证和安全状况，并如实记录食品的名称、规格、数量、生产日期、生产批号、检验合格证号、购货者名称及联系方式、销售日期等内容。

食品出厂检验记录应当真实，保存期限不得少于二年。

第三十八条 食品、食品添加剂和食品相关产品的生产者，应当依照食品安全标准对所生产的食品、食品添加剂和食品相关产品进行检验，检验合格后方可出厂或者销售。

第三十九条 食品经营者采购食品，应当查验供货者的许可证和食品合格的证明文件。

食品经营企业应当建立食品进货查验记录制度，如实记录食品的名称、规格、数量、生产批号、保质期、供货者名称及联系方式、进货日期等内容。

食品进货查验记录应当真实，保存期限不得少于二年。

实行统一配送经营方式的食品经营企业，可以由企业总部统一查验供货者的许可证和食品合格的证明文件，进行食品进货查验记录。

第四十条 食品经营者应当按照保证食品安全的要求贮存食品，定期检查库存食品，及时清理变质或者超过保质期的食品。

第四十一条 食品经营者贮存散装食品，应当在贮存位置标明食品的名称、生产日期、保质期、生产者名称及联系方式等内容。

食品经营者销售散装食品，应当在散装食品的容器、外包装上标明食品的名称、生产日期、保质期、生产经营者名称及联系方式等内容。

第四十二条 预包装食品的包装上应当有标签。标签应当标明下列事项：

（一）名称、规格、净含量、生产日期；

（二）成分或者配料表；

（三）生产者的名称、地址、联系方式；

（四）保质期；

（五）产品标准代号；

（六）贮存条件；

（七）所使用的食品添加剂在国家标准中的通用名称；

（八）生产许可证编号；

（九）法律、法规或者食品安全标准规定必须标明的其他事项。

专供婴幼儿和其他特定人群的主辅食品，其标签还应当标明主要营养成分及其含量。

第四十三条 国家对食品添加剂的生产实行许可制度。申请食品添加剂生产许可的条件、程序，按照国家有关工业产品生产许可证管理的规定执行。

第四十四条 申请利用新的食品原料从事食品生产或者从事食品添加剂新品种、食品相关产品新品种生产活动的单位或者个人，应当向国务院卫生行政部门提交相关产品的安全性评估材料。国务院卫生行政部门应当自收到申请之日起六十日内组织对相关产品的安全性评估材料进行审查；对符合食品安全要求的，依法决定准予许可并予以公布；对不符合食品安全要求的，决定不予许可并书面说明理由。

第四十五条 食品添加剂应当在技术上确有必要且经过风险评估证明安全可靠，方可列入允许使用的范围。国务院卫生行政部门应当根据技术必要性和食品安全风险评估结果，及时对食品添加剂的品种、使用范围、用量的标准进行修订。

第四十六条 食品生产者应当依照食品安全标准关于食品添加剂的品种、使用范围、用量的规定使用食品添加剂；不得在食品生产中使用食品添加剂以外的化学物质和其他可能危害人体健康的物质。

第四十七条 食品添加剂应当有标签、说明书和包装。标签、说明书应当载明本法第四十二条第一款第一项至第六项、第八项、第九项规定的事项，以及食品添加剂的使用范围、用量、使用方法，并在标签上载明"食品添加剂"字样。

第四十八条 食品和食品添加剂的标签、说明书，不得含有虚假、夸大的内容，不得涉及疾病预防、治疗功能。生产者对标签、说明书上所载明的内容负责。

食品和食品添加剂的标签、说明书应当清楚、明显，容易辨识。

食品和食品添加剂与其标签、说明书所载明的内容不符的，不得上市销售。

第四十九条 食品经营者应当按照食品标签标示的警示标志、警示说明或者注意事项的要求，销售预包装食品。

第五十条 生产经营的食品中不得添加药品，但是可以添加按照传统既是食品又是中药材的物质。按照传统既是食品又是中药材的物质的目录由国务院卫生行政部门制定、公布。

第五十一条 国家对声称具有特定保健功能的食品实行严格监管。有关监督管理部门应当依法履职，承担责任。具体管理办法由国务院规定。

声称具有特定保健功能的食品不得对人体产生急性、亚急性或者慢性危害，其标签、说明书不得涉及疾病预防、治疗功能，内容必须真实，应当载明适宜人群、不适宜人群、功效成分或者标志性成分及其含量等；产品的功能和成分必须与标签、说明书相一致。

第五十二条　集中交易市场的开办者、柜台出租者和展销会举办者，应当审查入场食品经营者的许可证，明确入场食品经营者的食品安全管理责任，定期对入场食品经营者的经营环境和条件进行检查，发现食品经营者有违反本法规定的行为的，应当及时制止并立即报告所在地县级工商行政管理部门或者食品药品监督管理部门。

集中交易市场的开办者、柜台出租者和展销会举办者未履行前款规定义务，本市场发生食品安全事故的，应当承担连带责任。

第五十三条　国家建立食品召回制度。食品生产者发现其生产的食品不符合食品安全标准，应当立即停止生产，召回已经上市销售的食品，通知相关生产经营者和消费者，并记录召回和通知情况。

食品经营者发现其经营的食品不符合食品安全标准，应当立即停止经营，通知相关生产经营者和消费者，并记录停止经营和通知情况。食品生产者认为应当召回的，应当立即召回。

食品生产者应当对召回的食品采取补救、无害化处理、销毁等措施，并将食品召回和处理情况向县级以上质量监督部门报告。

食品生产经营者未依照本条规定召回或者停止经营不符合食品安全标准的食品的，县级以上质量监督、工商行政管理、食品药品监督管理部门可以责令其召回或者停止经营。

第五十四条　食品广告的内容应当真实合法，不得含有虚假、夸大的内容，不得涉及疾病预防、治疗功能。

食品安全监督管理部门或者承担食品检验职责的机构、食品行业协会、消费者协会不得以广告或者其他形式向消费者推荐食品。

第五十五条　社会团体或者其他组织、个人在虚假广告中向消费者推荐食品，使消费者的合法权益受到损害的，与食品生产经营者承担连带责任。

第五十六条　地方各级人民政府鼓励食品规模化生产和连锁经营、配送。

第五章　食品检验

第五十七条　食品检验机构按照国家有关认证认可的规定取得资质认定后，方可从事食品检验活动。但是，法律另有规定的除外。

食品检验机构的资质认定条件和检验规范，由国务院卫生行政部门规定。

本法施行前经国务院有关主管部门批准设立或者经依法认定的食品检验机构，可以依照本法继续从事食品检验活动。

第五十八条　食品检验由食品检验机构指定的检验人独立进行。

检验人应当依照有关法律、法规的规定，并依照食品安全标准和检验规范对食品进行检验，尊重科学，恪守职业道德，保证出具的检验数据和结论客观、公正，不得出具虚假的检验报告。

第五十九条　食品检验实行食品检验机构与检验人负责制。食品检验报告应当加盖食品检验机构公章，并有检验人的签名或者盖章。食品检验机构和检验人对出具的食品检验报告负责。

第六十条　食品安全监督管理部门对食品不得实施免检。

县级以上质量监督、工商行政管理、食品药品监督管理部门应当对食品进行定期或者不定期的抽样检验。进行抽样检验，应当购买抽取的样品，不收取检验费和其他任何费用。

县级以上质量监督、工商行政管理、食品药品监督管理部门在执法工作中需要对食品进行检验的，应当委托符合本法规定的食品检验机构进行，并支付相关费用。对检验结论有异议的，可以依法进行复检。

第六十一条　食品生产经营企业可以自行对所生产的食品进行检验，也可以委托符合本法规定的食品检验机构进行检验。

食品行业协会等组织、消费者需要委托食品检验机构对食品进行检验的，应当委托符合本法规定的食品检验机构进行。

第六章 食品进出口

第六十二条 进口的食品、食品添加剂以及食品相关产品应当符合我国食品安全国家标准。

进口的食品应当经出入境检验检疫机构检验合格后，海关凭出入境检验检疫机构签发的通关证明放行。

第六十三条 进口尚无食品安全国家标准的食品，或者首次进口食品添加剂新品种、食品相关产品新品种，进口商应当向国务院卫生行政部门提出申请并提交相关的安全性评估材料。国务院卫生行政部门依照本法第四十四条的规定作出是否准予许可的决定，并及时制定相应的食品安全国家标准。

第六十四条 境外发生的食品安全事件可能对我国境内造成影响，或者在进口食品中发现严重食品安全问题的，国家出入境检验检疫部门应当及时采取风险预警或者控制措施，并向国务院卫生行政、农业行政、工商行政管理和国家食品药品监督管理部门通报。接到通报的部门应当及时采取相应措施。

第六十五条 向我国境内出口食品的出口商或者代理商应当向国家出入境检验检疫部门备案。向我国境内出口食品的境外食品生产企业应当经国家出入境检验检疫部门注册。

国家出入境检验检疫部门应当定期公布已经备案的出口商、代理商和已经注册的境外食品生产企业名单。

第六十六条 进口的预包装食品应当有中文标签、中文说明书。标签、说明书应当符合本法以及我国其他有关法律、行政法规的规定和食品安全国家标准的要求，载明食品的原产地以及境内代理商的名称、地址、联系方式。预包装食品没有中文标签、中文说明书或者标签、说明书不符合本条规定的，不得进口。

第六十七条 进口商应当建立食品进口和销售记录制度，如实记录食品的名称、规格、数量、生产日期、生产或者进口批号、保质期、出口商和购货者名称及联系方式、交货日期等内容。

食品进口和销售记录应当真实，保存期限不得少于二年。

第六十八条 出口的食品由出入境检验检疫机构进行监督、抽检，海关凭出入境检验检疫机构签发的通关证明放行。

出口食品生产企业和出口食品原料种植、养殖场应当向国家出入境检验检疫部门备案。

第六十九条 国家出入境检验检疫部门应当收集、汇总进出口食品安全信息，并及时通报相关部门、机构和企业。

国家出入境检验检疫部门应当建立进出口食品的进口商、出口商和出口食品生产企业的信誉记录，并予以公布。对有不良记录的进口商、出口商和出口食品生产企业，应当加强对其进出口食品的检验检疫。

第七章 食品安全事故处置

第七十条 国务院组织制定国家食品安全事故应急预案。

县级以上地方人民政府应当根据有关法律、法规的规定和上级人民政府的食品安全事故应急预案以及本地区的实际情况，制定本行政区域的食品安全事故应急预案，并报上一级人民政府备案。

食品生产经营企业应当制定食品安全事故处置方案，定期检查本企业各项食品安全防范措施的落实情况，及时消除食品安全事故隐患。

第七十一条 发生食品安全事故的单位应当立即予以处置，防止事故扩大。事故发生单位和接收病人进行治疗的单位应当及时向事故发生地县级卫生行政部门报告。

农业行政、质量监督、工商行政管理、食品药品监督管理部门在日常监督管理中发现食品安全事故，或者接到有关食品安全事故的举报，应当立即向卫生行政部门通报。

发生重大食品安全事故的，接到报告的县级卫生行政部门应当按照规定向本级人民政府和上级人民政府卫生行政部门报告。县级人民政府和上级人民政府卫生行政部门应当按照规定上报。

任何单位或者个人不得对食品安全事故隐瞒、谎报、缓报，不得毁灭有关证据。

第七十二条 县级以上卫生行政部门接到食

品安全事故的报告后，应当立即会同有关农业行政、质量监督、工商行政管理、食品药品监督管理部门进行调查处理，并采取下列措施，防止或者减轻社会危害：

（一）开展应急救援工作，对因食品安全事故导致人身伤害的人员，卫生行政部门应当立即组织救治；

（二）封存可能导致食品安全事故的食品及其原料，并立即进行检验；对确认属于被污染的食品及其原料，责令食品生产经营者依照本法第五十三条的规定予以召回、停止经营并销毁；

（三）封存被污染的食品用工具及用具，并责令进行清洗消毒；

（四）做好信息发布工作，依法对食品安全事故及其处理情况进行发布，并对可能产生的危害加以解释、说明。

发生重大食品安全事故的，县级以上人民政府应当立即成立食品安全事故处置指挥机构，启动应急预案，依照前款规定进行处置。

第七十三条　发生重大食品安全事故，设区的市级以上人民政府卫生行政部门应当立即会同有关部门进行事故责任调查，督促有关部门履行职责，向本级人民政府提出事故责任调查处理报告。

重大食品安全事故涉及两个以上省、自治区、直辖市的，由国务院卫生行政部门依照前款规定组织事故责任调查。

第七十四条　发生食品安全事故，县级以上疾病预防控制机构应当协助卫生行政部门和有关部门对事故现场进行卫生处理，并对与食品安全事故有关的因素开展流行病学调查。

第七十五条　调查食品安全事故，除了查明事故单位的责任，还应当查明负有监督管理和认证职责的监督管理部门、认证机构的工作人员失职、渎职情况。

第八章　监　督　管　理

第七十六条　县级以上地方人民政府组织本级卫生行政、农业行政、质量监督、工商行政管理、食品药品监督管理部门制定本行政区域的食品安全年度监督管理计划，并按照年度计划组织开展工作。

第七十七条　县级以上质量监督、工商行政管理、食品药品监督管理部门履行各自食品安全监督管理职责，有权采取下列措施：

（一）进入生产经营场所实施现场检查；

（二）对生产经营的食品进行抽样检验；

（三）查阅、复制有关合同、票据、账簿以及其他有关资料；

（四）查封、扣押有证据证明不符合食品安全标准的食品，违法使用的食品原料、食品添加剂、食品相关产品，以及用于违法生产经营或者被污染的工具、设备；

（五）查封违法从事食品生产经营活动的场所。

县级以上农业行政部门应当依照《中华人民共和国农产品质量安全法》规定的职责，对食用农产品进行监督管理。

第七十八条　县级以上质量监督、工商行政管理、食品药品监督管理部门对食品生产经营者进行监督检查，应当记录监督检查的情况和处理结果。监督检查记录经监督检查人员和食品生产经营者签字后归档。

第七十九条　县级以上质量监督、工商行政管理、食品药品监督管理部门应当建立食品生产经营者食品安全信用档案，记录许可颁发、日常监督检查结果、违法行为查处等情况；根据食品安全信用档案的记录，对有不良信用记录的食品生产经营者增加监督检查频次。

第八十条　县级以上卫生行政、质量监督、工商行政管理、食品药品监督管理部门接到咨询、投诉、举报，对属于本部门职责的，应当受理，并及时进行答复、核实、处理；对不属于本部门职责的，应当书面通知并移交有权处理的部门处理。有权处理的部门应当及时处理，不得推诿；属于食品安全事故的，依照本法第七章有关规定进行处置。

第八十一条　县级以上卫生行政、质量监督、工商行政管理、食品药品监督管理部门应当按照法定权限和程序履行食品安全监督管理职责；对生产经营者的同一违法行为，不得给予二次以上罚款的行政处罚；涉嫌犯罪的，应当依法向公安机关移送。

第八十二条　国家建立食品安全信息统一公布制度。下列信息由国务院卫生行政部门统一公布：

（一）国家食品安全总体情况；

（二）食品安全风险评估信息和食品安全风险警示信息；

（三）重大食品安全事故及其处理信息；

（四）其他重要的食品安全信息和国务院确定的需要统一公布的信息。

前款第二项、第三项规定的信息，其影响限于特定区域的，也可以由有关省、自治区、直辖市人民政府卫生行政部门公布。县级以上农业行政、质量监督、工商行政管理、食品药品监督管理部门依据各自职责公布食品安全日常监督管理信息。

食品安全监督管理部门公布信息，应当做到准确、及时、客观。

第八十三条 县级以上地方卫生行政、农业行政、质量监督、工商行政管理、食品药品监督管理部门获知本法第八十二条第一款规定的需要统一公布的信息，应当向上级主管部门报告，由上级主管部门立即报告国务院卫生行政部门；必要时，可以直接向国务院卫生行政部门报告。

县级以上卫生行政、农业行政、质量监督、工商行政管理、食品药品监督管理部门应当相互通报获知的食品安全信息。

第九章　法　律　责　任

第八十四条 违反本法规定，未经许可从事食品生产经营活动，或者未经许可生产食品添加剂的，由有关主管部门按照各自职责分工，没收违法所得、违法生产经营的食品、食品添加剂和用于违法生产经营的工具、设备、原料等物品；违法生产经营的食品、食品添加剂货值金额不足一万元的，并处二千元以上五万元以下罚款；货值金额一万元以上的，并处货值金额五倍以上十倍以下罚款。

第八十五条 违反本法规定，有下列情形之一的，由有关主管部门按照各自职责分工，没收违法所得、违法生产经营的食品和用于违法生产经营的工具、设备、原料等物品；违法生产经营的食品货值金额不足一万元的，并处二千元以上五万元以下罚款；货值金额一万元以上的，并处货值金额五倍以上十倍以下罚款；情节严重的，吊销许可证：

（一）用非食品原料生产食品或者在食品中添加食品添加剂以外的化学物质和其他可能危害人体健康的物质，或者用回收食品作为原料生产食品；

（二）生产经营致病性微生物、农药残留、兽药残留、重金属、污染物质以及其他危害人体健康的物质含量超过食品安全标准限量的食品；

（三）生产经营营养成分不符合食品安全标准的专供婴幼儿和其他特定人群的主辅食品；

（四）经营腐败变质、油脂酸败、霉变生虫、污秽不洁、混有异物、掺假掺杂或者感官性状异常的食品；

（五）经营病死、毒死或者死因不明的禽、畜、兽、水产动物肉类，或者生产经营病死、毒死或者死因不明的禽、畜、兽、水产动物肉类的制品；

（六）经营未经动物卫生监督机构检疫或者检疫不合格的肉类，或者生产经营未经检验或者检验不合格的肉类制品；

（七）经营超过保质期的食品；

（八）生产经营国家为防病等特殊需要明令禁止生产经营的食品；

（九）利用新的食品原料从事食品生产或者从事食品添加剂新品种、食品相关产品新品种生产，未经过安全性评估；

（十）食品生产经营者在有关主管部门责令其召回或者停止经营不符合食品安全标准的食品后，仍拒不召回或者停止经营的。

第八十六条 违反本法规定，有下列情形之一的，由有关主管部门按照各自职责分工，没收违法所得、违法生产经营的食品和用于违法生产经营的工具、设备、原料等物品；违法生产经营的食品货值金额不足一万元的，并处二千元以上五万元以下罚款；货值金额一万元以上的，并处货值金额二倍以上五倍以下罚款；情节严重的，责令停产停业，直至吊销许可证：

（一）经营被包装材料、容器、运输工具等污染的食品；

（二）生产经营无标签的预包装食品、食品添加剂或者标签、说明书不符合本法规定的食品、食品添加剂；

（三）食品生产者采购、使用不符合食品安全标准的食品原料、食品添加剂、食品相关产品；

（四）食品生产经营者在食品中添加药品。

第八十七条 违反本法规定，有下列情形之一的，由有关主管部门按照各自职责分工，责令改正，给予警告；拒不改正的，处二千元以上二万元以下罚款；情节严重的，责令停产停业，直至吊销许可证：

（一）未对采购的食品原料和生产的食品、食品添加剂、食品相关产品进行检验；

（二）未建立并遵守查验记录制度、出厂检验记录制度；

（三）制定食品安全企业标准未依照本法规定备案；

（四）未按规定要求贮存、销售食品或者清理库存食品；

（五）进货时未查验许可证和相关证明文件；

（六）生产的食品、食品添加剂的标签、说明书涉及疾病预防、治疗功能；

（七）安排患有本法第三十四条所列疾病的人员从事接触直接入口食品的工作。

第八十八条 违反本法规定，事故单位在发生食品安全事故后未进行处置、报告的，由有关主管部门按照各自职责分工，责令改正，给予警告；毁灭有关证据的，责令停产停业，并处二千元以上十万元以下罚款；造成严重后果的，由原发证部门吊销许可证。

第八十九条 违反本法规定，有下列情形之一的，依照本法第八十五条的规定给予处罚：

（一）进口不符合我国食品安全国家标准的食品；

（二）进口尚无食品安全国家标准的食品，或者首次进口食品添加剂新品种、食品相关产品新品种，未经过安全性评估；

（三）出口商未遵守本法的规定出口食品。

违反本法规定，进口商未建立并遵守食品进口和销售记录制度的，依照本法第八十七条的规定给予处罚。

第九十条 违反本法规定，集中交易市场的开办者、柜台出租者、展销会的举办者允许未取得许可的食品经营者进入市场销售食品，或者未履行检查、报告等义务的，由有关主管部门按照各自职责分工，处二千元以上五万元以下罚款；造成严重后果的，责令停业，由原发证部门吊销许可证。

第九十一条 违反本法规定，未按照要求进行食品运输的，由有关主管部门按照各自职责分工，责令改正，给予警告；拒不改正的，责令停产停业，并处二千元以上五万元以下罚款；情节严重的，由原发证部门吊销许可证。

第九十二条 被吊销食品生产、流通或者餐饮服务许可证的单位，其直接负责的主管人员自处罚决定作出之日起五年内不得从事食品生产经营管理工作。

食品生产经营者聘用不得从事食品生产经营管理工作的人员从事管理工作的，由原发证部门吊销许可证。

第九十三条 违反本法规定，食品检验机构、食品检验人员出具虚假检验报告的，由授予其资质的主管部门或者机构撤销该检验机构的检验资格；依法对检验机构直接负责的主管人员和食品检验人员给予撤职或者开除的处分。

违反本法规定，受到刑事处罚或者开除处分的食品检验机构人员，自刑罚执行完毕或者处分决定作出之日起十年内不得从事食品检验工作。食品检验机构聘用不得从事食品检验工作的人员的，由授予其资质的主管部门或者机构撤销该检验机构的检验资格。

第九十四条 违反本法规定，在广告中对食品质量作虚假宣传，欺骗消费者的，依照《中华人民共和国广告法》的规定给予处罚。

违反本法规定，食品安全监督管理部门或者承担食品检验职责的机构、食品行业协会、消费者协会以广告或者其他形式向消费者推荐食品的，由有关主管部门没收违法所得，依法对直接负责的主管人员和其他直接责任人员给予记大过、降级或者撤职的处分。

第九十五条 违反本法规定，县级以上地方人民政府在食品安全监督管理中未履行职责，本行政区域出现重大食品安全事故、造成严重社会影响的，依法对直接负责的主管人员和其他直接责任人员给予记大过、降级、撤职或者开除的处分。

违反本法规定，县级以上卫生行政、农业行政、质量监督、工商行政管理、食品药品监督管理部门或者其他有关行政部门不履行本法规定的职责或者滥用职权、玩忽职守、徇私舞弊的，依法对直接负责的主管人员和其他直接责任人员给予记大过或者降级的处分；造成严重后果的，给予撤职或者开除的处分；其主要负责人应当引咎辞职。

第九十六条 违反本法规定，造成人身、财产或者其他损害的，依法承担赔偿责任。

生产不符合食品安全标准的食品或者销售明知是不符合食品安全标准的食品，消费者除要求赔偿损失外，还可以向生产者或者销售者要求支付价款十倍的赔偿金。

第九十七条 违反本法规定，应当承担民事赔偿责任和缴纳罚款、罚金，其财产不足以同时支付时，先承担民事赔偿责任。

第九十八条 违反本法规定，构成犯罪的，依法追究刑事责任。

第十章 附 则

第九十九条 本法下列用语的含义：

食品，指各种供人食用或者饮用的成品和原料以及按照传统既是食品又是药品的物品，但是不包括以治疗为目的的物品。

食品安全，指食品无毒、无害，符合应当有的营养要求，对人体健康不造成任何急性、亚急性或者慢性危害。

预包装食品，指预先定量包装或者制作在包装材料和容器中的食品。

食品添加剂，指为改善食品品质和色、香、味以及为防腐、保鲜和加工工艺的需要而加入食品中的人工合成或者天然物质。

用于食品的包装材料和容器，指包装、盛放食品或者食品添加剂用的纸、竹、木、金属、搪瓷、陶瓷、塑料、橡胶、天然纤维、化学纤维、玻璃等制品和直接接触食品或者食品添加剂的涂料。

用于食品生产经营的工具、设备，指在食品或者食品添加剂生产、流通、使用过程中直接接触食品或者食品添加剂的机械、管道、传送带、容器、用具、餐具等。

用于食品的洗涤剂、消毒剂，指直接用于洗涤或者消毒食品、餐饮具以及直接接触食品的工具、设备或者食品包装材料和容器的物质。

保质期，指预包装食品在标签指明的贮存条件下保持品质的期限。

食源性疾病，指食品中致病因素进入人体引起的感染性、中毒性等疾病。

食物中毒，指食用了被有毒有害物质污染的食品或者食用了含有毒有害物质的食品后出现的急性、亚急性疾病。

食品安全事故，指食物中毒、食源性疾病、食品污染等源于食品，对人体健康有危害或者可能有危害的事故。

第一百条 食品生产经营者在本法施行前已经取得相应许可证的，该许可证继续有效。

第一百零一条 乳品、转基因食品、生猪屠宰、酒类和食盐的食品安全管理，适用本法；法律、行政法规另有规定的，依照其规定。

第一百零二条 铁路运营中食品安全的管理办法由国务院卫生行政部门会同国务院有关部门依照本法制定。

军队专用食品和自供食品的食品安全管理办法由中央军事委员会依照本法制定。

第一百零三条 国务院根据实际需要，可以对食品安全监督管理体制作出调整。

第一百零四条 本法自 2009 年 6 月 1 日起施行。《中华人民共和国食品卫生法》同时废止。

中华人民共和国职业病防治法

（2001年10月27日第九届全国人民代表大会常务委员会第二十四次会议通过，2011年12月31日修订）

第一章 总　则

第一条　为了预防、控制和消除职业病危害，防治职业病，保护劳动者健康及其相关权益，促进经济社会发展，根据宪法，制定本法。

第二条　本法适用于中华人民共和国领域内的职业病防治活动。

本法所称职业病，是指企业、事业单位和个体经济组织等用人单位的劳动者在职业活动中，因接触粉尘、放射性物质和其他有毒、有害因素而引起的疾病。

职业病的分类和目录由国务院卫生行政部门会同国务院安全生产监督管理部门、劳动保障行政部门制定、调整并公布。

第三条　职业病防治工作坚持预防为主、防治结合的方针，建立用人单位负责、行政机关监管、行业自律、职工参与和社会监督的机制，实行分类管理、综合治理。

第四条　劳动者依法享有职业卫生保护的权利。

用人单位应当为劳动者创造符合国家职业卫生标准和卫生要求的工作环境和条件，并采取措施保障劳动者获得职业卫生保护。

工会组织依法对职业病防治工作进行监督，维护劳动者的合法权益。用人单位制定或者修改有关职业病防治的规章制度，应当听取工会组织的意见。

第五条　用人单位应当建立、健全职业病防治责任制，加强对职业病防治的管理，提高职业病防治水平，对本单位产生的职业病危害承担责任。

第六条　用人单位的主要负责人对本单位的职业病防治工作全面负责。

第七条　用人单位必须依法参加工伤保险。

国务院和县级以上地方人民政府劳动保障行政部门应当加强对工伤保险的监督管理，确保劳动者依法享受工伤保险待遇。

第八条　国家鼓励和支持研制、开发、推广、应用有利于职业病防治和保护劳动者健康的新技术、新工艺、新设备、新材料，加强对职业病的机理和发生规律的基础研究，提高职业病防治科学技术水平；积极采用有效的职业病防治技术、工艺、设备、材料；限制使用或者淘汰职业病危害严重的技术、工艺、设备、材料。

国家鼓励和支持职业病医疗康复机构的建设。

第九条　国家实行职业卫生监督制度。

国务院安全生产监督管理部门、卫生行政部门、劳动保障行政部门依照本法和国务院确定的职责，负责全国职业病防治的监督管理工作。国务院有关部门在各自的职责范围内负责职业病防治的有关监督管理工作。

县级以上地方人民政府安全生产监督管理部门、卫生行政部门、劳动保障行政部门依据各自职责，负责本行政区域内职业病防治的监督管理工作。县级以上地方人民政府有关部门在各自的职责范围内负责职业病防治的有关监督管理工作。

县级以上人民政府安全生产监督管理部门、卫生行政部门、劳动保障行政部门（以下统称职业卫生监督管理部门）应当加强沟通，密切配合，按照各自职责分工，依法行使职权，承担责任。

第十条　国务院和县级以上地方人民政府应当制定职业病防治规划，将其纳入国民经济和社会发展计划，并组织实施。

县级以上地方人民政府统一负责、领导、组织、协调本行政区域的职业病防治工作，建立健全职业病防治工作体制、机制，统一领导、指挥职业卫生突发事件应对工作；加强职业病防治能力建设和服务体系建设，完善、落实职业病防治工作责任制。

乡、民族乡、镇的人民政府应当认真执行本法，支持职业卫生监督管理部门依法履行职责。

第十一条　县级以上人民政府职业卫生监督管理部门应当加强对职业病防治的宣传教育，普及职业病防治的知识，增强用人单位的职业病防治观念，提高劳动者的职业健康意识、自我保护意识和行使职业卫生保护权利的能力。

第十二条　有关防治职业病的国家职业卫生标准，由国务院卫生行政部门组织制定并公布。

国务院卫生行政部门应当组织开展重点职业病监测和专项调查，对职业健康风险进行评估，为制定职业卫生标准和职业病防治政策提供科学依据。

县级以上地方人民政府卫生行政部门应当定期对本行政区域的职业病防治情况进行统计和调查分析。

第十三条 任何单位和个人有权对违反本法的行为进行检举和控告。有关部门收到相关的检举和控告后，应当及时处理。

对防治职业病成绩显著的单位和个人，给予奖励。

第二章　前期预防

第十四条 用人单位应当依照法律、法规要求，严格遵守国家职业卫生标准，落实职业病预防措施，从源头上控制和消除职业病危害。

第十五条 产生职业病危害的用人单位的设立除应当符合法律、行政法规规定的设立条件外，其工作场所还应当符合下列职业卫生要求：

（一）职业病危害因素的强度或者浓度符合国家职业卫生标准；

（二）有与职业病危害防护相适应的设施；

（三）生产布局合理，符合有害与无害作业分开的原则；

（四）有配套的更衣间、洗浴间、孕妇休息间等卫生设施；

（五）设备、工具、用具等设施符合保护劳动者生理、心理健康的要求；

（六）法律、行政法规和国务院卫生行政部门、安全生产监督管理部门关于保护劳动者健康的其他要求。

第十六条 国家建立职业病危害项目申报制度。

用人单位工作场所存在职业病目录所列职业病的危害因素的，应当及时、如实向所在地安全生产监督管理部门申报危害项目，接受监督。

职业病危害因素分类目录由国务院卫生行政部门会同国务院安全生产监督管理部门制定、调整并公布。职业病危害项目申报的具体办法由国务院安全生产监督管理部门制定。

第十七条 新建、扩建、改建建设项目和技术改造、技术引进项目（以下统称建设项目）可能产生职业病危害的，建设单位在可行性论证阶段应当向安全生产监督管理部门提交职业病危害预评价报告。安全生产监督管理部门应当自收到职业病危害预评价报告之日起三十日内，作出审核决定并书面通知建设单位。未提交预评价报告或者预评价报告未经安全生产监督管理部门审核同意的，有关部门不得批准该建设项目。

职业病危害预评价报告应当对建设项目可能产生的职业病危害因素及其对工作场所和劳动者健康的影响作出评价，确定危害类别和职业病防护措施。

建设项目职业病危害分类管理办法由国务院安全生产监督管理部门制定。

第十八条 建设项目的职业病防护设施所需费用应当纳入建设项目工程预算，并与主体工程同时设计，同时施工，同时投入生产和使用。

职业病危害严重的建设项目的防护设施设计，应当经安全生产监督管理部门审查，符合国家职业卫生标准和卫生要求的，方可施工。

建设项目在竣工验收前，建设单位应当进行职业病危害控制效果评价。建设项目竣工验收时，其职业病防护设施经安全生产监督管理部门验收合格后，方可投入正式生产和使用。

第十九条 职业病危害预评价、职业病危害控制效果评价由依法设立的取得国务院安全生产监督管理部门或者设区的市级以上地方人民政府安全生产监督管理部门按照职责分工给予资质认可的职业卫生技术服务机构进行。职业卫生技术服务机构所作评价应当客观、真实。

第二十条 国家对从事放射性、高毒、高危粉尘等作业实行特殊管理。具体管理办法由国务院制定。

第三章　劳动过程中的防护与管理

第二十一条 用人单位应当采取下列职业病防治管理措施：

（一）设置或者指定职业卫生管理机构或者组织，配备专职或者兼职的职业卫生管理人员，负责本单位的职业病防治工作；

（二）制定职业病防治计划和实施方案；

（三）建立、健全职业卫生管理制度和操作规程；

（四）建立、健全职业卫生档案和劳动者健康监护档案；

（五）建立、健全工作场所职业病危害因素监测及评价制度；

（六）建立、健全职业病危害事故应急救援预案。

第二十二条 用人单位应当保障职业病防治所需的资金投入，不得挤占、挪用，并对因资金投入不足导致的后果承担责任。

第二十三条 用人单位必须采用有效的职业病防护设施，并为劳动者提供个人使用的职业病防护用品。

用人单位为劳动者个人提供的职业病防护用品必须符合防治职业病的要求；不符合要求的，不得使用。

第二十四条 用人单位应当优先采用有利于防治职业病和保护劳动者健康的新技术、新工艺、新设备、新材料，逐步替代职业病危害严重的技术、工艺、设备、材料。

第二十五条 产生职业病危害的用人单位，应当在醒目位置设置公告栏，公布有关职业病防治的规章制度、操作规程、职业病危害事故应急救援措施和工作场所职业病危害因素检测结果。

对产生严重职业病危害的作业岗位，应当在其醒目位置，设置警示标识和中文警示说明。警示说明应当载明产生职业病危害的种类、后果、预防以及应急救治措施等内容。

第二十六条 对可能发生急性职业损伤的有毒、有害工作场所，用人单位应当设置报警装置，配置现场急救用品、冲洗设备、应急撤离通道和必要的泄险区。

对放射工作场所和放射性同位素的运输、贮存，用人单位必须配置防护设备和报警装置，保证接触放射线的工作人员佩戴个人剂量计。

对职业病防护设备、应急救援设施和个人使用的职业病防护用品，用人单位应当进行经常性的维护、检修，定期检测其性能和效果，确保其处于正常状态，不得擅自拆除或者停止使用。

第二十七条 用人单位应当实施由专人负责的职业病危害因素日常监测，并确保监测系统处于正常运行状态。

用人单位应当按照国务院安全生产监督管理部门的规定，定期对工作场所进行职业病危害因素检测、评价。检测、评价结果存入用人单位职业卫生档案，定期向所在地安全生产监督管理部门报告并向劳动者公布。

职业病危害因素检测、评价由依法设立的取得国务院安全生产监督管理部门或者设区的市级以上地方人民政府安全生产监督管理部门按照职责分工给予资质认可的职业卫生技术服务机构进行。职业卫生技术服务机构所作检测、评价应当客观、真实。

发现工作场所职业病危害因素不符合国家职业卫生标准和卫生要求时，用人单位应当立即采取相应治理措施，仍然达不到国家职业卫生标准和卫生要求的，必须停止存在职业病危害因素的作业；职业病危害因素经治理后，符合国家职业卫生标准和卫生要求的，方可重新作业。

第二十八条 职业卫生技术服务机构依法从事职业病危害因素检测、评价工作，接受安全生产监督管理部门的监督检查。安全生产监督管理部门应当依法履行监督职责。

第二十九条 向用人单位提供可能产生职业病危害的设备的，应当提供中文说明书，并在设备的醒目位置设置警示标识和中文警示说明。警示说明应当载明设备性能、可能产生的职业病危害、安全操作和维护注意事项、职业病防护以及应急救治措施等内容。

第三十条 向用人单位提供可能产生职业病危害的化学品、放射性同位素和含有放射性物质的材料的，应当提供中文说明书。说明书应当载明产品特性、主要成分、存在的有害因素、可能产生的危害后果、安全使用注意事项、职业病防护以及应急救治措施等内容。产品包装应当有醒目的警示标识和中文警示说明。贮存上述材料的场所应当在规定的部位设置危险物品标识或者放射性警示标识。

国内首次使用或者首次进口与职业病危害有关的化学材料，使用单位或者进口单位按照国家规定经国务院有关部门批准后，应当向国务院卫生行政部门、安全生产监督管理部门报送该化学材料的毒性鉴定以及经有关部门登记注册或者批准进口的文件等资料。

进口放射性同位素、射线装置和含有放射性物质的物品的，按照国家有关规定办理。

第三十一条 任何单位和个人不得生产、经营、进口和使用国家明令禁止使用的可能产生职业病危害的设备或者材料。

第三十二条 任何单位和个人不得将产生职业病危害的作业转移给不具备职业病防护条件的单位和个人。不具备职业病防护条件的单位和个人不得接受产生职业病危害的作业。

第三十三条 用人单位对采用的技术、工艺、设备、材料，应当知悉其产生的职业病危害，对有职业病危害的技术、工艺、设备、材料隐瞒其危害而采用的，对所造成的职业病危害后果承担责任。

第三十四条 用人单位与劳动者订立劳动合同（含聘用合同，下同）时，应当将工作过程中可能产生的职业病危害及其后果、职业病防护措施和待遇等如实告知劳动者，并在劳动合同中写明，不得隐瞒或者欺骗。

劳动者在已订立劳动合同期间因工作岗位或者工作内容变更，从事与所订立劳动合同中未告知的存在职业病危害的作业时，用人单位应当依照前款规定，向劳动者履行如实告知的义务，并协商变更原劳动合同相关条款。

用人单位违反前两款规定的，劳动者有权拒绝从事存在职业病危害的作业，用人单位不得因此解除与劳动者所订立的劳动合同。

第三十五条 用人单位的主要负责人和职业卫生管理人员应当接受职业卫生培训，遵守职业病防治法律、法规，依法组织本单位的职业病防治工作。

用人单位应当对劳动者进行上岗前的职业卫生培训和在岗期间的定期职业卫生培训，普及职业卫生知识，督促劳动者遵守职业病防治法律、法规、规章和操作规程，指导劳动者正确使用职业病防护设备和个人使用的职业病防护用品。

劳动者应当学习和掌握相关的职业卫生知识，增强职业病防范意识，遵守职业病防治法律、法规、规章和操作规程，正确使用、维护职业病防护设备和个人使用的职业病防护用品，发现职业病危害事故隐患应当及时报告。

劳动者不履行前款规定义务的，用人单位应当对其进行教育。

第三十六条 对从事接触职业病危害的作业的劳动者，用人单位应当按照国务院安全生产监督管理部门、卫生行政部门的规定组织上岗前、在岗期间和离岗时的职业健康检查，并将检查结果书面告知劳动者。职业健康检查费用由用人单位承担。

用人单位不得安排未经上岗前职业健康检查的劳动者从事接触职业病危害的作业；不得安排有职业禁忌的劳动者从事其所禁忌的作业；对在职业健康检查中发现有与所从事的职业相关的健康损害的劳动者，应当调离原工作岗位，并妥善安置；对未进行离岗前职业健康检查的劳动者不得解除或者终止与其订立的劳动合同。

职业健康检查应当由省级以上人民政府卫生行政部门批准的医疗卫生机构承担。

第三十七条 用人单位应当为劳动者建立职业健康监护档案，并按照规定的期限妥善保存。

职业健康监护档案应当包括劳动者的职业史、职业病危害接触史、职业健康检查结果和职业病诊疗等有关个人健康资料。

劳动者离开用人单位时，有权索取本人职业健康监护档案复印件，用人单位应当如实、无偿提供，并在所提供的复印件上签章。

第三十八条 发生或者可能发生急性职业病危害事故时，用人单位应当立即采取应急救援和控制措施，并及时报告所在地安全生产监督管理部门和有关部门。安全生产监督管理部门接到报告后，应当及时会同有关部门组织调查处理；必要时，可以采取临时控制措施。卫生行政部门应当组织做好医疗救治工作。

对遭受或者可能遭受急性职业病危害的劳动者，用人单位应当及时组织救治、进行健康检查和医学观察，所需费用由用人单位承担。

第三十九条 用人单位不得安排未成年工从事接触职业病危害的作业；不得安排孕期、哺乳期的女职工从事对本人和胎儿、婴儿有危害的作业。

第四十条 劳动者享有下列职业卫生保护权利：

（一）获得职业卫生教育、培训；

（二）获得职业健康检查、职业病诊疗、康复等职业病防治服务；

（三）了解工作场所产生或者可能产生的职业病危害因素、危害后果和应当采取的职业病防护措施；

（四）要求用人单位提供符合防治职业病要求的职业病防护设施和个人使用的职业病防护用品，改善工作条件；

（五）对违反职业病防治法律、法规以及危及生命健康的行为提出批评、检举和控告；

（六）拒绝违章指挥和强令进行没有职业病防护措施的作业；

（七）参与用人单位职业卫生工作的民主管理，对职业病防治工作提出意见和建议。

用人单位应当保障劳动者行使前款所列权利。因劳动者依法行使正当权利而降低其工资、福利等待遇或者解除、终止与其订立的劳动合同的，其行为无效。

第四十一条 工会组织应当督促并协助用人单位开展职业卫生宣传教育和培训，有权对用人单位的职业病防治工作提出意见和建议，依法代表劳动者与用人单位签订劳动安全卫生专项集体合同，与用人单位就劳动者反映的有关职业病防治的问题进行协调并督促解决。

工会组织对用人单位违反职业病防治法律、法规，侵犯劳动者合法权益的行为，有权要求纠正；产生严重职业病危害时，有权要求采取防护措施，或者向政府有关部门建议采取强制性措施；发生职业病危害事故时，有权参与事故调查处理；发现危及劳动者生命健康的情形时，有权向用人单位建议组织劳动者撤离危险现场，用人单位应当立即作出处理。

第四十二条 用人单位按照职业病防治要求，用于预防和治理职业病危害、工作场所卫生检测、健康监护和职业卫生培训等费用，按照国家有关规定，在生产成本中据实列支。

第四十三条 职业卫生监督管理部门应当按照职责分工，加强对用人单位落实职业病防护管理措施情况的监督检查，依法行使职权，承担责任。

第四章 职业病诊断与职业病病人保障

第四十四条 医疗卫生机构承担职业病诊断，应当经省、自治区、直辖市人民政府卫生行政部门批准。省、自治区、直辖市人民政府卫生行政部门应当向社会公布本行政区域内承担职业病诊断的医疗卫生机构的名单。

承担职业病诊断的医疗卫生机构应当具备下列条件：

（一）持有《医疗机构执业许可证》；

（二）具有与开展职业病诊断相适应的医疗卫生技术人员；

（三）具有与开展职业病诊断相适应的仪器、设备；

（四）具有健全的职业病诊断质量管理制度。

承担职业病诊断的医疗卫生机构不得拒绝劳动者进行职业病诊断的要求。

第四十五条 劳动者可以在用人单位所在地、本人户籍所在地或者经常居住地依法承担职业病诊断的医疗卫生机构进行职业病诊断。

第四十六条 职业病诊断标准和职业病诊断、鉴定办法由国务院卫生行政部门制定。职业病伤残等级的鉴定办法由国务院劳动保障行政部门会同国务院卫生行政部门制定。

第四十七条 职业病诊断，应当综合分析下列因素：

（一）病人的职业史；

（二）职业病危害接触史和工作场所职业病危害因素情况；

（三）临床表现以及辅助检查结果等。

没有证据否定职业病危害因素与病人临床表现之间的必然联系的，应当诊断为职业病。

承担职业病诊断的医疗卫生机构在进行职业病诊断时，应当组织三名以上取得职业病诊断资格的执业医师集体诊断。

职业病诊断证明书应当由参与诊断的医师共同签署，并经承担职业病诊断的医疗卫生机构审核盖章。

第四十八条 用人单位应当如实提供职业病诊断、鉴定所需的劳动者职业史和职业病危害接触史、工作场所职业病危害因素检测结果等资料；安全生产监督管理部门应当监督检查和督促用人单位提供上述资料；劳动者和有关机构也应当提供与职业病诊断、鉴定有关的资料。

职业病诊断、鉴定机构需要了解工作场所职业病危害因素情况时，可以对工作场所进行现场调查，也可以向安全生产监督管理部门提出，安全生产监督管理部门应当在十日内组织现场调查。用人单位不得拒绝、阻挠。

第四十九条 职业病诊断、鉴定过程中，用人单位不提供工作场所职业病危害因素检测结果等资料的，诊断、鉴定机构应当结合劳动者的临床表现、辅助检查结果和劳动者的职业史、职业病危害接触史，并参考劳动者的自述、安全生产监督管理部门提供的日常监督检查信息等，作出职业病诊断、鉴定结论。

劳动者对用人单位提供的工作场所职业病危害因素检测结果等资料有异议，或者因劳动者的用人单位解散、破产，无用人单位提供上述资料的，诊断、鉴定机构应当提请安全生产监督管理部门进行调查，安全生产监督管理部门应当自接到申请之日起三十日内对存在异议的资料或者工作场所职业病危害因素情况作出判定；有关部门应当配合。

第五十条 职业病诊断、鉴定过程中，在确认劳动者职业史、职业病危害接触史时，当事人对劳动关系、工种、工作岗位或者在岗时间有争议的，可以向当地的劳动人事争议仲裁委员会申请仲裁；接到申请的劳动人事争议仲裁委员会应当受理，并在三十日内作出裁决。

当事人在仲裁过程中对自己提出的主张，有责任提供证据。劳动者无法提供由用人单位掌握管理的与仲裁主张有关的证据的，仲裁庭应当要求用人单位在指定期限内提供；用人单位在指定期限内不提供的，应当承担不利后果。

劳动者对仲裁裁决不服的，可以依法向人民法院提起诉讼。

用人单位对仲裁裁决不服的，可以在职业病诊断、鉴定程序结束之日起十五日内依法向人民法院提起诉讼；诉讼期间，劳动者的治疗费用按照职业病待遇规定的途径支付。

第五十一条 用人单位和医疗卫生机构发现职业病病人或者疑似职业病病人时，应当及时向所在地卫生行政部门和安全生产监督管理部门报告。确诊为职业病的，用人单位还应当向所在地劳动保障行政部门报告。接到报告的部门应当依法作出处理。

第五十二条 县级以上地方人民政府卫生行政部门负责本行政区域内的职业病统计报告的管理工作，并按照规定上报。

第五十三条 当事人对职业病诊断有异议的，可以向作出诊断的医疗卫生机构所在地地方人民政府卫生行政部门申请鉴定。

职业病诊断争议由设区的市级以上地方人民政府卫生行政部门根据当事人的申请，组织职业病诊断鉴定委员会进行鉴定。

当事人对设区的市级职业病诊断鉴定委员会的鉴定结论不服的，可以向省、自治区、直辖市人民政府卫生行政部门申请再鉴定。

第五十四条 职业病诊断鉴定委员会由相关专业的专家组成。

省、自治区、直辖市人民政府卫生行政部门应当设立相关的专家库，需要对职业病争议作出诊断鉴定时，由当事人或者当事人委托有关卫生行政部门从专家库中以随机抽取的方式确定参加诊断鉴定委员会的专家。

职业病诊断鉴定委员会应当按照国务院卫生行政部门颁布的职业病诊断标准和职业病诊断、鉴定办法进行职业病诊断鉴定，向当事人出具职业病诊断鉴定书。职业病诊断、鉴定费用由用人单位承担。

第五十五条 职业病诊断鉴定委员会组成人员应当遵守职业道德，客观、公正地进行诊断鉴定，并承担相应的责任。职业病诊断鉴定委员会组成人员不得私下接触当事人，不得收受当事人的财物或者其他好处，与当事人有利害关系的，应当回避。

人民法院受理有关案件需要进行职业病鉴定时，应当从省、自治区、直辖市人民政府卫生行政部门依法设立的相关的专家库中选取参加鉴定的专家。

第五十六条 医疗卫生机构发现疑似职业病病人时，应当告知劳动者本人并及时通知用人单位。

用人单位应当及时安排对疑似职业病病人进行诊断；在疑似职业病病人诊断或者医学观察期间，不得解除或者终止与其订立的劳动合同。

疑似职业病病人在诊断、医学观察期间的费用，由用人单位承担。

第五十七条 用人单位应当保障职业病病人依法享受国家规定的职业病待遇。

用人单位应当按照国家有关规定，安排职业病病人进行治疗、康复和定期检查。

用人单位对不适宜继续从事原工作的职业病病人，应当调离原岗位，并妥善安置。

用人单位对从事接触职业病危害的作业的劳动者，应当给予适当岗位津贴。

第五十八条 职业病病人的诊疗、康复费用，伤残以及丧失劳动能力的职业病病人的社会保障，按照国家有关工伤保险的规定执行。

第五十九条 职业病病人除依法享有工伤保险外，依照有关民事法律，尚有获得赔偿的权利的，有权向用人单位提出赔偿要求。

第六十条 劳动者被诊断患有职业病，但用人单位没有依法参加工伤保险的，其医疗和生活保障由该用人单位承担。

第六十一条 职业病病人变动工作单位，其依法享有的待遇不变。

用人单位在发生分立、合并、解散、破产等情形时，应当对从事接触职业病危害的作业的劳动者进行健康检查，并按照国家有关规定妥善安置职业病病人。

第六十二条 用人单位已经不存在或者无法确认劳动关系的职业病病人，可以向地方人民政府民政部门申请医疗救助和生活等方面的救助。

地方各级人民政府应当根据本地区的实际情况，采取其他措施，使前款规定的职业病病人获得医疗救治。

第五章 监督检查

第六十三条 县级以上人民政府职业卫生监督管理部门依照职业病防治法律、法规、国家职业卫生标准和卫生要求，依据职责划分，对职业病防治工作进行监督检查。

第六十四条 安全生产监督管理部门履行监督检查职责时，有权采取下列措施：

（一）进入被检查单位和职业病危害现场，了解情况，调查取证；

（二）查阅或者复制与违反职业病防治法律、法规的行为有关的资料和采集样品；

（三）责令违反职业病防治法律、法规的单位和个人停止违法行为。

第六十五条 发生职业病危害事故或者有证据证明危害状态可能导致职业病危害事故发生时，安全生产监督管理部门可以采取下列临时控制措施：

（一）责令暂停导致职业病危害事故的作业；

（二）封存造成职业病危害事故或者可能导致职业病危害事故发生的材料和设备；

（三）组织控制职业病危害事故现场。

在职业病危害事故或者危害状态得到有效控制后，安全生产监督管理部门应当及时解除控制措施。

第六十六条 职业卫生监督执法人员依法执行职务时，应当出示监督执法证件。

职业卫生监督执法人员应当忠于职守，秉公执法，严格遵守执法规范；涉及用人单位的秘密的，应当为其保密。

第六十七条 职业卫生监督执法人员依法执行职务时，被检查单位应当接受检查并予以支持配合，不得拒绝和阻碍。

第六十八条 安全生产监督管理部门及其职业卫生监督执法人员履行职责时，不得有下列行为：

（一）对不符合法定条件的，发给建设项目有关证明文件、资质证明文件或者予以批准；

（二）对已经取得有关证明文件的，不履行监督检查职责；

（三）发现用人单位存在职业病危害的，可能造成职业病危害事故，不及时依法采取控制措施；

（四）其他违反本法的行为。

第六十九条 职业卫生监督执法人员应当依法经过资格认定。

职业卫生监督管理部门应当加强队伍建设，提高职业卫生监督执法人员的政治、业务素质，依照本法和其他有关法律、法规的规定，建立、健全内部监督制度，对其工作人员执行法律、法规和遵守纪律的情况，进行监督检查。

第六章 法律责任

第七十条 建设单位违反本法规定，有下列行为之一的，由安全生产监督管理部门给予警告，责令限期改正；逾期不改正的，处十万元以上五十万元以下的罚款；情节严重的，责令停止产生职业病危害的作业，或者提请有关人民政府按照国务院规定的权限责令停建、关闭：

（一）未按照规定进行职业病危害预评价或者未提交职业病危害预评价报告，或者职业病危害预评价报告未经安全生产监督管理部门审核同意，开工建设的；

（二）建设项目的职业病防护设施未按照规定与主体工程同时投入生产和使用的；

（三）职业病危害严重的建设项目，其职业病防护设施设计未经安全生产监督管理部门审查，或者不符合国家职业卫生标准和卫生要求施工的；

（四）未按照规定对职业病防护设施进行职业病危害控制效果评价、未经安全生产监督管理部门验收或者验收不合格，擅自投入使用的。

第七十一条 违反本法规定，有下列行为之一的，由安全生产监督管理部门给予警告，责令限期改正；逾期不改正的，处十万元以下的罚款：

（一）工作场所职业病危害因素检测、评价结果没有存档、上报、公布的；

（二）未采取本法第二十一条规定的职业病防治管理措施的；

（三）未按照规定公布有关职业病防治的规章制度、操作规程、职业病危害事故应急救援措施的；

（四）未按照规定组织劳动者进行职业卫生培训，或者未对劳动者个人职业病防护采取指导、督促措施的；

（五）国内首次使用或者首次进口与职业病危害有关的化学材料，未按照规定报送毒性鉴定资料以及经有关部门登记注册或者批准进口的文件的。

第七十二条 用人单位违反本法规定，有下列行为之一的，由安全生产监督管理部门责令限期改正，给予警告，可以并处五万元以上十万元以下的罚款：

（一）未按照规定及时、如实向安全生产监督管理部门申报产生职业病危害的项目的；

（二）未实施由专人负责的职业病危害因素日常监测，或者监测系统不能正常监测的；

（三）订立或者变更劳动合同时，未告知劳动者职业病危害真实情况的；

（四）未按照规定组织职业健康检查、建立职业健康监护档案或者未将检查结果书面告知劳动者的；

（五）未依照本法规定在劳动者离开用人单位时提供职业健康监护档案复印件的。

第七十三条 用人单位违反本法规定，有下列行为之一的，由安全生产监督管理部门给予警告，责令限期改正，逾期不改正的，处五万元以上二十万元以下的罚款；情节严重的，责令停止产生职业病危害的作业，或者提请有关人民政府按照国务院规定的权限责令关闭：

（一）工作场所职业病危害因素的强度或者浓度超过国家职业卫生标准的；

（二）未提供职业病防护设施和个人使用的职业病防护用品，或者提供的职业病防护设施和个人使用的职业病防护用品不符合国家职业卫生标准和卫生要求的；

（三）对职业病防护设备、应急救援设施和个人使用的职业病防护用品未按照规定进行维护、检修、检测，或者不能保持正常运行、使用状态的；

（四）未按照规定对工作场所职业病危害因素进行检测、评价的；

（五）工作场所职业病危害因素经治理仍然达不到国家职业卫生标准和卫生要求时，未停止存在职业病危害因素的作业的；

（六）未按照规定安排职业病病人、疑似职业病病人进行诊治的；

（七）发生或者可能发生急性职业病危害事故时，未立即采取应急救援和控制措施或者未按照规定及时报告的；

（八）未按照规定在产生严重职业病危害的作业岗位醒目位置设置警示标识和中文警示说明的；

（九）拒绝职业卫生监督管理部门监督检查的；

（十）隐瞒、伪造、篡改、毁损职业健康监护档案、工作场所职业病危害因素检测评价结果等相关资料，或者拒不提供职业病诊断、鉴定所需资料的；

（十一）未按照规定承担职业病诊断、鉴定费用和职业病病人的医疗、生活保障费用的。

第七十四条 向用人单位提供可能产生职业病危害的设备、材料，未按照规定提供中文说明书或者设置警示标识和中文警示说明的，由安全生产监督管理部门责令限期改正，给予警告，并处五万元以上二十万元以下的罚款。

第七十五条 用人单位和医疗卫生机构未按照规定报告职业病、疑似职业病的，由有关主管部门依据职责分工责令限期改正，给予警告，可以并处一万元以下的罚款；弄虚作假的，并处二万元以上五万元以下的罚款；对直接负责的主管人员和其他直接责任人员，可以依法给予降级或者撤职的处分。

第七十六条 违反本法规定，有下列情形之一的，由安全生产监督管理部门责令限期治理，并处五万元以上三十万元以下的罚款；情节严重的，责令停止产生职业病危害的作业，或者提请有关人民政府按照国务院规定的权限责令关闭：

（一）隐瞒技术、工艺、设备、材料所产生的职业病危害而采用的；

（二）隐瞒本单位职业卫生真实情况的；

（三）可能发生急性职业损伤的有毒、有害工作场所、放射工作场所或者放射性同位素的运输、贮存不符合本法第二十六条规定的；

（四）使用国家明令禁止使用的可能产生职业病危害的设备或者材料的；

（五）将产生职业病危害的作业转移给没有职业病防护条件的单位和个人，或者没有职业病防护条件的单位和个人接受产生职业病危害的作业的；

（六）擅自拆除、停止使用职业病防护设备或者应急救援设施的；

（七）安排未经职业健康检查的劳动者、有职业禁忌的劳动者、未成年工或者孕期、哺乳期女职工从事接触职业病危害的作业或者禁忌作业的；

（八）违章指挥和强令劳动者进行没有职业病防护措施的作业的。

第七十七条 生产、经营或者进口国家明令禁止使用的可能产生职业病危害的设备或者材料的，依照有关法律、行政法规的规定给予处罚。

第七十八条 用人单位违反本法规定，已经对劳动者生命健康造成严重损害的，由安全生产监督管理部门责令停止产生职业病危害的作业，或者提请有关人民政府按照国务院规定的权限责令关闭，并处十万元以上五十万元以下的罚款。

第七十九条 用人单位违反本法规定，造成重大职业病危害事故或者其他严重后果，构成犯罪的，对直接负责的主管人员和其他直接责任人员，依法追究刑事责任。

第八十条 未取得职业卫生技术服务资质认可擅自从事职业卫生技术服务的，或者医疗卫生机构未经批准擅自从事职业健康检查、职业病诊断的，由安全生产监督管理部门和卫生行政部门依据职责分工责令立即停止违法行为，没收违法所得；违法所得五千元以上的，并处违法所得二倍以上十倍以下的罚款；没有违法所得或者违法所得不足五千元的，并处五千元以上五万元以下的罚款；情节严重的，对直接负责的主管人员和其他直接责任人员，依法给予降级、撤职或者开除的处分。

第八十一条 从事职业卫生技术服务的机构和承担职业健康检查、职业病诊断的医疗卫生机构违反本法规定，有下列行为之一的，由安全生产监督管理部门和卫生行政部门依据职责分工责令立即停止违法行为，给予警告，没收违法所得；违法所得五千元以上的，并处违法所得二倍以上五倍以下的罚款；没有违法所得或者违法所得不足五千元的，并处五千元以上二万元以下的罚款；情节严重的，由原认可或者批准机关取消其相应的资格；对直接负责的主管人员和其他直接责任人员，依法给予降级、撤职或者开除的处分；构成犯罪的，依法追究刑事责任：

（一）超出资质认可或者批准范围从事职业卫生技术服务或者职业健康检查、职业病诊断的；

（二）不按照本法规定履行法定职责的；

（三）出具虚假证明文件的。

第八十二条 职业病诊断鉴定委员会组成人员收受职业病诊断争议当事人的财物或者其他好处的，给予警告，没收收受的财物，可以并处三千元以上五万元以下的罚款，取消其担任职业病诊断鉴定委员会组成人员的资格，并从省、自治区、直辖市人民政府卫生行政部门设立的专家库中予以除名。

第八十三条 卫生行政部门、安全生产监督管理部门不按照规定报告职业病和职业病危害事故的，由上一级行政部门责令改正，通报批评，给予警告；虚报、瞒报的，对单位负责人、直接负责的主管人员和其他直接责任人员依法给予降级、撤职或者开除的处分。

第八十四条 违反本法第十七条、第十八条规定，有关部门擅自批准建设项目或者发放施工许可的，对该部门直接负责的主管人员和其他直接责任人员，由监察机关或者上级机关依法给予记过直至开除的处分。

第八十五条 县级以上地方人民政府在职业病防治工作中未依照本法履行职责，本行政区域出现重大职业病危害事故、造成严重社会影响的，依法对直接负责的主管人员和其他直接责任人员给予记大过直至开除的处分。

县级以上人民政府职业卫生监督管理部门不履行本法规定的职责，滥用职权、玩忽职守、徇私舞弊，依法对直接负责的主管人员和其他直接责任人员给予记大过或者降级的处分；造成职业病危害事故或者其他严重后果的，依法给予撤职或者开除的处分。

第八十六条 违反本法规定，构成犯罪的，依法追究刑事责任。

第七章 附 则

第八十七条 本法下列用语的含义：

职业病危害，是指对从事职业活动的劳动者可能导致职业病的各种危害。职业病危害因素包括：职业活动中存在的各种有害的化学、物理、生物因素以及在作业过程中产生的其他职业有害因素。

职业禁忌，是指劳动者从事特定职业或者接触特定职业病危害因素时，比一般职业人群更易于遭受职业病危害和罹患职业病或者可能导致原有自身疾病病情加重，或者在从事作业过程中诱发可能导致对他人生命健康构成危险的疾病的个人特殊生理或者病理状态。

第八十八条 本法第二条规定的用人单位以外的单位，产生职业病危害的，其职业病防治活动可以参照本法执行。

劳务派遣用工单位应当履行本法规定的用人单位的义务。

中国人民解放军参照执行本法的办法，由国务院、中央军事委员会制定。

第八十九条 对医疗机构放射性职业病危害控制的监督管理，由卫生行政部门依照本法的规定实施。

第九十条 本法自2002年5月1日起施行。

突发公共卫生事件应急条例

（2003 年 5 月 9 日）

（第 376 号国务院令公布）

第一章 总 则

第一条 为了有效预防、及时控制和消除突发公共卫生事件的危害，保障公众身体健康与生命安全，维护正常的社会秩序，制定本条例。

第二条 本条例所称突发公共卫生事件（以下简称突发事件），是指突然发生，造成或者可能造成社会公众健康严重损害的重大传染病疫情、群体性不明原因疾病、重大食物和职业中毒以及其他严重影响公众健康的事件。

第三条 突发事件发生后，国务院设立全国突发事件应急处理指挥部，由国务院有关部门和军队有关部门组成，国务院主管领导人担任总指挥，负责对全国突发事件应急处理的统一领导、统一指挥。

国务院卫生行政主管部门和其他有关部门，在各自的职责范围内做好突发事件应急处理的有关工作。

第四条 突发事件发生后，省、自治区、直辖市人民政府成立地方突发事件应急处理指挥部，省、自治区、直辖市人民政府主要领导人担任总指挥，负责领导、指挥本行政区域内突发事件应急处理工作。

县级以上地方人民政府卫生行政主管部门，具体负责组织突发事件的调查、控制和医疗救治工作。

县级以上地方人民政府有关部门，在各自的职责范围内做好突发事件应急处理的有关工作。

第五条 突发事件应急工作，应当遵循预防为主、常备不懈的方针，贯彻统一领导、分级负责、反应及时、措施果断、依靠科学、加强合作的原则。

第六条 县级以上各级人民政府应当组织开展防治突发事件相关科学研究，建立突发事件应急流行病学调查、传染源隔离、医疗救护、现场处置、监督检查、监测检验、卫生防护等有关物资、设备、设施、技术与人才资源储备，所需经费列入本级政府财政预算。

国家对边远贫困地区突发事件应急工作给予财政支持。

第七条 国家鼓励、支持开展突发事件监测、预警、反应处理有关技术的国际交流与合作。

第八条 国务院有关部门和县级以上地方人民政府及其有关部门，应当建立严格的突发事件防范和应急处理责任制，切实履行各自的职责，保证突发事件应急处理工作的正常进行。

第九条 县级以上各级人民政府及其卫生行政主管部门，应当对参加突发事件应急处理的医疗卫生人员，给予适当补助和保健津贴；对参加突发事件应急处理做出贡献的人员，给予表彰和奖励；对因参与应急处理工作致病、致残、死亡的人员，按照国家有关规定，给予相应的补助和抚恤。

第二章 预防与应急准备

第十条 国务院卫生行政主管部门按照分类指导、快速反应的要求，制定全国突发事件应急预案，报请国务院批准。

省、自治区、直辖市人民政府根据全国突发事件应急预案，结合本地实际情况，制定本行政区域的突发事件应急预案。

第十一条 全国突发事件应急预案应当包括以下主要内容：

（一）突发事件应急处理指挥部的组成和相关部门的职责；

（二）突发事件的监测与预警；

（三）突发事件信息的收集、分析、报告、通报制度；

（四）突发事件应急处理技术和监测机构及其任务；

（五）突发事件的分级和应急处理工作方案；

（六）突发事件预防、现场控制，应急设施、设备、救治药品和医疗器械以及其他物资和技术的储备与调度；

（七）突发事件应急处理专业队伍的建设和培训。

第十二条 突发事件应急预案应当根据突发事件的变化和实施中发现的问题及时进行修订、补充。

第十三条 地方各级人民政府应当依照法律、行政法规的规定，做好传染病预防和其他公共卫生工作，防范突发事件的发生。

县级以上各级人民政府卫生行政主管部门和其他有关部门，应当对公众开展突发事件应急知识的专门教育，增强全社会对突发事件的防范意识和应对能力。

第十四条 国家建立统一的突发事件预防控制体系。

县级以上地方人民政府应当建立和完善突发事件监测与预警系统。

县级以上各级人民政府卫生行政主管部门，应当指定机构负责开展突发事件的日常监测，并确保监测与预警系统的正常运行。

第十五条 监测与预警工作应当根据突发事件的类别，制定监测计划，科学分析、综合评价监测数据。对早期发现的潜在隐患以及可能发生的突发事件，应当依照本条例规定的报告程序和时限及时报告。

第十六条 国务院有关部门和县级以上地方人民政府及其有关部门，应当根据突发事件应急预案的要求，保证应急设施、设备、救治药品和医疗器械等物资储备。

第十七条 县级以上各级人民政府应当加强急救医疗服务网络的建设，配备相应的医疗救治药物、技术、设备和人员，提高医疗卫生机构应对各类突发事件的救治能力。

设区的市级以上地方人民政府应当设置与传染病防治工作需要相适应的传染病专科医院，或者指定具备传染病防治条件和能力的医疗机构承担传染病防治任务。

第十八条 县级以上地方人民政府卫生行政主管部门，应当定期对医疗卫生机构和人员开展突发事件应急处理相关知识、技能的培训，定期组织医疗卫生机构进行突发事件应急演练，推广最新知识和先进技术。

第三章　报告与信息发布

第十九条 国家建立突发事件应急报告制度。

国务院卫生行政主管部门制定突发事件应急报告规范，建立重大、紧急疫情信息报告系统。

有下列情形之一的，省、自治区、直辖市人民政府应当在接到报告1小时内，向国务院卫生行政主管部门报告：

（一）发生或者可能发生传染病暴发、流行的；

（二）发生或者发现不明原因的群体性疾病的；

（三）发生传染病菌种、毒种丢失的；

（四）发生或者可能发生重大食物和职业中毒事件的。

国务院卫生行政主管部门对可能造成重大社会影响的突发事件，应当立即向国务院报告。

第二十条 突发事件监测机构、医疗卫生机构和有关单位发现有本条例第十九条规定情形之一的，应当在2小时内向所在地县级人民政府卫生行政主管部门报告；接到报告的卫生行政主管部门应当在2小时内向本级人民政府报告，并同时向上级人民政府卫生行政主管部门和国务院卫生行政主管部门报告。

县级人民政府应当在接到报告后2小时内向设区的市级人民政府或者上一级人民政府报告；设区的市级人民政府应当在接到报告后2小时内向省、自治区、直辖市人民政府报告。

第二十一条 任何单位和个人对突发事件，不得隐瞒、缓报、谎报或者授意他人隐瞒、缓报、谎报。

第二十二条 接到报告的地方人民政府、卫生行政主管部门依照本条例规定报告的同时，应当立即组织力量对报告事项调查核实、确证，采取必要的控制措施，并及时报告调查情况。

第二十三条 国务院卫生行政主管部门应当根据发生突发事件的情况，及时向国务院有关部门和各省、自治区、直辖市人民政府卫生行政主管部门以及军队有关部门通报。

突发事件发生地的省、自治区、直辖市人民政府卫生行政主管部门，应当及时向毗邻省、自治区、直辖市人民政府卫生行政主管部门通报。

接到通报的省、自治区、直辖市人民政府卫生行政主管部门，必要时应当及时通知本行政区域内的医疗卫生机构。

县级以上地方人民政府有关部门，已经发生或者发现可能引起突发事件的情形时，应当及时向同级人民政府卫生行政主管部门通报。

第二十四条 国家建立突发事件举报制度，公布统一的突发事件报告、举报电话。

任何单位和个人有权向人民政府及其有关部门报告突发事件隐患，有权向上级人民政府及其有关部门举报地方人民政府及其有关部门不履行突发事件应急处理职责，或者不按照规定履行职责的情况。接到报告、举报的有关人民政府及其有关部门，应当立即组织对突发事件隐患、不履行或者不按照规定履行突发事件应急处理职责的情况进行调查处理。

对举报突发事件有功的单位和个人，县级以上各级人民政府及其有关部门应当予以奖励。

第二十五条 国家建立突发事件的信息发布制度。

国务院卫生行政主管部门负责向社会发布突发事件的信息。必要时，可以授权省、自治区、直辖市人民政府卫生行政主管部门向社会发布本行政区域内突发事件的信息。

信息发布应当及时、准确、全面。

第四章 应急处理

第二十六条 突发事件发生后，卫生行政主管部门应当组织专家对突发事件进行综合评估，初步判断突发事件的类型，提出是否启动突发事件应急预案的建议。

第二十七条 在全国范围内或者跨省、自治区、直辖市范围内启动全国突发事件应急预案，由国务院卫生行政主管部门报国务院批准后实施。省、自治区、直辖市启动突发事件应急预案，由省、自治区、直辖市人民政府决定，并向国务院报告。

第二十八条 全国突发事件应急处理指挥部对突发事件应急处理工作进行督察和指导，地方各级人民政府及其有关部门应当予以配合。

省、自治区、直辖市突发事件应急处理指挥部对本行政区域内突发事件应急处理工作进行督察和指导。

第二十九条 省级以上人民政府卫生行政主管部门或者其他有关部门指定的突发事件应急处理专业技术机构，负责突发事件的技术调查、确证、处置、控制和评价工作。

第三十条 国务院卫生行政主管部门对新发现的突发传染病，根据危害程度、流行强度，依照《中华人民共和国传染病防治法》的规定及时宣布为法定传染病；宣布为甲类传染病的，由国务院决定。

第三十一条 应急预案启动前，县级以上各级人民政府有关部门应当根据突发事件的实际情况，做好应急处理准备，采取必要的应急措施。

应急预案启动后，突发事件发生地的人民政府有关部门，应当根据预案规定的职责要求，服从突发事件应急处理指挥部的统一指挥，立即到达规定岗位，采取有关的控制措施。

医疗卫生机构、监测机构和科学研究机构，应当服从突发事件应急处理指挥部的统一指挥，相互配合、协作，集中力量开展相关的科学研究工作。

第三十二条 突发事件发生后，国务院有关部门和县级以上地方人民政府及其有关部门，应当保证突发事件应急处理所需的医疗救护设备、救治药品、医疗器械等物资的生产、供应；铁路、交通、民用航空行政主管部门应当保证及时运送。

第三十三条 根据突发事件应急处理的需要，突发事件应急处理指挥部有权紧急调集人员、储备的物资、交通工具以及相关设施、设备；必要时，对人员进行疏散或者隔离，并可以依法对传染病疫区实行封锁。

第三十四条 突发事件应急处理指挥部根据突发事件应急处理的需要，可以对食物和水源采取控制措施。

县级以上地方人民政府卫生行政主管部门应当对突发事件现场等采取控制措施，宣传突发事件防治知识，及时对易受感染的人群和其他易受损害的人群采取应急接种、预防性投药、群体防护等措施。

第三十五条 参加突发事件应急处理的工作人员，应当按照预案的规定，采取卫生防护措施，并在专业人员的指导下进行工作。

第三十六条 国务院卫生行政主管部门或者

其他有关部门指定的专业技术机构，有权进入突发事件现场进行调查、采样、技术分析和检验，对地方突发事件的应急处理工作进行技术指导，有关单位和个人应当予以配合；任何单位和个人不得以任何理由予以拒绝。

第三十七条 对新发现的突发传染病、不明原因的群体性疾病、重大食物和职业中毒事件，国务院卫生行政主管部门应当尽快组织力量制定相关的技术标准、规范和控制措施。

第三十八条 交通工具上发现根据国务院卫生行政主管部门的规定需要采取应急控制措施的传染病病人、疑似传染病病人，其负责人应当以最快的方式通知前方停靠点，并向交通工具的营运单位报告。交通工具的前方停靠点和营运单位应当立即向交通工具营运单位行政主管部门和县级以上地方人民政府卫生行政主管部门报告。卫生行政主管部门接到报告后，应当立即组织有关人员采取相应的医学处置措施。

交通工具上的传染病病人密切接触者，由交通工具停靠点的县级以上各级人民政府卫生行政主管部门或者铁路、交通、民用航空行政主管部门，根据各自的职责，依照传染病防治法律、行政法规的规定，采取控制措施。

涉及国境口岸和入出境的人员、交通工具、货物、集装箱、行李、邮包等需要采取传染病应急控制措施的，依照国境卫生检疫法律、行政法规的规定办理。

第三十九条 医疗卫生机构应当对因突发事件致病的人员提供医疗救护和现场救援，对就诊病人必须接诊治疗，并书写详细、完整的病历记录；对需要转送的病人，应当按照规定将病人及其病历记录的复印件转送至接诊的或者指定的医疗机构。

医疗卫生机构内应当采取卫生防护措施，防止交叉感染和污染。

医疗卫生机构应当对传染病病人密切接触者采取医学观察措施，传染病病人密切接触者应当予以配合。

医疗机构收治传染病病人、疑似传染病病人，应当依法报告所在地的疾病预防控制机构。接到报告的疾病预防控制机构应当立即对可能受到危害的人员进行调查，根据需要采取必要的控制措施。

第四十条 传染病暴发、流行时，街道、乡镇以及居民委员会、村民委员会应当组织力量，团结协作，群防群治，协助卫生行政主管部门和其他有关部门、医疗卫生机构做好疫情信息的收集和报告、人员的分散隔离、公共卫生措施的落实工作，向居民、村民宣传传染病防治的相关知识。

第四十一条 对传染病暴发、流行区域内流动人口，突发事件发生地的县级以上地方人民政府应当做好预防工作，落实有关卫生控制措施；对传染病病人和疑似传染病病人，应当采取就地隔离、就地观察、就地治疗的措施。对需要治疗和转诊的，应当依照本条例第三十九条第一款的规定执行。

第四十二条 有关部门、医疗卫生机构应当对传染病做到早发现、早报告、早隔离、早治疗，切断传播途径，防止扩散。

第四十三条 县级以上各级人民政府应当提供必要资金，保障因突发事件致病、致残的人员得到及时、有效的救治。具体办法由国务院财政部门、卫生行政主管部门和劳动保障行政主管部门制定。

第四十四条 在突发事件中需要接受隔离治疗、医学观察措施的病人、疑似病人和传染病病人密切接触者在卫生行政主管部门或者有关机构采取医学措施时应当予以配合；拒绝配合的，由公安机关依法协助强制执行。

第五章 法 律 责 任

第四十五条 县级以上地方人民政府及其卫生行政主管部门未依照本条例的规定履行报告职责，对突发事件隐瞒、缓报、谎报或者授意他人隐瞒、缓报、谎报的，对政府主要领导人及其卫生行政主管部门主要负责人，依法给予降级或者撤职的行政处分；造成传染病传播、流行或者对社会公众健康造成其他严重危害后果的，依法给予开除的行政处分；构成犯罪的，依法追究刑事责任。

第四十六条 国务院有关部门、县级以上地方人民政府及其有关部门未依照本条例的规定，完成突发事件应急处理所需要的设施、设备、药品和医疗器械等物资的生产、供应、运输和储备的，对政府主要领导人和政府部门主要负责人依法给予降级或者撤职的行政处分；造成传染病传播、流行或者对社会公众健康造成其他严重危害后果的，依法给予开除的行政处分；构成犯罪的，依法追究刑事责任。

第四十七条 突发事件发生后，县级以上地方人民政府及其有关部门对上级人民政府有关部门的调查不予配合，或者采取其他方式阻碍、干涉调查的，对政府主要领导人和政府部门主要负责人依法给予降级或者撤职的行政处分；构成犯罪的，依法追究刑事责任。

第四十八条 县级以上各级人民政府卫生行政主管部门和其他有关部门在突发事件调查、控制、医疗救治工作中玩忽职守、失职、渎职的，由本级人民政府或者上级人民政府有关部门责令改正、通报批评、给予警告；对主要负责人、负有责任的主管人员和其他责任人员依法给予降级、撤职的行政处分；造成传染病传播、流行或者对社会公众健康造成其他严重危害后果的，依法给予开除的行政处分；构成犯罪的，依法追究刑事责任。

第四十九条 县级以上各级人民政府有关部门拒不履行应急处理职责的，由同级人民政府或者上级人民政府有关部门责令改正、通报批评、给予警告；对主要负责人、负有责任的主管人员和其他责任人员依法给予降级、撤职的行政处分；造成传染病传播、流行或者对社会公众健康造成其他严重危害后果的，依法给予开除的行政处分；构成犯罪的，依法追究刑事责任。

第五十条 医疗卫生机构有下列行为之一的，由卫生行政主管部门责令改正、通报批评、给予警告；情节严重的，吊销《医疗机构执业许可证》；对主要负责人、负有责任的主管人员和其他直接责任人员依法给予降级或者撤职的纪律处分；造成传染病传播、流行或者对社会公众健康造成其他严重危害后果，构成犯罪的，依法追究刑事责任：

（一）未依照本条例的规定履行报告职责，隐瞒、缓报或者谎报的；

（二）未依照本条例的规定及时采取控制措施的；

（三）未依照本条例的规定履行突发事件监测职责的；

（四）拒绝接诊病人的；

（五）拒不服从突发事件应急处理指挥部调度的。

第五十一条 在突发事件应急处理工作中，有关单位和个人未依照本条例的规定履行报告职责，隐瞒、缓报或者谎报，阻碍突发事件应急处理工作人员执行职务，拒绝国务院卫生行政主管部门或者其他有关部门指定的专业技术机构进入突发事件现场，或者不配合调查、采样、技术分析和检验的，对有关责任人员依法给予行政处分或者纪律处分；触犯《中华人民共和国治安管理处罚条例》，构成违反治安管理行为的，由公安机关依法予以处罚；构成犯罪的，依法追究刑事责任。

第五十二条 在突发事件发生期间，散布谣言、哄抬物价、欺骗消费者，扰乱社会秩序、市场秩序的，由公安机关或者工商行政管理部门依法给予行政处罚；构成犯罪的，依法追究刑事责任。

第六章 附 则

第五十三条 中国人民解放军、武装警察部队医疗卫生机构参与突发事件应急处理的，依照本条例的规定和军队的相关规定执行。

第五十四条 本条例自公布之日起施行。

国际卫生条例（2005）

第一编　定义、目的和范围、原则及负责当局

第一条　定义

一、为《国际卫生条例》（以下简称"卫生条例"或"条例"）之目的：

"受染"是指受到感染或污染或携带感染源或污染源以至于构成公共卫生风险的人员、行李、货物、集装箱、交通工具、物品、邮包或尸体（骸骨）。

"受染地区"是指世界卫生组织依据本条例建议采取卫生措施的某个特定地理区域。

"航空器"是指进行国际航行的航空器。

"机场"是指国际航班到达或离开的任何机场。

交通工具的"到达"是指：

（一）远洋航轮到达或停泊港口的规定区域；

（二）航空器到达机场；

（三）国际航行中的内陆航行船舶到达入境口岸；

（四）火车或公路车辆到达入境口岸。

"行李"是指旅行者的个人物品。

"货物"是指交通工具或集装箱中运载的物品。

"主管当局"是指根据本条例负责执行和采取卫生措施的当局。

"集装箱"是指一种运输设备：

（一）具有永久特性，足够坚固，适于反复使用；

（二）为便于以一种或多种运输方式运送货物而专门设计，中途无需重新装货；

（三）安装了易于搬运的装置，特别便于集装箱从一种运输方式转移至另一种运输方式；以及

（四）专门设计以便于装卸。

"集装箱装卸区"是指为装卸用于国际运输的集装箱而专门开辟的地点或设施。

"污染"是指在人体或动物身体表面、在消费产品中（上）或在其他无生命物体（包括交通工具）上存在可以构成公共卫生风险的传染性病原体或有毒物质。

"交通工具"是指用于国际航行的航空器、船舶、火车、公路车辆或其他运输工具。

"交通工具运营者"是指负责管理交通工具的自然人或法人，或其代理。

"乘务人员"是指交通工具上不是乘客的人员。

"除污"是指采取卫生措施消除在人体或动物身体表面、在消费产品中（上）或在其他无生命物体（包括交通工具）上存在可以构成公共卫生风险的传染性病原体或有毒物质的程序。

"离境"是指人员、行李、货物、交通工具或物品离开某一领土的行动。

"灭鼠"是指在入境口岸采取卫生措施控制或杀灭行李、货物、集装箱、交通工具、设施、物品和邮包中存在的传播人类疾病的啮齿类媒介的程序。

"总干事"是指世界卫生组织总干事。

"疾病"是指对人类构成或可能构成严重危害的任何病症或医疗状况，无论其病因或来源如何。

"消毒"是指采用卫生措施利用化学或物理因子的直接作用控制或杀灭人体或动物身体表面或行李、货物、集装箱、交通工具、物品和邮包中（上）的传染性病原体的程序。

"除虫"是指采用卫生措施控制或杀灭行李、货物、集装箱、交通工具、物品和邮包中传播人类疾病的昆虫媒介的程序。

"事件"是指发生疾病或可能发生疾病的情况。

"无疫通行"是指允许船舶进入港口、离岸或登岸、卸载货物或储备用品；允许航空器着陆后登机或下机、卸载货物或储备用品；允许陆地运输车辆到达后上车或下车、卸载货物或储备用品。

"物品"是指国际航行中运输的有形产品（包括动物和植物），以及在交通工具上使用的物品。

"陆路口岸"是指一个缔约国内的陆地入境口岸，包括道路车辆和火车使用的口岸。

"陆地运输车辆"是指国际航行中用于陆地运输的机动交通工具，包括火车、客车、货车等机动车辆。

"卫生措施"是指为预防疾病或污染传播实行的程序；卫生措施不包括执行法律或安全措施。

"病人"是指患有或感染可造成公共卫生风险的身体疾患的个人。

"感染"是指传染性病原体进入人体和动物身体并在体内发育或繁殖，并可能构成公共卫生风险。

"检查"是指由主管当局或在其监督下检查地区、行李、集装箱、交通工具、设施、物品或邮包（包括相关资料和文件），以确定是否存在公共卫生风险。

"国际交通"是指人员、行李、货物、集装箱、交通工具、物品或邮包跨越国际边境的流动，包括国际贸易。

"国际航行"是指：

（一）如为交通工具，是指在不止一个国家领土的入境口岸之间的航行，或者在同一国家领土或各管区的入境口岸之间的航行（该交通工具在航行中必须经停任何其他国家，但只限于有停靠的航程）；

（二）如为旅行者，是指进入某个国家领土的旅行，而此领土不属该旅行者启程的国家。

"侵扰性"是指通过深入或密切的接触或询问可能引起不适。

"创伤性"是指皮肤被刺伤或切开，或者器具或异物插入身体或检查体腔。对本条例而言，对耳、鼻、口进行医学检查，使用耳内、口腔或皮肤温度计测量体温，或者采用热感应成像术、医学检查、听诊、体外触诊、视网膜检影、体外采集尿、粪或唾液标本、体外测量血压以及心电图，应被视为非创伤性的。

"隔离"是指将病人或受染者或受染的行李、集装箱、交通工具、物品或邮包与其他人员和物体分开，以防止感染或污染扩散。

"医学检查"是指经授权的卫生人员或主管当局直接监督下的人员对个人的初步评估，以确定其健康状况和对他人的潜在公共卫生风险，可包括检查健康证书以及根据个案情况需要而进行的体格检查。

"《国际卫生条例》国家归口单位"是指各缔约国指定的，世界卫生组织《国际卫生条例》联络点根据本条例随时可与之沟通的国家中心。

"本组织"或"世卫组织"是指世界卫生组织。

"永久居留"的含义由有关缔约国的国家法律界定。

"个人资料"是指与已确认或可确认的自然人有关的任何信息。

"入境口岸"是指旅行者、行李、货物、集装箱、交通工具、物品和邮包入境或出境的国际关口，以及为入境或出境的旅行者、行李、货物、集装箱、交通工具、物品和邮包提供服务的单位和区域。

"港口"是指国际航行的船舶到达或离开的一个海港或内陆水路港口。

"邮包"是指由邮政或快递服务部门进行国际输送的注明收件地址的物件或包裹。

"国际关注的突发公共卫生事件"是指根据本条例规定所确定的不同寻常的事件：

（一）通过疾病的国际传播构成对其他国家的公共卫生风险；以及

（二）可能需要采取协调一致的国际应对措施。

"公共卫生观察"是指为了确定疾病传播的危险性在一段时间内监测旅行者的健康状况。

"公共卫生风险"是指发生不利于人群健康事件，特别是可在国际上播散或构成严重和直接危险事件的可能性。

"检疫"是指限制无症状的受染嫌疑人的活动和（或）将无症状的受染嫌疑人及有受染嫌疑的行李、集装箱、交通工具或物品与其他人或物体分开，以防止感染或污染的可能播散。

"建议"和"建议的"是指根据本条例发布的临时或长期建议。

"宿主"是指传染性病原体通常寄居的动物、植物或物质，其存在可构成公共卫生风险。

"公路车辆"是指火车之外的陆地运输车辆。

"科学依据"是指根据既定和公认的科学方法提供一定证据的信息。

"科学原则"是指通过科学方法了解的公认基本自然法则和事实。

"船舶"是指国际航行中的远洋或内河航运船舶。

"长期建议"是指世界卫生组织根据第十六条提出的有关适宜卫生措施的非约束性建议，建议是针对现有的特定公共卫生风险、为防止或减少疾病的国际传播和尽量减少对国际交通的干扰而需要例行或定期采取的措施。

"监测"是指出于公共卫生目的，系统地连续收集、核对和分析数据以及在必要时及时传播公共卫生信息，以供评估和采取公共卫生应对措施。

"嫌疑"是指缔约国认为已经暴露于或可能暴露于公共卫生风险，并且有可能是传播疾病的可能来源的人员、行李、货物、集装箱、交通工具、物品或邮包。

"临时建议"是指世界卫生组织根据第十五条在应对国际关注的突发公共卫生事件时提出的，有时间限定并建立在特定风险基础上的非约束性建议，以防止或减少疾病的国际传播和尽量减少对国际交通的干扰。

"临时居留"的含义由有关缔约国的国家法律界定。

"旅行者"是指进行国际旅行的自然人。

"媒介"是指通常传播构成公共卫生风险的传染性病原体的昆虫或其他动物。

"核实"是指一个缔约国向世界卫生组织提供信息确认该国一处或多处领土内事件的状况。

"世界卫生组织《国际卫生条例》联络点"是指《国际卫生条例》国家归口单位随时可与之沟通的世界卫生组织内的单位。

二、除非另有规定或依上下文确定，提及本条例时包括其附件。

第二条 目的和范围

本条例的目的和范围是以针对公共卫生风险，同时又避免对国际交通和贸易造成不必要干扰的适当方式，预防、抵御和控制疾病的国际传播，并提供公共卫生应对措施。

第三条 原则

一、本条例的执行应充分尊重人的尊严、人权和基本自由。

二、本条例的执行应以《联合国宪章》和《世界卫生组织组织法》为指导。

三、本条例的执行应以其广泛适用以保护世界上所有人民不受疾病国际传播之害的目标为指导。

四、根据《联合国宪章》和国际法的原则，国家具有根据其卫生政策立法和实施法规的主权权利。在这样做时，它们应遵循本条例的目的。

第四条 负责当局

一、各缔约国应该指定或建立一个《国际卫生条例》国家归口单位以及在各自管辖范围内负责实施本条例规定卫生措施的当局。

二、《国际卫生条例》国家归口单位应随时能够同根据本条第三款设立的世界卫生组织《国际卫生条例》联络点保持联系。《国际卫生条例》国家归口单位的职责应该包括：

（一）代表有关缔约国同世界卫生组织《国际卫生条例》联络点就有关本条例实施的紧急情况进行沟通，特别是根据第六条至第十二条的规定；以及

（二）向有关缔约国的相关行政管理部门传播信息，并汇总反馈意见，其中包括负责监测和报告的部门、入境口岸、公共卫生服务机构、诊所、医院和其他政府机构。

三、世界卫生组织应该指定《国际卫生条例》联络点，后者应与《国际卫生条例》国家归口单位随时保持联系。世界卫生组织《国际卫生条例》联络点应将本条例的执行情况（特别是根据第六条至第十二条的规定）及时分送有关缔约国的《国际卫生条例》国家归口单位。世界卫生组织《国际卫生条例》联络点可由世界卫生组织在本组织总部或区域一级指定。

四、缔约国应该向世界卫生组织提供本国《国际卫生条例》国家归口单位的详细联系方式，同时世界卫生组织应该向缔约国提供世界卫生组织《国际卫生条例》联络点的详细联系方式。以上联系细节应不断更新并每年予以确认。世界卫生组织应该让所有缔约国了解世界卫生组织根据本条规定所收到的《国际卫生条例》国家归口单位的联系细节。

第二编 信息和公共卫生应对

第五条 监测

一、各缔约国应该根据本条例附件1的具体规定，在不迟于本条例在该缔约国生效后五年内，尽快发展、加强和保持其发现、评估、通报和报告事件的能力。

二、在附件1第一部分第（二）项所述的评估之后，缔约国可根据正当需要和实施计划向世界卫生组织报告，从而获得两年的延长期以履行本条第一款规定的义务。在特殊情况下并在一项新的实施计划的支持下，缔约国可向总干事进一步要求不超过两年的延长期，总干事应该考虑根据第五十条成立的委员会（以下称"审查委员会"）的技术意见

作出决定。在本条第一款所述的期限之后，获得延期的缔约国应每年向世界卫生组织报告全面实施方面的进展。

三、应缔约国的要求，世界卫生组织应该帮助缔约国发展、加强和保持本条第一款所述的能力。

四、世界卫生组织应该通过其监测活动收集有关事件的信息，并评估事件引起疾病国际传播和干扰国际交通的可能性。世界卫生组织根据本款收到的信息应该酌情根据第十一条和第四十五条处理。

第六条 通报

一、各缔约国应该利用附件2的决策文件评估本国领土内发生的事件。各缔约国应在评估公共卫生信息后24小时内，以现有最有效的通信方式，通过《国际卫生条例》国家归口单位向世界卫生组织通报在本国领土内发生、并根据决策文件有可能构成国际关注的突发公共卫生事件的所有事件，以及为应对这些事件所采取的任何卫生措施。如果世界卫生组织接到的通报涉及国际原子能机构的权限，世界卫生组织应立刻通报国际原子能机构。

二、通报后，缔约国应该继续及时向世界卫生组织报告它得到的关于所通报事件的确切和充分详细的公共卫生信息，在可能时包括病例定义、实验室检测结果、风险的来源和类型、病例数和死亡数、影响疾病传播的情况及所采取的卫生措施；必要时，应该报告在应对可能发生的国际关注的突发公共卫生事件时面临的困难和需要的支持。

第七条 在意外或不寻常公共卫生事件期间的信息共享

缔约国如果有证据表明在其领土内存在可能构成国际关注的突发公共卫生事件的意外或不寻常的公共卫生事件，不论其起源或来源如何，应向世界卫生组织提供所有相关的公共卫生信息。在此情况下，第六条的规定应充分适用。

第八条 磋商

若发生在本国领土的事件无需根据第六条通报，特别是现有的信息不足以填写决策文件，缔约国仍可通过《国际卫生条例》国家归口单位让世界卫生组织对此事件知情，并同世界卫生组织就适宜的卫生措施进行磋商。此类联系应根据第十一条第二款至第四款处理。在本国领土发生事件的缔约国可要求世界卫生组织协助评估该缔约国获取的任何流行病学证据。

第九条 其他报告

一、世界卫生组织可考虑来自除通报或磋商外其他来源的报告，应根据既定的流行病学原则评估这些报告，然后将事件信息通报据称在其领土内发生事件的缔约国。在根据这类报告采取任何行动前，世界卫生组织应该根据第十条规定的程序与据称在其领土内发生事件的缔约国进行协商并设法获得核实。为此目的，世界卫生组织应将获得的信息通报各缔约国，并且只有在充分合理的情况下世界卫生组织才可对信息来源进行保密。这类信息将根据第十一条规定的程序加以使用。

二、在可行的情况下，缔约国应该在获得在本国领土外确认发生有可能引起疾病国际传播的公共卫生风险证据后的24小时内报告世界卫生组织，其依据为出现以下输出或输入性：

（一）人间病例；

（二）携带感染或污染的媒介；或

（三）被污染的物品。

第十条 核实

一、根据第九条的规定，世界卫生组织应该要求缔约国对来自除通报和磋商以外的其他来源的、声称该国正发生可能构成国际关注的突发公共卫生事件的报告进行核实。在此情况下，世界卫生组织应就正设法核实的报告通知有关缔约国。

二、根据上一款和第九条，当世界卫生组织提出要求时，每个缔约国应该核实并：

（一）在24小时内对世界卫生组织的要求做出初步答复或确认；

（二）在24小时内提供关于世界卫生组织要求中所提及事件状况的现有公共卫生信息；以及

（三）在第六条规定评估的前提下向世界卫生组织报告信息，其中包括该条陈述的相关信息。

三、世界卫生组织在收到可能构成国际关注的突发公共卫生事件的信息后，应该表示愿意与有关缔约国合作，评估疾病国际传播的可能性、对国际交通的可能干扰和控制措施是否适当。这种活动可包括与其他制定标准的组织合作以及建议动员国际援助以支持国家当局开展和协调现场评估。在缔约国提出要求时，世界卫生组织应该提供支持上述建议的信息。

四、倘若该缔约国不接受合作建议，当公共卫生风险的规模证实有必要时，世界卫生组织可与其他缔约国共享其获得的信息，同时在考虑到有关缔约国意见的情况下鼓励该缔约国接受世界卫生组织的合作建议。

第十一条 世界卫生组织提供信息

一、根据本条第二款，世界卫生组织应该通过目前最有效的途径尽快秘密向所有缔约国并酌情向相关政府间组织发送根据第五条至第十条规定收到并是使该缔约国能够应付公共卫生风险所必需的公共卫生信息。世界卫生组织应向其他缔约国通报可帮助它们防范发生类似事件的信息。

二、世界卫生组织应该利用根据第六条、第八条及第九条第二款收到的信息，根据本条例的规定进行核实、评估和援助，但不得将此类信息广泛提供给其他缔约国，除非与以上条款所涉的缔约国另有协议，直至：

（一）该事件根据第十二条被确定为构成国际关注的突发公共卫生事件；或

（二）根据既定的流行病学原则，世界卫生组织确认了证明感染或污染在国际间传播的信息；或

（三）有证据表明：

1. 由于污染、病原体、媒介或宿主的性质，控制国际传播的措施不可能取得成功；或

2. 缔约国缺乏为防止疾病进一步传播采取必要措施的实际能力；或

（四）鉴于可能受到感染或污染的旅行者、行李、货物、集装箱、交通工具、物品或邮包国际流动的性质和范围，必须立即采取国际控制措施。

三、世界卫生组织应该与在其领土内发生事件的缔约国就根据本条公开信息的意图进行协商。

四、如果有关同一事件的其他信息已经公开，而且有必要发布权威、独立的信息，根据本条例，世界卫生组织在将根据本条第二款收到的信息通报缔约国的同时，也可向公众公开上述信息。

第十二条 国际关注的突发公共卫生事件的确定

一、根据收到的信息，特别是从本国领土上正发生事件的缔约国收到的信息，总干事应该根据本条例规定的标准和程序确定该事件是否构成国际关注的突发公共卫生事件。

二、如果总干事依据本条例规定进行评估，认为国际关注的突发公共卫生事件正在发生，则应该与本国领土上发生事件的缔约国就初步决定进行磋商。如果总干事和缔约国对决定意见一致，总干事应该根据第四十九条规定的程序就适宜的临时建议征求根据第四十八条成立的委员会（以下称"突发事件委员会"）的意见。

三、在以上第二款磋商后，如果总干事和本国领土上发生事件的缔约国未能在 48 小时内就事件是否构成国际关注的突发公共卫生事件取得一致意见，应该根据第四十九条规定的程序做出决定。

四、在决定某个事件是否构成国际关注的突发公共卫生事件时，总干事应该考虑：

（一）缔约国提供的信息；

（二）附件 2 所含的决策文件；

（三）突发事件委员会的建议；

（四）科学原则以及现有的科学依据和其他有关信息；以及

（五）对人类健康危险度、疾病国际传播风险和对国际交通干扰危险度的评估。

五、如果总干事经与本国领土上发生国际关注的突发公共卫生事件的缔约国磋商后，认为一起国际关注的突发公共卫生事件业已结束，总干事应该根据第四十九条规定的程序做出决定。

第十三条 公共卫生应对

一、各缔约国应该根据附件 1 的要求尽速、但不迟于本条例对该缔约国生效之日起五年，发展、加强和保持快速和有效应对公共卫生风险和国际关注的突发公共卫生事件的能力。世界卫生组织应该与会员国协商，发布指南以支持缔约国发展公共卫生应对能力。

二、在附件 1 第一部分第（二）项所述的评估之后，缔约国可根据正当需要和实施计划向世界卫生组织报告，从而获得两年的延长期以履行本条第一款规定的义务。在特殊情况下并在一项新的实施计划的支持下，缔约国可向总干事进一步要求不超过两年的延长期，总干事应该考虑审查委员会的技术意见并作出决定。在本条第一款所述的时期之后，获得延期的缔约国应每年向世界卫生组织报告全面实施方面的进展。

三、在缔约国的要求下，世界卫生组织应该通过提供技术指导和援助以及通过评估所采取的控制措施的有效性，包括在必要时调动国际专家组开展现场援助，进行合作，以应对公共卫生风险和其他事件。

四、根据第十二条经与有关缔约国磋商后，如果世界卫生组织确定国际关注的突发公共卫生事件正在发生，除本条第三款所示的支持外，它还可向缔约国提供进一步的援助，其中包括评估国际危害的严重性和控制措施是否适当。这种合作可包括

建议动员国际援助以支持国家当局开展和协调现场评估。当缔约国提出要求时，世界卫生组织应该提供支持此类建议的信息。

五、在世界卫生组织的要求下，缔约国应该尽最大可能对世界卫生组织协调的应对活动提供支持。

六、当有要求时，世界卫生组织应该应要求向受到国际关注的突发公共卫生事件影响或威胁的其他缔约国提供适宜的指导和援助。

第十四条 世界卫生组织与政府间组织和国际机构的合作

一、世界卫生组织在实施本条例时应该酌情与其他有关政府间组织或国际机构合作并协调其活动，其中包括通过缔结协定和其他类似的安排。

二、如果通报、核实或应对某个事件主要属于其他政府间组织或国际机构的职责范围，则世界卫生组织应该与该组织或机构协调活动，以确保为保护公众健康采取适当的措施。

三、尽管如前所述，本条例不应阻止或限制世界卫生组织出于公共卫生目的而提供建议、支持或给予技术或其他援助。

第三编　建　议

第十五条 临时建议

一、如果根据第十二条确定国际关注的突发公共卫生事件正在发生，总干事应该根据第四十九条规定的程序发布临时建议。此类临时建议可酌情修改或延续，包括在确定国际关注的突发公共卫生事件已经结束后，根据需要发布旨在预防或迅速发现其再次发生的其他临时建议。

二、临时建议可包括遭遇国际关注的突发公共卫生事件的缔约国或其他缔约国对人员、行李、货物、集装箱、交通工具、物品和（或）邮包应该采取的卫生措施，其目的在于防止或减少疾病的国际传播和避免对国际交通的不必要干扰。

三、临时建议可根据第四十九条规定的程序随时撤消，并应在公布三个月后自动失效。临时建议可修改或延续三个月。临时建议至多可持续到确定与其有关的国际关注的突发公共卫生事件之后的第二届世界卫生大会。

第十六条 长期建议

世界卫生组织可根据第五十三条提出关于常规或定期采取适宜卫生措施的长期建议。缔约国可针对正发生的特定公共卫生危害对人员、行李、货物、集装箱、交通工具、物品和（或）邮包采取以上措施，以防止或减少疾病的国际传播和避免对国际交通的不必要干扰。世界卫生组织可根据第五十三条酌情修改或撤消长期建议。

第十七条 建议的标准

总干事在发布、修改或撤消临时或长期建议时应该考虑：

（一）有直接关系的缔约国的意见；

（二）视情况，突发事件委员会或审查委员会的建议；

（三）科学原则以及现有的科学证据和信息；

（四）根据适合情况的风险评估所采取的卫生措施，对国际交通和贸易的限制和对人员的侵扰不超过可适度保护健康的其他合理措施；

（五）相关的国际标准和文书；

（六）其他相关政府间组织和国际机构开展的活动；以及

（七）其他与事件有关的适宜和具体信息。

对于临时建议，总干事在本条第（五）项和第（六）项中的考虑可因情况紧急而受到限制。

第十八条 针对人员、行李、货物、集装箱、交通工具、物品和邮包的建议

一、世界卫生组织针对人员向缔约国发布的建议可包括以下意见：

——不必采取特定的卫生措施；

——审查在受染地区的旅行史；

——审查医学检查证明和任何实验室分析结果；

——需要做医学检查；

——审查疫苗接种或其他预防措施的证明；

——需要接种疫苗或采取其他预防措施；

——对嫌疑者进行公共卫生观察；

——对嫌疑者实行检疫或其他卫生措施；

——对受染者实行隔离并进行必要的治疗；

——追踪与嫌疑者或受染者接触的人员；

——不准嫌疑者或受染者入境；

——拒绝未感染的人员进入受染地区；以及

——对来自受染地区的人员进行出境检查和

（或）限制出境。

二、世界卫生组织针对行李、货物、集装箱、交通工具、物品和邮包向缔约国发布的建议可包括以下意见：

——不必采取特定的卫生措施；

——审查载货清单和航行路线；

——实行检查；

——审查离境或过境时采取消除感染或污染措施的证明；

——处理行李、货物、集装箱、交通工具、物品、邮包或尸体（骸骨）以消除感染或污染，包括病媒和宿主；

——采取具体卫生措施以确保安全处理和运输尸体（骸骨）；

——实行隔离或检疫；

——如果现有的一切处理或操作方法均不成功，则在监控的情况下查封和销毁受感染、污染或者嫌疑的行李、货物、集装箱、交通工具、物品或邮包；以及

——不准离境或入境。

第四编　入境口岸

第十九条　基本职责

除本条例规定的其他职责外，各缔约国应该：

（一）确保附件 1 规定的指定入境口岸的能力在第五条第一款和第十三条第一款规定的期限内得到加强；

（二）确定负责本国领土上各指定入境口岸的主管当局；并

（三）当为应对特定的潜在公共卫生风险提出要求时，尽量切实可行地向世界卫生组织提供有关入境口岸有可能导致疾病的国际传播的感染源或污染源，包括媒介和宿主的相关资料。

第二十条　机场和港口

一、缔约国应该指定理应发展附件 1 规定的能力的机场和港口。

二、缔约国应该确保根据第三十九条的要求和附件 3 的示范格式签发船舶免予卫生控制措施证书和船舶卫生控制措施证书。

三、各缔约国应该向世界卫生组织寄送被授予以下权限的港口名单：

（一）签发船舶卫生控制措施证书和提供附件 1 和附件 3 提及的服务；或

（二）只签发船舶免予卫生控制措施证书；以及

（三）延长船舶免予卫生控制措施证书一个月，直至船舶抵达可能收到证书的港口。

每个缔约国应该将列入名单的港口情况可能发生的任何改变通知世界卫生组织。世界卫生组织应该公布根据本款收到的信息。

四、应有关缔约国的要求，世界卫生组织可以经适当调查后，组织对其领土内符合本条第一款和第三款要求的机场或港口进行认证。世界卫生组织可与缔约国协商定期对这些认证进行审核。

五、世界卫生组织应与相关政府间组织和国际机构合作，制订和公布根据本条规定对机场和港口进行认证的指南。世界卫生组织还应该发布经认证的机场和港口的名录。

第二十一条　陆路口岸

一、出于合理的公共卫生原因，缔约国可指定应发展附件 1 规定能力的陆路口岸，并考虑：

（一）与其他入境口岸相比，缔约国可能指定的陆路口岸各类型国际交通的流量和频率；以及

（二）国际交通始发地或到达特定陆路口岸之前所通过地区存在的公共卫生风险。

二、拥有共同边界的缔约国应考虑：

（一）根据第五十七条就预防或控制疾病在陆路口岸的国际传播达成双边或多边协定或安排；以及

（二）根据本条第一款联合指定需具备附件 1 中所规定能力的毗邻陆路口岸。

第二十二条　主管当局的职责

一、主管当局应该：

（一）负责监测离开或来自受染地区的行李、货物、集装箱、交通工具、物品、邮包和尸体（骸骨），以便其始终保持无感染源或污染源的状态，包括无媒介和宿主；

（二）尽量切实可行地确保旅行者在入境口岸使用的设施清洁卫生，保持无感染源或污染源，包括无媒介和宿主；

（三）根据本条例要求负责监督对行李、货物、集装箱、交通工具、物品、邮包和尸体（骸骨）采

取的任何灭鼠、消毒、除虫或除污措施或对人员采取的任何卫生措施；

（四）尽可能事先告知交通工具运营者对交通工具采取控制措施的意向，并应在有条件的情况下提供有关使用方法的书面信息；

（五）负责监督清除和安全处理交通工具中任何受污染的水或食品、人或动物排泄物、废水和任何其他污染物；

（六）采取与本条例相符的一切可行措施，监测和控制船舶排放的可污染港口、河流、运河、海峡、湖泊或其他国际水道的污水、垃圾、压舱水和其他有可能引起疾病的物质；

（七）负责监督在入境口岸向旅行者、行李、货物、集装箱、交通工具、物品、邮包和尸体（骸骨）提供服务的从业人员，必要时包括实施检查和医学检查；

（八）具备有效的应急机制以应对意外的公共卫生事件；并

（九）就根据本条例采取的相关公共卫生措施同《国际卫生条例》国家归口单位沟通。

二、如有确实迹象和（或）证据表明从受染地区出发时采取的措施并不成功，则可对来自该受染地区的旅行者、行李、货物、集装箱、交通工具、物品、邮包和尸体（骸骨）在到达时重新采取世界卫生组织建议的卫生措施。

三、在进行除虫、灭鼠、消毒、除污和其他卫生处理程序中，应避免伤害个人并尽可能避免造成不适，或避免损害环境以致影响公共卫生，或损坏行李、货物、集装箱、交通工具、物品和邮包。

第五编　　公共卫生措施

第一章　总　　则

第二十三条　到达和离开时的卫生措施

一、遵循适用的国际协议和本条例各有关条款，缔约国出于公共卫生目的可要求在到达或离境时：

（一）对旅行者：

1．了解有关该旅行者旅行目的地的情况，以便与其取得联系；

2．了解有关该旅行者旅行路线以确认到达前是否在受染地区或其附近进行过旅行或可能接触传染病或污染物，以及根据本条例要求检查旅行者的健康文件；和（或）

3．进行能够实现公共卫生目标的侵扰性最小的非创伤性医学检查。

（二）对行李、货物、集装箱、交通工具、物品、邮包和尸体（骸骨）进行检查。

二、如通过本条第一款规定的措施或通过其他手段取得的证据表明存在公共卫生风险，缔约国尤其对嫌疑或受染旅行者可在逐案处理的基础上，根据本条例采取能够实现防范疾病国际传播的公共卫生目标的侵扰性和创伤性最小的医学检查等额外卫生措施。

三、根据缔约国的法律和国际义务，未经旅行者本人或其父母或监护人的事先知情同意，不得进行本条例规定的医学检查、疫苗接种、预防或卫生措施，但第三十一条第二款不在此列。

四、根据缔约国的法律和国际义务，根据本条例接种疫苗或接受预防措施的旅行者本人或其父母或监护人应该被告知接种或不接种疫苗以及采用或不采用预防措施引起的任何风险。缔约国应该根据该国的法律将此要求通知医生。

五、对旅行者实行或施行涉及疾病传播危险的任何医学检查、医学操作、疫苗接种或其他预防措施时，必须根据既定的国家或国际安全准则和标准，以尽量减少这种危险。

第二章　对交通工具和交通工具运营者的特别条款

第二十四条　交通工具运营者

一、缔约国应该采取符合本条例的一切可行措施，确保交通工具运营者：

（一）遵守世界卫生组织建议并经缔约国采纳

的卫生措施；

（二）告知旅行者世界卫生组织建议并经缔约国采纳在交通工具上实施的卫生措施；并

（三）经常保持所负责的交通工具无感染源或污染源，包括无媒介和宿主。如果发现有感染源或污染源的证据，需要采取相应的控制措施。

二、本条对交通工具和交通工具运营者的具体规定见附件 4。在媒介传播疾病方面，适用于交通工具和交通工具运营者的具体措施见附件 5。

第二十五条 过境船舶和航空器

除第二十七条和第四十三条规定或经适用的国际协议授权之外，缔约国对以下情况不得采取卫生措施：

（一）不是来自受染地区、在前往另一国家领土港口的途中经过该缔约国领土上的运河或航道的船舶。在主管当局监督下应该允许任何此类船舶添加燃料、水、食物和供应品；

（二）通过该缔约国管辖的水域、但不在港口或沿岸停靠的任何船舶；以及

（三）在该缔约国管辖的机场过境的航空器，但可限制航空器停靠在机场的特定区域，不得上下人员和装卸货物。然而，在主管当局监督下应该允许任何此类航空器添加燃料、水、食物和供应品。

第二十六条 过境的民用货车、火车和客车

除第二十七条和第四十三条规定或经适用的国际协议授权之外，不得对来自非疫区并在无人员上下和装卸货物的情况下通过领土的民用货车、火车或客车采取卫生措施。

第二十七条 受染交通工具

一、如果在交通工具上发现有临床体征或症状和基于公共卫生风险事实或证据的信息，包括感染源和污染源，主管当局应该认为该交通工具受染，并可：

（一）对交通工具进行适宜的消毒、除污、除虫或灭鼠，或使上述措施在其监督下进行；并

（二）在每个病例中决定所采取的技术，以保证根据本条例的规定充分控制公共卫生风险。若世界卫生组织为此程序有建议的方法或材料，应予采用，除非主管当局认为其他方法也同样安全和可靠。

主管当局可执行补充卫生措施，包括必要时隔离交通工具，以预防疾病传播。应该向《国际卫生条例》国家归口单位报告这类补充措施。

二、如果入境口岸的主管当局不具备执行本条要求的控制措施的实力，受染交通工具在符合以下条件的情况下可允许离境：

（一）主管当局应该在离境之际向下一个已知入境口岸的主管当局提供第（二）项提及的信息；以及

（二）如为船舶，则在船舶卫生控制措施证书中应该注明所发现的证据和需要采取的控制措施。

应该允许此类船舶在主管当局的监督下添加燃料、水、食品和供应品。

三、主管当局对以下情况表示满意时，应不再认为该交通工具受染：

（一）本条第一款规定的措施已得到有效执行；以及

（二）交通工具上无构成公共卫生风险的情况。

第二十八条 入境口岸的船舶和航空器

一、除第四十三条或适用的国际协议另有规定之外，不应当因公共卫生原因而阻止船舶或航空器在任何入境口岸停靠。但是，如果入境口岸不具备执行本条例规定的卫生措施的能力，可命令船舶或航空器在自担风险的情况下驶往可到达的最近适宜入境口岸，除非该船舶或航空器有会使更改航程不安全的操作问题。

二、除第四十三条或适用的国际协议另有规定之外，缔约国不应该出于公共卫生理由拒绝授予船舶或航空器"无疫通行"，特别是不应该阻止它上下乘客、装卸货物或储备用品，或添加燃料、水、食品和供应品。缔约国可在授予"无疫通行"前进行检查，若舱内发现感染源或污染源，则可要求进行必要的消毒、除污、除虫或灭鼠，或者采取其他必要措施防止感染或污染传播。

三、在可行的情况下和根据上一款，缔约国如根据船舶或航空器到达前收到的信息认为该船舶或航空器的到达不会引起或传播疾病，则应当通过无线通信或其他通信方式授予无疫。

四、在到达目的地港口或机场前，一旦发现交通工具上有可疑传染病病人或公共卫生风险的证据，船长或机长或其代理应当尽早通知港口或机场管制部门。该信息必须立即告知港口或机场的主管当局。在紧急情况下，船长或机长应直接向有关港口或机场主管当局通报。

五、如由于非机长或船长所能控制的原因，嫌疑受染或受染的航空器或船舶着陆或停泊于不是

原定到达的机场或港口,则应该采取以下措施:

(一)航空器机长或船长或其他负责人应该尽一切努力立即与最近的主管当局联系;

(二)主管当局一旦得知航空器着陆,可采取世界卫生组织建议的卫生措施或本条例规定的其他卫生措施;

(三)除非出于紧急情况或与主管当局进行联系的需要,或得到主管当局的批准,否则搭乘航空器或船舶的旅客应保持原位,也不得在航空器或船舶内挪动货物;以及

(四)完成主管当局要求的所有相关卫生措施后,航空器或船舶可继续前往原定着陆或停泊的机场或港口,如因技术原因不能前往,可前往方便的机场或港口。

六、虽然有本条的规定,船长或机长可为了交通工具上旅客的健康和安全而采取认为必需的紧急措施。他(她)应将根据本款采取的任何措施尽早告知主管当局。

第二十九条 入境口岸的民用货车、火车和客车

世界卫生组织应与缔约国协商,制定对入境口岸和通过陆路口岸的民用货车、火车和客车所采取卫生措施的指导原则。

第三章 对旅行者的特别条款

第三十条 接受公共卫生观察的旅行者

除第四十三条另有规定外或适用的国际协议另行授权,如在抵达时接受公共卫生观察的可疑旅行者不构成直接的公共卫生风险,而缔约国将其预期到达的时间通知已知入境口岸的主管当局,则可允许该旅行者继续国际旅行。该旅行者在抵达后应向该主管当局报告。

第三十一条 与旅行者入境有关的卫生措施

一、不得将创伤性医学检查、疫苗接种或其他预防措施作为旅行者进入某个缔约国领土的条件。但除第三十二条、第四十二条和第四十五条另有规定外,本条例不排除缔约国在以下情况中要求实行医学检查、疫苗接种或其他预防措施或者提供疫苗接种或其他预防措施的证明:

(一)对确定是否存在公共卫生风险有必要;

(二)作为申请临时或长期居留的旅行者入境的条件;

(三)根据第四十三条或附件6和附件7作为任何旅行者入境的条件;或

(四)根据第二十三条可予以实行。

二、如果缔约国根据本条第一款要求旅行者接受医学检查、疫苗接种或其他预防措施,而旅行者本人不同意采取任何此类措施或拒绝提供第二十三条第一款第(一)项提及的信息或文件,则有关缔约国可根据第三十二条、第四十二条和第四十五条拒绝该旅行者入境。若有证据表明存在危急的公共卫生风险,则缔约国根据其国家法规并出于控制此风险的必要,可强制旅行者接受或根据第二十三条第三款建议旅行者接受:

(一)创伤性和侵扰性最小、但可达到公共卫生目的的医学检查;

(二)疫苗接种或其他预防措施;或

(三)预防或控制疾病传播的其他常用的卫生措施,包括隔离、检疫或让旅行者接受公共卫生观察。

第三十二条 旅行者的待遇

在实行本条例规定的卫生措施时,缔约国应该以尊重其尊严、人权和基本自由的态度对待旅行者,并尽量减少此类措施引起的任何不适或痛苦,包括:

(一)以礼待人,尊重所有旅行者;

(二)考虑旅行者的性别、社会文化、种族或宗教等方面的关注;以及

(三)向接受检疫、隔离、医学检查或其他公共卫生措施的旅行者提供或安排足够的食品和饮水、适宜的住处和衣服,保护其行李和其他财物,给予适宜的医疗,如可能,以其理解的语言提供必要交流方式和其他适当的帮助。

第四章 对货物、集装箱和集装箱装卸区的特别条款

第三十三条 转口货物

除非第四十三条规定或经适用的国际协议授权,否则除活的动物外,无须转运的转口货物不应该接受本条例规定的卫生措施或出于公共卫生目的而被扣留。

第三十四条 集装箱和集装箱装卸区

一、缔约国应该在可行的情况下确保集装箱托运人在国际航行中使用的集装箱保持无感染源或污染源，包括无媒介和宿主，特别是在拼箱过程中。

二、缔约国应该在可行的情况下确保集装箱装卸区保持无感染源或污染源，包括无媒介和宿主。

三、一旦缔约国认为国际集装箱装卸量非常繁重时，主管当局应该采取符合本条例的一切可行措施，包括进行检查，评估集装箱装卸区和集装箱的卫生状况，以确保本条例规定的义务得到履行。

四、在可行的情况下，集装箱装卸区应配备检查和隔离集装箱的设施。

五、多用途使用集装箱时，集装箱托运人和受托人应当尽力避免交叉污染。

第六编　卫生文件

第三十五条　一般规定

除本条例或世界卫生组织发布的建议所规定的卫生文件外，在国际航行中不应要求其他卫生文件，但本条不适用于申请临时或长期居留的旅行者，也不适用于根据适用的国际协议有关国际贸易中物品或货物公共卫生状况的文件要求。主管当局可要求旅行者填写符合第二十三条所规定要求的通信地址表和关于旅行者健康情况的调查表。

第三十六条　疫苗接种或其他预防措施证书

一、根据本条例或建议对旅行者进行的疫苗接种或预防措施以及与此相关的证书应当符合附件6的规定，适用时应当符合附件7有关特殊疾病的规定。

二、除非主管当局有可证实的迹象和（或）证据表明疫苗接种或其他预防措施无效，否则持有与附件6及适用时附件7相符的疫苗接种或其他预防措施证书的旅行者不应当由于证明中提及的疾病而被拒绝入境，即使该旅行者来自受染地区。

第三十七条　航海健康申报单

一、船长在到达缔约国领土的第一个停靠港口前应当查清船上的健康情况，而且除非缔约国不要求，否则船长应该在船舶到达后，或如果船舶有此配备且缔约国要求事先提交，在船舶到达之前，填写航海健康申报单，并提交给该港口的主管当局；如果带有船医，航海健康申报单则应当有后者的副签。

二、船长或船医应该提供主管当局所要求的有关国际航行中船上卫生状况的任何信息。

三、航海健康申报单应当符合附件8规定的示范格式。

四、缔约国可决定：

（一）免予所有到港船舶提交航海健康申报单；或

（二）根据对来自受染地区船舶的建议，要求其提交航海健康申报单或要求可能受感染或污染的船舶提交此文件。

缔约国应该将以上要求通知船舶运营者或其代理。

第三十八条　航空器总申报单的卫生部分

一、除非缔约国无此要求，航空器机长或其代表在飞行期间或在着陆于缔约国领土的第一个机场后应当尽其所能填写并向该机场的主管当局提交航空器总申报单的卫生部分，后者应符合附件9规定的示范格式。

二、航空器机长或其代表应该提供缔约国所要求的有关国际航行中机舱卫生状况和航空器采取的卫生措施的任何信息。

三、缔约国可决定：

（一）免予所有到达的航空器提交航空器总申报单的卫生部分；或

（二）根据对来自受染地区航空器的建议要求提交航空器总申报单的卫生部分或要求可能携带感染或污染的航空器提交此文件。

缔约国应该将以上要求通知航空器运营者或其代理。

第三十九条　船舶卫生证书

一、船舶免予卫生控制措施证书和船舶卫生控制措施证书的有效期最长应为六个月。如果所要求的检查或控制措施不能在港口完成，此期限可延长一个月。

二、如果未出示有效的船舶免予卫生控制措施证书或船舶卫生控制措施证书，或在船上发现公共卫生风险的证据，缔约国可根据第二十七条第一款行事。

三、本条提及的证书应当符合附件3的示范格式。

四、只要有可能，控制措施应当在船舶和船舱腾空时进行。如果船舶有压舱物，应在装货前进行。

五、如圆满完成需要进行的控制措施，主管当局应该签发船舶卫生控制措施证书，注明发现的证据和采取的控制措施。

六、主管当局如对船舶无感染或污染，包括无媒介和宿主状况表示满意，可在第二十条规定的任何港口签发船舶免予卫生控制措施证书。只有当船舶和船舱腾空时，或只剩下压舱水或其他材料，而根据其性质和摆放方式可对船舱进行彻底检查时，才能对船舶进行检查，检查后通常应签发证书。

七、如果执行控制措施的港口主管当局认为，由于执行措施的条件有限，不可能取得满意的结果，主管当局应该在船舶卫生控制措施证书上如实注明。

第七编 收　　费

第四十条 对关于旅行者的卫生措施收费

一、除申请临时或长期居留的旅行者以及符合本条第二款规定外，缔约国根据本条例对以下公共卫生保护措施不得收取费用：

（一）根据本条例进行的医学检查，或缔约国为确定被检查旅行者健康状况而可能要求进行的任何补充检查；

（二）为到达旅行者进行的任何疫苗接种或其他预防措施，如其属于未公布的要求或者在进行疫苗接种或其他预防措施之前十天内公布的要求；

（三）要求对旅行者进行合适的隔离或检疫；

（四）为说明采取的措施和采取措施日期而为旅行者颁发的证书；或

（五）对旅行者随身行李采取的卫生措施。

二、缔约国可对除本条第一款中提及的卫生措施之外的其他卫生措施，包括主要有益于旅行者的措施，收取费用。

三、对根据本条例规定对旅行者采取的此类卫生措施收费时，每个缔约国对此类收费只应有一种价目表，而且每次收费应：

（一）与价目表相符；

（二）不超过提供服务的实际成本；以及

（三）不分旅行者的国籍、住所或居留地。

四、价目表及其任何修订应当至少在征收前十天公布。

五、本条例决不阻止缔约国寻求收回在采取本条第一款中卫生措施时产生的费用：

（一）向交通工具运营者或所有者收取的用于其雇员的费用；或

（二）向有关保险来源收取的费用。

六、在任何情况下都不得因有待交付本条第一款或第二款中提及的费用而阻碍旅行者或交通工具运营者离开缔约国领土。

第四十一条 对行李、货物、集装箱、交通工具、物品或邮包的收费

一、对根据本条例规定对行李、货物、集装箱、交通工具、物品或邮包采取的卫生措施收费时，每个缔约国对此类收费只应有一种价目表，而且每次收费应：

（一）与价目表相符；

（二）不超过提供服务的实际成本；以及

（三）不区分行李、货物、集装箱、交通工具、物品或邮包的国籍、旗帜、注册或所有权，特别不应对行李、货物、集装箱、交通工具、物品或邮包有本国和外国之分。

二、价目表及其任何修订应当至少在征收前十天公布。

第八编 一般条款

第四十二条 卫生措施的执行

根据本条例采取的卫生措施应当无延误地开始和完成，以透明和无歧视的方式实施。

第四十三条 额外的卫生措施

一、本条例不应妨碍缔约国为应对特定公共卫生风险或国际关注的突发公共卫生事件，根据本国有关法律和国际法义务采取卫生措施。此类措施：

（一）可获得与世界卫生组织的建议相同或更

大程度的健康保护，或

（二）根据第二十五条、第二十六条、第二十八条第一和二款、第三十条、第三十一条第一款第（三）项和第三十三条禁止使用，但这些措施须符合本条例。

这些措施对国际交通造成的限制以及对人员的创伤性或侵扰性不应超过能适度保护健康的其他合理的可行措施。

二、在决定是否执行本条第一款提及的卫生措施或第二十三条第二款、第二十七条第一款、第二十八条第二款和第三十一条第二款第（三）项规定的额外卫生措施时，缔约国的决定应基于：

（一）科学原则；

（二）现有的关于人类健康危险的科学证据，或者此类证据不足时，现有信息，包括来自世界卫生组织和其他相关政府间组织和国际机构的信息；以及

（三）世界卫生组织的任何现有特定指导或建议。

三、缔约国执行本条第一款所述并对国际交通造成明显干扰措施的额外卫生措施时，应该向世界卫生组织提供采取此类措施的公共卫生依据和有关科学信息。世界卫生组织应与其他缔约国分享这种信息并应分享关于所执行卫生措施的信息。就本条而言，明显干扰一般是指拒绝国际旅行者、行李、货物、集装箱、交通工具、物品等入境或出境或延误入境或出境24小时以上。

四、对本条第三款和第五款提供的信息和其他相关信息进行评估后，世界卫生组织可要求有关缔约国重新考虑此类措施的执行。

五、缔约国应该在采取本条第一款和第二款所述的对国际交通造成明显干扰的额外卫生措施后48小时内，向世界卫生组织报告此类措施及其卫生依据，临时或长期建议中涵盖的措施除外。

六、缔约国根据本条第一款或第二款采取卫生措施，应该在三个月内考虑世界卫生组织的意见和本条第二款中的标准对这种措施进行复查。

七、在不影响第五十六条权利的情况下，受到根据本条第一款或第二款采取措施影响的任何缔约国可要求采取此类措施的缔约国与之协商。协商的目的是为了明确该措施的科学信息和公共卫生依据并找到共同接受的解决方案。

八、本条的规定可适用于执行涉及参加群体性集会的旅行者的措施。

第四十四条 合作和援助

一、缔约国应尽可能在以下方面相互合作：

（一）根据条例规定，发现和评估事件并采取应对措施；

（二）提供或促进技术合作和后勤支持，特别在发展、加强和保持本条例所要求的公共卫生能力方面；

（三）筹集财政资源以促进履行其根据本条例承担的义务；以及

（四）为履行本条例制订法律草案和其他法律和行政规定。

二、世界卫生组织应该应要求尽可能在以下方面与缔约国合作：

（一）评价和评估其公共卫生能力，以促进本条例的有效实施；

（二）向缔约国提供技术合作和后勤支持或给予方便；并

（三）筹集财政资源以支持发展中国家建设、加强和保持附件1所规定的能力。

三、本条所涉的合作可通过包括双边在内的多渠道，通过区域网络和世界卫生组织区域办事处以及政府间组织和国际机构实施。

第四十五条 个人资料的处理

一、缔约国对根据本条例从另一缔约国或从世界卫生组织收集或收到的、涉及身份明确或可查明身份的个人的健康信息，应根据国家法律要求保密并匿名处理。

二、虽然有第一款的规定，如对评估和管理公共卫生风险至关重要，缔约国可透露和处理个人资料，但缔约国，根据国家法律，和世界卫生组织必须确保个人资料：

（一）得到公平、合法处理，并且不以与该目的不一致的方式予以进一步处理；

（二）与该目的相比充分、相关且不过量；

（三）准确且在必要时保持最新，必须采取一切合理措施确保删除或纠正不准确或不完整的资料；以及

（四）保留期限不超过必需的时间。

三、应要求，世界卫生组织应该在可行的情况下以可理解的形式向个人提供本条中提及的其个人资料，无不当延误或费用，且在必要时允许予以纠正。

第四十六条 诊断用生物物质、试剂和材料的运输和处理

缔约国应该根据国家法律并考虑到有关国际准则，便利根据本条例用于核实和公共卫生应对目的的生物物质、诊断样本、试剂和其他诊断材料的运输、入境、出境、处理和销毁。

第九编 《国际卫生条例》专家名册、突发事件委员会和审查委员会

第一章 《国际卫生条例》专家名册

第四十七条 组成

总干事应该确立由所有相关专业领域的专家组成的名册（以下简称"《国际卫生条例》专家名册"）。除非本条例另有规定，总干事应该根据《世界卫生组织专家咨询团和专家委员会条例》（以下简称《世界卫生组织咨询团条例》）任命《国际卫生条例》专家名册成员。此外，总干事应根据每个缔约国的要求任命一名成员，并酌情任命有关政府间组织和区域经济一体化组织建议的专家。有意的缔约国应将拟推荐为咨询团成员的每位专家的资历和专业领域报告总干事。总干事应将《国际卫生条例》专家名册的组成定期通知缔约国以及有关政府间组织和区域经济一体化组织。

第二章 突发事件委员会

第四十八条 职责和组成

一、总干事应成立突发事件委员会，该委员会应总干事要求就以下方面提出意见：

（一）某个事件是否构成国际关注的突发公共卫生事件；

（二）国际关注的突发公共卫生事件的结束；以及

（三）建议发布、修改、延续或撤消临时建议。

二、突发事件委员会应由总干事从《国际卫生条例》专家名册和酌情从本组织其他专家咨询团选出的专家组成。总干事应从保证审议某个具体事件及其后果连续性的角度出发确定委员的任期。总干事应根据任何特定会议所需要的专业知识和经验并适当考虑地域公平代表性原则选定突发事件委员会的成员。突发事件委员会至少有一名成员应当是在其领土内发生事件的缔约国提名的专家。

三、总干事根据本人的动议或应突发事件委员会的要求可任命一名或多名技术专家担任该委员会的顾问。

第四十九条 程序

一、总干事应根据最接近正发生的具体事件的专业和经验的领域从第四十八条第二款提及的专家中选出若干专家，召开突发事件委员会会议。为本条的目的，突发事件委员会"会议"可包括远程会议、视频会议或电子通信。

二、总干事应向突发事件委员会提供会议议程和有关事件的信息，包括缔约国提供的信息，以及总干事拟发布的任何临时建议。

三、突发事件委员会应当选举主席并在每次会议后撰写会议进程和讨论情况的简要报告，包括任何对建议的意见。

四、总干事应邀请在本国领土上发生事件的缔约国向突发事件委员会陈述意见。为此，总干事应根据需要尽量提前将突发事件委员会的会议日期和议程通知有关缔约国。但有关缔约国不可为陈述意见而要求推迟突发事件委员会会议。

五、突发事件委员会的意见应提交总干事酌定。总干事应对此作出最终决定。

六、总干事应就国际关注的突发公共卫生事件的确定和结束、有关缔约国采取的任何卫生措施、任何临时建议及此类建议的修改、延续和撤消以及突发事件委员会的意见与缔约国进行沟通。总干事应通过缔约国向交通工具运营者并向有关国际机构通报此类临时建议，包括其修改、延续或撤销。总干事应随后向公众公布此类信息和建议。

七、在本国领土上发生事件的缔约国可向总干事提出国际关注的突发公共卫生事件已经结束和（或）建议撤销临时建议，并可就此向突发事件委员会陈述意见。

第三章 审查委员会

第五十条 职责和组成

一、总干事应该成立审查委员会，其职责如下：

（一）就本条例的修订，向总干事提出技术性建议；

（二）向总干事提出有关长期建议及对其修改或撤消的技术性意见；

（三）向总干事就其所交付的与本条例的实施有关的任何事宜提供技术性意见。

二、审查委员会应被视为专家委员会，应服从于《世界卫生组织咨询团条例》，除非本条另有规定。

三、总干事应从《国际卫生条例》专家名册成员和适当时从本组织其他专家咨询团成员中挑选和任命审查委员会成员。

四、总干事应确定应邀参加审查委员会会议的成员人数，决定开会日期和会期，并召集会议。

五、总干事任命的审查委员会成员只应在一次会议工作期间任职。

六、总干事在地域公平代表性原则、性别平衡、来自发达国家和发展中国家专家之间的平衡、世界不同地区各种科学观点、方法和实践经验的代表性以及适当的学科间平衡的基础上挑选审查委员会成员。

第五十一条 会议进程的掌握

一、审查委员会的决定应当以出席和投票的成员多数通过。

二、总干事应该邀请会员国、联合国及其专门机构和其他相关政府间组织或与世界卫生组织有正式关系的非政府组织指定代表出席委员会会议。以上代表可提交备忘录，并经主席同意就讨论中的议题发言，但无表决权。

第五十二条 报告

一、审查委员会应该为每次会议起草报告，陈述委员会意见和建议。此报告应在当次会议结束前经审查委员会批准。报告中的意见和建议对世界卫生组织无约束力，应作为对总干事的建议提出。报告文本未经委员会同意不可修改。

二、如果审查委员会对审查结果意见不一，任何成员有权在个人或集体报告中表述不同专业观点，陈述坚持不同意见的理由，此类报告应成为审查委员会报告的一部分。

三、审查委员会的报告应提交总干事，总干事应将委员会的意见和建议提请卫生大会或执行委员会审议和采取行动。

第五十三条 长期建议的程序

如果总干事认为长期建议对于某个特定的公共卫生风险是必要和适当的，总干事应该征询审查委员会的意见。除第五十条至第五十二条的相关条款外，以下条款亦应适用：

（一）有关长期建议及其修改或撤消的提议可由总干事或由缔约国通过总干事提交审查委员会；

（二）任何缔约国可提交供审查委员会审议的相关信息；

（三）总干事可要求任何缔约国、政府间组织或与世界卫生组织有正式关系的非政府组织向审查委员会提供所掌握的有关审查委员会提议的长期建议问题的信息，供其参考；

（四）总干事可应审查委员会要求或主动任命一名或数名技术专家担任审查委员会的顾问，顾问无表决权；

（五）任何包含审查委员会有关长期建议的意见和建议的报告应当提请总干事审议和作出决定，总干事应该向卫生大会报告审查委员会的意见和建议；

（六）总干事应该将任何长期建议、对此类建议的修改或撤消以及审查委员会的意见一并通报缔约国；

（七）长期建议应该由总干事向随后一届卫生大会提交供审议。

第十编 最 终 条 款

第五十四条 报告和审查

一、缔约国和总干事应该根据卫生大会的决定向卫生大会报告本条例的执行情况。

二、卫生大会应该定期审查本条例的实施情况。为此目的，卫生大会可通过总干事要求审查委员会提出意见。第一次审查应不迟于本条例生效后五年进行。

三、世界卫生组织应定期开展研究以审查和评价附件2的实施情况。第一次审查应不迟于本条例生效后一年开始。审查的结果应该酌情提交卫生大会审议。

第五十五条　修正

一、对本条例的修正可由任何缔约国或总干事提出。修正提案应该提交卫生大会审议。

二、任何提议的修正案文本应该由总干事至少在拟审议此修正案的卫生大会前四个月通报所有缔约国。

三、卫生大会根据本条通过的对本条例的修正案，应该以与《世界卫生组织组织法》第二十二条和本条例第五十九条至第六十四条规定相同的条件及权利和义务，在所有缔约国中生效。

第五十六条　争端的解决

一、如两个或两个以上缔约国之间就本条例的解释或执行发生争端，有关缔约国应首先通过谈判或其自行选择的任何其他和平方式寻求解决此争端，包括斡旋、调停或和解。未能达成一致的，并不免除争端各当事方继续寻求解决该争端的责任。

二、如果通过本条第一款所述方式未能解决争端，有关缔约国可商定将争端提交总干事，总干事应该尽全力予以解决。

三、缔约国可在任何时候以书面方式向总干事声明，对于以本国为当事国的本条例解释或执行方面的所有争端或对于与接受同样义务的任何其他缔约国有关的某个具体争端，接受仲裁是强制性的。仲裁应根据提出仲裁要求时适用的常设仲裁法庭仲裁两个国家间争端的任择规则进行。同意接受强制性仲裁的缔约国应该接受仲裁裁决具有约束力而且是最终的。总干事应酌情向卫生大会通报此类行动。

四、本条例不应损害缔约国根据其参加的任何国际协议将争端诉诸该协议建立的或其他政府间组织的争端解决机制的权利。

五、世界卫生组织与一个或多个缔约国就本条例的解释或执行发生的争端，应提交卫生大会。

第五十七条　与其他国际协议的关系

一、缔约国认识到，《国际卫生条例》和其他相关的国际协议应该解释为一致。《国际卫生条例》的规定不应该影响任何缔约国根据其他国际协议享有的权利和承担的义务。

二、根据本条第一款，本条例不应妨碍具有卫生、地域、社会或经济方面的某些共同利益的缔约国缔结特别条约或协议，以促进本条例的实施，特别在以下方面：

（一）在不同国家的毗邻领土之间直接快速交流公共卫生信息；

（二）对国际沿海交通和其管辖范围内水域的国际交通拟采取的卫生措施；

（三）在不同国家毗邻领土的共同边境拟采取的卫生措施；

（四）用专门改装的运输工具运送受染人员或受染尸体（骸骨）的安排；以及

（五）灭鼠、除虫、消毒、除污或使物品无致病因子的其他处理措施。

三、在不损害本条例规定义务的情况下，作为某个区域经济一体化组织成员国的各缔约国应该在其相互关系中实行该区域经济一体化组织施行的共同规则。

第五十八条　国际卫生协议和条例

一、除非第六十二条另有规定及下述例外，在受本条例约束的国家之间以及这些国家和世界卫生组织之间，本条例应该取代下列国际卫生协议和条例：

（一）一九二六年六月二十一日于巴黎签署的《国际卫生公约》；

（二）一九三三年四月十二日于海牙签署的《国际航空卫生公约》；

（三）一九三四年十二月二十二日于巴黎签署的《免予健康证书的国际协议》；

（四）一九三四年十二月二十二日于巴黎签署的《免予健康证书领事签证的国际协议》；

（五）一九三八年十月三十一日于巴黎签署的修正一九二六年六月二十一日《国际卫生公约》的公约；

（六）一九四四年十二月十五日于华盛顿开放供签署的一九四四年《国际卫生公约》（修改一九二六年六月二十一日的《国际卫生公约》）；

（七）一九四四年十二月十五日于华盛顿开放供签署的一九四四年《国际航空卫生公约》（修改

一九三三年四月十二日的《国际卫生公约》);

（八）于华盛顿签署的延长一九四四年《国际卫生公约》的一九四六年四月二十三日议定书；

（九）于华盛顿签署的延长一九四四年《国际航空卫生公约》的一九四六年四月二十三日议定书；

（十）一九五一年《国际公共卫生条例》以及一九五五年、一九五六年、一九六〇年、一九六三年和一九六五年的补充条例；以及

（十一）一九六九年《国际卫生条例》以及一九七三年和一九八一年的修正案。

二、一九二四年十一月十四日于哈瓦那签署的泛美卫生法典依然有效，但第二条、第九条、第十条、第十一条、第十六条至第五十三条、第六十一条和第六十二条除外，本条第一款的相关部分应对此适用。

第五十九条 生效、拒绝或保留的期限

一、为执行《世界卫生组织组织法》第二十二条规定，对本条例或其修正案作出拒绝或保留的期限，应该为总干事通报卫生大会通过本条例或其修正案之日起十八个月。总干事在此期限以后收到的任何拒绝或保留应属无效。

二、本条例应该在本条第一款提及的通报日后二十四个月生效，但以下缔约国不在此列：

（一）根据第六十一条拒绝本条例或其修正的国家；

（二）虽提出保留、但本条例仍应根据第六十二条规定对其生效的国家；

（三）在本条第一款提及的总干事通报日后成为世界卫生组织会员国并且尚不是本条例缔约国的国家，本条例应该根据第六十条的规定对其生效；以及

（四）接受本条例、但不是世界卫生组织会员国的国家，本条例应该根据第六十四条第一款的规定对其生效。

三、如果一个国家不能在本条第二款规定的期限内完全根据本条例调整其国内立法和行政安排，该国应在本条第一款规定的期限内向总干事申明有待作出的调整并最迟在本条例对该缔约国生效后十二个月实现这些调整。

第六十条 世界卫生组织的新会员国

在第五十九条第一款提及的总干事通知日以后成为世界卫生组织会员国、但当时尚不是本条例缔约国的任何国家，可在成为世界卫生组织会员国后自总干事向其通报之日起十二个月内，告知其对本条例的拒绝或任何保留。除非拒绝，本条例应该在上述期限届满后对该国生效，但以第六十二条和六十三条规定为限。本条例在任何情况下都不得早于第五十九条第一款提及的通知日期后二十四个月对该国生效。

第六十一条 拒绝

如果一个国家在第五十九条第一款规定的期限内通知总干事拒绝本条例或其修正案，则本条例或其修正案不应对该缔约国生效。但第五十八条所列、该国已参加的任何国际卫生协议或条例仍然对该国有效。

第六十二条 保留

一、国家可根据本条对本条例提出保留。这种保留不应与本条例的宗旨和目的不符。

二、应酌情根据第五十九条第一款和第六十条、第六十三条第一款或第六十四条第一款向总干事通报对本条例的保留。非世界卫生组织会员国的国家如有任何保留意见，应在通知接受本条例时通知总干事。提出保留的国家应向总干事提供保留的理由。

三、拒绝本条例的部分内容应被视为保留。

四、根据第六十五条第二款，总干事应通报根据本条第二款收到的每项保留。总干事应：

（一）如果保留是在本条例生效之前提出的，则要求未拒绝本条例的会员国在六个月内向其报告对保留的任何反对意见，或者

（二）如果保留是在本条例生效之后提出的，则要求缔约国在六个月内向其报告对保留的任何反对意见。

反对某项保留的国家应向总干事提供反对的理由。

五、在此期限之后，总干事应向所有缔约国通报其收到的对保留的反对意见。除非在本条第四款提及的通报之日起六个月期限结束时一项保留已遭到本条第四款中提及的三分之一国家的反对，否则应认为该保留被接受，而且本条例应对保留国生效，但以保留为条件。

六、如果在本条第四款提及的通报之日起六个月期限结束时，本条第四款中提及的国家至少有三分之一对保留提出反对意见，则总干事应通知保留国以便其考虑在总干事通知之日起三个月内撤回保留。

七、保留国应继续履行该国在第五十八条所列的任何国际卫生协议或条例中已经同意的任何与保留事宜相应的义务。

八、如果保留国在本条第六款中提及的总干事通知之日起三个月内未撤回保留，应保留国要求，总干事应该征求审查委员会的意见。审查委员会应该根据第五十条，就该保留对本条例实施的实际影响尽快向总干事提出意见。

九、总干事应该将保留或审查委员会的意见提交卫生大会审议。如果卫生大会因为保留与本条例的宗旨和目的不符，以多数票反对，则该保留不被接受。本条例只有在保留国根据第六十三条撤回其保留后才能对之生效。如卫生大会接受保留，则本条例应对保留国生效，但以保留为条件。

第六十三条　拒绝和保留的撤回

一、国家可在任何时候通知总干事撤回根据第六十一条所作的拒绝。在此情况下，本条例将在总干事收到通知之日起对该国生效。在该国撤回拒绝时提出保留的情况下，本条例应根据第六十二条的规定生效。本条例在任何情况下都不得早于第五十九条第一款提及的通知日期后二十四个月对该国生效。

二、有关缔约国可在任何时候通知总干事撤回全部或部分保留。在此情况下，该撤回应在总干事收到通知之日起生效。

第六十四条　非世界卫生组织会员国的国家

一、非世界卫生组织会员国的任何国家，如为第五十八条所列的任何国际卫生协议或条例的缔约国或总干事已向其通报本条例得到世界卫生大会通过，可通知总干事接受本条例而成为本条例的缔约国。除第六十二条规定以外，此接受应该在本条例生效之日起开始生效，或者如果关于接受本条例的通知在此日期后发出，则在总干事收到通知之日后三个月生效。

二、成为本条例缔约国的非世界卫生组织会员国的任何国家可以在任何时候通过通知总干事的方式撤回对本条例的参加，此撤回应在总干事收到通知后六个月生效。撤回的国家自此日起应恢复实施第五十八条所列、以前参加的任何国际协议或条例的条款。

第六十五条　总干事的通报

一、总干事应该将卫生大会通过本条例一事通报所有世界卫生组织会员国和准会员以及第五十八条所列的任何国际卫生协议或条例的其他缔约国。

二、总干事还应该将根据第六十条至第六十四条世界卫生组织分别收到的通知以及卫生大会根据第六十二条做出的任何决定通报这些国家以及参加本条例或其任何修正的任何其他国家。

第六十六条　作准文本

一、本条例的阿拉伯文、中文、英文、法文、俄文和西班牙文文本应同等作准。本条例的正本应保存于世界卫生组织。

二、总干事应该随同第五十九条第一款规定的通报将经核证无误的副本寄送给所有会员国和准会员以及第五十八条所列的任何一项国际卫生协议或条例的其他缔约国。

三、本条例一旦生效，总干事应该根据《联合国宪章》第一百零二条将经核证无误的副本交联合国秘书长登记。

附件1

一、监测和应对的核心能力要求

（一）缔约国应该利用现有的国家机构和资源，满足本条例规定的核心能力要求，包括以下方面：

1．监测、报告、通报、核实、应对和合作活动；以及

2．指定机场、港口和陆路口岸的活动。

（二）每个缔约国应该在本条例对本国生效后两年内评估现有国家机构和资源满足本附件所述的最低要求的能力。根据评估结果，缔约国应制定和实施行动计划，以确保根据第五条第一款和第十三条第一款的规定在本国全部领土内使上述核心能力到位，并发挥作用。

（三）缔约国和世界卫生组织应支持本附件所述的评估、计划和实施过程。

（四）当地社区层面和（或）基层公共卫生应对层面的能力要求：

1．发现在本国领土的所有地区于特定时间和地点发生的超过预期水平的涉及疾病或死亡的事件；和

2．立即向相应的卫生保健机构报告所掌握的一切重要信息。在社区层面，应该向当地社区卫生保健机构或合适的卫生人员报告。在基层公共卫生层面，应该根据组织结构向中层或国家机构报告。就本附件而言，重要信息包括：临床记录、实验室结果、风险的来源和类型、患病人数和死亡人数、影响疾病传播的条件和所采取的卫生措施；以及

3．立即采取初步控制措施。

（五）中层公共卫生应对能力要求：

1．确认所报告事件的状况并支持或采取额外控制措施；以及

2．立即评估报告的事件，如发现情况紧急，则向国家级机构报告所有重要信息。就本附件而言，紧急事件的标准包括严重的公共卫生影响和（或）不寻常或意外的、传播可能大的特性。

（六）国家层面评估和通报的能力要求：

1．在48小时内评估所有紧急事件的报告；以及

2．如评估结果表明，根据第六条第一款和附件2该事件属应通报事件，则通过《国际卫生条例》国家归口单位根据第七条和第九条第二款的要求立即通报世界卫生组织。

国家层面公共卫生应对的能力要求：

1．迅速决定为防止国内和国际传播需采取的控制措施；

2．通过专业人员、对样品的实验室分析（在国内或通过合作中心）和后勤援助（如设备、供应和运输）提供支持；

3．提供需要的现场援助，以补充当地的调查；

4．与高级卫生官员和其他官员建立直接业务联系，以迅速批准和执行遏制和控制措施；

5．与其他有关政府部门建立直接联系；

6．以现有最有效的通信方式与医院、诊所、机场、港口、陆路口岸、实验室和其他重要的业务部门联系，以传达从世界卫生组织收到的关于在缔约国本国领土和其他缔约国领土上发生事件的信息和建议；

7．制定、实施和保持国家突发公共卫生事件应急预案，包括建立多学科、多部门工作组以应对可构成国际关注的突发公共卫生情况的事件；以及

8．全天24小时执行上述措施。

二、指定机场、港口和陆路口岸的核心能力要求

（一）随时具备以下能力：

1．能提供（1）地点适宜的医疗服务机构（包括诊断设施），（2）足够的医务人员、设备和场所，以使患病的旅行者得到迅速的诊治；

2．能调动设备和人员，以便将患病的旅行者运送至适当的医疗设施；

3．配备受过培训的人员检查交通工具；

4．通过酌情开展卫生监督工作，确保使用入境口岸设施的旅行者拥有安全的环境，包括检查饮水供应、餐饮点、班机服务设施、公共洗手间、固体和液体废物处理措施和其他潜在的危险地方；以及

5．制定尽可能切实可行的计划并提供受过培训的人员，以控制入境口岸及其附近的媒介和宿主。

（二）应对可能的国际关注的突发公共卫生事件，具备以下能力：

1．通过建立和完善突发公共卫生事件应急预

案，为突发公共卫生事件提供适当的应对措施，包括在相应的入境口岸、公共卫生和其他机构和服务部门任命协调员和指定联系点；

2. 评估和诊治受染的旅行者或动物，为此与当地医疗和兽医机构就其隔离、治疗和可能需要的其他支持性服务做出安排；

3. 提供与其他旅行者分开的适当场地，以便对嫌疑受染或受染的人员进行访视；

4. 对嫌疑旅行者进行评估，必要时进行检疫，检疫设施最好远离入境口岸；

5. 采取建议的措施，对行李、货物、集装箱、交通工具、物品或邮包进行除虫、灭鼠、消毒、除污，或进行其他处理，包括适当时在为此目的特别指定和装备的场所采取这些措施；

6. 对到达和离港的旅行者采取出入境控制措施；以及

7. 调动专用设备和穿戴合适个人防护装备的受过培训的人员，以便运送可能携带感染或污染的旅行者。

附件 2

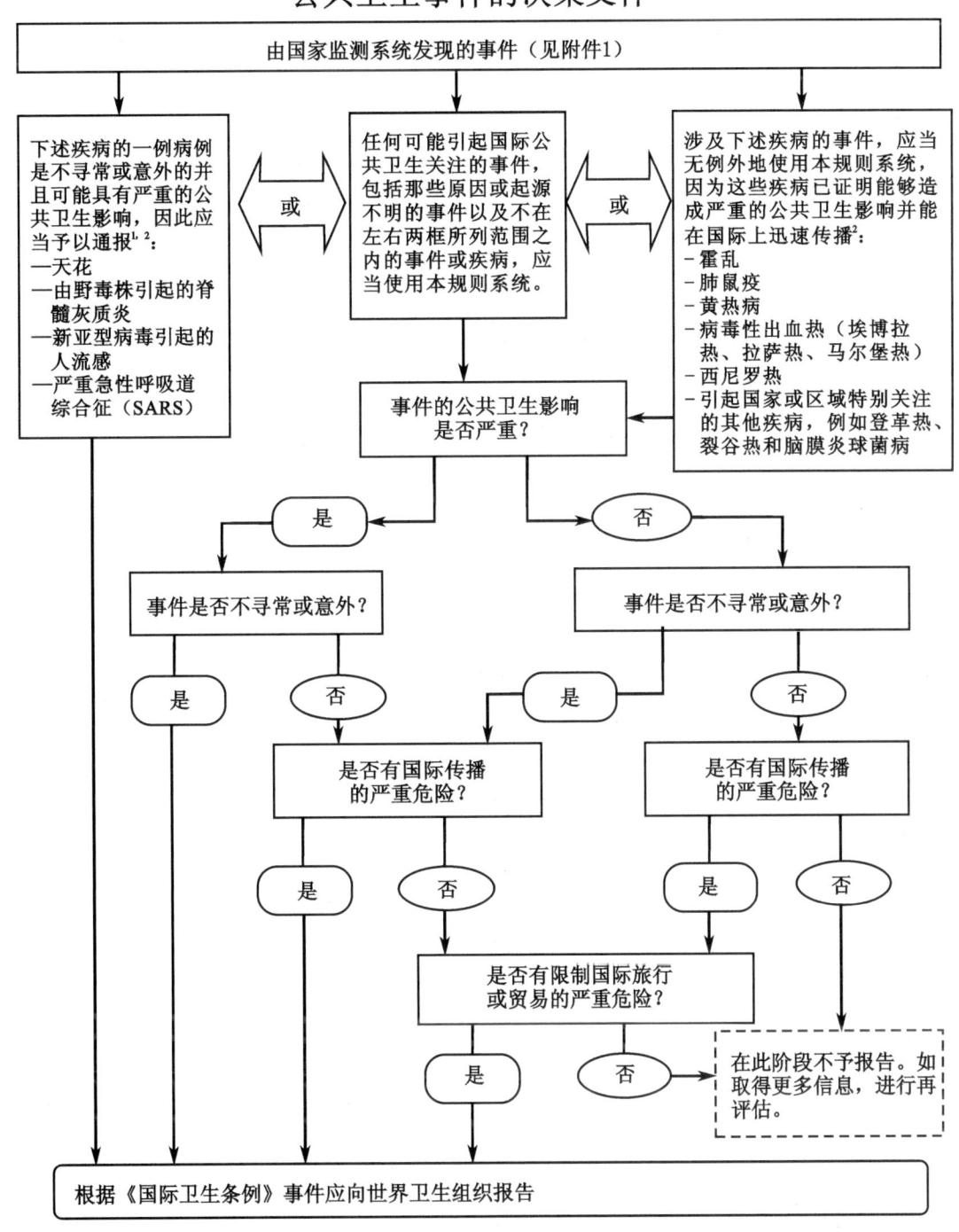

1. 由世界卫生组织提供定义。
2. 疾病清单应仅用于本条例的目的。

为评估和通报可能构成国际关注的突发公共卫生事件而适用决策文件的实例

本附件中的实例不具有约束力，其目的是为协助解释决策文件的标准提供指导

事件是否至少符合以下两个标准？

事件的公共卫生影响是否严重？	一、事件的公共卫生影响是否严重？
	1. *此类事件造成的病例数和（或）死亡数对某地、某时或某人群而言是否众多？*
	2. *此事件是否有可能产生重大的公共卫生影响？* 以下是导致重大公共卫生影响的情况实例： √ 由很有可能流行的病原体引起的事件（病原体的传染性、高病死率、多种传播途径或健康携带者）。 √ 治疗失效的指征（对抗生素新的或正在出现的耐药性、疫苗无效、耐受解毒剂或使之无效）。 √ 即使人间未发现病例或病例很少，此事件仍构成严重的公共卫生危害。 √ 在医务人员中报告病例。 √ 高危人群特别易受侵害（难民、免疫接种水平较低者、儿童、老人、免疫力低下者、营养不良者等）。 √ 有可能妨碍或推迟做出公共卫生反应的伴随因素（自然灾害、武装冲突、不利的气候条件、缔约国国内有多个疫源地）。 √ 事件发生在人口十分密集的地区。 √ 自然或非自然发生的有毒、传染性或其他有害物质的播散，使人群和（或）大范围的地理区域受染或有可能受染。
	3. *是否需要外部援助，以便检测、调查、应对和控制当前事件或防止新病例的出现？* 以下为可能需要援助的实例： √ 人力、财力、物资或技术资源不足，特别是： ——调查事件的实验室或流行病学能力不足（设备、人员、财政资源）； ——解毒剂、药物和（或）疫苗和（或）防护设备、除污设备或辅助性设备难以满足预计的需要； ——现有的监测体系难以及时发现新病例。
	事件的公共卫生影响是否严重？ 如你对以上1、2或3回答"是"，则表示"严重"。

事件是否不寻常或意外？	二、事件是否不寻常或意外？
	4. *事件是否不寻常？* 以下为不寻常事件的实例： √ 事件由未知因子引起，或其来源、载体和传播途径不寻常或不明。 √ 病例的发展比预期的严重（包括发病率或病死率），或症状罕见。 √ 事件本身对特定地区、季节或人群属于异常。
	5. *从公共卫生的角度看，事件是否意外？* 以下为事件意外的实例： √ 引起事件的疾病（因子）已经在缔约国消灭或根除，或以前未报告过。
	事件是否寻常或意外？ 如你对以上4或5回答"是"则表示"不寻常或意外"

是否有国际传播的严重危险?	三、是否有国际传播的严重危险？
	6. 是否有证据表明与其他国家的类似事件存在流行病学联系？
	7. 是否存在任何因素，警示我们，此病原、载体或宿主有可能跨越国境？ 以下为有可能引发国际传播的情况实例： √在有当地传播证据的地方，存在指示病例（或其他有联系的病例）并且在上个月内有下述历史： ——国际旅行（如属已知的病原体，则相当于潜伏期的时间）； ——参加国际集会（朝圣、体育竞赛、会议等）； ——与某位国际旅行者或某个高度流动的人群有密切接触。 √环境污染引起的事件，有跨境扩散的可能。 √事件发生在国际交通频繁的地区，而其卫生控制或环境检测或除污的能力有限。
	是否有国际传播的严重危险？ 如你对以上6或7回签"是"，则表示"有这种危险"。

是否有国际限制的危险？	四、是否有限制国际旅行或贸易的严重危险？
	8. 过去的类似事件是否导致国际贸易和（或）旅行限制？
	9. 事件的来源是否怀疑或已知是有可能受污染的食品、水或任何其他物品，而后者已向其他国家出口或从其他国家进口？
	10. 事件是否与某个国际性集会有联系，或者发生在国际旅游频繁的某个地区？
	11. 事件是否引起外国官员或国际媒体要求更多的信息？
	是否有限制国际贸易或旅行的严重危险？ 如你对以上8、9、10或11回答"是"，则表示"有这种危险"。

对事件是否符合以上四个标准（一——四）中的任何两个标准回答"是"的缔约国应根据《国际卫生条例》第六条通报世界卫生组织。

附件 3

船舶免予卫生控制措施证书／船舶卫生控制措施证书示范格式

港口＿＿＿＿＿＿＿＿＿＿ 日期＿＿＿＿＿＿＿＿＿＿

此证书记录检查及 1.免予控制措施和 2.采取的控制措施

远洋轮或内陆船只的船名＿＿＿＿＿＿＿＿ 船旗＿＿＿＿＿＿ 登记／国际海事组织编号＿＿＿＿＿＿

检查时，船舱未装货／装载＿＿＿＿＿＿＿＿吨＿＿＿＿＿＿ 货物＿＿＿＿＿＿

检查官员姓名和地址＿＿＿＿＿＿＿＿＿＿＿＿＿＿

船舶免予卫生控制措施证书

检查地区［系统和服务］	所见证据[1]	样品结果[2]	审查的文件
厨房			医学日志
食品储藏室			船舶日志
仓库			其他
货舱／货物			
住舱区			
— 船员			
— 高级船员			
— 旅客			
— 甲板			
饮用水			
垃圾			
压水舱			
固体和医疗废物			
不流动水			
机舱			
医疗设施			
规定的其他区域－见附录			
凡不适用的区域，须注明"不适用"			

未发现证据，海轮／船只被免予控制措施。

签名官员的姓名＿＿＿＿＿＿＿＿＿，职称＿＿＿＿＿＿＿＿＿ 签名和印章＿＿＿＿＿＿＿＿＿

船舶卫生控制措施证书

采取的控制措施	再检查日期	有关所见条件的意见

在以下日期采取所示的控制措施
日期＿＿＿＿＿＿＿＿＿

(1) 感染或或污染的证据包括：所有生长期的媒介、媒介的动物宿主、能携带人类疾病的啮齿类动物或其他动物、有害人类健康的微生物、化学物和其他危害、说明卫生措施不力的迹象。（2）有关人间疾病的信息（列入航海健康申报单）。
船内采样取得的结果，以最方便的方式向船长提供分析结果，如需要再检查，则向与该港口提供上述分析结果。免予卫生控制措施证书和卫生控制措施证书的最长有效期均为六个月，但如不能在港口进行检查，而且目未发现感染或污染证据，则有效期可延长一个月。

船舶免予卫生控制措施证书/船舶卫生控制措施证书示范格式附录

检查地区/设施/系统[1]	所见证据	样品结果	审查的文件	采取的控制措施	再检日期	有关所见条件的意见
食品						
来源						
储存						
制备						
服务						
水						
来源						
储存						
配送						
废物						
存放						
处理						
销毁						
游泳池/疗养浴池						
设备						
操作						
医疗设施						
设备和医疗仪器						
操作						
药物						
其他检查区域						

1 凡表中不适用的区域，须注明"不适用"。

附件4

对交通工具和交通工具运营者的技术要求

一、交通工具运营者

（一）交通工具运营者应为以下活动提供便利：

1．检查货物、集装箱及交通工具；
2．乘员的医学检查；
3．根据本条例采取其他卫生措施；以及
4．应缔约国要求提供相关的公共卫生信息。

（二）交通工具运营者应根据本条例的要求向主管当局提供有效的船舶免予卫生控制措施证书或船舶卫生控制措施证书或航海健康申报单，或航空器总申报单的卫生部分。

二、交通工具

（一）根据本条例对行李、货物、集装箱、交通工具和物品采取的控制措施应尽可能避免对个人带来损伤或不适，或对行李、货物、集装箱、交通工具和物品造成损坏。应尽可能和酌情在交通工具和货舱腾空时采取控制措施。

（二）缔约国应该以书面形式说明对货物、集装箱或交通工具采取的措施、处理的部分、使用的方法和采取措施的理由。以上信息应向航空器负责人书面提交，如为船舶则在船舶卫生控制措施证书上载明。对于其他货物、集装箱或交通工具，缔约国应向发货人、收货人、承运人、交通工具负责人或各自代理书面发布此类信息。

附件 5

针对媒介传播疾病的具体措施

一、世界卫生组织应该定期公布一份地区名单，对来自这些地区的交通工具建议采取除虫或其他媒介控制措施。这些地区的确定应酌情遵循有关临时或长期建议的程序。

二、对离开位于建议采取媒介控制措施地区的入境口岸的每个交通工具均宜采取除虫措施，并保持无媒介状况。凡是有本组织为此类措施建议的方法和材料时，理应予以采用。交通工具中存在媒介的情况和所采取的消灭媒介的措施应列入以下文件：

（一）如为航空器，航空器总申报单的卫生部分，除非到达机场的主管当局免除申报单中的卫生部分；

（二）如为船舶，船舶卫生控制措施证书；以及

（三）如为其他交通工具，分别向发货人、收货人、承运人、交通工具负责人或其他代理人签发书面处理证明。

三、如本组织建议的方法和材料得到采用，缔约国应接受其他国家对交通工具采取的除虫、灭鼠和其他控制措施。

四、缔约国应建立规划，把可传播构成公共卫生危害的传染因子的媒介控制在离用于旅行者、交通工具、集装箱、货物和邮包业务的入境口岸设施地区至少 400 米，如发现较大范围的媒介，则应增加此最近距离。

五、如果为了确定所采用的媒介控制措施是否成功需要进行追踪检查，则建议采取追踪检查的主管当局应将此要求事先通知有检查能力的下一个已知停靠港口或机场的主管当局。如为船舶，则应在船舶卫生控制措施证书上注明。

六、如发现以下情况，交通工具应被视为有嫌疑，并应该检查是否存在媒介和宿主：

（一）交通工具上有可能的媒介传播疾病的病例；

（二）国际航行中的交通工具上出现了可能的媒介传播疾病的病例；或

（三）在离开受染地区的期间内，交通工具上媒介仍可能携带疾病。

七、如本附件第三款提及的控制措施或本组织建议的其他措施业已采用，则缔约国不应该禁止航空器在本国领土着陆或禁止船舶在本国领土停泊。但是，可要求来自受染地区的航空器或船舶着陆于该缔约国为此专门指定的机场或转向前往缔约国为此专门指定的另一港口。

八、如果在某个缔约国领土上出现前述疾病的媒介，该缔约国可对来自媒介传播疾病受染地区的交通工具采取媒介控制措施。

附件6

疫苗接种、预防措施和相关证书

一、附件7中规定或根据本条例建议进行的疫苗接种或其他预防措施应质量适宜；由世界卫生组织指定的疫苗和预防措施应经其批准。应要求，缔约国应该向世界卫生组织提供适当的证据说明根据本条例在其领土上使用的疫苗和预防措施是适宜的。

二、对根据本条例接受疫苗接种或其他预防措施的人员，应根据本附件限定的示范格式发给疫苗接种或预防措施国际证书（以下称"证书"）。不得偏离本附件中规定的证书示范格式。

三、只有使用经世界卫生组织批准的疫苗或预防措施，根据本附件签发的证书才有效。

四、证书必须由临床医师亲笔签字，其应当是执业医师或其他经授权的卫生人员，负责监督疫苗接种或预防措施。证书必须盖有施种机构的正式印章；但印章不应被认为可替代签字。

五、证书应用英文或法文填妥。除英文或法文外，也可另用其他语言填写。

六、对证书的任何修改或涂抹或不填写其中的任何部分，均可使之无效。

七、证书属于个人，任何情况下不得集体使用。对儿童应发给单独的证书。

八、儿童不能书写时应由父母或监护人在证书上签字；文盲的签字应由本人以通常的方式画押并由他人注明这是他的画押。

九、如果主管临床医师认为由于医学原因不宜接种疫苗或采取预防措施，应向本人说明理由，以英文或法文以及适宜时以英文或法文以外的另一种语言说明其意见，到达口岸的主管当局应予考虑。主管临床医师和主管当局应根据第二十三条第四款将不接种疫苗或不采取预防措施的任何风险告知本人。

十、由军队发给部队现役军人的对等文件应该得到承认，可代替本附件所示格式的国际证书，若：

（一）它包含的医学信息与此种格式所要求的基本相同；以及

（二）它包含记录疫苗接种或预防措施性质和日期的英文和法文说明，适宜时还应有英文或法文以外的另一种语言的说明，其大意是：该文件乃根据本款的规定而签发。

疫苗接种或预防措施国际证书示范格式

兹证明_____ 出生日期_____ 性别_____
国籍_____ 国家身份证（如有）_____
签名：_____
根据《国际卫生条例》
在指明的日期接种了疫苗或接受了预防措施：
（疾病或疾患名称）_____

疫苗或预防措施	日期	主管临床医师的签名和专业状况	疫苗或预防制品的生产厂商和批号	证书有效期从_____至_____	施种机构的正式印章
1.					
2.					

只有使用经世界卫生组织批准的疫苗或预防措施，证书才有效。

证书必须由临床医师亲笔签字，其应当是监督疫苗接种或预防措施的执业医师或其他经授权的卫生人员。证书也必须盖有施种机构的正式印章；但印章不应被认为可替代签字。

对证书的任何更改或涂抹或不填写其中任何一部分，均可使之无效。

此证书的有效性将持续至对该特定疫苗接种或预防措施指明的日期。证书应当以英文或法文填写完整。在同一份文件上也可用除英文或法文外的另一种语言填写证书。

附件 7

对于特殊疾病的疫苗接种或预防措施要求

一、除了对疫苗接种或预防措施的任何建议外，作为进入某个缔约国的条件，旅行者可能需要有针对本条例专门规定的以下疾病的疫苗接种或预防措施的证明：

黄热病疫苗接种

二、对黄热病疫苗接种的建议和要求：

（一）适用于本附件：

1. 黄热病的潜伏期为 6 天；

2. 经世界卫生组织批准的黄热病疫苗在接种后 10 天开始发挥防止感染的保护效果；

3. 保护效果持续 10 年；以及

4. 黄热病疫苗接种证书的有效期应为 10 年，并从接种之日后 10 天开始或，如果在这 10 年中重新接种疫苗，则从重新接种之日开始。

（二）对离开本组织确定存在黄热病传播危险的地区的任何旅行者均可要求接种黄热病疫苗。

（三）如果旅行者持有的黄热病疫苗接种证书尚未生效，可允许该旅行者离境，但在抵达时可援引本附件第二款第（八）项中的规定。

（四）持有有效的黄热病疫苗接种证书的旅行者不应被视为嫌疑人，即使他来自本组织确定存在黄热病传播危险的地区。

（五）根据附件 6 第一款，所用的黄热病疫苗必须经本组织批准。

（六）为了保证使用的操作和材料的质量和安全性，缔约国应在其领土内指定专门的黄热病疫苗接种中心。

（七）凡受雇于本组织确定为存在黄热病传播危险地区的入境口岸的每一名工作人员，以及使用任何此类入境口岸的交通工具乘务员中的每一名成员均应持有有效的黄热病疫苗接种证书。

（八）在本国领土上存在黄热病媒介的缔约国可要求来自本组织确定存在黄热病传播风险、而又不能出示有效的黄热病疫苗接种证书的旅行者接受检疫，直至证书生效，或直至不超过 6 天的期限（从最后可能接触感染的日期计算）已过，二者中以日期在先者为准。

（九）尽管如此，可允许持有由经授权的卫生官员或经授权的卫生人员签字的免予黄热病疫苗接种证书的旅行者入境，但须服从本附件前面所述的条款，并被告知有关防范黄热病媒介的信息。若该旅行者未接受检疫，可要求其向主管当局报告任何发热或其他有关症状并接受监测。

附件8

航海健康申报单示范格式

填写者为由从外国港口到达的船舶船长，填写后提交主管当局。
提交的港口_____日期_____
海轮或内陆船舶的名称_____ 登记/国际海事组织编号_____ 来自_____ 驶往_____
（国籍）（船舶的旗帜）_____ 船长姓名_____
总吨位（海轮）_____
吨位（内河船舶）_____
是否持有有效的免予卫生控制措施证书/卫生控制措施证书？ 有____ 无____ 签发于____日期____
是否需要复查？ 是_____ 否_____
海轮/内河船舶是否访问过世界卫生组织确定的受染地区？ 是_____ 否_____
访问的港口和日期_____
列出从开始航行后或最近四周内停靠的港口名单以及离港日期，二者中以较短者为准：
_____
根据到达口岸主管当局的要求，列出自国际航行开始以来或在最近30天内（二者中以较短者为准）登上海轮/内河船舶的船员、旅客或其他人员的名单，其中包括在此期间访问的所有港口/国家（补充名单请在附录中填写）：
　（1）姓名_____登船：（1）_____（2）_____（3）_____
　（2）姓名_____登船：（1）_____（2）_____（3）_____
　（3）姓名_____登船：（1）_____（2）_____（3）_____
船上船员人数_____
船上旅客人数_____

卫 生 问 题

　（1）在航行中，船上是否有人死于非意外事故？ 是____ 否____
　　　如果是，请在附录中说明细节。死亡总人数_____
　（2）在船上或在国际航行中是否有或曾有怀疑为患有传染性疾病的病人？ 是____ 否____
　　　如果是，请在附录中说明细节。
　（3）旅行中患病旅客的总人数是否超过正常/预期人数？ 是____否____ 有多少病人?____
　（4）目前在船上是否有任何病人？ 是____否____ 如果是，请在附录中说明细节。
　（5）是否请医师会诊？ 是____否____
　　　如果是，请在附录中详细说明治疗情况或提出的医疗意见。
　（6）你是否意识到船上存在可导致感染或疾病传播的情况？ 是____否____
　　　如果是，请在附录中说明细节。
　（7）在船上是否曾采取任何卫生措施（例如，检疫、隔离、消毒或除污）？ 是____否____
　　　如果是，请说明类型、地点和日期_____
　（8）船上是否发现任何偷渡者？ 是____否____
　　　如果是，他们在何处登船（如知道）?_____
　（9）船上是否有患病的动物或宠物？ 是____否____
　注：在没有船医的情况下，船长应视以下症状为患有传染性疾病的嫌疑：
　（1）持续数天发烧，或伴有①虚脱；②意识减退；③腺体肿胀；④黄疸；⑤咳嗽或呼吸短促；⑥不寻常出血；或⑦瘫痪。
　（2）有或无发烧：①任何急性皮肤发红或发疹；②严重呕吐（不属于晕船）；③严重腹泻；或④反复惊厥。
　我谨申明：健康申报单（包括附录）中填写的项目和对问题的回答均竭尽我的知识和认识，是真实而正确的。

　　　　　　　　　　签名_____　　　　副签_____
　　　　　　　　　　　　船长　　　　　　　　　船医（如有）
　　　　　　　　　　　　日期_____

航海健康申报单示范格式附页

姓名	等级	年龄	性别	国籍	上船的港口、日期	疾病性质	开始出现症状的日期	是否曾报告港口卫生官员	病人的处理情况[1]	给予病人的药物、药品或其他治疗	意见

说明：（1）病人是否康复，仍身患疾病或已死亡；及（2）病人是否仍在船上，已撤离（包括港口或机场的名称），或已海葬。

附件 9

本文件是国际民用航空组织发布的
飞机总申报单的一部分
飞机总申报单的卫生部分[1]

卫生声明

在机舱内患有除晕机或意外伤害以外疾病患者的姓名和座位号或活动情况，该患者可能患有传染性疾病（发烧—38℃/100°F 或更高—伴有以下一种以上体征或症状，例如出现明显不适；持续咳嗽；呼吸困难；持续腹泻；持续呕吐；皮疹；未曾受外伤，但出现瘀血或出血；或最近发生过神志不清，都会增加此人患传染病的可能性），以及在中途离机的这类病例_____
_____

描述飞行中每次灭虫或卫生处理的详情（地点、日期、时间、方法）。如在飞行中未采取灭虫措施，提供最近一次灭虫的详情_____
_____

签字（如果要求），并注明时间和日期_____

有关的机组人员

---

[1] 飞机总申报单的这一文本于 2007 年 7 月 15 日生效。文件全文件在国际民用航空组织网站获取 http://www.icao.int.

（二）应急预案

国家突发公共事件总体应急预案

1 总则

1.1 编制目的

提高政府保障公共安全和处置突发公共事件的能力，最大程度地预防和减少突发公共事件及其造成的损害，保障公众的生命财产安全，维护国家安全和社会稳定，促进经济社会全面、协调、可持续发展。

1.2 编制依据

依据宪法及有关法律、行政法规，制定本预案。

1.3 分类分级

本预案所称突发公共事件是指突然发生，造成或者可能造成重大人员伤亡、财产损失、生态环境破坏和严重社会危害，危及公共安全的紧急事件。

根据突发公共事件的发生过程、性质和机理，突发公共事件主要分为以下四类：

（1）自然灾害。主要包括水旱灾害，气象灾害，地震灾害，地质灾害，海洋灾害，生物灾害和森林草原火灾等。

（2）事故灾难。主要包括工矿商贸等企业的各类安全事故，交通运输事故，公共设施和设备事故，环境污染和生态破坏事件等。

（3）公共卫生事件。主要包括传染病疫情，群体性不明原因疾病，食品安全和职业危害，动物疫情，以及其他严重影响公众健康和生命安全的事件。

（4）社会安全事件。主要包括恐怖袭击事件，经济安全事件和涉外突发事件等。

各类突发公共事件按照其性质、严重程度、可控性和影响范围等因素，一般分为四级：Ⅰ级（特别重大）、Ⅱ级（重大）、Ⅲ级（较大）和Ⅳ级（一般）。

1.4 适用范围

本预案适用于涉及跨省级行政区划的，或超出事发地省级人民政府处置能力的特别重大突发公共事件应对工作。

本预案指导全国的突发公共事件应对工作。

1.5 工作原则

（1）以人为本，减少危害。切实履行政府的社会管理和公共服务职能，把保障公众健康和生命财产安全作为首要任务，最大程度地减少突发公共事件及其造成的人员伤亡和危害。

（2）居安思危，预防为主。高度重视公共安全工作，常抓不懈，防患于未然。增强忧患意识，坚持预防与应急相结合，常态与非常态相结合，做好应对突发公共事件的各项准备工作。

（3）统一领导，分级负责。在党中央、国务院的统一领导下，建立健全分类管理、分级负责，条块结合、属地管理为主的应急管理体制，在各级党委领导下，实行行政领导责任制，充分发挥专业应急指挥机构的作用。

（4）依法规范，加强管理。依据有关法律和行政法规，加强应急管理，维护公众的合法权益，使应对突发公共事件的工作规范化、制度化、法制化。

（5）快速反应，协同应对。加强以属地管理为主的应急处置队伍建设，建立联动协调制度，充分动员和发挥乡镇、社区、企事业单位、社会团体和志愿者队伍的作用，依靠公众力量，形成统一指挥、反应灵敏、功能齐全、协调有序、运转高效的应急管理机制。

（6）依靠科技，提高素质。加强公共安全科学研究和技术开发，采用先进的监测、预测、预警、预防和应急处置技术及设施，充分发挥专家队伍和专业人员的作用，提高应对突发公共事件的科技水平和指挥能力，避免发生次生、衍生事件；加强宣传和培训教育工作，提高公众自救、互救和应对各类突发公共事件的综合素质。

1.6 应急预案体系

全国突发公共事件应急预案体系包括：

（1）突发公共事件总体应急预案。总体应急预案是全国应急预案体系的总纲，是国务院应对特别重大突发公共事件的规范性文件。

（2）突发公共事件专项应急预案。专项应急预案主要是国务院及其有关部门为应对某一类型或某几种类型突发公共事件而制定的应急预案。

（3）突发公共事件部门应急预案。部门应急预案是国务院有关部门根据总体应急预案、专项应急预案和部门职责为应对突发公共事件制定的预案。

（4）突发公共事件地方应急预案。具体包括：省级人民政府的突发公共事件总体应急预案、专项应急预案和部门应急预案；各市（地）、县（市）人民政府及其基层政权组织的突发公共事件应急预案。上述预案在省级人民政府的领导下，按照分类管理、分级负责的原则，由地方人民政府及其有关部门分别制定。

（5）企事业单位根据有关法律法规制定的应急预案。

（6）举办大型会展和文化体育等重大活动，主办单位应当制定应急预案。

各类预案将根据实际情况变化不断补充、完善。

2 组织体系

2.1 领导机构

国务院是突发公共事件应急管理工作的最高行政领导机构。在国务院总理领导下，由国务院常务会议和国家相关突发公共事件应急指挥机构（以下简称相关应急指挥机构）负责突发公共事件的应急管理工作；必要时，派出国务院工作组指导有关工作。

2.2 办事机构

国务院办公厅设国务院应急管理办公室，履行值守应急、信息汇总和综合协调职责，发挥运转枢纽作用。

2.3 工作机构

国务院有关部门依据有关法律、行政法规和各自的职责，负责相关类别突发公共事件的应急管理工作。具体负责相关类别的突发公共事件专项和部门应急预案的起草与实施，贯彻落实国务院有关决定事项。

2.4 地方机构

地方各级人民政府是本行政区域突发公共事件应急管理工作的行政领导机构，负责本行政区域各类突发公共事件的应对工作。

2.5 专家组

国务院和各应急管理机构建立各类专业人才库，可以根据实际需要聘请有关专家组成专家组，为应急管理提供决策建议，必要时参加突发公共事件的应急处置工作。

3 运行机制

3.1 预测与预警

各地区、各部门要针对各种可能发生的突发公共事件，完善预测预警机制，建立预测预警系统，开展风险分析，做到早发现、早报告、早处置。

3.1.1 预警级别和发布

根据预测分析结果，对可能发生和可以预警的突发公共事件进行预警。预警级别依据突发公共事件可能造成的危害程度、紧急程度和发展势态，一般划分为四级：Ⅰ级（特别严重）、Ⅱ级（严重）、Ⅲ级（较重）和Ⅳ级（一般），依次用红色、橙色、黄色和蓝色表示。

预警信息包括突发公共事件的类别、预警级别、起始时间、可能影响范围、警示事项、应采取的措施和发布机关等。

预警信息的发布、调整和解除可通过广播、电视、报刊、通信、信息网络、警报器、宣传车或组织人员逐户通知等方式进行，对老、幼、病、残、孕等特殊人群以及学校等特殊场所和警报盲区应当采取有针对性的公告方式。

3.2 应急处置

3.2.1 信息报告

特别重大或者重大突发公共事件发生后，各地区、各部门要立即报告，最迟不得超过 4 小时，同时通报有关地区和部门。应急处置过程中，要及时续报有关情况。

3.2.2 先期处置

突发公共事件发生后，事发地的省级人民政府或者国务院有关部门在报告特别重大、重大突发公共事件信息的同时，要根据职责和规定的权限启动相关应急预案，及时、有效地进行处置，控制事态。

在境外发生涉及中国公民和机构的突发事件，我驻外使领馆、国务院有关部门和有关地方人民政府要采取措施控制事态发展，组织开展应急救援工作。

3.2.3 应急响应

对于先期处置未能有效控制事态的特别重大突发公共事件，要及时启动相关预案，由国务院相关应急指挥机构或国务院工作组统一指挥或指导有关地区、部门开展处置工作。

现场应急指挥机构负责现场的应急处置工作。

需要多个国务院相关部门共同参与处置的突发公共事件，由该类突发公共事件的业务主管部门牵头，其他部门予以协助。

3.2.4 应急结束

特别重大突发公共事件应急处置工作结束，或者

3.3 恢复与重建

3.3.1 善后处置

要积极稳妥、深入细致地做好善后处置工作。对突发公共事件中的伤亡人员、应急处置工作人员，以及紧急调集、征用有关单位及个人的物资，要按照规定给予抚恤、补助或补偿，并提供心理及司法援助。有关部门要做好疫病防治和环境污染消除工作。保险监管机构督促有关保险机构及时做好有关单位和个人损失的理赔工作。

3.3.2 调查与评估

要对特别重大突发公共事件的起因、性质、影响、责任、经验教训和恢复重建等问题进行调查评估。

3.3.3 恢复重建

根据受灾地区恢复重建计划组织实施恢复重建工作。

3.4 信息发布

突发公共事件的信息发布应当及时、准确、客观、全面。事件发生的第一时间要向社会发布简要信息，随后发布初步核实情况、政府应对措施和公众防范措施等，并根据事件处置情况做好后续发布工作。

信息发布形式主要包括授权发布、散发新闻稿、组织报道、接受记者采访、举行新闻发布会等。

4 应急保障

各有关部门要按照职责分工和相关预案做好突发公共事件的应对工作，同时根据总体预案切实做好应对突发公共事件的人力、物力、财力、交通运输、医疗卫生及通信保障等工作，保证应急救援工作的需要和灾区群众的基本生活，以及恢复重建工作的顺利进行。

4.1 人力资源

公安（消防）、医疗卫生、地震救援、海上搜救、矿山救护、森林消防、防洪抢险、核与辐射、环境监控、危险化学品事故救援、铁路事故、民航事故、基础信息网络和重要信息系统事故处置，以及水、电、油、气等工程抢险救援队伍是应急救援的专业队伍和骨干力量。地方各级人民政府和有关部门、单位要加强应急救援队伍的业务培训和应急演练，建立联动协调机制，提高装备水平；动员社会团体、企事业单位以及志愿者等各种社会力量参与应急救援工作；增进国际间的交流与合作。要加强以乡镇和社区为单位的公众应急能力建设，发挥其在应对突发公共事件中的重要作用。

中国人民解放军和中国人民武装警察部队是处置突发公共事件的骨干和突击力量，按照有关规定参加应急处置工作。

4.2 财力保障

要保证所需突发公共事件应急准备和救援工作资金。对受突发公共事件影响较大的行业、企事业单位和个人要及时研究提出相应的补偿或救助政策。要对突发公共事件财政应急保障资金的使用和效果进行监管和评估。

鼓励自然人、法人或者其他组织（包括国际组织）按照《中华人民共和国公益事业捐赠法》等有关法律、法规的规定进行捐赠和援助。

4.3 物资保障

要建立健全应急物资监测网络、预警体系和应急物资生产、储备、调拨及紧急配送体系，完善应急工作程序，确保应急所需物资和生活用品的及时供应，并加强对物资储备的监督管理，及时予以补充和更新。

地方各级人民政府应根据有关法律、法规和应急预案的规定，做好物资储备工作。

4.4 基本生活保障

要做好受灾群众的基本生活保障工作，确保灾区群众有饭吃、有水喝、有衣穿、有住处、有病能得到及时医治。

4.5 医疗卫生保障

卫生部门负责组建医疗卫生应急专业技术队伍，根据需要及时赴现场开展医疗救治、疾病预防控制等卫生应急工作。及时为受灾地区提供药品、器械等卫生和医疗设备。必要时，组织动员红十字会等社会卫生力量参与医疗卫生救助工作。

4.6 交通运输保障

要保证紧急情况下应急交通工具的优先安排、优先调度、优先放行，确保运输安全畅通；要依法建立紧急情况社会交通运输工具的征用程序，确保抢险救灾物资和人员能够及时、安全送达。

根据应急处置需要，对现场及相关通道实行交通管制，开设应急救援"绿色通道"，保证应急救援工作的顺利开展。

4.7 治安维护

要加强对重点地区、重点场所、重点人群、重要物资和设备的安全保护，依法严厉打击违法犯罪活动。必要时，依法采取有效管制措施，控制事态，维护社会秩序。

4.8 人员防护

要指定或建立与人口密度、城市规模相适应的应急避险场所，完善紧急疏散管理办法和程序，明确各级责任人，确保在紧急情况下公众安全、有序的转移或疏散。

要采取必要的防护措施，严格按照程序开展应急救援工作，确保人员安全。

4.9 通信保障

建立健全应急通信、应急广播电视保障工作体系，完善公用通信网，建立有线和无线相结合、基础电信网络与机动通信系统相配套的应急通信系统，确保通信畅通。

4.10 公共设施

有关部门要按照职责分工，分别负责煤、电、油、气、水的供给，以及废水、废气、固体废弃物等有害物质的监测和处理。

4.11 科技支撑

要积极开展公共安全领域的科学研究；加大公共安全监测、预测、预警、预防和应急处置技术研发的投入，不断改进技术装备，建立健全公共安全应急技术平台，提高我国公共安全科技水平；注意发挥企业在公共安全领域的研发作用。

5 监督管理

5.1 预案演练

各地区、各部门要结合实际，有计划、有重点地组织有关部门对相关预案进行演练。

5.2 宣传和培训

宣传、教育、文化、广电、新闻出版等有关部门要通过图书、报刊、音像制品和电子出版物、广播、电视、网络等，广泛宣传应急法律法规和预防、避险、自救、互救、减灾等常识，增强公众的忧患意识、社会责任意识和自救、互救能力。各有关方面要有计划地对应急救援和管理人员进行培训，提高其专业技能。

5.3 责任与奖惩

突发公共事件应急处置工作实行责任追究制。

对突发公共事件应急管理工作中做出突出贡献的先进集体和个人要给予表彰和奖励。

对迟报、谎报、瞒报和漏报突发公共事件重要情况或者应急管理工作中有其他失职、渎职行为的，依法对有关责任人给予行政处分；构成犯罪的，依法追究刑事责任。

6 附则

6.1 预案管理

根据实际情况的变化，及时修订本预案。

本预案自发布之日起实施。

国家突发公共事件医疗卫生救援应急预案

1 总则

1.1 编制目的

保障自然灾害、事故灾难、公共卫生、社会安全事件等突发公共事件（以下简称突发公共事件）发生后，各项医疗卫生救援工作迅速、高效、有序地进行，提高卫生部门应对各类突发公共事件的应急反应能力和医疗卫生救援水平，最大程度地减少人员伤亡和健康危害，保障人民群众身体健康和生命安全，维护社会稳定。

1.2 编制依据

依据《中华人民共和国传染病防治法》《中华人民共和国食品卫生法》《中华人民共和国职业病防治法》《中华人民共和国放射性污染防治法》《中华人民共和国安全生产法》以及《突发公共卫生事件应急条例》《医疗机构管理条例》《核电厂核事故应急管理条例》和《国家突发公共事件总体应急预案》，制定本预案。

1.3 适用范围

本预案适用于突发公共事件所导致的人员伤亡、健康危害的医疗卫生救援工作。突发公共卫生事件应急工作按照《国家突发公共卫生事件应急预案》的有关规定执行。

1.4 工作原则

统一领导、分级负责；属地管理、明确职责；依靠科学、依法规范；反应及时、措施果断；整合资源、信息共享；平战结合、常备不懈；加强协作、公众参与。

2 医疗卫生救援的事件分级

根据突发公共事件导致人员伤亡和健康危害情况将医疗卫生救援事件分为特别重大（Ⅰ级）、重大（Ⅱ级）、较大（Ⅲ级）和一般（Ⅳ级）四级。

2.1 特别重大事件（Ⅰ级）

（1）一次事件出现特别重大人员伤亡，且危重人员多，或者核事故和突发放射事件、化学品泄漏事故导致大量人员伤亡，事件发生地省级人民政府或有关部门请求国家在医疗卫生救援工作上给予支持的突发公共事件。

（2）跨省（区、市）的有特别严重人员伤亡的突发公共事件。

（3）国务院及其有关部门确定的其他需要开展医疗卫生救援工作的特别重大突发公共事件。

2.2 重大事件（Ⅱ级）

（1）一次事件出现重大人员伤亡，其中，死亡和危重病例超过5例的突发公共事件。

（2）跨市（地）的有严重人员伤亡的突发公共事件。

（3）省级人民政府及其有关部门确定的其他需要开展医疗卫生救援工作的重大突发公共事件。

2.3 较大事件（Ⅲ级）

（1）一次事件出现较大人员伤亡，其中，死亡和危重病例超过3例的突发公共事件。

（2）市（地）级人民政府及其有关部门确定的其他需要开展医疗卫生救援工作的较大突发公共事件。

2.4 一般事件（Ⅳ级）

（1）一次事件出现一定数量人员伤亡，其中，死亡和危重病例超过1例的突发公共事件。

（2）县级人民政府及其有关部门确定的其他需要开展医疗卫生救援工作的一般突发公共事件。

3 医疗卫生救援组织体系

各级卫生行政部门要在同级人民政府或突发公共事件应急指挥机构的统一领导、指挥下，与有关部门密切配合、协调一致，共同应对突发公共事件，做好突发公共事件的医疗卫生救援工作。

医疗卫生救援组织机构包括：各级卫生行政部门成立的医疗卫生救援领导小组、专家组和医疗卫生救援机构［指各级各类医疗机构，包括医疗急救中心（站）、综合医院、专科医院、化学中毒和核辐射事故应急医疗救治专业机构、疾病预防控制机构和卫生监督机构］、现场医疗卫生救援指挥部。

3.1 医疗卫生救援领导小组

国务院卫生行政部门成立突发公共事件医疗卫生救援领导小组，领导、组织、协调、部署特别重大突发公共事件的医疗卫生救援工作。国务院卫生行政部门卫生应急办公室负责日常工作。

省、市（地）、县级卫生行政部门成立相应的突发公共事件医疗卫生救援领导小组，领导本行政区域内突发公共事件医疗卫生救援工作，承担各类突发公共事件医疗卫生救援的组织、协调任务，并指定机构负责日常工作。

3.2 专家组

各级卫生行政部门应组建专家组，对突发公共事件医疗卫生救援工作提供咨询建议、技术指导和支持。

3.3 医疗卫生救援机构

各级各类医疗机构承担突发公共事件的医疗卫生救援任务。其中，各级医疗急救中心（站）、化学中毒和核辐射事故应急医疗救治专业机构承担突发公共事件现场医疗卫生救援和伤员转送；各级疾病预防控制机构和卫生监督机构根据各自职能做好突发公共事件中的疾病预防控制和卫生监督工作。

3.4 现场医疗卫生救援指挥部

各级卫生行政部门根据实际工作需要在突发公共事件现场设立现场医疗卫生救援指挥部，统一指挥、协调现场医疗卫生救援工作。

4 医疗卫生救援应急响应和终止

4.1 医疗卫生救援应急分级响应

4.1.1 Ⅰ级响应

（1）Ⅰ级响应的启动

符合下列条件之一者，启动医疗卫生救援应急的Ⅰ级响应：

a．发生特别重大突发公共事件，国务院启动国家突发公共事件总体应急预案。

b．发生特别重大突发公共事件，国务院有关部门启动国家突发公共事件专项应急预案。

c．其他符合医疗卫生救援特别重大事件（Ⅰ级）级别的突发公共事件。

（2）Ⅰ级响应行动

国务院卫生行政部门接到关于医疗卫生救援特别重大事件的有关指示、通报或报告后，应立即启动医疗卫生救援领导小组工作，组织专家对伤病员及救治情况进行综合评估，组织和协调医疗卫生救援机构开展现场医疗卫生救援，指导和协调落实医疗救治等措施，并根据需要及时派出专家和专业队伍支援地方，及时向国务院和国家相关突发公共事件应急指挥机构报告和反馈有关处理情况。凡属启动国家总体应急预案和专项应急预案的响应，医疗卫生救援领导小组按相关规定启动工作。

事件发生地的省（区、市）人民政府卫生行政部门在国务院卫生行政部门的指挥下，结合本行政区域的实际情况，组织、协调开展突发公共事件的医疗卫生救援。

4.1.2 Ⅱ级响应

（1）Ⅱ级响应的启动

符合下列条件之一者，启动医疗卫生救援应急的Ⅱ级响应：

a．发生重大突发公共事件，省级人民政府启动省级突发公共事件应急预案。

b．发生重大突发公共事件，省级有关部门启动省级突发公共事件专项应急预案。

c．其他符合医疗卫生救援重大事件（Ⅱ级）级别的突发公共事件。

（2）Ⅱ级响应行动

省级卫生行政部门接到关于医疗卫生救援重大事件的有关指示、通报或报告后，应立即启动医疗卫生救援领导小组工作，组织专家对伤病员及救治情况进行综合评估。同时，迅速组织医疗卫生救援应急队伍和有关人员到达突发公共事件现场，组织开展医疗救治，并分析突发公共事件的发展趋势，提出应急处理工作建议，及时向本级人民政府和突发公共事件应急指挥机构报告有关处理情况。凡属启动省级应急预案和省级专项应急预案的响应，医疗卫生救援领导小组按相关规定启动工作。

国务院卫生行政部门对省级卫生行政部门负责的突发公共事件医疗卫生救援工作进行督导，根据需要和事件发生地省级人民政府和有关部门的请求，组织国家医疗卫生救援应急队伍和有关专家进行支援，并及时向有关省份通报情况。

4.1.3 Ⅲ级响应

（1）Ⅲ级响应的启动

符合下列条件之一者，启动医疗卫生救援应急的Ⅲ级响应：

a．发生较大突发公共事件，市（地）级人民政府启动市（地）级突发公共事件应急预案。

b．其他符合医疗卫生救援较大事件（Ⅲ级）级别的突发公共事件。

（2）Ⅲ级响应行动

市（地）级卫生行政部门接到关于医疗卫生救援较大事件的有关指示、通报或报告后，应立即启动医疗卫生救援领导小组工作，组织专家对伤病员及救治情况进行综合评估。同时，迅速组织开展现场医疗卫生救援工作，并及时向本级人民政府和突发公共事件应急指挥机构报告有关处理情况。凡属启动市（地）级应急预案的响应，医疗卫生救援领导小组按相关规定启动工作。

省级卫生行政部门接到医疗卫生救援较大事件报告后，要对事件发生地突发公共事件医疗卫生救援工作进行督导，必要时组织专家提供技术指导和支持，并适时向本省（区、市）有关地区发出通报。

4.1.4　Ⅳ级响应

（1）Ⅳ级响应的启动

符合下列条件之一者，启动医疗卫生救援应急的Ⅳ级响应：

a．发生一般突发公共事件，县级人民政府启动县级突发公共事件应急预案。

b．其他符合医疗卫生救援一般事件（Ⅳ级）级别的突发公共事件。

（2）Ⅳ级响应行动

县级卫生行政部门接到关于医疗卫生救援一般事件的有关指示、通报或报告后，应立即启动医疗卫生救援领导小组工作，组织医疗卫生救援机构开展突发公共事件的现场处理工作，组织专家对伤病员及救治情况进行调查、确认和评估，同时向本级人民政府和突发公共事件应急指挥机构报告有关处理情况。凡属启动县级应急预案的响应，医疗卫生救援领导小组按相关规定启动工作。

市（地）级卫生行政部门在必要时应当快速组织专家对突发公共事件医疗卫生救援进行技术指导。

4.2　现场医疗卫生救援及指挥

医疗卫生救援应急队伍在接到救援指令后要及时赶赴现场，并根据现场情况全力开展医疗卫生救援工作。在实施医疗卫生救援的过程中，既要积极开展救治，又要注重自我防护，确保安全。

为了及时准确掌握现场情况，做好现场医疗卫生救援指挥工作，使医疗卫生救援工作紧张有序地进行，有关卫生行政部门应在事发现场设置现场医疗卫生救援指挥部，主要或分管领导同志要亲临现场，靠前指挥，减少中间环节，提高决策效率，加快抢救进程。现场医疗卫生救援指挥部要接受突发公共事件现场处置指挥机构的领导，加强与现场各救援部门的沟通与协调。

4.2.1　现场抢救

到达现场的医疗卫生救援应急队伍，要迅速将伤员转送出危险区，本着"先救命后治伤、先救重后救轻"的原则开展工作，按照国际统一的标准对伤病员进行检伤分类，分别用蓝、黄、红、黑四种颜色，对轻、重、危重伤病员和死亡人员作出标志（分类标记用塑料材料制成腕带），扣系在伤病员或死亡人员的手腕或脚踝部位，以便后续救治辨认或采取相应的措施。

4.2.2　转送伤员

当现场环境处于危险或在伤病员情况允许时，要尽快将伤病员转送并做好以下工作：

（1）对已经检伤分类待送的伤病员进行复检。对有活动性大出血或转运途中有生命危险的急危重症者，应就地先予抢救、治疗，做必要的处理后再进行监护下转运。

（2）认真填写转运卡提交接纳的医疗机构，并报现场医疗卫生救援指挥部汇总。

（3）在转运中，医护人员必须在医疗仓内密切观察伤病员病情变化，并确保治疗持续进行。

（4）在转运过程中要科学搬运，避免造成二次损伤。

（5）合理分流伤病员或按现场医疗卫生救援指挥部指定的地点转送，任何医疗机构不得以任何理由拒诊、拒收伤病员。

4.3　疾病预防控制和卫生监督工作

突发公共事件发生后，有关卫生行政部门要根据情况组织疾病预防控制和卫生监督等有关专业机构和人员，开展卫生学调查和评价、卫生执法监督，采取有效的预防控制措施，防止各类突发公共事件造成的次生或衍生突发公共卫生事件的发生，确保大灾之后无大疫。

4.4　信息报告和发布

医疗急救中心（站）和其他医疗机构接到突发公共事件的报告后，在迅速开展应急医疗卫生救援工作的同时，立即将人员伤亡、抢救等情况报告现场医疗卫生救援指挥部或当地卫生行政部门。

现场医疗卫生救援指挥部、承担医疗卫生救援任务的医疗机构要每日向上级卫生行政部门报告伤病员情况、医疗救治进展等，重要情况要随时报告。有关卫生行政部门要及时向本级人民政府和突发公共事件应急指挥机构报告有关情况。

各级卫生行政部门要认真做好突发公共事件医疗卫生救援信息发布工作。

4.5　医疗卫生救援应急响应的终止

突发公共事件现场医疗卫生救援工作完成，伤病员在医疗机构得到救治，经本级人民政府或同级突发公共事件应急指挥机构批准，或经同级卫生行政部门批准，医疗卫生救援领导小组可宣布医疗卫生救援应急响应终止，并将医疗卫生救援应急响应终止的信息报告上级卫生行政部门。

5 医疗卫生救援的保障

突发公共事件应急医疗卫生救援机构和队伍的建设，是国家突发公共卫生事件预防控制体系建设的重要组成部分，各级卫生行政部门应遵循"平战结合、常备不懈"的原则，加强突发公共事件医疗卫生救援工作的组织和队伍建设，组建医疗卫生救援应急队伍，制订各种医疗卫生救援应急技术方案，保证突发公共事件医疗卫生救援工作的顺利开展。

5.1 信息系统

在充分利用现有资源的基础上建设医疗救治信息网络，实现医疗机构与卫生行政部门之间，以及卫生行政部门与相关部门间的信息共享。

5.2 急救机构

各直辖市、省会城市可根据服务人口和医疗救治的需求，建立一个相应规模的医疗急救中心（站），并完善急救网络。每个市（地）、县（市）可依托综合力量较强的医疗机构建立急救机构。

5.3 化学中毒与核辐射医疗救治机构

按照"平战结合"的原则，依托专业防治机构或综合医院建立化学中毒医疗救治和核辐射应急医疗救治专业机构，依托实力较强的综合医院建立化学中毒、核辐射应急医疗救治专业科室。

5.4 医疗卫生救援应急队伍

各级卫生行政部门组建综合性医疗卫生救援应急队伍，并根据需要建立特殊专业医疗卫生救援应急队伍。

各级卫生行政部门要保证医疗卫生救援工作队伍的稳定，严格管理，定期开展培训和演练，提高应急救治能力。

医疗卫生救援演练需要公众参与的，必须报经本级人民政府同意。

5.5 物资储备

卫生行政部门提出医疗卫生救援应急药品、医疗器械、设备、快速检测器材和试剂、卫生防护用品等物资的储备计划建议。发展改革部门负责组织应急物资的生产、储备和调运，保证供应，维护市场秩序，保持物价稳定。应急储备物资使用后要及时补充。

5.6 医疗卫生救援经费

财政部门负责安排应由政府承担的突发公共事件医疗卫生救援所必需的经费，并做好经费使用情况监督工作。

自然灾害导致的人员伤亡，各级财政按照有关规定承担医疗救治费用或给予补助。

安全生产事故引起的人员伤亡，事故发生单位应向医疗急救中心（站）或相关医疗机构支付医疗卫生救援过程中发生的费用，有关部门应负责督促落实。

社会安全突发事件中发生的人员伤亡，由有关部门确定的责任单位或责任人承担医疗救治费用，有关部门应负责督促落实。各级财政可根据有关政策规定或本级人民政府的决定对医疗救治费用给予补助。

各类保险机构要按照有关规定对参加人身、医疗、健康等保险的伤亡人员，做好理赔工作。

5.7 医疗卫生救援的交通运输保障

各级医疗卫生救援应急队伍要根据实际工作需要配备救护车辆、交通工具和通讯设备。

铁路、交通、民航、公安（交通管理）等有关部门，要保证医疗卫生救援人员和物资运输的优先安排、优先调度、优先放行，确保运输安全畅通。情况特别紧急时，对现场及相关通道实行交通管制，开设应急救援"绿色通道"，保证医疗卫生救援工作的顺利开展。

5.8 其他保障

公安机关负责维护突发公共事件现场治安秩序，保证现场医疗卫生救援工作的顺利进行。

科技部门制定突发公共事件医疗卫生救援应急技术研究方案，组织科研力量开展医疗卫生救援应急技术科研攻关，统一协调、解决检测技术及药物研发和应用中的科技问题。

海关负责突发公共事件医疗卫生救援急需进口特殊药品、试剂、器材的优先通关验放工作。

食品药品监管部门负责突发公共事件医疗卫生救援药品、医疗器械和设备的监督管理，参与组织特殊药品的研发和生产，并组织对特殊药品进口的审批。

红十字会按照《中国红十字会总会自然灾害与突发公共事件应急预案》，负责组织群众开展现场自救和互救，做好相关工作。并根据突发公共事件的具体情况，向国内外发出呼吁，依法接受国内外组织和个人的捐赠，提供急需的人道主义援助。

总后卫生部负责组织军队有关医疗卫生技术人员和力量，支持和配合突发公共事件医疗卫生救援工作。

6 医疗卫生救援的公众参与

各级卫生行政部门要做好突发公共事件医疗卫生救援知识普及的组织工作；中央和地方广播、电视、报刊、互联网等媒体要扩大对社会公众的宣传教育；各部门、企事业单位、社会团体要加强对所属人员的宣传教育；各医疗卫生机构要做好宣传资料的提供和师资培训工作。在广泛普及医疗卫生救援知识的基础上逐步组建以公安干警、企事业单位安全员和卫生员为骨干的群众性救助网络，经过培训和演练提高其自救、互救能力。

7 附 则

7.1 责任与奖惩

突发公共事件医疗卫生救援工作实行责任制和责任追究制。

各级卫生行政部门，对突发公共事件医疗卫生救援工作作出贡献的先进集体和个人要给予表彰和奖励。对失职、渎职的有关责任人，要依据有关规定严肃追究责任，构成犯罪的，依法追究刑事责任。

7.2 预案制定与修订

本预案由国务院卫生行政部门组织制定并报国务院审批发布。各地区可结合实际制定本地区的突发公共事件医疗卫生救援应急预案。

本预案定期进行评审，根据突发公共事件医疗卫生救援实施过程中发现的问题及时进行修订和补充。

7.3 预案实施时间

本预案自印发之日起实施。

国家突发公共卫生事件应急预案

1 总则

1.1 编制目的

有效预防、及时控制和消除突发公共卫生事件及其危害，指导和规范各类突发公共卫生事件的应急处理工作，最大程度地减少突发公共卫生事件对公众健康造成的危害，保障公众身心健康与生命安全。

1.2 编制依据

依据《中华人民共和国传染病防治法》《中华人民共和国食品卫生法》《中华人民共和国职业病防治法》《中华人民共和国国境卫生检疫法》《突发公共卫生事件应急条例》《国内交通卫生检疫条例》和《国家突发公共事件总体应急预案》，制定本预案。

1.3 突发公共卫生事件的分级

根据突发公共卫生事件性质、危害程度、涉及范围，突发公共卫生事件划分为特别重大（Ⅰ级）、重大（Ⅱ级）、较大（Ⅲ级）和一般（Ⅳ级）四级。

其中，特别重大突发公共卫生事件主要包括：

（1）肺鼠疫、肺炭疽在大、中城市发生并有扩散趋势，或肺鼠疫、肺炭疽疫情波及2个以上的省份，并有进一步扩散趋势。

（2）发生传染性非典型肺炎、人感染高致病性禽流感病例，并有扩散趋势。

（3）涉及多个省份的群体性不明原因疾病，并有扩散趋势。

（4）发生新传染病或我国尚未发现的传染病发生或传入，并有扩散趋势，或发现我国已消灭的传染病重新流行。

（5）发生烈性病菌株、毒株、致病因子等丢失事件。

（6）周边以及与我国通航的国家和地区发生特大传染病疫情，并出现输入性病例，严重危及我国公共卫生安全的事件。

（7）国务院卫生行政部门认定的其他特别重大突发公共卫生事件。

1.4 适用范围

本预案适用于突然发生，造成或者可能造成社会公众身心健康严重损害的重大传染病、群体性不明原因疾病、重大食物和职业中毒以及因自然灾害、事故灾难或社会安全等事件引起的严重影响公众身心健康的公共卫生事件的应急处理工作。其他突发公共事件中涉及的应急医疗救援工作，另行制定有关预案。

1.5 工作原则

（1）预防为主，常备不懈。提高全社会对突发公共卫生事件的防范意识，落实各项防范措施，做好人员、技术、物资和设备的应急储备工作。对各类可能引发突发公共卫生事件的情况要及时进行分析、预警，做到早发现、早报告、早处理。

（2）统一领导，分级负责。根据突发公共卫生事件的范围、性质和危害程度，对突发公共卫生事件实行分级管理。各级人民政府负责突发公共卫生事件应急处理的统一领导和指挥，各有关部门按照预案规定，在各自的职责范围内做好突发公共卫生事件应急处理的有关工作。

（3）依法规范，措施果断。地方各级人民政府和卫生行政部门要按照相关法律、法规和规章的规定，完善突发公共卫生事件应急体系，建立健全系统、规范的突发公共卫生事件应急处理工作制度，对突发公共卫生事件和可能发生的公共卫生事件做出快速反应，及时、有效开展监测、报告和处理工作。

（4）依靠科学，加强合作。突发公共卫生事件应急工作要充分尊重和依靠科学，要重视开展防范和处理突发公共卫生事件的科研和培训，为突发公共卫生事件应急处理提供科技保障。各有关部门和单位要通力合作、资源共享，有效应对突发公共卫生事件。要广泛组织、动员公众参与突发公共卫生事件的应急处理。

2 应急组织体系及职责

2.1 应急指挥机构

卫生部依照职责和本预案的规定，在国务院统一领导下，负责组织、协调全国突发公共卫生事件应急处理工作，并根据突发公共卫生事件应急处理工作的实际需要，提出成立全国突发公共卫生事件应急指挥部。

地方各级人民政府卫生行政部门依照职责和本预案的规定，在本级人民政府统一领导下，负责组织、协调本行政区域内突发公共卫生事件应急处理工作，并根据突发公共卫生事件应急处理工作的实际需要，向本级人民政府提出成立地方突发公共卫生事件应急指挥部的建议。

各级人民政府根据本级人民政府卫生行政部门的建议和实际工作需要，决定是否成立国家和地方应急指挥部。

地方各级人民政府及有关部门和单位要按照属地管理的原则，切实做好本行政区域内突发公共卫生事件应急处理工作。

2.1.1 全国突发公共卫生事件应急指挥部的组成和职责

全国突发公共卫生事件应急指挥部负责对特别重大突发公共卫生事件的统一领导、统一指挥，作出处理突发公共卫生事件的重大决策。指挥部成员单位根据突发公共卫生事件的性质和应急处理的需要确定。

2.1.2 省级突发公共卫生事件应急指挥部的组成和职责

省级突发公共卫生事件应急指挥部由省级人民政府有关部门组成，实行属地管理的原则，负责对本行政区域内突发公共卫生事件应急处理的协调和指挥，作出处理本行政区域内突发公共卫生事件的决策，决定要采取的措施。

2.2 日常管理机构

国务院卫生行政部门设立卫生应急办公室（突发公共卫生事件应急指挥中心），负责全国突发公共卫生事件应急处理的日常管理工作。

各省、自治区、直辖市人民政府卫生行政部门及军队、武警系统要参照国务院卫生行政部门突发公共卫生事件日常管理机构的设置及职责，结合各自实际情况，指定突发公共卫生事件的日常管理机构，负责本行政区域或本系统内突发公共卫生事件应急的协调、管理工作。

各市（地）级、县级卫生行政部门要指定机构负责本行政区域内突发公共卫生事件应急的日常管理工作。

2.3 专家咨询委员会

国务院卫生行政部门和省级卫生行政部门负责组建突发公共卫生事件专家咨询委员会。

市（地）级和县级卫生行政部门可根据本行政区域内突发公共卫生事件应急工作需要，组建突发公共卫生事件应急处理专家咨询委员会。

2.4 应急处理专业技术机构

医疗机构、疾病预防控制机构、卫生监督机构、出入境检验检疫机构是突发公共卫生事件应急处理的专业技术机构。应急处理专业技术机构要结合本单位职责开展专业技术人员处理突发公共卫生事件能力培训，提高快速应对能力和技术水平，在发生突发公共卫生事件时，要服从卫生行政部门的统一指挥和安排，开展应急处理工作。

3 突发公共卫生事件的监测、预警与报告

3.1 监测

国家建立统一的突发公共卫生事件监测、预警与报告网络体系。各级医疗、疾病预防控制、卫生监督和出入境检疫机构负责开展突发公共卫生事件的日常监测工作。

省级人民政府卫生行政部门要按照国家统一规定和要求，结合实际，组织开展重点传染病和突发公共卫生事件的主动监测。

国务院卫生行政部门和地方各级人民政府卫生行政部门要加强对监测工作的管理和监督，保证监测质量。

3.2 预警

各级人民政府卫生行政部门根据医疗机构、疾病预防控制机构、卫生监督机构提供的监测信息，按照公共卫生事件的发生、发展规律和特点，及时分析其对公众身心健康的危害程度、可能的发展趋势，及时做出预警。

3.3 报告

任何单位和个人都有权向国务院卫生行政部门和地方各级人民政府及其有关部门报告突发公共卫生事件及其隐患，也有权向上级政府部门举报不履行或者不按照规定履行突发公共卫生事件应急处理职责的部门、单位及个人。

县级以上各级人民政府卫生行政部门指定的突发公共卫生事件监测机构、各级各类医疗卫生机构、卫生行政部门、县级以上地方人民政府和检验检疫机构、食品药品监督管理机构、环境保护监测机构、教育机构等有关单位为突发公共卫生事件的责任报告单位。执行职务的各级各类医疗卫生机构的医疗卫生人员、个体开业医生为突发公共卫生事件的责任报告人。

突发公共卫生事件责任报告单位要按照有关规定及时、准确地报告突发公共卫生事件及其处置情况。

4 突发公共卫生事件的应急反应和终止

4.1 应急反应原则

发生突发公共卫生事件时，事发地的县级、市

（地）级、省级人民政府及其有关部门按照分级响应的原则，做出相应级别应急反应。同时，要遵循突发公共卫生事件发生发展的客观规律，结合实际情况和预防控制工作的需要，及时调整预警和反应级别，以有效控制事件，减少危害和影响。要根据不同类别突发公共卫生事件的性质和特点，注重分析事件的发展趋势，对事态和影响不断扩大的事件，应及时升级预警和反应级别；对范围局限、不会进一步扩散的事件，应相应降低反应级别，及时撤销预警。

国务院有关部门和地方各级人民政府及有关部门对在学校、区域性或全国性重要活动期间等发生的突发公共卫生事件，要高度重视，可相应提高报告和反应级别，确保迅速、有效控制突发公共卫生事件，维护社会稳定。

突发公共卫生事件应急处理要采取边调查、边处理、边抢救、边核实的方式，以有效措施控制事态发展。

事发地之外的地方各级人民政府卫生行政部门接到突发公共卫生事件情况通报后，要及时通知相应的医疗卫生机构，组织做好应急处理所需的人员与物资准备，采取必要的预防控制措施，防止突发公共卫生事件在本行政区域内发生，并服从上一级人民政府卫生行政部门的统一指挥和调度，支援突发公共卫生事件发生地区的应急处理工作。

4.2 应急反应措施

4.2.1 各级人民政府

（1）组织协调有关部门参与突发公共卫生事件的处理。

（2）根据突发公共卫生事件处理需要，调集本行政区域内各类人员、物资、交通工具和相关设施、设备参加应急处理工作。涉及危险化学品管理和运输安全的，有关部门要严格执行相关规定，防止事故发生。

（3）划定控制区域：甲类、乙类传染病暴发、流行时，县级以上地方人民政府报经上一级地方人民政府决定，可以宣布疫区范围；经省、自治区、直辖市人民政府决定，可以对本行政区域内甲类传染病疫区实施封锁；封锁大、中城市的疫区或者封锁跨省（区、市）的疫区，以及封锁疫区导致中断干线交通或者封锁国境的，由国务院决定。对重大食物中毒和职业中毒事故，根据污染食品扩散和职业危害因素波及的范围，划定控制区域。

（4）疫情控制措施：当地人民政府可以在本行政区域内采取限制或者停止集市、集会、影剧院演出，以及其他人群聚集的活动；停工、停业、停课；封闭或者封存被传染病病原体污染的公共饮用水源、食品以及相关物品等紧急措施；临时征用房屋、交通工具以及相关设施和设备。

（5）流动人口管理：对流动人口采取预防工作，落实控制措施，对传染病病人、疑似病人采取就地隔离、就地观察、就地治疗的措施，对密切接触者根据情况采取集中或居家医学观察。

（6）实施交通卫生检疫：组织铁路、交通、民航、质检等部门在交通站点和出入境口岸设置临时交通卫生检疫站，对出入境、进出疫区和运行中的交通工具及其乘运人员和物资、宿主动物进行检疫查验，对病人、疑似病人及其密切接触者实施临时隔离、留验和向地方卫生行政部门指定的机构移交。

（7）信息发布：突发公共卫生事件发生后，有关部门要按照有关规定作好信息发布工作，信息发布要及时主动、准确把握，实事求是，正确引导舆论，注重社会效果。

（8）开展群防群治：街道、乡（镇）以及居委会、村委会协助卫生行政部门和其他部门、医疗机构，做好疫情信息的收集、报告、人员分散隔离及公共卫生措施的实施工作。

（9）维护社会稳定：组织有关部门保障商品供应，平抑物价，防止哄抢；严厉打击造谣传谣、哄抬物价、囤积居奇、制假售假等违法犯罪和扰乱社会治安的行为。

4.2.2 卫生行政部门

（1）组织医疗机构、疾病预防控制机构和卫生监督机构开展突发公共卫生事件的调查与处理。

（2）组织突发公共卫生事件专家咨询委员会对突发公共卫生事件进行评估，提出启动突发公共卫生事件应急处理的级别。

（3）应急控制措施：根据需要组织开展应急疫苗接种、预防服药。

（4）督导检查：国务院卫生行政部门组织对全国或重点地区的突发公共卫生事件应急处理工作进行督导和检查。省、市（地）级以及县级卫生行政部门负责对本行政区域内的应急处理工作进行督察和指导。

（5）发布信息与通报：国务院卫生行政部门或经授权的省、自治区、直辖市人民政府卫生行政部门及时向社会发布突发公共卫生事件的信息或公告。国务院卫生行政部门及时向国务院各有关部门和各省、自治区、直辖市卫生行政部门以及军队有关部门通报突发公共卫生事件情况。对涉及跨境的疫情线索，由国务院卫生行政部门向有关国家和地区通报情况。

（6）制订技术标准和规范：国务院卫生行政部门对新发现的突发传染病、不明原因的群体性疾病、重大中毒事件，组织力量制订技术标准和规范，及时组织全国培训。地方各级卫生行政部门开展相应的培训工作。

（7）普及卫生知识。针对事件性质，有针对性地开展卫生知识宣教，提高公众健康意识和自我防护能力，消除公众心理障碍，开展心理危机干预工作。

（8）进行事件评估：组织专家对突发公共卫生事件的处理情况进行综合评估，包括事件概况、现场调查处理概况、病人救治情况、所采取的措施、效果评价等。

4.2.3 医疗机构

（1）开展病人接诊、收治和转运工作，实行重症和普通病人分开管理，对疑似病人及时排除或确诊。

（2）协助疾控机构人员开展标本的采集、流行病学调查工作。

（3）做好医院内现场控制、消毒隔离、个人防护、医疗垃圾和污水处理工作，防止院内交叉感染和污染。

（4）做好传染病和中毒病人的报告。对因突发公共卫生事件而引起身体伤害的病人，任何医疗机构不得拒绝接诊。

（5）对群体性不明原因疾病和新发传染病做好病例分析与总结，积累诊断治疗的经验。重大中毒事件，按照现场救援、病人转运、后续治疗相结合的原则进行处置。

（6）开展科研与国际交流：开展与突发事件相关的诊断试剂、药品、防护用品等方面的研究。开展国际合作，加快病源查寻和病因诊断。

4.2.4 疾病预防控制机构

（1）突发公共卫生事件信息报告：国家、省、市（地）、县级疾控机构做好突发公共卫生事件的信息收集、报告与分析工作。

（2）开展流行病学调查：疾控机构人员到达现场后，尽快制订流行病学调查计划和方案，地方专业技术人员按照计划和方案，开展对突发事件累及人群的发病情况、分布特点进行调查分析，提出并实施有针对性的预防控制措施；对传染病人、疑似病人、病原携带者及其密切接触者进行追踪调查，查明传播链，并向相关地方疾病预防控制机构通报情况。

（3）实验室检测：中国疾病预防控制中心和省级疾病预防控制机构指定的专业技术机构在地方专业机构的配合下，按有关技术规范采集足量、足够的标本，分送省级和国家应急处理功能网络实验室检测，查找致病原因。

（4）开展科研与国际交流：开展与突发事件相关的诊断试剂、疫苗、消毒方法、医疗卫生防护用品等方面的研究。开展国际合作，加快病源查寻和病因诊断。

（5）制订技术标准和规范：中国疾病预防控制中心协助卫生行政部门制订全国新发现的突发传染病、不明原因的群体性疾病、重大中毒事件的技术标准和规范。

（6）开展技术培训：中国疾病预防控制中心具体负责全国省级疾病预防控制中心突发公共卫生事件应急处理专业技术人员的应急培训。各省级疾病预防控制中心负责县级以上疾病预防控制机构专业技术人员的培训工作。

4.2.5 卫生监督机构

（1）在卫生行政部门的领导下，开展对医疗机构、疾病预防控制机构突发公共卫生事件应急处理各项措施落实情况的督导、检查。

（2）围绕突发公共卫生事件应急处理工作，开展食品卫生、环境卫生、职业卫生等的卫生监督和执法稽查。

（3）协助卫生行政部门依据《突发公共卫生事件应急条例》和有关法律法规，调查处理突发公共卫生事件应急工作中的违法行为。

4.2.6 出入境检验检疫机构

（1）突发公共卫生事件发生时，调动出入境检验检疫机构技术力量，配合当地卫生行政部门做好口岸的应急处理工作。

（2）及时上报口岸突发公共卫生事件信息和情况变化。

4.2.7 非事件发生地区的应急反应措施

未发生突发公共卫生事件的地区应根据其他

地区发生事件的性质、特点、发生区域和发展趋势，分析本地区受波及的可能性和程度，重点做好以下工作：

（1）密切保持与事件发生地区的联系，及时获取相关信息。

（2）组织做好本行政区域应急处理所需的人员与物资准备。

（3）加强相关疾病与健康监测和报告工作，必要时，建立专门报告制度。

（4）开展重点人群、重点场所和重点环节的监测和预防控制工作，防患于未然。

（5）开展防治知识宣传和健康教育，提高公众自我保护意识和能力。

（6）根据上级人民政府及其有关部门的决定，开展交通卫生检疫等。

4.3 突发公共卫生事件的分级反应

特别重大突发公共卫生事件（具体标准见1.3）应急处理工作由国务院或国务院卫生行政部门和有关部门组织实施，开展突发公共卫生事件的医疗卫生应急、信息发布、宣传教育、科研攻关、国际交流与合作、应急物资与设备的调集、后勤保障以及督导检查等工作。国务院可根据突发公共卫生事件性质和应急处置工作，成立全国突发公共卫生事件应急处理指挥部，协调指挥应急处置工作。事发地省级人民政府应按照国务院或国务院有关部门的统一部署，结合本地区实际情况，组织协调市（地）、县（市）人民政府开展突发公共事件的应急处理工作。

特别重大级别以下的突发公共卫生事件应急处理工作由地方各级人民政府负责组织实施。超出本级应急处置能力时，地方各级人民政府要及时报请上级人民政府和有关部门提供指导和支持。

4.4 突发公共卫生事件应急反应的终止

突发公共卫生事件应急反应的终止需符合以下条件：突发公共卫生事件隐患或相关危险因素消除，或末例传染病病例发生后经过最长潜伏期无新的病例出现。

特别重大突发公共卫生事件由国务院卫生行政部门组织有关专家进行分析论证，提出终止应急反应的建议，报国务院或全国突发公共卫生事件应急指挥部批准后实施。

特别重大以下突发公共卫生事件由地方各级人民政府卫生行政部门组织专家进行分析论证，提出终止应急反应的建议，报本级人民政府批准后实施，并向上一级人民政府卫生行政部门报告。

上级人民政府卫生行政部门要根据下级人民政府卫生行政部门的请求，及时组织专家对突发公共卫生事件应急反应的终止的分析论证提供技术指导和支持。

5 善后处理

5.1 后期评估

突发公共卫生事件结束后，各级卫生行政部门应在本级人民政府的领导下，组织有关人员对突发公共卫生事件的处理情况进行评估。评估内容主要包括事件概况、现场调查处理概况、病人救治情况、所采取措施的效果评价、应急处理过程中存在的问题和取得的经验及改进建议。评估报告上报本级人民政府和上一级人民政府卫生行政部门。

5.2 奖励

县级以上人民政府人事部门和卫生行政部门对参加突发公共卫生事件应急处理做出贡献的先进集体和个人进行联合表彰；民政部门对在突发公共卫生事件应急处理工作中英勇献身的人员，按有关规定追认为烈士。

5.3 责任

对在突发公共卫生事件的预防、报告、调查、控制和处理过程中，有玩忽职守、失职、渎职等行为的，依据《突发公共卫生事件应急条例》及有关法律法规追究当事人的责任。

5.4 抚恤和补助

地方各级人民政府要组织有关部门对因参与应急处理工作致病、致残、死亡的人员，按照国家有关规定，给予相应的补助和抚恤；对参加应急处理一线工作的专业技术人员应根据工作需要制订合理的补助标准，给予补助。

5.5 征用物资、劳务的补偿

突发公共卫生事件应急工作结束后，地方各级人民政府应组织有关部门对应急处理期间紧急调集、征用有关单位、企业、个人的物资和劳务进行合理评估，给予补偿。

6 突发公共卫生事件应急处置的保障

突发公共卫生事件应急处理应坚持预防为主，平战结合，国务院有关部门、地方各级人民政府和卫生行政部门应加强突发公共卫生事件的组织建设，组织开展突发公共卫生事件的监测和预警工作，加强突发公共卫生事件应急处理队伍建设和技术研究，建立健全国家统一的突发公共卫生事件预防控制体系，保证突发公共卫生事件应急处理工作的顺利开展。

6.1 技术保障

6.1.1 信息系统

国家建立突发公共卫生事件应急决策指挥系统的信息、技术平台，承担突发公共卫生事件及相关信息收集、处理、分析、发布和传递等工作，采取分级负责的方式进行实施。

要在充分利用现有资源的基础上建设医疗救治信息网络，实现卫生行政部门、医疗救治机构与疾病预防控制机构之间的信息共享。

6.1.2 疾病预防控制体系

国家建立统一的疾病预防控制体系。各省（区、市）、市（地）、县（市）要加快疾病预防控制机构和基层预防保健组织建设，强化医疗卫生机构疾病预防控制的责任；建立功能完善、反应迅速、运转协调的突发公共卫生事件应急机制；健全覆盖城乡、灵敏高效、快速畅通的疫情信息网络；改善疾病预防控制机构基础设施和实验室设备条件；加强疾病控制专业队伍建设，提高流行病学调查、现场处置和实验室检测检验能力。

6.1.3 应急医疗救治体系

按照"中央指导、地方负责、统筹兼顾、平战结合、因地制宜、合理布局"的原则，逐步在全国范围内建成包括急救机构、传染病救治机构和化学中毒与核辐射救治基地在内的，符合国情、覆盖城乡、功能完善、反应灵敏、运转协调、持续发展的医疗救治体系。

6.1.4 卫生执法监督体系

国家建立统一的卫生执法监督体系。各级卫生行政部门要明确职能，落实责任，规范执法监督行为，加强卫生执法监督队伍建设。对卫生监督人员实行资格准入制度和在岗培训制度，全面提高卫生执法监督的能力和水平。

6.1.5 应急卫生救治队伍

各级人民政府卫生行政部门按照"平战结合、因地制宜，分类管理、分级负责，统一管理、协调运转"的原则建立突发公共卫生事件应急救治队伍，并加强管理和培训。

6.1.6 演练

各级人民政府卫生行政部门要按照"统一规划、分类实施、分级负责、突出重点、适应需求"的原则，采取定期和不定期相结合的形式，组织开展突发公共卫生事件的应急演练。

6.1.7 科研和国际交流

国家有计划地开展应对突发公共卫生事件相关的防治科学研究，包括现场流行病学调查方法、实验室病因检测技术、药物治疗、疫苗和应急反应装备、中医药及中西医结合防治等，尤其是开展新发、罕见传染病快速诊断方法、诊断试剂以及相关的疫苗研究，做到技术上有所储备。同时，开展应对突发公共卫生事件应急处理技术的国际交流与合作，引进国外的先进技术、装备和方法，提高我国应对突发公共卫生事件的整体水平。

6.2 物资、经费保障

6.2.1 物资储备

各级人民政府要建立处理突发公共卫生事件的物资和生产能力储备。发生突发公共卫生事件时，应根据应急处理工作需要调用储备物资。卫生应急储备物资使用后要及时补充。

6.2.2 经费保障

应保障突发公共卫生事件应急基础设施项目建设经费，按规定落实对突发公共卫生事件应急处理专业技术机构的财政补助政策和突发公共卫生事件应急处理经费。应根据需要对边远贫困地区突发公共卫生事件应急工作给予经费支持。国务院有关部门和地方各级人民政府应积极通过国际、国内等多渠道筹集资金，用于突发公共卫生事件应急处理工作。

6.3 通信与交通保障

各级应急医疗卫生救治队伍要根据实际工作需要配备通信设备和交通工具。

6.4 法律保障

国务院有关部门应根据突发公共卫生事件应急处理过程中出现的新问题、新情况，加强调查研究，起草和制订并不断完善应对突发公共卫生事件的法律、法规和规章制度，形成科学、完整的突发公共卫生事件应急法律和规章体系。

国务院有关部门和地方各级人民政府及有关部门要严格执行《突发公共卫生事件应急条例》等规定，根据本预案要求，严格履行职责，实行责任制。对履行职责不力，造成工作损失的，要追究有关当事人的责任。

6.5 社会公众的宣传教育

县级以上人民政府要组织有关部门利用广播、

影视、报刊、互联网、手册等多种形式对社会公众广泛开展突发公共卫生事件应急知识的普及教育，宣传卫生科普知识，指导群众以科学的行为和方式对待突发公共卫生事件。要充分发挥有关社会团体在普及卫生应急知识和卫生科普知识方面的作用。

7 预案管理与更新

根据突发公共卫生事件的形势变化和实施中发现的问题及时进行更新、修订和补充。

国务院有关部门根据需要和本预案的规定，制定本部门职责范围内的具体工作预案。

县级以上地方人民政府根据《突发公共卫生事件应急条例》的规定，参照本预案并结合本地区实际情况，组织制定本地区突发公共卫生事件应急预案。

8 附 则

8.1 名词术语

重大传染病疫情是指某种传染病在短时间内发生、波及范围广泛，出现大量的病人或死亡病例，其发病率远远超过常年的发病率水平的情况。

群体性不明原因疾病是指在短时间内，某个相对集中的区域内同时或者相继出现具有共同临床表现病人，且病例不断增加，范围不断扩大，又暂时不能明确诊断的疾病。

重大食物和职业中毒是指由于食品污染和职业危害的原因而造成的人数众多或者伤亡较重的中毒事件。

新传染病是指全球首次发现的传染病。

我国尚未发现传染病是指埃博拉、猴痘、黄热病、人变异性克雅氏病等在其他国家和地区已经发现，在我国尚未发现过的传染病。

我国已消灭传染病是指天花、脊髓灰质炎等传染病。

8.2 预案实施时间

本预案自印发之日起实施。

国家安全生产事故灾难应急预案

1.总则

1.1 编制目的

规范安全生产事故灾难的应急管理和应急响应程序，及时有效地实施应急救援工作，最大程度地减少人员伤亡、财产损失，维护人民群众的生命安全和社会稳定。

1.2 编制依据

依据《中华人民共和国安全生产法》《国家突发公共事件总体应急预案》和《国务院关于进一步加强安全生产工作的决定》等法律法规及有关规定，制定本预案。

1.3 适用范围

本预案适用于下列安全生产事故灾难的应对工作：

（1）造成 30 人以上死亡（含失踪），或危及 30 人以上生命安全，或者 100 人以上中毒（重伤），或者需要紧急转移安置 10 万人以上，或者直接经济损失 1 亿元以上的特别重大安全生产事故灾难。

（2）超出省（区、市）人民政府应急处置能力，或者跨省级行政区、跨多个领域（行业和部门）的安全生产事故灾难。

（3）需要国务院安全生产委员会（以下简称国务院安委会）处置的安全生产事故灾难。

1.4 工作原则

（1）以人为本，安全第一。把保障人民群众的生命安全和身体健康、最大程度地预防和减少安全生产事故灾难造成的人员伤亡作为首要任务。切实加强应急救援人员的安全防护。充分发挥人的主观能动性，充分发挥专业救援力量的骨干作用和人民群众的基础作用。

（2）统一领导，分级负责。在国务院统一领导和国务院安委会组织协调下，各省（区、市）人民政府和国务院有关部门按照各自职责和权限，负责有关安全生产事故灾难的应急管理和应急处置工作。企业要认真履行安全生产责任主体的职责，建立安全生产应急预案和应急机制。

（3）条块结合，属地为主。安全生产事故灾难现场应急处置的领导和指挥以地方人民政府为主，实行地方各级人民政府行政首长负责制。有关部门应当与地方人民政府密切配合，充分发挥指导和协调作用。

（4）依靠科学，依法规范。采用先进技术，充分发挥专家作用，实行科学民主决策。采用先进的救援装备和技术，增强应急救援能力。依法规范应急救援工作，确保应急预案的科学性、权威性和可操作性。

（5）预防为主，平战结合。贯彻落实"安全第一，预防为主"的方针，坚持事故灾难应急与预防工作相结合。做好预防、预测、预警和预报工作，做好常态下的风险评估、物资储备、队伍建设、完善装备、预案演练等工作。

2 组织体系及相关机构职责

2.1 组织体系

全国安全生产事故灾难应急救援组织体系由国务院安委会、国务院有关部门、地方各级人民政府安全生产事故灾难应急领导机构、综合协调指挥机构、专业协调指挥机构、应急支持保障部门、应急救援队伍和生产经营单位组成。

国家安全生产事故灾难应急领导机构为国务院安委会，综合协调指挥机构为国务院安委会办公室，国家安全生产应急救援指挥中心具体承担安全生产事故灾难应急管理工作，专业协调指挥机构为国务院有关部门管理的专业领域应急救援指挥机构。

地方各级人民政府的安全生产事故灾难应急机构由地方政府确定。

应急救援队伍主要包括消防部队、专业应急救援队伍、生产经营单位的应急救援队伍、社会力量、志愿者队伍及有关国际救援力量等。

国务院安委会各成员单位按照职责履行本部门的安全生产事故灾难应急救援和保障方面的职责，负责制订、管理并实施有关应急预案。

2.2 现场应急救援指挥部及职责

现场应急救援指挥以属地为主，事发地省（区、市）人民政府成立现场应急救援指挥部。现场应急救援指挥部负责指挥所有参与应急救援的队伍和人员，及时向国务院报告事故灾难事态发展及救援情况，同时抄送国务院安委会办公室。

涉及多个领域、跨省级行政区或影响特别重大的事故灾难，根据需要由国务院安委会或者国务院有关部门组织成立现场应急救援指挥部，负责应急救援协调指挥工作。

3 预警预防机制

3.1 事故灾难监控与信息报告

国务院有关部门和省（区、市）人民政府应当加强对重大危险源的监控，对可能引发特别重大事故的险情，或者其他灾害、灾难可能引发安全生产事故灾难的重要信息应及时上报。

特别重大安全生产事故灾难发生后，事故现场有关人员应当立即报告单位负责人，单位负责人接到报告后，应当立即报告当地人民政府和上级主管部门。中央企业在上报当地政府的同时应当上报企业总部。当地人民政府接到报告后应当立即报告上级政府，国务院有关部门、单位、中央企业和事故灾难发生地的省（区、市）人民政府应当在接到报告后2小时内，向国务院报告，同时抄送国务院安委会办公室。

自然灾害、公共卫生和社会安全方面的突发事件可能引发安全生产事故灾难的信息，有关各级、各类应急指挥机构均应及时通报同级安全生产事故灾难应急救援指挥机构，安全生产事故灾难应急救援指挥机构应当及时分析处理，并按照分级管理的程序逐级上报，紧急情况下，可越级上报。

发生安全生产事故灾难的有关部门、单位要及时、主动向国务院安委会办公室、国务院有关部门提供与事故应急救援有关的资料。事故灾难发生地安全监管部门提供事故前监督检查的有关资料，为国务院安委会办公室、国务院有关部门研究制订救援方案提供参考。

3.2 预警行动

各级、各部门安全生产事故灾难应急机构接到可能导致安全生产事故灾难的信息后，按照应急预案及时研究确定应对方案，并通知有关部门、单位采取相应行动预防事故发生。

4 应急响应

4.1 分级响应

Ⅰ级应急响应行动（具体标准见1.3）由国务院安委会办公室或国务院有关部门组织实施。当国务院安委会办公室或国务院有关部门进行Ⅰ级应急响应行动时，事发地各级人民政府应当按照相应的预案全力以赴组织救援，并及时向国务院及国务院安委会办公室、国务院有关部门报告救援工作进展情况。

Ⅱ级及以下应急响应行动的组织实施由省级人民政府决定。地方各级人民政府根据事故灾难或险情的严重程度启动相应的应急预案，超出其应急救援处置能力时，及时报请上一级应急救援指挥机构启动上一级应急预案实施救援。

4.1.1 国务院有关部门的响应

Ⅰ级响应时，国务院有关部门启动并实施本部门相关的应急预案，组织应急救援，并及时向国务院及国务院安委会办公室报告救援工作进展情况。需要其他部门应急力量支援时，及时提出请求。

根据发生的安全生产事故灾难的类别，国务院有关部门按照其职责和预案进行响应。

4.1.2 国务院安委会办公室的响应

（1）及时向国务院报告安全生产事故灾难基本情况、事态发展和救援进展情况。

（2）开通与事故灾难发生地的省级应急救援指挥机构、现场应急救援指挥部、相关专业应急救援指挥机构的通信联系，随时掌握事态发展情况。

（3）根据有关部门和专家的建议，通知相关应急救援指挥机构随时待命，为地方或专业应急救援指挥机构提供技术支持。

（4）派出有关人员和专家赶赴现场参加、指导现场应急救援，必要时协调专业应急力量增援。

（5）对可能或者已经引发自然灾害、公共卫生和社会安全突发事件的，国务院安委会办公室要及时上报国务院，同时负责通报相关领域的应急救援指挥机构。

（6）组织协调特别重大安全生产事故灾难应急救援工作。

（7）协调落实其他有关事项。

4.2 指挥和协调

进入Ⅰ级响应后，国务院有关部门及其专业应急救援指挥机构立即按照预案组织相关应急救援力量，配合地方政府组织实施应急救援。

国务院安委会办公室根据事故灾难的情况开展应急救援协调工作。通知有关部门及其应急机构、救援队伍和事发地毗邻省（区、市）人民政府应急救援指挥机构，相关机构按照各自应急预案提供增援或保障。有关应急队伍在现场应急救援指挥部统一指挥下，密切配合，共同实施抢险救援和紧急处置行动。

现场应急救援指挥部负责现场应急救援的指挥，现场应急救援指挥部成立前，事发单位和先期到达的应急救援队伍必须迅速、有效地实施先期处置，事故灾难发生地人民政府负责协调，全力控制事故灾难发展态势，防止次生、衍生和耦合事故（事件）发生，果断控制或切断事故灾害链。

中央企业发生事故灾难时，其总部应全力调动相关资源，有效开展应急救援工作。

4.3 紧急处置

现场处置主要依靠本行政区域内的应急处置力量。事故灾难发生后，发生事故的单位和当地人民政府按照应急预案迅速采取措施。

根据事态发展变化情况，出现急剧恶化的特殊险情时，现场应急救援指挥部在充分考虑专家和有关方面意见的基础上，依法及时采取紧急处置措施。

4.4 医疗卫生救助

事发地卫生行政主管部门负责组织开展紧急医疗救护和现场卫生处置工作。

卫生部或国务院安委会办公室根据地方人民政府的请求，及时协调有关专业医疗救护机构和专科医院派出有关专家、提供特种药品和特种救治装备进行支援。

事故灾难发生地疾病控制中心根据事故类型，按照专业规程进行现场防疫工作。

4.5 应急人员的安全防护

现场应急救援人员应根据需要携带相应的专业防护装备，采取安全防护措施，严格执行应急救援人员进入和离开事故现场的相关规定。

现场应急救援指挥部根据需要具体协调、调集相应的安全防护装备。

4.6 群众的安全防护

现场应急救援指挥部负责组织群众的安全防护工作，主要工作内容如下：

（1）企业应当与当地政府、社区建立应急互动机制，确定保护群众安全需要采取的防护措施。

（2）决定应急状态下群众疏散、转移和安置的方式、范围、路线、程序。

（3）指定有关部门负责实施疏散、转移。

（4）启用应急避难场所。

（5）开展医疗防疫和疾病控制工作。

（6）负责治安管理。

4.7 社会力量的动员与参与

现场应急救援指挥部组织调动本行政区域社会力量参与应急救援工作。

超出事发地省级人民政府处置能力时，省级人民政府向国务院申请本行政区域外的社会力量支援，国务院办公厅协调有关省级人民政府、国务院有关部门组织社会力量进行支援。

4.8 现场检测与评估

根据需要，现场应急救援指挥部成立事故现场检测、鉴定与评估小组，综合分析和评价检测数据，查找事故原因，评估事故发展趋势，预测事故后果，为制订现场抢救方案和事故调查提供参考。检测与评估报告要及时上报。

4.9 信息发布

国务院安委会办公室会同有关部门具体负责特别重大安全生产事故灾难信息的发布工作。

4.10 应急结束

当遇险人员全部得救，事故现场得以控制，环境符合有关标准，导致次生、衍生事故隐患消除后，经现场应急救援指挥部确认和批准，现场应急处置工作结束，应急救援队伍撤离现场。由事故发生地省级人民政府宣布应急结束。

5 后期处置

5.1 善后处置

省级人民政府会同相关部门（单位）负责组织特别重大安全生产事故灾难的善后处置工作，包括人员安置、补偿，征用物资补偿，灾后重建，污染物收集、清理与处理等事项。尽快消除事故影响，妥善安置和慰问受害及受影响人员，保证社会稳定，尽快恢复正常秩序。

5.2 保险

安全生产事故灾难发生后，保险机构及时开展应急救援人员保险受理和受灾人员保险理赔工作。

5.3 事故灾难调查报告、经验教训总结及改进建议

特别重大安全生产事故灾难由国务院安全生产监督管理部门负责组成调查组进行调查；必要时，国务院直接组成调查组或者授权有关部门组成调查组。

安全生产事故灾难善后处置工作结束后，现场应急救援指挥部分析总结应急救援经验教训，提出改进应急救援工作的建议，完成应急救援总结报告并及时上报。

6 保障措施

6.1 通信与信息保障

建立健全国家安全生产事故灾难应急救援综合信息网络系统和重大安全生产事故灾难信息报告系统；建立完善救援力量和资源信息数据库；规范信息获取、分析、发布、报送格式和程序，保证

应急机构之间的信息资源共享，为应急决策提供相关信息支持。

有关部门应急救援指挥机构和省级应急救援指挥机构负责本部门、本地区相关信息收集、分析和处理，定期向国务院安委会办公室报送有关信息，重要信息和变更信息要及时报送，国务院安委会办公室负责收集、分析和处理全国安全生产事故灾难应急救援有关信息。

6.2 应急支援与保障

6.2.1 救援装备保障

各专业应急救援队伍和企业根据实际情况和需要配备必要的应急救援装备。专业应急救援指挥机构应当掌握本专业的特种救援装备情况，各专业队伍按规程配备救援装备。

6.2.2 应急队伍保障

矿山、危险化学品、交通运输等行业或领域的企业应当依法组建和完善救援队伍。各级、各行业安全生产应急救援机构负责检查并掌握相关应急救援力量的建设和准备情况。

6.2.3 交通运输保障

发生特别重大安全生产事故灾难后，国务院安委会办公室或有关部门根据救援需要及时协调民航、交通和铁路等行政主管部门提供交通运输保障。地方人民政府有关部门对事故现场进行道路交通管制，根据需要开设应急救援特别通道，道路受损时应迅速组织抢修，确保救灾物资、器材和人员运送及时到位，满足应急处置工作需要。

6.2.4 医疗卫生保障

县级以上各级人民政府应当加强急救医疗服务网络的建设，配备相应的医疗救治药物、技术、设备和人员，提高医疗卫生机构应对安全生产事故灾难的救治能力。

6.2.5 物资保障

国务院有关部门和县级以上人民政府及其有关部门、企业，应当建立应急救援设施、设备、救治药品和医疗器械等储备制度，储备必要的应急物资和装备。

各专业应急救援机构根据实际情况，负责监督应急物资的储备情况、掌握应急物资的生产加工能力储备情况。

6.2.6 资金保障

生产经营单位应当做好事故应急救援必要的资金准备。安全生产事故灾难应急救援资金首先由事故责任单位承担，事故责任单位暂时无力承担的，由当地政府协调解决。国家处置安全生产事故灾难所需工作经费按照《财政应急保障预案》的规定解决。

6.2.7 社会动员保障

地方各级人民政府根据需要动员和组织社会力量参与安全生产事故灾难的应急救援。国务院安委会办公室协调调用事发地以外的有关社会应急力量参与增援时，地方人民政府要为其提供各种必要保障。

6.2.8 应急避难场所保障

直辖市、省会城市和大城市人民政府负责提供特别重大事故灾难发生时人员避难需要的场所。

6.3 技术储备与保障

国务院安委会办公室成立安全生产事故灾难应急救援专家组，为应急救援提供技术支持和保障。要充分利用安全生产技术支撑体系的专家和机构，研究安全生产应急救援重大问题，开发应急技术和装备。

6.4 宣传、培训和演习

6.4.1 公众信息交流

国务院安委会办公室和有关部门组织应急法律法规和事故预防、避险、避灾、自救、互救常识的宣传工作，各种媒体提供相关支持。

地方各级人民政府结合本地实际，负责本地相关宣传、教育工作，提高全民的危机意识。

企业与所在地政府、社区建立互动机制，向周边群众宣传相关应急知识。

6.4.2 培训

有关部门组织各级应急管理机构以及专业救援队伍的相关人员进行上岗前培训和业务培训。

有关部门、单位可根据自身实际情况，做好兼职应急救援队伍的培训，积极组织社会志愿者的培训，提高公众自救、互救能力。

地方各级人民政府将突发公共事件应急管理内容列入行政干部培训的课程。

6.4.3 演习

各专业应急机构每年至少组织一次安全生产事故灾难应急救援演习。国务院安委会办公室每两年至少组织一次联合演习。各企事业单位应当根据自身特点，定期组织本单位的应急救援演习。演习结束后应及时进行总结。

6.5 监督检查

国务院安委会办公室对安全生产事故灾难应

急预案实施的全过程进行监督检查。

7 附则

7.1 预案管理与更新

随着应急救援相关法律法规的制定、修改和完善，部门职责或应急资源发生变化，以及实施过程中发现存在问题或出现新的情况，应及时修订完善本预案。

本预案有关数量的表述中，"以上"含本数，"以下"不含本数。

7.2 奖励与责任追究

7.2.1 奖励

在安全生产事故灾难应急救援工作中有下列表现之一的单位和个人，应依据有关规定给予奖励：

（1）出色完成应急处置任务，成绩显著的。

（2）防止或抢救事故灾难有功，使国家、集体和人民群众的财产免受损失或者减少损失的。

（3）对应急救援工作提出重大建议，实施效果显著的。

（4）有其他特殊贡献的。

7.2.2 责任追究

在安全生产事故灾难应急救援工作中有下列行为之一的，按照法律、法规及有关规定，对有关责任人员视情节和危害后果，由其所在单位或者上级机关给予行政处分；其中，对国家公务员和国家行政机关任命的其他人员，分别由任免机关或者监察机关给予行政处分；属于违反治安管理行为的，由公安机关依照有关法律法规的规定予以处罚；构成犯罪的，由司法机关依法追究刑事责任：

（1）不按照规定制订事故应急预案，拒绝履行应急准备义务的。

（2）不按照规定报告、通报事故灾难真实情况的。

（3）拒不执行安全生产事故灾难应急预案，不服从命令和指挥，或者在应急响应时临阵脱逃的。

（4）盗窃、挪用、贪污应急工作资金或者物资的。

（5）阻碍应急工作人员依法执行任务或者进行破坏活动的。

（6）散布谣言，扰乱社会秩序的。

（7）有其他危害应急工作行为的。

7.3 国际沟通与协作

国务院安委会办公室和有关部门积极建立与国际应急机构的联系，组织参加国际救援活动，开展国际间的交流与合作。

7.4 预案实施时间

本预案自印发之日起施行。

国家处置城市地铁事故灾难应急预案

1 总则

1.1 编制目的

做好城市地铁事故灾难的防范与处置工作，保证及时、有序、高效、妥善地处置城市地铁事故灾难，最大程度地减少人员伤亡和财产损失，维护社会稳定，支持和保障经济发展。

1.2 编制依据

依据《中华人民共和国安全生产法》《中华人民共和国消防法》《突发公共卫生事件应急条例》《国务院关于特大安全事故行政责任追究的规定》和《国家突发公共事件总体应急预案》，制定本预案。

1.3 适用范围

本预案适用于我国地铁（包括轻轨）发生的特别重大事故灾难，致使人民群众生命财产和地铁的正常运营受到严重威胁，具备下列条件之一的：

（1）造成30人以上死亡（含失踪），或危及30人以上生命安全，或者100人以上中毒（重伤），或者直接经济损失1亿元以上；

（2）需要紧急转移安置10万人以上；

（3）超出省级人民政府应急处置能力；

（4）跨省级行政区、跨领域（行业和部门）；

（5）国务院认为需要国务院或建设部响应。

1.4 工作原则

（1）以人为本、科学决策。

发挥政府公共服务职能，把保障人民群众的生命安全、最大程度地减少事故灾难造成的损失放在首位。运用先进技术，充分发挥专家作用，实行科学民主决策。

（2）统一指挥、分级负责。

在国务院的统一领导下，由建设部牵头负责，省（区、市）人民政府和国务院其他有关部门、军队、武警按照各自的职责分工和权限，负责有关地铁事故灾难的应急管理和特别重大、重大事故灾难的应急处置工作。

（3）属地为主、分工协作。

地铁事故灾难应急处置实行属地负责制，城市人民政府是处置事故灾难的主体，要承担处置的首要责任。国务院各有关部门、军队、武警、省（区、市）人民政府要主动配合、密切协作、整合资源、信息共享、形成合力，保证事故灾难信息的及时准确传递、快速有效处置。

（4）应急处置与日常建设相结合、有效应对

国务院各有关部门、军队、武警和省（区、市）人民政府，尤其是地铁所在地城市人民政府，对事故灾难要有充分的思想准备，调动全社会力量，建立应对事故灾难的有效机制，做到常备不懈。应急机制建设和资源准备要坚持应急处置与日常建设相结合，降低运行成本。

2 组织机构与职责

2.1 国家应急机构

国务院或国务院授权建设部设立城市地铁事故灾难应急领导小组（以下简称"领导小组"）。领导小组下设办公室、联络组和专家组。

领导小组办公室设在建设部质量安全司，具体负责全国地铁事故灾难应急工作。领导小组联络组由各成员单位指派的人员组成。领导小组专家组由地铁、公安、消防、安全生产、卫生防疫、防化等方面的专家组成。

2.2 省级、市级地铁事故灾难应急机构

省级、市级地铁事故灾难应急机构应比照国家地铁事故灾难应急机构的组成、职责，结合本地实际情况确定。

2.3 城市地铁企业事故灾难应急机构

城市地铁企业应建立由企业主要负责人、分管安全生产的负责人、有关部门参加的地铁事故灾难应急机构。

3 预警预防机制

3.1 监测机构

城市人民政府建设行政主管部门负责城市地铁的运行监测、预警工作，建立城市地铁监测体系和运行机制；对检测信息进行汇总分析；对城市地铁运行状况进行收集、汇总分析并做出报告，每半年向国家和省级地铁应急机构做出书面报告。

3.2 监测网络

由省级、市级建设行政主管部门、城市地铁企业组成监测网络，省级、市级建设行政主管部门设立城市地铁监察员对城市地铁进行检查监督。

3.3 监测内容

城市地铁的规章制度、强制性标准、设施设备及安全运营管理。

4 应急响应

4.1 分级响应

Ⅰ级响应行动（响应标准见1.3）由领导小组组织实施，当领导小组进入Ⅰ级响应行动时，事发地各级政府应当按照相应的预案全力以赴组织救援，并及时向领导小组报告救援工作进展情况。

Ⅱ级以下应急响应行动的组织实施，由省级人民政府决定。城市人民政府可根据事故灾难的严重程度启动相应的应急预案，超出本级应急处置能力时，及时报请上一级应急机构启动上一级应急预案实施救援。

4.1.1 领导小组的响应

建设部在接到特别重大事故灾难报告2小时内，决定是否启动Ⅰ级响应。

Ⅰ级响应时，领导小组启动并实施本预案。及时将事故灾难的基本情况、事态发展和救援进展情况报告国务院并抄报国家安全监管总局；开通与国务院有关部门、军队、武警等有关方面的通信联系；开通与事故灾难发生地的省级应急机构、事发地城市政府应急机构、现场应急机构、相关专业应急机构的通信联系，随时掌握事态进展情况；派出有关人员和专家赶赴现场，参加、指导应急工作；需要其他部门应急力量支援时，向国务院提出请求。

Ⅱ级以下响应时，及时开通与事故灾难发生地的省级应急机构、事发地城市政府应急机构的通信联系，随时掌握事态进展情况；根据有关部门和专家的建议，为地方应急指挥救援工作提供协调和技术支持；必要时，派出有关人员和专家赶赴现场，参加、指导应急工作。

4.1.2 国务院有关部门、军队、武警的响应

Ⅰ级响应时，国务院有关部门、军队、武警按照预案规定的职责参与应急工作，启动并实施本部门相关的应急预案。

4.2 不同事故灾难的应急响应措施

4.2.1 火灾应急响应措施

（1）城市地铁企业要制定完善的消防预案，针对不同车站、列车运行的不同状态以及消防重点部位制定具体的火灾应急响应预案；

（2）贯彻"救人第一，救人与灭火同步进行"的原则，积极施救；

（3）处置火灾事件应坚持快速反应的原则，做到反应快、报告快、处置快，把握起火初期的关键时间，把损失控制在最低程度；

（4）火灾发生后，工作人员应立即向"119""110"报告。同时组织做好乘客的疏散、救护工作，积极开展灭火自救工作；

（5）地铁企业事故灾难应急机构及市级地铁事故灾难应急机构，接到火灾报告后，应立即组织启动相应应急预案。

4.2.2 地震应急响应措施

（1）地震灾害紧急处理的原则：

a．实行高度集中，统一指挥。各单位、各部门要听从事发地省、直辖市人民政府指挥，各司其职，各负其责；

b．抓住主要矛盾，先救人、后救物，先抢救通信、供电等要害部位，后抢救一般设施。

（2）市级地铁事故灾难应急机构及地铁企业负责制定地震应急预案，做好应急物资的储备及管理工作。

（3）发布破坏性地震预报后，即进入临震应急状态。省级人民政府建设主管部门采取相应措施：

a．根据震情发展和工程设施情况，发布避震通知，必要时停止运营和施工，组织避震疏散；

b．对有关工程和设备采取紧急抗震加固等保护措施；

c．检查抢险救灾的准备工作；

d．及时准确通报地震信息，保护正常工作秩序。

（4）地震发生时，省级人民政府建设主管部门及时将灾情报有关部门，同时做好乘客疏散和地铁设备、设施保护工作。

（5）地铁企业事故灾难应急机构及市级地铁事故灾难应急机构，接到地震报告后，应立即组织启动相应应急预案。

4.2.3 地铁爆炸应急响应措施

（1）迅速反应，及时报告，密切配合，全力以赴疏散乘客、排除险情，尽快恢复运营；

（2）地铁企业应针对地铁列车、地铁车站、地铁主变电站、地铁控制中心，以及地铁车辆段等重点防范部位制订防爆措施；

（3）地铁内发现的爆炸物品、可疑物品应由专业人员进行排除，任何非专业人员不得随意触动；

（4）地铁爆炸案件一旦发生，市级建设主管部门应立即报告当地公安部门、消防部门、卫生部门，组织开展调查处理和应急工作；

（5）地铁企业事故灾难应急机构及市级地铁事故灾难应急机构，接到爆炸报告后，应立即组织

启动相应应急预案。

4.2.4 地铁大面积停电应急响应措施

（1）地铁企业应贯彻预防为主、防救结合的原则，重点做好日常安全供电保障工作，准备备用电源，防止停电事件的发生；

（2）停电事件发生后，地铁企业要做好信息发布工作，做好乘客紧急疏散、安抚工作，协助做好地铁的治安防护工作；

（3）供电部门在事故灾难发生后，应根据事故灾难性质、特点，立即实施事故灾难抢修、抢险有关预案，尽快恢复供电；

（4）地铁企业事故灾难应急机构及市级地铁事故灾难应急机构，接到停电报告后，应立即组织启动相应应急预案。

4.3 应急情况报告

应急情况报告的基本原则是：快捷、准确、直报、续报。

4.3.1 快捷

最先接到事故灾难信息的单位应在第一时间报告，最迟不能超过 1 小时。

4.3.2 准确

报告内容要真实，不得瞒报、虚报、漏报。

4.3.3 直报

发生特别重大事故灾难，要直报领导小组办公室，同时报省、市地铁事故灾难应急机构。紧急情况下，可越级上报国务院，并及时通报有关部门。

4.3.4 续报

在事故灾难发生一段时间内，要连续上报事故灾难应急处置的进展情况及有关内容。

4.3.5 报告内容

特别重大事故灾难快报及续报应当包括以下内容：

（1）事件单位的名称、负责人、联系电话及地址；

（2）事件发生的时间、地点；

（3）事件造成的危害程度、影响范围、伤亡人数、直接经济损失；

（4）事件的简要经过；

（5）其他需上报的有关事项。

4.4 报告程序

4.4.1 地铁事故灾难发生后，现场人员必须立即报警，并报告地铁企业应急机构。有关部门接到报告后，应迅速确认事故灾难性质和等级，立即启动相应的预案，并向上级地铁应急机构报告。

4.4.2 特别重大事故灾难发生单位、属地政府及其相关行政主管部门，接报后必须做到：

（1）迅速采取有效措施，组织抢救，防止事故灾难扩大；

（2）严格保护事故灾难现场；

（3）迅速派人赶赴事故灾难现场，负责维护现场秩序和证据收集工作；

（4）服从地方政府统一部署和指挥，了解掌握事故灾难情况，协调组织事件抢险救灾和调查处理等事宜，并及时报告事态趋势及状况。

4.4.3 因抢救人员、防止事故灾难扩大、恢复生产以及疏通交通等原因，需要移动现场物件的，应当做好标志，采取拍照、摄像、绘图等方法详细记录事故灾难现场的原貌，妥善保存现场重要痕迹、物证。

4.4.4 发生特别重大事故灾难的单位及城市地铁事故灾难应急机构应在事故灾难发生后 4 小时内写出事故灾难快报，分别报送国家、省地铁事故灾难应急机构。

4.5 情况接报

4.5.1 领导小组办公室获悉发生城市地铁事故灾难后，迅速通知领导小组，并根据事故灾难的性质和严重程度提出启动预案的建议。

4.5.2 领导小组接到报告后，应将有关情况上报国务院，同时通报国务院有关部门。

4.6 紧急处置

紧急处置应按照属地为主的原则，依靠本行政区域的力量。事故灾难发生后，地铁企业和当地人民政府应立即启动应急预案，并按照应急预案迅速采取措施，使事故灾难损失降到最低。

根据事态发展情况，出现急剧恶化的特殊险情时，现场应急指挥机构在充分考虑专家和有关方面意见的基础上，及时制定应急处置方案，依法采取紧急处置措施。

4.7 医疗卫生救助

各级卫生行政部门要根据《国家突发公共事件医疗卫生救援应急预案》，组织做好应急准备，在应急响应时，组织、协调开展应急医疗卫生救援工作，保护人民群众的健康和生命安全。

4.8 应急人员的安全防护

现场处置人员应根据需要佩戴相应的专业防护装备，采取安全防护措施，严格执行应急人员进入和离开事故灾难现场的相关规定。

现场应急机构根据需要具体协调、调集相应的安全防护装备。城市人民政府应事先为城市地铁企业配备响应的专业防护装备。

4.9 群众的安全防护

现场应急机构负责组织群众的安全防护工作，主要工作内容如下：

（1）根据事故灾难的特点，确定保护群众安全需要采取的防护措施；

（2）决定紧急状态下群众疏散、转移和安置的方式、范围、路线和程序，指定有关部门具体负责实施疏散、转移和安置；

（3）启用应急避难场所；

（4）维护事发现场的治安秩序。

4.10 社会力量的动员与参与

现场应急机构组织调动本行政区域社会力量参与应急工作。超出事发地省级人民政府的处置能力时，省级人民政府向国务院申请本行政区域外的社会力量支援。

4.11 现场检测与评估

根据需要，现场应急机构成立事故灾难现场检测与评估小组，负责检测、分析和评估工作，查找事故灾难的原因和评估事态的发展趋势，预测事故灾难的后果，为现场应急决策提供参考。检测与评估报告要及时上报领导小组办公室。

4.12 信息发布

城市地铁事故灾难应急信息的公开发布由各级城市地铁事故灾难应急机构决定。对城市地铁事故灾难和应急响应的信息实行统一、快速、有序、规范管理。

信息发布应明确事件的地点、事件的性质、人员伤亡和财产损失情况、救援进展情况、事件区域交通管制情况以及临时交通措施等。

4.13 应急结束

Ⅰ级响应行动由领导小组决定终止。

Ⅱ级以下响应行动的终止由省级人民政府决定。

5 后期处置

5.1 善后处置

事发地的城市人民政府负责组织地铁事故灾难的善后处置工作，包括治安管理、人员安置、补偿、征用物资补偿、救援物资供应和及时补充、恢复生产等事项。尽快消除事故灾难影响，妥善安置和慰问受害及受影响人员，保证社会稳定，尽快恢复地铁正常运营秩序。

5.2 保险理赔

地铁事故灾难发生后，保险机构及时开展应急人员保险受理和受灾人员保险理赔工作。

5.3 调查报告

属于Ⅰ级响应行动的地铁事故灾难由领导小组牵头组成调查组进行调查；必要时，国务院可以直接组成调查组。属于Ⅱ级以下响应行动的地铁事故灾难调查工作由省级人民政府规定；必要时，领导小组可以牵头组成调查组。

应急状态解除后，现场地铁事故灾难应急机构应整理和审查所有的应急记录和文件等资料；总结和评价导致应急状态的事故灾难原因和在应急期间采取的主要行动；必要时，修订城市地铁应急预案，并及时作出书面报告。

（1）应急状态终止后的两个月内，现场地铁事故灾难应急机构应向领导小组提交书面总结报告。

（2）总结报告应包括以下内容：发生事故灾难的地铁基本情况，事故灾难原因、发展过程及造成的后果（包括人员伤亡、经济损失）分析、评价，采取的主要应急响应措施及其有效性，主要经验教训和事故灾难责任人及其处理结果等。

6 保障措施

6.1 通信与信息保障

领导小组应指定专门场所并建设相应的设施满足进行决策、指挥和对外应急联络的需要。

逐步建立并完善全国地铁安全信息库、救援力量和资源信息库，规范信息获取、分析、发布、报送格式和程序，保证国务院及国务院有关部门、省级、市级应急机构之间的信息资源共享。

保证应急响应期间领导小组同国务院，省级、市级和地铁企业事故灾难应急机构、应急支援单位通信联络的需要；明确联系人、联系方式。

能够接受、显示和传达地铁事故灾难信息，为应急决策和专家咨询提供依据；能够接受、传递省级、市级地铁应急机构应急响应的有关信息；能够为地铁事故灾难应急指挥、与有关部门的信息传输提供条件；对省级、市级和地铁企业事故灾难应急机构预案及地铁企业基本情况进行备案。

6.2 应急支援与装备保障

6.2.1 救援装备保障

有地铁运营的城市人民政府负责地铁应急装备的保障。领导小组负责指导、监督地铁应急装备保障工作。

6.2.2 应急队伍保障

领导小组和国务院有关部门、军队、武警根据本预案规定的职责分工，做好应急支援力量准备。地方人民政府建立并完善以消防部队为骨干的应急队伍。

6.2.3 交通运输保障

发生事故灾难后，事发地人民政府有关部门负责对事发现场和相关区域进行交通管制，根据需要开设应急特别通道，确保救灾物资、器材和人员运送及时到位，满足应急处置需要。

6.2.4 医疗卫生保障

各级卫生行政部门，要按照《国家突发公共事件医疗卫生救援应急预案》落实医疗卫生应急的各项保障措施。

6.2.5 治安秩序保障

应急响应时，事发地公安机关负责事故灾难现场的治安秩序保障工作。

6.2.6 物资保障

省级人民政府和城市人民政府及其有关部门，应建立应急设备、救治药物和医疗器械等储备制度。

领导小组根据实际情况，负责监督应急物资的储备情况。

国家发展改革委、商务部协调有关省级人民政府跨地区的物资调用。

6.2.7 资金保障

城市人民政府应当做好事故灾难应急资金准备。领导小组应急处置资金按照《财政应急保障预案》的规定解决。

6.2.8 社会动员保障

事发地人民政府根据需要动员和组织社会力量参与地铁事故灾难的应急。领导小组协调事发地以外的社会力量参与救援。

6.2.9 紧急避难场所保障

城市人民政府负责规划与建设能够基本满足事故灾难发生时人员避难需要的场所。

6.2.10 应急保障的衔接

省级、市级的应急保障按国家有关法律、法规、标准的规定及各自批准的应急预案进行。应急保障应为各自所需的应急响应能力提供保证，并保证各级响应的相互衔接与协调。

6.3 技术储备与保障

领导小组专家组对应急提供技术支持和保障。省级人民政府应比照领导小组专家组的设置，建立相应的机构，对应急提供技术支持和保障。

国务院有关部门和省级、市级人民政府要组织地铁安全保障技术的研究，开发应急技术和装备。

6.4 宣传、培训和演习

6.4.1 公众信息交流

公众信息交流工作由城市人民政府和地铁企业负责，主要内容是城市地铁安全运营及应急的基本常识和救助知识等。城市人民政府组织制订宣传内容、方式等，并组织地铁企业实施。

6.4.2 培训

对所有参与城市地铁事故灾难应急准备与响应的人员进行培训。

6.4.3 演习

省级人民政府地铁事故灾难应急机构应每年组织一次应急演习。城市（含直辖市）人民政府应每半年组织一次应急演习。

6.5 监督检查

领导小组对地铁事故灾难应急预案实施的全过程进行监督。

7 附则

7.1 名词解释

7.1.1 地铁

本预案所称地铁是指承担城市公共客运的城市轨道交通系统，包括地上形式和地下形式。

7.1.2 特别重大、重大事故灾难

本预案所称的特别重大、重大事故灾难是指需要启动本预案中规定的Ⅲ级以上应急响应的灾难事故。

特别重大、重大事故灾难类型主要包括：

（1）地铁遭受火灾、爆炸等事故灾难；

（2）地铁发生大面积停电；

（3）地铁发生一条线路全线停运或两条以上线路同时停运；

（4）地铁车站内发生聚众闹事等突发事件；

（5）地铁遭受台风、水灾、地震等自然灾害的侵袭。

7.1.3 本预案有关数量的表述中，"以上"含本数，"以下"不含本数。

7.2 预案管理与更新

建设部根据国家应急管理的有关法律、法规和应急资源的变化情况，以及预案实施过程中发现的问题或出现的新情况，及时修订完善本预案。

7.3 奖励与责任追究

7.3.1 奖励

在地铁事故灾难应急工作中有下列表现之一的单位和个人，应根据有关规定予以奖励：

（1）出色完成应急任务，成绩显著的；

（2）防止或挽救事故灾难有功，使人民群众的生命和国家、集体财产免受损失或减少损失的；

（3）对应急准备或响应提出重大建议，实施效果显著的；

（4）有其他特殊贡献的。

7.3.2 责任追究

在地铁事故灾难应急工作中有下列行为之一的，按照法律、法规及有关规定，对有关责任人视情节和危害后果，由其所在单位或上级机关给予行政处分；其中，对国家公务人员和国家机关任命的其他人员，分别由任免机关或监察机关给予行政处分；属于违反治安管理行为的，由公安机关依法予以治安处罚；构成犯罪的，由司法机关依法追究刑事责任：

（1）不按照规定制定事故灾难应急预案，拒绝履行应急准备义务的；

（2）不按照规定报告、通报事故灾难真实情况的；

（3）拒不执行地铁事故灾难应急预案，不服从命令和指挥，或者在应急响应时临阵脱逃的；

（4）盗窃、挪用、贪污应急工作资金或物资的；

（5）阻碍应急工作人员依法执行任务或者进行破坏活动的；

（6）散布谣言，扰乱社会秩序的；

（7）有其他危害应急工作行为的。

7.4 国际交流与合作

领导小组要积极建立与国际地铁应急机构的联系，开展国际间的交流与合作活动。

7.5 预案实施时间

本预案自印发之日起实施。

国家处置民用航空器飞行事故应急预案

1 总则

1.1 编制目的

建立健全民用航空器飞行事故应急机制，提高政府应对突发危机事件的能力，保证民用航空器飞行事故应急工作协调、有序和高效进行，最大程度地减少人员伤亡，保护国家和公众财产安全，维护社会稳定，促进航空安全。

1.2 编制依据

《中华人民共和国安全生产法》《中华人民共和国民用航空法》《国家突发公共事件总体应急预案》和《中华人民共和国搜寻救援民用航空器规定》及《国际民用航空公约附件6—航空器运行》《国际民用航空公约附件12—搜寻与救援》《国际民用航空公约附件13—航空器事故／事故征候调查》《国际民用航空公约附件14—机场》等。

1.3 适用范围

——民用航空器特别重大飞行事故。

——民用航空器执行专机任务发生飞行事故。

——民用航空器飞行事故死亡人员中有国际、国内重要旅客。

——军用航空器与民用航空器发生空中相撞。

——外国民用航空器在中华人民共和国境内发生飞行事故，并造成人员死亡。

——由中国运营人使用的民用航空器在中华人民共和国境外发生飞行事故，并造成人员死亡。

——民用航空器发生爆炸、空中解体、坠机等，造成重要地面设施巨大损失，并对设施使用、环境保护、公众安全、社会稳定等造成巨大影响。

1.4 工作原则

民用航空器飞行事故应急处置工作要遵循以下原则：

——以人为本，避免和最大程度地减少人员伤亡。

——统一指挥、分级管理、分级响应。

——职责明确、分工协作、反应及时、措施果断、运转高效。

——预防为主、常备不懈、信息互通、资源共享，依靠科学、依法处置。

2 组织指挥体系及职责

2.1 应急体系框架

2.1.1 应急组织体系

国家处置民用航空器飞行事故应急救援组织体系由领导协调指挥机构、执行办事机构和应急救援队伍及力量组成。应急救援领导协调指挥机构为国务院民用航空主管部门及其他相关部门组成的国家处置民用航空器飞行事故应急指挥部（以下简称国家处置飞行事故指挥部），执行办事机构为国家处置飞行事故指挥部办公室；应急救援队伍及力量包括民用航空器搜寻救援队伍和地方人民政府、民用航空企事业单位应急救援、消防、医疗救护、环境保护队伍及社会力量等。

2.1.2 应急预案体系

民用航空器飞行事故应急预案体系由本预案、国务院相关部门应急预案、有关地方人民政府应急预案、民用航空地区管理机构及其派出机构民用航空器飞行事故应急预案、民用运输机场应急救援预案、民用航空相关企事业单位应急预案等组成。飞行事故发生时，有关各级政府和部门、单位、组织应各司其职，按照各自预案及时有效地开展应急处置工作。

2.2 组织机构及职责

国家处置飞行事故指挥部设在国务院民用航空主管部门，负责组织、协调、指挥本预案适用范围内的民用航空器飞行事故应急处置工作。国家处置飞行事故指挥部下设国家处置飞行事故指挥部办公室，作为国家处置飞行事故指挥部的执行和办事机构。

各民用航空地区管理机构设立地区民用航空器飞行事故应急指挥部，负责所辖范围内的民用航空器飞行事故应急指挥工作。

3 应急响应

3.1 应急响应分级

按民用航空器飞行事故的可控性、严重程度和影响范围，应急响应分为四个等级。

3.1.1 Ⅰ级应急响应

发生本预案"1.3适用范围"内的民用航空器飞行事故为Ⅰ级应急响应。

3.1.2 Ⅱ级应急响应

凡属下列情况之一者为Ⅱ级应急响应：

——民用航空器发生重大飞行事故。

——民用航空器在运行过程中发生严重的不

正常紧急事件，可能导致重大以上飞行事故发生，或可能对重要地面设施、环境保护、公众安全、社会稳定等造成重大影响或损失。

3.1.3 Ⅲ级应急响应

凡属下列情况之一者为Ⅲ级应急响应：

——民用航空器发生较大飞行事故。

——民用航空器在运行过程中发生严重的不正常紧急事件，可能导致较大以上飞行事故发生，或可能对地面设施、环境保护、公众安全、社会稳定等造成较大影响或损失。

3.1.4 Ⅳ级应急响应

凡属下列情况之一者为Ⅳ级应急响应：

——民用航空器发生一般飞行事故。

——民用航空器在运行过程中发生严重的不正常紧急事件，可能导致一般以上飞行事故发生，或可能对地面设施、环境保护、公众安全、社会稳定等造成一定影响或损失。

3.2 应急分级响应

——发生Ⅰ级应急响应事件时，启动本预案和国务院相关部门、省级人民政府应急预案。

——发生Ⅱ级应急响应事件时，启动国务院民用航空主管部门应急预案和相关省级人民政府应急预案。

——发生Ⅲ级应急响应事件时，启动民用航空地区管理机构应急预案和相关市（地）级人民政府应急预案。

——发生Ⅳ级应急响应事件时，启动民用运输机场应急预案、民用航空相关企事业单位应急预案、民用航空地方安全监察办公室应急预案和相关市（地）级人民政府应急预案。

启动本级应急预案时，本级应急指挥机构应向上一级应急指挥机构报告，必要时申请启动上一级应急预案。

启动本级应急预案时，相应的下级应急预案应提前或同时启动。

3.3 应急响应内容

3.3.1 应急响应程序

（1）启动本预案后，国家处置飞行事故指挥部办公室按下列程序和内容响应：

——开通与国务院相关部门、事故发生地省级应急指挥机构、事故现场应急指挥部、事故发生地所属民用航空地区管理机构应急指挥机构、民用航空器搜救中心等的通信联系，收集相关信息，随时掌握事故进展情况。

——及时报告民用航空器飞行事故基本情况和应急救援的进展情况。

——视情况通知有关成员组成国家处置飞行事故指挥部。

——通知相关应急机构随时待命，为地方应急指挥机构提供技术建议，协调事故现场应急指挥部提出的支援请求。

——组织有关人员、专家赶赴现场参加、指导现场应急救援。

——召集专家咨询组成员，提出应急救援方案建议。

——协调落实其他有关事项。

（2）相关部门应急指挥机构接到飞行事故信息后，按下列程序和内容响应：

——启动并实施本部门应急预案，并向国家处置飞行事故指挥部报告。

——协调组织应急救援力量开展应急救援工作。

——需要其他部门应急力量支援时，向国家处置飞行事故指挥部提出请求。

（3）省级人民政府应急指挥机构接到飞行事故信息后，按下列程序和内容响应：

——启动并实施省级及相关市（地）应急预案，及时向国家处置飞行事故指挥部报告。

——组织应急救援力量开展先期现场应急救援工作。

——需要其他应急力量支援时，向国家处置飞行事故指挥部提出请求。

3.3.2 信息报告和通报

（1）信息报告。

民用航空地区管理机构接到事故相关信息后，应立即报告国务院民用航空主管部门，同时通报事故发生地人民政府；事故发生地人民政府在接到事故相关信息后立即报告上一级人民政府和当地民用航空管理机构；国务院民用航空主管部门在接到事故相关信息后应立即报告国务院及安全生产监督和新闻宣传主管部门，并做好续报工作。

国务院民用航空主管部门在接到重大以上飞行事故信息后应立即报告国务院及安全生产监督主管部门，并在2小时内以书面形式上报有关事故情况。事故发生所在地人民政府在接到事故报告后应立即报告上一级人民政府和当地民用航空管理机构,并在 2 小时内以书面形式上报有关事故情况。

发生民用航空器飞行事故的相关单位要及时、主动向国家处置飞行事故指挥部办公室提供事故航空器相关资料,民用航空相关管理部门提供事故前的监督检查有关资料,为国家处置飞行事故指挥部办公室研究救援方案提供依据。

（2）信息通报。

国务院民用航空主管部门接到事故相关信息后,进行确认汇总,通报国务院相关部门、事故发生地省级人民政府及民用航空有关单位,做好事故应急救援准备。

3.3.3 通信

国家处置飞行事故指挥部办公室负责组织建立国家处置飞行事故指挥部与应急救援各相关部门的通信联系。事故现场应急指挥部负责组织落实事故现场信息通信保障工作。

3.3.4 现场指挥和协调

国家处置飞行事故指挥部负责民用航空器飞行事故应急统一指挥、协调和作出重大决策。

各应急机构接到事故信息和指挥命令后,立即派出有关人员赶赴现场,在事故现场应急指挥部统一指挥下,按照各自的预案和处置规程,协同配合,共同实施搜救和紧急处置行动。

事故现场应急指挥部由地方人民政府、民用航空地区管理机构及其派出机构和参加现场应急救援主要机构的负责人组成。

事故现场应急指挥部成立前,各应急救援队伍必须在当地政府和民用航空地区管理机构或其派出机构的协调指挥下坚决、迅速地实施先期处置,全力控制事故态势,防止次生、衍生和耦合事件的发生。

国家处置飞行事故指挥部统一指挥协调相关部门、地方应急资源,实施紧急处置行动。

3.3.5 航空器搜救

民用航空器搜救包括陆上搜救和海上搜救。

国家处置飞行事故指挥部负责统一指导全国范围的搜救民用航空器工作。

民用航空地区管理机构负责拟订陆上使用航空器搜救民用航空器的方案,协调当地政府和有关部门搜救民用航空器的工作。

（1）陆上搜救。

省、市（地）、县人民政府负责本行政区域内民用航空器的搜救工作。

（2）海上搜救。

国家海上搜救部门负责海上搜救民用航空器的工作。

沿海省（区、市）海上搜救机构负责拟订在海上使用船舶、航空器搜救民用航空器的方案,参加海上搜救民用航空器的工作。

民用航空器搜救工作依照《中华人民共和国搜寻援救民用航空器规定》执行。

3.3.6 现场紧急处置

现场处置主要依靠事发地人民政府和民用运输机场应急处置力量进行。

国家处置飞行事故指挥部协调相关部门及民用航空其他专业应急救援力量增援。

参加现场应急救援的队伍和人员在事故现场应急指挥部统一协调下进行应急救援和处置工作。

现场应急救援时,应优先将旅客、机组人员及其他机上人员撤离、疏散到安全区域,及时救助机上及地面受伤人员和幸存人员。

及时掌握机上运载的货物及危险品、航空器危险品及周边地面设施危险品的情况,根据现场情况迅速探明危险品状态,并立即采取保护、防护措施,必要时调集专业救援队伍进行处理。

当飞行事故发生在民用运输机场区域内时,机场应急指挥中心应按有关规定及机场应急救援预案迅速组织实施应急救援工作。在不影响应急救援工作及事故调查的前提下,尽快搬移、清理停留在机场道面上的事故航空器或其残骸,尽早恢复机场的正常运行,避免机场长时间关闭。相关空中交通管制部门应根据情况,及时调配与本机场运行有关的航班。机场及相关航空运输企业负责组织、疏导、安置因民用航空器飞行事故滞留机场的旅客,维护机场运行秩序。

3.3.7 医疗卫生

事发地卫生行政部门负责组织开展紧急医疗救护和现场卫生处置工作。

上级卫生部门根据需要派出专家和专业防治队伍进行支援。

特殊情况下,国家处置飞行事故指挥部根据事故现场需求,及时协调卫生部门组织有关专业医疗救护中心和专科医院,派出有关专家、调用特种药品和特种救治装备进行支援。

现场防疫工作依托事故发生地疾病控制中心,根据事故类型,按照专业规程,进行现场防疫工作。

3.3.8 应急人员的防护

现场应急救援工作必须在确保现场人员安全的情况下实施。参加现场应急救援的指挥人员、事故调查人员应按有关规定配带具有明显标识的专业防护服装及装备。事故现场应急指挥部负责组织采取各种现场安全防护措施，严格执行应急人员进出事故现场的管理程序。

3.3.9 群众的安全防护

事故现场应急指挥部负责组织事故发生区域群众的安全防护工作。

事故现场应急指挥部根据事故具体情况，明确群众安全防护的必要措施，决定应急状态下群众疏散的范围、方式、程序并组织实施，协调卫生部门组织医疗防疫与疾病控制。事故发生地公安部门负责现场治安管理。

3.3.10 社会力量动员和参与

事故现场应急指挥部协调地方政府组织调动本行政区域社会力量参与应急救援工作。

根据需要，国家处置飞行事故指挥部协调相关部门、省（区、市）人民政府组织有关社会力量进行支援。

3.3.11 信息发布

国家处置飞行事故指挥部负责民用航空器飞行事故信息的统一对外发布。

3.3.12 应急终止

（1）应急终止条件。

——事故航空器的搜救工作已经完成。

——机上幸存人员已撤离、疏散。

——伤亡人员已得到妥善救治和处理，重要财产已进行必要保护。

——对事故现场、应急人员和群众已采取有效防护措施。

——事故所造成的各种危害已被消除，并无继发可能。

——事故现场的各种应急处置行动已无继续的必要。

——受影响的民用运输机场已恢复正常运行。

——事故现场及其周边得到了有效控制，对重要地面设施、环境保护、公众安全、社会稳定等的影响已降至最小程度。

（2）应急终止程序。

事故现场应急指挥部确认符合应急终止条件，并选择适当终止时机，报国家处置飞行事故指挥部批准应急终止。国家处置飞行事故指挥部办公室根据应急指挥部指令，向事故现场应急指挥部下达应急终止通知。

应急工作终止后，及时分析评估本单位（部门）应急救援工作，总结经验教训，提出改进建议，修订完善应急预案。

4 后期处置

4.1 善后处置

事故发生地人民政府组织协调善后处置工作，尽快消除事故后果和影响，安抚受害人员，保证社会稳定，尽快恢复正常秩序。国家处置飞行事故指挥部办公室负责协调有关工作。

民用航空器飞行事故发生后，发生事故的民航运输企业按有关法律、法规，及时对受害旅客、货主进行赔偿，对地面受损害的单位和个人进行赔偿；通知有关保险机构及时派员赶赴事故现场，按有关航空保险规定办理事故理赔工作。

4.2 事故调查

民用航空器飞行事故调查应与现场应急处置工作有机结合，事故调查的内容包括对应急救援情况的调查。

民用航空器飞行事故调查工作按照《民用航空器飞行事故调查规定》和《国际民用航空公约》附件 13 的要求进行。事故调查工作包括：调查组的组成，事故现场调查，技术实验验证，事故原因分析，编写事故调查报告，提出安全预防建议。

事故调查组应掌握事故应急处置工作的情况，并对现场应急工作提出意见和建议。事故调查组到达现场后应听取现场应急处置工作情况介绍，与现场应急指挥部协调，参与现场应急处置工作。

与现场应急处置工作相结合，需要完成的主要调查任务有：现场监管保护，初始证据接收，证人和目击者询问，危险源的探测、排除、监护，现场人员防护等。

4.3 应急救援调查报告及评估

在民用航空器飞行事故应急处置结束后，事故现场应急指挥部应向国家处置飞行事故指挥部办公室提交应急救援总结报告。国家处置飞行事故指挥部办公室组织对应急处置工作进行分析评估，总结经验教训，提出改进意见，并对应急预案进行修订完善。

5 应急保障

5.1 装备保障

各级民用航空行政管理部门及相关部门要充

分发挥职能作用，在积极利用现有检验、鉴定、监测力量的基础上，根据工作需要和职责要求，建立和完善专家数据库和民用航空安全信息数据库系统，增加应急处置、快速机动和自身防护装备、物资的储备，不断提高应急检验、鉴定和监测的能力，保障民用航空器飞行事故应急工作的顺利进行。

5.2 通信保障

建立和完善民用航空器飞行事故应急指挥的通信保障和信息管理系统，利用先进的计算机技术、网络技术、无线通信技术、卫星技术等现代化手段，配备必要的有线、无线通信器材和计算机网络软、硬件设备，确保民用航空器飞行事故应急处置工作中，各方面的联络畅通、迅速、高效且形式多样。

5.3 人力资源保障

加强民用航空器飞行事故应急处置队伍的建设，通过经常性的培训、演练提高应急处置人员的业务素质和技术水平。

5.4 技术保障

加强技术支持部门的应急基础建设工作，增加技术投入，研究吸收国际先进经验，随时为处置可能发生的民用航空器飞行事故提供技术支持与保障。

6 宣传、培训和演练

6.1 宣传

各级民用航空行政管理部门以及民航各企事业单位应加强对职工的防范事故安全教育和应急处置工作教育，通过各种新闻媒体向社会公众宣传航空器出现紧急情况时应采取的正确处置措施，增强公众的自我保护意识，提高自救、互救能力，尽量减少人员伤亡和财产损失。

6.2 培训

各级民用航空行政管理部门应组织民用航空应急预案的学习和培训，加强国内外技术交流和研讨，提高应急处置、事故调查等专业技术人员的业务知识水平。

6.3 演练

国家处置飞行事故指挥部办公室至少每年协调组织一次针对民用航空器飞行事故的应急综合演练，加强和完善相关部门的协调配合工作。

各级民用航空行政管理部门应定期组织不同类型的民用航空器飞行事故应急演练、以检验、改善和强化各方面的应急准备、应急响应和应急管理能力，提高工作效率，不断完善应急预案。

7 附则

7.1 名词解释

航空器：凡能从空气的反作用而不是从空气对地面的反作用，在大气中获得支承的机器。

机场及其邻近区域：指机场围界以内及距机场基准位置点8千米范围内的区域。

7.2 预案管理与更新

随着应急救援相关法律法规的制定、修订和完善，部门职责的变化，以及应急过程中存在的问题和出现的新情况，国务院民用航空主管部门应及时组织修订完善本预案。

7.3 奖励与责任追究

7.3.1 奖励

在民用航空器飞行事故的应急处置工作中作出突出贡献的单位及个人，国务院民用航空主管部门、有关部门、相关地方人民政府等应给予奖励：

——由于报告及时，避免了民用航空器飞行事故的发生或减轻了民用航空器飞行事故所造成的人员伤亡和财产损失。

——由于处置措施适当，避免了民用航空器飞行事故的发生或减轻了民用航空器飞行事故所造成的人员伤亡和财产损失。

——其他在民用航空器飞行事故应急处置工作中作出突出贡献的。

7.3.2 责任追究

——对未及时报告民用航空器飞行事故，导致国家利益和人民生命财产受到重大损失，构成犯罪的，依法追究刑事责任；情节较轻，尚不构成犯罪的，由其所在单位或者上级主管机关给予行政处分。

——在对民用航空器飞行事故的应急处置工作中，玩忽职守，导致国家利益和人民生命财产受到重大损失，构成犯罪的，依法追究刑事责任；情节较轻，尚不构成犯罪的，由其所在单位或者上级主管机关给予行政处分。

7.4 预案实施时间

本预案自印发之日起实施。

国家处置铁路行车事故应急预案

1 总则

1.1 编制目的

预防和最大程度地减少铁路行车事故造成的人员伤亡、财产损失和对公共安全的影响，及时有效处置铁路行车事故，尽快恢复铁路运输正常秩序。

1.2 编制依据

依据《中华人民共和国安全生产法》《中华人民共和国铁路法》《中华人民共和国消防法》《国家突发公共事件总体应急预案》《特别重大事故调查程序暂行规定》《铁路技术管理规程》《铁路行车事故处理规则》等法律法规和有关规定，制定本预案。

1.3 适用范围

本预案适用于铁路发生特别重大行车事故，即造成30人以上死亡（含失踪）、或危及30人以上生命安全，或100人以上中毒（重伤）、或紧急转移人员超过10万、或直接经济损失超过1亿元、或繁忙干线中断行车48小时以上的事故；以及在国家铁路、国家铁路控股的合资铁路开行的旅客列车，国家铁路、国家铁路控股的合资铁路开往地方铁路或非国家铁路控股的合资铁路的旅客列车，发生重大行车事故，即造成10人以上、30人以下死亡（含失踪），或危及10人以上、30人以下生命安全，或50人以上、100人以下中毒（重伤），或直接经济损失在5 000万元以上、1亿元以下，或繁忙干线中断行车24小时以上的事故。

地方铁路和非国家铁路控股的合资铁路发生上述行车事故时，按管理权限，由所在地省级人民政府制定相应应急预案，并按其规定组织处置。

1.4 工作原则

（1）坚持以人为本。以保障人民群众生命财产安全为出发点和落脚点，最大程度地减少行车事故造成的人员伤亡和财产损失。

（2）尽快恢复运输。分秒必争，快速抢通线路，尽快恢复通车和运输秩序。

（3）实行分工负责。在国务院统一领导下，铁道部和国务院有关部门、事发地人民政府按照各自职责、分工、权限和本预案的规定，共同做好铁路行车事故应急救援处置工作。

（4）坚持预防为主。积极采用先进的预测、预防、预警和应急处置技术，提高行车事故防范水平；不断完善铁路应急救援体系建设，提高救援装备技术水平和应急救援能力。

2 组织指挥体系及职责

在发生铁路Ⅰ级应急响应的行车事故时，根据需要，铁道部报请国务院领导组织、指导、协调应急救援工作，由国务院或国务院授权铁道部成立非常设的国家处置铁路行车事故应急救援领导小组，成员单位根据铁路行车事故的严重程度、影响范围和应急处置的需要确定。

铁道部成立铁路行车事故应急指挥小组，下设行车事故灾难应急协调办公室，负责协助部领导处理有关事故灾难、信息收集和协调指挥等工作。

国家处置铁路行车事故应急救援领导小组根据铁道部建议以及相关部门和单位意见，作出应急支援决定。国务院各有关部门和地方人民政府依据分工，分头组织实施应急支援行动。

事发地省级人民政府成立现场救援指挥部，具体负责事故现场群众疏散安置、社会救援力量支援等方面的现场指挥和后勤保障工作；负责组织处置地方铁路和非国家铁路控股的合资铁路发生的行车事故。

3 预防预警

3.1 行车事故信息报告与管理

铁道部负责本预案规定处理权限的铁路行车事故信息的收集、调查、处理、统计、分析、总结和报告，同时预测事故发展趋势，发布安全预警信息，制订相应预防措施。

铁路行车事故信息按《铁路行车事故处理规则》规定进行报告。当铁路行车事故发生后，有关人员应立即上报铁道部，最迟不得超过事故发生后2小时；铁道部按有关规定上报国务院，最迟不得超过接报后2小时；按本预案要求通知铁道部应急指挥小组成员。

对需要地方人民政府协助救援、协调伤员救治、现场群众疏散等工作以及可能产生较大社会影响的行车事故，发生事故的铁路运输企业，应按地方人民政府和铁路运输企业铁路行车事故应急预案规定程序，立即向事发地人民政府应急机构通报，地方人民政府应按有关程序进行处置。

地方铁路和非国家铁路控股的合资铁路发生

Ⅰ、Ⅱ级应急响应的行车事故时，由事发地省级人民政府在事故发生后 2 小时内报铁道部行车事故灾难应急协调办公室。

3.2 行车事故预防预警系统

根据铁路行车事故特点和规律，适应提高科技保障安全能力的需要，铁路部门应进一步加大投入，研制开发和引进先进的安全技术装备，进一步整合和完善铁路现有各项安全检测、监控技术装备；依托现代网络技术和移动通信技术，构建完整的铁路行车安全监控信息网络，实现各类安全监测信息的自动收集与集成；逐步建立防止各类铁路行车事故的安全监控系统、事故救援指挥系统和铁路行车安全信息综合管理系统。在此基础上，逐步建成集监测、控制、管理和救援于一体的高度信息化的铁路行车安全预防预警体系。

4 应急响应

4.1 分级响应

按铁路行车事故灾难的可控性、严重程度和影响范围，应急响应级别原则上分为Ⅰ、Ⅱ、Ⅲ、Ⅳ级。当达到本预案应急响应条件时，应启动本预案。

4.1.Ⅱ级应急响应

（1）出现下列情况之一，为Ⅰ级应急响应：

①造成 30 人以上死亡（含失踪），或危及 30 人以上生命安全，或 100 人以上中毒（重伤）的铁路行车事故。

②直接经济损失超过 1 亿元的铁路行车事故。

③铁路沿线群众需要紧急转移 10 万人以上的铁路行车事故。

④铁路繁忙干线遭受破坏，造成行车中断，经抢修在 48 小时内无法恢复通车。

⑤需要启动Ⅰ级应急响应的其他铁路行车事故。

（2）Ⅰ级响应行动。

①Ⅰ级应急响应由铁道部报请国务院启动，或由国务院授权铁道部启动。

②铁道部接到事故报告后，立即报告国务院，同时根据事故情况，通知国务院应急救援领导小组有关成员，组成国家处置铁路行车事故应急救援领导小组。

③铁道部开通与国务院有关部门、事发地省级应急救援指挥机构以及现场救援指挥部的通信联系通道，随时掌握事故进展情况。

④通知有关专家对应急救援方案提供咨询。

⑤铁道部根据专家的建议以及国务院其他部门的意见提出建议，国务院应急救援领导小组确定事故救援的支援和协调方案。

⑥派出有关人员和专家赶赴现场参加、指导现场应急救援。

⑦协调事故现场救援指挥部提出的其他支援请求。

4.1.2 Ⅱ级应急响应

（1）符合下列情况之一，为Ⅱ级应急响应：

①造成 10 人以上、30 人以下死亡（含失踪），或危及 10 人以上、30 人以下生命安全，或 50 人以上、100 人以下中毒（重伤）的铁路行车事故。

②直接经济损失为 5 000 万元以上、1 亿元以下的铁路行车事故。

③铁路沿线群众需要紧急转移 5 万人以上、10 万人以下的铁路行车事故。

④铁路繁忙干线遭受破坏，造成行车中断，经抢修 24 小时内无法恢复通车。

⑤需要启动Ⅱ级应急响应的其他铁路行车事故。

（2）Ⅱ级响应行动

①Ⅱ级应急响应由铁道部负责启动。

②铁道部行车事故灾难应急协调办公室立即通知铁道部应急指挥小组有关成员前往指挥地点，并根据事故具体情况通知有关专家参加。

③应急指挥小组根据事故情况设立行车指挥、事故救援、事故调查、医疗救护、后勤保障、善后处理、宣传报道、治安保卫等应急协调组和现场救援指挥部。

④开通与事发地铁路运输企业应急救援指挥机构、事故现场救援指挥部、各应急协调组的通信联系通道，随时掌握事故进展情况。

⑤根据专家和各应急协调组的建议，应急指挥小组确定事故救援的支援和协调方案。

⑥派出有关人员和专家赶赴现场参加、指导现场应急救援工作。

⑦协调事故现场救援指挥部提出的支援请求。

⑧向国务院报告有关事故情况。

⑨超出本级应急救援处置能力时，及时报告国务院。

4.1.3 发生Ⅲ级以下应急响应的行车事故，由铁路运输企业按其制定的应急预案启动。

4.2 信息共享和处理

4.2.1 铁道部通过现代网络技术，构建铁路行车安全信息管理体系，实现铁路行车安全信息集中管理、资源共享。

4.2.2 国际联运列车在境外发生行车事故时，铁道部及时与有关部门联系，了解事故情况。

4.2.3 发生Ⅰ、Ⅱ级应急响应的行车事故时，发生事故的铁路运输企业在报告铁道部的同时，应按有关规定抄报事发地省级人民政府。

4.3 通信

4.3.1 铁道部负责组织协调建立通信联系，保障事故现场信息和国务院各应急协调指挥机构的通信，必要时承担开设现场应急救援指挥机动通信枢纽的任务。

4.3.2 铁路系统内部以行车调度电话为主通信方式，各级值班电话为辅助通信方式。

4.3.3 行车事故发生后，根据事故应急处理需要，设置事故现场指挥电话和图像传输设备，确定现场联系方式，确保应急指挥联络的畅通。

4.4 指挥和协调

4.4.1 铁道部指挥协调工作

（1）进入应急状态，铁道部应急指挥小组代表铁道部全权负责行车事故应急协调指挥工作。

（2）铁道部应急指挥小组根据行车事故情况，提出事故现场控制行动原则和要求，调集相邻铁路运输企业救援队伍，商请有关部门派出专业救援人员；各应急机构接到事故信息和支援命令后，要立即派出有关人员和队伍赶赴现场。现场救援指挥部根据铁道部应急指挥小组的授权，统一指挥事故现场救援。各应急救援力量要按照批准的方案，相互配合，密切协作，共同实施救援起复和紧急处置行动。

（3）现场救援指挥部成立前，由事发地铁路运输企业应急领导小组指定人员任组长并组织有关单位组成事故现场临时调查处理小组，按《铁路行车事故处理规则》的规定，开展事故现场人员救护、事故救援、机车、车辆起复和事故调查等工作，全力控制事故态势，防止事故扩大。

（4）行车事故发生后，铁路行车指挥部门要立即封锁事故影响的区间（站场），全面做好防护工作，防止次生、衍生事故的发生和人员伤亡、财产损失的扩大。

应急状态时，铁道部有关司局和专家，要及时、主动向行车事故灾难应急协调办公室提供事故应急救援有关基础资料以及事故发生前设备技术状态和相关情况，并迅速对事故灾难信息进行分析、评估，提出应急处置方案和建议，供铁道部应急指挥小组领导决策参考。

4.4.2 事发地人民政府指挥协调工作

地方人民政府应急指挥机构根据铁路行车事故情况，对铁路沿线群众安全防护和疏散、事故造成的伤亡人员救护和安置、事故现场的治安秩序以及有关救援力量的增援提出现场行动原则和要求，并迅速组织救援力量实施救援行动。

4.5 紧急处置

4.5.1 现场处置主要依靠事发地铁路运输企业应急处置力量。事故发生后，当地铁路单位和列车工作人员应立即组织开展自救、互救，并根据《铁路行车事故处理规则》迅速上报。

4.5.2 发生铁路行车事故需要启动本预案时，铁道部、国务院有关部门和地方人民政府分别按权限组织处置。根据事故具体情况和实际需要调动应急队伍，集结专用设备、器械和药品等救援物资，落实处置措施。公安、武警对现场施行保护、警戒和协助抢救。

4.5.3 铁道部应急指挥小组根据现场请求，负责紧急调集铁路内部救援力量、专用设备和物资，参与应急处置；并通过国家处置铁路行车事故应急救援领导小组，协调组织有关部委的专业救援力量、专用设备和物资实施紧急支援。

4.5.4 涉及跨省级行政区域、影响严重的事故紧急处置方案，由铁道部提出并协调实施；必要时，报国务院决定。

4.6 救护和医疗

4.6.1 行车事发地人民政府负责现场组织协调有关医疗救护工作。

4.6.2 卫生部门根据铁道部应急指挥小组的请求，负责协调组织医疗救护、医疗专家、特种药品和特种救治装备进行支援，协调组织现场卫生防疫有关工作。

4.6.3 事发地铁路运输企业按照本单位应急预案中确定的医疗救护网点，迅速联系地方医疗机构，配合协助医疗部门开展紧急医疗救护和现场卫生处置。

4.6.4 对可能导致疫病发生的行车事故，铁路运输企业应立即通知卫生防疫部门采取防疫措施。

4.7 应急人员的防护

应急救援起复方案，必须在确保现场人员安全的情况下实施。应急救援人员的自身安全防护，必须按设备、设施操作规程和标准执行。参加应急救援和现场指挥、事故调查处理的人员，必须配带具有明显标识并符合防护要求的安全帽、防护服、防护靴等。根据需要，由铁道部应急指挥小组和事发地人民政府具体协调调集相应的安全防护装备。

4.8 群众的安全防护

4.8.1 凡旅客列车发生的行车事故需要应急救援时，必须先将旅客和列车乘务人员疏散到安全区域后方准开始应急救援。

4.8.2 凡需要对旅客进行安全防护、疏散时，由铁路运输企业按其应急救援预案进行安全防护和疏散。需要对沿线群众进行安全防护、疏散时，铁路运输企业应立即通知事发地人民政府，由地方人民政府负责进行安全防护和疏散。

4.8.3 旅客、群众安全防护和事故处理期间的治安管理，由公安机关和武警部队负责。

4.9 社会力量的动员与参与

需社会力量参与时，由铁道部应急指挥小组协调地方人民政府实施，并纳入地方人民政府应急救援预案。社会力量参与应急救援，应在现场救援指挥部统一领导下开展工作。

4.10 突发事件的调查处理及损失评估

Ⅰ级应急响应的铁路行车事故调查处理，由国务院或国务院授权组织调查组负责。其他铁路行车事故的调查处理，按《铁路行车事故处理规则》有关规定，由铁道部负责。

行车事故的损失评估，按铁路有关规定执行。

4.11 信息发布

铁道部或被授权的铁路局负责行车事故的信息发布工作。如发生影响较大的行车事故，要及时发布准确、权威的信息，正确引导社会舆论。要指定专人负责信息舆论工作，迅速拟订信息发布方案，确定发布内容，及时采用适当方式发布信息，并组织好相关报道。

4.12 应急结束

当行车事故发生现场对人员、财产、公共安全的危害性消除，伤亡人员和旅客、群众已得到医疗救护和安置，财产得到妥善保护，列车恢复正常运输后，经现场救援指挥部批准，现场应急救援工作结束。应急救援队伍撤离现场，按"谁启动、谁结束"的原则，宣布应急结束。完成行车事故救援起复后期处置工作后，现场救援指挥部要对整个应急救援情况进行总结，并写出报告报送铁道部行车事故灾难应急协调办公室。

5 后期处置

5.1 善后处理

事发地铁路运输企业负责按照法律法规规定，及时对受害旅客、货主、群众及其家属进行补偿或赔偿；负责清除事故现场有害残留物，或将其控制在安全允许的范围内。铁道部和地方人民政府应急指挥机构共同协调处理好有关工作。

5.2 保价保险

铁路行车事故发生后，由善后处理组通知有关保险机构及时赶赴事故现场，开展应急救援人员现场保险及伤亡人员和财产保险的理赔工作；对涉及保价运输的货物损失，由善后处理组按铁路有关保价规定理赔。

5.3 铁路行车事故应急经验教训总结及改进建议

按照《铁路行车事故处理规则》规定，根据现场救援指挥部提交的铁路行车事故报告和应急救援总结报告，铁道部行车事故灾难应急协调办公室组织总结分析应急救援经验教训，提出改进应急救援工作的意见和建议，报送铁道部应急指挥小组。

铁道部、国务院有关部门和事发地省级人民政府应急指挥机构，应根据实际应急救援行动情况进行总结分析，并提交总结报告。

6 保障措施

6.1 通信与信息保障

铁道部负责组织协调通信工作，保证应急救援时通信的畅通。

铁道部负责组织建立统一的国家铁路和国家铁路控股的合资铁路行车事故灾难应急救援指挥系统，逐步整合行车设备状态信息、地理信息、沿线视频信息，并结合行车事故灾害现场动态图像信息和救援预案，建立铁路运输安全综合信息库，为抢险救援提供决策支持。

6.2 救援装备和应急队伍保障

铁道部根据铁路救援体系建设规划，协调、检查、促进铁路应急救援基地建设，强化完善救援队伍建设，保证应急状态时的调用。

铁道部要进一步优化和强化以救援列车、救援队、救援班为主体的救援抢险网络，合理配置救援资源；采用先进的救援装备和安全防护器材，制订各类救援起复专业技术方案；积极开展技能培训和演练，提高快速反应和救援起复能力。

6.3 交通运输保障

启动应急预案期间，事发地人民政府和铁路运输企业按管理权限调动管辖范围内的交通工具，任何单位和个人不得拒绝。根据现场需要，由地方人民政府协调地方公安交通管理部门实行必要的交通管制，维持应急处置期间的交通运输秩序。

6.4 医疗卫生保障

地方卫生行政部门应制定相应的医疗卫生保障应急预案，明确铁路沿线可用于应急救援的医疗救治资源和卫生防疫机构能力与分布情况，提出可调用方案，检查监督本行政区域内医疗卫生防疫单位的应急准备保障措施。

各铁路运输企业在制定应急预案时，应按照地方卫生行政部门确定的承担铁路行车事故医疗卫生防疫机构名录，明确不同地区、不同线路发生行车事故时医疗卫生机构地址、联系方式，并制订应急处置行动方案，确保应急处置及时有效。

6.5 治安保障

各级应急处置预案中，要明确事故现场负责治安保障的公安机关负责人，安排足够的警力做好应急期间各阶段、各场所的治安保障工作。

6.6 物资保障

铁路运输企业要按规定备足必需的应急抢险路料及备用器材、设施，专人负责，定期检查。

6.7 资金保障

铁路运输企业财会部门要采取得力措施，确保铁路行车事故应急处置的资金需求。铁路行车事故应急救援费用、善后处理费用和损失赔偿费用由事故责任单位承担，事故责任单位无力承担的，由地方人民政府和铁道部按管理权限协调解决。应急处置工作经费保障按《财政应急保障预案》规定实施。

6.8 技术储备与保障

铁道部行车事故灾难应急协调办公室负责专家库、技术资料等的建立、完善和更新。

7 宣传、培训和演习

7.1 宣传教育

地方各级人民政府要积极利用电视、广播、报刊等新闻媒体，广泛宣传应急法律法规和公众避险、自救、互救知识，提高公众自我保护能力和守法意识。

铁道部要结合铁路行业实际，全面开展宣传教育工作，提高全体职工和公众的安全意识。

7.2 培训

按照分级管理的原则，铁道部、国务院有关部门和地方人民政府要组织各级应急管理机构以及专业救援队伍的人员进行上岗前培训，定期进行救援知识的专业培训，提高救援技能。

7.3 演练

铁道部要有计划地按应急救援要求每年进行一次演习和演练。根据需要，可开展国内外的工作交流，提高铁路行业应急处置实战能力。

8 附则

8.1 名词术语的定义与说明

铁路行车事故性质按《铁路行车事故处理规则》规定的构成条件确定。

本预案有关数量的表述中，"以上"含本数，"以下"不含本数。

8.2 预案管理与更新

随着应急救援法律法规的制定和完善、部门职责的变化以及应急过程中存在的问题和出现的新情况，铁道部应及时修订完善本预案。

8.3 奖励与责任追究

对实施本应急预案行动中表现突出的单位和人员，由各级应急领导（指挥）小组给予表彰和奖励；在应急处置中因公殉职的人员需追认烈士时，由地方人民政府负责按有关程序办理。对玩忽职守、严重失职造成事故的责任人，根据国家有关法律法规的规定，按照管理权限，给予行政处罚；构成犯罪的，依法追究刑事责任。

8.4 预案实施时间

本预案自印发之日起实施。

国家地震应急预案

(2012年8月28日修订)

1 总则

1.1 编制目的

依法科学统一、有力有序有效地实施地震应急,最大程度减少人员伤亡和经济损失,维护社会正常秩序。

1.2 编制依据

《中华人民共和国突发事件应对法》《中华人民共和国防震减灾法》等法律法规和国家突发事件总体应急预案等。

1.3 适用范围

本预案适用于我国发生地震及火山灾害和国外发生造成重大影响地震及火山灾害的应对工作。

1.4 工作原则

抗震救灾工作坚持统一领导、军地联动,分级负责、属地为主,资源共享、快速反应的工作原则。地震灾害发生后,地方人民政府和有关部门立即自动按照职责分工和相关预案开展前期处置工作。省级人民政府是应对本行政区域特别重大、重大地震灾害的主体。视省级人民政府地震应急的需求,国家地震应急给予必要的协调和支持。

2 组织体系

2.1 国家抗震救灾指挥机构

国务院抗震救灾指挥部负责统一领导、指挥和协调全国抗震救灾工作。地震局承担国务院抗震救灾指挥部日常工作。

必要时,成立国务院抗震救灾总指挥部,负责统一领导、指挥和协调全国抗震救灾工作;在地震灾区成立现场指挥机构,在国务院抗震救灾指挥机构的领导下开展工作。

2.2 地方抗震救灾指挥机构

县级以上地方人民政府抗震救灾指挥部负责统一领导、指挥和协调本行政区域的抗震救灾工作。地方有关部门和单位、当地解放军、武警部队和民兵组织等,按照职责分工,各负其责,密切配合,共同做好抗震救灾工作。

3 响应机制

3.1 地震灾害分级

地震灾害分为特别重大、重大、较大、一般四级。

(1)特别重大地震灾害是指造成300人以上死亡(含失踪),或者直接经济损失占地震发生地省(区、市)上年国内生产总值1%以上的地震灾害。

当人口较密集地区发生7.0级以上地震,人口密集地区发生6.0级以上地震,初判为特别重大地震灾害。

(2)重大地震灾害是指造成50人以上、300人以下死亡(含失踪)或者造成严重经济损失的地震灾害。

当人口较密集地区发生6.0级以上、7.0级以下地震,人口密集地区发生5.0级以上、6.0级以下地震,初判为重大地震灾害。

(3)较大地震灾害是指造成10人以上、50人以下死亡(含失踪)或者造成较重经济损失的地震灾害。

当人口较密集地区发生5.0级以上、6.0级以下地震,人口密集地区发生4.0级以上、5.0级以下地震,初判为较大地震灾害。

(4)一般地震灾害是指造成10人以下死亡(含失踪)或者造成一定经济损失的地震灾害。

当人口较密集地区发生4.0级以上、5.0级以下地震,初判为一般地震灾害。

3.2 分级响应

根据地震灾害分级情况,将地震灾害应急响应分为Ⅰ级、Ⅱ级、Ⅲ级和Ⅳ级。

应对特别重大地震灾害,启动Ⅰ级响应。由灾区所在省级抗震救灾指挥部领导灾区地震应急工作;国务院抗震救灾指挥机构负责统一领导、指挥和协调全国抗震救灾工作。

应对重大地震灾害,启动Ⅱ级响应。由灾区所在省级抗震救灾指挥部领导灾区地震应急工作;国务院抗震救灾指挥部根据情况,组织协调有关部门和单位开展国家地震应急工作。

应对较大地震灾害,启动Ⅲ级响应。在灾区所在省级抗震救灾指挥部的支持下,由灾区所在市级抗震救灾指挥部领导灾区地震应急工作。中国地震局等国家有关部门和单位根据灾区需求,协助做好抗震救灾工作。

应对一般地震灾害，启动Ⅳ级响应。在灾区所在省、市级抗震救灾指挥部的支持下，由灾区所在县级抗震救灾指挥部领导灾区地震应急工作。中国地震局等国家有关部门和单位根据灾区需求，协助做好抗震救灾工作。

地震发生在边疆地区、少数民族聚居地区和其他特殊地区，可根据需要适当提高响应级别。地震应急响应启动后，可视灾情及其发展情况对响应级别及时进行相应调整，避免响应不足或响应过度。

4 监测报告

4.1 地震监测预报

中国地震局负责收集和管理全国各类地震观测数据，提出地震重点监视防御区和年度防震减灾工作意见。各级地震工作主管部门和机构加强震情跟踪监测、预测预报和群测群防工作，及时对地震预测意见和可能与地震有关的异常现象进行综合分析研判。省级人民政府根据预报的震情决策发布临震预报，组织预报区加强应急防范措施。

4.2 震情速报

地震发生后，中国地震局快速完成地震发生时间、地点、震级、震源深度等速报参数的测定，报国务院，同时通报有关部门，并及时续报有关情况。

4.3 灾情报告

地震灾害发生后，灾区所在县级以上地方人民政府及时将震情、灾情等信息报上级人民政府，必要时可越级上报。发生特别重大、重大地震灾害，民政部、中国地震局等部门迅速组织开展现场灾情收集、分析研判工作，报国务院，并及时续报有关情况。公安、安全生产监管、交通、铁道、水利、建设、教育、卫生等有关部门及时将收集了解的情况报国务院。

5 应急响应

各有关地方和部门根据灾情和抗灾救灾需要，采取以下措施。

5.1 搜救人员

立即组织基层应急队伍和广大群众开展自救互救，同时组织协调当地解放军、武警部队、地震、消防、建筑和市政等各方面救援力量，调配大型吊车、起重机、千斤顶、生命探测仪等救援装备，抢救被掩埋人员。现场救援队伍之间加强衔接和配合，合理划分责任区边界，遇有危险时及时传递警报，做好自身安全防护。

5.2 开展医疗救治和卫生防疫

迅速组织协调应急医疗队伍赶赴现场，抢救受伤群众，必要时建立战地医院或医疗点，实施现场救治。加强救护车、医疗器械、药品和血浆的组织调度，特别是加大对重灾区及偏远地区医疗器械、药品供应，确保被救人员得到及时医治，最大程度减少伤员致死、致残。统筹周边地区的医疗资源，根据需要分流重伤员，实施异地救治。开展灾后心理援助。

加强灾区卫生防疫工作。及时对灾区水源进行监测消毒，加强食品和饮用水卫生监督；妥善处置遇难者遗体，做好死亡动物、医疗废弃物、生活垃圾、粪便等消毒和无害化处理；加强鼠疫、狂犬病的监测、防控和处理，及时接种疫苗；实行重大传染病和突发卫生事件每日报告制度。

5.3 安置受灾群众

开放应急避难场所，组织筹集和调运食品、饮用水、衣被、帐篷、移动厕所等各类救灾物资，解决受灾群众吃饭、饮水、穿衣、住处等问题；在受灾村镇、街道设置生活用品发放点，确保生活用品的有序发放；根据需要组织生产、调运、安装活动板房和简易房；在受灾群众集中安置点配备必要的消防设备器材，严防火灾发生。救灾物资优先保证学校、医院、福利院的需要；优先安置孤儿、孤老及残疾人员，确保其基本生活。鼓励采取投亲靠友等方式，广泛动员社会力量安置受灾群众。

做好遇难人员的善后工作，抚慰遇难者家属；积极创造条件，组织灾区学校复课。

5.4 抢修基础设施

抢通修复因灾损毁的机场、铁路、公路、桥梁、隧道等交通设施，协调运力，优先保证应急抢险救援人员、救灾物资和伤病人员的运输需要。抢修供电、供水、供气、通信、广播电视等基础设施，保障灾区群众基本生活需要和应急工作需要。

5.5 加强现场监测

地震局组织布设或恢复地震现场测震和前兆台站，实时跟踪地震序列活动，密切监视震情发展，对震区及全国震情形势进行研判。气象局加强气象监测，密切关注灾区重大气象变化。灾区所在地抗震救灾指挥部安排专业力量加强空气、水源、土壤污染监测，减轻或消除污染危害。

5.6 防御次生灾害

加强次生灾害监测预警，防范因强余震和降雨形成的滑坡、泥石流、滚石等造成新的人员伤亡和交通堵塞；组织专家对水库、水电站、堤坝、堰塞湖等开展险情排查、评估和除险加固，必要时组织下游危险地区人员转移。

加强危险化学品生产储存设备、输油气管道、输配电线路的受损情况排查，及时采取安全防范措施；对核电站等核工业生产科研重点设施，做好事故防范处置工作。

5.7 维护社会治安

严厉打击盗窃、抢劫、哄抢救灾物资、借机传播谣言制造社会恐慌等违法犯罪行为；在受灾群众安置点、救灾物资存放点等重点地区，增设临时警务站，加强治安巡逻，增强灾区群众的安全感；加强对党政机关、要害部门、金融单位、储备仓库、监狱等重要场所的警戒，做好涉灾矛盾纠纷化解和法律服务工作，维护社会稳定。

5.8 开展社会动员

灾区所在地抗震救灾指挥部明确专门的组织机构或人员，加强志愿服务管理；及时开通志愿服务联系电话，统一接收志愿者组织报名，做好志愿者派遣和相关服务工作；根据灾区需求、交通运输等情况，向社会公布志愿服务需求指南，引导志愿者安全有序参与。

视情开展为灾区人民捐款捐物活动，加强救灾捐赠的组织发动和款物接收、统计、分配、使用、公示反馈等各环节工作。

必要时，组织非灾区人民政府，通过提供人力、物力、财力、智力等形式，对灾区群众生活安置、伤员救治、卫生防疫、基础设施抢修和生产恢复等开展对口支援。

5.9 加强涉外事务管理

及时向相关国家和地区驻华机构通报相关情况；协调安排国外救援队入境救援行动，按规定办理外事手续，分配救援任务，做好相关保障；加强境外救援物资的接受和管理，按规定做好检验检疫、登记管理等工作；适时组织安排境外新闻媒体进行采访。

5.10 发布信息

各级抗震救灾指挥机构按照分级响应原则，分别负责相应级别地震灾害信息发布工作，回应社会关切。信息发布要统一、及时、准确、客观。

5.11 开展灾害调查与评估

地震局开展地震烈度、发震构造、地震宏观异常现象、工程结构震害特征、地震社会影响和各种地震地质灾害调查等。民政、地震、国土资源、建设、环境保护等有关部门，深入调查灾区范围、受灾人口、成灾人口、人员伤亡数量、建构筑物和基础设施破坏程度、环境影响程度等，组织专家开展灾害损失评估。

5.12 应急结束

在抢险救灾工作基本结束、紧急转移和安置工作基本完成、地震次生灾害的后果基本消除，以及交通、电力、通信和供水等基本抢修抢通、灾区生活秩序基本恢复后，由启动应急响应的原机关决定终止应急响应。

6 指挥与协调

6.1 特别重大地震灾害

6.1.1 先期保障

特别重大地震灾害发生后，根据中国地震局的信息通报，有关部门立即组织做好灾情航空侦察和机场、通信等先期保障工作。

（1）测绘地信局、民航局、总参谋部等迅速组织协调出动飞行器开展灾情航空侦察。

（2）总参谋部、民航局采取必要措施保障相关机场的有序运转，组织修复灾区机场或开辟临时机场，并实行必要的飞行管制措施，保障抗震救灾工作需要。

（3）工业和信息化部按照国家通信保障应急预案及时采取应对措施，抢修受损通信设施，协调应急通信资源，优先保障抗震救灾指挥通信联络和信息传递畅通。自有通信系统的部门尽快恢复本部门受到损坏的通信设施，协助保障应急救援指挥通信畅通。

6.1.2 地方政府应急处置

省级抗震救灾指挥部立即组织各类专业抢险救灾队伍开展人员搜救、医疗救护、受灾群众安置等，组织抢修重大关键基础设施，保护重要目标；国务院启动Ⅰ级响应后，按照国务院抗震救灾指挥机构的统一部署，领导和组织实施本行政区域抗震救灾工作。

灾区所在市（地）、县级抗震救灾指挥部立即发动基层干部群众开展自救互救，组织基层抢险救灾队伍开展人员搜救和医疗救护，开放应急避难场所，及时转移和安置受灾群众，防范次生灾害，维护社会治安，同时提出需要支援的应急措施建议；按照上级抗震救灾指挥机构的安排部署，领导和组织实施本行政区域抗震救灾工作。

6.1.3 国家应急处置

中国地震局或灾区所在省级人民政府向国务院提出实施国家地震应急Ⅰ级响应和需采取应急措施的建议，国务院决定启动Ⅰ级响应，由国务院抗震救灾指挥机构负责统一领导、指挥和协调全国抗震救灾工作。必要时，国务院直接决定启动Ⅰ级响应。

国务院抗震救灾指挥机构根据需要设立抢险救援、群众生活保障、医疗救治和卫生防疫、基础设施保障和生产恢复、地震监测和次生灾害防范处置、社会治安、救灾捐赠与涉外事务、涉港澳台事务、国外救援队伍协调事务、地震灾害调查及灾情损失评估、信息发布及宣传报道等工作组，国务院办公厅履行信息汇总和综合协调职责，发挥运转枢纽作用。国务院抗震救灾指挥机构组织有关地区和部门开展以下工作：

（1）派遣公安消防部队、地震灾害紧急救援队、矿山和危险化学品救护队、医疗卫生救援队伍等各类专业抢险救援队伍，协调解放军和武警部队派遣专业队伍，赶赴灾区抢救被压埋幸存者和被困群众。

（2）组织跨地区调运救灾帐篷、生活必需品等救灾物资和装备，支援灾区保障受灾群众的吃、穿、住等基本生活需要。

（3）支援灾区开展伤病员和受灾群众医疗救治、卫生防疫、心理援助工作，根据需要组织实施跨地区大范围转移救治伤员，恢复灾区医疗卫生服务能力和秩序。

（4）组织抢修通信、电力、交通等基础设施，保障抢险救援通信、电力以及救灾人员和物资交通运输的畅通。

（5）指导开展重大危险源、重要目标物、重大关键基础设施隐患排查与监测预警，防范次生衍生灾害。对于已经受到破坏的，组织快速抢险救援。

（6）派出地震现场监测与分析预报工作队伍，布设或恢复地震现场测震和前兆台站，密切监视震情发展，指导做好余震防范工作。

（7）协调加强重要目标警戒和治安管理，预防和打击各种违法犯罪活动，指导做好涉灾矛盾纠纷化解和法律服务工作，维护社会稳定。

（8）组织有关部门和单位、非灾区省级人民政府以及企事业单位、志愿者等社会力量对灾区进行紧急支援。

（9）视情实施限制前往或途经灾区旅游、跨省（区、市）和干线交通管制等特别管制措施。

（10）组织统一发布灾情和抗震救灾信息，指导做好抗震救灾宣传报道工作，正确引导国内外舆论。

（11）其他重要事项。

必要时，国务院抗震救灾指挥机构在地震灾区成立现场指挥机构，负责开展以下工作：

（1）了解灾区抗震救灾工作进展和灾区需求情况，督促落实国务院抗震救灾指挥机构工作部署。

（2）根据灾区省级人民政府请求，协调有关部门和地方调集应急物资、装备。

（3）协调指导国家有关专业抢险救援队伍以及各方面支援力量参与抗震救灾行动。

（4）协调公安、交通运输、铁路、民航等部门和地方提供交通运输保障。

（5）协调安排灾区伤病群众转移治疗。

（6）协调相关部门支持协助地方人民政府处置重大次生衍生灾害。

（7）国务院抗震救灾指挥机构部署的其他任务。

6.2 重大地震灾害

6.2.1 地方政府应急处置

省级抗震救灾指挥部制订抢险救援力量及救灾物资装备配置方案，协调驻地解放军、武警部队，组织各类专业抢险救灾队伍开展人员搜救、医疗救护、灾民安置、次生灾害防范和应急恢复等工作。需要国务院支持的事项，由省级人民政府向国务院提出建议。

灾区所在市（地）、县级抗震救灾指挥部迅速组织开展自救互救、抢险救灾等先期处置工作，同时提出需要支援的应急措施建议；按照上级抗震救灾指挥机构的安排部署，领导和组织实施本行政区域抗震救灾工作。

6.2.2 国家应急处置

中国地震局向国务院抗震救灾指挥部上报相关信息，提出应对措施建议，同时通报有关部门。国务院抗震救灾指挥部根据应对工作需要，或者灾区所在省级人民政府请求或国务院有关部门建议，采取以下一项或多项应急措施：

（1）派遣公安消防部队、地震灾害紧急救援队、矿山和危险化学品救护队、医疗卫生救援队伍等专业抢险救援队伍，赶赴灾区抢救被压埋幸存者和被困群众，转移救治伤病员，开展卫生防疫等。

必要时，协调解放军、武警部队派遣专业队伍参与应急救援。

（2）组织调运救灾帐篷、生活必需品等抗震救灾物资。

（3）指导、协助抢修通信、广播电视、电力、交通等基础设施。

（4）根据需要派出地震监测和次生灾害防范、群众生活、医疗救治和卫生防疫、基础设施恢复等工作组，赴灾区协助、指导开展抗震救灾工作。

（5）协调非灾区省级人民政府对灾区进行紧急支援。

（6）需要国务院抗震救灾指挥部协调解决的其他事项。

6.3 较大、一般地震灾害

市（地）、县级抗震救灾指挥部组织各类专业抢险救灾队伍开展人员搜救、医疗救护、灾民安置、次生灾害防范和应急恢复等工作。省级抗震救灾指挥部根据应对工作实际需要或下级抗震救灾指挥部请求，协调派遣专业技术力量和救援队伍，组织调运抗震救灾物资装备，指导市（地）、县开展抗震救灾各项工作；必要时，请求国家有关部门予以支持。

根据灾区需求，中国地震局等国家有关部门和单位协助地方做好地震监测、趋势判定、房屋安全性鉴定和灾害损失调查评估，以及支援物资调运、灾民安置和社会稳定等工作。必要时，派遣公安消防部队、地震灾害紧急救援队和医疗卫生救援队伍赴灾区开展紧急救援行动。

7 恢复重建

7.1 恢复重建规划

特别重大地震灾害发生后，按照国务院决策部署，国务院有关部门和灾区省级人民政府组织编制灾后恢复重建规划；重大、较大、一般地震灾害发生后，灾区省级人民政府根据实际工作需要组织编制地震灾后恢复重建规划。

7.2 恢复重建实施

灾区地方各级人民政府应当根据灾后恢复重建规划和当地经济社会发展水平，有计划、分步骤地组织实施本行政区域灾后恢复重建。上级人民政府有关部门对灾区恢复重建规划的实施给予支持和指导。

8 保障措施

8.1 队伍保障

国务院有关部门、解放军、武警部队、县级以上地方人民政府加强地震灾害紧急救援、公安消防、陆地搜寻与救护、矿山和危险化学品救援、医疗卫生救援等专业抢险救灾队伍建设，配备必要的物资装备，经常性开展协同演练，提高共同应对地震灾害的能力。

城市供水、供电、供气等生命线工程设施产权单位、管理或者生产经营单位加强抢险抢修队伍建设。

乡（镇）人民政府、街道办事处组织动员社会各方面力量，建立基层地震抢险救灾队伍，加强日常管理和培训。各地区、各有关部门发挥共青团和红十字会作用，依托社会团体、企事业单位及社区建立地震应急救援志愿者队伍，形成广泛参与地震应急救援的社会动员机制。

各级地震工作主管部门加强地震应急专家队伍建设，为应急指挥辅助决策、地震监测和趋势判断、地震灾害紧急救援、灾害损失评估、地震烈度考察、房屋安全鉴定等提供人才保障。各有关研究机构加强地震监测、地震预测、地震区划、应急处置技术、搜索与营救、建筑物抗震技术等方面的研究，提供技术支撑。

8.2 指挥平台保障

各级地震工作主管部门综合利用自动监测、通信、计算机、遥感等技术，建立健全地震应急指挥技术系统，形成上下贯通、反应灵敏、功能完善、统一高效的地震应急指挥平台，实现震情灾情快速响应、应急指挥决策、灾害损失快速评估与动态跟踪、地震趋势判断的快速反馈，保障各级人民政府在抗震救灾中进行合理调度、科学决策和准确指挥。

8.3 物资与资金保障

国务院有关部门建立健全应急物资储备网络和生产、调拨及紧急配送体系，保障地震灾害应急工作所需生活救助物资、地震救援和工程抢险装备、医疗器械和药品等的生产供应。县级以上地方人民政府及其有关部门根据有关法律法规，做好应急物资储备工作，并通过与有关生产经营企业签订协议等方式，保障应急物资、生活必需品和应急处置装备的生产、供给。

县级以上人民政府保障抗震救灾工作所需经费。中央财政对达到国家级灾害应急响应、受地震灾害影响较大和财政困难的地区给予适当支持。

8.4 避难场所保障

县级以上地方人民政府及其有关部门，利用广场、绿地、公园、学校、体育场馆等公共设施，因地制宜设立地震应急避难场所，统筹安排所必需的交通、通信、供水、供电、排污、环保、物资储备等设备设施。

学校、医院、影剧院、商场、酒店、体育场馆等人员密集场所设置地震应急疏散通道，配备必要的救生避险设施，保证通道、出口的畅通。有关单位定期检测、维护报警装置和应急救援设施，使其处于良好状态，确保正常使用。

8.5 基础设施保障

工业和信息化部门建立健全应急通信工作体系，建立有线和无线相结合、基础通信网络与机动通信系统相配套的应急通信保障系统，确保地震应急救援工作的通信畅通。在基础通信网络等基础设施遭到严重损毁且短时间难以修复的极端情况下，立即启动应急卫星、短波等无线通信系统和终端设备，确保至少有一种以上临时通信手段有效、畅通。

广电部门完善广播电视传输覆盖网，建立完善国家应急广播体系，确保群众能及时准确地获取政府发布的权威信息。

发展改革和电力监管部门指导、协调、监督电力运营企业加强电力基础设施、电力调度系统建设，保障地震现场应急装备的临时供电需求和灾区电力供应。

公安、交通运输、铁道、民航等主管部门建立健全公路、铁路、航空、水运紧急运输保障体系，加强统一指挥调度，采取必要的交通管制措施，建立应急救援"绿色通道"机制。

8.6 宣传、培训与演练

宣传、教育、文化、广播电视、新闻出版、地震等主管部门密切配合，开展防震减灾科学、法律知识普及和宣传教育，动员社会公众积极参与防震减灾活动，提高全社会防震避险和自救互救能力。学校把防震减灾知识教育纳入教学内容，加强防震减灾专业人才培养，教育、地震等主管部门加强指导和监督。

地方各级人民政府建立健全地震应急管理培训制度，结合本地区实际，组织应急管理人员、救援人员、志愿者等进行地震应急知识和技能培训。

各级人民政府及其有关部门要制定演练计划并定期组织开展地震应急演练。机关、学校、医院、企事业单位和居委会、村委会、基层组织等，要结合实际开展地震应急演练。

9 对港澳台地震灾害应急

9.1 对港澳地震灾害应急

香港、澳门发生地震灾害后，中国地震局向国务院报告震情，向国务院港澳办等部门通报情况，并组织对地震趋势进行分析判断。国务院根据情况向香港、澳门特别行政区发出慰问电；根据特别行政区的请求，调派地震灾害紧急救援队伍、医疗卫生救援队伍协助救援，组织有关部门和地区进行支援。

9.2 对台湾地震灾害应急

台湾发生地震灾害后，国务院台办向台湾有关方面了解情况和对祖国大陆的需求。根据情况，祖国大陆对台湾地震灾区人民表示慰问。国务院根据台湾有关方面的需求，协调调派地震灾害紧急救援队伍、医疗卫生救援队伍协助救援，援助救灾款物，为有关国家和地区对台湾地震灾区的人道主义援助提供便利。

10 其他地震及火山事件应急

10.1 强有感地震事件应急

当大中城市和大型水库、核电站等重要设施场地及其附近地区发生强有感地震事件并可能产生较大社会影响，中国地震局加强震情趋势研判，提出意见报告国务院，同时通报国务院有关部门。省（区、市）人民政府督导有关地方人民政府做好新闻及信息发布与宣传工作，保持社会稳定。

10.2 海域地震事件应急

海域地震事件发生后，有关地方人民政府地震工作主管部门及时向本级人民政府和当地海上搜救机构、海洋主管部门、海事管理部门等通报情况。国家海洋局接到海域地震信息后，立即开展分析，预测海域地震对我国沿海可能造成海啸灾害的影响程度，并及时发布相关的海啸灾害预警信息。当海域地震造成或可能造成船舶遇险、原油泄漏等突发事件时，交通运输部、国家海洋局等有关部门和单位根据有关预案实施海上应急救援。当海域地震造成海底通信电缆中断时，工业和信息化部等部门根据有关预案实施抢修。当海域地震波及陆地造成灾害事件时，参照地震灾害应急响应相应级别实施应急。

10.3 火山灾害事件应急

当火山喷发或出现多种强烈临喷异常现象，中国地震局和有关省（区、市）人民政府要及时将有关情况报国务院。中国地震局派出火山现场应急工作队伍赶赴灾区，对火山喷发或临喷异常现象进行实时监测，判定火山灾害类型和影响范围，划定隔离带，视情向灾区人民政府提出转移居民的建议。必要时，国务院研究、部署火山灾害应急工作，国务院有关部门进行支援。灾区人民政府组织火山灾害预防和救援工作，必要时组织转移居民。

10.4 对国外地震及火山灾害事件应急

国外发生造成重大影响的地震及火山灾害事件，外交部、商务部、中国地震局等部门及时将了解到的受灾国的灾情等情况报国务院，按照有关规定实施国际救援和援助行动。根据情况，发布信息，引导我国出境游客避免赴相关地区旅游，组织有关部门和地区协助安置或撤离我境外人员。当毗邻国家发生地震及火山灾害事件造成我国境内灾害时，按照我国相关应急预案处置。

11 附则

11.1 奖励与责任

对在抗震救灾工作中作出突出贡献的先进集体和个人，按照国家有关规定给予表彰和奖励；对在抗震救灾工作中玩忽职守造成损失的，严重虚报、瞒报灾情的，依据国家有关法律法规追究当事人的责任，构成犯罪的，依法追究其刑事责任。

11.2 预案管理与更新

中国地震局会同有关部门制订本预案，报国务院批准后实施。预案实施后，中国地震局会同有关部门组织预案宣传、培训和演练，并根据实际情况，适时组织修订完善本预案。

地方各级人民政府制订本行政区域地震应急预案，报上级人民政府地震工作主管部门备案。各级人民政府有关部门结合本部门职能制订地震应急预案或包括抗震救灾内容的应急预案，报同级地震工作主管部门备案。交通、铁路、水利、电力、通信、广播电视等基础设施的经营管理单位和学校、医院，以及可能发生次生灾害的核电、矿山、危险物品等生产经营单位制订地震应急预案或包括抗震救灾内容的应急预案，报所在地县级地震工作主管部门备案。

11.3 "以上"、"以下"的含义

本预案所称"以上"包括本数，"以下"不包括本数。

11.4 预案解释

本预案由国务院办公厅负责解释。

11.5 预案实施时间

本预案自印发之日起实施。

国家防汛抗旱应急预案

1 总则
1.1 编制目的
做好水旱灾害突发事件防范与处置工作，使水旱灾害处于可控状态，保证抗洪抢险、抗旱救灾工作高效有序进行，最大程度地减少人员伤亡和财产损失。
1.2 编制依据
依据《中华人民共和国水法》《中华人民共和国防洪法》和《国家突发公共事件总体应急预案》等，制定本预案。
1.3 适用范围
本预案适用于全国范围内突发性水旱灾害的预防和应急处置。突发性水旱灾害包括：江河洪水、渍涝灾害、山洪灾害（指由降雨引发的山洪、泥石流、滑坡灾害）、台风暴潮灾害、干旱灾害、供水危机以及由洪水、风暴潮、地震、恐怖活动等引发的水库垮坝、堤防决口、水闸倒塌供水水质被侵害等次生衍生灾害。
1.4 工作原则
1.4.1 坚持以"三个代表"重要思想为指导，以人为本，树立和落实科学发展观，防汛抗旱并举，努力实现由控制洪水向洪水管理转变，由单一抗旱向全面抗旱转变，不断提高防汛抗旱的现代化水平。
1.4.2 防汛抗旱工作实行各级人民政府行政首长负责制，统一指挥，分级分部门负责。
1.4.3 防汛抗旱以防洪安全和城乡供水安全、粮食生产安全为首要目标，实行安全第一，常备不懈，以防为主，防抗结合的原则。
1.4.4 防汛抗旱工作按照流域或区域统一规划，坚持因地制宜，城乡统筹，突出重点，兼顾一般，局部利益服从全局利益。
1.4.5 坚持依法防汛抗旱，实行公众参与，军民结合，专群结合，平战结合。中国人民解放军、中国人民武装警察部队主要承担防汛抗洪的急难险重等攻坚任务。
1.4.6 抗旱用水以水资源承载能力为基础，实行先生活、后生产，先地表、后地下，先节水、后调水，科学调度，优化配置，最大程度地满足城乡生活、生产、生态用水需求。
1.4.7 坚持防汛抗旱统筹，在防洪保安的前提下，尽可能利用洪水资源；以法规约束人的行为，防止人对水的侵害，既利用水资源又保护水资源，促进人与自然和谐相处。

2 组织指挥体系及职责
国务院设立国家防汛抗旱指挥机构，县级以上地方人民政府、有关流域设立防汛抗旱指挥机构，负责本行政区域的防汛抗旱突发事件应对工作。有关单位可根据需要设立防汛抗旱指挥机构，负责本单位防汛抗旱突发事件应对工作。

国家防汛抗旱总指挥部（以下简称国家防总）负责领导、组织全国的防汛抗旱工作，其办事机构国家防总办公室设在水利部。国家防总主要职责是拟订国家防汛抗旱的政策、法规和制度等，组织制订大江大河防御洪水方案和跨省、自治区、直辖市行政区划的调水方案，及时掌握全国汛情、旱情、灾情并组织实施抗洪抢险及抗旱减灾措施，统一调控和调度全国水利、水电设施的水量，做好洪水管理工作，组织灾后处置，并做好有关协调工作。

长江、黄河、松花江、淮河等流域设立流域防汛总指挥部，负责指挥所管辖范围内的防汛抗旱工作。流域防汛总指挥部由有关省、自治区、直辖市人民政府和该江河流域管理机构的负责人等组成，其办事机构设在流域管理机构。

有防汛抗旱任务的县级以上地方人民政府设立防汛抗旱指挥部，在上级防汛抗旱指挥机构和本级人民政府的领导下，组织和指挥本地区的防汛抗旱工作。防汛抗旱指挥部由本级政府和有关部门、当地驻军、人民武装部负责人等组成，其办事机构设在同级水行政主管部门。

水利部门所属的各流域管理机构、水利工程管理单位、施工单位以及水文部门等，汛期成立相应的专业防汛抗灾组织，负责本流域、本单位的防汛抗灾工作；有防洪任务的重大水利水电工程、有防洪任务的大中型企业根据需要成立防汛指挥部。针对重大突发事件，可以组建临时指挥机构，具体负责应急处理工作。

3 预防和预警机制
3.1 预防预警信息
3.1.1 气象水文海洋信息
各级气象、水文、海洋部门应加强对当地灾害性天气的监测和预报，并将结果及时报送有关防汛抗旱指挥机构。当预报即将发生严重水旱灾害和风暴潮灾害时，当地防汛抗旱指挥机构应提早预警，通知有关区域做好相关准备。当江河发生洪水时，水文部门应加密测验时段，及时上报测验结果，雨情、水情应在 2 小时内报到国家防总，重要站点的水情应在 30 分钟内报到国家防总，为防汛抗旱指挥机构适时指挥决策提供依据。

3.1.2 工程信息

当江河出现警戒水位以上洪水时，各级堤防管理单位应加强工程监测，并将堤防、涵闸、泵站等工程设施的运行情况报上级工程管理部门和同级防汛抗旱指挥机构。大江大河干流重要堤防、涵闸等发生重大险情应在险情发生后 4 小时内报到国家防总。

当堤防和涵闸、泵站等穿堤建筑物出现险情或遭遇超标准洪水袭击，以及其他不可抗拒因素而可能决口时，工程管理单位应迅速组织抢险，并在第一时间向可能淹没的有关区域预警，同时向上级堤防管理部门和同级防汛抗旱指挥机构准确报告。

当水库水位超过汛限水位时，水库管理单位应按照有管辖权的防汛抗旱指挥机构批准的洪水调度方案调度，其工程运行状况应向防汛抗旱指挥机构报告。当水库出现险情时，水库管理单位应立即在第一时间向下游预警，并迅速处置险情，同时向上级主管部门和同级防汛抗旱指挥机构报告。大型水库发生重大险情应在险情发生后 4 小时内上报到国家防总。当水库遭遇超标准洪水或其他不可抗拒因素而可能溃坝时，应提早向水库溃坝洪水风险图确定的淹没范围发出预警，为群众安全转移争取时间。

3.1.3 洪涝灾情信息

（1）洪涝灾情信息主要包括：灾害发生的时间、地点、范围、受灾人口以及群众财产、农林牧渔、交通运输、邮电通信、水电设施等方面的损失。

（2）洪涝灾情发生后，有关部门及时向防汛抗旱指挥机构报告洪涝受灾情况，防汛抗旱指挥机构应收集动态灾情，全面掌握受灾情况，并及时向同级政府和上级防汛抗旱指挥机构报告。对人员伤亡和较大财产损失的灾情，应立即上报，重大灾情在灾害发生后 4 小时内将初步情况报到国家防总，并对实时灾情组织核实，核实后及时上报，为抗灾救灾提供准确依据。

（3）地方各级人民政府、防汛抗旱指挥机构应按照规定上报洪涝灾情。

3.1.4 旱情信息

（1）旱情信息主要包括：干旱发生的时间、地点、程度、受旱范围、影响人口，以及对工农业生产、城乡生活、生态环境等方面造成的影响。

（2）防汛抗旱指挥机构应掌握水雨情变化、当地蓄水情况、农田土壤墒情和城乡供水情况，加强旱情监测，地方各级人民政府防汛抗旱指挥机构应按照规定上报受旱情况。遇旱情急剧发展时应及时加报。

3.2 预防预警行动

3.2.1 预防预警准备工作

（1）思想准备。加强宣传，增强全民预防水旱灾害和自我保护的意识，做好防大汛抗大旱的思想准备。

（2）组织准备。建立健全防汛抗旱组织指挥机构，落实防汛抗旱责任人、防汛抗旱队伍和山洪易发重点区域的监测网络及预警措施，加强防汛专业机动抢险队和抗旱服务组织的建设。

（3）工程准备。按时完成水毁工程修复和水源工程建设任务，对存在病险的堤防、水库、涵闸、泵站等各类水利工程设施实行应急除险加固，在有堤防防护的大中城市及时封闭穿越堤防的输排水管道、交通路口和排水沟；对跨汛期施工的水利工程和病险工程，要落实安全度汛方案。

（4）预案准备。修订完善各类江河湖库和城市防洪预案、台风暴潮防御预案、洪水预报方案、防洪工程调度规程、堤防决口和水库垮坝应急预案、蓄滞洪区安全转移预案、山区防御山洪灾害预案和抗旱预案、城市抗旱预案。研究制订防御超标准洪水的应急方案，主动应对大洪水。针对江河堤防险工险段，还要制订工程抢险方案。

（5）物料准备。按照分级负责的原则，储备必需的防汛物料，合理配置。在防汛重点部位应储备一定数量的抢险物料，以应急需。

（6）通信准备。充分利用社会通信公网，确保防汛通信专网、蓄滞洪区的预警反馈系统完好和畅通。健全水文、气象测报站网，确保雨情、水情、工情、灾情信息和指挥调度指令的及时传递。

（7）防汛抗旱检查。实行以查组织、查工程、查预案、查物资、查通信为主要内容的分级检查制度，发现薄弱环节，要明确责任、限时整改。

（8）防汛日常管理工作。加强防汛日常管理工作，对在江河、湖泊、水库、滩涂、人工水道、蓄滞洪区内建设的非防洪建设项目应当编制洪水影响评价报告，对未经审批并严重影响防洪的项目，依法强行拆除。

3.2.2 江河洪水预警

（1）当江河即将出现洪水时，各级水文部门应做好洪水预报工作，及时向防汛抗旱指挥机构报告水位、流量的实测情况和洪水走势，为预警提供依据。

（2）各级防汛抗旱指挥机构应按照分级负责原则，确定洪水预警区域、级别和洪水信息发布范围，按照权限向社会发布。

（3）水文部门应跟踪分析江河洪水的发展趋势，及时滚动预报最新水情，为抗灾救灾提供基本依据。

3.2.3 渍涝灾害预警

当气象预报将出现较大降雨时，各级防汛抗旱指挥机构应按照分级负责原则，确定渍涝灾害预警区域、级别，按照权限向社会发布，并做好排涝的有关准备工作。必要时，通知低洼地区居民及企事业单位及时转移财产。

3.2.4 山洪灾害预警

（1）凡可能遭受山洪灾害威胁的地方，应根据山洪灾害的成因和特点，主动采取预防和避险措施。水文、气象、国土资源等部门应密切联系，相互配合，实现信息共享，提高预报水平，及时发布预报警报。

（2）凡有山洪灾害的地方，应由防汛抗旱指挥机构组织国土资源、水利、气象等部门编制山洪灾害防御预案，绘制区域内山洪灾害风险图，划分并确定区域内易发生山洪灾害的地点及范围，制订安全转移方案，明确组织机构的设置及职责。

（3）山洪灾害易发区应建立专业监测与群测群防相结合的监测体系，落实观测措施，汛期坚持24小时值班巡逻制度，降雨期间，加密观测、加强巡逻。每个乡镇、村、组和相关单位都要落实信号发送员，一旦发现危险征兆，立即向周边群众报警，实现快速转移，并报本地防汛抗旱指挥机构，以便及时组织抗灾救灾。

3.2.5 台风暴潮灾害预警

（1）根据中央气象台发布的台风（含热带风暴、热带低压等）信息，省级及其以下有关气象管理部门应密切监视，做好未来趋势预报，并及时将台风中心位置、强度、移动方向和速度等信息报告同级人民政府和防汛抗旱指挥机构。

（2）可能遭遇台风袭击的地方，各级防汛抗旱指挥机构应加强值班，跟踪台风动向，并将有关信息及时向社会发布。

（3）水利部门应根据台风影响的范围，及时通知有关水库、主要湖泊和河道堤防管理单位，做好防范工作。各工程管理单位应组织人员分析水情和台风带来的影响，加强工程检查，必要时实施预泄预排措施。

（4）预报将受台风影响的沿海地区，当地防汛抗旱指挥机构应及时通知相关部门和人员做好防台风工作。

（5）加强对城镇危房、在建工地、仓库、交通道路、电信电缆、电力电线、户外广告牌等公用设施的检查和采取加固措施，组织船只回港避风和沿海养殖人员撤离工作。

3.2.6 蓄滞洪区预警

（1）蓄滞洪区管理单位应拟订群众安全转移方案。

（2）蓄滞洪区工程管理单位应加强工程运行监测，发现问题及时处理，并报告上级主管部门和同级防汛抗旱指挥机构。

（3）运用蓄滞洪区，当地人民政府和防汛抗旱指挥机构应把人民的生命安全放在首位，迅速启动预警系统，按照群众安全转移方案实施转移。

3.2.7 干旱灾害预警

（1）各级防汛抗旱指挥机构应针对干旱灾害的成因、特点，因地制宜采取预警防范措施。

（2）各级防汛抗旱指挥机构应建立健全旱情监测网络和干旱灾害统计队伍，随时掌握实时旱情灾情，并预测干旱发展趋势，根据不同干旱等级，提出相应对策，为抗旱指挥决策提供科学依据。

（3）各级防汛抗旱指挥机构应当加强抗旱服务网络建设，鼓励和支持社会力量开展多种形式的社会化服务组织建设，以防范干旱灾害的发生和蔓延。

3.2.8 供水危机预警

当因供水水源短缺或被破坏、供水线路中断、供水水质被侵害等原因而出现供水危机，由当地防汛抗旱指挥机构向社会公布预警，居民、企事业单位做好储备应急用水的准备，有关部门做好应急供水的准备。

3.3 预警支持系统

3.3.1 洪水、干旱风险图

（1）各级防汛抗旱指挥机构应组织工程技术人员，研究绘制本地区的城市洪水风险图、蓄滞洪区洪水风险图、流域洪水风险图、山洪灾害风险图、水库洪水风险图和干旱风险图。

（2）防汛抗旱指挥机构应以各类洪水、干旱风险图作为抗洪抢险救灾、群众安全转移安置和抗旱救灾决策的技术依据。

3.3.2 防御洪水方案

防汛抗旱指挥机构应根据需要，编制和修订防御江河洪水方案，主动应对江河洪水。

3.3.3 抗旱预案

各级防汛抗旱指挥机构应编制抗旱预案，以主动应对不同等级的干旱灾害。

4 应急响应

4.1 应急响应的总体要求

4.1.1 按洪涝、旱灾的严重程度和范围，将应急响应行动分为四级。

4.1.2 进入汛期、旱期，各级防汛抗旱指挥机构应实行 24 小时值班制度，全程跟踪雨情、水情、工情、旱情、灾情，并根据不同情况启动相关应急程序。

4.1.3 国务院和国家防总或流域防汛指挥机构负责关系重大的水利、防洪工程调度；其他水利、防洪工程的调度由所属地方人民政府和防汛抗旱指挥机构负责，必要时，视情况由上一级防汛抗旱指挥机构直接调度。防总各成员单位应按照指挥部的统一部署和职责分工开展工作并及时报告有关工作情况。

4.1.4 洪涝、干旱等灾害发生后，由地方人民政府和防汛抗旱指挥机构负责组织实施抗洪抢险、排涝、抗旱减灾和抗灾救灾等方面的工作。

4.1.5 洪涝、干旱等灾害发生后，由当地防汛抗旱指挥机构向同级人民政府和上级防汛抗旱指挥机构报告情况。造成人员伤亡的突发事件，可越级上报，并同时报上级防汛抗旱指挥机构。任何个人发现堤防、水库发生险情时，应立即向有关部门报告。

4.1.6 对跨区域发生的水旱灾害，或者突发事件将影响到邻近行政区域的，在报告同级人民政府和上级防汛抗旱指挥机构的同时，应及时向受影响地区的防汛抗旱指挥机构通报情况。

4.1.7 因水旱灾害而衍生的疾病流行、水陆交通事故等次生灾害，当地防汛抗旱指挥机构应组织有关部门全力抢救和处置，采取有效措施切断灾害扩大的传播链，防止次生或衍生灾害的蔓延，并及时向同级人民政府和上级防汛抗旱指挥机构报告。

4.2 Ⅰ级应急响应

4.2.1 出现下列情况之一者，为Ⅰ级响应

（1）某个流域发生特大洪水；

（2）多个流域同时发生大洪水；

（3）大江大河干流重要河段堤防发生决口；

（4）重点大型水库发生垮坝；

（5）多个省（区、市）发生特大干旱；

（6）多座大型以上城市发生极度干旱。

4.2.2 Ⅰ级响应行动

（1）国家防总总指挥主持会商，防总成员参加。视情启动国务院批准的防御特大洪水方案，作出防汛抗旱应急工作部署，加强工作指导，并将情况上报党中央、国务院。国家防总密切监视汛情、旱情和工情的发展变化，做好汛情、旱情预测预报，做好重点工程调度，并在 24 小时内派专家组赴一线加强技术指导。国家防总增加值班人员，加强值班，每天在中央电视台发布《汛（旱）情通报》，报道汛（旱）情及抗洪抢险、抗旱措施。财政部门为灾区及时提供资金帮助。国家防总办公室为灾区紧急调拨防汛抗旱物资；铁路、交通、民航部门为防汛抗旱物资运输提供运输保障。民政部门及时救助受灾群众。卫生部门根据需要，及时派出医疗卫生专业防治队伍赴灾区协助开展医疗救治和疾病预防控制工作。国家防总其他成员单位按照职责分工，做好有关工作。

（2）相关流域防汛指挥机构按照权限调度水利、防洪工程；为国家防总提供调度参谋意见。派出工作组、专家组，支援地方抗洪抢险、抗旱。

（3）相关省、自治区、直辖市的流域防汛指挥机构，省、自治区、直辖市的防汛抗旱指挥机构启动Ⅰ级响应，可依法宣布本地区进入紧急防汛期，按照《中华人民共和国防洪法》的相关规定，行使权力。同时，增加值班人员，加强值班，动员部署防汛抗旱工作；按照权限调度水利、防洪工程；根据预案转移危险地区群众，组织强化巡堤查险和堤防防守，及时控制险情，或组织强化抗旱工作。受灾地区的各级防汛抗旱指挥机构负责人、成员单位负责人，应按照职责到分管的区域组织指挥防汛抗旱工作，或驻点具体帮助重灾区做好防汛抗旱工

作。各省、自治区、直辖市的防汛抗旱指挥机构应将工作情况上报当地人民政府和国家防总。相关省、自治区、直辖市的防汛抗旱指挥机构成员单位全力配合做好防汛抗旱和抗灾救灾工作。

4.3 Ⅱ级应急响应

4.3.1 出现下列情况之一者，为Ⅱ级响应

（1）一个流域发生大洪水；

（2）大江大河干流一般河段及主要支流堤防发生决口；

（3）数省（区、市）多个市（地）发生严重洪涝灾害；

（4）一般大中型水库发生垮坝；

（5）数省（区、市）多个市（地）发生严重干旱或一省（区、市）发生特大干旱；

（6）多个大城市发生严重干旱，或大中城市发生极度干旱。

4.3.2 Ⅱ级响应行动

（1）国家防总副总指挥主持会商，作出相应工作部署，加强防汛抗旱工作指导，在2小时内将情况上报国务院并通报国家防总成员单位。国家防总加强值班，密切监视汛情、旱情和工情的发展变化，做好汛情旱情预测预报，做好重点工程的调度，并在24小时内派出由防总成员单位组成的工作组、专家组赴一线指导防汛抗旱。国家防总办公室不定期在中央电视台发布汛（旱）情通报。民政部门及时救助灾民。卫生部门派出医疗队赴一线帮助医疗救护。国家防总其他成员单位按照职责分工，做好有关工作。

（2）相关流域防汛指挥机构密切监视汛情、旱情发展变化，做好洪水预测预报，派出工作组、专家组，支援地方抗洪抢险、抗旱；按照权限调度水利、防洪工程；为国家防总提供调度参谋意见。

（3）相关省、自治区、直辖市防汛抗旱指挥机构可根据情况，依法宣布本地区进入紧急防汛期，行使相关权力。同时，增加值班人员，加强值班。防汛抗旱指挥机构具体安排防汛抗旱工作，按照权限调度水利、防洪工程，根据预案组织加强防守巡查，及时控制险情，或组织加强抗旱工作。受灾地区的各级防汛抗旱指挥机构负责人、成员单位负责人，应按照职责到分管的区域组织指挥防汛抗旱工作。相关省级防汛抗旱指挥机构应将工作情况上报当地人民政府主要领导和国家防总。相关省、自治区、直辖市的防汛抗旱指挥机构成员单位全力配合做好防汛抗旱和抗灾救灾工作。

4.4 Ⅲ级应急响应

4.4.1 出现下列情况之一者，为Ⅲ级响应

（1）数省（区、市）同时发生洪涝灾害；

（2）一省（区、市）发生较大洪水；

（3）大江大河干流堤防出现重大险情；

（4）大中型水库出现严重险情或小型水库发生垮坝；

（5）数省（区、市）同时发生中度以上的干旱灾害；

（6）多座大型以上城市同时发生中度干旱；

（7）一座大型城市发生严重干旱。

4.4.2 Ⅲ级响应行动

（1）国家防总秘书长主持会商，作出相应工作安排，密切监视汛情、旱情发展变化，加强防汛抗旱工作的指导，在2小时内将情况上报国务院并通报国家防总成员单位。国家防总办公室在24小时内派出工作组、专家组，指导地方防汛抗旱。

（2）相关流域防汛指挥机构加强汛（旱）情监视，加强洪水预测预报，做好相关工程调度，派出工作组、专家组到一线协助防汛抗旱。

（3）相关省、自治区、直辖市的防汛抗旱指挥机构具体安排防汛抗旱工作；按照权限调度水利、防洪工程；根据预案组织防汛抢险或组织抗旱，派出工作组、专家组到一线具体帮助防汛抗旱工作，并将防汛抗旱的工作情况上报当地人民政府分管领导和国家防总。省级防汛指挥机构在省级电视台发布汛（旱）情通报；民政部门及时救助灾民。卫生部门组织医疗队赴一线开展卫生防疫工作。其他部门按照职责分工，开展工作。

4.5 Ⅳ级应急响应

4.5.1 出现下列情况之一者，为Ⅳ级响应

（1）数省（区、市）同时发生一般洪水；

（2）数省（区、市）同时发生轻度干旱；

（3）大江大河干流堤防出现险情；

（4）大中型水库出现险情；

（5）多座大型以上城市同时因旱影响正常供水。

4.5.2 Ⅳ级响应行动

（1）国家防总办公室常务副主任主持会商，作出相应工作安排，加强对汛（旱）情的监视和对防汛抗旱工作的指导，并将情况上报国务院并通报国家防总成员单位。

（2）相关流域防汛指挥机构加强汛情、旱情

监视，做好洪水预测预报，并将情况及时报国家防总办公室。

（3）相关省、自治区、直辖市的防汛抗旱指挥机构具体安排防汛抗旱工作；按照权限调度水利、防洪工程；按照预案采取相应防守措施或组织抗旱；派出专家组赴一线指导防汛抗旱工作；并将防汛抗旱的工作情况上报当地人民政府和国家防总办公室。

4.6 信息报送和处理

4.6.1 汛情、旱情、工情、险情、灾情等防汛抗旱信息实行分级上报，归口处理，同级共享。

4.6.2 防汛抗旱信息的报送和处理，应快速、准确、翔实，重要信息应立即上报，因客观原因一时难以准确掌握的信息，应及时报告基本情况，同时抓紧了解情况，随后补报详情。

4.6.3 属一般性汛情、旱情、工情、险情、灾情，按分管权限，分别报送本级防汛抗旱指挥机构值班室负责处理。凡因险情、灾情较重，按分管权限一时难以处理，需上级帮助、指导处理的，经本级防汛抗旱指挥机构负责同志审批后，可向上一级防汛抗旱指挥机构值班室上报。

4.6.4 凡经本级或上级防汛抗旱指挥机构采用和发布的水旱灾害、工程抢险等信息，当地防汛抗旱指挥机构应立即调查，对存在的问题，及时采取措施，切实加以解决。

4.6.5 国家防总办公室接到特别重大、重大的汛情、旱情、险情、灾情报告后应立即报告国务院，并及时续报。

4.7 指挥和调度

4.7.1 出现水旱灾害后，事发地的防汛抗旱指挥机构应立即启动应急预案，并根据需要成立现场指挥部。在采取紧急措施的同时，向上一级防汛抗旱指挥机构报告。根据现场情况，及时收集、掌握相关信息，判明事件的性质和危害程度，并及时上报事态的发展变化情况。

4.7.2 事发地的防汛抗旱指挥机构负责人应迅速上岗到位，分析事件的性质，预测事态发展趋势和可能造成的危害程度，并按规定的处置程序，组织指挥有关单位或部门按照职责分工，迅速采取处置措施，控制事态发展。

4.7.3 发生重大水旱灾害后，上一级防汛抗旱指挥机构应派出工作组赶赴现场指导工作，必要时成立前线指挥部。

4.8 抢险救灾

4.8.1 出现水旱灾害或防洪工程发生重大险情后，事发地的防汛抗旱指挥机构应根据事件的性质，迅速对事件进行监控、追踪，并立即与相关部门联系。

4.8.2 事发地的防汛抗旱指挥机构应根据事件具体情况，按照预案立即提出紧急处置措施，供当地政府或上一级相关部门指挥决策。

4.8.3 事发地防汛抗旱指挥机构应迅速调集本部门的资源和力量，提供技术支持；组织当地有关部门和人员，迅速开展现场处置或救援工作。大江大河干流堤防决口的堵复、水库重大险情的抢护应按照事先制定的抢险预案进行，并由防汛机动抢险队或抗洪抢险专业部队等实施。

4.8.4 处置水旱灾害和工程重大险情时，应按照职能分工，由防汛抗旱指挥机构统一指挥，各单位或各部门应各司其职，团结协作，快速反应，高效处置，最大程度地减少损失。

4.9 安全防护和医疗救护

4.9.1 各级人民政府和防汛抗旱指挥机构应高度重视应急人员的安全，调集和储备必要的防护器材、消毒药品、备用电源和抢救伤员必备的器械等，以备随时应用。

4.9.2 抢险人员进入和撤出现场由防汛抗旱指挥机构视情况作出决定。抢险人员进入受威胁的现场前，应采取防护措施以保证自身安全。参加一线抗洪抢险的人员，必须穿救生衣。当现场受到污染时，应按要求为抢险人员配备防护设施，撤离时应进行消毒、去污处理。

4.9.3 出现水旱灾害后，事发地防汛抗旱指挥机构应及时做好群众的救援、转移和疏散工作。

4.9.4 事发地防汛抗旱指挥机构应按照当地政府和上级领导机构的指令，及时发布通告，防止人、畜进入危险区域或饮用被污染的水源。

4.9.5 对转移的群众，由当地人民政府负责提供紧急避难场所，妥善安置灾区群众，保证基本生活。

4.9.6 出现水旱灾害后，事发地人民政府和防汛抗旱指挥机构应组织卫生部门加强受影响地区的疾病和突发公共卫生事件监测、报告工作，落实各项防病措施，并派出医疗小分队，对受伤的人员进行紧急救护。必要时，事发地政府可紧急动员当地医疗机构在现场设立紧急救护所。

4.10 社会力量动员与参与

4.10.1 出现水旱灾害后，事发地的防汛抗旱指挥机构可根据事件的性质和危害程度，报经当地政府批准，对重点地区和重点部位实施紧急控制，防止事态及其危害的进一步扩大。

4.10.2 必要时可通过当地人民政府广泛调动社会力量积极参与应急突发事件的处置，紧急情况下可依法征用、调用车辆、物资、人员等，全力投入抗洪抢险。

4.11 信息发布

4.11.1 防汛抗旱的信息发布应当及时、准确、客观、全面。

4.11.2 汛情、旱情及防汛抗旱动态等，由国家防总统一审核和发布；涉及水旱灾情的，由国家防办会同民政部审核和发布。

4.11.3 信息发布形式主要包括授权发布、散发新闻稿、组织报道、接受记者采访、举行新闻发布会等。

4.11.4 地方信息发布：重点汛区、灾区和发生局部汛情的地方，其汛情、旱情及防汛抗旱动态等信息，由各地防汛抗旱指挥机构审核和发布；涉及水旱灾情的，由各地防汛指挥部办公室会同民政部门审核和发布。

4.12 应急结束

4.12.1 当洪水灾害、极度缺水得到有效控制时，事发地的防汛抗旱指挥机构可视汛情旱情，宣布结束紧急防汛期或紧急抗旱期。

4.12.2 依照有关紧急防汛、抗旱期规定征用、调用的物资、设备、交通运输工具等，在汛期、抗旱期结束后应当及时归还；造成损坏或者无法归还的，按照国务院有关规定给予适当补偿或者作其他处理。

4.12.3 紧急处置工作结束后，事发地防汛抗旱指挥机构应协助当地政府进一步恢复正常生活、生产、工作秩序，修复水毁基础设施，尽可能减少突发事件带来的损失和影响。

5 应急保障

5.1 通信与信息保障

5.1.1 任何通信运营部门都有依法保障防汛抗旱信息畅通的责任。

5.1.2 防汛抗旱指挥机构应按照以公用通信网为主的原则，合理组建防汛专用通信网络，确保信息畅通。

5.1.3 出现突发事件后，通信部门应启动应急通信保障预案，迅速调集力量抢修损坏的通信设施，努力保证防汛抗旱通信畅通。必要时，调度应急通信设备，为防汛通信和现场指挥提供通信保障。

5.1.4 在紧急情况下，应充分利用公共广播和电视等媒体以及手机短信等手段发布信息，通知群众快速撤离，确保人民生命的安全。

5.2 应急支援与装备保障

5.2.1 现场救援和工程抢险保障

（1）对历史上的重点险工险段或易出险的水利工程设施，应提前编制工程应急抢险预案，以备紧急情况下因险施策；当出现新的险情后，应派工程技术人员赶赴现场，研究优化除险方案，并由防汛行政首长负责组织实施。

（2）防汛抗旱指挥机构和防洪工程管理单位以及受洪水威胁的其他单位，储备的常规抢险机械、抗旱设备、物资和救生器材，应能满足抢险急需。

5.2.2 应急队伍保障

任何单位和个人都有依法参加防汛抗洪的义务。解放军、武警部队和民兵是抗洪抢险的重要力量。防汛抢险队伍分为：群众抢险队伍、非专业部队抢险队伍和专业抢险队伍。

在抗旱期间，地方各级人民政府和防汛抗旱指挥机构应组织动员社会公众力量投入抗旱救灾工作。

5.2.3 供电保障

电力部门主要负责抗洪抢险、抢排渍涝、抗旱救灾等方面的供电需要和应急救援现场的临时供电。

5.2.4 交通运输保障

交通运输部门主要负责优先保证防汛抢险人员、防汛抗旱救灾物资运输；蓄滞洪区分洪时，负责群众安全转移所需地方车辆、船舶的调配；负责分泄大洪水时河道航行和渡口的安全；负责大洪水时用于抢险、救灾车辆、船舶的及时调配。

5.2.5 医疗保障

医疗卫生防疫部门主要负责水旱灾区疾病防治的业务技术指导；组织医疗卫生队赴灾区巡医问诊，负责灾区防疫消毒、抢救伤员等工作。

5.2.6 治安保障

公安部门主要负责做好水旱灾区的治安管理工作，依法严厉打击破坏抗洪抗旱救灾行动和工程设施安全的行为，保证抗灾救灾工作的顺利进行；负责组织搞好防汛抢险、分洪爆破时的戒严、警卫工作，维护灾区的社会治安秩序。

5.2.7 物资保障

防汛抗旱指挥机构、重点防洪工程管理单位以及受洪水威胁的其他单位应按规范储备防汛抢险物资，并做好生产流程和生产能力储备的有关工作。防汛物资管理部门应及时掌握新材料、新设备的应用情况，及时调整储备物资品种，提高科技含量。

干旱频繁发生地区县级以上地方人民政府应当贮备一定数量的抗旱物资，由本级防汛抗旱指挥机构负责调用。

严重缺水城市应当建立应急供水机制，建设应急供水备用水源。

5.2.8 资金保障

（1）中央财政安排特大防汛抗旱补助费，用于补助遭受特大水旱灾害的省、自治区、直辖市，以及计划单列市、新疆生产建设兵团进行防汛抢险、抗旱及中央直管的大江大河防汛抢险。省、自治区、直辖市人民政府应当在本级财政预算中安排资金，用于本行政区域内遭受严重水旱灾害的工程修复补助。

（2）国家设立中央水利建设基金，专项用于大江大河重点治理工程维护和建设，以及其他规定的水利工程的维护和建设。

5.2.9 社会动员保障

（1）防汛抗旱是社会公益性事业，任何单位和个人都有保护水利工程设施和防汛抗旱的责任。

（2）汛期或旱季，各级防汛抗旱指挥机构应根据水旱灾害的发展，做好动员工作，组织社会力量投入防汛抗旱。

（3）各级防汛抗旱指挥机构的组成部门，在严重水旱灾害期间，应按照分工，特事特办，急事急办，解决防汛抗旱的实际问题，同时充分调动本系统的力量，全力支持抗灾救灾和灾后重建工作。

（4）各级人民政府应加强对防汛抗旱工作的统一领导，组织有关部门和单位，动员全社会的力量，做好防汛抗旱工作。在防汛抗旱的关键时刻，各级防汛抗旱行政首长应靠前指挥，组织广大干部群众奋力抗灾减灾。

5.3 技术保障

建设国家防汛抗旱指挥系统，形成覆盖国家防总、流域机构和各省、自治区、直辖市防汛抗旱部门的计算机网络系统，提高信息传输的质量和速度。

各级防汛抗旱指挥机构应建立专家库，当发生水旱灾害时，由防汛抗旱指挥机构统一调度，派出专家组，指导防汛抗旱工作。

5.4 宣传、培训和演习

5.4.1 公众信息交流

（1）汛情、旱情、工情、灾情及防汛抗旱工作等方面的公众信息交流，实行分级负责制，一般公众信息可通过媒体向社会发布。

（2）当主要江河发生超警戒水位以上洪水，呈上涨趋势；山区发生暴雨山洪，造成较为严重影响；出现大范围的严重旱情，并呈发展趋势时，按分管权限，由本地区的防汛抗旱指挥部统一发布汛情、旱情通报，以引起社会公众关注，参与防汛抗旱救灾工作。

5.4.2 培训

（1）采取分级负责的原则，由各级防汛抗旱指挥机构统一组织培训。

（2）培训工作应做到合理规范课程、考核严格、分类指导，保证培训工作质量。

（3）培训工作应结合实际，采取多种组织形式，定期与不定期相结合，每年汛前至少组织一次培训。

5.4.3 演习

（1）各级防汛抗旱指挥机构应定期举行不同类型的应急演习，以检验、改善和强化应急准备和应急响应能力。

（2）专业抢险队伍必须针对当地易发生的各类险情有针对性地每年进行抗洪抢险演习。

（3）多个部门联合进行的专业演习，一般2～3年举行一次，由省级防汛抗旱指挥机构负责组织。

6 善后工作

发生水旱灾害的地方人民政府应组织有关部门做好灾区生活供给、卫生防疫、救灾物资供应、治安管理、学校复课、水毁修复、恢复生产和重建家园等善后工作。

6.1 救灾

6.1.1 民政部门负责受灾群众生活救助。应及时调配救灾款物，组织安置受灾群众，做好受灾群众临时生活安排，负责受灾群众倒塌房屋的恢复重建，保证灾民有粮吃、有衣穿、有房住，切实解决受灾群众的基本生活问题。

6.1.2 卫生部门负责调配医务技术力量，抢救因灾伤病人员，对污染源进行消毒处理，对灾区重大疫情、病情实施紧急处理，防止疫病的传播、蔓延。

6.1.3 当地政府应组织对可能造成环境污染的污染物进行清除。

6.2 防汛抢险物料补充

针对当年防汛抢险物料消耗情况，按照分级筹措和常规防汛的要求，及时补充到位。

6.3 水毁工程修复

6.3.1 对影响当年防洪安全和城乡供水安全的水毁工程，应尽快修复。防洪工程应力争在下次洪水到来之前，做到恢复主体功能；抗旱水源工程应尽快恢复功能。

6.3.2 遭到毁坏的交通、电力、通信、水文以及防汛专用通信设施，应尽快组织修复，恢复功能。

6.4 蓄滞洪区补偿

全国重点蓄滞洪区分洪运用后，按照《蓄滞洪区补偿暂行办法》进行补偿。其他蓄滞洪区由地方人民政府参照《蓄滞洪区补偿暂行办法》补偿。

6.5 灾后重建

各相关部门应尽快组织灾后重建工作。灾后重建原则上按原标准恢复，在条件允许情况下，可提高标准重建。

6.6 防汛抗旱工作评价

每年各级防汛抗旱部门应针对防汛抗旱工作的各个方面和环节进行定性和定量的总结、分析、评估。引进外部评价机制，征求社会各界和群众对防汛抗旱工作的意见和建议，总结经验，找出问题，从防洪抗旱工程的规划、设计、运行、管理以及防汛抗旱工作的各个方面提出改进建议，以进一步做好防汛抗旱工作。

7 附则

7.1 名词术语定义

7.1.1 洪水风险图：是融合地理、社会经济信息、洪水特征信息，通过资料调查、洪水计算和成果整理，以地图形式直观反映某一地区发生洪水后可能淹没的范围和水深，用以分析和预评估不同量级洪水可能造成的风险和危害的工具。

7.1.2 干旱风险图：是融合地理、社会经济信息、水资源特征信息，通过资料调查、水资源计算和成果整理，以地图形式直观反映某一地区发生干旱后可能影响的范围，用以分析和预评估不同干旱等级造成的风险和危害的工具。

7.1.3 防御洪水方案：是有防汛抗洪任务的县级以上地方人民政府根据流域综合规划、防洪工程实际状况和国家规定的防洪标准，制定的防御江河洪水（包括对特大洪水）、山洪灾害（山洪、泥石流、滑坡等）、台风暴潮灾害等方案的统称。

7.1.4 抗旱预案：是在现有工程设施条件和抗旱能力下，针对不同等级、程度的干旱，而预先制定的对策和措施，是各级防汛抗旱指挥部门实施指挥决策的依据。

7.1.5 抗旱服务组织：是由水利部门组建的事业性服务实体，以抗旱减灾为宗旨，围绕群众饮水安全、粮食用水安全、经济发展用水安全和生态环境用水安全开展抗旱服务工作。国家支持和鼓励社会力量兴办各种形式的抗旱社会化服务组织。

7.1.6 一般洪水：洪峰流量或洪量的重现期5～10年一遇的洪水。

7.1.7 较大洪水：洪峰流量或洪量的重现期10～20年一遇的洪水。

7.1.8 大洪水：洪峰流量或洪量的重现期20～50年一遇的洪水。

7.1.9 特大洪水：洪峰流量或洪量的重现期大于50年一遇的洪水。

7.1.10 轻度干旱：受旱区域作物受旱面积占播种面积的比例在30%以下；以及因旱造成农（牧）区临时性饮水困难人口占所在地区人口比例在20%以下。

7.1.11 中度干旱：受旱区域作物受旱面积占播种面积的比例达31%～50%；以及因旱造成农（牧）区临时性饮水困难人口占所在地区人口比例达21%～40%。

7.1.12 严重干旱：受旱区域作物受旱面积占播种面积的比例达51%～80%；以及因旱造成农（牧）区临时性饮水困难人口占所在地区人口比例达41%～60%。

7.1.13 特大干旱：受旱区域作物受旱面积占播种面积的比例在80%以上；以及因旱造成农（牧）区临时性饮水困难人口占所在地区人口比例高于60%。

7.1.14 城市干旱：因遇枯水年造成城市供水水源不足，或者由于突发性事件使城市供水水源遭到破坏，导致城市实际供水能力低于正常需求，致使城市实际供水能力低于正常需求，致使城市的生产、生活和生态环境受到影响。

7.1.15 城市轻度干旱：因旱城市供水量低于正常需求量的5%～10%，出现缺水现象，居民生活、生产用水在受到一定程度影响。

7.1.16 城市中度干旱：因旱城市供水量低于正常日用水量的10%～20%，出现明显的缺水现象，居民生活、生产用水受到较大影响。

7.1.17 城市重度干旱：因旱城市供水量低于正常日用水量的20%～30%，出现明显缺水现象，城市生活、生产用水受到严重影响。

7.1.18 城市极度干旱：因旱城市供水量低于正常日用水量的30%，出现极为严重的缺水局面或发电供水危机，城市生活、生产用水受到极大影响。

7.1.19 大型城市：指非农业人口在50万以上的城市。

7.1.20 紧急防汛期：根据《中华人民共和国防洪法》规定，当江河、湖泊的水情接近保证水位或者安全流量，水库水位接近设计洪水位，或者防洪工程设施发生重大险情时，有关县级以上人民政府防汛指挥机构可以宣布进入紧急防汛期。

本预案有关数量的表述中，"以上"含本数，"以下"不含本数。

7.2 预案管理与更新

本预案由国家防总办公室负责管理，并负责组织对预案进行评估。每5年对本预案评审一次，并视情况变化作出相应修改。各流域管理机构，各省、自治区、直辖市防汛抗旱指挥机构根据本预案制定相关江河、地区和重点工程的防汛抗旱应急预案。

7.3 国际沟通与协作

积极开展国际间的防汛抗旱减灾交流，借鉴发达国家防汛抗旱减灾工作的经验，进一步做好我国水旱灾害突发事件防范与处置工作。

7.4 奖励与责任追究

对防汛抢险和抗旱工做出突出贡献的劳动模范、先进集体和个人，由人事部和国家防总联合表彰；对防汛抢险和抗旱工作中英勇献身的人员，按有关规定追认为烈士；对防汛抗旱工作中玩忽职守造成损失的，依据《中华人民共和国防洪法》《中华人民共和国防汛条例》《公务员管理条例》追究当事人的责任，并予以处罚，构成犯罪的，依法追究其刑事责任。

7.5 预案实施时间

本预案自印发之日起实施。

国家核应急预案

1 总则

1.1 根据国务院《核电厂核事故应急管理条例》（以下简称《条例》）和《国家突发公共事件总体应急预案》的规定，为使我国政府在核设施一旦发生严重核事故时，能迅速采取必要和有效的应急响应行动，保护工作人员、保护公众和保护环境，制定本应急预案（也称应急计划）。

1.2 本预案主要适用于国家针对核电厂可能发生严重核事故的应急准备和应急响应。我国其他核设施、核活动发生的核或辐射事故和其他国家发生的对我国造成或可能造成辐射影响的核或辐射事故，参照本预案实施。

1.3 实施本预案要认真贯彻执行我国核应急管理工作"常备不懈，积极兼容，统一指挥，大力协同，保护公众，保护环境"的方针。

1.4 本预案是我国进行核应急准备和响应的工作文件，有关地区、部门和单位要遵照执行。

1.5 本预案定期进行复审和修订。

2 技术基础

2.1 应急状态分级

2.1.1 核电厂

核电厂的应急状态分为四级，即：应急待命、厂房应急、场区应急和场外应急（总体应急）。

（1）应急待命。出现可能危及核电厂安全的工况或事件的状态。宣布应急待命后，应迅速采取措施缓解后果和进行评价，加强营运单位的响应准备，并视情况加强地方政府的响应准备。

（2）厂房应急。放射性物质的释放已经或者可能即将发生，但实际的或者预期的辐射后果仅限于场区局部区域的状态。宣布厂房应急后，营运单位应迅速采取行动缓解事故后果和保护现场人员。

（3）场区应急。事故的辐射后果已经或者可能扩大到整个场区，但场区边界处的辐射水平没有或者预期不会达到干预水平的状态。宣布场区应急后，应迅速采取行动缓解事故后果和保护场区人员，并根据情况做好场外采取防护行动的准备。

（4）场外应急。事故的辐射后果已经或者预期可能超越场区边界，场外需要采取紧急防护行动的状态。宣布场外应急后，应迅速采取行动缓解事故后果，保护场区人员和受影响的公众。

2.1.2 其他核设施

其他核设施的应急状态一般分为三级，即：应急待命、厂房应急、场区应急。潜在危险较大的核设施可能实施场外应急。

2.2 应急计划区划分

2.2.1 核电厂

应急计划区划分为烟羽应急计划区和食入应急计划区。前者针对放射性烟羽产生的直接外照射、吸入放射性烟羽中放射性核素产生的内照射和沉积在地面的放射性核素产生的外照射；后者则针对摄入被事故释放的放射性核素污染的食物和水而产生的内照射。

烟羽应急计划区系以核电厂为中心、半径为7~10千米划定的需做好撤离、隐蔽和服碘防护的区域。这种应急计划区又可分为内、外两区，内区的半径为3~5千米，撤离（包括预防性撤离）准备一般主要在内区进行。食入应急计划区系以核电厂为中心、半径为30~50千米划定的区域。在这个区域内要做好事故情况下食物和饮水的辐射监测和控制的应急准备。

另外，事故情况下根据需要，也可能在应急计划区的部分区域采取临时避迁和永久再定居等长期防护行动。

划分应急计划区并进行相应的应急准备，其目的是：在应急干预的情况下便于迅速组织有效的应急响应行动，最大程度地降低事故对公众和环境可能产生的影响。在多数事故情况下，需要采取应急响应行动的区域可能只局限于相应应急计划区的一部分，但在发生严重核事故的极个别情况下，也有可能需要在相应应急计划区之外的区域采取应急响应行动，由于出现这种极个别情况的概率极小，因此，应急准备只在应急计划区内进行。

2.2.2 其他核设施

应在危险分析的基础上确定核燃料循环设施与研究堆等其他核设施的应急计划区及应急准备的内容。

2.3 干预原则

在应急干预的决策过程中，既要考虑辐射剂量的降低，也要考虑实施防护措施的困难和代价，因此，应遵循下列原则，并综合考虑社会、经济、政治和外交等方面的因素：

（1）干预的正当性原则。干预应是正当的，拟议中的干预应利大于弊，即由于降低辐射剂量而减少的危害，应当足以说明干预本身带来的危害与代价（包括社会代价在内）是值得的。

（2）干预的最优化原则。干预的形式、规模和持续时间应是最优化的，使降低辐射剂量而获得的净利益在通常的社会、经济情况下从总体上考虑达到最大。

（3）应当尽可能防止公众成员因辐射照射而产生严重确定性健康效应。

3 应急组织

根据《条例》的规定，我国的核应急实行三级应急组织体系，即国家核应急组织、核电厂所在省（区、市）（以下简称省）核应急组织和核电厂营运单位应急组织。

3.1 国家核应急组织

3.1.1 国家核应急协调委

国家核应急协调委的成员单位包括18个部门，国防科工委为牵头单位。

必要时，由国务院领导、组织、协调全国的核应急管理工作。

3.1.2 国家核事故应急办公室

国家核事故应急办公室（以下简称国家核应急办）是全国核应急工作的行政管理机构，设在国防科工委。

3.1.3 国家核应急协调委联络员组

国家核应急协调委联络员组由各成员单位指派的人员组成。各单位指派的联络员应有替代人员，以确保联络员组的有效活动。

3.1.4 国家核应急协调委专家咨询组

国家核应急协调委专家咨询组由国内核工程、电力工程、核安全、辐射防护、环境保护、放射医学、气象学等方面的专家组成。

3.2 省核应急组织

核电厂所在省核应急组织包括省核应急委员会和省核应急办公室，以及专家咨询组和若干应急专业组。省核应急委员会由省人民政府领导和政府有关部门及军队等单位的领导组成。省核应急办公室设在省人民政府指定的一个部门，由若干专职人员组成。

必要时，由省人民政府领导、组织、协调本行政区域内的核应急工作。

3.3 核电厂营运单位（或核电基地）核应急组织

核电厂营运单位（或核电基地）核应急组织包括核电厂营运单位（或核电基地）应急指挥部和下设的应急办公室（或处、科）及若干应急专业组。

4 应急准备

4.1 国家核应急组织的应急准备

4.1.1 建设与维护国家核应急响应中心

满足进行应急决策、指挥和作为国家核应急信息管理中心及对外核应急联络点的需要：

（1）接受、显示和传递核电厂运行及事故信息；

（2）接受、传递省核应急组织应急响应的有关信息；

（3）为核应急信息传输和进行国际通报提供条件；

（4）提供工作环境，保障应急指挥迅速、有效地实施。

4.1.2 通信保障

（1）建设国家核应急通信系统，并建立相应的通信能力保障制度，以保证应急响应期间通信联络的需要。

（2）应急响应时在事故现场的通信需要，由核电厂所在省的核应急组织和核电厂营运单位负责保障。

（3）核电厂之外的其他核设施发生核事故以及其他辐射紧急情况时，尽可能利用国家和当地已建成的通信手段进行联络。

（4）应急响应通信能力不足时，根据有关方面提出的要求，采取临时紧急措施加以解决。必要时，动用国家救灾通信保障系统。

4.1.3 建立和保持必要的核应急技术支持体系

根据积极兼容原则，充分利用现有条件，建立和保持必要的应急技术支持中心或后援单位，如应急决策支持、辐射监测、医疗救治、气象服务、核电厂运行评估等技术支持中心或后援单位，以形成国家核应急技术支持体系，保障国家的核应急响应能力。

4.1.4 应急支援力量与物资器材准备

国家核应急协调委有关成员单位根据分工，准备好各种必要的应急支援力量与物资器材，以保证应急响应时省核应急组织或核电厂营运单位提出紧急支援请求时，能及时调用，提供支援。其中包括：辐射监测支援、医学应急支援、应急交通支援、气象支援、工程抢险支援和应急物资器材准备。

4.1.5 应急培训与演习

（1）培训

应对所有参与核应急准备与响应的人员进行培训和定期再培训。

（2）演习

定期举行不同类型的应急演习，以检验、改善和强化应急准备和应急响应能力。

4.1.6 公众信息交流

公众信息交流的对象应包括一般公众和新闻界。在平时，进行交流的内容主要是核能以及核安全、辐射防护与核应急的基本概念与知识。

4.2 核电厂所在省的核应急组织及核电厂营运单位的应急准备

核电厂所在省的核应急组织及核电厂营运单位的应急准备按国家有关法规、标准的规定及各自经批准的应急预案进行。两者的应急准备应为各自所需的应急响应能力提供保证，并应保证两者应急响应的相互衔接和协调。

4.3 应急准备资金的安排、使用与管理

国家、省及核电厂营运单位的应急准备应充分利用现有组织机构、人员、设施和设备，努力提高核应急准备资金的使用效益，并使核应急准备工作与有关发展规划相结合。

5 应急响应

5.1 核电厂应急响应基本程序和响应活动

5.1.1 核电厂进入应急待命状态时，核电厂营运单位的应急组织进入有准备的状态，采取缓解措施，并向场外通告；省核应急组织和国家核应急办及时报告情况，加强值班。

5.1.2 核电厂进入厂房应急状态时，营运单位应实施应急预案，采取措施使核电厂恢复安全状态，同时按规定向场外报告事故的情况；省核应急组织启动省级核应急指挥中心，及时报告情况，有关省级应急专业组进入待命状态；国家核应急办启动国家核应急响应中心，按规定向国家核应急协调委报告并向有关部门和专家通报情况，加强与营运单位的联系，并做好实施应急支援准备。

5.1.3 核电厂进入场区应急状态时，营运单位实施应急预案，采取措施使核电厂恢复安全状态，撤离场内非重要人员，按规定向场外报告事故情况，在核电厂附近的场外区域实施辐射监测；省核应急组织有关领导到省应急中心指导应急响应工作，向国家核应急办报告有关情况，各应急专业组进入待命状态，并根据需要开始行动；国家核应急办按规定向国家核应急协调委报告，通知有关部门并做好实施紧急支援的准备，国家核应急协调委领导进入国家核应急响应中心，及时向国务院报告事故情况。

5.1.4 当发生严重核事故，需要进入场外应急（总体应急）状态时，核电厂营运单位向省核应急组织及时提出进入场外应急状态的建议；省核应急组织向国家核应急协调委提出请求批准进入场外应急状态的报告；国家核应急协调委审批进入场外应急状态。在事故情景十分危急时，省核应急组织可先决定进入场外应急状态，尔后立即向国家核应急协调委报告。国家核应急协调委及时向国务院报告进入场外应急状态，必要时请求协调应急响应。

5.1.5 当事故辐射后果影响或可能影响邻近省时，由核电厂所在省的核应急组织负责向有关省政府通报事故情况，并提出相应建议；国家核应急协调委负责指导有关省政府采取适当措施。

5.1.6 当核电厂营运单位和省核应急组织的应急力量不足需要国家支援时，由国家核应急办根据支援请求按规定的程序报批，通知和要求被调用力量的单位及其上级部门，组织实施支援。可能需要提供的支援包括：辐射监测、气象资料、事故后果评价、工程检验、医疗救治、交通支援等。应急支援力量进入现场执行任务，有关调动、联络、指挥程序及协调事宜等，均按批准的应急预案执行。

5.1.7 对核事故和应急响应的信息实行集中统一的规范化管理，信息渠道、信息分类和信息发布等应符合有关规定的要求。

5.1.8 当核事故的辐射影响可能或已经超越国界，按《及早通报核事故公约》的要求实施通报。

5.1.9 当事故得到缓解，已恢复到安全状态，终止场外应急状态。核电厂营运单位和省政府组织各自的恢复工作。按《及早通报核事故公约》向国际原子能机构提供有关终止应急状态的信息。

5.2 其他核设施、核活动核事故及影响境内的境外核事故与核动力卫星事故的应急响应

5.2.1 其他核设施、核活动核事故及其他辐射紧急情况的应急响应

核燃料循环设施和研究堆等其他核设施、核活动核事故及其他辐射紧急情况的应急响应参照本预案执行。

5.2.2 我国台湾省核事故时的应急响应

我国台湾省发生核事故可能或已经对大陆造成辐射影响时，参照本预案的有关规定和执行程序组织应急响应。

涉及台湾省核事故的国际通报及紧急援助的有关事宜，按我国外交部与国际原子能机构1992年12月以互换照会形式确认的谅解备忘录（CPM—92—081）执行。

5.2.3 我国周边国家核事故及核动力卫星事故影响境内时的应急响应

我国周边国家发生核事故及核动力卫星事故可能或已经对我国大陆产生辐射影响时，参照本预案有关规定及执行程序组织应急响应。这种情况下的应急响应主要涉及辐射监测、饮水和食品控制、卫星污染碎片搜寻等，除受影响省人民政府组织的应急响应外，国家级的响应按规定的职责任务分工实施。

6 应急终止和恢复正常秩序

6.1 终止应急状态的程序和条件

6.1.1 终止应急状态的程序

（1）应急待命：核电厂（或核设施）营运单位应急指挥部根据核电厂（或核设施）的特定状态，决定并发布应急状态的终止，并向省核应急组织和国家核应急办报告。

（2）厂房应急：核电厂（或核设施）营运单位应急指挥部根据核电厂（或核设施）的特定状态，决定并发布应急状态的终止，并向省核应急组织和国家核应急办报告。

（3）场区应急：核电厂（或核设施）营运单位应急指挥部根据核电厂（或核设施）的特定状态，将终止应急状态的报告报省核应急组织和国家核应急办后，由营运单位应急总指挥宣布。

（4）场外应急：核电厂营运单位根据核电厂的状态，将终止场外应急状态的建议报省核应急组织，经省核应急组织审定后上报国家核应急协调委，经协调委批准后，由省核应急组织发布。

6.1.2 终止场外应急状态的条件

国家核应急协调委在批准终止场外应急状态之前，必须获得足够的情况，确信该核电厂事故已切实得到控制，而且几乎已恢复到安全状态，特别要确认满足下列条件：

（1）核电厂放射性物质的释放已经停止或者已经控制到低于可接受的水平；

（2）为使公众免受放射性污染，并使事故的长期后果可能引起的照射降至尽量低的水平，已经采取并继续采取一切必要的防护措施。

为保证条件（2）得到满足，只要有必要，省核应急组织应加强有关巡测、采样分析和评价等工作。

6.2 应急终止后的行动和总结报告

6.2.1 应急终止后的行动

在解除应急状态后，国家核应急办进行下列工作：

（1）整理和审查所有的应急记录和文件等资料；

（2）总结和评价导致应急状态的事故情况和在应急期间采取的主要行动；

（3）必要时修订国家核应急预案。

6.2.2 应急响应总结报告

应急状态终止后，各有关部门和单位按有关规定及时做出书面总结报告。

总结报告应包括下列基本内容：发生事故的核设施基本情况，事故原因、发展过程及造成的后果（包括人员伤亡、经济损失）分析、评价，采取的主要应急响应措施及其有效性，主要经验教训和事故责任人及其处理等。总结报告的具体内容和格式按规定执行。

6.3 恢复正常秩序

6.3.1 场内恢复正常秩序

发生核事故的核电厂营运单位应采取积极有效措施，清除场内放射性污染，恢复核电厂的正常运行。当核事故使核安全重要物项的安全功能达不到国家标准时，核电厂的重新启动计划应当按照国家的有关规定审查批准。

6.3.2 场外恢复正常状态

发生核事故的核电厂所在省核应急委员会应当根据受影响地区的放射性水平，采取有效的恢复正常秩序的措施：一方面对直接受影响的人员采取防护措施（如控制进入污染区，控制食物和水污染，去污，固定剩余放射性物质等）；另一方面为恢复环境和公众正常生活条件采取各种有效措施（如在应急状态终止后在受控制条件下允许部分或全部撤离人员返回受影响的原先居住的区域等）。为此，省核应急组织应制定恢复计划和明确进行恢复工作的机构，报国家核应急协调委批准。国家核应急办检查、指导、协调和组织支援省核应急组织恢复计划的实施。

7 附则

7.1 术语解释

7.1.1 核设施

需要考虑核安全问题的规模生产、加工或操作放射性物质或易裂变材料的设施（包括其场地、建筑物和设备）。如铀富集设施，铀、钍加工与燃料生产、贮存及后处理设施，研究堆，核动力厂，放射性废物管理设施等。

7.1.2 核活动

任何研究、生产、提取、加工、处理、应用、搬运、贮存或处置放射性物质或核材料的活动，以及在陆上、水上或空中交通线上运输放射性物质或核材料的活动，或任何其他转移或使用放射性物质或核材料的活动。

7.1.3 核燃料循环

特指除核电厂和研究堆运行之外的与核能生产有关的所有活动，包括铀或钍的采矿、选冶、富集与加工、核燃料制造、核燃料后处理、放射性废物管理等各种活动，以及与上述各种活动有关的研究和开发活动。

7.1.4 核电厂

用一个或几个动力反应堆发电或供热的动力厂。

7.1.5 场区

具有确定的边界，受营运单位有效控制的核设施所在区域。

7.1.6 场外

场区以外的区域。

7.1.7 核事故

核电厂或其他核设施中很少发生的严重偏离运行工况的状态；在这种状态下，放射性物质的释放可能或已经失去应有的控制，达到不可接受的水平。

7.1.8 应急

需要立即采取某些超出正常工作程序的行动，以避免事故发生或减轻事故后果的状态，有时也称为紧急状态；同时也泛指立即采取超出正常工作程序的行动。

7.1.9 应急预案（应急计划）

一份经过审批的文件，它描述了文件的编制与实施单位的应急响应功能、组织、设施和设备，以及与外部应急组织间的协调和相互支持关系。该文件应有专门的执行程序加以补充。

7.1.10 应急准备

为应付核事故或辐射应急而进行的准备工作，包括制定应急预案，建立应急组织，准备必要的应急设施、设备与物资，以及进行人员培训与演习等。

7.1.11 应急计划区

为在核电厂发生事故时能及时有效地采取保护公众的防护行动，事先在核电厂周围建立的、制定有应急预案并做好应急准备的区域。

7.1.12 危险

一个表示与实际发生的或可能发生的照射有关的危害、损害或损伤的可能性和伤害后果等的多属性量，它与诸如特定有害后果可能发生的概率及此类后果的大小和特性等量有关。

7.1.13 应急响应

为控制或减轻核事故或辐射应急状态的后果而采取的紧急行动。

7.1.14 （应急）防护措施

应急状态下为避免或减少工作人员和公众可能接受的剂量而采取的保护措施，如隐蔽、撤离、服碘防护、通道控制、食物和饮水控制、去污，以及临时避迁、永久再定居等。有时也称为防护行动。

7.1.15 隐蔽

指人员停留在或进入室内，关闭门窗及通风系统，以减少烟羽中放射性物质的吸入和外照射，并减少来自放射性沉积物的外照射。

7.1.16 撤离

指将人们由受影响地区紧急转移，以避免或减少来自烟羽或高水平放射性沉积物引起的大剂量照射。该措施为短期措施，预期人们在预计的某一有限时间内可返回原住地。

7.1.17 服碘防护

当事故已经或可能导致释放碘的放射性同位素的情况下，将含有非放射性碘的化合物作为一种防护药物分发给居民服用，以降低甲状腺的受照剂量。

7.1.18 临时避迁

指人们自受污染地区临时迁出，以避免或减少地面放射性沉积物质照射的长期累积剂量，其返回原住地的时间或为几个月至2年，或难以确切预计返回时间而暂不考虑返回。

7.1.19 永久再定居

指人们为避免或减少地面放射性沉积物质照射的长期累积剂量自受污染地区迁出，而又无法预计能否在可预见的将来返回原住地。

7.1.20 去污

利用物理或化学的方法去除或降低放射性污染。

7.1.21 干预水平

指针对核及辐射应急情况所制定的可防止剂量水平，当达到这种水平时应考虑采取相应的防护

7.1.22 行动水平

指在核及辐射应急情况下，应考虑采取防护行动的剂量（率）水平或活度浓度水平。

7.1.23 （辐射）后果

指放射性物质释放到环境中引起的结果或影响，用以度量的量是预计的或实际引起的剂量或剂量率。

7.1.24 应急（辐射）监测

在核及辐射应急情况下，为发现和查明放射性污染情况和辐射水平而进行的辐射监测。

7.1.25 应急培训

根据应急工作的需要，对管理人员或专业人员进行的教学与训练。

7.1.26 应急演习

为检验应急预案的有效性、应急准备的完善性、应急响应能力的适应性和应急人员的协同性而进行的一种模拟应急响应的实践活动，根据所涉及的内容和范围的不同，可以分为单项演习（练习）、综合演习和场内、场外应急组织联合进行的联合演习。

7.1.27 辐射损伤

机体受电离辐射照射而产生的各种类型的某种程度的有害变化。

7.2 预案实施时间

本预案自印发之日起实施。

国家突发地质灾害应急预案

1 总则

1.1 编制目的

高效有序地做好突发地质灾害应急防治工作，避免或最大程度地减轻灾害造成的损失，维护人民生命、财产安全和社会稳定。

1.2 编制依据

依据《地质灾害防治条例》《国家突发公共事件总体应急预案》《国务院办公厅转发国土资源部建设部关于加强地质灾害防治工作意见的通知》，制定本预案。

1.3 适用范围

本预案适用于处置自然因素或者人为活动引发的危害人民生命和财产安全的山体崩塌、滑坡、泥石流、地面塌陷等与地质作用有关的地质灾害。

1.4 工作原则

预防为主，以人为本。建立健全群测群防机制，最大程度地减少突发地质灾害造成的损失，把保障人民群众的生命财产安全作为应急工作的出发点和落脚点。

统一领导、分工负责。在各级党委、政府统一领导下，有关部门各司其职，密切配合，共同做好突发地质灾害应急防治工作。

分级管理，属地为主。建立健全按灾害级别分级管理、条块结合、以地方人民政府为主的管理体制。

2 组织体系和职责

国务院国土资源行政主管部门负责全国地质灾害应急防治工作的组织、协调、指导和监督。

出现超出事发地省级人民政府处置能力，需要由国务院负责处置的特大型地质灾害时，根据国务院国土资源行政主管部门的建议，国务院可以成立临时性的地质灾害应急防治总指挥部，负责特大型地质灾害应急防治工作的指挥和部署。

省级人民政府可以参照国务院地质灾害应急防治总指挥部的组成和职责，结合本地实际情况成立相应的地质灾害应急防治指挥部。

发生地质灾害或者出现地质灾害险情时，相关市、县人民政府可以根据地质灾害抢险救灾的需要，成立地质灾害抢险救灾指挥机构。

3 预防和预警机制

3.1 预防预报预警信息

3.1.1 监测预报预警体系建设

各级人民政府要加快建立以预防为主的地质灾害监测、预报、预警体系建设，开展地质灾害调查，编制地质灾害防治规划，建设地质灾害群测群防网络和专业监测网络，形成覆盖全国的地质灾害监测网络。国务院国土资源、水利、气象、地震部门要密切合作，逐步建成与全国防汛监测网络、气象监测网络、地震监测网络互联，连接国务院有关部门、省（区、市）、市（地、州）、县（市）的地质灾害信息系统，及时传送地质灾害险情灾情、汛情和气象信息。

3.1.2 信息收集与分析

负责地质灾害监测的单位，要广泛收集整理与突发地质灾害预防预警有关的数据资料和相关信息，进行地质灾害中、短期趋势预测，建立地质灾害监测、预报、预警等资料数据库，实现各部门间的共享。

3.2 预防预警行动

3.2.1 编制年度地质灾害防治方案

县级以上地方人民政府国土资源主管部门会同本级地质灾害应急防治指挥部成员单位，依据地质灾害防治规划，每年年初拟订本年度的地质灾害防治方案。年度地质灾害防治方案要标明辖区内主要灾害点的分布，说明主要灾害点的威胁对象和范围，明确重点防范期，制订具体有效的地质灾害防治措施，确定地质灾害的监测、预防责任人。

3.2.2 地质灾害险情巡查

地方各级人民政府国土资源主管部门要充分发挥地质灾害群测群防和专业监测网络的作用，进行定期和不定期的检查，加强对地质灾害重点地区的监测和防范，发现险情时，要及时向当地人民政府和上一级国土资源主管部门报告。当地县级人民政府要及时划定灾害危险区，设置危险区警示标志，确定预警信号和撤离路线。根据险情变化及时提出应急对策，组织群众转移避让或采取排险防治措施，情况危急时，应强制组织避灾疏散。

3.2.3 "防灾明白卡"发放

为提高群众的防灾意识和能力，地方各级人民政府要根据当地已查出的地质灾害危险点、隐患点，将群测群防工作落实到具体单位，落实到乡

（镇）长和村委会主任以及受灾害隐患点威胁的村民，要将涉及地质灾害防治内容的"明白卡"发到村民手中。

3.2.4 建立地质灾害预报预警制度

地方各级人民政府国土资源主管部门和气象主管机构要加强合作，联合开展地质灾害气象预报预警工作，并将预报预警结果及时报告本级人民政府，同时通过媒体向社会发布。当发出某个区域有可能发生地质灾害的预警预报后，当地人民政府要依照群测群防责任制的规定，立即将有关信息通知到地质灾害危险点的防灾责任人、监测人和该区域内的群众；各单位和当地群众要对照"防灾明白卡"的要求，做好防灾的各项准备工作。

3.3 地质灾害速报制度

3.3.1 速报时限要求

县级人民政府国土资源主管部门接到当地出现特大型、大型地质灾害报告后，应在 4 小时内速报县级人民政府和市级人民政府国土资源主管部门，同时可直接速报省级人民政府国土资源主管部门和国务院国土资源主管部门。国土资源部接到特大型、大型地质灾害险情和灾情报告后，应立即向国务院报告。

县级人民政府国土资源主管部门接到当地出现中、小型地质灾害报告后，应在 12 小时内速报县级人民政府和市级人民政府国土资源主管部门，同时可直接速报省级人民政府国土资源主管部门。

3.3.2 速报的内容

灾害速报的内容主要包括地质灾害险情或灾情出现的地点和时间、地质灾害类型、灾害体的规模、可能的引发因素和发展趋势等。对已发生的地质灾害，速报内容还要包括伤亡和失踪的人数以及造成的直接经济损失。

4 地质灾害险情和灾情分级

地质灾害按危害程度和规模大小分为特大型、大型、中型、小型地质灾害险情和地质灾害灾情四级：

（1）特大型地质灾害险情和灾情（Ⅰ级）。

受灾害威胁，需搬迁转移人数在 1 000 人以上或潜在可能造成的经济损失 1 亿元以上的地质灾害险情为特大型地质灾害险情。

因灾死亡 30 人以上或因灾造成直接经济损失 1 000 万元以上的地质灾害灾情为特大型地质灾害灾情。

（2）大型地质灾害险情和灾情（Ⅱ级）。

受灾害威胁，需搬迁转移人数在 500 人以上、1 000 人以下，或潜在经济损失 5 000 万元以上、1 亿元以下的地质灾害险情为大型地质灾害险情。

因灾死亡 10 人以上、30 人以下，或因灾造成直接经济损失 500 万元以上、1 000 万元以下的地质灾害灾情为大型地质灾害灾情。

（3）中型地质灾害险情和灾情（Ⅲ级）。

受灾害威胁，需搬迁转移人数在 100 人以上、500 人以下，或潜在经济损失 500 万元以上、5 000 万元以下的地质灾害险情为中型地质灾害险情。

因灾死亡 3 人以上、10 人以下，或因灾造成直接经济损失 100 万元以上、500 万元以下的地质灾害灾情为中型地质灾害灾情。

（4）小型地质灾害险情和灾情（Ⅳ级）。

受灾害威胁，需搬迁转移人数在 100 人以下，或潜在经济损失 500 万元以下的地质灾害险情为小型地质灾害险情。

因灾死亡 3 人以下，或因灾造成直接经济损失 100 万元以下的地质灾害灾情为小型地质灾害灾情。

5 应急响应

地质灾害应急工作遵循分级响应程序，根据地质灾害的等级确定相应级别的应急机构。

5.1 特大型地质灾害险情和灾情应急响应（Ⅰ级）

出现特大型地质灾害险情和特大型地质灾害灾情的县（市）、市（地、州）、省（区、市）人民政府立即启动相关的应急防治预案和应急指挥系统，部署本行政区域内的地质灾害应急防治与救灾工作。

地质灾害发生地的县级人民政府应当依照群测群防责任制的规定，立即将有关信息通知到地质灾害危险点的防灾责任人、监测人和该区域内的群众，对是否转移群众和采取的应急措施做出决策；及时划定地质灾害危险区，设立明显的危险区警示标志，确定预警信号和撤离路线，组织群众转移避让或采取排险防治措施，根据险情和灾情具体情况提出应急对策，情况危急时应强制组织受威胁群众避灾疏散。特大型地质灾害险情和灾情的应急防治工作，在本省（区、市）人民政府的领导下，由本省（区、市）地质灾害应急防治指挥部具体指挥、协调，组织财政、建设、交通、水利、民政、气象等有关部门的专家和人员，及时赶赴现场，加强监测，采取应急措施，防止灾害进一步扩大，避免抢险救灾可能造成的二次人员伤亡。

国土资源部组织协调有关部门赴灾区现场指导应急防治工作，派出专家组调查地质灾害成因，分析其发展趋势，指导地方制订应急防治措施。

5.2 大型地质灾害险情和灾情应急响应（Ⅱ级）

出现大型地质灾害险情和大型地质灾害灾情的县（市）、市（地、州）、省（区、市）人民政府立即启动相关的应急预案和应急指挥系统。

地质灾害发生地的县级人民政府应当依照群测群防责任制的规定，立即将有关信息通知到地质灾害危险点的防灾责任人、监测人和该区域内的群众，对是否转移群众和采取的应急措施做出决策；及时划定地质灾害危险区，设立明显的危险区警示标志，确定预警信号和撤离路线，组织群众转移避让或采取排险防治措施，根据险情和灾情具体情况提出应急对策，情况危急时应强制组织受威胁群众避灾疏散。

大型地质灾害险情和大型地质灾害灾情的应急工作，在本省（区、市）人民政府的领导下，由本省（区、市）地质灾害应急防治指挥部具体指挥、协调、组织财政、建设、交通、水利、民政、气象等有关部门的专家和人员，及时赶赴现场，加强监测，采取应急措施，防止灾害进一步扩大，避免抢险救灾可能造成的二次人员伤亡。

必要时，国土资源部派出工作组协助地方政府做好地质灾害的应急防治工作。

5.3 中型地质灾害险情和灾情应急响应（Ⅲ级）

出现中型地质灾害险情和中型地质灾害灾情的县（市）、市（地、州）人民政府立即启动相关的应急预案和应急指挥系统。

地质灾害发生地的县级人民政府应当依照群测群防责任制的规定，立即将有关信息通知到地质灾害危险点的防灾责任人、监测人和该区域内的群众，对是否转移群众和采取的应急措施做出决策；及时划定地质灾害危险区，设立明显的危险区警示标志，确定预警信号和撤离路线，组织群众转移避让或采取排险防治措施，根据险情和灾情具体情况提出应急对策，情况危急时应强制组织受威胁群众避灾疏散。

中型地质灾害险情和中型地质灾害灾情的应急工作，在本市（地、州）人民政府的领导下，由本市（地、州）地质灾害应急防治指挥部具体指挥、协调、组织建设、交通、水利、民政、气象等有关部门的专家和人员，及时赶赴现场，加强监测，采取应急措施，防止灾害进一步扩大，避免抢险救灾可能造成的二次人员伤亡。

必要时，灾害出现地的省（区、市）人民政府派出工作组赶赴灾害现场，协助市（地、州）人民政府做好地质灾害应急工作。

5.4 小型地质灾害险情和灾情应急响应（Ⅳ级）

出现小型地质灾害险情和小型地质灾害灾情的县（市）人民政府立即启动相关的应急预案和应急指挥系统，依照群测群防责任制的规定，立即将有关信息通知到地质灾害危险点的防灾责任人、监测人和该区域内的群众，对是否转移群众和采取的应急措施作出决策；及时划定地质灾害危险区，设立明显的危险区警示标志，确定预警信号和撤离路线，组织群众转移避让或采取排险防治措施，根据险情和灾情具体情况提出应急对策，情况危急时应强制组织受威胁群众避灾疏散。

小型地质灾害险情和小型地质灾害灾情的应急工作，在本县（市）人民政府的领导下，由本县（市）地质灾害应急指挥部具体指挥、协调、组织建设、交通、水利、民政、气象等有关部门的专家和人员，及时赶赴现场，加强监测，采取应急措施，防止灾害进一步扩大，避免抢险救灾可能造成的二次人员伤亡。

必要时，灾害出现地的市（地、州）人民政府派出工作组赶赴灾害现场，协助县（市）人民政府做好地质灾害应急工作。

5.5 应急响应结束

经专家组鉴定地质灾害险情或灾情已消除，或者得到有效控制后，当地县级人民政府撤消划定的地质灾害危险区，应急响应结束。

6 应急保障

6.1 应急队伍、资金、物资、装备保障

加强地质灾害专业应急防治与救灾队伍建设，确保灾害发生后应急防治与救灾力量及时到位。专业应急防治与救灾队伍、武警部队、乡镇（村庄、社区）应急救援志愿者组织等，平时要有针对性地开展应急防治与救灾演练，提高应急防治与救灾能力。

地质灾害应急防治与救灾费用按《财政应急保障预案》规定执行。

地方各级人民政府要储备用于灾民安置、医疗卫生、生活必需等必要的抢险救灾专用物资。保证抢险救灾物资的供应。

6.2 通信与信息传递

加强地质灾害监测、预报、预警信息系统建设，充分利用现代通信手段，把有线电话、卫星电话、移动手机、无线电台及互联网等有机结合起来，建立覆盖全国的地质灾害应急防治信息网，并实现各部门间的信息共享。

6.3 应急技术保障

6.3.1 地质灾害应急防治专家组

国土资源部和省（区、市）国土资源行政主管部门分别成立地质灾害应急防治专家组，为地质灾害应急防治和应急工作提供技术咨询服务。

6.3.2 地质灾害应急防治科学研究

国土资源部及有关单位要开展地质灾害应急防治与救灾方法、技术的研究，开展应急调查、应急评估、地质灾害趋势预测、地质灾害气象预报预警技术的研究和开发，各级政府要加大对地质灾害预报预警科学研究技术开发的工作力度和投资，同时开展有针对性的应急防治与救灾演习和培训工作。

6.4 宣传与培训

加强公众防灾、减灾知识的宣传和培训，对广大干部和群众进行多层次多方位的地质灾害防治知识教育，增强公众的防灾意识和自救互救能力。

6.5 信息发布

地质灾害灾情和险情的发布按《国家突发公共事件新闻发布应急预案》执行。

6.6 监督检查

国土资源部会同有关部门对上述各项地质灾害应急防治保障工作进行有效的督导和检查，及时总结地质灾害应急防治实践的经验和教训。

地方各级人民政府应组织各部门、各单位负责落实相关责任。

7 预案管理与更新

7.1 预案管理

可能发生地质灾害地区的县级以上地方人民政府负责管理地质灾害防治工作的部门或者机构，应当会同有关部门参照国家突发地质灾害应急预案，制定本行政区域内的突发地质灾害应急预案，报本级人民政府批准后实施。各省（区、市）的应急预案应当报国务院国土资源主管部门备案。

7.2 预案更新

本预案由国土资源部负责每年评审一次，并根据评审结果进行修订或更新后报国务院批准。

突发地质灾害应急预案的更新期限最长为5年。

8 责任与奖惩

8.1 奖励

对在地质灾害应急工作中贡献突出需表彰奖励的单位和个人，按照《地质灾害防治条例》相关规定执行。

8.2 责任追究

对引发地质灾害的单位和个人的责任追究，按照《地质灾害防治条例》相关规定处理；对地质灾害应急防治中失职、渎职的有关人员按国家有关法律、法规追究责任。

9 附则

9.1 名词术语的定义与说明

地质灾害易发区：指具备地质灾害发生的地质构造、地形地貌和气候条件，容易发生地质灾害的区域。

地质灾害危险区：指已经出现地质灾害迹象，明显可能发生地质灾害且将可能造成人员伤亡和经济损失的区域或者地段。

次生灾害：指由地质灾害造成的工程结构、设施和自然环境破坏而引发的灾害，如水灾、爆炸及剧毒和强腐蚀性物质泄漏等。

生命线设施：指供水、供电、粮油、排水、燃料、热力系统及通信、交通等城市公用设施。

直接经济损失：指地质灾害及次生灾害造成的物质破坏，包括建筑物和其他工程结构、设施、设备、物品、财物等破坏而引起的经济损失，以重新修复所需费用计算。不包括非实物财产，如货币、有价证券等损失。

本预案有关数量的表述中，"以上"含本数，"以下"不含本数。

9.2 预案的实施

本预案自印发之日起实施。

国家突发环境事件应急预案

1 总则

1.1 编制目的

建立健全突发环境事件应急机制，提高政府应对涉及公共危机的突发环境事件的能力，维护社会稳定，保障公众生命健康和财产安全，保护环境，促进社会全面、协调、可持续发展。

1.2 编制依据

依据《中华人民共和国环境保护法》《中华人民共和国海洋环境保护法》《中华人民共和国安全生产法》和《国家突发公共事件总体应急预案》及相关的法律、行政法规，制定本预案。

1.3 事件分级

按照突发事件严重性和紧急程度，突发环境事件分为特别重大环境事件（Ⅰ级）、重大环境事件（Ⅱ级）、较大环境事件（Ⅲ级）和一般环境事件（Ⅳ级）四级。

1.3.1 特别重大环境事件（Ⅰ级）。

凡符合下列情形之一的，为特别重大环境事件：

（1）发生30人以上死亡，或中毒（重伤）100人以上；

（2）因环境事件需疏散、转移群众5万人以上，或直接经济损失1 000万元以上；

（3）区域生态功能严重丧失或濒危物种生存环境遭到严重污染；

（4）因环境污染使当地正常的经济、社会活动受到严重影响；

（5）利用放射性物质进行人为破坏事件，或1、2类放射源失控造成大范围严重辐射污染后果；

（6）因环境污染造成重要城市主要水源地取水中断的污染事故；

（7）因危险化学品（含剧毒品）生产和贮运中发生泄漏，严重影响人民群众生产、生活的污染事故。

1.3.2 重大环境事件（Ⅱ级）。

凡符合下列情形之一的，为重大环境事件：

（1）发生10人以上、30人以下死亡，或中毒（重伤）50人以上、100人以下；

（2）区域生态功能部分丧失或濒危物种生存环境受到污染；

（3）因环境污染使当地经济、社会活动受到较大影响，疏散转移群众1万人以上、5万人以下的；

（4）1、2类放射源丢失、被盗或失控；

（5）因环境污染造成重要河流、湖泊、水库及沿海水域大面积污染，或县级以上城镇水源地取水中断的污染事件。

1.3.3 较大环境事件（Ⅲ级）。

凡符合下列情形之一的，为较大环境事件：

（1）发生3人以上、10人以下死亡，或中毒（重伤）50人以下；

（2）因环境污染造成跨地级行政区域纠纷，使当地经济、社会活动受到影响；

（3）3类放射源丢失、被盗或失控。

1.3.4 一般环境事件（Ⅳ级）。

凡符合下列情形之一的，为一般环境事件：

（1）发生3人以下死亡；

（2）因环境污染造成跨县级行政区域纠纷，引起一般群体性影响的；

（3）4、5类放射源丢失、被盗或失控。

1.4 适用范围

本预案适用于应对以下各类事件应急响应，核事故的应急响应遵照国家核应急协调委有关规定执行：

1.4.1 超出事件发生地省（区、市）人民政府突发环境事件处置能力的应对工作；

1.4.2 跨省（区、市）突发环境事件应对工作；

1.4.3 国务院或者全国环境保护部际联席会议需要协调、指导的突发环境事件或者其他突发事件次生、衍生的环境事件。

1.5 工作原则

以邓小平理论和"三个代表"重要思想为指导，坚持以人为本，树立全面、协调、可持续的科学发展观，提高政府社会管理水平和应对突发事件的能力。

（1）坚持以人为本，预防为主。加强对环境事件危险源的监测、监控并实施监督管理，建立环境事件风险防范体系，积极预防、及时控制、消除隐患，提高环境事件防范和处理能力，尽可能地避免或减少突发环境事件的发生，消除或减轻环境事件造成的中长期影响，最大程度地保障公众健康，保护人民群众生命财产安全。

（2）坚持统一领导，分类管理，属地为主，分级响应。在国务院的统一领导下,加强部门之间协同与合作,提高快速反应能力。针对不同污染源所造成的环境污染、生态污染、放射性污染的特点,实行分类管理,充分发挥部门专业优势,使采取的措施与突发环境事件造成的危害范围和社会影响相适应。充分发挥地方人民政府职能作用,坚持属地为主,实行分级响应。

(3) 坚持平战结合,专兼结合,充分利用现有资源。积极做好应对突发环境事件的思想准备、物资准备、技术准备、工作准备,加强培训演练,充分利用现有专业环境应急救援力量,整合环境监测网络,引导、鼓励实现一专多能,发挥经过专门培训的环境应急救援力量的作用。

2 组织指挥与职责

2.1 组织体系

国家突发环境事件应急组织体系由应急领导机构、综合协调机构、有关类别环境事件专业指挥机构、应急支持保障部门、专家咨询机构、地方各级人民政府突发环境事件应急领导机构和应急救援队伍组成。

在国务院的统一领导下,全国环境保护部际联席会议负责统一协调突发环境事件的应对工作,各专业部门按照各自职责做好相关专业领域突发环境事件应对工作,各应急支持保障部门按照各自职责做好突发环境事件应急保障工作。

专家咨询机构为突发环境事件专家组。

地方各级人民政府的突发环境事件应急机构由地方人民政府确定。

突发环境事件国家应急救援队伍由各相关专业的应急救援队伍组成。环保总局应急救援队伍由环境应急与事故调查中心、中国环境监测总站、核安全中心组成。

2.2 综合协调机构

全国环境保护部际联席会议负责协调国家突发环境事件应对工作。贯彻执行党中央、国务院有关应急工作的方针、政策,认真落实国务院有关环境应急工作指示和要求;建立和完善环境应急预警机制,组织制定(修订)国家突发环境事件应急预案;统一协调重大、特别重大环境事件的应急救援工作;指导地方政府有关部门做好突发环境事件应急工作;部署国家环境应急工作的公众宣传和教育,统一发布环境污染应急信息;完成国务院下达的其他应急救援任务。

各有关成员部门负责各自专业领域的应急协调保障工作。

2.3 有关类别环境事件专业指挥机构

全国环境保护部际联席会议有关成员单位之间建立应急联系工作机制,保证信息通畅,做到信息共享;按照各自职责制定本部门的环境应急救援和保障方面的应急预案,并负责管理和实施;需要其他部门增援时,有关部门向全国环境保护部际联席会议提出增援请求。必要时,国务院组织协调特别重大突发环境事件应急工作。

2.4 地方人民政府突发环境事件应急领导机构

环境应急救援指挥坚持属地为主的原则,特别重大环境事件发生地的省(区、市)人民政府成立现场应急救援指挥部。所有参与应急救援的队伍和人员必须服从现场应急救援指挥部的指挥。现场应急救援指挥部为参与应急救援的队伍和人员提供工作条件。

2.5 专家组

全国环境保护部际联席会议设立突发环境事件专家组,聘请科研单位和军队有关专家组成。

主要工作为:参与突发环境事件应急工作;指导突发环境事件应急处置工作;为国务院或部际联席会议的决策提供科学依据。

3 预防和预警

3.1 信息监测

3.1.1 全国环境保护部际联席会议有关成员单位按照早发现、早报告、早处置的原则,开展对国内(外)环境信息、自然灾害预警信息、常规环境监测数据、辐射环境监测数据的综合分析、风险评估工作。

3.1.2 国务院有关部门和地方各级人民政府及其相关部门,负责突发环境事件信息接收、报告、处理、统计分析,以及预警信息监控。

(1) 环境污染事件、生物物种安全事件、辐射事件信息接收、报告、处理、统计分析由环保部门负责;

(2) 海上石油勘探开发溢油事件信息接收、报告、处理、统计分析由海洋部门负责;

(3) 海上船舶、港口污染事件信息接收、报告、处理、统计分析由交通部门负责。

3.1.3 环境污染事件和生物物种安全预警信息监控由环保总局负责;海上石油勘探开发溢油事件预警信息监控由海洋局负责;海上船舶、港口污染事件信息监控由交通部负责；辐射环境污染事件预警信息监控由环保总局（核安全局）负责。特别重大环境事件预警信息经核实后，及时上报国务院。

3.2 预防工作

（1）开展污染源、放射源和生物物种资源调查。开展对产生、贮存、运输、销毁废弃化学品、放射源的普查，掌握全国环境污染源的产生、种类及地区分布情况。了解国内外的有关技术信息、进展情况和形势动态，提出相应的对策和意见。

（2）开展突发环境事件的假设、分析和风险评估工作，完善各类突发环境事件应急预案。

（3）加强环境应急科研和软件开发工作。研究开发并建立环境污染扩散数字模型，开发研制环境应急管理系统软件。

3.3 预警及措施

按照突发事件严重性、紧急程度和可能波及的范围，突发环境事件的预警分为四级，预警级别由低到高，颜色依次为蓝色、黄色、橙色、红色。根据事态的发展情况和采取措施的效果，预警颜色可以升级、降级或解除。

收集到的有关信息证明突发环境事件即将发生或者发生的可能性增大时，按照相关应急预案执行。

进入预警状态后，当地县级以上人民政府和政府有关部门应当采取以下措施：

（1）立即启动相关应急预案。

（2）发布预警公告。蓝色预警由县级人民政府负责发布。黄色预警由市（地）级人民政府负责发布。橙色预警由省级人民政府负责发布。红色预警由事件发生地省级人民政府根据国务院授权负责发布。

（3）转移、撤离或者疏散可能受到危害的人员，并进行妥善安置。

（4）指令各环境应急救援队伍进入应急状态，环境监测部门立即开展应急监测，随时掌握并报告事态进展情况。

（5）针对突发事件可能造成的危害，封闭、隔离或者限制使用有关场所，中止可能导致危害扩大的行为和活动。

（6）调集环境应急所需物资和设备，确保应急保障工作。

3.4 预警支持系统

3.4.1 建立环境安全预警系统。建立重点污染源排污状况实时监控信息系统、突发事件预警系统、区域环境安全评价科学预警系统、辐射事件预警信息系统；建设重大船舶污染事件应急设备库和海空一体化船舶污染快速反应系统；建立海洋环境监测系统。

3.4.2 建立环境应急资料库。建立突发环境事件应急处置数据库系统、生态安全数据库系统、突发事件专家决策支持系统、环境恢复周期检测反馈评估系统、辐射事件数据库系统。

3.4.3 建立应急指挥技术平台系统。根据需要，结合实际情况，建立有关类别环境事件专业协调指挥中心及通信技术保障系统。

4 应急响应

4.1 分级响应机制

突发环境事件应急响应坚持属地为主的原则，地方各级人民政府按照有关规定全面负责突发环境事件应急处置工作，环保总局及国务院相关部门根据情况给予协调支援。

按突发环境事件的可控性、严重程度和影响范围，突发环境事件的应急响应分为特别重大（Ⅰ级响应）、重大（Ⅱ级响应）、较大（Ⅲ级响应）、一般（Ⅳ级响应）四级。超出本级应急处置能力时，应及时请求上一级应急救援指挥机构启动上一级应急预案。Ⅰ级应急响应由环保总局和国务院有关部门组织实施。

4.2 应急响应程序

4.2.1 Ⅰ级响应时，环保总局按下列程序和内容响应：

（1）开通与突发环境事件所在地省级环境应急指挥机构、现场应急指挥部、相关专业应急指挥机构的通信联系，随时掌握事件进展情况；

（2）立即向环保总局领导报告，必要时成立环境应急指挥部；

（3）及时向国务院报告突发环境事件基本情况和应急救援的进展情况；

（4）通知有关专家组成专家组，分析情况。根据专家的建议，通知相关应急救援力量随时待命，为地方或相关专业应急指挥机构提供技术支持；

（5）派出相关应急救援力量和专家赶赴现场参加、指导现场应急救援，必要时调集事发地周边地区专业应急力量实施增援。

4.2.2 有关类别环境事件专业指挥机构接到特别重大环境事件信息后，主要采取下列行动：

（1）启动并实施本部门应急预案，及时向国务院报告并通报环保总局；
（2）启动本部门应急指挥机构；
（3）协调组织应急救援力量开展应急救援工作；
（4）需要其他应急救援力量支援时，向国务院提出请求。

4.2.3 省级地方人民政府突发环境事件应急响应，可以参照Ⅰ级响应程序，结合本地区实际，自行确定应急响应行动。需要有关应急力量支援时，及时向环保总局及国务院有关部门提出请求。

4.3 信息报送与处理

4.3.1 突发环境事件报告时限和程序

突发环境事件责任单位和责任人以及负有监管责任的单位发现突发环境事件后，应在1小时内向所在地县级以上人民政府报告，同时向上一级相关专业主管部门报告，并立即组织进行现场调查。紧急情况下，可以越级上报。

负责确认环境事件的单位，在确认重大（Ⅱ级）环境事件后，1小时内报告省级相关专业主管部门，特别重大（Ⅰ级）环境事件立即报告国务院相关专业主管部门，并通报其他相关部门。

地方各级人民政府应当在接到报告后1小时内向上一级人民政府报告。省级人民政府在接到报告后1小时内，向国务院及国务院有关部门报告。

重大（Ⅱ级）、特别重大（Ⅰ级）突发环境事件，国务院有关部门应立即向国务院报告。

4.3.2 突发环境事件报告方式与内容

突发环境事件的报告分为初报、续报和处理结果报告三类。初报从发现事件后起1小时内上报；续报在查清有关基本情况后随时上报；处理结果报告在事件处理完毕后立即上报。

初报可用电话直接报告，主要内容包括：环境事件的类型、发生时间、地点、污染源、主要污染物质、人员受害情况、捕杀或砍伐国家重点保护的野生动植物的名称和数量、自然保护区受害面积及程度、事件潜在的危害程度、转化方式趋向等初步情况。

续报可通过网络或书面报告，在初报的基础上报告有关确切数据，事件发生的原因、过程、进展情况及采取的应急措施等基本情况。

处理结果报告采用书面报告，处理结果报告在初报和续报的基础上，报告处理事件的措施、过程和结果，事件潜在或间接的危害、社会影响、处理后的遗留问题，参加处理工作的有关部门和工作内容，出具有关危害与损失的证明文件等详细情况。

4.4 指挥和协调

4.4.1 指挥和协调机制

根据需要，国务院有关部门和部际联席会议成立环境应急指挥部，负责指导、协调突发环境事件的应对工作。

环境应急指挥部根据突发环境事件的情况通知有关部门及其应急机构、救援队伍和事件所在地毗邻省（区、市）人民政府应急救援指挥机构。各应急机构接到事件信息通报后，应立即派出有关人员和队伍赶赴事发现场，在现场救援指挥部统一指挥下，按照各自的预案和处置规程，相互协同，密切配合，共同实施环境应急和紧急处置行动。现场应急救援指挥部成立前，各应急救援专业队伍必须在当地政府和事发单位的协调指挥下坚决、迅速地实施先期处置，果断控制或切断污染源，全力控制事件态势，严防二次污染和次生、衍生事件发生。

应急状态时，专家组组织有关专家迅速对事件信息进行分析、评估，提出应急处置方案和建议，供指挥部领导决策参考。根据事件进展情况和形势动态，提出相应的对策和意见；对突发环境事件的危害范围、发展趋势作出科学预测，为环境应急领导机构的决策和指挥提供科学依据；参与污染程度、危害范围、事件等级的判定，对污染区域的隔离与解禁、人员撤离与返回等重大防护措施的决策提供技术依据；指导各应急分队进行应急处理与处置；指导环境应急工作的评价，进行事件的中长期环境影响评估。

发生环境事件的有关部门、单位要及时、主动向环境应急指挥部提供应急救援有关的基础资料，环保、海洋、交通、水利等有关部门提供事件发生前的有关监管检查资料，供环境应急指挥部研究救援和处置方案时参考。

4.4.2 指挥协调主要内容

环境应急指挥部指挥协调的主要内容包括：
（1）提出现场应急行动原则要求；
（2）派出有关专家和人员参与现场应急救援指挥部的应急指挥工作；
（3）协调各级、各专业应急力量实施应急支援行动；
（4）协调受威胁的周边地区危险源的监控工作；
（5）协调建立现场警戒区和交通管制区域，确定重点防护区域；

（6）根据现场监测结果，确定被转移、疏散群众返回时间；

（7）及时向国务院报告应急行动的进展情况。

4.5 应急监测

环保总局环境应急监测分队负责组织协调突发环境事件地区环境应急监测工作，并负责指导海洋环境监测机构、地方环境监测机构进行应急监测工作。

（1）根据突发环境事件污染物的扩散速度和事件发生地的气象和地域特点，确定污染物扩散范围。

（2）根据监测结果，综合分析突发环境事件污染变化趋势，并通过专家咨询和讨论的方式，预测并报告突发环境事件的发展情况和污染物的变化情况，作为突发环境事件应急决策的依据。

4.6 信息发布

全国环境保护部际联席会议负责突发环境事件信息对外统一发布工作。突发环境事件发生后，要及时发布准确、权威的信息，正确引导社会舆论。

4.7 安全防护

4.7.1 应急人员的安全防护

现场处置人员应根据不同类型环境事件的特点，配备相应的专业防护装备，采取安全防护措施，严格执行应急人员出入事发现场程序。

4.7.2 受灾群众的安全防护

现场应急救援指挥部负责组织群众的安全防护工作，主要工作内容如下：

（1）根据突发环境事件的性质、特点，告知群众应采取的安全防护措施；

（2）根据事发时当地的气象、地理环境、人员密集度等，确定群众疏散的方式，指定有关部门组织群众安全疏散撤离；

（3）在事发地安全边界以外，设立紧急避难场所。

4.8 应急终止

4.8.1 应急终止的条件

符合下列条件之一的，即满足应急终止条件：

（1）事件现场得到控制，事件条件已经消除；

（2）污染源的泄漏或释放已降至规定限值以内；

（3）事件所造成的危害已经被彻底消除，无继发可能；

（4）事件现场的各种专业应急处置行动已无继续的必要；

（5）采取了必要的防护措施以保护公众免受再次危害，并使事件可能引起的中长期影响趋于合理且尽量低的水平。

4.8.2 应急终止的程序

（1）现场救援指挥部确认终止时机，或事件责任单位提出，经现场救援指挥部批准；

（2）现场救援指挥部向所属各专业应急救援队伍下达应急终止命令；

（3）应急状态终止后，相关类别环境事件专业应急指挥部应根据国务院有关指示和实际情况，继续进行环境监测和评价工作，直至其他补救措施无需继续进行为止。

4.8.3 应急终止后的行动

（1）环境应急指挥部指导有关部门及突发环境事件单位查找事件原因，防止类似问题的重复出现。

（2）有关类别环境事件专业主管部门负责编制特别重大、重大环境事件总结报告，于应急终止后上报。

（3）应急过程评价。由环保总局组织有关专家，会同事发地省级人民政府组织实施。

（4）根据实践经验，有关类别环境事件专业主管部门负责组织对应急预案进行评估，并及时修订环境应急预案。

（5）参加应急行动的部门负责组织、指导环境应急队伍维护、保养应急仪器设备，使之始终保持良好的技术状态。

5 应急保障

5.1 资金保障

部际联席会议各成员单位根据突发环境事件应急需要，提出项目支出预算报财政部审批后执行。具体情况按照《财政应急保障预案》执行。

5.2 装备保障

各级环境应急相关专业部门及单位要充分发挥职能作用，在积极发挥现有检验、鉴定、监测力量的基础上，根据工作需要和职责要求，加强危险化学品检验、鉴定和监测设备建设。增加应急处置、快速机动和自身防护装备、物资的储备，不断提高应急监测，动态监控的能力，保证在发生环境事件时能有效防范对环境的污染和扩散。

5.3 通信保障

各级环境应急相关专业部门要建立和完善环境安全应急指挥系统、环境应急处置全国联动系统和环境安全科学预警系统。配备必要的有线、无线通信器材，确保本预案启动时环境应急指挥部和有

5.4 人力资源保障

有关类别环境应急专业主管部门要建立突发环境事件应急救援队伍；各省（区、市）加强各级环境应急队伍的建设，提高其应对突发事件的素质和能力；在计划单列市、省会城市和环境保护重点城市培训一支常备不懈，熟悉环境应急知识，充分掌握各类突发环境事件处置措施的预备应急力量；对各地所属大中型化工等企业的消防、防化等应急分队进行组织和培训，形成由国家、省、市和相关企业组成的环境应急网络。保证在突发事件发生后，能迅速参与并完成抢救、排险、消毒、监测等现场处置工作。

5.5 技术保障

建立环境安全预警系统，组建专家组，确保在启动预警前、事件发生后相关环境专家能迅速到位，为指挥决策提供服务。建立环境应急数据库，建立健全各专业环境应急队伍，地区核安全监督站和地区专业技术机构随时投入应急的后续支援和提供技术支援。

5.6 宣传、培训与演练

5.6.1 各级环保部门应加强环境保护科普宣传教育工作，普及环境污染事件预防常识，编印、发放有毒有害物质污染公众防护"明白卡"，增强公众的防范意识和相关心理准备，提高公众的防范能力。

5.6.2 各级环保部门以及有关类别环境事件专业主管部门应加强环境事件专业技术人员日常培训和重要目标工作人员的培训和管理，培养一批训练有素的环境应急处置、检验、监测等专门人才。

5.6.3 各级环保部门以及有关类别环境事件专业主管部门，按照环境应急预案及相关单项预案，定期组织不同类型的环境应急实战演练，提高防范和处置突发环境事件的技能，增强实战能力。

5.7 应急能力评价

为保障环境应急体系始终处于良好的战备状态，并实现持续改进，对各级环境应急机构的设置情况、制度和工作程序的建立与执行情况、队伍的建设和人员培训与考核情况、应急装备和经费管理与使用情况等，在环境应急能力评价体系中实行自上而下的监督、检查和考核工作机制。

6 后期处置

6.1 善后处置

地方各级人民政府做好受灾人员的安置工作，组织有关专家对受灾范围进行科学评估，提出补偿和对遭受污染的生态环境进行恢复的建议。

6.2 保险

应建立突发环境事件社会保险机制。对环境应急工作人员办理意外伤害保险。可能引起环境污染的企业事业单位，要依法办理相关责任险或其他险种。

7 附则

7.1 名词术语定义

环境事件：是指由于违反环境保护法律法规的经济、社会活动与行为，以及意外因素的影响或不可抗拒的自然灾害等原因致使环境受到污染，人体健康受到危害，社会经济与人民群众财产受到损失，造成不良社会影响的突发性事件。

突发环境事件：指突然发生，造成或者可能造成重大人员伤亡、重大财产损失和对全国或者某一地区的经济社会稳定、政治安定构成重大威胁和损害，有重大社会影响的涉及公共安全的环境事件。

环境应急：针对可能或已发生的突发环境事件需要立即采取某些超出正常工作程序的行动，以避免事件发生或减轻事件后果的状态，也称为紧急状态；同时也泛指立即采取超出正常工作程序的行动。

预案分类：根据突发环境事件的发生过程、性质和机理，突发环境事件主要分为三类：突发环境污染事件、生物物种安全环境事件和辐射环境污染事件。突发环境污染事件包括重点流域、敏感水域水环境污染事件；重点城市光化学烟雾污染事件；危险化学品、废弃化学品污染事件；海上石油勘探开发溢油事件；突发船舶污染事件等。生物物种安全环境事件主要是指生物物种受到不当采集、猎杀、走私、非法携带出入境或合作交换、工程建设危害以及外来入侵物种对生物多样性造成损失和对生态环境造成威胁和危害事件；辐射环境污染事件包括放射性同位素、放射源、辐射装置、放射性废物辐射污染事件。

泄漏处理：泄漏处理是指对危险化学品、危险废物、放射性物质、有毒气体等污染源因事件发生泄漏时的所采取的应急处置措施。泄漏处理要及时、得当，避免重大事件的发生。泄漏处理一般分为泄漏源控制和泄漏物处置两部分。

应急监测：环境应急情况下，为发现和查明环境污染情况和污染范围而进行的环境监测。包括定点监测和动态监测。

应急演习：为检验应急计划的有效性、应急准备的完善性、应急响应能力的适应性和应急人员的协同性而进行的一种模拟应急响应的实践活动,根据昕涉及的内容和范围的不同,可分为单项演习(演练)、综合演习和指挥中心、现场应急组织联合进行的联合演习。

本预案有关数量的表述中,"以上"含本数,"以下"不含本数。

7.2 预案管理与更新

随着应急救援相关法律法规的制定、修改和完善,部门职责或应急资源发生变化,或者应急过程中发现存在的问题和出现新的情况,应及时修订完善本预案。

7.3 国际沟通与协作

建立与国际环境应急机构的联系,组织参与国际救援活动,开展与国际间的交流与合作。

7.4 奖励与责任追究

7.4.1 奖励

在突发环境事件应急救援工作中,有下列事迹之一的单位和个人,应依据有关规定给予奖励:

(1)出色完成突发环境事件应急处置任务,成绩显著的;

(2)对防止或挽救突发环境事件有功,使国家、集体、和人民群众的生命财产免受或者减少损失的;

(3)对事件应急准备与响应提出重大建议,实施效果显著的;

(4)有其他特殊贡献的。

7.4.2 责任追究

在突发环境事件应急工作中,有下列行为之一的,按照有关法律和规定,对有关责任人员视情节和危害后果,由其所在单位或者上级机关给予行政处分;其中,对国家公务员和国家行政机关任命的其他人员,分别由任免机关或者监察机关给予行政处分;构成犯罪的,由司法机关依法追究刑事责任:

(1)不认真履行环保法律、法规,而引发环境事件的;

(2)不按照规定制定突发环境事件应急预案,拒绝承担突发环境事件应急准备义务的;

(3)不按规定报告、通报突发环境事件真实情况的;

(4)拒不执行突发环境事件应急预案,不服从命令和指挥,或者在事件应急响应时临阵脱逃的;

(5)盗窃、贪污、挪用环境事件应急工作资金、装备和物资的;

(6)阻碍环境事件应急工作人员依法执行职务或者进行破坏活动的;

(7)散布谣言,扰乱社会秩序的;

(8)有其他对环境事件应急工作造成危害行为的。

7.5 预案实施时间

本预案自印发之日起实施。

国家重大食品安全事故应急预案

1 总则

1.1 工作目的

建立健全应对突发重大食品安全事故的救助体系和运行机制，规范和指导应急处理工作，有效预防、积极应对、及时控制重大食品安全事故，高效组织应急救援工作，最大限度地减少重大食品安全事故的危害，保障公众身体健康与生命安全，维护正常的社会秩序。

1.2 编制依据

依据《中华人民共和国食品卫生法》《中华人民共和国产品质量法》《突发公共卫生事件应急条例》《国家突发公共事件总体应急预案》和《国务院关于进一步加强食品安全工作的决定》，制定本预案。

1.3 事故分级

按食品安全事故的性质、危害程度和涉及范围，将重大食品安全事故分为特别重大食品安全事故（Ⅰ级）、重大食品安全事故（Ⅱ级）、较大食品安全事故（Ⅲ级）和一般食品安全事故（Ⅳ级）四级。

1.4 适用范围

在食物（食品）种植、养殖、生产加工、包装、仓储、运输、流通、消费等环节中发生食源性疾患，造成社会公众大量病亡或者可能对人体健康构成潜在的重大危害，并造成严重社会影响的重大食品安全事故适用本预案。

1.5 工作原则

按照"全国统一领导、地方政府负责、部门指导协调、各方联合行动"的食品安全工作原则，根据食品安全事故的范围、性质和危害程度，对重大食品安全事故实行分级管理；有关部门按照本预案规定，落实各自的职责。坚持群防群控，加强日常监测，及时分析、评估和预警。对可能引发的重大食品安全事故，要做到早发现、早报告、早控制。采用先进科学技术，充分发挥专家作用，实行科学民主决策，依法规范应急救援工作，确保应急预案的科学性、权威性和可操作性。对重大食品安全事故要作出快速反应，及时启动应急预案，严格控制事故发展，有效开展应急救援工作，做好重大食品安全事故的善后处理及整改督查工作。

2 应急处理指挥机构

2.1 国家重大食品安全事故应急指挥部

特别重大食品安全事故发生后，根据需要成立国家重大食品安全事故应急指挥部（以下简称"国家应急指挥部"），负责对全国重大食品安全事故应急处理工作的统一领导和指挥。国家应急指挥部办公室设在食品药品监管局。国家应急指挥部成员单位根据重大食品安全事故的性质和应急处理工作的需要确定。

2.2 地方各级应急指挥部

重大食品安全事故发生后，事故发生地县级以上地方人民政府应当按事故级别成立重大食品安全事故应急指挥部，在上级应急指挥机构的指导和本级人民政府的领导下，组织和指挥本地区的重大食品安全事故应急救援工作。重大食品安全事故应急指挥部由本级政府有关部门组成，其日常办事机构设在食品安全综合监管部门。

2.3 重大食品安全事故日常管理机构

食品药品监管局负责国家重大食品安全事故的日常监管工作。地方各级食品安全综合监管部门，要结合本地实际，负责本行政区域内重大食品安全事故应急救援的组织、协调以及管理工作。

2.4 专家咨询委员会

各级食品安全综合监管部门建立重大食品安全事故专家库，在重大食品安全事故发生后，从专家库中确定相关专业专家，组建重大食品安全事故专家咨询委员会对重大食品安全事故应急工作提出咨询和建议，进行技术指导。

3 监测、预警与报告

3.1 监测系统

国家建立统一的重大食品安全事故监测、报告网络体系，加强食品安全信息管理和综合利用，构建各部门间信息沟通平台，实现互联互通和资源共享。建立畅通的信息监测和通报网络体系，形成统一、科学的食品安全信息评估和预警指标体系，及时研究分析食品安全形势，对食品安全问题做到早发现、早预防、早整治、早解决。设立全国统一的举报电话。加强对监测工作的管理和监督，保证监测质量。

3.2 预警系统

3.2.1 加强日常监管

卫生、工商、质检、农业、商务、海关、环保、教育等部门应当按照各自职责，加强对重点品种、重点环节、重点场所，尤其是高风险食品种植、养殖、生产、加工、包装、贮藏、经营、消费等环节的食品安全日常监管；建立健全重大食品安全信息数据库和信息报告系统，及时分析对公众健康的危害程度、可能的发展趋势，及时作出预警，并保障系统的有效运行。

3.2.2 建立通报制度

（1）通报范围：

a. 对公众健康造成或者可能造成严重损害的重大食品安全事故；

b. 涉及人数较多的群体性食物中毒或者出现死亡病例的重大食品安全事故。

（2）通报方式：

a. 接到重大食品安全事故报告后，应当在 2 小时内向与事故有关地区的食品安全综合监管部门和国务院有关部门通报，有蔓延趋势的还应向地方各级食品安全综合监管部门通报，加强预警预防工作。

b. 根据重大食品安全事故危险源监控信息，对可能引发的重大食品安全事故的险情，食品药品监管部门应当及时通报，必要时及时上报。

涉及港、澳、台地区人员或者外国公民，或者事故可能影响到境外，及时向香港、澳门、台湾地区有关机构或者有关国家通报。

3.2.3 建立举报制度

任何单位和个人有权向国务院有关部门举报重大食品安全事故和隐患，以及相关责任部门、单位、人员不履行或者不按规定履行食品安全事故监管职责的行为。

国务院有关部门接到举报后，应当及时组织或者通报有关部门，对举报事项进行调查处理。

3.2.4 应急准备和预防

及时对可能导致重大食品安全事故信息进行分析，按照应急预案的程序及时研究确定应对措施。

接到可能导致重大食品安全事故的信息后，应密切关注事态发展，并按照预案做好应急准备和预防工作；事态严重时及时上报，做好应急准备工作。做好可能引发重大食品安全事故信息的分析、预警工作。

3.3 报告制度

食品药品监管部门会同有关部门建立、健全重大食品安全事故报告系统。

县级以上地方人民政府食品安全综合监管部门应当按照重大食品安全事故报告的有关规定，主动监测，按规定报告。

3.3.1 重大食品安全事故发生（发现）单位报告

重大食品安全事故发生（发现）后，事故现场有关人员应当立即报告单位负责人，单位负责人接到报告后，应当立即向当地政府、食品安全综合监管部门及有关部门报告，也可以直接向食品药品监管局或者省级食品安全综合监管部门报告。

3.3.2 报告范围

（1）对公众健康造成或者可能造成严重损害的重大食品安全事故；

（2）涉及人数较多的群体性食物中毒或者出现死亡病例的重大食品安全事故。

3.3.3 下级向上级报告

地方人民政府和食品安全综合监管部门接到重大食品安全事故报告后，应当立即向上级人民政府和上级食品安全综合监管部门报告，并在 2 小时内报告至省（区、市）人民政府。地方人民政府和食品安全综合监管部门也可以直接向国务院和食品药品监管局以及相关部门报告。食品药品监管局和相关部门、事故发生地的省（区、市）人民政府在接到重大食品安全事故报告后，应当在 2 小时内向国务院报告。

3.3.4 责任报告单位

（1）食品种植、养殖、生产、加工、流通企业及餐饮单位；

（2）食品检验机构、科研院所以及与食品安全有关的单位；

（3）重大食品安全事故发生（发现）单位；

（4）地方各级食品安全综合监管部门和有关部门。

3.3.5 责任报告人

（1）行使职责的地方各级食品安全综合监管部门和相关部门的工作人员；

（2）从事食品行业的工作人员；

（3）消费者。

任何单位和个人对重大食品安全事故不得瞒报、迟报、谎报或者授意他人瞒报、迟报、谎报，不得阻碍他人报告。

3.3.6 报告时限要求

事故发生地人民政府或有关部门应在知悉重

大食品安全事故后 1 小时内作出初次报告；根据事故处理的进程或者上级的要求随时作出阶段报告；在事故处理结束后 10 日内作出总结报告。

3.3.7 初次报告

应尽可能报告事故发生的时间、地点、单位、危害程度、死亡人数、事故报告单位及报告时间、报告单位联系人员及联系方式、事故发生原因的初步判断、事故发生后采取的措施及事故控制情况等，如有可能应当报告事故的简要经过。

3.3.8 阶段报告

既要报告新发生的情况，也要对初次报告的情况进行补充和修正，包括事故的发展与变化、处置进程、事故原因等。

3.3.9 总结报告

包括重大食品安全事故鉴定结论，对事故的处理工作进行总结，分析事故原因和影响因素，提出今后对类似事故的防范和处置建议。

4 重大食品安全事故的应急响应

4.1 分级响应

Ⅰ级应急响应由国家应急指挥部或办公室组织实施。其中，重大食物中毒的应急响应与处置按《国家突发公共卫生事件应急预案》实施。当组织实施Ⅰ级应急响应行动时，事发地人民政府应当按照相应的预案全力以赴地组织救援，并及时报告救援工作进展情况。

Ⅱ级以下应急响应行动的组织实施由省级人民政府决定。各省（区、市）人民政府在国家应急指挥部的统一领导和指挥下，结合本地区的实际情况，组织协调市（地）、县（区）人民政府开展重大食品安全事故的应急处理工作。地方各级人民政府根据事故的严重程度启动相应的应急预案，超出本级应急救援处置能力时，及时报请上一级政府和有关部门启动相应的应急预案。

重大食品安全事故发生后，地方各级人民政府及有关部门应当根据事故发生情况，及时采取必要的应急措施，做好应急处理工作。

4.1.1 特别重大食品安全事故的应急响应（Ⅰ级）

（1）特别重大食品安全事故发生后，国家应急指挥部办公室应当及时向国家应急指挥部报告基本情况、事态发展和救援进展等。

（2）向指挥部成员单位通报事故情况，组织有关成员单位立即进行调查确认，对事故进行评估，根据评估确认的结果，启动国家重大食品安全事故应急预案，组织应急救援。

（3）组织指挥部成员单位迅速到位，立即启动事故处理机构的工作；迅速开展应急救援和组织新闻发布工作，并部署省（区、市）相关部门开展应急救援工作。

（4）开通与事故发生地的省级应急救援指挥机构、现场应急救援指挥部、相关专业应急救援指挥机构的通信联系，随时掌握事故发展动态。

（5）根据有关部门和专家的建议，通知有关应急救援机构随时待命，为地方或专业应急救援指挥机构提供技术支持。

（6）派出有关人员和专家赶赴现场参加、指导现场应急救援，必要时协调专业应急力量救援。

（7）组织协调事故应急救援工作，必要时召集国家应急指挥部有关成员和专家一同协调指挥。

4.1.2 重大食品安全事故的应急响应（Ⅱ级）

（1）省级人民政府应急响应：

省级人民政府根据省级食品安全综合监管部门的建议和食品安全事故应急处理的需要，成立食品安全事故应急处理指挥部，负责行政区域内重大食品安全事故应急处理的统一领导和指挥；决定启动重大食品安全事故应急处置工作。

（2）省级食品安全综合监管部门应急响应：

接到重大食品安全事故报告后，省级食品安全综合监管部门应当立即进行调查确认，对事故进行评估，根据评估确认的结果，按规定向上级报告事故情况；提出启动省级重大食品安全事故应急指挥部工作程序，提出应急处理工作建议；及时向其他有关部门、毗邻或可能涉及的省（区、市）相关部门通报情况；有关工作小组立即启动，组织、协调、落实各项应急措施；指导、部署市（地）相关部门开展应急救援工作。

（3）省级以下地方人民政府应急响应：

重大食品安全事故发生地人民政府及有关部门在省级人民政府或者省级应急指挥部的统一指挥下，按照要求认真履行职责，落实有关工作。

（4）食品药品监管局应急响应：

加强对省级食品安全综合监管部门的督导，根据需要会同国务院有关部门赴事发地指导督办应急处理工作。

4.1.3 较大食品安全事故的应急响应（Ⅲ级）

（1）市（地）级人民政府应急响应：

市（地）级人民政府负责组织发生在本行政区

域内的较大食品安全事故的统一领导和指挥，根据食品安全综合监管部门的报告和建议，决定启动较大食品安全事故的应急处置工作。

（2）市（地）级食品安全综合监管部门应急响应：

接到较大食品安全事故报告后，市（地）级食品安全综合监管部门应当立即进行调查确认，对事故进行评估，根据评估确认的结果，按规定向上级报告事故情况；提出启动市（地）级较大食品安全事故应急救援工作，提出应急处理工作建议，及时向其他有关部门、毗邻或可能涉及的市（地）相关部门通报有关情况；相应工作小组立即启动工作，组织、协调、落实各项应急措施；指导、部署相关部门开展应急救援工作。

（3）省级食品安全综合监管部门应急响应：

加强对市（地）级食品安全综合监管部门应急救援工作的指导、监督，协助解决应急救援工作中的困难。

4.1.4 一般食品安全事故的应急响应（Ⅳ级）

一般食品安全事故发生后，县级人民政府负责组织有关部门开展应急救援工作。县级食品安全综合监管部门接到事故报告后，应当立即组织调查、确认和评估，及时采取措施控制事态发展；按规定向同级人民政府报告，提出是否启动应急救援预案，有关事故情况应当立即向相关部门报告、通报。

市（地）级食品安全综合监管部门应当对事故应急处理工作给予指导、监督和有关方面的支持。

4.1.5 响应的升级与降级

当重大食品安全事故随时间发展进一步加重，食品安全事故危害特别严重，并有蔓延扩大的趋势，情况复杂难以控制时，应当上报指挥部审定，及时提升预警和反应级别；对事故危害已迅速消除，并不会进一步扩散的，应当上报指挥部审定，相应降低反应级别或者撤销预警。

4.2 指挥协调

进入Ⅰ级响应后，国家应急指挥部办公室及有关专业应急救援机构立即按照预案组织相关救援力量，配合地方政府组织实施应急救援。

国家应急指挥部办公室根据重大食品安全事故的情况协调有关部门及其应急机构、救援队伍和事发地毗邻省（区、市）人民政府应急救援指挥机构，相关机构按照各自应急预案提供增援或保障，有关应急队伍在现场应急救援指挥部统一指挥下，密切配合，共同实施救援和紧急处理行动。

事发地省级人民政府负责成立现场应急指挥机构，在国家应急指挥部或者指挥部工作组的指挥或指导下，负责现场应急处置工作；现场应急指挥机构成立前，先期到达的各应急救援队伍和事故单位的救援力量必须迅速、有效地实施先期处置；事故发生地人民政府负责协调，全力控制事态发展，防止次生、衍生和耦合事故（事件）发生，果断控制或切断事故危害链。

重大食品安全事故应急预案启动后，上一级应急指挥部办公室应当指导事故发生地人民政府实施重大食品安全事故应急处理工作。

4.3 紧急处置

现场处置主要依靠本行政区域内的应急处置力量。重大食品安全事故发生后，发生事故的单位和当地人民政府按照应急预案迅速采取措施。

事态出现急剧恶化的情况时，现场应急救援指挥部在充分考虑专家和有关方面意见的基础上，及时制定紧急处置方案，依法采取紧急处置措施。

4.4 响应终结

重大食品安全事故隐患或相关危险因素消除后，重大食品安全事故应急救援终结，应急救援队伍撤离现场。应急指挥部办公室组织有关专家进行分析论证，经现场检测评价确无危害和风险后，提出终止应急响应的建议，报应急指挥部批准宣布应急响应结束。

5 后期处置

5.1 善后处置

省级人民政府负责组织重大食品安全事故的善后处置工作，包括人员安置、补偿，征用物资补偿，污染物收集、清理与处理等事项。尽快消除事故影响，妥善安置和慰问受害和受影响人员，尽快恢复正常秩序，保证社会稳定。

重大食品安全事故发生后，保险机构及时开展应急救援人员保险受理和受灾人员保险理赔工作。

造成重大食品安全事故的责任单位和责任人应当按照有关规定对受害人给予赔偿。

5.2 责任追究

对在重大食品安全事故的预防、通报、报告、调查、控制和处理过程中，有玩忽职守、失职、渎职等行为的，依据有关法律法规追究有关责任人的责任。

5.3 总结报告

重大食品安全事故善后处置工作结束后，地方应急救援指挥部总结分析应急救援经验教训，提出改进应急救援工作的建议，完成应急救援总结报告并及时上报。

6 应急保障

6.1 信息保障

食品安全综合监管部门建立重大食品安全事故的专项信息报告系统。重大食品安全事故发生后，应急指挥部应当及时向社会发布食品安全事故信息。

6.2 医疗保障

重大食品安全事故造成人员伤害的，卫生系统应急救援工作应当立即启动，救治人员应当立即赶赴现场，开展医疗救治工作。

6.3 人员保障

应急指挥部办公室负责组织食品安全监察专员及相关部门人员、专家参加事故处理。

6.4 技术保障

重大食品安全事故的技术鉴定工作必须由有资质的检测机构承担。当发生重大食品安全事故时，受重大食品安全事故指挥部或者食品安全综合监管部门委托，立即采集样本，按有关标准要求实施检测，为重大食品安全事故定性提供科学依据。

6.5 物资保障

各级人民政府应当保障重大食品安全事故应急处理所需设施、设备和物资，保障应急物资储备，提供应急救援资金，所需经费列入同级人民政府财政预算。

6.6 演习演练

各级人民政府及有关部门要按照"统一规划、分类实施、分级负责、突出重点、适应需求"的原则，采取定期和不定期相结合形式，组织开展突发重大食品安全事故的应急演习演练。

食品药品监管局会同国务院有关部门指导突发重大食品安全事故的应急救援演习演练工作。组织全国性和区域性突发重大食品安全事故的应急演习演练，以检验和强化应急准备、协调和应急响应能力，并对演习演练结果进行总结和评估，进一步完善应急预案。

省级食品安全综合监管部门要根据本地区实际情况和工作需要，结合应急预案，统一组织突发重大食品安全事故的应急演习演练。

有关企事业单位应当根据自身特点，定期或不定期组织本单位的应急救援演习演练。

6.7 宣教培训

各级人民政府及其相关部门应当加强对广大消费者进行食品安全知识的教育，提高消费者的风险和责任意识，正确引导消费。

7 附则

7.1 名词术语

食品安全：是指食品中不应包含有可能损害或威胁人体健康的有毒、有害物质或不安全因素，不可导致消费者急性、慢性中毒或感染疾病，不能产生危及消费者及其后代健康的隐患。

食品安全的范围：包括食品数量安全、食品质量安全、食品卫生安全。本预案涉及到的食品安全主要是指食品质量卫生安全。

食源性疾患：亦称食源性疾病。凡是致病因素通过食物进入人体，使人体罹患感染性或中毒性疾病的，都称之为食源性疾患。

高风险食品：可能发生较高程度污染和危害的食品。

本预案有关数量的表述中，"以上"含本数，"以下"不含本数。

7.2 预案实施时间

本预案自印发之日起实施。

国家自然灾害救助应急预案

1 总则

1.1 编制目的 建立健全应对突发重大自然灾害救助体系和运行机制，规范应急救助行为，提高应急救助能力，最大程度地减少人民群众生命和财产损失，维护灾区社会稳定。

1.2 编制依据《中华人民共和国突发事件应对法》《中华人民共和国防洪法》《中华人民共和国防震减灾法》《中华人民共和国气象法》《自然灾害救助条例》《国家突发公共事件总体应急预案》等。

1.3 适用范围 本预案所称自然灾害，主要包括干旱、洪涝灾害，台风、冰雹、雪、沙尘暴等气象灾害，火山、地震灾害，山体崩塌、滑坡、泥石流等地质灾害，风暴潮、海啸等海洋灾害，森林草原火灾和重大生物灾害等。

发生自然灾害后，地方各级人民政府视情启动本级自然灾害救助应急预案。达到本预案响应启动条件的，启动本预案。

发生其他类型突发事件，根据需要可参照本预案开展应急救助工作。

1.4 工作原则

（1）坚持以人为本，确保受灾人员基本生活。

（2）坚持统一领导、综合协调、分级负责、属地管理为主。

（3）坚持政府主导、社会互助、灾民自救，充分发挥基层群众自治组织和公益性社会组织的作用。

2 组织指挥体系

2.1 国家减灾委员会

国家减灾委员会（以下简称国家减灾委）为国家自然灾害救助应急综合协调机构，负责组织、领导全国的自然灾害救助工作，协调开展特别重大和重大自然灾害救助活动。国家减灾委成员单位按照各自职责做好全国的自然灾害救助相关工作。国家减灾委办公室负责与相关部门、地方的沟通联络，组织开展灾情会商评估、灾害救助等工作，协调落实相关支持措施。

2.2 专家委员会

国家减灾委设立专家委员会，对国家减灾救灾工作重大决策和重要规划提供政策咨询和建议，为国家重大自然灾害的灾情评估、应急救助和灾后救助提出咨询意见。

3 应急准备

3.1 资金准备

民政部、财政部、发展改革委等部门，根据《中华人民共和国预算法》《自然灾害救助条例》等规定，安排中央救灾资金预算，并按照救灾工作分级负责、救灾资金分级负担，以地方为主的原则，建立和完善中央和地方救灾资金分担机制，督促地方政府加大救灾资金投入力度。

3.1.1 县级以上人民政府应当将自然灾害救助工作纳入国民经济和社会发展规划，建立健全与自然灾害救助需求相适应的资金、物资保障机制，将自然灾害救助资金和自然灾害救助工作经费纳入财政预算。

3.1.2 中央财政每年综合考虑有关部门灾情预测和上年度实际支出等因素，合理安排中央自然灾害生活补助资金，专项用于帮助解决遭受特别重大、重大自然灾害地区受灾群众的基本生活困难。

3.1.3 中央和地方政府应根据经济社会发展水平、自然灾害生活救助成本及地方救灾资金安排等因素适时调整自然灾害救助政策和相关补助标准。

3.1.4 救灾预算资金不足时，中央和地方各级财政通过预备费保障受灾群众生活救助需要。

3.2 物资准备

3.2.1 合理规划、建设中央和地方救灾物资储备库，完善救灾物资储备库的仓储条件、设施和功能，形成救灾物资储备网络。设区的市级以上人民政府和自然灾害多发、易发地区的县级人民政府应当根据自然灾害特点、居民人口数量和分布等情况，按照合理布局、规模适度的原则，设立救灾物资储备库。

3.2.2 制定救灾物资储备规划，合理确定储备品种和规模；建立健全救灾物资采购和储备制度，每年根据应对重大自然灾害的要求储备必要物资。按照实物储备和能力储备相结合的原则，建立救灾物资生产厂家名录，健全应急采购和供货机制。

3.2.3 制定完善救灾物资质量技术标准、储备库建设和管理标准，完善全国救灾物资储备管理信息系统。建立健全救灾物资应急保障和补偿机制。建立健全救灾物资紧急调拨和运输制度。

3.3 通信和信息准备

3.3.1 通信运营部门应依法保障灾情传送的畅通。自然灾害救助信息网络应以公用通信网为基础，合理组建灾情专用通信网络，确保信息畅通。

3.3.2 加强中央级灾情管理系统建设，指导地方建设、管理救灾通信网络，确保中央和地方各级人民政府及时准确掌握重大灾情。

3.3.3 充分利用现有资源、设备，完善灾情和数据产品共享平台，完善部门间灾情共享机制。

3.4 装备和设施准备

中央各有关部门应配备救灾管理工作必需的设备和装备。县级以上人民政府应当建立健全自然灾害救助应急指挥技术支撑系统，并为自然灾害救助工作提供必要的交通、通信等设备。

县级以上地方人民政府应当根据当地居民人口数量和分布等情况，利用公园、广场、体育场馆等公共设施，统筹规划设立应急避难场所，并设置明显标志。

3.5 人力资源准备

3.5.1 加强自然灾害各类专业救援队伍建设、民政灾害管理人员队伍建设，提高自然灾害救助能力。培育、发展和引导相关社会组织和志愿者队伍，鼓励其在救灾工作中发挥积极作用。

3.5.2 组织民政、国土资源、水利、农业、商务、卫生、安全监管、林业、地震、气象、海洋、测绘地信等方面专家，重点开展灾情会商、赴灾区的现场评估及灾害管理的业务咨询工作。

3.5.3 推行灾害信息员培训和职业资格证书制度，建立健全覆盖中央、省、市、县、乡镇（街道）、村（社区、居委会）的灾害信息员队伍。村民委员会、居民委员会和企业事业单位应当设立专职或者兼职的灾害信息员。

3.6 社会动员

准备完善救灾捐赠管理相关政策，建立健全救灾捐赠动员、运行和监督管理机制，规范救灾捐赠的组织发动、款物接收、统计、分配、使用、公示反馈等各个环节的工作。

完善非灾区支援灾区、轻灾区支援重灾区的救助对口支援机制。

3.7 科技准备

3.7.1 建立健全环境与灾害监测预报卫星星座、环境卫星、气象卫星、海洋卫星、资源卫星、航空遥感等对地监测系统，发展地面应用系统和航空平台系统，建立基于遥感、地理信息系统、模拟仿真、计算机网络等技术的"天地空"一体化的灾害监测预警、分析评估和应急决策支持系统。开展地方空间技术减灾应用示范和培训工作。

3.7.2 组织民政、国土资源、水利、农业、卫生、安全监管、林业、地震、气象、海洋、测绘地信、中科院等方面专家开展灾害风险调查，编制全国自然灾害风险区划图，制定相关技术和管理标准。

3.7.3 支持和鼓励高等院校、科研院所、企事业单位和社会组织开展灾害相关领域的科学研究和技术开发，建立合作机制，鼓励减灾救灾政策理论研究。

3.7.4 利用空间与重大灾害国际宪章、联合国灾害管理和天基信息平台等国际合作机制，拓展灾害遥感信息资源渠道，加强国际合作。

3.7.5 开展国家应急广播相关技术、标准研究，建立国家应急广播体系，提供灾情预警预报和减灾救灾信息的全面立体覆盖。加快国家突发公共事件预警信息发布系统建设，及时向公众发布自然灾害预警。

3.8 宣传和培训组织

开展全国性防灾减灾救灾宣传活动，利用各种媒体宣传灾害知识，宣传灾害应急法律法规和预防、避险、避灾、自救、互救、保险的常识，组织好"防灾减灾日"、"国际减灾日"、"全国科普日"、"全国消防日"和"国际民防日"等活动，增强公民防灾减灾意识。积极推进社区减灾活动，推动减灾示范社区建设。

组织开展地方政府分管领导、灾害管理人员和专业应急救援队伍、非政府组织和志愿者的培训。

4 信息管理

4.1 预警信息

气象局的气象灾害预警信息，水利部的汛情、旱情预警信息，地震局的地震趋势预测信息，国土资源部的地质灾害预警信息，海洋局的海洋灾害预警信息，林业局的森林火灾和林业生物灾害信息，农业部的草原火灾和生物灾害预警信息，测绘地信局的地理信息数据及时向国家减灾委办公室通报。

国家减灾委办公室根据有关部门提供的灾害预警预报信息，结合预警地区的自然条件、人口和社会经济情况，进行分析评估，及时启动救灾预警响应，向国务院有关部门和相关省（区、市）通报。

4.2 灾情管理

县级以上人民政府民政部门按照民政部和国家统计局制定的《自然灾害情况统计制度》，做好灾情信息收集、汇总、分析、上报工作。

4.2.1 对于突发性自然灾害，县级人民政府民政部门应在灾害发生后 2 小时内将本行政区域的灾情和救灾工作情况向地市级人民政府民政部门报告；地市级和省级人民政府民政部门在接报灾情信息 2 小时内审核、汇总，并向上一级人民政府民政部门报告。

县级人民政府民政部门对于本行政区域内造成死亡人口（含失踪人口）10 人以上或房屋大量倒塌、农田大面积受灾等严重损失的自然灾害，应在灾害发生后 2 小时内同时上报省级人民政府民政部门和民政部。民政部接到灾情报告后，在 2 小时内向国务院报告。

4.2.2 特别重大、重大自然灾害灾情稳定前，地方各级人民政府民政部门执行灾情 24 小时零报告制度；省级人民政府民政部门每天 12 时之前向民政部报告灾情。灾情稳定后，省级人民政府民政部门应在 10 日内审核、汇总灾情数据并向民政部报告。

4.2.3 对于干旱灾害，地方各级人民政府民政部门应在旱情初露、群众生产和生活受到一定影响时，进行初报；在旱情发展过程中，每 10 日续报一次，直至灾情解除后上报核报。

4.2.4 县级以上人民政府要建立健全灾情会商制度，减灾委或者民政部门要定期或不定期组织相关涉灾部门召开灾情会商会，全面客观评估、核定灾情数据。

5 预警响应

5.1 启动条件

相关部门发布自然灾害预警预报信息，出现可能威胁人民生命财产安全、影响基本生活，需要提前采取应对措施的情况。

5.2 启动程序

国家减灾委办公室根据有关部门发布的灾害预警信息，决定启动救灾预警响应。

5.3 预警响应措施

预警响应启动后，国家减灾委办公室立即启动工作机制，组织协调预警响应工作。视情采取以下一项或多项措施：

（1）及时向国家减灾委领导、国家减灾委成员单位报告并向社会发布预警响应启动情况；向相关省份发出灾害预警响应信息，提出灾害救助工作要求。

（2）加强值班，根据有关部门发布的灾害监测预警信息分析评估灾害可能造成的损失。

（3）通知有关中央救灾物资储备库做好救灾物资准备工作，启动与交通运输、铁路、民航等部门应急联动机制，做好救灾物资调运准备，紧急情况下提前调拨。

（4）派出预警响应工作组，实地了解灾害风险情况，检查各项救灾准备及应对工作情况。

（5）及时向国务院报告预警响应工作情况。

（6）做好启动救灾应急响应的各项准备工作。

5.4 预警响应终止

灾害风险解除或演变为灾害后，国家减灾委办公室决定预警响应终止。

6 应急响应

根据自然灾害的危害程度等因素，国家减灾委设定四个国家自然灾害救助应急响应等级。Ⅰ级响应由国家减灾委主任统一组织、领导；Ⅱ级响应由国家减灾委副主任（民政部部长）组织协调；Ⅲ级响应由国家减灾委秘书长组织协调；Ⅳ级响应由国家减灾委办公室组织协调。国家减灾委各成员单位根据各响应等级的需要，切实履行好本部门的职责。

6.1 Ⅰ级响应

6.1.1 启动条件

（1）某一省（区、市）行政区域内，发生特别重大自然灾害，一次灾害过程出现下列情况之一的：

a.死亡 200 人以上；

b.紧急转移安置或需紧急生活救助 100 万人以上；

c.倒塌和严重损坏房屋 20 万间以上；

d.干旱灾害造成缺粮或缺水等生活困难，需政府救助人数占农牧业人口 30%以上，或 400 万人以上。

（2）国务院决定的其他事项。

6.1.2 启动程序

灾害发生后，国家减灾委办公室经分析评估，认定灾情达到启动标准，向国家减灾委提出进入Ⅰ级响应的建议；国家减灾委决定进入Ⅰ级响应状态。

6.1.3 响应措施

由国家减灾委统一领导、组织自然灾害减灾救灾工作。

（1）国家减灾委主持会商，国家减灾委成员单位、国家减灾委专家委员会及有关受灾省份参加，对灾区抗灾救灾的重大事项作出决定。

（2）国家减灾委领导率有关部门赴灾区指导自然灾害救助工作。

（3）国家减灾委办公室组织灾情会商，按照有关规定统一发布灾情，及时发布灾区需求。有关部门按照职责，切实做好灾害监测、预警、预报工作和新闻宣传工作。必要时，国家减灾委专家委员会组织专家进行实时评估。

（4）根据地方申请和有关部门对灾情的核定情况，财政部、民政部及时下拨中央自然灾害生活补助资金。民政部为灾区紧急调拨生活救助物资，指导、监督基层救灾应急措施的落实和救灾款物的发放；交通运输、铁路、民航等部门加强救灾物资运输组织协调，做好运输保障工作。

（5）公安部负责灾区社会治安工作，协助组织灾区群众紧急转移工作，参与配合有关救灾工作。总参谋部、武警总部根据国家有关部门和地方人民政府请求，组织协调军队、武警、民兵、预备役部队参加救灾，必要时协助地方人民政府运送、接卸、发放救灾物资。

（6）发展改革委、农业部、商务部、粮食局保障市场供应和价格稳定。工业和信息化部组织基础电信运营企业做好应急通信保障工作，组织协调救援装备、防护和消杀用品、医药等生产供应工作。住房城乡建设部指导灾后房屋和市政公用基础设施的质量安全鉴定等工作。卫生部及时组织医疗卫生队伍赴灾区协助开展医疗救治、卫生防病和心理援助等工作。

（7）民政部视情组织开展跨省（区、市）或者全国性救灾捐赠活动，呼吁国际救灾援助，统一接收、管理、分配国际救灾捐赠款物。外交部协助做好救灾的涉外工作。中国红十字会依法开展救灾募捐活动，参与救灾和伤员救治工作。

（8）灾情稳定后，国家减灾委办公室组织评估、核定并按有关规定统一发布自然灾害损失情况，开展灾害社会心理影响评估，并根据需要组织开展灾后救助和心理援助。

（9）国家减灾委其他成员单位按照职责分工，做好有关工作。

6.1.4 响应终止

救灾应急工作结束后，由国家减灾委办公室提出建议，国家减灾委决定终止Ⅰ级响应。

6.1.5 由国务院统一组织开展的抗灾救灾，按有关规定执行。

6.2 Ⅱ级响应

6.2.1 启动条件

（1）某一省（区、市）行政区域内，发生重大自然灾害，一次灾害过程出现下列情况之一的：

a.死亡100人以上，200人以下；

b.紧急转移安置或需紧急生活救助80万人以上，100万人以下；

c.倒塌和严重损坏房屋15万间以上，20万间以下；

d.干旱灾害造成缺粮或缺水等生活困难，需政府救助人数占农牧业人口25%以上，或300万人以上。

（2）国务院决定的其他事项。

6.2.2 启动程序

灾害发生后，国家减灾委办公室经分析评估，认定灾情达到启动标准，向国家减灾委提出进入Ⅱ级响应的建议；国家减灾委副主任（民政部部长）决定进入Ⅱ级响应状态。

6.2.3 响应措施

由国家减灾委副主任（民政部部长）组织协调自然灾害救助工作。

（1）国家减灾委副主任主持会商，国家减灾委成员单位、国家减灾委专家委员及有关受灾省份参加，分析灾区形势，研究落实对灾区的救灾支持措施。

（2）派出由国家减灾委副主任或民政部领导带队、有关部门参加的国务院救灾工作组赴赴灾区慰问受灾群众，核查灾情，指导地方开展救灾工作。

（3）国家减灾委办公室与灾区保持密切联系，及时掌握灾情和救灾工作动态信息；组织灾情会商，按照有关规定统一发布灾情，及时发布灾区需求。有关部门按照职责，切实做好灾害监测、预警、预报工作和新闻宣传工作。必要时，国家减灾委专家委员会组织专家进行实时评估。

（4）根据地方申请和有关部门对灾情的核定情况，财政部、民政部及时下拨中央自然灾害生活补助资金。民政部为灾区紧急调拨生活救助物资，指导、监督基层救灾应急措施的落实和救灾款物的发放；交通运输、铁路、民航等部门加强救灾物资运输组织协调，做好运输保障工作。卫生部门根据需要，及时派出医疗卫生队伍赴灾区协助开展医疗救治、卫生防病和心理援助等工作。

（5）民政部视情向社会发布接受救灾捐赠的公告，组织开展跨省（区、市）或全国性救灾捐赠活动。中国红十字会依法开展救灾募捐活动，参加救灾和伤员救治工作。

（6）灾情稳定后，国家减灾委办公室组织评估、核定并按有关规定统一发布自然灾害损失情况，开展灾害社会心理影响评估，并根据需要组织开展灾后救助和心理援助。

（7）国家减灾委其他成员单位按照职责分工，做好有关工作。

6.2.4 响应终止

救灾应急工作结束后，由国家减灾委办公室提出终止建议，由国家减灾委副主任（民政部部长）决定终止Ⅱ级响应。

6.3 Ⅲ级响应

6.3.1 启动条件

（1）某一省（区、市）行政区域内，发生重大自然灾害，一次灾害过程出现下列情况之一的：

a.死亡50人以上，100人以下；

b.紧急转移安置或需紧急生活救助30万人以上，80万人以下；

c.倒塌和严重损坏房屋10万间以上，15万间以下；

d.干旱灾害造成缺粮或缺水等生活困难，需政府救助人数占农牧业人口20%以上，或200万人以上。

（2）国务院决定的其他事项。

6.3.2 启动程序

灾害发生后，国家减灾委办公室经分析评估，认定灾情达到启动标准，向国家减灾委提出进入Ⅲ级响应的建议；国家减灾委秘书长决定进入Ⅲ级响应状态。

6.3.3 响应措施

由国家减灾委秘书长组织协调自然灾害救助工作。

（1）国家减灾委办公室及时组织有关部门及受灾省份召开会商会，分析灾区形势，研究落实对灾区的救灾支持措施。

（2）派出由民政部领导带队、有关部门参加的联合工作组赶赴灾区慰问受灾群众，核查灾情，协助指导地方开展救灾工作。

（3）国家减灾委办公室与灾区保持密切联系，及时掌握并按照有关规定统一发布灾情和救灾工作动态信息。有关部门组织领导新闻宣传工作。

（4）根据地方申请和有关部门对灾情的核定情况，财政部、民政部及时下拨中央自然灾害生活补助资金。民政部为灾区紧急调拨生活救助物资，指导、监督基层救灾应急措施的落实和救灾款物的发放；交通运输、铁路、民航等部门加强救灾物资运输组织协调，做好运输保障工作。卫生部指导受灾省份做好医疗救治、卫生防病和心理援助工作。

（5）灾情稳定后，国家减灾委办公室指导受灾省份评估、核定自然灾害损失情况，并根据需要开展灾害社会心理影响评估，组织开展灾后救助和心理援助。

（6）国家减灾委其他成员单位按照职责分工，做好有关工作。

6.3.4 响应终止

救灾应急工作结束后，由国家减灾委办公室提出建议，国家减灾委秘书长决定终止Ⅲ级响应。

6.4 Ⅳ级响应

6.4.1 启动条件

（1）某一省（区、市）行政区域内，发生重大自然灾害，一次灾害过程出现下列情况之一的：

a.死亡30人以上，50人以下；

b.紧急转移安置或需紧急生活救助10万人以上，30万人以下；

c.倒塌房屋和严重损坏房屋1万间以上，10万间以下；

d.干旱灾害造成缺粮或缺水等生活困难，需政府救助人数占农牧业人口15%以上，或100万人以上。

（2）国务院决定的其他事项。

6.4.2 启动程序

灾害发生后，国家减灾委办公室经分析评估，认定灾情达到启动标准，由国家减灾委办公室常务副主任决定进入Ⅳ级响应状态。

6.4.3 响应措施

由国家减灾委办公室组织协调自然灾害救助工作。

（1）国家减灾委办公室视情组织有关部门召开会商会，分析灾区形势，研究落实对灾区的救灾支持措施。

（2）国家减灾委办公室派出工作组赶赴灾区

慰问受灾群众，核查灾情，指导地方开展救灾工作。

（3）国家减灾委办公室与灾区保持密切联系，及时掌握并按照有关规定统一发布灾情和救灾工作动态信息。

（4）根据地方申请和有关部门对灾情的核定情况，财政部、民政部及时下拨中央自然灾害生活补助资金。民政部为灾区紧急调拨生活救助物资，指导、监督基层救灾应急措施的落实和救灾款物的发放。卫生部指导受灾省份做好医疗救治、卫生防病和心理援助工作。

（5）国家减灾委其他成员单位按照职责分工，做好有关工作。

6.4.4 响应的终止

救灾应急工作结束后，由国家减灾委办公室决定终止Ⅳ级响应，报告国家减灾委秘书长。

6.5 信息发布

信息发布坚持实事求是、及时准确、公开透明的原则。信息发布形式包括授权发布、组织报道、接受记者采访、举行新闻发布会、重点新闻网站或政府网站发布等。

灾情稳定前，受灾地区人民政府减灾委或民政部门应当及时向社会发布自然灾害造成的人员伤亡、财产损失和自然灾害救助工作动态及成效、下一步安排等情况。

灾情稳定后，受灾地区县级以上人民政府或者人民政府的自然灾害救助应急综合协调机构应当评估、核定并按有关规定发布自然灾害损失情况。

6.6 其他情况

对救助能力特别薄弱的地区等特殊情况，启动国家自然灾害救助应急响应的标准可酌情调整。

7 灾后救助与恢复重建

7.1 过渡性生活救助

7.1.1 重大和特别重大灾害发生后，国家减灾委办公室组织有关部门、专家及灾区民政部门评估灾区过渡性生活救助需求情况。

7.1.2 财政部、民政部及时拨付过渡性生活救助资金。民政部指导灾区人民政府做好过渡性救助的人员核定、资金发放等工作。

7.1.3 民政部、财政部监督检查灾区过渡性生活救助政策和措施的落实，定期通报灾区救助工作情况，过渡性生活救助工作结束后组织人员进行绩效评估。

7.2 冬春救助

自然灾害发生后的当年冬季、次年春季，受灾地区人民政府为生活困难的受灾人员提供基本生活救助。

7.2.1 民政部组织各地于每年9月下旬开始调查冬春受灾群众生活困难情况，会同省级人民政府民政部门，组织有关专家赴灾区开展受灾群众生活困难状况评估，核实情况。

7.2.2 受灾地区县级人民政府民政部门应当在每年10月底前统计、评估本行政区域受灾人员当年冬季、次年春季的基本生活困难和需求，核实救助对象，编制工作台账，制定救助工作方案，经本级人民政府批准后组织实施，并报上一级人民政府民政部门备案。

7.2.3 根据省级人民政府或民政、财政部门的请款报告，结合灾情评估情况，民政部、财政部确定资金补助方案，及时下拨中央自然灾害生活补助资金，专项用于帮助解决冬春受灾群众吃饭、穿衣、取暖等基本生活困难。

7.2.4 民政部通过开展救灾捐赠、对口支援、政府采购等方式解决受灾群众的过冬衣被问题，组织有关部门和专家评估全国冬春期间中期和终期救助工作的绩效。发展改革、财政、农业等部门落实好以工代赈、灾歉减免政策，粮食部门确保粮食供应。

7.3 倒损住房恢复重建

因灾倒损住房恢复重建由县（市、区）人民政府负责组织实施，尊重群众意愿，以受灾户自建为主。建房资金通过政府救助、社会互助、邻里帮工帮料、以工代赈、自行借贷、政策优惠等多种途径解决。重建规划和房屋设计要因地制宜，科学合理布局，充分考虑灾害因素。

7.3.1 民政部根据省级人民政府民政部门倒损住房核定情况，视情组织评估小组，参考其他灾害管理部门评估数据，对因灾住房倒损情况进行综合评估。

7.3.2 民政部收到受灾省（区、市）倒损住房恢复重建补助资金的申请报告后，根据评估小组的倒房情况评估结果，按照中央倒损住房恢复重建资金补助标准，提出资金补助建议，商财政部审核后下达。

7.3.3 住房重建工作结束后，地方各级民政部门应采取实地调查、抽样调查等方式，对本地倒损住房恢复重建补助资金管理工作开展绩效评估，并将评估结果报上一级民政部门。民政部收到省级人民政府民政部门上报本行政区域内的绩效评估情况后，通过组成督查组开展实地抽查等方式，对全国倒损住房恢复重建补助资金管理工作进行绩效评估。

7.3.4 住房城乡建设部门负责倒损住房恢复重建的技术支持和质量监督等工作。其他相关部门按照各自职责，做好重建规划、选址，制定优惠政策，支持做好住房重建工作。

7.3.5 由国务院统一组织开展的恢复重建，按有关规定执行。

8 附则

8.1 自然灾害救助款物监管

建立健全监察、审计、财政、民政、金融等部门参加的救灾专项资金监管协调机制。各级民政、财政部门对救灾资金管理使用，特别是基层发放工作进行专项检查，跟踪问效。各有关地区和部门要配合监察、审计部门对救灾款物和捐赠款物的管理使用情况进行监督检查。

8.2 国际沟通与协作

积极开展国际间的救灾交流，借鉴发达国家救灾工作的经验，进一步做好我国自然灾害防范与处置工作。

8.3 奖励与责任

对在自然灾害救助工作中做出突出贡献的先进集体和个人，按照国家有关规定给予表彰和奖励；对在自然灾害救助工作中表现突出而牺牲的人员，按有关规定追认烈士；对在自然灾害救助工作中玩忽职守造成损失的，严重虚报、瞒报灾情的，依据国家有关法律法规追究当事人的责任，构成犯罪的，依法追究其刑事责任。

8.4 预案演练

国家减灾委办公室协同国家减灾委成员单位制定应急演练计划并定期组织演练。

8.5 预案管理与更新

本预案由国家减灾委办公室负责管理。预案实施后国家减灾委办公室应适时召集有关部门和专家进行评估，并视情况变化作出相应修改后报国务院审批。地方各级人民政府的自然灾害救助综合协调机构根据本预案修订本地区自然灾害救助应急预案。

8.6 制订与解释部门

本预案由民政部制订，报国务院批准后实施，由国务院办公厅负责解释。

8.7 预案生效时间

本预案自发布之日起生效。

附录二　医学计量单位及正常数值

1.1 血液一般检查及物理性质

成分量	参考值
白细胞分类（B）x	
中性粒细胞　儿童	0.3～0.65
成人	0.5～0.7
嗜酸粒细胞	0.005～0.05
嗜碱粒细胞	0～0.01
淋巴细胞　儿童	0.3～0.56
成人	0.2～0.4
单核细胞　儿童	0.02～0.08
成人	0.03～0.08
白细胞计数（B）C_{cell}	
初生儿	（15～22）×10^9/L
婴儿	（10～20）×10^9/L
儿童	（5～12）×10^9/L
成人	（4～10）×10^9/L
红细胞沉降率（B）V/t	
Westergren法	
成人　男	0～15 mm/1h
女	0～20 mm/1h
红细胞计数（B）C_{cell}	
初生儿	（6.0～7.0）×10^{12}/L
婴儿	（5.2～7.0）×10^{12}/L
儿童	（4.2～5.2）×10^{12}/L
成人　男	（4.0～5.5）×10^{12}/L
女	（3.5～5.0）×10^{12}/L
全血黏度（B）η	
低切黏度　男	7.51～10.09 MPa·s
女	5.84～8.05 MPa·s
高切黏度　男	5.63～6.67 MPa·s
女	4.74～5.86 MPa·s
嗜酸粒细胞计数（B）C_{cell}	（50～300）×10^6/L
网织红细胞计数（B）	
初生儿　x	0.03～0.06
儿童和成人　x	0.005～0.015
绝对值　C_{cell}	（24～84）×10^9/L
网织红细胞生成指数　φ	1
血相对密度（B）　d	
初生儿	1.060～1.085
2岁及以上儿童	1.048～1.050
儿童	1.030
成人　男	1.054～1.062
女	1.048～1.059
血红蛋白（B）ρ	
初生儿	180～190 g/L
成人　男	120～160 g/L
女	110～150 g/L
血浆黏度 η	
男	0.85～1.99 MPa·s
女	0.82～1.84 MPa·s
血容量 V/m	
红细胞容量	

续表

成分量	参考值
^{51}铬标记红细胞法	
男	32.0 ml/kg
女	23.1 ml/kg
全血容量	
^{51}铬标记红细胞法	
男	79.6 ml/kg
女	67.8 ml/kg
^{51}碘代人血浆白蛋白法	
男	80.8 ml/kg
女	75.2 ml/kg
直接法（B）	65～90 ml/kg
血小板计数（B）C_{cell}	（100～300）×10^9/L
血小板平均容积　V	7～11fl
血小板分布宽度　φ	0.15～0.17

1.2 尿液一般检查

成分量	参考值
尿蛋白定量（24 hU）	
儿童	<40 mg
成人	20～80 mg
尿沉渣检查（U）	
白细胞	<5 个/HP
红细胞	0～偶见/HP（儿童<3 个/HP）
上皮细胞	0～少量/HP
管型	0～偶见透明管型/HP
尿沉渣 3 小时计数（U）	
白细胞　男	<7 万/小时
女	<14 万/小时
红细胞　男	<3 万/小时
女	<4 万/小时
管型	0/小时
尿胆原定量（24 小时 U）n	0～5.92 μmol
糖定量	
新生儿（U）c	<1.11 mmol/L
儿童（U）　c	<0.28 mmol/L
成人（24 hU）　n	0.56～5.00mmol
中段尿细菌培养计数（U）	<5×10^6 菌落/L

1.3 肝功能试验

成分量	参考值
百浪多息试验（24 hU x）	排泄量约为 0.50
丙氨酸转氨酶（S）	
动态法	5～40 U/L
赖氏法	5～25 卡门单位
单胺氧化酶（酶法，S）	0.2～0.9 U/L
胆红素	
胆红素总量	
脐带	<34 μmol/L
1～2 天	
早产儿	<137 μmol/L

续表

成分量	参考值
足月儿	<103 μmol/L
3～5 天	
早产儿	<274 μmol/L
足月儿	<205 μmol/L
6～8 天	
早产儿	<34 μmol/L
足月儿	3.4～20 μmol/L
成人	2～20 μmol/L
直接胆红素	0～6.84 μmol/L
天冬氨酸转氨酶	
动态法	<45 U/L
赖氏法	8～28 卡门单位
γ-谷氨酰转移酶（动态法，S）	8～50 U/L
鸟氨酸氨基甲酰转移酰（S）	8～20 U/L
鸟嘌呤酶（S）	<3 mU
麝香草酚浊度试验（S）	0～6 U
蛋白质类	
蛋白组分（S）	
白蛋白（A）ρ	35～50 g/L
球蛋白（G）ρ	20～30 g/L
A/G 比值　　ω	（1.0～2.0）：1
蛋白总量（S）ρ	
早产儿	36～60 g/L
新生儿	46～70 g/L
成人	60～82 g/L
蛋白电泳（醋酸纤维膜法，S）x	
白蛋白	0.57～0.68
$α_1$-球蛋白	0.01～0.06
$α_2$-球蛋白	0.06～0.10
$β$-球蛋白	0.07～0.15
$γ$-球蛋白	0.10～0.20
蛋白电泳（琼脂糖法，S）x	
白蛋白	0.46～0.60
$α_1$-球蛋白	0.028～0.056
$α_2$-球蛋白	0.083～0.143
$β$-球蛋白	0.092～0.144
$γ$-球蛋白	0.12～0.26
$α_2$-巨球蛋白（B）ρ	
男	1.5～3.5 g/L
女	1.7～4.2 g/L
血清胆固醇	
胆固醇总量（S）c	
新生儿	1.0～2.6 mmol/L
儿童	1.8～4.6 mmol/L
成人	<5.2 mmol/L
胆固醇酯（S，酶法）ρ	2.1～4.2 g/L
低密度脂蛋白胆固醇（S）　c	<3.12 mmol/L
甘油三酯（S）c	<1.70 mmol/L
高密度脂蛋白-胆固醇（S）c	>1.04 mmol/L
磷脂总量（S，PLD-COD 醇法）ρ	4.45～2.57 g/L

续表

续表

成分量	参考值
游离脂酸（S）c	0.3~0.9 mmol/L
游离甘油（P）c	
3~10 岁	61~232 μmol/L
11~80 岁	31~187 μmol/L
脂蛋白电泳（S）x	
α-脂蛋白	0.318±0.053
前 β-脂蛋白	0.151±0.041
β-脂蛋白	0.531±0.051
总脂（S）ρ	
成人	4~7 g/L
儿童	3~6 g/L
总脂酸（S）ρ	1.9~4.2 g/L
异柠檬酸脱氢酶（S）	1.2~7.0 U/L
吲哚氰绿滞留试验（ICG）x	15 分钟滞留 0~0.10
5'-核苷酸酶（比色法，S）	2~17 U/L
血氨（谷氨酸脱氢酶法）c	12~59 μmol/L
脂酶（Tietz 法）（S）	0.1~1.0 U/ml
碱性磷酸酶	
速率法	40~160 U/L
比色法	
成人	3~13U（金氏）
儿童	5~28U（金氏）
动态法	
婴儿	50~240 U/L
儿童	<500 U/L
青少年	
男	<750 U/L
女	<500 U/L
成人	20~110 U/L

1.4 肾功能试验

成分量	参考值
对氨马尿酸清除率 V/t	
男	(8.7±0.1) ml/s
女	(8.3±0.2) ml/s
酚磺肽（酚红）试验 φ	
静脉注射法	15 分钟排出量>0.25
	120 分钟排出总量>0.55
肌内注射法	15 分钟排出量>0.25
	120 分钟排出总量>0.50
刚果红试验 φ	1 小时内消失<0.40
菊粉清除率 V/t	2.0~2.3 ml/s
内生肌酐清除率 V/t	
成人	1.3~1.7 ml/s
儿童	1.73/体表面积×实测值
尿相对密度 3 小时试验 d（Zimnitsky 试验）	最高尿相对密度应达 1.025 或以上，最低相对密度达 1.003，白天尿量占 24 小时总量的 2/3~3/4
尿素清除度 V/t	
成人	
标准清除值	0.7~1.1 ml/s

续表

成分量	参考值
最大清除值	1.0～1.6 ml/s
儿童	1.73/体表面积×实测值
尿/血清渗透度 φ	1.0～3.0
限水12小时后 φ	＞3
浓缩试验 d	
成人	禁止饮水12小时内每次尿量20～50 ml，尿相对密度迅增至1.026～1.030～1.035
儿童	至少有一次尿相对密度在1.018或以上
肾小管对氨马尿酸最大排泄量 m/t	1.0～1.5 mg/s
肾小管葡萄糖最大吸收量 m/t	
男	5.0～7.5 mg/s
女	4.2～5.8 mg/s
肾小管滤过分数 φ	0.18～0.22
肾小管酸中毒诊断试验	
硫酸钠试验	尿pH值＜5.5
氯化铵负荷试验	尿pH值＜5.3
碳酸氢离子重吸收排泄试验 φ	排泄分数为＜0.01
肾小球选择试验（IgG/白蛋白清除率）	＜0.16表明选择度高
肾有效血流量测定 V/t（碘司特清除率）	
肾血浆流量	10.0～13.3 ml/s
有效全血流量	20.0～23.3 ml/s
稀释试验 d（水试验）	4小时排出所饮水量的0.80～1.00，而尿相对密度降至1.003或以下
昼夜尿相对密度试验 d（浓缩稀释试验，Mosenthal试验）	最高相对密度＞1.018，最高与最低相对密度差＞0.009，夜尿量＜750 ml，日尿量与夜尿量之比为（3～4）：1

索 引

（以笔画排序）

"8·4"齐齐哈尔芥子气泄漏中毒事件　2890
SARS 冠状病毒　907，908，909，1925，2578，2579

【一画】

一氧化碳中毒性脑病　2131

【二画】

二乙烯三胺五乙酸钙钠盐　2417，2538
十年减灾　5，9　10，11，12，13，14，22，52，57
人际心理治疗　1007
儿童死亡危险评分　1077，1082
儿童创伤评分　1077，1081，1082
儿童急性生理功能评分　1077，1082

【三画】

三防医学救援队　2915
三角巾包扎法　896，1140，1141，1142
三聚氰胺　907，910，911，912，913，914，921，927，929，934，952，2863
土拉弗朗西斯氏菌　2589
大规模杀伤性武器　186，558，559，840，2297
大规模群体伤亡事故　186
个人防护器材　811，812，2350，2811，2812，2849，2850
广州管圆线虫病　907，919，920
卫生学评估　2913，2931
卫生检疫　498，864，928，929，931，1826，1832，2574，2575，2577，2728，2729，2732，2734，2738，2998，3013，3018，3028，3030，3031，3073，3074，3077，3078，3103，3147，3149，3151
卫生策略　2907
卫勤应急保障　2200，2202，2807，2915
卫勤侦察　2243，2245，2256
马尔堡病毒　1033，2551，2575，2576，2577，2688

【四画】

开放气道　188，190，273，275，276，279，280，282，283，291，294，299，301，302，304，313，314，315，316，317，364，594，812，1132，1133，1148，1411，1412，1496，1614，1626，2112，2113，2114，2139
开放性气胸　66，183，190，191，215，291，314，365，381，598，616，674，680，710，832，877，1015，1075，1149，1181，1183，1251，1252，1256，1257，1348，1572，2040，2043，2481，2491，2494
天花病毒　537，1033，2549，2551，2567，2568，2696
无创机械通气　413，427
无脉电活动　299，1149
不良输血事件　343
瓦斯爆炸　786，790，882，1009，1187
日晒伤　1757，1759，1763
中心静脉压　200，201，212，352，389，393，409，425，1162，1166，1169，1173，1182，1185，1230，1269，1270，1279，1376，1378，1418，1420，1429，1442，1452，1458，1467，1469，1487，1494，1516，1595，1596，1625，1626，1858，1994，2105，2116，2126，2141
中和疗法　1005
水质检验　676，756，2723，2961，2962
水源选择　571，2946，2957，2962
贝氏柯克斯体　2548，2551，2553，2594，2595，2596
气性坏疽　535，654，672，691，700，715，716，972，1220，1222，1233，1350，1378，1381，1390，1392，1393，1394，1395，1396，1456，1589，1925，1929，1978，2039，2046，2131，2269，2607，2608
气道异物梗阻　280，313，895，897
化学伤　1074，1572，1695

化学防护　2809，2810，2811，2812，2827，2896，2897，2899，2900，2901
化学物品急性中毒　1003
化学性爆炸　997
化学恐怖袭击事件　2797，2798，2799，2805，2807，2815，2816，2817，2818，2819，2821，2835，2863
分子吸附再循环系统　410
分级救治　66，159，219，570，594，633，656，681，682，683，699，859，998，1185，1186，1188，1487，2044，2190，2209，2219，2234，2383，2479，2488，2861
分散式食品加工　2971
公共卫生风险　172，953，2911，3105，3106，3107，3108，3109，3111，3112，3113，3114，3115，3116，3117，3119
公共卫生伦理　961，962
风险沟通　953，962，966，2767，2933，2934，2935，2936，3049，3050，3051，3053
风险监测　940，941，3080
风暴潮　565，566，611，613，623，626，661，662，754，756，985，2228，3182，3183，3184，3190，3214
认知疗法　1007，2059
认知述谈　1012
心包填塞　192，289，311，365，379，383，384，385，393，421，424，470，636，847，1147，1149，1150，1166，1173，1491，1578，2066，2115
心肌挫伤　383，385，393，1150，1171，1176，1182，1255，1269，1270，1271，2365
心肺复苏术　56，323，328，329，464，755，837，843，895，896，897，986，1041，1130，1132，1570，1575，1997，2002，2111，2874，2898
心理动力学心理治疗　1007
心理创伤　121，213，262，265，266，614，657，685，686，700，708，712，747，972，986，994，999，1014，1018，1022，1028，1039，1552，1556，2049，2054，2057，2058，2220，2305，2980，3056，3058
心理危机干预　121，834，933，973，1022，1029，1040，2050，2923，2931，2933，2934，3052，3053，3150
心理障碍　203，262，266，594，618，685，686，700，773，973，1000，1022，1031，1040，1421，1559，1598，2050，2052，2055，2056，2057，2206，2913，3056，3150
双时相气道正压　423

【五画】

正常的心理反应　685，999
功能护理　996，2053
去铁草酰胺　2420，2538
石房蛤毒素　1033，2615，2616
东京地铁沙林事件　162，2797，2799，2801
东部马脑炎病毒　2564，2708
甲型H1N1流感　91，914，915，916，917，918，928，929，930，934，935，942，952，954，958，959，962，963，964，965，966，1925，2191，2206
电击伤　275，516，578，582，633，637，761，762，773，819，1217，1218，1219，1220，1221，1222，1223，1347，1573，1579，1580，1581，1582，1707，2265，2484，2919，2942
电灼伤　884，885，1336，1580，1581
生物安全级别　2649，2651，2656，2787，2788
生物安全柜　129，910，2584，2595，2597，2599，2632，2648，2649，2650，2651，2652，2653，2654，2656，2657，2658，2660，2752，2754，2755，2756，2757，2758，2760，2771，2772，2773，2774，2775，2776，2778，2779，2780，2781，2782，2783，2784，2785，2786，2788，2789，2790
生物医学样品　2824，2825，2827
生物标志物　1231，2646，2827
生命链　109，111，271，272，286，297，321，322，323，1621，2111
失能性毒剂　840，1688，2824，2876，2877
丘疹性荨麻疹　1757，1767，1769，1773，1774，1775
代偿性抗炎反应综合征　406，1176，1464
主动运动　988，989，990，1005，1006，1011，1018，1230，1314，2062
主动脉内球囊反搏　475，1991，2124，2140，2142
立氏立克次体　1033，2596，2597，2665
加压包扎止血法　896，1135，2036
加强监护病房　117，160，408，2859
皮肤炭疽　1830，1831，1925，1978，1979，2583，2585

【六画】

机动卫勤力量　629，736，2194，2200，2201，2202，2204，2210，2211，2212，2216，2219，2231，2233，2245，2246，2247，2248，2249

机械性致伤　671，971，1515

再灌注损伤　273，313，469，1138，1198，1200，1203，1372，1378，1454，1461，1462，1587，1628，1630，1864

西加毒素　2614，2615

西部马脑炎病毒　2566，2626，2708

压力支持通气　422，1417，1419，2118

压力控制通气　422，1419，2118

光疗法　989，990，1002，1765

光辐射　1038，1054，1194，1686，1687，1981，2285，2288，2304，2308，2316，2317，2319，2350，2351，2352，2354，2355，2356，2357，2358，2359，2360，2373，2376，2378，2380，2381，2383，2395，2397，2398，2467，2812

早期核辐射　1038，1686，1687，2285，2286，2288，2304，2308，2319，2320，2321，2324，2343，2347，2349，2357，2373，2376，2385，2395，2396，2398，2407，2435，2436，2467，2471

早期预警　501，613，2694，3019，3024

吸入性损伤　99，601，804，805，806，807，848，876，877，878，879，1193，1207，1208，1209，1210，1211，1212，1213，1214，1215，1401，1402，1594，1595，1627，2020，2106，2108，2488，2890

肉毒毒素　1033，2547，2548，2551，2566，2567，2604，2605，2606，2624，2683，2709，2710

传统体育康复法　995，1001，1002，1030

自身训练放松法　974，1000

自然灾害救助应急预案　2216，3214，3220

血浆置换　455，457，1435，1437，1794，1990，1993，1998，2083

血液净化　104，148，312，314，320，410，455，456，457，459，460，950，1163，1377，1435，1436，1437，1438，1441，1445，1466，1994，1998，2128，2129，2860

血液滤过　144，409，410，411，455，457，724，1229，1378，1436，1437，1438，1439，1440，1445，1840，1990，1998

血液灌流　150，273，293，410，455，457，458，459，460，806，1256，1435，1437，1615，1990，1991，1993，1994，2012，2879

后方医院　182，183，185，244，254，569，570，579，626，628，663，731，732，736，741，1189，1274，1275，1278，1344，1390，2190，2191，2204，2212，2233，2247

行为疗法　1007，1016

全身中毒性毒剂　840，1688，2799，2802，2813，2824，2866，2882

全身血管阻力　1173，1493，1875，1878

全身炎症反应综合征　405，455，1159，1176，1185，1200，1386，1387，1388，1447，1481，1621，1970

全面部骨折　1641，1662，1667，1678，1679

全胃肠外营养　1184，1966

全球预警反应　934

创伤评分　187，193，194，195，196，197，198，199，680，1076，1077，1078，1079，1167，1650

创伤性休克　212，217，653，654，674，680，774，826，897，1130，1165，1168，1173，1174，1273，1278，1433，1480，1481，1524，1608，1648，2157

肌肉关节运动法　977

肌肉活动评分法　1154

肌肉渐进松弛法　974，1000

肌酸磷酸激酶　1373，1374，1580，1869

多形性日光疹　1757，1759，1763，1764，1765，1983

多脏器功能不全综合征　405

冲放复合伤　2288，2376，2377，2387，2388，2467，2470

冲烧放复合伤　2288，2376，2467

关键点控制　2971，2972

导泻药　1951，1952

收容安置　2920

【七画】

远程医疗支持单元　500

运动疗法　988，989，996，1002，1035

运动诱发电位　377，1172，1307

扶物行走法　977

抗阻呼吸　1031

医疗方舱　2204，2211

医疗废物处理　125，2080，2990，2991

医疗照射事故　2309，2314，2319

医院船　58，113，498，641，642，643，644，645，646，648，649，650，651，652，653，655，656，657，2209，2211
连枷胸　190，191，197，291，363，365，379，380，381，385，598，601，721，722，857，1081，1130，1148，1179，1252，1253，1254，1256
连续性血液净化　455，1377，1378，2128，2129，2130
连续性肾脏替代治疗　724，725，1377，1437
时间感　1015
时效救治　2192，2203，2829
助力运动　990
体外膜氧合　416，423
体表污染　2350，2407，2414，2501，2503，2504，2705，2858
体感诱发电位　377，1307，1368，1631，1632
肠道菌群易位　1199
免疫学检验　2584，2608
角膜挫伤　1699
角膜擦伤　1697
删除作业　1015
饮水安全　2958，2962，2989，3190
饮食护理　810，996，2052，2128
饮食康复法　995，1002，1035
冻伤　121，125，132，215，596，672，758，802，972，1052，1074，1225，1231，1232，1233，1234，1568，1573，1723，1757，1759，1760，1761，2190，2204，2219，2234，2265，2484，2896，2897，2907，2913，2918，2919，2920
应急救援食品　1057
应急联动　136，137，833，890，3216
应激释放　1000，1018
间歇性固定　990
完全性饥饿　654，672，674，972，2919
灾后卫生防疫学　501
灾难救生包　2028
灾难医学装备　498
灾难检验医学人力资源配置　497
尿液常规检验　514
尾蚴皮炎　1757，1767，1775
阿托品化　843，1889，1996，2862，2882
坠落伤　199，202，363，371，394，615，616，719，720，734，807，997，998，1176，1178，1237，1238，1269，1274，1297，1315，1357，1362，1366，1568，1569，2111

【八画】

环甲膜切开术　200，282，806，1128，1149，1167，1608，1643，1644，1747，1752，2491
环境样品　2442，2806，2822，2824，2825，2826
青光眼　1700，1703，1704，1705，1725，1870，1873，1882，1889，1898，1916，1918，1919，1948，1950，1956，1957，1980，2131，2132
现场侦检　2821，2822，2824
现场输血　3230
担架搬运法　1144，2039
抵膝抱臀站立法　977
拉力螺钉　1361，1363，1365，1668，1670
拉马德雷　23，24，25，26
拉沙病毒　1033，2574，2575，2577，2665
直流电离子导入治疗法　989，1002
松本沙林事件　2887
松花江污染事件　2892
刺激性毒剂　132，840，1688，1689，2838，2851，2852，2875，2876
非甾体类抗炎药　410，637，1376，1908，1909，1910，1930
非麻醉性镇痛药　1158，1898，1907，1908
国际卫生条例　927，928，929，931，934，935，951，953，954，961，3105，3106，3107，3108，3112，3113，3118，3119，3120，3121，3123，3127，3133
国际减轻自然灾害十年　9，13，662
国际粮农组织　929，952
国境卫生检疫法　928，929，931，2738，3103，3147
呼气末正压　308，413，422，471，600，722，1416，1418，1468，1626，2118，2122
呼吸暂停　292，448，592，808，1148，1160，1162，1218，1414，1417，1418，1495，1619，1721，1750，1782，1818，1902，1904，1917，1920，1921，2031，2064，2118，2152，2881
物理性爆炸　997
刮痧治疗　1002
委内瑞拉马脑炎病毒　1033，2551，2562，2563，2708
侦检装备　2821，2822，2823，2843，2844
肺间质气肿　424，1422

肺挫伤　199，283，305，379，380，381，385，412，684，721，722，724，835，1081，1104，1106，1107，1148，1171，1179，1253，1254，1255，1259，1260，1262，1267，1268，1466

肿瘤坏死因子　345，417，525，1159，1200，1209，1212，1385，1389，1447，1449，1460，1798，1834，2538

放冲复合伤　2376，2377，2384，2467，2470，2494，2533

放松技术　973，974，999，1000，1007，3059

放射复合伤　1187，1191，2288，2301，2382，2387，2388，2399，2400，2402，2403，2404，2467，2468，2469，2470，2471，2472，2481，2488，2490，2494，2538

放射源事故　2289，2302，2312

放烧冲复合伤　1187，2288，2356，2376，2377，2384，2385，2386，2387，2467，2468，2471

放烧复合伤　2186，2288，2295，2319，2376，2377，2384，2467，2468，2470，2471，2494，2533

河流洪灾　564

泌尿系统结石　642，907，911，912，913，927，934

实验室感染　909，1833，2549，2563，2564，2565，2567，2578，2587，2648，2649，2652，2727，2733，2740，2744，2745，2747，2753，2789，2791，3072，3078

视觉模拟评分法　1153

屈曲肢体加垫止血法　1135，1137

弥散性血管内凝血　399，451，507，579，1448，1466，1482，1719，1800，2016

【九画】

毒物检验　556，812

城市急救网络　94，299，322

指压动脉止血法　1135，1136

荚膜组织胞浆菌　2602，2603

相思子毒素　2617，2618，2619

战救药材　2208，2252

临界事故　2289，2300，2302，2309，2313，2319，2442，2526

冒顶　786，787，1009，1010

虹膜睫状体挫伤　1699

咪唑安定　1159，1167，1170

炭疽芽孢杆菌　535，536，549，552，1925，1929，2545，2546，2547，2548，2551，2583，2584，2645

炭疽邮件事件　2548，2550

钝器伤　1079，1147，1149，1150，1242，1249，1251，1428，1641，1739

复温　132，291，311，313，396，470，591，595，600，610，758，1185，1227，1228，1229，1230，1231，1232，1233，1280，1621，1760，1761，2079，2204，2496，2497

顺情疗法　993

保健体操　989

食品污染　554，555，654，952，953，1798，2519，2608，2720，2909，2912，2936，2937，2941，2965，2966，2968，2969，2971，2980，2982，3080，3081，3089，3153

食品安全事件　907，910，913，922，929，934，3085

急诊医疗服务体系　188，474

急诊剖宫产　1498，1499

急性呼吸窘迫综合征　318，411，446，455，636，721，722，1074，1108，1174，1414，1448，1457，1468，1587，1604，1618，1627，1782，1988，2117，2581

急性肺损伤　344，346，411，1108，1174，1372，1419，1430，2118

急性冠脉综合征　297，309，467，470，473，476，477，478，480，577，711，895，1491，1498

急性结膜炎　1709，1710，1711，1771，3040

疫区消毒　2717，2998

疫情监测　497，615，678，928，935，952，953，954，1790，1826，1832，2191，2913，2926，2937，2967，3024，3029，3031，3045，3046

音乐干预　1012

洗肺疗法　2415，2416，2417

室性心动过速　275，285，288，294，297，306，320，435，443，463，464，465，466，468，470，474，1149，1228，1497，1577，1578，1876，1880，1893，1992，2148，2149，2150，2151，2152，2153

冠状切口入路　1664

神经性皮炎　1757，1774，1958，1980，1981，2462

神经性毒剂　132，840，843，1688，1689，2799，2802，2811，2813，2816，2819，2821，2822，2824，2831，2833，2834，2838，2839，2840，

2841, 2842, 2843, 2850, 2851, 2855, 2861, 2863, 2864, 2865, 2889

【十画】

起居护理 996
损伤控制外科 394, 1401
热浴法 995, 1002, 1035
埃博拉病毒 537, 2548, 2551, 2573, 2577, 2688
格拉斯哥昏迷评分 191, 192, 372, 858, 1078, 1082, 1128, 1428, 1466, 1467, 1468, 1630, 1631, 2061
核电站事故 751, 1040, 1041, 1189, 1190, 1191, 2283, 2297, 2299, 2306, 2307, 2308, 2309, 2310, 2311, 2461, 2473, 2474
核生化防护 556, 557, 558, 559, 2824
样品采集 341, 2512, 2513, 2825, 2830
夏季皮炎 1762
原生灾害 567, 612, 625, 655, 656, 2999
紧急导尿术 2087, 2090
缺氧缺血性脑病 1627, 1628, 1631
氧中毒 306, 412, 423, 426, 603, 605, 606, 1425, 1426, 2003, 2053, 2092, 2093, 2119, 2498, 2499
氨基羧基型络合剂 2417, 2538
透水 14, 785, 787, 788, 791, 793, 794, 796, 797, 1010, 2780, 2782, 2784, 2924, 2961
透热疗法 989, 1002
徒手搬运法 896, 1144, 2040
胸部按压 282, 283, 284, 289, 293, 297, 298, 299, 300, 301, 302, 303, 304, 305, 307, 308, 309, 311, 313, 314, 315, 316, 318, 320, 1005, 1228, 1493, 1496, 1497, 1577, 1619, 2114, 2116, 2284
脏弹 2290, 2291, 2293, 2294, 2301, 2303, 2304, 2305, 2306, 2308, 2319, 2346
脑保护 312, 313, 710, 719, 1174, 1246, 1247
脑挫裂伤 217, 372, 373, 374, 375, 593, 597, 616, 710, 719, 757, 824, 1085, 1086, 1088, 1089, 1235, 1236, 1237, 1239, 1240, 1241, 1242, 1244, 1245, 1246, 1247, 1248, 1249, 1641, 1648, 2131
脑脊液检验 517
脑震荡 366, 372, 597, 616, 649, 757, 761, 817, 826, 1015, 1074, 1094, 1183, 1235, 1240, 1244, 1245, 1607, 1641, 1648, 1661, 1739, 1740, 2131, 2285, 2363, 2370, 2494
脑灌注压 421, 472, 490, 1170, 1241, 1246, 1247, 1428, 1494, 1603, 1621
高压氧舱 596, 787, 790, 878, 882, 1396, 2002, 2131, 2608
高级生命支持 92, 101, 149, 191, 272, 285, 286, 289, 292, 297, 299, 306, 316, 321, 322, 323, 463, 643, 663, 1041, 1147, 1148, 1228, 1229, 1230, 1496, 1497, 1498, 1619, 1620, 1627, 2045, 2111, 2114, 2139, 2284
高原低氧 1052, 1053, 1063, 1232
高致病性禽流感病毒 2581, 2582
高渗溶液 397, 1855, 1856, 1860, 1972, 2105, 2878
病原体溯源 2645
病媒生物控制 865, 867, 2999, 3003, 3004, 3010
疾病谱 51, 147, 151, 321, 495, 499, 501, 502, 630, 653, 656, 893, 894, 2209, 2257, 2261, 2264, 2265, 2266, 2568, 2691, 3014, 3018, 3020
脊柱骨折固定法 1143
烧放冲复合伤 1187, 2288, 2376, 2377, 2387, 2467, 2471
烧放复合伤 2376, 2387, 2467, 2470
海岸洪灾 565
流动医院 124, 495, 496, 497, 498, 499, 500, 513, 614, 696, 735, 736, 746, 747
流行风险 930, 1548, 2979, 3012, 3013, 3019
流行性角结膜炎 1712, 1713
浸渍性皮炎 626, 980, 1757, 1765
家庭治疗 1007, 2476
容量复苏 314, 397, 400, 1149, 1230, 1428, 1457, 1855, 1863, 1864, 1865, 2497
被动运动 977, 990, 1005, 1011, 1017, 1018, 1030, 1314, 1376, 1996
娱乐康复法 995
预防性治疗 284, 486, 1004, 1389, 1605, 1839, 1847, 1862, 2661, 2700, 2706, 2707, 2709, 2711, 2713, 2720, 2779, 3041
预防药物 811, 2189, 2220, 2673, 2711, 2724, 2809, 2810, 2813, 2865, 3041
预警分级 2816, 2818

【十一画】

排泄物处理　630，2909，2911，2945，2985，2986
推拿康复法　995，1001，1011，1017
接触性皮炎　542，575，1723，1757，1763，1764，1771，1952，1956，1977，1980，2881
控制通气　415，420，422，425，471，1417，1418，1419，1420，1468，2117，2118，2119
基础生命支持　92，275，289，299，306，323，329，854，1041，1147，1148，1228，1495，1496，1498，1572，1575，2112，2116，2203，2204
黄金72小时　113，691，696，697，1029
黄热病毒　537，2546，2551，2568，2569，2570，2577，2707
检验医疗装备　498
检验单元　497，498，500，505
辅助—控制通气　422，1417，1420
颅内压监测　1240，2063
眼钝挫伤　1699，1700，1701，1702
眼球裂伤　1695，1698
野战卫生装备　951，2183，2195，2204，2219，2277，2278，2982
野战血站　690，2194，2212
野战医疗所　2194，2200，2202，2204，2211，2216，2246
野战食品　2190，2982
野战流动医院　496，505
野营卫生　2942，2944
啮齿动物　501，678，1827，1842，2546，2554，2562，2563，2570，2577，2589，2600，2650，2651，2663，2664，2665，2666，2667，2669，2670，2673，2681，2682，2683，2684，2689，2754，3001，3029，3045
移情疗法　993
第一目击者　58，117，165，271，297，299，321，322，323，331，474，895
猜测游戏　1015
麻醉性镇痛药　1156，1157，1169，1891，1895，1899，1907
麻醉诱导　352，1156，1166，1170，1171，1182，1903，1904，1917，1920，1921
康复护理　996，1005
粗球孢子菌　2600，2601
粗糙核装置　2301，2303，2304
深静脉置管　2103，2104
深慢呼吸　1031
渗透性利尿　431，432，1168，1219，1441，1602，1603，1836，1862，1863，1882，1947，1949
情志护理　996
窒息性毒剂　840，1688，1689，2802，2833，2841，2867，2873
随机性效应　2162，2163，2348，2410，2412，2427，2439，2446，2447，2524，2527，2528，2529
隐翅虫皮炎　1770
绷带包扎法　896，1139，1650

【十二画及以上】

博帕尔事件　2890
葡萄球菌肠毒素　1033，1386，2551，2608，2609，2617
确定性效应　2162，2163，2305，2410，2427，2440，2446，2447，2520，2524，2527
裂谷热病毒　2577，2578，2664，2688
锐器伤　363，1104，1147，1149，1150，1261，1262，1263，1266，1268，1326，1329，1335，1338，1350，1369，1567，1572
筋膜间室综合征　1319，1348，1362，1363，1364，1587
颌间结扎　1642，1649，1666，1671，1678
颌面创伤　1641，1650
普氏立克次体　2597，2598，2599，2600，3045
强迫性神经症　685，1041，2474
媒介生物　937，940，951，2554，2560，2590，2663，2664，2667，2668，2669，2671，2672，2673，2674，2675，2685，2687，2689，2718，2724，2922，2924，2930，2932，2980，2999，3010，3012，3013，3014，3026，3027
巯基型络合剂　2419，2538
填塞止血法　1135，1138，1608，1647，1675，2036
蓖麻毒素　1033，2546，2547，2548，2549，2551，2609，2614，2617，2618，2619，2700，2803，2822
蓄滞洪区　563，566，3183，3184，3185，3188，3190
酰胺型络合剂　2420，2538
感觉训练　1006
辐照装置事故　2261，2312，2319
简明损伤分级　1077，1079，1080
简明检伤　2034，2832

简单分拣快速治疗体系　188，189
鼠疫耶尔森氏菌　2664，3029
催吐药　1881，1951
腹膜透析　408，411，437，442，445，448，455，1229，1230，1277，1377，1445，1590，1840，1855，1856，1858，1860，1929，1938，1990，1993，1994，1998
意象松弛法　974
福寿螺　907，919，920
蜡疗法　995，1002

蜱传脑炎病毒　2551，2570，2571
鼻上颌支柱　1659，1667
鼻疽伯克霍尔德氏菌　2546，2586
鼻眶筛骨骨折　1678
缩唇呼吸　1031
震荡伤　616，787，1073，1684
糜烂性毒剂　840，1688，1689，2802，2811，2812，2819，2824，2839，2840，2841，2849，2850，2851，2855，2862，2868
爆炸烧伤　997，1001